Wichtiger Hinweis
zu den „Allgemeinen Monographien"

Das Europäische Arzneibuch enthält eine Anzahl allgemeiner Monographien, die Gruppen von Produkten umfassen. Diese „Allgemeinen Monographien" beinhalten Anforderungen, die auf alle Produkte der entsprechenden Gruppe anwendbar sind oder in einigen Fällen für jedes Produkt der jeweiligen Gruppe, für das eine Einzelmonographie im Arzneibuch enthalten ist (siehe „1 Allgemeine Vorschriften, Allgemeine Monographien"). Falls in der Einleitung keine Einschränkung des Anwendungsbereichs der allgemeinen Monographie angegeben ist, gilt diese für alle Produkte der definierten Gruppe, unabhängig davon, ob ein bestimmtes Produkt in einer Einzelmonographie im Arzneibuch beschrieben ist.

Immer wenn eine Monographie angewendet wird, muss unbedingt abgeklärt werden, ob eine allgemeine Monographie auf das jeweilige Produkt anwendbar ist. Die nachstehend aufgelisteten Texte werden unter „Allgemeine Monographien" abgedruckt, wenn nichts anderes angegeben ist. Die nachfolgende Liste wird falls erforderlich auf den neuesten Stand gebracht und in jedem Nachtrag abgedruckt.

- Ätherische Öle
- Allergenzubereitungen
- Chemische Vorläufersubstanzen für radioaktive Arzneimittel
- Darreichungsformen (siehe Kapitel „Monographien zu Darreichungsformen" beziehungsweise im Kapitel „Homöopathische Zubereitungen und Stoffe für homöopathische Zubereitungen")
- DNA-rekombinationstechnisch hergestellte Produkte
- Extrakte aus pflanzlichen Drogen
- Fermentationsprodukte
- Homöopathische Zubereitungen (siehe Kapitel „Homöopathische Zubereitungen und Stoffe für homöopathische Zubereitungen")
- Immunsera von Tieren zur Anwendung am Menschen
- Immunsera für Tiere
- Impfstoffe für Menschen
- Impfstoffe für Tiere
- Instantteezubereitungen aus pflanzlichen Drogen
- Lebende biotherapeutische Produkte zur Anwendung am Menschen
- Monoklonale Antikörper für Menschen
- Pflanzliche Drogen
- Zubereitungen aus pflanzlichen Drogen
- Pflanzliche Drogen für homöopathische Zubereitungen (siehe Kapitel „Homöopathische Zubereitungen und Stoffe für homöopathische Zubereitungen")
- Pflanzliche Drogen zur Teebereitung
- Pflanzliche fette Öle
- Pharmazeutische Zubereitungen
- Produkte mit dem Risiko der Übertragung von Erregern der spongiformen Enzephalopathie tierischen Ursprungs
- Radioaktive Arzneimittel
- Substanzen zur pharmazeutischen Verwendung
- Urtinkturen für homöopathische Zubereitungen (siehe Kapitel „Homöopathische Zubereitungen und Stoffe für homöopathische Zubereitungen")
- Vorschriften zur Herstellung homöopathischer konzentrierter Zubereitungen und zur Potenzierung (siehe Kapitel „Homöopathische Zubereitungen und Stoffe für homöopathische Zubereitungen")

Die „Allgemeinen Vorschriften" gelten für alle Monographien und sonstigen Texte

Europäisches Arzneibuch

10. Ausgabe
4. Nachtrag

Europäisches Arzneibuch

10. Ausgabe
4. Nachtrag

Amtliche deutsche Ausgabe

Deutscher Apotheker Verlag
Avoxa – Mediengruppe Deutscher Apotheker

Wichtige Adressen

Bundesinstitut für Arzneimittel und Medizinprodukte
FG Arzneibuch
Kurt-Georg-Kiesinger-Allee 3
D-53175 Bonn
E-Mail: arzneibuch@bfarm.de

European Directorate for the Quality of Medicines & Health Care (EDQM)
Council of Europe
7 allée Kastner
CS 30026
F-67081 Strasbourg, France

Tel.: 00 33-388-41 30 30
Fax: 00 33-388-41 27 71
Internet: www.edqm.eu

Einreichen wissenschaftlicher Artikel
Mail: publications.info@edqm.eu

Vertragsstaaten, die das Übereinkommen über die Ausarbeitung eines Europäischen Arzneibuchs unterzeichnet haben und Mitglied der Europäischen Arzneibuch-Kommission sind:

- Albanien
- Belgien
- Bosnien-Herzegowina
- Bulgarien
- Dänemark
- Deutschland
- Estland
- Finnland
- Frankreich
- Griechenland
- Irland
- Island
- Italien
- Kroatien
- Lettland
- Litauen
- Großherzogtum Luxemburg
- Malta
- Republik Moldau
- Montenegro
- Niederlande
- Republik Nordmazedonien
- Norwegen
- Österreich
- Polen
- Portugal
- Rumänien
- Schweden
- Schweiz
- Serbien
- Slowakische Republik
- Slowenien
- Spanien
- Tschechische Republik
- Türkei
- Ukraine
- Ungarn
- Vereinigtes Königreich
- Zypern
- Europäische Union

Europäisches Arzneibuch 10. Ausgabe, 4. Nachtrag
ISBN 978-3-7692-7821-7

© Printed in Germany
Satz: le-tex publishing services, Leipzig
Druck: C.H.Beck, Nördlingen

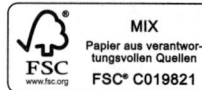

BEKANNTMACHUNG ZUM EUROPÄISCHEN ARZNEIBUCH

10. Ausgabe, 4. Nachtrag,
Amtliche deutsche Ausgabe*⁾

Vom 22. November 2021
(Bundesanzeiger AT 30.11.2021 B6)

1. Im Rahmen des Übereinkommens über die Ausarbeitung eines Europäischen Arzneibuchs vom 22. Juli 1964, revidiert durch das Protokoll vom 16. November 1989 (BGBl. 1993 II S. 15), erfolgt beim Europarat die Ausarbeitung des Europäischen Arzneibuchs. Die Bundesrepublik Deutschland ist diesem Übereinkommen beigetreten (Gesetz vom 4. Juli 1973, BGBl. 1973 II S. 701) und hat sich damit verpflichtet, die Monographien und anderen Texte des Europäischen Arzneibuchs in geltende Normen zu überführen.

2. Der Ausschuss für Arzneimittel und Pharmazeutische Betreuung (Teilabkommen) des Europarats hat auf Empfehlung der Europäischen Arzneibuch-Kommission am 24. März 2020 mit der Resolution AP-CPH (20) 1 den 1. April 2021 als Termin für die Übernahme des 4. Nachtrags zur 10. Ausgabe des Europäischen Arzneibuchs durch die Vertragsstaaten des Übereinkommens über die Ausarbeitung eines Europäischen Arzneibuchs festgelegt. In der Bundesrepublik Deutschland erfolgte diese Übernahme mit der Bekanntmachung des Bundesinstituts für Arzneimittel und Medizinprodukte zum Europäischen Arzneibuch, 10. Ausgabe, 4. Nachtrag vom 24. Februar 2021 (BAnz AT 19.03.2021 B5), mit der die Vorschriften des 4. Nachtrags zur 10. Ausgabe vorläufig anwendbar gemacht wurden.

3. Der 4. Nachtrag zur 10. Ausgabe des Europäischen Arzneibuchs umfasst neben berichtigten Texten und Monographien neue und revidierte Monographien sowie neue und revidierte andere Texte, die von der Europäischen Arzneibuch-Kommission auf deren Sitzung im März 2020 beschlossen wurden.

4. Der 4. Nachtrag zur 10. Ausgabe des Europäischen Arzneibuchs wurde vom Europarat in englischer („European Pharmacopoeia, Supplement 10.4") und französischer Sprache („Pharmacopée Européenne, Supplément 10.4"), den Amtssprachen des Europarats, herausgegeben. Er wurde unter Beteiligung der zuständigen Behörden Deutschlands, Österreichs und der Schweiz in die deutsche Sprache übersetzt.

5. Die übersetzten Monographien und anderen Texte des 4. Nachtrags zur 10. Ausgabe des Europäischen Arzneibuchs werden hiermit nach § 55 Absatz 7 des Arzneimittelgesetzes (AMG) als „Europäisches Arzneibuch, 10. Ausgabe, 4. Nachtrag, Amtliche deutsche Ausgabe" bekannt gemacht. Die Bekanntmachung erfolgt gemäß § 55 Absatz 1 AMG im Einvernehmen mit dem Paul-Ehrlich-Institut und dem Bundesamt für Verbraucherschutz und Lebensmittelsicherheit.

6. Das geltende Europäische Arzneibuch, Amtliche deutsche Ausgabe, umfasst nunmehr die amtlichen deutschen Ausgaben des Europäischen Arzneibuchs, 10. Ausgabe, Grundwerk 2020 und des Europäischen Arzneibuchs, 10. Ausgabe, 1., 2., 3. und 4. Nachtrag.

7. Das Europäische Arzneibuch, 10. Ausgabe, 4. Nachtrag, Amtliche deutsche Ausgabe, kann beim Deutschen Apotheker Verlag bezogen werden.

8. Mit Beginn der Geltung des Europäischen Arzneibuchs, 10. Ausgabe, 4. Nachtrag, Amtliche deutsche Ausgabe, wird die Bekanntmachung zum Europäischen Arzneibuch, 10. Ausgabe, 4. Nachtrag, vom 24. Februar 2021 (BAnz AT 19.03.2021 B5) aufgehoben.

9. Das Europäische Arzneibuch, 10. Ausgabe, 4. Nachtrag, Amtliche deutsche Ausgabe, gilt ab dem 1. März 2022.

10. Für Arzneimittel, die sich am 1. März 2022 in Verkehr befinden und die die Anforderungen der Monographien sowie die Anforderungen der anderen Texte des Europäischen Arzneibuchs, 10. Ausgabe, 4. Nachtrag nicht erfüllen oder nicht nach deren Vorschriften hergestellt, geprüft oder bezeichnet worden sind, aber den am 28. Februar 2022 geltenden Vorschriften entsprechen, findet diese Bekanntmachung erst ab dem 1. September 2022 Anwendung.

Bonn, den 22. November 2021

Bundesinstitut für Arzneimittel
und Medizinprodukte
Prof. Dr. Knöß

---

*⁾ Diese Bekanntmachung ergeht im Anschluss an folgende Bekanntmachungen des Bundesinstituts für Arzneimittel und Medizinprodukte:
– Bekanntmachung zum Europäischen Arzneibuch, 10. Ausgabe, 4. Nachtrag, vom 24. Februar 2021 (BAnz AT 19.03.2021 B5)
– Bekanntmachung zum Europäischen Arzneibuch, 10. Ausgabe, 3. Nachtrag, Amtliche deutsche Ausgabe vom 14. Juli 2021 (BAnz AT 20.07.2021 B9)

INHALTSVERZEICHNIS

Erläuterungen zu den Monographien	A
Wichtiger Hinweis zu den „Allgemeinen Monographien"	B
Wichtige Adressen	IV
Bekanntmachung zum Europäischen Arzneibuch	V
Inhaltsverzeichnis	VII
IV. INHALT DER 10. AUSGABE	IX
1. Änderungen seit dem 3. Nachtrag zur 10. Ausgabe	IX
– Neue Texte	IX
– Revidierte Texte	IX
– Berichtigte Texte	X
– Titeländerungen	XI
– Gestrichene Texte	XI
2. Verzeichnis aller Texte der 10. Ausgabe	XIII
Allgemeiner Teil	7519
2 Allgemeine Methoden	7521
4 Reagenzien	7531
5 Allgemeine Texte	7869
Monographiegruppen	7893
Allgemeine Monographien	7895
Impfstoffe für Tiere	7903
Radioaktive Arzneimittel und Ausgangsmaterialien für radioaktive Arzneimittel	7909
Pflanzliche Drogen und Zubereitungen aus pflanzlichen Drogen	7915
Monographien A-Z	7929
Gesamtregister	8169

Die „Allgemeinen Vorschriften" gelten für alle Monographien und sonstigen Texte

IV. INHALT DER 10. AUSGABE

1. Änderungen seit dem 3. Nachtrag zur 10. Ausgabe

In der deutschsprachigen Übersetzung des 4. Nachtrags zur 10. Ausgabe der Ph. Eur. werden Änderungen gegenüber dem Grundwerk 2020 beziehungsweise dem 1., 2. und 3. Nachtrag zur 10. Ausgabe durch Markierung der entsprechenden Textstellen gekennzeichnet.

Eine vertikale Linie am Textrand zeigt Textpassagen an, die inhaltlich revidiert oder berichtigt wurden; ein horizontaler Balken markiert Abschnitte, die gestrichen wurden.

Wie in der englischen und französischen Originalausgabe sind diese Markierungen nicht notwendigerweise vollständig. Sie dienen dem Anwender zur Information und sind nicht Bestandteil des amtlichen Texts. Redaktionelle Änderungen sind in der Regel nicht gekennzeichnet.

Beim EDQM können keine einzelnen Texte von dieser Ausgabe des Europäischen Arzneibuchs bezogen werden.

Bezieher (Buch oder elektronische Version) der englischsprachigen und/oder französischsprachigen Originalausgabe des Europäischen Arzneibuchs mit aktueller Bestellung und registrierter EPID haben Zugang zum Onlinearchiv mit allen nicht mehr gültigen Ausgaben und Nachträgen der European Pharmacopoeia/Pharmacopée Européenne im PDF-Format.

Eine Liste der im Laufe dieser Ausgabe veröffentlichten neuen Reagenzien ist unter „Nützliche Informationen" in *Pharmeuropa Online* verfügbar.

Neue Texte

Allgemeiner Teil
5.28 Multivariate statistische Prozesskontrolle

Monographiegruppen

Radioaktive Arzneimittel und Ausgangsmaterialien für radioaktive Arzneimittel
(^{68}Ga)Gallium-PSMA-11-Injektionslösung

Pflanzliche Drogen und Zubereitungen aus pflanzlichen Drogen
Forsythienfrüchte
Morindawurzel

Monographien A–Z
Regorafenib-Tabletten
Riociguat
Riociguat-Tabletten
Rivaroxaban-Tabletten
Sorafenibtosilat
Sorafenib-Tabletten
Ticagrelor

Revidierte Texte

Allgemeiner Teil
2.5.29 Schwefeldioxid
4 Reagenzien
5.22 Bezeichnungen von in der Traditionellen Chinesischen Medizin verwendeten pflanzlichen Drogen
5.25 Prozessanalytische Technologie

X   1. Änderungen seit dem 3. Nachtrag zur 10. Ausgabe

Monographiegruppen

Allgemeine Monographien
Fermentationsprodukte
Immunsera von Tieren zur Anwendung am Menschen

Impfstoffe für Tiere
Tollwut-Impfstoff (inaktiviert) für Tiere

Radioaktive Arzneimittel und Ausgangsmaterialien für radioaktive Arzneimittel
Natrium(^{131}I)iodid-Lösung

Pflanzliche Drogen und Zubereitungen aus pflanzlichen Drogen
Baikal-Helmkraut-Wurzel
Mutterkraut
Wiesenknopf-Wurzel, Großer-
Zanthoxylum-bungeanum-Schale

Monographien A–Z

Aciclovir
Aluminiumphosphat, Wasserhaltiges
Ammoniumchlorid
Aprotinin
Aprotinin-Lösung, Konzentrierte
Aripiprazol
Atorvastatin-Calcium-Trihydrat
Benserazidhydrochlorid
Benzylpenicillin-Procain-Monohydrat
Calciumlactat-Monohydrat
Calciumlactat-Trihydrat
Calciumlactat-Pentahydrat
Calciumpantothenat
Carbomere
Cellulose, Mikrokristalline
Cellulosepulver
Chlorpromazinhydrochlorid
Cyproheptadinhydrochlorid-1,5-Hydrat
Dexamethasonisonicotinat
Dexpanthenol
Disopyramid
Dosulepinhydrochlorid
Erythromycin
Fluticasonpropionat
Gadobutrol-Monohydrat
Gelatine
Hypromellosephthalat
myo-Inositol
Insulin als Injektionslösung, Lösliches
Insulin-Zink-Kristallsuspension zur Injektion
Insulin-Zink-Suspension zur Injektion
Insulin-Zink-Suspension zur Injektion, Amorphe

Insulinzubereitungen zur Injektion
Isophan-Insulin-Suspension zur Injektion
Kaliumchlorid
Kaliumhydrogentartrat
Levomepromazinhydrochlorid
Lorazepam
Lovastatin
Magnesiumaluminometasilicat
Natriumaminosalicylat-Dihydrat
Natriumchlorid
Natriumcromoglicat
Natriumlactat-Lösung
Natrium-(*S*)-lactat-Lösung
Norfloxacin
Paroxetinhydrochlorid
Paroxetinhydrochlorid-Hemihydrat
Piperacillin-Monohydrat
Piperacillin-Natrium
Piracetam
Prednicarbat
Prednisolon
Promazinhydrochlorid
Promethazinhydrochlorid
Propyphenazon
Quecksilber(II)-chlorid
Stearinsäure
Tigecyclin
Trypsin
Vancomycinhydrochlorid
Vincamin
Xylazinhydrochlorid für Tiere
Zuclopenthixoldecanoat

Berichtigte Texte

Allgemeiner Teil

2.8.12   Ätherische Öle in pflanzlichen Drogen **

Beachten Sie den Hinweis auf „Allgemeine Monographien" zu Anfang des Bands auf Seite B

Ph. Eur. 10. Ausgabe, 4. Nachtrag

Monographien A–Z

Cefalexin-Monohydrat *
Ciclopirox-Olamin
Dihydralazinsulfat, Wasserhaltiges
Edetinsäure *
Fluorescein *
Hydroxyethylstärken *
Moxidectin für Tiere *
Natriumedetat *
Salbutamol *
Sulfadimethoxin *
Sulfadimethoxin-Natrium für Tiere *

Hinweis: In den mit * gekennzeichneten Texten wurden die Berichtigungen des 6. Nachtrags zur 10. Ausgabe der Ph. Eur. (10.6) vorgezogen.

Hinweis: Bei dem mit ** gekennzeichneten Text handelt es sich um einen nur in der deutschsprachigen Ausgabe der Ph. Eur. 10.4 berichtigten Text.

Bei folgenden Monographien erfolgte die Berichtigung bereits im Grundwerk 2020 (Ph. Eur. 10.0) oder im 1. oder 2. Nachtrag zur 10. Ausgabe (Ph. Eur. 10.1/10.2):

Hibiscusblüten

Amiloridhydrochlorid-Dihydrat
Benzalkoniumchlorid
Benzalkoniumchlorid-Lösung
Carbamazepin
Ciclopirox

Neostigminbromid
Neostigminmetilsulfat
Noscapin
Ondansetronhydrochlorid-Dihydrat
Pentoxifyllin

Titeländerungen

Monographien A–Z

Cyproheptadinhydrochlorid *wurde zu:* Cyproheptadinhydrochlorid-1,5-Hydrat
Piperacillin *wurde zu:* Piperacillin-Monohydrat

Insulini solubilis iniectabilium *wurde zu:* Insulinum solubile iniectabile
Insulini isophani iniectabilium *wurde zu:* Insulinum isophanum iniectabile

Gestrichene Texte

*Die folgenden Texte wurden mit der Resolution AP-CPH (19) 4 zum **1.4.2020** gestrichen:*

Pflanzliche Drogen und Zubereitungen aus pflanzlichen Drogen
Tinnevelly-Sennesfrüchte

Monographien A–Z
Insulin vom Rind

*Die folgenden Texte wurden mit der Resolution AP-CPH (19) 5 zum **1.7.2020** gestrichen:*

Allgemeiner Teil
2.6.24   Aviäre Virusimpfstoffe: Prüfungen auf fremde Agenzien in Saatgut
2.6.25   Aviäre Virus-Lebend-Impfstoffe: Prüfungen auf fremde Agenzien in Chargen von Fertigprodukten

*Die folgenden Texte wurden mit der Resolution AP-CPH (19) 6 zum **1.1.2021** gestrichen:*

Monographien A–Z
Carisoprodol
Meprobamat
Nalidixinsäure

*Die folgenden Texte wurden mit der Resolution AP-CPH CORR (20) 4 zum **1.4.2021** gestrichen:*

Monographien A–Z
Amobarbital
Amobarbital-Natrium
Biphasische Insulin-Suspension zur Injektion
Metrifonat

*Der folgende Text wurde mit der Resolution AP-CPH (20) 5 zum **1.7.2021** gestrichen:*

Monographien A–Z
Wasserdispergierbares Colecalciferol-Konzentrat

*Der folgende Text wurde mit der Resolution AP-CPH (20) 6 zum **1.7.2021** gestrichen:*

Monographien A–Z
Theobromin

*Der folgende Text wurde mit der Resolution AP-CPH (21) 1 zum **1.1.2022** gestrichen:*

Monographien A–Z
Barbital

2. Verzeichnis aller Texte der 10. Ausgabe

Stand

Allgemeiner Teil

1 Allgemeine Vorschriften

1.1	Allgemeines	10.0
1.2	Begriffe in Allgemeinen Kapiteln und Monographien sowie Erläuterungen	10.0
1.3	Allgemeine Kapitel	10.0
1.4	Monographien	10.0
1.5	Allgemeine Abkürzungen und Symbole	10.0
1.6	Internationales Einheitensystem und andere Einheiten	10.0

2 Allgemeine Methoden

2.1 Geräte

2.1.1	Normaltropfenzähler	10.0
2.1.2	Vergleichstabelle der Porosität von Glassintertiegeln	10.0
2.1.3	UV-Analysenlampen	10.0
2.1.4	Siebe	10.0
2.1.5	Neßler-Zylinder	10.0
2.1.6	Gasprüfröhrchen	10.0

2.2 Methoden der Physik und der physikalischen Chemie

2.2.1	Klarheit und Opaleszenz von Flüssigkeiten	10.0
2.2.2	Färbung von Flüssigkeiten	10.3
2.2.3	pH-Wert – Potentiometrische Methode	10.0
2.2.4	Ungefährer pH-Wert von Lösungen	10.0
2.2.5	Relative Dichte	10.0
2.2.6	Brechungsindex	10.0
2.2.7	Optische Drehung	10.0
2.2.8	Viskosität	10.0
2.2.9	Kapillarviskosimeter	10.0
2.2.10	Viskosität – Rotationsviskosimeter	10.0
2.2.11	Destillationsbereich	10.0
2.2.12	Siedetemperatur	10.0
2.2.13	Bestimmung von Wasser durch Destillation	10.0
2.2.14	Schmelztemperatur – Kapillarmethode	10.0
2.2.15	Steigschmelzpunkt – Methode mit offener Kapillare	10.0
2.2.16	Sofortschmelzpunkt	10.0
2.2.17	Tropfpunkt	10.0
2.2.18	Erstarrungstemperatur	10.0
2.2.19	Amperometrie (Amperometrische Titration)	10.0
2.2.20	Potentiometrie (Potentiometrische Titration)	10.0
2.2.21	Fluorimetrie	10.0
2.2.22	Atomemissionsspektrometrie	10.0
2.2.23	Atomabsorptionsspektrometrie	10.0
2.2.24	IR-Spektroskopie	10.3
2.2.25	UV-Vis-Spektroskopie	10.0
2.2.26	Papierchromatographie	10.0
2.2.27	Dünnschichtchromatographie	10.0
2.2.28	Gaschromatographie	10.0
2.2.29	Flüssigchromatographie	10.3
2.2.30	Ausschlusschromatographie	10.0
2.2.31	Elektrophorese	10.0
2.2.32	Trocknungsverlust	10.0
2.2.33	Kernresonanzspektroskopie	10.0
2.2.34	Thermoanalyse	10.0
2.2.35	Osmolalität	10.0
2.2.36	Potentiometrische Bestimmung der Ionenkonzentration mit ionenselektiven Elektroden	10.0
2.2.37	Röntgenfluoreszenz-Spektroskopie	10.0

Die „Allgemeinen Vorschriften" gelten für alle Monographien und sonstigen Texte

XIV   2. Verzeichnis aller Texte der 10. Ausgabe

		Stand
2.2.38	Leitfähigkeit	10.3
2.2.39	Molekülmassenverteilung in Dextranen	10.0
2.2.40	NIR-Spektroskopie	10.0
2.2.41	Zirkulardichroismus	10.0
2.2.42	Dichte von Feststoffen	10.0
2.2.43	Massenspektrometrie	10.0
2.2.44	Gesamter organischer Kohlenstoff in Wasser zum pharmazeutischen Gebrauch	10.0
2.2.45	Flüssigchromatographie mit superkritischen Phasen	10.0
2.2.46	Chromatographische Trennmethoden	10.0
2.2.47	Kapilarelektrophorese	10.0
2.2.48	Raman-Spektroskopie	10.0
2.2.49	Kugelfall- und automatisierte Kugelrollviskosimeter-Methoden	10.3
2.2.54	Isoelektrische Fokussierung	10.0
2.2.55	Peptidmustercharakterisierung	10.0
2.2.56	Aminosäurenanalyse	10.0
2.2.57	Atomemissionsspektrometrie mit induktiv gekoppeltem Plasma	10.0
2.2.58	Massenspektrometrie mit induktiv gekoppeltem Plasma	10.0
2.2.59	Glycan-Analyse von Glycoproteinen	10.0
2.2.61	Charakterisierung kristalliner Feststoffe durch Mikrokalorimetrie und Lösungskalorimetrie	10.0
2.2.63	Direkte amperometrische und gepulste elektrochemische Detektion	10.0
2.2.64	Peptid-Identifizierung durch Kernresonanzspektroskopie	10.0
2.2.65	Voltametrie	10.0
2.2.66	Detektion und Messung von Radioaktivität	10.0

2.3 Identitätsreaktionen

2.3.1	Identitätsreaktionen auf Ionen und funktionelle Gruppen	10.0
2.3.2	Identifizierung fetter Öle durch Dünnschichtchromatographie	10.0
2.3.3	Identifizierung von Phenothiazinen durch Dünnschichtchromatographie	10.0
2.3.4	Geruch	10.0

2.4 Grenzprüfungen

2.4.1	Ammonium	10.0
2.4.2	Arsen	10.0
2.4.3	Calcium	10.0
2.4.4	Chlorid	10.0
2.4.5	Fluorid	10.0
2.4.6	Magnesium	10.0
2.4.7	Magnesium, Erdalkalimetalle	10.0
2.4.8	Schwermetalle	10.0
2.4.9	Eisen	10.0
2.4.10	Blei in Zuckern	10.0
2.4.11	Phosphat	10.0
2.4.12	Kalium	10.0
2.4.13	Sulfat	10.0
2.4.14	Sulfatasche	10.0
2.4.15	Nickel in Polyolen	10.0
2.4.16	Asche	10.0
2.4.17	Aluminium	10.0
2.4.18	Freier Formaldehyd	10.0
2.4.19	Alkalisch reagierende Substanzen in fetten Ölen	10.0
2.4.20	Bestimmung von Verunreinigungen durch Elemente	10.0
2.4.21	Prüfung fetter Öle auf fremde Öle durch Dünnschichtchromatographie	10.0
2.4.22	Prüfung der Fettsäurenzusammensetzung durch Gaschromatographie	10.0
2.4.23	Sterole in fetten Ölen	10.0
2.4.24	Identifizierung und Bestimmung von Lösungsmittel-Rückständen (Restlösungsmittel)	10.1
2.4.25	Ethylenoxid und Dioxan	10.0
2.4.26	*N*,*N*-Dimethylanilin	10.1
2.4.27	Schwermetalle in pflanzlichen Drogen und Zubereitungen aus pflanzlichen Drogen	10.0
2.4.28	2-Ethylhexansäure	10.0
2.4.29	Bestimmung der Fettsäurenzusammensetzung von Omega-3-Säuren-reichen Ölen	10.0
2.4.30	Ethylenglycol und Diethylenglycol in ethoxylierten Substanzen	10.0
2.4.31	Nickel in hydrierten pflanzlichen Ölen	10.0
2.4.32	Gesamtcholesterol in Omega-3-Säuren-reichen Ölen	10.0

Beachten Sie den Hinweis auf „Allgemeine Monographien" zu Anfang des Bands auf Seite B

Ph. Eur. 10. Ausgabe, 4. Nachtrag

Stand

2.5 Gehaltsbestimmungsmethoden
2.5.1	Säurezahl	10.0
2.5.2	Esterzahl	10.0
2.5.3	Hydroxylzahl	10.0
2.5.4	Iodzahl	10.0
2.5.5	Peroxidzahl	10.0
2.5.6	Verseifungszahl	10.0
2.5.7	Unverseifbare Anteile	10.0
2.5.8	Stickstoff in primären aromatischen Aminen	10.0
2.5.9	Kjeldahl-Bestimmung, Halbmikro-Methode	10.0
2.5.10	Schöniger-Methode	10.0
2.5.11	Komplexometrische Titrationen	10.0
2.5.12	Halbmikrobestimmung von Wasser – Karl-Fischer-Methode	10.0
2.5.13	Aluminium in Adsorbat-Impfstoffen	10.0
2.5.14	Calcium in Adsorbat-Impfstoffen	10.0
2.5.15	Phenol in Sera und Impfstoffen	10.0
2.5.16	Protein in Polysaccharid-Impfstoffen	10.0
2.5.17	Nukleinsäuren in Polysaccharid-Impfstoffen	10.0
2.5.18	Phosphor in Polysaccharid-Impfstoffen	10.0
2.5.19	*O*-Acetyl-Gruppen in Polysaccharid-Impfstoffen	10.0
2.5.20	Hexosamine in Polysaccharid-Impfstoffen	10.0
2.5.21	Methylpentosen in Polysaccharid-Impfstoffen	10.0
2.5.22	Uronsäuren in Polysaccharid-Impfstoffen	10.0
2.5.23	Sialinsäure in Polysaccharid-Impfstoffen	10.0
2.5.24	Kohlendioxid in Gasen	10.0
2.5.25	Kohlenmonoxid in Gasen	10.0
2.5.26	Stickstoffmonoxid und Stickstoffdioxid in Gasen	10.0
2.5.27	Sauerstoff in Gasen	10.0
2.5.28	Wasser in Gasen	10.0
2.5.29	Schwefeldioxid	10.4
2.5.30	Oxidierende Substanzen	10.0
2.5.31	Ribose in Polysaccharid-Impfstoffen	10.0
2.5.32	Mikrobestimmung von Wasser – Coulometrische Titration	10.0
2.5.33	Gesamtprotein	10.0
2.5.34	Essigsäure in synthetischen Peptiden	10.0
2.5.35	Distickstoffmonoxid in Gasen	10.0
2.5.36	Anisidinzahl	10.0
2.5.37	Methyl-, Ethyl- und Isopropylmethansulfonat in Methansulfonsäure	10.0
2.5.38	Methyl-, Ethyl- und Isopropylmethansulfonat in Wirkstoffen	10.0
2.5.39	Methansulfonylchlorid in Methansulfonsäure	10.0
2.5.40	Methyl-, Ethyl- und Isopropyltoluolsulfonat in Wirkstoffen	10.0
2.5.41	Methyl-, Ethyl- und Isopropylbenzolsulfonat in Wirkstoffen	10.0
2.5.42	*N*-Nitrosamine in Wirkstoffen	10.3

2.6 Methoden der Biologie
2.6.1	Prüfung auf Sterilität	10.0
2.6.2	Prüfung auf Mykobakterien	10.0
2.6.7	Prüfung auf Mykoplasmen	10.0
2.6.8	Prüfung auf Pyrogene	10.0
2.6.10	Prüfung auf Histamin	10.0
2.6.11	Prüfung auf blutdrucksenkende Substanzen	10.0
2.6.12	Mikrobiologische Prüfung nicht steriler Produkte: Bestimmung der vermehrungsfähigen Mikroorganismen	10.3
2.6.13	Mikrobiologische Prüfung nicht steriler Produkte: Nachweis spezifizierter Mikroorganismen	10.3
2.6.14	Prüfung auf Bakterien-Endotoxine	10.0
2.6.15	Präkallikrein-Aktivator	10.0
2.6.16	Prüfung auf fremde Agenzien in Virusimpfstoffen für Menschen	10.2
2.6.17	Bestimmung der antikomplementären Aktivität von Immunglobulin	10.0
2.6.18	Prüfung auf Neurovirulenz von Virus-Lebend-Impfstoffen	10.0
2.6.20	Anti-A- und Anti-B-Hämagglutinine	10.0
2.6.21	Verfahren zur Amplifikation von Nukleinsäuren	10.0
2.6.22	Aktivierte Blutgerinnungsfaktoren	10.0
2.6.26	Prüfung auf Anti-D-Antikörper in Immunglobulin vom Menschen	10.0

Die „Allgemeinen Vorschriften" gelten für alle Monographien und sonstigen Texte

		Stand
2.6.27	Mikrobiologische Prüfung zellbasierter Zubereitungen	10.3
2.6.30	Prüfung auf Monozytenaktivierung	10.0
2.6.31	Mikrobiologische Prüfung von pflanzlichen Arzneimitteln zum Einnehmen und von Extrakten zu deren Herstellung	10.0
2.6.32	Prüfung auf Bakterien-Endotoxine unter Verwendung des rekombinanten Faktors C	10.3
2.6.33	Restliches Pertussis-Toxin	10.0
2.6.34	Bestimmung von Wirtszellproteinen	10.0
2.6.35	Quantifizierung und Charakterisierung von Wirtszell-DNA-Rückständen	10.0
2.6.36	Mikrobiologische Prüfung lebender biotherapeutischer Produkte: Keimzahlbestimmung mikrobieller Kontaminanten	10.0
2.6.37	Prinzipien zum Nachweis von Fremdviren in immunologischen Arzneimitteln für Tiere durch Kulturmethoden	10.2
2.6.38	Mikrobiologische Prüfung lebender biotherapeutischer Produkte: Nachweis spezifizierter Mikroorganismen	10.0

2.7 Biologische Wertbestimmungsmethoden

2.7.1	Immunchemische Methoden	10.0
2.7.2	Mikrobiologische Wertbestimmung von Antibiotika	10.0
2.7.4	Wertbestimmung von Blutgerinnungsfaktor VIII vom Menschen	10.0
2.7.5	Wertbestimmung von Heparin	10.0
2.7.6	Bestimmung der Wirksamkeit von Diphtherie-Adsorbat-Impfstoff	10.0
2.7.7	Bestimmung der Wirksamkeit von Pertussis(Ganzzell)-Impfstoff	10.0
2.7.8	Bestimmung der Wirksamkeit von Tetanus-Adsorbat-Impfstoff	10.0
2.7.9	Fc-Funktion von Immunglobulin	10.0
2.7.10	Wertbestimmung von Blutgerinnungsfaktor VII vom Menschen	10.0
2.7.11	Wertbestimmung von Blutgerinnungsfaktor IX vom Menschen	10.0
2.7.12	Wertbestimmung von Heparin in Blutgerinnungsfaktoren	10.0
2.7.13	Bestimmung der Wirksamkeit von Anti-D-Immunglobulin vom Menschen	10.0
2.7.14	Bestimmung der Wirksamkeit von Hepatitis-A-Impfstoff	10.3
2.7.15	Bestimmung der Wirksamkeit von Hepatitis-B-Impfstoff (rDNA)	10.0
2.7.16	Bestimmung der Wirksamkeit von Pertussis-Impfstoff (azellulär)	10.0
2.7.17	Wertbestimmung von Antithrombin III vom Menschen	10.0
2.7.18	Wertbestimmung von Blutgerinnungsfaktor II vom Menschen	10.0
2.7.19	Wertbestimmung von Blutgerinnungsfaktor X vom Menschen	10.0
2.7.20	In-vivo-Bestimmung der Wirksamkeit von Poliomyelitis-Impfstoff (inaktiviert)	10.0
2.7.21	Wertbestimmung von Von-Willebrand-Faktor vom Menschen	10.0
2.7.22	Wertbestimmung von Blutgerinnungsfaktor XI vom Menschen	10.0
2.7.23	Zählung der CD34/CD45+-Zellen in hämatopoetischen Produkten	10.0
2.7.24	Durchflusszytometrie	10.0
2.7.25	Wertbestimmung von Plasmin-Inhibitor vom Menschen	10.0
2.7.27	Flockungswert (Lf) von Diphtherie- und Tetanus-Toxin und -Toxoid (Ramon-Bestimmung)	10.0
2.7.28	Bestimmung der koloniebildenden hämato-poetischen Vorläuferzellen vom Menschen	10.0
2.7.29	Zellzählung und Vitalität von kernhaltigen Zellen	10.0
2.7.30	Wertbestimmung von Protein C vom Menschen	10.0
2.7.31	Wertbestimmung von Protein S vom Menschen	10.0
2.7.32	Wertbestimmung von α-1-Proteinase-Inhibitor vom Menschen	10.0
2.7.34	Wertbestimmung von C1-Esterase-Inhibitor vom Menschen	10.0
2.7.35	Immunnephelometrische Bestimmung von Impfstoffkomponenten	10.0

2.8 Methoden der Pharmakognosie

2.8.1	Salzsäureunlösliche Asche	10.0
2.8.2	Fremde Bestandteile	10.0
2.8.3	Spaltöffnungen und Spaltöffnungsindex	10.0
2.8.4	Quellungszahl	10.0
2.8.5	Wasser in ätherischen Ölen	10.0
2.8.6	Fremde Ester in ätherischen Ölen	10.0
2.8.7	Fette Öle, verharzte ätherische Öle in ätherischen Ölen	10.0
2.8.8	Geruch und Geschmack von ätherischen Ölen	10.0
2.8.9	Verdampfungsrückstand von ätherischen Ölen	10.0
2.8.10	Löslichkeit von ätherischen Ölen in Ethanol	10.0
2.8.11	Gehaltsbestimmung von 1,8-Cineol in ätherischen Ölen	10.0
2.8.12	Ätherische Öle in pflanzlichen Drogen	10.4
2.8.13	Pestizid-Rückstände	10.0

Stand

2.8.14	Gerbstoffe in pflanzlichen Drogen	10.0
2.8.15	Bitterwert	10.0
2.8.16	Trockenrückstand von Extrakten	10.0
2.8.17	Trocknungsverlust von Extrakten	10.0
2.8.18	Bestimmung von Aflatoxin B_1 in pflanzlichen Drogen	10.0
2.8.20	Pflanzliche Drogen: Probennahme und Probenvorbereitung	10.0
2.8.21	Prüfung auf Aristolochiasäuren in pflanzlichen Drogen	10.0
2.8.22	Bestimmung von Ochratoxin A in pflanzlichen Drogen	10.0
2.8.23	Mikroskopische Prüfung pflanzlicher Drogen	10.0
2.8.24	Schaumindex	10.2
2.8.25	Hochleistungsdünnschichtchromatographie von pflanzlichen Drogen und Zubereitungen aus pflanzlichen Drogen	10.0

2.9 Methoden der pharmazeutischen Technologie

2.9.1	Zerfallszeit von Tabletten und Kapseln	10.0
2.9.2	Zerfallszeit von Suppositorien und Vaginalzäpchen	10.0
2.9.3	Wirkstofffreisetzung aus festen Arzneiformen	10.0
2.9.4	Wirkstofffreisetzung aus Transdermalen Pflastern	10.0
2.9.5	Gleichförmigkeit der Masse einzeldosierter Arzneiformen	10.0
2.9.6	Gleichförmigkeit des Gehalts einzeldosierter Arzneiformen	10.0
2.9.7	Friabilität von nicht überzogenen Tabletten	10.0
2.9.8	Bruchfestigkeit von Tabletten	10.0
2.9.9	Prüfung der Konsistenz durch Penetrometrie	10.0
2.9.10	Ethanolgehalt	10.0
2.9.11	Prüfung auf Methanol und 2-Propanol	10.0
2.9.12	Siebanalyse	10.0
2.9.14	Bestimmung der spezifischen Oberfläche durch Luftpermeabilität	10.0
2.9.16	Fließverhalten	10.0
2.9.17	Bestimmung des entnehmbaren Volumens von Parenteralia	10.0
2.9.18	Zubereitungen zur Inhalation: Aerodynamische Beurteilung feiner Teilchen	10.0
2.9.19	Partikelkontamination – Nicht sichtbare Partikeln	10.3
2.9.20	Partikelkontamination – sichtbare Partikeln	10.0
2.9.22	Erweichungszeit von lipophilen Suppositorien	10.0
2.9.23	Bestimmung der Dichte von Feststoffen mit Hilfe von Gaspyknometern	10.0
2.9.25	Wirkstofffreisetzung aus wirkstoffhaltigen Kaugummis	10.0
2.9.26	Bestimmung der spezifischen Oberfläche durch Gasadsorption	10.0
2.9.27	Gleichförmigkeit der Masse der abgegebenen Dosen aus Mehrdosenbehältnissen	10.0
2.9.29	Intrinsische Lösungsgeschwindigkeit	10.0
2.9.31	Bestimmung der Partikelgröße durch Laserdiffraktometrie	10.0
2.9.32	Bestimmung der Porosität und Porengrößenverteilung von Feststoffen durch Quecksilberporosimetrie	10.0
2.9.33	Charakterisierung kristalliner und teilweise kristalliner Feststoffe durch Röntgenpulverdiffraktometrie	10.0
2.9.34	Schütt- und Stampfdichte von Pulvern	10.0
2.9.35	Feinheit von Pulvern	10.0
2.9.36	Fließverhalten von Pulvern	10.0
2.9.37	Optische Mikroskopie	10.0
2.9.38	Bestimmung der Partikelgrößenverteilung durch analytisches Sieben	10.0
2.9.39	Wechselwirkung von Wasser mit Feststoffen: Bestimmung der Sorptions-Desorptions-Isothermen und der Wasseraktivität	10.0
2.9.40	Gleichförmigkeit einzeldosierter Arzneiformen	10.0
2.9.41	Friabilität von Granulaten und Pellets	10.0
2.9.42	Wirkstofffreisetzung aus lipophilen festen Arzneiformen	10.0
2.9.43	Scheinbare Lösungsgeschwindigkeit	10.0
2.9.44	Zubereitungen zur Vernebelung: Charakterisierung	10.0
2.9.45	Benetzbarkeit von Pulvern und anderen porösen Feststoffen	10.0
2.9.47	Überprüfung der Gleichförmigkeit einzeldosierter Arzneiformen bei großem Stichprobenumfang	10.0
2.9.49	Bestimmung der Fließeigenschaften von Pulvern mittels Scherzellen	10.0
2.9.52	Rasterelektronenmikroskopie	10.0

Die „Allgemeinen Vorschriften" gelten für alle Monographien und sonstigen Texte

	Stand
3 Material zur Herstellung von Behältnissen; Behältnisse	
3.1 Material zur Herstellung von Behältnissen	10.0
3.1.3 Polyolefine	10.3
3.1.4 Polyethylen ohne Zusatzstoffe für Behältnisse zur Aufnahme parenteraler und ophthalmologischer Zubereitungen	10.0
3.1.5 Polyethylen mit Zusatzstoffen für Behältnisse zur Aufnahme parenteraler und ophthalmologischer Zubereitungen	10.3
3.1.6 Polypropylen für Behältnisse und Verschlüsse zur Aufnahme parenteraler und ophthalmologischer Zubereitungen	10.3
3.1.7 Poly(ethylen-vinylacetat) für Behältnisse und Schläuche für Infusionslösungen zur totalen parenteralen Ernährung	10.3
3.1.8 Siliconöl zur Verwendung als Gleitmittel	10.0
3.1.9 Silicon-Elastomer für Verschlüsse und Schläuche	10.0
3.1.10 Kunststoffe auf Polyvinylchlorid-Basis (weichmacherfrei) für Behältnisse zur Aufnahme nicht injizierbarer, wässriger Lösungen	10.0
3.1.11 Kunststoffe auf Polyvinylchlorid-Basis (weichmacherfrei) für Behältnisse zur Aufnahme fester Darreichungsformen zur oralen Anwendung	10.0
3.1.13 Kunststoffadditive	10.0
3.1.14 Kunststoffe auf Polyvinylchlorid-Basis (weichmacherhaltig) für Behältnisse zur Aufnahme wässriger Lösungen zur intravenösen Infusion	10.0
3.1.15 Polyethylenterephthalat für Behältnisse zur Aufnahme von Zubereitungen, die nicht zur parenteralen Anwendung bestimmt sind	10.0
3.2 Behältnisse	10.0
3.2.1 Glasbehältnisse zur pharmazeutischen Verwendung	10.0
3.2.2 Kunststoffbehältnisse und -verschlüsse zur pharmazeutischen Verwendung	10.0
3.2.2.1 Kunststoffbehältnisse zur Aufnahme wässriger Infusionszubereitungen	10.0
3.2.9 Gummistopfen für Behältnisse zur Aufnahme von wässrigen Zubereitungen zur parenteralen Anwendung, von Pulvern und gefriergetrockneten Pulvern	10.0
3.3 Behältnisse für Blut und Blutprodukte vom Menschen und Materialien zu deren Herstellung; Transfusionsbestecke und Materialien zu deren Herstellung; Spritzen	10.0
3.3.1 Material für Behältnisse zur Aufnahme von Blut und Blutprodukten vom Menschen	10.0
3.3.2 Kunststoffe auf Polyvinylchlorid-Basis (weichmacherhaltig) für Behältnisse zur Aufnahme von Blut und Blutprodukten vom Menschen	10.0
3.3.3 Kunststoffe auf Polyvinylchlorid-Basis (weichmacherhaltig) für Schläuche in Transfusionsbestecken für Blut und Blutprodukte	10.0
3.3.4 Sterile Kunststoffbehältnisse für Blut und Blutprodukte vom Menschen	10.3
3.3.5 Sterile, leere PVC-Behältnisse (weichmacherhaltig) für Blut und Blutprodukte vom Menschen	10.0
3.3.6 Sterile PVC-Behältnisse (weichmacherhaltig) mit Stabilisatorlösung für Blut vom Menschen	10.0
3.3.7 Transfusionsbestecke für Blut und Blutprodukte	10.0
3.3.8 Sterile Einmalspritzen aus Kunststoff	10.3
4 Reagenzien	
4.1 Reagenzien, Referenzlösungen und Pufferlösungen	10.4
4.1.1 Reagenzien	10.4
4.1.2 Referenzlösungen für Grenzprüfungen	10.4
4.1.3 Pufferlösungen	10.4
4.2 Volumetrie	
4.2.1 Urtitersubstanzen für Maßlösungen	10.4
4.2.2 Maßlösungen	10.4
4.3 Chemische Referenzsubstanzen (*CRS*), Biologische Referenzzubereitungen (*BRP*), Referenzstandards für pflanzliche Drogen (*HRS*), Referenzspektren	10.4
5 Allgemeine Texte	
5.1 Allgemeine Texte zur Sterilität und mikrobiologischen Qualität	
5.1.1 Methoden zur Herstellung steriler Zubereitungen	10.0
5.1.2 Bioindikatoren und verwandte mikrobiologische Zubereitungen zur Herstellung steriler Produkte	10.0
5.1.3 Prüfung auf ausreichende antimikrobielle Konservierung	10.0
5.1.4 Mikrobiologische Qualität von nicht sterilen pharmazeutischen Zubereitungen und Substanzen zur pharmazeutischen Verwendung	10.3
5.1.5 Anwendung der *F*-Konzepte auf Hitzesterilisationsverfahren	10.3

Beachten Sie den Hinweis auf „Allgemeine Monographien" zu Anfang des Bands auf Seite B

		Stand
5.1.6	Alternative Methoden zur Kontrolle der mikrobiologischen Qualität	10.0
5.1.7	Virussicherheit	10.0
5.1.8	Mikrobiologische Qualität von pflanzlichen Arzneimitteln zum Einnehmen und von Extrakten zu deren Herstellung	10.0
5.1.9	Hinweise zur Anwendung der Prüfung auf Sterilität	10.0
5.1.10	Empfehlungen zur Durchführung der Prüfung auf Bakterien-Endotoxine	10.3
5.1.11	Bestimmung der bakteriziden, fungiziden oder levuroziden Wirksamkeit von antiseptischen Arzneimitteln	10.0
5.1.12	Depyrogenisierung von Gegenständen in der Herstellung parenteraler Zubereitungen	10.3

5.2 Allgemeine Texte zu Impfstoffen und anderen biologischen Produkten

5.2.1	Terminologie in Monographien zu Impfstoffen und anderen biologischen Produkten	10.0
5.2.2	SPF-Hühnerherden für die Herstellung und Qualitätskontrolle von Impfstoffen	10.0
5.2.3	Zellkulturen für die Herstellung von Impfstoffen für Menschen	10.0
5.2.4	Zellkulturen für die Herstellung von Impfstoffen für Tiere	10.2
5.2.5	Management von fremden Agenzien in immunologischen Arzneimitteln für Tiere	10.2
5.2.6	Bewertung der Unschädlichkeit von Impfstoffen und Immunsera für Tiere	10.0
5.2.7	Bewertung der Wirksamkeit von Impfstoffen und Immunsera für Tiere	10.0
5.2.8	Minimierung des Risikos der Übertragung von Erregern der spongiformen Enzephalopathie tierischen Ursprungs durch Human- und Tierarzneimittel	10.0
5.2.9	Bewertung der Unschädlichkeit jeder Charge von Immunsera für Tiere	10.0
5.2.11	Trägerproteine für die Herstellung von Polysaccharid-Impfstoffen (konjugiert) für Menschen	10.0
5.2.12	Ausgangsmaterialien biologischen Ursprungs zur Herstellung von zellbasierten und von gentherapeutischen Arzneimitteln	10.0
5.2.13	Gesunde Hühnerherden für die Herstellung von inaktivierten Impfstoffen für Tiere	10.2
5.2.14	Ersatz von Methoden *in vivo* durch Methoden *in vitro* zur Qualitätskontrolle von Impfstoffen	10.0
5.3	Statistische Auswertung der Ergebnisse biologischer Wertbestimmungen und Reinheitsprüfungen	10.0
5.4	**Lösungsmittel-Rückstände**	10.0
5.5	Ethanoltabelle	10.0
5.6	Bestimmung der Aktivität von Interferonen	10.0
5.7	Tabelle mit physikalischen Eigenschaften der im Arzneibuch erwähnten Radionuklide	10.0
5.8	Harmonisierung der Arzneibücher	10.0
5.9	Polymorphie	10.0
5.10	Kontrolle von Verunreinigungen in Substanzen zur pharmazeutischen Verwendung	10.0
5.11	Zum Abschnitt „Eigenschaften" in Monographien	10.0
5.12	Referenzstandards	10.0
5.14	Gentransfer-Arzneimittel zur Anwendung am Menschen	10.0
5.15	Funktionalitätsbezogene Eigenschaften von Hilfsstoffen	10.0
5.16	Kristallinität	10.0

5.17 Empfehlungen zu Methoden der pharmazeutischen Technologie

5.17.1	Empfehlungen zur Bestimmung der Wirkstofffreisetzung	10.0
5.17.2	Empfehlungen zur Prüfung auf Partikelkontamination – sichtbare Partikeln	10.3
5.19	Unmittelbar vor Abgabe/Anwendung hergestellte radioaktive Arzneimittel	10.0
5.20	Verunreinigungen durch Elemente	10.0
5.21	Chemometrische Methoden zur Auswertung analytischer Daten	10.0
5.22	Bezeichnungen von in der Traditionellen Chinesischen Medizin verwendeten pflanzlichen Drogen	10.4
5.23	Monographien zu Extrakten aus pflanzlichen Drogen (Text zur Information)	10.0
5.24	Chemische Bildgebung	10.0
5.25	Prozessanalytische Technologie	10.4
5.28	Multivariate statistische Prozesskontrolle	10.4

Die „Allgemeinen Vorschriften" gelten für alle Monographien und sonstigen Texte

Monographiegruppen

Stand

Allgemeine Monographien

Ätherische Öle	10.0
Allergenzubereitungen	10.0
Chemische Vorläufersubstanzen für radioaktive Arzneimittel	10.0
DNA-rekombinationstechnisch hergestellte Produkte	10.0
Extrakte aus pflanzlichen Drogen	10.0
Fermentationsprodukte	10.4
Immunsera von Tieren zur Anwendung am Menschen	10.4
Immunsera für Tiere	10.2
Impfstoffe für Menschen	10.0
Impfstoffe für Tiere	10.2
Instantteezubereitungen aus pflanzlichen Drogen	10.0
Lebende biotherapeutische Produkte zur Anwendung am Menschen	10.0
Monoklonale Antikörper für Menschen	10.0
Pflanzliche Drogen	10.0
Zubereitungen aus pflanzlichen Drogen	10.0
Pflanzliche Drogen zur Teebereitung	10.0
Pflanzliche fette Öle	10.0
Pharmazeutische Zubereitungen	10.0
Produkte mit dem Risiko der Übertragung von Erregern der spongiformen Enzephalopathie tierischen Ursprungs	10.0
Radioaktive Arzneimittel	10.0
Substanzen zur pharmazeutischen Verwendung	10.3

Monographien zu Darreichungsformen

Glossar	10.0
Arzneimittel-Vormischungen zur veterinärmedizinischen Anwendung	10.0
Flüssige Zubereitungen zum Einnehmen	10.0
Flüssige Zubereitungen zur kutanen Anwendung	10.0
Flüssige Zubereitungen zur kutanen Anwendung am Tier	10.0
Granulate	10.0
Halbfeste Zubereitungen zur kutanen Anwendung	10.0
Halbfeste Zubereitungen zur oralen Anwendung am Tier	10.0
Intraruminale Wirkstofffreisetzungssysteme	10.0
Kapseln	10.0
Wirkstoffhaltige Kaugummis	10.0
Parenteralia	10.0
Pulver zum Einnehmen	10.0
Pulver zur kutanen Anwendung	10.0
Wirkstoffhaltige Schäume	10.0
Stifte und Stäbchen	10.0
Tabletten	10.0
Wirkstoffhaltige Tampons	10.0
Transdermale Pflaster	10.0
Zubereitungen in Druckbehältnissen	10.0
Zubereitungen zum Spülen	10.0
Zubereitungen zur Anwendung am Auge	10.0
Zubereitungen zur Anwendung am Ohr	10.0
Zubereitungen zur Anwendung in der Mundhöhle	10.3
Zubereitungen zur Inhalation	10.0
Zubereitungen zur intramammären Anwendung für Tiere	10.0
Zubereitungen zur intrauterinen Anwendung für Tiere	10.0
Zubereitungen zur nasalen Anwendung	10.3
Zubereitungen zur rektalen Anwendung	10.0
Zubereitungen zur vaginalen Anwendung	10.0

Impfstoffe für Menschen

BCG-Impfstoff (gefriergetrocknet)	10.0
BCG zur Immuntherapie	10.0
Cholera-Impfstoff (inaktiviert, oral)	10.0
Diphtherie-Adsorbat-Impfstoff	10.0

	Stand
Diphtherie-Adsorbat-Impfstoff (reduzierter Antigengehalt)	10.0
Diphtherie-Tetanus-Adsorbat-Impfstoff	10.3
Diphtherie-Tetanus-Adsorbat-Impfstoff (reduzierter Antigengehalt)	10.3
Diphtherie-Tetanus-Hepatitis-B(rDNA)-Adsorbat-Impfstoff	10.3
Diphtherie-Tetanus-Pertussis(azellulär, aus Komponenten)-Adsorbat-Impfstoff	10.3
Diphtherie-Tetanus-Pertussis(azellulär, aus Komponenten)-Adsorbat-Impfstoff (reduzierter Antigengehalt)	10.3
Diphtherie-Tetanus-Pertussis(azellulär, aus Komponenten)-Haemophilus-Typ-b(konjugiert)-Adsorbat-Impfstoff	10.3
Diphtherie-Tetanus-Pertussis(azellulär, aus Komponenten)-Hepatitis-B(rDNA)-Adsorbat-Impfstoff	10.3
Diphtherie-Tetanus-Pertussis(azellulär, aus Komponenten)-Hepatitis-B(rDNA)-Poliomyelitis(inaktiviert)-Haemophilus-Typ-b(konjugiert)-Adsorbat-Impfstoff	10.3
Diphtherie-Tetanus-Pertussis(azellulär, aus Komponenten)-Poliomyelitis(inaktiviert)-Adsorbat-Impfstoff	10.3
Diphtherie-Tetanus-Pertussis(azellulär, aus Komponenten)-Poliomyelitis(inaktiviert)-Adsorbat-Impfstoff (reduzierter Antigengehalt)	10.3
Diphtherie-Tetanus-Pertussis(azellulär, aus Komponenten)-Poliomyelitis(inaktiviert)-Haemophilus-Typ-b(konjugiert)-Adsorbat-Impfstoff	10.3
Diphtherie-Tetanus-Pertussis(Ganzzell)-Adsorbat-Impfstoff	10.3
Diphtherie-Tetanus-Pertussis(Ganzzell)-Poliomyelitis(inaktiviert)-Adsorbat-Impfstoff	10.3
Diphtherie-Tetanus-Pertussis(Ganzzell)-Poliomyelitis(inaktiviert)-Haemophilus-Typ-b(konjugiert)-Adsorbat-Impfstoff	10.3
Diphtherie-Tetanus-Poliomyelitis(inaktiviert)-Adsorbat-Impfstoff (reduzierter Antigengehalt)	10.3
FSME-Impfstoff (inaktiviert)	10.0
Gelbfieber-Lebend-Impfstoff	10.2
Gürtelrose(Herpes-Zoster)-Lebend-Impfstoff	10.0
Haemophilus-Typ-b-Impfstoff (konjugiert)	10.0
Haemophilus-Typ-b-und-Meningokokken-Gruppe-C-Impfstoff (konjugiert)	10.0
Hepatitis-A-Adsorbat-Impfstoff (inaktiviert)	10.0
Hepatitis-A-Adsorbat(inaktiviert)-Typhus-Polysaccharid-Impfstoff	10.0
Hepatitis-A-Impfstoff (inaktiviert, Virosom)	10.0
Hepatitis-A(inaktiviert)-Hepatitis-B(rDNA)-Adsorbat-Impfstoff	10.0
Hepatitis-B-Impfstoff (rDNA)	10.0
Humanes-Papillomavirus-Impfstoff (rDNA)	10.0
Influenza-Impfstoff (inaktiviert)	10.0
Influenza-Impfstoff (inaktiviert, aus Zellkulturen)	10.0
Influenza-Lebend-Impfstoff (nasal)	10.2
Influenza-Spaltimpfstoff (inaktiviert)	10.0
Influenza-Spaltimpfstoff aus Oberflächenantigen (inaktiviert)	10.0
Influenza-Spaltimpfstoff aus Oberflächenantigen (inaktiviert, aus Zellkulturen)	10.0
Influenza-Spaltimpfstoff aus Oberflächenantigen (inaktiviert, Virosom)	10.0
Masern-Lebend-Impfstoff	10.0
Masern-Mumps-Röteln-Lebend-Impfstoff	10.0
Masern-Mumps-Röteln-Varizellen-Lebend-Impfstoff	10.0
Meningokokken-Gruppe-A-C-W135-Y-Impfstoff (konjugiert)*	10.0
Meningokokken-Gruppe-C-Impfstoff (konjugiert)	10.0
Meningokokken-Polysaccharid-Impfstoff	10.0
Milzbrand-Adsorbat-Impfstoff (aus Zellkulturfiltraten) für Menschen	10.0
Mumps-Lebend-Impfstoff	10.0
Pertussis-Adsorbat-Impfstoff (azellulär, aus Komponenten)	10.0
Pertussis-Adsorbat-Impfstoff (azellulär, co-gereinigt)	10.0
Pertussis(Ganzzell)-Adsorbat-Impfstoff	10.0
Pneumokokken-Polysaccharid-Adsorbat-Impfstoff (konjugiert)	10.0
Pneumokokken-Polysaccharid-Impfstoff	10.0
Pocken-Lebend-Impfstoff	10.0
Poliomyelitis-Impfstoff (inaktiviert)	10.0
Poliomyelitis-Impfstoff (oral)	10.0
Röteln-Lebend-Impfstoff	10.0
Rotavirus-Lebend-Impfstoff (oral)	10.0
Tetanus-Adsorbat-Impfstoff	10.3
Tollwut-Impfstoff aus Zellkulturen für Menschen	10.0
Typhus-Impfstoff	10.0
Typhus-Lebend-Impfstoff (Stamm Ty 21a) (oral)	10.0
Typhus-Polysaccharid-Impfstoff	10.0
Varizellen-Lebend-Impfstoff	10.0

Stand

Impfstoffe für Tiere

Adenovirose-Impfstoff (inaktiviert) für Hunde	10.0
Adenovirose-Lebend-Impfstoff für Hunde	10.2
Aktinobazillose-Impfstoff (inaktiviert) für Schweine	10.0
Infektiöse-Anämie-Lebend-Impfstoff für Hühner	10.2
Aujeszky'sche-Krankheit-Impfstoff (inaktiviert) für Schweine	10.2
Aujeszky'sche-Krankheit-Lebend-Impfstoff zur parenteralen Anwendung für Schweine	10.2
Infektiöse-Aviäre-Encephalomyelitis-Lebend-Impfstoff	10.2
Infektiöse-Aviäre-Laryngotracheitis-Lebend-Impfstoff	10.2
Aviäres-Paramyxovirus-3-Impfstoff (inaktiviert) für Truthühner	10.2
Bordetella-bronchiseptica-Lebend-Impfstoff für Hunde	10.0
Botulismus-Impfstoff für Tiere	10.0
Infektiöse-Bovine-Rhinotracheitis-Lebend-Impfstoff für Rinder	10.2
Infektiöse-Bronchitis-Impfstoff (inaktiviert) für Geflügel	10.2
Infektiöse-Bronchitis-Lebend-Impfstoff für Geflügel	10.2
Brucellose-Lebend-Impfstoff (*Brucella melitensis* Stamm Rev. 1) für Tiere	10.0
Infektiöse-Bursitis-Impfstoff (inaktiviert) für Geflügel	10.2
Infektiöse-Bursitis-Lebend-Impfstoff für Geflügel	10.2
Calicivirose-Impfstoff (inaktiviert) für Katzen	10.0
Calicivirose-Lebend-Impfstoff für Katzen	10.2
Chlamydien-Impfstoff (inaktiviert) für Katzen	10.0
Cholera-Impfstoff (inaktiviert) für Geflügel	10.0
Clostridium-chauvoei-Impfstoff für Tiere	10.0
Clostridium-novyi-(Typ B)-Impfstoff für Tiere	10.0
Clostridium-perfringens-Impfstoff für Tiere	10.0
Clostridium-septicum-Impfstoff für Tiere	10.0
Colibacillose-Impfstoff (inaktiviert) für neugeborene Ferkel	10.0
Colibacillose-Impfstoff (inaktiviert) für neugeborene Wiederkäuer	10.0
Coronavirusdiarrhoe-Impfstoff (inaktiviert) für Kälber	10.2
Egg-Drop-Syndrom-'76-Impfstoff (inaktiviert)	10.2
Entenpest-Lebend-Impfstoff	10.2
Enzootische-Pneumonie-Impfstoff (inaktiviert) für Schweine	10.0
Furunkulose-Impfstoff (inaktiviert, injizierbar, mit öligem Adjuvans) für Salmoniden	10.0
Geflügelpocken-Lebend-Impfstoff	10.2
Hämorrhagische-Krankheit-Impfstoff (inaktiviert) für Kaninchen	10.2
Hepatitis-Typ-I-Lebend-Impfstoff für Enten	10.2
Herpesvirus-Impfstoff (inaktiviert) für Pferde	10.0
Influenza-Impfstoff (inaktiviert) für Pferde	10.0
Influenza-Impfstoff (inaktiviert) für Schweine	10.0
Kokzidiose-Lebend-Impfstoff für Hühner	10.2
Leptospirose-Impfstoff (inaktiviert) für Hunde	10.0
Leptospirose-Impfstoff (inaktiviert) für Rinder	10.0
Leukose-Impfstoff (inaktiviert) für Katzen	10.0
Mannheimia-Impfstoff (inaktiviert) für Rinder	10.0
Mannheimia-Impfstoff (inaktiviert) für Schafe	10.0
Marek'sche-Krankheit-Lebend-Impfstoff	10.2
Maul-und-Klauenseuche-Impfstoff (inaktiviert) für Wiederkäuer	10.0
Milzbrandsporen-Lebend-Impfstoff für Tiere	10.0
Mycoplasma-gallisepticum-Impfstoff (inaktiviert)	10.0
Myxomatose-Lebend-Impfstoff für Kaninchen	10.2
Newcastle-Krankheit-Impfstoff (inaktiviert)	10.2
Newcastle-Krankheit-Lebend-Impfstoff	10.2
Infektiöse-Pankreasnekrose-Impfstoff (inaktiviert, injizierbar, mit öligem Adjuvans) für Salmoniden	10.0
Infektiöse-Panleukopenie-Impfstoff (inaktiviert) für Katzen	10.0
Infektiöse-Panleukopenie-Lebend-Impfstoff für Katzen	10.2
Parainfluenza-Virus-Lebend-Impfstoff für Hunde	10.2
Parainfluenza-Virus-Lebend-Impfstoff für Rinder	10.2
Parvovirose-Impfstoff (inaktiviert) für Hunde	10.0
Parvovirose-Impfstoff (inaktiviert) für Schweine	10.2
Parvovirose-Lebend-Impfstoff für Hunde	10.2
Pasteurella-Impfstoff (inaktiviert) für Schafe	10.0
Respiratorisches-Syncytial-Virus-Lebend-Impfstoff für Rinder	10.2
Progressive-Rhinitis-atrophicans-Impfstoff (inaktiviert) für Schweine	10.0

Beachten Sie den Hinweis auf „Allgemeine Monographien" zu Anfang des Bands auf Seite B

	Stand
Infektiöse-Rhinotracheitis-Impfstoff (inaktiviert) für Rinder	10.0
Infektiöse-Rhinotracheitis-Lebend-Impfstoff für Truthühner	10.2
Rhinotracheitis-Virus-Impfstoff (inaktiviert) für Katzen	10.0
Rhinotracheitis-Virus-Lebend-Impfstoff für Katzen	10.2
Rotavirusdiarrhoe-Impfstoff (inaktiviert) für Kälber	10.2
Rotmaulseuche-Impfstoff (inaktiviert) für Regenbogenforellen	10.0
Salmonella-Enteritidis-Impfstoff (inaktiviert) für Hühner	10.0
Salmonella-Enteritidis-Lebend-Impfstoff (oral) für Hühner	10.0
Salmonella-Typhimurium-Impfstoff (inaktiviert) für Hühner	10.0
Salmonella-Typhimurium-Lebend-Impfstoff (oral) für Hühner	10.0
Klassische-Schweinepest-Lebend-Impfstoff (aus Zellkulturen)	10.2
Schweinerotlauf-Impfstoff (inaktiviert)	10.0
Staupe-Lebend-Impfstoff für Frettchen und Nerze	10.2
Staupe-Lebend-Impfstoff für Hunde	10.2
Tenosynovitis-Virus-Lebend-Impfstoff für Geflügel	10.2
Tetanus-Impfstoff für Tiere	10.3
Tollwut-Impfstoff (inaktiviert) für Tiere	10.4
Tollwut-Lebend-Impfstoff (oral) für Füchse und Marderhunde	10.2
Vibriose-Impfstoff (inaktiviert) für Salmoniden	10.0
Kaltwasser-Vibriose-Impfstoff (inaktiviert) für Salmoniden	10.0
Virusdiarrhoe-Impfstoff (inaktiviert) für Rinder	10.0

Immunsera für Menschen

Botulismus-Antitoxin	10.0
Diphtherie-Antitoxin	10.0
Gasbrand-Antitoxin *(Clostridium novyi)*	10.0
Gasbrand-Antitoxin *(Clostridium perfringens)*	10.0
Gasbrand-Antitoxin *(Clostridium septicum)*	10.0
Gasbrand-Antitoxin (polyvalent)	10.0
Schlangengift-Immunserum (Europa)	10.0
Tetanus-Antitoxin	10.0

Immunsera für Tiere

Tetanus-Antitoxin für Tiere	10.0

Radioaktive Arzneimittel und Ausgangsmaterialien für radioaktive Arzneimittel

(^{125}I)Albumin-Injektionslösung vom Menschen	10.0
(^{18}F)Alovudin-Injektionslösung	10.0
(^{13}N)Ammoniak-Injektionslösung	10.0
Betiatid zur Herstellung von radioaktiven Arzneimitteln	10.3
(^{51}Cr)Chromedetat-Injektionslösung	10.0
(^{57}Co)Cyanocobalamin-Kapseln	10.0
(^{58}Co)Cyanocobalamin-Kapseln	10.0
(^{57}Co)Cyanocobalamin-Lösung	10.0
(^{58}Co)Cyanocobalamin-Lösung	10.0
(^{18}F)Fludesoxyglucose-Injektionslösung	10.0
(^{18}F)Fluorcholin-Injektionslösung	10.0
(^{18}F)Fluorethyl-L-tyrosin-Injektionslösung	10.0
(^{18}F)Fluorid-Lösung zur Radiomarkierung	10.0
(^{18}F)Fluormisonidazol-Injektionslösung	10.0
(^{18}F)Fluorodopa-Injektionslösung ((^{18}F)Fluorodopa hergestellt durch elektrophile Substitution)	10.0
(^{18}F)Fluorodopa-Injektionslösung ((^{18}F)Fluorodopa hergestellt durch nukleophile Substitution)	10.0
(^{68}Ga)Galliumchlorid-Lösung zur Radiomarkierung	10.0
(^{68}Ga)Galliumchlorid-Lösung zur Radiomarkierung (hergestellt in einem Beschleuniger)	10.3
(^{67}Ga)Galliumcitrat-Injektionslösung	10.0
(^{68}Ga)Galliumedotreotid-Injektionslösung	10.0
(^{68}Ga)Gallium-PSMA-11-Injektionslösung	10.4
(^{111}In)Indium(III)-chlorid-Lösung	10.0
(^{111}In)Indiumoxinat-Lösung	10.0
(^{111}In)Indium-Pentetat-Injektionslösung	10.0
(^{123}I)Iobenguan-Injektionslösung	10.0
(^{131}I)Iobenguan-Injektionslösung für diagnostische Zwecke	10.0
(^{131}I)Iobenguan-Injektionslösung für therapeutische Zwecke	10.0

	Stand
Iobenguansulfat zur Herstellung von radioaktiven Arzneimitteln	10.0
(^{131}I)Iodmethylnorcholesterol-Injektionslösung	10.0
(^{15}O)Kohlenmonoxid	10.0
(^{81m}Kr)Krypton zur Inhalation	10.0
Kupfertetramibitetrafluoroborat zur Herstellung von radioaktiven Arzneimitteln	10.0
(^{177}Lu)Lutetium-Lösung zur Radiomarkierung	10.0
Medronsäure zur Herstellung von radioaktiven Arzneimitteln	10.0
([^{11}C]Methoxy)Raclopid-Injektionslösung	10.0
([^{11}C]Methyl)Cholin-Injektionslösung	10.0
(5-[^{11}C]Methyl)Flumazenil-Injektionslösung	10.0
L-([^{11}C]Methyl)Methionin-Injektionslösung	10.0
Natrium([1-^{11}C]acetat-Injektionslösung	10.0
Natriumcalcium-Pentetat zur Herstellung von radioaktiven Arzneimitteln	10.0
Sterile Natrium(^{51}Cr)chromat-Lösung	10.0
Natriumdiphosphat-Decahydrat zur Herstellung von radioaktiven Arzneimitteln	10.0
Natrium(^{18}F)fluorid-Injektionslösung	10.0
Natriumiodhippurat-Dihydrat zur Herstellung von radioaktiven Arzneimitteln	10.0
Natrium(^{123}I)iodhippurat-Injektionslösung	10.0
Natrium(^{131}I)iodhippurat-Injektionslösung	10.0
Natrium(^{123}I)iodid-Injektionslösung	10.0
Natrium(^{131}I)iodid-Kapseln für diagnostische Zwecke	10.0
Natrium(^{131}I)iodid-Kapseln für therapeutische Zwecke	10.0
Natrium(^{131}I)iodid-Lösung	10.4
Natrium(^{123}I)iodid-Lösung zur Radiomarkierung	10.0
Natrium(^{131}I)iodid-Lösung zur Radiomarkierung	10.0
Natrium(^{99}Mo)molybdat-Lösung aus Kernspaltprodukten	10.0
Natrium(^{99m}Tc)pertechnetat-Injektionslösung (hergestellt in einem Beschleuniger)	10.0
Natrium(^{99m}Tc)pertechnetat-Injektionslösung aus Kernspaltprodukten	10.0
Natrium(^{99m}Tc)pertechnetat-Injektionslösung nicht aus Kernspaltprodukten	10.0
Natrium(^{32}P)phosphat-Injektionslösung	10.0
(^{15}O)Sauerstoff	10.0
(^{89}Sr)Strontiumchlorid-Injektionslösung	10.0
(^{99m}Tc)Technetium-Albumin-Injektionslösung	10.0
(^{99m}Tc)Technetium-Bicisat-Injektionslösung	10.0
(^{99m}Tc)Technetium-Etifenin-Injektionslösung	10.0
(^{99m}Tc)Technetium-Exametazim-Injektionslösung	10.0
(^{99m}Tc)Technetium-Gluconat-Injektionslösung	10.0
(^{99m}Tc)Technetium-Macrosalb-Injektionslösung	10.0
(^{99m}Tc)Technetium-Mebrofenin-Injektionslösung	10.0
(^{99m}Tc)Technetium-Medronat-Injektionslösung	10.0
(^{99m}Tc)Technetium-Mertiatid-Injektionslösung	10.0
(^{99m}Tc)Technetium-Mikrosphären-Injektionslösung	10.0
(^{99m}Tc)Technetium-Oxidronat-Injektionslösung	10.0
(^{99m}Tc)Technetium-Pentetat-Injektionslösung	10.0
(^{99m}Tc)Technetium-Rheniumsulfid-Kolloid-Injektionslösung	10.0
(^{99m}Tc)Technetium-Schwefel-Kolloid-Injektionslösung	10.0
(^{99m}Tc)Technetium-Sestamibi-Injektionslösung	10.0
(^{99m}Tc)Technetium-Succimer-Injektionslösung	10.0
(^{99m}Tc)Technetium-Zinndiphosphat-Injektionslösung	10.0
(^{99m}Tc)Technetium-Zinn-Kolloid-Injektionslösung	10.0
Tetra-O-acetylmannosetriflat zur Herstellung von radioaktiven Arzneimitteln	10.0
(^{201}Tl)Thalliumchlorid-Injektionslösung	10.0
(^{15}O)Wasser-Injektionslösung	10.0
Tritiiertes-(^{3}H)Wasser-Injektionslösung	10.0
(^{133}Xe)Xenon-Injektionslösung	10.0
(^{90}Y)Yttriumchlorid-Lösung zur Radiomarkierung	10.0

Nahtmaterial für Menschen

Nahtmaterial für Menschen: Einleitung	10.0
Steriles Catgut	10.0
Sterile, nicht resorbierbare Fäden	10.0
Sterile, resorbierbare, synthetische, geflochtene Fäden	10.0
Sterile, resorbierbare, synthetische, monofile Fäden	10.0

Beachten Sie den Hinweis auf „Allgemeine Monographien" zu Anfang des Bands auf Seite B

Stand

Nahtmaterial für Tiere
Steriles, resorbierbares Catgut im Fadenspender für Tiere.. 10.0
Sterile, nicht resorbierbare Fäden im Fadenspender für Tiere... 10.0
Steriler Leinenfaden im Fadenspender für Tiere... 10.0
Steriler Polyamidfaden im Fadenspender für Tiere.. 10.0
Steriler Polyesterfaden im Fadenspender für Tiere... 10.0
Steriler, geflochtener Seidenfaden im Fadenspender für Tiere... 10.0

Pflanzliche Drogen und Zubereitungen aus pflanzlichen Drogen
Pflanzliche Drogen: Einleitung.. 10.0
Abelmoschus-Blütenkrone*... 10.0
Achyranthiswurzel *... 10.0
Agar... 10.0
Akebiaspross*.. 10.0
Curaçao-Aloe... 10.0
Kap-Aloe.. 10.0
Eingestellter Aloetrockenextrakt... 10.0
Amomum-Früchte*.. 10.0
Runde Amomum-Früchte*.. 10.0
Andornkraut... 10.0
Andrographiskraut*... 10.0
Anemarrhena-asphodeloides-Wurzelstock*.. 10.0
Angelica-dahurica-Wurzel*... 10.0
Angelica-pubescens-Wurzel*.. 10.0
Angelica-sinensis-Wurzel*.. 10.0
Angelikawurzel.. 10.0
Anis.. 10.0
Anisöl... 10.0
Arnikablüten.. 10.0
Arnikatinktur.. 10.0
Artischockenblätter.. 10.0
Artischockenblättertrockenextrakt... 10.0
Atractylodes-lancea-Wurzelstock*.. 10.0
Atractylodes-macrocephala-Wurzelstock*... 10.0
Bärentraubenblätter.. 10.0
Baikal-Helmkraut-Wurzel*.. 10.4
Baldriantinktur... 10.0
Mit Wasser hergestellter Baldriantrockenextrakt.. 10.0
Mit wässrig-alkoholischen Mischungen hergestellter Baldriantrockenextrakt................... 10.0
Baldrianwurzel... 10.0
Geschnittene Baldrianwurzel... 10.0
Ballonblumenwurzel*.. 10.0
Belladonnablätter... 10.0
Eingestellter Belladonnablättertrockenextrakt.. 10.0
Eingestelltes Belladonnapulver... 10.0
Eingestellte Belladonnatinktur... 10.0
Siam-Benzoe.. 10.0
Siam-Benzoe-Tinktur... 10.0
Sumatra-Benzoe... 10.0
Sumatra-Benzoe-Tinktur.. 10.0
Birkenblätter.. 10.0
Bitterfenchelkrautöl... 10.0
Bitterfenchelöl... 10.0
Bitterkleeblätter... 10.0
Bitterorangenblüten... 10.0
Bitterorangenschale... 10.0
Bitterorangenschalentinktur... 10.0
Blutweiderichkraut.. 10.0
Bocksdornfrüchte*... 10.0
Bockshornsamen.. 10.0
Boldoblätter... 10.0
Boldoblättertrockenextrakt.. 10.0
Braunellenähren*... 10.0

	Stand
Brennnesselblätter	10.0
Brennnesselwurzel	10.0
Buchweizenkraut	10.0
Buschknöterichwurzelstock mit Wurzel*	10.0
Cascararinde	10.0
Eingestellter Cascaratrockenextrakt	10.0
Cassiaöl	10.0
Cayennepfeffer	10.0
Eingestellter Cayennepfefferdickextrakt	10.0
Eingestelltes, raffiniertes Cayennepfefferölharz	10.0
Eingestellte Cayennepfeffertinktur	10.0
Chinarinde	10.0
Eingestellter Chinarindenfluidextrakt	10.0
Chinesische-Esche-Rinde*	10.1
Chinesischer-Liebstöckel-Wurzelstock*	10.0
Chinesischer-Liebstöckel-Wurzelstock mit Wurzel*	10.0
Chinesischer-Tragant-Wurzel*	10.0
Chinesisches-Hasenohr-Wurzel*	10.0
Cimicifugawurzelstock	10.0
Citronellöl	10.0
Citronenöl	10.0
Clematis-armandii-Spross*	10.0
Curcumawurzelstock	10.0
Cyathulawurzel *	10.3
Digitalis-purpurea-Blätter	10.0
Dostenkraut	10.0
Drynariawurzelstock*	10.0
Ecliptakraut*	10.0
Efeublätter	10.0
Eibischblätter	10.0
Eibischwurzel	10.0
Eichenrinde	10.0
Eisenkraut	10.0
Enziantinktur	10.0
Enzianwurzel	10.0
Ephedrakraut*	10.0
Erdrauchkraut	10.0
Eschenblätter	10.0
Eucalyptusblätter	10.0
Eucalyptusöl	10.0
Eucommiarinde*	10.0
Färberdistelblüten*	10.0
Färberknöterichblätter	10.0
Färberwaidwurzel*	10.0
Faulbaumrinde	10.0
Eingestellter Faulbaumrindentrockenextrakt	10.0
Bitterer Fenchel	10.0
Süßer Fenchel	10.0
Flohsamen	10.0
Indische Flohsamen	10.0
Indische Flohsamenschalen	10.0
Forsythienfrüchte*	10.4
Frauenmantelkraut	10.0
Ganoderma*	10.3
Gardenienfrüchte*	10.0
Gastrodienwurzelstock*	10.0
Gekrönte-Scharte-Kraut	10.0
Javanische Gelbwurz	10.0
Kanadische Gelbwurz	10.0
Gewürznelken	10.3
Ginkgoblätter	10.0
Quantifizierter, raffinierter Ginkgotrockenextrakt	10.0
Ginsengtrockenextrakt	10.0

Beachten Sie den Hinweis auf „Allgemeine Monographien" zu Anfang des Bands auf Seite B

Ph. Eur. 10. Ausgabe, 4. Nachtrag

	Stand
Ginsengwurzel	10.0
Glockenwindenwurzel*	10.0
Goldfadenwurzelstock*	10.0
Goldrutenkraut	10.0
Echtes Goldrutenkraut	10.0
Grüner Tee	10.0
Guar	10.0
Guarana*	10.0
Arabisches Gummi	10.0
Hagebuttenschalen	10.0
Hamamelisblätter	10.0
Hamamelisrinde	10.0
Hauhechelwurzel	10.0
Frische Heidelbeeren	10.0
Eingestellter, gereinigter Trockenextrakt aus frischen Heidelbeeren	10.0
Getrocknete Heidelbeeren	10.0
Herzgespannkraut	10.0
Hibiscusblüten	10.0
Himalayaschartenwurzel*	10.0
Himbeerblätter*	10.1
Hiobstränensamen*	10.0
Holunderblüten	10.0
Hopfenzapfen	10.0
Houttuyniakraut*	10.0
Ingwerwurzelstock	10.0
Eingestellter Ipecacuanhafluidextrakt	10.0
Eingestelltes Ipecacuanhapulver	10.0
Eingestellte Ipecacuanhatinktur	10.0
Ipecacuanhawurzel	10.0
Isländisches Moos/Isländische Flechte	10.0
Japanischer-Pagodenbaum-Blüten*	10.0
Japanischer-Pagodenbaum-Blütenknospen*	10.0
Johanniskraut	10.0
Quantifizierter Johanniskrauttrockenextrakt	10.0
Römische Kamille	10.0
Kamillenblüten	10.0
Kamillenfluidextrakt	10.0
Kamillenöl	10.0
Kiefernnadelöl	10.0
Klatschmohnblüten	10.0
Knoblauchpulver	10.0
Königskerzenblüten/Wollblumen	10.0
Kolasamen	10.0
Kolophonium	10.0
Kopoubohnenwurzel*	10.0
Mehlige Kopoubohnenwurzel*	10.0
Koriander	10.0
Korianderöl	10.0
Kümmel	10.3
Kümmelöl	10.0
Latschenkiefernöl	10.0
Lavendelblüten	10.0
Lavendelöl	10.0
Leinsamen	10.0
Leopardenblumenwurzelstock*	10.3
Lerchenspornwurzelstock *	10.0
Liebstöckelwurzel	10.3
Lindenblüten	10.3
Löwenzahnkraut mit Wurzel	10.0
Löwenzahnwurzel	10.0
Mädesüßkraut	10.0
Mäusedornwurzelstock	10.0
Magnolia-biondii-Blütenknospen*	10.0

Die „Allgemeinen Vorschriften" gelten für alle Monographien und sonstigen Texte

	Stand
Magnolia-officinalis-Blüten*	10.0
Magnolienrinde*	10.0
Malvenblätter	10.0
Malvenblüten	10.0
Mandarinenschale*	10.0
Mandarinenschalenöl	10.0
Mariendistelfrüchte	10.0
Eingestellter, gereinigter Mariendistelfrüchtetrockenextrakt	10.0
Mastix	10.0
Mateblätter	10.0
Melissenblätter	10.0
Melissenblättertrockenextrakt	10.0
Minzöl	10.0
Mönchspfefferfrüchte	10.0
Mönchspfefferfrüchtetrockenextrakt	10.0
Morindawurzel*	10.4
Muskatellersalbeiöl	10.0
Muskatöl	10.0
Mutterkraut	10.4
Myrrhe	10.0
Myrrhentinktur	10.0
Nelkenöl	10.0
Neroliöl/Bitterorangenblütenöl	10.0
Niaouliöl vom Cineol-Typ	10.0
Notoginsengwurzel*	10.0
Odermennigkraut	10.0
Ölbaumblätter	10.0
Ölbaumblättertrockenextrakt	10.0
Opium	10.0
Eingestelltes Opiumpulver	10.0
Eingestellte Opiumtinktur	10.0
Eingestellter Opiumtrockenextrakt	10.3
Orientalischer-Knöterich-Früchte*	10.0
Orthosiphonblätter	10.0
Passionsblumenkraut	10.3
Passionsblumenkrauttrockenextrakt	10.3
Pelargoniumwurzel	10.0
Perubalsam	10.0
Pfeffer*	10.0
Langer Pfeffer*	10.0
Pfefferminzblätter	10.0
Pfefferminzblättertrockenextrakt	10.0
Pfefferminzöl	10.0
Rote Pfingstrosenwurzel*	10.0
Weiße Pfingstrosenwurzel*	10.0
Afrikanische Pflaumenbaumrinde	10.0
Poria-cocos-Fruchtkörper*	10.0
Primelwurzel	10.0
Queckenwurzelstock	10.0
Quendelkraut	10.0
Ratanhiatinktur	10.0
Ratanhiawurzel	10.0
Rehmanniawurzel	10.1
Rhabarberwurzel	10.0
Ringelblumenblüten	10.1
Rohrkolbenpollen*	10.0
Rosmarinblätter	10.0
Rosmarinöl	10.0
Rosskastaniensamen	10.0
Eingestellter Rosskastaniensamentrockenextrakt	10.0
Rotwurzsalbei-Wurzelstock mit Wurzel*	10.0
Sägepalmenfrüchte	10.0
Sägepalmenfrüchteextrakt	10.0

Beachten Sie den Hinweis auf „Allgemeine Monographien" zu Anfang des Bands auf Seite B

	Stand
Dreilappiger Salbei	10.0
Salbeiblätter	10.0
Spanisches Salbeiöl	10.0
Salbeitinktur	10.0
Schachtelhalmkraut	10.0
Schafgarbenkraut	10.0
Schisandrafrüchte*	10.0
Schlangenbartwurzel*	10.0
Schlangenwiesenknöterichwurzelstock*	10.0
Schnurbaumwurzel*	10.0
Schöllkraut	10.0
Schwarze-Johannisbeere-Blätter	10.0
Schwarznesselkraut	10.0
Seifenrinde	10.0
Senegawurzel	10.0
Sennesfiederblättchen	10.1
Eingestellter Sennesblättertrockenextrakt	10.0
Sennesfrüchte	10.1
Sinomenium-acutum-Spross*	10.0
Purpur-Sonnenhut-Kraut	10.0
Blasser-Sonnenhut-Wurzel	10.0
Purpur-Sonnenhut-Wurzel	10.0
Schmalblättriger-Sonnenhut-Wurzel	10.0
Speiköl	10.0
Spitzwegerichblätter	10.0
Stachelpanaxwurzelrinde*	10.0
Steinkleekraut	10.0
Stephania-tetrandra-Wurzel*	10.0
Sternanis	10.0
Sternanisöl	10.0
Wildes Stiefmütterchen mit Blüten	10.0
Stinkeschenfrüchte*	10.0
Stramoniumblätter	10.0
Eingestelltes Stramoniumpulver	10.0
Strauchpäonienwurzelrinde*	10.0
Süßholzwurzel	10.0
Süßholzwurzeltrockenextrakt als Geschmackskorrigens	10.0
Süßorangenschalenöl	10.0
Taigawurzel	10.0
Tang	10.0
Tausendgüldenkraut	10.0
Teebaumöl	10.0
Terpentinöl	10.0
Teufelskrallenwurzel	10.0
Teufelskrallenwurzeltrockenextrakt	10.0
Thymian	10.0
Thymianöl vom Thymol-Typ	10.0
Tolubalsam	10.0
Tormentilltinktur	10.0
Tormentillwurzelstock	10.0
Tragant	10.0
Uncariazweige mit Dornen*	10.0
Vielblütiger-Knöterich-Wurzel*	10.0
Vogelknöterichkraut	10.0
Wacholderbeeren	10.0
Wacholderöl	10.0
Asiatisches Wassernabelkraut	10.0
Weidenrinde	10.0
Weidenrindentrockenextrakt	10.0
Indischer Weihrauch	10.0
Weißdornblätter mit Blüten	10.3
Weißdornblätter-mit-Blüten-Fluidextrakt	10.3
Weißdornblätter-mit-Blüten-Trockenextrakt	10.3

Die „Allgemeinen Vorschriften" gelten für alle Monographien und sonstigen Texte

	Stand
Weißdornfrüchte	10.1
Wermutkraut	10.0
Großer-Wiesenknopf-Wurzel*	10.4
Wolfstrappkraut*	10.0
Yamswurzelknollen*	10.0
Japanische Yamswurzelknollen*	10.0
Zanthoxylum-bungeanum-Schale*	10.4
Zimtblätteröl	10.0
Zimtöl	10.0
Zimtrinde	10.0
Zitronenverbenenblätter	10.0

Hinweis: Bei den mit * gekennzeichneten Texten handelt es sich um Monographien zu Drogen, die insbesondere in der Traditionellen Chinesischen Medizin (TCM) verwendet werden.

Homöopathische Zubereitungen und Stoffe für homöopathische Zubereitungen

Homöopathische Zubereitungen: Einleitung	10.0
Homöopathische Zubereitungen	10.3
Imprägnierte homöopathische Kügelchen (Streukügelchen/Globuli)	10.0
Pflanzliche Drogen für homöopathische Zubereitungen	10.0
Umhüllte homöopathische Kügelchen (Globuli velati)	10.0
Urtinkturen für homöopathische Zubereitungen	10.0
Vorschriften zur Herstellung homöopathischer konzentrierter Zubereitungen und zur Potenzierung	10.0
Wirkstofffreie Kügelchen für homöopathische Zubereitungen	10.3
Acidum picrinicum für homöopathische Zubereitungen	10.0
Acidum succinicum für homöopathische Zubereitungen	10.0
Adonis vernalis für homöopathische Zubereitungen*	10.1
Agaricus phalloides für homöopathische Zubereitungen	10.0
Allium sativum für homöopathische Zubereitungen	10.0
Ammonium carbonicum für homöopathische Zubereitungen	10.0
Anacardium für homöopathische Zubereitungen	10.0
Apis für homöopathische Zubereitungen	10.0
Arsenicum album für homöopathische Zubereitungen	10.0
Aurum chloratum natronatum für homöopathische Zubereitungen	10.0
Barium chloratum für homöopathische Zubereitungen	10.0
Belladonna für homöopathische Zubereitungen	10.0
Cadmium sulfuricum für homöopathische Zubereitungen	10.0
Calcium fluoratum für homöopathische Zubereitungen	10.0
Calcium iodatum für homöopathische Zubereitungen	10.0
Cocculus für homöopathische Zubereitungen	10.0
Crocus für homöopathische Zubereitungen	10.0
Cuprum aceticum für homöopathische Zubereitungen	10.0
Cuprum metallicum für homöopathische Zubereitungen	10.0
Digitalis für homöopathische Zubereitungen	10.0
Ferrum metallicum für homöopathische Zubereitungen	10.0
Hedera helix für homöopathische Zubereitungen	10.0
Histaminum für homöopathische Zubereitungen	10.0
Hydrastis canadensis für homöopathische Zubereitungen	10.0
Hyoscyamus für homöopathische Zubereitungen	10.0
Hypericum für homöopathische Zubereitungen	10.0
Ignatia für homöopathische Zubereitungen	10.0
Kalium bichromicum für homöopathische Zubereitungen	10.0
Magnesium fluoratum für homöopathische Zubereitungen	10.1
Magnesium phosphoricum für homöopathische Zubereitungen	10.0
Nux vomica für homöopathische Zubereitungen	10.0
Petroleum rectificatum für homöopathische Zubereitungen	10.0
Selenium für homöopathische Zubereitungen	10.0
Staphysagria für homöopathische Zubereitungen	10.0
Sulfur für homöopathische Zubereitungen	10.0
Urtica dioica für homöopathische Zubereitungen	10.0

Monographien A-Z

A

	Stand
Abacavirsulfat	10.0
Acamprosat-Calcium	10.3
Acarbose	10.0
Acebutololhydrochlorid	10.0
Aceclofenac	10.0
Acemetacin	10.0
Acesulfam-Kalium	10.0
Acetazolamid	10.0
Aceton	10.0
Acetylcholinchlorid	10.0
Acetylcystein	10.3
β-Acetyldigoxin	10.0
Acetylsalicylsäure	10.0
N-Acetyltryptophan	10.0
N-Acetyltyrosin	10.0
Aciclovir	10.4
Acitretin	10.0
Adapalen	10.0
Adenin	10.0
Adenosin	10.0
Adipinsäure	10.0
Äpfelsäure	10.0
Alanin	10.0
Albendazol	10.0
Albuminlösung vom Menschen	10.0
Alcuroniumchlorid	10.0
Alfacalcidol	10.0
Alfadex	10.0
Alfentanilhydrochlorid-Hydrat	10.1
Alfuzosinhydrochlorid	10.0
Alginsäure	10.0
Alimemazinhemitartrat	10.0
Allantoin	10.0
Allopurinol	10.0
Almagat	10.0
Almotriptanmalat	10.1
Alprazolam	10.0
Alprenololhydrochlorid	10.0
Alprostadil	10.0
Alteplase zur Injektion	10.0
Altizid	10.1
Alttuberkulin zur Anwendung am Menschen	10.0
Aluminiumchlorid-Hexahydrat	10.0
Wasserhaltiges Aluminiumhydroxid zur Adsorption	10.0
Aluminiumkaliumsulfat	10.0
Aluminium-Magnesium-Silicat	10.0
Aluminium-Natrium-Silicat	10.0
Wasserhaltiges Aluminiumoxid/Algeldrat	10.0
Wasserhaltiges Aluminiumphosphat	10.4
Aluminiumphosphat-Gel	10.0
Aluminiumstearat	10.0
Aluminiumsulfat	10.0
Alverincitrat	10.0
Amantadinhydrochlorid	10.0
Ambroxolhydrochlorid	10.0
Ameisensäure	10.0
Amfetaminsulfat	10.0

	Stand
Amidotrizoesäure-Dihydrat	10.0
Amikacin	10.0
Amikacinsulfat	10.0
Amiloridhydrochlorid-Dihydrat	10.2
4-Aminobenzoesäure	10.0
Aminocapronsäure	10.0
Aminoglutethimid	10.0
Amiodaronhydrochlorid	10.0
Amisulprid	10.0
Amitriptylinhydrochlorid	10.0
Amlodipinbesilat	10.0
Konzentrierte Ammoniak-Lösung	10.0
Ammoniumbituminosulfonat	10.0
Ammoniumbromid	10.2
Ammoniumchlorid	10.4
Ammoniumglycyrrhizat	10.0
Ammoniumhydrogencarbonat	10.0
Ammoniummethacrylat-Copolymer (Typ A)	10.0
Ammoniummethacrylat-Copolymer (Typ B)	10.0
Amorolfinhydrochlorid	10.0
Amoxicillin-Trihydrat	10.0
Amoxicillin-Natrium	10.0
Amphotericin B	10.0
Ampicillin	10.0
Ampicillin-Trihydrat	10.0
Ampicillin-Natrium	10.0
Amproliumhydrochlorid für Tiere	10.3
Amylmetacresol	10.0
Anastrozol	10.0
Antazolinhydrochlorid	10.0
Anti-D-Immunglobulin vom Menschen	10.0
Anti-D-Immunglobulin vom Menschen zur intravenösen Anwendung	10.0
Antithrombin-III-Konzentrat vom Menschen	10.0
Anti-T-Lymphozyten-Immunglobulin vom Tier zur Anwendung am Menschen	10.0
Apomorphinhydrochlorid-Hemihydrat	10.0
Aprepitant	10.0
Aprotinin	10.4
Konzentrierte Aprotinin-Lösung	10.4
Arginin	10.0
Argininaspartat	10.0
Argininhydrochlorid	10.0
Argon	10.0
Aripiprazol	10.4
Articainhydrochlorid	10.0
Ascorbinsäure	10.0
Asparagin-Monohydrat	10.1
Aspartam	10.0
Aspartinsäure	10.0
Atazanavirsulfat	10.0
Atenolol	10.1
Atomoxetinhydrochlorid	10.0
Atorvastatin-Calcium-Trihydrat	10.4
Atovaquon	10.0
Atracuriumbesilat	10.0
Atropin	10.0
Atropinsulfat	10.0

	Stand
Azaperon für Tiere	10.0
Azathioprin	10.3
Azelastinhydrochlorid	10.0
Azithromycin	10.0

B

	Stand
Bacampicillinhydrochlorid	10.0
Bacitracin	10.0
Bacitracin-Zink	10.0
Baclofen	10.0
Bambuterolhydrochlorid	10.3
Barbital	10.0
Bariumsulfat	10.0
Hydriertes Baumwollsamenöl	10.0
Beclometasondipropionat	10.0
Beclometasondipropionat-Monohydrat	10.0
Benazeprilhydrochlorid	10.0
Bendroflumethiazid	10.0
Benperidol	10.0
Benserazidhydrochlorid	10.4
Bentonit	10.0
Benzalkoniumchlorid	10.2
Benzalkoniumchlorid-Lösung	10.2
Benzbromaron	10.0
Benzethoniumchlorid	10.0
Benzocain	10.1
Benzoesäure	10.0
Wasserhaltiges Benzoylperoxid	10.0
Benzydaminhydrochlorid	10.0
Benzylalkohol	10.0
Benzylbenzoat	10.0
Benzylpenicillin-Benzathin-Tetrahydrat	10.0
Benzylpenicillin-Kalium	10.0
Benzylpenicillin-Natrium	10.0
Benzylpenicillin-Procain-Monohydrat	10.4
Betacarotin	10.0
Betadex	10.0
Betahistindihydrochlorid	10.0
Betahistindimesilat	10.0
Betamethason	10.3
Betamethasonacetat	10.3
Betamethasondihydrogenphosphat-Dinatrium	10.0
Betamethasondipropionat	10.3
Betamethasonvalerat	10.0
Betaxololhydrochlorid	10.0
Bezafibrat	10.0
Bicalutamid	10.0
Bifonazol	10.0
Biotin	10.0
Biperidenhydrochlorid	10.0
Bisacodyl	10.0
Basisches Bismutcarbonat	10.0
Basisches Bismutgallat	10.0
Schweres, basisches Bismutnitrat	10.0
Basisches Bismutsalicylat	10.0
Bisoprololfumarat	10.0
Bleomycinsulfat	10.3
Blutgerinnungsfaktor VII vom Menschen	10.0
Konzentrierte Lösung von Blutgerinnungsfaktor VIIa (rDNA) human	10.0
Blutgerinnungsfaktor VIII vom Menschen	10.0
Blutgerinnungsfaktor VIII (rDNA) human	10.0
Blutgerinnungsfaktor IX vom Menschen	10.0
Konzentrierte Lösung von Blutgerinnungsfaktor IX (rDNA) human	10.3
Pulver zur Herstellung einer Injektionslösung von Blutgerinnungsfaktor IX (rDNA) human	10.3
Blutgerinnungsfaktor XI vom Menschen	10.0
Boldin	10.0
Raffiniertes Borretschöl	10.0
Borsäure	10.0
Botulinum-Toxin Typ A zur Injektion	10.0
Botulinum-Toxin Typ B zur Injektion	10.0
Brimonidintartrat	10.0
Bromazepam	10.0
Bromhexinhydrochlorid	10.0
Bromocriptinmesilat	10.0
Bromperidol	10.0
Bromperidoldecanoat	10.0
Brompheniraminmaleat	10.0
Brotizolam	10.0
Budesonid	10.0
Bufexamac	10.0
Buflomedilhydrochlorid	10.0
Bumetanid	10.0
Bupivacainhydrochlorid	10.0
Buprenorphin	10.0
Buprenorphinhydrochlorid	10.0
Buserelin	10.0
Buspironhydrochlorid	10.0
Busulfan	10.0
Butylhydroxyanisol	10.0
Butyl-4-hydroxybenzoat	10.0
Butylhydroxytoluol	10.0
Basisches Butylmethacrylat-Copolymer	10.0
Butylscopolaminiumbromid	10.0

C

	Stand
Cabergolin	10.0
Calcifediol-Monohydrat	10.0
Calcipotriol	10.0
Calcipotriol-Monohydrat	10.0
Calcitonin (Lachs)	10.0
Calcitriol	10.0
Calciumacetat	10.0
Calciumascorbat	10.0
Calciumcarbonat	10.3
Calciumchlorid-Dihydrat	10.3
Calciumchlorid-Hexahydrat	10.0
Calciumdobesilat-Monohydrat	10.0
Calciumfolinat-Hydrat	10.0
Calciumglucoheptonat	10.0

	Stand		Stand
Calciumgluconat	10.0	Ceftazidim-Pentahydrat mit Natriumcarbonat zur Injektion	10.0
Wasserfreies Calciumgluconat	10.0		
Calciumgluconat zur Herstellung von Parenteralia	10.0	Ceftriaxon-Dinatrium	10.0
		Cefuroximaxetil	10.2
Calciumglycerophosphat	10.0	Cefuroxim-Natrium	10.0
Calciumhydrogenphosphat	10.0	Celecoxib	10.0
Calciumhydrogenphosphat-Dihydrat	10.0	Celiprololhydrochlorid	10.3
Calciumhydroxid	10.0	Mikrokristalline Cellulose	10.4
Calciumlactat	10.0	Mikrokristalline Cellulose und Carmellose-Natrium	10.0
Calciumlactat-Monohydrat	10.4		
Calciumlactat-Trihydrat	10.4	Celluloseacetat	10.0
Calciumlactat-Pentahydrat	10.4	Celluloseacetatbutyrat	10.0
Calciumlävulinat-Dihydrat	10.0	Celluloseacetatphthalat	10.0
Calciumlevofolinat-Hydrat	10.0	Cellulosepulver	10.4
Calciumpantothenat	10.4	Cetirizindihydrochlorid	10.0
Calciumstearat	10.0	Cetrimid	10.0
Calciumsulfat-Dihydrat	10.3	Cetylalkohol	10.0
D-Campher	10.0	Cetylpalmitat	10.0
Racemischer Campher	10.0	Cetylpyridiniumchlorid	10.0
Candesartancilexetil	10.3	Cetylstearylalkohol	10.3
Capecitabin	10.0	Emulgierender Cetylstearylalkohol (Typ A)	10.0
Caprylsäure	10.0	Emulgierender Cetylstearylalkohol (Typ B)	10.0
Captopril	10.0	Cetylstearylisononanoat	10.0
Carbachol	10.0	Chenodesoxycholsäure	10.0
Carbamazepin	10.2	Chinidinsulfat	10.0
Carbasalat-Calcium	10.0	Chininhydrochlorid	10.0
Carbidopa-Monohydrat	10.0	Chininsulfat	10.0
Carbimazol	10.0	Chitosanhydrochlorid	10.0
Carbocistein	10.0	Chloralhydrat	10.0
Carbomere	10.4	Chlorambucil	10.0
Carboplatin	10.0	Chloramphenicol	10.0
Carboprost-Trometamol	10.0	Chloramphenicolhydrogensuccinat-Natrium	10.0
Carboxymethylstärke-Natrium (Typ A)	10.0	Chloramphenicolpalmitat	10.0
Carboxymethylstärke-Natrium (Typ B)	10.0	Chlorcyclizinhydrochlorid	10.0
Carboxymethylstärke-Natrium (Typ C)	10.0	Chlordiazepoxid	10.0
Carmellose	10.0	Chlordiazepoxidhydrochlorid	10.0
Carmellose-Calcium	10.0	Chlorhexidindiacetat	10.0
Carmellose-Natrium	10.0	Chlorhexidindigluconat-Lösung	10.0
Niedrig substituiertes Carmellose-Natrium	10.0	Chlorhexidindihydrochlorid	10.0
Carmustin	10.0	Chlormadinonacetat	10.0
Carnaubawachs	10.0	Chlorobutanol	10.0
Carprofen für Tiere	10.0	Chlorobutanol-Hemihydrat	10.0
Carrageen	10.0	Chlorocresol	10.0
Carteololhydrochlorid	10.0	Chloroquinphosphat	10.0
Carvedilol	10.0	Chloroquinsulfat	10.0
Cefaclor-Monohydrat	10.0	Chlorphenaminmaleat	10.0
Cefadroxil-Monohydrat	10.0	Chlorpromazinhydrochlorid	10.4
Cefalexin-Monohydrat	10.4	Chlorprothixenhydrochlorid	10.0
Cefalotin-Natrium	10.0	Chlortalidon	10.0
Cefamandolnafat	10.0	Chlortetracyclinhydrochlorid	10.1
Cefapirin-Natrium	10.0	Cholesterol	10.0
Cefatrizin-Propylenglycol	10.0	Cholesterol zur parenteralen Anwendung	10.0
Cefazolin-Natrium	10.0	Chondroitinsulfat-Natrium	10.0
Cefepimdihydrochlorid-Monohydrat	10.0	Choriongonadotropin	10.0
Cefixim	10.0	Chymotrypsin	10.0
Cefoperazon-Natrium	10.0	Ciclesonid	10.0
Cefotaxim-Natrium	10.0	Ciclopirox	10.2
Cefoxitin-Natrium	10.0	Ciclopirox-Olamin	10.4
Cefpodoximproxetil	10.0	Ciclosporin	10.0
Cefprozil-Monohydrat	10.0	Cilastatin-Natrium	10.0
Cefradin	10.0	Cilazapril	10.0
Ceftazidim-Pentahydrat	10.0	Cimetidin	10.0

Die „Allgemeinen Vorschriften" gelten für alle Monographien und sonstigen Texte

XXXIV 2. Verzeichnis aller Texte der 10. Ausgabe

	Stand
Cimetidinhydrochlorid	10.0
Cinchocainhydrochlorid	10.0
Cineol	10.0
Cinnarizin	10.0
Ciprofibrat	10.0
Ciprofloxacin	10.0
Ciprofloxacinhydrochlorid	10.0
Cisatracuriumbesilat	10.0
Cisplatin	10.0
Citalopramhydrobromid	10.0
Citalopramhydrochlorid	10.0
Citronensäure	10.0
Citronensäure-Monohydrat	10.0
Cladribin	10.0
Clarithromycin	10.0
Clazuril für Tiere	10.0
Clebopridmalat	10.0
Clemastinfumarat	10.0
Clenbuterolhydrochlorid	10.0
Clindamycin-2-dihydrogenphosphat	10.0
Clindamycinhydrochlorid	10.0
Clioquinol	10.0
Clobazam	10.0
Clobetasolpropionat	10.1
Clobetasonbutyrat	10.0
Clodronat-Dinatrium-Tetrahydrat	10.0
Clofazimin	10.0
Clofibrat	10.0
Clomifencitrat	10.2
Clomipraminhydrochlorid	10.0
Clonazepam	10.0
Clonidinhydrochlorid	10.0
Clopamid	10.0
Clopidogrelbesilat	10.0
Clopidogrelhydrochlorid	10.0
Clopidogrelhydrogensulfat	10.0

	Stand
Closantel-Natrium-Dihydrat für Tiere	10.0
Clotrimazol	10.0
Cloxacillin-Natrium	10.0
Clozapin	10.0
Cocainhydrochlorid	10.0
Cocoylcaprylocaprat	10.0
Codein-Monohydrat	10.3
Codeinhydrochlorid-Dihydrat	10.3
Codeinphosphat-Hemihydrat	10.3
Codeinphosphat-Sesquihydrat	10.0
Codergocrinmesilat	10.0
Coffein	10.0
Coffein-Monohydrat	10.0
Colchicin	10.0
Colecalciferol	10.0
Ölige Lösungen von Colecalciferol	10.0
Wasserdispergierbares Colecalciferol-Konzentrat	10.0
Colecalciferol-Trockenkonzentrat	10.0
Colestyramin	10.0
Colistimethat-Natrium	10.1
Colistinsulfat	10.1
Copovidon	10.1
Cortisonacetat	10.0
Croscarmellose-Natrium	10.0
Crospovidon	10.0
Crotamiton	10.0
Cyanocobalamin	10.3
Cyclizinhydrochlorid	10.1
Cyclopentolathydrochlorid	10.0
Cyclophosphamid	10.0
Cyproheptadinhydrochlorid-1,5-Hydrat	10.4
Cyproteronacetat	10.0
Cysteinhydrochlorid-Monohydrat	10.0
Cystin	10.0
Cytarabin	10.0

D

Dacarbazin	10.0
Dalteparin-Natrium	10.0
Danaparoid-Natrium	10.3
Dapson	10.0
Daunorubicinhydrochlorid	10.0
Decyloleat	10.0
Deferasirox	10.3
Deferipron	10.0
Deferipron-Lösung zum Einnehmen	10.3
Deferipron-Tabletten	10.3
Deferoxaminmesilat	10.0
Dembrexinhydrochlorid-Monohydrat für Tiere	10.0
Demeclocyclinhydrochlorid	10.1
Deptropincitrat	10.0
Dequaliniumchlorid	10.0
3-O-Desacyl-4′-monophosphoryl-lipid A	10.0
Desfluran	10.0
Desipraminhydrochlorid	10.0
Deslanosid	10.0
Desloratadin	10.0
Desmopressin	10.0
Desogestrel	10.0

Detomidinhydrochlorid für Tiere	10.0
Dexamethason	10.3
Dexamethasonacetat	10.3
Dexamethasondihydrogenphosphat-Dinatrium	10.0
Dexamethasonisonicotinat	10.4
Dexamfetaminsulfat	10.0
Dexchlorpheniraminmaleat	10.0
Dexpanthenol	10.4
Dextran 1 zur Herstellung von Parenteralia	10.0
Dextran 40 zur Herstellung von Parenteralia	10.0
Dextran 60 zur Herstellung von Parenteralia	10.0
Dextran 70 zur Herstellung von Parenteralia	10.0
Dextranomer	10.0
Dextrin	10.0
Dextromethorphanhydrobromid	10.0
Dextromoramidhydrogentartrat	10.0
Dextropropoxyphenhydrochlorid	10.0
Diacerein	10.0
Diazepam	10.0
Diazoxid	10.0
Dibrompropamidindiisetionat	10.0
Dibutylphthalat	10.0
2,4-Dichlorbenzylalkohol	10.0

Beachten Sie den Hinweis auf „Allgemeine Monographien" zu Anfang des Bands auf Seite B

Ph. Eur. 10. Ausgabe, 4. Nachtrag

	Stand
Dichlormethan	10.0
Diclazuril für Tiere	10.0
Diclofenac-Kalium	10.0
Diclofenac-Natrium	10.0
Dicloxacillin-Natrium	10.0
Dicycloverinhydrochlorid	10.0
Didanosin	10.0
Dienogest	10.0
Diethylcarbamazindihydrogencitrat	10.0
Diethylenglycolmonoethylether	10.0
Diethylenglycolpalmitostearat	10.0
Diethylphthalat	10.0
Diethylstilbestrol	10.0
Difloxacinhydrochlorid-Trihydrat für Tiere	10.0
Digitoxin	10.0
Digoxin	10.0
Wasserhaltiges Dihydralazinsulfat	10.4
Dihydrocodein[(R,R)-tartrat]	10.0
Dihydroergocristinmesilat	10.0
Dihydroergotaminmesilat	10.0
Dihydrostreptomycinsulfat für Tiere	10.0
Dihydrotachysterol	10.0
Dikaliumclorazepat-Monohydrat	10.0
Diltiazemhydrochlorid	10.0
Dimenhydrinat	10.0
Dimercaprol	10.0
Dimethylacetamid	10.0
Dimethylsulfoxid	10.1
Dimeticon	10.0
Dimetindenmaleat	10.0
Dinoproston	10.0
Dinoprost-Trometamol	10.0
Diosmin	10.0
Diphenhydraminhydrochlorid	10.0
Diphenoxylathydrochlorid	10.0
Dipivefrinhydrochlorid	10.0

	Stand
Diprophyllin	10.1
Dipyridamol	10.0
Dirithromycin	10.0
Disopyramid	10.4
Disopyramidphosphat	10.0
Distickstoffmonoxid	10.0
Disulfiram	10.0
Dithranol	10.0
Dobutaminhydrochlorid	10.0
Docetaxel	10.0
Docetaxel-Trihydrat	10.0
Docusat-Natrium	10.0
Dodecylgallat	10.0
Domperidon	10.0
Domperidonmaleat	10.0
Donepezilhydrochlorid	10.1
Donepezilhydrochlorid-Monohydrat	10.1
Dopaminhydrochlorid	10.0
Dopexamindihydrochlorid	10.0
Dorzolamidhydrochlorid	10.0
Dosulepinhydrochlorid	10.4
Doxapramhydrochlorid	10.0
Doxazosinmesilat	10.0
Doxepinhydrochlorid	10.0
Doxorubicinhydrochlorid	10.0
Doxycyclinhyclat	10.0
Doxycyclin-Monohydrat	10.0
Doxylaminhydrogensuccinat	10.0
Dronedaronhydrochlorid	10.0
Dronedaron-Tabletten*	10.3
Droperidol	10.0
Drospirenon	10.0
Duloxetinhydrochlorid	10.0
Dutasterid	10.0
Dydrogesteron	10.0

E

	Stand
Ebastin	10.0
Econazol	10.0
Econazolnitrat	10.0
Edetinsäure	10.4
Edrophoniumchlorid	10.0
Eisen(II)-fumarat	10.0
Eisen(II)-gluconat	10.0
Getrocknetes Eisen(II)-sulfat	10.0
Eisen(II)-sulfat-Heptahydrat	10.0
Eisen(III)-chlorid-Hexahydrat	10.0
Emedastindifumarat	10.0
Enalaprilat-Dihydrat	10.0
Enalaprilmaleat	10.0
Enilconazol für Tiere	10.0
Enoxaparin-Natrium	10.0
Enoxolon	10.0
Enrofloxacin für Tiere	10.0
Entacapon	10.0
Entecavir-Monohydrat	10.0
Ephedrin	10.0
Ephedrin-Hemihydrat	10.0
Ephedrinhydrochlorid	10.0
Racemisches Ephedrinhydrochlorid	10.0

	Stand
Epinastinhydrochlorid	10.3
Epinephrin/Adrenalin	10.3
Epinephrinhydrogentartrat/Adrenalinhydrogentartrat	10.0
Epirubicinhydrochlorid	10.3
Eplerenon	10.0
Erbsenstärke	10.0
Hydriertes Erdnussöl	10.0
Raffiniertes Erdnussöl	10.0
Ergocalciferol	10.0
Ergometrinmaleat	10.1
Ergotamintartrat	10.3
Erythritol	10.0
Erythromycin	10.4
Erythromycinestolat	10.0
Erythromycinethylsuccinat	10.0
Erythromycinlactobionat	10.0
Erythromycinstearat	10.0
Konzentrierte Erythropoetin-Lösung	10.0
Escitalopram	10.0
Escitalopramoxalat	10.0
Esketaminhydrochlorid	10.0
Esomeprazol-Magnesium-Dihydrat	10.0

	Stand		Stand
Esomeprazol-Magnesium-Trihydrat	10.0	Ethionamid	10.0
Esomeprazol-Natrium	10.0	Ethosuximid	10.0
Essigsäure 99 %	10.0	Ethylacetat	10.0
C1-Esterase-Inhibitor vom Menschen	10.0	Ethylcellulose	10.0
Estradiol-Hemihydrat	10.0	Ethylendiamin	10.0
Estradiolbenzoat	10.0	Ethylenglycolmonopalmitostearat	10.0
Estradiolvalerat	10.0	Ethyl-4-hydroxybenzoat	10.0
Estriol	10.0	Ethylmorphinhydrochlorid	10.0
Konjugierte Estrogene	10.0	Ethyloleat	10.0
Etacrynsäure	10.0	Etidronat-Dinatrium	10.0
Etamsylat	10.0	Etilefrinhydrochlorid	10.0
Etanercept	10.3	Etodolac	10.0
Ethacridinlactat-Monohydrat	10.0	Etofenamat	10.0
Ethambutoldihydrochlorid	10.0	Etomidat	10.0
Wasserfreies Ethanol	10.0	Etoposid	10.0
Ethanol 96 %	10.0	Eugenol	10.0
Ether	10.0	Everolimus	10.3
Ether zur Narkose	10.0	Exemestan	10.1
Ethinylestradiol	10.0		

F

	Stand		Stand
Raffiniertes Färberdistelöl	10.0	Flunixinmeglumin für Tiere	10.0
Famotidin	10.0	Fluocinolonacetonid	10.0
Febantel für Tiere	10.0	Fluocortolonpivalat	10.1
Felbinac	10.0	Fluorescein	10.4
Felodipin	10.0	Fluorescein-Natrium	10.0
Felypressin	10.0	Fluorouracil	10.0
Fenbendazol für Tiere	10.0	Fluoxetinhydrochlorid	10.3
Fenbufen	10.0	Flupentixoldihydrochlorid	10.0
Fenofibrat	10.0	Fluphenazindecanoat	10.1
Fenoterolhydrobromid	10.0	Fluphenazindihydrochlorid	10.0
Fentanyl	10.0	Fluphenazinenantat	10.1
Fentanylcitrat	10.0	Flurazepamhydrochlorid	10.0
Fenticonazolnitrat	10.0	Flurbiprofen	10.0
Fexofenadinhydrochlorid	10.0	Fluspirilen	10.0
Fibrin-Kleber	10.0	Flutamid	10.0
Fibrinogen vom Menschen	10.0	Fluticasonpropionat	10.4
Konzentrierte Filgrastim-Lösung	10.0	Flutrimazol	10.0
Filgrastim-Lösung zur Injektion	10.0	Fluvastatin-Natrium	10.0
Finasterid	10.0	Fluvoxaminmaleat	10.0
Fingolimodhydrochlorid	10.0	Follitropin	10.0
Fipronil für Tiere	10.0	Konzentrierte Follitropin-Lösung	10.0
Flavoxathydrochlorid	10.0	Folsäure-Hydrat	10.0
Flecainidacetat	10.0	Formaldehyd-Lösung 35 %	10.0
Flubendazol	10.0	Formoterolfumarat-Dihydrat	10.0
Flucloxacillin-Magnesium-Octahydrat	10.0	Foscarnet-Natrium-Hexahydrat	10.0
Flucloxacillin-Natrium	10.0	Fosfomycin-Calcium	10.0
Fluconazol	10.0	Fosfomycin-Natrium	10.0
Flucytosin	10.0	Fosfomycin-Trometamol	10.0
Fludarabinphosphat	10.0	Fosinopril-Natrium	10.0
Fludrocortisonacetat	10.0	Framycetinsulfat	10.0
Flumazenil	10.0	Fructose	10.0
Flumequin	10.0	Fulvestrant	10.0
Flumetasonpivalat	10.0	Furosemid	10.0
Flunarizindihydrochlorid	10.0	Fusidinsäure	10.0
Flunitrazepam	10.0		

G

	Stand
Gabapentin	10.0
Gadobutrol-Monohydrat	10.4
Gadodiamid-Hydrat	10.0
Galactose	10.0
Galantaminhydrobromid	10.1
Gammadex	10.0
Ganciclovir	10.0
Gasgemisch aus Acetylen (1 Prozent) in Stickstoff	10.0
Gasgemisch aus Kohlenmonoxid (5 Prozent) in Stickstoff	10.0
Gasgemisch aus Methan (2 Prozent) in Stickstoff	10.0
Gefitinib	10.0
Gelatine	10.4
Gemcitabinhydrochlorid	10.0
Gemfibrozil	10.0
Gentamicinsulfat	10.1
Gestoden	10.0
Glibenclamid	10.0
Gliclazid	10.0
Glimepirid	10.0
Glipizid	10.0
Glucagon human	10.0
Glucosaminhydrochlorid	10.0
Glucosaminsulfat-Kaliumchlorid	10.0
Glucosaminsulfat-Natriumchlorid	10.0
Glucose	10.0
Glucose-Monohydrat	10.0
Glucose-Sirup	10.0
Sprühgetrockneter Glucose-Sirup	10.0
Glutaminsäure	10.0
Glutathion	10.0
Glycerol	10.0
Glycerol 85 %	10.0
Glyceroldibehenat	10.0
Glyceroldistearat	10.0
Glycerol-Formal	10.0
Glycerolmonocaprylat	10.0
Glycerolmonocaprylocaprat	10.0
Glycerolmonolinoleat	10.0
Glycerolmonooleat	10.0
Glycerolmonostearat 40–55	10.0
Glyceroltrinitrat-Lösung	10.0
Glycin	10.1
Glycopyrroniumbromid	10.0
Gonadorelinacetat	10.0
Goserelin	10.0
Gramicidin	10.0
Granisetronhydrochlorid	10.0
Griseofulvin	10.0
Guaifenesin	10.0
Guajacol	10.0
Guanethidinmonosulfat	10.0
Guargalactomannan	10.0
Arabisches Gummi, getrocknete Dispersion	10.0

H

	Stand
Hämodialyselösungen	10.0
Hämofiltrations- und Hämodiafiltrationslösungen	10.0
Konzentrierte Hämofiltrations- und Hämodiafiltrationslösungen	10.0
Halofantrinhydrochlorid	10.0
Haloperidol	10.0
Haloperidoldecanoat	10.0
Halothan	10.0
Harnstoff	10.0
Hartfett	10.0
Hartfett mit Zusatzstoffen	10.0
Hartparaffin	10.0
Helium	10.0
Heparin-Calcium	10.0
Heparin-Natrium	10.0
Niedermolekulare Heparine	10.0
Hepatitis-A-Immunglobulin vom Menschen	10.0
Hepatitis-B-Immunglobulin vom Menschen	10.0
Hepatitis-B-Immunglobulin vom Menschen zur intravenösen Anwendung	10.0
Heptaminolhydrochlorid	10.0
Hexamidindiisetionat	10.0
Hexetidin	10.0
Hexylresorcin	10.0
Histamindihydrochlorid	10.0
Histidin	10.0
Histidinhydrochlorid-Monohydrat	10.0
Homatropinhydrobromid	10.0
Homatropinmethylbromid	10.0
Honig	10.0
Hyaluronidase	10.0
Hydralazinhydrochlorid	10.0
Hydrochlorothiazid	10.0
Hydrocodonhydrogentartrat-2,5-Hydrat	10.0
Hydrocortison	10.0
Hydrocortisonacetat	10.0
Hydrocortisonhydrogensuccinat	10.0
Hydromorphonhydrochlorid	10.0
Hydroxocobalaminacetat	10.0
Hydroxocobalaminhydrochlorid	10.0
Hydroxocobalaminsulfat	10.0
Hydroxycarbamid	10.0
Hydroxychloroquinsulfat	10.0
Hydroxyethylcellulose	10.0
Hydroxyethylsalicylat	10.0
Hydroxyethylstärken	10.4
Hydroxypropylbetadex	10.0
Hydroxypropylcellulose	10.0
Niedrig substituierte Hydroxypropylcellulose	10.0
Hydroxypropylstärke	10.0
Vorverkleisterte Hydroxypropylstärke	10.0
Hydroxyzindihydrochlorid	10.0
Hymecromon	10.0
Hymenopterengifte für Allergenzubereitungen	10.0
Hyoscyaminsulfat	10.0
Hypromellose	10.0
Hypromellosephthalat	10.4

Die „Allgemeinen Vorschriften" gelten für alle Monographien und sonstigen Texte

I

	Stand		Stand
Ibuprofen	10.0	Iod	10.0
Idoxuridin	10.0	Iodixanol	10.0
Ifosfamid	10.0	Iohexol	10.0
Imatinibmesilat	10.0	Iopamidol	10.0
Imidacloprid für Tiere	10.0	Iopansäure	10.0
Imipenem-Monohydrat	10.0	Iopromid	10.0
Imipraminhydrochlorid	10.0	Iotrolan	10.0
Normales Immunglobulin vom Menschen zur intramuskulären Anwendung	10.0	Ioxaglinsäure	10.0
		Ipratropiumbromid	10.0
Normales Immunglobulin vom Menschen zur intravenösen Anwendung	10.0	Irbesartan	10.3
		Irinotecanhydrochlorid-Trihydrat	10.1
Normales Immunglobulin vom Menschen zur subkutanen Anwendung	10.0	Isoconazol	10.3
		Isoconazolnitrat	10.3
Indapamid	10.1	Isofluran	10.0
Indinavirsulfat	10.0	Isoleucin	10.0
Indometacin	10.0	Isomalt	10.0
Konzentrierte Infliximab-Lösung	10.3	Isoniazid	10.0
myo-Inositol	10.4	Isophan-Insulin-Suspension zur Injektion	10.4
Insulin aspart	10.0	Biphasische Isophan-Insulin-Suspension zur Injektion	10.0
Insulin glargin	10.0		
Insulin human	10.0	Isoprenalinhydrochlorid	10.1
Insulin lispro	10.0	Isoprenalinsulfat	10.0
Insulin vom Schwein	10.0	Isopropylisostearat	10.0
Lösliches Insulin als Injektionslösung	10.4	Isopropylmyristat	10.0
Insulin-Zink-Kristallsuspension zur Injektion	10.4	Isopropylpalmitat	10.0
Insulin-Zink-Suspension zur Injektion	10.4	Verdünntes Isosorbiddinitrat	10.0
Amorphe Insulin-Zink-Suspension zur Injektion	10.4	Verdünntes Isosorbidmononitrat	10.0
		Isotretinoin	10.0
Insulinzubereitungen zur Injektion	10.4	Isoxsuprinhydrochlorid	10.0
Konzentrierte Interferon-alfa-2-Lösung	10.0	Isradipin	10.0
Konzentrierte Interferon-beta-1a-Lösung	10.0	Itraconazol	10.0
Konzentrierte Interferon-gamma-1b-Lösung	10.0	Ivermectin	10.0

J

	Stand		Stand
Josamycin	10.1	Josamycinpropionat	10.1

K

	Stand		Stand
Kakaobutter	10.2	Kaliumpermanganat	10.0
Kaliumacetat	10.0	Kaliumsorbat	10.0
Kaliumbromid	10.2	Kaliumsulfat	10.0
Kaliumcarbonat	10.0	Kanamycinmonosulfat	10.0
Kaliumchlorid	10.4	Saures Kanamycinsulfat	10.0
Kaliumcitrat	10.0	Kartoffelstärke	10.0
Kaliumclavulanat	10.3	Ketaminhydrochlorid	10.0
Verdünntes Kaliumclavulanat	10.3	Ketobemidonhydrochlorid	10.0
Kaliumdihydrogenphosphat	10.0	Ketoconazol	10.3
Kaliumhydrogenaspartat-Hemihydrat	10.0	Ketoprofen	10.0
Kaliumhydrogencarbonat	10.0	Ketorolac-Trometamol	10.0
Kaliumhydrogentartrat	10.4	Ketotifenhydrogenfumarat	10.0
Kaliumhydroxid	10.0	Medizinische Kohle	10.0
Kaliumiodid	10.0	Kohlendioxid	10.0
Kaliummetabisulfit	10.0	Kohlenmonoxid	10.0
Kaliummonohydrogenphosphat	10.3	Raffiniertes Kokosfett	10.0
Kaliumnatriumtartrat-Tetrahydrat	10.0	Kupfer(II)-sulfat	10.0
Kaliumnitrat	10.0	Kupfer(II)-sulfat-Pentahydrat	10.0
Kaliumperchlorat	10.0		

Beachten Sie den Hinweis auf „Allgemeine Monographien" zu Anfang des Bands auf Seite B

L

	Stand
Labetalolhydrochlorid	10.3
Lachsöl vom Zuchtlachs	10.3
Lacosamid	10.0
Lacosamid-Infusionszubereitung	10.3
Lacosamid-Lösung zum Einnehmen	10.3
Lacosamid-Tabletten	10.3
Lactitol-Monohydrat	10.1
Lactobionsäure	10.2
Lactose	10.3
Lactose-Monohydrat	10.3
Lactulose	10.0
Lactulose-Sirup	10.0
Lamivudin	10.0
Lamotrigin	10.0
Lansoprazol	10.0
Latanoprost	10.3
Lauromacrogol 400	10.0
Lebertran (Typ A)	10.0
Lebertran (Typ B)	10.0
Lebertran vom Zuchtkabeljau	10.3
Leflunomid	10.0
Natives Leinöl	10.0
Letrozol	10.3
Leucin	10.0
Leuprorelin	10.0
Levamisol für Tiere	10.0
Levamisolhydrochlorid	10.0
Levetiracetam	10.0
Levocabastinhydrochlorid	10.1
Levocarnitin	10.0
Levodopa	10.0
Levodropropizin	10.0
Levofloxacin-Hemihydrat	10.0
Levomepromazinhydrochlorid	10.4
Levomepromazinmaleat	10.0
Levomethadonhydrochlorid	10.0
Levonorgestrel	10.1
Levothyroxin-Natrium	10.0
Lidocain	10.0
Lidocainhydrochlorid-Monohydrat	10.0
Lincomycinhydrochlorid-Monohydrat	10.0
Liothyronin-Natrium	10.0
Lisinopril-Dihydrat	10.1
Lithiumcarbonat	10.0
Lithiumcitrat	10.0
Lobelinhydrochlorid	10.0
Lösungen zur Aufbewahrung von Organen	10.3
Lomustin	10.0
Loperamidhydrochlorid	10.0
Loperamidoxid-Monohydrat	10.0
Lopinavir	10.0
Loratadin	10.0
Lorazepam	10.4
Losartan-Kalium	10.3
Lovastatin	10.4
Lufenuron für Tiere	10.0
Luft zur medizinischen Anwendung	10.0
Künstliche Luft zur medizinischen Anwendung	10.0
Lymecyclin	10.0
Lynestrenol	10.0
Lysinacetat	10.0
DL-Lysinacetylsalicylat	10.3
Lysinhydrochlorid	10.0

M

	Stand
Macrogolcetylstearylether	10.0
Macrogol-30-dipolyhydroxystearat	10.0
Macrogole	10.3
Hochmolekulare Macrogole	10.0
Macrogol-6-glycerolcaprylocaprat	10.0
Macrogolglycerolcaprylocaprate	10.0
Macrogolglycerolcocoate	10.0
Macrogolglycerolhydroxystearat	10.0
Macrogolglycerollaurate	10.0
Macrogolglycerollinoleate	10.0
Macrogol-20-glycerolmonostearat	10.0
Macrogolglycerololeate	10.0
Macrogolglycerolricinoleat	10.0
Macrogolglycerolstearate	10.0
Macrogol-15-hydroxystearat	10.0
Macrogolisotridecylether	10.0
Macrogollaurylether	10.0
Macrogololeat	10.0
Macrogololeylether	10.0
Macrogol-Poly(vinylalkohol)-Pfropfcopolymer	10.0
Macrogol-40-sorbitolheptaoleat	10.0
Macrogolstearate	10.0
Macrogolstearylether	10.0
Magaldrat	10.0
Magnesiumacetat-Tetrahydrat	10.0
Magnesiumaluminometasilicat	10.4
Magnesiumaspartat-Dihydrat	10.0
Leichtes basisches Magnesiumcarbonat	10.0
Schweres basisches Magnesiumcarbonat	10.0
Magnesiumchlorid-4,5-Hydrat	10.0
Magnesiumchlorid-Hexahydrat	10.3
Magnesiumcitrat	10.0
Magnesiumcitrat-Nonahydrat	10.0
Magnesiumcitrat-Dodecahydrat	10.0
Magnesiumgluconat	10.0
Magnesiumglycerophosphat	10.0
Magnesiumhydroxid	10.3
Magnesiumlactat-Dihydrat	10.0
Leichtes Magnesiumoxid	10.3
Schweres Magnesiumoxid	10.3
Magnesiumperoxid	10.0
Magnesiumpidolat	10.0
Magnesiumstearat	10.0
Magnesiumsulfat-Heptahydrat	10.3
Magnesiumtrisilicat	10.0
Raffiniertes Maisöl	10.1
Maisstärke	10.0
Malathion	10.0
Maleinsäure	10.0
Maltitol	10.0

	Stand		Stand
Maltitol-Lösung	10.0	Methylergometrinmaleat	10.0
Maltodextrin	10.0	Methyl-4-hydroxybenzoat	10.0
Natives Mandelöl	10.0	Methylhydroxyethylcellulose	10.0
Raffiniertes Mandelöl	10.0	Methylnicotinat	10.0
Mangangluconat	10.0	Methylphenidathydrochlorid	10.0
Wasserhaltiges Manganglycerophosphat	10.0	Methylphenobarbital	10.0
Mangansulfat-Monohydrat	10.0	Methylprednisolon	10.0
Mannitol	10.0	Methylprednisolonacetat	10.0
Maprotilinhydrochlorid	10.0	Methylprednisolonhydrogensuccinat	10.0
Marbofloxacin für Tiere	10.0	N-Methylpyrrolidon	10.0
Masern-Immunglobulin vom Menschen	10.0	Methylrosaniliniumchlorid	10.0
Mebendazol	10.0	Methylsalicylat	10.0
Mebeverinhydrochlorid	10.0	Methyltestosteron	10.0
Meclozindihydrochlorid	10.0	Methylthioniniumchlorid-Hydrat	10.0
Medroxyprogesteronacetat	10.0	Metixenhydrochlorid	10.0
Mefenaminsäure	10.0	Metoclopramid	10.0
Mefloquinhydrochlorid	10.0	Metoclopramidhydrochlorid-Monohydrat	10.0
Megestrolacetat	10.0	Metolazon	10.0
Meglumin	10.0	Metoprololsuccinat	10.0
Meldonium-Dihydrat	10.0	Metoprololtartrat	10.0
Meloxicam	10.0	Metronidazol	10.0
Melphalan	10.0	Metronidazolbenzoat	10.0
Menadion	10.0	Mexiletinhydrochlorid	10.3
Menthol	10.0	Mianserinhydrochlorid	10.0
Racemisches Menthol	10.0	Miconazol	10.0
Mepivacainhydrochlorid	10.0	Miconazolnitrat	10.0
Mepyraminmaleat	10.0	Midazolam	10.0
Mercaptopurin-Monohydrat	10.1	Milbemycinoxim für Tiere	10.0
Meropenem-Trihydrat	10.0	Milben für Allergenzubereitungen	10.0
Mesalazin	10.0	Milchsäure	10.0
Mesna	10.0	(S)-Milchsäure	10.0
Mesterolon	10.0	Minocyclinhydrochlorid-Dihydrat	10.3
Mestranol	10.0	Minoxidil	10.0
Metacresol	10.0	Mirtazapin	10.0
Metamizol-Natrium-Monohydrat	10.0	Misoprostol	10.0
Metforminhydrochlorid	10.1	Mitomycin	10.0
Methacrylsäure-Ethylacrylat-Copolymer (1:1)	10.0	Mitoxantronhydrochlorid	10.0
Methacrylsäure-Ethylacrylat-Copolymer-(1:1)-Dispersion 30%	10.0	Modafinil	10.0
		Konzentrierte Molgramostim-Lösung	10.0
Methacrylsäure-Methylmethacrylat-Copolymer (1:1)	10.0	Molsidomin	10.0
		Mometasonfuroat	10.1
Methacrylsäure-Methylmethacrylat-Copolymer (1:2)	10.0	Mometasonfuroat-Monohydrat	10.0
		Montelukast-Natrium	10.0
Methadonhydrochlorid	10.0	Morantelhydrogentartrat für Tiere	10.0
Methan	10.0	Morphinhydrochlorid	10.0
Methanol	10.0	Morphinsulfat	10.0
Methenamin	10.0	Moxidectin für Tiere	10.4
Methionin	10.0	Moxifloxacinhydrochlorid	10.3
Racemisches Methionin	10.0	Moxonidin	10.0
Methotrexat	10.0	Mupirocin	10.3
Methylcellulose	10.0	Mupirocin-Calcium	10.3
Methyldopa	10.0	Mycophenolatmofetil	10.0

N

	Stand		Stand
Nabumeton	10.0	Nandrolondecanoat	10.0
Raffiniertes Nachtkerzenöl	10.0	Naphazolinhydrochlorid	10.0
Nadolol	10.0	Naphazolinnitrat	10.0
Nadroparin-Calcium	10.0	Naproxen	10.0
Naftidrofurylhydrogenoxalat	10.0	Naproxen-Natrium	10.0
Naloxonhydrochlorid-Dihydrat	10.0	Nateglinid	10.0
Naltrexonhydrochlorid	10.0	Natriumacetat-Trihydrat	10.3

Beachten Sie den Hinweis auf „Allgemeine Monographien" zu Anfang des Bands auf Seite B

Ph. Eur. 10. Ausgabe, 4. Nachtrag

	Stand		**Stand**
Natriumalendronat-Trihydrat	10.0	Natriumsulfat-Decahydrat	10.0
Natriumalginat	10.0	Natriumsulfit	10.0
Natriumamidotrizoat	10.0	Natriumsulfit-Heptahydrat	10.0
Natriumaminosalicylat-Dihydrat	10.4	Natriumtetraborat	10.3
Natriumascorbat	10.0	Natriumthiosulfat	10.0
Natriumaurothiomalat	10.0	Natriumvalproat	10.0
Natriumbenzoat	10.0	Neohesperidindihydrochalcon	10.0
Natriumbromid	10.0	Neomycinsulfat	10.1
Natriumcalciumedetat	10.0	Neostigminbromid	10.2
Natriumcaprylat	10.0	Neostigminmetilsulfat	10.2
Natriumcarbonat	10.3	Netilmicinsulfat	10.0
Natriumcarbonat-Monohydrat	10.3	Nevirapin	10.0
Natriumcarbonat-Decahydrat	10.3	Nevirapin-Hemihydrat	10.1
Natriumcetylstearylsulfat	10.0	Nicardipinhydrochlorid	10.0
Natriumchlorid	10.4	Nicergolin	10.0
Natriumcitrat	10.0	Nicethamid	10.0
Natriumcromoglicat	10.4	Niclosamid	10.0
Natriumcyclamat	10.0	Niclosamid-Monohydrat	10.0
Natriumdihydrogenphosphat-Dihydrat	10.3	Nicorandil	10.0
Natriumdodecylsulfat	10.3	Nicotin	10.0
Natriumedetat	10.4	Nicotinamid	10.0
Natriumethyl-4-hydroxybenzoat	10.0	Nicotinditartrat-Dihydrat	10.0
Natriumfluorid	10.0	Nicotinresinat	10.0
Natriumfusidat	10.0	Nicotinsäure	10.0
Wasserhaltiges Natriumglycerophosphat	10.0	Nifedipin	10.0
Natriumhyaluronat	10.0	Nifluminsäure	10.0
Natriumhydrogencarbonat	10.3	Nifuroxazid	10.0
Natriumhydroxid	10.0	Nilotinibhydrochlorid-Monohydrat	10.0
Natriumiodid	10.0	Nilutamid	10.0
Natriumlactat-Lösung	10.4	Nimesulid	10.0
Natrium-(S)-lactat-Lösung	10.4	Nimodipin	10.0
Natriumlauroylsarcosinat zur äußeren Anwendung	10.0	Nitrazepam	10.0
		Nitrendipin	10.0
Natriummetabisulfit	10.3	Nitrofural	10.0
Natriummethyl-4-hydroxybenzoat	10.0	Nitrofurantoin	10.0
Natriummolybdat-Dihydrat	10.0	Nitroprussidnatrium	10.0
Natriummonohydrogenphosphat	10.3	Nizatidin	10.0
Natriummonohydrogenphosphat-Dihydrat	10.3	Nomegestrolacetat	10.1
Natriummonohydrogenphosphat-Dodecahydrat	10.3	Nonoxinol 9	10.0
Natriummycophenolat	10.3	Norepinephrinhydrochlorid/Noradrenalinhydrochlorid	10.0
Natriumnitrit	10.0	Norepinephrintartrat/Noradrenalintartrat	10.0
Wasserhaltiges Natriumperborat	10.0	Norethisteron	10.0
Natriumphenylbutyrat	10.0	Norethisteronacetat	10.0
Natriumpicosulfat	10.0	Norfloxacin	10.4
Natriumpolystyrolsulfonat	10.0	Norfluran	10.0
Natriumpropionat	10.0	Norgestimat	10.0
Natriumpropyl-4-hydroxybenzoat	10.0	Norgestrel	10.0
Natriumsalicylat	10.0	Nortriptylinhydrochlorid	10.0
Natriumselenit	10.0	Noscapin	10.2
Natriumselenit-Pentahydrat	10.0	Noscapinhydrochlorid-Monohydrat	10.0
Natriumstearat	10.0	Nystatin	10.0
Natriumstearylfumarat	10.0		
Wasserfreies Natriumsulfat	10.0		

O

Octoxinol 10	10.0	Olanzapin	10.0
Octreotid	10.0	Olanzapinembonat-Monohydrat	10.2
Octyldodecanol	10.0	Oleylalkohol	10.0
Octylgallat	10.0	Natives Olivenöl	10.0
Ölsäure	10.0	Raffiniertes Olivenöl	10.0
Ofloxacin	10.3	Olmesartanmedoxomil	10.3

Die „Allgemeinen Vorschriften" gelten für alle Monographien und sonstigen Texte

	Stand		Stand
Olsalazin-Natrium	10.0	Oxaliplatin	10.0
Omega-3-Säurenethylester 60	10.0	Oxazepam	10.0
Omega-3-Säurenethylester 90	10.0	Oxcarbazepin	10.0
Omega-3-Säuren-reiches Fischöl	10.0	Oxeladinhydrogencitrat	10.0
Omega-3-Säuren-Triglyceride	10.3	Oxfendazol für Tiere	10.1
Omeprazol	10.0	Oxitropiumbromid	10.0
Omeprazol-Magnesium	10.0	Oxolinsäure	10.0
Omeprazol-Natrium	10.0	Oxybuprocainhydrochlorid	10.0
Ondansetronhydrochlorid-Dihydrat	10.2	Oxybutyninhydrochlorid	10.0
Orbifloxacin für Tiere	10.0	Oxycodonhydrochlorid	10.0
Orciprenalinsulfat	10.0	Oxymetazolinhydrochlorid	10.1
Orphenadrincitrat	10.0	Oxytetracyclin-Dihydrat	10.2
Orphenadrinhydrochlorid	10.0	Oxytetracyclinhydrochlorid	10.0
Oseltamivirphosphat	10.0	Oxytocin	10.0
Ouabain	10.0	Konzentrierte Oxytocin-Lösung	10.0
Oxacillin-Natrium-Monohydrat	10.0		

P

Paclitaxel	10.1	Phenoxyethanol	10.0
Palmitinsäure	10.0	Phenoxymethylpenicillin	10.2
Palmitoylascorbinsäure	10.3	Phenoxymethylpenicillin-Benzathin-Tetrahydrat	10.0
Pamidronat-Dinatrium-Pentahydrat	10.0	Phenoxymethylpenicillin-Kalium	10.2
Pancuroniumbromid	10.0	Phentolaminmesilat	10.0
Pankreas-Pulver	10.0	Phenylalanin	10.0
Pantoprazol-Natrium-Sesquihydrat	10.0	Phenylbutazon	10.0
Papaverinhydrochlorid	10.0	Phenylephrin	10.1
Paracetamol	10.0	Phenylephrinhydrochlorid	10.1
Dickflüssiges Paraffin	10.0	Phenylmercuriborat	10.0
Dünnflüssiges Paraffin	10.0	Phenylmercurinitrat	10.0
Paraldehyd	10.0	Phenylpropanolaminhydrochlorid	10.0
Parnaparin-Natrium	10.0	Phenylquecksilber(II)-acetat	10.0
Paroxetinhydrochlorid	10.4	Phenytoin	10.0
Paroxetinhydrochlorid-Hemihydrat	10.4	Phenytoin-Natrium	10.0
Pefloxacinmesilat-Dihydrat	10.0	Phloroglucin	10.0
Pemetrexed-Dinatrium-Heptahydrat	10.0	Phloroglucin-Dihydrat	10.0
Penbutololsulfat	10.0	Pholcodin-Monohydrat	10.0
Penicillamin	10.0	Phospholipide aus Eiern zur Injektion	10.0
Pentaerythrityltetranitrat-Verreibung	10.0	Phospholipide aus Soja zur Injektion	10.0
Pentamidindiisetionat	10.0	Phosphorsäure 85 %	10.0
Pentazocin	10.0	Phosphorsäure 10 %	10.0
Pentazocinhydrochlorid	10.0	Phthalylsulfathiazol	10.0
Pentazocinlactat	10.0	Physostigminsalicylat	10.0
Pentobarbital	10.3	Racemisches Phytomenadion	10.0
Pentobarbital-Natrium	10.3	Phytosterol	10.0
Pentoxifyllin	10.1	Picotamid-Monohydrat	10.0
Pentoxyverincitrat	10.0	Pilocarpinhydrochlorid	10.0
Pepsin	10.0	Pilocarpinnitrat	10.0
Pergolidmesilat	10.0	Pimobendan für Tiere	10.1
Perindopril-*tert*-butylamin	10.1	Pimozid	10.0
Peritonealdialyselösungen	10.0	Pindolol	10.0
Permethrin (25:75)	10.0	Pioglitazonhydrochlorid	10.0
Perphenazin	10.0	Pipemidinsäure-Trihydrat	10.0
Pethidinhydrochlorid	10.0	Piperacillin-Monohydrat	10.4
Pferdeserum-Gonadotropin für Tiere	10.0	Piperacillin-Natrium	10.4
Phenazon	10.0	Piperazin-Hexahydrat	10.0
Pheniraminmaleat	10.0	Piperazinadipat	10.0
Phenobarbital	10.0	Piperazincitrat	10.0
Phenobarbital-Natrium	10.0	Piracetam	10.4
Phenol	10.0	Pirenzepindihydrochlorid-Monohydrat	10.0
Phenolphthalein	10.0	Piretanid	10.0
Phenolsulfonphthalein	10.0		

Beachten Sie den Hinweis auf „Allgemeine Monographien" zu Anfang des Bands auf Seite B

	Stand
Pirfenidon	10.0
Piroxicam	10.0
Pivampicillin	10.0
Pivmecillinamhydrochlorid	10.0
Plasma vom Menschen (gepoolt, virusinaktiviert)	10.0
Plasma vom Menschen (Humanplasma) zur Fraktionierung	10.0
Podophyllotoxin	10.0
Pollen für Allergenzubereitungen	10.0
Poloxamere	10.0
Polyacrylat-Dispersion 30 %	10.0
Polymyxin-B-sulfat	10.1
Polyoxypropylenstearylether	10.0
Polysorbat 20	10.0
Polysorbat 40	10.0
Polysorbat 60	10.0
Polysorbat 80	10.0
Poly(vinylacetat)	10.0
Poly(vinylacetat)-Dispersion 30 %	10.0
Poly(vinylalkohol)	10.0
Povidon	10.0
Povidon-Iod	10.0
Pramipexoldihydrochlorid-Monohydrat	10.0
Prasugrelhydrochlorid	10.0
Pravastatin-Natrium	10.0
Prazepam	10.0
Praziquantel	10.0
Prazosinhydrochlorid	10.1
Prednicarbat	10.4
Prednisolon	10.4
Prednisolonacetat	10.3
Prednisolondihydrogenphosphat-Dinatrium	10.0
Prednisolonpivalat	10.0
Prednison	10.3
Pregabalin	10.0
Prilocain	10.0
Prilocainhydrochlorid	10.0
Primaquinbisdihydrogenphosphat	10.1

	Stand
Primidon	10.3
Probenecid	10.0
Procainamidhydrochlorid	10.0
Procainhydrochlorid	10.0
Prochlorperazinhydrogenmaleat	10.0
Progesteron	10.0
Proguanilhydrochlorid	10.0
Prolin	10.0
Promazinhydrochlorid	10.4
Promethazinhydrochlorid	10.4
Propacetamolhydrochlorid	10.0
Propafenonhydrochlorid	10.0
1-Propanol	10.0
2-Propanol	10.0
Propanthelinbromid	10.0
Propofol	10.0
Propranololhydrochlorid	10.0
Propylenglycol	10.0
Propylenglycoldicaprylocaprat	10.0
Propylenglycoldilaurat	10.0
Propylenglycolmonolaurat	10.0
Propylenglycolmonopalmitostearat	10.0
Propylgallat	10.0
Propyl-4-hydroxybenzoat	10.0
Propylthiouracil	10.0
Propyphenazon	10.4
Protaminsulfat	10.0
α-1-Proteinase-Inhibitor vom Menschen	10.0
Prothrombinkomplex vom Menschen	10.0
Protirelin	10.0
Proxyphyllin	10.0
Pseudoephedrinhydrochlorid	10.0
Pullulan	10.0
Pyrantelembonat	10.1
Pyrazinamid	10.0
Pyridostigminbromid	10.0
Pyridoxinhydrochlorid	10.0
Pyrimethamin	10.1
Pyrrolidon	10.0

Q

Quecksilber(II)-chlorid	10.4
Quetiapinfumarat	10.0

Quinaprilhydrochlorid	10.0

R

Rabeprazol-Natrium	10.0
Rabeprazol-Natrium-Hydrat	10.0
Racecadotril	10.0
Raloxifenhydrochlorid	10.0
Raltegravir-Kalium	10.0
Raltegravir-Kautabletten	10.3
Raltegravir-Tabletten	10.3
Ramipril	10.0
Ranitidinhydrochlorid	10.0
Raffiniertes Rapsöl	10.0
Regorafenib-Monohydrat	10.0
Regorafenib-Tabletten	10.4
Reisstärke	10.0
Remifentanilhydrochlorid	10.0

Repaglinid	10.0
Reserpin	10.0
Resorcin	10.0
Ribavirin	10.0
Riboflavin	10.0
Riboflavinphosphat-Natrium	10.0
Rifabutin	10.0
Rifampicin	10.0
Rifamycin-Natrium	10.0
Rifaximin	10.0
Rilmenidindihydrogenphosphat	10.0
Rinderserum	10.0
Riociguat	10.4
Riociguat-Tabletten	10.4

Die „Allgemeinen Vorschriften" gelten für alle Monographien und sonstigen Texte

	Stand		Stand
Risedronat-Natrium-2,5-Hydrat	10.0	Rocuroniumbromid	10.0
Risperidon	10.0	Röteln-Immunglobulin vom Menschen	10.0
Ritonavir	10.0	Rohcresol	10.0
Rivaroxaban	10.3	Ropinirolhydrochlorid	10.0
Rivaroxaban-Tabletten	10.4	Ropivacainhydrochlorid-Monohydrat	10.0
Rivastigmin	10.0	Rosuvastatin-Calcium	10.1
Rivastigminhydrogentartrat	10.0	Rosuvastatin-Tabletten	10.3
Rizatriptanbenzoat	10.0	Rotigotin	10.0
Hydriertes Rizinusöl	10.1	Roxithromycin	10.0
Natives Rizinusöl	10.0	Rupatadinfumarat	10.0
Raffiniertes Rizinusöl	10.0	Rutosid-Trihydrat	10.0

S

Saccharin	10.0	Konzentrierte Somatropin-Lösung	10.0
Saccharin-Natrium	10.0	Raffiniertes Sonnenblumenöl	10.0
Saccharose	10.0	Sorafenibtosilat	10.4
Saccharose-Sirup	10.0	Sorafenib-Tabletten	10.4
Saccharosemonopalmitat	10.0	Sorbinsäure	10.0
Saccharosestearat	10.0	Sorbitanmonolaurat	10.0
Salbutamol	10.4	Sorbitanmonooleat	10.0
Salbutamolsulfat	10.0	Sorbitanmonopalmitat	10.0
Salicylsäure	10.0	Sorbitanmonostearat	10.0
Salmeterolxinafoat	10.0	Sorbitansesquioleat	10.0
Salpetersäure	10.0	Sorbitantrioleat	10.0
Salzsäure 36 %	10.0	Sorbitol	10.0
Salzsäure 10 %	10.0	Lösung von partiell dehydratisiertem Sorbitol	10.0
Saquinavirmesilat	10.0	Sorbitol-Lösung 70 % (kristallisierend)	10.0
Sauerstoff	10.0	Sorbitol-Lösung 70 % (nicht kristallisierend)	10.0
Sauerstoff 93 %	10.0	Sotalolhydrochlorid	10.3
Schellack	10.0	Spectinomycindihydrochlorid-Pentahydrat	10.0
Schimmelpilze für Allergenzubereitungen	10.0	Spectinomycinsulfat-Tetrahydrat für Tiere	10.0
Schwefel	10.3	Spiramycin	10.1
Schwefelsäure	10.3	Spiraprilhydrochlorid-Monohydrat	10.0
Scopolamin	10.0	Spironolacton	10.0
Scopolaminhydrobromid	10.0	Squalan	10.1
Selamectin für Tiere	10.0	Squalen	10.0
Selegilinhydrochlorid	10.0	Stabilisatorlösungen für Blutkonserven	10.0
Selendisulfid	10.0	Vorverkleisterte Stärke	10.0
Serin	10.0	Hämatopoetische Stammzellen vom Menschen	10.0
Sertaconazolnitrat	10.0	Stanozolol	10.1
Sertralinhydrochlorid	10.0	Stavudin	10.0
Raffiniertes Sesamöl	10.0	Stearinsäure	10.4
Sevofluran	10.0	Stearylalkohol	10.0
Kolloidales Silber	10.3	Stickstoff	10.0
Silbernitrat	10.0	Sauerstoffarmer Stickstoff	10.0
Sildenafilcitrat	10.0	Stickstoffmonoxid	10.0
Hochdisperses Siliciumdioxid	10.0	Konzentrierte Streptokinase-Lösung	10.0
Hochdisperses, hydrophobes Siliciumdioxid	10.0	Streptomycinsulfat	10.3
Siliciumdioxid zur dentalen Anwendung	10.0	Sucralfat	10.0
Siliciumdioxid-Hydrat	10.0	Sucralose	10.0
Simeticon	10.0	Sufentanil	10.0
Simvastatin	10.0	Sufentanilcitrat	10.0
Sitagliptinphosphat-Monohydrat	10.0	Sulbactam-Natrium	10.0
Sitagliptin-Tabletten	10.3	Sulfacetamid-Natrium	10.0
Hydriertes Sojaöl	10.0	Sulfadiazin	10.0
Raffiniertes Sojaöl	10.0	Sulfadimethoxin	10.4
Solifenacinsuccinat	10.0	Sulfadimethoxin-Natrium für Tiere	10.4
Somatostatin	10.0	Sulfadimidin	10.0
Somatropin	10.0	Sulfadoxin	10.0
Somatropin zur Injektion	10.0	Sulfafurazol	10.0
Somatropin-Lösung zur Injektion	10.0	Sulfaguanidin	10.0

Beachten Sie den Hinweis auf "Allgemeine Monographien" zu Anfang des Bands auf Seite B

	Stand
Sulfamerazin	10.0
Sulfamethizol	10.1
Sulfamethoxazol	10.0
Sulfamethoxypyridazin für Tiere	10.0
Sulfanilamid	10.0
Sulfasalazin	10.0
Sulfathiazol	10.0
Sulfinpyrazon	10.0
Sulfobutylbetadex-Natrium	10.3
Sulindac	10.0
Sulpirid	10.0
Sultamicillin	10.0
Sultamicillintosilat-Dihydrat	10.0
Sumatriptansuccinat	10.0
Suxamethoniumchlorid	10.0
Suxibuzon	10.0

T

	Stand
Tacalcitol-Monohydrat	10.0
Tacrolimus-Monohydrat	10.0
Tadalafil	10.0
Talkum	10.0
Tamoxifencitrat	10.0
Tamsulosinhydrochlorid	10.0
Tannin	10.0
Tapentadolhydrochlorid	10.0
Teicoplanin	10.0
Telmisartan	10.0
Temazepam	10.0
Temozolomid	10.0
Tenoxicam	10.0
Terazosinhydrochlorid-Dihydrat	10.0
Terbinafinhydrochlorid	10.0
Terbutalinsulfat	10.0
Terconazol	10.0
Terfenadin	10.0
Teriparatid	10.0
Terlipressin	10.0
Terpin-Monohydrat	10.0
Testosteron	10.1
Testosterondecanoat	10.0
Testosteronenantat	10.0
Testosteronisocaproat	10.0
Testosteronpropionat	10.0
Tetanus-Immunglobulin vom Menschen	10.0
Tetracain	10.0
Tetracainhydrochlorid	10.0
Tetracosactid	10.0
Tetracyclin	10.0
Tetracyclinhydrochlorid	10.0
Tetrazepam	10.0
Tetryzolinhydrochlorid	10.0
Theobromin	10.0
Theophyllin	10.0
Theophyllin-Ethylendiamin	10.0
Theophyllin-Ethylendiamin-Hydrat	10.0
Theophyllin-Monohydrat	10.0
Thiamazol	10.0
Thiaminchloridhydrochlorid	10.0
Thiaminnitrat	10.0
Thiamphenicol	10.0
Thiocolchicosid (aus Ethanol kristallisiert)	10.0
Thiocolchicosid-Hydrat	10.0
Thioctsäure	10.0
Thiomersal	10.0
Thiopental-Natrium und Natriumcarbonat	10.0
Thioridazin	10.0
Thioridazinhydrochlorid	10.0
Threonin	10.0
Thymol	10.0
Tiabendazol	10.0
Tiamulin für Tiere	10.0
Tiamulinhydrogenfumarat für Tiere	10.0
Tianeptin-Natrium	10.0
Tiapridhydrochlorid	10.0
Tiaprofensäure	10.1
Tibolon	10.0
Ticagrelor	10.4
Ticarcillin-Natrium	10.0
Ticlopidinhydrochlorid	10.0
Tierische Epithelien und Hautanhangsgebilde für Allergenzubereitungen	10.0
Tigecyclin	10.4
Tilidinhydrochlorid-Hemihydrat	10.1
Timololmaleat	10.0
Tinidazol	10.0
Tinzaparin-Natrium	10.0
Tioconazol	10.0
Tiotropiumbromid-Monohydrat	10.0
Titandioxid	10.0
Tizanidinhydrochlorid	10.0
Tobramycin	10.0
all-*rac*-α-Tocopherol	10.0
RRR-α-Tocopherol	10.0
all-*rac*-α-Tocopherolacetat	10.0
RRR-α-Tocopherolacetat	10.0
α-Tocopherolacetat-Trockenkonzentrat	10.0
DL-α-Tocopherolhydrogensuccinat	10.0
RRR-α-Tocopherolhydrogensuccinat	10.0
Tolbutamid	10.0
Tolfenaminsäure	10.0
Tollwut-Immunglobulin vom Menschen	10.0
Tolnaftat	10.0
Tolterodintartrat	10.0
Weißer Ton	10.0
Topiramat	10.0
Torasemid	10.0
Tosylchloramid-Natrium	10.0
Tramadolhydrochlorid	10.3
Tramazolinhydrochlorid-Monohydrat	10.3
Trandolapril	10.0
Tranexamsäure	10.1
Trapidil	10.0
Trehalose-Dihydrat	10.0
Tretinoin	10.0
Triacetin	10.0
Triamcinolon	10.0
Triamcinolonacetonid	10.0
Triamcinolonhexacetonid	10.0
Triamteren	10.0

XLVI   2. Verzeichnis aller Texte der 10. Ausgabe

Stand

Tribenosid	10.0
Tributylacetylcitrat	10.0
Tri-*n*-butylphosphat	10.0
Tricalciumphosphat	10.0
Trichloressigsäure	10.0
Triclabendazol für Tiere	10.0
Triethylcitrat	10.0
Trifluoperazindihydrochlorid	10.0
Trifluridin	10.3
Triflusal	10.0
Mittelkettige Triglyceride	10.0
Triglyceroldiisostearat	10.0
Trihexyphenidylhydrochlorid	10.0
Trimebutinmaleat	10.0
Trimetazidindihydrochlorid	10.0
Trimethadion	10.0
Trimethoprim	10.0
Trimipraminmaleat	10.0
Trolamin	10.0

Stand

Trometamol	10.0
Tropicamid	10.0
Tropisetronhydrochlorid	10.0
Trospiumchlorid	10.0
Troxerutin	10.0
Trypsin	10.4
Tryptophan	10.0
Gereinigtes Tuberkulin aus *Mycobacterium avium*	10.0
Gereinigtes Tuberkulin aus *Mycobacterium bovis*	10.0
Gereinigtes Tuberkulin zur Anwendung am Menschen	10.0
Tylosin für Tiere	10.0
Tylosinphosphat für Tiere	10.0
Tylosinphosphat-Lösung als Bulk für Tiere	10.0
Tylosintartrat für Tiere	10.0
Tyrosin	10.0
Tyrothricin	10.0

U

Ubidecarenon	10.0
Undecylensäure	10.0
Urofollitropin	10.0
Urokinase	10.0
Ursodesoxycholsäure	10.0

V

Valaciclovirhydrochlorid	10.0
Valaciclovirhydrochlorid-Hydrat	10.0
Valin	10.0
Valnemulinhydrochlorid für Tiere	10.0
Valproinsäure	10.0
Valsartan	10.3
Vancomycinhydrochlorid	10.4
Vanillin	10.0
Vardenafilhydrochlorid-Trihydrat	10.0
Varizellen-Immunglobulin vom Menschen	10.0
Varizellen-Immunglobulin vom Menschen zur intravenösen Anwendung	10.0
Gelbes Vaselin	10.0
Weißes Vaselin	10.0
Vecuroniumbromid	10.0
Vedaprofen für Tiere	10.0
Venlafaxinhydrochlorid	10.0
Verapamilhydrochlorid	10.0
Verbandwatte aus Baumwolle	10.0
Verbandwatte aus Viskose	10.0
Vigabatrin	10.0
Vinblastinsulfat	10.0
Vincamin	10.4
Vincristinsulfat	10.0
Vindesinsulfat	10.0
Vinorelbintartrat	10.0
Vinpocetin	10.0
Vitamin A	10.0
Ölige Lösung von synthetischem Vitamin A	10.3
Wasserdispergierbares, synthetisches Vitamin A	10.0
Vitamin-A(synthetisch)-Pulver	10.0
Von-Willebrand-Faktor vom Menschen	10.0
Voriconazol	10.0

W

Gebleichtes Wachs	10.0
Gelbes Wachs	10.0
Warfarin-Natrium	10.0
Warfarin-Natrium-Clathrat	10.0
Gereinigtes Wasser	10.0
Wasser für Injektionszwecke	10.0
Wasser zum Verdünnen konzentrierter Hämodialyselösungen	10.0
Wasser zur Herstellung von Extrakten	10.0
Wasserstoffperoxid-Lösung 30 %	10.0
Wasserstoffperoxid-Lösung 3 %	10.0
Weinsäure	10.0
Natives Weizenkeimöl	10.0
Raffiniertes Weizenkeimöl	10.0
Weizenstärke	10.3
Wollwachs	10.0
Hydriertes Wollwachs	10.0
Wasserhaltiges Wollwachs	10.0
Wollwachsalkohole	10.3

Beachten Sie den Hinweis auf „Allgemeine Monographien" zu Anfang des Bands auf Seite B

Ph. Eur. 10. Ausgabe, 4. Nachtrag

	Stand		Stand
X			
Xanthangummi	10.0	Xylometazolinhydrochlorid	10.1
Xylazinhydrochlorid für Tiere	10.4	Xylose	10.0
Xylitol	10.0		

Y

Yohimbinhydrochlorid	10.0		

Z

Wasserhaltiges Zanamivir	10.1	Zinkundecylenat	10.0
Zidovudin	10.0	Zinn(II)-chlorid-Dihydrat	10.0
Zinkacetat-Dihydrat	10.0	Ziprasidonhydrochlorid-Monohydrat	10.0
Zinkacexamat	10.3	Ziprasidonmesilat-Trihydrat	10.0
Zinkchlorid	10.0	Zoledronsäure-Monohydrat	10.1
Zinkgluconat	10.0	Zolmitriptan	10.0
Zinkoxid	10.0	Zolpidemtartrat	10.1
Zinkstearat	10.0	Zopiclon	10.0
Zinksulfat-Monohydrat	10.0	Zucker-Stärke-Pellets	10.0
Zinksulfat-Hexahydrat	10.0	Zuclopenthixoldecanoat	10.4
Zinksulfat-Heptahydrat	10.0		

Die „Allgemeinen Vorschriften" gelten für alle Monographien und sonstigen Texte

Allgemeiner Teil

2 Allgemeine Methoden

2.5 Gehaltsbestimmungsmethoden 7523   2.8 Methoden der Pharmakognosie 7527

2.5 Gehaltsbestimmungsmethoden

2.5.29 Schwefeldioxid 7525

10.4/2.05.29.00

2.5.29 Schwefeldioxid

Apparatur

Die Apparatur wie in Abb. 2.5.29-1 gezeigt besteht aus:
- einem Dreihals-Glasschliffrundkolben (A)
- einem Tropftrichter (B)
- einem Rückflusskühler (C)
- einem Auffangreagenzglas (D)
- einem Überleitungsrohr (E)
- einer Gaszufuhreinheit

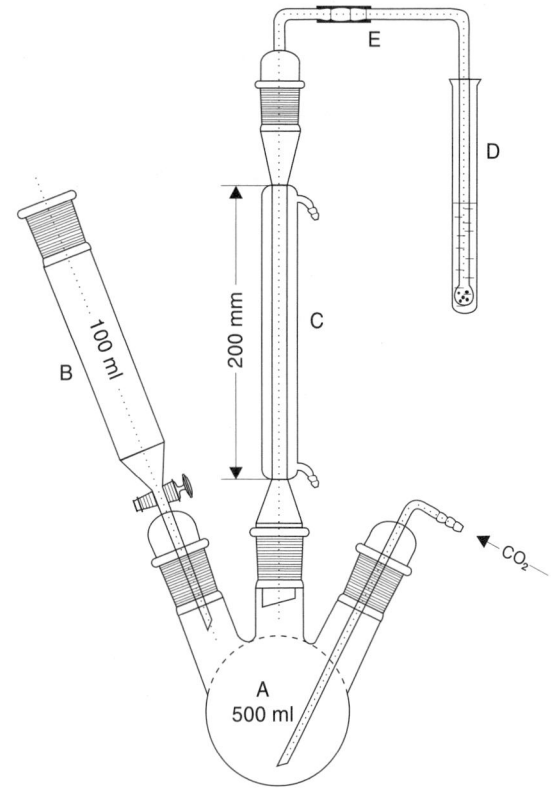

Abb. 2.5.29-1: Apparatur zur Bestimmung des Schwefeldioxidgehalts

Durchführung

Methode: 150 ml Wasser R werden in den Rundkolben (A) gefüllt und das gesamte System wird 15 min lang mit einem Gasstrom von Kohlendioxid R mit einer Durchflussrate von etwa 100 ml · min^{-1} äquilibriert.

10 ml Wasserstoffperoxid-Lösung 3 % R werden mit 0,15 ml einer Lösung von Bromphenolblau R (1 g · l^{-1}) in Ethanol 20 % R vesetzt. Die Lösung wird mit Natriumhydroxid-Lösung (0,1 mol · l^{-1}) bis zur Violettblaufärbung versetzt, ohne den Endpunkt zu überschreiten. Diese Lösung wird in das Auffangreagenzglas (D) gegeben, welches wie in Abb. 2.5.29-1 gezeigt angebracht wird.

Ohne den Kohlendioxidstrom zu unterbrechen wird der Tropftrichter (B) entfernt und 25,0 g (m) der zu prüfenden Substanz werden unter Nachspülen mit 100 ml Wasser R in den Rundkolben (A) eingebracht. Der Tropftrichter wird wieder auf den Kolben gesetzt und sein Hahn geschlossen. 80 ml verdünnte Salzsäure R werden in den Tropftrichter gegeben. Der Hahn des Tropftrichters wird geöffnet, sodass die Salzsäure in den Kolben fließen kann. Um sicherzustellen, dass kein Schwefeldioxid in den Tropftrichter entweicht, wird der Hahn geschlossen, bevor die letzten wenigen Milliliter Salzsäure ausfließen. Die Mischung wird 1 h lang im Sieden gehalten.

Der Hahn des Tropftrichters wird geöffnet und dann der Kohlendioxidstrom unterbrochen. Der Inhalt des Auffangreagenzglases (D) wird in einen 200-ml-Erlenmeyerkolben gegeben und das Reagenzglas mit wenig Wasser R nachgespült. Die Lösung wird 15 min lang im Wasserbad erhitzt und erkalten gelassen. Die Lösung wird mit 0,1 ml einer Lösung von Bromphenolblau R (1 g · l^{-1}) in Ethanol 20 % R versetzt und mit Natriumhydroxid-Lösung (0,1 mol · l^{-1}) bis zum Farbumschlag von Gelb nach Violettblau titriert (V_1). Eine Blindtitration wird durchgeführt (V_2).

Ergebnis: Der Gehalt an Schwefeldioxid in ppm wird nach folgender Formel berechnet:

$$32\,030 \cdot (V_1 - V_2) \cdot \frac{n}{m}$$

V_1 = Volumen des bei der Titration verbrauchten Titriermittels in Millilitern
V_2 = Volumen des bei der Blindtitration verbrauchten Titriermittels in Millilitern
n = Molarität der zur Titration verwendeten Natriumhydroxid-Lösung in Mol je Liter
m = Masse der Probe in Gramm

2.8 Methoden der Pharmakognosie

2.8.12 Ätherische Öle in pflanzlichen
Drogen 7529

2.8.12 Ätherische Öle in pflanzlichen Drogen

10.4/2.08.12.00

Prinzip

Die Gehaltsbestimmung des ätherischen Öls in pflanzlichen Drogen erfolgt in einer speziellen Apparatur durch Wasserdampfdestillation unter den nachfolgend angeführten Bedingungen. Das Destillat wird in einem Messrohr gesammelt, das das in der Monographie vorgeschriebene Lösungsmittel (normalerweise Xylol R, Trimethylpentan R oder 1,2,4-Trimethylbenzol R) zur Aufnahme des ätherischen Öls enthält, während die wässrige Phase automatisch in den Destillationskolben zurückgelangt.

Ausrüstung

Die Ausrüstung besteht in der Regel aus:
- einem Kurzhals-Rundkolben mit Glasschliff, dessen innerer Kolbenhalsdurchmesser am weiteren Ende etwa 29 mm beträgt
- einem zum Kolben passenden Destillationsaufsatz (siehe Abb. 2.8.12-1), dessen verschiedene Teile zu einem Stück verschmolzen sind und aus Glas mit einem geringen Wärmeausdehnungskoeffizienten bestehen; diese sind:
  - ein durchbohrter Stopfen (K') mit einer Bohrung von etwa 1 mm Durchmesser und ein Ansatzstutzen (K), dessen innerer Durchmesser am weiteren Teil des Schliffstutzens 10 mm beträgt
  - eine birnenförmige Erweiterung (J) mit einem Volumen von 3 ml
  - ein Rohr (JL), eingeteilt in 0,01-ml-Einheiten
  - eine kugelförmige Erweiterung (L) mit einem Volumen von etwa 2 ml
  - ein Dreiwegehahn (M)
  - eine Verbindungsstelle (B), die um 20 mm höher liegt als das obere Ende der Graduierung von Rohr JL
- einer geeigneten Wärmequelle mit Feinregulierung zur Temperaturkontrolle
- einem senkrechten Stativ mit waagerecht angebrachtem Ring, der mit Isoliermaterial verkleidet ist.

Verfahren

Eine sorgfältig gereinigte Apparatur wird verwendet. Die Bestimmung wird entsprechend den Eigenschaften der pflanzlichen Droge durchgeführt. In den Destillationskolben wird das zur Wasserdampfdestillation vorgeschriebene Volumen an Destillationsflüssigkeit eingefüllt. Nach

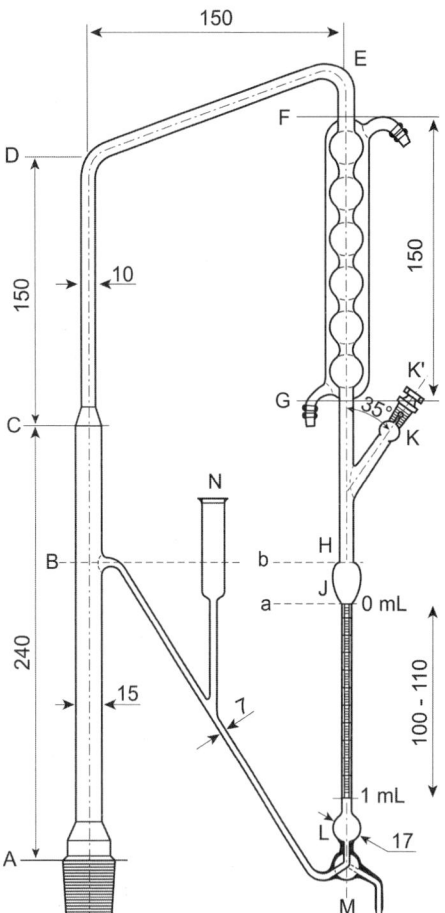

Abb. 2.8.12-1: Apparatur zur Gehaltsbestimmung des ätherischen Öls in pflanzlichen Drogen
Längenangaben in Millimetern

Zusatz einiger Siedesteine wird der Destillationsaufsatz aufgesetzt. Durch den Füllstutzen N wird Wasser R zugesetzt, bis es die Höhe B erreicht hat. Nach Abnehmen des Stopfens K' wird mit einer Pipette die vorgeschriebene Menge des in der Monographie angegebenen Lösungsmittels so eingefüllt, dass die Pipettenspitze am Grund des Ansatzstutzens K aufsetzt. Der Stopfen K' wird so aufgesetzt, dass die Belüftung gewährleistet ist. Die Flüssigkeit im Kolben wird zum Sieden erhitzt und die Destillationsgeschwindigkeit, falls nicht anders vorgeschrieben, auf 2 bis 3 ml je Minute eingestellt.

Bestimmung der Destillationsgeschwindigkeit: Zur Bestimmung der Destillationsgeschwindigkeit wird der Wasserspiegel während der Destillation mittels des Dreiwegehahns M gesenkt, bis sich der Meniskus an der Markierung a (siehe Abb. 2.8.12-2) befindet. Der Hahn M wird geschlossen und die Zeit gemessen, die zum Füllen des Rohrs bis zur Markierung b notwendig ist. Die Wärmequelle wird zur Einstellung der Destillationsgeschwindigkeit entsprechend geregelt. Wenn die Destillationsrate immer noch nicht innerhalb des vorgeschriebenen Bereichs liegt, wird der Vorgang wiederholt. Werden die Destillationsbedingungen nicht geändert, genügt es, die Destillationsgeschwindigkeit in regelmäßigen Abständen statt vor jeder Prüfung zu bestimmen.

2.8.12 Ätherische Öle in pflanzlichen Drogen

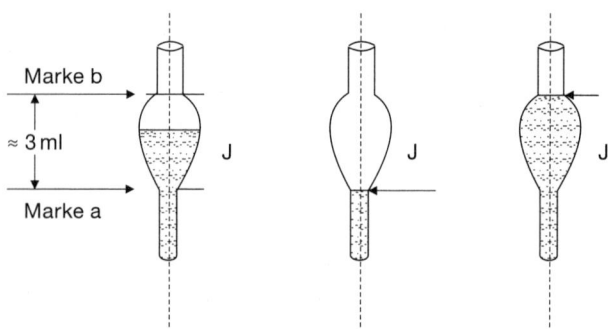

Abbildung 2.8.12-2

Bestimmung des Lösungsmittelvolumens nach einer Blinddestillation: Wenn Xylol R oder Trimethylpentan R als Lösungsmittel verwendet wird, erfolgt die Destillation über einen Zeitraum von 30 min. Es wird sichergestellt, dass die Rohre BM und JM während der Destillation über Hahn M miteinander verbunden sind. Die Wärmezufuhr wird anschließend beendet und es wird mindestens 10 min lang gewartet, bevor das Lösungsmittelvolumen im Messrohr abgelesen wird.

Bei der Verwendung von 1,2,4-Trimethylbenzol R ist der 30-minütige Blinddestillationsschritt nicht erforderlich. Die Wärmezufuhr wird beendet, nachdem die Destillationsgeschwindigkeit eingestellt worden ist, und es wird mindestens 10 min lang gewartet, bevor das Lösungsmittelvolumen im Messrohr abgelesen wird.

Bestimmung des ätherischen Öls in pflanzlichen Drogen: Die vorgeschriebene Drogenmenge wird in den Destillationskolben gegeben und die Destillation wie oben beschrieben für die vorgeschriebene Zeit bei vorgeschriebener Destillationsgeschwindigkeit durchgeführt. Die Wärmezufuhr wird beendet und nach 10 min wird das Volumen der aufgefangenen Flüssigkeit im Messrohr abgelesen. Vom Gesamtvolumen wird das im Vorversuch ermittelte Volumen an Lösungsmittel abgezogen. Die Differenz stellt die Menge des ätherischen Öls in der Drogenmenge dar. Das Ergebnis wird in Millilitern je Kilogramm Droge ausgedrückt.

Rückgewinnung der Mischung von Lösungsmittel und ätherischem Öl: Wenn das ätherische Öl für weitere analytische Zwecke bestimmt ist, kann die wasserfreie Mischung von Lösungsmittel und ätherischem Öl wie folgt gewonnen werden: Nach Entfernen des Stopfens K' werden 0,1 ml einer Lösung von Fluorescein-Natrium R (1 g · l^{-1}) und 0,5 ml Wasser R zugesetzt. Die Mischung von Lösungsmittel und ätherischem Öl wird mittels des Dreiwegehahns M in die kugelförmige Erweiterung L geleitet, 5 min lang stehen gelassen und anschließend langsam exakt bis zur Höhe des Hahns M abfließen gelassen. Der Hahn wird im Uhrzeigersinn geöffnet, so dass das Wasser aus dem Verbindungsrohr BM fließt. Das Verbindungsrohr wird durch den Füllstutzen N mit Aceton R gewaschen. Danach wird der Hahn gegen den Uhrzeigersinn gedreht und die Mischung von Lösungsmittel und ätherischem Öl in einem geeigneten Gefäß aufgefangen.

4 Reagenzien

	Reagenzien-Verzeichnis 7533	4.2	Volumetrie 7859
4	Reagenzien 7560	4.2.1	Urtitersubstanzen für Maßlösungen 7859
4.1	Reagenzien, Referenzlösungen und Pufferlösungen 7560	4.2.2	Maßlösungen 7859
4.1.1	Reagenzien 7560	4.3	Chemische Referenzsubstanzen (*CRS*), Biologische Referenzzubereitungen (*BRP*), Referenzstandards für pflanzliche Drogen (*HRS*), Referenzspektren 7867
4.1.2	Referenzlösungen für Grenzprüfungen ... 7839		
4.1.3	Pufferlösungen 7847		

Reagenzien-Verzeichnis

4.1.1 Reagenzien

Neue Reagenzien

4-(4-Aminophenoxy)-*N*-methylpicolinamid *R*
Anisaldehyd-Reagenz *R* 2
Forsythosid A *R*
Gallium-PSMA-11 *R*

Kieselgel zur Chromatographie, cyanosilyliertes, nachsilanisiertes, desaktiviertes *R*
Mesalazin *R*
Nystose *R*
PSMA-11 *R*

Revidierte Reagenzien

4-Aminoantipyrin *R*
4-Aminoantipyrin-Lösung *R*
Brenztraubensäure *R*

HEPES *R*
Isopulegol *R* *

Hinweis: Die Korrektur des mit * gekennzeichneten Reagenzes wurde aus dem 5. Nachtrag zur 10. Ausgabe (Ph. Eur. 10.5) vorgezogen.

Gestrichene Reagenzien

Dioxan-Stammlösung *R*
Hypoxanthin *R*
Kieselgel zur Chromatographie mit eingefügten polaren Gruppen, octadecylsilyliertes, nachsilanisiertes *R*

Kieselgel zur Chromatographie, cyanopropylsilyliertes *R* 2
Kieselgel zur Chromatographie, cyanopropylsilyliertes, nachsilanisiertes *R*

Titeländerungen

Aminopyrazolon *R*	*wird zu:*	4-Aminoantipyrin *R*
Aminopyrazolon-Lösung *R*	*wird zu:*	4-Aminoantipyrin-Lösung *R*

4.1 Reagenzien, Referenzlösungen und Pufferlösungen

4.1.1 Reagenzien

A

Acebutololhydrochlorid *R*
Acetal *R*
Acetaldehyd *R*
Acetaldehyd-Ammoniak *R*
Acetanhydrid *R*
Acetanhydrid-Schwefelsäure-Lösung *R*
Aceton *R*
(D_6)Aceton *R*
Acetonitril *R*
Acetonitril *R* 1
Acetonitril zur Chromatographie *R*
(D_3)Acetonitril *R*
Acetoxyvalerensäure *R*

Acetylacetamid *R*
Acetylaceton *R*
Acetylaceton-Reagenz *R* 1
Acetylaceton-Reagenz *R* 2
N-Acetyl-ε-caprolactam *R*
Acetylchlorid *R*
Acetylcholinchlorid *R*
Acetylen *R*
Acetyleugenol *R*
N-Acetylglucosamin *R*
Acetylierungsgemisch *R* 1
Acetyl-11-keto-β-boswelliasäure *R*
N-(α)-Acetyl-lysin *R*
N-(ε)-Acetyl-lysin *R*
N-Acetylneuraminsäure *R*
Acetylsalicylsäure *R*
N-Acetyltryptophan *R*
Acetyltyrosinethylester *R*
Acetyltyrosinethylester-Lösung (0,2 mol · l^{-1}) *R*
Acrylamid *R*
Acrylamid-Bisacrylamid-Lösung (29:1), 30-prozentige *R*
Acrylamid-Bisacrylamid-Lösung (36,5:1), 30-prozentige *R*
Acrylsäure *R*
Actein *R*
Acteosid *R*
Adamantan *R*
Adenin *R*
Adenosin *R*
Adipinsäure *R*
Adrenalonhydrochlorid *R*
Äpfelsäure *R*
Aescin *R*
Aesculetin *R*
Aesculin *R*
Aflatoxin B$_1$ *R*
Agarose zur Chromatographie *R*
Agarose zur Chromatographie, quer vernetzte *R*
Agarose zur Chromatographie, quer vernetzte *R* 1
Agarose zur Elektrophorese *R*
Agarose-Polyacrylamid *R*
Agnusid *R*
Aktivkohle *R*
Alanin *R*
β-Alanin *R*
Albumin vom Menschen *R*
Albuminlösung vom Menschen *R*
Albuminlösung vom Menschen *R* 1
Aldehyddehydrogenase *R*
Aldehyddehydrogenase-Lösung *R*
Aldrin *R*
Aleuritinsäure *R*
Alizarin S *R*
Alizarin-S-Lösung *R*
Aloe-Emodin *R*
Aloin *R*
Alovudin *R*
Aluminium *R*
Aluminium-Teststreifen *R*
Aluminiumchlorid *R*
Aluminiumchlorid-Lösung *R*
Aluminiumchlorid-Reagenz *R*
Aluminiumkaliumsulfat *R*

Aluminiumnitrat *R*
Aluminiumoxid, basisches *R*
Aluminiumoxid, neutrales *R*
Aluminiumoxid, wasserfreies *R*
Aluminiumoxid zur Chromatographie, desaktiviertes *R*
Ameisensäure *R*
Ameisensäure, wasserfreie *R*
Americium-243-Spikelösung *R*
Amidoschwarz 10B *R*
Amidoschwarz-10B-Lösung *R*
4-Aminoantipyrin *R*
4-Aminoantipyrin-Lösung *R*
Aminoazobenzol *R*
Aminobenzoesäure *R*
Aminobenzoesäure-Lösung *R*
2-Aminobenzoesäure *R*
3-Aminobenzoesäure *R*
N-(4-Aminobenzoyl)-L-glutaminsäure *R*
Aminobutanol *R*
4-Aminobutansäure *R*
Aminochlorbenzophenon *R*
Aminoethanol *R*
4-Aminofolsäure *R*
6-Aminohexansäure *R*
Aminohippursäure *R*
Aminohippursäure-Reagenz *R*
Aminohydroxynaphthalinsulfonsäure *R*
Aminohydroxynaphthalinsulfonsäure-Lösung *R*
cis-Aminoindanol *R*
Aminomethylalizarindiessigsäure *R*
Aminomethylalizarindiessigsäure-Lösung *R*
Aminomethylalizarindiessigsäure-Reagenz *R*
4-(Aminomethyl)benzoesäure *R*
Aminonitrobenzophenon *R*
6-Aminopenicillansäure *R*
Aminophenazon *R*
2-Aminophenol *R*
3-Aminophenol *R*
4-Aminophenol *R*
4-(4-Aminophenoxy)-*N*-methylpicolinamid *R*
Aminopolyether *R*
3-Aminopropanol *R*
3-Aminopropionsäure *R*
Aminopyrazolon *R*
Aminopyrazolon-Lösung *R*
3-Aminosalicylsäure *R*
4-Aminosalicylsäure *R*
Ammoniak-Lösung *R*
Ammoniak-Lösung, bleifreie *R*
Ammoniak-Lösung, konzentrierte *R*
Ammoniak-Lösung, konzentrierte *R* 1
Ammoniak-Lösung, verdünnte *R* 1
Ammoniak-Lösung, verdünnte *R* 2
Ammoniak-Lösung, verdünnte *R* 3
Ammoniak-Lösung, verdünnte *R* 4
Ammoniumacetat *R*
Ammoniumacetat-Lösung *R*
(1*R*)-(−)-Ammoniumcampher-10-sulfonat *R*
Ammoniumcarbamat *R*
Ammoniumcarbonat *R*
Ammoniumcarbonat-Lösung *R*
Ammoniumcarbonat-Lösung *R* 1
Ammoniumcer(IV)-nitrat *R*
Ammoniumcer(IV)-sulfat *R*

Beachten Sie den Hinweis auf „Allgemeine Monographien" zu Anfang des Bands auf Seite B

Ph. Eur. 10. Ausgabe, 4. Nachtrag

Ammoniumchlorid *R*
Ammoniumchlorid-Lösung *R*
Ammoniumcitrat *R*
Ammoniumdihydrogenphosphat *R*
Ammoniumeisen(II)-sulfat *R*
Ammoniumeisen(III)-sulfat *R*
Ammoniumeisen(III)-sulfat-Lösung *R* 2
Ammoniumeisen(III)-sulfat-Lösung *R* 5
Ammoniumeisen(III)-sulfat-Lösung *R* 6
Ammoniumformiat *R*
Ammoniumhexafluorogermanat(IV) *R*
Ammoniumhydrogencarbonat *R*
Ammoniummolybdat *R*
Ammoniummolybdat-Lösung *R*
Ammoniummolybdat-Lösung *R* 2
Ammoniummolybdat-Lösung *R* 3
Ammoniummolybdat-Lösung *R* 4
Ammoniummolybdat-Lösung *R* 5
Ammoniummolybdat-Lösung *R* 6
Ammoniummolybdat-Reagenz *R*
Ammoniummolybdat-Reagenz *R* 1
Ammoniummolybdat-Reagenz *R* 2
Ammoniummonohydrogenphosphat *R*
Ammoniumnitrat *R*
Ammoniumnitrat *R* 1
Ammoniumoxalat *R*
Ammoniumoxalat-Lösung *R*
Ammoniumpersulfat *R*
Ammoniumpyrrolidincarbodithioat *R*
Ammoniumsulfamat *R*
Ammoniumsulfat *R*
Ammoniumsulfid-Lösung *R*
Ammoniumthiocyanat *R*
Ammoniumthiocyanat-Lösung *R*
Ammoniumvanadat *R*
Ammoniumvanadat-Lösung *R*
Amoxicillin-Trihydrat *R*
tert-Amylalkohol *R*
α-Amylase *R*
α-Amylase-Lösung *R*
β-Amyrin *R*
Andrographolid *R*
Anethol *R*
Anilin *R*
Anilinhydrochlorid *R*
Anionenaustauscher *R*
Anionenaustauscher *R* 1
Anionenaustauscher *R* 2
Anionenaustauscher *R* 3
Anionenaustauscher, schwacher *R*
Anionenaustauscher, stark basischer *R*
Anionenaustauscher zur Chromatographie, stark basischer *R*
Anionenaustauscher zur Chromatographie, stark basischer *R* 1
Anionenaustauscher zur Chromatographie, stark basischer *R* 2
Anisaldehyd *R*
Anisaldehyd-Reagenz *R*
Anisaldehyd-Reagenz *R* 1
Anisaldehyd-Reagenz *R* 2
p-Anisidin *R*
Anisketon *R*
Anthracen *R*

Anthranilsäure *R*
Anthron *R*
Antimon(III)-chlorid *R*
Antimon(III)-chlorid-Lösung *R*
Antithrombin III *R*
Antithrombin-III-Lösung *R* 1
Antithrombin-III-Lösung *R* 2
Antithrombin-III-Lösung *R* 3
Antithrombin-III-Lösung *R* 4
Antithrombin-III-Lösung *R* 5
Antithrombin-III-Lösung *R* 6
Apigenin *R*
Apigenin-7-glucosid *R*
Aprotinin *R*
Arabinose *R*
Arachidylalkohol *R*
Arbutin *R*
Arginin *R*
Argon *R*
Argon *R* 1
Argon zur Chromatographie *R*
Aromadendren *R*
Arsenazo III *R*
Arsen(III)-oxid *R*
Ascorbinsäure *R*
Ascorbinsäure-Lösung *R*
Asiaticosid *R*
Asparagin *R*
Aspartinsäure *R*
D-Aspartinsäure *R*
L-Aspartyl-L-phenylalanin *R*
Astragalosid IV *R*
Atropinsulfat *R*
Aucubin *R*
Azomethin H *R*
Azomethin-H-Lösung *R*

B

Baicalin *R*
Barbaloin *R*
Barbital *R*
Barbital-Natrium *R*
Barbitursäure *R*
Bariumacetat *R*
Bariumcarbonat *R*
Bariumchlorid *R*
Bariumchlorid-Lösung *R* 1
Bariumchlorid-Lösung *R* 2
Bariumhydroxid *R*
Bariumhydroxid-Lösung *R*
Bariumnitrat *R*
Bariumsulfat *R*
Benzalaceton *R*
Benzaldehyd *R*
Benzethoniumchlorid *R*
Benzidin *R*
Benzil *R*
Benzocain *R*
1,4-Benzochinon *R*
Benzoesäure *R*
Benzohydrazid *R*
Benzoin *R*

Benzol *R*
Benzol-1,2,4-triol *R*
Benzophenon *R*
Benzoylargininethylesterhydrochlorid *R*
Benzoylchlorid *R*
N-Benzoyl-L-prolyl-L-phenylalanyl-
   L-arginin(4-nitroanilid)-acetat *R*
3-Benzoylpropionsäure *R*
2-Benzoylpyridin *R*
Benzylalkohol *R*
Benzylbenzoat *R*
Benzylcinnamat *R*
Benzylcyanid *R*
Benzylether *R*
Benzylpenicillin-Natrium *R*
2-Benzylpyridin *R*
4-Benzylpyridin *R*
Benzyltrimethylammoniumchlorid *R*
Berberinchlorid *R*
Bergapten *R*
Bernsteinsäure *R*
Betulin *R*
Bibenzyl *R*
Biphenyl *R*
(−)-α-Bisabolol *R*
Bisbenzimid *R*
Bisbenzimid-Lösung *R*
Bisbenzimid-Stammlösung *R*
Bis(diphenylmethyl)ether *R*
Bismutnitrat, basisches *R*
Bismutnitrat, basisches *R* 1
Bismutnitrat-Lösung *R*
Bismutnitrat-Pentahydrat *R*
N,O-Bis(trimethylsilyl)acetamid *R*
N,O-Bis(trimethylsilyl)trifluoracetamid *R*
Bis-tris-propan *R*
Biuret *R*
Biuret-Reagenz *R*
Blei(II)-acetat *R*
Blei(II)-acetat-Lösung *R*
Blei(II)-acetat-Lösung, basische *R*
Blei(II)-acetat-Papier *R*
Blei(II)-acetat-Watte *R*
Blei(II)-nitrat *R*
Blei(II)-nitrat-Lösung *R*
Blei(IV)-oxid *R*
Blockierlösung *R*
Blutgerinnungsfaktor-V-Lösung *R*
Blutgerinnungsfaktor Xa *R*
Blutgerinnungsfaktor-Xa-Lösung *R*
Blutgerinnungsfaktor-Xa-Lösung *R* 1
Blutgerinnungsfaktor-Xa-Lösung *R* 2
BMP-Mischindikator-Lösung *R*
Boldin *R*
Borneol *R*
Bornylacetat *R*
Borsäure *R*
Borsäure-Lösung, gesättigte, kalte *R*
Bortrichlorid *R*
Bortrichlorid-Lösung, methanolische *R*
Bortrifluorid *R*
Bortrifluorid-Lösung, methanolische *R*
Brenzcatechin *R*
Brenztraubensäure *R*

Brillantblau *R*
Brom *R*
Brom-Lösung *R*
Bromcresolgrün *R*
Bromcresolgrün-Lösung *R*
Bromcresolgrün-Methylrot-Mischindikator-Lösung *R*
Bromcresolpurpur *R*
Bromcresolpurpur-Lösung *R*
Bromcyan-Lösung *R*
Bromdesoxyuridin *R*
Bromelain *R*
Bromelain-Lösung *R*
Brommethoxynaphthalin *R*
Bromophos *R*
Bromophos-ethyl *R*
Bromphenolblau *R*
Bromphenolblau-Lösung *R*
Bromphenolblau-Lösung *R* 1
Bromphenolblau-Lösung *R* 2
Bromthymolblau *R*
Bromthymolblau-Lösung *R* 1
Bromthymolblau-Lösung *R* 2
Bromthymolblau-Lösung *R* 3
Bromthymolblau-Lösung *R* 4
Bromwasser *R*
Bromwasser *R* 1
Bromwasserstoffsäure 47 % *R*
Bromwasserstoffsäure 30 % *R*
Bromwasserstoffsäure, verdünnte *R*
Bromwasserstoffsäure, verdünnte *R* 1
Brucin *R*
i-Butan *R*
n-Butan *R*
Butanal *R*
Butan-1,4-diol *R*
1-Butanol *R*
2-Butanol *R* 1
tert-Butanol *R*
Butano-4-lacton *R*
Buttersäure *R*
Butylacetat *R*
Butylacetat *R* 1
Butylamin *R*
4-(Butylamino)benzoesäure *R*
Butyldihydroxyboran *R*
tert-Butylhydroperoxid *R*
Butyl-4-hydroxybenzoat *R*
Butylhydroxytoluol *R*
Butylmethacrylat *R*
tert-Butylmethylether *R*
tert-Butylmethylether *R* 1
2-Butyloctanol *R*

C

Cadmium *R*
Cadmiumnitrat-Tetrahydrat *R*
Caesiumchlorid *R*
Calciumacetat *R*
Calcium-bis(formylhomotaurin) *R*
Calciumcarbonat *R*
Calciumcarbonat *R* 1
Calciumchlorid *R*

Beachten Sie den Hinweis auf „Allgemeine Monographien" zu Anfang des Bands auf Seite B

Calciumchlorid *R* 1
Calciumchlorid, wasserfreies *R*
Calciumchlorid-Lösung *R*
Calciumchlorid-Lösung (0,025 mol · l⁻¹) *R*
Calciumchlorid-Lösung (0,02 mol · l⁻¹) *R*
Calciumchlorid-Lösung (0,01 mol · l⁻¹) *R*
Calciumdihydrogenphosphat-Monohydrat *R*
Calciumhydroxid *R*
Calciumhydroxid-Lösung *R*
Calciumlactat-Pentahydrat *R*
Calciumsulfat-Hemihydrat *R*
Calciumsulfat-Lösung *R*
Calconcarbonsäure *R*
Calconcarbonsäure-Verreibung *R*
Camphen *R*
Campher *R*
(1*S*)-(+)-Campher-10-sulfonsäure *R*
Caprinalkohol *R*
ε-Caprolactam *R*
Capsaicin *R*
Carbazol *R*
Carbomer *R*
Carbophenothion *R*
5-Carboxyuracil *R*
Car-3-en *R*
Carminsäure *R*
Carvacrol *R*
Carveol *R*
(+)-Carvon *R*
(+)-Carvon *R* 1
(−)-Carvon *R*
β-Caryophyllen *R*
Caryophyllenoxid *R*
Casein *R*
Casticin *R*
Catalpol *R*
Catechin *R*
Cathinhydrochlorid *R*
Cellulose zur Chromatographie *R*
Cellulose zur Chromatographie *R* 1
Cellulose zur Chromatographie F$_{254}$ *R*
Cer(III)-nitrat *R*
Cer(IV)-sulfat *R*
Cetrimid *R*
Cetrimoniumbromid *R*
Cetylalkohol *R*
Cetylpyridiniumchlorid-Monohydrat *R*
Cetylstearylalkohol *R*
Chamazulen *R*
Chinaldinrot *R*
Chinaldinrot-Lösung *R*
Chinhydron *R*
Chinidin *R*
Chinidinsulfat *R*
Chinin *R*
Chininhydrochlorid *R*
Chininsulfat *R*
3-Chinuclidinol *R*
Chloracetanilid *R*
Chloralhydrat *R*
Chloralhydrat-Lösung *R*
Chloramin T *R*
Chloramin-T-Lösung *R*
Chloramin-T-Lösung *R* 1

Chloramin-T-Lösung *R* 2
Chloranilin *R*
2-Chlorbenzoesäure *R*
4-Chlorbenzolsulfonamid *R*
5-Chlorchinolin-8-ol *R*
Chlordan *R*
2-Chlor-2-desoxy-D-glucose *R*
Chlordiazepoxid *R*
2-Chlor-*N*-(2,6-dimethylphenyl)acetamid *R*
Chloressigsäure *R*
2-Chlorethanol *R*
2-Chlorethanol-Lösung *R*
Chlorethylaminhydrochlorid *R*
Chlorfenvinphos *R*
3-Chlor-2-methylanilin *R*
2-Chlornicotinsäure *R*
Chlornitroanilin *R*
2-Chlor-5-nitrobenzoesäure *R*
Chlorobutanol *R*
Chloroform *R*
Chloroform, angesäuertes *R*
Chloroform, ethanolfreies *R*
(D)Chloroform *R*
Chlorogensäure *R*
Chlorothiazid *R*
Chlorphenol *R*
2-[2-(4-Chlorphenyl)acetyl]benzoesäure *R*
3-Chlorpropan-1,2-diol *R*
Chlorpyriphos *R*
Chlorpyriphos-methyl *R*
4-Chlorresorcin *R*
Chlorsalicylsäure *R*
Chlortetracyclinhydrochlorid *R*
Chlortriethylaminhydrochlorid *R*
Chlortrimethylsilan *R*
5α-Cholestan *R*
Cholesterol *R*
Cholinchlorid *R*
Chondroitinase ABC *R*
Chondroitinase AC *R*
Choriongonadotropin *R*
Chrom(III)-acetylacetonat *R*
Chromazurol S *R*
Chrom(III)-chlorid-Hexahydrat *R*
Chrom(III)-kaliumsulfat *R*
Chromogensubstrat *R* 1
Chromogensubstrat *R* 2
Chromogensubstrat *R* 3
Chromogensubstrat *R* 4
Chromogensubstrat *R* 5
Chromotrop 2B *R*
Chromotrop-2B-Lösung *R*
Chromotropsäure-Natrium *R*
Chromotropsäure-Natrium-Lösung *R*
Chromotropsäure-Schwefelsäure-Lösung *R*
Chrom(VI)-oxid *R*
Chrysanthemin *R*
α-Chymotrypsin zur Peptidmustercharakterisierung *R*
Cimifugin *R*
Cinchonidin *R*
Cinchonin *R*
Cineol *R*
1,4-Cineol *R*
Cinnamamid *R*

Cinnamylacetat *R*
Citral *R*
Citronellal *R*
Citronellol *R*
Citronellylacetat *R*
Citronenöl *R*
Citronensäure, wasserfreie *R*
Citronensäure-Monohydrat *R*
Citropten *R*
Clobetasolpropionat *R*
Cobalt(II)-chlorid *R*
Cobalt(II)-nitrat *R*
Codein *R*
Codeinphosphat *R*
Coffein *R*
Convallatoxin *R*
Coomassie-Färbelösung *R*
Coomassie-Färbelösung *R* 1
Cortison *R*
Cortisonacetat *R*
Corydalin *R*
Costunolid *R*
Coumaphos *R*
m-Cresol *R*
o-Cresol *R*
p-Cresol *R*
m-Cresolpurpur *R*
m-Cresolpurpur-Lösung *R*
Cresolrot *R*
Cresolrot-Lösung *R*
Cumarin *R*
o-Cumarsäure *R*
Curcumin *R*
Curcuminoide *R*
Cyanessigsäure *R*
Cyanessigsäureethylester *R*
Cyanguanidin *R*
Cyanocobalamin *R*
Cyanopropylphenylen(6)methyl(94)polysiloxan *R*
Cyanopropyl(3)phenyl(3)methyl(94)polysiloxan *R*
Cyanopropyl(7)phenyl(7)methyl(86)polysiloxan *R*
Cyanopropyl(25)phenyl(25)methyl(50)polysiloxan *R*
Cyanopropylpolysiloxan *R*
Cyasteron *R*
α-Cyclodextrin *R*
β-Cyclodextrin *R*
β-Cyclodextrin zur Trennung chiraler Komponenten, modifiziertes *R*
β-Cyclodextrin zur Trennung chiraler Komponenten, modifiziertes *R* 1
Cyclohexan *R*
Cyclohexan *R* 1
1,2-Cyclohexandinitrilotetraessigsäure *R*
Cyclohexylamin *R*
Cyclohexylmethanol *R*
3-Cyclohexylpropansäure *R*
Cyhalothrin *R*
Cymarin *R*
p-Cymen *R*
Cynarin *R*
Cypermethrin *R*
L-Cystein *R*
Cysteinhydrochlorid *R*
L-Cystin *R*
Cytosin *R*

D

Daidzein *R*
Daidzin *R*
Dansylchlorid *R*
Dantron *R*
DC-Platte mit Aluminiumoxid G *R*
DC-Platte mit Cellulose *R*
DC-Platte mit Kieselgel *R*
DC-Platte mit Kieselgel F_{254} *R*
DC-Platte mit Kieselgel G *R*
DC-Platte mit Kieselgel GF_{254} *R*
DC-Platte mit Kieselgel zur Aminopolyetherprüfung *R*
DC-Platte mit octadecylsilyliertem Kieselgel *R*
DC-Platte mit octadecylsilyliertem Kieselgel F_{254} *R*
DC-Platte mit octadecylsilyliertem Kieselgel zur Trennung chiraler Komponenten *R*
DC-Platte mit silanisiertem Kieselgel *R*
DC-Platte mit silanisiertem Kieselgel F_{254} *R*
o,p'-DDD *R*
p,p'-DDD *R*
o,p'-DDE *R*
p,p'-DDE *R*
o,p'-DDT *R*
p,p'-DDT *R*
Decan *R*
Decanal *R*
Decanol *R*
Decansäure *R*
Decylalkohol *R*
Dehydrocostuslacton *R*
Deltamethrin *R*
Demeclocyclinhydrochlorid *R*
Demethylflumazenil *R*
Demethylmisonidazol *R*
14-Desoxy-11,12-didehydroandrographolid *R*
4-Desoxypyridoxinhydrochlorid *R*
Desoxyribonukleinsäure, Natriumsalz *R*
2-Desoxy-D-ribose *R*
Desoxyuridin *R*
Dextran zur Chromatographie, quer vernetztes *R* 2
Dextran zur Chromatographie, quer vernetztes *R* 3
Dextranblau 2000 *R*
3,3'-Diaminobenzidin-tetrahydrochlorid *R*
1,2-Diamino-4,5-methylendioxybenzol-dihydrochlorid *R*
Diammonium-2,2'-azinobis(3-ethylbenzothiazolin-6-sulfonat) *R*
Diazinon *R*
Diazobenzolsulfonsäure-Lösung *R* 1
Dibrommethan *R*
Dibutylamin *R*
Dibutylammoniumphosphat-Lösung zur Ionenpaarbildung *R*
Dibutylether *R*
Dibutylphthalat *R*
Dicarboxidindihydrochlorid *R*
Dichlofenthion *R*
3,5-Dichloranilin *R*
2,4-Dichlorbenzoesäure *R*
Dichlorbenzol *R*
5,7-Dichlorchinolin-8-ol *R*
Dichlorchinonchlorimid *R*
2,3-Dichlor-5,6-dicyanbenzochinon *R*

(S)-3,5-Dichlor-2,6-dihydroxy-N-[(1-ethylpyrrolidin-2-yl)methyl]benzamidhydrobromid R
Dichloressigsäure R
Dichloressigsäure-Reagenz R
Dichlorethan R
Dichlorfluorescein R
Dichlormethan R
Dichlormethan R 1
Dichlormethan, angesäuertes R
2,6-Dichlorphenol R
Dichlorphenolindophenol R
Dichlorphenolindophenol-Lösung, eingestellte R
Dichlorvos R
Dicyclohexyl R
Dicyclohexylamin R
Dicyclohexylharnstoff R
Didocosahexaenoin R
Didodecyl(3,3′-thiodipropionat) R
Dieldrin R
Diethanolamin R
1,1-Diethoxyethan R
Diethoxytetrahydrofuran R
Diethylamin R
Diethylamin R 1
Diethylaminoethyldextran R
N,N-Diethylanilin R
Diethylenglycol R
Diethylethylendiamin R
Diethylhexylphthalat R
Diethylphenylendiaminsulfat R
Diethylphenylendiaminsulfat-Lösung R
Diethylsulfon R
Diflubenzuron R
Digitonin R
Digitoxin R
Diglycin R
Digoxin R
Dihydrocapsaicin R
10,11-Dihydrocarbamazepin R
Dihydrocarvon R
2,4-Dihydroxybenzaldehyd R
2,5-Dihydroxybenzoesäure R
5,7-Dihydroxy-4-methylcumarin R
1,3-Dihydroxynaphthalin R
2,7-Dihydroxynaphthalin R
2,7-Dihydroxynaphthalin-Lösung R
5,7-Diiodchinolin-8-ol R
Diisobutylketon R
Diisopropylether R
N,N-Diisopropylethylamin R
N,N′-Diisopropylethylendiamin R
4,4′-Dimethoxybenzophenon R
3,4-Dimethoxy-L-phenylalanin R
Dimethoxypropan R
Dimethylacetamid R
Dimethylamin R
Dimethylamin-Lösung R
Dimethylaminobenzaldehyd R
Dimethylaminobenzaldehyd-Lösung R 1
Dimethylaminobenzaldehyd-Lösung R 2
Dimethylaminobenzaldehyd-Lösung R 6
Dimethylaminobenzaldehyd-Lösung R 7
Dimethylaminobenzaldehyd-Lösung R 8
Dimethylaminobenzaldehyd-Lösung R 9

Dimethylaminoethanol R
(2-Dimethylaminoethyl)methacrylat R
3-Dimethylaminophenol R
2-(Dimethylamino)thioacetamidhydrochlorid R
Dimethylaminozimtaldehyd R
Dimethylaminozimtaldehyd-Lösung R
N,N-Dimethylanilin R
2,3-Dimethylanilin R
2,6-Dimethylanilin R
2,6-Dimethylanilinhydrochlorid R
2,4-Dimethyl-6-tert-butylphenol R
Dimethylcarbonat R
Dimethyl-β-cyclodextrin R
Dimethyldecylamin R
1,1-Dimethylethylamin R
Dimethylformamid R
Dimethylformamiddiethylacetal R
N,N-Dimethylformamiddimethylacetal R
Dimethylglyoxim R
1,3-Dimethyl-2-imidazolidinon R
Dimethyloctylamin R
2,5-Dimethylphenol R
2,6-Dimethylphenol R
3,4-Dimethylphenol R
N,N-Dimethyl-L-phenylalanin R
Dimethylpiperazin R
Dimethylstearamid R
Dimethylsulfon R
Dimethylsulfoxid R
Dimethylsulfoxid R 1
Dimethylsulfoxid R 2
(D_6)Dimethylsulfoxid R
Dimeticon R
Dimidiumbromid R
Dimidiumbromid-Sulfanblau-Reagenz R
Dinatriumbicinchoninat R
Dinitrobenzoesäure R
Dinitrobenzoesäure-Lösung R
Dinitrobenzol R
Dinitrobenzol-Lösung R
Dinitrobenzoylchlorid R
Dinitrophenylhydrazin R
Dinitrophenylhydrazin-Reagenz R
Dinitrophenylhydrazin-Schwefelsäure R
Dinitrophenylhydrazinhydrochlorid-Lösung R
Dinonylphthalat R
Dioctadecyldisulfid R
Dioctadecyl(3,3′-thiodipropionat) R
Di-n-octylphthalat R
Diosgenin R
Dioxan R
Dioxan-Lösung R
Dioxan-Lösung R 1
Dioxan-Lösung R 2
Dioxaphosphan R
Diphenylamin R
Diphenylamin-Lösung R
Diphenylamin-Lösung R 1
Diphenylamin-Lösung R 2
Diphenylanthracen R
Diphenylbenzidin R
Diphenylboryloxyethylamin R
Diphenylcarbazid R
Diphenylcarbazid-Lösung R

Diphenylcarbazon *R*
Diphenylcarbazon-Quecksilber(II)-chlorid-Reagenz *R*
2,2-Diphenylglycin *R*
1,2-Diphenylhydrazin *R*
Diphenylmethanol *R*
Diphenyloxazol *R*
Diphenylphenylenoxid-Polymer *R*
2,2′-Dipyridylamin *R*
Distickstoffmonoxid *R*
Ditalimphos *R*
5,5′-Dithiobis(2-nitrobenzoesäure) *R*
Dithioerythritol *R*
Dithiol *R*
Dithiol-Reagenz *R*
Dithiothreitol *R*
Dithizon *R*
Dithizon *R* 1
Dithizon-Lösung *R*
Dithizon-Lösung *R* 2
Docosahexaensäuremethylester *R*
Docusat-Natrium *R*
Dodecyltrimethylammoniumbromid *R*
D-Dopa *R*
Dotriacontan *R*
Doxycyclin *R*
Dragendorffs Reagenz *R*
Dragendorffs Reagenz *R* 1
Dragendorffs Reagenz *R* 2
Dragendorffs Reagenz *R* 3
Dragendorffs Reagenz *R* 4
Dragendorffs Reagenz *R* 5
Dragendorffs Reagenz, verdünntes *R*

E

β-Ecdysteron *R*
Echinacosid *R*
Echtblausalz B *R*
Echtblausalz-B-Lösung *R*
Echtrotsalz B *R*
Edotreotid *R*
Eisen *R*
Eisen(III)-chlorid *R*
Eisen(III)-chlorid-Lösung *R* 1
Eisen(III)-chlorid-Lösung *R* 2
Eisen(III)-chlorid-Lösung *R* 3
Eisen(III)-chlorid-Hexacyanoferrat(III)-Arsenit-Reagenz *R*
Eisen(III)-chlorid-Kaliumperiodat-Lösung *R*
Eisen(III)-chlorid-Sulfaminsäure-Reagenz *R*
Eisen(III)-nitrat *R*
Eisen(III)-salicylat-Lösung *R*
Eisen(II)-sulfat *R*
Eisen(II)-sulfat-Lösung *R* 2
Eisen(III)-sulfat *R*
Eisen(III)-sulfat-Lösung *R*
Eisen(III)-sulfat-Pentahydrat *R*
Elektrolyt-Reagenz zur Mikrobestimmung von Wasser *R*
Emodin *R*
Endoprotease LysC *R*
α-Endosulfan *R*
β-Endosulfan *R*

Endrin *R*
Entfärberlösung *R*
Entwicklerlösung *R*
(−)-Epicatechin *R*
(−)-Epigallocatechin-3-*O*-gallat *R*
Epilactose *R*
Epinephrin *R*
Eriochromschwarz T *R*
Eriochromschwarz-T-Verreibung *R*
Eriochromschwarz-T-Verreibung *R* 1
Erucamid *R*
Erythritol *R*
Erythrozyten-Suspension vom Kaninchen *R*
Essigsäure *R*
Essigsäure 99 % *R*
Essigsäure, verdünnte *R*
Essigsäure, verdünnte *R* 1
Essigsäure, wasserfreie *R*
(D_4)Essigsäure *R*
Estradiol *R*
17α-Estradiol *R*
Estragol *R*
Ethan *R*
Ethanol x % *R*
Ethanol 96 % *R*
Ethanol 96 %, aldehydfreies *R*
Ethanol, wasserfreies *R*
Ethanol, wasserfreies *R* 1
Ether *R*
Ether, peroxidfreier *R*
Ethion *R*
Ethoxychrysoidinhydrochlorid *R*
Ethoxychrysoidinhydrochlorid-Lösung *R*
Ethylacetat *R*
Ethylacetat-Sulfaminsäure-Reagenz *R*
Ethylacrylat *R*
4-[(Ethylamino)methyl]pyridin *R*
Ethylbenzoat *R*
Ethylbenzol *R*
Ethylbenzolsulfonat *R*
Ethyl-5-bromvalerat *R*
Ethylclorazepat *R*
Ethylendiamin *R*
(Ethylendinitrilo)tetraessigsäure *R*
Ethylenglycol *R*
Ethylenglycolmonododecylether *R*
Ethylenglycolmonoethylether *R*
Ethylenglycolmonomethylether *R*
Ethylenoxid *R*
Ethylenoxid-Lösung *R*
Ethylenoxid-Lösung *R* 1
Ethylenoxid-Lösung *R* 2
Ethylenoxid-Lösung *R* 3
Ethylenoxid-Lösung *R* 4
Ethylenoxid-Stammlösung *R*
Ethylenoxid-Stammlösung *R* 1
Ethylenoxid-Stammlösung *R* 2
Ethylformiat *R*
Ethylhexandiol *R*
2-Ethylhexansäure *R*
Ethyl-4-hydroxybenzoat *R*
Ethylmaleinimid *R*
Ethylmethansulfonat *R*
2-Ethyl-2-methylbernsteinsäure *R*

Ethylmethylketon *R*
2-Ethylpyridin *R*
Ethyltoluolsulfonat *R*
Ethylvinylbenzol-Divinylbenzol-Copolymer *R*
Eugenol *R*
Euglobulin vom Menschen *R*
Euglobulin vom Rind *R*
Evodiamin *R*
Extraktionsharz *R*

F

Faktor-V-Mangelplasmasubstrat *R*
Faktor-VII-Mangelplasma *R*
Fargesin *R*
(*E*,*E*)-Farnesol *R*
Fehling'sche Lösung *R*
Fehling'sche Lösung *R* 2
Fehling'sche Lösung *R* 3
Fehling'sche Lösung *R* 4
Fenchlorphos *R*
Fenchon *R*
Fenvalerat *R*
Ferrocyphen *R*
Ferroin-Lösung *R*
Ferulasäure *R*
Fibrinblau *R*
Fibrinogen *R*
Fixierlösung *R*
Fixierlösung zur IEF auf Polyacrylamidgel *R*
Flufenaminsäure *R*
Flumazenil *R*
Flunitrazepam *R*
Fluorcholinchlorid *R*
2-Fluor-2-desoxy-D-glucose *R*
2-Fluor-2-desoxy-D-mannose *R*
Fluordinitrobenzol *R*
1-Fluor-2,4-dinitrophenyl-5-L-alaninamid *R*
Fluoren *R*
(9-Fluorenyl)methylchlorformiat *R*
Fluorescamin *R*
Fluorescein *R*
Fluorescein-Natrium *R*
Fluorethyl(2-hydroxyethyl)dimethylammonium=
 chlorid *R*
Fluorethyl-D-tyrosinhydrochlorid *R*
Fluorethyl-L-tyrosinhydrochlorid *R*
Fluormisonidazol *R*
1-Fluor-2-nitro-4-(trifluormethyl)benzol *R*
DL-6-Fluorodopahydrochlorid *R*
6-Fluorolevodopahydrochlorid *R*
Flusssäure *R*
Folsäure *R*
Formaldehyd-Lösung *R*
Formaldehyd-Lösung *R* 1
Formaldehyd-Schwefelsäure *R*
Formamid *R*
Formamid *R* 1
Formamid-Sulfaminsäure-Reagenz *R*
Forsythosid A *R*
Fructose *R*
Fuchsin *R*
Fucose *R*

Fumarsäure *R*
Furfural *R*

G

Gadoliniumchlorid-Hexahydrat *R*
Gadoliniumsulfat-Octahydrat *R*
Galactose *R*
1,6-Galactosylgalactose *R*
Galacturonsäure *R*
[^{68}Ga]Galliumchlorid-Lösung *R*
Gallium-PSMA-11 *R*
Gallussäure *R*
Ganoderinsäure A *R*
Gastrodin *R*
Gelatine *R*
Gelatine, hydrolysierte *R*
Geniposid *R*
Geraniol *R*
Geranylacetat *R*
Gewebefaktor-vom-Menschen-Lösung *R*
Ginsenosid Rb1 *R*
Ginsenosid Re *R*
Ginsenosid Rf *R*
Ginsenosid Rg1 *R*
Ginsenosid Rg2 *R*
Ginsenosid Ro *R*
Gitoxin *R*
D-Glucosaminhydrochlorid *R*
Glucose *R*
D-Glucuronsäure *R*
L-Glutamin *R*
Glutaminsäure *R*
L-γ-Glutamyl-L-cystein *R*
Glutamyl-Endopeptidase zur Peptidmuster-
 charakterisierung *R*
Glutaraldehyd *R*
Glutarsäure *R*
L-Glutathion, oxidiertes *R*
Glycerol *R*
Glycerol *R* 1
Glycerol 85 % *R*
Glycerol 85 % *R* 1
Glycerol-1-decanoat *R*
Glycerol-1-octanoat *R*
Glycidol *R*
Glycin *R*
Glycinanhydrid *R*
Glycolsäure *R*
Glycyrrhetinsäure *R*
18α-Glycyrrhetinsäure *R*
Glyoxal-Lösung *R*
Glyoxalbishydroxyanil *R*
Gramin *R*
Guajacol *R*
Guajakharz *R*
Guajazulen *R*
Guanidinhydrochlorid *R*
Guanin *R*
Gummi, Arabisches *R*
Gummi-Lösung, Arabisches- *R*

Die „Allgemeinen Vorschriften" gelten für alle Monographien und sonstigen Texte

H

Hämoglobin R
Hämoglobin-Lösung R
Hamamelitannin R
Harnstoff R
Harpagosid R
Hederacosid C R
Hederagenin R
α-Hederin R
Helium zur Chromatographie R
Heparin R
Heparinase I R
Heparinase II R
Heparinase III R
HEPES R
Heptachlor R
Heptachlorepoxid R
Heptafluorbuttersäure R
Heptafluor-N-methyl-N-(trimethylsilyl)butanamid R
Heptan R
Hesperidin R
Hexachlorbenzol R
α-Hexachlorcyclohexan R
β-Hexachlorcyclohexan R
δ-Hexachlorcyclohexan R
Hexachloroplatin(IV)-säure R
Hexacosan R
Hexadimethrinbromid R
1,1,1,3,3,3-Hexafluorpropan-2-ol R
Hexamethyldisilazan R
Hexan R
Hexansäure R
Hexylamin R
Hibifolin R
Histamin-Lösung R
Histamindihydrochlorid R
Histidin R
Histidinmonohydrochlorid R
Holmiumoxid R
Holmiumperchlorat-Lösung R
DL-Homocystein R
L-Homocysteinthiolactonhydrochlorid R
Homoorientin R
Honokiol R
Hydrastinhydrochlorid R
Hydrazin R
Hydrazinsulfat R
Hydrochinon R
Hydrochinon-Lösung R
Hydrocortisonacetat R
4'-Hydroxyacetophenon R
4-Hydroxybenzhydrazid R
2-Hydroxybenzimidazol R
4-Hydroxybenzoesäure R
Hydroxychinolin R
4-Hydroxycumarin R
6-Hydroxydopa R
4-Hydroxyisophthalsäure R
Hydroxylamin-Lösung, alkalische R
Hydroxylamin-Lösung, alkalische R 1
Hydroxylaminhydrochlorid R
Hydroxylaminhydrochlorid-Lösung R 2
Hydroxylaminhydrochlorid-Lösung, ethanolische R

Hydroxymethylfurfural R
Hydroxynaphtholblau R
2-Hydroxypropylbetadex zur Chromatographie R
Hydroxypropyl-β-cyclodextrin R
12-Hydroxystearinsäure R
Hydroxyuracil R
Hyoscyaminsulfat R
Hypericin R
Hyperosid R
Hypophosphit-Reagenz R

I

Ibuprofen R
Imidazol R
Iminobibenzyl R
Iminodiessigsäure R
Imipraminhydrochlorid R
Imperatorin R
2-Indanaminhydrochlorid R
Indigo R
Indigocarmin R
Indigocarmin-Lösung R
Indigocarmin-Lösung R 1
Indirubin R
Indometacin R
Inosin R
myo-Inositol R
Iod R
Iod-Chloroform R
Iod-Lösung R
Iod-Lösung R 1
Iod-Lösung R 2
Iod-Lösung R 3
Iod-Lösung R 4
Iod-Lösung R 5
Iod-Lösung, ethanolische R
Iodacetamid R
2-Iodbenzoesäure R
3-Iodbenzylammoniumchlorid R
Iodessigsäure R
Iodethan R
2-Iodhippursäure R
Iodmonobromid R
Iodmonobromid-Lösung R
Iodmonochlorid R
Iodmonochlorid-Lösung R
Iod(V)-oxid, gekörntes R
Iodplatin-Reagenz R
Iodplatin-Reagenz R 1
Iod-123- und Ruthenium-106-Spikelösung R
Ioduracil R
Iodwasserstoffsäure R
Ionenaustauscher zur hydrophoben Interaktions-
    chromatographie R
Ionenaustauscher zur Chromatographie R
Ionenaustauscher zur Umkehrphasen-Chromato-
    graphie R
Irisflorentin R
Isatin R
Isatin-Reagenz R
Isoamylalkohol R
Isoamylbenzoat R

Isoandrosteron *R*
N-Isobutyldodecatetraenamid *R*
N-Isobutyldodecatetraenamid-Lösung *R*
Isobutylmethylketon *R*
Isobutylmethylketon *R* 1
Isobutylmethylketon *R* 3
Isobutylmethylketon, wassergesättigtes *R*
Isodrin *R*
Isoeugenol *R*
Isoleucin *R*
Isomalt *R*
Isomaltitol *R*
Isomenthol *R*
(+)-Isomenthon *R*
Isomethyleugenol *R*
Isonicotinamid *R*
Isonicotinsäure *R*
Isopropylamin *R*
Isopropyliodid *R*
Isopropylmethansulfonat *R*
Isopropylmyristat *R*
4-Isopropylphenol *R*
Isopropyltoluolsulfonat *R*
Isopulegol *R*
Isoquercitrin *R*
Isoquercitrosid *R*
Isorhamnetin-3-*O*-neohesperidosid *R*
Isorhamnetin-3-*O*-rutinosid *R*
Isorhynchophyllin *R*
Isosilibinin *R*
Isovitexin *R*

J

Johannisbrotkernmehl *R*

K

Kämpferol *R*
Kaffeesäure *R*
Kaliumacetat *R*
Kaliumantimonoxidtartrat *R*
Kaliumbromat *R*
Kaliumbromid *R*
Kaliumcarbonat *R*
Kaliumchlorat *R*
Kaliumchlorid *R*
Kaliumchlorid-Lösung (0,1 mol · l^{-1}) *R*
Kaliumchromat *R*
Kaliumchromat-Lösung *R*
Kaliumcitrat *R*
Kaliumcyanid *R*
Kaliumcyanid-Lösung *R*
Kaliumcyanid-Lösung, bleifreie *R*
Kaliumdichromat *R*
Kaliumdichromat-Lösung *R*
Kaliumdichromat-Lösung *R* 1
Kaliumdihydrogenphosphat *R*
Kaliumdihydrogenphosphat-Lösung (0,2 mol · l^{-1}) *R*
Kaliumfluorid *R*
Kaliumhexacyanoferrat(II) *R*
Kaliumhexacyanoferrat(II)-Lösung *R*

Kaliumhexacyanoferrat(III) *R*
Kaliumhexacyanoferrat(III)-Lösung *R*
Kaliumhexahydroxoantimonat(V) *R*
Kaliumhexahydroxoantimonat(V)-Lösung *R*
Kaliumhexahydroxoantimonat(V)-Lösung *R* 1
Kaliumhydrogencarbonat *R*
Kaliumhydrogencarbonat-Lösung, methanolische, gesättigte *R*
Kaliumhydrogenphthalat *R*
Kaliumhydrogenphthalat-Lösung (0,2 mol · l^{-1}) *R*
Kaliumhydrogensulfat *R*
Kaliumhydrogentartrat *R*
Kaliumhydroxid *R*
Kaliumhydroxid-Lösung, ethanolische *R*
Kaliumhydroxid-Lösung, ethanolische *R* 1
Kaliumhydroxid-Lösung (2 mol · l^{-1}), ethanolische *R*
Kaliumhydroxid-Lösung (0,5 mol · l^{-1}) in Ethanol 10 % *R*
Kaliumiodat *R*
Kaliumiodid *R*
Kaliumiodid-Lösung *R*
Kaliumiodid-Lösung, gesättigte *R*
Kaliumiodid-Lösung, iodierte *R* 1
Kaliumiodid-Stärke-Lösung *R*
Kaliummonohydrogenphosphat *R*
Kaliummonohydrogenphosphat-Trihydrat *R*
Kaliumnatriumtartrat *R*
Kaliumnitrat *R*
Kaliumperiodat *R*
Kaliumpermanganat *R*
Kaliumpermanganat-Lösung *R*
Kaliumpermanganat-Phosphorsäure *R*
Kaliumperrhenat *R*
Kaliumpersulfat *R*
Kaliumphosphat-Trihydrat *R*
Kaliumplumbit-Lösung *R*
Kaliumsulfat *R*
Kalium-4-sulfobenzoat *R*
Kaliumtartrat *R*
Kaliumtetraoxalat *R*
Kaliumthiocyanat *R*
Kaliumthiocyanat-Lösung *R*
Kaolin, leichtes *R*
Karl-Fischer-Lösung *R*
Kationenaustauscher *R*
Kationenaustauscher *R* 1
Kationenaustauscher *R* 2
Kationenaustauscher, schwacher *R*
Kationenaustauscher, schwach saurer *R*
Kationenaustauscher, starker *R*
Kationenaustauscher, stark saurer *R*
Kationenaustauscher, Calciumsalz, stark saurer *R*
Kationenaustauscher, Natriumsalz, stark saurer *R*
11-Keto-β-boswelliasäure *R*
Kieselgel AGP zur Trennung chiraler Komponenten *R*
Kieselgel BC zur Trennung chiraler Komponenten *R*
Kieselgel CR+ zur Trennung chiraler Komponenten *R*
Kieselgel G *R*
Kieselgel GF$_{254}$ *R*
Kieselgel H *R*
Kieselgel H, silanisiertes *R*
Kieselgel HF$_{254}$ *R*
Kieselgel HF$_{254}$, silanisiertes *R*

Kieselgel (Kronenether) zur Trennung chiraler Komponenten *R*
Kieselgel-Amylosederivat zur Chromatographie *R*
Kieselgel-Amylosederivat zur Trennung chiraler Komponenten *R*
Kieselgel-Anionenaustauscher zur Chromatographie *R*
Kieselgel-Cellulosederivat zur Trennung chiraler Komponenten *R*
Kieselgel-Kationenaustauscher zur Chromatographie, stark saurer *R*
Kieselgel-Proteinderivat zur Trennung chiraler Komponenten *R*
Kieselgel mit π-Akzeptor/π-Donator-Komplex zur Trennung chiraler Komponenten *R*
Kieselgel mit saurem α1-Glycoprotein zur Trennung chiraler Komponenten *R*
Kieselgel vom Harnstoff-Typ zur Trennung chiraler Komponenten *R*
Kieselgel zur Ausschlusschromatographie *R*
Kieselgel zur Chromatographie *R*
Kieselgel zur Chromatographie, amidoalkylsilyliertes *R*
Kieselgel zur Chromatographie, amidohexadecylsilyliertes *R*
Kieselgel zur Chromatographie, amidohexadecylsilyliertes, nachsilanisiertes *R*
Kieselgel zur Chromatographie, aminopropylmethylsilyliertes *R*
Kieselgel zur Chromatographie, aminopropylsilyliertes *R*
Kieselgel zur Chromatographie, aminopropylsilyliertes *R* 1
Kieselgel zur Trennung chiraler Komponenten, belegt mit Albumin vom Menschen *R*
Kieselgel zur Chromatographie, butylsilyliertes *R*
Kieselgel zur Chromatographie, butylsilyliertes, nachsilanisiertes *R*
Kieselgel zur Chromatographie, carbamoylsilyliertes *R*
Kieselgel zur Chromatographie, cyanopropylsilyliertes *R*
Kieselgel zur Chromatographie, cyanopropylsilyliertes *R* 1
Kieselgel zur Chromatographie, cyanopropylsilyliertes, nachsilanisiertes, desaktiviertes *R*
Kieselgel zur Chromatographie, cyanosilyliertes *R*
Kieselgel zur Chromatographie, cyanosilyliertes, nachsilanisiertes *R*
Kieselgel zur Chromatographie, cyanosilyliertes, nachsilanisiertes, desaktiviertes *R*
Kieselgel zur Chromatographie, dihydroxypropylsilyliertes *R*
Kieselgel zur Chromatographie, diisobutyloctadecylsilyliertes *R*
Kieselgel zur Chromatographie, diisopropylcyanosilyliertes *R*
Kieselgel zur Chromatographie, 4-dimethylaminobenzylcarbamidsilyliertes *R*
Kieselgel zur Chromatographie, dimethyloctadecylsilyliertes *R*
Kieselgel zur Chromatographie, Diol, mit stark wässrigen mobilen Phasen kompatibles, octadecylsilyliertes, nachsilanisiertes *R*
Kieselgel zur Chromatographie, dodecylsilyliertes, nachsilanisiertes *R*

Kieselgel zur Chromatographie, hexadecanoylamidopropylsilyliertes, nachsilanisiertes *R*
Kieselgel zur Chromatographie, hexadecylamidylsilyliertes *R*
Kieselgel zur Chromatographie, hexadecylamidylsilyliertes, nachsilanisiertes *R*
Kieselgel zur Chromatographie, hexylsilyliertes *R*
Kieselgel zur Chromatographie, hexylsilyliertes, nachsilanisiertes *R*
Kieselgel zur Chromatographie (Hybridmaterial) mit eingebetteten polaren Gruppen, octadecylsilyliertes, ethanverbrücktes, nachsilanisiertes *R*
Kieselgel zur Chromatographie (Hybridmaterial), mit geladener Oberfläche, phenylhexylsilyliertes, ethanverbrücktes, nachsilanisiertes *R*
Kieselgel zur Chromatographie (Hybridmaterial) mit geladener Oberfläche, octadecylsilyliertes, ethanverbrücktes, nachsilanisiertes *R*
Kieselgel zur Chromatographie (Hybridmaterial), octadecylsilyliertes, ethanverbrücktes, nachsilanisiertes *R*
Kieselgel zur Chromatographie (Hybridmaterial), octylsilyliertes, ethanverbrücktes, nachsilanisiertes *R*
Kieselgel zur Chromatographie (Hybridmaterial), phenylsilyliertes, ethanverbrücktes, nachsilanisiertes *R*
Kieselgel zur Chromatographie, hydrophiles *R*
Kieselgel zur Chromatographie hydroxypropylsilyliertes *R*
Kieselgel zur Chromatographie mit eingebetteten polaren Gruppen, octadecylsilyliertes, nachsilanisiertes *R*
Kieselgel zur Chromatographie mit eingebetteten polaren Gruppen, octadecylsilyliertes, verkapseltes *R*
Kieselgel zur Chromatographie mit eingebetteten polaren Gruppen, octylsilyliertes, nachsilanisiertes *R*
Kieselgel zur Chromatographie mit erweitertem pH-Bereich, octadecylsilyliertes, nachsilanisiertes *R*
Kieselgel zur Chromatographie mit festem Kern, alkylsilyliertes, nachsilanisiertes *R*
Kieselgel zur Chromatographie mit festem Kern, octadecylsilyliertes *R*
Kieselgel zur Chromatographie mit festem Kern, octylsilyliertes *R*
Kieselgel zur Chromatographie mit festem Kern, octadecylsilyliertes, nachsilanisiertes *R*
Kieselgel zur Chromatographie mit festem Kern, octylsilyliertes, nachsilanisiertes *R*
Kieselgel zur Chromatographie mit festem Kern, pentafluorphenylpropylsilyliertes, nachsilanisiertes *R*
Kieselgel zur Chromatographie mit festem Kern, phenylhexylsilyliertes, nachsilanisiertes *R*
Kieselgel zur Chromatographie, mit zu 100 Prozent wässrigen mobilen Phasen kompatibles, octadecylsilyliertes *R*
Kieselgel zur Chromatographie, mit zu 100 Prozent wässrigen mobilen Phasen kompatibles, octadecylsilyliertes, nachsilanisiertes *R*
Kieselgel zur Chromatographie, 4-nitrophenylcarbamidsilyliertes *R*
Kieselgel zur Chromatographie, octadecanoylamidopropylsilyliertes *R*

Kieselgel zur Chromatographie, octadecylphenyl-
 silyliertes, nachsilanisiertes *R*
Kieselgel zur Chromatographie, octadecylsilyliertes *R*
Kieselgel zur Chromatographie, octadecylsilyliertes *R* 1
Kieselgel zur Chromatographie, octadecylsilyliertes *R* 2
Kieselgel zur Chromatographie, octadecylsilyliertes,
 desaktiviertes *R*
Kieselgel zur Chromatographie, octadecylsilyliertes,
 extra dichtes, nachsilanisiertes *R*
Kieselgel zur Chromatographie, octadecylsilyliertes,
 monolithisches, nachsilanisiertes *R*
Kieselgel zur Chromatographie, octadecylsilyliertes,
 nachsilanisiertes *R*
Kieselgel zur Chromatographie, octadecylsilyliertes,
 nachsilanisiertes *R* 1
Kieselgel zur Chromatographie, octadecylsilyliertes,
 nachsilanisiertes, desaktiviertes *R*
Kieselgel zur Chromatographie, octadecylsilyliertes,
 nachsilanisiertes, desaktiviertes *R* 1
Kieselgel zur Chromatographie, octadecylsilyliertes,
 polar nachsilanisiertes *R*
Kieselgel zur Chromatographie, octadecylsilyliertes,
 quer vernetztes, nachsilanisiertes *R*
Kieselgel zur Chromatographie, octadecylsilyliertes, zur
 Trennung von polycyclischen aromatischen Kohlen-
 wasserstoffen *R*
Kieselgel zur Chromatographie, octylsilyliertes *R*
Kieselgel zur Chromatographie, octylsilyliertes *R* 1
Kieselgel zur Chromatographie, octylsilyliertes *R* 2
Kieselgel zur Chromatographie, octylsilyliertes *R* 3
Kieselgel zur Chromatographie, octylsilyliertes,
 desaktiviertes *R*
Kieselgel zur Chromatographie, octylsilyliertes, extra
 dichtes, nachsilanisiertes *R*
Kieselgel zur Chromatographie, octylsilyliertes,
 nachsilanisiertes *R*
Kieselgel zur Chromatographie, octylsilyliertes,
 nachsilanisiertes, desaktiviertes *R*
Kieselgel zur Chromatographie, oxypropionitril-
 silyliertes *R*
Kieselgel zur Chromatographie, phenylhexyl-
 silyliertes *R*
Kieselgel zur Chromatographie, phenylhexylsilyliertes,
 nachsilanisiertes *R*
Kieselgel zur Chromatographie, phenylsilyliertes *R*
Kieselgel zur Chromatographie, phenylsilyliertes, extra
 dichtes, nachsilanisiertes *R*
Kieselgel zur Chromatographie, phenylsilyliertes,
 nachsilanisiertes *R*
Kieselgel zur Chromatographie, phenylsilyliertes,
 nachsilanisiertes, desaktiviertes *R*
Kieselgel zur Chromatographie, poröses *R*
Kieselgel zur Chromatographie, propoxyphenyliertes,
 nachsilanisiertes *R*
Kieselgel zur Chromatographie, propylsilyliertes *R*
Kieselgel zur Chromatographie, trimethylsilyliertes *R*
Kieselgel zur Chromatographie zur Verwendung mit
 stark wässrigen mobilen Phasen, alkyliertes *R*
Kieselgel zur Chromatographie zur Verwendung
 mit stark wässrigen mobilen Phasen, alkyliertes,
 nachsilanisiertes *R*
Kieselgel zur Trennung chiraler Komponenten, belegt
 mit L-Penicillamin *R*

Kieselgel zur Trennung chiraler Komponenten,
 vancomycingebundenes *R*
Kieselgur *R*
Kieselgur G *R*
Kieselgur-Filtrierhilfsmittel *R*
Kieselgur zur Gaschromatographie *R*
Kieselgur zur Gaschromatographie, silanisierte *R*
Kohlendioxid *R*
Kohlendioxid *R* 1
Kohlendioxid *R* 2
Kohlenmonoxid *R*
Kohlenmonoxid *R* 1
Kohlenwasserstoffe zur Gaschromatographie *R*
Kongorot *R*
Kongorot-Fibrin *R*
Kongorot-Lösung *R*
Kongorot-Papier *R*
Konzentrische Säule für die Gaschromatographie *R*
Kristallviolett *R*
Kristallviolett-Lösung *R*
Kupfer *R*
Kupfer(II)-acetat *R*
Kupfer(II)-chlorid *R*
Kupfer(II)-citrat-Lösung *R*
Kupfer(II)-citrat-Lösung *R* 1
Kupferedetat-Lösung *R*
Kupfer(II)-Ethylendiaminhydroxid-Lösung *R*
Kupfer(II)-nitrat *R*
Kupfer(II)-sulfat, wasserfreies *R*
Kupfer(II)-sulfat-Pentahydrat *R*
Kupfer(II)-sulfat-Lösung *R*
Kupfer(II)-sulfat-Lösung *R* 1
Kupfer(II)-tetrammin-Reagenz *R*

L

Lackmus *R*
Lackmuspapier, blaues *R*
Lackmuspapier, rotes *R*
Lactobionsäure *R*
Lactose-Monohydrat *R*
α-Lactose-Monohydrat *R*
β-Lactose *R*
Lactulose *R*
Lanatosid C *R*
Lanthan(III)-chlorid-Lösung *R*
Lanthan(III)-chlorid-Heptahydrat *R*
Lanthannitrat *R*
Lanthannitrat-Lösung *R*
Lanthan(III)-oxid *R*
Laurinsäure *R*
Laurylalkohol *R*
Lavandulol *R*
Lavandulylacetat *R*
Leiocarposid *R*
Leucin *R*
Levodopa *R*
Levomenol *R*
(Z)-Ligustilid *R*
Limonen *R*
Linalool *R*
Linalylacetat *R*
Lindan *R*

Die „Allgemeinen Vorschriften" gelten für alle Monographien und sonstigen Texte

Linolensäure *R*
Linolenylalkohol *R*
Linoleylalkohol *R*
Linolsäure *R*
Linsidominhydrochlorid *R*
Lithium *R*
Lithiumcarbonat *R*
Lithiumchlorid *R*
Lithiumhydroxid *R*
Lithiummetaborat, wasserfreies *R*
Lithiumsulfat *R*
Lithiumtrifluormethansulfonat *R*
Lösung zur DC-Eignungsprüfung *R*
Lösungen zur Papierchromatographie-Eignungs-
   prüfung *R*
Loganin *R*
Longifolen *R*
Luft, kohlenwasserstofffreie *R*
Lumiflavin *R*
Luteolin *R*
Luteolin-7-glucosid *R*
Lutetiumchlorid-Hexahydrat *R*
Lysinhydrochlorid *R*
Lysyl-Endopeptidase *R*

M

Macrogol 200 *R*
Macrogol 200 *R* 1
Macrogol 300 *R*
Macrogol 400 *R*
Macrogol 600 *R*
Macrogol 1000 *R*
Macrogol 1500 *R*
Macrogol 4000 *R*
Macrogol 6000 *R*
Macrogol 20 000 *R*
Macrogol, desaktiviertes *R*
Macrogol, polar desaktiviertes *R*
Macrogoladipat *R*
Macrogolcetylstearylether *R*
Macrogol-23-laurylether *R*
Macrogol-20 000-nitroterephthalat *R*
Macrogolsuccinat *R*
Magensaft, künstlicher *R*
Magnesium *R*
Magnesiumacetat *R*
Magnesiumchlorid *R*
Magnesiumnitrat *R*
Magnesiumnitrat-Lösung *R*
Magnesiumoxid *R*
Magnesiumoxid *R* 1
Magnesiumoxid, schweres *R*
Magnesiumsilicat zur Pestizid-Rückstandsanalyse *R*
Magnesiumsulfat *R*
Magnolin *R*
Magnolol *R*
Maisöl *R*
Makisteron A *R*
Malachitgrün *R*
Malachitgrün-Lösung *R*
Malathion *R*
Maleinsäure *R*

Maleinsäureanhydrid *R*
Maleinsäureanhydrid-Lösung *R*
Maltitol *R*
Maltol *R*
Maltose-Monohydrat *R*
Maltotriose *R*
Mandelsäure *R*
Mangan-Silber-Papier *R*
Mangan(II)-sulfat *R*
Mannitol *R*
Mannose *R*
Marrubiin *R*
Mayers Reagenz *R*
Meclozindihydrochlorid *R*
Medronsäure *R*
Melamin *R*
Menadion *R*
Menthofuran *R*
Menthol *R*
Menthon *R*
Menthylacetat *R*
2-Mercaptobenzimidazol *R*
2-Mercaptoethanol *R*
Mercaptopurin-Monohydrat *R*
Mesalazin *R*
Mesityloxid *R*
Metanilgelb *R*
Metanilgelb-Lösung *R*
Methacrylsäure *R*
Methan *R*
Methan *R* 1
Methanol *R*
Methanol *R* 1
Methanol *R* 2
Methanol *R* 3
Methanol, aldehydfreies *R*
Methanol, wasserfreies *R*
(D_4)Methanol *R*
Methansulfonsäure *R*
Methansulfonylchlorid *R*
Methenamin *R*
L-Methionin *R*
Methionin, racemisches *R*
L-Methioninsulfoxid *R*
(*RS*)-Methotrexat *R*
Methoxychlor *R*
(1*RS*)-1-(6-Methoxynaphthalin-2-yl)ethanol *R*
1-(6-Methoxynaphthalin-2-yl)ethanon *R*
6-Methoxy-2-naphthoesäure *R*
Methoxyphenylessigsäure *R*
Methoxyphenylessigsäure-Reagenz *R*
3-Methoxy-L-tyrosin *R*
trans-2-Methoxyzimtaldehyd *R*
Methylacetat *R*
Methyl(4-acetylbenzoat) *R*
Methyl(4-acetylbenzoat)-Reagenz *R*
Methylacrylat *R*
Methylal *R*
Methylaminhydrochlorid *R*
Methyl(4-aminobenzoat) *R*
4-(Methylamino)phenolsulfat *R*
3-(Methylamino)-1-phenylpropan-1-ol *R*
Methylanthranilat *R*
Methylarachidat *R*

Methylbehenat *R*
Methylbenzoat *R*
Methyl(benzolsulfonat) *R*
Methylbenzothiazolonhydrazonhydrochlorid *R*
(*R*)-(+)-α-Methylbenzylisocyanat *R*
(*S*)-(−)-α-Methylbenzylisocyanat *R*
2-Methylbutan *R*
2-Methylbut-2-en *R*
Methyl-4-(butylamino)benzoat *R*
Methylcaprat *R*
Methylcaproat *R*
Methylcaprylat *R*
Methylcellulose 450 *R*
Methylcinnamat *R*
Methylcyclohexan *R*
Methyldecanoat *R*
Methyldopa, racemisches *R*
3-*O*-Methyldopaminhydrochlorid *R*
4-*O*-Methyldopaminhydrochlorid *R*
Methyleicosenoat *R*
Methylenbisacrylamid *R*
Methylenblau *R*
Methylenblau-Lösung *R*
Methylerucat *R*
3-*O*-Methylestron *R*
Methyleugenol *R*
Methyl-4-hydroxybenzoat *R*
1-Methylimidazol *R*
1-Methylimidazol *R* 1
2-Methylimidazol *R*
Methyliodid *R*
Methyllaurat *R*
Methyllignocerat *R*
Methyllinoleat *R*
Methyllinolenat *R*
Methyl-γ-linolenat *R*
Methylmargarat *R*
Methylmethacrylat *R*
Methylmethansulfonat *R*
Methyl-2-methoxybenzoat *R*
Methyl-4-methoxybenzoat *R*
Methyl(*N*-methylanthranilat) *R*
Methylmyristat *R*
Methylnervonat *R*
Methyloleat *R*
Methylophiopogonanon A *R*
Methylorange *R*
Methylorange-Lösung *R*
Methylorange-Mischindikator-Lösung *R*
Methylpalmitat *R*
Methylpalmitoleat *R*
Methylpelargonat *R*
2-Methylpentan *R*
4-Methylpentan-2-ol *R*
3-Methylpentan-2-on *R*
Methylphenyloxazolylbenzol *R*
1-Methyl-4-phenyl-1,2,3,6-tetrahydropyridin *R*
Methylpiperazin *R*
4-(4-Methylpiperidin-1-yl)pyridin *R*
Methylpolysiloxan *R*
Methylprednisolon *R*
2-Methyl-1-propanol *R*
(15 *R*)-15-Methylprostaglandin $F_{2\alpha}$ *R*
2-Methylpyridin *R*

5-Methylpyridin-2-amin *R*
5-Methylpyridin-2(1*H*)-on *R*
N-Methylpyrrolidin *R*
N-Methylpyrrolidon *R*
Methylrot *R*
Methylrot-Lösung *R*
Methylrot-Mischindikator-Lösung *R*
Methylsalicylat *R*
Methylstearat *R*
Methylthymolblau *R*
Methylthymolblau-Mischung *R*
N-Methyl-*m*-toluidin *R*
Methyltoluolsulfonat *R*
Methyltricosanoat *R*
Methyltridecanoat *R*
Methyl-3,4,5-trimethoxybenzoat *R*
N-Methyltrimethylsilyltrifluoracetamid *R*
Milchsäure *R*
Milchsäure-Reagenz *R*
Minocyclinhydrochlorid *R*
Molekularsieb *R*
Molekularsieb zur Chromatographie *R*
Molybdänschwefelsäure *R* 2
Molybdänschwefelsäure *R* 3
Molybdatophosphorsäure *R*
Molybdatophosphorsäure-Lösung *R*
Molybdat-Vanadat-Reagenz *R*
Molybdat-Vanadat-Reagenz *R* 2
Molybdat-Wolframat-Reagenz *R*
Molybdat-Wolframat-Reagenz, verdünntes *R*
Monodocosahexaenoin *R*
Morphinhydrochlorid *R*
Morpholin *R*
Morpholin zur Chromatographie *R*
2-(Morpholin-4-yl)ethansulfonsäure *R*
Murexid *R*
Myosmin *R*
β-Myrcen *R*
Myristicin *R*
Myristinsäure *R*
Myristylalkohol *R*
Myrtillin *R*

N

Naphthalin *R*
Naphthalin-2,3-diamin *R*
Naphtharson *R*
Naphtharson-Lösung *R*
Naphtharson-Lösung *R* 1
1-Naphthol *R*
1-Naphthol-Lösung *R*
2-Naphthol *R*
2-Naphthol-Lösung *R*
2-Naphthol-Lösung *R* 1
Naphtholbenzein *R*
Naphtholbenzein-Lösung *R*
Naphtholgelb *R*
Naphtholgelb S *R*
1-Naphthylamin *R*
1-Naphthylessigsäure *R*
Naphthylethylendiamindihydrochlorid *R*
Naphthylethylendiamindihydrochlorid-Lösung *R*

Naringin *R*
Natrium *R*
Natriumacetat *R*
Natriumacetat, wasserfreies *R*
Natriumarsenit *R*
Natriumarsenit-Lösung *R*
Natriumascorbat-Lösung *R*
Natriumazid *R*
Natriumbenzolsulfonat *R*
Natriumbismutat *R*
Natriumbromid *R*
Natriumbutansulfonat *R*
Natriumcalciumedetat *R*
Natriumcarbonat *R*
Natriumcarbonat, wasserfreies *R*
Natriumcarbonat-Lösung *R*
Natriumcarbonat-Lösung *R* 1
Natriumcarbonat-Lösung *R* 2
Natriumcarbonat-Monohydrat *R*
Natriumcetylstearylsulfat *R*
Natriumchlorid *R*
Natriumchlorid-Lösung *R*
Natriumchlorid-Lösung, gesättigte *R*
Natriumcitrat *R*
Natriumdecansulfonat *R*
Natriumdecylsulfat *R*
Natriumdesoxycholat *R*
Natriumdiethyldithiocarbamat *R*
Natriumdihydrogenphosphat *R*
Natriumdihydrogenphosphat, wasserfreies *R*
Natriumdihydrogenphosphat-Monohydrat *R*
Natriumdioctylsulfosuccinat *R*
Natriumdiphosphat *R*
Natriumdisulfit *R*
Natriumdithionit *R*
Natriumdodecylsulfat *R*
Natriumedetat *R*
Natriumfluorid *R*
Natriumformiat *R*
Natriumglucuronat *R*
Natriumglycocholat-Dihydrat *R*
Natriumheptansulfonat *R*
Natriumheptansulfonat-Monohydrat *R*
Natriumhexanitrocobaltat(III) *R*
Natriumhexanitrocobaltat(III)-Lösung *R*
Natriumhexansulfonat *R*
Natriumhexansulfonat-Monohydrat *R*
Natriumhexansulfonat-Monohydrat zur Ionenpaar-Chromatographie *R*
Natriumhydrogencarbonat *R*
Natriumhydrogencarbonat-Lösung *R*
Natriumhydrogensulfat *R*
Natriumhydrogensulfit *R*
Natriumhydroxid *R*
Natriumhydroxid-Lösung *R*
Natriumhydroxid-Lösung (4 mol · l^{-1}) *R*
Natriumhydroxid-Lösung (2 mol · l^{-1}) *R*
Natriumhydroxid-Lösung, carbonatfreie *R*
Natriumhydroxid-Lösung, konzentrierte *R*
Natriumhydroxid-Lösung, methanolische *R*
Natriumhydroxid-Lösung, methanolische *R* 1
Natriumhydroxid-Lösung, verdünnte *R*
Natrium(2-hydroxybutyrat) *R*
Natriumhypobromit-Lösung *R*

Natriumhypochlorit-Lösung *R*
Natriumhypophosphit *R*
Natriumiodid *R*
Natriumlaurylsulfat *R*
Natriumlaurylsulfat *R* 1
Natriumlaurylsulfonat zur Chromatographie *R*
Natriummethansulfonat *R*
Natrium-2-methyl-2-thiazolin-4-carboxylat *R*
Natriummolybdat *R*
Natriummonohydrogenarsenat *R*
Natriummonohydrogencitrat *R*
Natriummonohydrogenphosphat, wasserfreies *R*
Natriummonohydrogenphosphat-Dihydrat *R*
Natriummonohydrogenphosphat-Heptahydrat *R*
Natriummonohydrogenphosphat-Dodecahydrat *R*
Natriummonohydrogenphosphat-Lösung *R*
Natriumnaphthochinonsulfonat *R*
Natriumnitrat *R*
Natriumnitrit *R*
Natriumnitrit-Lösung *R*
Natriumoctansulfonat *R*
Natriumoctansulfonat-Monohydrat *R*
Natriumoctylsulfat *R*
Natriumoxalat *R*
Natriumoxidronat *R*
Natriumpentansulfonat *R*
Natriumpentansulfonat-Monohydrat *R*
Natriumpentansulfonat-Monohydrat *R* 1
Natriumperchlorat *R*
Natriumperiodat *R*
Natriumperiodat-Lösung *R*
Natriumphosphat *R*
Natriumphosphit-Pentahydrat *R*
Natriumpikrat-Lösung, alkalische *R*
Natrium-1-propansulfonat *R*
Natriumpyruvat *R*
Natriumrhodizonat *R*
Natriumsalicylat *R*
Natriumstearylfumarat *R*
Natriumsulfat, wasserfreies *R*
Natriumsulfat, wasserfreies *R* 1
Natriumsulfat-Decahydrat *R*
Natriumsulfid *R*
Natriumsulfid-Lösung *R*
Natriumsulfid-Lösung *R* 1
Natriumsulfit, wasserfreies *R*
Natriumsulfit-Heptahydrat *R*
Natriumtartrat *R*
Natriumtaurodesoxycholat-Monohydrat *R*
Natriumtetraborat *R*
Natriumtetraborat-Lösung *R*
Natriumtetrahydroborat *R*
Natriumtetrahydroborat-Reduktionslösung *R*
Natriumtetraphenylborat *R*
Natriumtetraphenylborat-Lösung *R*
Natriumthioglycolat *R*
Natriumthiosulfat *R*
Natriumthiosulfat, wasserfreies *R*
Natriumtrimethylsilyl-(D$_4$)propionat *R*
Natriumtrimethylsilyl-(D$_4$)propionat *R* 1
Natriumwolframat *R*
Neohesperidin *R*
trans-Nerolidol *R*
Nerylacetat *R*

Neßlers Reagenz *R*
Nickel(II)-chlorid *R*
Nickelnitrat-Hexahydrat *R*
Nickel(II)-sulfat *R*
Nicotinamid-Adenin-Dinukleotid *R*
Nicotinamid-Adenin-Dinukleotid-Lösung *R*
Nicotinoylhydrazid *R*
Nicotinsäure *R*
Nilblau A *R*
Nilblau-A-Lösung *R*
Ninhydrin *R*
Ninhydrin-Lösung *R*
Ninhydrin-Lösung *R* 1
Ninhydrin-Lösung *R* 2
Ninhydrin-Lösung *R* 3
Ninhydrin-Lösung *R* 4
Ninhydrin-Reagenz *R*
Nitranilin *R*
Nitrazepam *R*
Nitrilotriessigsäure *R*
Nitrobenzaldehyd *R*
4-Nitrobenzaldehyd *R*
Nitrobenzaldehyd-Lösung *R*
Nitrobenzaldehyd-Papier *R*
4-Nitrobenzoesäure *R*
Nitrobenzol *R*
Nitrobenzoylchlorid *R*
Nitrobenzylchlorid *R*
4-(4-Nitrobenzyl)pyridin *R*
Nitroethan *R*
Nitrofurantoin *R*
Nitromethan *R*
4-Nitrophenol *R*
Nitroprussidnatrium *R*
3-Nitrosalicylsäure *R*
N-Nitrosodiethanolamin *R*
N-Nitrosodiethylamin, deuteriertes *R*
N-Nitrosodiisopropanolamin *R*
Nitrosodipropylamin *R*
Nitrosodipropylamin-Lösung *R*
N-Nitrosoethylmethylamin *R*
Nitrotetrazolblau *R*
Nonivamid *R*
Nonylamin *R*
Nordazepam *R*
DL-Norleucin *R*
Noscapinhydrochlorid *R*
Nystose *R*

O

Ochratoxin-A-Lösung *R*
Octan *R*
Octanal *R*
Octanol *R*
3-Octanon *R*
Octansäure *R*
Octoxinol 10 *R*
Octreotidacetat *R*
Octylamin *R*
Ölsäure *R*
Oleamid *R*
Oleanolsäure *R*

Oleuropein *R*
Oleylalkohol *R*
Olivenöl *R*
Orcin *R*
Orientin *R*
Osthol *R*
Oxalsäure *R*
Oxalsäure-Schwefelsäure-Lösung *R*
Oxazepam *R*
2,2′-Oxybis(*N*,*N*-dimethylethylamin) *R*
Oxytetracyclinhydrochlorid *R*

P

Paeoniflorin *R*
Paeonol *R*
Palladium *R*
Palladium(II)-chlorid *R*
Palladium(II)-chlorid-Lösung *R*
Palmatin *R*
Palmitinsäure *R*
Palmitoleinsäure *R*
Palmitylalkohol *R*
Pankreas-Pulver *R*
Papain *R*
Papaverinhydrochlorid *R*
Papier zur Chromatographie *R*
Paracetamol *R*
Paracetamol, 4-aminophenolfreies *R*
Paraffin, flüssiges *R*
Paraldehyd *R*
Pararosaniliniumchlorid *R*
Pararosaniliniumchlorid-Reagenz *R*
Parthenolid *R*
Penicillinase-Lösung *R*
Pentafluorpropansäure *R*
Pentafluorpropansäureanhydrid *R*
Pentan *R*
1,2-Pentandiol *R*
Pentanol *R*
3-Pentanon *R*
Pentetsäure *R*
tert-Pentylalkohol *R*
Pepsin *R*
Peptid-*N*-glycosidase F *R*
Perchlorsäure *R*
Perchlorsäure-Lösung *R*
Perfluorheptansäure *R*
Periodat-Essigsäure-Reagenz *R*
Periodsäure *R*
Permethrin *R*
Peroxid-Teststreifen *R*
Perylen *R*
Petrolether *R*
Petrolether *R* 1
Petrolether *R* 2
Petrolether *R* 3
Petrolether *R* 4
α-Phellandren *R*
Phenanthren *R*
Phenanthrolinhydrochlorid *R*
Phenazon *R*
Phenol *R*

Phenolphthalein R
Phenolphthalein-Lösung R
Phenolphthalein-Lösung R 1
Phenolphthalein-Papier R
Phenolrot R
Phenolrot-Lösung R
Phenolrot-Lösung R 2
Phenolrot-Lösung R 3
2-Phenoxyanilin R
Phenoxyessigsäure R
Phenoxyethanol R
Phenylalanin R
p-Phenylendiamindihydrochlorid R
Phenylessigsäure R
Phenylglycin R
D-Phenylglycin R
Phenylhydrazin R
Phenylhydrazinhydrochlorid R
Phenylhydrazinhydrochlorid-Lösung R
Phenylhydrazin-Schwefelsäure R
Phenylisothiocyanat R
Phenyl(5)methyl(95)polysiloxan R
Phenyl(5)methyl(95)polysiloxan, desaktiviertes R
Phenyl(50)methyl(50)polysiloxan R
1-Phenylpiperazin R
1-Phenylpropan-2-ol R
1-Phenyl-1,2,3,4-tetrahydroisochinolin R
pH-Indikatorstreifen R
Phloroglucid R
Phloroglucin R
Phloroglucin-Lösung R
Phosalon R
Phosphorige Säure R
Phosphor(V)-oxid R
Phosphorsäure 85 % R
Phosphorsäure 10 % R
Phosphorsäure, verdünnte R 1
Phthalaldehyd R
Phthalaldehyd-Reagenz R
Phthalazin R
Phthaleinpurpur R
Phthalsäure R
Phthalsäureanhydrid R
Phthalsäureanhydrid-Lösung R
Picein R
Picrotin R
Picrotoxinin R
Pikrinsäure R
Pikrinsäure-Lösung R
Pikrinsäure-Lösung R 1
α-Pinen R
β-Pinen R
1,4-Piperazindiethansulfonsäure R
Piperazin-Hexahydrat R
Piperidin R
Piperin R
Piperiton R
Pirimiphos-ethyl R
Plasma, blutplättchenarmes R
Plasma vom Kaninchen R
Plasmasubstrat R
Plasmasubstrat R 1
Plasmasubstrat R 2
Plasmasubstrat R 3

Plasminogen vom Menschen R
Plutonium-242-Spikelösung R
Poloxamer 188 R
Polyamin-Poly(vinylalkohol)-Pfropfcopolymer R
Poly[(cyanopropyl)methylphenylmethyl]siloxan R
Poly[(cyanopropyl)(phenyl)][dimethyl]siloxan R
Poly[cyanopropyl(7)phenyl(7)methyl(86)]siloxan R
Poly(cyanopropyl)siloxan R
Polydatin R
Poly(O-2-diethylaminoethyl)agarose zur Ionen-
   austauschchromatographie R
Poly(dimethyl)(diphenyl)(divinyl)siloxan R
Poly(dimethyl)(diphenyl)siloxan R
Poly(dimethyl)(diphenyl)siloxan, desaktiviertes R
Polydimethylsiloxan R
Polyetherhydroxidgel zur Chromatographie R
Polymer mit eingebetteten polaren Gruppen, silicium-
   organisches, amorphes, octadecylsilyliertes,
   nachsilanisiertes R
Polymer mit festem Kern, siliciumorganisches, mit zu
   100 Prozent wässrigen mobilen Phasen kompatibles,
   octadecylsilyliertes, nachsilanisiertes R
Polymer, siliciumorganisches, amorphes, octadecyl-
   silyliertes R
Polymer, siliciumorganisches, amorphes,
   propyl-2-phenylsilyliertes, nachsilanisiertes R
Polymer zur Chromatographie, siliciumorganisches,
   mehrschichtiges, octadecylsilyliertes,
   nachsilanisiertes R
Polymer zur Chromatographie, siliciumorganisches,
   amorphes, octadecylsilyliertes, nachsilanisiertes R
Polymethacrylatgel R
Polymethacrylatgel, butyliertes R
Polymethacrylatgel, hydroxyliertes R
Poly[methyl(50)phenyl(50)]siloxan R
Poly[methyl(trifluorpropylmethyl)siloxan] R
Polyorganosiloxan für sauerstoffhaltige
   Verbindungen R
Polyphosphorsäure R
Polysorbat 20 R
Polysorbat 65 R
Polysorbat 80 R
Polystyrol 900–1000 R
Povidon R
Procainhydrochlorid R
Prolin R
D-Prolyl-L-phenylalanyl-L-arginin(4-nitroanilid)-
   dihydrochlorid R
Propan R
Propan-1,3-diol R
1-Propanol R
1-Propanol R 1
2-Propanol R
2-Propanol R 1
2-Propanol R 2
Propetamphos R
Propidiumiodid R
Propionaldehyd R
Propionsäure R
Propionsäureanhydrid R
Propionsäureanhydrid-Reagenz R
Propylacetat R
Propylenglycol R
Propylenoxid R

Propyl-4-hydroxybenzoat *R*
Protaminsulfat *R*
Protopinhydrochlorid *R*
PSMA-11 *R*
Pteroinsäure *R*
Puerarin *R*
Pulegon *R*
Pullulanase *R*
Putrescin *R*
Pyrazin-2-carbonitril *R*
Pyridin *R*
Pyridin, wasserfreies *R*
Pyridin-2-amin *R*
Pyridin-4-carbonitril *R*
Pyridiniumbromidperbromid *R*
Pyridylazonaphthol *R*
Pyridylazonaphthol-Lösung *R*
4-(2-Pyridylazo)resorcin-Mononatriumsalz *R*
Pyrogallol *R*
Pyrogallol-Lösung, alkalische *R*
Pyrrolidin *R*
2-Pyrrolidon *R*

Q

Quecksilber(II)-acetat *R*
Quecksilber(II)-acetat-Lösung *R*
Quecksilber(II)-chlorid *R*
Quecksilber(II)-chlorid-Lösung *R*
Quecksilber(II)-iodid *R*
Quecksilber(II)-nitrat *R*
Quecksilber(II)-oxid *R*
Quecksilber(II)-sulfat-Lösung *R*
Quecksilber(II)-thiocyanat *R*
Quecksilber(II)-thiocyanat-Lösung *R*
Quercetin-Dihydrat *R*
Quercitrin *R*
Quillaja-Saponine, gereinigte *R*

R

Raclopridtartrat *R*
Raffinose *R*
Raffinose-Pentahydrat *R*
Raltegravir-Kalium *R*
Raney-Nickel *R*
Raney-Nickel, halogenfreies *R*
Rapsöl *R*
Reduktionsgemisch *R*
Reichstein-Substanz S *R*
Reineckesalz *R*
Reineckesalz-Lösung *R*
Resorcin *R*
Resorcin-Reagenz *R*
Resveratrol *R*
Rhamnose *R*
Rhaponticin *R*
Rhein *R*
Rhodamin B *R*
Rhodamin 6 G *R*
Rhynchophyllin *R*
Ribose *R*

Ricinolsäure *R*
Rinderalbumin *R*
Rinderalbumin *R* 1
Rinderhirn, getrocknetes *R*
Rinderthrombin *R*
Rizinusöl, polyethoxyliertes *R*
Rosmarinsäure *R*
Rosuvastatinethylester *R*
Ruß zur Gaschromatographie, graphitierter *R*
Ruß zur Gaschromatographie, graphitierter *R* 1
Rutecarpin *R*
Rutheniumrot *R*
Rutheniumrot-Lösung *R*
Rutosid *R*
Rutosid-Trihydrat *R*

S

Sabinen *R*
Saccharin-Natrium *R*
Saccharose *R*
Säureblau 83 *R*
Säureblau 90 *R*
Säureblau 92 *R*
Säureblau-92-Lösung *R*
Säureblau 93 *R*
Säureblau-93-Lösung *R*
Safrol *R*
Saikosaponin A *R*
Saikosaponin D *R*
Salicin *R*
Salicylaldazin *R*
Salicylaldehyd *R*
Salicylsäure *R*
Salpetersäure *R*
Salpetersäure, bleifreie *R*
Salpetersäure, bleifreie *R* 1
Salpetersäure, bleifreie, verdünnte *R*
Salpetersäure, blei- und cadmiumfreie *R*
Salpetersäure, nickelfreie *R*
Salpetersäure, rauchende *R*
Salpetersäure, schwermetallfreie *R*
Salpetersäure, schwermetallfreie, verdünnte *R*
Salpetersäure, verdünnte *R*
Salpetersäure, verdünnte *R* 1
Salpetersäure, verdünnte *R* 2
Salvianolsäure B *R*
Salzsäure *R*
Salzsäure *R* 1
Salzsäure (6 mol · l^{-1}) *R*
Salzsäure (3 mol · l^{-1}) *R*
Salzsäure (2 mol · l^{-1}) *R*
Salzsäure, bleifreie *R*
Salzsäure, bromhaltige *R*
Salzsäure, ethanolische *R*
Salzsäure (0,1 mol · l^{-1}), ethanolische *R*
Salzsäure, methanolische *R*
Salzsäure, methanolische *R* 1
Salzsäure, schwermetallfreie *R*
Salzsäure, verdünnte *R*
Salzsäure, verdünnte *R* 1
Salzsäure, verdünnte *R* 2
Salzsäure, verdünnte *R* 3

Salzsäure, verdünnte, schwermetallfreie R
(D)Salzsäure R
(D)Salzsäure-Lösung R
Sand R
Sarafloxacinhydrochlorid R
Sauerstoff R
Sauerstoff R 1
Schiffs Reagenz R
Schiffs Reagenz R 1
Schisandrin R
γ-Schisandrin R
Schwefel R
Schwefeldioxid R
Schwefeldioxid R 1
Schwefelkohlenstoff R
Schwefelsäure R
Schwefelsäure R 1
Schwefelsäure (5 mol · l^{-1}) R
Schwefelsäure, ethanolische R
Schwefelsäure (2,5 mol · l^{-1}), ethanolische R
Schwefelsäure (0,25 mol · l^{-1}), ethanolische R
Schwefelsäure, nitratfreie R
Schwefelsäure, nitratfreie R 1
Schwefelsäure, schwermetallfreie R
Schwefelsäure, verdünnte R
Schwefelsäure, verdünnte R 1
Schwefelwasserstoff R
Schwefelwasserstoff R 1
Schwefelwasserstoff-Lösung R
Sclareol R
Scopolaminhydrobromid R
Scopoletin R
SDS-PAGE-Lösung, gepufferte R
SDS-PAGE-Proben-Pufferlösung, konzentrierte R
SDS-PAGE-Proben-Pufferlösung für reduzierende
   Bedingungen, konzentrierte R
Selen R
Selenige Säure R
Sennosid A R
Sennosid B R
Serin R
Serumgonadotropin R
Sialinsäure R
Silberdiethyldithiocarbamat R
Silberdiethyldithiocarbamat-Lösung R
Silbernitrat R
Silbernitrat-Lösung R 1
Silbernitrat-Lösung R 2
Silbernitrat-Lösung, ammoniakalische R
Silbernitrat-Pyridin R
Silbernitrat-Reagenz R
Silberoxid R
Silbersulfat R
Silibinin R
Silicagel R
Hochdisperses Siliciumdioxid R
Silicristin R
Silidianin R
Sinensetin R
Sinomenin R
Sirolimus R
Sitostanol R
β-Sitosterol R
Sojalecithin R

Sojaöl, raffiniertes R
Sonnenblumenöl R
Sorbitol R
Sphingomyelin aus Eigelb R
Squalan R
Stärke, lösliche R
Stärke-Lösung R
Stärke-Lösung R 1
Stärke-Lösung R 2
Stärke-Lösung, iodidfreie R
Stärke-Papier, iodathaltiges R
Stärke-Papier, iodidhaltiges R
Stanolon R
Staphylococcus-aureus-Stamm-V8-Protease,
   Typ XVII-B R
Stavudin R
Stearinsäure R
Stearylalkohol R
Stickstoff R
Stickstoff R 1
Stickstoff, sauerstofffreier R
Stickstoff zur Chromatographie R
Stickstoff-Gas-Mischung R
Stickstoffdioxid R
Stickstoffmonoxid R
Stigmasterol R
Streptomycinsulfat R
Strontium-85-Spikelösung R
Strontium-85-Standardlösung R
Strontiumcarbonat R
Strontiumchlorid-Hexahydrat R
Strontiumselektives Extraktionsharz R
Strychnin R
Styrol R
Styrol-Divinylbenzol-Copolymer R
Sudanorange R
Sudanrot G R
Sulfaminsäure R
Sulfanblau R
Sulfanilamid R
Sulfanilsäure R
Sulfanilsäure-Lösung R
Sulfanilsäure-Lösung R 1
Sulfanilsäure-Lösung, diazotierte R
Sulfathiazol R
Sulfosalicylsäure R
Swertiamarin R
Szintillationslösung R
Szintillationslösung R 1

T

Tagatose R
Talkum R
Tannin R
Tanshinon II$_A$ R
Taxifolin R
Tecnazen R
trans-Terpin R
α-Terpinen R
γ-Terpinen R
Terpinen-4-ol R
α-Terpineol R

Terpinolen *R*
Testosteron *R*
Testosteronpropionat *R*
1,2,3,4-Tetra-*O*-acetyl-β-D-glucopyranose *R*
1,3,4,6-Tetra-*O*-acetyl-β-D-mannopyranose *R*
Tetrabutylammoniumbromid *R*
Tetrabutylammoniumdihydrogenphosphat *R*
Tetrabutylammoniumdihydrogenphosphat-Lösung *R*
Tetrabutylammoniumhydrogensulfat *R*
Tetrabutylammoniumhydrogensulfat *R* 1
Tetrabutylammoniumhydroxid *R*
Tetrabutylammoniumhydroxid-Lösung *R*
Tetrabutylammoniumhydroxid-Lösung *R* 1
Tetrabutylammoniumiodid *R*
Tetrachlorethan *R*
Tetrachlorkohlenstoff *R*
Tetrachlorvinphos *R*
Tetracos-15-ensäuremethylester *R*
Tetracyclinhydrochlorid *R*
Tetradecan *R*
Tetraethylammoniumhydrogensulfat *R*
Tetraethylammoniumhydroxid-Lösung *R*
Tetraethylenpentamin *R*
Tetraheptylammoniumbromid *R*
Tetrahexylammoniumbromid *R*
Tetrahexylammoniumhydrogensulfat *R*
Tetrahydrofuran *R*
Tetrahydrofuran zur Chromatographie *R*
Tetrahydropalmatin *R*
Tetrakis(decyl)ammoniumbromid *R*
α-Tetralon *R*
Tetramethylammoniumbromid *R*
Tetramethylammoniumchlorid *R*
Tetramethylammoniumhydrogensulfat *R*
Tetramethylammoniumhydroxid *R*
Tetramethylammoniumhydroxid-Lösung *R*
Tetramethylammoniumhydroxid-Lösung, verdünnte *R*
Tetramethylbenzidin *R*
1,1,3,3-Tetramethylbutylamin *R*
Tetramethyldiaminodiphenylmethan *R*
Tetramethyldiaminodiphenylmethan-Reagenz *R*
Tetramethylethylendiamin *R*
Tetramethylsilan *R*
Tetrandrin *R*
Tetrapropylammoniumchlorid *R*
Tetrapropylammoniumhydrogensulfat *R*
Tetrazolblau *R*
Tetrazoliumbromid *R*
Tetrazoliumsalz *R*
Thallium(I)-sulfat *R*
Thebain *R*
Theobromin *R*
Theophyllin *R*
Thiamazol *R*
(2-Thienyl)essigsäure *R*
Thioacetamid *R*
Thioacetamid-Lösung *R*
Thioacetamid-Reagenz *R*
Thioäpfelsäure *R*
Thiobarbitursäure *R*
Thiodiethylenglycol *R*
Thioglycolsäure *R*
Thioharnstoff *R*
Thiomersal *R*

Threonin *R*
Thrombin vom Menschen *R*
Thrombin-vom-Menschen-Lösung *R*
Thrombin-vom-Menschen-Lösung *R* 1
Thrombin-vom-Menschen-Lösung *R* 2
Thromboplastin-Reagenz *R*
Thujon *R*
Thymidin *R*
Thymin *R*
Thymol *R*
Thymolblau *R*
Thymolblau-Lösung *R*
Thymolphthalein *R*
Thymolphthalein-Lösung *R*
Titan *R*
Titan(III)-chlorid *R*
Titan(III)-chlorid-Lösung *R*
Titan(III)-chlorid-Schwefelsäure-Reagenz *R*
Titangelb *R*
Titangelb-Lösung *R*
Titangelb-Papier *R*
Titan(IV)-oxid *R*
α-Tocopherol *R*
α-Tocopherolacetat *R*
o-Tolidin *R*
o-Tolidin-Lösung *R*
Tollwut-Antiserum, fluoresceinkonjugiertes *R*
o-Toluidin *R*
p-Toluidin *R*
Toluidinblau *R*
o-Toluidinhydrochlorid *R*
Toluol *R*
Toluol, schwefelfreies *R*
2-Toluolsulfonamid *R*
4-Toluolsulfonamid *R*
4-Toluolsulfonsäure *R*
Toluolsulfonylharnstoff *R*
Tosylargininmethylesterhydrochlorid *R*
Tosylargininmethylesterhydrochlorid-Lösung *R*
Tosyllysinchlormethanhydrochlorid *R*
Tosylphenylalanylchlormethan *R*
Toxaphen *R*
Tragant *R*
Triacetin *R*
Triamcinolon *R*
Triamcinolonacetonid *R*
Tribromphenol *R*
Tributylcitrat *R*
Tributylphosphat *R*
Tributylphosphin *R*
Trichloressigsäure *R*
Trichloressigsäure-Lösung *R*
Trichlorethan *R*
Trichlorethen *R*
Trichlortrifluorethan *R*
Tricin *R*
Tricosan *R*
Tridecylalkohol *R*
Tridocosahexaenoin *R*
Triethanolamin *R*
Triethylamin *R*
Triethylamin *R* 1
Triethylamin *R* 2
Triethylendiamin *R*

Die „Allgemeinen Vorschriften" gelten für alle Monographien und sonstigen Texte

Triethylphosphonoformiat *R*
Triflumuron *R*
Trifluoressigsäure *R*
Trifluoressigsäureanhydrid *R*
3-Trifluormethylanilin *R*
4-Trifluormethylphenol *R*
Trifluorpropylmethylpolysiloxan *R*
Triglycin *R*
Trigonellinhydrochlorid *R*
1,2,4-Trimethylbenzol *R*
Trimethylpentan *R*
Trimethylpentan *R* 1
Trimethylpentan zur Chromatographie *R*
1-(Trimethylsilyl)imidazol *R*
Trimethylsulfoniumhydroxid *R*
Trimethylzinn(IV)-chlorid *R*
2,4,6-Trinitrobenzolsulfonsäure *R*
Triolein *R*
Triphenylmethanol *R*
Triphenyltetrazoliumchlorid *R*
Triscyanoethoxypropan *R*
Trometamol *R*
Trometamol-Lösung *R*
Trometamol-Lösung *R* 1
Tropasäure *R*
Troxerutin *R*
Trypsin *R*
Trypsin zur Peptidmustercharakterisierung *R*
Tryptophan *R*
Typhaneosid *R*
Tyramin *R*
Tyrosin *R*

U

Umbelliferon *R*
Undecansäure *R*
Uracil *R*
Uridin *R*
Ursolsäure *R*

V

Valencen *R*
Valerensäure *R*
Valeriansäure *R*
Valin *R*
Vanadium(V)-oxid *R*
Vanadium-Schwefelsäure *R*
Vanillin *R*
Vanillin-Phosphorsäure-Lösung *R*
Vanillin-Reagenz *R*
Vaselin, weißes *R*
Veratrol *R*
Verbenon *R*
Vinylacetat *R*
Vinylchlorid *R*
Vinyl(1)phenyl(5)methyl(94)polysiloxan *R*
Vinylpolymer zur Chromatographie, aminoalkyliertes *R*
Vinylpolymer zur Chromatographie, octadecyliertes *R*
Vinylpolymer zur Chromatographie, octadecylsilyliertes *R*

2-Vinylpyridin *R*
4-Vinylpyridin *R*
1-Vinylpyrrolidin-2-on *R*
Vitexin *R*
Vitexin-2''-*O*-rhamnosid *R*

W

Wachs, Gebleichtes *R*
Wasser *R*
Wasser *R* 1
Wasser, ammoniumfreies *R*
Wasser, destilliertes *R*
Wasser, destilliertes, deionisiertes *R*
Wasser für Injektionszwecke *R*
Wasser, kohlendioxidfreies *R*
Wasser, nitratfreies *R*
Wasser, partikelfreies *R*
Wasser zur Chromatographie *R*
(D_2)Wasser *R*
(D_2)Wasser *R* 1
Wasserstoff zur Chromatographie *R*
Wasserstoffperoxid-Lösung 30 % *R*
Wasserstoffperoxid-Lösung 3 % *R*
Wedelolacton *R*
Weinsäure *R*
Wolframatokieselsäure *R*
Wolframatophosphorsäure-Lösung *R*

X

Xanthydrol *R*
Xanthydrol *R* 1
Xanthydrol-Lösung *R*
Xylenolorange *R*
Xylenolorange-Lösung *R*
Xylenolorange-Verreibung *R*
Xylitol *R*
Xylol *R*
m-Xylol *R*
o-Xylol *R*
Xylose *R*

Z

Zimtaldehyd *R*
trans-Zimtaldehyd *R*
trans-Zimtsäure *R*
Zink *R*
Zink, aktiviertes *R*
Zinkacetat *R*
Zinkacetat-Lösung *R*
Zinkchlorid *R*
Zinkchlorid-Ameisensäure *R*
Zinkchlorid-Lösung, iodhaltige *R*
Zinkiodid-Stärke-Lösung *R*
Zinkoxid *R*
Zinkstaub *R*
Zinksulfat *R*
Zinn *R*
Zinn(II)-chlorid *R*

Zinn(II)-chlorid-Lösung *R*
Zinn(II)-chlorid-Lösung *R* 1
Zinn(II)-chlorid-Lösung *R* 2

Zinn-Prüfset zur halbquantitativen Bestimmung *R*
Zirconiumnitrat *R*
Zirconiumnitrat-Lösung *R*

4.1.2 Referenzlösungen für Grenzprüfungen

A

Acetaldehyd-Lösung (100 ppm C_2H_4O) *R*
Acetaldehyd-Lösung (100 ppm C_2H_4O) *R* 1
Aluminium-Lösung (200 ppm Al) *R*
Aluminium-Lösung (100 ppm Al) *R*
Aluminium-Lösung (10 ppm Al) *R*
Aluminium-Lösung (5 ppm Al) *R*
Aluminium-Lösung (2 ppm Al) *R*
Ammonium-Lösung (100 ppm NH_4) *R*
Ammonium-Lösung (3 ppm NH_4) *R*
Ammonium-Lösung (2,5 ppm NH_4) *R*
Ammonium-Lösung (1 ppm NH_4) *R*
Antimon-Lösung (100 ppm Sb) *R*
Antimon-Lösung (1 ppm Sb) *R*
Arsen-Lösung (10 ppm As) *R*
Arsen-Lösung (1 ppm As) *R*

B

Barium-Lösung (0,1 % Ba) *R*
Barium-Lösung (50 ppm Ba) *R*
Barium-Lösung (2 ppm Ba) *R*
Bismut-Lösung (100 ppm Bi) *R*
Blei-Lösung (0,1 % Pb) *R*
Blei-Lösung (100 ppm Pb) *R*
Blei-Lösung (10 ppm Pb) *R*
Blei-Lösung (10 ppm Pb) *R* 1
Blei-Lösung (2 ppm Pb) *R*
Blei-Lösung (1 ppm Pb) *R*
Blei-Lösung (0,25 ppm Pb) *R*
Blei-Lösung (0,1 ppm Pb) *R*
Blei-Lösung (1000 ppm Pb), ölige *R*

C

Cadmium-Lösung (0,1 % Cd) *R*
Cadmium-Lösung (10 ppm Cd) *R*
Calcium-Lösung (400 ppm Ca) *R*
Calcium-Lösung (100 ppm Ca) *R*
Calcium-Lösung (100 ppm Ca) *R* 1
Calcium-Lösung (10 ppm Ca) *R*
Calcium-Lösung (100 ppm Ca), ethanolische *R*
Chlorid-Lösung (50 ppm Cl) *R*
Chlorid-Lösung (8 ppm Cl) *R*
Chlorid-Lösung (5 ppm Cl) *R*
Chrom-Lösung (0,1 % Cr) *R*
Chrom-Lösung (100 ppm Cr) *R*
Chrom-Lösung (0,1 ppm Cr) *R*
Chrom-Lösung (1000 ppm Cr), ölige *R*
Cobalt-Lösung (100 ppm Co) *R*
Cyanoferrat(II)-Lösung (100 ppm $Fe(CN)_6$) *R*
Cyanoferrat(III)-Lösung (50 ppm $Fe(CN)_6$) *R*

E

Eisen-Lösung (1 g · l^{-1} Fe) *R*
Eisen-Lösung (250 ppm Fe) *R*
Eisen-Lösung (20 ppm Fe) *R*
Eisen-Lösung (10 ppm Fe) *R*
Eisen-Lösung (8 ppm Fe) *R*
Eisen-Lösung (2 ppm Fe) *R*
Eisen-Lösung (1 ppm Fe) *R*
Element-Lösung zur Atomspektrometrie (1,000 g · l^{-1}) *R*

F

Fluorid-Lösung (10 ppm F) *R*
Fluorid-Lösung (1 ppm F) *R*
Formaldehyd-Lösung (5 ppm CH_2O) *R*

G

Germanium-Lösung (100 ppm Ge) *R*
Glyoxal-Lösung (20 ppm $C_2H_2O_2$) *R*
Glyoxal-Lösung (2 ppm $C_2H_2O_2$) *R*

I

Iodid-Lösung (10 ppm I) *R*

K

Kalium-Lösung (0,2 % K) *R*
Kalium-Lösung (600 ppm K) *R*
Kalium-Lösung (100 ppm K) *R*
Kalium-Lösung (20 ppm K) *R*
Kupfer-Lösung (0,1 % Cu) *R*
Kupfer-Lösung (10 ppm Cu) *R*
Kupfer-Lösung (0,1 ppm Cu) *R*
Kupfer-Lösung (1000 ppm Cu), ölige *R*
Kupfer-Standardlösung (0,1 % Cu) für ICP *R*

L

Lutetium-Lösung (20 ppm Lu) *R*

M

Magnesium-Lösung (0,1 % Mg) *R*
Magnesium-Lösung (1000 ppm Mg) *R*
Magnesium-Lösung (100 ppm Mg) *R*
Magnesium-Lösung (10 ppm Mg) *R*
Magnesium-Lösung (10 ppm Mg) *R* 1

Mangan-Lösung (1000 ppm Mn) *R*
Mangan-Lösung (100 ppm Mn) *R*

N

Natrium-Lösung (1000 ppm Na) *R*
Natrium-Lösung (200 ppm Na) *R*
Natrium-Lösung (50 ppm Na) *R*
Nickel-Lösung (10 ppm Ni) *R*
Nickel-Lösung (5 ppm Ni) *R*
Nickel-Lösung (0,2 ppm Ni) *R*
Nickel-Lösung (0,1 ppm Ni) *R*
Nickel-Lösung (1000 ppm Ni), ölige *R*
Nitrat-Lösung (100 ppm NO_3) *R*
Nitrat-Lösung (10 ppm NO_3) *R*
Nitrat-Lösung (2 ppm NO_3) *R*

P

Palladium-Lösung (500 ppm Pd) *R*
Palladium-Lösung (20 ppm Pd) *R*
Palladium-Lösung (0,5 ppm Pd) *R*
Phosphat-Lösung (200 ppm PO_4) *R*
Phosphat-Lösung (5 ppm PO_4) *R*
Platin-Lösung (30 ppm Pt) *R*

Q

Quecksilber-Lösung (1000 ppm Hg) *R*
Quecksilber-Lösung (10 ppm Hg) *R*

R

Referenzlösung zur Mikrobestimmung von Wasser *R*

S

Scandium-Standardlösung (0,1 % Sc) für ICP *R*
Selen-Lösung (100 ppm Se) *R*
Selen-Lösung (1 ppm Se) *R*
Silber-Lösung (5 ppm Ag) *R*
Strontium-Lösung (1,0 % Sr) *R*
Sulfat-Lösung (100 ppm SO_4) *R*
Sulfat-Lösung (10 ppm SO_4) *R*
Sulfat-Lösung (10 ppm SO_4) *R* 1
Sulfit-Lösung (80 ppm SO_2) *R*
Sulfit-Lösung (1,5 ppm SO_2) *R*

T

Thallium-Lösung (10 ppm Tl) *R*
Titan-Lösung (100 ppm Ti) *R*

V

Vanadium-Lösung (1 g · l^{-1} V) *R*

W

Wasserstoffperoxid-Lösung (2 ppm H_2O_2) *R*

Z

Zink-Lösung (5 mg · ml^{-1} Zn) *R*
Zink-Lösung (100 ppm Zn) *R*
Zink-Lösung (10 ppm Zn) *R*
Zink-Lösung (5 ppm Zn) *R*
Zinn-Lösung (5 ppm Sn) *R*
Zinn-Lösung (0,1 ppm Sn) *R*
Zinn-Lösung (1000 ppm Sn), ölige *R*
Zirconium-Lösung (1 g · l^{-1} Zr) *R*

4.1.3 Pufferlösungen

Die Lösungen sind nach aufsteigendem pH-Wert geordnet.

Aceton-Lösung, gepufferte *R*
Pufferlösung zur Einstellung der Gesamtionenstärke *R*
Pufferlösung zur Einstellung der Gesamtionenstärke *R* 1
Pufferlösung pH 2,0 *R*
Phosphat-Pufferlösung pH 2,0 *R*
Phosphat-Pufferlösung pH 2,0 (0,125 mol · l^{-1}) *R*
Sulfat-Pufferlösung pH 2,0 *R*
Pufferlösung pH 2,2 *R*
Pufferlösung pH 2,5 *R*
Pufferlösung pH 2,5 *R* 1
Phosphat-Pufferlösung pH 2,5 (0,2 mol · l^{-1}) *R*
Phosphat-Pufferlösung pH 2,8 *R*
Pufferlösung pH 3,0 *R*
Phosphat-Pufferlösung pH 3,0 *R*
Phosphat-Pufferlösung pH 3,0 *R* 1
Citrat-Pufferlösung pH 3,0 (0,25 mol · l^{-1}) *R*
Phosphat-Pufferlösung pH 3,0 (0,1 mol · l^{-1}) *R*
Phosphat-Pufferlösung pH 3,2 *R*
Phosphat-Pufferlösung pH 3,2 *R* 1
Phosphat-Pufferlösung pH 3,25 *R*
Phosphat-Pufferlösung pH 3,4 *R*
Pufferlösung pH 3,5 *R*
Phosphat-Pufferlösung pH 3,5 *R*
Pufferlösung pH 3,6 *R*
Pufferlösung pH 3,7 *R*
Kupfersulfat-Pufferlösung pH 4,0 *R*
Natriumacetat-Pufferlösung pH 4,0 (0,1 mol · l^{-1}) *R*
Acetat-Pufferlösung pH 4,4 *R*
Phthalat-Pufferlösung pH 4,4 *R*
Acetat-Pufferlösung pH 4,5 *R*
Ammoniumacetat-Pufferlösung pH 4,5 (0,5 mol · l^{-1}) *R*

Natriumacetat-Pufferlösung pH 4,5 *R*
Phosphat-Pufferlösung pH 4,5 (0,05 mol · l^{-1}) *R*
Acetat-Pufferlösung pH 4,6 *R*
Succinat-Pufferlösung pH 4,6 *R*
Acetat-Pufferlösung pH 4,7 *R*
Acetat-Pufferlösung pH 4,7 *R* 1
Acetat-Pufferlösung pH 5,0 *R*
Citrat-Pufferlösung pH 5,0 *R*
Natriumacetat-Pufferlösung pH 5,0 *R*
Natriumphosphat-Pufferlösung pH 5,0 (0,2 mol · l^{-1}), deuterierte *R*
Phosphat-Pufferlösung pH 5,0 *R*
Pufferlösung pH 5,2 *R*
Phosphat-Pufferlösung pH 5,4 (0,067 mol · l^{-1}) *R*
Pufferlösung pH 5,5 *R*
Acetat-Natriumedetat-Pufferlösung pH 5,5 *R*
Phosphat-Pufferlösung pH 5,5 *R*
Phosphat-Citrat-Pufferlösung pH 5,5 *R*
Phosphat-Pufferlösung pH 5,6 *R*
Phosphat-Pufferlösung pH 5,8 *R*
Acetat-Pufferlösung pH 6,0 *R*
Diethylammoniumphosphat-Pufferlösung pH 6,0 *R*
Morpholinethansulfonat-Pufferlösung (1 mol · l^{-1}) pH 6,0 *R*
Phosphat-Pufferlösung pH 6,0 *R*
Phosphat-Pufferlösung pH 6,0 *R* 1
Phosphat-Pufferlösung pH 6,0 *R* 2
Phosphat-Pufferlösung pH 6,4 *R*
Phosphat-Pufferlösung pH 6,4, gelatinehaltige *R*
Phthalat-Pufferlösung pH 6,4 (0,5 mol · l^{-1}) *R*
Pufferlösung pH 6,5 *R*
Imidazol-Pufferlösung pH 6,5 *R*
Phosphat-Pufferlösung pH 6,5 *R*
Phosphat-Pufferlösung pH 6,5 (0,1 mol · l^{-1}) *R*
Pufferlösung pH 6,6 *R*
Phosphat-Pufferlösung pH 6,7 (0,1 mol · l^{-1}) *R*
Phosphat-Pufferlösung pH 6,8 *R*
Phosphat-Pufferlösung pH 6,8 *R* 1
Phosphat-Pufferlösung pH 6,8, natriumchloridhaltige *R*
Trometamol-Pufferlösung pH 6,8 (1 mol · l^{-1}) *R*
Pufferlösung pH 7,0 *R*
Kaliumphosphat-Pufferlösung pH 7,0 *R*
Maleat-Pufferlösung pH 7,0 *R*
Natriumcalciumacetat-Pufferlösung pH 7,0 *R*
Phosphat-Pufferlösung pH 7,0 *R*
Phosphat-Pufferlösung pH 7,0 *R* 1
Phosphat-Pufferlösung pH 7,0 *R* 2
Phosphat-Pufferlösung pH 7,0 *R* 3
Phosphat-Pufferlösung pH 7,0 *R* 4
Phosphat-Pufferlösung pH 7,0 *R* 5
Phosphat-Pufferlösung pH 7,0 *R* 6
Phosphat-Pufferlösung pH 7,0 *R* 7
Phosphat-Pufferlösung pH 7,0 (0,1 mol · l^{-1}) *R*
Phosphat-Pufferlösung pH 7,0 (0,067 mol · l^{-1}) *R*
Phosphat-Pufferlösung pH 7,0 (0,063 mol · l^{-1}) *R*
Phosphat-Pufferlösung pH 7,0 (0,05 mol · l^{-1}) *R*
Phosphat-Pufferlösung pH 7,0 (0,03 mol · l^{-1}) *R*
Phosphat-Pufferlösung pH 7,0 (0,025 mol · l^{-1}) *R*
Tetrabutylammonium-Pufferlösung pH 7,0 *R*
Pufferlösung pH 7,2 *R*
Phosphat-Pufferlösung pH 7,2 *R*
Phosphat-Pufferlösung pH 7,2, albuminhaltige *R*
Phosphat-Pufferlösung pH 7,2, albuminhaltige *R* 1
Pufferlösung pH 7,2, physiologische *R*
Imidazol-Pufferlösung pH 7,3 *R*
Barbital-Pufferlösung pH 7,4 *R*
Phosphat-Pufferlösung pH 7,4 *R*
Phosphat-Pufferlösung pH 7,4, natriumchloridhaltige *R*
Phosphat-Pufferlösung pH 7,4, natriumchloridhaltige *R* 1
Trometamol-Pufferlösung pH 7,4 *R*
Trometamol-Pufferlösung pH 7,4, natriumchloridhaltige *R*
Trometamol-Pufferlösung pH 7,4, natriumchloridhaltige *R* 1
Trometamol-Acetat-Pufferlösung pH 7,4 *R*
Trometamol-Acetat-Pufferlösung pH 7,4, natriumchloridhaltige *R*
Borat-Pufferlösung pH 7,5 *R*
HEPES-Pufferlösung pH 7,5 *R*
Natriumphosphat-Pufferlösung pH 7,5 (0,25 mol · l^{-1}) *R*
Phosphat-Pufferlösung pH 7,5 (0,33 mol · l^{-1}) *R*
Phosphat-Pufferlösung pH 7,5 (0,2 mol · l^{-1}) *R*
Phosphat-Pufferlösung pH 7,5 (0,05 mol · l^{-1}) *R*
Trometamol-Pufferlösung pH 7,5 *R*
Trometamol-Pufferlösung pH 7,5 *R* 1
Trometamol-Pufferlösung pH 7,5 (1 mol · l^{-1}) *R*
Trometamol-Pufferlösung pH 7,5 (0,1 mol · l^{-1}) *R*
Trometamol-Pufferlösung pH 7,5 (0,05 mol · l^{-1}) *R*
Natriumcitrat-Pufferlösung pH 7,8 (Natriumcitrat (0,034 mol · l^{-1}), Natriumchlorid (0,101 mol · l^{-1})) *R*
Pufferlösung pH 8,0 *R*
Pufferlösung pH 8,0 *R* 1
Borat-Pufferlösung pH 8,0 (0,0015 mol · l^{-1}) *R*
Natriumphosphat-Pufferlösung pH 8,0 (0,02 mol · l^{-1}) *R*
Phosphat-Pufferlösung pH 8,0 (1 mol · l^{-1}) *R*
Phosphat-Pufferlösung pH 8,0 (0,1 mol · l^{-1}) *R*
Phosphat-Pufferlösung pH 8,0 (0,02 mol · l^{-1}) *R*
Trometamol-Pufferlösung pH 8,0 *R*
Trometamol-Pufferlösung pH 8,0 (1 mol · l^{-1}) *R*
Trometamol-Acetat-Pufferlösung pH 8,0 *R*
Trometamol-Acetat-Pufferlösung pH 8,0, natriumchloridhaltige *R*
Trometamol-Pufferlösung pH 8,1 *R*
Guanidin-Trometamol-Pufferlösung pH 8,3 *R*
Trometamol-Aminoessigsäure-Pufferlösung pH 8,3 *R*
Trometamol-Pufferlösung pH 8,3 *R*
Barbital-Pufferlösung pH 8,4 *R*
Trometamol-Natriumedetat-Pufferlösung pH 8,4 *R*
Trometamol-Natriumedetat-Pufferlösung pH 8,4 *R* 1
Trometamol-Natriumedetat-BSA-Pufferlösung pH 8,4, albuminhaltige *R*
Guanidin-Trometamol-Natriumedetat-Pufferlösung pH 8,5 *R*
Phosphat-Pufferlösung pH 8,5 *R*
Trometamol-Acetat-Pufferlösung pH 8,5 *R*
Guanidin-Trometamol-Natriumedetat-Pufferlösung pH 8,6 *R*
Barbital-Pufferlösung pH 8,6 *R* 1
Trometamol-Pufferlösung pH 8,8 (1,5 mol · l^{-1}) *R*
Trometamol-Pufferlösung pH 8,8 (3 mol · l^{-1}) *R*
Pufferlösung pH 9,0 *R*
Pufferlösung pH 9,0 *R* 1
Phosphat-Pufferlösung pH 9,0 *R*
Trometamol-Pufferlösung pH 9,0 *R*
Trometamol-Pufferlösung pH 9,0 *R* 1
Trometamol-Pufferlösung pH 9,0 (0,05 mol · l^{-1}) *R*

Ammoniumchlorid-Pufferlösung pH 9,5 *R*
Ammoniumchlorid-Pufferlösung pH 10,0 *R*
Borat-Pufferlösung pH 10,0 *R*
Diethanolamin-Pufferlösung pH 10,0 *R*
Ammoniumcarbonat-Pufferlösung pH 10,3
 (0,1 mol · l^{-1}) *R*

Ammoniumchlorid-Pufferlösung pH 10,4 *R*
Borat-Pufferlösung pH 10,4 *R*
Ammoniumchlorid-Pufferlösung pH 10,7 *R*
Pufferlösung pH 10,9 *R*
Pufferlösung pH 11 *R*
Phosphat-Pufferlösung pH 11,3 (0,1 mol · l^{-1}) *R*

4.2 Volumetrie

4.2.1 Urtitersubstanzen für Maßlösungen

Arsen(III)-oxid *RV*
Benzoesäure *RV*
Eisen(II)-ethylendiammoniumsulfat *RV*
Kaliumbromat *RV*
Kaliumhydrogenphthalat *RV*

Natriumchlorid *RV*
Sulfanilsäure *RV*
Trometamol *RV*
Zink *RV*

4.2.2 Maßlösungen

Ammoniumcer(IV)-nitrat-Lösung (0,1 mol · l^{-1})
Ammoniumcer(IV)-sulfat-Lösung (0,1 mol · l^{-1})
Ammoniumeisen(III)-sulfat-Lösung (0,1 mol · l^{-1})
Ammoniumthiocyanat-Lösung (0,1 mol · l^{-1})
Bariumchlorid-Lösung (0,1 mol · l^{-1})
Bariumperchlorat-Lösung (0,05 mol · l^{-1})
Bariumperchlorat-Lösung (0,005 mol · l^{-1})
Benzethoniumchlorid-Lösung (0,004 mol · l^{-1})
Bismutnitrat-Lösung (0,01 mol · l^{-1})
Blei(II)-nitrat-Lösung (0,1 mol · l^{-1})
Bromid-Bromat-Lösung (0,0167 mol · l^{-1})
Cer(IV)-sulfat-Lösung (0,1 mol · l^{-1})
Eisen(II)-sulfat-Lösung (0,1 mol · l^{-1})
Iod-Lösung (0,5 mol · l^{-1})
Iod-Lösung (0,05 mol · l^{-1})
Iod-Lösung (0,01 mol · l^{-1})
Kaliumbromat-Lösung (0,033 mol · l^{-1})
Kaliumhydrogenphthalat-Lösung (0,1 mol · l^{-1})
Kaliumhydroxid-Lösung (0,1 mol · l^{-1})
Kaliumhydroxid-Lösung (0,5 mol · l^{-1}), ethanolische
Kaliumhydroxid-Lösung (0,5 mol · l^{-1}) in Ethanol 60 %
Kaliumiodat-Lösung (0,05 mol · l^{-1})
Kaliumiodid-Lösung (0,001 mol · l^{-1})
Kaliumpermanganat-Lösung (0,02 mol · l^{-1})

Kupfer(II)-sulfat-Lösung (0,02 mol · l^{-1})
Lanthannitrat-Lösung (0,1 mol · l^{-1})
Lithiummethanolat-Lösung (0,1 mol · l^{-1})
Magnesiumchlorid-Lösung (0,1 mol · l^{-1})
Natriumarsenit-Lösung (0,1 mol · l^{-1})
Natriumedetat-Lösung (0,1 mol · l^{-1})
Natriumhydroxid-Lösung (1 mol · l^{-1})
Natriumhydroxid-Lösung (0,1 mol · l^{-1})
Natriumhydroxid-Lösung (0,1 mol · l^{-1}), ethanolische
Natriummethanolat-Lösung (0,1 mol · l^{-1})
Natriumnitrit-Lösung (0,1 mol · l^{-1})
Natriumperiodat-Lösung (0,1 mol · l^{-1})
Natriumthiosulfat-Lösung (0,1 mol · l^{-1})
Perchlorsäure (0,1 mol · l^{-1})
Salpetersäure (1 mol · l^{-1})
Salzsäure (1 mol · l^{-1})
Salzsäure (0,1 mol · l^{-1})
Schwefelsäure (0,5 mol · l^{-1})
Silbernitrat-Lösung (0,1 mol · l^{-1})
Tetrabutylammoniumhydroxid-Lösung (0,1 mol · l^{-1})
Tetrabutylammoniumhydroxid-Lösung (0,1 mol · l^{-1}),
 2-propanolische
Zinkchlorid-Lösung (0,05 mol · l^{-1})
Zinksulfat-Lösung (0,1 mol · l^{-1})

4.3 Chemische Referenzsubstanzen (*CRS*), Biologische Referenzzubereitungen (*BRP*), Referenzstandards für pflanzliche Drogen (*HRS*), Referenzspektren

Siehe dort

10.4/4.00.00.00

4 Reagenzien

Zusätzliche Informationen zu Reagenzien, die nur durch ein Warenzeichen vollständig identifizierbar sind oder deren Verfügbarkeit begrenzt ist, sind auf der Website des EDQM in der „Knowledge Database" aufgeführt. Diese Informationen dienen nur dazu, den Erwerb solcher Reagenzien zu vereinfachen, und soll in keinem Fall bedeuten, dass die genannten Lieferanten in besonderer Weise von der Europäischen Arzneibuch-Kommission oder vom Europarat empfohlen oder anerkannt sind. Reagenzien anderer Herkunft zu verwenden ist daher zulässig, sofern sie den Anforderungen des Arzneibuchs entsprechen.

10.4/4.01.00.00

4.1 Reagenzien, Referenzlösungen und Pufferlösungen

Der Buchstabe *R*, der im Arzneibuch nach dem Namen einer Substanz oder einer Lösung steht, bezeichnet ein Reagenz, das in der folgenden Reagenzienliste aufgeführt ist. Die für Reagenzien beschriebenen Spezifikationen sind nicht unbedingt ausreichend für eine Verwendung der Reagenzien als Arzneimittel oder pharmazeutischer Hilfsstoff.

Jede Reagenzbeschreibung enthält eine 7-stellige Code-Nummer (zum Beispiel 1002501). Diese Code-Nummer dient der Identifizierung durch das Sekretariat der Ph. Eur. und bleibt für ein gegebenes Reagenz auch während späterer Revisionen der Reagenzienliste unverändert erhalten. Sie kann auch für die Benutzer des Arzneibuchs zum Beispiel beim Umgang mit dem Reagenzienbestand von Nutzen sein. In der Reagenzbeschreibung kann außerdem eine CAS-Nummer (Chemical Abstract Service Registry Number) enthalten sein, die an ihrer typischen Schreibweise (zum Beispiel CAS Nr. 9002-93-1) zu erkennen ist.

Einige Reagenzien in dieser Liste sind toxisch und sollten nur unter entsprechenden Sicherheitsmaßnahmen guter Laborpraxis gehandhabt werden.

Wässrige Reagenzlösungen sind mit Wasser *R* herzustellen. In der Flüssigchromatographie ist Wasser zur Chromatographie *R* für die Herstellung mobiler Phasen zu verwenden, wenn Wasser oder eine wässrige Lösung eine der Komponenten ist. Wird eine Reagenzlösung unter Verwendung eines Ausdrucks wie „eine Lösung von Salzsäure (10 g · l^{-1} HCl)" beschrieben, bedeutet dies, dass die Lösung durch entsprechende Verdünnung mit Wasser *R* aus einer konzentrierten, in der Reagenzienliste beschriebenen Lösung herzustellen ist. Die für die Grenzprüfungen auf Barium, Calcium und Sulfat verwendeten Lösungen müssen mit destilliertem Wasser *R* hergestellt werden. Ist das Lösungsmittel nicht angegeben, handelt es sich um eine wässrige Lösung.

Reagenzien und deren Lösungen sind in der Regel dicht verschlossen zu lagern. Die Beschriftung muss den zutreffenden internationalen und nationalen Vorschriften entsprechen.

4.1.1 Reagenzien

A

Acebutololhydrochlorid *R* 1148900

CAS Nr. 34381-68-5

Muss der Monographie **Acebutololhydrochlorid (Acebutololi hydrochloridum)** entsprechen

Acetal *R* 1112300

$C_6H_{14}O_2$ M_r 118,2
CAS Nr. 105-57-7

Acetaldehyddiethylacetal; 1,1-Diethoxyethan

Klare, farblose, flüchtige Flüssigkeit; mischbar mit Wasser und mit Ethanol 96 %

d_{20}^{20}: etwa 0,824
n_D^{20}: etwa 1,382
Sdp: etwa 103 °C

Acetaldehyd R 1000200

H₃C-CHO

C$_2$H$_4$O M_r 44,1
CAS Nr. 75-07-0

Ethanal

Klare, farblose, entflammbare Flüssigkeit; mischbar mit Wasser und mit Ethanol 96 %

d_{20}^{20}: etwa 0,788
n_D^{20}: etwa 1,332
Sdp: etwa 21 °C

Acetaldehyd-Ammoniak R   1133500

C$_6$H$_{15}$N$_3$ · 3 H$_2$O M_r 183,3
CAS Nr. 58052-80-5

2,4,6-Trimethylhexahydro-1,3,5-triazin, Trihydrat

Gehalt: mindestens 95,0 Prozent

Kristalle oder Pulver, farblos oder weiß bis blassgelb

Smp: 95 bis 97 °C

Gehaltsbestimmung: 0,900 g Substanz werden in Wasser R zu 50,0 ml gelöst und mit Salzsäure (1 mol · l⁻¹) R titriert. Der Endpunkt wird mit Hilfe der Potentiometrie (2.2.20) bestimmt.
1 ml Salzsäure (1 mol · l⁻¹) entspricht 61,08 mg C$_6$H$_{15}$N$_3$ · 3 H$_2$O.

Acetanhydrid R   1000500

C$_4$H$_6$O$_3$ M_r 102,1
CAS Nr. 108-24-7

Essigsäureanhydrid

Gehalt: mindestens 97,0 Prozent (*m/m*)

Klare, farblose Flüssigkeit

Sdp: 136 bis 142 °C

Gehaltsbestimmung: 2,00 g Substanz werden in einem Erlenmeyerkolben mit Schliffstopfen in 50,0 ml Natriumhydroxid-Lösung (1 mol · l⁻¹) gelöst. Die Lösung wird 1 h lang unter Rückflusskühlung zum Sieden erhitzt und nach Zusatz von 0,5 ml Phenolphthalein-Lösung R mit Salzsäure (1 mol · l⁻¹) titriert. Die Anzahl Milliliter Natriumhydroxid-Lösung (1 mol · l⁻¹) für 1 g Substanz wird berechnet (n_1).

2,00 g Substanz werden in einem Erlenmeyerkolben mit Schliffstopfen in 20 ml Cyclohexan R gelöst. Die Lösung wird in Eis gekühlt und mit einer kalten Mischung von 10 ml Anilin R und 20 ml Cyclohexan R versetzt. Die Mischung wird 1 h lang unter Rückflusskühlung zum Sieden erhitzt und nach Zusatz von 50,0 ml Natriumhydroxid-Lösung (1 mol · l⁻¹) kräftig geschüttelt. Nach Zusatz von 0,5 ml Phenolphthalein-Lösung R wird die Lösung mit Salzsäure (1 mol · l⁻¹) titriert und die Anzahl Milliliter Natriumhydroxid-Lösung (1 mol · l⁻¹) für 1 g Substanz berechnet (n_2).

Der Prozentgehalt an C$_4$H$_6$O$_3$ wird nach folgender Formel berechnet:

$$10,2(n_1 - n_2)$$

Acetanhydrid-Schwefelsäure-Lösung R   1000502

5 ml Acetanhydrid R werden vorsichtig mit 5 ml Schwefelsäure R gemischt. Die Mischung wird unter Kühlen tropfenweise in 50 ml wasserfreies Ethanol R eingebracht.

Unmittelbar vor Gebrauch herzustellen

Aceton R   1000600

CAS Nr. 67-64-1

Muss der Monographie **Aceton (Acetonum)** entsprechen

(D$_6$)Aceton R   1024900

C$_3$D$_6$O M_r 64,1
CAS Nr. 666-52-4

(D$_6$)2-Propanon

Klare, farblose Flüssigkeit; mischbar mit Wasser, mit Dimethylformamid, mit wasserfreiem Ethanol und mit Methanol

d_{20}^{20}: etwa 0,87
n_D^{20}: etwa 1,357
Sdp: etwa 55 °C

Deuterierungsgrad: mindestens 99,5 Prozent

Wasser und Deuteriumoxid: höchstens 0,1 Prozent

Acetonitril R   1000700

H$_3$C-CN

C$_2$H$_3$N M_r 41,05
CAS Nr. 75-05-8

Methylcyanid; Ethannitril

Klare, farblose Flüssigkeit; mischbar mit Wasser, mit Aceton und mit Methanol

d_{20}^{20}: etwa 0,78
n_D^{20}: etwa 1,344

Eine Lösung der Substanz (100 g · l⁻¹) muss neutral gegen Lackmus-Papier reagieren.

Destillationsbereich (2.2.11): Mindestens 95 Prozent der Substanz müssen zwischen 80 und 82 °C destillieren.

Wird die Substanz in der Spektroskopie verwendet, muss sie zusätzlich folgender Prüfung entsprechen:

Absorption (2.2.25): höchstens 0,01 bei 255 bis 420 nm, mit Wasser *R* als Kompensationsflüssigkeit bestimmt

Acetonitril *R* 1   1000702

Muss Acetonitril *R* und folgenden zusätzlichen Anforderungen entsprechen:

Gehalt: mindestens 99,9 Prozent

Absorption (2.2.25): höchstens 0,10 bei 200 nm, mit Wasser *R* als Kompensationsflüssigkeit bestimmt

Acetonitril zur Chromatographie *R*   1000701

Muss dem Reagenz Acetonitril *R* entsprechen

Wird die Substanz in der Chromatographie verwendet, muss sie zusätzlich folgenden Prüfungen entsprechen:

Absorption (2.2.25): höchstens 0,01 bei 240 nm und größeren Wellenlängen, mit Wasser *R* als Kompensationsflüssigkeit bestimmt

Gehalt (2.2.28): mindestens 99,8 Prozent

(D₃)Acetonitril *R*   1173100

D₃C—CN

C_2D_3N M_r 44,1
CAS Nr. 2206-26-0

(²H₃)-Acetonitril

Klare, farblose Flüssigkeit; mischbar mit Wasser, mit Aceton und mit Methanol

d_{20}^{20}: etwa 0,78
n_D^{20}: etwa 1,344

Deuterierungsgrad: mindestens 99,8 Prozent

Acetoxyvalerensäure *R*   1165800

$C_{17}H_{24}O_4$ M_r 292,4
CAS Nr. 81397-67-3

(2*E*)-3-[(1*RS*,4*S*,7*R*,7a*R*)-1-(Acetyloxy)-3,7-dimethyl-2,4,5,6,7,7a-hexahydro-1*H*-inden-4-yl]-2-methylprop-2-ensäure

Farbloses bis blassgelbes, viskoses Öl

Absorption (2.2.25): Absorptionsmaximum bei etwa 216 nm, in Methanol *R* bestimmt

Acetylacetamid *R*   1102600

$C_4H_7NO_2$ M_r 101,1
CAS Nr. 5977-14-0

3-Oxobutanamid

Smp: 53 bis 56 °C

Acetylaceton *R*   1000900

$C_5H_8O_2$ M_r 100,1
CAS Nr. 123-54-6

2,4-Pentandion

Farblose bis schwach gelbliche, leicht entflammbare Flüssigkeit; leicht löslich in Wasser, mischbar mit Aceton, mit Essigsäure 99 % und mit Ethanol 96 %

n_D^{20}:   1,452 bis 1,453
Sdp: 138 bis 140 °C

Acetylaceton-Reagenz *R* 1   1000901

100 ml Ammoniumacetat-Lösung *R* werden mit 0,2 ml Acetylaceton *R* versetzt.

Acetylaceton-Reagenz *R* 2   1000902

0,2 ml Acetylaceton *R*, 3 ml Essigsäure 99 % *R* und 25 g Ammoniumacetat *R* werden in Wasser *R* zu 100 ml gelöst.

N-Acetyl-ε-caprolactam *R*   1102700

$C_8H_{13}NO_2$ M_r 155,2
CAS Nr. 1888-91-1

N-Acetylhexan-6-lactam; 1-Acetylazepan-2-on

Farblose Flüssigkeit; mischbar mit wasserfreiem Ethanol

d_{20}^{20}: etwa 1,100
n_D^{20}: etwa 1,489
Sdp: etwa 135 °C

Acetylchlorid R   1000800

C_2H_3ClO M_r 78,5
CAS Nr. 75-36-5

Klare, farblose, entflammbare Flüssigkeit, zersetzt sich in Wasser und in Ethanol 96 %; mischbar mit Dichlorethan

d_{20}^{20}: etwa 1,10

Destillationsbereich (2.2.11): Mindestens 95 Prozent Substanz müssen zwischen 49 und 53 °C destillieren.

Acetylcholinchlorid R   1001000

$C_7H_{16}ClNO_2$ M_r 181,7
CAS Nr. 60-31-1

(2-Acetyloxyethyl)trimethylammoniumchlorid

Kristallines Pulver; sehr leicht löslich in kaltem Wasser und in Ethanol 96 %

Die Substanz zersetzt sich in heißem Wasser und in Alkalien.

Lagerung: bei –20 °C

Acetylen R   1199800

H—C≡C—H

C_2H_2 M_r 26,04
CAS Nr. 74-86-2

Ethin

Gehalt: mindestens 99,0 Prozent (*V/V*)

Acetyleugenol R   1100700

$C_{12}H_{14}O_3$ M_r 206,2
CAS Nr. 93-28-7

(4-Allyl-2-methoxyphenyl)acetat

Gelbe, ölige Flüssigkeit; praktisch unlöslich in Wasser, leicht löslich in Ethanol 96 %

n_D^{20}: etwa 1,521
Sdp: 281 bis 282 °C

Wird die Substanz in der Gaschromatographie verwendet, muss sie zusätzlich folgender Anforderung entsprechen:

Gehaltsbestimmung: Gaschromatographie (2.2.28) wie in der Monographie **Nelkenöl (Caryophylli floris aetheroleum)** beschrieben

Untersuchungslösung: die Substanz

Gehalt: mindestens 98,0 Prozent, ermittelt mit Hilfe des Verfahrens „Normalisierung"

N-Acetylglucosamin R   1133600

$C_8H_{15}NO_6$ M_r 221,2
CAS Nr. 7512-17-6

2-(Acetylamino)-2-desoxy-D-glucopyranose

Smp: etwa 202 °C

Acetylierungsgemisch R 1   1000501

25,0 ml Acetanhydrid R werden in wasserfreiem Pyridin R zu 100,0 ml gelöst.

Lagerung: vor Licht und Luft geschützt

Acetyl-11-keto-β-boswelliasäure R   1167700

$C_{32}H_{48}O_5$ M_r 512,7
CAS Nr. 67416-61-9

3α-(Acetyloxy)-11-oxours-12-en-24-säure;
(4β)-3α-(Acetyloxy)-11-oxours-12-en-23-säure;
Acetyl-11-keto-β-boswellinsäure

Weißes bis fast weißes Pulver; unlöslich in Wasser, löslich in Aceton, in wasserfreiem Ethanol und in Methanol

Smp: 271 bis 274 °C

Wird die Substanz in der Flüssigchromatographie verwendet, muss sie zusätzlich folgender Anforderung entsprechen:

Gehaltsbestimmung: Flüssigchromatographie (2.2.29) wie in der Monographie **Indischer Weihrauch (Olibanum indicum)** beschrieben

Gehalt: mindestens 90 Prozent, ermittelt mit Hilfe des Verfahrens „Normalisierung"

N-(α)-Acetyl-L-lysin R   1209700

$C_8H_{16}N_2O_3$ M_r 188,2
CAS Nr. 1946-82-3

(2S)-2-Acetamido-6-aminohexansäure

N-(ε)-Acetyl-L-lysin R   1209600

$C_8H_{16}N_2O_3$ M_r 188,2
CAS Nr. 692-04-6

(2S)-6-Acetamido-2-aminohexansäure

N-Acetylneuraminsäure R   1001100

$C_{11}H_{19}NO_9$ M_r 309,3
CAS Nr. 131-48-6

5-Acetamido-3,5-didesoxy-α-D-*glycero*-D-*galacto*-2-nonulopyranosonsäure; *O*-Sialinsäure

Weiße bis fast weiße, nadelförmige Kristalle; löslich in Wasser und in Methanol, schwer löslich in wasserfreiem Ethanol, praktisch unlöslich in Aceton

$[\alpha]_D^{20}$: etwa −36, an einer Lösung der Substanz ($10\,g \cdot l^{-1}$) bestimmt
Smp: etwa 186 °C, unter Zersetzung

Acetylsalicylsäure R   1209400

$C_9H_8O_4$ M_r 180,2
CAS Nr. 50-78-2

2-(Acetyloxy)benzoesäure

Weißes bis fast weißes, kristallines Pulver oder farblose Kristalle; schwer löslich in Wasser, leicht löslich in Ethanol 96 %

N-Acetyltryptophan R   1102800

$C_{13}H_{14}N_2O_3$ M_r 246,3
CAS Nr. 1218-34-4

2-Acetylamino-3-(indol-3-yl)propansäure

Weißes bis fast weißes Pulver oder farblose Kristalle; schwer löslich in Wasser

Die Substanz löst sich in verdünnten Alkalihydroxid-Lösungen.

Smp: etwa 205 °C

Gehaltsbestimmung: Flüssigchromatographie (2.2.29) wie in der Monographie **Tryptophan (Tryptophanum)** beschrieben

Untersuchungslösung: 10,0 mg Substanz werden in einer Mischung von 10 Volumteilen Acetonitril R und 90 Volumteilen Wasser R zu 100,0 ml gelöst.

Gehalt: mindestens 99,0 Prozent, ermittelt mit Hilfe des Verfahrens „Normalisierung"

Acetyltyrosinethylester R   1001200

$C_{13}H_{17}NO_4 \cdot H_2O$ M_r 269,3
CAS Nr. 36546-50-6

N-Acetyl-L-tyrosinethylester, Monohydrat; Ethyl-[(S)-2-acetamido-3-(4-hydroxyphenyl)propionat]-Monohydrat

Weißes bis fast weißes, kristallines Pulver, das zur Gehaltsbestimmung von Chymotrypsin geeignet ist

$[\alpha]_D^{20}$: +21 bis +25, an einer Lösung der Substanz ($10\,g \cdot l^{-1}$) in Ethanol 96 % R bestimmt
$A_{1cm}^{1\%}$: 60 bis 68, bei 278 nm in Ethanol 96 % R gemessen

Acetyltyrosinethylester-Lösung (0,2 mol · l⁻¹) R   1001201

0,54 g Acetyltyrosinethylester R werden in Ethanol 96 % R zu 10,0 ml gelöst.

Acrylamid *R* 1001500

$H_2C=CH-C(=O)-NH_2$

C_3H_5NO M_r 71,1
CAS Nr. 79-06-1

Propenamid

Farblose oder weiße Flocken oder weißes bis fast weißes, kristallines Pulver; sehr leicht löslich in Wasser und in Methanol, leicht löslich in wasserfreiem Ethanol

Smp: etwa 84 °C

Acrylamid-Bisacrylamid-Lösung (29:1), 30-prozentige *R* 1001501

290 g Acrylamid *R* und 10 g Methylenbisacrylamid *R* werden in 1000 ml Wasser *R* gelöst. Die Lösung wird filtriert.

Acrylamid-Bisacrylamid-Lösung (36,5:1), 30-prozentige *R* 1001502

292 g Acrylamid *R* und 8 g Methylenbisacrylamid *R* werden in 1000 ml Wasser *R* gelöst. Die Lösung wird filtriert.

Acrylsäure *R* 1133700

$H_2C=CH-COOH$

$C_3H_4O_2$ M_r 72,1
CAS Nr. 79-10-7

Prop-2-ensäure; Vinylameisensäure

Gehalt: mindestens 99 Prozent

Die Substanz ist mit 0,02 Prozent Hydrochinonmonomethylether stabilisiert.

Korrodierend wirkende Flüssigkeit; mischbar mit Wasser und mit Ethanol 96 %

Die Substanz polymerisiert leicht in Gegenwart von Sauerstoff.

d_{20}^{20}: etwa 1,05
n_D^{20}: etwa 1,421
Smp: 12 bis 15 °C
Sdp: etwa 141 °C

Actein *R* 1181500

$C_{37}H_{56}O_{11}$ M_r 677
CAS Nr. 18642-44-9

(23*R*,24*R*,25*S*,26*S*)-3β-(β-D-Xylopyranosyloxy)-16β,23:23,26:24,25-triepoxy-26-hydroxy-9,19-cyclolanostan-12β-ylacetat

Acteosid *R* 1145100

$C_{29}H_{36}O_{15}$ M_r 625
CAS Nr. 61276-17-3

2-(3,4-Dihydroxyphenyl)ethyl-3-*O*-(6-desoxy-α-L-mannopyranosyl)-4-*O*-[(2*E*)-3-(3,4-dihydroxyphenyl)prop-2-enoyl]-β-D-glucopyranosid; Verbascosid

Schwach gelbliches Pulver; leicht löslich in Wasser und in Methanol

Smp: etwa 140 °C, unter Zersetzung

Adamantan *R* 1181600

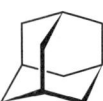

$C_{10}H_{16}$ M_r 136,2
CAS Nr. 281-23-2

Tricyclo[3.3.1.1³,⁷]decan

Smp: etwa 270 °C

Adenin *R* 1172800

CAS Nr. 73-24-5

Muss der Monographie **Adenin (Adeninum)** entsprechen

Adenosin R 1001600

$C_{10}H_{13}N_5O_4$ M_r 267,2
CAS Nr. 58-61-7

1-(6-Amino-9H-purin-9-yl)-1-desoxy-β-D-ribofuranose

Weißes bis fast weißes, kristallines Pulver; schwer löslich in Wasser, praktisch unlöslich in Aceton und in Ethanol 96 %

Die Substanz löst sich in verdünnten Säuren.

Smp: etwa 234 °C

Adipinsäure R 1095600

$C_6H_{10}O_4$ M_r 146,1
CAS Nr. 124-04-9

Hexandisäure

Prismen; leicht löslich in Methanol, löslich in Aceton, praktisch unlöslich in Petrolether

Smp: etwa 152 °C

Adrenalonhydrochlorid R 1155100

$C_9H_{12}ClNO_3$ M_r 217,7
CAS Nr. 62-13-5

1-(3,4-Dihydroxyphenyl)-2-(methylamino)ethanon-hydrochlorid; 3′,4′-Dihydroxy-2-(methylamino)aceto= phenon-hydrochlorid

Blassgelbe Kristalle; leicht löslich in Wasser, löslich in Ethanol 96 %

Smp: etwa 244 °C

Äpfelsäure R 1200400

CAS Nr. 6915-15-7

Muss der Monographie **Äpfelsäure (Acidum malicum)** entsprechen

Aescin R 1001700

CAS Nr. 6805-41-0

Gemisch verwandter Saponine aus den Samen von *Aesculus hippocastanum* L.

Feines, fast weißes bis schwach gelbliches oder rötliches, amorphes Pulver

Chromatographie: Dünnschichtchromatographie (2.2.27)

Untersuchungslösung: 10 mg Aescin R werden in Ethanol 70 % R zu 10 ml gelöst.

Platte: DC-Platte mit Kieselgel R

Fließmittel: die obere Phase einer Mischung von 10 Volumteilen Essigsäure 99 % R, 40 Volumteilen Wasser R und 50 Volumteilen 1-Butanol R

Auftragen: 20 µl Untersuchungslösung; bandförmig (20 × 3 mm)

Laufstrecke: 12 cm

Trocknen: bei 100 bis 105 °C

Detektion: Die Platte wird mit etwa 10 ml Anisaldehyd-Lösung R (für eine 200-mm × 200-mm-Platte) besprüht und erneut bei 100 bis 105 °C erhitzt.

Ergebnis: Das Chromatogramm zeigt eine Hauptzone mit einem R_F-Wert von etwa 0,4.

Aesculetin R 1185800

$C_9H_6O_4$ M_r 178,1
CAS Nr. 305-01-1

6,7-Dihydroxy-2H-1-benzopyran-2-on

Aesculin R 1119400

$C_{15}H_{16}O_9 \cdot 1,5\ H_2O$ M_r 367,3
CAS Nr. 531-75-9

6-(β-D-Glucopyranosyloxy)-7-hydroxy-2H-chromen-2-on, Sesquihydrat

Weißes bis fast weißes Pulver oder farblose Kristalle; wenig löslich in Wasser und in Ethanol 96 %, leicht löslich in heißem Wasser und in heißem Ethanol 96 %

Dünnschichtchromatographie (2.2.27): Wird die Substanz wie in der Monographie **Taigawurzel (Eleutherococci radix)** beschrieben geprüft, darf das Chromatogramm nur eine Hauptzone zeigen.

Aflatoxin B_1 R   1166000

$C_{17}H_{12}O_6$ M_r 312,3
CAS Nr. 1162-65-8

(6aR,9aS)-4-Methoxy-2,3,6a,9a-tetrahydrocyclopenta=
[c]furo[3′,2′:4,5]furo[2,3-h][1]benzopyran-1,11-dion;
(6a R,9aS)-4-Methoxy-2,3,6a,9a-tetrahydrocyclopenta=
[c]furo[3′,2′:4,5]furo[2,3-h][1]chromen-1,11-dion

Weiße bis schwach gelbe Kristalle

Agarose zur Chromatographie R   1001800

CAS Nr. 9012-36-6

Eine Suspension der Substanz (40 g · l^{-1}) in Wasser R

Die gequollenen Agarose-Kügelchen haben einen Durchmesser von 60 bis 140 µm. Die Substanz wird in der Ausschlusschromatographie zur Trennung von Proteinen mit einer relativen Molekülmasse zwischen $6 \cdot 10^4$ und $2 \cdot 10^7$ und zur Trennung von Polysacchariden mit einer relativen Molekülmasse zwischen $3 \cdot 10^3$ und $5 \cdot 10^6$ verwendet.

Agarose zur Chromatographie, quer vernetzte R   1001900

CAS Nr. 61970-08-9

Die Substanz wird aus Agarose durch Reaktion mit 2,3-Dibrompropanol unter stark alkalischen Reaktionsbedingungen hergestellt.

Die gequollenen Agarose-Kügelchen liegen als Suspension vor.

Die Substanz wird in der Ausschlusschromatographie zur Trennung von Proteinen und von Polysacchariden verwendet.

Agarose zur Chromatographie, quer vernetzte R 1   1001901

CAS Nr. 65099-79-8

Die Substanz wird aus Agarose durch Reaktion mit 2,3-Dibrompropanol unter stark alkalischen Reaktionsbedingungen hergestellt.

Eine 4-prozentige Suspension der Substanz in Wasser R

Die gequollenen Agarose-Kügelchen haben einen Durchmesser von 60 bis 140 µm. Die Substanz wird in der Ausschlusschromatographie zur Trennung von Proteinen mit einer relativen Molekülmasse zwischen $7 \cdot 10^4$ und $4 \cdot 10^7$ und zur Trennung von Polysacchariden mit einer relativen Molekülmasse zwischen $1 \cdot 10^5$ und $2 \cdot 10^7$ verwendet.

Agarose zur Elektrophorese R   1002000

CAS Nr. 9012-36-6

Neutrales, lineares Polysaccharid, dessen Hauptbestandteil aus Agar stammt

Weißes bis fast weißes Pulver; praktisch unlöslich in kaltem Wasser, sehr schwer löslich in heißem Wasser

Agarose-Polyacrylamid R   1002200

Agarose, die in ein Netzwerk von quer vernetztem Polyacrylamid eingebunden ist; geeignet zur Trennung von Globulinen mit einer relativen Molekülmasse von $2 \cdot 10^4$ bis $35 \cdot 10^4$

Agnusid R   1162000

$C_{22}H_{26}O_{11}$ M_r 466,4
CAS Nr. 11027-63-7

(1RS,4aSR,5RS,7aRS)-5-Hydroxy-7-[[(4-hydroxyben=
zoyl)oxy]methyl]-1,4a,5,7a-tetrahydrocyclopenta[c]py=
ran-1-yl-β-D-glucopyranosid

Weiße bis fast weiße Kristalle

Aktivkohle R   1017800

CAS Nr. 64365-11-3

Muss der Monographie **Medizinische Kohle (Carbo activatus)** entsprechen

Alanin R   1102900

CAS Nr. 56-41-7

Muss der Monographie **Alanin (Alaninum)** entsprechen

β-Alanin R 1004500

$C_3H_7NO_2$ M_r 89,1
CAS Nr. 107-95-9

3-Aminopropionsäure

Gehalt: mindestens 99 Prozent

Weißes bis fast weißes, kristallines Pulver; leicht löslich in Wasser, schwer löslich in Ethanol 96 %, praktisch unlöslich in Aceton

Smp: etwa 200 °C, unter Zersetzung

Albumin vom Menschen R 1133800

Serumalbumin vom Menschen, das mindestens 96 Prozent Albumin enthält

Albuminlösung vom Menschen R 1002400

CAS Nr. 9048-46-8

Muss der Monographie **Albuminlösung vom Menschen (Albumini humani solutio)** entsprechen

Albuminlösung vom Menschen R 1 1002401

Albuminlösung vom Menschen R wird mit einer Lösung von Natriumchlorid R (9 g · l⁻¹) so verdünnt, dass eine Proteinkonzentration von 1 g · l⁻¹ erhalten wird. Die Lösung wird mit Hilfe von Essigsäure 99 % R auf einen pH-Wert von 3,5 bis 4,5 eingestellt.

Aldehyddehydrogenase R 1103000

Aus Backhefe gewonnenes Enzym, welches bei einem pH-Wert von 8,0 in Gegenwart von Nicotinamid-Adenin-Dinucleotid, Kaliumsalzen und Thiolen Acetaldehyd zu Essigsäure oxidiert

Aldehyddehydrogenase-Lösung R 1103001

Eine 70 Einheiten entsprechende Menge Aldehyddehydrogenase R wird in Wasser R zu 10 ml gelöst.

Lagerung: höchstens 8 h lang bei 4 °C

Aldrin R 1123100

$C_{12}H_8Cl_6$ M_r 364,9
CAS Nr. 309-00-2

Smp: etwa 104 °C
Sdp: etwa 145 °C

Eine geeignete, zertifizierte Referenzlösung (10 ng · µl⁻¹ in Cyclohexan) kann verwendet werden.

Aleuritinsäure R 1095700

$C_{16}H_{32}O_5$ M_r 304,4
CAS Nr. 533-87-9

(9RS,10SR)-9,10,16-Trihydroxyhexadecansäure

Weißes bis fast weißes, sich fettig anfühlendes Pulver; löslich in Methanol

Smp: etwa 101 °C

Alizarin S R 1002600

$C_{14}H_7NaO_7S \cdot H_2O$ M_r 360,3
CAS Nr. 130-22-3

C.I. Nr. 58 005; Schultz Nr. 1145
3,4-Dihydroxy-2-anthrachinonsulfonsäure, Natriumsalz, Monohydrat

Orangegelbes Pulver; leicht löslich in Wasser und in Ethanol 96 %

Alizarin-S-Lösung R 1002601

Eine Lösung von Alizarin S R (1 g · l⁻¹)

Empfindlichkeitsprüfung: Wird die Lösung zur Einstellung von Bariumperchlorat-Lösung (0,05 mol · l⁻¹) verwendet (4.2.2), muss sie unter den Bedingungen der Einstellung einen Farbumschlag von Gelb nach Orangerot zeigen.

Umschlagsbereich: pH-Wert 3,7 (gelb) bis 5,2 (violett)

Aloe-Emodin R 1188800

$C_{15}H_{10}O_5$ M_r 270,2
CAS Nr. 481-72-1

1,8-Dihydroxy-3-(hydroxymethyl)anthracen-9,10-dion; 1,8-Dihydroxy-3-(hydroxymethyl)anthrachinon

Aloin R   1008800

$C_{21}H_{22}O_9 \cdot H_2O$ M_r 436,4
CAS Nr. 1415-73-2

10-(β-D-Glucopyranosyl)-1,8-dihydroxy-3-(hydroxymethyl)anthron, Monohydrat; Barbaloin

Gelbe Nadeln oder gelbes bis dunkelgelbes, kristallines Pulver, an Luft und Licht sich dunkel färbend; wenig löslich in Wasser und in Ethanol 96%, löslich in Aceton, in Ammoniak-Lösung und in Alkalihydroxid-Lösungen

$A_{1cm}^{1\%}$: etwa 192 bei 269 nm, etwa 226 bei 296,5 nm, etwa 259 bei 354 nm, jeweils in Methanol R bestimmt und auf die wasserfreie Substanz berechnet

Dünnschichtchromatographie (2.2.27): Die Substanz wird wie in der Monographie **Faulbaumrinde (Frangulae cortex)** beschrieben geprüft; das Chromatogramm darf nur eine Hauptzone zeigen.

Alovudin R   1185400

$C_{10}H_{13}FN_2O_4$ M_r 244,2
CAS Nr. 25526-93-6

1-[(2R,4S,5R)-4-Fluor-5-(hydroxymethyl)tetrahydrofuran-2-yl]-5-methylpyrimidin-2,4(1H,3H)-dion; Fluordesoxythymidin; 3'-Desoxy-3'-fluorthymidin

Gehalt: mindestens 95 Prozent

Farblose Kristalle

Aluminium R   1118200

Al A_r 26,98
CAS Nr. 7429-90-5

Weißes bis fast weißes, verformbares, flexibles, bläuliches Metall in Form von Barren, Blättchen, Pulver, Streifen oder Draht

An feuchter Luft wird eine Oxidschicht gebildet, die das Metall vor weiterer Korrosion schützt.

Analysenqualität

Aluminium-Teststreifen R   1199900

Handelsübliche Teststreifen zur Bestimmung von Aluminium in wässrigen Lösungsmitteln mit einem Gehalt unter 5 ppm

Aluminiumchlorid R   1002700

$AlCl_3 \cdot 6\ H_2O$ M_r 241,4
CAS Nr. 7784-13-6

Aluminiumchlorid, Hexahydrat

Gehalt: mindestens 98,0 Prozent $AlCl_3 \cdot 6\ H_2O$

Weißes bis schwach gelbliches, kristallines, hygroskopisches Pulver; leicht löslich in Wasser und in Ethanol 96%

Lagerung: dicht verschlossen

Aluminiumchlorid-Lösung R   1002701

65,0 g Aluminiumchlorid R werden in Wasser R zu 100 ml gelöst. Die Lösung wird nach Zusatz von 0,5 g Aktivkohle R 10 min lang gerührt, filtriert und das Filtrat unter dauerndem Rühren mit genügend Lösung von Natriumhydroxid R ($10\ g \cdot l^{-1}$) versetzt (etwa 60 ml), bis ein pH-Wert von etwa 1,5 erhalten wird.

Aluminiumchlorid-Reagenz R   1002702

2,0 g Aluminiumchlorid R werden in 100 ml einer 5-prozentigen Lösung (V/V) von Essigsäure 99% R in Methanol R gelöst.

Aluminiumkaliumsulfat R   1003000

CAS Nr. 7784-24-9

Muss der Monographie **Aluminiumkaliumsulfat (Alumen)** entsprechen

Aluminiumnitrat R   1002800

$Al(NO_3)_3 \cdot 9\ H_2O$ M_r 375,1
CAS Nr. 7784-27-2

Aluminiumnitrat, Nonahydrat

Zerfließliche Kristalle; sehr leicht löslich in Wasser und in Ethanol 96%, sehr schwer löslich in Aceton

Lagerung: dicht verschlossen

Aluminiumoxid, basisches R   1118300

Basische Form von wasserfreiem Aluminiumoxid R, das zur Säulenchromatographie geeignet ist

pH-Wert (2.2.3): 1 g Substanz wird 5 min lang mit 10 ml kohlendioxidfreiem Wasser R geschüttelt. Der pH-Wert der Suspension muss etwa 9 bis 10 betragen.

Aluminiumoxid, neutrales *R* 1118400

Al$_2$O$_3$ M_r 102,0

Muss der Monographie **Wasserhaltiges Aluminiumoxid / Algeldrat (Aluminii oxidum hydricum)** entsprechen

Aluminiumoxid, wasserfreies *R* 1002900

CAS Nr. 1344-28-1

γ-Aluminiumoxid, das durch Erhitzen wasserfrei gemacht und aktiviert ist

Die Teilchengröße beträgt 75 bis 150 µm.

Aluminiumoxid zur Chromatographie, desaktiviertes *R* 1188900

In geeigneter Weise desaktiviertes Aluminiumoxid zur sicheren Trennung und Detektion von nur in Spuren vorhandenen polaren Kohlenwasserstoffen unter Anwendung in PLOT-Schichtkapillaren (PLOT, porous layer open tubular)

Ameisensäure *R* 1039300

HCOOH

CH$_2$O$_2$ M_r 46,03
CAS Nr. 64-18-6

Gehalt: mindestens 98,0 Prozent (*m/m*)

Farblose, ätzende Flüssigkeit; mischbar mit Wasser und mit Ethanol 96 %

d_{20}^{20}: etwa 1,22

Gehaltsbestimmung: Ein Erlenmeyerkolben, der 10 ml Wasser *R* enthält, wird genau gewogen. Nach raschem Zusatz von etwa 1 ml Substanz wird der Ansatz erneut genau gewogen. Die Lösung wird mit 50 ml Wasser *R* verdünnt und mit Natriumhydroxid-Lösung (1 mol · l^{-1}) titriert. Der Endpunkt wird mit Hilfe der Potentiometrie (2.2.20) oder nach Zusatz von 0,5 ml Phenolphthalein-Lösung *R* als Indikator bestimmt.

1 ml Natriumhydroxid-Lösung (1 mol · l^{-1}) entspricht 46,03 mg CH$_2$O$_2$.

Bei der Nutzung für massenspektrometrische Anwendungen kann eine besondere Qualität erforderlich sein.

Ameisensäure, wasserfreie *R*

Siehe Ameisensäure *R*

Americium-243-Spikelösung *R* 1167500

Enthält 50 Bq · l^{-1} ^{243}Am und eine Lösung von Lanthan(III)-chlorid-Heptahydrat *R* (134 mg · l^{-1}) in einer Lösung von Salzsäure *R* (103 g · l^{-1})

Amidoschwarz 10B *R* 1003100

C$_{22}$H$_{14}$N$_6$Na$_2$O$_9$S$_2$ M_r 617
CAS Nr. 1064-48-8

C.I. Nr. 20470; Schultz Nr. 299
4-Amino-5-hydroxy-3-(4-nitrophenylazo)-6-phenylazo-2,7-naphthalindisulfonsäure, Dinatriumsalz

Dunkelbraunes bis schwarzes Pulver; wenig löslich in Wasser, löslich in Ethanol 96 %

Amidoschwarz-10B-Lösung *R* 1003101

Eine Lösung von Amidoschwarz 10B *R* (5 g · l^{-1}) in einer Mischung von 10 Volumteilen Essigsäure *R* und 90 Volumteilen Methanol *R*

4-Aminoantipyrin *R* 1004600

C$_{11}$H$_{13}$N$_3$O M_r 203,2
CAS Nr. 83-07-8

4-Amino-1,5-dimethyl-2-phenyl-1,2-dihydro-3*H*-pyra=zol-3-on

Hellgelbe Nadeln oder hellgelbes Pulver; wenig löslich in Wasser, leicht löslich in Ethanol 96 %

Smp: etwa 108 °C

4-Aminoantipyrin-Lösung *R* 1004601

Eine Lösung von 4-Aminoantipyrin *R* (1 g · l^{-1}) in Pufferlösung pH 9,0 *R*

Aminoazobenzol *R* 1003200

C$_{12}$H$_{11}$N$_3$ M_r 197,2
CAS Nr. 60-09-3

C.I. Nr. 11000
Azobenzol-4-amin

Bräunlich gelbe Nadeln mit bläulichem Schimmer; schwer löslich in Wasser, leicht löslich in Ethanol 96 %

Smp: etwa 128 °C

Aminobenzoesäure *R*   1003300

$C_7H_7NO_2$ M_r 137,1
CAS Nr. 150-13-0

4-Aminobenzoesäure

Weißes bis fast weißes, kristallines Pulver; schwer löslich in Wasser, leicht löslich in Ethanol 96 %, praktisch unlöslich in Petrolether

Smp: etwa 187 °C

Dünnschichtchromatographie (2.2.27): Die Substanz wird wie in der Monographie **Procainhydrochlorid (Procaini hydrochloridum)** beschrieben geprüft; das Chromatogramm darf nur einen Hauptfleck zeigen.

Lagerung: vor Licht geschützt

Aminobenzoesäure-Lösung *R*   1003301

1 g Aminobenzoesäure *R* wird in einer Mischung von 18 ml wasserfreier Essigsäure *R*, 20 ml Wasser *R* und 1 ml Phosphorsäure 85 % *R* gelöst.

Unmittelbar vor Gebrauch werden 2 Volumteile der Lösung mit 3 Volumteilen Aceton *R* gemischt.

2-Aminobenzoesäure *R*

Siehe Anthranilsäure *R*

3-Aminobenzoesäure *R*   1147400

$C_7H_7NO_2$ M_r 137,1
CAS Nr. 99-05-8

Weiße bis fast weiße Kristalle

Eine wässrige Lösung der Substanz färbt sich beim Stehen an der Luft braun.

Smp: etwa 174 °C

Lagerung: dicht verschlossen, vor Licht geschützt

N-(4-Aminobenzoyl)-L-glutaminsäure *R*   1141700

$C_{12}H_{14}N_2O_5$ M_r 266,3
CAS Nr. 4271-30-1

ABGA; (2*S*)-2-[(4-Aminobenzoyl)amino]pentandisäure

Weißes bis fast weißes, kristallines Pulver

Smp: etwa 175 °C, unter Zersetzung

Aminobutanol *R*   1003500

$C_4H_{11}NO$ M_r 89,1
CAS Nr. 5856-63-3

2-Amino-1-butanol

Ölige Flüssigkeit; mischbar mit Wasser, löslich in Ethanol 96 %

d_{20}^{20}:   etwa 0,94
n_D^{20}:   etwa 1,453
Sdp: etwa 180 °C

4-Aminobutansäure *R*   1123200

$C_4H_9NO_2$ M_r 103,1
CAS Nr. 56-12-2

γ-Aminobuttersäure; GABA

Umkristallisiert aus Methanol und Ether in Form von Blättchen, aus Wasser und Ethanol 96 % in Form von Nadeln; leicht löslich in Wasser, praktisch unlöslich oder schwer löslich in anderen Lösungsmitteln

Smp: etwa 202 °C (vermindert sich bei schnellem Aufheizen)

Aminochlorbenzophenon *R*   1003600

$C_{13}H_{10}ClNO$ M_r 231,7
CAS Nr. 719-59-5

2-Amino-5-chlorbenzophenon

Gehalt: mindestens 95,0 Prozent

Gelbes, kristallines Pulver; praktisch unlöslich in Wasser, leicht löslich in Aceton, löslich in Ethanol 96 %

Smp: etwa 97 °C

Lagerung: vor Licht geschützt

Aminoethanol *R* 1034900

C_2H_7NO M_r 61,1
CAS Nr. 141-43-5

2-Aminoethanol; Ethanolamin

Klare, farblose, viskose, hygroskopische Flüssigkeit; mischbar mit Wasser und mit Methanol

d_{20}^{20}: etwa 1,014
n_D^{20}: etwa 1,454
Smp: etwa 11 °C

Lagerung: dicht verschlossen

4-Aminofolsäure *R* 1163700

$C_{19}H_{20}N_8O_5$ M_r 440,4
CAS Nr. 54-62-6

(2*S*)-2-[[4-[[(2,4-Diaminopteridin-6-yl)methyl]amino]-benzoyl]amino]pentandisäure; *N*-[4-[[(2,4-Diaminopteridin-6-yl)methyl]amino]benzoyl]-L-glutaminsäure; Aminopterin

Gelbliches Pulver

Smp: etwa 230 °C

6-Aminohexansäure *R* 1103100

$C_6H_{13}NO_2$ M_r 131,2
CAS Nr. 60-32-2

Farblose Kristalle; leicht löslich in Wasser, wenig löslich in Methanol, praktisch unlöslich in wasserfreiem Ethanol

Smp: etwa 205 °C

Aminohippursäure *R* 1003700

$C_9H_{10}N_2O_3$ M_r 194,2
CAS Nr. 61-78-9

N-(4-Aminobenzoyl)aminoessigsäure

Weißes bis fast weißes Pulver; wenig löslich in Wasser, löslich in Ethanol 96 %

Smp: etwa 200 °C

Aminohippursäure-Reagenz *R* 1003701

3 g Phthalsäure *R* und 0,3 g Aminohippursäure *R* werden in Ethanol 96 % *R* zu 100 ml gelöst.

Aminohydroxynaphthalinsulfonsäure *R* 1112400

$C_{10}H_9NO_4S$ M_r 239,3
CAS Nr. 116-63-2

4-Amino-3-hydroxynaphthalin-1-sulfonsäure

Weiße bis graue Nadeln, die sich bei Lichteinwirkung rosa färben, inbesondere in Gegenwart von Feuchtigkeit; praktisch unlöslich in Wasser und in Ethanol 96 %, löslich in Alkalihydroxid-Lösungen und in heißen Natriumdisulfit-Lösungen

Lagerung: vor Licht geschützt

Aminohydroxynaphthalinsulfonsäure-Lösung *R* 1112401

5,0 g wasserfreies Natriumsulfit *R* werden mit 94,3 g Natriumhydrogensulfit *R* und 0,7 g Aminohydroxynaphthalinsulfonsäure *R* gemischt. 1,5 g Mischung werden in Wasser *R* zu 10,0 ml gelöst.

Die Lösung ist am Tag der Verwendung herzustellen.

***cis*-Aminoindanol** *R* 1168300

$C_9H_{11}NO$ M_r 149,2
CAS Nr. 126456-43-7

(1*S*,2*R*)-1-Amino-2,3-dihydro-1*H*-inden-2-ol; (−)-*cis*-1-Aminoindan-2-ol

Gehalt: mindestens 98,0 Prozent (Summe der Enantiomere, mit Hilfe der Gaschromatographie bestimmt)

$[\alpha]_D^{20}$: −69 bis −59, an einer Lösung der Substanz (2 g · l⁻¹) in Chloroform *R* bestimmt

Smp: 118 bis 122 °C

Aminomethylalizarindiessigsäure *R* 1003900

$C_{19}H_{15}NO_8 \cdot 2\ H_2O$ M_r 421,4
CAS Nr. 3952-78-1

2,2′-[(3,4-Dihydroxyanthrachinon-2-yl)methylennitrilo]=
diessigsäure-Dihydrat; *N*-(3,4-Dihydroxyanthrachinon-2-ylmethyl)iminodiessigsäure-Dihydrat; Alizarinkomplexon-Dihydrat

Feines, blass-bräunlich-gelbes bis orangebraunes Pulver; praktisch unlöslich in Wasser, löslich in Alkalihydroxid-Lösungen

Smp: etwa 185 °C

Trocknungsverlust (2.2.32): höchstens 10,0 Prozent, mit 1,000 g Substanz bestimmt

Aminomethylalizarindiessigsäure-Lösung *R* 1003902

0,192 g Aminomethylalizarindiessigsäure *R* werden in 6 ml frisch hergestellter Natriumhydroxid-Lösung (1 mol · l⁻¹) gelöst. Die Lösung wird mit 750 ml Wasser *R* und 25 ml Succinat-Pufferlösung pH 4,6 *R* versetzt. Diese Lösung wird mit Salzsäure (0,5 mol · l⁻¹) tropfenweise versetzt, bis die Farbe von Rotviolett nach Gelb umschlägt (pH 4,5 bis 5). Nach Zusatz von 100 ml Aceton *R* wird diese Lösung mit Wasser *R* zu 1000 ml verdünnt.

Aminomethylalizarindiessigsäure-Reagenz *R* 1003901

Lösung A: 0,36 g Cer(III)-nitrat *R* werden in Wasser *R* zu 50 ml gelöst.

Lösung B: 0,7 g Aminomethylalizarindiessigsäure *R* werden in 50 ml Wasser *R* suspendiert. Die Substanz wird durch Zusatz von etwa 0,25 ml konzentrierter Ammoniak-Lösung *R* gelöst und die Lösung nach Zusatz von 0,25 ml Essigsäure 99 % *R* mit Wasser *R* zu 100 ml verdünnt.

Lösung C: 6 g Natriumacetat *R* werden in 50 ml Wasser *R* gelöst. Die Lösung wird nach Zusatz von 11,5 ml Essigsäure 99 % *R* mit Wasser *R* zu 100 ml verdünnt.

33 ml Aceton *R* werden mit 6,8 ml Lösung C, 1,0 ml Lösung B und 1,0 ml Lösung A versetzt. Die Mischung wird mit Wasser *R* zu 50 ml verdünnt.

Empfindlichkeitsprüfung: 1,0 ml Fluorid-Lösung (10 ppm F) *R* wird mit 19,0 ml Wasser *R* und 5,0 ml Aminomethylalizarindiessigsäure-Reagenz versetzt. Nach 20 min muss die Mischung eine Blaufärbung zeigen.

Lagerung: höchstens 5 Tage lang

4-(Aminomethyl)benzoesäure *R* 1167800

$C_8H_9NO_2$ M_r 151,2
CAS Nr. 56-91-7

Aminonitrobenzophenon *R* 1004000

$C_{13}H_{10}N_2O_3$ M_r 242,2
CAS Nr. 1775-95-7

(2-Amino-5-nitrophenyl)(phenyl)methanon

Gelbes, kristallines Pulver; praktisch unlöslich in Wasser, löslich in Tetrahydrofuran, schwer löslich in Methanol

Smp: etwa 160 °C

$A_{1cm}^{1\%}$: 690 bis 720, bei 233 nm an einer Lösung der Substanz (10 mg · l⁻¹) in Methanol *R* bestimmt

6-Aminopenicillansäure *R* 1162100

$C_8H_{12}N_2O_3S$ M_r 216,3
CAS Nr. 551-16-6

(2*S*,5*R*,6*R*)-6-Amino-3,3-dimethyl-7-oxo-4-thia-1-azabi=
cyclo[3.2.0]heptan-2-carbonsäure

Aussehen: weißes bis fast weißes Pulver

Smp: etwa 205 °C, unter Zersetzung

Aminophenazon *R* 1133900

C$_{13}$H$_{17}$N$_3$O M_r 231,3
CAS Nr. 58-15-1

4-(Dimethylamino)-1,5-dimethyl-2-phenyl-1,2-dihydro-3*H*-pyrazol-3-on

Weißes bis fast weißes, kristallines Pulver oder farbloses Kristalle; löslich in Wasser, leicht löslich in Ethanol 96 %

Smp: etwa 108 °C

2-Aminophenol *R* 1147500

C$_6$H$_7$NO M_r 109,1
CAS Nr. 95-55-6

Schwach-gelblich-braune Kristalle, die schnell braun werden; wenig löslich in Wasser, löslich in Ethanol 96 %

Smp: etwa 172 °C

Lagerung: dicht verschlossen, vor Licht geschützt

3-Aminophenol *R* 1147600

C$_6$H$_7$NO M_r 109,1
CAS Nr. 591-27-5

Schwach-gelblich-braune Kristalle; wenig löslich in Wasser

Smp: etwa 122 °C

4-Aminophenol *R* 1004300

C$_6$H$_7$NO M_r 109,1
CAS Nr. 123-30-8

Gehalt: mindestens 95 Prozent

Weißes bis schwach gefärbtes, kristallines Pulver, das sich unter Luft- und Lichteinfluss dunkler färbt; wenig löslich in Wasser, löslich in wasserfreiem Ethanol

Smp: etwa 186 °C, unter Zersetzung

Lagerung: vor Licht geschützt

4-(4-Aminophenoxy)-*N*-methylpicolinamid *R* 1210600

C$_{13}$H$_{13}$N$_3$O$_2$ M_r 243,3
CAS Nr. 284462-37-9

4-(4-Aminophenoxy)-*N*-methylpyridin-2-carboxamid

Gehalt: mindestens 99,0 Prozent

Hellbraunes Pulver

Smp: 110 bis 112 °C

Aminopolyether *R* 1112500

C$_{18}$H$_{36}$N$_2$O$_6$ M_r 376,5
CAS Nr. 23978-09-8

4,7,13,16,21,24-Hexaoxa-1,10-diazabicyclo[8.8.8]hexacosan

Smp: 70 bis 73 °C

3-Aminopropanol *R* 1004400

C$_3$H$_9$NO M_r 75,1
CAS Nr. 156-87-6

3-Amino-1-propanol, Propanolamin

Klare, farblose, viskose Flüssigkeit

d_{20}^{20}:   etwa 0,99
n_D^{20}:   etwa 1,461
Smp: etwa 11 °C

3-Aminopropionsäure *R*

Siehe β-Alanin *R*

Aminopyrazolon *R*

Siehe 4-Aminoantipyrin *R*

Aminopyrazolon-Lösung *R*

Siehe 4-Aminoantipyrin-Lösung *R*

3-Aminosalicylsäure *R* 1183600

C$_7$H$_7$NO$_3$ M_r 153,1
CAS Nr. 570-23-0

3-Amino-2-hydroxybenzoesäure

Smp: etwa 240 °C

Schwer löslich in Wasser

4-Aminosalicylsäure *R* 1183700

C$_7$H$_7$NO$_3$ M_r 153,1
CAS Nr. 65-49-6

4-Amino-2-hydroxybenzoesäure

Weißes bis fast weißes, voluminöses Pulver, das bei Kontakt mit Luft und Licht dunkel wird; schwer löslich in Wasser, löslich in Ethanol 96 %, in verdünnter Salpetersäure und in Natriumhydroxid-Lösungen

Smp: 135 bis 145 °C

Lagerung: dicht verschlossen, vor Licht geschützt, bei höchstens 30 °C

Ammoniak-Lösung *R* 1004701

NH$_3$ M_r 17,03

Gehalt: mindestens 170 und höchstens 180 g · l^{-1} NH$_3$

Herstellung: 67 g konzentrierte Ammoniak-Lösung *R* werden mit Wasser *R* zu 100 ml verdünnt.

d_{20}^{20}: 0,931 bis 0,934

Wird die Ammoniak-Lösung R für die Grenzprüfung auf Eisen verwendet, muss sie zusätzlich folgender Prüfung entsprechen:

5 ml Substanz werden im Wasserbad zur Trockne eingedampft. Der Rückstand wird in 10 ml Wasser *R* gelöst. Nach Zusatz von 2 ml einer Lösung von Citronensäure-Monohydrat *R* (200 g · l^{-1}) und 0,1 ml Thioglycolsäure *R* wird die Lösung mit Ammoniak-Lösung *R* alkalisch gemacht und mit Wasser *R* zu 20 ml verdünnt. Dabei darf keine Rosafärbung auftreten.

Lagerung: vor Kohlendioxid geschützt, unterhalb von 20 °C

Ammoniak-Lösung, bleifreie *R* 1004705

Verdünnte Ammoniak-Lösung *R* 1, die zusätzlich folgender Prüfung entsprechen muss: 20 ml Lösung werden mit 1 ml bleifreier Kaliumcyanid-Lösung *R* versetzt. Nach Verdünnen mit Wasser *R* zu 50 ml und Zusatz von 0,10 ml Natriumsulfid-Lösung *R* darf die Lösung nicht stärker gefärbt sein als eine Vergleichslösung ohne Natriumsulfid-Zusatz.

Ammoniak-Lösung, konzentrierte *R* 1004700

Muss der Monographie **Konzentrierte Ammoniak-Lösung (Ammoniae solutio concentrata)** entsprechen

Ammoniak-Lösung, konzentrierte *R* 1 1004800

Gehalt: mindestens 30,0 Prozent (*m/m*) NH$_3$ (M_r 17,03)

Klare, farblose Flüssigkeit

d_{20}^{20}: weniger als 0,892

Gehaltsbestimmung: Ein Erlenmeyerkolben mit Schliffstopfen, der 50,0 ml Salzsäure (1 mol · l^{-1}) enthält, wird genau gewogen, der Inhalt mit 2 ml Substanz versetzt und der Kolben erneut genau gewogen. Nach Zusatz von 0,5 ml Methylrot-Mischindikator-Lösung *R* wird die Lösung mit Natriumhydroxid-Lösung (1 mol · l^{-1}) titriert.

1 ml Salzsäure (1 mol · l^{-1}) entspricht 17,03 mg NH$_3$.

Lagerung: vor Kohlendioxid geschützt, unterhalb von 20 °C

Ammoniak-Lösung, verdünnte *R* 1 1004702

Gehalt: mindestens 100 und höchstens 104 g · l^{-1} NH$_3$ (M_r 17,03)

Herstellung: 41 g konzentrierte Ammoniak-Lösung *R* werden mit Wasser *R* zu 100 ml verdünnt.

Ammoniak-Lösung, verdünnte *R* 2 1004703

Gehalt: mindestens 33 und höchstens 35 g · l^{-1} NH$_3$ (M_r 17,03)

Herstellung: 14 g konzentrierte Ammoniak-Lösung *R* werden mit Wasser *R* zu 100 ml verdünnt.

Ammoniak-Lösung, verdünnte *R* 3 1004704

Gehalt: mindestens 1,6 und höchstens 1,8 g · l^{-1} NH$_3$ (M_r 17,03)

Herstellung: 0,7 g konzentrierte Ammoniak-Lösung *R* werden mit Wasser *R* zu 100 ml verdünnt.

Ammoniak-Lösung, verdünnte *R* 4 1004706

Gehalt: mindestens 8,4 und höchstens 8,6 g · l^{-1} NH$_3$ (M_r 17,03)

Herstellung: 3,5 g konzentrierte Ammoniak-Lösung *R* werden mit Wasser *R* zu 100 ml verdünnt.

Ammoniumacetat R   1004900

$NH_4^{\oplus}$ [$H_3C-COO^{\ominus}$]

$C_2H_7NO_2$ M_r 77,1
CAS Nr. 631-61-8

Farblose, stark zerfließliche Kristalle; sehr leicht löslich in Wasser und in Ethanol 96 %

Lagerung: dicht verschlossen

Ammoniumacetat-Lösung R   1004901

150 g Ammoniumacetat R werden in Wasser R gelöst. Nach Zusatz von 3 ml Essigsäure 99 % R wird die Lösung mit Wasser R zu 1000 ml verdünnt.

Lagerung: Eine Woche lang haltbar

(1R)-(−)-Ammoniumcampher-10-sulfonat R   1103200

$C_{10}H_{19}NO_4S$ M_r 249,3

Gehalt: mindestens 97,0 Prozent (1R)-(−)-Ammonium= campher-10-sulfonat

$[\alpha]_D^{20}$: −18 ± 2, an einer Lösung der Substanz (50 g · l^{-1}) in Wasser R bestimmt

Ammoniumcarbamat R   1168400

$NH_4^{\oplus}$ [$H_2N-COO^{\ominus}$]

$CH_6N_2O_2$ M_r 78,1
CAS Nr. 1111-78-0

Carbamidsäure-Ammoniumsalz

Ammoniumcarbonat R   1005200

CAS Nr. 506-87-6

Gemisch von wechselnden Mengen Ammoniumhydrogencarbonat (NH_4HCO_3, M_r 79,1) und Ammoniumcarbamat ($H_2NCOONH_4$, M_r 78,1)

Weiße bis fast weiße, durchscheinende Masse; langsam löslich in etwa 4 Teilen Wasser

Die Substanz wird durch siedendes Wasser zersetzt.

Die Substanz setzt mindestens 30 Prozent (*m/m*) NH_3 (M_r 17,03) frei.

Gehaltsbestimmung: 2,00 g Substanz werden in 25 ml Wasser R gelöst und langsam mit 50,0 ml Salzsäure (1 mol · l^{-1}) versetzt. Nach Zusatz von 0,1 ml Methylorange-Lösung R wird die Lösung mit Natriumhydroxid-Lösung (1 mol · l^{-1}) titriert.

1 ml Salzsäure (1 mol · l^{-1}) entspricht 17,03 mg NH_3.

Lagerung: unterhalb von 20 °C

Ammoniumcarbonat-Lösung R   1005201

Eine Lösung vom Ammoniumcarbonat R (158 g · l^{-1})

Ammoniumcarbonat-Lösung R 1   1005202

20 g Ammoniumcarbonat R werden in 20 ml verdünnter Ammoniak-Lösung R 1 gelöst. Die Lösung wird mit Wasser R zu 100 ml verdünnt.

Ammoniumcer(IV)-nitrat R   1005000

$Ce(NH_4)_2(NO_3)_6$ M_r 548,2
CAS Nr. 16774-21-3

Orangegelbe, durchscheinende Kristalle oder orangegelbes, kristallines Pulver; löslich in Wasser

Ammoniumcer(IV)-sulfat R   1005100

$Ce(NH_4)_4(SO_4)_4 \cdot 2\ H_2O$ M_r 633
CAS Nr. 10378-47-9

Orangegelbe Kristalle oder orangegelbes, kristallines Pulver; langsam löslich in Wasser

Ammoniumchlorid R   1005300

CAS Nr. 12125-02-9

Muss der Monographie **Ammoniumchlorid (Ammonii chloridum)** entsprechen

Ammoniumchlorid-Lösung R   1005301

Eine Lösung von Ammoniumchlorid R (107 g · l^{-1})

Ammoniumcitrat R   1103300

$C_6H_{14}N_2O_7$ M_r 226,2
CAS Nr. 3012-65-5

Ammoniummonohydrogencitrat

Weißes bis fast weißes, kristallines Pulver oder farblose Kristalle; leicht löslich in Wasser, schwer löslich in Ethanol 96 %

pH-Wert (2.2.3): Der pH-Wert einer Lösung der Substanz (22,6 g · l^{-1}) beträgt etwa 4,3.

Ammoniumdihydrogenphosphat *R* 1005400

$(NH_4)H_2PO_4$ M_r 115,0
CAS Nr. 7722-76-1

Weißes bis fast weißes, kristallines Pulver oder farblose Kristalle; leicht löslich in Wasser

pH-Wert (2.2.3): Der pH-Wert einer Lösung der Substanz (23 g · l^{-1}) beträgt etwa 4,2.

Ammoniumeisen(II)-sulfat *R* 1038200

$Fe(NH_4)_2(SO_4)_2 \cdot 6\ H_2O$ M_r 392,2
CAS Nr. 7783-85-9

Kristalle oder Körnchen, blass-bläulich-grün; leicht löslich in Wasser, praktisch unlöslich in Ethanol 96 %

Lagerung: vor Licht geschützt

Ammoniumeisen(III)-sulfat *R* 1037700

$FeNH_4(SO_4)_2 \cdot 12\ H_2O$ M_r 482,2
CAS Nr. 7783-83-7

Schwach violett gefärbte, verwitternde Kristalle; sehr leicht löslich in Wasser, praktisch unlöslich in Ethanol 96 %

Ammoniumeisen(III)-sulfat-Lösung *R* 2 1037702

Eine Lösung von Ammoniumeisen(III)-sulfat *R* (100 g · l^{-1})

Falls erforderlich wird die Lösung vor Gebrauch filtriert.

Ammoniumeisen(III)-sulfat-Lösung *R* 5 1037704

30,0 g Ammoniumeisen(III)-sulfat *R* werden mit 40 ml Salpetersäure *R* geschüttelt. Die Lösung wird mit Wasser *R* zu 100 ml verdünnt. Zeigt die Lösung eine Trübung, wird sie zentrifugiert oder filtriert.

Lagerung: vor Licht geschützt

Ammoniumeisen(III)-sulfat-Lösung *R* 6 1037705

20 g Ammoniumeisen(III)-sulfat *R* werden in 75 ml Wasser *R* gelöst. Nach Zusatz von 10 ml einer 2,8-prozentigen Lösung (*V/V*) von Schwefelsäure *R* wird die Lösung mit Wasser *R* zu 100 ml verdünnt.

Ammoniumformiat *R* 1112600

CH_5NO_2 M_r 63,1
CAS Nr. 540-69-2

Kristalle oder Granulat, zerfließlich; sehr leicht löslich in Wasser, löslich in Ethanol 96 %

Smp: 119 bis 121 °C

Lagerung: dicht verschlossen

Ammoniumhexafluorogermanat(IV) *R* 1134000

$(NH_4)_2GeF_6$ M_r 222,7
CAS Nr. 16962-47-3

Weiße bis fast weiße Kristalle; leicht löslich in Wasser

Ammoniumhydrogencarbonat *R* 1005500

$(NH_4)HCO_3$ M_r 79,1
CAS Nr. 1066-33-7

Gehalt: mindestens 99 Prozent

Ammoniummolybdat *R* 1005700

$(NH_4)_6Mo_7O_{24} \cdot 4\ H_2O$ M_r 1236
CAS Nr. 12054-85-2

Farblose bis schwach gelbe oder grünliche Kristalle; löslich in Wasser, praktisch unlöslich in Ethanol 96 %

Ammoniummolybdat-Lösung *R* 1005702

Eine Lösung von Ammoniummolybdat *R* (100 g · l^{-1})

Ammoniummolybdat-Lösung *R* 2 1005703

5,0 g Ammoniummolybdat *R* werden unter Erhitzen in 30 ml Wasser *R* gelöst. Die Lösung wird abgekühlt, mit verdünnter Ammoniak-Lösung *R* 2 auf einen pH-Wert von 7,0 eingestellt und mit Wasser *R* zu 50 ml verdünnt.

Ammoniummolybdat-Lösung *R* 3 1005704

Lösung A: 5 g Ammoniummolybdat *R* werden unter Erwärmen in 20 ml Wasser *R* gelöst.

Lösung B: 150 ml Ethanol 96 % *R* und 150 ml Wasser *R* werden gemischt. Unter Kühlen wird die Mischung mit 100 ml Schwefelsäure *R* versetzt.

Unmittelbar vor Gebrauch werden 20 Volumteile Lösung A mit 80 Volumteilen Lösung B versetzt.

Ammoniummolybdat-Lösung *R* 4 1005705

1,0 g Ammoniummolybdat *R* wird in Wasser *R* zu 40 ml gelöst. Nach Zusatz von 3 ml Salzsäure *R* und 5 ml Perchlorsäure *R* wird die Lösung mit Aceton *R* zu 100 ml verdünnt.

Lagerung: vor Licht geschützt und innerhalb von 1 Monat zu verwenden

Ammoniummolybdat-Lösung R 5 — 1005707

1,0 g Ammoniummolybdat R wird in 40,0 ml einer 15-prozentigen Lösung (V/V) von Schwefelsäure R gelöst.

Die Lösung ist am Tag der Verwendung herzustellen.

Ammoniummolybdat-Lösung R 6 — 1005709

Etwa 40 ml Wasser R werden langsam mit 10 ml Schwefelsäure R versetzt, gemischt und erkalten gelassen. Die Lösung wird mit Wasser R zu 100 ml verdünnt und gemischt. Diese Lösung wird mit 2,5 g Ammoniummolybdat R und 1 g Cer(IV)-sulfat R versetzt und 15 min lang bis zum Lösen geschüttelt.

Ammoniummolybdat-Reagenz R — 1005701

In der angegebenen Reihenfolge wird 1 Volumteil einer Lösung von Ammoniummolybdat R ($25\,g \cdot l^{-1}$) mit 1 Volumteil einer Lösung von Ascorbinsäure R ($100\,g \cdot l^{-1}$) und 1 Volumteil Schwefelsäure R ($294{,}5\,g \cdot l^{-1}$ H_2SO_4) gemischt. Die Mischung wird mit 2 Volumteilen Wasser R versetzt.

Lagerung: Das Reagenz ist innerhalb eines Tages zu verwenden.

Ammoniummolybdat-Reagenz R 1 — 1005706

10 ml einer Lösung von Natriummonohydrogenarsenat R ($60\,g \cdot l^{-1}$), 50 ml Ammoniummolybdat-Lösung R und 90 ml verdünnte Schwefelsäure R werden gemischt und mit Wasser R zu 200 ml verdünnt.

Lagerung: 24 h lang unter Lichtschutz bei 37 °C

Ammoniummolybdat-Reagenz R 2 — 1005708

50 g Ammoniummolybdat R werden in 600 ml Wasser R gelöst. 250 ml kaltes Wasser R und 150 ml Schwefelsäure R werden vorsichtig gemischt und abgekühlt. Anschließend werden beide Lösungen gemischt.

Lagerung: Das Reagenz ist innerhalb eines Tages zu verwenden.

Ammoniummonohydrogenphosphat R — 1006100

$(NH_4)_2HPO_4$ M_r 132,1
CAS Nr. 7783-28-0

Weiße bis fast weiße Kristalle oder weiße bis fast weiße Körnchen, hygroskopisch; sehr leicht löslich in Wasser, praktisch unlöslich in Ethanol 96 %

pH-Wert (2.2.3): etwa 8 für eine Lösung der Substanz ($200\,g \cdot l^{-1}$)

Lagerung: dicht verschlossen

Ammoniumnitrat R — 1005800

NH_4NO_3 M_r 80,0
CAS Nr. 6484-52-2

Weißes bis fast weißes, kristallines Pulver oder farblose Kristalle, hygroskopisch; sehr leicht löslich in Wasser, leicht löslich in Methanol, löslich in Ethanol 96 %

Lagerung: dicht verschlossen

Ammoniumnitrat R 1 — 1005801

Die Substanz muss Ammoniumnitrat R mit folgenden zusätzlichen Prüfungen entsprechen:

Sauer reagierende Substanzen: Eine Lösung der Substanz ist schwach sauer (2.2.4).

Chlorid (2.4.4): höchstens 100 ppm, mit 0,50 g Substanz bestimmt

Sulfat (2.4.13): höchstens 150 ppm, mit 1,0 g Substanz bestimmt

Sulfatasche (2.4.14): höchstens 0,05 Prozent, mit 1,0 g Substanz bestimmt

Ammoniumoxalat R — 1005900

$2\,NH_4^{\oplus}\ [^{\ominus}OOC{-}COO^{\ominus}] \cdot H_2O$

$C_2H_8N_2O_4 \cdot H_2O$ M_r 142,1
CAS Nr. 6009-70-7

Farblose Kristalle; löslich in Wasser

Ammoniumoxalat-Lösung R — 1005901

Eine Lösung von Ammoniumoxalat R ($40\,g \cdot l^{-1}$)

Ammoniumpersulfat R — 1006000

$(NH_4)_2S_2O_8$ M_r 228,2
CAS Nr. 7727-54-0

Weißes bis fast weißes, kristallines Pulver oder weiße bis fast weiße, körnige Kristalle; leicht löslich in Wasser

Ammoniumpyrrolidincarbodithioat R — 1006200

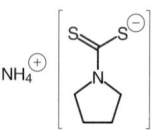

$C_5H_{12}N_2S_2$ M_r 164,3
CAS Nr. 5108-96-3

1-Pyrrolidincarbodithiosäure, Ammoniumsalz

Weißes bis hellgelbes, kristallines Pulver; wenig löslich in Wasser, sehr schwer löslich in Ethanol 96 %

Lagerung: in einem Behältnis, das in einem Beutel aus Baumwolle ein Stück Ammoniumcarbonat enthält

Ammoniumsulfamat *R* 1006400

$NH_4^{\oplus}[H_2NSO_3]^{\ominus}$ M_r 114,1
CAS Nr. 7773-06-0

Sulfamidsäure, Ammoniumsalz

Weißes bis fast weißes, kristallines Pulver oder farblose Kristalle, hygroskopisch; sehr leicht löslich in Wasser, schwer löslich in Ethanol 96 %

Smp: etwa 130 °C

Lagerung: dicht verschlossen

Ammoniumsulfat *R* 1006500

$(NH_4)_2SO_4$ M_r 132,1
CAS Nr. 7783-20-2

Farblose Kristalle oder weißes bis fast weißes Granulat; sehr leicht löslich in Wasser, praktisch unlöslich in Aceton und Ethanol 96 %

pH-Wert (2.2.3): Der pH-Wert einer Lösung der Substanz (50 g · l^{-1}) in kohlendioxidfreiem Wasser *R* muss zwischen 4,5 und 6,0 liegen.

Sulfatasche (2.4.14): höchstens 0,1 Prozent

Ammoniumsulfid-Lösung *R* 1123300

120 ml verdünnte Ammoniak-Lösung *R* 1 werden mit Schwefelwasserstoff *R* gesättigt und mit 80 ml verdünnter Ammoniak-Lösung *R* 1 versetzt.

Unmittelbar vor Gebrauch herzustellen

Ammoniumthiocyanat *R* 1006700

NH_4SCN M_r 76,1
CAS Nr. 1762-95-4

Farblose, zerfließliche Kristalle; sehr leicht löslich in Wasser, löslich in Ethanol 96 %

Lagerung: dicht verschlossen

Ammoniumthiocyanat-Lösung *R* 1006701

Eine Lösung von Ammoniumthiocyanat *R* (76 g · l^{-1})

Ammoniumvanadat *R* 1006800

NH_4VO_3 M_r 117,0
CAS Nr. 7803-55-6

Weißes bis schwach gelbliches, kristallines Pulver; schwer löslich in Wasser, löslich in verdünnter Ammoniak-Lösung *R* 1

Ammoniumvanadat-Lösung *R* 1006801

1,2 g Ammoniumvanadat *R* werden in 95 ml Wasser *R* gelöst. Die Lösung wird mit Schwefelsäure *R* zu 100 ml verdünnt.

Amoxicillin-Trihydrat *R* 1103400

Muss der Monographie **Amoxicillin-Trihydrat (Amoxicillinum trihydricum)** entsprechen

tert-Amylalkohol *R* 1062700

$C_5H_{12}O$ M_r 88,1
CAS Nr. 75-85-4

2-Methyl-2-butanol; *tert*-Pentylalkohol

Flüchtige, entflammbare Flüssigkeit; leicht löslich in Wasser, mischbar mit Ethanol 96 % und Glycerol

d_{20}^{20}: etwa 0,81

Destillationsbereich (2.2.11): Mindestens 95 Prozent Substanz müssen zwischen 100 und 104 °C destillieren.

Lagerung: vor Licht geschützt

α-Amylase *R* 1100800

1,4-α-D-Glucan-4-glucanohydrolase (EC 3.2.1.1)

Weißes bis hellbraunes Pulver

α-Amylase-Lösung *R* 1100801

Eine Lösung von α-Amylase *R* mit einer Aktivität von 800 FAU (fungal amylase activity units) je Gramm

β-Amyrin *R* 1141800

$C_{30}H_{50}O$ M_r 426,7
CAS Nr. 559-70-6

Olean-12-en-3β-ol

Weißes bis fast weißes Pulver

Smp: 187 bis 190 °C

Andrographolid R   1198100

C₂₀H₃₀O₅ M_r 350,4
CAS Nr. 5508-58-7

(3*E*,4*S*)-3-[2-[(1*R*,4a*S*,5*R*,6*R*,8a*S*)-6-Hydroxy-5-(hydro=
xymethyl)-5,8a-dimethyl-2-methylendecahydronaph=
thalin-1-yl]ethyliden]-4-hydroxydihydrofuran-2(3*H*)-on

Anethol R   1006900

C₁₀H₁₂O M_r 148,2
CAS Nr. 4180-23-8

(*E*)-1-Methoxy-4-(1-propenyl)benzol

Weiße bis fast weiße, bis 21 °C kristalline Masse, oberhalb 23 °C flüssig; praktisch unlöslich in Wasser, leicht löslich in wasserfreiem Ethanol, löslich in Ethylacetat und in Petrolether

n_D^{25}: etwa 1,56
Sdp: etwa 230 °C

Wird die Substanz in der Gaschromatographie verwendet, muss sie zusätzlich folgender Anforderung entsprechen:

Gehaltsbestimmung: Gaschromatographie (2.2.28) wie in der Monographie **Anisöl (Anisi aetheroleum)** beschrieben

Untersuchungslösung: die Substanz

Gehalt: mindestens 99,0 Prozent *trans*-Anethol (Retentionszeit etwa 41 min), ermittelt mit Hilfe des Verfahrens „Normalisierung"

Anilin R   1007100

C₆H₇N M_r 93,1
CAS Nr. 62-53-3

Farblose bis schwach gelbliche Flüssigkeit; löslich in Wasser, mischbar mit Ethanol 96 %

d_{20}^{20}: etwa 1,02
Sdp: 183 bis 186 °C

Lagerung: vor Licht geschützt

Anilinhydrochlorid R   1147700

C₆H₈ClN M_r 129,6
CAS Nr. 142-04-1

Benzolaminhydrochlorid

Kristalle, die bei Kontakt mit Luft und Licht dunkel werden

Smp: etwa 198 °C

Lagerung: vor Licht geschützt

Gehalt: mindestens 97,0 Prozent

Anionenaustauscher R   1007200

Austauscherharz in der Chlorid-Form, mit quartären Ammoniumgruppen [–CH₂N⊕(CH₃)₃], die an ein mit 2 Prozent Divinylbenzol vernetztes Polystyrolgerüst fixiert sind

Das Harz liegt in Form von Kügelchen vor.

Das Austauscherharz wird auf einem Glassintertiegel (40) (2.1.2) so lange mit Natriumhydroxid-Lösung (1 mol · l⁻¹) gewaschen, bis das Eluat frei von Chlorid ist, und danach so lange mit Wasser R gewaschen, bis das Eluat neutral reagiert.

Das Austauscherharz wird in frisch hergestelltem, ammoniumfreiem Wasser R suspendiert. Die Suspension wird vor Kohlendioxid geschützt gelagert.

Anionenaustauscher R 1   1123400

Austauscherharz mit quartären Ammoniumgruppen [–CH₂N⊕(CH₃)₃], die an ein Methacrylat-Gerüst fixiert sind

Anionenaustauscher R 2   1141900

Konjugat von gleichmäßigen, 10 μm großen, hydrophilen Polyether-Partikeln und einem quartären Ammoniumsalz, das eine für die Anionenaustauschchromatographie von Proteinen geeignete Matrix ergibt

Anionenaustauscher R 3   1180900

Austauscherharz mit quartären Ammonium-Gruppen, die an ein mit 55 Prozent Divinylbenzol vernetztes Ethylvinylbenzol-Gerüst fixiert sind

Anionenaustauscher, schwacher R   1146700

Austauscherharz mit Diethylaminoethyl-Gruppen, die an ein Poly(methylmethacrylat)-Gerüst fixiert sind

Anionenaustauscher, stark basischer *R* 1026600

Gelförmiges Austauscherharz in der Hydroxid-Form, mit quartären Ammoniumgruppen [–$CH_2N^\oplus(CH_3)_3$, Typ 1], die an ein mit 8 Prozent Divinylbenzol vernetztes Polystyrolgerüst fixiert sind

Braune, durchscheinende Kügelchen

Teilchengröße: 0,2 bis 1,0 mm

Wassergehalt: etwa 50 Prozent

Austauschkapazität: mindestens 1,2 mÄqu. je Milliliter

Anionenaustauscher zur Chromatographie, stark basischer *R* 1112700

Austauscherharz mit quartären Ammonium-Gruppen, die an ein mit Divinylbenzol vernetztes Latex-Gerüst fixiert sind

Anionenaustauscher zur Chromatographie, stark basischer *R* 1 1187400

Nichtporöses Austauscherharz, mit 100 nm großen, durch quartäre Ammonium-Gruppen funktionalisierten Latex-Kügelchen agglomeriert

Anionenaustauscher zur Chromatographie, stark basischer *R* 2 1203000

Nichtporöses Austauscherharz, agglomeriert mit 43 nm großen, durch quartäre Ammonium-Gruppen funktionalisierten Latex-Kügelchen, die mit Ethylvinylbenzol-Divinylbenzol quervernetzt sind

Anisaldehyd *R* 1007300

$C_8H_8O_2$ M_r 136,1
CAS Nr. 123-11-5

4-Methoxybenzaldehyd

Ölige Flüssigkeit; sehr schwer löslich in Wasser, mischbar mit Ethanol 96 %

Sdp: etwa 248 °C

Wird die Substanz in der Gaschromatographie verwendet, muss sie zusätzlich folgender Anforderung entsprechen:

Gehaltsbestimmung: Gaschromatographie (2.2.28) wie in der Monographie **Anisöl (Anisi aetheroleum)** beschrieben

Untersuchungslösung: die Substanz

Gehalt: mindestens 99,0 Prozent, ermittelt mit Hilfe des Verfahrens „Normalisierung"

Anisaldehyd-Reagenz *R* 1007301

0,5 ml Anisaldehyd *R* werden mit 10 ml Essigsäure 99 % *R*, 85 ml Methanol *R* und 5 ml Schwefelsäure *R* in der angegebenen Reihenfolge gemischt.

Anisaldehyd-Reagenz *R* 1 1007302

10 ml Anisaldehyd *R* werden mit 90 ml Ethanol 96 % *R* gemischt. Nach Zusatz von 10 ml Schwefelsäure *R* wird die Mischung erneut gemischt.

Anisaldehyd-Reagenz *R* 2 1007303

170 ml kaltes Methanol *R* werden mit 20 ml Essigsäure 99 % *R* und 10 ml Schwefelsäure *R* gründlich gemischt. Die Mischung wird auf Raumtemperatur abgekühlt und mit 1,0 ml Anisaldehyd *R* versetzt.

p-Anisidin *R* 1103500

C_7H_9NO M_r 123,2
CAS Nr. 104-94-9

4-Methoxyanilin

Gehalt: mindestens 97,0 Prozent

Weiße bis fast weiße Kristalle; wenig löslich in Wasser, löslich in wasserfreiem Ethanol

Vorsicht: Die Substanz sensibilisiert und reizt die Haut.

Lagerung: vor Licht geschützt, bei 0 bis 4 °C

Während der Lagerung verfärbt sich die Substanz durch Oxidation dunkel. Die verfärbte Substanz kann wie folgt reduziert und entfärbt werden: 20 g Substanz werden in 500 ml Wasser *R* von 75 °C gelöst. Nach Zusatz von 1 g Natriumsulfit-Heptahydrat *R* und 10 g Aktivkohle *R* wird die Mischung 5 min lang gerührt. Die Mischung wird filtriert und das Filtrat auf etwa 0 °C abgekühlt. Nach mindestens 4 h langem Stehenlassen bei 0 °C werden die entstandenen Kristalle abfiltriert, mit einer kleinen Menge Wasser *R* von etwa 0 °C gewaschen und anschließend im Vakuum (2.2.32) getrocknet.

Anisketon *R* 1174700

$C_{10}H_{12}O_2$ M_r 164,2
CAS Nr. 122-84-9

1-(4-Methoxyphenyl)propan-2-on

Anthracen R 1007400

$C_{14}H_{10}$ M_r 178,2
CAS Nr. 120-12-7

Weißes bis fast weißes, kristallines Pulver; praktisch unlöslich in Wasser, schwer löslich in Chloroform

Smp: etwa 218 °C

Anthranilsäure R 1003400

$C_7H_7NO_2$ M_r 137,1
CAS Nr. 118-92-3

2-Aminobenzoesäure

Weißes bis schwach gelbes, kristallines Pulver; wenig löslich in kaltem Wasser, leicht löslich in heißem Wasser, in Ethanol 96 % und in Glycerol

Lösungen in Ethanol 96 % oder in Ether, besonders aber in Glycerol, zeigen eine violette Fluoreszenz.

Smp: etwa 145 °C

Anthron R 1007500

$C_{14}H_{10}O$ M_r 194,2
CAS Nr. 90-44-8

Anthracen-9(10H)-on

Blassgelbes, kristallines Pulver

Smp: etwa 155 °C

Antimon(III)-chlorid R 1007700

$SbCl_3$ M_r 228,1
CAS Nr. 10025-91-9

Farblose Kristalle oder durchscheinende, kristalline Masse, hygroskopisch; leicht löslich in wasserfreiem Ethanol

Die Substanz wird durch Wasser hydrolysiert.

Lagerung: dicht verschlossen, vor Feuchtigkeit geschützt

Antimon(III)-chlorid-Lösung R 1007701

30 g Antimon(III)-chlorid R werden rasch 2-mal mit je 15 ml ethanolfreiem Chloroform R abgespült. Die Spülflüssigkeit wird vollständig dekantiert. Die abgespülten Kristalle werden sofort in 100 ml ethanolfreiem Chloroform R unter Erwärmen gelöst.

Lagerung: über einigen Gramm wasserfreiem Natriumsulfat R

Antithrombin III R 1007800

CAS Nr. 90170-80-2

Antithrombin III (AT. III) wird aus Plasma vom Menschen gewonnen und durch Chromatographie auf Heparin-Agarose gereinigt. Die spezifische Aktivität muss mindestens 6 I. E. je Milligramm betragen.

Antithrombin-III-Lösung R 1 1007801

Antithrombin III R wird entsprechend den Angaben des Herstellers rekonstituiert und mit natriumchloridhaltiger Trometamol-Pufferlösung pH 7,4 R auf einen Gehalt von 1 I. E. je Milliliter verdünnt.

Antithrombin-III-Lösung R 2 1007802

Antithrombin III R wird entsprechend den Angaben des Herstellers rekonstituiert und mit natriumchloridhaltiger Trometamol-Pufferlösung pH 7,4 R auf einen Gehalt von 0,5 I. E. je Milliliter verdünnt.

Antithrombin-III-Lösung R 3 1007803

Antithrombin III R wird entsprechend den Angaben des Herstellers rekonstituiert und die Lösung mit Phosphat-Pufferlösung pH 6,5 R auf einen Gehalt von 0,3 I. E. je Milliliter verdünnt.

Antithrombin-III-Lösung R 4 1007804

Antithrombin III R wird entsprechend den Angaben des Herstellers rekonstituiert und die Lösung mit Trometamol-Natriumedetat-Pufferlösung pH 8,4 R auf einen Gehalt von 0,1 I. E. je Milliliter verdünnt.

Antithrombin-III-Lösung R 5 1007805

Antithrombin III R wird entsprechend den Angaben des Herstellers rekonstituiert und die Lösung mit Trometamol-Natriumedetat-Pufferlösung pH 8,4 R 1 auf einen Gehalt von 0,125 I. E. je Milliliter verdünnt.

Antithrombin-III-Lösung R 6 1007806

Antithrombin III R wird entsprechend den Angaben des Herstellers rekonstituiert und die Lösung mit Trometamol-Natriumedetat-Pufferlösung pH 8,4 R 1 auf einen Gehalt von 1,0 I. E. je Milliliter verdünnt.

Apigenin R 1095800

C$_{15}$H$_{10}$O$_5$ M_r 270,2
CAS Nr. 520-36-5

5,7-Dihydroxy-2-(4-hydroxyphenyl)-4H-chromen-4-on

Schwach gelbliches Pulver; praktisch unlöslich in Wasser, wenig löslich in Ethanol 96 %

Smp: etwa 310 °C, unter Zersetzung

Dünnschichtchromatographie (2.2.27): Die Substanz wird wie in der Monographie **Römische Kamille (Chamomillae romanae flos)** beschrieben geprüft, wobei 10 µl einer Lösung der Substanz (0,25 g · l^{-1}) in Methanol R aufgetragen werden. Das Chromatogramm muss im oberen Drittel eine gelblich grün fluoreszierende Hauptzone zeigen.

Apigenin-7-glucosid R 1095900

C$_{21}$H$_{20}$O$_{10}$ M_r 432,4
CAS Nr. 578-74-5

Apigetrin; 7-(β-D-Glucopyranosyloxy)-5-hydroxy-2-(4-hydroxyphenyl)-4H-1-benzopyran-4-on; 7-(β-D-Glucopyranosyloxy)-5-hydroxy-2-(4-hydroxyphenyl)-4H-chromen-4-on

Schwach gelbliches Pulver; praktisch unlöslich in Wasser, wenig löslich in Ethanol 96 %

Smp: 198 bis 201 °C

Dünnschichtchromatographie (2.2.27): Die Substanz wird wie in der Monographie **Römische Kamille (Chamomillae romanae flos)** beschrieben geprüft, wobei 10 µl einer Lösung der Substanz (0,25 g · l^{-1}) in Methanol R aufgetragen werden. Das Chromatogramm muss im mittleren Drittel eine gelblich fluoreszierende Hauptzone zeigen.

Wird die Substanz in der Flüssigchromatographie verwendet, muss sie zusätzlich folgender Anforderung entsprechen:

Gehaltsbestimmung: Flüssigchromatographie (2.2.29) wie in der Monographie **Kamillenblüten (Matricariae flos)** beschrieben

Untersuchungslösung: 10,0 mg Substanz werden in Methanol R zu 100,0 ml gelöst.

Gehalt: mindestens 95,0 Prozent, ermittelt mit Hilfe des Verfahrens „Normalisierung"

Aprotinin R 1007900

CAS Nr. 9087-70-1

Muss der Monographie **Aprotinin (Aprotininum)** entsprechen

Arabinose R 1008000

C$_5$H$_{10}$O$_5$ M_r 150,1
CAS Nr. 87-72-9

(3R,4S,5S)-Tetrahydro-2H-pyran-2,3,4,5-tetrol; L-(+)-Arabinose; L-Arabinopyranose

Weißes bis fast weißes, kristallines Pulver; leicht löslich in Wasser

$[\alpha]_D^{20}$: +103 bis +105, an einer Lösung der Substanz (50 g · l^{-1}) in Wasser R, das etwa 0,05 Prozent Ammoniak (NH$_3$) enthält, bestimmt

Arachidylalkohol R 1156300

C$_{20}$H$_{42}$O M_r 298,5
CAS Nr. 629-96-9

1-Eicosanol; Eicosan-1-ol

Gehalt: mindestens 96 Prozent

Smp: etwa 65 °C

Arbutin R 1008100

C$_{12}$H$_{16}$O$_7$ M_r 272,3
CAS Nr. 497-76-7

Arbutosid; 4-Hydroxyphenyl-β-D-glucopyranosid

Feine, weiße bis fast weiße, glänzende Nadeln; leicht löslich in Wasser, sehr leicht löslich in heißem Wasser, löslich in Ethanol 96 %

Dünnschichtchromatographie (2.2.27): Die Prüfung erfolgt wie in der Monographie **Bärentraubenblätter (Uvae ursi folium)** beschrieben; das Chromatogramm darf nur eine Hauptzone zeigen.

Arginin *R* 1103600

CAS Nr. 74-79-3

Muss der Monographie **Arginin (Argininum)** entsprechen

Argon *R* 1008200

Ar A_r 39,95
CAS Nr. 7440-37-1

Gehalt: mindestens 99,995 Prozent (*V/V*)

Kohlenmonoxid (2.5.25, Methode I): höchstens 0,6 ppm (*V/V*)

Werden 10 Liter Argon *R* bei einer Durchflussrate von 4 Liter je Stunde geprüft, dürfen bei der Titration höchstens 0,05 ml Natriumthiosulfat-Lösung (0,002 mol·l^{-1}) verbraucht werden.

Argon *R* 1 1176000

Ar A_r 39,95
CAS Nr. 7440-37-1

Gehalt: mindestens 99,99990 Prozent (*V/V*)

Argon zur Chromatographie *R* 1166200

Ar A_r 39,95
CAS Nr. 7440-37-1

Gehalt: mindestens 99,95 Prozent (*V/V*)

Aromadendren *R* 1139100

$C_{15}H_{24}$ M_r 204,4
CAS Nr. 489-39-4

(1*R*,2*S*,4*R*,8*R*,11*R*)-3,3,11-Trimethyl-7-methylentricyclo[6.3.0.0^{2,4}]undecan

Klare, fast farblose Flüssigkeit

d_4^{20}: etwa 0,911
n_D^{20}: etwa 1,497
$[\alpha]_D^{20}$: etwa +12
Sdp: etwa 263 °C

Wird die Substanz in der Gaschromatographie verwendet, muss sie zusätzlich folgender Anforderung entsprechen:

Gehaltsbestimmung: Gaschromatographie (2.2.28) wie in der Monographie **Teebaumöl (Melaleucae aetheroleum)** beschrieben

Gehalt: mindestens 92 Prozent, ermittelt mit Hilfe des Verfahrens „Normalisierung"

Arsenazo III *R* 1198200

$C_{22}H_{18}As_2N_4O_{14}S_2$ M_r 776
CAS Nr. 1668-00-4

3,6-Bis-[(2-arsonophenyl)diazenyl]-4,5-dihydroxynaphthalin-2,7-disulfonsäure

Braunes Pulver

Arsen(III)-oxid *R* 1008300

As_2O_3 M_r 197,8
CAS Nr. 1327-53-3

Kristallines Pulver oder weiße bis fast weiße Masse; schwer löslich in Wasser, löslich in siedendem Wasser

Ascorbinsäure *R* 1008400

CAS Nr. 50-81-7

Muss der Monographie **Ascorbinsäure (Acidum ascorbicum)** entsprechen

Ascorbinsäure-Lösung *R* 1008401

50 mg Ascorbinsäure *R* werden in 0,5 ml Wasser *R* gelöst. Die Lösung wird mit Dimethylformamid *R* zu 50 ml verdünnt.

Asiaticosid R   1123500

$C_{48}H_{78}O_{19}$ M_r 959
CAS Nr. 16830-15-2

[*O*-6-Desoxy-α-L-mannopyranosyl-(1→4)-*O*-β-D-glu=
copyranosyl-(1→6)-β-D-glucopyranosyl](2α,3β,23-tri=
hydroxy-4α-urs-12-en-28-oat)

Weißes bis fast weißes, hygroskopisches Pulver; löslich in Methanol, schwer löslich in wasserfreiem Ethanol, unlöslich in Acetonitril

Smp: etwa 232 °C, unter Zersetzung

Wasser (2.5.12): 6,0 Prozent

Lagerung: vor Feuchtigkeit geschützt

Wird die Substanz in der Flüssigchromatographie verwendet, muss sie zusätzlich folgender Anforderung entsprechen:

Gehaltsbestimmung: Flüssigchromatographie (2.2.29) wie in der Monographie **Asiatisches Wassernabelkraut (Centellae asiaticae herba)** beschrieben

Gehalt: mindestens 97,0 Prozent, ermittelt mit Hilfe des Verfahrens „Normalisierung"

Asparagin R   1200000

$C_4H_8N_2O_3$ M_r 132,12
CAS Nr. 70-47-3

Aspartinsäure R   1134100

CAS Nr. 56-84-8

Muss der Monographie **Aspartinsäure (Acidum asparticum)** entsprechen

D-Aspartinsäure R   1200100

$C_4H_7NO_4$ M_r 133,1
CAS Nr. 1783-96-6

L-Aspartyl-L-phenylalanin R   1008500

$C_{13}H_{16}N_2O_5$ M_r 280,3
CAS Nr. 13433-09-5

(*S*)-3-Amino-*N*-[(*S*)-1-carboxy-2-phenylethyl]succin=
amidsäure

Weißes bis fast weißes Pulver

Smp: etwa 210 °C, unter Zersetzung

Astragalosid IV R   1178200

$C_{41}H_{68}O_{14}$ M_r 785
CAS Nr. 84687-43-4

(20*R*,24*S*)-20,24-Epoxy-16β,25-dihydroxy-3β-(β-D-xy=
lopyranosyloxy)-9,19-cyclolanostan-6α-yl-β-D-gluco=
pyranosid

Atropinsulfat R   1159000

CAS Nr. 5908-99-6

Muss der Monographie **Atropinsulfat (Atropini sulfas)** entsprechen

Aucubin *R* 1145200

$C_{15}H_{22}O_9$ M_r 346,3
CAS Nr. 479-98-1

(1*S*,4a*R*,5*S*,7a*S*)-5-Hydroxy-7-(hydroxymethyl)-1,4a,5,
7a-tetrahydrocyclopenta[*c*]pyran-1-yl-β-D-glucopyranosid

Kristalle; löslich in Wasser, in Ethanol 96 % und in Methanol, praktisch unlöslich in Petrolether

Smp: etwa 181 °C

Azomethin H *R* 1008700

$C_{17}H_{12}NNaO_8S_2$ M_r 445,4
CAS Nr. 5941-07-1

4-Hydroxy-5-(2-hydroxybenzylidenamino)-2,7-naphthalin-2,7-disulfonsäure, Mononatriumsalz

Azomethin-H-Lösung *R* 1008701

0,45 g Azomethin H *R* und 1 g Ascorbinsäure *R* werden unter Erwärmen in Wasser *R* zu 100 ml gelöst.

B

Baicalin *R* 1179200

$C_{21}H_{18}O_{11}$ M_r 446,4
CAS Nr. 21967-41-9

5,6-Dihydroxy-4-oxo-2-phenyl-4*H*-1-benzopyran-7-yl-β-D-glucopyranosiduronsäure

Barbaloin *R*

Siehe Aloin *R*

Barbital *R* 1008900

CAS Nr. 57-44-3

Muss der Monographie **Barbital (Barbitalum)** entsprechen

Barbital-Natrium *R* 1009000

$C_8H_{11}N_2NaO_3$ M_r 206,2
CAS Nr. 144-02-5

5,5-Diethylbarbitursäure, Natriumsalz

Gehalt: mindestens 98,0 Prozent

Farblose Kristalle oder weißes bis fast weißes, kristallines Pulver; leicht löslich in Wasser, schwer löslich in Ethanol 96 %

Barbitursäure *R* 1009100

$C_4H_4N_2O_3$ M_r 128,1
CAS Nr. 67-52-7

1*H*,3*H*,5*H*-Pyrimidin-2,4,6-trion

Weißes bis fast weißes Pulver; schwer löslich in Wasser, leicht löslich in siedendem Wasser und in verdünnten Säuren

Smp: etwa 253 °C

Bariumacetat *R* 1162700

$C_4H_6BaO_4$ M_r 255,4
CAS Nr. 543-80-6

Bariumdiacetat

Weißes bis fast weißes Pulver; löslich in Wasser

d_{20}^{20}: 2,47

Bariumcarbonat R 1009200

BaCO₃ M_r 197,3
CAS Nr. 513-77-9

Weißes bis fast weißes Pulver oder weiße bis fast weiße, bröckelige Masse; praktisch unlöslich in Wasser

Bariumchlorid R 1009300

BaCl₂ · 2 H₂O M_r 244,3
CAS Nr. 10326-27-9

Farblose Kristalle; leicht löslich in Wasser, schwer löslich in Ethanol 96 %

Bariumchlorid-Lösung R 1 1009301

Eine Lösung von Bariumchlorid R (61 g · l⁻¹)

Bariumchlorid-Lösung R 2 1009302

Eine Lösung von Bariumchlorid R (36,5 g · l⁻¹)

Bariumhydroxid R 1009400

Ba(OH)₂ · 8 H₂O M_r 315,5
CAS Nr. 12230-71-6

Farblose Kristalle, löslich in Wasser

Bariumhydroxid-Lösung R 1009401

Eine Lösung von Bariumhydroxid R (47,3 g · l⁻¹)

Bariumnitrat R 1163800

Ba(NO₃)₂ M_r 261,3
CAS Nr. 10022-31-8

Kristalle oder kristallines Pulver; leicht löslich in Wasser, sehr schwer löslich in Aceton und in Ethanol 96 %

Smp: etwa 590 °C

Bariumsulfat R 1009500

CAS Nr. 7727-43-7

Muss der Monographie **Bariumsulfat (Barii sulfas)** entsprechen

Benzalaceton R 1168500

C₁₀H₁₀O M_r 146,2
CAS Nr. 122-57-6

(3E)-4-Phenylbut-3-en-2-on

Weiße bis blassgelbe Masse

Gehalt: mindestens 98,0 Prozent

Smp: etwa 39 °C
Sdp: etwa 261 °C

Benzaldehyd R 1009600

C₇H₆O M_r 106,1
CAS Nr. 100-52-7

Farblose bis schwach gelbe Flüssigkeit; schwer löslich in Wasser, mischbar mit Ethanol 96 %

d_{20}^{20}: etwa 1,05
n_D^{20}: etwa 1,545

Destillationsbereich (2.2.11): Mindestens 95 Prozent Substanz müssen zwischen 177 und 180 °C destillieren.

Lagerung: vor Licht geschützt

Benzethoniumchlorid R 1009900

C₂₇H₄₂ClNO₂ M_r 448,1
CAS Nr. 121-54-0

Benzyldimethyl[2-[2-[4-(1,1,3,3-tetramethylbutyl)= phenoxy]ethoxy]ethyl]ammoniumchlorid

Feines, weißes bis fast weißes Pulver oder farblose Kristalle; löslich in Wasser und in Ethanol 96 %

Smp: etwa 163 °C

Lagerung: vor Licht geschützt

Benzidin R 1145300

C₁₂H₁₂N₂ M_r 184,2
CAS Nr. 92-87-5

Biphenyl-4,4′-diamin; Biphenyl-4,4′-diazan

Gehalt: mindestens 95 Prozent

Weißes bis schwach gelbliches oder rötliches Pulver, das sich unter Luft- und Lichteinfluss dunkler färbt

Smp: etwa 120 °C

Lagerung: vor Licht geschützt

Benzil R 1117800

C$_{14}$H$_{10}$O$_2$ M_r 210,2
CAS Nr. 134-81-6

Diphenylethandion

Gelbes, kristallines Pulver; praktisch unlöslich in Wasser, löslich in Ethanol 96 %, in Ethylacetat und in Toluol

Smp: 95 °C

Benzocain R 1123600

CAS Nr. 94-09-7

Muss der Monographie **Benzocain (Benzocainum)** entsprechen

1,4-Benzochinon R 1118500

C$_6$H$_4$O$_2$ M_r 108,1
CAS Nr. 106-51-4

Cyclohexa-2,5-dien-1,4-dion

Gehalt: mindestens 98,0 Prozent

Benzoesäure R 1010100

CAS Nr. 65-85-0

Muss der Monographie **Benzoesäure (Acidum benzoicum)** entsprechen

Benzohydrazid R 1194400

C$_7$H$_8$N$_2$O M_r 136,2
CAS Nr. 613-94-5

Benzoyldiazan

Benzoin R 1010200

C$_{14}$H$_{12}$O$_2$ M_r 212,3
CAS Nr. 579-44-2

2-Hydroxy-1,2-diphenylethanon

Schwach gelbliche Kristalle; sehr schwer löslich in Wasser, leicht löslich in Aceton, löslich in heißem Ethanol 96 %

Smp: etwa 137 °C

Benzol R 1009800

C$_6$H$_6$ M_r 78,1
CAS Nr. 71-43-2

Klare, farblose, entflammbare Flüssigkeit; praktisch unlöslich in Wasser, mischbar mit Ethanol 96 %

Sdp: etwa 80 °C

Wenn Benzol zur Herstellung einer Referenzlösung verwendet wird, kann das pure Reagenz aus Sicherheitsgründen durch ein handelsübliches Referenzmaterial, das eine zertifizierte Menge an Benzol enthält, ersetzt werden.

Benzol-1,2,4-triol R 1177500

C$_6$H$_6$O$_3$ M_r 126,1
CAS Nr. 533-73-3

Hydroxyhydrochinon; Hydroxychinol

Leicht löslich in Wasser, in Ethanol 96 % und in Ethylacetat

Smp: etwa 140 °C

Benzophenon R 1010300

C$_{13}$H$_{10}$O M_r 182,2
CAS Nr. 119-61-9

Diphenylmethanon

Prismatische Kristalle; praktisch unlöslich in Wasser, leicht löslich in Ethanol 96 %

Smp: etwa 48 °C

Benzoylargininethylesterhydrochlorid R   1010500

$C_{15}H_{23}ClN_4O_3$ M_r 342,8
CAS Nr. 2645-08-1

Ethyl[(S)-2-benzamido-5-guanidinovalerianat]-hydrochlorid

Weißes bis fast weißes, kristallines Pulver; sehr leicht löslich in Wasser und in wasserfreiem Ethanol

$[\alpha]_D^{20}$: −15 bis −18, an einer Lösung der Substanz $(10\ g \cdot l^{-1})$ bestimmt
Smp: etwa 129 °C
$A_{1cm}^{1\%}$: 310 bis 340, bei 227 nm mit einer Lösung der Substanz $(10\ mg \cdot l^{-1})$ bestimmt

Benzoylchlorid R   1010400

C_7H_5ClO M_r 140,6
CAS Nr. 98-88-4

Farblose, tränenreizende Flüssigkeit

Die Substanz zersetzt sich in Gegenwart von Wasser und Ethanol 96 %.

d_{20}^{20}: etwa 1,21
Sdp: etwa 197 °C

N-Benzoyl-L-prolyl-L-phenylalanyl-L-arginin-(4-nitroanilid)-acetat R   1010600

$C_{35}H_{42}N_8O_8$ M_r 703

3-Benzoylpropionsäure R   1171000

$C_{10}H_{10}O_3$ M_r 178,2
CAS Nr. 2051-95-8

4-Oxo-4-phenylbutansäure

Smp: etwa 118 °C

2-Benzoylpyridin R   1134300

$C_{12}H_9NO$ M_r 183,2
CAS Nr. 91-02-1

Phenyl(pyridin-2-yl)methanon

Farblose Kristalle; löslich in Ethanol 96 %

Smp: etwa 43 °C

Benzylalkohol R   1010700

CAS Nr. 100-51-6

Muss der Monographie **Benzylalkohol (Alcohol benzylicus)** entsprechen

Benzylbenzoat R   1010800

CAS Nr. 120-51-4

Muss der Monographie **Benzylbenzoat (Benzylis benzoas)** und zusätzlich folgender Prüfung entsprechen:

Dünnschichtchromatographie (2.2.27): Die Substanz wird wie in der Monographie **Perubalsam (Balsamum peruvianum)** beschrieben geprüft, wobei 20 μl einer 0,3-prozentigen Lösung (V/V) der Substanz in Ethylacetat R aufgetragen werden. Nach dem Besprühen und Erhitzen muss das Chromatogramm eine Hauptzone mit einem R_F-Wert von etwa 0,8 zeigen.

Benzylcinnamat R   1010900

$C_{16}H_{14}O_2$ M_r 238,3
CAS Nr. 103-41-3

Benzyl(3-phenylprop-2-enoat)

Farblose bis gelbliche Kristalle; praktisch unlöslich in Wasser, löslich in Ethanol 96 %

Smp: etwa 39 °C

Dünnschichtchromatographie (2.2.27): Die Substanz wird wie in der Monographie **Perubalsam (Balsamum peruvianum)** beschrieben geprüft, wobei 20 μl einer Lösung der Substanz $(3\ g \cdot l^{-1})$ in Ethylacetat R aufgetragen werden. Nach dem Besprühen und Erhitzen muss das Chromatogramm eine Hauptzone mit einem R_F-Wert von etwa 0,6 zeigen.

Benzylcyanid R   1171100

C$_8$H$_7$N M_r 117,2
CAS Nr. 140-29-4

Phenylacetonitril

Gehalt: mindestens 95,0 Prozent

Klare, farblose bis hellgelbe Flüssigkeit

n_D^{20}: etwa 1,523
Sdp: etwa 233 °C

Benzylether R   1140900

C$_{14}$H$_{14}$O M_r 198,3
CAS Nr. 103-50-4

Dibenzylether

Klare, farblose Flüssigkeit; praktisch unlöslich in Wasser, mischbar mit Aceton und wasserfreiem Ethanol

d_{20}^{20}: etwa 1,043
n_D^{20}: etwa 1,562
Sdp: etwa 296 °C, unter Zersetzung

Benzylpenicillin-Natrium R   1011000

CAS Nr. 69-57-8

Muss der Monographie **Benzylpenicillin-Natrium (Benzylpenicillinum natricum)** entsprechen

2-Benzylpyridin R   1112900

C$_{12}$H$_{11}$N M_r 169,2
CAS Nr. 101-82-6

Gehalt: mindestens 98,0 Prozent

Gelbe Flüssigkeit

Smp: 13 bis 16 °C

4-Benzylpyridin R   1181200

C$_{12}$H$_{11}$N M_r 169,2
CAS Nr. 2116-65-6

Gehalt: mindestens 98,0 Prozent

Gelbe Flüssigkeit

Smp: 72 bis 78 °C

Benzyltrimethylammoniumchlorid R   1155700

C$_{10}$H$_{16}$ClN M_r 185,7
CAS Nr. 56-93-9

N,N,N-Trimethylphenylmethanaminiumchlorid;
N,N,N-Trimethylbenzolmethanaminiumchlorid

Weißes bis fast weißes Pulver; löslich in Wasser

Smp: etwa 230 °C, unter Zersetzung

Berberinchlorid R   1153400

C$_{20}$H$_{18}$ClNO$_4$ · 2 H$_2$O M_r 407,8
CAS Nr. 5956-60-5

9,10-Dimethoxy-5,6-dihydrobenzo[*g*]-1,3-benzodioxolo[5,6-*a*]chinoliziniumchlorid-Dihydrat

Gelbe Kristalle; schwer löslich in Wasser, praktisch unlöslich in Ethanol 96 %

Smp: 204 bis 206 °C

Wird die Substanz in der Flüssigchromatographie verwendet, muss sie zusätzlich folgender Anforderung entsprechen:

Gehaltsbestimmung: Flüssigchromatographie (2.2.29) wie in der Monographie **Kanadische Gelbwurz (Hydrastidis rhizoma)** beschrieben

Gehalt: mindestens 95 Prozent, ermittelt mit Hilfe des Verfahrens „Normalisierung"

Bergapten R   1103700

C$_{12}$H$_8$O$_4$ M_r 216,2
CAS Nr. 484-20-8

4-Methoxy-7*H*-furo[3,2-*g*]chromen-7-on; 5-Methoxypsoralen

Farblose Kristalle; praktisch unlöslich in Wasser, wenig löslich in Ethanol 96 %, schwer löslich in Essigsäure 99 %

Smp: etwa 188 °C

Bernsteinsäure *R* 1085600

HOOC-CH₂-CH₂-COOH

$C_4H_6O_4$ M_r 118,1
CAS Nr. 110-15-6

Butandisäure

Weißes bis fast weißes, kristallines Pulver oder farblose Kristalle; löslich in Wasser und in Ethanol 96 %

Smp: 184 bis 187 °C

Betulin *R* 1011100

$C_{30}H_{50}O_2$ M_r 442,7
CAS Nr. 473-98-3

Lup-20(39)-en-3β,28-diol

Weißes bis fast weißes, kristallines Pulver

Smp: 248 bis 251 °C

Bibenzyl *R* 1011200

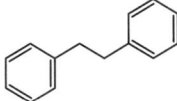

$C_{14}H_{14}$ M_r 182,3
CAS Nr. 103-29-7

1,2-Diphenylethan

Weißes bis fast weißes, kristallines Pulver; praktisch unlöslich in Wasser, sehr leicht löslich in Dichlormethan, leicht löslich in Aceton, löslich in Ethanol 96 %

Smp: 50 bis 53 °C

Biphenyl *R* 1168600

$C_{12}H_{10}$ M_r 154,2
CAS Nr. 92-52-4

1,1-Biphenyl

Smp: 68 bis 70 °C

(–)-α-Bisabolol *R* 1128800

$C_{15}H_{26}O$ M_r 222,4
CAS Nr. 23089-26-1

(2S)-6-Methyl-2-[(1S)-4-methylcyclohex-3-enyl]hept-5-en-2-ol; Levomenol

Farblose, viskose Flüssigkeit mit schwachem, charakteristischem Geruch; praktisch unlöslich in Wasser, leicht löslich in Ethanol 96 %, in Methanol, in Toluol, in fetten und in ätherischen Ölen

d_{20}^{20}:   0,925 bis 0,935
n_D^{20}:   1,492 bis 1,500
$[\alpha]_D^{20}$:   –54,5 bis –58,0, an einer Lösung der Substanz (50 g · l⁻¹) in Ethanol 96 % *R* bestimmt

Wird die Substanz in der Gaschromatographie verwendet, muss sie zusätzlich folgender Anforderung entsprechen:

Gehaltsbestimmung: Gaschromatographie (2.2.28) wie in der Monographie **Kamillenöl (Matricariae aetheroleum)** beschrieben

Untersuchungslösung: Lösung der Substanz (4 g · l⁻¹) in Cyclohexan *R*

Gehalt: mindestens 95,0 Prozent, ermittelt mit Hilfe des Verfahrens „Normalisierung"

Bisbenzimid *R* 1103800

· 3 HCl · 5 H₂O

$C_{25}H_{27}Cl_3N_6O · 5 H_2O$ M_r 624
CAS Nr. 23491-44-3

4-[5-[5-(4-Methylpiperazin-1-yl)benzimidazol-2-yl]=benzimidazol-2-yl]phenol-trihydrochlorid, Pentahydrat

Bisbenzimid-Lösung *R* 1103802

100 µl Bisbenzimid-Stammlösung *R* werden mit natriumchloridhaltiger Phosphat-Pufferlösung pH 7,4 *R* zu 100 ml verdünnt.

Unmittelbar vor Gebrauch herzustellen

Bisbenzimid-Stammlösung *R*   1103801

5 mg Bisbenzimid *R* werden in Wasser *R* zu 100 ml gelöst.

Lagerung: im Dunkeln

Bis(diphenylmethyl)ether *R*   1203100

$C_{26}H_{22}O$ M_r 350,5
CAS Nr. 574-42-5

[Oxybis(methantriyl)]tetrabenzol; 1,1′,1″,1‴-(Oxymethanylyliden)tetrabenzol

Bismutnitrat, basisches *R*   1011500

4 $BiNO_3(OH)_2 \cdot BiO(OH)$ M_r 1462
CAS Nr. 1304-85-4

Weißes bis fast weißes Pulver; praktisch unlöslich in Wasser

Bismutnitrat, basisches *R* 1   1011501

Gehalt: mindestens 71,5 und höchstens 74,0 Prozent Bismut (Bi) sowie mindestens 14,5 und höchstens 16,5 Prozent Nitrat, berechnet als Distickstoffpentoxid (N_2O_5)

Bismutnitrat-Lösung *R*   1011502

5 g basisches Bismutnitrat *R* 1 werden in einer Mischung von 8,4 ml Salpetersäure *R* und 50 ml Wasser *R* gelöst. Die Lösung wird mit Wasser *R* zu 250 ml verdünnt und falls erforderlich filtriert.

Acidität: 10 ml Lösung werden mit 0,05 ml Methylorange-Lösung *R* versetzt. 5,0 bis 6,25 ml Natriumhydroxid-Lösung (1 mol · l^{-1}) müssen bis zum Farbumschlag des Indikators verbraucht werden.

Bismutnitrat-Pentahydrat *R*   1165600

$Bi(NO_3)_3 \cdot 5\,H_2O$ M_r 485,1
CAS Nr. 10035-06-0

Smp: etwa 30 °C

N,O-Bis(trimethylsilyl)acetamid *R*   1093600

$C_8H_{21}NOSi_2$ M_r 203,4
CAS Nr. 10416-59-8

Farblose Flüssigkeit

d_{20}^{20}:   etwa 0,83

N,O-Bis(trimethylsilyl)trifluoracetamid *R*   1133200

$C_8H_{18}F_3NOSi_2$ M_r 257,4
CAS Nr. 25561-30-2

BSTFA; Trimethylsilyl[2,2,2-trifluor-*N*-(trimethylsilyl)acetimidat]

Farblose Flüssigkeit

d_{20}^{20}:   etwa 0,97
n_D^{20}:   etwa 1,38
$Sdp_{12\,mm}$:   etwa 40 °C

Bis-tris-propan *R*   1185500

$C_{11}H_{26}N_2O_6$ M_r 282,3
CAS Nr. 64431-96-5

2,2′-(Propan-1,3-diyldiimino)bis[2-(hydroxymethyl)-1,3-propandiol]

Gehalt: mindestens 99,0 Prozent

Biuret *R*   1011600

$C_2H_5N_3O_2$ M_r 103,1
CAS Nr. 108-19-0

Weiße bis fast weiße, hygroskopische Kristalle; löslich in Wasser, wenig löslich in Ethanol 96 %

Smp: 188 bis 190 °C, unter Zersetzung

Lagerung: dicht verschlossen

Biuret-Reagenz *R*   1011601

1,5 g Kupfer(II)-sulfat-Pentahydrat *R* und 6,0 g Kaliumnatriumtartrat *R* werden in 500 ml Wasser *R* gelöst. Die Lösung wird mit 300 ml einer kohlendioxidfreien Lösung von Natriumhydroxid R (100 g · l^{-1}) versetzt und mit der gleichen Lösung zu 1000 ml verdünnt und gemischt.

Blei(II)-acetat R 1048100

$Pb^{2\oplus}\ [H_3C-COO^{\ominus}]_2 \cdot 3\ H_2O$

$C_4H_6O_4Pb \cdot 3\ H_2O$ M_r 379,3
CAS Nr. 6080-56-4

Farblose, verwitternde Kristalle; leicht löslich in Wasser, löslich in Ethanol 96 %

Blei(II)-acetat-Lösung R 1048103

Eine Lösung von Blei(II)-acetat R (95 g · l^{-1}) in kohlendioxidfreiem Wasser R

Blei(II)-acetat-Lösung, basische R 1048400

CAS Nr. 1335-32-6

Gehalt: mindestens 16,7 und höchstens 17,4 Prozent (*m/m*) Pb (A_r 207,2) als Acetat, das etwa folgender Zusammensetzung entspricht: $C_8H_{14}O_{10}Pb_3$

40,0 g Blei(II)-acetat R werden in 90 ml kohlendioxidfreiem Wasser R gelöst. Die Lösung wird mit konzentrierter Natriumhydroxid-Lösung R auf einen pH-Wert von 7,5 eingestellt. Nach dem Zentrifugieren wird der klare, farblose Überstand verwendet.

Dicht verschlossen bleibt die Lösung klar.

Blei(II)-acetat-Papier R 1048102

Weißes Filterpapier (80 g/m^2) wird in eine Mischung von 1 Volumteil verdünnter Essigsäure R und 10 Volumteilen Blei(II)-acetat-Lösung R eingetaucht. Nach dem Trocknenlassen wird das Filterpapier in Streifen von 15 mm × 40 mm geschnitten.

Blei(II)-acetat-Watte R 1048101

Watte wird in eine Mischung von 1 Volumteil verdünnter Essigsäure R und 10 Volumteilen Blei(II)-acetat-Lösung R eingetaucht. Zur Entfernung der überschüssigen Lösung wird die Watte, ohne sie auszudrücken, auf mehrere Lagen Filterpapier gelegt und an der Luft trocknen gelassen.

Lagerung: dicht verschlossen

Blei(II)-nitrat R 1048300

$Pb(NO_3)_2$ M_r 331,2
CAS Nr. 10099-74-8

Farblose Kristalle oder weißes bis fast weißes, kristallines Pulver; leicht löslich in Wasser

Blei(II)-nitrat-Lösung R 1048301

Eine Lösung von Blei(II)-nitrat R (33 g · l^{-1})

Blei(IV)-oxid R 1048200

PbO_2 M_r 239,2
CAS Nr. 1309-60-0

Bleidioxid

Dunkelbraunes Pulver, das beim Erhitzen Sauerstoff abgibt; praktisch unlöslich in Wasser, löslich in Salzsäure unter Entwicklung von Chlor, löslich in verdünnter Salpetersäure in Gegenwart von Wasserstoffperoxid-Lösung, Oxalsäure oder anderen, reduzierenden Substanzen, löslich in heißen, konzentrierten Alkalihydroxid-Lösungen

Blockierlösung R 1122400

Eine 10-prozentige Lösung (*V/V*) von Essigsäure R

Blutgerinnungsfaktor-V-Lösung R 1021400

Die Lösung kann nach folgender Methode oder nach jeder anderen Methode, die den Faktor VIII abtrennt, hergestellt werden.

Die Lösung wird aus frischem, oxalsäurehaltigem Plasma vom Rind durch fraktionierte Fällung bei 4 °C mit einer bei 4 °C zubereiteten, gesättigten Lösung von Ammoniumsulfat R hergestellt. Die Fraktion, die zwischen 38 und 50 Prozent Sättigung ausfällt, wird abgetrennt. Sie enthält Faktor V ohne signifikante Verunreinigung mit Faktor VIII. Das Ammoniumsulfat wird durch Dialyse dieser Fraktion entfernt und die Lösung mit einer Lösung von Natriumchlorid R (9 g · l^{-1}) so verdünnt, dass eine Lösung erhalten wird, die zwischen 10 und 20 Prozent der Menge an Faktor V enthält, die normalerweise in frischem Plasma vom Menschen enthalten ist.

Faktor-V-Gehalt: 2 Verdünnungen der Blutgerinnungsfaktor-V-Lösung in Imidazol-Pufferlösung pH 7,3 R werden hergestellt, wobei die eine 1 Volumteil in 10 Volumteilen Pufferlösung, die andere 1 Volumteil in 20 Volumteilen Pufferlösung enthält. Jede Verdünnung wird wie folgt geprüft: 0,1 ml Faktor-V-Mangelplasmasubstrat R, 0,1 ml der zu untersuchenden Verdünnung, 0,1 ml Thromboplastin-Reagenz R und 0,1 ml einer Lösung von Calciumchlorid R (3,5 g · l^{-1}) werden gemischt. Die Koagulationszeiten werden bestimmt, das heißt die Zeitspanne zwischen dem Zusatz der Calciumchlorid-Lösung und dem ersten Anzeichen einer Fibrinbildung, die entweder visuell oder mit Hilfe einer geeigneten Apparatur beobachtet werden kann.

In gleicher Weise wird die Koagulationszeit (in einem Doppelversuch) von 4 Verdünnungen von Plasma vom Menschen in Imidazol-Pufferlösung pH 7,3 R bestimmt. Die Verdünnungen enthalten jeweils 1 Volumteil Plasma in 10 Volumteilen Pufferlösung (entsprechend 100 Prozent Faktor V), 1 Volumteil Plasma in 50 Volumteilen Pufferlösung (entsprechend 20 Prozent Faktor V), 1 Volumteil Plasma in 100 Volumteilen Pufferlösung (entsprechend 10 Prozent Faktor V) und 1 Volumteil Plasma in 1000 Volumteilen Pufferlösung (entsprechend 1 Prozent Faktor V). Die Mittelwerte der Koagulationszeiten für jede Plasmaverdünnung werden auf logarithmisches Papier gegen den entsprechenden Prozentgehalt an Faktor V aufgetragen. Der Prozentgehalt der 2 Verdünnungen der Blutgerinnungsfaktor-V-Lösung wird durch Interpolation ermittelt. Der Mittelwert der beiden Ergebnisse ergibt den Prozentgehalt an Faktor V in der zu prüfenden Lösung.

Lagerung: tiefgefroren, bei einer –20 °C nicht überschreitenden Temperatur

Blutgerinnungsfaktor Xa *R*   1037300

CAS Nr. 9002-05-5

Blutgerinnungsfaktor Xa ist ein Enzym, das Prothrombin in Thrombin umwandelt. Die nicht vollständig gereinigte Zubereitung wird aus flüssigem Plasma vom Rind gewonnen und kann durch Aktivierung des Proenzyms Blutgerinnungsfaktor X mit Hilfe eines geeigneten Aktivators wie dem Gift der Kettenviper hergestellt werden.

Lagerung: die gefriergetrocknete Zubereitung bei –20 °C und die gefrorene Lösung unterhalb von –20 °C

Blutgerinnungsfaktor-Xa-Lösung *R*   1037301

Blutgerinnungsfaktor Xa *R* wird entsprechend den Angaben des Herstellers mit natriumchloridhaltiger Trometamol-Pufferlösung pH 7,4 *R* gelöst und verdünnt.

Eine Veränderung der Absorption der Lösung (2.2.25), gemessen bei 405 nm gegen die natriumchloridhaltige Trometamol-Pufferlösung als Kompensationsflüssigkeit, darf nach Subtraktion der Absorption der Blindlösung höchstens 0,20 je Minute betragen.

Blutgerinnungsfaktor-Xa-Lösung *R* 1   1037302

Blutgerinnungsfaktor Xa *R* wird entsprechend den Angaben des Herstellers rekonstituiert und die Lösung mit Trometamol-Natriumedetat-Pufferlösung pH 8,4 *R* auf einen Gehalt von 1,4 nkat je Milliliter verdünnt.

Blutgerinnungsfaktor-Xa-Lösung *R* 2   1037303

Blutgerinnungsfaktor Xa *R* wird entsprechend den Angaben des Herstellers rekonstituiert und die Lösung mit Trometamol-Natriumedetat-Pufferlösung pH 8,4 *R* 1 so verdünnt, dass eine Lösung mit einer Absorption zwischen 0,65 und 1,25 bei 405 nm erhalten wird, wenn der Blindwert der amidolytischen Aktivität entsprechend der Allgemeinen Methode „Wertbestimmung von Heparin" (2.7.5) unter Anwendung der Endpunktmethode bestimmt wird.

BMP-Mischindikator-Lösung *R*   1013000

0,1 g Bromthymolblau *R*, 20 mg Methylrot *R* und 0,2 g Phenolphthalein *R* werden in Ethanol 96 % *R* zu 100 ml gelöst. Die Lösung wird filtriert.

Boldin *R*   1118800

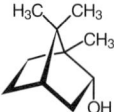

$C_{19}H_{21}NO_4$ M_r 327,4
CAS Nr. 476-70-0

1,10-Dimethoxy-6aα-aporphin-2,9-diol

Weißes bis fast weißes, kristallines Pulver; sehr schwer löslich in Wasser, löslich in Ethanol 96 % und in verdünnten Säuren

$[\alpha]_D^{25}$: etwa +127, an einer Lösung der Substanz $(1\,\mathrm{g}\cdot\mathrm{l}^{-1})$ in wasserfreiem Ethanol *R* bestimmt
Smp: etwa 163 °C

Borneol *R*   1011900

$C_{10}H_{18}O$ M_r 154,3
CAS Nr. 507-70-0

endo-1,7,7-Trimethylbicyclo[2.2.1]heptan-2-ol

Farblose Kristalle, leicht sublimierbar; praktisch unlöslich in Wasser, leicht löslich in Ethanol 96 % und in Petrolether

Smp: etwa 208 °C

Dünnschichtchromatographie (2.2.27): Auf eine Schicht Kieselgel G *R* werden 10 µl einer Lösung der Substanz $(1\,\mathrm{g}\cdot\mathrm{l}^{-1})$ in Toluol *R* aufgetragen. Die Chromatographie erfolgt mit Chloroform *R* über eine Laufstrecke von 10 cm. Die Platte wird an der Luft trocknen gelassen, mit Anisaldehyd-Reagenz *R* (10 ml für eine 200-mm × 200-mm-Platte) besprüht und 10 min lang bei 100 bis 105 °C erhitzt. Das Chromatogramm darf nur einen Hauptfleck zeigen.

Bornylacetat *R* 1012000

C₁₂H₂₀O₂ M_r 196,3
CAS Nr. 5655-61-8

endo-1,7,7-Trimethylbicyclo[2.2.1]hept-2-ylacetat

Farblose Kristalle oder farblose Flüssigkeit; sehr schwer löslich in Wasser, löslich in Ethanol 96 %

Smp: etwa 28 °C

Dünnschichtchromatographie (2.2.27): Auf eine Schicht Kieselgel G *R* werden 10 µl einer Lösung der Substanz (2 g · l⁻¹) in Toluol *R* aufgetragen. Die Chromatographie erfolgt mit Chloroform *R* über eine Laufstrecke von 10 cm. Die Platte wird an der Luft trocknen gelassen, mit Anisaldehyd-Reagenz *R* (10 ml für eine 200-mm × 200-mm-Platte) besprüht und 10 min lang bei 100 bis 105 °C erhitzt. Das Chromatogramm darf nur einen Hauptfleck zeigen.

Borsäure *R* 1011800

CAS Nr. 10043-35-3

Muss der Monographie **Borsäure (Acidum boricum)** entsprechen

Borsäure-Lösung, gesättigte, kalte *R* 1011801

3 g Borsäure *R* werden mit 50 ml Wasser *R* versetzt. Die Lösung wird 10 min lang geschüttelt und anschließend 2 h lang im Kühlschrank aufbewahrt.

Bortrichlorid *R* 1112000

BCl₃ M_r 117,2
CAS Nr. 10294-34-5

Farbloses Gas; reagiert mit Wasser sehr heftig

Die Substanz ist als Lösung in geeigneten Lösungsmitteln (2-Chlorethanol, Dichlormethan, Heptan, Hexan, Methanol) erhältlich.

n_D^{20}: etwa 1,420
Sdp: etwa 12,6 °C

Vorsicht: Die Substanz ist toxisch und wirkt ätzend.

Bortrichlorid-Lösung, methanolische *R* 1112001

Eine 12-prozentige Lösung (*m/m*) von Bortrichlorid *R* in Methanol *R*

Lagerung: bei –20 °C, vor Licht geschützt, vorzugsweise in Ampullen

Bortrifluorid *R* 1012100

BF₃ M_r 67,8
CAS Nr. 7637-07-2

Farbloses Gas

Bortrifluorid-Lösung, methanolische *R* 1012101

Eine Lösung von Bortrifluorid *R* (140 g · l⁻¹) in Methanol *R*

Brenzcatechin *R* 1073600

C₆H₆O₂ M_r 110,1
CAS Nr. 120-80-9

1,2-Benzoldiol

Farblose bis schwach gelb gefärbte Kristalle; löslich in Wasser, Aceton und Ethanol 96 %

Smp: etwa 102 °C

Lagerung: vor Licht geschützt

Brenztraubensäure *R* 1109300

C₃H₄O₃ M_r 88,1
CAS Nr. 127-17-3

2-Oxopropansäure

Gelbliche Flüssigkeit; mischbar mit Wasser und mit wasserfreiem Ethanol

d_{20}^{20}: etwa 1,267
n_D^{20}: etwa 1,43
Sdp: etwa 165 °C

Brillantblau *R*

Siehe Säureblau 83 *R*

Brom *R* 1012400

Br₂ M_r 159,8
CAS Nr. 7726-95-6

Bräunlich rote, rauchende Flüssigkeit; schwer löslich in Wasser, löslich in Ethanol 96 %

d_{20}^{20}: etwa 3,1

Brom-Lösung R 1012401

30 g Brom R und 30 g Kaliumbromid R werden in Wasser R zu 100 ml gelöst.

Bromcresolgrün R 1012600

$C_{21}H_{14}Br_4O_5S$ M_r 698
CAS Nr. 76-60-8

4,4′-(3H-2,1-Benzoxathiol-3-yliden)bis(2,6-dibrom-3-methylphenol)-S,S-dioxid

Bräunlich weißes Pulver; schwer löslich in Wasser, löslich in Ethanol 96 % und in verdünnten Alkalihydroxid-Lösungen

Bromcresolgrün-Lösung R 1012601

50 mg Bromcresolgrün R werden in 0,72 ml Natriumhydroxid-Lösung (0,1 mol · l⁻¹) und 20 ml Ethanol 96 % R gelöst. Die Lösung wird mit Wasser R zu 100 ml verdünnt.

Empfindlichkeitsprüfung: Eine Mischung von 0,2 ml Bromcresolgrün-Lösung und 100 ml kohlendioxidfreiem Wasser R muss blau sein. Bis zum Farbumschlag nach Grün dürfen höchstens 0,2 ml Salzsäure (0,02 mol · l⁻¹) verbraucht werden.

Umschlagsbereich: pH-Wert 3,6 (gelb) bis 5,2 (blau)

Bromcresolgrün-Methylrot-Mischindikator-Lösung R 1012602

0,15 g Bromcresolgrün R und 0,1 g Methylrot R werden in 180 ml wasserfreiem Ethanol R gelöst. Die Lösung wird mit Wasser R zu 200 ml verdünnt.

Bromcresolpurpur R 1012700

$C_{21}H_{16}Br_2O_5S$ M_r 540,2
CAS Nr. 115-40-2

4,4′-(3H-2,1-Benzoxathiol-3-yliden)bis(2-brom-6-methylphenol)-S,S-dioxid

Rosarotes Pulver; praktisch unlöslich in Wasser, löslich in Ethanol 96 % und in verdünnten Alkalihydroxid-Lösungen

Bromcresolpurpur-Lösung R 1012701

50 mg Bromcresolpurpur R werden in 0,92 ml Natriumhydroxid-Lösung (0,1 mol · l⁻¹) und 20 ml Ethanol 96 % R gelöst. Die Lösung wird mit Wasser R zu 100 ml verdünnt.

Empfindlichkeitsprüfung: Eine Mischung von 0,2 ml Bromcresolpurpur-Lösung, 100 ml kohlendioxidfreiem Wasser R und 0,05 ml Natriumhydroxid-Lösung (0,02 mol · l⁻¹) muss bläulich violett sein. Bis zum Farbumschlag nach Gelb dürfen höchstens 0,2 ml Salzsäure (0,02 mol · l⁻¹) verbraucht werden.

Umschlagsbereich: pH-Wert 5,2 (gelb) bis 6,8 (bläulich violett)

Bromcyan-Lösung R 1023700

CAS Nr. 506-68-3

Bromwasser R wird tropfenweise und unter Kühlung bis zum Verschwinden der Gelbfärbung mit Ammoniumthiocyanat-Lösung (0,1 mol · l⁻¹) versetzt.

Unmittelbar vor Gebrauch herzustellen

Bromdesoxyuridin R 1012500

$C_9H_{11}BrN_2O_5$ M_r 307,1
CAS Nr. 59-14-3

5-Brom-2′-desoxyuridin; 5-Brom-1-(2-desoxy-β-D-*erythro*-pentofuranosyl)-1H,3H-pyrimidin-2,4-dion

Smp: etwa 194 °C

Dünnschichtchromatographie (2.2.27): Die Substanz wird wie in der Monographie **Idoxuridin (Idoxuridinum)** angegeben geprüft, wobei 5 µl einer Lösung der Substanz (0,25 g · l⁻¹) aufgetragen werden. Das Chromatogram darf nur einen Hauptfleck zeigen.

Bromelain R 1012300

CAS Nr. 37189-34-7

Konzentrat von proteolytischen Enzymen, die aus *Ananas comosus* (L.) Merr. gewonnen werden.

Hellgelbes Pulver

Aktivität: 1 g Substanz setzt innerhalb von 20 min etwa 1,2 g Aminostickstoff aus einer Lösung von Gelatine *R* bei 45 °C und einem pH-Wert von 4,5 frei.

Bromelain-Lösung *R* 1012301

Eine Lösung von Bromelain *R* (10 g · l^{-1}) in einer Mischung von 1 Volumteil Phosphat-Pufferlösung pH 5,5 *R* und 9 Volumteilen einer Lösung von Natriumchlorid *R* (9 g · l^{-1})

Brommethoxynaphthalin *R* 1159100

$C_{11}H_9BrO$ M_r 237,1
CAS Nr. 5111-65-9

2-Brom-6-methoxynaphthalin

Smp: etwa 109 °C

Bromophos *R* 1123700

$C_8H_8BrCl_2O_3PS$ M_r 366,0
CAS Nr. 2104-96-3

Bromofos

Eine geeignete, zertifizierte Referenzlösung (10 ng · μl^{-1} in Isooctan) kann verwendet werden.

Bromophos-ethyl *R* 1123800

$C_{10}H_{12}BrCl_2O_3PS$ M_r 394,0
CAS Nr. 4824-78-6

Bromofos-ethyl

Eine geeignete, zertifizierte Referenzlösung (10 ng · μl^{-1} in Isooctan) kann verwendet werden.

Bromphenolblau *R* 1012800

$C_{19}H_{10}Br_4O_5S$ M_r 670
CAS Nr. 115-39-9

4,4′-(3*H*-2,1-Benzoxathiol-3-yliden)bis(2,6-dibromphenol)-*S*,*S*-dioxid

Hellorangegelbes Pulver; sehr schwer löslich in Wasser, schwer löslich in Ethanol 96 %, leicht löslich in Alkalihydroxid-Lösungen

Bromphenolblau-Lösung *R* 1012801

0,1 g Bromphenolblau *R* werden in 1,5 ml Natriumhydroxid-Lösung (0,1 mol · l^{-1}) und 20 ml Ethanol 96 % *R* gelöst. Die Lösung wird mit Wasser *R* zu 100 ml verdünnt.

Empfindlichkeitsprüfung: Eine Mischung von 0,05 ml Bromphenolblau-Lösung, 20 ml kohlendioxidfreiem Wasser *R* und 0,05 ml Salzsäure (0,1 mol · l^{-1}) muss gelb sein. Bis zum Farbumschlag nach Bläulich-Violett dürfen höchstens 0,1 ml Natriumhydroxid-Lösung (0,1 mol · l^{-1}) verbraucht werden.

Umschlagsbereich: pH-Wert 2,8 (gelb) bis 4,4 (bläulich violett)

Bromphenolblau-Lösung *R* 1 1012802

50 mg Bromphenolblau *R* werden unter Erwärmen in 3,73 ml Natriumhydroxid-Lösung (0,02 mol · l^{-1}) gelöst. Die Lösung wird mit Wasser *R* zu 100 ml verdünnt.

Bromphenolblau-Lösung *R* 2 1012803

0,2 g Bromphenolblau *R* werden in einer Mischung von 3 ml Natriumhydroxid-Lösung (0,1 mol · l^{-1}) und 10 ml Ethanol 96 % *R* unter Erwärmen gelöst. Nach dem Erkalten wird die Lösung mit Ethanol 96 % *R* zu 100 ml verdünnt.

Bromthymolblau *R* 1012900

C₂₇H₂₈Br₂O₅S M_r 624
CAS Nr. 76-59-5

4,4′-(3*H*-2,1-Benzoxathiol-3-yliden)bis(2-brom-6-isopropyl-3-methylphenol)-*S*,*S*-dioxid

Rosarotes bis bräunliches Pulver; praktisch unlöslich in Wasser, löslich in Ethanol 96 % und in verdünnten Alkalihydroxid-Lösungen

Bromthymolblau-Lösung *R* 1 1012901

50 mg Bromthymolblau *R* werden in einer Mischung von 4 ml Natriumhydroxid-Lösung (0,02 mol · l⁻¹) und 20 ml Ethanol 96 % *R* gelöst. Die Lösung wird mit Wasser *R* zu 100 ml verdünnt.

Empfindlichkeitsprüfung: Eine Mischung von 0,3 ml Bromthymolblau-Lösung *R* 1 und 100 ml kohlendioxidfreiem Wasser *R* muss gelb sein. Bis zum Farbumschlag nach Blau dürfen höchstens 0,1 ml Natriumhydroxid-Lösung (0,02 mol · l⁻¹) verbraucht werden.

Umschlagsbereich: pH-Wert 5,8 (gelb) bis 7,4 (blau)

Bromthymolblau-Lösung *R* 2 1012902

Eine Lösung von Bromthymolblau *R* (10 g · l⁻¹) in Dimethylformamid *R*

Bromthymolblau-Lösung *R* 3 1012903

0,1 g Bromthymolblau *R* werden in einer Mischung von 3,2 ml Natriumhydroxid-Lösung (0,05 mol · l⁻¹) und 5 ml Ethanol 90 % *R* unter Erwärmen gelöst. Die Lösung wird mit Ethanol 90 % *R* zu 250 ml verdünnt.

Bromthymolblau-Lösung *R* 4 1012904

0,1 g Bromthymolblau *R* werden in einer Mischung gleicher Volumteile Ethanol 96 % *R* und Wasser *R* zu 100 ml gelöst. Die Lösung wird, falls erforderlich, filtriert.

Bromwasser *R* 1012402

3 ml Brom *R* werden mit 100 ml Wasser *R* bis zur Sättigung geschüttelt.

Lagerung: über Brom *R* und vor Licht geschützt

Bromwasser *R* 1 1012403

0,5 ml Brom *R* werden mit 100 ml Wasser *R* geschüttelt.

Lagerung: vor Licht geschützt; höchstens eine Woche lang

Bromwasserstoffsäure 47 % *R* 1118900

Eine 47-prozentige Lösung (*m/m*) von Bromwasserstoff in Wasser *R*

Bromwasserstoffsäure 30 % *R* 1098700

CAS Nr. 10035-10-6

Eine 30-prozentige Lösung (*m/m*) von Bromwasserstoff in Essigsäure 99 % *R*

Beim Öffnen wird die Lösung vorsichtig entgast.

Bromwasserstoffsäure, verdünnte *R* 1098701

5,0 ml Bromwasserstoffsäure 30 % *R* werden in Probeflaschen aus Braunglas mit Polyethylenstopfen unter Argon *R* versiegelt und unter Lichtausschluss aufbewahrt. Unmittelbar vor Gebrauch werden 5,0 ml Essigsäure 99 % *R* zugesetzt und gemischt.

Lagerung: unter Lichtausschluss

Bromwasserstoffsäure, verdünnte *R* 1 1118901

Enthält 7,9 g · l⁻¹ HBr

16,81 g Bromwasserstoffsäure 47 % *R* werden mit Wasser *R* zu 1000 ml verdünnt.

Brucin *R* 1013100

C₂₃H₂₆N₂O₄ M_r 394,5
CAS Nr. 357-57-3

2,3-Dimethoxystrychnidin-10-on; 2,3-Dimethoxystrychnin

Farblose Kristalle; schwer löslich in Wasser, leicht löslich in Ethanol 96 %

Smp: etwa 178 °C

i-Butan R 1189000

C$_4$H$_{10}$ M_r 58,12
CAS Nr. 75-28-5

Isobutan; 2-Methylpropan

Gehalt: mindestens 99,0 Prozent (*V/V*)

n-Butan R 1189100

C$_4$H$_{10}$ M_r 58,12
CAS Nr. 106-97-8

Butan

Gehalt: mindestens 99,0 Prozent (*V/V*)

Butanal R 1134400

C$_4$H$_8$O M_r 72,1
CAS Nr. 123-72-8

Butyraldehyd

d_{20}^{20}: 0,806
n_D^{20}: 1,380
Sdp: 75 °C

Butan-1,4-diol R 1174800

C$_4$H$_{10}$O$_2$ M_r 90,12
CAS Nr. 110-63-4

1-Butanol R 1013200

C$_4$H$_{10}$O M_r 74,1
CAS Nr. 71-36-3

n-Butanol

Klare, farblose Flüssigkeit; mischbar mit Ethanol 96 %

d_{20}^{20}: etwa 0,81
Sdp: 116 bis 119 °C

2-Butanol R 1 1013301

C$_4$H$_{10}$O M_r 74,1
CAS Nr. 78-92-2

Gehalt: mindestens 99,0 Prozent

Klare, farblose Flüssigkeit; löslich in Wasser, mischbar mit Ethanol 96 %

d_{20}^{20}: etwa 0,81

Destillationsbereich (2.2.11): Mindestens 95 Prozent Substanz müssen zwischen 99 und 100 °C destillieren.

Gehaltsbestimmung: Gaschromatographie (2.2.28) wie in der Monographie **2-Propanol (Alcohol isopropylicus)** beschrieben

tert-Butanol R 1056500

C$_4$H$_{10}$O M_r 74,1
CAS Nr. 75-65-0

2-Methyl-2-propanol

Klare, farblose Flüssigkeit oder kristalline Masse; löslich in Wasser, mischbar mit Ethanol 96 %

Erstarrungspunkt (2.2.18): etwa 25 °C

Destillationsbereich (2.2.11): Mindestens 95 Prozent Substanz müssen zwischen 81 und 83 °C destillieren.

Butano-4-lacton R 1104000

C$_4$H$_6$O$_2$ M_r 86,1
CAS Nr. 96-48-0

Tetrahydrofuran-2-on; γ-Butyrolacton

Ölige Flüssigkeit; mischbar mit Wasser, löslich in Methanol

n_D^{25}: etwa 1,435
Sdp: etwa 204 °C

Buttersäure R 1014000

C$_4$H$_8$O$_2$ M_r 88,1
CAS Nr. 107-92-6

Butansäure

Gehalt: mindestens 99,0 Prozent

Ölige Flüssigkeit; mischbar mit Wasser und mit Ethanol 96 %

d_{20}^{20}: etwa 0,96
n_D^{20}: etwa 1,398
Sdp: etwa 163 °C

Butylacetat *R* 1013400

$C_6H_{12}O_2$ M_r 116,2
CAS Nr. 123-86-4

Klare, farblose, entflammbare Flüssigkeit; schwer löslich in Wasser, mischbar mit Ethanol 96 %

d_{20}^{20}: etwa 0,88
n_D^{20}: etwa 1,395

Destillationsbereich (2.2.11): Mindestens 95 Prozent Substanz müssen zwischen 123 und 126 °C destillieren.

Butylacetat *R* 1 1013401

Gehalt: mindestens 99,5 Prozent $C_6H_{12}O_2$, mit Hilfe der Gaschromatographie bestimmt

Klare, farblose, entflammbare Flüssigkeit; schwer löslich in Wasser, mischbar mit Ethanol 96 %

d_{20}^{20}: etwa 0,883
n_D^{20}: etwa 1,395

Butanol: höchstens 0,2 Prozent, mit Hilfe der Gaschromatographie bestimmt

n-Butylformiat: höchstens 0,1 Prozent, mit Hilfe der Gaschromatographie bestimmt

n-Butylpropionat: höchstens 0,1 Prozent, mit Hilfe der Gaschromatographie bestimmt

Wasser: höchstens 0,1 Prozent

Butylamin *R* 1013600

$C_4H_{11}N$ M_r 73,1
CAS Nr. 109-73-9

Farblose Flüssigkeit; mischbar mit Wasser und mit Ethanol 96 %

n_D^{20}: etwa 1,401
Sdp: etwa 78 °C

Vor Gebrauch zu destillieren und innerhalb eines Monats zu verwenden

4-(Butylamino)benzoesäure *R* 1206700

$C_{11}H_{15}NO_2$ M_r 193,2
CAS Nr. 4740-24-3

Weißes bis fast weißes Pulver

Gehalt: 96,5 bis 103,5 Prozent

Butyldihydroxyboran *R* 1013700

$C_4H_{11}BO_2$ M_r 101,9
CAS Nr. 4426-47-5

Butylboronsäure

Gehalt: mindestens 98 Prozent

Smp: 90 bis 92 °C

***tert*-Butylhydroperoxid** *R* 1118000

$C_4H_{10}O_2$ M_r 90,1
CAS Nr. 75-91-2

1,1-Dimethylethylhydroperoxid

Entflammbare Flüssigkeit; löslich in organischen Lösungsmitteln

d_{20}^{20}: etwa 0,898
n_D^{20}: etwa 1,401
Sdp: etwa 35 °C

Butyl-4-hydroxybenzoat *R* 1103900

CAS Nr. 94-26-8

Muss der Monographie **Butyl-4-hydroxybenzoat (Butylis parahydroxybenzoas)** entsprechen

Butylhydroxytoluol *R* 1013800

CAS Nr. 128-37-0

Muss der Monographie **Butylhydroxytoluol (Butylhydroxytoluenum)** entsprechen

Butylmethacrylat R 1145400

$C_8H_{14}O_2$ M_r 142,2
CAS Nr. 97-88-1

Butyl(2-methylpropenoat)

Klare, farblose Flüssigkeit

d_4^{20}: etwa 0,894
n_D^{20}: etwa 1,424
Sdp: etwa 163 °C

tert-Butylmethylether R 1013900

$C_5H_{12}O$ M_r 88,1
CAS Nr. 1634-04-4

2-Methoxy-2-methylpropan; (1,1-Dimethylethyl)=
methylether

Klare, farblose, entflammbare Flüssigkeit

n_D^{20}: etwa 1,376

Absorption (2.2.25): höchstens 0,30 bei 240 nm, 0,10 bei 255 nm und 0,01 bei 280 nm, mit Wasser R als Kompensationsflüssigkeit bestimmt

tert-Butylmethylether R 1 1126400

Gehalt: mindestens 99,5 Prozent

d_{20}^{20}: etwa 0,741
n_D^{20}: etwa 1,369
Sdp: etwa 55 °C

2-Butyloctanol R 1206100

$C_{12}H_{26}O$ M_r 186,3
CAS Nr. 3913-02-8

(2Ξ)-2-Butyloctan-1-ol

C

Cadmium R 1014100

Cd A_r 112,4
CAS Nr. 7440-43-9

Silberweißes, glänzendes Metall; praktisch unlöslich in Wasser, leicht löslich in Salpetersäure und in heißer Salzsäure

Cadmiumnitrat-Tetrahydrat R 1174900

$Cd(NO_3)_2 \cdot 4 H_2O$ M_r 308,5
CAS Nr. 10022-68-1

Hygroskopische, orthorhombische Kristalle; sehr leicht löslich in Wasser, löslich in Aceton und in Ethanol 96 %

Smp: etwa 59,5 °C

Caesiumchlorid R 1014200

CsCl M_r 168,4
CAS Nr. 7647-17-8

Weißes bis fast weißes Pulver; sehr leicht löslich in Wasser, leicht löslich in Methanol, praktisch unlöslich in Aceton

Calciumacetat R 1191600

$C_4H_6CaO_4$ M_r 158,2
CAS Nr. 62-54-4

Calciumdiacetat

Muss der Monographie **Calciumacetat (Calcii acetas)** entsprechen

Calcium-bis(formylhomotaurin) R 1209300

$C_8H_{16}CaN_2O_8S_2$ M_r 372,4

Calcium-bis(3-formamidopropan-1-sulfonat)

Weißes bis fast weißes Pulver

Gehalt: mindestens 80,0 Prozent

Calciumcarbonat R 1014500

CAS Nr. 471-34-1

Muss der Monographie **Calciumcarbonat (Calcii carbonas)** entsprechen

Calciumcarbonat R 1 1014501

Muss Calciumcarbonat R und folgender zusätzlichen Anforderung entsprechen:

Chlorid (2.4.4): höchstens 50 ppm

Calciumchlorid *R* 1014600

CAS Nr. 10035-04-8

Muss der Monographie **Calciumchlorid-Dihydrat (Calcii chloridum dihydricum)** entsprechen

Calciumchlorid *R* **1** 1014700

$CaCl_2 \cdot 4\,H_2O$ M_r 183,1

Calciumchlorid, Tetrahydrat

Eisen: höchstens 0,05 ppm

Calciumchlorid, wasserfreies *R* 1014800

$CaCl_2$ M_r 111,0
CAS Nr. 10043-52-4

Gehalt: mindestens 98,0 Prozent, berechnet auf die getrocknete Substanz

Weißes bis fast weißes, zerfließliches Granulat; sehr leicht löslich in Wasser, leicht löslich in Ethanol 96 % und in Methanol

Trocknungsverlust (2.2.32): höchstens 5,0 Prozent, durch Trocknen im Trockenschrank bei 200±10 °C bestimmt

Lagerung: dicht verschlossen, vor Feuchtigkeit geschützt

Calciumchlorid-Lösung *R* 1014601

Eine Lösung von Calciumchlorid *R* (73,5 g · l^{-1})

Calciumchlorid-Lösung (0,025 mol · l^{-1}) *R* 1014604

0,368 g Calciumchlorid *R* werden in Wasser *R* zu 100,0 ml gelöst.

Calciumchlorid-Lösung (0,02 mol · l^{-1}) *R* 1014603

2,94 g Calciumchlorid *R* werden in 900 ml Wasser *R* gelöst. Die Lösung wird auf einen pH-Wert von 6,0 bis 6,2 eingestellt und mit Wasser *R* zu 1000,0 ml verdünnt.

Lagerung: bei 2 bis 8 °C

Calciumchlorid-Lösung (0,01 mol · l^{-1}) *R* 1014602

0,147 g Calciumchlorid *R* werden in Wasser *R* zu 100,0 ml gelöst.

Calciumdihydrogenphosphat-Monohydrat *R* 1157200

$CaH_4O_8P_2 \cdot H_2O$ M_r 252,1
CAS Nr. 10031-30-8

Calciumtetrahydrogenbisphosphat, Monohydrat; Phosphorsäure, Calciumsalz (2:1), Monohydrat; Calciumdihydrogenphosphat-Monohydrat, einbasiges

Weißes bis fast weißes, kristallines Pulver; löslich in Wasser

Calciumhydroxid *R* 1015000

$Ca(OH)_2$ M_r 74,1
CAS Nr. 1305-62-0

Weißes bis fast weißes Pulver; fast vollständig löslich in 600 Teilen Wasser

Calciumhydroxid-Lösung *R* 1015001

Frisch hergestellte, gesättigte Lösung von Calciumhydroxid *R*

Calciumlactat-Pentahydrat *R* 1015100

CAS Nr. 41372-22-9

Muss der Monographie **Calciumlactat-Pentahydrat (Calcii lactas pentahydricus)** entsprechen

Calciumsulfat-Hemihydrat *R* 1015200

$CaSO_4 \cdot 0,5\,H_2O$ M_r 145,1
CAS Nr. 10034-76-1

Weißes bis fast weißes Pulver; löslich in etwa 1500 Teilen Wasser, praktisch unlöslich in Ethanol 96 %

Wird die Substanz im Verhältnis 2:1 mit Wasser gemischt, erstarrt sie schnell zu einer harten, porösen Masse.

Calciumsulfat-Lösung *R* 1015201

5 g Calciumsulfat-Hemihydrat *R* werden 1 h lang mit 100 ml Wasser *R* geschüttelt. Die Mischung wird anschließend filtriert.

Calconcarbonsäure *R* 1015300

$C_{21}H_{14}N_2O_7S$ M_r 438,4
CAS Nr. 3737-95-9

3-Hydroxy-4-(2-hydroxy-4-sulfonaphthalin-1-yldiazenyl)naphthalin-2-carbonsäure

Bräunlich schwarzes Pulver; schwer löslich in Wasser, sehr schwer löslich in Aceton und in Ethanol 96 %, wenig löslich in verdünnten Natriumhydroxid-Lösungen

Calconcarbonsäure-Verreibung R   1015301

1 Teil Calconcarbonsäure R wird mit 99 Teilen Natriumchlorid R verrieben.

Empfindlichkeitsprüfung: 50 mg Calconcarbonsäure-Verreibung werden in einer Mischung von 2 ml konzentrierter Natriumhydroxid-Lösung R und 100 ml Wasser R gelöst. Die Lösung muss blau gefärbt sein. Nach Zusatz von 1 ml einer Lösung von Magnesiumsulfat R ($10 \text{ g} \cdot \text{l}^{-1}$) und 0,1 ml einer Lösung von Calciumchlorid R ($1,5 \text{ g} \cdot \text{l}^{-1}$) muss sich die Lösung violett und nach Zusatz von 0,15 ml Natriumedetat-Lösung ($0,01 \text{ mol} \cdot \text{l}^{-1}$) rein blau färben.

Camphen R   1139200

$C_{10}H_{16}$ M_r 136,2
CAS Nr. 79-92-5

2,2-Dimethyl-3-methylenbicyclo[2.2.1]heptan

Wird die Substanz in der Gaschromatographie verwendet, muss sie zusätzlich folgender Anforderung entsprechen:

Gehaltsbestimmung: Gaschromatographie (2.2.28) wie in der Monographie **Rosmarinöl (Rosmarini aetheroleum)** beschrieben

Gehalt: mindestens 90 Prozent, ermittelt mit Hilfe des Verfahrens „Normalisierung"

Campher R   1113000

CAS Nr. 76-22-2

Muss der Monographie **Racemischer Campher (Camphora racemica)** entsprechen

Wird die Substanz in der Gaschromatographie verwendet, muss sie zusätzlich folgender Anforderung entsprechen:

Gehaltsbestimmung: Gaschromatographie (2.2.28) wie in der Monographie **Lavendelöl (Lavandulae aetheroleum)** beschrieben

Untersuchungslösung: eine Lösung der Substanz ($10 \text{ g} \cdot \text{l}^{-1}$) in Hexan R

Gehalt: mindestens 95,0 Prozent, ermittelt mit Hilfe des Verfahrens „Normalisierung"

(1S)-(+)-Campher-10-sulfonsäure R   1104100

$C_{10}H_{16}O_4S$ M_r 232,3
CAS Nr. 3144-16-9

[(1S)-7,7-Dimethyl-2-oxobicyclo[2.2.1]heptan-1-yl]methansulfonsäure; Reychlers Säure; (1S,4R)-(+)-2-Oxobornan-10-sulfonsäure

Prismenförmige, hygroskopische Kristalle; löslich in Wasser

Gehalt: mindestens 99,0 Prozent (1S)-(+)-Campher-10-sulfonsäure

$[\alpha]_D^{20}$: +20 ± 1, an einer Lösung der Substanz ($43 \text{ g} \cdot \text{l}^{-1}$) in Wasser R bestimmt
Smp: etwa 194 °C, unter Zersetzung
ΔA (2.2.41): $10,2 \cdot 10^3$, an einer Lösung der Substanz ($1,0 \text{ g} \cdot \text{l}^{-1}$) bei 290,5 nm bestimmt

Caprinalkohol R

Siehe Decanol R

ε-Caprolactam R   1104200

$C_6H_{11}NO$ M_r 113,2
CAS Nr. 105-60-2

Hexan-6-lactam; Azepan-2-on

Hygroskopische Schuppen; leicht löslich in Wasser, wasserfreiem Ethanol und in Methanol

Smp: etwa 70 °C

Capsaicin R   1147900

$C_{18}H_{27}NO_3$ M_r 305,4
CAS Nr. 404-86-4

(E)-N-[(4-Hydroxy-3-methoxyphenyl)methyl]-8-methylnon-6-enamid

Weißes bis fast weißes, kristallines Pulver; praktisch unlöslich in Wasser, leicht löslich in wasserfreiem Ethanol

Smp: etwa 65 °C

*Wird die Substanz zur Gehaltsbestimmung in der Monographie **Cayennepfeffer (Capsici fructus)** verwendet, muss sie zusätzlich folgender Anforderung entsprechen:*

Gehaltsbestimmung: Flüssigchromatographie (2.2.29) wie in der Monographie **Cayennepfeffer** beschrieben

Gehalt: mindestens 95,0 Prozent, ermittelt mit Hilfe des Verfahrens „Normalisierung"

Carbazol R   1015400

$C_{12}H_9N$ M_r 167,2
CAS Nr. 86-74-8

Dibenzopyrrol

Kristalle; praktisch unlöslich in Wasser, leicht löslich in Aceton, schwer löslich in wasserfreiem Ethanol

Smp: etwa 245 °C

Carbomer R   1015500

CAS Nr. 9007-20-9

Ein quer vernetztes Polymer der Acrylsäure; enthält einen hohen Anteil (56 bis 68 Prozent) an Carboxyl-Gruppen, berechnet auf die 1 h lang bei 80 °C getrocknete Substanz

Mittlere relative Molekülmasse etwa $3 \cdot 10^6$

pH-Wert (2.2.3): Eine Suspension der Substanz $(10 \text{ g} \cdot \text{l}^{-1})$ hat einen pH-Wert von etwa 3.

Carbophenothion R   1016200

$C_{11}H_{16}ClO_2PS_3$ M_r 342,9
CAS Nr. 786-19-6

Carbofenotion; *O,O*-Diethyl-*S*-[[(4-chlorphenyl)thio]=methyl]phosphorodithioat

Gelbliche Flüssigkeit; praktisch unlöslich in Wasser, mischbar mit organischen Lösungsmitteln

d_4^{25}:   etwa 1,27

Für die Monographie **Wollwachs (Adeps lanae)** kann eine geeignete, zertifizierte Referenzlösung $(10 \text{ ng} \cdot \mu\text{l}^{-1}$ in Isooctan) verwendet werden.

5-Carboxyuracil R   1209800

$C_5H_4N_2O_4$ M_r 156,1
CAS Nr. 23945-44-0

2,4-Dioxo-1,2,3,4-tetrahydropyrimidin-5-carbonsäure; Uracil-5-carbonsäure

Smp: etwa 283 °C

Car-3-en R   1124000

$C_{10}H_{16}$ M_r 136,2
CAS Nr. 498-15-7

3,7,7-Trimethylbicyclo[4.1.0]hept-3-en

Flüssigkeit mit stechendem Geruch; schwer löslich in Wasser, löslich in organischen Lösungsmitteln

d_{20}^{20}:   etwa 0,864
n_D^{20}:   1,473 bis 1,474
$[\alpha]_D^{20}$: +15 bis +17
Sdp: 170 bis 172 °C

Wird die Substanz in der Gaschromatographie verwendet, muss sie zusätzlich folgender Anforderung entsprechen:

Gehaltsbestimmung: Gaschromatographie (2.2.28) wie in der Monographie **Muskatöl (Myristicae fragrantis aetheroleum)** beschrieben

Gehalt: mindestens 95,0 Prozent, ermittelt mit Hilfe des Verfahrens „Normalisierung"

Carminsäure R   1156700

$C_{22}H_{20}O_{13}$ M_r 492,4
CAS Nr. 1260-17-9

7-α-D-Glucopyranosyl-3,5,6,8-tetrahydroxy-1-methyl-9,10-dioxo-9,10-dihydroanthracen-2-carbonsäure

Dunkelrotes Pulver; sehr schwer löslich in Wasser, löslich in Dimethylsulfoxid, sehr schwer löslich in Ethanol 96 %

Carvacrol *R* 1016400

C$_{10}$H$_{14}$O M_r 150,2
CAS Nr. 499-75-2

5-Isopropyl-2-methylphenol

Bräunliche Flüssigkeit; praktisch unlöslich in Wasser, sehr leicht löslich in Ethanol 96 %

d_{20}^{20}: etwa 0,975
n_D^{20}: etwa 1,523
Sdp: etwa 237 °C

Wird die Substanz in der Gaschromatographie verwendet, muss sie zusätzlich folgender Anforderung entsprechen:

Gehaltsbestimmung: Gaschromatographie (2.2.28) wie in der Monographie **Pfefferminzöl (Menthae piperitae aetheroleum)** beschrieben

Untersuchungslösung: 0,1 g Substanz werden in etwa 10 ml Aceton *R* gelöst.

Gehalt: mindestens 95,0 Prozent, ermittelt mit Hilfe des Verfahrens „Normalisierung"

Carveol *R* 1160400

C$_{10}$H$_{16}$O M_r 152,2
CAS Nr. 99-48-9

p-Mentha-1(6),8-dien-2-ol; 2-Methyl-5-(1-methylethenyl)cyclohex-2-enol

Die Substanz enthält unterschiedliche Gehalte an *cis*- und *trans*-Carveol.

Wird die Substanz in der Gaschromatographie verwendet, muss sie zusätzlich folgender Anforderung entsprechen:

Gehaltsbestimmung: Gaschromatographie (2.2.28) wie in der Monographie **Kümmelöl (Carvi aetheroleum)** unter „Prüfung auf Reinheit, Chromatographisches Profil" beschrieben

Gehalt: mindestens 97 Prozent, ermittelt mit Hilfe des Verfahrens „Normalisierung"

(+)-Carvon *R* 1016500

C$_{10}$H$_{14}$O M_r 150,2
CAS Nr. 2244-16-8

(+)-*p*-Mentha-6,8-dien-2-on; (5*S*)-2-Methyl-5-(1-methylethenyl)cyclohex-2-enon

Flüssigkeit; praktisch unlöslich in Wasser, mischbar mit Ethanol 96 %

d_{20}^{20}: etwa 0,965
n_D^{20}: etwa 1,500
$[\alpha]_D^{20}$: etwa +61
Sdp: etwa 230 °C

Wird die Substanz in der Gaschromatographie verwendet, muss sie zusätzlich folgender Anforderung entsprechen:

Gehaltsbestimmung: Gaschromatographie (2.2.28) wie in der Monographie **Pfefferminzöl (Menthae piperitae aetheroleum)** beschrieben

Untersuchungslösung: die Substanz

Gehalt: mindestens 98,0 Prozent, ermittelt mit Hilfe des Verfahrens „Normalisierung"

(+)-Carvon *R* 1 1016501

CAS Nr. 2244-16-8

Entspricht (+)-Carvon *R* mit folgender zusätzlicher Anforderung:

Gehaltsbestimmung: Gaschromatographie (2.2.28) wie in der Monographie **Kümmelöl (Carvi aetheroleum)** unter „Prüfung auf Reinheit, Chirale Reinheit" beschrieben

Gehalt: mindestens 98 Prozent

(−)-Carvon *R* 1160500

C$_{10}$H$_{14}$O M_r 150,2
CAS Nr. 6485-40-1

(−)-*p*-Mentha-1(6),8-dien-2-on; (5*R*)-2-Methyl-5-(1-methylethenyl)cyclohex-2-enon

Flüssigkeit

d_{20}^{20}: etwa 0,965
n_D^{20}: etwa 1,4988

$[\alpha]_D^{20}$: etwa −62
Sdp: etwa 230 °C

Gehaltsbestimmung: Gaschromatographie (2.2.28) wie in der Monographie **Kümmelöl (Carvi aetheroleum)** unter „Prüfung auf Reinheit, Chirale Reinheit" beschrieben

Gehalt: mindestens 99 Prozent

β-Caryophyllen *R* 1101000

$C_{15}H_{24}$ M_r 204,4
CAS Nr. 87-44-5

(*E*)-(1*R*,9*S*)-4,11,11-Trimethyl-8-methylenbicyclo=[7.2.0]undec-4-en

Ölige Flüssigkeit; praktisch unlöslich in Wasser, mischbar mit Ethanol 96 %

Wird die Substanz in der Gaschromatographie verwendet, muss sie zusätzlich folgender Anforderung entsprechen:

Gehaltsbestimmung: Gaschromatographie (2.2.28) wie in der Monographie **Nelkenöl (Caryophylli floris aetheroleum)** beschrieben

Untersuchungslösung: die Substanz

Gehalt: mindestens 90,0 Prozent, ermittelt mit Hilfe des Verfahrens „Normalisierung"

Caryophyllenoxid *R* 1149000

$C_{15}H_{24}O$ M_r 220,4
CAS Nr. 1139-30-6

(−)-β-Caryophyllenepoxid; (1*R*,4*R*,6*R*,10*S*)-4,12,12-Trimethyl-9-methylen-5-oxatricyclo[8.2.0.0^{4,6}]dodecan

Farblose, feine Kristalle mit Klümpchen

Smp: 62 bis 63 °C

Wird die Substanz in der Gaschromatographie verwendet, muss sie zusätzlich folgender Anforderung entsprechen:

Gehaltsbestimmung: Gaschromatographie (2.2.28) wie in der Monographie **Terpentinöl (Terebinthinae aetheroleum)** beschrieben

Gehalt: mindestens 99,0 Prozent, ermittelt mit Hilfe des Verfahrens „Normalisierung"

Casein *R* 1016600

CAS Nr. 9000-71-9

Gemisch verwandter Phosphoproteine aus der Milch

Weißes bis fast weißes, amorphes Pulver oder weiße Körnchen; sehr schwer löslich in Wasser und unpolaren organischen Lösungsmitteln; löslich in konzentrierter Salzsäure unter Bildung einer schwach violett gefärbten Lösung, bildet Salze mit Säuren und Basen

Der isoelektrische Punkt liegt bei etwa pH 4,7; alkalische Lösungen sind linksdrehend.

Casticin *R* 1162200

$C_{19}H_{18}O_8$ M_r 374,3
CAS Nr. 479-91-4

5-Hydroxy-2-(3-hydroxy-4-methoxyphenyl)-3,6,7-trimethoxy-4*H*-1-benzopyran-4-on

Gelbe Kristalle

Catalpol *R* 1142300

$C_{15}H_{22}O_{10}$ M_r 362,3
CAS Nr. 2415-24-9

[(1a*S*,1b*S*,2*S*,5a*R*,6*S*,6a*S*)-6-Hydroxy-1a-(hydroxymethyl)-1a,1b,2,5a,6,6a-hexahydrooxireno[4,5]cyclopenta=[1,2-*c*]pyran-2-yl]-β-D-glucopyranosid

Smp: 203 bis 205 °C

Catechin *R* 1119000

$C_{15}H_{14}O_6 \cdot x\ H_2O$ M_r 290,3
(wasserfreie Substanz)

CAS Nr. 154-23-4

(+)-(2*R*,3*S*)-2-(3,4-Dihydroxyphenyl)-3,4-dihydro-2*H*-chromen-3,5,7-triol, x H$_2$O; Catechol, Cianidanol, Cyanidol

Cathinhydrochlorid *R*   1206800

C$_9$H$_{14}$ClNO M_r 187,7
CAS Nr. 2153-98-2

(1*S*,2*S*)-2-Amino-1-phenylpropan-1-ol-hydrochlorid; Norpseudoephedrinhydrochlorid

Weißer bis fast weißer Feststoff

Gehalt: mindestens 95,0 Prozent

Cellulose zur Chromatographie *R*   1016800

CAS Nr. 9004-34-6

Feines, weißes bis fast weißes, homogenes Pulver

Die mittlere Korngröße ist kleiner als 30 µm.

Herstellung der Dünnschichtplatten: 15 g Substanz werden in 100 ml Wasser *R* suspendiert und 60 s lang mit einem elektrisch betriebenen Gerät homogenisiert. Die sorgfältig gereinigten Platten werden mittels eines Streichgeräts mit einer 0,1 mm dicken Schicht versehen und an der Luft trocknen gelassen.

Cellulose zur Chromatographie *R* 1   1016900

Mikrokristalline Cellulose

Herstellung der Dünnschichtplatten: 25 g Substanz werden in 90 ml Wasser *R* suspendiert und 60 s lang mit einem elektrisch betriebenen Gerät homogenisiert. Die sorgfältig gereinigten Platten werden mittels eines Streichgeräts mit einer 0,1 mm dicken Schicht versehen und an der Luft trocknen gelassen.

Cellulose zur Chromatographie F$_{254}$ *R*   1017000

Mikrokristalline Cellulose F$_{254}$

Feines, weißes bis fast weißes, homogenes Pulver, das einen Fluoreszenzindikator mit intensivster Anregung der Fluoreszenz bei 254 nm enthält

Die mittlere Korngröße ist kleiner als 30 µm.

Herstellung der Dünnschichtplatten: 25 g Substanz werden in 100 ml Wasser *R* suspendiert und 60 s lang mit einem elektrisch betriebenen Gerät homogenisiert. Die sorgfältig gereinigten Platten werden mittels eines Streichgeräts mit einer 0,1 mm dicken Schicht versehen und an der Luft trocknen gelassen.

Cer(III)-nitrat *R*   1017400

Ce(NO$_3$)$_3$ · 6 H$_2$O M_r 434,3
CAS Nr. 10294-41-4

Cer(III)-nitrat, Hexahydrat

Farbloses bis blassgelbes, kristallines Pulver; leicht löslich in Wasser und in Ethanol 96 %

Cer(IV)-sulfat *R*   1017300

Ce(SO$_4$)$_2$ · 4 H$_2$O M_r 404,3
CAS Nr. 10294-42-5

Cer(IV)-sulfat, Tetrahydrat; Cersulfat

Gelbes bis orangegelbes, kristallines Pulver oder Kristalle; sehr schwer löslich in Wasser

Die Substanz löst sich langsam in verdünnten Säuren.

Cetrimid *R*   1017600

CAS Nr. 8044-71-1

Muss der Monographie **Cetrimid (Cetrimidum)** entsprechen

Cetrimoniumbromid *R*   1017700

C$_{19}$H$_{42}$BrN M_r 364,5
CAS Nr. 57-09-0

Hexadecyltrimethylammoniumbromid

Weißes bis fast weißes, kristallines Pulver; löslich in Wasser, leicht löslich in Ethanol 96 %

Smp: etwa 240 °C

Cetylalkohol *R*   1160600

C$_{16}$H$_{34}$O M_r 242,4
CAS Nr. 36653-82-4

Hexadecan-1-ol

Gehalt: mindestens 95,0 Prozent

Smp: etwa 48 °C

Cetylpyridiniumchlorid-Monohydrat *R* 1162800

$C_{21}H_{38}ClN \cdot H_2O$ M_r 358,0
CAS Nr. 6004-24-6

1-Hexadecylpyridiniumchlorid-Monohydrat

Weißes bis fast weißes Pulver; leicht löslich in Wasser und in Ethanol 96 %

Smp: 80 bis 83 °C

Cetylstearylalkohol *R* 1017500

CAS Nr. 67762-27-0

Muss der Monographie **Cetylstearylalkohol (Alcohol cetylicus et stearylicus)** entsprechen

Chamazulen *R* 1148000

$C_{14}H_{16}$ M_r 184,3
CAS Nr. 529-05-5

7-Ethyl-1,4-dimethylazulen

Blaue Flüssigkeit; sehr schwer löslich in Wasser, löslich in Ethanol 96 %, mischbar mit fetten und mit ätherischen Ölen sowie mit flüssigem Paraffin, unter Verfärbung löslich in 85-prozentiger (*m/m*) Phosphorsäure und in 50-prozentiger (*V/V*) Schwefelsäure

Aussehen der Lösung: 50 mg Substanz werden in 2,5 ml Hexan *R* gelöst. Die blaue Lösung ist klar, wenn sie in dünner Schicht, zum Beispiel durch Schrägstellen des Reagenzglases, betrachtet wird.

Wird die Substanz in der Gaschromatographie verwendet, muss sie zusätzlich folgender Anforderung entsprechen:

Gehaltsbestimmung: Gaschromatographie (2.2.28) wie in der Monographie **Kamillenöl (Matricariae aetheroleum)** beschrieben

Untersuchungslösung: Lösung der Substanz (4 g · l⁻¹) in Cyclohexan *R*

Gehalt: mindestens 95,0 Prozent, ermittelt mit Hilfe des Verfahrens „Normalisierung"

Chinaldinrot *R* 1073800

$C_{21}H_{23}IN_2$ M_r 430,3
CAS Nr. 117-92-0

2-(4-Dimethylaminostyryl)-1-ethylchinoliniumiodid

Dunkelblauschwarzes Pulver; wenig löslich in Wasser, leicht löslich in Ethanol 96 %

Chinaldinrot-Lösung *R* 1073801

0,1 g Chinaldinrot *R* werden in Methanol *R* zu 100 ml gelöst.

Umschlagsbereich: pH-Wert 1,4 (farblos) bis 3,2 (rot)

Chinhydron *R* 1073900

$C_{12}H_{10}O_4$ M_r 218,2
CAS Nr. 106-34-3

Äquimolekularer Komplex aus Hydrochinon und 1,4-Benzochinon

Glänzendes, kristallines Pulver oder glänzende Kristalle, tiefgrün; schwer löslich in Wasser, wenig löslich in heißem Wasser, löslich in Ethanol 96 % und in konzentrierter Ammoniak-Lösung

Smp: etwa 170 °C

Chinidin *R* 1074000

$C_{20}H_{24}N_2O_2$ M_r 324,4
CAS Nr. 56-54-2

(8*R*,9*S*)-6′-Methoxy-9-cinchonanol

Weiße bis fast weiße Kristalle; sehr schwer löslich in Wasser, wenig löslich in Ethanol 96%, schwer löslich in Methanol

$[\alpha]_D^{20}$: etwa +260, an einer Lösung der Substanz $(10\,g \cdot l^{-1})$ in wasserfreiem Ethanol R bestimmt
Smp: etwa 172 °C

Lagerung: vor Licht geschützt

Chinidinsulfat R 1109500

CAS Nr. 6591-63-5

Muss der Monographie **Chinidinsulfat (Chinidini sulfas)** entsprechen

Chinin R 1074100

$C_{20}H_{24}N_2O_2$ M_r 324,4
CAS Nr. 130-95-0

(8S,9R)-6'-Methoxy-9-cinchonanol

Weißes bis fast weißes, mikrokristallines Pulver; sehr schwer löslich in Wasser, schwer löslich in siedendem Wasser, sehr leicht löslich in wasserfreiem Ethanol

$[\alpha]_D^{20}$: etwa –167, an einer Lösung der Substanz $(10\,g \cdot l^{-1})$ in wasserfreiem Ethanol R bestimmt
Smp: etwa 175 °C

Lagerung: vor Licht geschützt

Chininhydrochlorid R 1074200

CAS Nr. 6119-47-7

Muss der Monographie **Chininhydrochlorid (Chinini hydrochloridum)** entsprechen

Chininsulfat R 1074300

CAS Nr. 6119-70-6

Muss der Monographie **Chininsulfat (Chinini sulfas)** entsprechen

3-Chinuclidinol R 1193800

$C_7H_{13}NO$ M_r 127,2
CAS Nr. 1619-34-7

(3R)-1-Azabicyclo[2.2.2]octan-3-ol

Gehalt: mindestens 99 Prozent

Hellgelbes Pulver

Chloracetanilid R 1018100

C_8H_8ClNO M_r 169,6
CAS Nr. 539-03-7

4'-Chloracetanilid

Gehalt: mindestens 95 Prozent

Kristallines Pulver; praktisch unlöslich in Wasser, löslich in Ethanol 96%

Smp: etwa 178 °C

Chloralhydrat R 1017900

CAS Nr. 302-17-0

Muss der Monographie **Chloralhydrat (Chlorali hydras)** entsprechen

Chloralhydrat-Lösung R 1017901

80 g Chloralhydrat R werden in 20 ml Wasser R gelöst.

Chloramin T R 1018000

CAS Nr. 7080-50-4

Muss der Monographie **Tosylchloramid-Natrium (Tosylchloramidum natricum)** entsprechen

Chloramin-T-Lösung R 1018001

Eine Lösung von Chloramin T R $(20\,g \cdot l^{-1})$

Unmittelbar vor Gebrauch herzustellen

Chloramin-T-Lösung R 1   1018002

Eine Lösung von Chloramin T R $(0,1\,g \cdot l^{-1})$

Unmittelbar vor Gebrauch herzustellen

Chloramin-T-Lösung *R* 2   1018003

Eine Lösung von Chloramin T *R* (0,2 g · l⁻¹)

Unmittelbar vor Gebrauch herzustellen

Chloranilin *R*   1018300

C_6H_6ClN M_r 127,6
CAS Nr. 106-47-8

4-Chloranilin

Kristalle; löslich in heißem Wasser, leicht löslich in Ethanol 96 %

Smp: etwa 71 °C

2-Chlorbenzoesäure *R*   1139300

$C_7H_5ClO_2$ M_r 156,6
CAS Nr. 118-91-2

Schwer löslich in Wasser, löslich in heißem Wasser, sehr leicht löslich in wasserfreiem Ethanol

Smp: etwa 140 °C
Sdp: etwa 285 °C

4-Chlorbenzolsulfonamid *R*   1097400

$C_6H_6ClNO_2S$ M_r 191,6
CAS Nr. 98-64-6

Weißes bis fast weißes Pulver

Smp: etwa 145 °C

5-Chlorchinolin-8-ol *R*   1156900

C_9H_6ClNO M_r 179,6
CAS Nr. 130-16-5

5-Chloroxin; Cloxiquin (INN)

Wenig löslich in kalter verdünnter Salzsäure

Smp: etwa 123 °C

Gehalt: mindestens 95,0 Prozent

Chlordan *R*   1124100

$C_{10}H_6Cl_8$ M_r 409,8
CAS Nr. 12789-03-6

Smp: etwa 106 °C
Sdp: etwa 175 °C

Eine geeignete, zertifizierte Referenzlösung von technischer Qualität (10 ng · μl⁻¹ in Isooctan) kann verwendet werden.

2-Chlor-2-desoxy-D-glucose *R*   1134700

$C_6H_{11}ClO_5$ M_r 198,6
CAS Nr. 14685-79-1

Weißes bis fast weißes, kristallines, sehr hygroskopisches Pulver; löslich in Wasser und in Dimethylsulfoxid, praktisch unlöslich in Ethanol 96 %

Chlordiazepoxid *R*   1113200

CAS Nr. 58-25-3

Muss der Monographie **Chlordiazepoxid (Chlordiazepoxidum)** entsprechen

2-Chlor-*N*-(2,6-dimethylphenyl)acetamid *R*   1168700

$C_{10}H_{12}ClNO$ M_r 197,7
CAS Nr. 1131-01-7

Chloressigsäure *R*   1018200

$C_2H_3ClO_2$ M_r 94,5
CAS Nr. 79-11-8

Farblose oder weiße bis fast weiße, zerfließliche Kristalle; sehr leicht löslich in Wasser, löslich in Ethanol 96 %

Lagerung: dicht verschlossen

2-Chlorethanol R 1097500

C₂H₅ClO M_r 80,5
CAS Nr. 107-07-3

Farblose Flüssigkeit; löslich in Ethanol 96 %

d_{20}^{20}: etwa 1,197
n_D^{20}: etwa 1,442
Smp: etwa −89 °C
Sdp: etwa 130 °C

2-Chlorethanol-Lösung R 1097501

0,125 g 2-Chlorethanol R werden in 2-Propanol R zu 50 ml gelöst. 5 ml Lösung werden mit 2-Propanol R zu 50 ml verdünnt.

Chlorethylaminhydrochlorid R 1124300

C₂H₇Cl₂N M_r 116,0
CAS Nr. 870-24-6

2-Chlorethanamin-hydrochlorid

Smp: etwa 145 °C

Chlorfenvinphos R 1124200

C₁₂H₁₄Cl₃O₄P M_r 359,6
CAS Nr. 470-90-6

Clofenvinfos

Eine geeignete, zertifizierte Referenzlösung (10 ng · μl⁻¹ in Cyclohexan) kann verwendet werden.

3-Chlor-2-methylanilin R 1139400

C₇H₈ClN M_r 141,6
CAS Nr. 87-60-5

Nicht mischbar mit Wasser, schwer löslich in wasserfreiem Ethanol

d_{20}^{20}: etwa 1,171
n_D^{20}: etwa 1,587
Smp: etwa 2 °C
Sdp: etwa 115 °C

2-Chlornicotinsäure R 1157300

C₆H₄ClNO₂ M_r 157,6
CAS Nr. 2942-59-8

2-Chlorpyridin-3-carbonsäure

Weißes bis fast weißes Pulver

Smp: etwa 177 °C

Gehalt: mindestens 95 Prozent

Chlornitroanilin R 1018800

C₆H₅ClN₂O₂ M_r 172,6
CAS Nr. 121-87-9

2-Chlor-4-nitroanilin

Gelbes, kristallines Pulver; leicht löslich in Methanol

Smp: etwa 107 °C

Lagerung: vor Licht geschützt

2-Chlor-5-nitrobenzoesäure R 1183800

C₇H₄ClNO₄ M_r 201,6
CAS Nr. 2516-96-3

Smp: 165 bis 168 °C

Chlorobutanol R 1018400

CAS Nr. 57-15-8

Muss der Monographie **Chlorobutanol (Chlorobutanolum)** entsprechen

Chloroform R 1018600

CHCl₃ M_r 119,4
CAS Nr. 67-66-3

Trichlormethan

Klare, farblose Flüssigkeit; schwer löslich in Wasser, mischbar mit Ethanol 96 %

d_{20}^{20}: 1,475 bis 1,481
Sdp: etwa 60 °C

Ethanol: 0,4 bis 1,0 Prozent (*m/m*)

Chloroform, angesäuertes R   1018601

100 ml Chloroform R werden mit 10 ml Salzsäure R geschüttelt und stehen gelassen. Nach dem Entmischen werden die beiden Phasen getrennt.

Chloroform, ethanolfreies R   1018602

200 ml Chloroform R werden 4-mal mit je 100 ml Wasser R ausgeschüttelt und 24 h lang über 20 g wasserfreiem Natriumsulfat R getrocknet. Das Filtrat wird über 10 g wasserfreiem Natriumsulfat R destilliert. Die ersten 20 ml des Destillats werden verworfen.

Unmittelbar vor Gebrauch herzustellen

(D)Chloroform R   1025000

$CDCl_3$ $\quad M_r$ 120,4
CAS Nr. 865-49-6

(D)Trichlormethan

Deuterierungsgrad: mindestens 99,7 Prozent

Klare, farblose Flüssigkeit; praktisch unlöslich in Wasser, mischbar mit Aceton und Ethanol 96 %

Die Substanz kann mit Hilfe einer Silberfolie stabilisiert werden.

d_{20}^{20}: etwa 1,51
n_D^{20}: etwa 1,445
Sdp: etwa 60 °C

Wasser und Deuteriumoxid: höchstens 0,05 Prozent

Chlorogensäure R   1104700

$C_{16}H_{18}O_9$ $\quad M_r$ 354,3
CAS Nr. 327-97-9

(1S,3R,4R,5R)-3-[(3,4-Dihydroxycinnamoyl)oxy]-1,4,5-trihydroxycyclohexancarbonsäure

Weißes bis fast weißes, kristallines Pulver oder weiße Nadeln; leicht löslich in siedendem Wasser, in Aceton und in Ethanol 96 %

$[\alpha]_D^{26}$: etwa –35,2
Smp: etwa 208 °C

Dünnschichtchromatographie (2.2.27): Die Substanz wird wie unter „Prüfung auf Identität, A" der Monographie **Eingestellter Belladonnablättertrockenextrakt (Belladonnae folii extractum siccum normatum)** beschrieben geprüft; das Chromatogramm darf nur eine Hauptzone zeigen.

Wird die Substanz in der Flüssigchromatographie verwendet, muss sie zusätzlich folgender Anforderung entsprechen:

Gehaltsbestimmung: Flüssigchromatographie (2.2.29) wie in der Monographie **Artischockenblätter (Cynarae folium)** beschrieben

Gehalt: mindestens 97,0 Prozent

Chlorothiazid R   1112100

$C_7H_6ClN_3O_4S_2$ $\quad M_r$ 295,7
CAS Nr. 58-94-6

6-Chlor-2H-1,2,4-benzothiadiazin-7-sulfonamid-1,1-dioxid

Gehalt: mindestens 98,0 Prozent

Weißes bis fast weißes, kristallines Pulver; sehr schwer löslich in Wasser, wenig löslich in Aceton, schwer löslich in Ethanol 96 %

Die Substanz löst sich in verdünnten Alkalihydroxid-Lösungen.

Chlorphenol R   1018900

C_6H_5ClO $\quad M_r$ 128,6
CAS Nr. 106-48-9

4-Chlorphenol

Farblose bis fast farblose Kristalle; schwer löslich in Wasser, sehr leicht löslich in Ethanol 96 % und in Alkalihydroxid-Lösungen

Smp: etwa 42 °C

2-[2-(4-Chlorphenyl)acetyl]benzoesäure R   1194500

$C_{15}H_{11}ClO_3$ $\quad M_r$ 274,7
CAS Nr. 53242-76-5

3-Chlorpropan-1,2-diol R   1097600

$C_3H_7ClO_2$ $\quad M_r$ 110,5
CAS Nr. 96-24-2

Farblose Flüssigkeit; löslich in Wasser und in Ethanol 96 %

d_{20}^{20}: etwa 1,322
n_D^{20}: etwa 1,480
Sdp: etwa 213 °C

Chlorpyriphos *R*   1124400

$C_9H_{11}Cl_3NO_3PS$ M_r 350,6
CAS Nr. 2921-88-2

Smp: 42 bis 44 °C
Sdp: etwa 200 °C
Chlorpyrifos

Eine geeignete, zertifizierte Referenzlösung (10 ng · µl⁻¹ in Cyclohexan) kann verwendet werden.

Chlorpyriphos-methyl *R*   1124500

$C_7H_7Cl_3NO_3PS$ M_r 322,5
CAS Nr. 5598-13-0

Chlorpyrifos-methyl

Smp: 45 bis 47 °C

Eine geeignete, zertifizierte Referenzlösung (10 ng · µl⁻¹ in Cyclohexan) kann verwendet werden.

4-Chlorresorcin *R*   1177700

$C_6H_5ClO_2$ M_r 144,6
CAS Nr. 95-88-5

4-Chlorbenzol-1,3-diol; 1,3-Dihydroxy-4-chlorbenzol

Smp: 106 bis 108 °C

Chlorsalicylsäure *R*   1019100

$C_7H_5ClO_3$ M_r 172,6
CAS Nr. 321-14-2

5-Chlor-2-hydroxybenzoesäure

Weißes bis fast weißes, kristallines Pulver; löslich in Methanol

Smp: etwa 173 °C

Chlortetracyclinhydrochlorid *R*   1145500

Muss der Monographie **Chlortetracyclinhydrochlorid (Chlortetracyclini hydrochloridum)** entsprechen

Chlortriethylaminhydrochlorid *R*   1018500

$C_6H_{15}Cl_2N$ M_r 172,1
CAS Nr. 869-24-9

(2-Chlorethyl)diethylamin-hydrochlorid; 2-Chlor-*N,N*-diethylethylamin-hydrochlorid

Weißes bis fast weißes, kristallines Pulver; sehr leicht löslich in Wasser und in Methanol, leicht löslich in Dichlormethan, praktisch unlöslich in Hexan

Smp: etwa 211 °C

Chlortrimethylsilan *R*   1019300

C_3H_9ClSi M_r 108,6
CAS Nr. 75-77-4

Trimethylchlorsilan

Klare, farblose, an der Luft rauchende Flüssigkeit

d_{20}^{20}: etwa 0,86
n_D^{20}: etwa 1,388
Sdp: etwa 57 °C

5α-Cholestan *R*   1167900

$C_{27}H_{48}$ M_r 372,7
CAS Nr. 481-21-0

Schwer löslich in wasserfreiem Ethanol

Smp: etwa 81 °C

Cholesterol *R* 1019400

CAS Nr. 57-88-5

Muss der Monographie **Cholesterol (Cholesterolum)** entsprechen

Cholinchlorid *R* 1019500

$C_5H_{14}ClNO$ M_r 139,6
CAS Nr. 67-48-1

(2-Hydroxyethyl)trimethylammoniumchlorid

Zerfließende Kristalle; sehr leicht löslich in Wasser und in Ethanol 96 %

Dünnschichtchromatographie (2.2.27): Die Substanz wird wie in der Monographie **Suxamethoniumchlorid (Suxamethonii chloridum)** beschrieben geprüft, wobei 5 µl einer Lösung der Substanz (0,2 g · l^{-1}) in Methanol *R* aufgetragen werden. Das Chromatogramm darf nur einen Hauptfleck zeigen.

Lagerung: dicht verschlossen

Chondroitinase ABC *R* 1162900

Pektin-Lyase-Enzym, das von *Flavobacterium heparinum* gebildet wird und sowohl glucuronathaltige Disaccharide, wie Chondroitinsulfat, als auch iduronathaltige Disaccharide, wie Dermatansulfat, spaltet

Erhältlich in Durchstechflaschen mit 5 bis 10 Einheiten

Chondroitinase AC *R* 1163000

Pektin-Lyase-Enzym, das von *Flavobacterium heparinum* gebildet wird und ausschließlich glucuronathaltige Disaccharide wie Chondroitinsulfat spaltet

Erhältlich in Durchstechflaschen mit 5 bis 10 Einheiten

Choriongonadotropin *R* 1041100

CAS Nr. 9002-61-3

Muss der Monographie **Choriongonadotropin (Gonadotropinum chorionicum)** entsprechen

Chrom(III)-acetylacetonat *R* 1172900

$C_{15}H_{21}CrO_6$ M_r 349,3
CAS Nr. 21679-31-2

(*OC*-6-11)-Tris(2,4-pentandionato-κ*O*,κ*O'*)chrom

Chromazurol S *R* 1019600

$C_{23}H_{13}Cl_2Na_3O_9S$ M_r 605
CAS Nr. 1667-99-8

C.I. Nr. 43825; Schultz Nr. 841
5-[α-(3-Carboxy-5-methyl-4-oxo-2,5-cyclohexadienyl=iden)-2,6-dichlor-3-sulfobenzyl]-2-hydroxy-3-methyl=benzoesäure, Trinatriumsalz

Bräunlich schwarzes Pulver; löslich in Wasser, schwer löslich in Ethanol 96 %

Chrom(III)-chlorid-Hexahydrat *R* 1104800

[Cr(H$_2$O)$_4$Cl$_2$]Cl · 2 H$_2$O M_r 266,5
CAS Nr. 10060-12-5

Tiefgrünes, kristallines, hygroskopisches Pulver

Lagerung: vor Feuchtigkeit und oxidierenden Substanzen geschützt

Chrom(III)-kaliumsulfat *R* 1019800

CrK(SO$_4$)$_2$ · 12 H$_2$O M_r 499,4
CAS Nr. 7788-99-0

Chromalaun

Große, violettrote bis schwarze Kristalle; leicht löslich in Wasser, praktisch unlöslich in Ethanol 96 %

Chromogensubstrat *R* 1 1020000

N-α-Benzyloxycarbonyl-D-arginyl-L-glycyl-L-arginin-*p*-nitroanilid-dihydrochlorid wird in Wasser *R* so gelöst, dass eine Konzentration von 3 mmol · l^{-1} erhalten wird.

Vor Gebrauch wird die Lösung mit Trometamol-Natriumedetat-Pufferlösung pH 8,4 *R* so verdünnt, dass eine Konzentration von 0,5 mmol · l⁻¹ erhalten wird.

Chromogensubstrat *R* 2   1020100

D-Phenylalanyl-L-pipecolyl-L-arginin-*p*-nitroanilid-dihydrochlorid wird in Wasser *R* so gelöst, dass eine Konzentration von 3 mmol · l⁻¹ erhalten wird. Vor Gebrauch wird die Lösung mit Trometamol-Natriumedetat-Pufferlösung pH 8,4 *R* so verdünnt, dass eine Konzentration von 0,5 mmol · l⁻¹ erhalten wird.

Chromogensubstrat *R* 3   1149100

D-Valyl-leucyl-lysyl-4-nitroanilid-dihydrochlorid wird in Wasser *R* so gelöst, dass eine Konzentration von 3 mmol · l⁻¹ erhalten wird.

Chromogensubstrat *R* 4   1163100

D-Phenylalanyl-L-pipecolyl-L-arginin-*p*-nitroanilid-dihydrochlorid wird in Wasser *R* so gelöst, dass eine Konzentration von 8 mmol · l⁻¹ erhalten wird. Vor Gebrauch wird die Lösung mit Phosphat-Pufferlösung pH 8,5 *R* so verdünnt, dass eine Konzentration von 2,5 mmol · l⁻¹ erhalten wird.

Chromogensubstrat *R* 5   1163200

N-Benzoyl-L-isoleucyl-L-glutamyl-glycyl-L-arginin-4-nitroanilid-hydrochlorid wird in Wasser *R* so gelöst, dass eine Konzentration von 3 mmol · l⁻¹ erhalten wird.

Chromotrop 2B *R*   1020200

$C_{16}H_9N_3Na_2O_{10}S_2$ M_r 513,4
CAS Nr. 548-80-1

C.I. Nr. 16575; Schultz Nr. 67
4,5-Dihydroxy-3-(4-nitrophenylazo)-2,7-naphthalindisulfonsäure, Dinatriumsalz

Rötlich braunes Pulver; löslich in Wasser unter Bildung einer gelblich roten Lösung, praktisch unlöslich in Ethanol 96 %

Chromotrop-2B-Lösung *R*   1020201

Eine Lösung von Chromotrop 2B *R* (50 mg · l⁻¹) in Schwefelsäure *R*

Chromotropsäure-Natrium *R*   1020300

$C_{10}H_6Na_2O_8S_2 \cdot 2\,H_2O$ M_r 400,3
CAS Nr. 5808-22-0

Schultz Nr. 1136
Chromotropsäure, Dinatriumsalz; 4,5-Dihydroxynaphthalin-2,7-disulfonsäure, Dinatriumsalz, Dihydrat; 1,8-Dihydroxynaphthalin-3,6-disulfonsäure, Dinatriumsalz, Dihydrat

Gelblich weißes Pulver; löslich in Wasser, praktisch unlöslich in Ethanol 96 %

Chromotropsäure-Natrium-Lösung *R*   1020301

0,60 g Chromotropsäure-Natrium *R* werden in etwa 80 ml Wasser *R* gelöst. Die Lösung wird mit Wasser *R* zu 100 ml verdünnt.

Die Lösung ist innerhalb von 24 h zu verwenden.

Chromotropsäure-Schwefelsäure-Lösung *R*   1020302

5 mg Chromotropsäure-Natrium *R* werden in 10 ml einer Mischung von 9 ml Schwefelsäure *R* und 4 ml Wasser *R* gelöst.

Chrom(VI)-oxid *R*   1019900

CrO_3 M_r 100,0
CAS Nr. 1333-82-0

Dunkle, bräunlich rote, zerfließliche Nadeln oder Körnchen; sehr leicht löslich in Wasser

Lagerung: dicht verschlossen, in Glasbehältnissen

Chrysanthemin *R*   1134800

$C_{21}H_{21}ClO_{11}$ M_r 484,8
CAS Nr. 7084-24-4

Cyanidin-3-*O*-glucosid-chlorid; Kuromaninchlorid; 2-(3,4-Dihydroxyphenyl)-3-(β-D-glucopyranosyl)oxy-5,7-dihydroxy-1-benzopyrylium-chlorid

Rötlich braunes, kristallines Pulver; löslich in Wasser und in Ethanol 96 %

Absorption (2.2.25): Eine Lösung der Substanz (10 mg · l⁻¹) in einer Mischung von 1 Volumteil Salzsäure *R* und 999 Volumteilen Methanol *R* zeigt ein Absorptionsmaximum bei 528 nm.

α-Chymotrypsin zur Peptidmustercharakterisierung *R* 1142400

Behandeltes, hochreines α-Chymotrypsin zur Beseitigung tryptischer Aktivität

Cimifugin *R* 1181700

$C_{16}H_{18}O_6$ M_r 306,3
CAS Nr. 37921-38-3

(2*S*)-7-(Hydroxymethyl)-2-(1-hydroxy-1-methylethyl)-4-methoxy-2,3-dihydro-5*H*-furo[3,2-*g*][1]benzopyran-5-on

Cinchonidin *R* 1020400

$C_{19}H_{22}N_2O$ M_r 294,4
CAS Nr. 485-71-2

(8*S*,9*R*)-9-Cinchonanol

Weißes bis fast weißes, kristallines Pulver; sehr schwer löslich in Wasser und Petrolether, löslich in Ethanol 96 %

$[\alpha]_D^{20}$: −105 bis −110, an einer Lösung der Substanz (50 g · l⁻¹) in Ethanol 96 % *R* bestimmt
Smp: etwa 208 °C, unter Zersetzung

Lagerung: vor Licht geschützt

Cinchonin *R* 1020500

$C_{19}H_{22}N_2O$ M_r 294,4
CAS Nr. 118-10-5

(8*R*,9*S*)-9-Cinchonanol

Weißes bis fast weißes, kristallines Pulver; sehr schwer löslich in Wasser, wenig löslich in Ethanol 96 % und in Methanol

$[\alpha]_D^{20}$: +225 bis +230, an einer Lösung der Substanz (50 g · l⁻¹) in Ethanol 96 % *R* bestimmt
Smp: etwa 263 °C

Lagerung: vor Licht geschützt

Cineol *R* 1020600

$C_{10}H_{18}O$ M_r 154,3
CAS Nr. 470-82-6

1,8-Epoxy-*p*-menthan; 1,3,3-Trimethyl-2-oxabicyclo=[2.2.2]octan; 1,8-Cineol; Eucalyptol

Farblose Flüssigkeit; praktisch unlöslich in Wasser, mischbar mit wasserfreiem Ethanol

d_{20}^{20}: 0,922 bis 0,927
n_D^{20}: 1,456 bis 1,459

Erstarrungspunkt (2.2.18): 0 bis 1 °C

Destillationsbereich (2.2.11): 174 bis 177 °C

Phenol: 1 g Substanz wird mit 20 ml Wasser *R* geschüttelt. Werden nach der Phasentrennung 10 ml der wässrigen Phase mit 0,1 ml Eisen(III)-chlorid-Lösung *R* 1 versetzt, darf keine Violettfärbung auftreten.

Terpentinöl: Eine Lösung von 1 g Substanz in 5 ml Ethanol 90 % *R* wird tropfenweise mit frisch hergestelltem Bromwasser *R* versetzt. Höchstens 0,5 ml dürfen für eine 30 min lang anhaltende Gelbfärbung verbraucht werden.

Verdampfungsrückstand: höchstens 0,05 Prozent

10,0 ml Substanz werden mit 25 ml Wasser *R* versetzt. Die Mischung wird im Wasserbad eingedampft und der Rückstand bis zur Massekonstanz bei 100 bis 105 °C getrocknet.

Wird die Substanz in der Gaschromatographie verwendet, muss sie zusätzlich folgender Anforderung entsprechen:

Gehaltsbestimmung: Gaschromatographie (2.2.28) wie in der Monographie **Pfefferminzöl (Menthae piperitae aetheroleum)** beschrieben

Untersuchungslösung: die Substanz

Gehalt: mindestens 98,0 Prozent, ermittelt mit Hilfe des Verfahrens „Normalisierung"

1,4-Cineol *R*　　　　　　　　　　　　　　1142500

$C_{10}H_{18}O$　　　　　　　　　　　　　　M_r 154,3
CAS Nr. 470-67-7

1-Methyl-4-(1-methylethyl)-7-oxabicyclo[2.2.1]heptan; 1-Isopropyl-4-methyl-7-oxabicyclo[2.2.1]heptan

Farblose Flüssigkeit

d_4^{20}:　etwa 0,900
n_D^{20}:　etwa 1,445
Sdp:　etwa 173 °C

Cinnamamid *R*　　　　　　　　　　　　　1154800

C_9H_9NO　　　　　　　　　　　　　　　　M_r 147,2
CAS Nr. 621-79-4

(*E*)-3-Phenylprop-2-enamid

Weißes bis fast weißes Pulver

Smp: etwa 149 °C

Cinnamylacetat *R*　　　　　　　　　　　1124700

$C_{11}H_{12}O_2$　　　　　　　　　　　　　　M_r 176,2
CAS Nr. 103-54-8

(3-Phenylprop-2-en-1-yl)acetat; 3-Phenylallylacetat

n_D^{20}:　etwa 1,542
Sdp:　etwa 262 °C

Wird die Substanz in der Gaschromatographie verwendet, muss sie zusätzlich folgender Anforderung entsprechen:

Gehaltsbestimmung: Gaschromatographie (2.2.28) wie in der Monographie **Cassiaöl (Cinnamomi cassiae aetheroleum)** beschrieben

Gehalt: mindestens 99,0 Prozent, ermittelt mit Hilfe des Verfahrens „Normalisierung"

Citral *R*　　　　　　　　　　　　　　　1020800

$C_{10}H_{16}O$　　　　　　　　　　　　　　M_r 152,2
CAS Nr. 5392-40-5

Ein Gemisch von (2*E*)- und (2*Z*)-3,7-Dimethylocta-2,6-dienal

Hellgelbe Flüssigkeit; praktisch unlöslich in Wasser, mischbar mit Ethanol 96 % und mit Propylenglycol

Dünnschichtchromatographie (2.2.27): Auf eine mit Kieselgel GF$_{254}$ *R* beschichtete Platte werden 10 µl einer Lösung der Substanz (1 g · l^{-1}) in Toluol *R* aufgetragen. Die Chromatographie erfolgt mit einer Mischung von 15 Volumteilen Ethylacetat *R* und 85 Volumteilen Toluol *R* über eine Laufstrecke von 15 cm. Die Platte wird an der Luft trocknen gelassen. Bei der Auswertung im ultravioletten Licht bei 254 nm darf das Chromatogramm nur einen Hauptfleck zeigen.

Wird die Substanz in der Gaschromatographie verwendet, muss sie zusätzlich folgender Anforderung entsprechen:

Gehaltsbestimmung: Gaschromatographie (2.2.28) wie in der Monographie **Citronellöl (Citronellae aetheroleum)** beschrieben

Gehalt: mindestens 95,0 Prozent Citral (Neral + Geranial), ermittelt mit Hilfe des Verfahrens „Normalisierung"

Citronellal *R*　　　　　　　　　　　　　1113300

$C_{10}H_{18}O$　　　　　　　　　　　　　　M_r 154,3
CAS Nr. 106-23-0

3,7-Dimethyloct-6-enal

Sehr schwer löslich in Wasser, löslich in Ethanol 96 %

d_{20}^{20}:　0,848 bis 0,856
n_D^{20}:　etwa 1,446

Wird die Substanz in der Gaschromatographie verwendet, muss sie zusätzlich folgender Anforderung entsprechen:

Gehaltsbestimmung: Gaschromatographie (2.2.28) wie in der Monographie **Citronellöl (Citronellae aetheroleum)** beschrieben

Gehalt: mindestens 95,0 Prozent, ermittelt mit Hilfe des Verfahrens „Normalisierung"

Citronellol *R* 1134900

$C_{10}H_{20}O$ M_r 156,3
CAS Nr. 106-22-9

3,7-Dimethyloct-6-en-1-ol

Klare, farblose Flüssigkeit; praktisch unlöslich in Wasser, mischbar mit Ethanol 96 %

d_{20}^{20}: 0,857
n_D^{20}: 1,456
Sdp: 220 bis 222 °C

Wird die Substanz in der Gaschromatographie verwendet, muss sie zusätzlich folgender Anforderung entsprechen:

Gehaltsbestimmung: Gaschromatographie (2.2.28) wie in der Monographie **Citronellöl (Citronellae aetheroleum)** beschrieben

Gehalt: mindestens 95,0 Prozent, ermittelt mit Hilfe des Verfahrens „Normalisierung"

Lagerung: dicht verschlossen, vor Licht geschützt

Citronellylacetat *R* 1135000

$C_{12}H_{22}O_2$ M_r 198,3
CAS Nr. 150-84-5

(3,7-Dimethyloct-6-en-1-yl)acetat

d_{20}^{20}: 0,890
n_D^{20}: 1,443
Sdp: 229 °C

Wird die Substanz in der Gaschromatographie verwendet, muss sie zusätzlich folgender Anforderung entsprechen:

Gehaltsbestimmung: Gaschromatographie (2.2.28) wie in der Monographie **Citronellöl (Citronellae aetheroleum)** beschrieben

Gehalt: mindestens 95,0 Prozent, ermittelt mit Hilfe des Verfahrens „Normalisierung"

Lagerung: dicht verschlossen, vor Licht geschützt

Citronenöl *R* 1101700

Muss der Monographie **Citronenöl (Limonis aetheroleum)** entsprechen

Citronensäure, wasserfreie *R* 1021200

CAS Nr. 77-92-9

Muss der Monographie **Wasserfreie Citronensäure (Acidum citricum anhydricum)** entsprechen

Citronensäure-Monohydrat *R* 1021000

CAS Nr. 5949-29-1

Muss der Monographie **Citronensäure-Monohydrat (Acidum citricum monohydricum)** entsprechen

Wenn die Substanz zur Grenzprüfung auf Eisen verwendet wird, muss sie zusätzlich folgender Prüfung entsprechen:

0,5 g Substanz werden in 10 ml Wasser *R* gelöst und mit 0,1 ml Thioglycolsäure *R* versetzt. Wird die Lösung mit Ammoniak-Lösung *R* alkalisch gemacht und mit Wasser *R* zu 20 ml verdünnt, darf keine Rosafärbung auftreten.

Citropten *R* 1021300

$C_{11}H_{10}O_4$ M_r 206,2
CAS Nr. 487-06-9

5,7-Dimethoxy-2*H*-1-benzopyran-2-on; Limettin

Nadeln; praktisch unlöslich in Wasser und in Petrolether, leicht löslich in Aceton und in Ethanol 96 %

Smp: etwa 145 °C

Dünnschichtchromatographie (2.2.27): Auf eine Schicht Kieselgel GF$_{254}$ *R* werden 10 µl einer Lösung der Substanz (1 g · l^{-1}) in Toluol *R* aufgetragen. Die Chromatographie erfolgt mit einer Mischung von 15 Volumteilen Ethylacetat *R* und 85 Volumteilen Toluol *R* über eine Laufstrecke von 15 cm. Die Platte wird an der Luft trocknen gelassen. Bei der Auswertung im ultravioletten Licht bei 254 nm darf das Chromatogramm nur einen Hauptfleck zeigen.

Clobetasolpropionat *R* 1097700

$C_{25}H_{32}ClFO_5$ M_r 467,0
CAS Nr. 25122-46-7

Clobetasol-17-propionat; 21-Chlor-9-fluor-11β-hydroxy-16β-methyl-3,20-dioxopregna-1,4-dien-17-ylpropionat

Weißes bis fast weißes, kristallines Pulver; praktisch unlöslich in Wasser, löslich in Aceton und in Ethanol 96 %

$[\alpha]_D^{20}$: etwa +104 (in Dioxan)
Smp: etwa 196 °C

Cobalt(II)-chlorid R 1021600

$CoCl_2 \cdot 6\,H_2O$ M_r 237,9
CAS Nr. 7791-13-1

Tiefrote Kristalle oder rotes, kristallines Pulver; sehr leicht löslich in Wasser, löslich in Ethanol 96 %

Cobalt(II)-nitrat R 1021700

$Co(NO_3)_2 \cdot 6\,H_2O$ M_r 291,0
CAS Nr. 10026-22-9

Kleine, granatrote Kristalle; sehr leicht löslich in Wasser

Codein R 1021800

CAS Nr. 6059-47-8

Muss der Monographie **Codein-Monohydrat (Codeinum monohydricum)** entsprechen

Codeinphosphat R 1021900

CAS Nr. 52-28-8

Muss der Monographie **Codeinphosphat-Hemihydrat (Codeini phosphas hemihydricus)** entsprechen

Coffein R 1014400

CAS Nr. 58-08-2

Muss der Monographie **Coffein (Coffeinum)** entsprechen

Convallatoxin R 1207900

$C_{29}H_{42}O_{10}$ M_r 550,6
CAS Nr. 508-75-8

3β-[(6-Desoxy-α-L-mannopyranosyl)oxy]-5,14-dihydroxy-19-oxo-5β-card-20(22)-enolid; 5,14-Dihydroxy-19-oxo-3β-[(α-L-rhamnopyranosyl)oxy]-5β-card-20(22)-enolid

Weißes bis schwach gelbliches, kristallines Pulver; schwer löslich in Wasser, löslich in Ethanol und in Aceton, schwer löslich in Ethylacetat

Smp: 235 bis 242 °C

Coomassie-Färbelösung R 1012201

Eine Lösung von Säureblau 83 R (1,25 g · l⁻¹) in einer Mischung von 1 Volumteil Essigsäure 99 % R, 4 Volumteilen Methanol R und 5 Volumteilen Wasser R

Die Lösung wird filtriert.

Coomassie-Färbelösung R 1 1173000

0,275 g Säureblau 83 R werden in 200 ml Methanol R bis zum vollständigen Lösen der Kristalle (etwa 2 h lang) gerührt. Die Lösung wird mit 750 ml Wasser R und 50 ml Essigsäure 99 % R versetzt und über Nacht (mindestens 16 h lang) gerührt.

Die Lösung wird filtriert.

Cortison R 1175000

$C_{21}H_{28}O_5$ M_r 360,4
CAS Nr. 53-06-5

Gehalt: mindestens 95,0 Prozent
Smp: 223 bis 228 °C

Cortisonacetat R 1097800

CAS Nr. 50-04-4

Muss der Monographie **Cortisonacetat (Cortisoni acetas)** entsprechen

Corydalin R 1204400

$C_{22}H_{27}NO_4$ M_r 369,4
CAS Nr. 518-69-4

(13S,13aR)-5,8,13,13a-Tetrahydro-2,3,9,10-tetramethoxy-13-methyl-6H-dibenzo[a,g]chinolizin

Costunolid R 1194600

C₁₅H₂₀O₂ M_r 232,3
CAS Nr. 553-21-9

(3aS,6E,10E,11aR)-6,10-Dimethyl-3-methylen-3a,4,5,8,9,11a-hexahydrocyclodeca[b]furan-2(3H)-on

Coumaphos R 1124800

C₁₄H₁₆ClO₅PS M_r 362,8
CAS Nr. 56-72-4

Coumafos

Smp: 91 bis 92 °C

Eine geeignete, zertifizierte Referenzlösung (10 ng · µl⁻¹ in Isooctan) kann verwendet werden.

m-Cresol R 1177100

CAS Nr. 108-39-4

Muss der Monographie **Metacresol (Metacresolum)** entsprechen

o-Cresol R 1022700

C₇H₈O M_r 108,1
CAS Nr. 95-48-7

2-Methylphenol

Unterkühlte Flüssigkeit oder Kristallmasse, sich an der Luft und im Licht fortschreitend verfärbend; mischbar mit wasserfreiem Ethanol, löslich in etwa 50 Teilen Wasser und in Alkalihydroxid-Lösungen

d_{20}^{20}:   etwa 1,05
n_D^{20}:   1,540 bis 1,550
Sdp: etwa 190 °C

Erstarrungstemperatur (2.2.18): mindestens 30,5 °C

Verdampfungsrückstand: höchstens 0,1 Prozent (m/m)

Die Substanz wird im Wasserbad zur Trockne eingedampft und der Rückstand im Trockenschrank bei 100 bis 105 °C getrocknet.

Lagerung: vor Licht, Feuchtigkeit und Sauerstoff geschützt

Die Substanz ist vor der Verwendung zu destillieren.

p-Cresol R 1153100

C₇H₈O M_r 108,1
CAS Nr. 106-44-5

4-Methylphenol

Farblose oder weiße bis fast weiße Kristalle oder kristalline Masse

d_{20}^{20}:   etwa 1,02
Sdp: etwa 202 °C

m-Cresolpurpur R 1121700

C₂₁H₁₈O₅S M_r 382,4
CAS Nr. 2303-01-7

m-Cresolsulfonphthalein

Olivgrünes, kristallines Pulver; schwer löslich in Wasser, löslich in Essigsäure 99 %, in Ethanol 96 % und in Methanol

m-Cresolpurpur-Lösung R 1121701

0,1 g m-Cresolpurpur R werden in 13 ml Natriumhydroxid-Lösung (0,01 mol · l⁻¹) gelöst. Die Lösung wird mit Wasser R zu 100 ml verdünnt und gemischt.

Umschlagsbereich: pH-Wert 1,2 (rot) bis 2,8 (gelb), pH-Wert 7,4 (gelb) bis 9,0 (purpur)

Cresolrot R 1022800

C₂₁H₁₈O₅S M_r 382,4
CAS Nr. 1733-12-6

4,4′-(3H-2,1-Benzoxathiol-3-yliden)bis(2-methylphenol)-S,S-dioxid

Rötlich braunes, kristallines Pulver; schwer löslich in Wasser, löslich in Ethanol 96 % und in verdünnten Alkalihydroxid-Lösungen

Cresolrot-Lösung R   1022801

0,1 g Cresolrot R werden in einer Mischung von 2,65 ml Natriumhydroxid-Lösung (0,1 mol · l^{-1}) und 20 ml Ethanol 96 % R gelöst. Die Lösung wird mit Wasser R zu 100 ml verdünnt.

Empfindlichkeitsprüfung: Eine Mischung von 0,1 ml Cresolrot-Lösung, 100 ml kohlendioxidfreiem Wasser R und 0,15 ml Natriumhydroxid-Lösung (0,02 mol · l^{-1}) muss purpurrot gefärbt sein. Bis zum Farbumschlag nach Gelb dürfen höchstens 0,15 ml Salzsäure (0,02 mol · l^{-1}) verbraucht werden.

Umschlagsbereich: pH-Wert 7,0 (gelb) bis 8,6 (rot)

Cumarin R   1124900

$C_9H_6O_2$ M_r 146,1
CAS Nr. 91-64-5

2H-Chromen-2-on; 2H-1-Benzopyran-2-on

Farbloses, kristallines Pulver oder orthorhombische bis rechteckige Kristalle; sehr leicht löslich in siedendem Wasser, löslich in Ethanol 96 %

Die Substanz löst sich in Alkalihydroxid-Lösungen.

Smp: 68 bis 70 °C

Wird die Substanz in der Gaschromatographie verwendet, muss sie zusätzlich folgender Anforderung entsprechen:

Gehaltsbestimmung: Gaschromatographie (2.2.28) wie in der Monographie **Cassiaöl (Cinnamomi cassiae aetheroleum)** beschrieben

Gehalt: mindestens 98,0 Prozent, ermittelt mit Hilfe des Verfahrens „Normalisierung"

o-Cumarsäure R   1157400

$C_9H_8O_3$ M_r 164,2
CAS Nr. 614-60-8

(E)-2-Hydroxyzimtsäure; (E)-3-(2-Hydroxyphenyl)-prop-2-ensäure

Weißes bis fast weißes Pulver

Smp: etwa 217 °C

Curcumin R   1023500

$C_{21}H_{20}O_6$ M_r 368,4
CAS Nr. 458-37-7

1,7-Bis(4-hydroxy-3-methoxyphenyl)-1,6-heptadien-3,5-dion

Orangebraunes, kristallines Pulver; praktisch unlöslich in Wasser, löslich in Essigsäure 99 %

Smp: etwa 183 °C

Curcuminoide R   1183900

Gemisch von Curcumin ($C_{21}H_{20}O_6$; M_r 368,4), Demethoxycurcumin ($C_{20}H_{18}O_5$; M_r 338,4) und Bisdemethoxycurcumin ($C_{19}H_{16}O_4$; M_r 308,3)

Cyanessigsäure R   1097900

$C_3H_3NO_2$ M_r 85,1
CAS Nr. 372-09-8

Weiße bis gelblich weiße, hygroskopische Kristalle; sehr leicht löslich in Wasser

Lagerung: dicht verschlossen

Cyanessigsäureethylester R   1035500

$C_5H_7NO_2$ M_r 113,1
CAS Nr. 105-56-6

Ethyl(2-cyanacetat)

Farblose bis blassgelbe Flüssigkeit; schwer löslich in Wasser, mischbar mit Ethanol 96 %

Sdp: 205 bis 209 °C, unter Zersetzung

Cyanguanidin R   1023800

$C_2H_4N_4$ M_r 84,1
CAS Nr. 461-58-5

1-Cyanguanidin, Dicyandiamid

Weißes bis fast weißes, kristallines Pulver; wenig löslich in Wasser und in Ethanol 96 %, praktisch unlöslich in Dichlormethan

Smp: etwa 210 °C

Cyanocobalamin *R* 1023600

CAS Nr. 68-19-9

Muss der Monographie **Cyanocobalamin (Cyanocobalaminum)** entsprechen

Cyanopropylphenylen(6)methyl(94)polysiloxan *R*
1212200

Polysiloxan, das 6 Prozent Cyanopropyl- und Phenylen-Gruppen und 94 Prozent Methyl-Gruppen enthält

Cyanopropyl(3)phenyl(3)methyl(94)polysiloxan *R*
1114800

Polysiloxan, das 3 Prozent Cyanopropyl-Gruppen, 3 Prozent Phenyl-Gruppen und 94 Prozent Methyl-Gruppen enthält

Cyanopropyl(7)phenyl(7)methyl(86)polysiloxan *R*
1109200

Polysiloxan, das 7 Prozent Cyanopropyl-Gruppen, 7 Prozent Phenyl-Gruppen und 86 Prozent Methyl-Gruppen enthält

Cyanopropyl(25)phenyl(25)methyl(50)polysiloxan *R*
1066500

Polysiloxan, das 25 Prozent Cyanopropyl-Gruppen, 25 Prozent Phenyl-Gruppen und 50 Prozent Methyl-Gruppen enthält

Cyanopropylpolysiloxan *R* 1066700

Polysiloxan, das 100 Prozent Cyanopropyl-Gruppen enthält

Cyasteron *R* 1204500

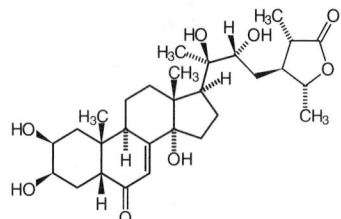

$C_{29}H_{44}O_8$ M_r 520,7
CAS Nr. 17086-76-9

(2β,3β,5β,22R,24S,24¹R,25S)-24¹,26-Epoxy-2,3,14,20,22-pentahydroxystigmast-7-en-6,26-dion

α-Cyclodextrin *R* 1176200

$C_{36}H_{60}O_{30}$ M_r 972
CAS Nr. 10016-20-3

Cyclohexakis-(1→4)-(α-D-glucopyranosyl); Cyclomaltohexaose; Alfadex

β-Cyclodextrin *R* 1184000

CAS Nr. 7585-39-9

Muss der Monographie **Betadex (Betadexum)** entsprechen

β-Cyclodextrin zur Trennung chiraler Komponenten, modifiziertes *R* 1154600

30 Prozent 2,3-Di-*O*-ethyl-6-*O*-*tert*-butyldimethylsilyl-β-cyclodextrin, gelöst in Polysiloxan, das 15 Prozent Phenyl-Gruppen und 85 Prozent Methyl-Gruppen enthält

β-Cyclodextrin zur Trennung chiraler Komponenten, modifiziertes *R* 1 1160700

30 Prozent 2,3-Di-*O*-acetyl-6-*O*-*tert*-butylsilyl-β-cyclodextrin, gelöst in Polysiloxan, das 15 Prozent Phenyl-Gruppen und 85 Prozent Methyl-Gruppen enthält

Cyclohexan *R* 1023900

C_6H_{12} M_r 84,2
CAS Nr. 110-82-7

Klare, farblose, entflammbare Flüssigkeit; praktisch unlöslich in Wasser, mischbar mit organischen Lösungsmitteln

d_{20}^{20}:   etwa 0,78
Sdp: etwa 80,5 °C

Wird die Substanz in der Spektroskopie verwendet, muss sie zusätzlich folgender Prüfung entsprechen:

Absorption (2.2.25): höchstens 0,35 bei 220 nm, 0,16 bei 235 nm, 0,05 bei 240 nm und 0,01 bei 250 nm, mit Wasser *R* als Kompensationsflüssigkeit bestimmt

Cyclohexan *R* 1   1023901

Die Substanz muss Cyclohexan *R* und zusätzlich folgender Prüfung entsprechen:

Die Fluoreszenz der Substanz, mit einer Anregungsstrahlung von 365 nm, bei 460 nm gemessen, darf nicht größer sein als die einer Lösung, die 0,002 ppm Chinin *R* in verdünnter Schwefelsäure *R* 1 enthält.

1,2-Cyclohexandinitrilotetraessigsäure *R*   1024100

$C_{14}H_{22}N_2O_8 \cdot H_2O$ M_r 364,4

trans-1,2-Cyclohexandiyldinitrilotetraessigsäure, Monohydrat

Weißes bis fast weißes, kristallines Pulver

Smp: etwa 204 °C

Cyclohexylamin *R*   1024000

$C_6H_{13}N$ M_r 99,2
CAS Nr. 108-91-8

Farblose Flüssigkeit; löslich in Wasser, mischbar mit den gebräuchlichen organischen Lösungsmitteln

n_D^{20}:   etwa 1,460
Sdp: 134 bis 135 °C

Cyclohexylmethanol *R*   1135200

$C_7H_{14}O$ M_r 114,2
CAS Nr. 100-49-2

Cyclohexylcarbinol

Flüssigkeit mit schwachem Geruch nach Campher; löslich in Ethanol 96 %

n_D^{25}:   etwa 1,464
Sdp: etwa 185 °C

3-Cyclohexylpropansäure *R*   1119200

$C_9H_{16}O_2$ M_r 156,2
CAS Nr. 701-97-3

Klare Flüssigkeit

d_{20}^{20}:   etwa 0,998
n_D^{20}:   etwa 1,4648
Sdp: etwa 130 °C

Cyhalothrin *R*   1125000

$C_{23}H_{19}ClF_3NO_3$ M_r 449,9
CAS Nr. 91465-08-6

Lambda-Cyhalothrin

Smp: etwa 49 °C
Sdp: 187 bis 190 °C

Eine geeignete, zertifizierte Referenzlösung (10 ng · µl⁻¹ in Cyclohexan) kann verwendet werden.

Cymarin *R*   1208000

$C_{30}H_{44}O_9$ M_r 548,7
CAS-Nr. 508-77-0

3β-[(2,6-Didesoxy-3-*O*-methyl-β-D-*ribo*-hexopyranosyl)=oxy]-5β,14-dihydroxy-19-oxocard-20(22)-enolid

Weißes bis schwach gelbliches Pulver; schwer löslich in Wasser, löslich in Methanol

Smp: etwa 148 °C

p-Cymen *R*   1113400

$C_{10}H_{14}$ M_r 134,2
CAS Nr. 99-87-6

1-Isopropyl-4-methylbenzol

Farblose Flüssigkeit; praktisch unlöslich in Wasser, löslich in Ethanol 96 %

d_{20}^{20}: etwa 0,858
n_D^{20}: etwa 1,4895
Sdp: 175 bis 178 °C

Wird die Substanz in der Gaschromatographie verwendet, muss sie zusätzlich folgender Anforderung entsprechen:

Gehaltsbestimmung: Gaschromatographie (2.2.28) wie in der Monographie **Pfefferminzöl (Menthae piperitae aetheroleum)** beschrieben

Untersuchungslösung: die Substanz

Gehalt: mindestens 96,0 Prozent, ermittelt mit Hilfe des Verfahrens „Normalisierung"

Cynarin *R*   1159300

$C_{25}H_{24}O_{12}$ M_r 516,4
CAS Nr. 30964-13-7

(1α,3α,4α,5β)-1,3-Bis[[3-(3,4-dihydroxyphenyl)-1-oxoprop-2-enyl]oxy]-4,5-dihydroxycyclohexancarbonsäure

Weiße bis fast weiße, geruchlose, amorphe Masse

Cypermethrin *R*   1125100

$C_{22}H_{19}Cl_2NO_3$ M_r 416,3
CAS Nr. 52315-07-8

Smp: 60 bis 80 °C
Sdp: 170 bis 195 °C

Eine geeignete, zertifizierte Referenzlösung (10 ng · µl^{-1} in Cyclohexan) kann verwendet werden.

L-Cystein *R*   1024200

$C_3H_7NO_2S$ M_r 121,1
CAS Nr. 52-90-4

(*R*)-2-Amino-3-sulfanylpropansäure

Pulver; leicht löslich in Wasser, in Essigsäure und in Ethanol 96 %, praktisch unlöslich in Aceton

Cysteinhydrochlorid *R*   1024300

CAS Nr. 7048-04-6

Muss der Monographie **Cysteinhydrochlorid-Monohydrat (Cysteini hydrochloridum monohydricum)** entsprechen

L-Cystin *R*   1024400

$C_6H_{12}N_2O_4S_2$ M_r 240,3
CAS Nr. 56-89-3

(*R,R*)-3,3'-Disulfandiylbis(2-aminopropansäure)

Weißes bis fast weißes, kristallines Pulver; praktisch unlöslich in Wasser und in Ethanol 96 %, löslich in verdünnten Alkalihydroxid-Lösungen

Die Substanz zersetzt sich bei 250 °C.

$[\alpha]_D^{20}$: –218 bis –224, in Salzsäure (1 mol · l^{-1}) bestimmt

Cytosin *R*   1160800

$C_4H_5N_3O$ M_r 111,1
CAS Nr. 71-30-7

Gehalt: mindestens 95,0 Prozent

D

Daidzein *R*   1178400

$C_{15}H_{10}O_4$ M_r 254,2
CAS Nr. 486-66-8

7-Hydroxy-3-(4-hydroxyphenyl)-4*H*-1-benzopyran-4-on

Daidzin R   1178300

C₂₁H₂₀O₉ M_r 416,4
CAS Nr. 552-66-9

Daidzein-7-O-glucosid; 7-(β-D-Glucopyranosyloxy)-3-(4-hydroxyphenyl)-4H-1-benzopyran-4-on

Dansylchlorid R   1030000

C₁₂H₁₂ClNO₂S M_r 269,8
CAS Nr. 605-65-2

5-Dimethylamino-1-naphthalinsulfonylchlorid

Gelbes, kristallines Pulver; schwer löslich in Wasser, löslich in Methanol

Smp: etwa 70 °C

Dantron R   1024500

C₁₄H₈O₄ M_r 240,2
CAS Nr. 117-10-2

1,8-Dihydroxyanthrachinon; 1,8-Dihydroxyanthracen-9,10-dion

Kristallines, oranges Pulver; praktisch unlöslich in Wasser, schwer löslich in Ethanol 96 %, löslich in Alkalihydroxid-Lösungen

Smp: etwa 195 °C

DC-Platte mit Aluminiumoxid G R   1165200

Trägerplatte aus Glas, Metall oder Kunststoff mit einer Schicht Aluminiumoxid (Teilchengröße 5 bis 40 µm), die etwa 10 Prozent Calciumsulfat-Hemihydrat als Bindemittel enthält

DC-Platte mit Cellulose R   1191400

Trägerplatte aus Glas, Metall oder Kunststoff mit einer Schicht Cellulose

DC-Platte mit Kieselgel R   1116700

Trägerplatten aus Glas, Metall oder Kunststoff mit einer Schicht Kieselgel geeigneter Dicke und Teilchengröße (gewöhnlich 2 bis 10 µm für Platten mit feiner Korngröße [Hochleistungsdünnschichtchromatographie, HPTLC] und 5 bis 40 µm für normale DC-Platten). Falls erforderlich wird die Teilchengröße in Klammern nach dem Namen des Reagenzes bei den entsprechenden Prüfungen angegeben.

Die Schicht kann ein organisches Bindemittel enthalten.

Trennvermögen: Ein geeignetes Volumen (10 µl für normale DC-Platten und 1 bis 2 µl für DC-Platten mit feiner Korngröße) der Lösung zur DC-Eignungsprüfung R wird auf die DC-Platte aufgetragen. Die Chromatographie erfolgt mit einer Mischung von 20 Volumteilen Methanol R und 80 Volumteilen Toluol R über eine Laufstrecke, die 2/3 der Platte entspricht. Die DC-Platte ist nur dann zufriedenstellend, wenn das Chromatogramm 4 deutlich voneinander getrennte Flecke zeigt: den Fleck von Bromcresolgrün mit einem R_F-Wert kleiner als 0,15, den Fleck von Methylorange mit einem R_F-Wert im Bereich von 0,1 bis 0,25, den Fleck von Methylrot mit einem R_F-Wert im Bereich von 0,35 bis 0,55 und den Fleck von Sudanrot G mit einem R_F-Wert im Bereich von 0,75 bis 0,98.

DC-Platte mit Kieselgel F₂₅₄ R   1116800

DC-Platte mit Kieselgel R mit folgenden zusätzlichen Anforderungen:

Die Schicht enthält einen Fluoreszenzindikator mit einem Absorptionsmaximum bei 254 nm.

Fluoreszenzminderung: Auf die DC-Platte wird eine Lösung von Benzoesäure R (1 g · l⁻¹) in einer Mischung von 15 Volumteilen wasserfreiem Ethanol R und 85 Volumteilen Cyclohexan R auf 5 Auftragspunkte in steigenden Mengen (1 bis 10 µl für normale DC-Platten und 0,2 bis 2 µl für DC-Platten mit feiner Korngröße) aufgetragen. Die Chromatographie erfolgt mit der gleichen Lösungsmittelmischung als Fließmittel über eine Laufstrecke, die der Hälfte der Platte entspricht. Nach dem Verdunstenlassen des Fließmittels wird das Chromatogramm im UV-Licht bei 254 nm ausgewertet. Auf normalen DC-Platten erscheint die Benzoesäure als dunkle Flecke auf fluoreszierendem Untergrund etwa in der Mitte des Chromatogramms bei Mengen von mindestens 2 µg. Auf DC-Platten mit feiner Korngröße erscheint die Benzoesäure als dunkle Flecke auf fluoreszierendem Untergrund etwa in der Mitte des Chromatogramms bei Mengen von mindestens 0,2 µg.

DC-Platte mit Kieselgel G *R* 1116900

DC-Platte mit Kieselgel *R* mit folgender zusätzlicher Anforderung:

Die Schicht enthält Calciumsulfat-Hemihydrat als Bindemittel.

DC-Platte mit Kieselgel GF$_{254}$ *R* 1117000

DC-Platte mit Kieselgel *R* mit folgenden zusätzlichen Anforderungen:

Die Schicht enthält Calciumsulfat-Hemihydrat als Bindemittel und einen Fluoreszenzindikator mit einem Absorptionsmaximum bei 254 nm.

Fluoreszenzminderung: entspricht der Prüfung unter „DC-Platte mit Kieselgel F$_{254}$ *R*"

DC-Platte mit Kieselgel zur Aminopolyetherprüfung *R* 1172700

Eine DC-Platte mit Kieselgel *R* wird 5 bis 10 s lang in Iodplatin-Reagenz *R* 1 eingetaucht und anschließend 12 h lang vor Licht geschützt bei Raumtemperatur trocknen gelassen.

Lagerung: vor Licht geschützt, im offenen Behältnis

Die Platte muss innerhalb von 30 Tagen nach ihrer Imprägnierung verwendet werden.

DC-Platte mit octadecylsilyliertem Kieselgel *R* 1148600

Trägerplatten aus Glas, Metall oder Kunststoff mit einer Schicht octadecylsilyliertem Kieselgel

Die Schicht kann ein organisches Bindemittel enthalten.

DC-Platte mit octadecylsilyliertem Kieselgel F$_{254}$ *R* 1146600

Trägerplatten aus Glas, Metall oder Kunststoff mit einer Schicht octadecylsilyliertem Kieselgel

Die Schicht enthält einen Fluoreszenzindikator mit einem Absorptionsmaximum im ultravioletten Licht bei 254 nm.

DC-Platte mit octadecylsilyliertem Kieselgel zur Trennung chiraler Komponenten *R* 1137700

Trägerplatten aus Glas, Metall oder Kunststoff mit einer Schicht octadecylsilyliertem Kieselgel, imprägniert mit Cu^{2+}-Ionen und einem reinen Enantiomer von Hydroxyprolin

Die Platte kann ein organisches Bindemittel enthalten.

DC-Platte mit silanisiertem Kieselgel *R* 1117100

Trägerplatten aus Glas, Metall oder Kunststoff mit einer Schicht silanisiertem Kieselgel von geeigneter Dicke und Teilchengröße (gewöhnlich 2 bis 10 µm für DC-Platten mit feiner Korngröße [Hochleistungsdünnschichtchromatographie, HPTLC] und 5 bis 40 µm für normale DC-Platten)

Falls erforderlich wird die Teilchengröße in Klammern nach dem Namen des Reagenzes bei den entsprechenden Prüfungen angegeben.

Die Schicht kann ein organisches Bindemittel enthalten.

Trennvermögen: 0,1 g Methyllaurat *R*, 0,1 g Methylmyristat *R*, 0,1 g Methylpalmitat *R* und 0,1 g Methylstearat *R* werden 1 h lang in einem 250-ml-Erlenmeyerkolben mit 40 ml ethanolischer Kaliumhydroxid-Lösung *R* im Wasserbad zum Rückfluss erhitzt. Nach dem Erkalten wird die Lösung mit Hilfe von 100 ml Wasser *R* in einen Scheidetrichter überführt, mit verdünnter Salzsäure *R* angesäuert (pH-Wert 2 bis 3) und 3-mal mit je 10 ml Dichlormethan *R* ausgeschüttelt. Die vereinigten Dichlormethanauszüge werden über wasserfreiem Natriumsulfat *R* getrocknet und nach dem Filtrieren auf dem Wasserbad zur Trockne eingedampft. Der Rückstand wird in 50 ml Dichlormethan *R* gelöst. Die Dünnschichtchromatographie (2.2.27) erfolgt mit DC-Platten mit silanisiertem Kieselgel *R*. Auf die DC-Platte wird ein geeignetes Volumen (etwa 10 µl für normale Platten und etwa 1 bis 2 µl für Platten mit feiner Korngröße) der Dichlormethan-Lösung getrennt auf 3 Auftragspunkte aufgetragen. Die Chromatographie erfolgt mit einer Mischung von 10 Volumteilen Essigsäure 99 % *R*, 25 Volumteilen Wasser *R* und 65 Volumteilen Dioxan *R* über eine Laufstrecke von 2/3 der Platte. Die Platte wird 30 min lang bei 120 °C getrocknet, nach dem Erkalten mit einer Lösung von Molybdatophosphorsäure *R* (35 g · l^{-1}) in 2-Propanol *R* besprüht und bei 150 °C so lange erhitzt, bis Flecke erscheinen. Die Platte wird so lange Ammoniakgas ausgesetzt, bis der Untergrund weiß ist. Die Chromatogramme müssen 4 deutlich voneinander getrennte, scharf begrenzte Flecke zeigen.

DC-Platte mit silanisiertem Kieselgel F$_{254}$ *R* 1117200

DC-Platte mit silanisiertem Kieselgel *R* mit folgender zusätzlicher Anforderung:

Die Schicht enthält einen Fluoreszenzindikator mit einem Absorptionsmaximum bei 254 nm.

***o,p'*-DDD** *R* 1125200

$C_{14}H_{10}Cl_4$ M_r 320,0
CAS Nr. 53-19-0

1-(2-Chlorphenyl)-1-(4-chlorphenyl)-2,2-dichlorethan; Mitotan

Eine geeignete, zertifizierte Referenzlösung (10 ng · µl⁻¹ in Cyclohexan) kann verwendet werden.

p,p'-DDD R 1125300

$C_{14}H_{10}Cl_4$ M_r 320,0
CAS Nr. 72-54-8

1,1-Bis(4-chlorphenyl)-2,2-dichlorethan

Smp: etwa 109 °C
Sdp: etwa 193 °C

Eine geeignete, zertifizierte Referenzlösung (10 ng · µl⁻¹ in Cyclohexan) kann verwendet werden.

o,p'-DDE R 1125400

$C_{14}H_8Cl_4$ M_r 318,0
CAS Nr. 3424-82-6

1-(2-Chlorphenyl)-1-(4-chlorphenyl)-2,2-dichlorethylen

Eine geeignete, zertifizierte Referenzlösung (10 ng · µl⁻¹ in Cyclohexan) kann verwendet werden.

p,p'-DDE R 1125500

$C_{14}H_8Cl_4$ M_r 318,0
CAS Nr. 72-55-9

1,1-Bis(4-chlorphenyl)-2,2-dichlorethylen

Smp: 88 bis 89 °C
Sdp: 316 bis 317 °C

Eine geeignete, zertifizierte Referenzlösung (10 ng · µl⁻¹ in Cyclohexan) kann verwendet werden.

o,p'-DDT R 1125600

$C_{14}H_9Cl_5$ M_r 354,5
CAS Nr. 789-02-6

1-(2-Chlorphenyl)-1-(4-chlorphenyl)-2,2,2-trichlorethan

Eine geeignete, zertifizierte Referenzlösung (10 ng · µl⁻¹ in Cyclohexan) kann verwendet werden.

p,p'-DDT R 1125700

$C_{14}H_9Cl_5$ M_r 354,5
CAS Nr. 50-29-3

1,1-Bis(4-chlorphenyl)-2,2,2-trichlorethan; Clofenotan

Smp: 108 bis 109 °C
Sdp: etwa 260 °C

Eine geeignete, zertifizierte Referenzlösung (10 ng · µl⁻¹ in Cyclohexan) kann verwendet werden.

Decan R 1024600

$C_{10}H_{22}$ M_r 142,3
CAS Nr. 124-18-5

Farblose Flüssigkeit; nicht mischbar mit Wasser

n_D^{20}: etwa 1,411
Sdp: etwa 174 °C

Decanal R 1149200

$C_{10}H_{20}O$ M_r 156,3
CAS Nr. 112-31-2

Decylaldehyd

Ölige, farblose Flüssigkeit; praktisch unlöslich in Wasser

Wird die Substanz in der Gaschromatographie verwendet, muss sie zusätzlich folgender Anforderung entsprechen:

Gehaltsbestimmung: Gaschromatographie (2.2.28) wie in der Monographie **Süßorangenschalenöl (Aurantii dulcis aetheroleum)** beschrieben

Gehalt: mindestens 97 Prozent, ermittelt mit Hilfe des Verfahrens „Normalisierung"

Decanol R 1024700

$C_{10}H_{22}O$ M_r 158,3
CAS Nr. 112-30-1

1-Decanol; Caprinalkohol, Decylalkohol

Viskose Flüssigkeit, bei etwa 6 °C erstarrend; praktisch unlöslich in Wasser, löslich in Ethanol 96 %

n_D^{20}: etwa 1,436
Sdp: etwa 230 °C

Decansäure R 1142000

$C_{10}H_{20}O_2$ M_r 172,3
CAS Nr. 334-48-5

Caprinsäure

Kristalliner Feststoff; sehr schwer löslich in Wasser, löslich in wasserfreiem Ethanol

Smp: etwa 31,4 °C
Sdp: etwa 270 °C

Wird die Substanz in der Prüfung „Gesamtfettsäuren" in der Monographie Sägepalmenfrüchte (Sabalis serrulatae fructus) verwendet, muss sie zusätzlich folgender Anforderung entsprechen:

Gehaltsbestimmung: Gaschromatographie (2.2.28) wie in der Monographie **Sägepalmenfrüchte** beschrieben

Gehalt: mindestens 98 Prozent, ermittelt mit Hilfe des Verfahrens „Normalisierung"

Decylalkohol R

Siehe Decanol R

Dehydrocostuslacton R 1194700

$C_{15}H_{18}O_2$ M_r 230,3
CAS Nr. 477-43-0

(3a*S*,6a*R*,9a*R*,9b*S*)-3,6,9-Trismethylendecahydroazuleno[4,5-*b*]furan-2(3*H*)-on

Deltamethrin R 1125800

$C_{22}H_{19}Br_2NO_3$ M_r 505,2
CAS Nr. 52918-63-5

Smp: etwa 98 °C
Sdp: etwa 300 °C

Eine geeignete, zertifizierte Referenzlösung (10 ng · µl⁻¹ in Cyclohexan) kann verwendet werden.

Demeclocyclinhydrochlorid R 1145600

Muss der Monographie **Demeclocyclinhydrochlorid (Demeclocyclini hydrochloridum)** entsprechen

Demethylflumazenil R 1149300

$C_{14}H_{12}FN_3O_3$ M_r 289,3
CAS Nr. 79089-72-8

Ethyl(8-fluor-6-oxo-5,6-dihydro-4*H*-imidazo[1,5-*a*]=
[1,4]benzodiazepin-3-carboxylat)

Farblose Nadeln; löslich in Dimethylsulfoxid und warmem Methanol

Smp: etwa 288 °C

Demethylmisonidazol R 1185600

$C_6H_9N_3O_4$ M_r 187,2
CAS Nr. 13551-92-3

(2*RS*)-3-(2-Nitro-1*H*-imidazol-1-yl)propan-1,2-diol

Gehalt: mindestens 95 Prozent

Gelbes Pulver

14-Desoxy-11,12-didehydroandrographolid R
1198300

$C_{20}H_{28}O_4$ M_r 332,4
CAS Nr. 42895-58-9

3-[(1E)-2-[(1R,4aS,5R,6R,8aR)-6-Hydroxy-5-(hydroxy=
methyl)-5,8a-dimethyl-2-methylendecahydronaphthalin-
1-yl]ethenyl]furan-2(5H)-on

4-Desoxypyridoxinhydrochlorid R
1175500

$C_8H_{12}NO_2Cl$ M_r 189,6
CAS Nr. 148-51-6

5-(Hydroxymethyl)-2,4-dimethylpyridin-3-ol-hydro=
chlorid

Desoxyribonukleinsäure, Natriumsalz R
1079900

CAS Nr. 73049-39-5

Weiße bis fast weiße, faserige Substanz, die aus Kalbs-
thymus gewonnen wird

Etwa 85 Prozent haben eine relative Molekülmasse von
mindestens $2 \cdot 10^7$.

Eignungsprüfung: 10 mg Substanz werden in Imidazol-Pufferlösung pH 6,5 R zu 10,0 ml gelöst (Lösung a).
2,0 ml Lösung a werden mit Imidazol-Pufferlösung
pH 6,5 R zu 50,0 ml verdünnt. Die *Absorption* (2.2.25)
dieser Lösung, bei 260 nm gemessen, muss 0,4 bis 0,8
betragen.

Werden 0,5 ml Lösung a mit 0,5 ml Imidazol-Pufferlösung pH 6,5 R und 3 ml Perchlorsäure-Lösung (25 g · l⁻¹
HClO₄) versetzt, entsteht ein Niederschlag. Nach dem
Zentrifugieren wird die Absorption des Überstands
bei 260 nm gegen eine Mischung von 1 ml Imidazol-
Pufferlösung pH 6,5 R und 3 ml Perchlorsäure-Lösung
(25 g · l⁻¹ HClO₄) als Kompensationsflüssigkeit gemessen. Sie darf nicht größer als 0,3 sein.

In 2 Reagenzgläsern werden je 0,5 ml Lösung a mit
je 0,5 ml einer Lösung der Standardzubereitung von
Streptodornase versetzt, die 10 I. E. Streptodornase-
Aktivität je Milliliter Imidazol-Pufferlösung pH 6,5 R
enthält. In ein Reagenzglas werden sofort 3 ml Perchlorsäure-Lösung (25 g · l⁻¹ HClO₄) gegeben. Dabei entsteht
ein Niederschlag. Nach dem Zentrifugieren wird der
Überstand a aufbewahrt. Das andere Reagenzglas wird
15 min lang bei 37 °C erwärmt. Nach Zusatz von 3 ml
Perchlorsäure-Lösung (25 g · l⁻¹ HClO₄) wird die Mischung zentrifugiert und der Überstand b entnommen.
Die Absorption des Überstands b, gemessen bei 260 nm
gegen den Überstand a, muss mindestens 0,15 betragen.

2-Desoxy-D-ribose R
1163900

$C_5H_{10}O_4$ M_r 134,1
CAS Nr. 533-67-5

Thyminose; 2-Desoxy-D-*erythro*-pentose

Desoxyuridin R
1024800

$C_9H_{12}N_2O_5$ M_r 228,2
CAS Nr. 951-78-0

2′-Desoxyuridin; 1-(2-Desoxy-β-D-*erythro*-pentofurano=
syl)-1H,3H-pyrimidin-2,4-dion

Smp: etwa 165 °C

Dünnschichtchromatographie (2.2.27): Die Substanz
wird wie in der Monographie **Idoxuridin (Idoxuridinum)** beschrieben geprüft, wobei 5 µl einer Lösung der
Substanz (0,25 g · l⁻¹) aufgetragen werden. Das Chromatogramm darf nur einen Hauptfleck zeigen.

**Dextran zur Chromatographie,
quer vernetztes** R 2
1025500

Quer vernetztes Dextran in Form von Kügelchen, geeignet zur Trennung von Peptiden und Proteinen mit einer
relativen Molekülmasse von 1500 bis 30 000

In trockener Form haben die Kügelchen einen Durchmesser von 20 bis 80 µm.

**Dextran zur Chromatographie,
quer vernetztes** R 3
1025600

Quer vernetztes Dextran in Form von Kügelchen, geeignet zur Trennung von Peptiden und Proteinen mit einer
relativen Molekülmasse von 4000 bis 150 000

In trockener Form haben die Kügelchen einen Durchmesser von 40 bis 120 µm.

Dextranblau 2000 R 1011700

CAS Nr. 9049-32-5

Die Substanz wird aus Dextran mit einer mittleren relativen Molekülmasse von $2 \cdot 10^6$ durch Einführen von polycyclischen Chromophoren hergestellt, die der Substanz eine Blaufärbung geben. Der Substitutionsgrad beträgt 0,017.

Die Substanz ist gefriergetrocknet; sie löst sich schnell und vollständig in Wasser und in wässrigen Salzlösungen.

Absorption (2.2.25): Eine Lösung der Substanz $(1 \text{ g} \cdot l^{-1})$ in einer Phosphat-Pufferlösung pH 7,0 *R* zeigt ein Absorptionsmaximum bei 280 nm.

3,3'-Diaminobenzidin-tetrahydrochlorid R 1098000

$C_{12}H_{18}Cl_4N_4 \cdot 2 \text{ H}_2\text{O}$ M_r 396,1
CAS Nr. 7411-49-6

Biphenyl-3,3',4,4'-tetrayltetrakis(azan)-tetrahydrochlorid, Dihydrat

Fast weißes bis schwach rosa Pulver; löslich in Wasser

Smp: etwa 280 °C, unter Zersetzung

1,2-Diamino-4,5-methylendioxybenzol-dihydrochlorid R 1202100

$C_7H_{10}Cl_2N_2O_2$ M_r 225,1
CAS Nr. 81864-15-5

2*H*-1,3-Benzodioxol-5,6-diamin-dihydrochlorid

Gehalt: mindestens 99 Prozent (HPLC)

Diammonium-2,2'-azinobis(3-ethylbenzothiazolin-6-sulfonat) R 1153000

$C_{18}H_{24}N_6O_6S_4$ M_r 548,7
CAS Nr. 30931-67-0

ABTS; Diammonium-2,2'-(diazandiyliden)bis[3-ethyl-2,3-dihydrobenzothiazol-6-sulfonat]

Chromogenes Substrat, das zur Anwendung in ELISA-Techniken geeignet ist

Grüne Tabletten; leicht löslich in Wasser

pH-Wert (2.2.3): 4,2 bis 5,8, an einer Lösung der Substanz $(0{,}1 \text{ g} \cdot l^{-1})$ bestimmt

Diazinon R 1125900

$C_{12}H_{21}N_2O_3PS$ M_r 304,3
CAS Nr. 333-41-5

Dimpylat

Sdp: etwa 306 °C

Eine geeignete, zertifizierte Referenzlösung $(10 \text{ ng} \cdot \mu l^{-1}$ in Isooctan) kann verwendet werden.

Diazobenzolsulfonsäure-Lösung R 1 1026500

0,9 g Sulfanilsäure *R* werden in einer Mischung von 30 ml verdünnter Salzsäure *R* und 70 ml Wasser *R* gelöst. 3 ml Lösung werden mit 3 ml einer Lösung von Natriumnitrit *R* $(50 \text{ g} \cdot l^{-1})$ versetzt. Die Lösung wird 5 min lang in einer Eis-Wasser-Mischung gekühlt, mit 12 ml der Natriumnitrit-Lösung versetzt und erneut gekühlt. Anschließend wird die Lösung mit Wasser *R* zu 100 ml verdünnt und das Reagenz in einer Eis-Wasser-Mischung aufbewahrt.

Unmittelbar vor Gebrauch herzustellen und nach der Herstellung 15 min lang stehenzulassen

Dibrommethan R 1195500

CH_2Br_2 M_r 173,8
CAS Nr. 74-95-3

Farblose Flüssigkeit; schwer löslich in Wasser

Sdp: etwa 96 °C

Dibutylamin R 1126000

$C_8H_{19}N$ M_r 129,3
CAS Nr. 111-92-2

N-Butylbutan-1-amin

Farblose Flüssigkeit

n_D^{20}: etwa 1,417
Sdp: etwa 159 °C

Dibutylammoniumphosphat-Lösung zur Ionenpaarbildung *R* 1168800

Farblose Lösung, die 10 bis 15 Prozent (*V/V*) Di-*n*-butylamin und 12 bis 17 Prozent (*V/V*) Phosphorsäure in Wasser enthält

Die Lösung ist zur Ionenpaarbildung in der Flüssigchromatographie (2.2.29) geeignet.

Dibutylether *R* 1026700

$C_8H_{18}O$ M_r 130,2
CAS Nr. 142-96-1

Farblose, entflammbare Flüssigkeit; praktisch unlöslich in Wasser, mischbar mit wasserfreiem Ethanol

d_{20}^{20}: etwa 0,77
n_D^{20}: etwa 1,399

Dibutylether, der nicht der Prüfung auf Peroxide entspricht, darf nicht destilliert werden.

Peroxide: In einen 12-ml-Schliffstopfenzylinder von etwa 1,5 cm Durchmesser werden 8 ml Kaliumiodid-Stärke-Lösung *R* gegeben. Der Zylinder wird mit der Substanz bis zum Rand aufgefüllt, kräftig geschüttelt und 30 min lang unter Lichtschutz stehen gelassen. Dabei darf keine Färbung auftreten.

Name und Konzentration zugesetzter Stabilisatoren sind anzugeben.

Dibutylphthalat *R* 1026800

$C_{16}H_{22}O_4$ M_r 278,3
CAS Nr. 84-74-2

Klare, farblose bis schwach gefärbte, ölige Flüssigkeit; sehr schwer löslich in Wasser, mischbar mit Aceton und mit Ethanol 96 %

d_{20}^{20}: 1,043 bis 1,048
n_D^{20}: 1,490 bis 1,495

Dicarboxidindihydrochlorid *R* 1026900

$C_{20}H_{26}Cl_2N_2O_6$ M_r 461,3
CAS Nr. 56455-90-4

4,4′-(4,4′-Diamino-3,3′-biphenyldiyldioxy)dibutansäure-dihydrochlorid

Dichlofenthion *R* 1126100

$C_{10}H_{13}Cl_2O_3PS$ M_r 315,2
CAS Nr. 97-17-6

Eine geeignete, zertifizierte Referenzlösung (10 ng · µl^{-1} in Cyclohexan) kann verwendet werden.

3,5-Dichloranilin *R* 1177800

$C_6H_5Cl_2N$ M_r 162,0
CAS Nr. 626-43-7

3,5-Dichlorphenylamin

Smp: 46 bis 52 °C

2,4-Dichlorbenzoesäure *R* 1185700

$C_7H_4Cl_2O_2$ M_r 191,0
CAS Nr. 50-84-0

Schwach beiges Pulver

Smp: etwa 160 °C

Dichlorbenzol *R* 1027100

$C_6H_4Cl_2$ M_r 147,0
CAS Nr. 95-50-1

1,2-Dichlorbenzol

Farblose, ölige Flüssigkeit; praktisch unlöslich in Wasser, löslich in wasserfreiem Ethanol

d_{20}^{20}: etwa 1,31
Sdp: etwa 180 °C

5,7-Dichlorchinolin-8-ol R   1157000

C₉H₅Cl₂NO M_r 214,1
CAS Nr. 773-76-2

5,7-Dichloroxin

Gelbes, kristallines Pulver; löslich in Aceton, schwer löslich in Ethanol 96 %

Smp: etwa 179 °C

Gehalt: mindestens 95,0 Prozent

Dichlorchinonchlorimid R   1027400

C₆H₂Cl₃NO M_r 210,4
CAS Nr. 101-38-2

N,2,6-Trichlor-1,4-benzochinon-4-imin

Blassgelbes bis grünlich gelbes, kristallines Pulver; praktisch unlöslich in Wasser, löslich in Ethanol 96 % und in verdünnten Alkalihydroxid-Lösungen

Smp: etwa 66 °C

2,3-Dichlor-5,6-dicyanbenzochinon R   1153600

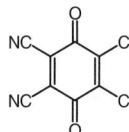

C₈Cl₂N₂O₂ M_r 227,0
CAS Nr. 84-58-2

4,5-Dichlor-3,6-dioxocyclohexa-1,4-dien-1,2-dicarbonitril

Gelbe bis orange Kristalle; löslich in Dioxan und in Essigsäure, schwer löslich in Dichlormethan

Die Substanz zersetzt sich in Wasser.

Smp: etwa 214 °C

Lagerung: bei 2 bis 8 °C

(S)-3,5-Dichlor-2,6-dihydroxy-N-[(1-ethylpyrrolidin-2-yl)methyl]benzamidhydrobromid R   1142600

C₁₄H₁₉BrCl₂N₂O₃ M_r 414,1
CAS Nr. 113310-88-6

Weißes bis fast weißes, kristallines Pulver

$[\alpha]_D^{22}$: +11,4, an einer Lösung der Substanz (15,0 g · l⁻¹) in wasserfreiem Ethanol R bestimmt

Smp: etwa 212 °C

Dichloressigsäure R   1027000

C₂H₂Cl₂O₂ M_r 128,9
CAS Nr. 79-43-6

Farblose Flüssigkeit; mischbar mit Wasser und mit Ethanol 96 %

d_{20}^{20}: etwa 1,566
n_D^{20}: etwa 1,466
Sdp: etwa 193 °C

Dichloressigsäure-Reagenz R   1027001

67 ml Dichloressigsäure R werden mit Wasser R zu 300 ml verdünnt. Die Lösung wird mit Ammoniak-Lösung R gegen blaues Lackmuspapier R neutralisiert. Nach dem Abkühlen wird die Lösung mit 33 ml Dichloressigsäure R versetzt und mit Wasser R zu 600 ml verdünnt.

Dichlorethan R   1036000

C₂H₄Cl₂ M_r 99,0
CAS Nr. 107-06-2

1,2-Dichlorethan

Klare, farblose Flüssigkeit; löslich in etwa 120 Teilen Wasser und in 2 Teilen Ethanol 96 %

d_{20}^{20}: etwa 1,25

Destillationsbereich (2.2.11): Mindestens 95 Prozent Substanz müssen zwischen 82 und 84 °C destillieren.

Dichlorfluorescein *R* 1027200

$C_{20}H_{10}Cl_2O_5$ M_r 401,2
CAS Nr. 76-54-0

2-(2,7-Dichlor-6-hydroxy-3-oxo-3*H*-xanthen-9-yl)ben= zoesäure

Gelblich braunes bis orangegelbes Pulver; schwer löslich in Wasser, leicht löslich in Ethanol und in verdünnten Alkalihydroxid-Lösungen mit gelblich grüner Fluoreszenz

Dichlormethan *R* 1055900

CH_2Cl_2 M_r 84,9
CAS Nr. 75-09-2

Methylenchlorid

Farblose Flüssigkeit; wenig löslich in Wasser, mischbar mit Ethanol 96 %

Sdp: 39 bis 42 °C

Wird die Substanz in der Fluorimetrie verwendet, muss sie zusätzlich folgender Anforderung entsprechen:

Fluoreszenz (2.2.21): Die Fluoreszenz der Substanz, mit einer Anregungsstrahlung von 365 nm in einer Schichtdicke von 1 cm bei 460 nm gemessen, darf nicht größer sein als die einer Lösung, die 0,002 ppm Chinin *R* in Schwefelsäure *R* (0,5 mol · l^{-1}) enthält.

Dichlormethan *R* 1 1055902

Gehalt (2.2.28): mindestens 99,8 Prozent

Dichlormethan, angesäuertes *R* 1055901

100 ml Dichlormethan *R* werden mit 10 ml Salzsäure *R* versetzt. Die Mischung wird geschüttelt und stehen gelassen, bis sich die 2 Phasen getrennt haben. Die untere Phase wird verwendet.

2,6-Dichlorphenol *R* 1177600

$C_6H_4Cl_2O$ M_r 163,0
CAS Nr. 87-65-0

Smp: 64 bis 66 °C

Dichlorphenolindophenol *R* 1027300

$C_{12}H_6Cl_2NNaO_2 \cdot 2\,H_2O$ M_r 326,1
CAS Nr. 620-45-1

2,6-Dichlor-*N*-(4-hydroxyphenyl)-1,4-benzochinon-4-imin, Natriumsalz, Dihydrat

Dunkelgrünes Pulver; leicht löslich in Wasser und in wasserfreiem Ethanol

Die wässrige Lösung ist dunkelblau gefärbt; beim Ansäuern entsteht eine Rosafärbung.

Dichlorphenolindophenol-Lösung, eingestellte *R* 1027301

50,0 mg Dichlorphenolindophenol *R* werden in 100,0 ml Wasser *R* gelöst. Die Lösung wird filtriert.

Einstellung: 20,0 mg Ascorbinsäure *R* werden in 10 ml einer frisch hergestellten Lösung von Polyphosphorsäure *R* (200 g · l^{-1}) gelöst. Die Lösung wird mit Wasser *R* zu 250,0 ml verdünnt. 5,0 ml dieser Lösung werden schnell mit der Dichlorphenolindophenol-Lösung titriert, bis eine 10 s lang bestehen bleibende Rosafärbung erhalten wird (Mikrobürette, Einteilung 0,01 Milliliter). Die Titrationsdauer darf höchstens 2 min betragen. Die Dichlorphenolindophenol-Lösung wird mit Wasser *R* verdünnt, so dass 1 ml Lösung 0,1 mg Ascorbinsäure ($C_6H_8O_6$) entspricht.

Die Lösung ist 3 Tage lang haltbar und muss vor Gebrauch eingestellt werden.

Dichlorvos *R* 1101200

$C_4H_7Cl_2O_4P$ M_r 221
CAS Nr. 62-73-7

(2,2-Dichlorvinyl)dimethylphosphat

Farblose bis bräunlich gelbe Flüssigkeit; löslich in Wasser, mischbar mit den meisten organischen Lösungsmitteln

n_D^{25}: etwa 1,452

Dicyclohexyl *R* 1135300

C₁₂H₂₂ M_r 166,3
CAS Nr. 92-51-3

Bicyclohexyl

d_{20}^{20}: etwa 0,864
Smp: etwa 4 °C
Sdp: etwa 227 °C

Dicyclohexylamin *R* 1027500

C₁₂H₂₃N M_r 181,3
CAS Nr. 101-83-7

Farblose Flüssigkeit; wenig löslich in Wasser, mischbar mit den gebräuchlichen organischen Lösungsmitteln

n_D^{20}: etwa 1,484
Smp: etwa 256 °C

Erstarrungstemperatur (2.2.18): 0 bis 1 °C

Dicyclohexylharnstoff *R* 1027600

C₁₃H₂₄N₂O M_r 224,4
CAS Nr. 2387-23-7

1,3-Dicyclohexylharnstoff

Weißes bis fast weißes, kristallines Pulver

Smp: etwa 232 °C

Didocosahexaenoin *R* 1142700

C₄₇H₆₈O₅ M_r 713
CAS Nr. 88315-12-2

Diglycerid von Docosahexaensäure (C22:6); Glyceroldidocosahexaenoat; (all-Z)-Docosahexaensäure, Diester mit Propan-1,2,3-triol

Didodecyl(3,3′-thiodipropionat) *R* 1027700

C₃₀H₅₈O₄S M_r 514,8
CAS Nr. 123-28-4

Weißes bis fast weißes, kristallines Pulver; praktisch unlöslich in Wasser, leicht löslich in Aceton und in Petrolether, schwer löslich in Ethanol 96 %

Smp: etwa 39 °C

Dieldrin *R* 1126200

C₁₂H₈Cl₆O M_r 380,9
CAS Nr. 60-57-1

Smp: etwa 176 °C
Sdp: etwa 385 °C

Eine geeignete, zertifizierte Referenzlösung (10 ng · μl⁻¹ in Cyclohexan) kann verwendet werden.

Diethanolamin *R* 1027800

C₄H₁₁NO₂ M_r 105,1
CAS Nr. 111-42-2

2,2′-Iminodiethanol

Viskose, klare, schwach gelbliche Flüssigkeit oder zerfließliche Kristalle, die bei etwa 28 °C schmelzen; sehr leicht löslich in Wasser, in Aceton und in Methanol

d_{20}^{20}: etwa 1,09

pH-Wert (2.2.3): 10,0 bis 11,5, an einer Lösung der Substanz (50 g · l⁻¹) bestimmt

Wird die Substanz in einer Prüfung auf alkalische Phosphatase verwendet, muss sie zusätzlich folgender Prüfung entsprechen:

Ethanolamin: höchstens 1,0 Prozent

Gaschromatographie (2.2.28)

Interner-Standard-Lösung: 1,00 g 3-Aminopropanol *R* wird in Aceton *R* zu 10,0 ml gelöst.

Untersuchungslösung a: 5,00 g Substanz werden in Aceton *R* zu 10,0 ml gelöst.

Untersuchungslösung b: 5,00 g Substanz werden in Aceton *R* nach Zusatz von 1,0 ml Interner-Standard-Lösung zu 10,0 ml gelöst.

Referenzlösungen: 0,50 g Aminoethanol *R* werden in Aceton *R* zu 10,0 ml gelöst. 0,5 ml, 1,0 ml und 2,0 ml Lösung werden jeweils mit 1,0 ml Interner-Standard-Lösung versetzt und mit Aceton *R* zu 10,0 ml verdünnt.

Säule

- Größe: l = 1 m, $\varnothing$ = 4 mm
- Stationäre Phase: Diphenylphenylenoxid-Polymer *R* (Filmdicke 180 bis 250 µm)

Trägergas: Stickstoff zur Chromatographie *R*

Durchflussrate: 40 ml · min^{-1}

Temperatur

	Zeit (min)	Temperatur (°C)
Säule	0 – 3	125
	3 – 17,6	125 → 300
Probeneinlass		250
Detektor		280

Detektion: Flammenionisation

Einspritzen: 1,0 µl

Lagerung: dicht verschlossen

1,1-Diethoxyethan *R*

Siehe Acetal *R*

Diethoxytetrahydrofuran *R*   1027900

$C_8H_{16}O_3$ M_r 160,2
CAS Nr. 3320-90-9

2,5-Diethoxytetrahydrofuran; Mischung von *cis-* und *trans-*Isomeren

Klare, farblose bis schwach gelbliche Flüssigkeit; praktisch unlöslich in Wasser, löslich in Ethanol 96 % und in den meisten organischen Lösungsmitteln

d_{20}^{20}:   etwa 0,98
n_D^{20}:   etwa 1,418

Diethylamin *R*   1028000

$C_4H_{11}N$ M_r 73,1
CAS Nr. 109-89-7

Klare, farblose, entflammbare Flüssigkeit; stark alkalisch; mischbar mit Wasser und mit Ethanol 96 %

d_{20}^{20}:   etwa 0,71
Sdp: etwa 55 °C

Diethylamin *R* 1   1028001

$C_4H_{11}N$ M_r 73,1
CAS Nr. 109-89-7

N-Ethylethanamin

Gehalt: mindestens 99,5 Prozent

Klare, farblose, entflammbare, stark alkalisch reagierende Flüssigkeit; mischbar mit Wasser und mit Ethanol 96 %

d_{20}^{20}:   etwa 0,71
Sdp: etwa 55 °C

Diethylaminoethyldextran *R*   1028200

Anionenaustauscher, der als Hydrochlorid vorliegt

Pulver, das mit Wasser ein Gel bildet

N,N-Diethylanilin *R*   1028400

$C_{10}H_{15}N$ M_r 149,2
CAS Nr. 91-66-7

d_{20}^{20}:   etwa 0,938
Smp: etwa −38 °C
Sdp: etwa 217 °C

Diethylenglycol *R*   1028300

$C_4H_{10}O_3$ M_r 106,1
CAS Nr. 111-46-6

2,2′-Oxydiethanol

Gehalt: mindestens 99,5 Prozent (*m/m*)

Klare, farblose, hygroskopische Flüssigkeit; mischbar mit Wasser, Aceton und Ethanol 96 %

d_{20}^{20}:   etwa 1,118
n_D^{20}:   etwa 1,447
Sdp: 244 bis 246 °C

Lagerung: dicht verschlossen

Diethylethylendiamin *R*   1028500

$C_6H_{16}N_2$ M_r 116,2
CAS Nr. 100-36-7

N,N-Diethylethylendiamin

Gehalt: mindestens 98,0 Prozent

Farblose bis schwach gelbe, schwach ölige Flüssigkeit; starker Geruch nach Ammoniak; Augen und Schleimhaut reizend

d_{20}^{20}: etwa 0,827
Sdp: 145 bis 147 °C

Wasser (2.5.12): höchstens 1,0 Prozent, mit 0,500 g Substanz bestimmt

Diethylhexylphthalat R   1028100

$C_{24}H_{38}O_4$ M_r 390,5

Bis(2-ethylhexyl)phthalat

Farblose, ölige Flüssigkeit; praktisch unlöslich in Wasser, löslich in organischen Lösungsmitteln

d_{20}^{20}: etwa 0,98
n_D^{20}: etwa 1,486

Viskosität (2.2.9): etwa 80 mPa · s

Diethylphenylendiaminsulfat R   1028600

$C_{10}H_{18}N_2O_4S$ M_r 262,3
CAS Nr. 6283-63-2

N,N-Diethyl-p-phenylendiaminsulfat

Weißes bis schwach gelbes Pulver; löslich in Wasser

Smp: etwa 185 °C, unter Zersetzung

Lagerung: vor Licht geschützt

Diethylphenylendiaminsulfat-Lösung R   1028601

250 ml Wasser R werden mit 2 ml Schwefelsäure R und 25 ml Natriumedetat-Lösung (0,02 mol · l⁻¹) versetzt. In der Lösung werden 1,1 g Diethylphenylendiaminsulfat R gelöst. Die Lösung wird mit Wasser R zu 1000 ml verdünnt.

Die Lösung muss farblos sein.

Lagerung: vor Licht und Wärme geschützt, höchstens einen Monat lang

Diethylsulfon R   1203300

$C_4H_{10}O_2S$ M_r 122,2
CAS Nr. 597-35-3

1-(Ethylsulfonyl)ethan; 1-(Ethansulfonyl)ethan

Gehalt: mindestens 97 Prozent

Kristallines Pulver

Smp: etwa 73 °C

Diflubenzuron R   1180000

$C_{14}H_9ClF_2N_2O_2$ M_r 310,7
CAS Nr. 35367-38-5

1-(4-Chlorphenyl)-3-(2,6-difluorbenzoyl)harnstoff

Farblose oder weiße bis fast weiße Kristalle; praktisch unlöslich in Wasser, leicht löslich in Dimethylsulfoxid, schwer löslich in Aceton

Smp: 230 bis 232 °C

Digitonin R   1028700

$C_{56}H_{92}O_{29}$ M_r 1229
CAS Nr. 11024-24-1

(25R)-3β-[O^4-[O^2-(O^3-β-D-Glucopyranosyl-β-D-galactopyranosyl)-O^3-β-D-xylopyranosyl-β-D-glucopyranosyl]-β-D-galactopyranosyloxy]-5α-spirostan-2α,15β-diol

Kristalle; praktisch unlöslich in Wasser, wenig löslich in wasserfreiem Ethanol, schwer löslich in Ethanol 96 %

Digitoxin R   1028800

CAS Nr. 71-63-6

Muss der Monographie **Digitoxin (Digitoxinum)** entsprechen

Diglycin *R* 1191700

C$_4$H$_8$N$_2$O$_3$ M_r 132,1
CAS Nr. 556-50-3

2-[(2-Aminoacetyl)amino]essigsäure; Glycylglycin

Digoxin *R* 1203400

Muss der Monographie **Digoxin (Digoxinum)** entsprechen

Dihydrocapsaicin *R* 1148100

C$_{18}$H$_{29}$NO$_3$ M_r 307,4
CAS Nr. 19408-84-5

N-[(4-Hydroxy-3-methoxyphenyl)methyl]-8-methyl=
nonanamid

Weißes bis fast weißes, kristallines Pulver; praktisch unlöslich in kaltem Wasser, leicht löslich in wasserfreiem Ethanol

10,11-Dihydrocarbamazepin *R* 1028900

C$_{15}$H$_{14}$N$_2$O M_r 238,3
CAS Nr. 3564-73-6

10,11-Dihydro-5*H*-dibenz[*b,f*]azepin-5-carboxamid

Smp: 205 bis 210 °C

Dihydrocarvon *R* 1160900

C$_{10}$H$_{16}$O M_r 152,2
CAS Nr. 7764-50-3

p-Menth-8-en-2-on; 2-Methyl-5-(1-methylethenyl)=
cyclohexanon

Wird die Substanz in der Gaschromatographie verwendet, muss sie zusätzlich folgender Anforderung entsprechen:

Gehaltsbestimmung: Gaschromatographie (2.2.28) wie in der Monographie **Kümmelöl (Carvi aetheroleum)** unter „Prüfung auf Reinheit, Chromatographisches Profil" beschrieben

Gehalt: ermittelt mit Hilfe des Verfahrens „Normalisierung"
– Hauptkomponente (*trans*-Dihydrocarvon): mindestens 70 Prozent
– Summe von *cis*- und *trans*-Dihydrocarvon: mindestens 98 Prozent

2,4-Dihydroxybenzaldehyd *R* 1208100

C$_7$H$_6$O$_3$ M_r 138,1
CAS Nr. 95-01-2

β-Resorcylaldehyd

2,5-Dihydroxybenzoesäure *R* 1148200

C$_7$H$_6$O$_4$ M_r 154,1
CAS Nr. 490-79-9

Gentisinsäure

Blassgelbe Kristalle

Smp: etwa 200 °C

5,7-Dihydroxy-4-methylcumarin *R* 1149400

C$_{10}$H$_8$O$_4$ M_r 192,2
CAS Nr. 2107-76-8

5,7-Dihydroxy-4-methyl-2*H*-1-benzopyran-2-on;
5,7-Dihydroxy-4-methyl-2*H*-chromen-2-on

Schwach gelbliches Pulver; praktisch unlöslich in Wasser, wenig löslich in Ethanol 96 %

Smp: 295 bis 303 °C

1,3-Dihydroxynaphthalin *R* 1029000

C₁₀H₈O₂ *M*ᵣ 160,2
CAS Nr. 132-86-5

1,3-Naphthalindiol

Kristallines, meist bräunlich violettes Pulver; leicht löslich in Wasser und in Ethanol 96 %

Smp: etwa 125 °C

2,7-Dihydroxynaphthalin *R* 1029100

C₁₀H₈O₂ *M*ᵣ 160,2
CAS Nr. 582-17-2

2,7-Naphthalindiol

Nadeln; löslich in Wasser und in Ethanol 96 %

Smp: etwa 190 °C

2,7-Dihydroxynaphthalin-Lösung *R* 1029101

10 mg 2,7-Dihydroxynaphthalin *R* werden in 100 ml Schwefelsäure *R* gelöst. Die Lösung wird bis zur Entfärbung stehen gelassen und ist innerhalb von 2 Tagen zu verwenden.

5,7-Diiodchinolin-8-ol *R* 1157100

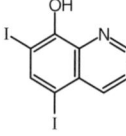

C₉H₅I₂NO *M*ᵣ 397,0
CAS Nr. 83-73-8

5,7-Diiodoxin; Diiodohydroxyquinolin (INN)

Gelblich braunes Pulver; wenig löslich in Aceton und in Ethanol 96 %

Gehalt: mindestens 95,0 Prozent

Diisobutylketon *R* 1029200

C₉H₁₈O *M*ᵣ 142,2
CAS Nr. 108-83-8

2,6-Dimethyl-4-heptanon

Klare, farblose Flüssigkeit; schwer löslich in Wasser, mischbar mit den meisten organischen Lösungsmitteln

n_D^{20}: etwa 1,414
Sdp: etwa 168 °C

Diisopropylether *R* 1029300

C₆H₁₄O *M*ᵣ 102,2
CAS Nr. 108-20-3

Klare, farblose Flüssigkeit; sehr schwer löslich in Wasser, mischbar mit Ethanol 96 %

d_{20}^{20}: 0,723 bis 0,728
Sdp: 67 bis 69 °C

Diisopropylether, der nicht der Prüfung auf Peroxide entspricht, darf nicht destilliert werden.

Peroxide: In einen 12-ml-Schliffstopfenzylinder von etwa 1,5 cm Durchmesser werden 8 ml Kaliumiodid-Stärke-Lösung *R* gegeben. Der Zylinder wird mit der Substanz bis zum Rand aufgefüllt, kräftig geschüttelt und 30 min lang unter Lichtschutz stehen gelassen. Dabei darf keine Färbung auftreten.

Lagerung: vor Licht geschützt

Name und Konzentration zugesetzter Stabilisatoren sind anzugeben.

N,N-Diisopropylethylamin *R* 1204600

C₈H₁₉N *M*ᵣ 129,2
CAS Nr. 7087-68-5

N-Ethyl-*N*-(propan-2-yl)propan-2-amin; *N*-Ethyldiisopropylamin

Klare, farblose bis hellgelbe Flüssigkeit

Sdp: 127 °C

N,N′-Diisopropylethylendiamin R   1140600

$C_8H_{20}N_2$ M_r 144,3
CAS Nr. 4013-94-9

N,N′-Bis(1-methylethyl)-1,2-ethandiamin; N,N′-Diisopropyl(ethan-1,2-diyl)bis(azan)

Farblose bis gelbliche, korrodierend wirkende, entflammbare, hygroskopische Flüssigkeit

d_{20}^{20}: etwa 0,798
n_D^{20}: etwa 1,429
Sdp: etwa 170 °C

4,4′-Dimethoxybenzophenon R   1126300

$C_{15}H_{14}O_3$ M_r 242,3
CAS Nr. 90-96-0

Bis(4-methoxyphenyl)methanon

Weißes bis fast weißes Pulver; praktisch unlöslich in Wasser, schwer löslich in Ethanol 96 %

Smp: etwa 142 °C

3,4-Dimethoxy-L-phenylalanin R   1191800

$C_{11}H_{15}NO_4$ M_r 225,2
CAS Nr. 32161-30-1

(2S)-2-Amino-3-(3,4-dimethoxyphenyl)propansäure

Gehalt: mindestens 95 Prozent

Weißes bis fast weißes Pulver

Dimethoxypropan R   1105200

$C_5H_{12}O_2$ M_r 104,1
CAS Nr. 77-76-9

2,2-Dimethoxypropan; Acetondimethylacetal

Farblose Flüssigkeit; zersetzt sich bei Kontakt mit feuchter Luft oder Wasser

d_{20}^{20}: etwa 0,847
n_D^{20}: etwa 1,378
Sdp: etwa 83 °C

Dimethylacetamid R   1029700

C_4H_9NO M_r 87,1
CAS Nr. 127-19-5

N,N-Dimethylacetamid

Gehalt: mindestens 99,5 Prozent

Farblose Flüssigkeit; mischbar mit Wasser und mit den meisten organischen Lösungsmitteln

d_{20}^{20}: etwa 0,94
n_D^{20}: etwa 1,437
Sdp: etwa 165 °C

Dimethylamin R   1168900

C_2H_7N M_r 45,08
CAS Nr. 124-40-3

N-Methylmethanamin

Farbloses, entflammbares Gas

Smp: etwa –92,2 °C
Sdp: etwa 7 °C

Dimethylamin-Lösung R   1168901

Eine Lösung von Dimethylamin R (400 g · l^{-1})

Klare, farblose Lösung

Dichte: etwa 0,89

Smp: etwa –37 °C
Sdp: etwa 54 °C

Dimethylaminobenzaldehyd R   1029800

$C_9H_{11}NO$ M_r 149,2
CAS Nr. 100-10-7

4-Dimethylaminobenzaldehyd

Weiße bis gelblich weiße Kristalle; löslich in Ethanol 96 % und in verdünnten Säuren

Smp: etwa 74 °C

Dimethylaminobenzaldehyd-Lösung R 1 1029801

0,2 g Dimethylaminobenzaldehyd R werden in 20 ml Ethanol 96 % R gelöst. Die Lösung wird mit 0,5 ml Salzsäure R versetzt, mit Aktivkohle R geschüttelt und anschließend filtriert. Die Lösung muss schwächer gefärbt sein als die Iod-Lösung R 3.

Unmittelbar vor Gebrauch herzustellen

Dimethylaminobenzaldehyd-Lösung R 2 1029802

0,2 g Dimethylaminobenzaldehyd R werden ohne Erwärmen in einer Mischung von 4,5 ml Wasser R und 5,5 ml Salzsäure R gelöst.

Unmittelbar vor Gebrauch herzustellen

Dimethylaminobenzaldehyd-Lösung R 6 1029803

0,125 g Dimethylaminobenzaldehyd R werden in einer abgekühlten Mischung von 35 ml Wasser R und 65 ml Schwefelsäure R gelöst. Die Lösung wird mit 0,1 ml einer Lösung von Eisen(III)-chlorid R (50 g · l^{-1}) versetzt und vor Gebrauch 24 h lang vor Licht geschützt stehen gelassen.

Lagerung: Wird die Lösung bei Raumtemperatur gelagert, muss sie innerhalb einer Woche verwendet werden; wird sie im Kühlschrank gelagert, ist sie mehrere Monate lang haltbar.

Dimethylaminobenzaldehyd-Lösung R 7 1029804

1,0 g Dimethylaminobenzaldehyd R wird in 50 ml Salzsäure R gelöst. Die Lösung wird mit 50 ml Ethanol 96 % R versetzt.

Lagerung: vor Licht geschützt; innerhalb von 4 Wochen zu verwenden

Dimethylaminobenzaldehyd-Lösung R 8 1029805

0,25 g Dimethylaminobenzaldehyd R werden in einer Mischung von 5 g Phosphorsäure 85 % R, 45 g Wasser R und 50 g wasserfreier Essigsäure R gelöst.

Unmittelbar vor Gebrauch herzustellen

Dimethylaminobenzaldehyd-Lösung R 9 1029806

1,0 g Dimethylaminobenzaldehyd R wird in 3,5 ml Perchlorsäure (600 g · l^{-1} HClO$_4$) gelöst. Die Lösung wird langsam mit 6,5 ml 2-Propanol R versetzt.

Unmittelbar vor Gebrauch herzustellen

Dimethylaminoethanol R 1195600

$C_4H_{11}NO$ M_r 89,1
CAS Nr. 108-01-0

2-(Dimethylamino)ethan-1-ol

Farblose bis schwach gelbe Flüssigkeit; mischbar mit Wasser

Sdp: etwa 135 °C

(2-Dimethylaminoethyl)methacrylat R 1147200

$C_8H_{15}NO_2$ M_r 157,2
CAS Nr. 2867-47-2

(2-Dimethylaminoethyl)(2-methylpropenoat)

d_4^{20}: etwa 0,930
Sdp: etwa 187 °C

3-Dimethylaminophenol R 1156500

$C_8H_{11}NO$ M_r 137,2
CAS Nr. 99-07-0

3-(Dimethylamino)phenol

Graues Pulver; schwer löslich in Wasser

Smp: etwa 80 °C

2-(Dimethylamino)thioacetamidhydrochlorid R 1181800

$C_4H_{11}ClN_2S$ M_r 154,7
CAS Nr. 27366-72-9

Dimethylaminozimtaldehyd *R*   1029900

$C_{11}H_{13}NO$ M_r 175,2
CAS Nr. 6203-18-5

(*E*)-3-(4-Dimethylaminophenyl)propenal

Kristalle oder Pulver, orange bis orangebraun; lichtempfindlich

Smp: etwa 138 °C

Dimethylaminozimtaldehyd-Lösung *R*   1029901

2 g Dimethylaminozimtaldehyd *R* werden in einer Mischung von 100 ml Salzsäure *R* 1 und 100 ml wasserfreiem Ethanol *R* gelöst.

Die Lösung ist vor Gebrauch 1:4 mit wasserfreiem Ethanol *R* zu verdünnen.

N,N-Dimethylanilin *R*   1030100

$C_8H_{11}N$ M_r 121,2
CAS Nr. 121-69-7

Klare, ölige Flüssigkeit; fast farblos, wenn sie frisch destilliert ist, sich bei der Lagerung rötlich braun färbend; praktisch unlöslich in Wasser, leicht löslich in Ethanol 96 %

n_D^{20}: etwa 1,558

Destillationsbereich (2.2.11): Mindestens 95 Prozent Substanz müssen zwischen 192 und 194 °C destillieren.

2,3-Dimethylanilin *R*   1105300

$C_8H_{11}N$ M_r 121,2
CAS Nr. 87-59-2

2,3-Xylidin

Gelbliche Flüssigkeit; wenig löslich in Wasser, löslich in Ethanol 96 %

d_{20}^{20}: 0,993 bis 0,995
n_D^{20}: etwa 1,569
Sdp: etwa 224 °C

2,6-Dimethylanilin *R*   1030200

$C_8H_{11}N$ M_r 121,2
CAS Nr. 87-62-7

2,6-Xylidin

Farblose Flüssigkeit; wenig löslich in Wasser, löslich in Ethanol 96 %

d_{20}^{20}: etwa 0,98

2,6-Dimethylanilinhydrochlorid *R*   1169000

$C_8H_{12}ClN$ M_r 157,6
CAS Nr. 21436-98-6

2,6-Dimethylbenzol-1-amin-hydrochlorid; 2,6-Xylidinhydrochlorid

Gehalt: mindestens 98,0 Prozent

2,4-Dimethyl-6-*tert*-butylphenol *R*   1126500

$C_{12}H_{18}O$ M_r 178,3
CAS Nr. 1879-09-0

2-*tert*-Butyl-4,6-dimethylphenol

Dimethylcarbonat *R*   1119300

$C_3H_6O_3$ M_r 90,1
CAS Nr. 616-38-6

Kohlensäuredimethylester

Flüssigkeit; unlöslich in Wasser, mischbar mit Ethanol 96 %

d_4^{17}: 1,065
n_D^{20}: 1,368
Sdp: etwa 90 °C

Dimethyl-β-cyclodextrin R 1169100

C$_{56}$H$_{98}$O$_{35}$ M_r 1331
CAS Nr. 51166-71-3

Heptakis(2,6-di-O-methyl)cyclomaltoheptaose; Cycloheptakis-(1→4)-(2,6-di-O-methyl-α-D-glucopyranosyl); 2^A,2^B,2^C,2^D,2^E,2^F,2^G,6^A,6^B,6^C,6^D,6^E,6^F,6^G-Tetradeca-O-methyl-β-cyclodextrin; 2,6-Di-O-methyl-β-cyclodextrin

Weißes bis fast weißes Pulver

Dimethyldecylamin R 1113500

C$_{12}$H$_{27}$N M_r 185,4
CAS Nr. 1120-24-7

N,N-Dimethyldecylamin; (Decyl)dimethylazan

Gehalt: mindestens 98,0 Prozent (*m/m*)

Sdp: etwa 234 °C

1,1-Dimethylethylamin R 1100900

C$_4$H$_{11}$N M_r 73,1
CAS Nr. 75-64-9

tert-Butylamin; *tert*-Butylazan

Flüssigkeit; mischbar mit Ethanol 96 %

d_{20}^{20}: etwa 0,694
n_D^{20}: etwa 1,378
Sdp: etwa 46 °C

Dimethylformamid R 1030300

C$_3$H$_7$NO M_r 73,1
CAS Nr. 68-12-2

Klare, farblose, neutrale Flüssigkeit; mischbar mit Wasser und mit Ethanol 96 %

d_{20}^{20}: 0,949 bis 0,952
Sdp: etwa 153 °C

Wasser (2.5.12): höchstens 0,1 Prozent

Dimethylformamiddiethylacetal R 1113600

C$_7$H$_{17}$NO$_2$ M_r 147,2
CAS Nr. 1188-33-6

N,N-Dimethylformamiddiethylacetal; (Diethoxymethyl)=dimethylazan

n_D^{20}: etwa 1,40
Sdp: 128 bis 130 °C

N,N-Dimethylformamiddimethylacetal R 1140700

C$_5$H$_{13}$NO$_2$ M_r 119,2
CAS Nr. 4637-24-5

1,1-Dimethoxytrimethylamin; (Dimethoxymethyl)dime=thylazan

Klare, farblose Flüssigkeit

d_{20}^{20}: etwa 0,896
n_D^{20}: etwa 1,396
Sdp: etwa 103 °C

Dimethylglyoxim R 1030400

C$_4$H$_8$N$_2$O$_2$ M_r 116,1
CAS Nr. 95-45-4

(Z, Z)-2,3-Butandiondioxim; Biacetyldioxim

Farblose Kristalle oder weißes bis fast weißes, kristallines Pulver; praktisch unlöslich in kaltem Wasser, sehr schwer löslich in siedendem Wasser, löslich in Ethanol 96 %

Smp: etwa 240 °C, unter Zersetzung

Sulfatasche (2.4.14): höchstens 0,05 Prozent

1,3-Dimethyl-2-imidazolidinon R 1135400

C$_5$H$_{10}$N$_2$O M_r 114,2
CAS Nr. 80-73-9

N,N'-Dimethylethylenharnstoff

n_D^{20}: 1,4720
Sdp: etwa 224 °C

Dimethyloctylamin R   1030500

C$_{10}$H$_{23}$N M_r 157,3
CAS Nr. 7378-99-6

Dimethyloctylazan

Farblose Flüssigkeit

d_{20}^{20}: etwa 0,765
n_D^{20}: etwa 1,424
Sdp: etwa 195 °C

2,5-Dimethylphenol R   1162300

C$_8$H$_{10}$O M_r 122,2
CAS Nr. 95-87-4

p-Xylenol

Weiße bis fast weiße Kristalle

2,6-Dimethylphenol R   1030600

C$_8$H$_{10}$O M_r 122,2
CAS Nr. 576-26-1

Farblose Nadeln; schwer löslich in Wasser, sehr leicht löslich in Ethanol 96 %

Smp: 46 bis 48 °C
Sdp: etwa 203 °C

3,4-Dimethylphenol R   1098100

C$_8$H$_{10}$O M_r 122,2
CAS Nr. 95-65-8

Weiße bis fast weiße Kristalle; schwer löslich in Wasser, leicht löslich in Ethanol 96 %

Smp: 25 bis 27 °C
Sdp: etwa 226 °C

N,N-Dimethyl-L-phenylalanin R   1164000

C$_{11}$H$_{15}$NO$_2$ M_r 193,2
CAS Nr. 17469-89-5

(2S)-2-(Dimethylamino)-3-phenylpropansäure

Smp: etwa 226 °C

Dimethylpiperazin R   1030700

C$_6$H$_{14}$N$_2$ M_r 114,2
CAS Nr. 106-58-1

1,4-Dimethylpiperazin

Farblose Flüssigkeit; mischbar mit Wasser und mit Ethanol 96 %

d_{20}^{20}: etwa 0,85
n_D^{20}: etwa 1,446
Sdp: etwa 131 °C

Dimethylstearamid R   1030800

C$_{20}$H$_{41}$NO M_r 311,6

N,N-Dimethyloctadecanamid

Weiße bis fast weiße, feste Masse; löslich in den meisten organischen Lösungsmitteln, einschließlich Aceton

Smp: etwa 51 °C

Dimethylsulfon R   1030900

C$_2$H$_6$O$_2$S M_r 94,1
CAS Nr. 67-71-0

Sulfonyldimethan

Weißes bis fast weißes, kristallines Pulver; leicht löslich in Wasser, löslich in Aceton und in Ethanol 96 %

Smp: 108 bis 110 °C

Dimethylsulfoxid R   1029500

CAS Nr. 67-68-5

Muss der Monographie **Dimethylsulfoxid (Dimethylis sulfoxidum)** entsprechen

Wird die Substanz in der Spektroskopie verwendet, muss sie zusätzlich folgender Prüfung entsprechen:

Absorption (2.2.25): höchstens 1,00 bei 262 nm, 0,46 bei 270 nm, 0,16 bei 290 nm und 0,01 bei 340 nm und größeren Wellenlängen, mit Wasser *R* als Kompensationsflüssigkeit bestimmt

Dimethylsulfoxid *R* 1 1029501

Gehalt: mindestens 99,7 Prozent, mit Hilfe der Gaschromatographie bestimmt

Dimethylsulfoxid *R* 2 1029502

Gehalt: mindestens 99,9 Prozent, mit Hilfe der Gaschromatographie bestimmt

Verdampfungsrückstand: höchstens 0,0005 Prozent

Wasser (2.5.32): höchstens 0,005 Prozent

(D_6)Dimethylsulfoxid *R* 1025100

C_2D_6OS M_r 84,2
CAS Nr. 2206-27-1

(D_6)Dimethylsulfoxid

Deuterierungsgrad: mindestens 99,8 Prozent

Sehr hygroskopische, viskose, praktisch farblose Flüssigkeit; löslich in Wasser, in Aceton und in wasserfreiem Ethanol

d_{20}^{20}: etwa 1,18
Smp: etwa 20 °C

Wasser und Deuteriumoxid: höchstens 0,1 Prozent

Lagerung: dicht verschlossen

Dimeticon *R* 1105400

CAS Nr. 9006-65-9

Muss der Monographie **Dimeticon (Dimeticonum)** entsprechen

Dimidiumbromid *R* 1031100

$C_{20}H_{18}BrN_3$ M_r 380,3
CAS Nr. 518-67-2

3,8-Diamino-5-methyl-6-phenylphenanthridinium=bromid

Tiefrote Kristalle; schwer löslich in Wasser von 20 °C, wenig löslich in Wasser von 60 °C und in Ethanol 96 %

Dimidiumbromid-Sulfanblau-Reagenz *R* 1031101

Getrennt werden 0,5 g Dimidiumbromid *R* und 0,25 g Sulfanblau *R* in je 30 ml einer heißen Mischung von 1 Volumteil wasserfreiem Ethanol *R* und 9 Volumteilen Wasser *R* gelöst. Nach Rühren werden die beiden Lösungen gemischt und mit der gleichen Lösungsmittelmischung zu 250 ml verdünnt. 20 ml dieser Lösung werden zu einer Verdünnung von 20 ml einer 14-prozentigen Lösung (*V/V*) von Schwefelsäure *R* mit etwa 250 ml Wasser *R* gegeben. Diese Lösung wird mit Wasser *R* zu 500 ml verdünnt.

Lagerung: vor Licht geschützt

Dinatriumbicinchoninat *R* 1126600

$C_{20}H_{10}N_2Na_2O_4$ M_r 388,3
CAS Nr. 979-88-4

2,2′-Bichinolin-4,4′-dicarbonsäure, Dinatriumsalz

Dinitrobenzoesäure *R* 1031300

$C_7H_4N_2O_6$ M_r 212,1
CAS Nr. 99-34-3

3,5-Dinitrobenzoesäure

Fast farblose Kristalle; schwer löslich in Wasser, sehr leicht löslich in Ethanol 96 %

Smp: etwa 206 °C

Dinitrobenzoesäure-Lösung *R* 1031301

Eine Lösung von Dinitrobenzoesäure *R* (20 g · l^{-1}) in Ethanol 96 % *R*

Dinitrobenzol R 1031200

$C_6H_4N_2O_4$ M_r 168,1
CAS Nr. 99-65-0

1,3-Dinitrobenzol

Kristalle oder kristallines Pulver, gelblich; praktisch unlöslich in Wasser, schwer löslich in Ethanol 96 %

Smp: etwa 90 °C

Dinitrobenzol-Lösung R 1031201

Eine Lösung von Dinitrobenzol R (10 g · l^{-1}) in Ethanol 96 % R

Dinitrobenzoylchlorid R 1031400

$C_7H_3ClN_2O_5$ M_r 230,6
CAS Nr. 99-33-2

3,5-Dinitrobenzoylchlorid

Durchsichtiges, gelbes bis grünlich gelbes Pulver oder gelbliche Kristalle; löslich in Aceton und in Toluol

Smp: etwa 68 °C

Eignungsprüfung: Eine Mischung von 1 ml wasserfreiem Ethanol R, 0,1 g Dinitrobenzoylchlorid R und 0,05 ml verdünnter Schwefelsäure R wird 30 min lang unter Rückflusskühlung zum Sieden erhitzt. Nach dem Eindampfen der Lösung auf dem Wasserbad wird der Rückstand mit 5 ml Heptan R versetzt und die Mischung zum Sieden erhitzt. Die heiße Lösung wird filtriert. Die sich beim Abkühlen auf Raumtemperatur bildenden Kristalle werden mit einer kleinen Menge Heptan R gewaschen und im Exsikkator getrocknet. Die Kristalle schmelzen (2.2.14) zwischen 92 und 95 °C.

Dinitrophenylhydrazin R 1031500

$C_6H_6N_4O_4$ M_r 198,1
CAS Nr. 119-26-6

2,4-Dinitrophenylhydrazin

Orangerote Kristalle; sehr schwer löslich in Wasser, schwer löslich in Ethanol 96 %

Smp: etwa 203 °C (Sofortschmelzpunkt)

Dinitrophenylhydrazin-Reagenz R 1031501

0,2 g Dinitrophenylhydrazin R werden in 20 ml Methanol R gelöst. Die Lösung wird mit 80 ml einer Mischung gleicher Volumteile Essigsäure R und Salzsäure R 1 versetzt.

Unmittelbar vor Gebrauch herzustellen

Dinitrophenylhydrazin-Schwefelsäure R 1031503

1,5 g Dinitrophenylhydrazin R werden in 50 ml einer 20-prozentigen Lösung (*V/V*) von Schwefelsäure R gelöst.

Unmittelbar vor Gebrauch herzustellen

Dinitrophenylhydrazinhydrochlorid-Lösung R 1031502

0,50 g Dinitrophenylhydrazin R werden unter Erhitzen in verdünnter Salzsäure R gelöst. Die Lösung wird mit verdünnter Salzsäure R zu 100 ml verdünnt und nach dem Erkalten filtriert.

Unmittelbar vor Gebrauch herzustellen

Dinonylphthalat R 1031600

$C_{26}H_{42}O_4$ M_r 418,6
CAS Nr. 28553-12-0

Bis(3,5,5-trimethylhexyl)phthalat

Farblose bis schwach gelbe, ölige Flüssigkeit

d_{20}^{20}: 0,97 bis 0,98
n_D^{20}: 1,482 bis 1,489

Sauer reagierende Substanzen: 5,0 g Substanz werden 1 min lang mit 25 ml Wasser R geschüttelt. Nach der Phasentrennung wird die wässrige Schicht filtriert und mit 0,1 ml Phenolphthalein-Lösung R versetzt. Bis zum Umschlag dürfen höchstens 0,3 ml Natriumhydroxid-Lösung (0,1 mol · l^{-1}) verbraucht werden (0,05 Prozent, berechnet als Phthalsäure).

Wasser (2.5.12): höchstens 0,1 Prozent

Dioctadecyldisulfid R 1031700

$C_{36}H_{74}S_2$ M_r 571,1
CAS Nr. 2500-88-1

Weißes bis fast weißes Pulver; praktisch unlöslich in Wasser

Smp: 53 bis 58 °C

Dioctadecyl(3,3'-thiodipropionat) R 1031900

$C_{42}H_{82}O_4S$ M_r 683
CAS Nr. 693-36-7

Weißes bis fast weißes, kristallines Pulver; praktisch unlöslich in Wasser, leicht löslich in Dichlormethan, wenig löslich in Aceton, in Ethanol 96 % und in Petrolether

Smp: 58 bis 67 °C

Di-*n*-octylphthalat R 1203500

$C_{24}H_{38}O_4$ M_r 390,6
CAS Nr. 117-84-0

Dioctylbenzol-1,2-dicarboxylat

Farblose, viskose Flüssigkeit; unlöslich in Wasser

Dichte: etwa 0,98 g · ml⁻¹ (20 °C)

Diosgenin R 1210000

$C_{27}H_{42}O_3$ M_r 414,6
CAS Nr. 512-04-9

(25*R*)-Spirost-5-en-3β-ol

Dioxan R 1032000

$C_4H_8O_2$ M_r 88,1
CAS Nr. 123-91-1

1,4-Dioxan

Klare, farblose Flüssigkeit; mischbar mit Wasser und mit den meisten organischen Lösungsmitteln

d_{20}^{20}: etwa 1,03

Erstarrungspunkt (2.2.18): mindestens 11,0 °C

Wasser (2.5.12): höchstens 0,5 Prozent

Dioxan, das nicht der Prüfung auf Peroxide entspricht, darf nicht destilliert werden.

Peroxide: In einen 12-ml-Schliffstopfenzylinder von etwa 1,5 cm Durchmesser werden 8 ml Kaliumiodid-Stärke-Lösung R gegeben. Der Zylinder wird mit der Substanz bis zum Rand aufgefüllt, kräftig geschüttelt und 30 min lang unter Lichtschutz stehen gelassen. Dabei darf keine Färbung auftreten.

Dioxan, das in der Szintillationsmessung verwendet wird, muss eine dafür geeignete Qualität haben.

Dioxan-Lösung R 1032002

1,00 g Dioxan R wird mit Wasser R zu 100,0 ml verdünnt. 5,0 ml dieser Lösung werden mit Wasser R zu 100,0 ml verdünnt (0,5 mg · ml⁻¹ Dioxan).

Dioxan-Lösung R 1 1032003

10,0 ml Dioxan-Lösung R werden mit Wasser R zu 50,0 ml verdünnt (0,1 mg · ml⁻¹).

Dioxan-Lösung R 2 1032004

2,0 ml Dioxan-Lösung R werden mit Wasser R zu 50,0 ml verdünnt (0,02 mg · ml⁻¹ Dioxan).

Dioxaphosphan R 1031800

$C_{41}H_{82}O_6P_2$ M_r 733

3,9-Bis(octadecyloxy)-2,4,8,10-tetraoxa-3,9-diphospha=spiro[5.5]undecan

Weiße bis fast weiße, wachsartige Substanz; praktisch unlöslich in Wasser, löslich in Kohlenwasserstoffen

Smp: 40 bis 70 °C

Diphenylamin R 1032100

$C_{12}H_{11}N$ M_r 169,2
CAS Nr. 122-39-4

Weiße bis fast weiße Kristalle; schwer löslich in Wasser, löslich in Ethanol 96 %

Smp: etwa 55 °C

Lagerung: vor Licht geschützt

Diphenylamin-Lösung *R*   1032101

Eine Lösung von Diphenylamin *R* (1 g · l⁻¹) in Schwefelsäure *R*

Lagerung: vor Licht geschützt

Diphenylamin-Lösung *R* **1**   1032102

Eine Lösung von Diphenylamin *R* (10 g · l⁻¹) in Schwefelsäure *R*

Die Lösung muss farblos sein.

Diphenylamin-Lösung *R* **2**   1032103

1 g Diphenylamin *R* wird in 100 ml Essigsäure 99 % *R* gelöst. Die Lösung wird mit 2,75 ml Schwefelsäure *R* versetzt.

Unmittelbar vor Gebrauch herzustellen

Diphenylanthracen *R*   1032200

$C_{26}H_{18}$ M_r 330,4
CAS Nr. 1499-10-1

9,10-Diphenylanthracen

Gelbliches bis gelbes, kristallines Pulver; praktisch unlöslich in Wasser

Smp: etwa 248 °C

Diphenylbenzidin *R*   1032300

$C_{24}H_{20}N_2$ M_r 336,4
CAS Nr. 531-91-9

N,N'-Diphenylbenzidin

Weißes bis schwach graues, kristallines Pulver; praktisch unlöslich in Wasser, schwer löslich in Aceton und in Ethanol 96 %

Smp: etwa 248 °C

Nitrat: 8 mg Substanz werden in einer erkalteten Mischung von 5 ml Wasser *R* und 45 ml nitratfreier Schwefelsäure *R* gelöst. Die Lösung muss farblos oder darf höchstens sehr schwach blau gefärbt sein.

Sulfatasche (2.4.14): höchstens 0,1 Prozent

Lagerung: vor Licht geschützt

Diphenylboryloxyethylamin *R*   1032400

$C_{14}H_{16}BNO$ M_r 225,1
CAS Nr. 524-95-8

2-(Diphenylboryloxy)ethylamin

Weißes bis schwach gelbes, kristallines Pulver; praktisch unlöslich in Wasser, löslich in Ethanol 96 %

Smp: etwa 193 °C

Diphenylcarbazid *R*   1032500

$C_{13}H_{14}N_4O$ M_r 242,3
CAS Nr. 140-22-7

1,5-Diphenylcarbonohydrazid

Weißes bis fast weißes, kristallines, an der Luft sich allmählich rosa färbendes Pulver; sehr schwer löslich in Wasser, löslich in Aceton, in Essigsäure 99 % und in Ethanol 96 %

Smp: etwa 170 °C

Sulfatasche (2.4.14): höchstens 0,1 Prozent

Lagerung: vor Licht geschützt

Diphenylcarbazid-Lösung *R*   1032501

0,2 g Diphenylcarbazid *R* werden in 10 ml Essigsäure 99 % *R* gelöst. Die Lösung wird mit wasserfreiem Ethanol *R* zu 100 ml verdünnt.

Unmittelbar vor Gebrauch herzustellen

Diphenylcarbazon *R*   1032600

$C_{13}H_{12}N_4O$ M_r 240,3
CAS Nr. 538-62-5

1,5-Diphenylcarbazon

Orangegelbes, kristallines Pulver; praktisch unlöslich in Wasser, leicht löslich in Ethanol 96 %

Smp: etwa 157 °C, unter Zersetzung

Diphenylcarbazon-Quecksilber(II)-chlorid-Reagenz R 1032601

Lösung A: 0,1 g Diphenylcarbazon R werden in wasserfreiem Ethanol R zu 50 ml gelöst.

Lösung B: 1 g Quecksilber(II)-chlorid R wird in wasserfreiem Ethanol R zu 50 ml gelöst.

Gleiche Volumteile der beiden Lösungen werden gemischt.

2,2-Diphenylglycin R 1174300

$C_{14}H_{13}NO_2$ M_r 227,3
CAS Nr. 3060-50-2

Amino(diphenyl)essigsäure; 2-Amino-2,2-diphenyl=essigsäure

1,2-Diphenylhydrazin R 1140800

$C_{12}H_{12}N_2$ M_r 184,3
CAS Nr. 122-66-7

Hydrazobenzol; 1,2-Diphenyldiazan

Oranges Pulver

Smp: etwa 125 °C

Diphenylmethanol R 1145700

$C_{13}H_{12}O$ M_r 184,2
CAS Nr. 91-01-0

Benzhydrol

Weißes bis fast weißes, kristallines Pulver

Smp: etwa 66 °C

Diphenyloxazol R 1032700

$C_{15}H_{11}NO$ M_r 221,3
CAS Nr. 92-71-7

2,5-Diphenyloxazol

Weißes bis fast weißes Pulver; praktisch unlöslich in Wasser, löslich in Methanol, wenig löslich in Dioxan und Essigsäure 99 %

Smp: etwa 70 °C

$A_{1cm}^{1\%}$: etwa 1260, bei 305 nm in Methanol R bestimmt

Diphenyloxazol, das in der Szintillationsmessung verwendet wird, muss eine dafür geeignete Qualität haben.

Diphenylphenylenoxid-Polymer R 1032800

Poly(2,6-diphenyl-p-phenylenoxid)

Weiße bis fast weiße, poröse Kügelchen

Die Teilchengröße der Kügelchen wird in Klammern nach dem Namen des Reagenzes bei den entsprechenden Prüfungen angegeben.

2,2'-Dipyridylamin R 1157700

$C_{10}H_9N_3$ M_r 171,2
CAS Nr. 1202-34-2

N-(Pyridin-2-yl)pyridin-2-amin

Smp: etwa 95 °C

Distickstoffmonoxid R 1108500

N_2O M_r 44,01

Gehalt: mindestens 99,99 Prozent (V/V)

Stickstoffmonoxid: weniger als 1 ppm

Kohlenmonoxid: weniger als 1 ppm

Ditalimphos *R* 1126700

C$_{12}$H$_{14}$NO$_4$PS M_r 299,3
CAS Nr. 5131-24-8

Ditalimfos; *O,O*-Diethyl(1,3-dihydro-1,3-dioxo-2*H*-isoindol-2-yl)phosphonothioat

Sehr schwer löslich in Wasser, in Ethylacetat und in wasserfreiem Ethanol

Eine geeignete, zertifizierte Referenzlösung kann verwendet werden.

5,5′-Dithiobis(2-nitrobenzoesäure) *R* 1097300

C$_{14}$H$_8$N$_2$O$_8$S$_2$ M_r 396,4
CAS Nr. 69-78-3

5,5′-Disulfandiylbis(2-nitrobenzoesäure); 3-Carboxy-4-nitrophenyldisulfid; Ellmans Reagenz

Gelbes Pulver; wenig löslich in Ethanol 96 %

Smp: etwa 242 °C

Dithioerythritol *R* 1187500

C$_4$H$_{10}$O$_2$S$_2$ M_r 154,3
CAS Nr. 6892-68-8

(2*R*,3*S*)-1,4-Disulfanylbutan-2,3-diol; DTE

Smp: etwa 83 °C

Dithiol *R* 1033800

C$_7$H$_8$S$_2$ M_r 156,3
CAS Nr. 496-74-2

4-Methyl-1,2-benzoldithiol

Weiße bis fast weiße, hygroskopische Kristalle; löslich in Methanol und in Alkalihydroxid-Lösungen

Smp: etwa 30 °C

Lagerung: dicht verschlossen

Dithiol-Reagenz *R* 1033801

1 g Dithiol *R* wird nach Zusatz von 2 ml Thioglycolsäure *R* in einer Lösung von Natriumhydroxid *R* (20 g · l^{-1}) zu 250 ml gelöst.

Unmittelbar vor Gebrauch herzustellen

Dithiothreitol *R* 1098200

C$_4$H$_{10}$O$_2$S$_2$ M_r 154,2
CAS Nr. 27 565-41-9

threo-1,4-Bis(sulfanyl)butan-2,3-diol

Schwach hygroskopische Nadeln; leicht löslich in Wasser, in Aceton und in wasserfreiem Ethanol

Lagerung: dicht verschlossen

Dithizon *R* 1033900

C$_{13}$H$_{12}$N$_4$S M_r 256,3
CAS Nr. 60-10-6

1,5-Diphenylthiocarbazon

Blau- oder braunschwarzes bis schwarzes Pulver; praktisch unlöslich in Wasser, löslich in Ethanol 96 %

Lagerung: vor Licht geschützt

Dithizon *R* 1 1105500

C$_{13}$H$_{12}$N$_4$S M_r 256,3
CAS Nr. 60-10-6

1,5-Diphenylthiocarbazon

Gehalt: mindestens 98,0 Prozent

Blauschwarzes, schwarzbraunes oder schwarzes Pulver; praktisch unlöslich in Wasser, löslich in Ethanol 96 %

Lagerung: vor Licht geschützt

Dithizon-Lösung *R* 1033901

Eine Lösung von Dithizon *R* (0,5 g · l^{-1}) in Chloroform *R*

Unmittelbar vor Gebrauch herzustellen

Dithizon-Lösung R 2   1033903

40,0 mg Dithizon R werden in Chloroform R zu 1000,0 ml gelöst. 30,0 ml Lösung werden mit Chloroform R zu 100,0 ml verdünnt.

Einstellung: Quecksilber(II)-chlorid R, entsprechend 0,1354 g $HgCl_2$, wird in einer Mischung gleicher Volumteile verdünnter Schwefelsäure R und Wasser R zu 100,0 ml gelöst. 2,0 ml Lösung werden mit der gleichen Lösungsmittelmischung zu 100,0 ml verdünnt. (Diese Lösung enthält 20 ppm Hg.) 1,0 ml Verdünnung wird in einem Scheidetrichter mit 50 ml verdünnter Schwefelsäure R, 140 ml Wasser R und 10 ml einer Lösung von Hydroxylaminhydrochlorid R (200 g · l^{-1}) versetzt. Die Mischung wird mit der Dithizon-Lösung titriert, wobei die Mischung nach jedem Zusatz 20-mal geschüttelt wird. Gegen Ende der Titration wird die Mischung zur Trennung der Phasen stehen gelassen und die Chloroformphase verworfen. Die Titration wird bis zum Farbumschlag nach Bläulich-Grün fortgesetzt. Das Äquivalent Quecksilber in Mikrogramm je Milliliter Dithizon-Lösung wird nach der Formel 20/V berechnet, in der V das bei der Titration verbrauchte Volumen Dithizon-Lösung bedeutet.

Docosahexaensäuremethylester R   1142800

$C_{23}H_{34}O_2$ M_r 342,5
CAS Nr. 301-01-9

DHA-methylester; Cervonsäuremethylester; (all-Z)-Docosa-4,7,10,13,16,19-hexaensäuremethylester; (all-Z)-Methyldocosa-4,7,10,13,16,19-hexaenoat

Gehalt: mindestens 90,0 Prozent, mit Hilfe der Gaschromatographie bestimmt

Docusat-Natrium R   1034100

CAS Nr. 577-11-7

Muss der Monographie **Docusat-Natrium (Natrii docusas)** entsprechen

Dodecyltrimethylammoniumbromid R   1135500

$C_{15}H_{34}BrN$ M_r 308,4
CAS Nr. 1119-94-4

N,N,N-Trimethyldodecan-1-aminiumbromid

Weiße bis fast weiße Kristalle

Smp: etwa 246 °C

D-Dopa R   1164100

$C_9H_{11}NO_4$ M_r 197,2
CAS Nr. 5796-17-8

(2*R*)-2-Amino-3-(3,4-dihydroxyphenyl)propansäure; 3-Hydroxy-D-tyrosin; 3,4-Dihydroxy-D-phenylalanin

$[\alpha]_D^{20}$: +9,5 bis +11,5, an einer Lösung der Substanz (10 g · l^{-1}) in Salzsäure (1 mol · l^{-1}) bestimmt

Smp: etwa 277 °C

Dotriacontan R   1034200

$C_{32}H_{66}$ M_r 450,9
CAS Nr. 544-85-4

Weiße bis fast weiße Plättchen; praktisch unlöslich in Wasser, wenig löslich in Hexan

Smp: etwa 69 °C

Verunreinigungen: höchstens 0,1 Prozent mit dem gleichen t_R-Wert wie α-Tocopherolacetat, nach der gaschromatographischen Methode wie in der Monographie **all-*rac*-α-Tocopherolacetat (int-*rac*-α-Tocopherylis acetas)** beschrieben bestimmt

Doxycyclin R   1145800

Muss der Monographie **Doxycyclin-Monohydrat (Doxycyclinum monohydricum)** entsprechen

Dragendorffs Reagenz R   1070600

Eine Mischung von 0,85 g basischem Bismutnitrat R, 40 ml Wasser R und 10 ml Essigsäure 99 % R wird mit 20 ml einer Lösung von Kaliumiodid R (400 g · l^{-1}) versetzt.

Dragendorffs Reagenz R 1   1070601

100 g Weinsäure R werden in 400 ml Wasser R gelöst. Nach Zusatz von 8,5 g basischem Bismutnitrat R wird die Lösung 1 h lang geschüttelt, mit 200 ml einer Lösung von Kaliumiodid R (400 g · l^{-1}) versetzt, erneut geschüttelt und nach 24 h filtriert.

Lagerung: vor Licht geschützt

Dragendorffs Reagenz R 2   1070602

Stammlösung: 1,7 g basisches Bismutnitrat R und 20 g Weinsäure R werden in 40 ml Wasser R suspendiert. Die Suspension wird mit 40 ml einer Lösung von Kaliumiodid *R* (400 g · l⁻¹) versetzt, 1 h lang geschüttelt und filtriert. Die Lösung ist in braunen Gefäßen mehrere Tage lang haltbar.

Sprühlösung: Vor Gebrauch werden 5 ml Stammlösung mit 15 ml Wasser *R* gemischt.

Dragendorffs Reagenz *R* 3 1070604

0,17 g basisches Bismutnitrat *R* werden in einer Mischung von 2 ml Essigsäure 99 % *R* und 18 ml Wasser *R* gelöst. Nach Zusatz von 4 g Kaliumiodid *R* und 1 g Iod *R* wird die Lösung mit verdünnter Schwefelsäure *R* zu 100 ml verdünnt.

Dragendorffs Reagenz *R* 4 1070605

1,7 g basisches Bismutnitrat *R* werden in 20 ml Essigsäure 99 % *R* gelöst. Nach Zusatz von 80 ml destilliertem Wasser *R*, 100 ml einer Lösung von Kaliumiodid *R* (400 g · l⁻¹) und 200 ml Essigsäure 99 % *R* wird die Lösung mit destilliertem Wasser *R* zu 1000 ml verdünnt. 2 Volumteile dieser Lösung werden mit 1 Volumteil einer Lösung von Bariumchlorid *R* (200 g · l⁻¹) gemischt.

Dragendorffs Reagenz *R* 5 1070606

0,85 g basisches Bismutnitrat *R* werden mit 10 ml Essigsäure 99 % *R* versetzt und vorsichtig bis zur vollständigen Lösung erhitzt. Die Lösung wird mit 40 ml Wasser *R* versetzt und erkalten gelassen. 5 ml dieser Lösung werden mit 5 ml einer Lösung von Kaliumiodid *R* (400 g · l⁻¹), 20 ml Essigsäure 99 % *R* und 70 ml Wasser *R* versetzt.

Dragendorffs Reagenz, verdünntes *R* 1070603

Eine Lösung von 100 g Weinsäure *R* in 500 ml Wasser *R* wird mit 50 ml Dragendorffs Reagenz *R* 1 versetzt.

Lagerung: vor Licht geschützt

E

β-Ecdysteron *R* 1204700

$C_{27}H_{44}O_7$ M_r 480,6
CAS Nr. 5289-74-7

(2β,3β,5β,22*R*)-2,3,14,20,22,25-Hexahydroxycholest-7-en-6-on

Echinacosid *R* 1159400

$C_{35}H_{46}O_{20}$ M_r 787
CAS Nr. 82854-37-3

β-(3′,4′-Dihydroxyphenyl)-ethyl-*O*-α-L-rhamnopyranosyl(1→3)-*O*-β-D-[β-D-glucopyranosyl(1→6)]-(4-*O*-caffeoyl)-glucopyranosid

Blassgelbes, geruchloses Pulver

Echtblausalz B *R* 1037400

$C_{14}H_{12}Cl_2N_4O_2$ M_r 339,2
CAS Nr. 84633-94-3

C.I. Nr. 37235; Schultz Nr. 490
3,3′-Dimethoxy-4,4′-biphenylbis(diazonium)-dichlorid

Dunkelgrünes Pulver; löslich in Wasser

Die Substanz wird durch Zusatz von Zinkchlorid stabilisiert.

Lagerung: dicht verschlossen, zwischen 2 und 8 °C

Echtblausalz-B-Lösung *R* 1037401

140 mg Echtblausalz B *R* werden in 10 ml Wasser *R* gelöst. Die Lösung wird mit 50 ml Dichlormethan *R* und 140 ml Methanol *R* gemischt.

Lagerung: vor Licht geschützt, bei 4 °C; die Lösung ist innerhalb von 1 Woche zu verwenden.

Echtrotsalz B *R* 1037500

$C_{17}H_{13}N_3O_9S_2$ M_r 467,4
CAS Nr. 49735-71-9

C.I. Nr. 37125; Schultz Nr. 155

2-Methoxy-4-nitrobenzoldiazonium-hydrogen-1,5-naphthalindisulfonat

Orangegelbes Pulver; löslich in Wasser, schwer löslich in Ethanol 96 %

Lagerung: dicht verschlossen, vor Licht geschützt, bei 2 bis 8 °C

Edotreotid *R* 1182400

$C_{65}H_{92}N_{14}O_{18}S_2$ M_r 1422
CAS Nr. 204318-14-9

N-[[4,7,10-Tris(carboxymethyl)-1,4,7,10-tetraazacyclododecan-1-yl]acetyl]-D-phenylalanyl-L-cysteinyl-L-tyrosyl-D-tryptophyl-L-lysyl-L-threonyl-*N*-[(1*R*,2*R*)-2-hydroxy-1-(hydroxymethyl)propyl]-L-cysteinamid-2,7-disulfid; DOTATOC; DOTA-[Tyr³]-octreotid

Weißes bis fast weißes Pulver

Gehalt: mindestens 95,0 Prozent

Eisen *R* 1046600

Fe A_r 55,85
CAS Nr. 7439-89-6

Graues Pulver oder Draht; löslich in verdünnten Mineralsäuren

Eisen(III)-chlorid *R* 1037800

$FeCl_3 \cdot 6\ H_2O$ M_r 270,3
CAS Nr. 10025-77-1

Eisen(III)-chlorid, Hexahydrat

Gelblich orange bis bräunliche, zerfließliche, kristalline Stücke; sehr leicht löslich in Wasser, löslich in Ethanol 96 %

Unter Lichteinfluss werden die Substanz und ihre Lösungen teilweise reduziert.

Lagerung: dicht verschlossen

Eisen(III)-chlorid-Lösung *R* 1 1037801

Eine Lösung von Eisen(III)-chlorid *R* (105 g · l⁻¹)

Eisen(III)-chlorid-Lösung *R* 2 1037802

Eine Lösung von Eisen(III)-chlorid *R* (13 g · l⁻¹)

Eisen(III)-chlorid-Lösung *R* 3 1037803

2,0 g Eisen(III)-chlorid *R* werden in wasserfreiem Ethanol *R* zu 100,0 ml gelöst.

Eisen(III)-chlorid-Hexacyanoferrat(III)-Arsenit-Reagenz *R* 1037805

Unmittelbar vor Verwendung des Reagenzes werden 10 ml einer Lösung von Eisen(III)-chlorid *R* (27 g · l⁻¹) in verdünnter Salzsäure *R*, 7 ml Kaliumhexacyanoferrat(III)-Lösung *R*, 3 ml Wasser *R* und 10 ml Natriumarsenit-Lösung *R* gemischt.

Eisen(III)-chlorid-Kaliumperiodat-Lösung *R* 1070801

1 g Kaliumperiodat *R* wird in 5 ml einer frisch hergestellten Lösung von Kaliumhydroxid *R* (120 g · l⁻¹) gelöst. Nach Zusatz von 20 ml Wasser *R* und 1,5 ml Eisen(III)-chlorid-Lösung *R* 1 wird die Lösung mit einer frisch hergestellten Lösung von Kaliumhydroxid *R* (120 g · l⁻¹) zu 50 ml verdünnt.

Eisen(III)-chlorid-Sulfaminsäure-Reagenz *R* 1037804

Eine Lösung, die Eisen(III)-chlorid *R* (10 g · l⁻¹) und Sulfaminsäure *R* (16 g · l⁻¹) enthält

Eisen(III)-nitrat *R* 1106100

$Fe(NO_3)_3 \cdot 9\ H_2O$ M_r 404
CAS Nr. 7782-61-8

Gehalt: mindestens 99,0 Prozent $Fe(NO_3)_3 \cdot 9\ H_2O$

Blassviolette Kristalle oder kristalline Masse; sehr leicht löslich in Wasser

Freie Säure: höchstens 0,3 Prozent (als HNO_3)

Eisen(III)-salicylat-Lösung *R* 1046700

0,1 g Ammoniumeisen(III)-sulfat *R* werden in einer Mischung von 2 ml verdünnter Schwefelsäure *R* und 48 ml Wasser *R* gelöst. Die Lösung wird mit Wasser *R* zu 100 ml verdünnt. Diese Lösung wird mit 50 ml einer Lösung von Natriumsalicylat *R* (11,5 g · l⁻¹), 10 ml verdünnter Essigsäure *R* und 80 ml einer Lösung von Natriumacetat *R* (136 g · l⁻¹) versetzt und mit Wasser *R* zu 500 ml verdünnt.

Unmittelbar vor Gebrauch herzustellen

Lagerung: dicht verschlossen, vor Licht geschützt

Eisen(II)-sulfat *R* 1038300

CAS Nr. 7782-63-0

Muss der Monographie **Eisen(II)-sulfat-Heptahydrat (Ferrosi sulfas heptahydricus)** entsprechen

Eisen(II)-sulfat-Lösung *R* 2 1038301

0,45 g Eisen(II)-sulfat *R* werden in 50 ml Salzsäure (0,1 mol·l^{-1}) gelöst. Die Lösung wird mit kohlendioxidfreiem Wasser *R* zu 100 ml verdünnt.

Unmittelbar vor Gebrauch herzustellen

Eisen(III)-sulfat *R* 1037900

$Fe_2(SO_4)_3 \cdot x\, H_2O$
CAS Nr. 15244-10-7

Gelblich weißes, sehr hygroskopisches, sich an der Luft zersetzendes Pulver; schwer löslich in Wasser und in Ethanol 96 %

Lagerung: dicht verschlossen, vor Licht geschützt

Eisen(III)-sulfat-Lösung *R* 1037901

50 g Eisen(III)-sulfat *R* werden in einem Überschuss von Wasser *R* gelöst. Nach Zusatz von 200 ml Schwefelsäure *R* wird die Lösung mit Wasser *R* zu 1000 ml verdünnt.

Eisen(III)-sulfat-Pentahydrat *R* 1153700

$Fe_2(SO_4)_3 \cdot 5\, H_2O$ M_r 489,9
CAS Nr. 142906-29-4

Weißes bis gelbliches Pulver

Elektrolyt-Reagenz zur Mikrobestimmung von Wasser *R* 1113700

Im Handel erhältliches, wasserfreies Reagenz oder eine Mischung von wasserfreien Reagenzien zur coulometrischen Titration von Wasser, die geeignete organische Basen, Schwefeldioxid und Iodid, in einem geeigneten Lösungsmittel gelöst, enthalten

Emodin *R* 1034400

$C_{15}H_{10}O_5$ M_r 270,2
CAS Nr. 518-82-1

1,3,8-Trihydroxy-6-methylanthrachinon; Rheum-Emodin

Orangerote Nadeln; praktisch unlöslich in Wasser, löslich in Ethanol 96 % und in Alkalihydroxid-Lösungen

Dünnschichtchromatographie (2.2.27): Die Substanz wird wie in der Monographie **Rhabarberwurzel (Rhei radix)** beschrieben geprüft; das Chromatogramm darf nur eine Hauptzone zeigen.

Endoprotease LysC *R* 1173200

Mikrobielles, extrazelluläres, proteolytisches Enzym, das von *Achromobacter lyticus* gebildet wird

Gefriergetrocknetes Pulver, frei von Salzen

α-Endosulfan *R* 1126800

$C_9H_6Cl_6O_3S$ M_r 406,9
CAS Nr. 959-98-8

Smp: etwa 108 °C
Sdp: etwa 200 °C

Eine geeignete, zertifizierte Referenzlösung (10 ng·μl^{-1} in Cyclohexan) kann verwendet werden.

β-Endosulfan *R* 1126900

$C_9H_6Cl_6O_3S$ M_r 406,9
CAS Nr. 33213-65-9

Smp: etwa 207 °C
Sdp: etwa 390 °C

Eine geeignete, zertifizierte Referenzlösung (10 ng·μl^{-1} in Cyclohexan) kann verwendet werden.

Endrin *R* 1127000

$C_{12}H_8Cl_6O$ M_r 380,9
CAS Nr. 72-20-8

Eine geeignete, zertifizierte Referenzlösung (10 ng·μl^{-1} in Cyclohexan) kann verwendet werden.

Entfärberlösung *R* 1012202

Eine Mischung von 1 Volumteil Essigsäure 99 % *R*, 4 Volumteilen Methanol *R* und 5 Volumteilen Wasser *R*

Entwicklerlösung *R* 1122500

2,5 ml einer Lösung von Citronensäure-Monohydrat *R* (20 g · l⁻¹) und 0,27 ml Formaldehyd-Lösung *R* werden mit Wasser *R* zu 500,0 ml verdünnt.

(−)-Epicatechin *R* 1201300

$C_{15}H_{14}O_6$ M_r 290,3
CAS Nr. 490-46-0

(2*R*,3*R*)-2-(3,4-Dihydroxyphenyl)-3,4-dihydro-2*H*-1-benzopyran-3,5,7-triol

(−)-Epigallocatechin-3-*O*-gallat *R* 1201400

$C_{22}H_{18}O_{11}$ M_r 458,4
CAS Nr. 989-51-5

(2*R*,3*R*)-5,7-Dihydroxy-2-(3,4,5-trihydroxyphenyl)-3,4-dihydro-2*H*-1-benzopyran-3-yl-3,4,5-trihydroxy=benzoat

Epilactose *R* 1189200

$C_{12}H_{22}O_{11}$ M_r 342,3
CAS Nr. 20869-27-6

4-*O*-β-D-Galactopyranosyl-D-mannopyranose

Gehalt: mindestens 98 Prozent

Epinephrin *R* 1155000

$C_9H_{13}NO_3$ M_r 183,2
CAS Nr. 51-43-4

(1*R*)-1-(3,4-Dihydroxyphenyl)-2-(methylamino)etha=nol; 4-[(1*R*)-1-Hydroxy-2-(methylamino)ethyl]benzol-1,2-diol; Adrenalin

Weißes bis fast weißes, an Luft und Licht sich allmählich braun färbendes Pulver; sehr schwer löslich in Wasser und in Ethanol 96 %, praktisch unlöslich in Aceton

Die Substanz löst sich in verdünnten Mineralsäuren und Alkalihydroxid-Lösungen.

Smp: etwa 215 °C

Eriochromschwarz T *R* 1056800

$C_{20}H_{12}N_3NaO_7S$ M_r 461,4
CAS Nr. 1787-61-7

C.I. Nr. 14645; Schultz Nr. 241
3-Hydroxy-4-(1-hydroxy-2-naphthylazo)-7-nitro-1-naphthalinsulfonsäure, Natriumsalz

Bräunlich schwarzes Pulver; löslich in Wasser und in Ethanol 96 %

Lagerung: dicht verschlossen, vor Licht geschützt

Eriochromschwarz-T-Verreibung *R* 1056801

1 g Eriochromschwarz T *R* wird mit 99 g Natriumchlorid *R* gemischt.

Empfindlichkeitsprüfung: 50 mg Eriochromschwarz-T-Verreibung werden in 100 ml Wasser *R* gelöst. Nach Zusatz von 0,3 ml verdünnter Ammoniak-Lösung *R* 1 muss sich die bräunlich violett gefärbte Lösung blau färben. Nach Zusatz von 0,1 ml einer Lösung von Magnesiumsulfat *R* (10 g · l⁻¹) muss sich die Lösung violett färben.

Lagerung: dicht verschlossen, vor Licht geschützt

Eriochromschwarz-T-Verreibung R 1 1056802

1,0 g Eriochromschwarz T R wird mit 0,4 g Methylorange R und 100 g Natriumchlorid R gemischt.

Erucamid R 1034500

H₃C—(CH₂)₃—CH=CH—(CH₂)₅—C(=O)NH₂

$C_{22}H_{43}NO$ M_r 337,6
CAS Nr. 112-84-5

(Z)-13-Docosenamid

Pulver oder Körner, weiß bis gelblich; praktisch unlöslich in Wasser, leicht löslich in Dichlormethan, löslich in wasserfreiem Ethanol

Smp: etwa 70 °C

Erythritol R 1113800

CAS Nr. 149-32-6

Muss der Monographie **Erythritol (Erythritolum)** entsprechen

Erythrozyten-Suspension vom Kaninchen R 1074500

Eine 1,6-prozentige Suspension (V/V) von Kaninchenerythrozyten wird wie folgt hergestellt: 15 ml frisch entnommenes Kaninchenblut wird durch Schütteln mit Glasperlen defibriniert und 10 min lang bei 2000 g zentrifugiert. Die Erythrozyten werden 3-mal mit je 30 ml einer Lösung von Natriumchlorid R (9 g · l⁻¹) gewaschen. 1,6 ml der Erythrozytensuspension werden mit einer Mischung von 1 Volumteil Phosphat-Pufferlösung pH 7,2 R und 9 Volumteilen einer Lösung von Natriumchlorid R (9 g · l⁻¹) zu 100 ml verdünnt.

Essigsäure R 1000401

Gehalt: mindestens 290 und höchstens 310 g · l⁻¹ $C_2H_4O_2$ (M_r 60,1)

30 g Essigsäure 99 % R werden mit Wasser R zu 100 ml verdünnt.

Essigsäure 99 % R 1000400

$C_2H_4O_2$ M_r 60,1
CAS Nr. 64-19-7

Muss der Monographie **Essigsäure 99 % (Acidum aceticum glaciale)** entsprechen

Essigsäure, verdünnte R 1000402

Gehalt: mindestens 115 und höchstens 125 g · l⁻¹ $C_2H_4O_2$ (M_r 60,1)

12 g Essigsäure 99 % R werden mit Wasser R zu 100 ml verdünnt.

Essigsäure, verdünnte R 1 1000403

Gehalt: mindestens 57,5 und höchstens 62,5 g · l⁻¹ (M_r 60,1)

6 g Essigsäure 99 % R werden mit Wasser R zu 100 ml verdünnt.

Essigsäure, wasserfreie R 1000300

$C_2H_4O_2$ M_r 60,1
CAS Nr. 64-19-7

Gehalt: mindestens 99,6 Prozent (m/m) $C_2H_4O_2$

Farblose Flüssigkeit oder weiße bis fast weiße, glänzende, farnblattähnliche Kristalle; mischbar mit oder sehr leicht löslich in Wasser, in Ethanol 96 %, in Glycerol 85 % und in den meisten ätherischen und in fetten Ölen

d_{20}^{20}: 1,052 bis 1,053
Sdp: 117 bis 119 °C

Eine Lösung der Substanz (100 g · l⁻¹) ist stark sauer (2.2.4). Eine Lösung der Substanz (5 g · l⁻¹), neutralisiert mit verdünnter Ammoniak-Lösung R 2, gibt die Identitätsreaktion b auf Acetat (2.3.1).

Erstarrungspunkt (2.2.18): nicht unter 15,8 °C

Wasser (2.5.12): höchstens 0,4 Prozent

Ist der Wassergehalt größer als 0,4 Prozent, kann er durch Zusatz der berechneten Menge Acetanhydrid R herabgesetzt werden.

Lagerung: vor Licht geschützt

(D₄)Essigsäure R 1101100

D₃C—COOD

$C_2D_4O_2$ M_r 64,1
CAS Nr. 1186-52-3

(²H₄)Essigsäure

Deuterierungsgrad: mindestens 99,7 Prozent

d_{20}^{20}: etwa 1,12
n_D^{20}: etwa 1,368
Smp: etwa 16 °C
Sdp: etwa 115 °C

Estradiol R   1135600

$C_{18}H_{24}O_2$ M_r 272,4
CAS Nr. 50-28-2

Estra-1,3,5(10)-trien-3,17β-diol; β-Estradiol

An der Luft haltbare Prismen; praktisch unlöslich in Wasser, leicht löslich in Ethanol 96 %, löslich in Aceton und in Dioxan, wenig löslich in pflanzlichen Ölen

Smp: 173 bis 179 °C

17α-Estradiol R   1034600

$C_{18}H_{24}O_2$ M_r 272,4
CAS Nr. 57-91-0

Weißes bis fast weißes, kristallines Pulver oder farblose Kristalle

Smp: 220 bis 223 °C

Estragol R   1034700

$C_{10}H_{12}O$ M_r 148,2
CAS Nr. 140-67-0

1-Methoxy-4-allylbenzol; 1-Methoxy-4-prop-2-enyl-benzol

Flüssigkeit; mischbar mit Ethanol 96 %

n_D^{20}:   etwa 1,52
Sdp: etwa 216 °C

Wird die Substanz in der Gaschromatographie verwendet, muss sie zusätzlich folgender Anforderung entsprechen:

Gehaltsbestimmung: Gaschromatographie (2.2.28) wie in der Monographie **Anisöl (Anisi aetheroleum)** beschrieben

Untersuchungslösung: die Substanz

Gehalt: mindestens 98,0 Prozent, ermittelt mit Hilfe des Verfahrens „Normalisierung"

Ethan R   1189300

C_2H_6 M_r 30,07
CAS Nr. 74-84-0

Gehalt: mindestens 99,0 Prozent (*V/V*)

Ethanol x % R   1002502

Entsprechende Volumteile Wasser *R* und Ethanol 96 % *R* werden gemischt. Die beim Mischen auftretende Wärmeentwicklung und Volumenkontraktion sind zu berücksichtigen, um einen Ethanolgehalt von x Prozent (*V/V*) in der Lösung zu erhalten.

Ethanol 96 % R   1002500

CAS Nr. 64-17-5

Muss der Monographie **Ethanol 96 % (Ethanolum (96 per centum))** entsprechen

Ethanol 96 %, aldehydfreies R   1002501

1200 ml Ethanol 96 % *R* werden mit 5 ml einer Lösung von Silbernitrat *R* (400 g · l⁻¹) und 10 ml einer abgekühlten Lösung von Kaliumhydroxid *R* (500 g · l⁻¹) gemischt und einige Tage lang stehen gelassen. Unmittelbar vor Gebrauch wird die Mischung filtriert und destilliert.

Ethanol, wasserfreies R   1034800

CAS Nr. 64-17-5

Muss der Monographie **Wasserfreies Ethanol (Ethanolum anhydricum)** entsprechen

Ethanol, wasserfreies R 1   1034801

Muss der Monographie **Wasserfreies Ethanol (Ethanolum anhydricum)** entsprechen und zusätzlich folgender Prüfung:

Methanol: Gaschromatographie (2.2.28)

Untersuchungslösung: die Substanz

Referenzlösung: 0,50 ml wasserfreies Methanol *R* werden mit der Substanz zu 100,0 ml verdünnt. 1,0 ml Lösung wird mit der Substanz zu 100,0 ml verdünnt.

Säule

– Material: Glas
– Größe: l = 2 m, ⌀ = 2 mm
– Stationäre Phase: Ethylvinylbenzol-Divinylbenzol-Copolymer *R* (75 bis 100 μm)

Trägergas: Stickstoff zur Chromatographie *R*

Durchflussrate: 30 ml · min⁻¹

Temperatur

– Säule: 130 °C

- Probeneinlass: 150 °C
- Detektor: 200 °C

Detektion: Flammenionisation

Einspritzen: 1 μl Untersuchungslösung und 1 μl Referenzlösung, je 3-mal abwechselnd

Nach jeder Chromatographie wird die Säule 8 min lang bei 230 °C erhitzt. Der dem Methanol entsprechende Peak wird integriert.

Der Prozentgehalt an Methanol wird nach folgender Formel berechnet:

$$\frac{a \cdot b}{c - b}$$

a = Prozentgehalt (*V/V*) an Methanol in der Referenzlösung
b = Fläche des Peaks von Methanol im Chromatogramm der Untersuchungslösung
c = Fläche des Peaks von Methanol im Chromatogramm der Referenzlösung

Grenzwert

- Methanol: höchstens 0,005 Prozent (*V/V*)

Ether *R* 1035000

$C_4H_{10}O$ M_r 74,1
CAS Nr. 60-29-7

Diethylether

Klare, farblose, flüchtige, sehr leicht bewegliche und entflammbare, hygroskopische Flüssigkeit; löslich in Wasser, mischbar mit Ethanol 96 %

d_{20}^{20}: 0,713 bis 0,715
Sdp: 34 bis 35 °C

Ether, der nicht der Prüfung auf Peroxide entspricht, darf nicht destilliert werden.

Peroxide: In einen 12-ml-Schliffstopfenzylinder von etwa 1,5 cm Durchmesser werden 8 ml Kaliumiodid-Stärke-Lösung *R* gegeben. Der Zylinder wird mit der Substanz bis zum Rand aufgefüllt, kräftig geschüttelt und 30 min lang unter Lichtschutz stehen gelassen. Dabei darf keine Färbung auftreten.

Name und Konzentration zugesetzter Stabilisatoren sind anzugeben.

Lagerung: dicht verschlossen, vor Licht geschützt, unterhalb von 15 °C

Ether, peroxidfreier *R* 1035100

Muss der Monographie **Ether zur Narkose (Aether anaestheticus)** entsprechen

Ethion *R* 1127100

$C_9H_{22}O_4P_2S_4$ M_r 384,5
CAS Nr. 563-12-2

Smp: −24 bis −25 °C

Eine geeignete, zertifizierte Referenzlösung (10 ng·μl⁻¹ in Cyclohexan) kann verwendet werden.

Ethoxychrysoidinhydrochlorid *R* 1035200

$C_{14}H_{17}ClN_4O$ M_r 292,8
CAS Nr. 2313-87-3

4-(4-Ethoxyphenylazo)-*m*-phenylendiamin-hydrochlorid; Etoxazenhydrochlorid

Rötliches Pulver; löslich in Ethanol 96 %

Ethoxychrysoidinhydrochlorid-Lösung *R* 1035201

Eine Lösung von Ethoxychrysoidinhydrochlorid *R* (1 g·l⁻¹) in Ethanol 96 % *R*

Empfindlichkeitsprüfung: Eine Mischung von 5 ml verdünnter Salzsäure *R* und 0,05 ml Ethoxychrysoidinhydrochlorid-Lösung wird mit 0,05 ml Bromid-Bromat-Lösung (0,0167 mol·l⁻¹) versetzt. Innerhalb von 2 min muss die Färbung von Rot nach Hellgelb umschlagen.

Ethylacetat *R* 1035300

$C_4H_8O_2$ M_r 88,1
CAS Nr. 141-78-6

Klare, farblose Flüssigkeit; löslich in Wasser, mischbar mit Ethanol 96 %

d_{20}^{20}: 0,901 bis 0,904
Sdp: 76 bis 78 °C

Ethylacetat-Sulfaminsäure-Reagenz *R* 1035301

200 g Sulfaminsäure *R* werden in Ethylacetat *R* zu 1000 ml suspendiert. Die erhaltene Suspension wird 3 Tage lang gerührt und durch einen Papierfilter filtriert.

Die Lösung sollte innerhalb eines Monats verwendet werden.

Ethylacrylat R 1035400

C₅H₈O₂ M_r 100,1
CAS Nr. 140-88-5

Ethylpropenoat

Farblose Flüssigkeit

d_{20}^{20}: etwa 0,924
n_D^{20}: etwa 1,406
Smp: etwa –71 °C
Sdp: etwa 99 °C

4-[(Ethylamino)methyl]pyridin R 1101300

C₈H₁₂N₂ M_r 136,2
CAS Nr. 33403-97-3

Ethyl(4-pyridylmethyl)azan

Blassgelbe Flüssigkeit

d_{20}^{20}: etwa 0,98
n_D^{20}: etwa 1,516
Sdp: etwa 98 °C

Ethylbenzoat R 1135700

C₉H₁₀O₂ M_r 150,2
CAS Nr. 93-89-0

Klare, farblose, lichtbrechende Flüssigkeit; praktisch unlöslich in Wasser, mischbar mit Ethanol 96 % und Petrolether

d_4^{25}: etwa 1,050
n_D^{20}: etwa 1,506
Sdp: 211 bis 213 °C

Ethylbenzol R 1035800

C₈H₁₀ M_r 106,2
CAS Nr. 100-41-4

Gehalt: mindestens 99,5 Prozent (m/m), mit Hilfe der Gaschromatographie (2.2.28) bestimmt

Klare, farblose Flüssigkeit; praktisch unlöslich in Wasser, löslich in Aceton und Ethanol 96 %

d_{20}^{20}: etwa 0,87
n_D^{20}: etwa 1,496
Sdp: etwa 135 °C

Ethylbenzolsulfonat R 1194800

C₈H₁₀O₃S M_r 186,2
CAS Nr. 515-46-8

Gehalt: mindestens 97,0 Prozent

Farblose bis schwach gelbe Flüssigkeit; schwer löslich in Wasser, mischbar mit Ethanol 96 %

Dichte: etwa 1,22 g · ml⁻¹ (25 °C)

Ethyl-5-bromvalerat R 1142900

C₇H₁₃BrO₂ M_r 209,1
CAS Nr. 14660-52-7

Ethyl(5-brompentanoat)

Klare, farblose Flüssigkeit

d_{20}^{20}: etwa 1,321
Sdp: 104 bis 109 °C

Ethylclorazepat R 1204800

C₁₈H₁₅ClN₂O₃ M_r 342,8
CAS Nr. 5606-55-3

Ethyl-(3RS)-7-chlor-2-oxo-5-phenyl-2,3-dihydro-1H-1,4-benzodiazepin-3-carboxylat

Ethylendiamin R 1036500

C₂H₈N₂ M_r 60,1
CAS Nr. 107-15-3

1,2-Ethandiamin

Klare, farblose, rauchende, stark alkalische Flüssigkeit; mischbar mit Wasser und in Ethanol 96 %

Sdp: etwa 116 °C

(Ethylendinitrilo)tetraessigsäure R   1105800

$C_{10}H_{16}N_2O_8$ M_r 292,2
CAS Nr. 60-00-4

N,N'-Ethan-1,2-diylbis[N-(carboxymethyl)glycin]; Edetinsäure

Weißes bis fast weißes, kristallines Pulver; sehr schwer löslich in Wasser

Smp: etwa 250 °C, unter Zersetzung

Ethylenglycol R   1036100

$C_2H_6O_2$ M_r 62,1
CAS Nr. 107-21-1

Ethan-1,2-diol

Gehalt: mindestens 99,0 Prozent

Farblose, schwach viskose, hygroskopische Flüssigkeit; mischbar mit Wasser und Ethanol 96 %

d_{20}^{20}: 1,113 bis 1,115
n_D^{20}: etwa 1,432
Smp: etwa –12 °C
Sdp: etwa 198 °C

Sauer reagierende Substanzen: 10 ml Substanz werden mit 20 ml Wasser R und 1 ml Phenolphthalein-Lösung R versetzt. Bis zum Umschlag nach Rosa dürfen höchstens 0,15 ml Natriumhydroxid-Lösung (0,02 mol · l^{-1}) verbraucht werden.

Wasser (2.5.12): höchstens 0,2 Prozent

Ethylenglycolmonododecylether R   1191900

$C_{14}H_{30}O_2$ M_r 230,4
CAS Nr. 4536-30-5

2-(Dodecyloxy)ethan-1-ol

Farblose oder schwach grüne Flüssigkeit

Ethylenglycolmonoethylether R   1036200

$C_4H_{10}O_2$ M_r 90,1
CAS Nr. 110-80-5

2-Ethoxyethanol

Gehalt: mindestens 99,0 Prozent

Klare, farblose Flüssigkeit; mischbar mit Wasser, mit Aceton und mit Ethanol 96 %

d_{20}^{20}: etwa 0,93
n_D^{25}: etwa 1,406
Sdp: etwa 135 °C

Ethylenglycolmonomethylether R   1036300

$C_3H_8O_2$ M_r 76,1
CAS Nr. 109-86-4

2-Methoxyethanol

Gehalt: mindestens 99,0 Prozent

Klare, farblose Flüssigkeit; mischbar mit Wasser, mit Aceton und mit Ethanol 96 %

d_{20}^{20}: etwa 0,97
n_D^{20}: etwa 1,403
Sdp: etwa 125 °C

Ethylenoxid R   1036400

C_2H_4O M_r 44,05
CAS Nr. 75-21-8

Oxiran

Farbloses, entflammbares Gas; sehr leicht löslich in Wasser und in wasserfreiem Ethanol

Verflüssigungstemperatur: etwa 12 °C

Ethylenoxid-Lösung R   1036402

Eine 2,5 mg Ethylenoxid entsprechende Menge gekühlter Ethylenoxid-Stammlösung R wird in einen gekühlten Erlenmeyerkolben eingewogen und mit Macrogol 200 R 1 zu 50,0 g verdünnt. Nach sorgfältigem Mischen werden 2,5 g Lösung mit Macrogol 200 R 1 zu 25,0 ml verdünnt (5 µg Ethylenoxid je Gramm Lösung).

Unmittelbar vor Gebrauch herzustellen

Die Lösung kann mit im Handel erhältlichen Reagenzien anstelle von Ethylenoxid-Stammlösung R durch entsprechendes Verdünnen hergestellt werden.

Ethylenoxid-Lösung R 1   1036403

1,0 ml gekühlte Ethylenoxid-Stammlösung R (das genaue Volumen wird durch Wägen bestimmt) wird mit Macrogol 200 R 1 zu 50,0 ml verdünnt. Nach sorgfältigem Mischen werden 2,5 g dieser Lösung mit Macrogol 200 R 1 zu 25,0 ml verdünnt. Die genaue Menge Ethylenoxid in ppm je Milliliter wird aus dem genau gewogenen Volumen und einer Dichte für Macrogol 200 R 1 von 1,127 berechnet.

Unmittelbar vor Gebrauch herzustellen

Die Lösung kann mit im Handel erhältlichen Reagenzien anstelle von Ethylenoxid-Stammlösung *R* durch entsprechendes Verdünnen hergestellt werden.

Ethylenoxid-Lösung *R* 2　　　　　　1036404

1,00 g kalte Ethylenoxid-Stammlösung *R* (entsprechend 2,5 mg Ethylenoxid) wird in einen kalten Erlenmeyerkolben, der 40,0 g gekühltes Macrogol 200 *R* 1 enthält, eingewogen. Nach dem Mischen wird die genaue Masse durch Wägen bestimmt und verdünnt, bis eine Lösung erhalten wird, die 50 µg Ethylenoxid je Gramm Lösung enthält. 10,00 g dieser Lösung werden in einen Erlenmeyerkolben, der etwa 30 ml Wasser *R* enthält, eingewogen, gemischt und mit Wasser *R* zu 50,0 ml verdünnt (10 µg · ml^{-1} Ethylenoxid).

Unmittelbar vor Gebrauch herzustellen

Die Lösung kann mit im Handel erhältlichen Reagenzien anstelle von Ethylenoxid-Stammlösung *R* durch entsprechendes Verdünnen hergestellt werden.

Ethylenoxid-Lösung *R* 3　　　　　　1036405

10,0 ml Ethylenoxid-Lösung *R* 2 werden mit Wasser *R* zu 50,0 ml verdünnt (2 µg · ml^{-1} Ethylenoxid).

Unmittelbar vor Gebrauch herzustellen

Ethylenoxid-Lösung *R* 4　　　　　　1036407

1,0 ml Ethylenoxid-Stammlösung *R* 1 wird mit Wasser *R* zu 100,0 ml verdünnt. 1,0 ml dieser Lösung wird mit Wasser *R* zu 25,0 ml verdünnt.

Ethylenoxid-Stammlösung *R*　　　　　　1036401

Alle Arbeitsgänge bei der Herstellung dieser Lösungen müssen im Abzug durchgeführt werden. Die damit beschäftigte Person muss Polyethylen-Handschuhe und eine geeignete Maske tragen.

Die Lösungen sind in einem dicht verschlossenen Behältnis im Kühlschrank bei 4 bis 8 °C aufzubewahren. Alle Bestimmungen sind 3-mal durchzuführen.

In ein sauberes, trockenes Reagenzglas, das in einer Mischung von 1 Teil Natriumchlorid *R* und 3 Teilen zerstoßenem Eis gekühlt wird, wird langsam gasförmiges Ethylenoxid *R* eingeleitet, so dass es an der Innenwand des Reagenzglases kondensiert. Mit einer zuvor auf –10 °C abgekühlten Glasspritze werden etwa 300 µl flüssiges Ethylenoxid *R* (entsprechend etwa 0,25 g) in 50 ml Macrogol 200 *R* 1 eingespritzt. Die Menge absorbiertes Ethylenoxid wird durch Wägen vor und nach dem Einspritzen bestimmt (M_{EO}). Die Lösung wird mit Macrogol 200 *R* 1 zu 100,0 ml verdünnt und vor der Verwendung sorgfältig gemischt.

Gehaltsbestimmung: 10 ml einer Suspension von Magnesiumchlorid *R* (500 g · l^{-1}) in wasserfreiem Ethanol *R* werden in einer Probeflasche mit 20,0 ml ethanolischer Salzsäure (0,1 mol · l^{-1}) *R* versetzt. Die Probeflasche wird verschlossen, geschüttelt, um eine gesättigte Lösung zu erhalten, und über Nacht zur Äquilibrierung stehen gelassen. 5,00 g Ethylenoxid-Stammlösung (2,5 g · l^{-1}) werden in die Probeflasche eingewogen und 30 min lang stehen gelassen. Die Mischung wird mit ethanolischer Kaliumhydroxid-Lösung (0,1 mol · l^{-1}) titriert. Der Endpunkt wird mit Hilfe der Potentiometrie (2.2.20) bestimmt.

Eine Blindtitration wird durchgeführt, wobei die Substanz durch die gleiche Menge Macrogol 200 *R* 1 ersetzt wird.

Der Gehalt an Ethylenoxid in Milligramm je Gramm wird nach folgender Formel berechnet:

$$\frac{(V_0 - V_1) \cdot f \cdot 4{,}404}{m}$$

V_0 = Verbrauch an ethanolischer Kaliumhydroxid-Lösung (0,1 mol · l^{-1}) in der Blindtitration in Millilitern

V_1 = Verbrauch an ethanolischer Kaliumhydroxid-Lösung (0,1 mol · l^{-1}) bei der Titration der Ethylenoxid-Stammlösung in Millilitern

f = Faktor der ethanolischen Kaliumhydroxid-Lösung (0,1 mol · l^{-1})

m = Masse der Substanz in Gramm

Ethylenoxid-Stammlösung *R* 1　　　　　　1036406

Eine Lösung von Ethylenoxid *R* (50 g · l^{-1}) in Methanol *R*

Ein im Handel erhältliches Reagenz oder die beschriebene Lösung wird verwendet.

Ethylenoxid-Stammlösung *R* 2　　　　　　1036408

Eine Lösung von Ethylenoxid *R* (50 g · l^{-1}) in Dichlormethan *R*

Ein im Handel erhältliches Reagenz oder die beschriebene Lösung wird verwendet.

Ethylformiat *R*　　　　　　1035600

$C_3H_6O_2$　　　　　　M_r 74,1
CAS Nr. 109-94-4

Ethylmethanoat

Klare, farblose, entflammbare Flüssigkeit; leicht löslich in Wasser, mischbar mit Ethanol 96 %

d_{20}^{20}:　etwa 0,919
n_D^{20}:　etwa 1,36
Sdp:　etwa 54 °C

Ethylhexandiol *R* 1105900

C$_8$H$_{18}$O$_2$ M_r 146,2
CAS Nr. 94-96-2

2-Ethylhexan-1,3-diol

Schwach ölige Flüssigkeit; löslich in wasserfreiem Ethanol, in 2-Propanol, in Propylenglycol und in Rizinusöl

d_{20}^{20}: etwa 0,942
n_D^{20}: etwa 1,451
Sdp: etwa 244 °C

2-Ethylhexansäure *R* 1036600

C$_8$H$_{16}$O$_2$ M_r 144,2
CAS Nr. 149-57-5

Farblose Flüssigkeit

d_{20}^{20}: etwa 0,91
n_D^{20}: etwa 1,425

Verwandte Substanzen: Gaschromatographie (2.2.28)

1 µl der wie folgt hergestellten Lösung wird eingespritzt: 0,2 g Substanz werden in 5 ml Wasser *R* suspendiert. Nach Zusatz von 3 ml verdünnter Salzsäure *R* und 5 ml Hexan *R* wird die Mischung 1 min lang geschüttelt. Nach Phasentrennung wird die obere Phase verwendet. Die Prüfung wird wie unter „2-Ethylhexansäure" in der Monographie **Amoxicillin-Natrium (Amoxicillinum natricum)** angegeben durchgeführt.

Grenzwert: Die Summe der Peakflächen, mit Ausnahme der Flächen des Hauptpeaks und des Lösungsmittelpeaks, darf höchstens 2,5 Prozent der Fläche des Hauptpeaks betragen.

Ethyl-4-hydroxybenzoat *R* 1035700

CAS Nr. 120-47-8

Muss der Monographie **Ethyl-4-hydroxybenzoat (Ethylis parahydroxybenzoas)** entsprechen

Ethylmaleinimid *R* 1036700

C$_6$H$_7$NO$_2$ M_r 125,1
CAS Nr. 128-53-0

1-Ethyl-1*H*-pyrrol-2,5-dion

Farblose Kristalle; wenig löslich in Wasser, leicht löslich in Ethanol 96 %

Smp: 41 bis 45 °C

Lagerung: bei 2 bis 8 °C

Ethylmethansulfonat *R* 1179300

C$_3$H$_8$O$_3$S M_r 124,2
CAS Nr. 62-50-0

Klare, farblose Flüssigkeit

Gehalt: mindestens 99,0 Prozent

Dichte: etwa 1,206 g · cm^{-3} (20 °C)

n_D^{20}: etwa 1,418
Sdp: etwa 213 °C

2-Ethyl-2-methylbernsteinsäure *R* 1036800

C$_7$H$_{12}$O$_4$ M_r 160,2
CAS Nr. 631-31-2

(*RS*)-2-Ethyl-2-methylbutandisäure

Smp: 104 bis 107 °C

Ethylmethylketon *R* 1054100

C$_4$H$_8$O M_r 72,1
CAS Nr. 78-93-3

2-Butanon; Methylethylketon

Klare, farblose, entflammbare Flüssigkeit; sehr leicht löslich in Wasser, mischbar mit Ethanol 96 %

d_{20}^{20}: etwa 0,81
Sdp: 79 bis 80 °C

2-Ethylpyridin *R* 1133400

C$_7$H$_9$N M_r 107,2
CAS Nr. 100-71-0

Farblose bis bräunliche Flüssigkeit

d_{20}^{20}: etwa 0,939
n_D^{20}: etwa 1,496
Sdp: etwa 149 °C

Ethyltoluolsulfonat R 1191000

$C_9H_{12}O_3S$ M_r 200,3
CAS Nr. 80-40-0

Ethyl-4-methylbenzolsulfonat; Ethyltosilat

Gehalt: mindestens 97,0 Prozent

Dichte: etwa 1,17 g · ml⁻¹ (25 °C)

Smp: etwa 33 °C
Sdp: etwa 160 °C

Ethylvinylbenzol-Divinylbenzol-Copolymer R
1036900

Poröse, harte, kugelförmige Partikeln aus quer vernetztem Polymer. Im Handel sind verschiedene Arten mit unterschiedlichen Größen der Partikeln erhältlich. Die Teilchengröße wird in Klammern nach dem Namen des Reagenzes bei den entsprechenden Prüfungen angegeben.

Eugenol R 1037000

$C_{10}H_{12}O_2$ M_r 164,2
CAS Nr. 97-53-0

4-Allyl-2-methoxyphenol

Farblose bis schwach gelb gefärbte, ölige Flüssigkeit, die sich unter Luft- und Lichteinfluss dunkler färbt und viskoser wird; praktisch unlöslich in Wasser, mischbar mit Ethanol 96 % und fetten sowie ätherischen Ölen

d_{20}^{20}: etwa 1,07
Sdp: etwa 250 °C

Wird die Substanz in der Gaschromatographie verwendet, muss sie zusätzlich folgender Anforderung entsprechen:

Gehaltsbestimmung: Gaschromatographie (2.2.28) wie in der Monographie **Nelkenöl (Caryophylli floris aetheroleum)** beschrieben

Untersuchungslösung: die Substanz

Gehalt: mindestens 98,0 Prozent, ermittelt mit Hilfe des Verfahrens „Normalisierung"

Lagerung: vor Licht geschützt

Euglobulin vom Menschen R 1037200

Zur Herstellung wird frisches Blut vom Menschen verwendet, das in eine Stabilisatorlösung gegeben wird (zum Beispiel eine Natriumcitrat-Lösung), oder eine Blutkonserve, die gerade das Verfallsdatum erreicht und die sich in Kunststoffbehältnissen befindet. Hämolysiertes Blut wird verworfen. Das Blut wird bei 1500 bis 1800 g bei einer Temperatur von 15 °C zentrifugiert, um so ein überstehendes Plasma zu erhalten, das arm an Blutplättchen ist. Plasmen von Iso-Gruppen können gemischt werden.

1 Liter Plasma vom Menschen wird mit 75 g Bariumsulfat R versetzt und 30 min lang geschüttelt. Die Mischung wird bei 15 °C und mindestens 15 000 g zentrifugiert und der klare Überstand abgetrennt. Unter Schütteln werden 10 ml einer Lösung hinzugegeben, die 0,2 mg Aprotinin R je Milliliter enthält. In ein Behältnis von mindestens 30 Liter Inhalt, das auf 4 °C temperiert ist, werden 25 Liter destilliertes Wasser R von 4 °C und etwa 500 g festes Kohlendioxid gegeben. Der von dem Plasma erhaltene Überstand wird sofort und unter Schütteln hinzugegeben. Dabei entsteht ein weißer Niederschlag, der 10 bis 15 h lang bei 4 °C absetzen gelassen wird. Durch Abhebern wird der Überstand größtenteils entfernt. Der Niederschlag wird durch Zentrifugieren bei 4 °C gesammelt und unter Rühren in 500 ml destilliertem Wasser R von 4 °C mechanisch suspendiert. Die Mischung wird 5 min lang geschüttelt und der Niederschlag erneut durch Zentrifugieren bei 4 °C gesammelt. Der Niederschlag wird unter Rühren in 60 ml einer Lösung suspendiert, die Natriumchlorid R (9 g · l⁻¹) und Natriumcitrat R (0,9 g · l⁻¹) enthält. Mit einer Lösung von Natriumhydroxid R (10 g · l⁻¹) wird der pH-Wert auf 7,2 bis 7,4 eingestellt. Die Suspension wird durch einen Glassintertiegel (2.1.2) filtriert. Mit einem geeigneten Gerät werden die Teilchen des Niederschlags zerkleinert, um sie besser in Lösung zu bringen. Filter und Gerät werden mit 40 ml der vorstehend beschriebenen Chlorid-Citrat-Lösung gewaschen und das Filtrat wird mit der gleichen Lösung zu 100 ml verdünnt. Die Lösung wird gefriergetrocknet. Die Ausbeute liegt normalerweise bei 6 bis 8 g Euglobulin je Liter Plasma vom Menschen.

Eignungsprüfung: Die bei dieser Prüfung verwendeten Lösungen werden mit Phosphat-Pufferlösung pH 7,2 R, die Rinderalbumin R (30 g · l⁻¹) enthält, hergestellt.

In ein Reagenzglas mit einem Durchmesser von 8 mm, das sich in einem Wasserbad von 37 °C befindet, werden 0,1 ml einer Lösung der Standardzubereitung von Streptokinase, die 10 I. E. Streptokinase-Aktivität je Milliliter enthält, und 0,1 ml einer Lösung von Thrombin vom Menschen R, die 20 I. E. je Milliliter enthält, gegeben. Die Mischung wird schnell mit 1 ml einer Lösung versetzt, die 10 mg Euglobulin vom Menschen je Milliliter enthält. In weniger als 10 s tritt eine Gerinnung ein. Die Zeit zwischen Zusatz der Euglobulin-Lösung und Lyse des Gerinnsels darf höchstens 15 min betragen.

Lagerung: dicht verschlossen bei 4 °C; innerhalb von 1 Jahr zu verwenden

Euglobulin vom Rind R 1037100

Zur Herstellung wird frisches Blut vom Rind verwendet, das in eine Stabilisatorlösung gegeben wird (zum Beispiel eine Natriumcitrat-Lösung). Hämolysiertes Blut wird verworfen. Das Blut wird bei 1500 bis 1800 g bei einer Temperatur von 15 bis 20 °C zentrifugiert, um ein überstehendes Plasma zu erhalten, das arm an Blutplättchen ist.

1 Liter Plasma vom Rind wird mit 75 g Bariumsulfat R versetzt und 30 min lang geschüttelt. Die Mischung wird bei 15 bis 20 °C bei 1500 bis 1800 g zentrifugiert und der klare Überstand abgetrennt. Unter Schütteln werden 10 ml einer Lösung hinzugegeben, die 0,2 mg Aprotinin R je Milliliter enthält. In ein Behältnis von mindestens 30 l Inhalt, das auf 4 °C temperiert ist, werden 25 l destilliertes Wasser R von 4 °C und etwa 500 g festes Kohlendioxid gegeben. Der von dem Plasma erhaltene Überstand wird sofort und unter Schütteln hinzugegeben. Dabei entsteht ein weißer Niederschlag, der 10 bis 15 h lang bei 4 °C absetzen gelassen wird. Durch Abhebern wird der Überstand größtenteils entfernt. Der Niederschlag wird durch Zentrifugieren bei 4 °C gesammelt und unter Rühren in 500 ml destilliertem Wasser R von 4 °C suspendiert. Die Mischung wird 5 min lang geschüttelt und der Niederschlag erneut durch Zentrifugieren bei 4 °C gesammelt. Der Niederschlag wird unter Rühren in 60 ml einer Lösung suspendiert, die Natriumchlorid R (9 g·l^{-1}) und Natriumcitrat R (0,9 g·l^{-1}) enthält. Mit einer Lösung von Natriumhydroxid R (10 g·l^{-1}) wird der pH-Wert auf 7,2 bis 7,4 eingestellt. Die Suspension wird durch einen Glassintertiegel (2.1.2) filtriert. Mit einem geeigneten Gerät werden die Teilchen des Niederschlags zerkleinert, um sie besser in Lösung zu bringen. Filter und Gerät werden mit 40 ml der vorstehend beschriebenen Chlorid-Citrat-Lösung gewaschen und das Filtrat wird mit der gleichen Lösung zu 100 ml verdünnt. Die Lösung wird gefriergetrocknet. Die Ausbeute liegt normalerweise bei 6 bis 8 g Euglobulin je Liter Plasma vom Rind.

Eignungsprüfung: Die bei dieser Prüfung verwendeten Lösungen werden mit Phosphat-Pufferlösung pH 7,4 R, die Rinderalbumin R (30 g·l^{-1}) enthält, hergestellt.

In ein Reagenzglas mit einem Durchmesser von 8 mm, das sich in einem Wasserbad von 37 °C befindet, werden 0,2 ml einer Lösung der Standardzubereitung von Urokinase, die 100 I. E. Urokinase-Aktivität je Milliliter enthält, und 0,1 ml einer Lösung von Thrombin vom Menschen R gegeben, die 20 I. E. je Milliliter enthält. Die Mischung wird rasch mit 0,5 ml einer Lösung versetzt, die 10 mg Euglobulin vom Rind je Milliliter enthält. In weniger als 10 s bildet sich ein Gerinnsel. Die Zeit zwischen Zusatz der Euglobulin-Lösung und Lyse des Gerinnsels darf höchstens 15 min betragen.

Lagerung: vor Feuchtigkeit geschützt bei 4 °C; innerhalb von 1 Jahr zu verwenden

Evodiamin R 1199400

$C_{19}H_{17}N_3O$ M_r 303,4
CAS Nr. 518-17-2

(13bS)-14-Methyl-8,13,13b,14-tetrahydroindolo[2′,3′:3,4]pyrido[2,1-b]chinazolin-5(7H)-on

Extraktionsharz R 1204900

Festphasen-Extraktionsharz, das 2,2′-Oxybis(N,N-dioctylacetamid) enthält
($N,N,N′,N′$-Tetra-n-octyldiglycolamid)

F

Faktor-V-Mangelplasmasubstrat R 1066300

Vorzugsweise ist ein Plasma von Individuen zu verwenden, die einen ererbten Mangel an Faktor V aufweisen, oder es wird wie folgt hergestellt: Das Plasma wird von Blut vom Menschen abgetrennt, das in einem Zehntel seines Volumens einer Lösung von Natriumoxalat R (13,4 g·l^{-1}) aufgefangen wurde, und 24 bis 36 h lang bei 37 °C inkubiert. Die Koagulationszeit, wie unter „Blutgerinnungsfaktor-V-Lösung R" beschrieben, sollte bei 70 bis 100 s liegen. Beträgt die Koagulationszeit weniger als 70 s, wird das Plasma erneut 12 bis 24 h lang inkubiert.

Lagerung: in kleinen Mengen, bei −20 °C oder einer tieferen Temperatur

Faktor-VII-Mangelplasma R 1185900

Plasma, das einen Mangel an Faktor VII aufweist

Fargesin R 1200200

$C_{21}H_{22}O_6$ M_r 370,4
CAS Nr. 31008-19-2

5-[(3SR,3aRS,6RS,6aRS)-6-(3,4-Dimethoxyphenyl)-1,3,3a,4,6,6a-hexahydrofuro[3,4-c]furan-3-yl]-1,3-benzodioxol

(*E,E*)-Farnesol *R* 1161000

C$_{15}$H$_{26}$O M_r 222,4
CAS Nr. 106-28-5

trans,trans-Farnesol; (2*E*,6*E*)-3,7,11-Trimethyldodeca-2,6,10-trien-1-ol

Fehling'sche Lösung *R* 1023300

Lösung A: 34,6 g Kupfer(II)-sulfat-Pentahydrat *R* werden in Wasser *R* zu 500 ml gelöst.

Lösung B: 173 g Kaliumnatriumtartrat *R* und 50 g Natriumhydroxid *R* werden in 400 ml Wasser *R* gelöst. Die Lösung wird zum Sieden erhitzt und nach dem Erkalten mit kohlendioxidfreiem Wasser *R* zu 500 ml verdünnt.

Unmittelbar vor Gebrauch werden gleiche Volumteile der beiden Lösungen gemischt.

Fehling'sche Lösung *R* 2 1023302

Eine Lösung, die Kupfer(II)-sulfat-Pentahydrat *R* (5 g · l^{-1}) und Kaliumtartrat *R* (10 g · l^{-1}) enthält, wird hergestellt. 50 ml Natriumcarbonat-Lösung *R* 1 werden mit 1 ml Lösung versetzt.

Unmittelbar vor Gebrauch herzustellen

Fehling'sche Lösung *R* 3 1023303

Eine Lösung, die Kupfer(II)-sulfat-Pentahydrat *R* (10 g · l^{-1}) und Natriumtartrat *R* (20 g · l^{-1}) enthält, wird hergestellt. 50 ml Natriumcarbonat-Lösung *R* 2 werden mit 1,0 ml Lösung versetzt.

Unmittelbar vor Gebrauch herzustellen

Fehling'sche Lösung *R* 4 1023304

Lösung A: eine Lösung von Kupfer(II)-sulfat-Pentahydrat *R* (150 g · l^{-1})

Lösung B: 2,5 g wasserfreies Natriumcarbonat *R*, 2,5 g Kaliumnatriumtartrat *R*, 2,0 g Natriumhydrogencarbonat *R* und 20,0 g wasserfreies Natriumsulfat *R* werden in Wasser *R* zu 100 ml gelöst.

Unmittelbar vor Gebrauch wird 1 Volumteil Lösung A mit 25 Volumteilen Lösung B gemischt.

Fenchlorphos *R* 1127200

C$_8$H$_8$Cl$_3$O$_3$PS M_r 321,5
CAS Nr. 299-84-3

Fenclofos

Smp: etwa 35 °C

Eine geeignete, zertifizierte Referenzlösung (10 ng · µl^{-1} in Cyclohexan) kann verwendet werden.

Fenchon *R* 1037600

C$_{10}$H$_{16}$O M_r 152,2
CAS Nr. 7787-20-4

(1*R*)-1,3,3-Trimethylbicyclo[2.2.1]heptan-2-on

Ölige Flüssigkeit; praktisch unlöslich in Wasser, mischbar mit Ethanol 96 %

n_D^{20}: etwa 1,46
Sdp$_{15\,mm}$: 192 bis 194 °C

Wird die Substanz in der Gaschromatographie verwendet, muss sie zusätzlich folgender Anforderung entsprechen:

Gehaltsbestimmung: Gaschromatographie (2.2.28) wie in der Monographie **Bitterer Fenchel (Foeniculi amari fructus)** beschrieben

Untersuchungslösung: die Substanz

Gehalt: mindestens 98,0 Prozent, ermittelt mit Hilfe des Verfahrens „Normalisierung"

Fenvalerat *R* 1127300

C$_{25}$H$_{22}$ClNO$_3$ M_r 419,9
CAS Nr. 51630-58-1

Sdp: etwa 300 °C

Eine geeignete, zertifizierte Referenzlösung (10 ng · µl^{-1} in Cyclohexan) kann verwendet werden.

Ferrocyphen *R* 1038000

C$_{26}$H$_{16}$FeN$_6$ M_r 468,3
CAS Nr. 14768-11-7

Dicyanobis(1,10-phenanthrolin)eisen(II)

Violett-bronzefarbenes, kristallines Pulver; praktisch unlöslich in Wasser und in Ethanol 96%

Lagerung: vor Licht und Feuchtigkeit geschützt

Ferroin-Lösung *R* 1038100

CAS Nr. 14634-91-4

0,7 g Eisen(II)-sulfat *R* und 1,76 g Phenanthrolinhydrochlorid *R* werden in 70 ml Wasser *R* gelöst. Die Lösung wird mit Wasser *R* zu 100 ml verdünnt.

Empfindlichkeitsprüfung: 50 ml verdünnte Schwefelsäure *R* werden mit 0,1 ml Ferroin-Lösung *R* versetzt. Nach Zusatz von 0,1 ml Ammoniumcer(IV)-nitrat-Lösung ($0,1 \text{ mol} \cdot l^{-1}$) muss die Farbe der Lösung von Rot nach Hellblau umschlagen.

Ferulasäure *R* 1149500

$C_{10}H_{10}O_4$ M_r 194,2
CAS Nr. 1135-24-6

4-Hydroxy-3-methoxyzimtsäure; 3-(4-Hydroxy-3-methoxyphenyl)propensäure

Schwach gelbes Pulver; leicht löslich in Methanol

Smp: 172,9 bis 173,9 °C

Wird die Substanz in der „Gehaltsbestimmung" der Monographie **Taigawurzel (Eleutherococci radix)** *verwendet, muss sie zusätzlich folgender Anforderung entsprechen:*

Gehaltsbestimmung: Flüssigchromatographie (2.2.29) wie in der Monographie **Taigawurzel** beschrieben

Gehalt: mindestens 99 Prozent, ermittelt mit Hilfe des Verfahrens „Normalisierung"

Fibrinblau *R* 1101400

1,5 g Fibrin werden mit 30 ml einer Lösung von Indigocarmin *R* ($5 \text{ g} \cdot l^{-1}$) in einer 1-prozentigen Lösung (*V/V*) von verdünnter Salzsäure *R* gemischt. Die Mischung wird auf 80 °C erhitzt und bei dieser Temperatur etwa 30 min lang gerührt. Die Mischung wird erkalten gelassen und filtriert. Der Rückstand wird durch Suspendieren in einer 1-prozentigen Lösung (*V/V*) von verdünnter Salzsäure *R* und 30 min langes Mischen intensiv gewaschen und anschließend filtriert. Der Waschvorgang wird 3-mal wiederholt. Die Substanz wird bei 50 °C getrocknet und anschließend gemahlen.

Fibrinogen *R* 1038500

CAS Nr. 9001-32-5

Muss der Monographie **Fibrinogen vom Menschen (Fibrinogenum humanum)** entsprechen

Fixierlösung *R* 1122600

250 ml Methanol *R* werden mit 0,27 ml Formaldehyd-Lösung *R* versetzt. Die Mischung wird mit Wasser *R* zu 500,0 ml verdünnt.

Fixierlösung zur IEF auf Polyacrylamidgel *R* 1138700

Die Lösung enthält 35 g Sulfosalicylsäure *R* und 100 g Trichloressigsäure *R* je 1 Liter Wasser *R*.

Flufenaminsäure *R* 1106200

$C_{14}H_{10}F_3NO_2$ M_r 281,2
CAS Nr. 530-78-9

2-[[3-(Trifluormethyl)phenyl]amino]benzoesäure

Blassgelbes, kristallines Pulver oder Nadeln; praktisch unlöslich in Wasser, leicht löslich in Ethanol 96 %

Smp: 132 bis 135 °C

Flumazenil *R* 1149600

CAS Nr. 78755-81-4

Muss der Monographie **Flumazenil (Flumazenilum)** entsprechen

Flunitrazepam *R* 1153800

CAS Nr. 1622-62-4

Muss der Monographie **Flunitrazepam (Flunitrazepamum)** entsprechen

Fluorcholinchlorid *R* 1195700

$C_5H_{13}ClFNO$ M_r 157,6
CAS Nr. 459424-38-5

N-(Fluormethyl)-2-hydroxy-*N*,*N*-dimethylethan-1-aminiumchlorid

Farblose, hygroskopische Kristalle

Smp: etwa 184 °C

2-Fluor-2-desoxy-D-glucose R   1113900

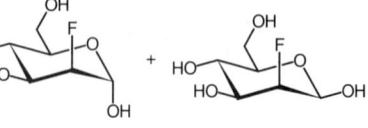

C₆H₁₁FO₅ M_r 182,2
CAS Nr. 86783-82-6

Weißes bis fast weißes, kristallines Pulver

Smp: 174 bis 176 °C

2-Fluor-2-desoxy-D-mannose R   1172100

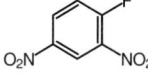

C₆H₁₁FO₅ M_r 182,1
CAS Nr. 38440-79-8

Farblose, halbfeste Substanz

Fluordinitrobenzol R   1038800

C₆H₃FN₂O₄ M_r 186,1
CAS Nr. 70-34-8

1-Fluor-2,4-dinitrobenzol

Flüssigkeit oder Kristalle, blassgelb; löslich in Propylenglycol

Smp: etwa 29 °C

Gehalt: mindestens 99,0 Prozent, mit Hilfe der Gaschromatographie bestimmt

1-Fluor-2,4-dinitrophenyl-5-L-alaninamid R   1194900

C₉H₉FN₄O₅ M_r 272,2
CAS Nr. 95713-52-3

N^α-(5-Fluor-2,4-dinitrophenyl)-L-alaninamid; Marfeys Reagenz; FDAA

Gelbes bis oranges Pulver

Smp: etwa 228 °C

Enantiomerenreinheit: mindestens 99,5 Prozent

Fluoren R   1127400

C₁₃H₁₀ M_r 166,2
CAS Nr. 86-73-7

Diphenylenmethan

Weiße bis fast weiße Kristalle; leicht löslich in wasserfreier Essigsäure, löslich in heißem Ethanol 96 %

Smp: 113 bis 115 °C

(9-Fluorenyl)methylchlorformiat R   1180100

C₁₅H₁₁ClO₂ M_r 258,7
CAS Nr. 28920-43-6

(Fluoren-9-ylmethyl)(chlormethanoat)

Smp: etwa 63 °C

Fluorescamin R   1135800

C₁₇H₁₀O₄ M_r 278,3
CAS Nr. 38183-12-9

4-Phenylspiro[furan-2(3H),1′(3′H)-isobenzofuran]-3,3′-dion

Smp: 154 bis 155 °C

Fluorescein R   1106300

C₂₀H₁₂O₅ M_r 332,3
CAS Nr. 2321-07-5

3′,6′-Dihydroxyspiro[isobenzofuran-1(3H),9′-[9H]xanthen]-3-on

Orangerotes Pulver; praktisch unlöslich in Wasser, löslich in warmem Ethanol 96 %, löslich in alkalischen Lösungen

Die Substanz zeigt in Lösung eine grüne Fluoreszenz.

Smp: etwa 315 °C

Fluorescein-Natrium R 1080700

$C_{20}H_{10}Na_2O_5$ M_r 376,3
CAS Nr. 518-47-8

C.I. Nr. 45350; Schultz Nr. 880
2-(6-Hydroxy-3-oxo-3H-xanthen-9-yl)benzoesäure, Dinatriumsalz

Orangerotes Pulver; leicht löslich in Wasser

Wässrige Lösungen zeigen eine intensive, gelbgrüne Fluoreszenz.

Fluorethyl(2-hydroxyethyl)dimethyl-ammoniumchlorid R 1195800

$C_6H_{15}ClFNO$ M_r 171,6
CAS Nr. 479407-08-4

N-(2-Fluorethyl)-2-hydroxy-N,N-dimethylethan-1-aminiumchlorid

Schwach gelbes Pulver

Fluorethyl-D-tyrosinhydrochlorid R 1192000

$C_{11}H_{15}FNO_3Cl$ M_r 263,7

(2R)-2-Amino-3-[4-(2-fluorethoxy)phenyl]propansäure-hydrochlorid

Gehalt: mindestens 95 Prozent

Farblose oder fast farblose Kristalle

Fluorethyl-L-tyrosinhydrochlorid R 1192100

$C_{11}H_{15}FNO_3Cl$ M_r 263,7

(2S)-2-Amino-3-[4-(2-fluorethoxy)phenyl]propansäure-hydrochlorid

Gehalt: mindestens 95 Prozent

Farblose oder fast farblose Kristalle

Fluormisonidazol R 1186000

$C_6H_8FN_3O_3$ M_r 189,1
CAS Nr. 13551-89-8

(2RS)-1-Fluor-3-(2-nitro-1H-imidazol-1-yl)propan-2-ol; FMISO

Gehalt: mindestens 95 Prozent

Gelbe Kristalle

1-Fluor-2-nitro-4-(trifluormethyl)benzol R 1038900

$C_7H_3F_4NO_2$ M_r 209,1
CAS Nr. 367-86-2

α,α,α,4-Tetrafluor-3-nitrotoluol

Smp: etwa 197 °C

DL-6-Fluorodopahydrochlorid R 1169200

$C_9H_{11}ClFNO_4$ M_r 251,6

(2RS)-2-Amino-3-(2-fluor-4,5-dihydroxyphenyl)propansäure-hydrochlorid; 2-Fluor-5-hydroxy-DL-tyrosinhydrochlorid; DL-Fluorodopahydrochlorid

Weißes bis fast weißes Pulver

6-Fluorolevodopahydrochlorid R 1169300

$C_9H_{11}ClFNO_4$ M_r 251,6
CAS Nr. 144334-59-8

(2S)-2-Amino-3-(2-fluor-4,5-dihydroxyphenyl)propansäure-hydrochlorid; 2-Fluor-5-hydroxy-L-tyrosin-hydrochlorid

Farbloser bis fast farbloser Feststoff; löslich in Wasser

Flusssäure *R* 1043600

HF M_r 20,01
CAS Nr. 7664-39-3

Gehalt: mindestens 40,0 Prozent (*m/m*)

Klare, farblose Flüssigkeit

Glührückstand: höchstens 0,05 Prozent (*m/m*)

Die Substanz wird in einem Platintiegel eingedampft und der Rückstand bis zur Massekonstanz schwach geglüht.

Gehaltsbestimmung: Ein Erlenmeyerkolben mit Schliffstopfen, der 50,0 ml Natriumhydroxid-Lösung (1 mol · l⁻¹) enthält, wird genau gewogen. Nach dem Einfüllen von 2 g Substanz wird der Kolben erneut genau gewogen. Nach Zusatz von 0,5 ml Phenolphthalein-Lösung *R* wird die Lösung mit Schwefelsäure (0,5 mol · l⁻¹) titriert.

1 ml Natriumhydroxid-Lösung (1 mol · l⁻¹) entspricht 20,01 mg HF.

Lagerung: in Polyethylengefäßen

Folsäure *R* 1039000

CAS Nr. 75708-92-8

Muss der Monographie **Folsäure-Hydrat (Acidum folicum hydricum)** entsprechen

Formaldehyd-Lösung *R* 1039101

CAS Nr. 50-00-0

Muss der Monographie **Formaldehyd-Lösung 35 % (Formaldehydi solutio (35 per centum))** entsprechen

Formaldehyd-Lösung *R* **1** 1039102

Muss der Monographie **Formaldehyd-Lösung 35 % (Formaldehydi solutio (35 per centum))** mit folgender Änderung entsprechen:

Gehalt: 36,5 bis 38,0 Prozent (*m/m*) Formaldehyd (CH$_2$O; M_r 30,03)

Formaldehyd-Schwefelsäure *R* 1086805

2 ml Formaldehyd-Lösung *R* werden mit 100 ml Schwefelsäure *R* gemischt.

Formamid *R* 1039200

CH$_3$NO M_r 45,0
CAS Nr. 75-12-7

Klare, farblose, hygroskopische, ölige Flüssigkeit; mischbar mit Wasser und mit Ethanol 96 %

Formamid wird durch Wasser hydrolysiert.

d_{20}^{20}: etwa 1,134
Sdp: etwa 210 °C

Gehalt: mindestens 99,5 Prozent

Lagerung: dicht verschlossen

Formamid *R* **1** 1039202

Muss Formamid *R* und folgender zusätzlichen Prüfung entsprechen:

Wasser (2.5.12): höchstens 0,1 Prozent, bestimmt mit dem gleichen Volumen von wasserfreiem Methanol *R*

Formamid-Sulfaminsäure-Reagenz *R* 1039201

1,0 g Sulfaminsäure *R* wird in 20,0 ml Formamid *R*, das 5 Prozent (*V/V*) Wasser *R* enthält, suspendiert.

Forsythosid A *R* 1210700

C$_{29}$H$_{36}$O$_{15}$ M_r 625
CAS Nr. 79916-77-1

[(2*R*,3*S*,4*R*,5*R*,6*R*)-6-[2-(3,4-Dihydroxyphenyl)ethoxy]-4,5-dihydroxy-2-[[[(2*R*,3*R*,4*R*,5*R*,6*S*)-3,4,5-trihydroxy-6-methyloxan-2-yl]oxy]methyl]oxan-3-yl][(2*E*)-3-(3,4-dihydroxyphenyl)prop-2-enoat]; 2-(3,4-Dihydroxyphenyl)ethyl-6-*O*-(6-desoxy-α-L-mannopyranosyl)-4-*O*-[(2*E*)-3-(3,4-dihydroxyphenyl)prop-2-enoyl]-β-D-glucopyranosid

Fructose *R* 1106400

CAS Nr. 57-48-7

Muss der Monographie **Fructose (Fructosum)** entsprechen

Fuchsin *R* 1039400

CAS Nr. 632-99-5

Fuchsin —R = —CH₃
Parafuchsin —R = —H

Gemisch von (4-Amino-3-methylphenyl)bis(4-aminophenyl)methyliumchlorid (Rosanilinhydrochlorid, $C_{20}H_{20}ClN_3$, M_r 337,9), C.I. Nr. 42510; Schultz Nr. 780, und Tris(4-aminophenyl)methyliumchlorid (Pararosanilinhydrochlorid, $C_{19}H_{18}ClN_3$, M_r 323,8), C.I. Nr. 42500; Schultz Nr. 779

Metallisch grün glänzende Kristalle; löslich in Wasser und in Ethanol 96 %

Falls erforderlich kann die Substanz wie folgt gereinigt werden: 1 g Substanz wird in 250 ml verdünnter Salzsäure *R* gelöst. Die Lösung wird nach 2 h langem Stehenlassen bei Raumtemperatur filtriert und das Filtrat mit verdünnter Natriumhydroxid-Lösung *R* neutralisiert. 1 bis 2 ml werden im Überschuss hinzugegeben. Der Niederschlag wird in einem Glassintertiegel (40) (2.1.2) gesammelt und mit Wasser *R* gewaschen. Der Niederschlag wird in 70 ml zum Sieden erhitzten Methanol *R* gelöst. Die Lösung wird mit 300 ml Wasser *R* von 80 °C versetzt. Nach dem Erkalten auf Raumtemperatur werden die Kristalle abfiltriert und im Vakuum getrocknet.

Lagerung: vor Licht geschützt

Fucose *R* 1039500

$C_6H_{12}O_5$ M_r 164,2
CAS Nr. 6696-41-9

6-Desoxy-L-galactose

Weißes bis fast weißes Pulver; löslich in Wasser und in Ethanol 96 %

$[\alpha]_D^{20}$: etwa −76, an einer Lösung der Substanz (90 g · l⁻¹) 24 h nach Herstellung bestimmt

Smp: etwa 140 °C

Fumarsäure *R* 1153200

$C_4H_4O_4$ M_r 116,1
CAS Nr. 110-17-8

(*E*)-Butendisäure

Weiße bis fast weiße Kristalle; schwer löslich in Wasser und in Aceton, löslich in Ethanol 96 %

Smp: etwa 300 °C

Furfural *R* 1039600

$C_5H_4O_2$ M_r 96,1
CAS Nr. 98-01-1

2-Furaldehyd; 2-Furancarbaldehyd

Klare, farblose bis bräunlich gelbe, ölige Flüssigkeit; löslich in 11 Teilen Wasser, mischbar mit Ethanol 96 %

d_{20}^{20}: 1,155 bis 1,161

Destillationsbereich (2.2.11): Mindestens 95 Prozent Substanz müssen zwischen 159 und 163 °C destillieren.

Lagerung: vor Licht geschützt

G

Gadoliniumchlorid-Hexahydrat *R* 1198400

$GdCl_3 \cdot 6H_2O$ M_r 371,7
CAS Nr. 13450-84-5

Gadoliniumtrichlorid-Hexahydrat

Gehalt: mindestens 99,9 Prozent

Gadoliniumsulfat-Octahydrat *R* 1195300

$Gd_2(SO_4)_3 \cdot 8 H_2O$ M_r 747
CAS Nr. 13450-87-8

Farbloses, kristallines Pulver

Galactose *R* 1039700

$C_6H_{12}O_6$ M_r 180,2
CAS Nr. 59-23-4

D-(+)-Galactose; α-D-Galactopyranose

Weißes bis fast weißes, kristallines Pulver; leicht löslich in Wasser

$[\alpha]_D^{20}$: +79 bis +81, an einer Lösung der Substanz (100 g · l⁻¹) in Wasser *R*, das etwa 0,05 Prozent Ammoniak (NH_3) enthält, bestimmt

1,6-Galactosylgalactose R   1195900

$C_{12}H_{22}O_{11}$ M_r 342,3
CAS Nr. 5077-31-6

6-*O*-β-D-Galactopyranosyl-D-galactopyranose

Weißes bis fast weißes Pulver

Galacturonsäure R   1196000

$C_6H_{10}O_7$ M_r 194,1
CAS Nr. 685-73-4

D-(+)-Galacturonsäure; (2*S*,3*R*,4*S*,5*R*)-2,3,4,5-Tetrahydroxy-6-oxo-hexansäure

$[α]_D^{20}$: etwa +53°, an einer Lösung der Substanz (100 g · l⁻¹) bestimmt

[⁶⁸Ga]Galliumchlorid-Lösung R   1182500

⁶⁸GaCl₃ M_r 174,3

Lösung, die Gallium-68 in Form von Galliumchlorid in verdünnter Salzsäure R enthält

Gehalt: 90 bis 110 Prozent der deklarierten Gallium-68-Radioaktivität zu dem in der Beschriftung angegebenen Zeitpunkt

Gallium-PSMA-11 R   1210800

$C_{44}H_{59}GaN_6O_{17}$ M_r 1014

Komplex von Gallium mit (3*S*,7*S*)-22-[3-[[[2-[[[5-(2-Carboxyethyl)-2-hydroxyphenyl]-methyl](carboxymethyl)amino]ethyl](carboxymethyl)amino]methyl]-4-hydroxyphenyl]-5,13,20-trioxo-4,6,12,19-tetraazadocosan-1,3,7-tricarbonsäure (PSMA-11)

Farbloses bis fast weißes Pulver

Gehalt: mindestens 95,0 Prozent (wasserfreie und trifluoressigsäurefreie Substanz)

Gallussäure R   1039800

$C_7H_6O_5 \cdot H_2O$ M_r 188,1
CAS Nr. 5995-86-8

3,4,5-Trihydroxybenzoesäure, Monohydrat

Kristallines Pulver oder lange Nadeln, farblos bis schwach gelb; löslich in Wasser, leicht löslich in siedendem Wasser, in Ethanol 96 % und in Glycerol

Die Substanz verliert ihr Kristallwasser bei 120 °C.

Smp: etwa 260 °C, unter Zersetzung

Dünnschichtchromatographie (2.2.27): Die Substanz wird wie in der Monographie **Bärentraubenblätter (Uvae ursi folium)** beschrieben geprüft; das Chromatogramm darf nur einen Hauptfleck zeigen.

Ganoderinsäure A R   1210100

$C_{30}H_{44}O_7$ M_r 516,7
CAS Nr. 81907-62-2

(25*R*)-7β,15α-Dihydroxy-3,11,23-trioxolanost-8-en-26-säure

Gastrodin R   1203600

$C_{13}H_{18}O_7$ M_r 286,3
CAS Nr. 62499-27-8

4-(Hydroxymethyl)phenyl-α-D-glucopyranosid; (2*R*,3*S*,4*S*,5*R*,6*S*)-2-(Hydroxymethyl)-6-[4-(hydroxymethyl)phenoxy]oxan-3,4,5-triol

Gelatine R   1040000

CAS Nr. 9000-70-8

Muss der Monographie **Gelatine (Gelatina)** entsprechen

Gelatine, hydrolysierte R   1040100

50 g Gelatine R werden in 1000 ml Wasser R gelöst. Die Lösung wird im Autoklav 90 min lang in gesättigtem Wasserdampf bei 121 °C erhitzt und anschließend gefriergetrocknet.

Geniposid R   1196800

$C_{17}H_{24}O_{10}$ M_r 388,4
CAS Nr. 24512-63-8

Methyl-(1S,4aS,7aS)-1-(β-D-glucopyranosyloxy)-7-(hydroxymethyl)-1,4a,5,7a-tetrahydrocyclopenta[c]pyran-4-carboxylat

Geraniol R   1135900

$C_{10}H_{18}O$ M_r 154,2
CAS Nr. 106-24-1

(E)-3,7-Dimethylocta-2,6-dien-1-ol

Ölige Flüssigkeit mit schwachem Geruch nach Rosen; praktisch unlöslich in Wasser, mischbar mit Ethanol 96 %

Wird die Substanz in der Gaschromatographie verwendet, muss sie zusätzlich folgender Anforderung entsprechen:

Gehaltsbestimmung: Gaschromatographie (2.2.28) wie in der Monographie **Citronellöl (Citronellae aetheroleum)** beschrieben

Gehalt: mindestens 98,5 Prozent, ermittelt mit Hilfe des Verfahrens „Normalisierung"

Lagerung: dicht verschlossen, vor Licht geschützt

Geranylacetat R   1106500

$C_{12}H_{20}O_2$ M_r 196,3
CAS Nr. 105-87-3

[(E)-3,7-Dimethylocta-2,6-dien-1-yl]acetat

Farblose bis schwach gelbe Flüssigkeit mit einem schwachen Geruch nach Rosen und Lavendel

Wird die Substanz in der Gaschromatographie verwendet, muss sie zusätzlich folgender Anforderung entsprechen:

Gehaltsbestimmung: Gaschromatographie (2.2.28) wie in der Monographie **Neroliöl/Bitterorangenblütenöl (Neroli aetheroleum)** beschrieben

Untersuchungslösung: die Substanz

Gehalt: mindestens 98,0 Prozent, ermittelt mit Hilfe des Verfahrens „Normalisierung"

Gewebefaktor-vom-Menschen-Lösung R   1186100

Lösung, die eine Mischung von Gewebefaktor vom Menschen mit Phospholipiden und Calcium-Puffern enthält

Der Gewebefaktor vom Menschen kann durch DNA-Rekombinationstechnik hergestellt sein.
Geeignete Stabilisatoren können enthalten sein.

Ginsenosid Rb1 R   1127500

$C_{54}H_{92}O_{23} \cdot 3\,H_2O$ M_r 1163
CAS Nr. 41753-43-9

(20S)-3β-Di-D-glucopyranosyl-20-di-D-glucopyranosylprotopanaxadiol, Trihydrat;
(20S)-3β-[(2-O-β-D-Glucopyranosyl-β-D-glucopyranosyl)oxy]-20-[(6-O-β-D-glucopyranosyl-β-D-glucopyranosyl)oxy]-5α-dammar-24-en-12β-ol, Trihydrat;
(20S)-3β-[(2-O-β-D-Glucopyranosyl-β-D-glucopyranosyl)oxy]-20-[(6-O-β-D-glucopyranosyl-β-D-glucopyranosyl)oxy]-4,4,8,14-tetramethyl-18-nor-5α-cholest-24-en-12β-ol, Trihydrat

Farbloser Feststoff; löslich in Wasser, in wasserfreiem Ethanol und in Methanol

$[\alpha]_D^{20}$: +11,3, an einer Lösung der Substanz (10 g · l^{-1}) in Methanol R bestimmt

Smp: etwa 199 °C

Wasser (2.5.12): höchstens 6,8 Prozent

Gehaltsbestimmung: Flüssigchromatographie (2.2.29) wie in der Monographie **Ginsengwurzel (Ginseng radix)** beschrieben

Untersuchungslösung: 3,0 mg Substanz, genau gewogen, werden in 10 ml Methanol R gelöst.

Gehalt: mindestens 95,0 Prozent, ermittelt mit Hilfe des Verfahrens „Normalisierung"

Ginsenosid Re *R* 1157800

$C_{48}H_{82}O_{18}$ M_r 947
CAS Nr. 52286-59-6

[(3β,6α,12β)-20-(β-D-Glucopyranosyloxy)-3,12-dihydroxydammar-24-en-6-yl]-2-O-(6-desoxy-α-L-mannopyranosyl)-β-D-glucopyranosid

Farbloser Feststoff; löslich in Wasser, in Ethanol 96 % und in Methanol

Ginsenosid Rf *R* 1127700

$C_{42}H_{72}O_{14}$ · 2 H$_2$O M_r 837
CAS Nr. 52286-58-5

(20S)-6-O-[β-D-Glucopyranosyl-(1→2)-β-D-glycopyranosid]dammar-24-en-3β,6α,12β,20-tetrol, Dihydrat

Farbloser Feststoff; löslich in Wasser, in wasserfreiem Ethanol und in Methanol

$[\alpha]_D^{20}$: +12,8, an einer Lösung der Substanz (10 g · l^{-1}) in Methanol R bestimmt

Smp: etwa 198 °C

Ginsenosid Rg1 *R* 1127600

$C_{42}H_{72}O_{14}$ · 2 H$_2$O M_r 837
CAS Nr. 22427-39-0

(20S)-6β-D-Glucopyranosyl-D-glucopyranosylprotopanaxatriol, Dihydrat; (20S)-6α,20-Bis(β-D-glucopyranosyloxy)-5α-dammar-24-en-3β,12β-diol, Dihydrat; (20S)-6α,20-Bis(β-D-glucopyranosyloxy)-4,4,8,14-tetramethyl-18-nor-5α-cholest-24-en-3β,12β-diol, Dihydrat

Farbloser Feststoff; löslich in Wasser, in wasserfreiem Ethanol und in Methanol

$[\alpha]_D^{20}$: +31,2, an einer Lösung der Substanz (10 g · l^{-1}) in Methanol R bestimmt

Smp: 188 bis 191 °C

Wasser (2.5.12): höchstens 4,8 Prozent

Gehaltsbestimmung: Flüssigchromatographie (2.2.29) wie in der Monographie **Ginsengwurzel (Ginseng radix)** beschrieben

Untersuchungslösung: 3,0 mg Substanz, genau gewogen, werden in 10 ml Methanol R gelöst.

Gehalt: mindestens 95,0 Prozent, ermittelt mit Hilfe des Verfahrens „Normalisierung"

Ginsenosid Rg2 *R* 1182600

$C_{42}H_{72}O_{13}$ M_r 785
CAS Nr. 52286-74-5

3β,12β,20-Trihydroxydammar-24-en-6α-yl-2-O-(6-des=
oxy-α-L-mannopyranosyl)-β-D-glucopyranosid

Ginsenosid Ro R　　　　　　　　　　　　1205000

C₄₈H₇₆O₁₉　　　　　　　　　　　　　　M_r 957
CAS Nr. 34367-04-9

(3β)-28-(β-D-Glucopyranosyloxy)-28-oxoolean-12-en-
3-yl-2-O-β-D-glucopyranosyl-β-D-glucopyranosiduron=
säure

Gitoxin R　　　　　　　　　　　　　　1040200

C₄₁H₆₄O₁₄　　　　　　　　　　　　　　M_r 781
CAS Nr. 4562-36-1

3β-[O⁴-(O⁴-β-D-Digitoxopyranosyl-β-D-digitoxopyra=
nosyl)-β-D-digitoxopyranosyloxy]-14,16β-dihydroxy-
5β,14β-card-20(22)-enolid

Glycosid aus *Digitalis purpurea* L.

Weißes bis fast weißes, kristallines Pulver; praktisch
unlöslich in Wasser und in den meisten gebräuchlichen
organischen Lösungsmitteln, löslich in Pyridin

$[\alpha]_D^{20}$: +20 bis +24, an einer Lösung der Substanz
　　　(5 g · l⁻¹) in einer Mischung gleicher Volumteile
　　　Chloroform R und Methanol R bestimmt

Dünnschichtchromatographie (2.2.27): Die Substanz
wird wie in der Monographie **Digitalis-purpurea-Blätter (Digitalis purpurea folium)** beschrieben geprüft;
das Chromatogramm darf nur einen Hauptfleck zeigen.

D-Glucosaminhydrochlorid R　　　　　　1040300

C₆H₁₄ClNO₅　　　　　　　　　　　　　M_r 215,6
CAS Nr. 66-84-2

2-Amino-2-desoxy-β-D-glucopyranose-hydrochlorid

Kristalle; löslich in Wasser

$[\alpha]_D^{20}$: +100, nach 30 min auf +47,5 abnehmend, an ei-
　　　ner Lösung der Substanz (100 g · l⁻¹) in Wasser R
　　　bestimmt

Glucose R　　　　　　　　　　　　　　1025700

CAS Nr. 50-99-7

Muss der Monographie **Glucose (Glucosum)**
entsprechen

D-Glucuronsäure R　　　　　　　　　　1119700

C₆H₁₀O₇　　　　　　　　　　　　　　　M_r 194,1
CAS Nr. 6556-12-3

Gehalt: mindestens 96,0 Prozent C₆H₁₀O₇, berechnet auf
die im Vakuum (2.2.32) getrocknete Substanz

Löslich in Wasser und in Ethanol 96 %

Die Substanz zeigt Mutarotation: $[\alpha]_D^{24}$: +11,7 → +36,3

Gehaltsbestimmung: 0,150 g Substanz werden unter
Stickstoffatmosphäre und unter Rühren in 50 ml wasserfreiem Methanol R gelöst und mit Tetrabutylammoniumhydroxid-Lösung (0,1 mol · l⁻¹) titriert. Der Endpunkt
wird mit Hilfe der Potentiometrie (2.2.20) bestimmt.
Während des Lösens und der Titration ist die Lösung
vor Kohlendioxid der Luft zu schützen.

1 ml Tetrabutylammoniumhydroxid-Lösung
(0,1 mol · l⁻¹) entspricht 19,41 mg C₆H₁₀O₇.

L-Glutamin *R* 1203700

$C_5H_{10}N_2O_3$ M_r 146,2
CAS Nr. 56-85-9

(*S*)-2,5-Diamino-5-oxopentansäure

Weißes, kristallines Pulver

Smp: etwa 185 °C, unter Zersetzung

Glutaminsäure *R* 1040400

CAS Nr. 56-86-0

Muss der Monographie **Glutaminsäure (Acidum glutamicum)** entsprechen

L-γ-Glutamyl-L-cystein *R* 1157900

$C_8H_{14}N_2O_5S$ M_r 250,3
CAS Nr. 636-58-8

Glutamyl-Endopeptidase zur Peptidmustercharakterisierung *R* 1173300

CAS Nr. 137010-42-5

Endoproteinase Glu-C sehr hoher Reinheit, die aus dem *Staphylococcus aureus*-Stamm V8 gewonnen wird

(EC 3.4.21.19)

Glutaraldehyd *R* 1098300

$C_5H_8O_2$ M_r 100,1
CAS Nr. 111-30-8

Pentandial

Ölige Flüssigkeit; löslich in Wasser

n_D^{25}:   etwa 1,434
Sdp: etwa 188 °C

Glutarsäure *R* 1149700

$C_5H_8O_4$ M_r 132,1
CAS Nr. 110-94-1

Pentandisäure

Weißes bis fast weißes, kristallines Pulver

L-Glutathion, oxidiertes *R* 1158000

$C_{20}H_{32}N_6O_{12}S_2$ M_r 612
CAS Nr. 27025-41-8

Bis(L-γ-glutamyl-L-cysteinylglycin)disulfid; Oxiglutation

Glycerol *R* 1040500

CAS Nr. 56-81-5

Muss der Monographie **Glycerol (Glycerolum)** entsprechen

Glycerol *R* 1 1040501

Muss der Monographie **Glycerol (Glycerolum)** entsprechen und frei von Diethylenglycol sein, wenn die Substanz, wie in der Monographie unter „Prüfung auf Reinheit, Verunreinigung A, verwandte Substanzen" beschrieben, geprüft wird

Glycerol 85 % *R* 1040600

Muss der Monographie **Glycerol 85 % (Glycerolum 85 per centum)** entsprechen

Glycerol 85 % *R* 1 1040601

Muss der Monographie **Glycerol 85 % (Glycerolum 85 per centum)** entsprechen und frei von Diethylenglycol sein, wenn die Substanz, wie in der Monographie unter „Prüfung auf Reinheit, Verunreinigung A, verwandte Substanzen" beschrieben, geprüft wird

Glycerol-1-decanoat *R* 1169400

$C_{13}H_{26}O_4$ M_r 246,3
CAS Nr. 2277-23-8

(2*RS*)-2,3-Dihydroxypropyldecanoat; α-Monocaprin; 1-Monodecanoyl-*rac*-glycerol; 1-Decanoylglycerol

Gehalt: etwa 99 Prozent

Glycerol-1-octanoat R 1169500

$C_{11}H_{22}O_4$ M_r 218,3
CAS Nr. 502-54-5

(2RS)-2,3-Dihydroxypropyloctanoat; α-Monocaprylin; 1-Monooctanoyl-rac-glycerol; 1-Octanoylglycerol

Gehalt: etwa 99 Prozent

Glycidol R 1127800

$C_3H_6O_2$ M_r 74,1
CAS Nr. 556-52-5

Oxiranylmethanol

Schwach viskose Flüssigkeit; mischbar mit Wasser

d_4^{20}: etwa 1,115
n_D^{20}: etwa 1,432

Glycin R 1040700

CAS Nr. 56-40-6

Muss der Monographie **Glycin (Glycinum)** entsprechen

Glycinanhydrid R 1192200

$C_4H_6N_2O_2$ M_r 114,1
CAS Nr. 106-57-0

Piperazin-2,5-dion (2,5-DKP)

Glycolsäure R 1040800

$C_2H_4O_3$ M_r 76,0
CAS Nr. 79-14-1

2-Hydroxyessigsäure

Kristalle; löslich in Wasser, in Aceton, in Ethanol 96 % und in Methanol

Smp: etwa 80 °C

Glycyrrhetinsäure R 1040900

$C_{30}H_{46}O_4$ M_r 470,7
CAS Nr. 471-53-4

3β-Hydroxy-11-oxo-12-oleanen-30-säure; Enoxolon
Gemisch von 18α- und 18β-Glycyrrhetinsäure, in dem das β-Isomer überwiegt

Weißes bis gelblich braunes Pulver; praktisch unlöslich in Wasser, löslich in Essigsäure 99 % und in wasserfreiem Ethanol

$[\alpha]_D^{20}$: +145 bis +155, an einer Lösung der Substanz (10,0 g · l^{-1}) in wasserfreiem Ethanol R bestimmt

Dünnschichtchromatographie (2.2.27): Die Prüfung erfolgt unter Verwendung einer Schicht Kieselgel GF$_{254}$ R, die anstelle von Wasser mit einer 0,25-prozentigen Lösung (V/V) von Phosphorsäure 85 % R hergestellt wird. Auf die Platte werden 5 μl einer Lösung der Substanz (5 g · l^{-1}) in einer Mischung gleicher Volumteile Chloroform R und Methanol R aufgetragen. Die Chromatographie erfolgt mit einer Mischung von 5 Volumteilen Methanol R und 95 Volumteilen Chloroform R über eine Laufstrecke von 10 cm. Das Chromatogramm wird im ultravioletten Licht bei 254 nm ausgewertet und muss bei einem R_F-Wert von etwa 0,3 einen fluoreszenzmindernden Fleck (β-Glycyrrhetinsäure) und bei einem R_F-Wert von etwa 0,5 einen kleineren fluoreszenzmindernden Fleck (α-Glycyrrhetinsäure) zeigen. Die Platte wird mit Anisaldehyd-Reagenz R besprüht und 10 min lang bei 100 bis 105 °C erhitzt. Die beiden Substanzen erscheinen auf dem Chromatogramm als blauviolette Flecke. Zwischen ihnen kann noch ein kleinerer, ebenfalls blauvioletter Fleck auftreten.

18α-Glycyrrhetinsäure R 1127900

$C_{30}H_{46}O_4$ M_r 470,7
CAS Nr. 1449-05-4

(20β)-3β-Hydroxy-11-oxo-18α-olean-12-en-29-säure

Weißes bis fast weißes, kristallines Pulver; praktisch unlöslich in Wasser, löslich in wasserfreiem Ethanol, wenig löslich in Dichlormethan

Glyoxal-Lösung *R* 1098400

CAS Nr. 107-22-2

Gehalt: etwa 40 Prozent (*m/m*) Glyoxal

Gehaltsbestimmung: 1,000 g Glyoxal-Lösung wird in einem Erlenmeyerkolben mit Schliffstopfen mit 20 ml einer Lösung von Hydroxylaminhydrochlorid *R* (70 g · l^{-1}) und 50 ml Wasser *R* versetzt. Nach 30 min langem Stehenlassen wird die Mischung mit 1 ml Methylrot-Mischindikator-Lösung *R* versetzt und mit Natriumhydroxid-Lösung (1 mol · l^{-1}) bis zum Farbumschlag von Rot nach Grün titriert. Eine Blindtitration wird durchgeführt.

1 ml Natriumhydroxid-Lösung (1 mol · l^{-1}) entspricht 29,02 mg Glyoxal ($C_2H_2O_2$).

Glyoxalbishydroxyanil *R* 1041000

$C_{14}H_{12}N_2O_2$ M_r 240,3
CAS Nr. 1149-16-2

2,2′-(Ethandiylidendinitrilo)diphenol

Weiße bis fast weiße Kristalle; löslich in heißem Ethanol 96 %

Smp: etwa 200 °C

Gramin *R* 1189400

$C_{11}H_{14}N_2$ M_r 174,2
CAS Nr. 87-52-5

1-(1*H*-Indol-3-yl)-*N*,*N*-dimethylmethanamin

Schuppen; praktisch unlöslich in Wasser, löslich in Ethanol 96 %, schwer löslich in Aceton

Smp: 132 bis 134 °C

Guajacol *R* 1148300

$C_7H_8O_2$ M_r 124,1
CAS Nr. 90-05-1

2-Methoxyphenol; 1-Hydroxy-2-methoxybenzol

Kristalline Masse oder farblose bis gelbliche Flüssigkeit, hygroskopisch; schwer löslich in Wasser, sehr leicht löslich in Dichlormethan, leicht löslich in Ethanol 96 %

Smp: etwa 28 °C
Sdp: etwa 205 °C

Guajakharz *R* 1041400

Harz aus dem Kernholz von *Guaiacum officinale* L. und *Guaiacum sanctum* L.

Rötlich braune bis grünlich braune, harte, spröde Stücke mit glänzendem Bruch

Guajazulen *R* 1041500

$C_{15}H_{18}$ M_r 198,3
CAS Nr. 489-84-9

7-Isopropyl-1,4-dimethylazulen

Dunkelblaue Kristalle oder blaue Flüssigkeit; sehr schwer löslich in Wasser, mischbar mit fetten und ätherischen Ölen sowie flüssigem Paraffin, wenig löslich in Ethanol 96 %, löslich in Phosphorsäure 80 % (*m/m*) und Schwefelsäure (500 g · l^{-1}), wobei eine farblose Lösung entsteht

Smp: etwa 30 °C

Lagerung: vor Licht und Luft geschützt

Guanidinhydrochlorid *R* 1098500

CH_6N_3Cl M_r 95,5
CAS Nr. 50-01-1

Kristallines Pulver; leicht löslich in Wasser und in Ethanol 96 %

Guanin *R* 1041600

$C_5H_5N_5O$ M_r 151,1
CAS Nr. 73-40-5

2-Amino-1,7-dihydro-6*H*-purin-6-on

Weißes bis fast weißes, amorphes Pulver; praktisch unlöslich in Wasser, schwer löslich in Ethanol 96 %

Die Substanz löst sich in Ammoniak-Lösung und in verdünnten Alkalihydroxid-Lösungen.

Gummi, Arabisches *R* 1000100

Muss der Monographie **Arabisches Gummi (Acaciae gummi)** entsprechen

Gummi-Lösung, Arabisches- *R* 1000101

100 g Arabisches Gummi *R* werden in 1000 ml Wasser *R* gelöst. Die Lösung wird 2 h lang mit einem Magnetrührer gerührt und 30 min lang bei etwa 2000 *g* zentrifugiert, um eine klare Lösung zu erhalten.

Lagerung: in Behältnissen aus Polyethylen von etwa 250 ml Inhalt, bei 0 bis –20 °C

H

Hämoglobin *R* 1041700

CAS Nr. 9008-02-0

Stickstoff: 15 bis 16 Prozent

Eisen: 0,2 bis 0,3 Prozent

Trocknungsverlust (2.2.32): höchstens 2 Prozent

Sulfatasche (2.4.14): höchstens 1,5 Prozent

Hämoglobin-Lösung *R* 1041701

2 g Hämoglobin *R* werden in einem 250-ml-Erlenmeyerkolben unter Rühren in 75 ml verdünnter Salzsäure *R* 2 vollständig gelöst. Der pH-Wert (2.2.3) der Lösung wird mit Hilfe von Salzsäure (1 mol · l⁻¹) auf 1,6 ± 0,1 eingestellt. Die Lösung wird mit Hilfe von verdünnter Salzsäure *R* 2 in einen 100-ml-Kolben überführt und mit 25 mg Thiomersal *R* versetzt.

Die Lösung ist am Tag der Verwendung herzustellen, bei 5 ± 3 °C zu lagern und vor Verwendung auf einen pH-Wert von 1,6 einzustellen.

Lagerung: bei 2 bis 8 °C

Hamamelitannin *R* 1192700

$C_{20}H_{20}O_{14}$ M_r 484,4
CAS Nr. 469-32-9

(2*R*,3*R*,4*R*)-2-Formyl-2,3,4-trihydroxypentan-1,5-diyl-bis(3,4,5-trihydroxybenzoat); 2-*C*-[(Galloyloxy)methyl]-D-ribose-5-gallat

Harnstoff *R* 1095000

CAS Nr. 57-13-6

Muss der Monographie **Harnstoff (Ureum)** entsprechen

Harpagosid *R* 1098600

$C_{24}H_{30}O_{11}$ M_r 494,5

[(1*S*,4a*S*,5*R*,7*S*,7a*S*)-1-β-D-Glucopyranosyloxy-1,4a,5,6,7,7a-hexahydro-4a,5-dihydroxy-7-methylcyclopenta[*c*]pyran-7-yl](phenylprop-2-enoat)

Weißes bis fast weißes, kristallines, sehr hygroskopisches Pulver; löslich in Wasser und in Ethanol 96 %

Smp: 117 bis 121 °C

Lagerung: dicht verschlossen

Hederacosid C *R* 1158100

$C_{59}H_{96}O_{26}$ M_r 1221
CAS Nr. 14216-03-6

O-6-Desoxy-α-L-mannopyranosyl-(1→4)-*O*-β-D-glucopyranosyl-(1→6)-β-D-glucopyranosyl-(4*R*)-3β-[[2-*O*-(6-desoxy-α-L-mannopyranosyl)-α-L-arabinopyranosyl]=

oxy]-23-hydroxyolean-12-en-28-oat; (α-L-Rhamnopyra=
nosyl-(1→4)-β-D-glucopyranosyl-(1→6)-β-D-gluco=
pyranosyl)[23-hydroxy-3β-(α-L-rhamnopyranosyl-
(1→2)-α-L-arabinopyranosyloxy)olean-12-en-28-oat]

Farblose Kristalle oder weißes bis fast weißes Pulver

Smp: etwa 220 °C

Wird die Substanz in der Flüssigchromatographie verwendet, muss sie zusätzlich folgender Anforderung entsprechen:

Gehaltsbestimmung: Flüssigchromatographie (2.2.29) wie in der Monographie **Efeublätter (Hederae folium)** beschrieben

Untersuchungslösung: 5,0 mg Substanz werden in 5,0 ml Methanol *R* gelöst.

Gehalt: mindestens 95 Prozent, ermittelt mit Hilfe des Verfahrens „Normalisierung"

Hederagenin *R* 1184100

$C_{30}H_{48}O_4$ M_r 472,7
CAS Nr. 465-99-6

Astrantiagenin E; Caulosapogenin; 3β,23-Dihydroxy-4α-olean-12-en-28-säure

α-Hederin *R* 1158200

$C_{41}H_{66}O_{12}$ M_r 751
CAS Nr. 27013-91-8

(+)-(4*R*)-3β-[[2-*O*-(6-Desoxy-α-L-mannopyranosyl)-α-L-arabinopyranosyl]oxy]-23-hydroxyolean-12-en-28-säure; 23-Hydroxy-3β-(α-L-rhamnopyranosyl-(1→2)-α-L-arabinopyranosyloxy)olean-12-en-28-säure

Weißes bis fast weißes Pulver

Smp: etwa 256 °C

Helium zur Chromatographie *R* 1041800

He A_r 4,003
CAS Nr. 7440-59-7

Gehalt: mindestens 99,995 Prozent (*V/V*)

Heparin *R* 1041900

CAS Nr. 9041-08-1

Muss der Monographie **Heparin-Natrium (Heparinum natricum)** entsprechen

Heparinase I *R* 1187600

CAS Nr. 9025-39-2

Heparin-Lyase (EC 4.2.2.7)

Enzym, das von *Flavobacterium heparinum* gewonnen wird und das Polysaccharide eliminativ spaltet, die (1→4)-verknüpfte D-Glucuronat- oder L-Iduronat-Reste und (1→4)-α-verknüpfte 2-Sulfoamino-2-desoxy-6-sulfo-D-glucose-Reste enthalten
Die Spaltung ergibt Oligosaccharide mit endständigen 4-Desoxy-α-D-gluc-4-enuronosyl-Gruppen an ihren nicht reduzierenden Enden.

Heparinase II *R* 1187700

CAS Nr. 149371-12-0

Enzym, das von *Flavobacterium heparinum* gewonnen wird und das sulfatierte Polysaccharid-Ketten depolymerisiert, die (1→4)-Verknüpfungen zwischen Hexosaminen und Uronsäure-Resten (sowohl Iduron- als auch Glucuronsäure-Resten) enthalten
Die Reaktion ergibt Oligosaccharid-Produkte (hauptsächlich Disaccharide), die ungesättigte Uronsäuren enthalten.

Heparinase III *R* 1187800

CAS Nr. 37290-86-1

Heparinsulfat-Lyase (EC 4.2.2.8)

Enzym, das von *Flavobacterium heparinum* gewonnen wird und das sulfatierte Polysaccharid-Ketten selektiv depolymerisiert, die (1→4)-Verknüpfungen zwischen Hexosaminen und Glucuronsäure-Resten enthalten
Die Reaktion ergibt Oligosaccharid-Produkte (hauptsächlich Disaccharide), die ungesättigte Uronsäuren enthalten.

HEPES *R* 1106800

$C_8H_{18}N_2O_4S$ M_r 238,3
CAS Nr. 7365-45-9

2-[4-(2-Hydroxyethyl)piperazin-1-yl]ethan-1-sulfonsäure

Weißes bis fast weißes Pulver

Smp: etwa 236 °C, unter Zersetzung

Heptachlor R 1128000

$C_{10}H_5Cl_7$ M_r 373,3
CAS Nr. 76-44-8

Smp: etwa 95 °C
Sdp: etwa 135 °C

Eine geeignete, zertifizierte Referenzlösung (10 ng · μl^{-1} in Cyclohexan) kann verwendet werden.

Heptachlorepoxid R 1128100

$C_{10}H_5Cl_7O$ M_r 389,3
CAS Nr. 1024-57-3

Smp: etwa 160 °C
Sdp: etwa 200 °C

Eine geeignete, zertifizierte Referenzlösung (10 ng · μl^{-1} in Cyclohexan) kann verwendet werden.

Heptafluorbuttersäure R 1162400

$C_4HF_7O_2$ M_r 214,0
CAS Nr. 375-22-4

Heptafluorbutansäure; HFBA

Korrodierend wirkende, klare, farblose Flüssigkeit

d_{20}^{20}: etwa 1,645
n_D^{20}: etwa 1,300
Sdp: etwa 120 °C

Gehalt: mindestens 99,5 Prozent

Heptafluor-N-methyl-N-(trimethylsilyl)butanamid R 1139500

$C_8H_{12}F_7NOSi$ M_r 299,3
CAS Nr. 53296-64-3

2,2,3,3,4,4,4-Heptafluor-N-methyl-N-(trimethylsilyl)butyramid

Klare, farblose, entflammbare Flüssigkeit

n_D^{20}: etwa 1,351
Sdp: etwa 148 °C

Heptan R 1042000

C_7H_{16} M_r 100,2
CAS Nr. 142-82-5

Farblose, entflammbare Flüssigkeit; praktisch unlöslich in Wasser, mischbar mit wasserfreiem Ethanol

d_{20}^{20}: 0,683 bis 0,686
n_D^{20}: 1,387 bis 1,388

Destillationsbereich (2.2.11): Mindestens 95 Prozent Substanz müssen zwischen 97 und 98 °C destillieren.

Hesperidin R 1139000

$C_{28}H_{34}O_{15}$ M_r 611
CAS Nr. 520-26-3

(S)-7-[[6-O-(6-Desoxy-α-L-mannopyranosyl)-β-D-glucopyranosyl]oxy]-5-hydroxy-2-(3-hydroxy-4-methoxyphenyl)-2,3-dihydro-4H-1-benzopyran-4-on

Hygroskopisches Pulver; schwer löslich in Wasser und in Methanol

Smp: 258 bis 262 °C

Hexachlorbenzol *R* 1128200

C_6Cl_6 M_r 284,8
CAS Nr. 118-74-1

Smp: etwa 230 °C
Sdp: etwa 332 °C

Eine geeignete, zertifizierte Referenzlösung (10 ng · µl⁻¹ in Cyclohexan) kann verwendet werden.

α-Hexachlorcyclohexan *R* 1128300

$C_6H_6Cl_6$ M_r 290,8
CAS Nr. 319-84-6

1α,2α,3β,4α,5β,6β-Hexachlorcyclohexan

Smp: etwa 158 °C
Sdp: etwa 288 °C

Eine geeignete, zertifizierte Referenzlösung (10 ng · µl⁻¹ in Cyclohexan) kann verwendet werden.

β-Hexachlorcyclohexan *R* 1128400

$C_6H_6Cl_6$ M_r 290,8
CAS Nr. 319-85-7

1α,2β,3α,4β,5α,6β-Hexachlorcyclohexan

Eine geeignete, zertifizierte Referenzlösung (10 ng · µl⁻¹ in Cyclohexan) kann verwendet werden.

δ-Hexachlorcyclohexan *R* 1128500

$C_6H_6Cl_6$ M_r 290,8
CAS Nr. 319-86-8

1α,2α,3α,4β,5α,6β-Hexachlorcyclohexan

Eine geeignete, zertifizierte Referenzlösung (10 ng · µl⁻¹ in Cyclohexan) kann verwendet werden.

Hexachloroplatin(IV)-säure *R* 1019000

$H_2PtCl_6 \cdot 6\,H_2O$ M_r 517,9
CAS Nr. 18497-13-7

Hydrogenhexachloroplatinat(IV), Hexahydrat

Gehalt: mindestens 37,0 Prozent (*m/m*) Pt (A_r 195,1)

Bräunlich rote Kristalle oder kristalline Masse; sehr leicht löslich in Wasser, löslich in Ethanol 96 %

Gehaltsbestimmung: 0,200 g Substanz werden bei 900 ± 50 °C bis zur Massekonstanz geglüht und der Rückstand (Platin) wird gewogen.

Lagerung: vor Licht geschützt

Hexacosan *R* 1042200

$C_{26}H_{54}$ M_r 366,7
CAS Nr. 630-01-3

Farblose oder weiße bis fast weiße Flocken

Smp: etwa 57 °C

Hexadimethrinbromid *R* 1042300

$(C_{13}H_{30}Br_2N_2)_n$
CAS Nr. 28728-55-4

Weißes bis fast weißes, amorphes, hygroskopisches Pulver; löslich in Wasser

Lagerung: dicht verschlossen

1,1,1,3,3,3-Hexafluorpropan-2-ol *R* 1136000

$C_3H_2F_6O$ M_r 168,0
CAS Nr. 920-66-1

Gehalt: mindestens 99,0 Prozent, mit Hilfe der Gaschromatographie (2.2.28) bestimmt

Klare, farblose Flüssigkeit; mischbar mit Wasser und mit wasserfreiem Ethanol

d_{20}^{20}: etwa 1,596
Sdp: etwa 59 °C

Hexamethyldisilazan R 1042400

$C_6H_{19}NSi_2$ M_r 161,4
CAS Nr. 999-97-3

Klare, farblose Flüssigkeit

d_{20}^{20}: etwa 0,78
n_D^{20}: etwa 1,408
Sdp: etwa 125 °C

Lagerung: dicht verschlossen

Hexan R 1042600

C_6H_{14} M_r 86,2
CAS Nr. 110-54-3

Farblose, entflammbare Flüssigkeit; praktisch unlöslich in Wasser, mischbar mit wasserfreiem Ethanol

d_{20}^{20}: 0,659 bis 0,663
n_D^{20}: 1,375 bis 1,376

Destillationsbereich (2.2.11): Mindestens 95 Prozent der Substanz müssen zwischen 67 und 69 °C destillieren.

Wird die Substanz in der Spektroskopie verwendet, muss sie zusätzlich folgender Prüfung entsprechen:

Absorption (2.2.25): höchstens 0,01 bei 260 bis 420 nm, mit Wasser R als Kompensationsflüssigkeit bestimmt

Hexansäure R 1142100

$C_6H_{12}O_2$ M_r 116,2
CAS Nr. 142-62-1

Capronsäure

Ölige Flüssigkeit; wenig löslich in Wasser

d_4^{20}: etwa 0,926
n_D^{20}: etwa 1,417
Sdp: etwa 205 °C

*Wird die Substanz in der Prüfung „Gesamtfettsäuren" in der Monographie **Sägepalmenfrüchte (Sabalis serrulatae fructus)** verwendet, muss sie zusätzlich folgender Anforderung entsprechen:*

Gehaltsbestimmung: Gaschromatographie (2.2.28) wie in der Monographie **Sägepalmenfrüchte** beschrieben

Gehalt: mindestens 98 Prozent, ermittelt mit Hilfe des Verfahrens „Normalisierung"

Hexylamin R 1042700

$C_6H_{15}N$ M_r 101,2
CAS Nr. 111-26-2

Hexanamin

Farblose Flüssigkeit; schwer löslich in Wasser, löslich in Ethanol 96 %

d_{20}^{20}: etwa 0,766
n_D^{20}: etwa 1,418
Sdp: 127 bis 131 °C

Hibifolin R 1207000

$C_{21}H_{18}O_{14}$ M_r 494,4
CAS Nr. 55366-56-8

2-(3,4-Dihydroxyphenyl)-3,5,7-trihydroxy-4-oxo-4H-1-benzopyran-8-yl-β-D-glucopyranosiduronsäure;
Gossypetin-8-O-glucuronid;
Gossypetin-8-O-β-D-glucuropyranosid

Lagerung: an einem trockenen Ort, vor Licht geschützt, bei höchstens 8 °C

Histamin-Lösung R 1042901

Eine Lösung von Natriumchlorid R (9 g · l^{-1}), die je Milliliter 0,1 µg Histaminbase als Dihydrochlorid oder Phosphat enthält

Histamindihydrochlorid R 1042800

CAS Nr. 56-92-8

Muss der Monographie **Histamindihydrochlorid (Histamini dihydrochloridum)** entsprechen

Histidin R 1187900

CAS Nr. 71-00-1

(2S)-2-Amino-3-(1H-imidazol-4-yl)propansäure

Histidinmonohydrochlorid *R* 1043000

$C_6H_{10}ClN_3O_2 \cdot H_2O$ M_r 209,6
CAS Nr. 123333-71-1

(*RS*)-2-Amino-3-(4-imidazolyl)propionsäure-hydro=
chlorid, Monohydrat

Farblose Kristalle oder kristallines Pulver; löslich in Wasser

Smp: etwa 250 °C, unter Zersetzung

Dünnschichtchromatographie (2.2.27): Die Substanz wird wie in der Monographie **Histamindihydrochlorid (Histamini dihydrochloridum)** beschrieben geprüft; das Chromatogramm darf nur einen Hauptfleck zeigen.

Holmiumoxid *R* 1043100

Ho_2O_3 M_r 377,9
CAS Nr. 12055-62-8

Gelbliches Pulver; praktisch unlöslich in Wasser

Holmiumperchlorat-Lösung *R* 1043101

Eine Lösung von Holmiumoxid *R* (40 g · l⁻¹) in einer Lösung von Perchlorsäure *R* (141 g · l⁻¹)

DL-Homocystein *R* 1136100

$C_4H_9NO_2S$ M_r 135,2
CAS Nr. 454-29-5

(2*RS*)-2-Amino-4-sulfanylbutansäure

Weißes bis fast weißes, kristallines Pulver

Smp: etwa 232 °C

L-Homocysteinthiolactonhydrochlorid *R* 1136200

C_4H_8ClNOS M_r 153,6
CAS Nr. 31828-68-9

(3*S*)-3-Aminodihydrothiophen-2(3*H*)-on-hydrochlorid

Weißes bis fast weißes, kristallines Pulver

Smp: etwa 202 °C

Homoorientin *R* 1189500

$C_{21}H_{20}O_{11}$ M_r 448,4
CAS Nr. 4261-42-1

2-(3,4-Dihydroxyphenyl)-6-β-D-glucopyranosyl-5,7-di=
hydroxy-4*H*-1-benzopyran-4-on; Isoorientin; Luteolin-6-*C*-glucosid

Honokiol *R* 1182700

$C_{18}H_{18}O_2$ M_r 266,3
CAS Nr. 35354-74-6

3′,5-Di(prop-2-enyl)biphenyl-2,4′-diol; 3′,5-Diallyl-2,4′-dihydroxybiphenyl; 3′,5-Di-2-propenyl-[1,1′-bi=
phenyl]-2,4′-diol

Hydrastinhydrochlorid *R* 1154000

$C_{21}H_{22}ClNO_6$ M_r 419,9
CAS Nr. 5936-28-7

(3*S*)-6,7-Dimethoxy-3-[(5*R*)-6-methyl-5,6,7,8-tetra=
hydro-1,3-dioxolo[4,5-*g*]isochinolin-5-yl]isobenzo=
furan-1(3*H*)-on-hydrochlorid

Weißes bis fast weißes, hygroskopisches Pulver; sehr leicht löslich in Wasser und in Ethanol 96 %

$[\alpha]_D^{17}$: etwa +127
Smp: etwa 116 °C

Wird die Substanz in der Flüssigchromatographie verwendet, muss sie zusätzlich folgender Anforderung entsprechen:

Gehaltsbestimmung: Flüssigchromatographie (2.2.29) wie in der Monographie **Kanadische Gelbwurz (Hydrastidis rhizoma)** beschrieben

Gehalt: mindestens 98 Prozent, ermittelt mit Hilfe des Verfahrens „Normalisierung"

Hydrazin R 1136300

H_2N-NH_2

H_4N_2 M_r 32,05
CAS Nr. 302-01-2

Diazan

Farblose, schwach ölige Flüssigkeit mit einem starken Geruch nach Ammoniak; mischbar mit Wasser

Als verdünnte, wässrige Lösung im Handel erhältlich

Achtung: Die Substanz ist toxisch und hat korrodierende Wirkung.

n_D^{20}: etwa 1,470
Smp: etwa 1,5 °C
Sdp: etwa 113 °C

Hydrazinsulfat R 1043400

$H_2N-NH_2 \cdot H_2SO_4$

$H_6N_2O_4S$ M_r 130,1
CAS Nr. 10034-93-2

Farblose Kristalle; wenig löslich in kaltem Wasser, löslich in Wasser von 50 °C, leicht löslich in siedendem Wasser, praktisch unlöslich in Ethanol 96 %

Gehalt: mindestens 99 Prozent

Hydrochinon R 1044100

$C_6H_6O_2$ M_r 110,1
CAS Nr. 123-31-9

1,4-Benzoldiol

Feine, farblose oder weiße bis fast weiße Nadeln, an Licht und Luft dunkler werdend; löslich in Wasser und in Ethanol 96 %

Smp: etwa 173 °C

Lagerung: vor Licht und Luft geschützt

Hydrochinon-Lösung R 1044101

0,5 g Hydrochinon R werden in Wasser R gelöst. Nach Zusatz von 20 µl Schwefelsäure R wird die Lösung mit Wasser R zu 50 ml verdünnt.

Hydrocortisonacetat R 1098800

CAS Nr. 50-03-3

Muss der Monographie **Hydrocortisonacetat (Hydrocortisoni acetas)** entsprechen

4'-Hydroxyacetophenon R 1196900

$C_8H_8O_2$ M_r 136,2
CAS Nr. 99-93-4

1-(4-Hydroxyphenyl)ethan-1-on

4-Hydroxybenzhydrazid R 1145900

$C_7H_8N_2O_2$ M_r 152,2
CAS Nr. 5351-23-5

p-Hydroxybenzhydrazid

2-Hydroxybenzimidazol R 1169600

$C_7H_6N_2O$ M_r 134,1
CAS Nr. 615-16-7

1*H*-Benzimidazol-2-ol

4-Hydroxybenzoesäure R 1106700

$C_7H_6O_3$ M_r 138,1
CAS Nr. 99-96-7

Kristalle; schwer löslich in Wasser, sehr leicht löslich in Ethanol 96 %, löslich in Aceton

Smp: 214 bis 215 °C

Hydroxychinolin R 1044600

C_9H_7NO M_r 145,2
CAS Nr. 148-24-3

8-Chinolinol

Weißes bis schwach gelbliches, kristallines Pulver; schwer löslich in Wasser, leicht löslich in Aceton, in Ethanol 96 % und in verdünnten Mineralsäuren

Smp: etwa 75 °C

Sulfatasche (2.4.14): höchstens 0,05 Prozent

4-Hydroxycumarin *R* 1169700

$C_9H_6O_3$ M_r 162,2
CAS Nr. 1076-38-6

4-Hydroxy-2*H*-1-benzopyran-2-on; 4-Hydroxy-2*H*-chromen-2-on

Weißes bis fast weißes Pulver; leicht löslich in Methanol

Gehalt: mindestens 98,0 Prozent

6-Hydroxydopa *R* 1169800

$C_9H_{11}NO_5$ M_r 213,2
CAS Nr. 21373-30-8

(2*RS*)-2-Amino-3-(2,4,5-trihydroxyphenyl)propansäure; 2,5-Dihydroxy-DL-tyrosin

Smp: etwa 257 °C

4-Hydroxyisophthalsäure *R* 1106900

$C_8H_6O_5$ M_r 182,1
CAS Nr. 636-46-4

4-Hydroxybenzol-1,3-dicarbonsäure

Nadeln oder Schuppen; sehr schwer löslich in Wasser, leicht löslich in Ethanol 96 %

Smp: etwa 314 °C, unter Zersetzung

Hydroxylamin-Lösung, alkalische *R* 1044302

Gleiche Volumteile einer Lösung von Hydroxylaminhydrochlorid *R* (139 g · l^{-1}) und einer Lösung von Natriumhydroxid *R* (150 g · l^{-1}) werden gemischt.

Unmittelbar vor Gebrauch herzustellen

Hydroxylamin-Lösung, alkalische *R* 1 1044303

Lösung A: 12,5 g Hydroxylaminhydrochlorid *R* werden in Methanol *R* zu 100 ml gelöst.

Lösung B: 12,5 g Natriumhydroxid *R* werden in Methanol *R* zu 100 ml gelöst.

Unmittelbar vor Gebrauch werden gleiche Volumteile beider Lösungen gemischt.

Hydroxylaminhydrochlorid *R* 1044300

$H_2N-OH \cdot HCl$

H_4ClNO M_r 69,5
CAS Nr. 5470-11-1

Weißes bis fast weißes, kristallines Pulver; sehr leicht löslich in Wasser, löslich in Ethanol 96 %

Hydroxylaminhydrochlorid-Lösung *R* 2 1044304

2,5 g Hydroxylaminhydrochlorid *R* werden in 4,5 ml heißem Wasser *R* gelöst. Nach Zusatz von 40 ml Ethanol 96 % *R* und 0,4 ml Bromphenolblau-Lösung *R* 2 wird die Lösung mit ethanolischer Kaliumhydroxid-Lösung (0,5 mol · l^{-1}) bis zur grünlich gelben Färbung versetzt. Diese Lösung wird mit Ethanol 96 % *R* zu 50,0 ml verdünnt.

Hydroxylaminhydrochlorid-Lösung, ethanolische *R* 1044301

3,5 g Hydroxylaminhydrochlorid *R* werden in 95 ml Ethanol 60 % *R* gelöst. Nach Zusatz von 0,5 ml einer Lösung von Methylorange *R* (2 g · l^{-1}) in Ethanol 60 % *R* wird die Lösung mit Kaliumhydroxid-Lösung (0,5 mol · l^{-1}) in Ethanol 60 % *R* bis zur kräftigen Gelbfärbung versetzt. Die Lösung wird mit Ethanol 60 % *R* zu 100 ml verdünnt.

Hydroxymethylfurfural *R* 1044400

$C_6H_6O_3$ M_r 126,1
CAS Nr. 67-47-0

5-Hydroxymethyl-2-furaldehyd

Nadelförmige Kristalle; leicht löslich in Wasser, in Aceton und in Ethanol 96 %

Smp: etwa 32 °C

Hydroxynaphtholblau R 1044500

$C_{20}H_{11}N_2Na_3O_{11}S_3$ M_r 620
CAS Nr. 63451-35-4

2,2′-Dihydroxy-1,1′-azonaphthalin-3,4′,6-trisulfon=
säure, Trinatriumsalz

2-Hydroxypropylbetadex zur Chromatographie R 1146000

Betacyclodextrin, verändert durch Bindung von
(R)- oder (RS)-Propylenoxid-Gruppen an die Hydroxyl-
Gruppen

Hydroxypropyl-β-cyclodextrin R 1128600

CAS Nr. 94035-02-6

Muss der Monographie **Hydroxypropylbetadex
(Hydroxypropylbetadexum)** entsprechen

pH-Wert (2.2.3): 5,0 bis 7,5, an einer Lösung der Substanz (20 g · l^{-1}) bestimmt

12-Hydroxystearinsäure R 1099000

$C_{18}H_{36}O_3$ M_r 300,5
CAS Nr. 106-14-9

12-Hydroxyoctadecansäure

Weißes bis fast weißes Pulver

Smp: 71 bis 74 °C

Hydroxyuracil R 1044700

$C_4H_4N_2O_3$ M_r 128,1
CAS Nr. 496-76-4

5-Hydroxy-(1H,3H)-pyrimidin-2,4-dion

Weißes bis fast weißes, kristallines Pulver

Smp: etwa 310 °C, unter Zersetzung

Dünnschichtchromatographie (2.2.27): Die Substanz
wird wie in der Monographie **Fluorouracil (Fluorouracilum)** beschrieben geprüft; das Chromatogramm
darf nur einen Hauptfleck mit einem R_F-Wert von etwa
0,3 zeigen.

Lagerung: dicht verschlossen

Hyoscyaminsulfat R 1044900

CAS Nr. 620-61-1

Muss der Monographie **Hyoscyaminsulfat (Hyoscyamini sulfas)** entsprechen

Hypericin R 1149800

$C_{30}H_{16}O_8$ M_r 504,4
CAS Nr. 548-04-9

1,3,4,6,8,13-Hexahydroxy-10,11-dimethylphenanthro=
[1,10,9,8-*opqra*]perylen-7,14-dion

Gehalt: mindestens 85 Prozent

Hyperosid R 1045000

$C_{21}H_{20}O_{12}$ M_r 464,4

2-(3,4-Dihydroxyphenyl)-3-β-D-galactopyranosyloxy-
5,7-dihydroxychromen-4-on

Hellgelbe Nadeln; löslich in Methanol

Absorption (2.2.25): Eine Lösung der Substanz in Methanol R zeigt 2 Absorptionsmaxima bei etwa 257 und
etwa 359 nm.

Hypophosphit-Reagenz R 1045200

10 g Natriumhypophosphit R werden unter Erwärmen in
20 ml Wasser R gelöst. Die Lösung wird mit Salzsäure R
zu 100 ml verdünnt und nach dem Absetzen dekantiert
oder über Glaswolle filtriert.

I

Ibuprofen *R*   1197000

CAS Nr. 15687-27-1

Muss der Monographie **Ibuprofen (Ibuprofenum)** entsprechen

Imidazol *R*   1045400

$C_3H_4N_2$ M_r 68,1
CAS Nr. 288-32-4

Weißes bis fast weißes, kristallines Pulver; löslich in Wasser und in Ethanol 96 %

Smp: etwa 90 °C

Iminobibenzyl *R*   1045500

$C_{14}H_{13}N$ M_r 195,3
CAS Nr. 494-19-9

10,11-Dihydro-5*H*-dibenz[*b,f*]azepin

Blassgelbes, kristallines Pulver; praktisch unlöslich in Wasser, leicht löslich in Aceton

Smp: etwa 106 °C

Iminodiessigsäure *R*   1192300

$C_4H_7NO_4$ M_r 133,1
CAS Nr. 142-73-4

2,2′-Iminodiessigsäure

Imipraminhydrochlorid *R*   1207100

CAS Nr. 113-52-0

Muss der Monographie **Imipraminhydrochlorid (Imipramini hydrochloridum)** entsprechen.

Imperatorin *R*   1180200

$C_{16}H_{14}O_4$ M_r 270,3
CAS Nr. 482-44-0

9-[(3-Methylbut-2-enyl)oxy]-7*H*-furo[3,2-*g*][1]benzopyran-7-on

2-Indanaminhydrochlorid *R*   1175800

$C_9H_{12}ClN$ M_r 169,7
CAS Nr. 2338-18-3

2-Aminoindanhydrochlorid; 2,3-Dihydro-1*H*-inden-2-amin-hydrochlorid

Indigo *R*   1192800

$C_{16}H_{10}N_2O_2$ M_r 262,3
CAS Nr. 482-89-3

Indigotin; 1,1′,3,3′-Tetrahydro-2-2′-bi(indolyliden)-3,3′-dion

Indigocarmin *R*   1045600

$C_{16}H_8N_2Na_2O_8S_2$ M_r 466,3
CAS Nr. 860-22-0

C.I. Nr. 73015; Schultz Nr. 1309

E 132; 3,3′-Dioxo-2,2′-biindolinyliden-5,5′-disulfonsäure, Dinatriumsalz

Die Substanz enthält normalerweise Natriumchlorid.

Blaues Granulat mit Kupferglanz oder blaues bis blauviolettes Pulver; wenig löslich in Wasser, praktisch unlöslich in Ethanol 96 %

Aus wässriger Lösung fällt die Substanz nach Zusatz von Natriumchlorid aus.

Indigocarmin-Lösung *R*   1045601

Eine Mischung von 10 ml Salzsäure *R* und 990 ml einer Lösung von nitratfreier Schwefelsäure *R* (200 g · l^{-1}) wird mit 0,2 g Indigocarmin *R* versetzt.

Die Lösung muss folgender Prüfung entsprechen: Eine Lösung von 1,0 mg Kaliumnitrat *R* in 10 ml Wasser *R* wird mit 10 ml Indigocarmin-Lösung und schnell mit 20 ml nitratfreier Schwefelsäure *R* versetzt. Die Mischung wird zum Sieden erhitzt. Die blaue Färbung muss innerhalb von 1 min verschwinden.

Indigocarmin-Lösung *R* 1   1045602

4 g Indigocarmin *R* werden in etwa 900 ml Wasser *R* gelöst, das in mehreren Portionen zugesetzt wird. Die Lösung wird nach Zusatz von 2 ml Schwefelsäure *R* mit Wasser *R* zu 1000 ml verdünnt.

Einstellung: In einen 100-ml-Weithalserlenmeyerkolben werden 10,0 ml Nitrat-Lösung (100 ppm NO$_3$) *R*, 10 ml Wasser *R*, 0,05 ml Indigocarmin-Lösung *R* 1 und vorsichtig, auf einmal, 30 ml Schwefelsäure *R* gegeben. Die Lösung wird sofort mit der Indigocarmin-Lösung *R* 1 titriert, bis eine bestehen bleibende Blaufärbung erhalten wird.

Die verbrauchte Anzahl Milliliter (*n*) entspricht 1 mg NO$_3$.

Indirubin *R*   1192900

$C_{16}H_{10}N_2O_2$ M_r 262,3
CAS Nr. 479-41-4

1,1′,2′,3-Tetrahydro-2,3′-bi(indolyliden)-2′,3-dion

Indometacin *R*   1101500

CAS Nr. 53-86-1

Muss der Monographie **Indometacin (Indometacinum)** entsprechen

Inosin *R*   1169900

$C_{10}H_{12}N_4O_5$ M_r 268,2
CAS Nr. 58-63-9

9-β-D-Ribofuranosylhypoxanthin; 9-β-D-Ribofuranosyl-1,9-dihydro-6*H*-purin-6-on

Smp: 222 bis 226 °C

myo-Inositol *R*   1161100

Muss der Monographie **myo-Inositol (*myo*-Inositolum)** entsprechen

Iod *R*   1045800

CAS Nr. 7553-56-2

Muss der Monographie **Iod (Iodum)** entsprechen

Iod-Chloroform *R*   1045805

Eine Lösung von Iod *R* (5 g · l^{-1}) in Chloroform *R*

Lagerung: vor Licht geschützt

Iod-Lösung *R*   1070503

Eine Lösung von 2 g Iod *R* und 4 g Kaliumiodid *R* in 10 ml Wasser *R* wird mit Wasser *R* zu 100 ml verdünnt.

Iod-Lösung *R* 1   1045801

10,0 ml Iod-Lösung (0,05 mol · l^{-1}) werden mit 0,6 g Kaliumiodid *R* versetzt und mit Wasser *R* zu 100,0 ml verdünnt.

Unmittelbar vor Gebrauch herzustellen

Iod-Lösung *R* 2   1045802

10,0 ml Iod-Lösung (0,05 mol · l^{-1}) werden mit 0,6 g Kaliumiodid *R* versetzt und mit Wasser *R* zu 1000,0 ml verdünnt.

Unmittelbar vor Gebrauch herzustellen

Iod-Lösung *R* 3   1045803

2,0 ml Iod-Lösung *R* 1 werden mit Wasser *R* zu 100,0 ml verdünnt.

Unmittelbar vor Gebrauch herzustellen

Iod-Lösung *R* 4   1045806

14 g Iod *R* werden in 100 ml einer Lösung von Kaliumiodid *R* (400 g · l^{-1}) gelöst. Nach Zusatz von 1 ml verdünnter Salzsäure *R* wird die Lösung mit Wasser *R* zu 1000 ml verdünnt.

Lagerung: vor Licht geschützt

Iod-Lösung R 5 1045807

12,7 g Iod R und 20 g Kaliumiodid R werden in Wasser R zu 1000,0 ml gelöst (0,05 mol · l^{-1}).

Iod-Lösung, ethanolische R 1045804

Eine Lösung von Iod R (10 g · l^{-1}) in Ethanol 96 % R

Lagerung: vor Licht geschützt

Iodacetamid R 1186200

C_2H_4INO M_r 185,0
CAS Nr. 144-48-9

2-Iodacetamid

Schwach gelbes, kristallines Pulver; löslich in Wasser

Smp: etwa 92 °C

2-Iodbenzoesäure R 1046100

$C_7H_5IO_2$ M_r 248,0
CAS Nr. 88-67-5

Weißes bis schwach gelbes, kristallines Pulver; schwer löslich in Wasser, löslich in Ethanol 96 %

Smp: etwa 160 °C

Dünnschichtchromatographie (2.2.27): Auf eine Schicht Cellulose zur Chromatographie F$_{254}$ R werden 20 µl einer Lösung aufgetragen, die durch Lösen von 40 mg Substanz in 4 ml Natriumhydroxid-Lösung (0,1 mol · l^{-1}) und Verdünnen der Lösung mit Wasser R zu 10 ml erhalten wird. Die Chromatographie erfolgt mit der oberen Phase einer Mischung von 20 Volumteilen Wasser R, 40 Volumteilen Essigsäure 99 % R und 40 Volumteilen Toluol R über eine Laufstrecke von 12 cm. Nach dem Trocknen der Platte an der Luft erfolgt die Auswertung im ultravioletten Licht bei 254 nm. Das Chromatogramm darf nur einen Hauptfleck zeigen.

3-Iodbenzylammoniumchlorid R 1168000

C_7H_9ClIN M_r 269,5
CAS Nr. 3718-88-5

(3-Iodphenyl)methanamin-hydrochlorid; (3-Iodphenyl)methanaminiumchlorid; m-Iodbenzylamin-hydrochlorid

Weiße bis fast weiße Kristalle

Smp: 188 bis 190 °C

Iodessigsäure R 1107000

$C_2H_3IO_2$ M_r 185,9
CAS Nr. 64-69-7

Farblose oder weiße bis fast weiße Kristalle; löslich in Wasser und Ethanol 96 %

Smp: 82 bis 83 °C

Iodethan R 1099100

C_2H_5I M_r 156,0
CAS Nr. 75-03-6

Gehalt: mindestens 99 Prozent

Farblose bis schwach gelbliche Flüssigkeit, die sich an der Luft und im Licht braun färbt; mischbar mit Ethanol 96 % und den meisten organischen Lösungsmitteln

d_{20}^{20}: etwa 1,95
n_D^{20}: etwa 1,513
Sdp: etwa 72 °C

Lagerung: dicht verschlossen, vor Licht geschützt

2-Iodhippursäure R 1046200

$C_9H_8INO_3$ · 2 H$_2$O M_r 341,1
CAS Nr. 147-58-0

N-(2-Iodbenzoyl)aminoessigsäure, Dihydrat

Weißes bis fast weißes, kristallines Pulver; wenig löslich in Wasser

Smp: etwa 170 °C

Wasser (2.5.12): 9 bis 13 Prozent, mit 1,000 g Substanz bestimmt

Dünnschichtchromatographie (2.2.27): Auf eine Schicht Cellulose zur Chromatographie F$_{254}$ R werden 20 µl einer Lösung aufgetragen, die durch Lösen von 40 mg Substanz in 4 ml Natriumhydroxid-Lösung (0,1 mol · l^{-1}) und Verdünnen der Lösung mit Wasser R zu 10 ml erhalten wird. Die Chromatographie erfolgt mit der oberen Phase einer Mischung von 20 Volumteilen Wasser R, 40 Volumteilen Essigsäure 99 % R und 40 Volumteilen Toluol R über eine Laufstrecke von 12 cm. Nach dem Trocknen der Platte an der Luft erfolgt die Auswertung im ultravioletten Licht bei 254 nm. Das Chromatogramm darf nur einen Hauptfleck zeigen.

Reagenzien I 7689

Iodmonobromid R 1045900

IBr M_r 206,8
CAS Nr. 7789-33-5

Bläulich schwarze bis bräunlich schwarze Kristalle; leicht löslich in Wasser, in Essigsäure 99 % und in Ethanol 96 %

Smp: etwa 40 °C
Sdp: etwa 116 °C

Lagerung: vor Licht geschützt

Iodmonobromid-Lösung R 1045901

20 g Iodmonobromid R werden in Essigsäure 99 % R zu 1000 ml gelöst.

Lagerung: vor Licht geschützt

Iodmonochlorid R 1143000

ICl M_r 162,4
CAS Nr. 7790-99-0

Schwarze Kristalle; löslich in Wasser, in Essigsäure und in Ethanol 96 %

Sdp: etwa 97,4 °C

Iodmonochlorid-Lösung R 1143001

1,4 g Iodmonochlorid R werden in Essigsäure 99 % R zu 100 ml gelöst.

Lagerung: vor Licht geschützt

Iod(V)-oxid, gekörntes R 1046000

I_2O_5 M_r 333,8
CAS Nr. 12029-98-0

Diiodpentoxid

Gehalt: mindestens 99,5 Prozent

Weißes bis fast weißes, kristallines Pulver oder weißes bis grauweißes Granulat, hygroskopisch; sehr leicht löslich in Wasser unter Bildung von HIO_3

Hitzestabilität: 2 g zuvor 1 h lang bei 200 °C getrocknete Substanz werden in 50 ml Wasser R gelöst. Die Lösung muss farblos sein.

Gehaltsbestimmung: 0,100 g Substanz werden in 50 ml Wasser R gelöst. Die Lösung wird mit 3 g Kaliumiodid R und 10 ml verdünnter Salzsäure R versetzt. Das ausgeschiedene Iod wird unter Zusatz von 1 ml Stärke-Lösung R mit Natriumthiosulfat-Lösung (0,1 mol · l^{-1}) titriert.

1 ml Natriumthiosulfat-Lösung (0,1 mol · l^{-1}) entspricht 2,782 mg I_2O_5.

Lagerung: dicht verschlossen, vor Licht geschützt

Iodplatin-Reagenz R 1046300

3 ml einer Lösung von Hexachloroplatin(IV)-säure R (100 g · l^{-1}) werden mit 97 ml Wasser R und 100 ml einer Lösung von Kaliumiodid R (60 g · l^{-1}) versetzt.

Lagerung: vor Licht geschützt

Iodplatin-Reagenz R 1 1172200

2,5 ml einer Lösung von Hexachloroplatin(IV)-säure R (50 g · l^{-1}), 22,5 ml einer Lösung von Kaliumiodid R (100 g · l^{-1}) und 50 ml Wasser R werden gemischt.

Lagerung: vor Licht geschützt, bei 2 bis 8 °C

Iod-123- und Ruthenium-106-Spikelösung R 1166700

Unmittelbar vor Gebrauch herzustellen

3,5 ml einer Lösung von Ruthenium-106 in Form von Rutheniumtrichlorid (18,5 kBq · ml^{-1}) in einer Mischung gleicher Volumteile Essigsäure 99 % R und Wasser R werden mit 200 µl einer Lösung von Iod-123 in Form von Natriumiodid in Wasser R (75 kBq · ml^{-1}) gemischt.

Ioduracil R 1046500

$C_4H_3IN_2O_2$ M_r 238,0
CAS Nr. 696-07-1

5-Ioduracil; 5-Iod-(1H,3H)-pyrimidin-2,4-dion

Smp: etwa 276 °C, unter Zersetzung

Dünnschichtchromatographie (2.2.27): Die Substanz wird wie in der Monographie **Idoxuridin (Idoxuridinum)** beschrieben geprüft, wobei 5 µl einer Lösung der Substanz (0,25 g · l^{-1}) aufgetragen werden. Das Chromatogramm darf nur einen Hauptfleck zeigen.

Iodwasserstoffsäure R 1098900

HI M_r 127,9
CAS Nr. 10034-85-2

Das Reagenz wird durch Destillation von Iodwasserstoffsäure über rotem Phosphor hergestellt, wobei während der Destillation ein Strom von Kohlendioxid R oder Stickstoff R durch die Apparatur geleitet wird. Die farblose bis fast farblose Mischung mit konstantem Siedepunkt, die bei einer Temperatur zwischen 126 und 127 °C destilliert, wird als Reagenz verwendet (55 bis 58 Prozent HI).

Das Reagenz wird in kleine Flaschen aus Braunglas mit Glasstopfen, in die zuvor Kohlendioxid R oder Stickstoff R eingeleitet wurde, gegeben. Die Flaschen werden mit Paraffin abgedichtet.

Lagerung: vor Licht geschützt

Ionenaustauscher zur hydrophoben Interaktionschromatographie *R*   1202700

Nichtporöses Austauscherharz, das aus kugelförmigen Polymethacrylatpartikeln, an die Butyl-Gruppen gebunden sind, besteht

pH-Bereich der Anwendung: 2 bis 12

Ionenaustauscher zur Chromatographie *R*   1131000

Austauscherharz mit Sulfonsäure-Gruppen, die an ein Gerüst aus Polystyrol, das mit Divinylbenzol quer vernetzt ist, fixiert sind

Ionenaustauscher zur Umkehrphasen-Chromatographie *R*   1131100

Neutrales, makroporöses Austauscherharz mit einer hochspezifischen, nicht polaren Oberfläche, bestehend aus einem Gerüst aus Polystyrol, das mit Divinylbenzol quer vernetzt ist

Irisflorentin *R*   1186300

$C_{20}H_{18}O_8$ M_r 386,4
CAS Nr. 41743-73-1

9-Methoxy-7-(3,4,5-trimethoxyphenyl)-8*H*-1,3-dioxolo=[4,5-*g*][1]benzopyran-8-on

Isatin *R*   1046800

$C_8H_5NO_2$ M_r 147,1
CAS Nr. 91-56-5

2,3-Indolindion

Kleine, gelblich rote Kristalle; schwer löslich in Wasser, löslich in heißem Wasser und in Ethanol 96 %

Die Substanz löst sich in Alkalihydroxid-Lösungen unter Violettfärbung, die beim Stehen in Gelb übergeht.

Smp: etwa 200 °C, unter teilweiser Sublimierung

Sulfatasche (2.4.14): höchstens 0,2 Prozent

Isatin-Reagenz *R*   1046801

6 mg Eisen(III)-sulfat *R* werden in 8 ml Wasser *R* gelöst. Die Lösung wird vorsichtig mit 50 ml Schwefelsäure *R* versetzt. Diese Lösung wird mit 6 mg Isatin *R* versetzt und so lange gerührt, bis sich dieses gelöst hat.

Das Reagenz darf hellgelb, aber nicht orange oder rot gefärbt sein.

Isoamylalkohol *R*   1046900

$C_5H_{12}O$ M_r 88,1
CAS Nr. 123-51-3

3-Methylbutan-1-ol

Farblose Flüssigkeit; schwer löslich in Wasser, mischbar mit Ethanol 96 %

Sdp: etwa 130 °C

Isoamylbenzoat *R*   1164200

$C_{12}H_{16}O_2$ M_r 192,3
CAS Nr. 94-46-2

Isopentylbenzoat; 3-Methylbutylbenzoat

Farblose bis blassgelbe Flüssigkeit

n_D^{20}: etwa 1,494
Sdp: etwa 261 °C

Isoandrosteron *R*   1107100

$C_{19}H_{30}O_2$ M_r 290,4
CAS Nr. 481-29-8

3β-Hydroxy-5α-androstan-17-on; Epiandrosteron

Weißes bis fast weißes Pulver; praktisch unlöslich in Wasser, löslich in organischen Lösungsmitteln

Smp: 172 bis 174 °C
$[\alpha]_D^{20}$:   +88, an einer Lösung der Substanz (20 g · l^{-1}) in Methanol *R* bestimmt
ΔA (2.2.41):   14,24 · 10^3, an einer Lösung der Substanz (1,25 g · l^{-1}) bei 304 nm bestimmt

N-Isobutyldodecatetraenamid *R* 1159500

$C_{16}H_{25}NO$ M_r 247,4
CAS Nr. 866602-52-0

(2*E*,4*E*,8*Z*,10*EZ*)-*N*-(2-Methylpropyl)dodeca-2,4,8,10-tetraenamid

Weiße bis fast weiße oder farblose Kristalle

Smp: etwa 70 °C

N-Isobutyldodecatetraenamid-Lösung *R* 1159501

Eine Lösung von genau gewogenem *N*-Isobutyldodecatetraenamid *R* (etwa 10 mg · ml⁻¹) in Methanol *R*

Isobutylmethylketon *R* 1054300

$C_6H_{12}O$ M_r 100,2
CAS Nr. 108-10-1

4-Methyl-2-pentanon

Klare, farblose Flüssigkeit; schwer löslich in Wasser, mischbar mit den meisten organischen Lösungsmitteln

d_{20}^{20}: etwa 0,80
Sdp: etwa 115 °C

Destillationsbereich (2.2.11): 100 ml Substanz werden destilliert. Der Temperaturunterschied darf bei der Destillation im Volumenbereich von 1 bis 95 ml höchstens 4,0 °C betragen.

Verdampfungsrückstand: höchstens 0,01 Prozent

Die Substanz wird im Wasserbad eingedampft und der Rückstand bei 100 bis 105 °C getrocknet.

Isobutylmethylketon *R* 1 1054301

50 ml frisch destilliertes Isobutylmethylketon *R* werden 1 min lang mit 0,5 ml Salzsäure *R* 1 geschüttelt, die Salzsäure wird abgetrennt und verworfen.

Unmittelbar vor Gebrauch herzustellen

Isobutylmethylketon *R* 3 1054302

Muss den Anforderungen an Isobutylmethylketon *R* und folgenden Anforderungen entsprechen:

Blei: höchstens 0,1 ppm

Chrom: höchstens 0,02 ppm
Kupfer: höchstens 0,02 ppm
Nickel: höchstens 0,02 ppm
Zinn: höchstens 0,1 ppm

Isobutylmethylketon, wassergesättigtes *R* 1054303

Isobutylmethylketon *R* wird vor Gebrauch mit Wasser *R* geschüttelt.

Isodrin *R* 1128700

$C_{12}H_8Cl_6$ M_r 364,9
CAS Nr. 465-73-6

1,2,3,4,10,10-Hexachlor-1,4,4a,5,8,8a-hexahydro-*endo*,*endo*-1,4:5,8-dimethanonaphthalin

Praktisch unlöslich in Wasser, löslich in gebräuchlichen organischen Lösungsmitteln, wie Aceton

Eine geeignete, zertifizierte Referenzlösung kann verwendet werden.

Isoeugenol *R* 1206200

$C_{10}H_{12}O_2$ M_r 164,2
CAS Nr. 97-54-1

2-Methoxy-4-[(1*E*)-prop-1-en-1-yl]phenol

Isoleucin *R* 1185000

CAS Nr. 73-32-5

Muss der Monographie **Isoleucin (Isoleucinum)** entsprechen

Isomalt *R* 1164300

$C_{12}H_{24}O_{11}$ M_r 344,3
CAS Nr. 64519-82-0

Gemisch von 6-*O*-α-D-Glucopyranosyl-D-glucitol und 1-*O*-α-D-Glucopyranosyl-D-mannitol

Pulver oder Granulat, weiß bis fast weiß; leicht löslich in Wasser

Isomaltitol *R* 1161200

$C_{12}H_{24}O_{11}$ M_r 344,3
CAS Nr. 534-73-6

6-*O*-α-D-Glucopyranosyl-D-glucitol; Isomaltit

Weißes bis fast weißes Pulver; leicht löslich in Wasser

Isomenthol *R* 1047000

$C_{10}H_{20}O$ M_r 156,3
CAS Nr. 23283-97-8

(+)-*Isomenthol:* (1*S*,2*R*,5*R*)-2-Isopropyl-5-methylcyclo= hexanol; (±)-*Isomenthol:* eine Mischung gleicher Teile (1*S*,2*R*,5*R*)- und (1*R*,2*S*,5*S*)-2-Isopropyl-5-methylcyclo= hexanol

Farblose Kristalle; praktisch unlöslich in Wasser, sehr leicht löslich in Ethanol 96 %

(+)-*Isomenthol:* (1*R*,3*S*,4*R*)-3-*p*-Menthanol

$[\alpha]_D^{20}$: etwa +24, an einer Lösung der Substanz (100 g · l⁻¹) in Ethanol 96 % *R* bestimmt
Smp: etwa 80 °C
Sdp: etwa 218 °C

(±)-*Isomenthol:* (1*R*,3*S*,4*R* und 1*S*,3*R*,4*S*)-3-*p*-Mentha= nol

Smp: etwa 53 °C
Sdp: etwa 218 °C

(+)-Isomenthon *R* 1047100

$C_{10}H_{18}O$ M_r 154,2

(2*R*,5*R*)-2-Isopropyl-5-methylcyclohexanon; Enthält unterschiedliche Mengen Menthon

Farblose Flüssigkeit; sehr schwer löslich in Wasser, löslich in Ethanol 96 %

d_{20}^{20}: etwa 0,904
n_D^{20}: etwa 1,453
$[\alpha]_D^{20}$: etwa +93,2

Wird die Substanz in der Gaschromatographie verwen= det, muss sie zusätzlich folgender Anforderung entspre= chen:

Gehaltsbestimmung: Gaschromatographie (2.2.28) wie in der Monographie **Pfefferminzöl (Menthae piperitae aetheroleum)** beschrieben

Untersuchungslösung: die Substanz

Gehalt: mindestens 80,0 Prozent, ermittelt mit Hilfe des Verfahrens „Normalisierung"

Isomethyleugenol *R* 1181900

$C_{11}H_{14}O_2$ M_r 178,2
CAS Nr. 93-16-3

1,2-Dimethoxy-4-prop-1-enylbenzol

Wird die Substanz in der Gaschromatographie verwen= det, muss sie zusätzlich folgender Anforderung entspre= chen:

Gehaltsbestimmung: Gaschromatographie (2.2.28) wie in der Monographie **Niaouliöl vom Cineol-Typ (Niaouli typo cineolo aetheroleum)** beschrieben

Gehalt: mindestens 97,0 Prozent, ermittelt mit Hilfe des Verfahrens „Normalisierung"

Isonicotinamid *R* 1193000

$C_6H_6N_2O$ M_r 122,1
CAS Nr. 1453-82-3

4-Pyridincarboxamid; Pyridin-4-carboxamid

Weißes bis fast weißes, kristallines Pulver; löslich in Wasser

Isonicotinsäure *R* 1202200

$C_6H_5NO_2$ M_r 123,1
CAS Nr. 55-22-1

Pyridin-4-carbonsäure

Cremeweißes Pulver; schwer löslich in Wasser

Smp: etwa 311 °C

Isopropylamin *R* 1119800

C_3H_9N M_r 59,1
CAS Nr. 75-31-0

Propan-2-amin

Farblose, sehr flüchtige, entflammbare Flüssigkeit

n_D^{20}: etwa 1,374
Sdp: 32 bis 34 °C

Isopropyliodid *R* 1166600

C_3H_7I M_r 170,0
CAS Nr. 75-30-9

2-Iodpropan

Gehalt: mindestens 99 Prozent

Isopropylmethansulfonat *R* 1179400

$C_4H_{10}O_3S$ M_r 138,2
CAS Nr. 926-06-7

1-Methylethyl(methansulfonat)

Klare, farblose Flüssigkeit

Gehalt: mindestens 99,0 Prozent

Dichte: etwa 1,129 g·cm^{-3} (20 °C)

n_D^{20}: 1,418 bis 1,421
Sdp: etwa 82 °C bei 6 mmHg

Isopropylmyristat *R* 1047200

CAS Nr. 110-27-0

Muss der Monographie **Isopropylmyristat (Isopropylis myristas)** entsprechen

4-Isopropylphenol *R* 1047300

$C_9H_{12}O$ M_r 136,2
CAS Nr. 99-89-8

Gehalt: mindestens 98 Prozent $C_9H_{12}O$

Smp: 59 bis 61 °C
Sdp: etwa 212 °C

Isopropyltoluolsulfonat *R* 1191100

$C_{10}H_{14}O_3S$ M_r 214,3
CAS Nr. 2307-69-9

1-Methylethyl-4-methylbenzolsulfonat; Propan-2-yl-4-methylbenzolsulfonat; Isopropyltosilat

Gehalt: mindestens 97,0 Prozent

Klare Flüssigkeit

Smp: etwa 20 °C

Isopulegol *R* 1139600

$C_{10}H_{18}O$ M_r 154,2
CAS Nr. 89-79-2

(−)-Isopulegol; (1*R*,2*S*,5*R*)-2-Isopropenyl-5-methylcyclohexanol

d_4^{20}: etwa 0,911
n_D^{20}: etwa 1,472
Sdp: etwa 210 °C

Wird die Substanz in der Gaschromatographie verwendet, muss sie zusätzlich folgender Anforderung entsprechen:

Gehaltsbestimmung: Gaschromatographie (2.2.28) wie in der Monographie **Minzöl (Menthae arvensis aetheroleum partim mentholum depletum)** beschrieben

Gehalt: mindestens 99 Prozent, ermittelt mit Hilfe des Verfahrens „Normalisierung"

Isoquercitrin *R* 1201600

$C_{21}H_{20}O_{12}$ M_r 464,4
CAS Nr. 482-35-9

2-(3,4-Dihydroxyphenyl)-3-(β-D-glucopyranosyloxy)-5,7-dihydroxy-4*H*-1-benzopyran-4-on

Isoquercitrosid *R* 1136500

$C_{21}H_{20}O_{12}$ M_r 464,4
CAS Nr. 21637-25-2

2-(3,4-Dihydroxyphenyl)-3-(β-D-glucofuranosyloxy)-5,7-dihydroxy-4*H*-1-benzopyran-4-on

Isorhamnetin-3-*O*-neohesperidosid *R* 1205100

$C_{28}H_{32}O_{16}$ M_r 625
CAS Nr. 55033-90-4

3-[6-Desoxy-α-L-mannopyranosyl-(1→2)-β-D-glucopyranosyloxy]-5,7-dihydroxy-2-(4-hydroxy-3-methoxyphenyl)-4*H*-1-benzopyran-4-on

Isorhamnetin-3-*O*-rutinosid *R* 1208200

$C_{28}H_{32}O_{16}$ M_r 625
CAS Nr. 604-80-8

3-*O*-Methylquercetin-3-rutinosid; Narcissosid

Isorhynchophyllin *R* 1197100

$C_{22}H_{28}N_2O_4$ M_r 384,5
CAS Nr. 6859-01-4

Methyl-(16*E*)-17-methoxy-2-oxo-16,17-didehydro-20α-corynoxan-16-carboxylat; Methyl-(16*E*)-16-(methoxymethyliden)-2-oxo-20α-corynoxan-17-oat

Isosilibinin *R* 1149900

$C_{25}H_{22}O_{10}$ M_r 482,4
CAS Nr. 72581-71-6

3,5,7-Trihydroxy-2-[2-(4-hydroxy-3-methoxyphenyl)-3-hydroxymethyl-2,3-dihydro-1,4-benzodioxin-6-yl]chroman-4-on

Weißes bis gelbliches Pulver; praktisch unlöslich in Wasser, löslich in Aceton und in Methanol

Beachten Sie den Hinweis auf „Allgemeine Monographien" zu Anfang des Bands auf Seite B

Ph. Eur. 10. Ausgabe, 4. Nachtrag

Isovitexin *R* 1209100

$C_{21}H_{20}O_{10}$ M_r 432,4
CAS Nr. 38953-85-4

6-β-D-Glucopyranosyl-5,7-dihydroxy-2-(4-hydroxy=
phenyl)-4*H*-1-benzopyran-4-on; Apigenin-6-*C*-β-gluco=
pyranosid

J

Johannisbrotkernmehl *R* 1104500

Das Schleimendosperm der Samen von *Ceratonia siliqua* L.

Weißes bis fast weißes Pulver, enthält 70 bis 80 Prozent wasserlösliches Gummi, das vorwiegend aus Galactomannan besteht

K

Kämpferol *R* 1197200

$C_{15}H_{10}O_6$ M_r 286,2
CAS Nr. 520-18-3

3,5,7-Trihydroxy-2-(4-hydroxyphenyl)-4*H*-1-benzo=
pyran-4-on

Kaffeesäure *R* 1014300

$C_9H_8O_4$ M_r 180,2
CAS Nr. 331-39-5

(*E*)-3-(3,4-Dihydroxyphenyl)propensäure

Kristalle oder Plättchen, weiß bis fast weiß; leicht löslich in heißem Wasser und in Ethanol 96 %, wenig löslich in kaltem Wasser

Absorption (2.2.25): Eine frisch hergestellte und auf einen pH-Wert von 7,6 eingestellte Lösung der Substanz zeigt 2 Absorptionsmaxima bei etwa 288 und etwa 313 nm.

Kaliumacetat *R* 1175900

CAS Nr. 127-08-2

Muss der Monographie **Kaliumacetat (Kalii acetas)** entsprechen

Kaliumantimonoxidtartrat *R* 1007600

$C_8H_4K_2O_{12}Sb_2 \cdot 3 H_2O$ M_r 668
CAS Nr. 28300-74-5

Dikalium-di[tartrato(4-)O^1,O^2,O^3,O^4]bis[antimonat(III)], Trihydrat; Brechweinstein

Farblose, durchscheinende Kristalle oder weißes bis fast weißes, körniges Pulver; löslich in Wasser und in Glycerol, leicht löslich in siedendem Wasser, praktisch unlöslich in Ethanol 96 %

Eine wässrige Lösung der Substanz reagiert schwach sauer.

Kaliumbromat *R* 1068700

$KBrO_3$ M_r 167,0
CAS Nr. 7758-01-2

Kristalle oder körniges Pulver, weiß bis fast weiß; löslich in Wasser, schwer löslich in Ethanol 96 %

Kaliumbromid *R* 1068800

CAS Nr. 7758-02-3

Muss der Monographie **Kaliumbromid (Kalii bromidum)** entsprechen

Kaliumbromid für die IR-Spektroskopie (2.2.24) muss zusätzlich folgender Prüfung entsprechen: Ein 2 mm dicker Pressling, aus der zuvor 1 h lang bei 250 °C getrockneten Substanz hergestellt, ergibt eine nahezu gerade Basislinie im Bereich von 4000 bis 620 cm^{-1}. Er darf keine Maxima mit Absorptionen größer als 0,02 oberhalb dieser Basislinie zeigen, ausgenommen die Maxima bei 3440 und 1630 cm^{-1} (Wasser).

Kaliumcarbonat *R* 1068900

K_2CO_3 M_r 138,2
CAS Nr. 584-08-7

Weißes bis fast weißes, körniges, hygroskopisches Pulver; sehr leicht löslich in Wasser, praktisch unlöslich in wasserfreiem Ethanol

Lagerung: dicht verschlossen

Kaliumchlorat *R* 1069000

$KClO_3$ M_r 122,6
CAS Nr. 3811-04-9

Kristalle, Granulat oder Pulver, weiß bis fast weiß; löslich in Wasser

Kaliumchlorid *R* 1069100

CAS Nr. 7447-40-7

Muss der Monographie **Kaliumchlorid (Kalii chloridum)** entsprechen

Kaliumchlorid für die IR-Spektroskopie (2.2.24) muss zusätzlich folgender Prüfung entsprechen: Ein 2 mm dicker Pressling, aus der zuvor 1 h lang bei 250 °C getrockneten Substanz hergestellt, ergibt eine nahezu gerade Basislinie im Bereich von 4000 bis 620 cm^{-1}. Er darf keine Maxima mit Absorptionen größer als 0,02 oberhalb dieser Basislinie zeigen, ausgenommen die Maxima bei 3440 und 1630 cm^{-1} (Wasser).

Kaliumchlorid-Lösung (0,1 mol · l^{-1}) *R* 1069101

Kaliumchlorid *R* entsprechend 7,45 g KCl in 1000,0 ml

Kaliumchromat *R* 1069200

K_2CrO_4 M_r 194,2
CAS Nr. 7789-00-6

Gelbe Kristalle; leicht löslich in Wasser

Kaliumchromat-Lösung *R* 1069201

Eine Lösung von Kaliumchromat *R* (50 g · l^{-1})

Kaliumcitrat *R* 1069300

CAS Nr. 6100-05-6

Muss der Monographie **Kaliumcitrat (Kalii citras)** entsprechen

Kaliumcyanid *R* 1069400

KCN M_r 65,1
CAS Nr. 151-50-8

Weißes bis fast weißes, kristallines Pulver, weiße bis fast weiße Masse oder weißes bis fast weißes Granulat; leicht löslich in Wasser, schwer löslich in Ethanol 96 %

Kaliumcyanid-Lösung *R* 1069401

Eine Lösung von Kaliumcyanid *R* (100 g · l^{-1})

Kaliumcyanid-Lösung, bleifreie *R* 1069402

Eine Lösung von 10 g Kaliumcyanid *R* in 90 ml Wasser *R* wird mit 2 ml einer 1:5 verdünnten Wasserstoffperoxid-Lösung 30 % *R* versetzt. Nach 24 h langem Stehenlassen wird die Lösung mit Wasser *R* zu 100 ml verdünnt und filtriert.

Die Lösung muss folgender Prüfung entsprechen: 10 ml Lösung werden mit 10 ml Wasser *R* und 10 ml Schwefelwasserstoff-Lösung *R* versetzt. Auch nach Zusatz von 5 ml verdünnter Salzsäure *R* darf keine Färbung entstehen.

Kaliumdichromat *R* 1069500

$K_2Cr_2O_7$ M_r 294,2
CAS Nr. 7778-50-9

Orangerote Kristalle; löslich in Wasser, praktisch unlöslich in Ethanol 96 %

Kaliumdichromat, das für die Kontrolle der Absorption (2.2.25) verwendet wird, muss mindestens 99,9 Prozent $K_2Cr_2O_7$ enthalten, berechnet auf die bei 130 °C getrocknete Substanz.

Gehaltsbestimmung: 1,000 g Substanz wird in Wasser *R* zu 250,0 ml gelöst. 50,0 ml Lösung werden in einem 500-ml-Kolben mit einer frisch hergestellten Lösung von 4 g Kaliumiodid *R*, 2 g Natriumhydrogencarbonat *R* und 6 ml Salzsäure *R* in 100 ml Wasser *R* versetzt. Der Kolben wird verschlossen und 5 min lang unter Lichtschutz stehen gelassen. Das ausgeschiedene Iod wird mit Natriumthiosulfat-Lösung (0,1 mol · l^{-1}) unter Zusatz von 1 ml iodfreier Stärke-Lösung *R* titriert.

1 ml Natriumthiosulfat-Lösung (0,1 mol · l^{-1}) entspricht 4,903 mg $K_2Cr_2O_7$.

Kaliumdichromat-Lösung *R* 1069501

Eine Lösung von Kaliumdichromat *R* (106 g · l^{-1})

Kaliumdichromat-Lösung *R* 1 1069502

Eine Lösung von Kaliumdichromat *R* (5 g · l^{-1})

Kaliumdihydrogenphosphat *R* 1069600

CAS Nr. 7778-77-0

Muss der Monographie **Kaliumdihydrogenphosphat (Kalii dihydrogenophosphas)** entsprechen

Kaliumdihydrogenphosphat-Lösung (0,2 mol · l⁻¹) R 1069601

Kaliumdihydrogenphosphat R entsprechend 27,22 g KH_2PO_4 in 1000,0 ml

Kaliumfluorid R 1137800

KF M_r 58,1
CAS Nr. 7789-23-3

Farblose Kristalle oder weißes bis fast weißes, kristallines Pulver, zerfließlich; löslich in Wasser, praktisch unlöslich in Ethanol 96 %

Kaliumhexacyanoferrat(II) R 1069800

$K_4[Fe(CN)_6] \cdot 3\,H_2O$ M_r 422,4
CAS Nr. 14459-95-1

Kaliumhexacyanoferrat(II), Trihydrat

Gelbe, durchscheinende Kristalle; leicht löslich in Wasser, praktisch unlöslich in Ethanol 96 %

Kaliumhexacyanoferrat(II)-Lösung R 1069801

Eine Lösung von Kaliumhexacyanoferrat(II) R (53 g · l⁻¹)

Kaliumhexacyanoferrat(III) R 1069700

$K_3[Fe(CN)_6]$ M_r 329,3
CAS Nr. 13746-66-2

Rote Kristalle; leicht löslich in Wasser

Kaliumhexacyanoferrat(III)-Lösung R 1069701

5 g Kaliumhexacyanoferrat(III) R werden mit wenig Wasser R abgespült und mit Wasser R zu 100 ml gelöst.

Unmittelbar vor Gebrauch herzustellen

Kaliumhexahydroxoantimonat(V) R 1071300

$K[Sb(OH)_6]$ M_r 262,9
CAS Nr. 12208-13-8

Weiße bis fast weiße Kristalle oder weißes bis fast weißes, kristallines Pulver; wenig löslich in Wasser

Kaliumhexahydroxoantimonat(V)-Lösung R 1071301

2 g Kaliumhexahydroxoantimonat(V) R werden in 95 ml heißem Wasser R gelöst. Anschließend wird die Lösung schnell abgekühlt und mit einer Lösung von 2,5 g Kaliumhydroxid R in 50 ml Wasser R und mit 1 ml verdünnter Natriumhydroxid-Lösung R versetzt. Nach 24 h wird die Mischung filtriert und das Filtrat mit Wasser R zu 150 ml verdünnt.

Kaliumhexahydroxoantimonat(V)-Lösung R 1 1071302

2,0 g Kaliumhexahydroxoantimonat(V) R werden in 100 ml heißem Wasser R gelöst. Die Lösung wird etwa 5 min lang im Sieden gehalten, anschließend schnell abgekühlt und mit 10 ml einer Lösung von Kaliumhydroxid R (150 g · l⁻¹) versetzt. Die Lösung wird 24 h lang stehen gelassen und anschließend filtriert.

Kaliumhydrogencarbonat R 1069900

$KHCO_3$ M_r 100,1
CAS Nr. 298-14-6

Farblose, durchscheinende Kristalle; leicht löslich in Wasser, praktisch unlöslich in Ethanol 96 %

Kaliumhydrogencarbonat-Lösung, methanolische, gesättigte R 1069901

0,1 g Kaliumhydrogencarbonat R werden unter Erhitzen im Wasserbad in 0,4 ml Wasser R gelöst. Die Lösung wird mit 25 ml Methanol R versetzt und auf dem Wasserbad bis zum vollständigen Lösen gerührt.

Unmittelbar vor Gebrauch herzustellen

Kaliumhydrogenphthalat R 1070000

$C_8H_5KO_4$ M_r 204,2
CAS Nr. 877-24-7

Weiße bis fast weiße Kristalle; löslich in Wasser, schwer löslich in Ethanol 96 %

Kaliumhydrogenphthalat-Lösung (0,2 mol · l⁻¹) R 1070001

Kaliumhydrogenphthalat R entsprechend 40,84 g $C_8H_5KO_4$ in 1000,0 ml

Kaliumhydrogensulfat R 1070100

$KHSO_4$ M_r 136,2
CAS Nr. 7646-93-7

Farblose, durchscheinende, hygroskopische Kristalle; leicht löslich in Wasser mit stark saurer Reaktion

Lagerung: dicht verschlossen

Kaliumhydrogentartrat *R* 1070200

K⁺ [HOOC–CH(OH)–CH(OH)–COO⁻]

$C_4H_5KO_6$ M_r 188,2
CAS Nr. 868-14-4

Kalium-(2*R*,3*R*)-hydrogentartrat

Farblose bis schwach opake Kristalle oder weißes bis fast weißes, kristallines Pulver; schwer löslich in Wasser, löslich in siedendem Wasser, praktisch unlöslich in Ethanol 96 %

Kaliumhydroxid *R* 1070300

CAS Nr. 1310-58-3

Muss der Monographie **Kaliumhydroxid (Kalii hydroxidum)** entsprechen

Kaliumhydroxid-Lösung, ethanolische *R* 1070303

3 g Kaliumhydroxid *R* werden in 5 ml Wasser *R* gelöst. Die Lösung wird mit aldehydfreiem Ethanol 96 % *R* zu 100 ml verdünnt und die klare Lösung dekantiert. Die Lösung muss fast farblos sein.

Kaliumhydroxid-Lösung, ethanolische *R* 1 1070304

6,6 g Kaliumhydroxid *R* werden in 50 ml Wasser *R* gelöst. Die Lösung wird mit wasserfreiem Ethanol *R* zu 1000 ml verdünnt.

Kaliumhydroxid-Lösung (2 mol · l⁻¹), ethanolische *R* 1070301

12 g Kaliumhydroxid *R* werden in 10 ml Wasser *R* gelöst. Die Lösung wird mit Ethanol 96 % *R* zu 100 ml verdünnt.

Kaliumhydroxid-Lösung (0,5 mol · l⁻¹) in Ethanol 10 % *R* 1070302

28 g Kaliumhydroxid *R* werden in 100 ml Ethanol 96 % *R* gelöst. Die Lösung wird mit Wasser *R* zu 1000 ml verdünnt.

Kaliumiodat *R* 1070400

KIO_3 M_r 214,0
CAS Nr. 7758-05-6

Weißes bis fast weißes, kristallines Pulver; löslich in Wasser

Kaliumiodid *R* 1070500

CAS Nr. 7681-11-0

Muss der Monographie **Kaliumiodid (Kalii iodidum)** entsprechen

Kaliumiodid-Lösung *R* 1070502

Eine Lösung von Kaliumiodid *R* (166 g · l⁻¹)

Kaliumiodid-Lösung, gesättigte *R* 1070504

Gesättigte Lösung von Kaliumiodid *R* in kohlendioxidfreiem Wasser *R*

Die Lösung muss gesättigt bleiben, was durch nicht gelöste Kristalle angezeigt wird.

Eignungsprüfung: 0,5 ml Lösung werden mit 30 ml einer Mischung von 2 Volumteilen Chloroform *R* und 3 Volumteilen Essigsäure 99 % *R* sowie mit 0,1 ml Stärke-Lösung *R* versetzt. Höchstens 0,05 ml Natriumthiosulfat-Lösung (0,1 mol · l⁻¹) dürfen bis zum Verschwinden einer eventuell auftretenden Blaufärbung verbraucht werden.

Lagerung: vor Licht geschützt

Kaliumiodid-Lösung, iodierte *R* 1 1070505

0,500 g Iod *R* und 1,5 g Kaliumiodid *R* werden in Wasser *R* zu 25 ml gelöst.

Kaliumiodid-Stärke-Lösung *R* 1070501

0,75 g Kaliumiodid *R* werden in 100 ml Wasser *R* gelöst. Die Lösung wird zum Sieden erhitzt und unter Rühren mit einer Suspension von 0,5 g löslicher Stärke *R* in 35 ml Wasser *R* versetzt. Die Mischung wird 2 min lang zum Sieden erhitzt und erkalten gelassen.

Empfindlichkeitsprüfung: 15 ml Kaliumiodid-Stärke-Lösung werden mit 0,05 ml Essigsäure 99 % *R* und 0,3 ml Iod-Lösung *R* 2 versetzt. Die Lösung muss blau gefärbt sein.

Kaliummonohydrogenphosphat *R* 1033000

K_2HPO_4 M_r 174,2
CAS Nr. 7758-11-4

Weißes bis fast weißes, kristallines, hygroskopisches Pulver; sehr leicht löslich in Wasser, schwer löslich in Ethanol 96 %

Lagerung: dicht verschlossen

Kaliummonohydrogenphosphat-Trihydrat *R*   1157600

$K_2HPO_4 \cdot 3\ H_2O$ M_r 228,2
CAS Nr. 16788-57-1

Dikaliumhydrogenphosphat, Trihydrat

Pulver oder Kristalle, farblos oder weiß bis fast weiß; leicht löslich in Wasser

Kaliumnatriumtartrat *R*   1083500

$C_4H_4KNaO_6 \cdot 4\ H_2O$ M_r 282,2
CAS Nr. 6381-59-5

Kaliumnatrium-(2*R*,3*R*)-tartrat, Tetrahydrat

Farblose, prismatische Kristalle; sehr leicht löslich in Wasser

Kaliumnitrat *R*   1070700

KNO_3 M_r 101,1
CAS Nr. 7757-79-1

Farblose Kristalle; sehr leicht löslich in Wasser

Kaliumperiodat *R*   1070800

KIO_4 M_r 230,0
CAS Nr. 7790-21-8

Weißes bis fast weißes, kristallines Pulver oder farblose Kristalle; löslich in Wasser

Kaliumpermanganat *R*   1070900

CAS Nr. 7722-64-7

Muss der Monographie **Kaliumpermanganat (Kalii permanganas)** entsprechen

Kaliumpermanganat-Lösung *R*   1070902

Eine Lösung von Kaliumpermanganat *R* (30 g · l⁻¹)

Kaliumpermanganat-Phosphorsäure *R*   1070901

3 g Kaliumpermanganat *R* werden in einer Mischung von 15 ml Phosphorsäure 85 % *R* und 70 ml Wasser *R* gelöst. Die Lösung wird mit Wasser *R* zu 100 ml verdünnt.

Kaliumperrhenat *R*   1071000

$KReO_4$ M_r 289,3
CAS Nr. 10466-65-6

Weißes bis fast weißes, kristallines Pulver; löslich in Wasser, schwer löslich in Ethanol 96 %, in Methanol und in Propylenglycol

Kaliumpersulfat *R*   1071100

$K_2S_2O_8$ M_r 270,3
CAS Nr. 7727-21-1

Weißes bis fast weißes, kristallines Pulver oder farblose Kristalle; wenig löslich in Wasser, praktisch unlöslich in Ethanol 96 %

Wässrige Lösungen zersetzen sich bei Raumtemperatur und schneller beim Erwärmen.

Kaliumphosphat-Trihydrat *R*   1155300

$K_3PO_4 \cdot 3\ H_2O$ M_r 266,3
CAS Nr. 22763-03-7

Weißes bis fast weißes, kristallines Pulver; leicht löslich in Wasser

Kaliumplumbit-Lösung *R*   1071200

1,7 g Blei(II)-acetat *R*, 3,4 g Kaliumcitrat *R* und 50 g Kaliumhydroxid *R* werden in Wasser *R* zu 100 ml gelöst.

Kaliumsulfat *R*   1033100

K_2SO_4 M_r 174,3
CAS Nr. 7778-80-5

Farblose Kristalle; löslich in Wasser

Kalium-4-sulfobenzoat *R*   1190000

$C_7H_5KO_5S$ M_r 240,3
CAS Nr. 5399-63-3

Kaliumsalz der 4-Sulfobenzoesäure; Kalium-4-carboxybenzolsulfonat

Weißes, kristallines Pulver

Kaliumtartrat R 1071400

$2 K^{\oplus}$ [$^{\ominus}$OOC—CH(OH)—CH(OH)—COO$^{\ominus}$] · 0,5 H$_2$O

$C_4H_4K_2O_6 \cdot 0{,}5\ H_2O$ M_r 235,3
CAS Nr. 921-53-9

Kalium-(2R,3R)-tartrat, Hemihydrat

Weißes bis fast weißes, körniges Pulver oder weiße Kristalle; sehr leicht löslich in Wasser, sehr schwer löslich in Ethanol 96 %

Kaliumtetraoxalat R 1071700

$K^{\oplus}$ [HOOC—COO$^{\ominus}$, HOOC—COOH] · 2 H$_2$O

$C_4H_3KO_8 \cdot 2\ H_2O$ M_r 254,2
CAS Nr. 6100-20-5

Kaliumhydrogenoxalat-oxalsäure, Dihydrat

Weißes bis fast weißes, kristallines Pulver; wenig löslich in Wasser, löslich in siedendem Wasser, schwer löslich in Ethanol 96 %

Kaliumthiocyanat R 1071800

KSCN M_r 97,2
CAS Nr. 333-20-0

Farblose, zerfließliche Kristalle; sehr leicht löslich in Wasser und in Ethanol 96 %

Lagerung: dicht verschlossen

Kaliumthiocyanat-Lösung R 1071801

Eine Lösung von Kaliumthiocyanat R (97 g · l^{-1})

Kaolin, leichtes R 1047400

CAS Nr. 1332-58-7

Natürliches, gereinigtes, wasserhaltiges Aluminiumsilicat, das ein geeignetes Dispergierungsmittel enthält

Leichtes, weißes bis fast weißes, fettig anzufühlendes Pulver, frei von körnigen Bestandteilen; praktisch unlöslich in Wasser und in Mineralsäuren

Grobe Teilchen: höchstens 0,5 Prozent

5,0 g Substanz werden in einem etwa 160 mm langen Messzylinder mit Schliffstopfen von 35 mm Durchmesser mit 60 ml einer Lösung von Natriumdiphosphat R (10 g · l^{-1}) kräftig geschüttelt. Nach 5 min langem Stehenlassen werden 50 ml der Flüssigkeit mittels einer Pipette so entnommen, dass ihre Spitze etwa 5 cm unter den Flüssigkeitsspiegel eintaucht. Die im Messzylinder verbliebene Flüssigkeit wird mit 50 ml Wasser R versetzt. Nach Umschütteln und 5 min langem Stehenlassen werden erneut 50 ml Flüssigkeit wie vorstehend beschrieben entnommen. Dieser Vorgang wird so lange wiederholt, bis insgesamt 400 ml Flüssigkeit entnommen sind. Die im Messzylinder verbleibende Suspension wird in eine Abdampfschale gegeben, im Wasserbad zur Trockne eingedampft und der Rückstand bei 100 bis 105 °C bis zur Massekonstanz getrocknet. Der Rückstand darf höchstens 25 mg wiegen.

Feine Teilchen: 5,0 g Substanz werden durch 2 min langes kräftiges Schütteln in 250 ml Wasser R verteilt. Die Suspension wird sofort in einen Glaszylinder von 50 mm Durchmesser gegossen; mit einer Pipette werden 20 ml in eine Abdampfschale gegeben, die Flüssigkeit wird im Wasserbad zur Trockne eingedampft und der Rückstand bei 100 bis 105 °C bis zur Massekonstanz getrocknet. Die im Glaszylinder verbliebene Suspension wird 4 h lang bei 20 °C stehen gelassen. Mittels einer Pipette, deren Spitze genau 5 cm unter den Flüssigkeitsspiegel eintaucht, werden weitere 20 ml Flüssigkeit entnommen, wobei das Sediment nicht aufgewirbelt werden darf. Die Flüssigkeit wird in einer Abdampfschale im Wasserbad zur Trockne eingedampft und der Rückstand bei 100 bis 105 °C bis zur Massekonstanz getrocknet. Die Masse des zweiten Rückstands muss mindestens 70 Prozent der des ersten Rückstands betragen.

Karl-Fischer-Lösung R 1046400

Iod-Schwefligsäure-Reagenz

Die Apparatur, die während der Herstellung der Lösung gut verschlossen und vor Feuchtigkeit geschützt zu halten ist, besteht aus einem 3000- bis 4000-ml-Rundkolben mit Einlassstutzen für einen Rührer, ein Thermometer und ein Trocknungsrohr.

700 ml wasserfreies Pyridin R werden mit 700 ml Ethylenglycolmonomethylether R gemischt und unter stetem Rühren mit 220 g fein pulverisiertem Iod R versetzt, das zuvor über Phosphor(V)-oxid R getrocknet wurde. Das Rühren wird so lange fortgesetzt, bis alles Iod gelöst ist (etwa 30 min). Die Lösung wird auf −10 °C abgekühlt und schnell unter Rühren mit 190 g flüssigem Schwefeldioxid R versetzt. Dabei darf die Temperatur 30 °C nicht überschreiten. Die Lösung wird abgekühlt.

Einstellung: Etwa 20 ml wasserfreies Methanol R werden in einem Titrationsgefäß mit der Karl-Fischer-Lösung bis zum Äquivalenzpunkt titriert (2.5.12). Hierauf wird in geeigneter Weise eine entsprechende Menge Wasser R, genau gewogen, zugesetzt und erneut titriert. Der Wirkungswert wird in Milligramm Wasser je Milliliter Lösung berechnet.

1 ml Karl-Fischer-Lösung muss mindestens 3,5 mg Wasser entsprechen.

Der Wirkungswert ist unmittelbar vor Gebrauch zu ermitteln.

Gearbeitet werden muss unter Feuchtigkeitsausschluss.

Lagerung: in einem trockenen Behältnis

Kationenaustauscher *R*   1016700

Austauscherharz in protonierter Form

Das Harz liegt in Form von Kügelchen vor.

Der Austauscher enthält Sulfonsäure-Gruppen, die an ein Gerüst aus Polystyrol fixiert sind, das mit 8 Prozent Divinylbenzol quer vernetzt ist.

Kationenaustauscher *R* 1   1121900

Austauscherharz in protonierter Form

Das Harz liegt in Form von Kügelchen vor.

Der Austauscher enthält Sulfonsäure-Gruppen, die an ein Gerüst aus Polystyrol fixiert sind, das mit 4 Prozent Divinylbenzol quer vernetzt ist.

Kationenaustauscher *R* 2   1195400

Austauscherharz mit stark sauren Propylensulfonsäure-Gruppen

Kationenaustauscher, schwacher *R*   1203200

Schwaches Kationenaustauscherharz in protonierter Form mit funktionellen Carboxylat-Gruppen, die an ein Gerüst aus Polystyrol, das mit Divinylbenzol quervernetzt ist, fixiert sind

Kationenaustauscher, schwach saurer *R*   1096000

Schwach saures Polymethacrylharz mit Carboxyl-Gruppen in protonierter Form, in Form von Kügelchen

Teilchengröße: 75 bis 160 µm

pH-Bereich der Anwendung: 5 bis 14

Maximale Arbeitstemperatur: 120 °C

Kationenaustauscher, starker *R*   1156800

Starkes Kationenaustauscherharz in protonierter Form mit Sulfonsäure-Gruppen, die an ein Gerüst aus Polystyrol, das mit Divinylbenzol quer vernetzt ist, fixiert sind

Kationenaustauscher, stark saurer *R*   1085400

Austauscherharz in protonierter Form mit Sulfonsäure-Gruppen, die an ein Gerüst aus Polystyrol, das mit 8 Prozent Divinylbenzol quer vernetzt ist, fixiert sind, in Form von Kügelchen

Die Teilchengröße beträgt, falls nichts anderes vorgeschrieben ist, 0,3 bis 1,2 mm.

Austauschkapazität: 4,5 bis 5 mmol je Gramm bei einem Wassergehalt von 50 bis 60 Prozent

Herstellung der Säule: Falls in der Monographie nichts anderes vorgeschrieben ist, wird in eine Säule von 400 mm Länge und 20 mm innerem Durchmesser mit Glasfritte am unteren Ende und mit einer Füllhöhe von etwa 200 mm eine Aufschlämmung der Substanz in Wasser *R* gegeben, wobei darauf zu achten ist, dass keine Luftblasen eingeschlossen sind. Während der Verwendung muss die Oberfläche des Harzes immer mit Flüssigkeit bedeckt sein.

Liegt das Austauscherharz in protonierter Form vor, wird es so lange mit Wasser *R* gewaschen, bis 50 ml Eluat nach Zusatz von 0,1 ml Methylorange-Lösung *R* höchstens 0,05 ml Natriumhydroxid-Lösung (0,1 mol · l^{-1}) bis zur Neutralisation verbrauchen. Liegt das Austauscherharz in der Na$^+$-Form vor oder muss es regeneriert werden, werden 100 ml einer Mischung gleicher Volumteile Salzsäure *R* 1 und Wasser *R* langsam durch die Säule laufen gelassen; diese wird anschließend mit Wasser *R* wie vorstehend angegeben gewaschen.

Kationenaustauscher, Calciumsalz, stark saurer *R*   1104600

Austauscherharz als Calciumsalz mit Sulfonsäure-Gruppen, die an ein Polymergerüst, das aus mit 8 Prozent Divinylbenzol quer vernetztem Polystyrol besteht, fixiert sind

Kationenaustauscher, Natriumsalz, stark saurer *R*   1176100

Austauscherharz als Natriumsalz mit Sulfonsäure-Gruppen, die an ein Polymergerüst, das aus mit Divinylbenzol quer vernetztem Polystyrol besteht, fixiert sind

11-Keto-β-boswelliasäure *R*   1167600

$C_{30}H_{46}O_4$ M_r 470,7
CAS Nr. 17019-92-0

3α-Hydroxy-11-oxours-12-en-24-säure; (4β)-3α-Hydroxy-11-oxours-12-en-23-säure; 11-Keto-β-boswellinsäure

Weißes bis fast weißes Pulver; praktisch unlöslich in Wasser, löslich in Aceton, in wasserfreiem Ethanol und in Methanol

Smp: 195 bis 197 °C

Wird die Substanz in der Flüssigchromatographie verwendet, muss sie zusätzlich folgender Anforderung entsprechen:

Gehaltsbestimmung: Flüssigchromatographie (2.2.29) wie in der Monographie **Indischer Weihrauch (Olibanum indicum)** beschrieben

Gehalt: mindestens 90 Prozent, ermittelt mit Hilfe des Verfahrens „Normalisierung"

Kieselgel AGP zur Trennung chiraler Komponenten R

Siehe Kieselgel mit saurem α1-Glycoprotein zur Trennung chiraler Komponenten R

Kieselgel BC zur Trennung chiraler Komponenten R   1161300

Sehr feines Kieselgel zur Chromatographie (5 µm), mit β-Cyclodextrin beschichtet

Ein höheres Trennvermögen kann erreicht werden, wenn das Cyclodextrin mit Propylenoxid derivatisiert wurde.

Kieselgel G R   1076300

CAS Nr. 112926-00-8

Enthält etwa 13 Prozent Calciumsulfat-Hemihydrat

Die Korngröße beträgt etwa 15 µm.

Gipsgehalt: 0,25 g Substanz werden 30 min lang in einem Erlenmeyerkolben mit Schliffstopfen nach Zusatz von 3 ml verdünnter Salzsäure R und 100 ml Wasser R kräftig geschüttelt. Anschließend wird die Mischung durch einen Glassintertiegel (2.1.2) filtriert und der Rückstand gewaschen. In den vereinigten Filtraten wird das Calcium nach „Komplexometrische Titrationen" (2.5.11) bestimmt.

1 ml Natriumedetat-Lösung (0,1 mol·l^{-1}) entspricht 14,51 mg $CaSO_4 \cdot 0,5 H_2O$.

pH-Wert (2.2.3): 1 g Substanz wird 5 min lang mit 10 ml kohlendioxidfreiem Wasser R geschüttelt. Der pH-Wert der Suspension beträgt etwa 7.

Kieselgel GF$_{254}$ R   1076400

CAS Nr. 112926-00-8

Enthält etwa 13 Prozent Calciumsulfat-Hemihydrat und etwa 1,5 Prozent eines Fluoreszenzindikators mit intensivster Anregung der Fluoreszenz bei 254 nm

Die Korngröße beträgt etwa 15 µm.

Gipsgehalt: Das Kieselgel entspricht der Prüfung unter „Kieselgel G R"

pH-Wert (2.2.3): Das Kieselgel entspricht der Prüfung unter „Kieselgel G R"

Fluoreszenzprüfung: Dünnschichtchromatographie (2.2.27)

1 bis 10 µl einer Lösung von Benzoesäure R (1 g·l^{-1}) in einer Mischung von 10 Volumteilen wasserfreier Ameisensäure R und 90 Volumteilen 2-Propanol R werden in steigenden Mengen auf 10 Startpunkte einer Schicht Kieselgel GF$_{254}$ R aufgetragen. Die Chromatographie erfolgt mit der gleichen Mischung über eine Laufstrecke von 10 cm. Nach Verdampfen des Fließmittels wird das Chromatogramm im UV-Licht bei 254 nm ausgewertet. Die Benzoesäure erscheint als dunkle Flecke auf fluoreszierendem Untergrund im oberen Drittel des Chromatogramms. Dabei muss die Benzoesäure ab einer Menge von 2 µg erkennbar sein.

Kieselgel H R   1076500

CAS Nr. 112926-00-8

Die mittlere Korngröße beträgt etwa 15 µm.

pH-Wert (2.2.3): Prüfung siehe „Kieselgel G R"

Kieselgel H, silanisiertes R   1076600

Herstellung der Dünnschichtplatten: siehe „silanisiertes Kieselgel HF$_{254}$ R"

Trennvermögen: Prüfung siehe „silanisiertes Kieselgel HF$_{254}$ R"

Kieselgel HF$_{254}$ R   1076700

Enthält etwa 1,5 Prozent eines Fluoreszenzindikators mit intensivster Anregung der Fluoreszenz bei 254 nm

Die Korngröße beträgt etwa 15 µm.

pH-Wert: Das Kieselgel entspricht der Prüfung unter „Kieselgel G R"

Fluoreszenzprüfung: Das Kieselgel entspricht der Prüfung unter „Kieselgel GF$_{254}$ R"

Kieselgel HF$_{254}$, silanisiertes R   1076800

Enthält etwa 1,5 Prozent eines Fluoreszenzindikators mit intensivster Anregung der Fluoreszenz bei 254 nm

Herstellung der Dünnschichtplatten: 30 g Substanz werden 2 min lang mit 60 ml einer Mischung von 1 Volumteil Methanol R und 2 Volumteilen Wasser R kräftig geschüttelt. Die sorgfältig gereinigten Platten werden mit einem Streichgerät mit einer 0,25 mm dicken Schicht versehen und an der Luft trocknen gelassen, danach 30 min lang im Trockenschrank bei 100 bis 105 °C getrocknet.

Trennvermögen: Je 0,1 g Methyllaurat R, Methylmyristat R, Methylpalmitat R und Methylstearat R werden 1 h lang in einem 250-ml-Rundkolben mit 40 ml ethanolischer Kaliumhydroxid-Lösung R im Wasserbad zum Rückfluss erhitzt. Nach dem Abkühlen wird die Lösung mit Hilfe von 100 ml Wasser R in einen Scheidetrichter überführt, mit verdünnter Salzsäure R angesäuert (pH-Wert 2 bis 3) und 3-mal mit je 10 ml Chloroform R geschüttelt. Die vereinigten Chloroformauszüge werden über wasserfreiem Natriumsulfat R getrocknet und nach dem Filtrieren auf dem Wasserbad zur Trockne eingedampft. Der Rückstand wird in 50 ml Chloroform R gelöst.

Auf die Platte werden 3 Auftragspunkte mit je 10 μl der Chloroformlösung aufgetragen. Die Chromatographie (2.2.27) erfolgt mit einer Mischung von 10 Volumteilen Essigsäure 99 % R, 25 Volumteilen Wasser R und 65 Volumteilen Dioxan R über eine Laufstrecke von 14 cm. Die Platte wird 30 min lang bei 120 °C getrocknet, nach dem Erkalten mit einer Lösung von Molybdatophosphorsäure R (35 g · l^{-1}) in 2-Propanol R besprüht und bei 150 °C so lange erhitzt, bis Flecke sichtbar sind. Die Platte wird so lange mit Ammoniakgas behandelt, bis ein weißer Untergrund erhalten ist. Das Chromatogramm muss 4 scharf begrenzte und klar getrennte Flecke zeigen.

Kieselgel (Kronenether) zur Trennung chiraler Komponenten R 1192400

Sehr feines Kieselgel zur Chromatographie, mit folgendem chiralen Kronenether belegt:

(R_a)-6,23-Diphenyl-8,9,11,12,14,15,17,18,20,21-deca= hydrodinaphtho[2,1-q:1′,2′-s][1,4,7,10,13,16]-hexaoxa= cycloicosin

Kieselgel-Amylosederivat zur Chromatographie R 1109800

Sehr feines Kieselgel (10 μm), dessen Oberfläche durch Einführen von Amylose-Gruppen chemisch verändert ist

Kieselgel-Amylosederivat zur Trennung chiraler Komponenten R 1171700

Sehr feines Kieselgel zur Chromatographie, das mit substituierter Amylose beschichtet ist

Kieselgel-Anionenaustauscher zur Chromatographie R 1077800

Sehr feines Kieselgel, dessen Oberfläche durch Einführen von quartären Ammonium-Gruppen chemisch verändert ist

pH-Bereich der Anwendung: 2 bis 8

Kieselgel-Cellulosederivat zur Trennung chiraler Komponenten R 1110300

Sehr feines Kieselgel zur Chromatographie, das mit substituierter Cellulose beschichtet ist

Kieselgel-Kationenaustauscher zur Chromatographie, stark saurer R 1161400

Sehr feines Kieselgel, dessen Oberfläche durch Einführen von Sulfonsäure-Gruppen chemisch verändert ist

Kieselgel-Proteinderivat zur Trennung chiraler Komponenten R 1196300

Sehr feines Kieselgel zur Chromatographie aus kugelförmigen Partikeln, die mit einem Proteinderivat beschichtet sind

Kieselgel mit π-Akzeptor/π-Donator-Komplex zur Trennung chiraler Komponenten R 1160100

Sehr feines Kieselgel zur Chromatographie aus kugelförmigen Partikeln, an die 1-(3,5-Dinitrobenzamido)-1,2,3,4-tetrahydrophenanthren kovalent gebunden ist, welches sowohl Eigenschaften als π-Elektronen-Akzeptor wie auch π-Elektronen-Donator aufweist

Kieselgel mit saurem α1-Glycoprotein zur Trennung chiraler Komponenten R 1148700

Sehr feines Kieselgel zur Chromatographie, das aus kugelförmigen Partikeln, beschichtet mit saurem α1-Glycoprotein, besteht

Kieselgel vom Harnstoff-Typ zur Trennung chiraler Komponenten R 1181000

Sehr feines Kieselgel zur Chromatographie (5 μm), mit folgendem Derivat belegt:

Kieselgel zur Ausschlusschromatographie R 1077900

Sehr feines Kieselgel (10 μm) mit hydrophiler Oberfläche

Die mittlere Porengröße beträgt etwa 30 nm.

Die Substanz, die bei wässrigen Lösungen mit einem pH-Wert zwischen 2 und 8 und bei organischen Lösungsmitteln verwendet werden kann, dient zur Trennung von Proteinen mit einer relativen Molekülmasse von 1000 bis 300 000.

Kieselgel zur Chromatographie *R*   1076900

Sehr feines Kieselgel

Kieselgel zur Chromatographie, amidoalkylsilyliertes *R*   1205400

Sehr feines Kieselgel, dessen Oberfläche durch Einführen von Amidoalkylsilyl-Gruppen chemisch verändert ist

Kieselgel zur Chromatographie, amidohexadecylsilyliertes *R*   1170400

Sehr feines Kieselgel mit kleiner Teilchengröße, dessen Oberfläche durch Einführen von Amidohexadecylsilyl-Gruppen chemisch verändert ist

Kieselgel zur Chromatographie, amidohexadecylsilyliertes, nachsilanisiertes *R*   1201100

Sehr feines Kieselgel, dessen Oberfläche durch Einführen von Amidohexadecylsilyl-Gruppen chemisch verändert ist

Um Interaktionen mit basischen Verbindungen zu minimieren, ist der größte Teil der verbleibenden Silanol-Gruppen sorgfältig nachsilanisiert.

Kieselgel zur Chromatographie, aminopropylmethylsilyliertes *R*   1102400

Sehr feines Kieselgel, dessen Oberfläche durch Einführen von Aminopropylsilyl-Gruppen und Methylsilyl-Gruppen chemisch verändert ist

Kieselgel zur Chromatographie, aminopropylsilyliertes *R*   1077000

Sehr feines Kieselgel, dessen Oberfläche durch Einführen von Aminopropylsilyl-Gruppen chemisch verändert ist

Kieselgel zur Chromatographie, aminopropylsilyliertes *R* 1   1077001

Kieselgel mit einer mittleren Teilchengröße von etwa 55 µm, dessen Oberfläche durch Einführen von Aminopropylsilyl-Gruppen chemisch verändert ist

Kieselgel zur Trennung chiraler Komponenten, belegt mit Albumin vom Menschen *R*   1138500

Sehr feines Kieselgel, dessen Oberfläche durch Einführen von Albumin vom Menschen chemisch verändert ist

Kieselgel zur Chromatographie, butylsilyliertes *R*   1076200

Sehr feines Kieselgel, dessen Oberfläche durch Einführen von Butylsilyl-Gruppen chemisch verändert ist

Kieselgel zur Chromatographie, butylsilyliertes, nachsilanisiertes *R*   1170500

Sehr feines Kieselgel, dessen Oberfläche durch Einführen von Butylsilyl-Gruppen chemisch verändert ist

Um Interaktionen mit basischen Verbindungen zu minimieren, ist der größte Teil der verbleibenden Silanol-Gruppen an der Oberfläche sorgfältig nachsilanisiert.

Kieselgel zur Chromatographie, carbamoylsilyliertes *R*   1210400

Sehr feines Kieselgel, dessen Oberfläche durch Einführen von Carbamoylsilyl-Gruppen chemisch verändert ist

Kieselgel zur Chromatographie, cyanopropylsilyliertes *R*   1077300

Sehr feines Kieselgel, dessen Oberfläche durch Einführen von Cyanopropylsilyl-Gruppen chemisch verändert ist

Kieselgel zur Chromatographie, cyanopropylsilyliertes *R* 1   1077400

Sehr feines Kieselgel, das aus porösen, kugelförmigen Partikeln mit chemisch gebundenen Nitril-Gruppen besteht

Kieselgel zur Chromatographie, cyanopropylsilyliertes, nachsilanisiertes, desaktiviertes *R*   1194200

Sehr feines Kieselgel, das vor dem Einführen der Cyanopropylsilyl-Gruppen mit verschiedenen Verfahren vorbehandelt wurde

Um Interaktionen mit basischen Verbindungen zu minimieren, ist der größte Teil der verbleibenden Silanol-Gruppen an der Oberfläche sorgfältig nachsilanisiert.

Kieselgel zur Chromatographie, cyanosilyliertes *R*   1109900

Sehr feines Kieselgel, dessen Oberfläche durch Einführen von Cyanosilyl-Gruppen chemisch verändert ist

**Kieselgel zur Chromatographie,
cyanosilyliertes, nachsilanisiertes** *R*   1195000

Sehr feines Kieselgel, dessen Oberfläche durch Einführen von Cyanosilyl-Gruppen chemisch verändert ist

Um Interaktionen mit basischen Verbindungen zu minimieren, ist der größte Teil der verbleibenden Silanol-Gruppen an der Oberfläche sorgfältig nachsilanisiert.

**Kieselgel zur Chromatographie, cyanosilyliertes,
nachsilanisiertes, desaktiviertes** *R*   1211200

Sehr feines Kieselgel, das vor dem Einführen der Cyanosilyl-Gruppen durch Waschen und durch Hydrolysieren des größten Teils der oberflächlichen Siloxan-Brücken vorbehandelt und anschließend durch das Einführen der Cyanosilyl-Gruppen chemisch verändert wurde

Um Interaktionen mit basischen Verbindungen zu minimieren, ist der größte Teil der verbleibenden Silanol-Gruppen an der Oberfläche sorgfältig nachsilanisiert.

**Kieselgel zur Chromatographie,
dihydroxypropylsilyliertes** *R*   1110000

Kugelförmige Siliciumdioxid-Partikeln, an die Dihydroxypropylsilyl-Gruppen gebunden sind

Porengröße: 10 nm

**Kieselgel zur Chromatographie,
diisobutyloctadecylsilyliertes** *R*   1140000

Sehr feines Kieselgel, dessen Oberfläche durch Einführen von Diisobutyloctadecylsilyl-Gruppen chemisch verändert ist

**Kieselgel zur Chromatographie,
diisopropylcyanosilyliertes** *R*   1168100

Sehr feines Kieselgel, dessen Oberfläche durch Einführen von Diisopropylcyanosilyl-Gruppen chemisch verändert ist

**Kieselgel zur Chromatographie, 4-dimethylamino-
benzylcarbamidsilyliertes** *R*   1204000

Sehr feines Kieselgel, dessen Oberfläche durch Einführen von 4-Dimethylaminobenzylcarbamidsilyl-Gruppen chemisch verändert ist

**Kieselgel zur Chromatographie,
dimethyloctadecylsilyliertes** *R*   1115100

Sehr feines Kieselgel, dessen Oberfläche durch Einführen von Dimethyloctadecylsilyl-Gruppen chemisch verändert ist

Spezifische Oberfläche: 300 m$^2 \cdot$ g^{-1}

**Kieselgel zur Chromatographie, Diol, mit stark
wässrigen mobilen Phasen kompatibles, octadecylsilyliertes, nachsilanisiertes** *R*   1207500

Sehr feines Kieselgel, das durch Einführen von Octadecylsilyl-Gruppen und Nachsilanisierung chemisch verändert ist

Freie Diol-Gruppen sind ebenfalls vorhanden.

Zur Verwendung mit stark wässrigen mobilen Phasen geeignet

**Kieselgel zur Chromatographie,
dodecylsilyliertes, nachsilanisiertes** *R*   1179700

Sehr feines Kieselgel, dessen Oberfläche durch Einführen von Dodecylsilyl-Gruppen chemisch verändert ist

Um Interaktionen mit basischen Verbindungen zu minimieren, ist der größte Teil der verbleibenden Silanol-Gruppen an der Oberfläche sorgfältig nachsilanisiert.

**Kieselgel zur Chromatographie,
hexadecanoylamidopropylsilyliertes,
nachsilanisiertes** *R*   1161900

Sehr feines Kieselgel, dessen Oberfläche durch Einführen von Aminopropylsilyl-Gruppen, die mit Hexadecanoyl-Gruppen acyliert sind, chemisch verändert ist und mit Acetamidopropylsilyl-Gruppen nachsilanisiert wurde

**Kieselgel zur Chromatographie,
hexadecylamidylsilyliertes** *R*   1162500

Sehr feines Kieselgel (5 µm), dessen Oberfläche durch Einführen von Hexadecylcarboxamidopropyldimethylsilyl-Gruppen chemisch verändert ist

**Kieselgel zur Chromatographie,
hexadecylamidylsilyliertes,
nachsilanisiertes** *R*   1172400

Sehr feines Kieselgel (5 µm), dessen Oberfläche durch Einführen von Hexadecylcarboxamidopropyldimethylsilyl-Gruppen chemisch verändert ist

Um Interaktionen mit basischen Verbindungen zu minimieren, ist der größte Teil der verbleibenden Silanol-Gruppen an der Oberfläche sorgfältig nachsilanisiert.

**Kieselgel zur Chromatographie,
hexylsilyliertes** *R*   1077100

Sehr feines Kieselgel, dessen Oberfläche durch Einführen von Hexylsilyl-Gruppen chemisch verändert ist

4 Reagenzien

Kieselgel zur Chromatographie, hexylsilyliertes, nachsilanisiertes *R*   1174400

Sehr feines Kieselgel, dessen Oberfläche durch Einführen von Hexylsilyl-Gruppen chemisch verändert ist

Um Interaktionen mit basischen Verbindungen zu minimieren, ist der größte Teil der verbleibenden Silanol-Gruppen an der Oberfläche sorgfältig nachsilanisiert.

Kieselgel zur Chromatographie (Hybridmaterial) mit eingebetteten polaren Gruppen, octadecylsilyliertes, ethanverbrücktes, nachsilanisiertes *R*   1200800

Synthetische, kugelförmige, ethan-1,2-diyl-verbrückte Hybrid-Partikeln, die sowohl anorganische (Siliciumdioxid) als auch organische (Organosiloxane) Komponenten enthalten und deren Oberfläche durch Einführen von polar eingebetteten Octadecylsilyl-Gruppen chemisch verändert ist

Um Interaktionen mit basischen Verbindungen zu minimieren, ist der größte Teil der verbleibenden Silanol-Gruppen sorgfältig nachsilanisiert.

Kieselgel zur Chromatographie (Hybridmaterial), mit geladener Oberfläche, phenylhexylsilyliertes, ethanverbrücktes, nachsilanisiertes *R*   1204100

Synthetische, kugelförmige, ethanverbrückte Hybrid-Partikeln mit geladener Oberfläche, die sowohl anorganische (Siliciumdioxid) als auch organische (Organosiloxane) Komponenten enthalten und deren Oberfläche durch Einführen von Phenylhexylsilyl-Gruppen chemisch verändert ist

Um Interaktionen mit basischen Verbindungen zu minimieren, ist der größte Teil der verbleibenden Silanol-Gruppen sorgfältig nachsilanisiert.

Kieselgel zur Chromatographie (Hybridmaterial) mit geladener Oberfläche, octadecylsilyliertes, ethanverbrücktes, nachsilanisiertes *R*   1202800

Synthetische, kugelförmige, ethan-1,2-diyl-verbrückte Hybrid-Partikeln mit geladener Oberfläche, die sowohl anorganische (Siliciumdioxid) als auch organische (Organosiloxane) Komponenten enthalten und deren Oberfläche durch Einführen von Octadecylsilyl-Gruppen chemisch verändert ist

Um Interaktionen mit basischen Verbindungen zu minimieren, ist der größte Teil der verbleibenden Silanol-Gruppen sorgfältig nachsilanisiert.

Kieselgel zur Chromatographie (Hybridmaterial), octadecylsilyliertes, ethanverbrücktes, nachsilanisiertes *R*   1190500

Synthetische, kugelförmige, ethan-1,2-diyl-verbrückte Hybrid-Partikeln, die sowohl anorganische (Siliciumdioxid) als auch organische (Organosiloxane) Komponenten enthalten und deren Oberfläche durch Einführen von Octadecylsilyl-Gruppen chemisch verändert ist

Um Interaktionen mit basischen Verbindungen zu minimieren, ist der größte Teil der verbleibenden Silanol-Gruppen sorgfältig nachsilanisiert.

Kieselgel zur Chromatographie (Hybridmaterial), octylsilyliertes, ethanverbrücktes, nachsilanisiertes *R*   1208800

Synthetische, kugelförmige, ethan-1,2-diyl-verbrückte Hybrid-Partikeln, die sowohl anorganische (Siliciumdioxid) als auch organische (Organosiloxane) Komponenten enthalten und deren Oberfläche durch Einführen von Octylsilyl-Gruppen chemisch verändert ist

Um Interaktionen mit basischen Verbindungen zu minimieren, ist der größte Teil der verbleibenden Silanol-Gruppen sorgfältig nachsilanisiert.

Kieselgel zur Chromatographie (Hybridmaterial), phenylsilyliertes, ethanverbrücktes, nachsilanisiertes *R*   1200700

Synthetische, kugelförmige, ethan-1,2-diyl-verbrückte Hybrid-Partikeln, die sowohl anorganische (Siliciumdioxid) als auch organische (Organosiloxane) Komponenten enthalten und deren Oberfläche durch Einführen von Phenylsilyl-Gruppen chemisch verändert ist

Um Interaktionen mit basischen Verbindungen zu minimieren, ist der größte Teil der verbleibenden Silanol-Gruppen sorgfältig nachsilanisiert.

Kieselgel zur Chromatographie, hydrophiles *R*   1077200

Sehr feines Kieselgel, dessen Oberfläche verändert wurde, um hydrophile Eigenschaften zu erhalten

Kieselgel zur Chromatographie hydroxypropylsilyliertes *R*   1210500

Sehr feines Kieselgel, dessen Oberfläche durch Einführen von Hydroxypropylsilyl-Gruppen chemisch verändert ist

Kieselgel zur Chromatographie mit eingebetteten polaren Gruppen, octadecylsilyliertes, nachsilanisiertes *R*   1177900

Sehr feines Kieselgel, dessen Oberfläche durch Einführen polar eingebetteter Octadecylsilyl-Gruppen chemisch verändert ist

Um Interaktionen mit basischen Verbindungen zu minimieren, ist der größte Teil der verbleibenden Silanol-Gruppen an der Oberfläche sorgfältig nachsilanisiert.

Kieselgel zur Chromatographie mit eingebetteten polaren Gruppen, octadecylsilyliertes, verkapseltes R 1206600

Kieselgel, dessen Oberfläche durch Einführen von polar eingebetteten Octadecylsilyl-Gruppen chemisch verändert ist

Um Interaktionen mit basischen Verbindungen zu minimieren, ist der größte Teil der verbleibenden Silanol-Gruppen an der Oberfläche sorgfältig verkapselt.

Kieselgel zur Chromatographie mit eingebetteten polaren Gruppen, octylsilyliertes, nachsilanisiertes R 1152600

Sehr feines Kieselgel, dessen Oberfläche durch Einführen polar eingebetteter Octylsilyl-Gruppen chemisch verändert ist

Um Interaktionen mit basischen Verbindungen zu minimieren, ist der größte Teil der verbleibenden Silanol-Gruppen an der Oberfläche sorgfältig nachsilanisiert.

Kieselgel zur Chromatographie mit erweitertem pH-Bereich, octadecylsilyliertes, nachsilanisiertes R 1196700

Sehr feines Kieselgel, dessen Oberfläche durch Einführen von Octadecylsilyl-Gruppen, die bis zu einem pH-Wert von 11 basenresistent sind, chemisch verändert ist

Um Interaktionen mit basischen Verbindungen zu minimieren, ist der größte Teil der verbleibenden Silanol-Gruppen an der Oberfläche sorgfältig nachsilanisiert.

Kieselgel zur Chromatographie mit festem Kern, alkylsilyliertes, nachsilanisiertes R 1194300

Kieselgel mit kugelförmigen Siliciumdioxid-Partikeln, die aus einem nicht porösen, festen Siliciumdioxidkern bestehen, der von einer dünnen, porösen, alkylsilylierten Siliciumdioxidschicht umgeben ist

Um Interaktionen mit basischen Verbindungen zu minimieren, ist der größte Teil der verbleibenden Silanol-Gruppen sorgfältig nachsilanisiert.

Kieselgel zur Chromatographie mit festem Kern, octadecylsilyliertes R 1205600

Kieselgel mit kugelförmigen Siliciumdioxid-Partikeln, die aus einem nicht porösen, festen Siliciumdioxidkern bestehen, der von einer dünnen, porösen, octadecylsilylierten Siliciumdioxidschicht umhüllt ist

Kieselgel zur Chromatographie mit festem Kern, octylsilyliertes R 1209900

Kieselgel mit kugelförmigen Siliciumdioxid-Partikeln, die aus einem nicht porösen, festen Siliciumdioxidkern bestehen, der von einer dünnen, porösen, octylsilylierten Siliciumdioxidschicht umhüllt ist

Kieselgel zur Chromatographie mit festem Kern, octadecylsilyliertes, nachsilanisiertes R 1193900

Kieselgel mit kugelförmigen Siliciumdioxid-Partikeln, die aus einem nicht porösen, festen Siliciumdioxidkern bestehen, der von einer dünnen, porösen, octadecylsilylierten Siliciumdioxidschicht umgeben ist

Um Interaktionen mit basischen Verbindungen zu minimieren, ist der größte Teil der verbleibenden Silanol-Gruppen sorgfältig nachsilanisiert.

Kieselgel zur Chromatographie mit festem Kern, octylsilyliertes, nachsilanisiertes R 1208600

Kieselgel mit kugelförmigen Siliciumdioxid-Partikeln, die aus einem nicht porösen, festen Siliciumdioxidkern bestehen, der von einer dünnen, äußeren, porösen, octylsilylierten Siliciumdioxidschicht umgeben ist

Um Interaktionen mit basischen Verbindungen zu minimieren, ist der größte Teil der verbleibenden Silanol-Gruppen an der Oberfläche sorgfältig nachsilanisiert.

Kieselgel zur Chromatographie mit festem Kern, pentafluorphenylpropylsilyliertes, nachsilanisiertes R 1207600

Kieselgel mit kugelförmigen Siliciumdioxid-Partikeln, die aus einem nicht porösen, festen Siliciumdioxidkern bestehen, der von einer dünnen, porösen, pentafluorphenylpropylsilylierten Siliciumdioxidschicht umgeben ist

Um Interaktionen mit basischen Verbindungen zu minimieren, ist der größte Teil der verbleibenden Silanol-Gruppen sorgfältig nachsilanisiert.

Kieselgel zur Chromatographie mit festem Kern, phenylhexylsilyliertes, nachsilanisiertes R 1198900

Kieselgel mit kugelförmigen Siliciumdioxid-Partikeln, die aus einem nicht porösen, festen Siliciumdioxidkern bestehen, der von einer dünnen, porösen, phenylhexylsilylierten Siliciumdioxidschicht umgeben ist

Um Interaktionen mit basischen Verbindungen zu minimieren, ist der größte Teil der verbleibenden Silanol-Gruppen sorgfältig nachsilanisiert.

Kieselgel zur Chromatographie, mit zu 100 Prozent wässrigen mobilen Phasen kompatibles, octadecylsilyliertes *R* 1203900

Sehr feines Kieselgel mit gebundenen Octadecylsilyl-Gruppen, das sich zur Verwendung bei stark wässrigen mobilen Phasen sowie bei zu 100 Prozent wässrigen Phasen eignet

Kieselgel zur Chromatographie, mit zu 100 Prozent wässrigen mobilen Phasen kompatibles, octadecylsilyliertes, nachsilanisiertes *R* 1188400

Sehr feines Kieselgel mit gebundenen Octadecylsilyl-Gruppen, das sich zur Verwendung mit stark wässrigen mobilen Phasen, einschließlich 100-prozentigen wässrigen Phasen, eignet

Um Interaktionen mit basischen Verbindungen zu minimieren, ist der größte Teil der verbleibenden Silanol-Gruppen an der Oberfläche sorgfältig nachsilanisiert.

Kieselgel zur Chromatographie, 4-nitrophenylcarbamidsilyliertes *R* 1185200

Sehr feines Kieselgel, dessen Oberfläche durch Einführen von 4-Nitrophenylcarbamidsilyl-Gruppen chemisch verändert ist

Kieselgel zur Chromatographie, octadecanoylamidopropylsilyliertes *R* 1115200

Sehr feines Kieselgel, dessen Oberfläche durch Einführen von Aminopropylsilyl-Gruppen, die mit Octadecanoyl-Gruppen acyliert sind, chemisch verändert ist und mit Acetamidopropylsilyl-Gruppen nachsilanisiert wurde

Kieselgel zur Chromatographie, octadecylphenylsilyliertes, nachsilanisiertes *R* 1199300

Sehr feines Kieselgel, dessen Oberfläche durch Einführen von Octadecylphenylsilyl-Gruppen chemisch verändert ist

Um Interaktionen mit basischen Verbindungen zu minimieren, ist der größte Teil der verbleibenden Silanol-Gruppen an der Oberfläche sorgfältig nachsilanisiert.

Kieselgel zur Chromatographie, octadecylsilyliertes *R* 1077500

Sehr feines Kieselgel, dessen Oberfläche durch Einführen von Octadecylsilyl-Gruppen chemisch verändert ist

Kieselgel zur Chromatographie, octadecylsilyliertes *R* **1** 1110100

Hochreines, sehr feines Kieselgel, dessen Oberfläche durch Einführen von Octadecylsilyl-Gruppen chemisch verändert ist

Kieselgel zur Chromatographie, octadecylsilyliertes *R* **2** 1115300

Hochreines, sehr feines Kieselgel (Porengröße 15 nm), dessen Oberfläche durch Einführen von Octadecylsilyl-Gruppen (20 Prozent Kohlenstoff) chemisch verändert ist

Die Substanz ist für die Analyse von polycyclischen, aromatischen Kohlenwasserstoffen optimiert.

Kieselgel zur Chromatographie, octadecylsilyliertes, desaktiviertes *R* 1077600

Sehr feines Kieselgel, das vor dem Einführen der Octadecylsilyl-Gruppen mit verschiedenen Verfahren vorbehandelt wurde, um Interaktionen mit basischen Verbindungen zu minimieren

Kieselgel zur Chromatographie, octadecylsilyliertes, extra dichtes, nachsilanisiertes *R* 1188500

Sehr feines Kieselgel, dessen Oberfläche durch Einführen von extra dicht gebundenen Octadecylsilyl-Gruppen chemisch verändert ist

Um Interaktionen mit basischen Verbindungen zu minimieren, ist der größte Teil der verbleibenden Silanol-Gruppen an der Oberfläche sorgfältig nachsilanisiert.

Kieselgel zur Chromatographie, octadecylsilyliertes, monolithisches, nachsilanisiertes *R* 1154500

Monolithische Stäbe aus hochporösem (über 80 Prozent), metallfreiem Quarz mit bimodaler Porenstruktur und einer Oberfläche, die durch Einführen von Octadecylsilyl-Gruppen chemisch verändert ist

Um Interaktionen mit basischen Verbindungen zu minimieren, ist der größte Teil der verbleibenden Silanol-Gruppen sorgfältig nachsilanisiert.

Kieselgel zur Chromatographie, octadecylsilyliertes, nachsilanisiertes *R* 1115400

Sehr feines Kieselgel, dessen Oberfläche durch Einführen von Octadecylsilyl-Gruppen chemisch verändert ist

Um Interaktionen mit basischen Verbindungen zu minimieren, ist der größte Teil der verbleibenden Silanol-Gruppen an der Oberfläche sorgfältig nachsilanisiert.

**Kieselgel zur Chromatographie,
octadecylsilyliertes, nachsilanisiertes** *R* 1   1115401

Hochreines, sehr feines Kieselgel, dessen Oberfläche durch Einführen von Octadecylsilyl-Gruppen chemisch verändert ist

Um Interaktionen mit basischen Verbindungen zu minimieren, ist der größte Teil der verbleibenden Silanol-Gruppen an der Oberfläche sorgfältig nachsilanisiert.

**Kieselgel zur Chromatographie,
octadecylsilyliertes, nachsilanisiertes,
desaktiviertes** *R*   1108600

Sehr feines Kieselgel, das vor dem Einführen der Octadecylsilyl-Gruppen mit verschiedenen Verfahren vorbehandelt wurde

Um Interaktionen mit basischen Verbindungen zu minimieren, ist der größte Teil der verbleibenden Silanol-Gruppen sorgfältig nachsilanisiert.

**Kieselgel zur Chromatographie,
octadecylsilyliertes, nachsilanisiertes,
desaktiviertes** *R* 1   1162600

Sehr feines Kieselgel, das durch Waschen und Hydrolysieren zum größten Teil von Siloxan-Brücken an der Oberfläche befreit wurde und dessen Oberfläche durch Einführen von Octadecylsilyl-Gruppen chemisch verändert ist

Um Interaktionen mit basischen Verbindungen zu minimieren, ist der größte Teil der verbleibenden Silanol-Gruppen sorgfältig nachsilanisiert.

**Kieselgel zur Chromatographie, octadecylsilyliertes,
polar nachsilanisiertes** *R*   1205500

Sehr feines Kieselgel, dessen Oberfläche durch Einführen von Octadecylsilyl-Gruppen chemisch verändert ist

Um Interaktionen mit basischen Verbindungen zu minimieren, ist der größte Teil der verbleibenden Silanol-Gruppen an der Oberfläche sorgfältig polar nachsilanisiert.

**Kieselgel zur Chromatographie, octadecylsilyliertes,
quer vernetztes, nachsilanisiertes** *R*   1204200

Sehr feines Kieselgel, dessen Oberfläche durch Einführen von quer vernetzten Octadecylsilyl-Gruppen chemisch verändert ist

Um Interaktionen mit basischen Verbindungen zu minimieren, ist der größte Teil der verbleibenden Silanol-Gruppen an der Oberfläche sorgfältig nachsilanisiert.

**Kieselgel zur Chromatographie, octadecylsilyliertes, zur Trennung von
polycyclischen aromatischen
Kohlenwasserstoffen** *R*   1202900

Hochreines, sehr feines Kieselgel, dessen Oberfläche durch Einführen von Octadecylsilyl-Gruppen chemisch verändert ist

Die Substanz ist für die Analyse von polycyclischen aromatischen Kohlenwasserstoffen optimiert.

**Kieselgel zur Chromatographie,
octylsilyliertes** *R*   1077700

Sehr feines Kieselgel, dessen Oberfläche durch Einführen von Octylsilyl-Gruppen chemisch verändert ist

**Kieselgel zur Chromatographie,
octylsilyliertes** *R* 1   1077701

Sehr feines Kieselgel, dessen Oberfläche durch Einführen von Octylsilyl-Gruppen und Methylsilyl-Gruppen chemisch verändert ist

**Kieselgel zur Chromatographie,
octylsilyliertes** *R* 2   1077702

Hochreines, sehr feines Kieselgel (Porengröße 10 nm), dessen Oberfläche durch Einführen von Octylsilyl-Gruppen chemisch verändert ist (19 Prozent Kohlenstoff)

Die Substanz enthält höchstens 20 ppm Metalle.

**Kieselgel zur Chromatographie,
octylsilyliertes** *R* 3   1155200

Hochreines, sehr feines Kieselgel, dessen Oberfläche durch Einführen von Octylsilyl-Gruppen chemisch verändert und durch Anlagerung von verzweigten Kohlenwasserstoffen an die Silane sterisch geschützt ist

**Kieselgel zur Chromatographie,
octylsilyliertes, desaktiviertes** *R*   1131600

Sehr feines Kieselgel, das vor dem Einführen der Octylsilyl-Gruppen mit verschiedenen Verfahren vorbehandelt wurde, um Interaktionen mit basischen Verbindungen zu minimieren

**Kieselgel zur Chromatographie, octylsilyliertes,
extra dichtes, nachsilanisiertes** *R*   1200900

Sehr feines Kieselgel, dessen Oberfläche durch Einführen von extra dicht gebundenen Octylsilyl-Gruppen chemisch verändert ist

Um Interaktionen mit basischen Verbindungen zu minimieren, ist der größte Teil der verbleibenden Silanol-Gruppen sorgfältig nachsilanisiert.

Kieselgel zur Chromatographie, octylsilyliertes, nachsilanisiertes *R* 1119600

Sehr feines Kieselgel, dessen Oberfläche durch Einführen von Octylsilyl-Gruppen chemisch verändert ist

Um Interaktionen mit basischen Verbindungen zu minimieren, ist der größte Teil der verbleibenden Silanol-Gruppen an der Oberfläche sorgfältig nachsilanisiert.

Kieselgel zur Chromatographie, octylsilyliertes, nachsilanisiertes, desaktiviertes *R* 1148800

Sehr feines Kieselgel, das vor dem Einführen der Octylsilyl-Gruppen mit verschiedenen Verfahren vorbehandelt wurde

Um Interaktionen mit basischen Verbindungen zu minimieren, ist der größte Teil der verbleibenden Silanol-Gruppen sorgfältig nachsilanisiert.

Kieselgel zur Chromatographie, oxypropionitrilsilyliertes *R* 1184700

Sehr feines Kieselgel, dessen Oberfläche durch Einführen von Oxypropionitrilsilyl-Gruppen chemisch verändert ist

Kieselgel zur Chromatographie, phenylhexylsilyliertes *R* 1153900

Sehr feines Kieselgel, dessen Oberfläche durch Einführen von Phenylhexylsilyl-Gruppen chemisch verändert ist

Kieselgel zur Chromatographie, phenylhexylsilyliertes, nachsilanisiertes *R* 1170600

Sehr feines Kieselgel, dessen Oberfläche durch Einführen von Phenylhexylsilyl-Gruppen chemisch verändert ist

Um Interaktionen mit basischen Verbindungen zu minimieren, ist der größte Teil der verbleibenden Silanol-Gruppen sorgfältig nachsilanisiert.

Kieselgel zur Chromatographie, phenylsilyliertes *R* 1110200

Sehr feines Kieselgel, dessen Oberfläche durch Einführen von Phenyl-Gruppen chemisch verändert ist

Kieselgel zur Chromatographie, phenylsilyliertes, extra dichtes, nachsilanisiertes *R* 1207700

Sehr feines Kieselgel, dessen Oberfläche durch Einführen von extra dicht gebundenen Phenylsilyl-Gruppen chemisch verändert ist

Um Interaktionen mit basischen Verbindungen zu minimieren, ist der größte Teil der verbleibenden Silanol-Gruppen an der Oberfläche sorgfältig nachsilanisiert.

Kieselgel zur Chromatographie, phenylsilyliertes, nachsilanisiertes *R* 1154900

Sehr feines Kieselgel, dessen Oberfläche durch Einführen von Phenyl-Gruppen chemisch verändert ist

Um Interaktionen mit basischen Verbindungen zu minimieren, ist der größte Teil der verbleibenden Silanol-Gruppen an der Oberfläche sorgfältig nachsilanisiert.

Kieselgel zur Chromatographie, phenylsilyliertes, nachsilanisiertes, desaktiviertes *R* 1197900

Sehr feines Kieselgel, das vor dem Einführen der Phenylsilyl-Gruppen mit verschiedenen Verfahren vorbehandelt wurde

Um Interaktionen mit basischen Verbindungen zu minimieren, ist der größte Teil der verbleibenden Silanol-Gruppen sorgfältig nachsilanisiert.

Kieselgel zur Chromatographie, poröses *R* 1207800

Poröses Kieselgel in/als PLOT-Schichtkapillaren (PLOT, porous layer open tubular column)

Kieselgel zur Chromatographie, propoxyphenyliertes, nachsilanisiertes *R* 1174600

Sehr feines Kieselgel, dessen Oberfläche durch Einführen von Propoxyphenyl-Gruppen chemisch verändert ist

Kieselgel zur Chromatographie, propylsilyliertes *R* 1170700

Sehr feines Kieselgel, dessen Oberfläche durch Einführen von Propylsilyl-Gruppen chemisch verändert ist

Kieselgel zur Chromatographie, trimethylsilyliertes *R* 1115500

Sehr feines Kieselgel, dessen Oberfläche durch Einführen von Trimethylsilyl-Gruppen chemisch verändert ist

Kieselgel zur Chromatographie zur Verwendung mit stark wässrigen mobilen Phasen, alkyliertes *R* 1160200

Sehr feines Kieselgel, das durch Einführen von Alkyl-Gruppen chemisch verändert ist und das sich bei Verwendung von stark wässrigen mobilen Phasen eignet

Kieselgel zur Chromatographie zur Verwendung mit stark wässrigen mobilen Phasen, alkyliertes, nachsilanisiertes *R* 1176900

Sehr feines Kieselgel, das durch Einführen von Alkyl-Gruppen chemisch verändert ist und das sich bei Verwendung von stark wässrigen mobilen Phasen eignet

Um Interaktionen mit basischen Verbindungen zu minimieren, ist der größte Teil der verbleibenden Silanol-Gruppen an der Oberfläche sorgfältig nachsilanisiert.

Kieselgel zur Trennung chiraler Komponenten, belegt mit L-Penicillamin *R* 1200500

Sehr feines Kieselgel zur Chromatographie, mit L-Penicillamin belegt

Kieselgel zur Trennung chiraler Komponenten, vancomycingebundenes *R* 1205300

Hochreines Kieselgel, das durch vielfache kovalente Bindung mit Vacomycin chemisch verändert ist

Kieselgur *R* 1025900

CAS Nr. 91053-39-3

Weißes bis fast weißes, feinkörniges Pulver, das aus den Kieselpanzern fossiler Diatomeen oder aus deren Bruchstücken besteht; praktisch unlöslich in Wasser und Ethanol 96 %

Die Substanz kann mit dem Mikroskop (500fache Vergrößerung) identifiziert werden.

Kieselgur G *R* 1047600

Mit Salzsäure gereinigte und geglühte Kieselgur, die etwa 15 Prozent Calciumsulfat-Hemihydrat enthält

Feines, grauweißes Pulver, dessen grauer Farbton sich beim Aufschlämmen mit Wasser verstärkt

Die mittlere Korngröße beträgt 10 bis 40 µm.

Gipsgehalt: Prüfung siehe „Kieselgel G *R*"

pH-Wert (2.2.3): 1 g Substanz wird 5 min lang mit 10 ml kohlendioxidfreiem Wasser *R* geschüttelt. Der pH-Wert der Suspension muss bei 7 bis 8 liegen.

Trennvermögen: Dünnschichtchromatographie (2.2.27) Die Kieselgur-G-Schicht wird mit einer Lösung von Natriumacetat *R* (2,7 g · l^{-1}) hergestellt. Auf die Platte werden je 5 µl einer Lösung, die je 0,1 g · l^{-1} Lactose, Saccharose, Glucose und Fructose in Pyridin *R* enthält, aufgetragen. Die Chromatographie erfolgt mit einer Mischung von 12 Volumteilen Wasser *R*, 23 Volumteilen 2-Propanol *R* und 65 Volumteilen Ethylacetat *R* über eine Laufstrecke von 14 cm. Die Laufzeit beträgt etwa 40 min. Nach erfolgter Chromatographie wird die Platte getrocknet, mit etwa 10 ml Anisaldehyd-Reagenz *R* besprüht und 5 bis 10 min lang bei 100 bis 105 °C erhitzt. Auf dem Chromatogramm müssen 4 scharf begrenzte, keine Schwanzbildung zeigende Flecke sichtbar sein, die deutlich voneinander getrennt sind.

Kieselgur-Filtrierhilfsmittel *R* 1047500

Weißes bis gelblich weißes, leichtes Pulver; praktisch unlöslich in Wasser, in verdünnten Säuren und in organischen Lösungsmitteln

Filtrationsgeschwindigkeit: Ein Chromatographierohr von 0,25 m Länge und 10 mm innerem Durchmesser wird verwendet, dessen unteres Ende mit einer Glassinterplatte (100) verschlossen ist. Im Abstand von 0,10 und 0,20 m von der Platte befinden sich zwei Markierungen. In das Rohr wird bis zur ersten Markierung Substanz, anschließend bis zur zweiten Markierung Wasser *R* eingefüllt. Sobald der erste Tropfen aus dem Rohr fließt, wird das Rohr wieder mit Wasser *R* bis zur zweiten Markierung gefüllt und die Zeit ermittelt, die zum Ausfließen der ersten 5 ml Eluat erforderlich ist. Die Durchflussrate muss mindestens 1 ml je Minute betragen.

Aussehen des Eluats: Das unter „Filtrationsgeschwindigkeit" erhaltene Eluat muss farblos sein (2.2.2, Methode I).

Sauer oder alkalisch reagierende Substanzen: 1,00 g Substanz wird mit 10 ml Wasser *R* kräftig geschüttelt, 5 min lang stehen gelassen und die Suspension filtriert. Der Filter wird vorher mit heißem Wasser *R* bis zur neutralen Reaktion des Filtrats gewaschen. 2,0 ml Filtrat müssen nach Zusatz von 0,05 ml Methylrot-Lösung *R* gelb gefärbt sein. 2,0 ml Filtrat dürfen sich nach Zusatz von 0,05 ml Phenolphthalein-Lösung *R* 1 höchstens sehr schwach rosa färben.

Wasserlösliche Substanzen: 10,0 g Substanz werden in ein Chromatographierohr von 0,25 m Länge und 10 mm innerem Durchmesser gegeben und mit Wasser *R* eluiert. Die ersten 20 ml Eluat werden zur Trockne eingedampft. Der Rückstand darf nach dem Trocknen bei 100 bis 105 °C höchstens 10 mg wiegen.

Eisen (2.4.9): 0,50 g Substanz werden mit 10 ml einer Mischung gleicher Volumteile Salzsäure *R* 1 und Wasser *R* kräftig geschüttelt. Nach 5 min langem Stehenlassen wird die Mischung filtriert. 1,0 ml Filtrat muss der Grenzprüfung auf Eisen entsprechen (200 ppm).

Glühverlust: höchstens 0,5 Prozent

Die Substanz darf sich während des Erhitzens bis zur Rotglut (600 ± 50 °C) nicht braun oder schwarz verfärben.

Kieselgur zur Gaschromatographie *R* 1026000

Weißes bis fast weißes, feinkörniges Pulver, das aus den Kieselpanzern fossiler Diatomeen oder aus deren Bruchstücken besteht; praktisch unlöslich in Wasser und in Ethanol 96 %

Die Substanz kann mit dem Mikroskop (500fache Vergrößerung) identifiziert werden. Die Substanz wird mit

Säure und anschließend mit Wasser, bis sie neutral reagiert, gewaschen.

Kieselgur zur Gaschromatographie, silanisierte *R*　　1026300

Kieselgur zur Gaschromatographie *R*, die mit Dimethyldichlorsilan oder mit einer anderen geeigneten Silanisierungssubstanz silanisiert wurde

Kohlendioxid *R*　　1015600

CAS Nr. 124-38-9

Muss der Monographie **Kohlendioxid (Carbonei dioxidum)** entsprechen

Kohlendioxid *R* **1**　　1015700

CO_2　　M_r 44,01

Gehalt: mindestens 99,995 Prozent (V/V)

Kohlenmonoxid: höchstens 5 ppm

Sauerstoff: höchstens 25 ppm

Stickstoffmonoxid: höchstens 1 ppm

Kohlendioxid *R* **2**　　1134500

CO_2　　M_r 44,01

Gehalt: mindestens 99 Prozent (V/V)

Kohlenmonoxid *R*　　1016000

CO　　M_r 28,01

CAS Nr. 630-08-0

Gehalt: mindestens 99,97 Prozent (V/V)

Kohlenmonoxid *R* **1**　　1134600

CO　　M_r 28,01

CAS Nr. 630-08-0

Gehalt: mindestens 99 Prozent (V/V)

Kohlenwasserstoffe zur Gaschromatographie *R*　　1049400

Sich fettig anfühlende Masse, löslich in Benzol und Toluol

Kongorot *R*　　1022000

$C_{32}H_{22}N_6Na_2O_6S_2$　　M_r 697
CAS Nr. 573-58-0

C.I. Nr. 22120; Schultz Nr. 360
3,3′-(4,4′-Biphenyldiylbisazo)bis(4-amino-1-naphthalinsulfonsäure), Dinatriumsalz

Bräunlich rotes Pulver; löslich in Wasser

Kongorot-Fibrin *R*　　1038400

1,5 g Fibrin werden über Nacht in 50 ml einer Lösung von Kongorot *R* (20 g · l^{-1}) in Ethanol 90 % *R* eingelegt. Nach dem Abfiltrieren wird das Fibrin mit Wasser *R* gewaschen und unter Ether *R* gelagert.

Kongorot-Lösung *R*　　1022001

0,1 g Kongorot *R* werden in einer Mischung von 20 ml Ethanol 96 % *R* und Wasser *R* gelöst. Die Lösung wird mit Wasser *R* zu 100 ml verdünnt.

Empfindlichkeitsprüfung: Eine Mischung von 0,2 ml Kongorot-Lösung, 100 ml kohlendioxidfreiem Wasser *R* und 0,3 ml Salzsäure (0,1 mol · l^{-1}) muss blau gefärbt sein. Bis zum Farbumschlag nach Rosa dürfen höchstens 0,3 ml Natriumhydroxid-Lösung (0,1 mol · l^{-1}) verbraucht werden.

Umschlagsbereich: pH-Wert 3,0 (blau) bis 5,0 (rosa)

Kongorot-Papier *R*　　1022002

Filterpapierstreifen werden einige Minuten lang in Kongorot-Lösung *R* getaucht und anschließend trocknen gelassen.

Konzentrische Säule für die Gaschromatographie *R*　　1135100

Im Handel erhältliches System, bestehend aus 2 konzentrisch angeordneten Rohren

Das äußere Rohr ist mit Molekularsieben, das innere Rohr mit einer Mischung von porösen Polymeren gepackt. Hauptanwendungsbereich ist die Trennung von Gasen.

Reagenzien K   7713

Kristallviolett R   1022900

$C_{25}H_{30}ClN_3$ M_r 408,0
CAS Nr. 548-62-9

C.I. Nr. 42555; Schultz Nr. 78
Tris(4-dimethylaminophenyl)methyliumchlorid; Methylrosaniliniumchlorid (INN)

Kristalle oder Pulver, tiefgrün; löslich in Wasser und in Ethanol 96 %

Kristallviolett-Lösung R   1022901

0,5 g Kristallviolett R werden in wasserfreier Essigsäure R zu 100 ml gelöst.

Empfindlichkeitsprüfung: Eine Mischung von 50 ml wasserfreier Essigsäure R und 0,1 ml Kristallviolett-Lösung muss blauviolett sein. Bis zum Farbumschlag nach Blaugrün dürfen höchstens 0,1 ml Perchlorsäure (0,1 mol · l^{-1}) verbraucht werden.

Kupfer R   1022100

Cu A_r 63,55
CAS Nr. 7440-50-8

Gereinigte Folien, Späne, Drähte oder Pulver des reinen Metalls mit der Reinheit von Elektrolysekupfer

Kupfer(II)-acetat R   1022200

$C_4H_6CuO_4 \cdot H_2O$ M_r 199,7
CAS Nr. 6046-93-1

Pulver oder Kristalle, blaugrün; leicht löslich in siedendem Wasser, löslich in Wasser und in Ethanol 96 %, schwer löslich in Glycerol 85 %

Kupfer(II)-chlorid R   1023000

$CuCl_2 \cdot 2 H_2O$ M_r 170,5
CAS Nr. 10125-13-0

Pulver oder Kristalle, grünlich blau, zerfließlich in feuchter Luft, verwitternd in trockener Luft; leicht löslich in Wasser, in Ethanol 96 % und in Methanol, wenig löslich in Aceton

Lagerung: dicht verschlossen

Kupfer(II)-citrat-Lösung R   1023100

25 g Kupfer(II)-sulfat-Pentahydrat R, 50 g Citronensäure-Monohydrat R und 144 g wasserfreies Natriumcarbonat R werden in Wasser R zu 1000 ml gelöst.

Kupfer(II)-citrat-Lösung R 1   1023200

25 g Kupfer(II)-sulfat-Pentahydrat R, 50 g Citronensäure-Monohydrat R und 144 g wasserfreies Natriumcarbonat R werden in Wasser R zu 1000 ml gelöst. Die Lösung wird so eingestellt, dass sie folgenden Prüfungen entspricht:

a) 25,0 ml der Lösung werden mit 3 g Kaliumiodid R und vorsichtig mit 25 ml einer 25-prozentigen Lösung (*m/m*) von Schwefelsäure R versetzt. Die Lösung wird mit Natriumthiosulfat-Lösung (0,1 mol · l^{-1}) titriert, wobei gegen Ende der Titration 0,5 ml Stärke-Lösung R zugesetzt werden.

24,5 bis 25,5 ml Natriumthiosulfat-Lösung (0,1 mol · l^{-1}) dürfen bei dieser Titration verbraucht werden.

b) 10,0 ml der Lösung werden mit Wasser R zu 100,0 ml verdünnt und gemischt. 10,0 ml dieser Lösung werden nach Zusatz von 25,0 ml Salzsäure (0,1 mol · l^{-1}) 1 h lang im Wasserbad erhitzt. Nach dem Abkühlen wird die Mischung mit Wasser R auf das ursprüngliche Volumen verdünnt und nach Zusatz von 0,1 ml Phenolphthalein-Lösung R 1 mit Natriumhydroxid-Lösung (0,1 mol · l^{-1}) titriert.

5,7 bis 6,3 ml Natriumhydroxid-Lösung (0,1 mol · l^{-1}) dürfen bei dieser Titration verbraucht werden.

c) 10,0 ml der Lösung werden mit Wasser R zu 100,0 ml verdünnt und gemischt. 10,0 ml dieser Lösung werden nach Zusatz von 0,1 ml Phenolphthalein-Lösung R 1 mit Salzsäure (0,1 mol · l^{-1}) titriert.

6,0 bis 7,5 ml Salzsäure (0,1 mol · l^{-1}) dürfen bei dieser Titration verbraucht werden.

Kupferedetat-Lösung R   1022300

2 ml einer Lösung von Kupfer(II)-acetat R (20 g · l^{-1}) werden mit 2 ml Natriumedetat-Lösung (0,1 mol · l^{-1}) gemischt und mit Wasser R zu 50 ml verdünnt.

Kupfer(II)-Ethylendiaminhydroxid-Lösung R   3008700

CAS Nr. 14552-35-3

Das molare Verhältnis zwischen Ethylendiamin und Kupfer beträgt 2,00 ± 0,04.

Die Lösung ist im Handel erhältlich.

Die „Allgemeinen Vorschriften" gelten für alle Monographien und sonstigen Texte

Ph. Eur. 10. Ausgabe, 4. Nachtrag

Kupfer(II)-nitrat R 1022400

$Cu(NO_3)_2 \cdot 3\ H_2O$ M_r 241,6
CAS Nr. 10031-43-3

Kupferdinitrat-Trihydrat

Tiefblaue, hygroskopische Kristalle; sehr leicht löslich in Wasser, leicht löslich in Ethanol 96 % und in verdünnter Salpetersäure

Die wässrige Lösung reagiert stark sauer.

Lagerung: dicht verschlossen

Kupfer(II)-sulfat, wasserfreies R 1199000

$CuSO_4$ M_r 159,6
CAS Nr. 7758-98-7

Grünlich graues, hygroskopisches Pulver; leicht löslich in Wasser, schwer löslich in Methanol, praktisch unlöslich in Ethanol 96 %

Kupfer(II)-sulfat-Pentahydrat R 1022500

$CuSO_4 \cdot 5\ H_2O$ M_r 249,7
CAS Nr. 7758-99-8

Tiefblaue Kristalle oder blaues Pulver, schwach verwitternd; sehr leicht löslich in Wasser, schwer löslich in Ethanol 96 %

Kupfer(II)-sulfat-Lösung R 1022501

Eine Lösung von Kupfer(II)-sulfat-Pentahydrat R $(125\ g \cdot l^{-1})$

Kupfer(II)-sulfat-Lösung R 1   1199001

600 ml Wasser R werden langsam mit 80 ml Phosphorsäure 85 % R versetzt. Die Lösung wird unter Rühren mit 100 g wasserfreiem Kupfer(II)-sulfat R versetzt und mit Wasser R zu 1 Liter verdünnt.

Kupfer(II)-tetrammin-Reagenz R 1022600

34,5 g Kupfer(II)-sulfat-Pentahydrat R werden in 100 ml Wasser R gelöst. Unter Rühren wird tropfenweise so viel konzentrierte Ammoniak-Lösung R hinzugefügt, dass sich der entstandene Niederschlag wieder löst. 30 ml konzentrierte Natriumhydroxid-Lösung R werden tropfenweise unter ständigem Schütteln zugesetzt, wobei die Temperatur unterhalb von 20 °C gehalten wird. Der Niederschlag wird durch einen Glassintertiegel (40) (2.1.2) filtriert, mit Wasser R so lange gewaschen, bis das Filtrat klar ist, und dann in 200 ml konzentrierter Ammoniak-Lösung R aufgenommen. Erneut wird die Mischung über einen Glassintertiegel (2.1.2) filtriert; dieser Vorgang wird wiederholt, um den Niederschlag so weit wie möglich zu lösen.

L

Lackmus R 1049300

CAS Nr. 1393-92-6

Schultz Nr. 1386

Abbauprodukte des indigoblauen Farbstoffs, der aus verschiedenen *Roccella-, Lecanora-* oder anderen Flechtenarten gewonnen wird

Der Farbstoff ist löslich in Wasser und praktisch unlöslich in Ethanol 96 %.

Umschlagsbereich: pH-Wert 5 (rot) bis 8 (blau)

Lackmuspapier, blaues R 1049301

10 Teile grob pulverisiertes Lackmus R werden 1 h lang mit 100 Teilen Ethanol 96 % R zum Sieden erhitzt. Das Ethanol wird abgegossen und der Rückstand mit einer Mischung von 45 Teilen Ethanol 96 % R und 55 Teilen Wasser R versetzt. Nach 2 Tagen wird die klare Flüssigkeit abgegossen. Filterpapierstreifen werden mit dieser Lösung imprägniert und anschließend getrocknet.

Empfindlichkeitsprüfung: Ein Streifen von 10 mm × 60 mm wird in eine Mischung von 10 ml Salzsäure $(0,02\ mol \cdot l^{-1})$ und 90 ml Wasser R gegeben. Unter dauerndem Rühren muss sich das Papier innerhalb 45 s rot färben.

Lackmuspapier, rotes R 1049302

Blauer Lackmus-Auszug wird so lange tropfenweise mit verdünnter Salzsäure R versetzt, bis eine Rotfärbung eintritt. Filterpapierstreifen werden mit dieser Lösung imprägniert und anschließend getrocknet.

Empfindlichkeitsprüfung: Ein Streifen von 10 mm × 60 mm wird in eine Mischung von 10 ml Natriumhydroxid-Lösung $(0,02\ mol \cdot l^{-1})$ und 90 ml Wasser R gegeben. Unter dauerndem Rühren muss sich das Papier innerhalb von 45 s blau färben.

Lactobionsäure R 1101600

$C_{12}H_{22}O_{12}$ M_r 358,3
CAS Nr. 96-82-2

Weißes bis fast weißes, kristallines Pulver; leicht löslich in Wasser, praktisch unlöslich in Ethanol 96 %

Smp: etwa 115 °C

Lactose-Monohydrat *R* 1047900

CAS Nr. 5989-81-1

Muss der Monographie **Lactose-Monohydrat (Lactosum monohydricum)** entsprechen

α-Lactose-Monohydrat *R* 1150000

$C_{12}H_{22}O_{11} \cdot H_2O$ M_r 360,3
CAS Nr. 5989-81-1

α-D-Lactose, Monohydrat

Weißes bis fast weißes Pulver

Gehalt: mindestens 97 Prozent

β-D-Lactose: weniger als 3 Prozent

Gehaltsbestimmung: Gaschromatographie (2.2.28) mit Hilfe des Verfahrens „Normalisierung"

Säule
- Größe: $l = 30$ m, $\varnothing = 0{,}25$ mm
- Stationäre Phase: Methylpolysiloxan *R* (Filmdicke 1 μm)

Trägergas: Helium zur Chromatographie *R*

Temperatur

	Zeit (min)	Temperatur (°C)
Säule	0 – 12,5	230 → 280
Probeneinlass		250
Detektor		280

Detektion: Flammenionisation

Einspritzen: eine geeignete derivatisierte Probe

β-Lactose *R* 1150100

$C_{12}H_{22}O_{11}$ M_r 342,3
CAS Nr. 5965-66-2

β-D-Lactose

Weißes bis schwach gelbliches Pulver

Gehalt: mindestens 99 Prozent

α-D-Lactose: höchstens 35 Prozent

Gehaltsbestimmung: Gaschromatographie (2.2.28) mit Hilfe des Verfahrens „Normalisierung"

Säule
- Größe: $l = 30$ m, $\varnothing = 0{,}25$ mm
- Stationäre Phase: Cyanopropyl(3)phenyl(3)methyl-(94)polysiloxan *R* (Filmdicke 1 μm)

Trägergas Helium zur Chromatographie *R*

Temperatur

	Zeit (min)	Temperatur (°C)
Säule	0 – 32,5	20 → 280
Probeneinlass		250
Detektor		250

Detektion: Flammenionisation

Einspritzen: eine geeignete derivatisierte Probe

Lactulose *R* 1189600

CAS Nr. 4618-18-2

Muss der Monographie **Lactulose (Lactulosum)** entsprechen

Lanatosid C *R* 1163300

$C_{49}H_{76}O_{20}$ M_r 985
CAS Nr. 17575-22-3

3β-[(β-D-Glucopyranosyl-(1→4)-3-O-acetyl-2,6-didesoxy-β-D-*ribo*-hexopyranosyl-(1→4)-2,6-didesoxy-β-D-*ribo*-hexopyranosyl-(1→4)-2,6-didesoxy-β-D-*ribo*-hexopyranosyl)oxy]-12β,14-dihydroxy-5β-card-20(22)-enolid

Nach Umkristallisieren aus Ethanol 96 % erhaltene lange, flache Prismen

Leicht löslich in Dioxan und Pyridin

Lanthan(III)-chlorid-Lösung R 1114001

58,65 g Lanthan(III)-oxid R werden langsam mit 100 ml Salzsäure R versetzt. Die Lösung wird zum Sieden erhitzt, erkalten gelassen und mit Wasser R zu 1000,0 ml verdünnt.

Lanthan(III)-chlorid-Heptahydrat R 1167200

LaCl$_3 \cdot$ 7 H$_2$O M_r 371,4
CAS Nr. 10025-84-0

Weißes bis fast weißes Pulver oder farblose Kristalle; leicht löslich in Wasser

Lanthannitrat R 1048000

La(NO$_3$)$_3 \cdot$ 6 H$_2$O M_r 433,0
CAS Nr. 10277-43-7

Farblose, zerfließliche Kristalle; leicht löslich in Wasser

Lagerung: dicht verschlossen

Lanthannitrat-Lösung R 1048001

Eine Lösung von Lanthannitrat R (50 g · l^{-1})

Lanthan(III)-oxid R 1114000

La$_2$O$_3$ M_r 325,8
CAS Nr. 1312-81-8

Fast weißes, amorphes Pulver; praktisch unlöslich in Wasser

Die Substanz löst sich in verdünnten Mineralsäuren und absorbiert Kohlendioxid aus der Luft.

Calcium: höchstens 5 ppm

Laurinsäure R 1143100

$C_{12}H_{24}O_2$ M_r 200,3
CAS Nr. 143-07-7

Dodecansäure

Weißes bis fast weißes, kristallines Pulver; praktisch unlöslich in Wasser, leicht löslich in Ethanol 96 %

Smp: etwa 44 °C

Wird die Substanz in der Prüfung „Gesamtfettsäuren" in der Monographie **Sägepalmenfrüchte (Sabalis serrulatae fructus)** *verwendet, muss sie zusätzlich folgender Anforderung entsprechen:*

Gehaltsbestimmung: Gaschromatographie (2.2.28) wie in der Monographie **Sägepalmenfrüchte** beschrieben

Gehalt: mindestens 98 Prozent, ermittelt mit Hilfe des Verfahrens „Normalisierung"

Laurylalkohol R 1119900

$C_{12}H_{26}O$ M_r 186,3
CAS Nr. 112-53-8

Dodecan-1-ol

d_{20}^{20}: etwa 0,820
Smp: 24 bis 27 °C

Gehalt: mindestens 98,0 Prozent, mit Hilfe der Gaschromatographie bestimmt

Lavandulol R 1114100

$C_{10}H_{18}O$ M_r 154,2
CAS Nr. 498-16-8

(*R*)-5-Methyl-2-(1-methylethenyl)hex-4-en-1-ol

Ölige Flüssigkeit mit charakteristischem Geruch

Wird die Substanz in der Gaschromatographie verwendet, muss sie zusätzlich folgender Anforderung entsprechen:

Gehaltsbestimmung: Gaschromatographie (2.2.28) wie in der Monographie **Lavendelöl (Lavandulae aetheroleum)** beschrieben

Untersuchungslösung: die Substanz

Gehalt: mindestens 90,0 Prozent, ermittelt mit Hilfe des Verfahrens „Normalisierung"

Lavandulylacetat R 1114200

$C_{12}H_{20}O_2$ M_r 196,3
CAS Nr. 25905-14-0

[(*R*)-2-Isopropenyl-5-methylhex-4-en-1-yl]acetat

Farblose Flüssigkeit mit charakteristischem Geruch

Wird die Substanz in der Gaschromatographie verwendet, muss sie zusätzlich folgender Anforderung entsprechen:

Gehaltsbestimmung: Gaschromatographie (2.2.28) wie in der Monographie **Lavendelöl (Lavandulae aetheroleum)** beschrieben

Untersuchungslösung: die Substanz

Gehalt: mindestens 93,0 Prozent, ermittelt mit Hilfe des Verfahrens „Normalisierung"

Leiocarposid *R*   1150200

$C_{27}H_{34}O_{16}$ M_r 615
CAS Nr. 71953-77-0

2-(β-D-Glucopyranosyloxy)benzyl-3-(β-D-glucopyranosyloxy)-6-hydroxy-2-methoxybenzoat; 2-[[[3-(β-D-Glucopyranosyloxy)-6-hydroxy-2-methoxybenzoyl]oxy]-methyl]phenyl-β-D-glucopyranosid

Weißes bis fast weißes Pulver; löslich in Wasser, leicht löslich in Methanol, schwer löslich in Ethanol 96 %

Smp: 190 bis 193 °C

Leucin *R*   1048500

CAS Nr. 61-90-5

Muss der Monographie **Leucin (Leucinum)** entsprechen

Levodopa *R*   1170000

CAS Nr. 59-92-7

Muss der Monographie **Levodopa (Levodopum)** entsprechen

Levomenol *R*

Siehe (−)-α-Bisabolol *R*

(Z)-Ligustilid *R*   1180300

$C_{12}H_{14}O_2$ M_r 190,2
CAS Nr. 81944-09-4

(3Z)-3-Butyliden-1,3,4,5-tetrahydroisobenzofuran-1-on

Limonen *R*   1048600

$C_{10}H_{16}$ M_r 136,2
CAS Nr. 5989-27-5

D-Limonen; (+)-*p*-Mentha-1,8-dien; (*R*)-4-Isopropenyl-1-methylcyclohex-1-en

Farblose Flüssigkeit; praktisch unlöslich in Wasser, löslich in Ethanol 96 %

d_{20}^{20}: etwa 0,84
n_D^{20}: 1,471 bis 1,474
$[\alpha]_D^{20}$: etwa +124
Sdp: 175 bis 177 °C

Wird die Substanz in der Gaschromatographie verwendet, muss sie zusätzlich folgender Anforderung entsprechen:

Gehaltsbestimmung: Gaschromatographie (2.2.28) wie in der Monographie **Pfefferminzöl (Menthae piperitae aetheroleum)** beschrieben

Untersuchungslösung: die Substanz

Gehalt: mindestens 99,0 Prozent, ermittelt mit Hilfe des Verfahrens „Normalisierung"

Linalool *R*   1048700

$C_{10}H_{18}O$ M_r 154,2
CAS Nr. 78-70-6

(*RS*)-3,7-Dimethyl-1,6-octadien-3-ol

Mischung von 2 Stereoisomeren (Licareol und Coriandrol)

Flüssigkeit; praktisch unlöslich in Wasser

d_{20}^{20}: etwa 0,860
n_D^{20}: etwa 1,462
Sdp: etwa 200 °C

Wird die Substanz in der Gaschromatographie verwendet, muss sie zusätzlich folgender Anforderung entsprechen:

Gehaltsbestimmung: Gaschromatographie (2.2.28) wie in der Monographie **Anisöl (Anisi aetheroleum)** beschrieben

Untersuchungslösung: die Substanz

Gehalt: mindestens 98,0 Prozent, ermittelt mit Hilfe des Verfahrens „Normalisierung"

Linalylacetat R   1107200

$C_{12}H_{20}O_2$ M_r 196,3
CAS Nr. 115-95-7

[(RS)-1,5-Dimethyl-1-vinylhex-4-enyl]acetat

Farblose bis schwach gelbe Flüssigkeit; mit einem starken Geruch nach Bergamotte und Lavendel

d_{25}^{25}: 0,895 bis 0,912
n_D^{20}: 1,448 bis 1,451
Sdp: etwa 215 °C

Wird die Substanz in der Gaschromatographie verwendet, muss sie zusätzlich folgender Anforderung entsprechen:

Gehaltsbestimmung: Gaschromatographie (2.2.28) wie in der Monographie **Neroliöl/Bitterorangenblütenöl (Neroli aetheroleum)** beschrieben

Untersuchungslösung: die Substanz

Gehalt: mindestens 95,0 Prozent, ermittelt mit Hilfe des Verfahrens „Normalisierung"

Lindan R   1128900

$C_6H_6Cl_6$ M_r 290,8
CAS Nr. 58-89-9

γ-Hexachlorcyclohexan

Für die Monographie **Wollwachs (Adeps lanae)** kann eine geeignete, zertifizierte Referenzlösung (10 ng · μl⁻¹ in Cyclohexan) verwendet werden.

Linolensäure R   1143300

$C_{18}H_{30}O_2$ M_r 278,4
CAS Nr. 463-40-1

(9Z,12Z,15Z)-Octadeca-9,12,15-triensäure

Farblose Flüssigkeit; praktisch unlöslich in Wasser, löslich in organischen Lösungsmitteln

d_4^{20}: etwa 0,915
n_D^{20}: etwa 1,480

Wird die Substanz in der Prüfung „Gesamtfettsäuren" in der Monographie **Sägepalmenfrüchte (Sabalis serrulatae fructus)** *verwendet, muss sie zusätzlich folgender Anforderung entsprechen:*

Gehaltsbestimmung: Gaschromatographie (2.2.28) wie in der Monographie **Sägepalmenfrüchte** beschrieben

Gehalt: mindestens 98 Prozent, ermittelt mit Hilfe des Verfahrens „Normalisierung"

Linolenylalkohol R   1156200

$C_{18}H_{32}O$ M_r 264,4
CAS Nr. 506-44-5

(9Z,12Z,15Z)-Octadeca-9,12,15-trien-1-ol

Gehalt: mindestens 96 Prozent

Linoleylalkohol R   1155900

$C_{18}H_{34}O$ M_r 266,5
CAS Nr. 506-43-4

(9Z,12Z)-Octadeca-9,12-dien-1-ol

Relative Dichte: 0,830

Gehalt: mindestens 85 Prozent

Linolsäure R   1143200

$C_{18}H_{32}O_2$ M_r 280,5
CAS Nr. 60-33-3

(9Z,12Z)-Octadeca-9,12-diensäure

Farblose, ölige Flüssigkeit

d_4^{20}: etwa 0,903
n_D^{20}: etwa 1,470

Wird die Substanz in der Prüfung „Gesamtfettsäuren" in der Monographie **Sägepalmenfrüchte (Sabalis serrulatae fructus)** *verwendet, muss sie zusätzlich folgender Anforderung entsprechen:*

Gehaltsbestimmung: Gaschromatographie (2.2.28) wie in der Monographie **Sägepalmenfrüchte** beschrieben

Gehalt: mindestens 98 Prozent, ermittelt mit Hilfe des Verfahrens „Normalisierung"

Linsidominhydrochlorid R   1171200

C$_6$H$_{11}$ClN$_4$O$_2$ M_r 206,6
CAS Nr. 16142-27-1

3-(Morpholin-4-yl)sydnonimin-hydrochlorid;
3-(Morpholin-4-yl)-1,2,3-oxadiazol-3-ium-5-aminid-hydrochlorid

Weißes bis fast weißes Pulver

Lithium R   1048800

Li A_r 6,94
CAS Nr. 7439-93-2

Weiches Metall, dessen frisch geschnittene Oberfläche ein silbergraues Aussehen hat

Die Substanz wird an der Luft schnell glanzlos. Mit Wasser reagiert sie heftig unter Wasserstoffentwicklung und Bildung einer Lösung von Lithiumhydroxid; löslich in Methanol unter Wasserstoffentwicklung und Bildung einer Lösung von Lithiummethanolat; praktisch unlöslich in Petrolether

Lagerung: unter Petrolether oder flüssigem Paraffin

Lithiumcarbonat R   1048900

Li$_2$CO$_3$ M_r 73,9
CAS Nr. 554-13-2

Weißes bis fast weißes, leichtes Pulver; wenig löslich in Wasser, sehr schwer löslich in Ethanol 96 %

Eine bei 20 °C gesättigte Lösung enthält etwa 13 g · l^{-1} Li$_2$CO$_3$.

Lithiumchlorid R   1049000

LiCl M_r 42,39
CAS Nr. 7447-41-8

Kristallines Pulver, Granulat oder kubische Kristalle, zerfließlich; leicht löslich in Wasser, löslich in Aceton und in Ethanol 96 %

Wässrige Lösungen sind neutral oder schwach alkalisch.

Lagerung: dicht verschlossen

Lithiumhydroxid R   1049100

LiOH · H$_2$O M_r 41,96
CAS Nr. 1310-66-3

Weißes bis fast weißes, körniges Pulver; stark alkalische Reaktion, absorbiert leicht Wasser und Kohlendioxid; löslich in Wasser, wenig löslich in Ethanol 96 %

Lagerung: dicht verschlossen

Lithiummetaborat, wasserfreies R   1120000

LiBO$_2$ M_r 49,75
CAS Nr. 13453-69-5

Lithiumsulfat R   1049200

Li$_2$SO$_4$ · H$_2$O M_r 128,0
CAS Nr. 10102-25-7

Farblose Kristalle; leicht löslich in Wasser, praktisch unlöslich in Ethanol 96 %

Lithiumtrifluormethansulfonat R   1173400

CF$_3$LiO$_3$S M_r 156,0
CAS Nr. 33454-82-9

Lösung zur DC-Eignungsprüfung R   1116600

Von je 1,0 ml der folgenden Lösungen wird eine Mischung hergestellt und mit Aceton R zu 10,0 ml verdünnt: einer Lösung von Sudanrot G R (0,5 g · l^{-1}) in Toluol R, einer frisch hergestellten Lösung von Methylorange R (0,5 g · l^{-1}) in wasserfreiem Ethanol R, einer Lösung von Bromcresolgrün R (0,5 g · l^{-1}) in Aceton R und einer Lösung von Methylrot R (0,25 g · l^{-1}) in Aceton R.

Lösungen zur Papierchromatographie-Eignungsprüfung R   1150800

Untersuchungslösung a:
Natrium[^{99m}Tc]pertechnetat-Injektionslösung aus Kernspaltprodukten (Natrii pertechnetatis[^{99m}Tc] fissione formati solutio iniectabilis) oder
Natrium[^{99m}Tc]pertechnetat-Injektionslösung nicht aus Kernspaltprodukten (Natrii pertechnetatis[^{99m}Tc] sine fissione formati solutio iniectabilis)

Untersuchungslösung b:
In einer verschlossenen Probeflasche werden 100 µl einer Lösung von Zinn(II)-chlorid R (5 g · l^{-1}) in Salzsäure (0,05 mol · l^{-1}) und 100 bis 200 MBq **Natrium[^{99m}Tc]pertechnetat-Injektionslösung aus Kernspaltprodukten** oder **Natrium[^{99m}Tc]pertechnetat-Injektionslösung nicht aus Kernspaltprodukten**, in einem Volumen von höchstens 2 ml, gemischt.

Loganin R   1136700

C₁₇H₂₆O₁₀ M_r 390,4
CAS Nr. 18524-94-2

Methyl[(1S,4aS,6S,7R,7aS)-1-(β-D-glucopyranosyloxy)-6-hydroxy-7-methyl-1,4a,5,6,7,7a-hexahydrocyclopenta[c]pyran-4-carboxylat]

Smp: 220 bis 221 °C

Longifolen R   1150300

C₁₅H₂₄ M_r 204,4
CAS Nr. 475-20-7

(1S,3aR,4S,8aS)-4,8,8-Trimethyl-9-methylendecahydro-1,4-methanoazulen

Ölige, farblose Flüssigkeit; praktisch unlöslich in Wasser, mischbar mit Ethanol 96 %

d_4^{18}: 0,9319
n_D^{20}: 1,5050
$[\alpha]_D^{20}$: +42,7
Sdp: 254 bis 256 °C

Wird die Substanz in der Gaschromatographie verwendet, muss sie zusätzlich folgender Anforderung entsprechen:

Gehaltsbestimmung: Gaschromatographie (2.2.28) wie in der Monographie **Terpentinöl (Terebinthinae Aetheroleum)** beschrieben

Gehalt: mindestens 98,0 Prozent, ermittelt mit Hilfe des Verfahrens „Normalisierung"

Luft, kohlenwasserstofffreie R   1188700

Muss der Monographie **Luft zur medizinischen Anwendung (Aer medicinalis)** entsprechen mit folgender zusätzlichen Anforderung:

Kohlenwasserstoffe: höchstens 5 ppm (V/V), berechnet als CH₄

Lumiflavin R   1141000

C₁₃H₁₂N₄O₂ M_r 256,3
CAS Nr. 1088-56-8

7,8,10-Trimethylbenzo[g]pteridin-2,4(3H,10H)-dion

Gelbes Pulver oder orange Kristalle; sehr schwer löslich in Wasser, leicht löslich in Dichlormethan

Luteolin R   1198500

C₁₅H₁₀O₆ M_r 286,2
CAS Nr. 491-70-3

2-(3,4-Dihydroxyphenyl)-5,7-dihydroxy-4H-1-benzopyran-4-on

Luteolin-7-glucosid R   1163400

C₂₁H₂₀O₁₁ M_r 448,4
CAS Nr. 5373-11-5

2-(3,4-Dihydroxyphenyl)-7-(β-D-glucopyranosyloxy)-5-hydroxy-4H-1-benzopyran-4-on

Gelbes Pulver

Absorption (2.2.25): Eine Lösung der Substanz in Methanol R zeigt Absorptionsmaxima bei 255, 267 und 350 nm.

Smp: etwa 247 °C

Lutetiumchlorid-Hexahydrat R   1199600

LuCl₃ · 6H₂O M_r 389,4
CAS Nr. 15230-79-2

Weißes bis gelbes, kristallines Pulver; leicht löslich in Wasser

Lysinhydrochlorid *R* 1209500

$C_6H_{15}ClN_2O_2$ M_r 182,7
CAS Nr. 657-27-2

(2*S*)-2,6-Diaminohexansäure-hydrochlorid

Weißes bis fast weißes, kristallines Pulver oder farblose Kristalle; leicht löslich in Wasser, schwer löslich in Ethanol 96 %.

Lysyl-Endopeptidase *R* 1188000

CAS Nr. 78642-25-8

Achromobacter-Endoprotease I; lysylbindungsspezifische Protease (EC 3.4.21.50)

Ursprünglich aus *Achromobacter lyticus* isoliert, gehört die Lysyl-Endopeptidase zur Familie der Serin-Endopeptidasen. Enzyme mit ähnlicher Spezifität werden von *Lysobacter enzymogenes* (Endoprotease Lys-C) und *Pseudomonas aeruginosa* (Ps-1) gebildet. Das Enzym spaltet hochspezifisch Peptidbindungen am carboxyterminalen Ende von Lysin- und *S*-Aminoethylcystein-Resten. 1 Amidase-Einheit (U) ist definiert als die Enzymmenge, die bei 30 °C und einem pH-Wert von 9,5 1 Mikromol *p*-Nitroanilin je Minute aus *N*-Benzoyl-DL-lysin-*p*-nitroanilin freisetzt.

M

Macrogol 200 *R* 1099200

CAS Nr. 25322-68-3

Polyethylenglycol 200

Klare, farblose bis fast farblose, viskose Flüssigkeit; sehr leicht löslich in Aceton und wasserfreiem Ethanol, praktisch unlöslich in fetten Ölen

d_{20}^{20}: etwa 1,127
n_D^{20}: etwa 1,450

Macrogol 200 *R* 1 1099201

500 ml Macrogol 200 *R* werden in einen 1000-ml-Rundkolben gegeben. Flüchtige Bestandteile werden 6 h lang bei einer Temperatur von 60 °C und einem Druck zwischen 1,5 und 2,5 kPa im Rotationsverdampfer entfernt.

Macrogol 300 *R* 1067100

CAS Nr. 25322-68-3

Polyethylenglycol 300

Muss der Monographie **Macrogole (Macrogola)** entsprechen

Macrogol 400 *R* 1067200

CAS Nr. 25322-68-3

Polyethylenglycol 400

Muss der Monographie **Macrogole (Macrogola)** entsprechen

Macrogol 600 *R* 1189700

CAS Nr. 25322-68-3

Polyethylenglycol 600

Muss der Monographie **Macrogole (Macrogola)** entsprechen

Macrogol 1000 *R* 1067300

CAS Nr. 25322-68-3

Polyethylenglycol 1000

Muss der Monographie **Macrogole (Macrogola)** entsprechen

Macrogol 1500 *R* 1067400

CAS Nr. 25322-68-3

Polyethylenglycol 1500

Muss der Monographie **Macrogole (Macrogola)** entsprechen

Macrogol 4000 *R* 1198000

CAS Nr. 25322-68-3

Polyethylenglycol 4000

Muss der Monographie **Macrogole (Macrogola)** entsprechen

Macrogol 6000 *R* 1189800

CAS Nr. 25322-68-3

Polyethylenglycol 6000

Weiße bis fast weiße, feste Substanz von wachs- oder paraffinartigem Aussehen; sehr leicht löslich in Wasser und in Dichlormethan, praktisch unlöslich in Ethanol 96 %, in fetten Ölen und in Mineralölen

Macrogol 20 000 *R* 1067600

Polyethylenglycol 20 000

Muss der Monographie **Macrogole (Macrogola)** entsprechen

Macrogol, desaktiviertes *R*   1170300

Desaktiviertes Polyethylenglycol

Macrogol, polar desaktiviertes *R*   1179000

Polar desaktiviertes Polyethylenglycol

Macrogoladipat *R*   1067700

$(C_8H_{12}O_4)_n$ M_r (172,2)$_n$

Poly(oxyethylenoxyadipoyl)

Weiße bis fast weiße Masse von wachsartigem Aussehen; praktisch unlöslich in Wasser

Smp: etwa 43 °C

Macrogolcetylstearylether *R*   1196100

Muss der Monographie **Macrogolcetylstearylether (Macrogoli aether cetostearylicus)** entsprechen

Macrogol-23-laurylether *R*   1129000

Muss der Monographie **Macrogollaurylether (Macrogoli aether laurilicus)** entsprechen

Der Nominalwert für die Menge Ethylenoxid, die mit Laurylalkohol reagiert hat, beträgt 23.

Macrogol-20 000-nitroterephthalat *R*   1067601

Polyethylenglycol-20 000 mit eingebetteten 2-Nitroterephthalat-Gruppen

Macrogolsuccinat *R*   1067800

$(C_6H_8O_4)_n$ M_r (144,1)$_n$

Poly(oxyethylenoxysuccinyl)

Weißes bis fast weißes, kristallines Pulver; praktisch unlöslich in Wasser

Smp: etwa 102 °C

Magensaft, künstlicher *R*   1039900

2,0 g Natriumchlorid *R* und 3,2 g Pepsin *R* werden in Wasser *R* gelöst. Die Lösung wird mit 80 ml Salzsäure (1 mol · l^{-1}) versetzt und mit Wasser *R* zu 1000 ml verdünnt.

Magnesium *R*   1049500

Mg A_r 24,30
CAS Nr. 7439-95-4

Silberweißes Band, Späne, Draht oder graues Pulver

Magnesiumacetat *R*   1049600

$C_4H_6MgO_4 \cdot 4\,H_2O$ M_r 214,5
CAS Nr. 16674-78-5

Farblose, zerfließliche Kristalle; leicht löslich in Wasser und in Ethanol 96 %

Lagerung: dicht verschlossen

Magnesiumchlorid *R*   1049700

CAS Nr. 7791-18-6

Muss der Monographie **Magnesiumchlorid-Hexahydrat (Magnesii chloridum hexahydricum)** entsprechen

Magnesiumnitrat *R*   1049800

$Mg(NO_3)_2 \cdot 6\,H_2O$ M_r 256,4
CAS Nr. 13446-18-9

Magnesiumnitrat, Hexahydrat

Farblose, durchscheinende, zerfließliche Kristalle; sehr leicht löslich in Wasser, leicht löslich in Ethanol 96 %

Lagerung: dicht verschlossen

Magnesiumnitrat-Lösung *R*   1049801

17,3 g Magnesiumnitrat *R* werden unter Erwärmen in 5 ml Wasser *R* gelöst. Die Lösung wird mit 80 ml Ethanol 96 % *R* versetzt und nach dem Abkühlen mit Ethanol 96 % *R* zu 100,0 ml verdünnt.

Magnesiumoxid *R*   1049900

CAS Nr. 1309-48-4

Muss der Monographie **Leichtes Magnesiumoxid (Magnesii oxidum leve)** entsprechen

Magnesiumoxid *R* 1   1049901

Magnesiumoxid *R*, das folgenden zusätzlichen Prüfungen entsprechen muss:

Arsen (2.4.2, Methode A): höchstens 2 ppm

0,5 g Substanz werden in einer Mischung von 5 ml Wasser *R* und 5 ml Salzsäure *R* 1 gelöst.

Eisen (2.4.9): höchstens 50 ppm

0,2 g Substanz werden in 6 ml verdünnter Salzsäure *R* gelöst. Die Lösung wird mit Wasser *R* zu 10 ml verdünnt.

Schwermetalle (2.4.8): höchstens 10 ppm

1,0 g Substanz wird in einer Mischung von 3 ml Wasser *R* und 7 ml Salzsäure *R* 1 gelöst. Nach Zusatz von 0,05 ml Phenolphthalein-Lösung *R* wird die Lösung mit konzentrierter Ammoniak-Lösung *R* bis zur auftretenden Rosafärbung versetzt. Der Überschuss an Ammoniak wird mit Essigsäure 99 % *R* neutralisiert. Nach Zusatz von 0,5 ml im Überschuss wird die Lösung mit Wasser *R* zu 20 ml verdünnt und, falls erforderlich, filtriert. 12 ml dieser Lösung müssen der Grenzprüfung A entsprechen. Zur Herstellung der Referenzlösung wird eine Mischung von 5 ml Blei-Lösung (1 ppm Pb) *R* und 5 ml Wasser *R* verwendet.

Magnesiumoxid, schweres *R* 1050000

CAS Nr. 1309-48-4

Muss der Monographie **Schweres Magnesiumoxid (Magnesii oxidum ponderosum)** entsprechen

Magnesiumsilicat zur Pestizid-Rückstandsanalyse *R* 1129100

CAS Nr. 1343-88-0

Magnesiumsilicat zur Chromatographie (Maschenweite 60 bis 100)

Magnesiumsulfat *R* 1050200

CAS Nr. 10034-99-8

Muss der Monographie **Magnesiumsulfat-Heptahydrat (Magnesii sulfas heptahydricus)** entsprechen

Magnolin *R* 1200300

$C_{23}H_{28}O_7$ M_r 416,5
CAS Nr. 31008-18-1

(3*S*,3a*R*,6*S*,6a*R*)-3-(3,4-Dimethoxyphenyl)-6-(3,4,5-trimethoxyphenyl)-1,3,3a,4,6,6a-hexahydrofuro[3,4-*c*]furan

Magnolol *R* 1182800

$C_{18}H_{18}O_2$ M_r 266,3
CAS Nr. 528-43-8

5,5′-Di(prop-2-enyl)biphenyl-2,2′-diol; 5,5′-Diallyl-2,2′-dihydroxybiphenyl; 5,5′-Di-2-propenyl-[1,1′-biphenyl]-2,2′-diol

Maisöl *R* 1050400

Muss der Monographie **Raffiniertes Maisöl (Maydis oleum raffinatum)** entsprechen

Makisteron A *R* 1207200

$C_{28}H_{46}O_7$ M_r 494,7
CAS Nr. 20137-14-8

(22*R*)-2β,3β,14,20,22,25-Hexahydroxy-5β-ergost-7-en-6-on

Malachitgrün *R* 1050500

$C_{23}H_{25}ClN_2$ M_r 364,9
CAS Nr. 123333-61-9

C.I. Nr. 42000; Schultz Nr. 754
Bis(4-dimethylaminophenyl)phenylmethyliumchlorid

Grüne Kristalle mit metallischem Glanz; sehr leicht löslich in Wasser mit bläulich grüner Farbe; löslich in Ethanol 96 % und in Methanol

Eine Lösung der Substanz (0,01 g · l^{-1}) in Ethanol 96 % *R* zeigt ein Absorptionsmaximum (2.2.25) bei 617 nm.

Malachitgrün-Lösung R 1050501

Eine Lösung von Malachitgrün R (5 g · l^{-1}) in wasserfreier Essigsäure R

Malathion R 1129200

C$_{10}$H$_{19}$O$_6$PS$_2$ M_r 330,3
CAS Nr. 121-75-5

Sdp: etwa 156 °C

Eine geeignete, zertifizierte Referenzlösung (10 ng · µl^{-1} in Isooctan) kann verwendet werden.

Maleinsäure R 1050600

CAS Nr. 110-16-7

Muss der Monographie **Maleinsäure (Acidum maleicum)** entsprechen

Maleinsäureanhydrid R 1050700

C$_4$H$_2$O$_3$ M_r 98,1
CAS Nr. 108-31-6

2,5-Furandion

Weiße bis fast weiße Kristalle; löslich in Wasser unter Bildung von Maleinsäure, sehr leicht löslich in Aceton und Ethylacetat, leicht löslich in Toluol, löslich in Ethanol 96 % unter Esterbildung, sehr schwer löslich in Petrolether

Smp: etwa 52 °C

Der in Toluol unlösliche Rückstand darf höchstens 5 Prozent betragen (Maleinsäure).

Maleinsäureanhydrid-Lösung R 1050701

Eine Lösung von Maleinsäureanhydrid R (50 g · l^{-1}) in Toluol R

1 Monat lang haltbar

Wird die Lösung trübe, ist sie zu filtrieren.

Maltitol R 1136800

CAS Nr. 585-88-6

Muss der Monographie **Maltitol (Maltitolum)** entsprechen

Maltol R 1202300

C$_6$H$_6$O$_3$ M_r 126,1
CAS Nr. 118-71-8

3-Hydroxy-2-methyl-4H-pyran-4-on

Weißes bis fast weißes, kristallines Pulver; löslich in heißem Wasser

Smp: 161 bis 162 °C

Maltose-Monohydrat R 1193100

C$_{12}$H$_{22}$O$_{11}$ · H$_2$O M_r 360,3
CAS Nr. 6363-53-7

4-O-α-D-Glucopyranosyl-D-glucopyranose-Monohydrat

Maltotriose R 1176300

C$_{18}$H$_{32}$O$_{16}$ M_r 504,4
CAS Nr. 1109-28-0

α-D-Glucopyranosyl-(1→4)-α-D-glucopyranosyl-(1→4)-D-glucose

Weißes bis fast weißes, kristallines Pulver; sehr leicht löslich in Wasser

Smp: etwa 134 °C

Mandelsäure R 1171300

C$_8$H$_8$O$_3$ M_r 152,1
CAS Nr. 90-64-2

2-Hydroxy-2-phenylessigsäure

Weiße, kristalline Flocken; löslich in Wasser

Smp: 118 bis 121 °C

Reagenzien M   7725

Mangan-Silber-Papier *R*   1078200

Streifen von langsam filtrierendem Filterpapier werden einige Minuten lang in eine Lösung eingetaucht, die Mangan(II)-sulfat *R* (8,5 g · l⁻¹) und Silbernitrat *R* (8,5 g · l⁻¹) enthält. Die Streifen werden über einem geeigneten Trocknungsmittel getrocknet und vor sauren und alkalischen Dämpfen geschützt gelagert.

Mangan(II)-sulfat *R*   1050900

$MnSO_4 \cdot H_2O$ M_r 169,0
CAS Nr. 10034-96-5

Schwach rosa gefärbte Kristalle oder kristallines Pulver; leicht löslich in Wasser, praktisch unlöslich in Ethanol 96 %

Glühverlust: 10,0 bis 12,0 Prozent, mit 1,000 g Substanz durch Glühen bei 500 ± 50 °C bestimmt

Mannitol *R*   1051000

CAS Nr. 69-65-8

Muss der Monographie **Mannitol (Mannitolum)** entsprechen

Mannose *R*   1051100

$C_6H_{12}O_6$ M_r 180,2
CAS Nr. 3458-28-4

D-(+)-Mannose; α-D-Mannopyranose

Weißes bis fast weißes, kristallines Pulver oder kleine, weiße bis fast weiße Kristalle; sehr leicht löslich in Wasser, schwer löslich in wasserfreiem Ethanol

$[\alpha]_D^{20}$: +13,7 bis +14,7, an einer Lösung der Substanz (200 g · l⁻¹) in Wasser *R* bestimmt, das etwa 0,05 Prozent Ammoniak (NH_3) enthält
Smp: etwa 132 °C, unter Zersetzung

Marrubiin *R*   1158300

$C_{20}H_{28}O_4$ M_r 332,4
CAS Nr. 465-92-9

(2a*S*,5a*S*,6*R*,7*R*,8a*R*,8b*R*)-6-[2-(Furan-3-yl)ethyl]-6-hydroxy-2a,5a,7-trimethyldecahydro-2*H*-naphtho=[1,8-*bc*]furan-2-on

Farbloses, mikrokristallines Pulver

Wird die Substanz in der Flüssigchromatographie verwendet, muss sie zusätzlich folgender Anforderung entsprechen:

Gehaltsbestimmung: Flüssigchromatographie (2.2.29) wie in der Monographie **Andornkraut (Marrubii herba)** beschrieben

Gehalt: mindestens 95,0 Prozent, ermittelt mit Hilfe des Verfahrens „Normalisierung"

Mayers Reagenz *R*   1071500

Kaliumquecksilberiodid-Lösung

1,35 g Quecksilber(II)-chlorid *R* werden in 50 ml Wasser *R* gelöst. Die Lösung wird mit 5 g Kaliumiodid *R* versetzt und mit Wasser *R* zu 100 ml verdünnt.

Meclozindihydrochlorid *R*   1051200

CAS Nr. 1104-22-9

Muss der Monographie **Meclozindihydrochlorid (Meclozini dihydrochloridum)** entsprechen

Medronsäure *R*   1193200

CAS Nr. 1984-15-2

Muss der Monographie **Medronsäure zur Herstellung von radioaktiven Arzneimitteln (Acidum medronicum ad radiopharmaceutica)** entsprechen

Melamin *R*   1051300

$C_3H_6N_6$ M_r 126,1
CAS Nr. 108-78-1

1,3,5-Triazin-2,4,6-triamin; 1,3,5-Triazin-2,4,6-triyl=tris(azan)

Weißes bis fast weißes, amorphes Pulver; sehr schwer löslich in Wasser und in Ethanol 96 %

Menadion *R*   1051400

CAS Nr. 58-27-5

Muss der Monographie **Menadion (Menadionum)** entsprechen

Menthofuran R 1051500

C₁₀H₁₄O M_r 150,2
CAS Nr. 17957-94-7

3,6-Dimethyl-4,5,6,7-tetrahydro-1-benzofuran

Schwach bläuliche Flüssigkeit; sehr schwer löslich in Wasser, löslich in Ethanol 96 %

d_{15}^{20}: etwa 0,965
n_D^{20}: etwa 1,480
$[\alpha]_D^{20}$: etwa +93
Sdp: 196 °C

Wird die Substanz in der Gaschromatographie verwendet, muss sie zusätzlich folgender Anforderung entsprechen:

Gehaltsbestimmung: Gaschromatographie (2.2.28) wie in der Monographie **Pfefferminzöl (Menthae piperitae aetheroleum)** beschrieben

Untersuchungslösung: die Substanz

Gehalt: mindestens 97,0 Prozent, ermittelt mit Hilfe des Verfahrens „Normalisierung"

Menthol R 1051600

CAS Nr. 2216-51-5

Muss der Monographie **Menthol (Levomentholum)** oder **Racemisches Menthol (Mentholum racemicum)** entsprechen

Wird die Substanz in der Gaschromatographie verwendet, muss sie zusätzlich folgender Anforderung entsprechen:

Gehaltsbestimmung: Gaschromatographie (2.2.28) wie in der Monographie **Racemisches Menthol** beschrieben

Gehalt: mindestens 98,0 Prozent, ermittelt mit Hilfe des Verfahrens „Normalisierung"

Menthon R 1051700

C₁₀H₁₈O M_r 154,2
CAS Nr. 14073-97-3

(2S,5R)-2-Isopropyl-5-methylcyclohexanon

Die Substanz enthält unterschiedliche Mengen Isomenthon.

Farblose Flüssigkeit; sehr schwer löslich in Wasser, sehr leicht löslich in Ethanol 96 %

d_{20}^{20}: etwa 0,897
n_D^{20}: etwa 1,450

Wird die Substanz in der Gaschromatographie verwendet, muss sie zusätzlich folgender Anforderung entsprechen:

Gehaltsbestimmung: Gaschromatographie (2.2.28) wie in der Monographie **Pfefferminzöl (Menthae piperitae aetheroleum)** beschrieben

Gehalt: mindestens 90,0 Prozent, ermittelt mit Hilfe des Verfahrens „Normalisierung"

Menthylacetat R 1051800

C₁₂H₂₂O₂ M_r 198,3
CAS Nr. 2623-23-6

(1R,2S,5R)-5-Methyl-2-(propan-2-yl)cyclohexyl= acetat

Farblose Flüssigkeit; schwer löslich in Wasser, mischbar mit Ethanol 96 %

d_{20}^{20}: etwa 0,92
n_D^{20}: etwa 1,447
Sdp: etwa 228 °C

Wird die Substanz in der Gaschromatographie verwendet, muss sie zusätzlich folgender Anforderung entsprechen:

Gehaltsbestimmung: Gaschromatographie (2.2.28) wie in der Monographie **Pfefferminzöl (Menthae piperitae aetheroleum)** beschrieben

Untersuchungslösung: die Substanz

Gehalt: mindestens 97,0 Prozent, ermittelt mit Hilfe des Verfahrens „Normalisierung"

2-Mercaptobenzimidazol R 1170100

C₇H₆N₂S M_r 150,2
CAS Nr. 583-39-1

1H-Benzimidazol-2-thiol; 2-Sulfanyl-1H-benzimidazol

Smp: etwa 302 °C

2-Mercaptoethanol R 1099300

C₂H₆OS M_r 78,1
CAS Nr. 60-24-2

2-Sulfanylethanol

Flüssigkeit; mischbar mit Wasser

d_{20}^{20}:   etwa 1,116
Sdp: etwa 157 °C

Mercaptopurin-Monohydrat *R*   1051900

CAS Nr. 6112-76-1

Muss der Monographie **Mercaptopurin-Monohydrat (Mercaptopurinum monohydricus)** entsprechen

Mesalazin *R*   1210900

CAS Nr. 89-57-6

Muss der Monographie **Mesalazin (Mesalazinum)** entsprechen.

Mesityloxid *R*   1120100

$C_6H_{10}O$ M_r 98,1
CAS Nr. 141-79-7

4-Methylpent-3-en-2-on

Farblose, ölige Flüssigkeit; löslich in 30 Teilen Wasser, mischbar mit den meisten organischen Lösungsmitteln

d_{20}^{20}:   etwa 0,858
Sdp: 129 bis 130 °C

Metanilgelb *R*   1052900

$C_{18}H_{14}N_3NaO_3S$ M_r 375,4
CAS Nr. 587-98-4

C.I. Nr. 13065; Schultz Nr. 169
3-(4-Anilinophenylazo)benzolsulfonsäure, Natriumsalz

Bräunlich gelbes Pulver; löslich in Wasser und in Ethanol 96 %

Metanilgelb-Lösung *R*   1052901

Eine Lösung von Metanilgelb *R* (1 g · l^{-1}) in Methanol *R*

Empfindlichkeitsprüfung: 50 ml wasserfreie Essigsäure *R* werden mit 0,1 ml Metanilgelb-Lösung versetzt. Nach Zusatz von 0,05 ml Perchlorsäure (0,1 mol · l^{-1}) muss die rötliche Färbung nach Violett umschlagen.

Umschlagsbereich: pH-Wert 1,2 (rot) bis 2,3 (gelb-orange)

Methacrylsäure *R*   1101800

$C_4H_6O_2$ M_r 86,1
CAS Nr. 79-41-4

2-Methylpropensäure

Farblose Flüssigkeit

n_D^{20}:   etwa 1,431
Smp: etwa 16 °C
Sdp: etwa 160 °C

Methan *R*   1166300

CH_4 M_r 16
CAS Nr. 74-82-8

Gehalt: mindestens 99,0 Prozent (*V/V*)

Methan *R* 1   1176400

CH_4 M_r 16
CAS Nr. 74-82-8

Gehalt: mindestens 99,995 Prozent (*V/V*)

Methanol *R*   1053200

CH_3OH M_r 32,04
CAS Nr. 67-56-1

Klare, farblose, entflammbare Flüssigkeit; mischbar mit Wasser und mit Ethanol 96 %

d_{20}^{20}:   0,791 bis 0,793
Sdp: 64 bis 65 °C

Methanol *R* 1   1053201

Muss dem Reagenz Methanol *R* mit folgender zusätzlichen Anforderung entsprechen:

Absorption (2.2.25): höchstens 0,70 bei 210 nm, 0,30 bei 220 nm, 0,13 bei 230 nm, 0,02 bei 250 nm und 0,01 bei 260 nm und größeren Wellenlängen, mit Wasser *R* als Kompensationsflüssigkeit bestimmt

Methanol *R* 2   1053202

Muss Methanol *R* mit folgenden zusätzlichen Anforderungen entsprechen:

Gehalt: mindestens 99,8 Prozent

Absorption (2.2.25): höchstens 0,17, bei 225 nm mit Wasser *R* als Kompensationsflüssigkeit bestimmt

Methanol *R* 3 1053204

Gehalt: mindestens 99,9 Prozent

Bei der Nutzung für massenspektrometrische Anwendungen kann eine besondere Qualität notwendig sein.

Methanol, aldehydfreies *R* 1053300

Gehalt: höchstens 0,001 Prozent Aldehyde und Ketone

Herstellung: Eine Lösung von 25 g Iod *R* in 1 l Methanol *R* wird unter dauerndem Rühren in 400 ml Natriumhydroxid-Lösung (1 mol·l^{-1}) eingegossen. Die Mischung wird mit 150 ml Wasser *R* versetzt, 16 h lang stehen gelassen, filtriert und so lange unter Rückflusskühlung zum Sieden erhitzt, bis der Geruch nach Iodoform verschwunden ist. Die Lösung wird der fraktionierten Destillation unterworfen.

Methanol, wasserfreies *R* 1053400

1000 ml Methanol *R* werden mit 5 g Magnesium *R* versetzt. Falls erforderlich wird die Reaktion durch Zusatz von 0,1 ml Quecksilber(II)-chlorid-Lösung *R* eingeleitet. Nach Abklingen der Gasentwicklung wird die Flüssigkeit destilliert und das Destillat, vor Feuchtigkeit geschützt, in einem trockenen Gefäß aufgefangen.

Wasser (2.5.12): höchstens 0,3 g·l^{-1}

(D$_4$)Methanol *R* 1025200

CD$_3$OD

CD$_4$O M_r 36,1
CAS Nr. 811-98-3

(^{2}H$_4$)Methanol

Klare, farblose Flüssigkeit; mischbar mit Wasser, mit Dichlormethan und mit Ethanol 96 %

Deuterierungsgrad: mindestens 99,8 Prozent

d_{20}^{20}: etwa 0,888
n_D^{20}: etwa 1,326
Sdp: 65,4 °C

Methansulfonsäure *R* 1053100

CH$_4$O$_3$S M_r 96,1
CAS Nr. 75-75-2

Klare, farblose Flüssigkeit, bei etwa 20 °C erstarrend; mischbar mit Wasser, schwer löslich in Toluol, praktisch unlöslich in Hexan

d_{20}^{20}: etwa 1,48
n_D^{20}: etwa 1,430

Methansulfonylchlorid *R* 1181300

CH$_3$ClO$_2$S M_r 114,6
CAS Nr. 124-63-0

Klare, farblose bis schwach gelbe Flüssigkeit

Gehalt: mindestens 99,0 Prozent

Dichte: 1,48 g·cm^{-3}

n_D^{20}: etwa 1,452
Sdp: etwa 161 °C

Methenamin *R* 1042500

C$_6$H$_{12}$N$_4$ M_r 140,2
CAS Nr. 100-97-0

Hexamin; 1,3,5,7-Tetraazatricyclo[3.3.1.1^{3,7}]decan

Farbloses, kristallines Pulver; sehr leicht löslich in Wasser

L-Methionin *R* 1053500

CAS Nr. 63-68-3

Muss der Monographie **Methionin (Methioninum)** entsprechen

Methionin, racemisches *R* 1129400

CAS Nr. 59-51-8

DL-Methionin

Muss der Monographie **Racemisches Methionin (DL-Methioninum)** entsprechen

L-Methioninsulfoxid *R* 1193300

C$_5$H$_{11}$NO$_3$S M_r 165,2
CAS Nr. 3226-65-1

(2*S*)-2-Amino-4-[(*RS*)-methylsulfinyl]butansäure

(RS)-Methotrexat R 1120200

C₂₀H₂₂N₈O₅
CAS Nr. 60388-53-6

(RS)-2-[4-[[(2,4-Diaminopteridin-6-yl)methyl]methyl=
amino]benzoylamino]pentandicarbonsäure

Gehalt: mindestens 96,0 Prozent

Smp: etwa 195 °C

Methoxychlor R 1129300

$C_{16}H_{15}Cl_3O_2$ M_r 345,7
CAS Nr. 72-43-5

1,1-(2,2,2-Trichlorethyliden)bis(4-methoxybenzol);
1,1,1-Trichlor-2,2-bis(4-methoxyphenyl)ethan

Praktisch unlöslich in Wasser, leicht löslich in den meisten organischen Lösungsmitteln

Smp: 78 bis 86 °C
Sdp: etwa 346 °C

Eine geeignete, zertifizierte Referenzlösung (10 ng · µl⁻¹ in Isooctan) kann verwendet werden.

(1RS)-1-(6-Methoxynaphthalin-2-yl)ethanol R
1159600

$C_{13}H_{14}O_2$ M_r 202,3
CAS Nr. 77301-42-9

6-Methoxy-α-methyl-2-naphthalinmethanol

Weißes bis fast weißes Pulver

Smp: etwa 113 °C

1-(6-Methoxynaphthalin-2-yl)ethanon R 1159700

$C_{13}H_{12}O_2$ M_r 200,2
CAS Nr. 3900-45-6

6'-Methoxy-2'-acetonaphthon

Weißes bis fast weißes Pulver

Smp: etwa 108 °C

6-Methoxy-2-naphthoesäure R 1184200

$C_{12}H_{10}O_3$ M_r 202,2
CAS Nr. 2471-70-7

6-Methoxynaphthalin-2-carbonsäure

Weißes bis fast weißes, kristallines Pulver

Smp: 201 bis 206 °C

Methoxyphenylessigsäure R 1053600

$C_9H_{10}O_3$ M_r 166,2
CAS Nr. 7021-09-2

(RS)-2-Methoxy-2-phenylessigsäure

Weißes bis fast weißes, kristallines Pulver oder weiße bis fast weiße Kristalle; wenig löslich in Wasser, leicht löslich in Ethanol 96 %

Smp: etwa 70 °C

Methoxyphenylessigsäure-Reagenz R 1053601

2,7 g Methoxyphenylessigsäure R werden in 6 ml Tetramethylammoniumhydroxid-Lösung R gelöst. Die Lösung wird mit 20 ml wasserfreiem Ethanol R versetzt.

Lagerung: in einem Behältnis aus Polyethylen

3-Methoxy-L-tyrosin R 1164400

$C_{10}H_{13}NO_4 \cdot H_2O$ M_r 229,2
CAS Nr. 200630-46-2

Fast weißes bis gelbes Pulver

trans-2-Methoxyzimtaldehyd *R* 1129500

$C_{10}H_{10}O_2$ M_r 162,2
CAS Nr. 60125-24-8

(*E*)-3-(2-Methoxyphenyl)propenal

Smp: 44 bis 46 °C

Wird die Substanz in der Gaschromatographie verwendet, muss sie zusätzlich folgender Anforderung entsprechen:

Gehaltsbestimmung: Gaschromatographie (2.2.28) wie in der Monographie **Cassiaöl (Cinnamomi cassiae aetheroleum)** beschrieben

Gehalt: mindestens 96,0 Prozent, ermittelt mit Hilfe des Verfahrens „Normalisierung"

Methylacetat *R* 1053700

$C_3H_6O_2$ M_r 74,1
CAS Nr. 79-20-9

Klare, farblose Flüssigkeit; löslich in Wasser, mischbar mit Ethanol 96 %

d_{20}^{20}: etwa 0,933
n_D^{20}: etwa 1,361
Sdp: etwa 56 bis 58 °C

Methyl(4-acetylbenzoat) *R* 1154100

$C_{10}H_{10}O_3$ M_r 178,2
CAS Nr. 3609-53-8

Smp: etwa 94 °C

Methyl(4-acetylbenzoat)-Reagenz *R* 1154101

0,25 g Methyl(4-acetylbenzoat) *R* werden in einer Mischung von 5 ml Schwefelsäure *R* und 85 ml gekühltem Methanol *R* gelöst.

Methylacrylat *R* 1199200

$C_4H_6O_2$ M_r 86,1
CAS Nr. 96-33-3

Methylprop-2-enoat

Klare, farblose Flüssigkeit

Sdp: etwa 80 °C

Methylal *R* 1173500

$C_3H_8O_2$ M_r 76,1
CAS Nr. 109-87-5

Dimethoxymethan; Dioxapentan; Formaldehyddimethylacetal; Methylendimethylether

Klare, farblose, flüchtige, entflammbare Flüssigkeit; löslich in Wasser und mischbar mit Ethanol 96 %

d_{20}^{20}: etwa 0,860
n_D^{20}: etwa 1,354
Sdp: etwa 41 °C

Wird die Substanz in der Gaschromatographie verwendet, muss sie zusätzlich folgender Anforderung entsprechen:

Gehalt: mindestens 99,5 Prozent, mit Hilfe der Gaschromatographie bestimmt

Methylaminhydrochlorid *R* 1198600

CH_6ClN M_r 67,5
CAS Nr. 593-51-1

Methanamin-hydrochlorid

Weißes bis fast weißes Pulver

Gehalt: mindestens 98,0 Prozent

Methyl(4-aminobenzoat) *R* 1175600

$C_8H_9NO_2$ M_r 151,2
CAS Nr. 619-45-4

Smp: 110 bis 113 °C

4-(Methylamino)phenolsulfat *R*   1053800

$C_{14}H_{20}N_2O_6S$ M_r 344,4
CAS Nr. 55-55-0

4-(Methylamino)phenol-sulfat (2:1)

Farblose Kristalle; sehr leicht löslich in Wasser, schwer löslich in Ethanol 96 %

Smp: etwa 260 °C

3-(Methylamino)-1-phenylpropan-1-ol *R*   1186400

$C_{10}H_{15}NO$ M_r 165,2
CAS Nr. 42142-52-9

Weißes bis fast weißes Pulver

Smp: 59 bis 64 °C

Methylanthranilat *R*   1107300

$C_8H_9NO_2$ M_r 151,2
CAS Nr. 134-20-3

Methyl(2-aminobenzoat)

Farblose Kristalle oder farblose bis gelbliche Flüssigkeit; löslich in Wasser, leicht löslich in Ethanol 96 %

Smp: 24 bis 25 °C

Wird die Substanz in der Gaschromatographie verwendet, muss sie zusätzlich folgender Anforderung entsprechen:

Gehaltsbestimmung: Gaschromatographie (2.2.28) wie in der Monographie **Neroliöl/Bitterorangenblütenöl (Neroli aetheroleum)** beschrieben

Untersuchungslösung: die Substanz

Gehalt: mindestens 95,0 Prozent, ermittelt mit Hilfe des Verfahrens „Normalisierung"

Methylarachidat *R*   1053900

$C_{21}H_{42}O_2$ M_r 326,6
CAS Nr. 1120-28-1

Methyleicosanoat

Gehalt: mindestens 98,0 Prozent, mit Hilfe der Gaschromatographie (2.4.22) bestimmt

Weiße bis gelbliche, kristalline Masse; löslich in Ethanol 96 % und in Petrolether

Smp: etwa 46 °C

Methylbehenat *R*   1107500

$C_{23}H_{46}O_2$ M_r 354,6
CAS Nr. 929-77-1

Methyldocosanoat

Smp: 54 bis 55 °C

Methylbenzoat *R*   1164500

$C_8H_8O_2$ M_r 136,2
CAS Nr. 93-58-3

Benzoesäuremethylester

Farblose Flüssigkeit

d_4^{20}:   etwa 1,088
Sdp: etwa 200 °C

Methyl(benzolsulfonat) *R*   1159800

$C_7H_8O_3S$ M_r 172,2
CAS Nr. 80-18-2

Gehalt: mindestens 98,0 Prozent

Klare, farblose Flüssigkeit

Sdp: etwa 148 °C

Methylbenzothiazolonhydrazonhydrochlorid *R*
                                                              1055300

$C_8H_{10}ClN_3S \cdot H_2O$ M_r 233,7
CAS Nr. 38894-11-0

3-Methyl-2(3*H*)-benzothiazolon-hydrazon-hydrochlorid, Monohydrat

Fast weißes bis gelbliches, kristallines Pulver

Smp: etwa 270 °C

Eignungsprüfung auf Aldehyde: 2 ml aldehydfreies Methanol *R* werden mit 60 µl einer Lösung von Propionaldehyd *R* (1 g · l^{-1}) in aldehydfreiem Methanol *R* und 5 ml einer Lösung der Substanz (4 g · l^{-1}) versetzt und gemischt. Die Mischung wird 30 min lang stehen gelassen. Eine Blindlösung ohne Zusatz von Propionaldehyd-Lösung wird hergestellt. Die Untersuchungslösung und die Blindlösung werden mit je 25,0 ml einer Lösung von Eisen(III)-chlorid *R* (2 g · l^{-1}) versetzt, mit Aceton *R* zu 100,0 ml verdünnt und gemischt. Die Absorption (2.2.25) der Untersuchungslösung, bei 660 nm gegen die Blindlösung gemessen, muss mindestens 0,62 betragen.

(*R*)-(+)-α-Methylbenzylisocyanat *R*   1171400

C_9H_9NO M_r 147,2
CAS Nr. 33375-06-3

(+)-(*R*)-α-Methylbenzylisocyanat; (+)-[(1*R*)-1-Isocyanatoethyl]benzol; (+)-(1*R*)-1-Phenylethylisocyanat

Gehalt: mindestens 99,0 Prozent

Farblose Flüssigkeit

d_{20}^{20}: etwa 1,045
n_D^{20}: etwa 1,513
Sdp: 55 bis 56 °C bei 2,5 mmHg

Enantiomerenreinheit: mindestens 99,5 Prozent

Lagerung: bei 2 bis 8 °C

(*S*)-(−)-α-Methylbenzylisocyanat *R*   1170200

C_9H_9NO M_r 147,2
CAS Nr. 14649-03-7

(−)-(*S*)-α-Methylbenzylisocyanat; (−)-[(1*S*)-1-Isocyanatoethyl]benzol; (−)-(1*S*)-1-Phenylethylisocyanat

Gehalt: mindestens 99,0 Prozent

Farblose Flüssigkeit

d_{20}^{20}: etwa 1,045
n_D^{20}: etwa 1,514
Sdp: 55 bis 56 °C bei 2,5 mmHg

Enantiomerenreinheit: mindestens 99,5 Prozent

Lagerung: bei 2 bis 8 °C

Hinweis: Wenn das Reagenz gefärbt ist, darf es nicht verwendet werden.

2-Methylbutan *R*   1099500

C_5H_{12} M_r 72,2
CAS Nr. 78-78-4

Isopentan

Gehalt: mindestens 99,5 Prozent C_5H_{12}

Farblose Flüssigkeit, sehr leicht entflammbar

d_{20}^{20}: etwa 0,621
n_D^{20}: etwa 1,354
Sdp: etwa 29 °C

Wasser (2.5.12): höchstens 0,02 Prozent

Verdampfungsrückstand: höchstens 0,0003 Prozent

Absorption (2.2.25): höchstens 0,30 bei 210 nm, 0,07 bei 220 nm und 0,01 bei 240 nm und größeren Wellenlängen, mit Wasser *R* als Kompensationsflüssigkeit bestimmt

2-Methylbut-2-en *R*   1055400

C_5H_{10} M_r 70,1
CAS Nr. 513-35-9

Sehr leicht entflammbare Flüssigkeit; praktisch unlöslich in Wasser, mischbar mit Ethanol 96 %

Sdp: 37,5 bis 38,5 °C

Methyl-4-(butylamino)benzoat *R*   1207300

$C_{12}H_{17}NO_2$ M_r 207,3
CAS Nr. 71839-12-8

Weißer bis fast weißer Feststoff

Gehalt: mindestens 99,9 Prozent

Methylcaprat *R*

Siehe Methyldecanoat *R*

Methylcaproat *R*   1120300

$C_7H_{14}O_2$ M_r 130,2
CAS Nr. 106-70-7

Methylhexanoat

d_{20}^{20}: etwa 0,885
n_D^{20}: etwa 1,405
Sdp: 150 bis 151 °C

Methylcaprylat *R* 1120400

$C_9H_{18}O_2$ M_r 158,2
CAS Nr. 111-11-5

Methyloctanoat

d_{20}^{20}: etwa 0,876
n_D^{20}: etwa 1,417
Sdp: 193 bis 194 °C

Methylcellulose 450 *R* 1055500

CAS Nr. 9004-67-5

Muss der Monographie **Methylcellulose (Methylcellulosum)** entsprechen

Die Viskosität beträgt 450 mPa · s.

Methylcinnamat *R* 1099400

$C_{10}H_{10}O_2$ M_r 162,2
CAS Nr. 103-26-4

Methyl[(*E*)-3-phenylpropenoat]

Farblose Kristalle; praktisch unlöslich in Wasser, leicht löslich in Ethanol 96 %

n_D^{20}: etwa 1,56
Smp: 34 bis 36 °C
Sdp: etwa 260 °C

Methylcyclohexan *R* 1189900

C_7H_{14} M_r 98,2
CAS Nr. 108-87-2

Methyldecanoat *R* 1054000

$C_{11}H_{22}O_2$ M_r 186,3
CAS Nr. 110-42-9

Methyl-*n*-decanoat; Methylcaprat

Gehalt: mindestens 99,0 Prozent

Klare, farblose bis gelbe Flüssigkeit; löslich in Petrolether

d_{20}^{20}: 0,871 bis 0,876
n_D^{20}: 1,425 bis 1,426

Methyldopa, racemisches *R* 1175100

$C_{10}H_{13}NO_4 \cdot 1,5\ H_2O$ M_r 238,2

Mischung gleicher Volumteile (2*S*)- und (2*R*)-2-Amino-3-(3,4-dihydroxyphenyl)-2-methylpropansäure, Sesquihydrat

3-*O*-Methyldopaminhydrochlorid *R* 1055600

$C_9H_{14}ClNO_2$ M_r 203,7
CAS Nr. 1477-68-5

4-(2-Aminoethyl)-2-methoxyphenol-hydrochlorid

Smp: 213 bis 215 °C

4-*O*-Methyldopaminhydrochlorid *R* 1055700

$C_9H_{14}ClNO_2$ M_r 203,7
CAS Nr. 645-33-0

5-(2-Aminoethyl)-2-methoxyphenol-hydrochlorid

Smp: 207 bis 208 °C

Methyleicosenoat *R* 1120500

$C_{21}H_{40}O_2$ M_r 324,5
CAS Nr. 2390-09-2

Methyl[(11*Z*)-eicos-11-enoat]

Methylenbisacrylamid *R* 1056000

$C_7H_{10}N_2O_2$ M_r 154,2
CAS Nr. 110-26-9

N,N'-Methylendipropenamid

Feines, weißes bis fast weißes Pulver; schwer löslich in Wasser, löslich in Ethanol 96 %

Die Substanz schmilzt unter Zersetzung oberhalb von 300 °C.

Methylenblau *R* 1055800

$C_{16}H_{18}ClN_3S \cdot x\,H_2O$ M_r 319,9
(wasserfreie Substanz)
CAS Nr. 122965-43-9

C.I.Nr. 52015; Schultz Nr. 1038
3,7-Bis(dimethylamino)phenothiazinyliumchlorid, Hydrat; Methylthioniniumchlorid

Die Substanz kommt in verschiedenen Hydratformen vor und kann bis zu 22 Prozent Wasser enthalten.

Dunkelgrünes bis bronzefarbenes, kristallines Pulver; leicht löslich in Wasser, löslich in Ethanol 96 %

Methylenblau-Lösung *R* 1055801

3 mg Methylenblau *R*, 1,2 g Schwefelsäure *R* und 5,0 g wasserfreies Natriumsulfat *R* werden in 100 ml Wasser *R* gelöst.

Methylerucat *R* 1146100

$C_{23}H_{44}O_2$ M_r 352,6
CAS Nr. 1120-34-9

Methyl(*cis*-13-docosenoat); Methyl[(*Z*)-docos-13-enoat]

d_{20}^{20}: etwa 0,871
n_D^{20}: etwa 1,456

3-*O*-Methylestron *R* 1137000

$C_{19}H_{24}O_2$ M_r 284,4
CAS Nr. 1624-62-0

3-Methoxy-1,3,5(10)-estratrien-17-on

Weißes bis gelblich weißes Pulver

$[\alpha]_D^{20}$: etwa +157
Smp: etwa 173 °C

Methyleugenol *R* 1182000

$C_{11}H_{14}O_2$ M_r 178,2
CAS Nr. 93-15-2

1,2-Dimethoxy-4-prop-2-enylbenzol

Wird die Substanz in der Gaschromatographie verwendet, muss sie zusätzlich folgender Anforderung entsprechen:

Gehaltsbestimmung: Gaschromatographie (2.2.28) wie in der Monographie **Niaouliöl vom Cineol-Typ (Niaouli typo cineolo aetheroleum)** beschrieben

Gehalt: mindestens 97,0 Prozent, ermittelt mit Hilfe des Verfahrens „Normalisierung"

Methyl-4-hydroxybenzoat *R* 1055000

CAS Nr. 99-76-3

Muss der Monographie **Methyl-4-hydroxybenzoat (Methylis parahydroxybenzoas)** entsprechen

1-Methylimidazol *R* 1139700

$C_4H_6N_2$ M_r 82,1
CAS Nr. 616-47-7

1-Methyl-1*H*-imidazol

Farblose bis schwach gelbliche Flüssigkeit

n_D^{20}: etwa 1,495
Sdp: 195 bis 197 °C

Lagerung: dicht verschlossen, vor Licht geschützt

1-Methylimidazol *R* 1 1139701

Entspricht 1-Methylimidazol *R* mit folgender zusätzlichen Anforderung:

Gehalt: mindestens 95,0 Prozent

2-Methylimidazol *R* 1143400

$C_4H_6N_2$ M_r 82,1
CAS Nr. 693-98-1

Weißes bis fast weißes, kristallines Pulver

Smp: etwa 145 °C

Methyliodid *R* 1166400

CH_3I M_r 141,9
CAS Nr. 74-88-4

Iodmethan

Gehalt: mindestens 99,0 Prozent

Methyllaurat *R* 1054400

$C_{13}H_{26}O_2$ M_r 214,4
CAS Nr. 111-82-0

Methyldodecanoat

Gehalt: mindestens 98,0 Prozent, mit Hilfe der Gaschromatographie (2.4.22) bestimmt

Farblose bis gelblich gefärbte Flüssigkeit; löslich in Ethanol 96 % und in Petrolether

d_{20}^{20}: etwa 0,87
n_D^{20}: etwa 1,431
Smp: etwa 5 °C

Methyllignocerat *R* 1120600

$C_{25}H_{50}O_2$ M_r 382,7
CAS Nr. 2442-49-1

Methyltetracosanoat

Plättchen

Smp: etwa 58 °C

Methyllinoleat *R* 1120700

$C_{19}H_{34}O_2$ M_r 294,5
CAS Nr. 112-63-0

Methyl[(9Z,12Z)-octadeca-9,12-dienoat]

d_{20}^{20}: etwa 0,888
n_D^{20}: etwa 1,466
Sdp: 207 bis 208 °C

Methyllinolenat *R* 1120800

$C_{19}H_{32}O_2$ M_r 292,5
CAS Nr. 301-00-8

Methyl[(9Z,12Z,15Z)-octadeca-9,12,15-trienoat]

d_{20}^{20}: etwa 0,901
n_D^{20}: etwa 1,471
Sdp: etwa 207 °C

Methyl-γ-linolenat *R* 1158400

$C_{19}H_{32}O_2$ M_r 292,5
CAS Nr. 16326-32-2

Methyl[(6Z,9Z,12Z)-octadeca-6,9,12-trienoat]; Methyl[(all-Z)-octadeca-6,9,12-trienoat]

Gehalt: mindestens 99,0 Prozent, mit Hilfe der Gaschromatographie bestimmt

Methylmargarat *R* 1120900

$C_{18}H_{36}O_2$ M_r 284,5
CAS Nr. 1731-92-6

Methylheptadecanoat

Weißes bis fast weißes Pulver

Smp: 32 bis 34 °C

Wird die Substanz in der Prüfung „Gesamtfettsäuren" in der Monographie **Sägepalmenfrüchte (Sabalis serrulatae fructus)** *verwendet, muss sie zusätzlich folgender Anforderung entsprechen:*

Gehaltsbestimmung: Gaschromatographie (2.2.28) wie in der Monographie **Sägepalmenfrüchte** beschrieben

Gehalt: mindestens 97 Prozent, ermittelt mit Hilfe des Verfahrens „Normalisierung"

Methylmethacrylat *R* 1054500

$C_5H_8O_2$ M_r 100,1
CAS Nr. 80-62-6

Methyl(2-methylpropenoat)

Farblose Flüssigkeit

n_D^{20}: etwa 1,414
Smp: etwa −48 °C
Sdp: etwa 100 °C

Enthält einen geeigneten Stabilisator

Methylmethansulfonat *R* 1179500

$C_2H_6O_3S$ M_r 110,1
CAS Nr. 66-27-3

Klare, farblose bis schwach gelbe Flüssigkeit

Gehalt: mindestens 99,0 Prozent

Dichte: etwa 1,3 g · cm⁻³ (25 °C)

n_D^{20}: etwa 1,414
Sdp: etwa 202 °C

Methyl-2-methoxybenzoat *R* 1206300

$C_9H_{10}O_3$ M_r 166,2
CAS Nr. 606-45-1

Farblose Flüssigkeit

Methyl-4-methoxybenzoat *R* 1206400

$C_9H_{10}O_3$ M_r 166,2
CAS Nr. 121-98-2

Weißes bis fast weißes Pulver

Methyl(*N*-methylanthranilat) *R* 1164600

$C_9H_{11}NO_2$ M_r 165,2
CAS Nr. 85-91-6

Methyl[2-(methylamino)benzoat]

Blassgelbe Flüssigkeit

d_4^{20}: etwa 1,128
n_D^{20}: etwa 1,579
Sdp: 255 bis 258 °C

Wird die Substanz in der Gaschromatographie verwendet, muss sie zusätzlich folgender Anforderung entsprechen:

Gehaltsbestimmung: Gaschromatographie (2.2.28) wie in der Monographie **Mandarinenschalenöl (Citri reticulatae aetheroleum)** beschrieben

Untersuchungslösung: die Substanz

Gehalt: mindestens 97 Prozent, ermittelt mit Hilfe des Verfahrens „Normalisierung"

Methylmyristat *R* 1054600

$C_{15}H_{30}O_2$ M_r 242,4
CAS Nr. 124-10-7

Methyltetradecanoat

Gehalt: mindestens 98,0 Prozent, mit Hilfe der Gaschromatographie (2.4.22) bestimmt

Farblose bis schwach gelbliche Flüssigkeit; löslich in Ethanol 96 % und in Petrolether

d_{20}^{20}: etwa 0,87
n_D^{20}: etwa 1,437
Smp: etwa 20 °C

Methylnervonat *R*

Siehe Tetracos-15-ensäuremethylester *R*

Methyloleat *R* 1054700

$C_{19}H_{36}O_2$ M_r 296,4
CAS Nr. 112-62-9

Methyl[(9Z)octadec-9-enoat]

Gehalt: mindestens 98,0 Prozent, mit Hilfe der Gaschromatographie (2.4.22) bestimmt

Farblose bis schwach gelbliche Flüssigkeit; löslich in Ethanol 96 % und in Petrolether

d_{20}^{20}: etwa 0,88
n_D^{20}: etwa 1,452

Methylophiopogonanon A R   1206500

$C_{19}H_{18}O_6$ M_r 342,3
CAS Nr. 74805-92-8

(3*R*)-3-[(1,3-Benzodioxol-5-yl)methyl]-2,3-dihydro-5,7-dihydroxy-6,8-dimethyl-4*H*-1-benzopyran-4-on

Methylorange R   1054800

$C_{14}H_{14}N_3NaO_3S$ M_r 327,3
CAS Nr. 547-58-0

C.I. Nr. 13025; Schultz Nr. 176
4-(4-Dimethylaminophenylazo)benzolsulfonsäure, Natriumsalz

Orangegelbes, kristallines Pulver; schwer löslich in Wasser, praktisch unlöslich in Ethanol 96 %

Methylorange-Lösung R   1054802

0,1 g Methylorange *R* werden in 80 ml Wasser *R* gelöst. Die Lösung wird mit Ethanol 96 % *R* zu 100 ml verdünnt.

Empfindlichkeitsprüfung: Eine Mischung von 0,1 ml der Methylorange-Lösung und 100 ml kohlendioxidfreiem Wasser *R* muss gelb gefärbt sein. Bis zum Farbumschlag nach Rot dürfen höchstens 0,1 ml Salzsäure (1 mol · l⁻¹) verbraucht werden.

Umschlagsbereich: pH-Wert 3,0 (rot) bis 4,4 (gelb)

Methylorange-Mischindikator-Lösung R   1054801

20 mg Methylorange *R* und 0,1 g Bromcresolgrün *R* werden in 1 ml Natriumhydroxid-Lösung (0,2 mol · l⁻¹) gelöst. Die Lösung wird mit Wasser *R* zu 100 ml verdünnt.

Umschlagsbereich: pH-Wert 3,0 (orange) bis 4,4 (olivgrün)

Methylpalmitat R   1054900

$C_{17}H_{34}O_2$ M_r 270,5
CAS Nr. 112-39-0

Methylhexadecanoat

Gehalt: mindestens 98,0 Prozent, mit Hilfe der Gaschromatographie (2.4.22) bestimmt

Weiße bis gelbliche, kristalline Masse; löslich in Ethanol 96 % und in Petrolether

Smp: etwa 30 °C

Methylpalmitoleat R   1121000

$C_{17}H_{32}O_2$ M_r 268,4
CAS Nr. 1120-25-8

Methyl[(9*Z*)-hexadec-9-enoat]

d_{20}^{20}: etwa 0,876
n_D^{20}: etwa 1,451

Methylpelargonat R   1143500

$C_{10}H_{20}O_2$ M_r 172,3
CAS Nr. 1731-84-6

Methylnonanoat

Klare, farblose Flüssigkeit

d_4^{20}: etwa 0,873
n_D^{20}: etwa 1,422
Sdp: 91 bis 92 °C

Wird die Substanz in der Prüfung „Gesamtfettsäuren" in der Monographie **Sägepalmenfrüchte (Sabalis serrulatae fructus)** *verwendet, muss sie zusätzlich folgender Anforderung entsprechen:*

Gehaltsbestimmung: Gaschromatographie (2.2.28) wie in der Monographie **Sägepalmenfrüchte** beschrieben

Gehalt: mindestens 98 Prozent, ermittelt mit Hilfe des Verfahrens „Normalisierung"

2-Methylpentan R   1180400

C_6H_{14} M_r 86,2
CAS Nr. 107-83-5

Isohexan

Farblose, entflammbare Flüssigkeit; praktisch unlöslich in Wasser, mischbar mit wasserfreiem Ethanol

d_{20}^{20}: etwa 0,653
Sdp: etwa 60,0 °C

4-Methylpentan-2-ol R 1114300

$C_6H_{14}O$ M_r 102,2
CAS Nr. 108-11-2

Klare, farblose, flüchtige Flüssigkeit

d_4^{20}: etwa 0,802
n_D^{20}: etwa 1,411
Sdp: etwa 132 °C

3-Methylpentan-2-on R 1141100

$C_6H_{12}O$ M_r 100,2
CAS Nr. 565-61-7

Farblose, entflammbare Flüssigkeit

d_{20}^{20}: etwa 0,815
n_D^{20}: etwa 1,400
Sdp: etwa 118 °C

Methylphenyloxazolylbenzol R 1056200

$C_{26}H_{20}N_2O_2$ M_r 392,5
CAS Nr. 3073-87-8

2,2′-p-Phenylenbis(4-methyl-5-phenyloxazol)

Feines, grünlich gelbes Pulver mit blauer Fluoreszenz oder kleine Kristalle; löslich in Ethanol 96 %, wenig löslich in Xylol

Smp: etwa 233 °C

Methylphenyloxazolylbenzol, das in der Szintillationsmessung verwendet wird, muss eine dafür geeignete Qualität haben.

1-Methyl-4-phenyl-1,2,3,6-tetrahydropyridin R 1137100

$C_{12}H_{15}N$ M_r 173,3
CAS Nr. 28289-54-5

Methylphenyltetrahydropyridin; MPTP

Weißes bis fast weißes, kristallines Pulver; schwer löslich in Wasser

Smp: etwa 41 °C

Methylpiperazin R 1056300

$C_5H_{12}N_2$ M_r 100,2
CAS Nr. 109-01-3

1-Methylpiperazin

Farblose Flüssigkeit; mischbar mit Wasser und mit Ethanol 96 %

d_{20}^{20}: etwa 0,90
n_D^{20}: etwa 1,466
Sdp: etwa 138 °C

4-(4-Methylpiperidin-1-yl)pyridin R 1114400

$C_{11}H_{16}N_2$ M_r 176,3
CAS Nr. 80965-30-6

Klare Flüssigkeit

n_D^{20}: etwa 1,565

Methylpolysiloxan R 1066800

Polysiloxan, das 100 Prozent Methyl-Gruppen enthält

Methylprednisolon *R*   1193400

$C_{22}H_{30}O_5$ M_r 374,5
CAS Nr. 83-43-2

11β,17,21-Trihydroxy-6α-methylpregna-1,4-dien-3,20-dion

Weißes bis fast weißes, kristallines Pulver

2-Methyl-1-propanol *R*   1056400

$C_4H_{10}O$ M_r 74,1
CAS Nr. 78-83-1

Isobutylalkohol

Klare, farblose Flüssigkeit; löslich in Wasser, mischbar mit Ethanol 96 %

d_{20}^{20}: etwa 0,80
n_D^{15}: 1,397 bis 1,399
Sdp: etwa 107 °C

Destillationsbereich (2.2.11): Mindestens 96 Prozent Substanz müssen zwischen 107 und 109 °C destillieren.

(15*R*)-15-Methylprostaglandin F$_{2\alpha}$ *R*   1159900

$C_{21}H_{36}O_5$ M_r 368,5
CAS Nr. 35864-81-4

(5*Z*)-7-[(1*R*,2*R*,3*R*,5*S*)-3,5-Dihydroxy-2-[(1*E*)-(3*R*)-3-hydroxy-3-methyloct-1-enyl]cyclopentyl]hept-5-ensäure

Erhältlich als Lösung (10 mg · ml^{-1}) in Methylacetat *R*

Lagerung: unterhalb von –15 °C

2-Methylpyridin *R*   1210200

C_6H_7N M_r 93,1
CAS Nr. 109-06-8

Farblose bis hellgelbe Flüssigkeit

Gehalt: mindestens 97,5 Prozent

5-Methylpyridin-2-amin *R*   1193500

$C_6H_8N_2$ M_r 108,1
CAS Nr. 1603-41-4

6-Amino-3-picolin

Weiße oder gelbe Kristalle oder kristallines Pulver

Smp: etwa 76 °C

5-Methylpyridin-2(1*H*)-on *R*   1193600

C_6H_7NO M_r 109,1
CAS Nr. 1003-68-5

Weißes bis fast weißes Pulver; löslich in wasserfreiem Ethanol und in Methanol

Smp: etwa 181 °C

Lagerung: bei 2 bis 8 °C

***N*-Methylpyrrolidin** *R*   1164700

$C_5H_{11}N$ M_r 85,2
CAS Nr. 120-94-5

Gehalt: mindestens 97,0 Prozent $C_5H_{11}N$

Sdp: etwa 80 °C

***N*-Methylpyrrolidon** *R*   1164800

C_5H_9NO M_r 99,1
CAS Nr. 872-50-4

1-Methylpyrrolidin-2-on

d_{20}^{20}: etwa 1,028
Smp: etwa –24 °C
Sdp: etwa 202 °C

Methylrot R   1055100

$C_{15}H_{15}N_3O_2$ M_r 269,3
CAS Nr. 493-52-7

C.I. Nr. 13020; Schultz Nr. 250
2-(4-Dimethylaminophenylazo)benzoesäure

Dunkelrotes Pulver oder violette Kristalle; praktisch unlöslich in Wasser, löslich in Ethanol 96 %

Methylrot-Lösung R   1055102

50 mg Methylrot R werden in einer Mischung von 1,86 ml Natriumhydroxid-Lösung (0,1 mol · l^{-1}) und 50 ml Ethanol 96 % R gelöst. Die Lösung wird mit Wasser R zu 100 ml verdünnt.

Empfindlichkeitsprüfung: Eine Mischung von 0,1 ml Methylrot-Lösung, 100 ml kohlendioxidfreiem Wasser R und 0,05 ml Salzsäure (0,02 mol · l^{-1}) muss rot gefärbt sein. Bis zum Farbumschlag nach Gelb dürfen höchstens 0,1 ml Natriumhydroxid-Lösung (0,02 mol · l^{-1}) verbraucht werden.

Umschlagsbereich: pH-Wert 4,4 (rot) bis 6,0 (gelb)

Methylrot-Mischindikator-Lösung R   1055101

0,1 g Methylrot R und 50 mg Methylenblau R werden in 100 ml Ethanol 96 % R gelöst.

Umschlagsbereich: pH-Wert 5,2 (rotviolett) bis 5,6 (grün)

Methylsalicylat R   1146200

CAS Nr. 119-36-8

Muss der Monographie **Methylsalicylat (Methylis salicylas)** entsprechen

Methylstearat R   1055200

$C_{19}H_{38}O_2$ M_r 298,5
CAS Nr. 112-61-8

Methyloctadecanoat

Gehalt: mindestens 98,0 Prozent, mit Hilfe der Gaschromatographie (2.4.22) bestimmt

Weiße bis gelbliche, kristalline Masse; löslich in Ethanol 96 % und in Petrolether

Smp: etwa 38 °C

Methylthymolblau R   1158500

$C_{37}H_{40}N_2Na_4O_{13}S$ M_r 845
CAS Nr. 1945-77-3

Tetranatrium-2,2′,2″,2‴-[3H-2,1-benzoxathiol-3-ylidenbis[[6-hydroxy-2-methyl-5-(1-methylethyl)-3,1-phenylen]methylennitrilo]]tetraacetat-S,S-dioxid

Alkalische Lösungen der Substanz färben sich in Gegenwart von Calcium blau.

Methylthymolblau-Mischung R   1158501

Mischung von 1 Teil Methylthymolblau R und 100 Teilen Kaliumnitrat R

N-Methyl-m-toluidin R   1175200

$C_8H_{11}N$ M_r 121,2
CAS Nr. 696-44-6

N,3-Dimethylanilin; N,3-Dimethylbenzolamin; Methyl-m-tolylamin

Gehalt: mindestens 97 Prozent

Methyltoluolsulfonat R   1191200

$C_8H_{10}O_3S$ M_r 186,2
CAS Nr. 80-48-8

Methyl-4-methylbenzolsulfonat; Methyltosilat

Gehalt: mindestens 97,0 Prozent

Dichte: etwa 1,234 g · ml^{-1} (25 °C)

Smp: 25 bis 28 °C
Sdp: etwa 292 °C

Methyltricosanoat *R* 1111500

H₃C–[CH₂]₁₀–C(O)–OCH₃

C$_{24}$H$_{48}$O$_2$ M_r 368,6
CAS Nr. 2433-97-8

Tricosansäuremethylester

Gehalt: mindestens 99,0 Prozent

Weiße bis fast weiße Kristalle; praktisch unlöslich in Wasser, löslich in Hexan

Smp: 55 bis 56 °C

Methyltridecanoat *R* 1121100

H₃C–[CH₂]₅–C(O)–OCH₃

C$_{14}$H$_{28}$O$_2$ M_r 228,4
CAS Nr. 1731-88-0

Farblose bis schwach gelbe Flüssigkeit; löslich in Ethanol 96 % und Petrolether

d_{20}^{20}: etwa 0,86
n_D^{20}: etwa 1,441
Smp: etwa 6 °C

Methyl-3,4,5-trimethoxybenzoat *R* 1177200

C$_{11}$H$_{14}$O$_5$ M_r 226,2
CAS Nr. 1916-07-0

***N*-Methyltrimethylsilyltrifluoracetamid** *R* 1129600

C$_6$H$_{12}$F$_3$NOSi M_r 199,3
CAS Nr. 24589-78-4

2,2,2-Trifluor-*N*-methyl-*N*-(trimethylsilyl)acetamid

n_D^{20}: etwa 1,380
Sdp: 130 bis 132 °C

Milchsäure *R* 1047800

CAS Nr. 50-21-5

Muss der Monographie **Milchsäure (Acidum lacticum)** entsprechen

Milchsäure-Reagenz *R* 1047801

Lösung A: 60 ml Milchsäure *R* werden mit 45 ml einer zuvor filtrierten, ohne Erhitzen mit Sudanrot G *R* gesättigten Milchsäure *R* versetzt; da die Sättigung der Milchsäure ohne Erhitzen nur langsam erfolgt, ist stets ein Überschuss an Farbstoff erforderlich.

Lösung B: 10 ml einer gesättigten Lösung von Anilin *R* werden hergestellt und filtriert.

Lösung C: 75 mg Kaliumiodid *R* werden in Wasser *R* zu 70 ml gelöst. Der Lösung werden 10 ml Ethanol 96 % *R* und 0,1 g Iod *R* unter Schütteln zugesetzt.

Die Lösungen A und B werden gemischt; die Lösung C wird zugesetzt.

Minocyclinhydrochlorid *R* 1146300

Muss der Monographie **Minocyclinhydrochlorid-Dihydrat (Minocyclini hydrochloridum dihydricum)** entsprechen

Molekularsieb *R* 1056600

CAS Nr. 70955-01-0

Kugelförmige Partikeln oder Pulver, bestehend aus Natriumaluminiumsilicat, mit einer Porengröße von 0,4 nm

Bei Wiederverwendung wird empfohlen, das Molekularsieb gemäß den Anweisungen des Herstellers zu regenerieren.

Molekularsieb zur Chromatographie *R* 1129700

Molekularsieb, bestehend aus Natriumaluminiumsilicat

Die Porengröße wird in Klammern nach dem Namen des Reagenzes bei den entsprechenden Prüfungen angegeben. Falls erforderlich wird die Teilchengröße ebenfalls angegeben.

Molybdänschwefelsäure *R* **2** 1086400

Etwa 50 mg Ammoniummolybdat *R* werden in 10 ml Schwefelsäure *R* gelöst.

Molybdänschwefelsäure *R* **3** 1086500

Unter Erhitzen werden 2,5 g Ammoniummolybdat *R* in 20 ml Wasser *R* gelöst. Getrennt werden 28 ml Schwefelsäure *R* mit 50 ml Wasser *R* gemischt. Die Mischung wird abgekühlt. Beide Lösungen werden gemischt und mit Wasser *R* zu 100 ml verdünnt.

Lagerung: in einem Behältnis aus Polyethylen

Molybdatophosphorsäure *R*   1064900

12 $MoO_3 \cdot H_3PO_4 \cdot x\, H_2O$
CAS Nr. 51429-74-4

Feine, orangegelbe Kristalle; leicht löslich in Wasser, löslich in Ethanol 96 %

Molybdatophosphorsäure-Lösung *R*   1064901

4 g Molybdatophosphorsäure *R* werden in Wasser *R* zu 40 ml gelöst. Vorsichtig und unter Kühlung werden 60 ml Schwefelsäure *R* hinzugegeben.

Unmittelbar vor Gebrauch herzustellen

Molybdat-Vanadat-Reagenz *R*   1056700

In einem 150-ml-Becherglas werden 4 g fein pulverisiertes Ammoniummolybdat *R* und 0,1 g fein pulverisiertes Ammoniumvanadat *R* gemischt. Nach Zusatz von 70 ml Wasser *R* werden die Kristalle mit einem Glasstab zerstoßen. Die innerhalb von einigen Minuten erhaltene klare Lösung wird nach Zusatz von 20 ml Salpetersäure *R* mit Wasser *R* zu 100 ml verdünnt.

Molybdat-Vanadat-Reagenz *R* **2**   1060100

Lösung A: 10 g Ammoniummolybdat *R* werden in Wasser *R* gelöst. Nach Zusatz von 1 ml Ammoniak-Lösung *R* wird die Lösung mit Wasser *R* zu 100 ml verdünnt.

Lösung B: 2,5 g Ammoniumvanadat *R* werden in heißem Wasser *R* gelöst. Nach Zusatz von 14 ml Salpetersäure *R* wird die Lösung mit Wasser *R* zu 500 ml verdünnt.

96 ml Salpetersäure *R* werden mit 100 ml Lösung A und 100 ml Lösung B gemischt und mit Wasser *R* zu 500 ml verdünnt.

Molybdat-Wolframat-Reagenz *R*   1065000

100 g Natriumwolframat *R* und 25 g Natriummolybdat *R* werden in 700 ml Wasser *R* gelöst. Nach Zusatz von 100 ml Salzsäure *R* und 50 ml Phosphorsäure 85 % *R* wird die Mischung 10 h lang in einer Glasapparatur zum Rückfluss erhitzt. Nach Zusatz von 150 g Lithiumsulfat *R* und 50 ml Wasser *R* werden einige Tropfen Brom *R* hinzugefügt. Die Mischung wird zum Entfernen des Überschusses an Brom 15 min lang im Sieden gehalten, erkalten gelassen, mit Wasser *R* zu 1000 ml verdünnt und filtriert. Das Reagenz sollte gelb gefärbt sein. Hat es eine grünliche Färbung, ist es für den Gebrauch ungeeignet; durch Erhitzen zum Sieden mit einigen Tropfen Brom *R* kann es wieder regeneriert werden, dabei muss aber der Überschuss an Brom durch Erhitzen zum Sieden entfernt werden.

Lagerung: bei 2 bis 8 °C

Molybdat-Wolframat-Reagenz, verdünntes *R*   1065001

1 Volumteil Molybdat-Wolframat-Reagenz *R* wird mit 2 Volumteilen Wasser *R* verdünnt.

Monodocosahexaenoin *R*   1143600

$C_{25}H_{38}O_4$ M_r 402,6
CAS Nr. 124516-13-8

Monoglycerid von Docosahexaensäure (C22:6); (all-Z)-Docosa-4,7,10,13,16,19-hexaensäure, Monoester mit Propan-1,2,3-triol

Morphinhydrochlorid *R*   1056900

Muss der Monographie **Morphinhydrochlorid (Morphini hydrochloridum)** entsprechen

Morpholin *R*   1057000

C_4H_9NO M_r 87,1
CAS Nr. 110-91-8

Farblose, hygroskopische, entflammbare Flüssigkeit; löslich in Wasser und in Ethanol 96 %

d_{20}^{20}: etwa 1,01

Destillationsbereich (2.2.11): Mindestens 95 Prozent Substanz müssen zwischen 126 und 130 °C destillieren.

Lagerung: dicht verschlossen

Morpholin zur Chromatographie *R*   1057001

Muss Morpholin *R* und folgender zusätzlichen Anforderung entsprechen:

Gehalt: mindestens 99,5 Prozent

2-(Morpholin-4-yl)ethansulfonsäure *R*   1186500

$C_6H_{13}NO_4S$ M_r 195,2
CAS Nr. 4432-31-9

(*N*-Morpholinyl)ethansulfonsäure; MES

Weißes bis fast weißes, kristallines Pulver; löslich in Wasser

Smp: etwa 300 °C

Murexid R   1137200

$C_8H_8N_6O_6 \cdot H_2O$ M_r 302,2

5,5′-Nitrilobis(pyrimidin-2,4,6(1H,3H,5H)-trion), Monoammoniumsalz, Monohydrat

Bräunlich rotes, kristallines Pulver; wenig löslich in kaltem Wasser, löslich in heißem Wasser, praktisch unlöslich in Ethanol 96 %, löslich in Lösungen von Kaliumhydroxid oder Natriumhydroxid unter Blaufärbung

Myosmin R   1121200

$C_9H_{10}N_2$ M_r 146,2
CAS Nr. 532-12-7

3-(4,5-Dihydro-3H-pyrrol-2-yl)pyridin

Farblose Kristalle

Smp: etwa 45 °C

β-Myrcen R   1114500

$C_{10}H_{16}$ M_r 136,2
CAS Nr. 123-35-3

7-Methyl-3-methylenocta-1,6-dien

Ölige Flüssigkeit mit einem angenehmen Geruch; praktisch unlöslich in Wasser, mischbar mit Ethanol 96 %, löslich in Essigsäure 99 %

Die Substanz löst sich in Alkalihydroxid-Lösungen.

d_4^{20}: etwa 0,794
n_D^{20}: etwa 1,470

Wird die Substanz in der Gaschromatographie verwendet, muss sie zusätzlich folgender Anforderung entsprechen:

Gehaltsbestimmung: Gaschromatographie (2.2.28) wie in der Monographie **Pfefferminzöl (Menthae piperitae aetheroleum)** beschrieben

Untersuchungslösung: die Substanz

Gehalt: mindestens 90,0 Prozent, ermittelt mit Hilfe des Verfahrens „Normalisierung"

Myristicin R   1099600

$C_{11}H_{12}O_3$ M_r 192,2
CAS Nr. 607-91-0

6-Allyl-4-methoxy-1,3-benzodioxol; 5-Allyl-1-methoxy-2,3-methylendioxybenzol; 4-Methoxy-6-(prop-2-enyl)-1,3-benzodioxol

Ölige, farblose Flüssigkeit; praktisch unlöslich in Wasser, schwer löslich in wasserfreiem Ethanol, mischbar mit Toluol und mit Xylol

d_{20}^{20}: etwa 1,144
n_D^{20}: etwa 1,540
Smp: etwa 173 °C
Sdp: 276 bis 277 °C

Dünnschichtchromatographie (2.2.27): Die Substanz wird wie in der Monographie **Sternanis (Anisi stellati fructus)** angegeben geprüft. Das Chromatogramm darf nur eine Hauptzone zeigen.

Wird die Substanz in der Gaschromatographie verwendet, muss sie zusätzlich folgender Anforderung entsprechen:

Gehaltsbestimmung: Gaschromatographie (2.2.28) wie in der Monographie **Muskatöl (Myristicae fragrantis aetheroleum)** beschrieben

Gehalt: mindestens 95,0 Prozent, ermittelt mit Hilfe des Verfahrens „Normalisierung"

Lagerung: vor Licht geschützt

Myristinsäure R   1143700

$C_{14}H_{28}O_2$ M_r 228,4
CAS Nr. 544-63-8

Tetradecansäure

Farblose oder weiße bis fast weiße Blättchen

Smp: etwa 58,5 °C

*Wird die Substanz in der Prüfung „Gesamtfettsäuren" in der Monographie **Sägepalmenfrüchte (Sabalis serrulatae fructus)** verwendet, muss sie zusätzlich folgender Anforderung entsprechen:*

Gehaltsbestimmung: Gaschromatographie (2.2.28) wie in der Monographie **Sägepalmenfrüchte** beschrieben

Gehalt: mindestens 97 Prozent, ermittelt mit Hilfe des Verfahrens „Normalisierung"

Myristylalkohol *R* 1121300

H₃C-(CH₂)₆-OH (structure shown)

C$_{14}$H$_{30}$O M_r 214,4
CAS Nr. 112-72-1

1-Tetradecanol

d_{20}^{20}: etwa 0,823
Smp: 38 bis 40 °C

Myrtillin *R* 1172300

C$_{21}$H$_{21}$ClO$_{12}$ M_r 500,8
CAS Nr. 6906-38-3

Delphinidin-3-*O*-glucosid-chlorid

N

Naphthalin *R* 1057100

C$_{10}$H$_8$ M_r 128,2
CAS Nr. 91-20-3

Weiße bis fast weiße Kristalle; praktisch unlöslich in Wasser, löslich in Ethanol 96 %

Smp: etwa 80 °C

Naphthalin, das in der Szintillationsmessung verwendet wird, muss eine dafür geeignete Qualität haben.

Naphthalin-2,3-diamin *R* 1199700

C$_{10}$H$_{10}$N$_2$ M_r 158,2
CAS Nr. 771-97-1

2,3-Naphthalindiamin; 2,3-Diaminonaphthalin

Bräunlich gelbes, kristallines Pulver; schwer löslich in Ethanol 96 %, praktisch unlöslich in Aceton

Smp: 195 bis 198 °C

Naphtharson *R* 1121400

C$_{16}$H$_{11}$AsN$_2$Na$_2$O$_{10}$S$_2$ M_r 576,3
CAS Nr. 3688-92-4

Thorin; 4-[(2-Arsonophenyl)azo]-3-hydroxynaphthalin-2,7-disulfonsäure, Dinatriumsalz

Rotes Pulver; löslich in Wasser

Naphtharson-Lösung *R* 1121401

Eine Lösung von Naphtharson *R* (0,58 g · l^{-1})

Empfindlichkeitsprüfung: 50 ml Ethanol 96 % *R* werden mit 20 ml Wasser *R*, 1 ml verdünnter Schwefelsäure *R* 1 und 1 ml Naphtharson-Lösung versetzt. Wird die Lösung mit Bariumperchlorat-Lösung (0,025 mol · l^{-1}) titriert, muss ein Farbumschlag von Orangegelb nach Orangerosa erfolgen.

Lagerung: vor Licht geschützt; innerhalb einer Woche zu verwenden

Naphtharson-Lösung *R* 1 1121402

Eine Lösung von Naphtharson *R* (1 g · l^{-1}) in deionisiertem, destilliertem Wasser *R*

Empfindlichkeitsprüfung: 50 ml Ethanol 96 % *R* werden mit 20 ml Wasser *R*, 1 ml verdünnter Schwefelsäure *R* 1 und 1 ml Naphtharson-Lösung *R* 1 versetzt. Wird die Lösung mit Bariumperchlorat-Lösung (0,025 mol · l^{-1}) titriert, muss ein Farbumschlag von Orangegelb nach Orangerosa erfolgen.

Lagerung: vor Licht geschützt; innerhalb einer Woche zu verwenden

1-Naphthol *R* 1057300

C$_{10}$H$_8$O M_r 144,2
CAS Nr. 90-15-3

α-Naphthol

Weißes bis fast weißes, kristallines Pulver oder farblose bis weiße Kristalle, färbt sich am Licht dunkel; schwer löslich in Wasser, leicht löslich in Ethanol 96 %

Smp: etwa 95 °C

Lagerung: vor Licht geschützt

1-Naphthol-Lösung *R* 1057301

0,10 g 1-Naphthol *R* werden in 3 ml einer Lösung von Natriumhydroxid *R* (150 g · l^{-1}) gelöst. Die Lösung wird mit Wasser *R* zu 100 ml verdünnt.

Unmittelbar vor Gebrauch herzustellen

2-Naphthol *R* 1057400

$C_{10}H_8O$ M_r 144,2
CAS Nr. 135-19-3

β-Naphthol

Weiße bis schwach rosa gefärbte Kristalle oder Plättchen; sehr schwer löslich in Wasser, sehr leicht löslich in Ethanol 96 %

Smp: etwa 122 °C

Lagerung: vor Licht geschützt

2-Naphthol-Lösung *R* 1057401

5 g frisch umkristallisiertes 2-Naphthol *R* werden in 40 ml verdünnter Natriumhydroxid-Lösung *R* gelöst. Die Lösung wird mit Wasser *R* zu 100 ml verdünnt.

Unmittelbar vor Gebrauch herzustellen

2-Naphthol-Lösung *R* 1 1057402

3,0 mg 2-Naphthol *R* werden in 50 ml Schwefelsäure *R* gelöst. Die Lösung wird mit Schwefelsäure *R* zu 100,0 ml verdünnt.

Unmittelbar vor Gebrauch herzustellen

Naphtholbenzein *R* 1057600

$C_{27}H_{18}O_2$ M_r 374,4
CAS Nr. 145-50-6

α-Naphtholbenzein; 4-[(4-Hydroxynaphthalin-1-yl)= (phenyl)methyliden]naphthalin-1(4*H*)-on

Bräunlich rotes Pulver oder bräunlich schwarze, glänzende Kristalle; praktisch unlöslich in Wasser, löslich in Essigsäure 99 % und mit Ethanol 96 %

Naphtholbenzein-Lösung *R* 1057601

Eine Lösung von Naphtholbenzein *R* (2 g · l^{-1}) in wasserfreier Essigsäure *R*

Empfindlichkeitsprüfung: 50 ml Essigsäure 99 % *R* werden mit 0,25 ml Naphtholbenzein-Lösung versetzt. Die Lösung muss bräunlich gelb gefärbt sein. Bis zum Farbumschlag nach Grün dürfen höchstens 0,05 ml Perchlorsäure (0,1 mol · l^{-1}) verbraucht werden.

Naphtholgelb *R* 1136600

$C_{10}H_5N_2NaO_5$ M_r 256,2

2,4-Dinitro-1-naphthol, Natriumsalz

Pulver oder Kristalle, orangegelb; leicht löslich in Wasser, schwer löslich in wasserfreiem Ethanol

Naphtholgelb S *R* 1143800

$C_{10}H_4N_2Na_2O_8S$ M_r 358,2
CAS Nr. 846-70-8

C.I. Nr. 10316
8-Hydroxy-5,7-dinitro-2-naphthalinsulfonsäure, Dinatriumsalz; Dinatrium-5,7-dinitro-8-oxidonaphthalin-2-sulfonat

Gelbes bis orangegelbes Pulver; leicht löslich in Wasser

1-Naphthylamin *R* 1057700

$C_{10}H_9N$ M_r 143,2
CAS Nr. 134-32-7

α-Naphthylamin

Weißes bis fast weißes, kristallines Pulver, färbt sich an Licht und Luft rötlich; schwer löslich in Wasser, leicht löslich in Ethanol 96 %

Smp: etwa 51 °C

Lagerung: vor Licht geschützt

1-Naphthylessigsäure *R* 1148400

C$_{12}$H$_{10}$O$_2$ M_r 186,2
CAS Nr. 86-87-3

(Naphthalin-1-yl)essigsäure

Weißes bis gelbes, kristallines Pulver; sehr schwer löslich in Wasser, leicht löslich in Aceton

Smp: etwa 135 °C

Naphthylethylendiamindihydrochlorid *R* 1057800

C$_{12}$H$_{16}$Cl$_2$N$_2$ M_r 259,2
CAS Nr. 1465-25-4

N-(1-Naphthyl)ethylendiamin-dihydrochlorid

Weißes bis gelblich weißes Pulver; löslich in Wasser, schwer löslich in Ethanol 96 %

Die Substanz kann Kristallmethanol enthalten.

Naphthylethylendiamindihydrochlorid-Lösung *R*
1057801

0,1 g Naphthylethylendiamindihydrochlorid *R* werden in Wasser *R* zu 100 ml gelöst.

Unmittelbar vor Gebrauch herzustellen

Naringin *R* 1137300

C$_{27}$H$_{32}$O$_{14}$ M_r 580,5
CAS Nr. 10236-47-2

7-[[2-*O*-(6-Desoxy-α-L-mannopyranosyl)-β-D-glucopyranosyl]oxy]-5-hydroxy-2-(4-hydroxyphenyl)-2,3-dihydro-4*H*-chromen-4-on

Weißes bis fast weißes, kristallines Pulver; schwer löslich in Wasser, löslich in Dimethylformamid und Methanol

Smp: etwa 171 °C

Absorption (2.2.25): Naringin, in einer Lösung von Dimethylformamid *R* (5 g · l^{-1}) in Methanol *R* gelöst, zeigt ein Absorptionsmaximum bei 283 nm.

Natrium *R* 1078500

Na A_r 22,99
CAS Nr. 7440-23-5

Metall, dessen frisch geschnittene Oberfläche glänzendes, silbergraues Aussehen hat

An der Luft wird die Oberfläche schnell glanzlos, oxidiert vollständig zu Natriumhydroxid und geht in Natriumcarbonat über. Mit Wasser reagiert die Substanz heftig unter Wasserstoffentwicklung und Bildung einer Lösung von Natriumhydroxid.

Löslich in wasserfreiem Methanol unter Wasserstoffentwicklung und Bildung einer Lösung von Natriummethanolat; praktisch unlöslich in Petrolether

Lagerung: dicht verschlossen, unter Petrolether oder flüssigem Paraffin

Natriumacetat *R* 1078600

CAS Nr. 6131-90-4

Muss der Monographie **Natriumacetat-Trihydrat (Natrii acetas trihydricus)** entsprechen

Natriumacetat, wasserfreies *R* 1078700

C$_2$H$_3$NaO$_2$ M_r 82,0
CAS Nr. 127-09-3

Kristalle oder Granulat, farblos; sehr leicht löslich in Wasser, wenig löslich in Ethanol 96 %

Trocknungsverlust (2.2.32): höchstens 2,0 Prozent, durch Trocknen im Trockenschrank bei 105 °C bestimmt

Natriumarsenit *R* 1165900

NaAsO$_2$ M_r 129,9
CAS Nr. 7784-46-5

Natriummetaarsenit

Natriumarsenit-Lösung *R* 1165901

5,0 g Natriumarsenit *R* werden in 30 ml Natriumhydroxid-Lösung (1 mol · l^{-1}) gelöst. Die Lösung wird auf 0 °C abgekühlt und unter Rühren mit 65 ml verdünnter Salzsäure *R* versetzt.

Natriumascorbat-Lösung *R*   1078800

CAS Nr. 134-03-2

3,5 g Ascorbinsäure *R* werden in 20 ml Natriumhydroxid-Lösung (1 mol·l⁻¹) gelöst.

Unmittelbar vor Gebrauch herzustellen

Natriumazid *R*   1078900

NaN₃ M_r 65,0
CAS Nr. 26628-22-8

Weißes bis fast weißes, kristallines Pulver oder Kristalle; leicht löslich in Wasser, schwer löslich in Ethanol 96 %

Natriumbenzolsulfonat *R*   1196600

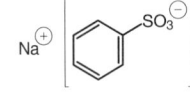

C₆H₅SO₃Na M_r 180,16
CAS Nr. 515-42-4

Weißes, kristallines Pulver; löslich in Wasser

Natriumbismutat *R*   1079000

NaBiO₃ M_r 280,0
CAS Nr. 12232-99-4

Gehalt: mindestens 85,0 Prozent

Gelbes bis gelblich braunes Pulver, sich langsam in feuchter Atmosphäre oder bei höherer Temperatur zersetzend; praktisch unlöslich in kaltem Wasser

Gehaltsbestimmung: 0,200 g Substanz werden in 10 ml einer Lösung von Kaliumiodid *R* (200 g·l⁻¹) suspendiert. Nach Zusatz von 20 ml verdünnter Schwefelsäure *R* und 1 ml Stärke-Lösung *R* wird die Mischung mit Natriumthiosulfat-Lösung (0,1 mol·l⁻¹) bis zur Orangefärbung titriert.

1 ml Natriumthiosulfat-Lösung (0,1 mol·l⁻¹) entspricht 14,00 mg NaBiO₃.

Natriumbromid *R*   1154300

CAS Nr. 7647-15-6

Muss der Monographie **Natriumbromid (Natrii bromidum)** entsprechen

Natriumbutansulfonat *R*   1115600

C₄H₉NaO₃S M_r 160,2
CAS Nr. 2386-54-1

Butan-1-sulfonsäure, Natriumsalz

Weißes bis fast weißes, kristallines Pulver; löslich in Wasser

Smp: oberhalb von 300 °C

Natriumcalciumedetat *R*   1174000

CAS Nr. 62-33-9

Muss der Monographie **Natriumcalciumedetat (Natrii calcii edetas)** entsprechen

Natriumcarbonat *R*   1079200

CAS Nr. 6132-02-1

Muss der Monographie **Natriumcarbonat-Decahydrat (Natrii carbonas decahydricus)** entsprechen

Natriumcarbonat, wasserfreies *R*   1079300

Na₂CO₃ M_r 106,0
CAS Nr. 497-19-8

Weißes bis fast weißes, hygroskopisches Pulver; leicht löslich in Wasser

Wird die Substanz auf etwa 300 °C erhitzt, darf der Masseverlust höchstens 1 Prozent betragen.

Lagerung: dicht verschlossen

Natriumcarbonat-Lösung *R*   1079301

Eine Lösung von wasserfreiem Natriumcarbonat *R* (106 g·l⁻¹)

Natriumcarbonat-Lösung *R* 1   1079302

Eine Lösung von wasserfreiem Natriumcarbonat *R* (20 g·l⁻¹) in Natriumhydroxid-Lösung (0,1 mol·l⁻¹)

Natriumcarbonat-Lösung *R* 2   1079303

Eine Lösung von wasserfreiem Natriumcarbonat *R* (40 g·l⁻¹) in Natriumhydroxid-Lösung (0,2 mol·l⁻¹)

Natriumcarbonat-Monohydrat *R*   1131700

CAS Nr. 5968-11-6

Muss der Monographie **Natriumcarbonat-Monohydrat (Natrii carbonas monohydricus)** entsprechen

Natriumcetylstearylsulfat *R*   1079400

Muss der Monographie **Natriumcetylstearylsulfat (Natrii cetylo- et stearylosulfas)** entsprechen

Natriumchlorid *R* 1079500

CAS Nr. 7647-14-5

Muss der Monographie **Natriumchlorid (Natrii chloridum)** entsprechen

Natriumchlorid-Lösung *R* 1079502

Eine 20-prozentige Lösung (*m/m*) von Natriumchlorid *R*

Natriumchlorid-Lösung, gesättigte *R* 1079503

1 Teil Natriumchlorid *R* wird mit 2 Teilen Wasser *R* gemischt und unter gelegentlichem Schütteln stehen gelassen. Vor Gebrauch wird die Mischung dekantiert und die Lösung falls erforderlich filtriert.

Natriumcitrat *R* 1079600

CAS Nr. 6132-04-3

Muss der Monographie **Natriumcitrat (Natrii citras)** entsprechen

Natriumdecansulfonat *R* 1079800

$C_{10}H_{21}NaO_3S$ M_r 244,3
CAS Nr. 13419-61-9

Decan-1-sulfonsäure, Natriumsalz

Kristallines Pulver oder Schuppen, weiß bis fast weiß; leicht löslich in Wasser, löslich in Methanol

Natriumdecylsulfat *R* 1138600

$C_{10}H_{21}NaO_4S$ M_r 260,3
CAS Nr. 142-87-0

Gehalt: mindestens 95,0 Prozent

Weißes bis fast weißes Pulver; leicht löslich in Wasser

Natriumdesoxycholat *R* 1131800

$C_{24}H_{39}NaO_4$ M_r 414,6
CAS Nr. 302-95-4

Natrium(3α,12α-dihydroxy-5β-cholan-24-oat)

Natriumdiethyldithiocarbamat *R* 1080000

$C_5H_{10}NNaS_2 \cdot 3\ H_2O$ M_r 225,3
CAS Nr. 20624-25-3

Weiße bis fast weiße oder farblose Kristalle; leicht löslich in Wasser, löslich in Ethanol 96 %

Die wässrige Lösung ist farblos.

Natriumdihydrogenphosphat *R* 1080100

CAS Nr. 13472-35-0

Muss der Monographie **Natriumdihydrogenphosphat-Dihydrat (Natrii dihydrogenophosphas dihydricus)** entsprechen

Natriumdihydrogenphosphat, wasserfreies *R* 1080200

NaH_2PO_4 M_r 120,0
CAS Nr. 7558-80-7

Weißes bis fast weißes, hygroskopisches Pulver

Lagerung: dicht verschlossen

Natriumdihydrogenphosphat-Monohydrat *R* 1080300

$NaH_2PO_4 \cdot H_2O$ M_r 138,0
CAS Nr. 10049-21-5

Weiße bis fast weiße, leicht zerfließliche Kristalle oder Körnchen; leicht löslich in Wasser, praktisch unlöslich in Ethanol 96 %

Lagerung: dicht verschlossen

Natriumdioctylsulfosuccinat *R* 1170800

$C_{20}H_{37}NaO_7S$ M_r 444,6
CAS Nr. 577-11-7

Natrium[1,4-bis[(2-ethylhexyl)oxy]-1,4-dioxobutan-2-sulfonat]; 1,4-Bis(2-ethylhexyl)sulfobutandioat-Natriumsalz; Docusat-Natrium

Weißer bis fast weißer, wachsartiger Feststoff

Natriumdiphosphat *R* 1083600

$Na_4P_2O_7 \cdot 10\,H_2O$ M_r 446,1
CAS Nr. 13472-36-1

Natriumdiphosphat, Decahydrat

Farblose, schwach verwitternde Kristalle; leicht löslich in Wasser

Natriumdisulfit *R* 1082000

CAS Nr. 7681-57-4

Muss der Monographie **Natriummetabisulfit (Natrii metabisulfis)** entsprechen

Natriumdithionit *R* 1080400

$Na_2S_2O_4$ M_r 174,1
CAS Nr. 7775-14-6

Weißes bis grauweißes, kristallines Pulver; an der Luft oxidierend; sehr leicht löslich in Wasser, schwer löslich in Ethanol 96 %

Lagerung: dicht verschlossen

Natriumdodecylsulfat *R* 1080500

CAS Nr. 151-21-3

Muss der Monographie **Natriumdodecylsulfat (Natrii laurilsulfas)** entsprechen, mit Ausnahme des Gehalts, der mindestens 99,0 Prozent betragen sollte

Natriumedetat *R* 1080600

CAS Nr. 6381-92-6

Muss der Monographie **Natriumedetat (Dinatrii edetas)** entsprechen

Natriumfluorid *R* 1080800

CAS Nr. 7681-49-4

Muss der Monographie **Natriumfluorid (Natrii fluoridum)** entsprechen

Natriumformiat *R* 1122200

$CHNaO_2$ M_r 68,0
CAS Nr. 141-53-7

Natriummethanoat

Kristallines Pulver oder zerfließliches Granulat, weiß bis fast weiß; löslich in Wasser und Glycerol, schwer löslich in Ethanol 96 %

Smp: etwa 253 °C

Natriumglucuronat *R* 1080900

$C_6H_9NaO_7 \cdot H_2O$ M_r 234,1

D-Glucuronsäure, Natriumsalz, Monohydrat

$[\alpha]_D^{20}$: etwa +21,5, an einer Lösung der Substanz (20 g · l^{-1}) bestimmt

Natriumglycocholat-Dihydrat *R* 1155500

$C_{26}H_{42}NNaO_6 \cdot 2\,H_2O$ M_r 523,6
CAS Nr. 207300-80-9

Natrium[(3α,7α,12α-trihydroxy-5β-cholan-24-oyl)amino]acetat, Dihydrat; *N*-(3α,7α,12α-Trihydroxy-24-oxo-5β-cholan-24-yl)glycin, Natriumsalz, Dihydrat

Gehalt: mindestens 97 Prozent $C_{26}H_{42}NNaO_6 \cdot 2\,H_2O$

Natriumheptansulfonat *R* 1081000

$C_7H_{15}NaO_3S$ M_r 202,3
CAS Nr. 22767-50-6

Heptan-1-sulfonsäure, Natriumsalz

Weiße bis fast weiße, kristalline Masse; leicht löslich in Wasser, löslich in Methanol

Natriumheptansulfonat-Monohydrat R 1081100

$$Na^{\oplus} \left[H_3C\diagup\diagdown\diagup\diagdown\diagup SO_3^{\ominus} \right] \cdot H_2O$$

$C_7H_{15}NaO_3S \cdot H_2O$ M_r 220,3

Gehalt: mindestens 96 Prozent, berechnet auf die wasserfreie Substanz

Weißes bis fast weißes, kristallines Pulver; löslich in Wasser, sehr schwer löslich in wasserfreiem Ethanol

Wasser (2.5.12): höchstens 8 Prozent, mit 0,300 g Substanz bestimmt

Gehaltsbestimmung: 0,150 g Substanz, in 50 ml wasserfreier Essigsäure R gelöst, werden mit Perchlorsäure $(0,1 \text{ mol} \cdot l^{-1})$ titriert. Der Endpunkt wird mit Hilfe der Potentiometrie (2.2.20) bestimmt.

1 ml Perchlorsäure $(0,1 \text{ mol} \cdot l^{-1})$ entspricht 20,22 mg $C_7H_{15}NaO_3S$.

Natriumhexanitrocobaltat(III) R 1079700

$Na_3[Co(NO_2)_6]$ M_r 403,9
CAS Nr. 13600-98-1

Orangegelbes Pulver; leicht löslich in Wasser, schwer löslich in Ethanol 96 %

Natriumhexanitrocobaltat(III)-Lösung R 1079701

Eine Lösung von Natriumhexanitrocobaltat(III) R $(100 \text{ g} \cdot l^{-1})$

Unmittelbar vor Gebrauch herzustellen

Natriumhexansulfonat R 1081200

$$Na^{\oplus} \left[H_3C\diagup\diagdown\diagup\diagdown SO_3^{\ominus} \right]$$

$C_6H_{13}NaO_3S$ M_r 188,2
CAS Nr. 2832-45-3

Hexan-1-sulfonsäure, Natriumsalz

Weißes bis fast weißes Pulver; leicht löslich in Wasser

Natriumhexansulfonat-Monohydrat R 1161500

$$Na^{\oplus} \left[H_3C\diagup\diagdown\diagup\diagdown SO_3^{\ominus} \right] \cdot H_2O$$

$C_6H_{13}NaO_3S \cdot H_2O$ M_r 206,2
CAS Nr. 207300-91-2

Weißes bis fast weißes Pulver; löslich in Wasser

Natriumhexansulfonat-Monohydrat zur Ionenpaar-Chromatographie R 1182300

$C_6H_{13}NaO_3S \cdot H_2O$ M_r 206,2
CAS Nr. 207300-91-2

Gehalt: mindestens 99,0 Prozent

Natriumhydrogencarbonat R 1081300

CAS Nr. 144-55-8

Muss der Monographie **Natriumhydrogencarbonat (Natrii hydrogenocarbonas)** entsprechen

Natriumhydrogencarbonat-Lösung R 1081301

Eine Lösung von Natriumhydrogencarbonat R $(42 \text{ g} \cdot l^{-1})$

Natriumhydrogensulfat R 1131900

$NaHSO_4$ M_r 120,1
CAS Nr. 7681-38-1

Natriumbisulfat

Leicht löslich in Wasser, sehr leicht löslich in siedendem Wasser

Die Substanz zersetzt sich in Gegenwart von Ethanol 96 % in Natriumsulfat und freie Schwefelsäure.

Smp: etwa 315 °C

Natriumhydrogensulfit R 1115700

$NaHSO_3$ M_r 104,1
CAS Nr. 7631-90-5

Weißes bis fast weißes, kristallines Pulver; leicht löslich in Wasser, wenig löslich in Ethanol 96 %

Unter Lufteinfluss gibt die Substanz etwas Schwefeldioxid ab und wird allmählich zum Sulfat oxidiert.

Natriumhydroxid R 1081400

CAS Nr. 1310-73-2

Muss der Monographie **Natriumhydroxid (Natrii hydroxidum)** entsprechen

Natriumhydroxid-Lösung R 1081401

20,0 g Natriumhydroxid R werden in Wasser R zu 100,0 ml gelöst. Mit Hilfe von Salzsäure $(1 \text{ mol} \cdot l^{-1})$ und unter Verwendung von Methylorange-Lösung R wird die Konzentration bestimmt und, falls erforderlich, auf $200 \text{ g} \cdot l^{-1}$ eingestellt.

Reagenzien N   7751

Natriumhydroxid-Lösung (4 mol · l⁻¹) R   1081407

168 g Natriumhydroxid R werden in kohlendioxidfreiem Wasser R zu 1,0 Liter gelöst.

Natriumhydroxid-Lösung (2 mol · l⁻¹) R   3009800

84 g Natriumhydroxid R werden in kohlendioxidfreiem Wasser R zu 1000,0 ml gelöst.

Natriumhydroxid-Lösung, carbonatfreie R   1081406

Natriumhydroxid R wird in kohlendioxidfreiem Wasser R so gelöst, dass eine Konzentration von 500 g · l⁻¹ erhalten wird.

Die Mischung wird stehen gelassen und der Überstand abgegossen. Dabei sind Vorkehrungen zu treffen, die einen Zutritt von Kohlendioxid verhindern.

Natriumhydroxid-Lösung, konzentrierte R   1081404

42 g Natriumhydroxid R werden in Wasser R zu 100 ml gelöst.

Natriumhydroxid-Lösung, methanolische R   1081403

40 mg Natriumhydroxid R werden in 50 ml Wasser R gelöst. Nach dem Abkühlen wird die Lösung mit 50 ml Methanol R versetzt.

Natriumhydroxid-Lösung, methanolische R 1   1081405

0,200 g Natriumhydroxid R werden in 50 ml Wasser R gelöst. Nach dem Abkühlen wird die Lösung mit 50 ml Methanol R versetzt.

Natriumhydroxid-Lösung, verdünnte R   1081402

8,5 g Natriumhydroxid R werden in Wasser R zu 100 ml gelöst.

Natrium(2-hydroxybutyrat) R   1158800

$C_4H_7NaO_3$ M_r 126,1
CAS Nr. 19054-57-0

Natrium[(2RS)-2-hydroxybutanoat]

Natriumhypobromit-Lösung R   1081500

Unter Kühlung in einer Eis-Wasser-Mischung werden 20 ml konzentrierte Natriumhydroxid-Lösung R und 500 ml Wasser R gemischt. Nach Zusatz von 5 ml Brom-Lösung R wird die Mischung bis zum vollständigen Lösen vorsichtig gerührt.

Unmittelbar vor Gebrauch herzustellen

Natriumhypochlorit-Lösung R   1081600

Gehalt: 25 bis 30 g · l⁻¹ aktives Chlor

Gelbliche Lösung, alkalische Reaktion

Gehaltsbestimmung: In einen Erlenmeyerkolben werden nacheinander 50 ml Wasser R, 1 g Kaliumiodid R und 12,5 ml verdünnte Essigsäure R gegeben. 10,0 ml Substanz werden mit Wasser R zu 100,0 ml verdünnt. 10,0 ml Verdünnung werden in den Kolben gegeben. Das ausgeschiedene Iod wird mit Natriumthiosulfat-Lösung (0,1 mol · l⁻¹) unter Zusatz von 1 ml Stärke-Lösung R titriert.

1 ml Natriumthiosulfat-Lösung (0,1 mol · l⁻¹) entspricht 3,546 mg aktivem Chlor.

Lagerung: vor Licht geschützt

Natriumhypophosphit R   1081700

$NaH_2PO_2 · H_2O$ M_r 106,0
CAS Nr. 10039-56-2

Natriumphosphinat, Monohydrat

Farblose Kristalle oder weißes bis fast weißes, kristallines Pulver, hygroskopisch; leicht löslich in Wasser, löslich in Ethanol 96 %

Lagerung: dicht verschlossen

Natriumiodid R   1081800

CAS Nr. 7681-82-5

Muss der Monographie **Natriumiodid (Natrii iodidum)** entsprechen

Natriumlaurylsulfat R   1081900

CAS Nr. 151-21-3

Muss der Monographie **Natriumdodecylsulfat (Natrii laurilsulfas)** entsprechen

Natriumlaurylsulfat R 1   1208700

CAS Nr. 151-21-3

Gehalt: mindestens 99,0 Prozent

Natriumlaurylsulfonat zur Chromatographie *R*
1132000

Na⁺ [H₃C–(CH₂)₅–SO₃⁻]

C₁₂H₂₅NaO₃S M_r 272,4
CAS Nr. 2386-53-0

Dodecan-1-sulfonsäure, Natriumsalz

Weißes bis fast weißes Pulver oder Kristalle; leicht löslich in Wasser

Absorption $A_{1cm}^{5\%}$ (2.2.25):

etwa 0,05 bei 210 nm
etwa 0,03 bei 220 nm
etwa 0,02 bei 230 nm
etwa 0,02 bei 500 nm
an einer Lösung der Substanz in Wasser *R* bestimmt

Natriummethansulfonat *R*
1082100

Na⁺ [H₃C–SO₃⁻]

CH₃NaO₃S M_r 118,1
CAS Nr. 2386-57-4

Methansulfonsäure, Natriumsalz

Weißes bis fast weißes, kristallines, hygroskopisches Pulver

Lagerung: dicht verschlossen

Natrium-2-methyl-2-thiazolin-4-carboxylat *R*
1208900

C₅H₆NNaO₂S M_r 167,2
CAS Nr. 15058-19-2

Natrium-2-methyl-4,5-dihydro-1,3-thiazol-4-carboxylat

Weißer Feststoff

Gehalt: mindestens 95 Prozent

Natriummolybdat *R*
1082200

Na₂MoO₄ · 2 H₂O M_r 242,0
CAS Nr. 10102-40-6

Weißes bis fast weißes, kristallines Pulver oder farblose Kristalle; leicht löslich in Wasser

Natriummonohydrogenarsenat *R*
1102500

Na₂HAsO₄ · 7 H₂O M_r 312,0
CAS Nr. 10048-95-0

Dinatriumarsenat(V)-Heptahydrat; Arsensäure, Dinatriumsalz, Heptahydrat

Kristalle, in warmer Luft verwitternd; leicht löslich in Wasser, löslich in Glycerol, schwer löslich in Ethanol 96 %

Eine wässrige Lösung der Substanz reagiert alkalisch gegen Lackmus *R*.

d_{20}^{20}: etwa 1,87
Smp: etwa 57 °C, beim schnellen Erhitzen

Natriummonohydrogencitrat *R*
1033200

C₆H₆Na₂O₇ · 1,5 H₂O M_r 263,1
CAS Nr. 144-33-2

Natriummonohydrogencitrat, Sesquihydrat; Citronensäure, Dinatriumsalz, Sesquihydrat

Weißes bis fast weißes Pulver; löslich in weniger als 2 Teilen Wasser, praktisch unlöslich in Ethanol 96 %

Natriummonohydrogenphosphat, wasserfreies *R*
1033400

Na₂HPO₄ M_r 142,0
CAS Nr. 7558-79-4

Natriummonohydrogenphosphat-Dihydrat *R*
1033500

CAS Nr. 10028-24-7

Muss der Monographie **Natriummonohydrogenphosphat-Dihydrat (Dinatrii phosphas dihydricus)** entsprechen

Natriummonohydrogenphosphat-Heptahydrat *R*
1206900

Na₂HPO₄ · 7 H₂O M_r 268,1
CAS Nr. 7782-85-6

Natriummonohydrogenphosphat-Dodecahydrat *R*
1033300

CAS Nr. 10039-32-4

Muss der Monographie **Natriummonohydrogenphosphat-Dodecahydrat (Dinatrii phosphas dodecahydricus)** entsprechen

Natriummonohydrogenphosphat-Lösung *R* 1033301

Eine Lösung von Natriummonohydrogenphosphat-Dodecahydrat *R* (90 g · l⁻¹)

Natriumnaphthochinonsulfonat *R* 1082300

$C_{10}H_5NaO_5S$ M_r 260,2
CAS Nr. 521-24-4

1,2-Naphthochinon-4-sulfonsäure, Natriumsalz

Gelbes bis orangegelbes, kristallines Pulver; leicht löslich in Wasser, praktisch unlöslich in Ethanol 96 %

Natriumnitrat *R* 1082400

$NaNO_3$ M_r 85,0
CAS Nr. 7631-99-4

Weißes bis fast weißes Pulver oder Granulat oder farblose, durchscheinende Kristalle, zerfließlich in feuchter Atmosphäre; leicht löslich in Wasser, schwer löslich in Ethanol 96 %

Lagerung: dicht verschlossen

Natriumnitrit *R* 1082500

$NaNO_2$ M_r 69,0
CAS Nr. 7632-00-0

Gehalt: mindestens 97,0 Prozent

Weißes bis fast weißes, körniges Pulver oder schwach gelbes, kristallines Pulver; leicht löslich in Wasser

Gehaltsbestimmung: 0,100 g Substanz werden in Wasser *R* zu 50 ml gelöst. Die Lösung wird mit 50,0 ml Kaliumpermanganat-Lösung (0,02 mol · l⁻¹), 15 ml verdünnter Schwefelsäure *R* und 3 g Kaliumiodid *R* versetzt und mit Natriumthiosulfat-Lösung (0,1 mol · l⁻¹) titriert, wobei gegen Ende der Titration 1,0 ml Stärke-Lösung *R* zugesetzt wird.

1 ml Kaliumpermanganat-Lösung (0,02 mol · l⁻¹) entspricht 3,450 mg $NaNO_2$.

Natriumnitrit-Lösung *R* 1082501

Eine Lösung von Natriumnitrit *R* (100 g · l⁻¹)

Unmittelbar vor Gebrauch herzustellen

Natriumoctansulfonat *R* 1082700

$C_8H_{17}NaO_3S$ M_r 216,3
CAS Nr. 5324-84-5

Gehalt: mindestens 98,0 Prozent

Kristallines Pulver oder Schuppen, weiß bis fast weiß; leicht löslich in Wasser, löslich in Methanol

Absorption (2.2.25): Die Absorption einer Lösung der Substanz (54 g · l⁻¹) darf höchstens 0,10 bei 200 nm und höchstens 0,01 bei 250 nm betragen.

Natriumoctansulfonat-Monohydrat *R* 1176700

$C_8H_{17}NaO_3S \cdot H_2O$ M_r 234,3
CAS Nr. 207596-29-0

Weißes bis fast weißes Pulver

Natriumoctylsulfat *R* 1082800

$C_8H_{17}NaO_4S$ M_r 232,3
CAS Nr. 142-31-4

Octylhydrogensulfat, Natriumsalz

Kristallines Pulver oder Schuppen, weiß bis fast weiß; leicht löslich in Wasser, löslich in Methanol

Natriumoxalat *R* 1082900

$C_2Na_2O_4$ M_r 134,0
CAS Nr. 62-76-0

Weißes bis fast weißes, kristallines Pulver; löslich in Wasser, praktisch unlöslich in Ethanol 96 %

Natriumoxidronat *R* 1194000

$CH_4Na_2O_7P_2$ M_r 236,0
CAS Nr. 14255-61-9

Natriumhydroxymethylendiphosphonat

Weißes bis fast weißes Pulver oder farblose Kristalle; sehr leicht löslich in Wasser, sehr schwer löslich in Ethanol 96 %, praktisch unlöslich in Dichlormethan

Natriumpentansulfonat R 1083000

$C_5H_{11}NaO_3S$ M_r 174,2
CAS Nr. 22767-49-3

Pentan-1-sulfonsäure, Natriumsalz

Weiße bis fast weiße, kristalline Masse; löslich in Wasser

Natriumpentansulfonat-Monohydrat R 1132100

$C_5H_{11}NaO_3S \cdot H_2O$ M_r 192,2
CAS Nr. 207605-40-1

Pentan-1-sulfonsäure, Natriumsalz, Monohydrat

Weiße bis fast weiße, kristalline Masse; löslich in Wasser

Natriumpentansulfonat-Monohydrat R 1 1172500

$C_5H_{11}NaO_3S \cdot H_2O$ M_r 192,2
CAS Nr. 207605-40-1

Gehalt: mindestens 99 Prozent $C_5H_{11}NaO_3S \cdot H_2O$

Natriumperchlorat R 1083100

$NaClO_4 \cdot H_2O$ M_r 140,5
CAS Nr. 7791-07-3

Gehalt: mindestens 99,0 Prozent $NaClO_4 \cdot H_2O$

Weiße bis fast weiße, zerfließliche Kristalle; sehr leicht löslich in Wasser

Lagerung: gut verschlossen

Natriumperiodat R 1083200

$NaIO_4$ M_r 213,9
CAS Nr. 7790-28-5

Gehalt: mindestens 99,0 Prozent

Weißes bis fast weißes, kristallines Pulver oder weiße Kristalle; löslich in Wasser und in Mineralsäuren

Natriumperiodat-Lösung R 1083201

1,07 g Natriumperiodat R werden in Wasser R gelöst. Nach Zusatz von 5 ml verdünnter Schwefelsäure R wird die Lösung mit Wasser R zu 100,0 ml verdünnt.

Unmittelbar vor Gebrauch herzustellen

Natriumphosphat R 1094300

$Na_3PO_4 \cdot 12 H_2O$ M_r 380,1
CAS Nr. 10101-89-0

Farblose oder weiße bis fast weiße Kristalle; leicht löslich in Wasser

Natriumphosphit-Pentahydrat R 1132200

$Na_2HPO_3 \cdot 5 H_2O$ M_r 216,0
CAS Nr. 13517-23-2

Dinatriumphosphonat, Pentahydrat

Weißes bis fast weißes, kristallines, hygroskopisches Pulver; leicht löslich in Wasser

Lagerung: dicht verschlossen

Natriumpikrat-Lösung, alkalische R 1083300

20 ml Pikrinsäure-Lösung R und 10 ml einer Lösung von Natriumhydroxid R (50 g · l⁻¹) werden gemischt. Die Mischung wird mit Wasser R zu 100 ml verdünnt.

Die Lösung ist innerhalb von 2 Tagen zu verwenden.

Natrium-1-propansulfonat R 1197600

$C_3H_9SO_4Na$ M_r 164,2
CAS Nr. 304672-01-3

Natriumpropan-1-sulfonat, Monohydrat

Smp: etwa 250 °C

Natriumpyruvat R 1204300

$C_3H_3NaO_3$ M_r 110,0
CAS Nr. 113-24-6

2-Oxypropansäure-Natriumsalz

Weißes bis schwach gelbes Pulver; löslich in Wasser (100 mg · ml⁻¹)

Smp: oberhalb von 300 °C

Natriumrhodizonat *R* 1122300

$C_6Na_2O_6$ M_r 214,0
CAS Nr. 523-21-7

[(3,4,5,6-Tetraoxocyclohex-1-en-1,2-ylen)dioxy]di=
natrium

Violette Kristalle; löslich in Wasser unter Bildung einer
orangegelben Lösung

Lösungen der Substanz sind nicht stabil und müssen am
Tag der Verwendung hergestellt werden.

Natriumsalicylat *R* 1083700

CAS Nr. 54-21-7

Muss der Monographie **Natriumsalicylat (Natrii salicylas)** entsprechen

Natriumstearylfumarat *R* 1195100

$C_{22}H_{39}NaO_4$
CAS Nr. 4070-80-8

Muss der Monographie **Natriumstearylfumarat (Natrii stearylis fumaras)** entsprechen

Natriumsulfat, wasserfreies *R* 1083800

CAS Nr. 7757-82-6

Wasserfreies Natriumsulfat, das der Monographie **Wasserfreies Natriumsulfat (Natrii sulfas anhydricus)** entspricht, wird bei 600 bis 700 °C geglüht.

Trocknungsverlust (2.2.32): höchstens 0,5 Prozent,
durch Trocknen im Trockenschrank bei 130 °C
bestimmt

Natriumsulfat, wasserfreies *R* 1 1083801

Wasserfreies Natriumsulfat *R*, zusätzlich mit folgenden
oberen Grenzwerten:

Chlorid: 20 ppm
Arsen: 3 ppm
Blei: 10 ppm
Calcium: 50 ppm
Eisen: 10 ppm
Magnesium: 10 ppm

Natriumsulfat-Decahydrat *R* 1132300

CAS Nr. 7727-73-3

Muss der Monographie **Natriumsulfat-Decahydrat (Natrii sulfas decahydricus)** entsprechen

Natriumsulfid *R* 1083900

$Na_2S \cdot 9\ H_2O$ M_r 240,2
CAS Nr. 1313-84-4

Farblose, sich schnell gelb färbende, zerfließliche Kristalle; sehr leicht löslich in Wasser

Lagerung: dicht verschlossen

Natriumsulfid-Lösung *R* 1083901

12 g Natriumsulfid *R* werden unter Erhitzen in 45 ml
einer Mischung von 10 Volumteilen Wasser *R* und
29 Volumteilen Glycerol 85 % *R* gelöst. Die Lösung
wird nach dem Erkalten mit der gleichen Mischung zu
100 ml verdünnt.

Die Lösung muss farblos sein.

Natriumsulfid-Lösung *R* 1 1083902

Die Lösung wird nach einer der folgenden Methoden
hergestellt:
– 5 g Natriumsulfid *R* werden in einer Mischung von
  10 ml Wasser *R* und 30 ml Glycerol *R* gelöst.
– 5 g Natriumhydroxid *R* werden in einer Mischung
  von 30 ml Wasser *R* und 90 ml Glycerol *R* gelöst. Die
  Lösung wird in 2 gleiche Anteile geteilt. In einen
  Anteil wird unter Kühlen Schwefelwasserstoff *R*
  bis zur Sättigung eingeleitet. Die 2 Anteile werden
  wieder vereinigt.

Lagerung: vor Licht geschützt, in dem Verbrauch angemessenen, möglichst vollständig gefüllten Behältnissen

Die Lösung ist innerhalb von 3 Monaten zu verwenden.

Natriumsulfit, wasserfreies *R* 1084100

CAS Nr. 7757-83-7

Muss der Monographie **Natriumsulfit (Natrii sulfis)** entsprechen

Natriumsulfit-Heptahydrat *R* 1084000

CAS Nr. 10102-15-5

Muss der Monographie **Natriumsulfit-Heptahydrat (Natrii sulfis heptahydricus)** entsprechen

Natriumtartrat *R* 1084200

$C_4H_4Na_2O_6 \cdot 2\,H_2O$ M_r 230,1
CAS Nr. 6106-24-7

(*R*,*R*)-2,3-Dihydroxybutandisäure, Dinatriumsalz, Dihydrat; (*R*,*R*)-Weinsäure, Dinatriumsalz, Dihydrat

Weiße bis fast weiße Kristalle oder Körner; sehr leicht löslich in Wasser, praktisch unlöslich in Ethanol 96 %

Natriumtaurodesoxycholat-Monohydrat *R* 1155600

$C_{26}H_{44}NNaO_6S \cdot H_2O$ M_r 539,7
CAS Nr. 110026-03-4

Natrium-2-[(3α,12α-dihydroxy-5β-cholan-24-oyl)amino]ethansulfonat, Monohydrat; 2-[[3α,12α-Dihydroxy-24-oxo-5β-cholan-24-yl]amino]ethansulfonsäure, Natriumsalz, Monohydrat

Gehalt: mindestens 94 Prozent $C_{26}H_{44}NNaO_6S \cdot H_2O$

Natriumtetraborat *R* 1033600

CAS Nr. 1303-96-4

Muss der Monographie **Natriumtetraborat (Borax)** entsprechen

Natriumtetraborat-Lösung *R* 1033601

9,55 g Natriumtetraborat *R* werden in Schwefelsäure *R* gelöst. Die Lösung wird im Wasserbad erhitzt und mit der gleichen Säure zu 1000 ml verdünnt.

Natriumtetrahydroborat *R* 1146900

$NaBH_4$ M_r 37,8
CAS Nr. 16940-66-2

Natriumborhydrid

Farblose, hygroskopische Kristalle; leicht löslich in Wasser, löslich in wasserfreiem Ethanol; zersetzen sich bei höheren Temperaturen oder in Gegenwart von Säuren oder bestimmten Metallsalzen unter Bildung von Borax und Wasserstoff

Lagerung: dicht verschlossen

Natriumtetrahydroborat-Reduktionslösung *R* 1146901

In einem 500-ml-Messkolben mit Rührstab werden etwa 100 ml Wasser *R* mit 5,0 g Natriumhydroxid *R* in Form von Plätzchen und 2,5 g Natriumtetrahydroborat *R* versetzt. Die Mischung wird bis zum vollständigen Lösen gerührt. Die Lösung wird mit Wasser *R* zu 500,0 ml verdünnt und gemischt.

Unmittelbar vor Gebrauch herzustellen

Natriumtetraphenylborat *R* 1084400

$Na[B(C_6H_5)_4]$ M_r 342,2
CAS Nr. 143-66-8

Weißes bis schwach gelbliches, voluminöses Pulver; leicht löslich in Wasser und in Aceton

Natriumtetraphenylborat-Lösung *R* 1084401

Eine Lösung von Natriumtetraphenylborat *R* (10 g · l^{-1})

Eine Woche lang haltbar; falls erforderlich vor Gebrauch zu filtrieren

Natriumthioglycolat *R* 1084500

$C_2H_3NaO_2S$ M_r 114,1
CAS Nr. 367-51-1

Mercaptoessigsäure, Natriumsalz

Weißes bis fast weißes, körniges Pulver oder Kristalle, hygroskopisch; leicht löslich in Wasser und in Methanol, schwer löslich in Ethanol 96 %

Lagerung: dicht verschlossen

Natriumthiosulfat *R* 1084600

CAS Nr. 10102-17-7

Muss der Monographie **Natriumthiosulfat (Natrii thiosulfas)** entsprechen

Natriumthiosulfat, wasserfreies *R* 1180700

$Na_2S_2O_3$ M_r 158,1
CAS Nr. 7772-98-7

Dinatriumthiosulfat

Gehalt: mindestens 98,0 Prozent

Natriumtrimethylsilyl-(D₄)propionat *R* 1179100

C₆H₉D₄NaO₂Si M_r 172,3
CAS Nr. 24493-21-8

Natrium[3-(trimethylsilyl)(2,2,3,3-D₄)propionat]; TSP-d₄

Weißes bis fast weißes Pulver

Deuterierungsgrad: mindestens 98 Prozent

Natriumtrimethylsilyl-(D₄)propionat *R* 1 1084300

C₆H₉D₄NaO₂Si M_r 172,3

Natrium[(2,2,3,3-D₄)-4,4-dimethyl-4-silapentanoat]

Weißes bis fast weißes, kristallines Pulver; leicht löslich in Wasser, in wasserfreiem Ethanol und in Methanol

Smp: etwa 300 °C

Deuterierungsgrad: mindestens 99 Prozent

Wasser und Deuteriumoxid: höchstens 0,5 Prozent

Natriumwolframat *R* 1084700

Na₂WO₄ · 2 H₂O M_r 329,9
CAS Nr. 10213-10-2

Weißes bis fast weißes, kristallines Pulver oder farblose Kristalle; leicht löslich in Wasser, wobei eine klare Lösung entsteht, praktisch unlöslich in Ethanol 96 %

Neohesperidin *R* 1182200

C₂₈H₃₄O₁₅ M_r 611
CAS Nr. 13241-33-3

Hesperetin-7-neohesperidosid; (2S)-7-[[2-O-(6-Desoxy-α-L-mannopyranosyl)-β-D-glucopyranosyl]oxy]-5-hydroxy-2-(3-hydroxy-4-methoxyphenyl)-2,3-dihydro-4H-1-benzopyran-4-on

***trans*-Nerolidol** *R* 1107900

C₁₅H₂₆O M_r 222,4
CAS Nr. 40716-66-3

3,7,11-Trimethyldodeca-1,6,10-trien-3-ol

Schwach gelbe Flüssigkeit mit einem schwachen Geruch nach Lilie und Maiglöckchen; praktisch unlöslich in Wasser und Glycerol, mischbar mit Ethanol 96 %

d_{20}^{20}: etwa 0,876
n_D^{20}: etwa 1,479
Sdp₁₂: 145 bis 146 °C

Wird die Substanz in der Gaschromatographie verwendet, muss sie zusätzlich folgender Anforderung entsprechen:

Gehaltsbestimmung: Gaschromatographie (2.2.28) wie in der Monographie **Neroliöl/Bitterorangenblütenöl (Neroli aetheroleum)** beschrieben

Untersuchungslösung: die Substanz

Gehalt: mindestens 90,0 Prozent, ermittelt mit Hilfe des Verfahrens „Normalisierung"

Nerylacetat *R* 1108000

C₁₂H₂₀O₂ M_r 196,3
CAS Nr. 141-12-8

[(Z)-3,7-Dimethylocta-2,6-dienyl]acetat

Farblose, ölige Flüssigkeit

d_{20}^{20}: etwa 0,907
n_D^{20}: etwa 1,460
Sdp₂₅: etwa 134 °C

Wird die Substanz in der Gaschromatographie verwendet, muss sie zusätzlich folgender Anforderung entsprechen:

Gehaltsbestimmung: Gaschromatographie (2.2.28) wie in der Monographie **Neroliöl/Bitterorangenblütenöl (Neroli aetheroleum)** beschrieben

Untersuchungslösung: die Substanz

Gehalt: mindestens 93,0 Prozent, ermittelt mit Hilfe des Verfahrens „Normalisierung"

Neßlers Reagenz *R* 1071600

Alkalische Kaliumquecksilberiodid-Lösung

11 g Kaliumiodid *R* und 15 g Quecksilber(II)-iodid *R* werden in Wasser *R* gelöst. Die Lösung wird mit Wasser *R* zu 100 ml verdünnt. Unmittelbar vor Gebrauch

wird 1 Volumteil dieser Lösung mit 1 Volumteil einer Lösung von Natriumhydroxid *R* (250 g · l⁻¹) gemischt.

Nickel(II)-chlorid *R*   1057900

NiCl₂ M_r 129,6
CAS Nr. 7718-54-9

Wasserfreies Nickel(II)-chlorid

Gelbes, kristallines Pulver; sehr leicht löslich in Wasser, löslich in Ethanol 96 %

Die Substanz sublimiert in Abwesenheit von Luft und absorbiert leicht Ammoniak. Eine wässrige Lösung der Substanz reagiert sauer.

Nickelnitrat-Hexahydrat *R*   1175300

Ni(NO₃)₂ · 6 H₂O M_r 290,8
CAS Nr. 13478-00-7

Nickel(II)-sulfat *R*   1058000

NiSO₄ · 7 H₂O M_r 280,9
CAS Nr. 10101-98-1

Grünes, kristallines Pulver oder Kristalle; leicht löslich in Wasser, schwer löslich in Ethanol 96 %

Nicotinamid-Adenin-Dinukleotid *R*   1108100

C₂₁H₂₇N₇O₁₄P₂ M_r 663
CAS Nr. 53-84-9

NAD⁺

Weißes bis fast weißes, sehr hygroskopisches Pulver; leicht löslich in Wasser

Nicotinamid-Adenin-Dinukleotid-Lösung *R*   1108101

40 mg Nicotinamid-Adenin-Dinukleotid *R* werden in Wasser *R* zu 10 ml gelöst.

Unmittelbar vor Gebrauch herzustellen

Nicotinoylhydrazid *R*   1202400

C₆H₇N₃O M_r 137,1
CAS Nr. 553-53-7

Pyridin-3-carbohydrazid

Weißes bis fast weißes Pulver oder kristallines Pulver; löslich in Wasser

Smp: etwa 160 °C

Nicotinsäure *R*   1158600

CAS Nr. 59-67-6

Pyridin-3-carbonsäure

Muss der Monographie **Nicotinsäure (Acidum nicotinicum)** entsprechen

Nilblau A *R*   1058200

C₂₀H₂₁N₃O₅S M_r 415,5
CAS Nr. 3625-57-8

C.I. Nr. 51180; Schultz Nr. 1029
5-Amino-9-(diethylamino)benzo[*a*]phenoxazinyliumhydrogensulfat

Grünes, bronzeglänzendes, kristallines Pulver; wenig löslich in Essigsäure 99 %, in Ethanol 96 % und in Pyridin

Absorption (2.2.25): Eine Lösung der Substanz (5 mg · l⁻¹) in Ethanol 50 % *R* hat ein Absorptionsmaximum bei 640 nm.

Nilblau-A-Lösung *R*   1058201

Eine Lösung von Nilblau A *R* (10 g · l⁻¹) in wasserfreier Essigsäure *R*

Empfindlichkeitsprüfung: 50 ml wasserfreie Essigsäure *R* werden mit 0,25 ml Nilblau-A-Lösung versetzt. Die Lösung muss blau sein. Nach Zusatz von 0,1 ml Perchlorsäure (0,1 mol · l⁻¹) muss die Farbe nach Blaugrün umschlagen.

Umschlagsbereich: pH-Wert 9,0 (blau) bis 13,0 (rot)

Ninhydrin R 1058300

C₉H₆O₄ M_r 178,1
CAS Nr. 485-47-2

2,2-Dihydroxy-1,3-indandion

Weißes bis sehr schwach gelbes, kristallines Pulver; löslich in Wasser und in Ethanol 96 %

Lagerung: vor Licht geschützt

Ninhydrin-Lösung R 1058303

Eine Lösung von Ninhydrin R (2 g · l⁻¹) in einer Mischung von 5 Volumteilen verdünnter Essigsäure R und 95 Volumteilen 1-Butanol R

Ninhydrin-Lösung R 1 1058304

Eine Lösung von 1,0 g Ninhydrin R in 50 ml Ethanol 96 % R wird mit 10 ml Essigsäure 99 % R versetzt.

Ninhydrin-Lösung R 2 1058305

3 g Ninhydrin R werden in 100 ml einer Lösung von Natriumdisulfit R (45,5 g · l⁻¹) gelöst.

Ninhydrin-Lösung R 3 1058306

Eine Lösung von Ninhydrin R (4 g · l⁻¹) in einer Mischung von 5 Volumteilen wasserfreier Essigsäure R und 95 Volumteilen 1-Butanol R

Ninhydrin-Lösung R 4 1058307

Eine Lösung von Ninhydrin R (3 g · l⁻¹) in einer Mischung von 5 Volumteilen Essigsäure 99 % R und 95 Volumteilen 2-Propanol R

Ninhydrin-Reagenz R 1058301

0,2 g Ninhydrin R werden in 4 ml heißem Wasser R gelöst. Nach Zusatz von 5 ml einer Lösung von Zinn(II)-chlorid R (1,6 g · l⁻¹) wird die Lösung 30 min lang stehen gelassen, filtriert und bei 2 bis 8 °C gelagert. Vor Gebrauch werden 2,5 ml Lösung mit 5 ml Wasser R und 45 ml 2-Propanol R verdünnt.

Nitranilin R 1058600

C₆H₆N₂O₂ M_r 138,1
CAS Nr. 100-01-6

4-Nitroanilin

Kräftig gelbes, kristallines Pulver; sehr schwer löslich in Wasser, wenig löslich in siedendem Wasser, löslich in Ethanol 96 %; bildet mit konzentrierten Mineralsäuren wasserlösliche Salze

Smp: etwa 147 °C

Nitrazepam R 1143900

CAS Nr. 146-22-5

Muss der Monographie **Nitrazepam (Nitrazepamum)** entsprechen

Nitrilotriessigsäure R 1137400

C₆H₉NO₆ M_r 191,1
CAS Nr. 139-13-9

Weißes bis fast weißes, kristallines Pulver; praktisch unlöslich in Wasser und in den meisten organischen Lösungsmitteln

Smp: etwa 240 °C, unter Zersetzung

Nitrobenzaldehyd R 1058700

C₇H₅NO₃ M_r 151,1
CAS Nr. 552-89-6

2-Nitrobenzaldehyd

Gelbe Nadeln, wasserdampfflüchtig; schwer löslich in Wasser, leicht löslich in Ethanol 96 %

Smp: etwa 42 °C

4-Nitrobenzaldehyd R 1198700

C₇H₅NO₃ M_r 151,1
CAS Nr. 555-16-8

Nitrobenzaldehyd-Lösung R   1058702

0,12 g pulverisierter Nitrobenzaldehyd R werden zu 10 ml verdünnter Natriumhydroxid-Lösung R gegeben. Die Mischnung wird 10 min lang häufig geschüttelt und dann filtriert.

Unmittelbar vor Gebrauch herzustellen

Nitrobenzaldehyd-Papier R   1058701

0,2 g Nitrobenzaldehyd R werden in 10 ml einer Lösung von Natriumhydroxid R (200 g · l^{-1}) gelöst. Diese Lösung ist innerhalb 1 h zu verwenden.

Die untere Hälfte eines Filtrierpapierstreifens aus hartem Papier von 100 mm Länge und 8 bis 10 mm Breite wird in die Lösung eingetaucht und der Überschuss an Lösung durch Ausdrücken zwischen 2 Filtrierpapieren entfernt. Das Papier muss innerhalb einiger Minuten nach Herstellung verwendet werden.

4-Nitrobenzoesäure R   1144000

$C_7H_5NO_4$ M_r 167,1
CAS Nr. 62-23-7

Gelbe Kristalle

Smp: etwa 240 °C

Nitrobenzol R   1058800

$C_6H_5NO_2$ M_r 123,1
CAS Nr. 98-95-3

Farblose oder sehr schwach gelb gefärbte Flüssigkeit; praktisch unlöslich in Wasser, mischbar mit Ethanol 96 %

Sdp: etwa 211 °C

Dinitrobenzol: 0,1 ml Substanz werden mit 5 ml Aceton R, 5 ml Wasser R und 5 ml konzentrierter Natriumhydroxid-Lösung R versetzt. Nach Schütteln und Stehenlassen muss die obere Schicht fast farblos sein.

Nitrobenzoylchlorid R   1058900

$C_7H_4ClNO_3$ M_r 185,6
CAS Nr. 122-04-3

4-Nitrobenzoylchlorid

Kristalle oder kristalline Masse, gelb, zersetzt sich an feuchter Luft; vollständig löslich in Natriumhydroxid-Lösung mit orangegelber Farbe

Smp: etwa 72 °C

Nitrobenzylchlorid R   1059000

$C_7H_6ClNO_2$ M_r 171,6
CAS Nr. 100-14-1

4-Nitrobenzylchlorid

Blassgelbe Kristalle, tränenreizend; praktisch unlöslich in Wasser, sehr leicht löslich in Ethanol 96 %

4-(4-Nitrobenzyl)pyridin R   1101900

$C_{12}H_{10}N_2O_2$ M_r 214,2
CAS Nr. 1083-48-3

Gelbes Pulver

Smp: etwa 70 °C

Nitroethan R   1059200

$C_2H_5NO_2$ M_r 75,1
CAS Nr. 79-24-3

Klare, farblose, ölige Flüssigkeit

Sdp: etwa 114 °C

Nitrofurantoin R   1099700

CAS Nr. 67-20-9

Muss der Monographie **Nitrofurantoin (Nitrofurantoinum)** entsprechen

Nitromethan R   1059700

CH_3NO_2 M_r 61,0
CAS Nr. 75-52-5

Klare, farblose, ölige Flüssigkeit; schwer löslich in Wasser, mischbar mit Ethanol 96 %

d_{20}^{20}:   1,132 bis 1,134
n_D^{20}:   1,381 bis 1,383

Destillationsbereich (2.2.11): Mindestens 95 Prozent Substanz müssen zwischen 100 und 103 °C destillieren.

4-Nitrophenol R 1146400

$C_6H_5NO_3$ M_r 139,1
CAS Nr. 100-02-7

p-Nitrophenol

Gehalt: mindestens 95 Prozent

Farbloses bis schwach gelbes Pulver; wenig löslich in Wasser und in Methanol

Smp: etwa 114 °C

Nitroprussidnatrium R 1082600

$Na_2[Fe(CN)_5(NO)] \cdot 2\ H_2O$ M_r 298,0
CAS Nr. 13755-38-9

Natriumpentacyanonitrosylferrat, Dihydrat

Rötlich braunes Pulver oder Kristalle; leicht löslich in Wasser, schwer löslich in Ethanol 96 %

3-Nitrosalicylsäure R 1184300

$C_7H_5NO_5$ M_r 183,1
CAS Nr. 85-38-1

2-Hydroxy-3-nitrobenzoesäure

Gelbliche Kristalle; schwer löslich in Wasser, leicht löslich in Ethanol 96 %

Smp: 142 bis 147 °C

N-Nitrosodiethanolamin R 1129800

$C_4H_{10}N_2O_3$ M_r 134,1
CAS Nr. 1116-54-7

2,2′-(Nitrosoimino)diethanol

Gelbe Flüssigkeit; mischbar mit wasserfreiem Ethanol

n_D^{20}: etwa 1,485
Sdp: etwa 125 °C

N-Nitrosodiethylamin, deuteriertes R 1212300

$C_4{}^2H_{10}N_2O$ M_r 112,2
CAS Nr. 1219794-54-3

N,N-Bis[(^{2}H5)ethyl]nitrosamin; NDEA-d_{10}

Deuterierungsgrad: mindestens 98 Prozent

N-Nitrosodiisopropanolamin R 1176500

$C_6H_{14}N_2O_3$ M_r 162,2
CAS Nr. 53609-64-6

1,1′-(Nitrosoimino)bispropan-2-ol; Diisopropanol-*N*-nitrosamin

Sdp: 122 bis 124 °C

Nitrosodipropylamin R 1099900

$C_6H_{14}N_2O$ M_r 130,2
CAS Nr. 621-64-7

Nitrosodipropylazan; Dipropylnitrosamin

Flüssigkeit; löslich in wasserfreiem Ethanol und in starken Säuren

d_{20}^{20}: etwa 0,915
Sdp: etwa 78 °C

Geeignete Qualität zur Chemolumineszenz-Bestimmung

Nitrosodipropylamin-Lösung R 1099901

78,62 g wasserfreies Ethanol R werden durch das Septum einer Durchstechflasche, die 1 g Nitrosodipropylamin R enthält, eingespritzt. Diese Lösung wird 1 zu 100 mit wasserfreiem Ethanol R verdünnt. Aliquote von 0,5 ml werden in zugebördelten Probeflaschen aufbewahrt.

Lagerung: im Dunkeln bei 5 °C

N-Nitrosoethylmethylamin R 1214700

$C_3H_8N_2O$ M_r 88,1
CAS Nr. 10595-95-6

N-Ethyl-*N*-methylnitrosamin; NEMA

Gelbe Flüssigkeit

Smp: Etwa 170 °C

Nitrotetrazolblau *R* 1060000

$C_{40}H_{30}Cl_2N_{10}O_6$ M_r 818
CAS Nr. 298-83-9

3,3′-(3,3′-Dimethoxybiphenyl-4,4′-diyl)bis[2-(4-nitro=
phenyl)-5-phenyl-2*H*-tetrazoliumchlorid]

Kristalle; löslich in Methanol unter Bildung einer klaren, gelben Lösung

Smp: etwa 189 °C, unter Zersetzung

Nonivamid *R* 1148500

$C_{17}H_{27}NO_3$ M_r 293,4
CAS Nr. 2444-46-4

N-[(4-Hydroxy-3-methoxyphenyl)methyl]nonanamid

Weißes bis fast weißes, kristallines Pulver; praktisch unlöslich in kaltem Wasser, leicht löslich in wasserfreiem Ethanol

Wird die Substanz in der Prüfung „Nonivamid" in der Monographie **Cayennepfeffer (*Capsici fructus*)** *verwendet, muss sie zusätzlich folgender Anforderung entsprechen:*

Gehaltsbestimmung: Flüssigchromatographie (2.2.29) wie in der Monographie **Cayennepfeffer** beschrieben

Gehalt: mindestens 98,0 Prozent, ermittelt mit Hilfe des Verfahrens „Normalisierung"

Nonylamin *R* 1139800

$C_9H_{21}N$ M_r 143,3
CAS Nr. 112-20-9

1-Aminononan, Nonylazan

Korrodierend wirkende, farblose, klare Flüssigkeit

d_4^{20}:   etwa 0,788
n_D^{20}:   etwa 1,433

Nordazepam *R* 1060200

$C_{15}H_{11}ClN_2O$ M_r 270,7
CAS Nr. 1088-11-5

7-Chlor-5-phenyl-1,3-dihydro-1,4-benzodiazepin-2-on

Weißes bis blassgelbes, kristallines Pulver; praktisch unlöslich in Wasser, schwer löslich in Ethanol 96 %

Smp: etwa 216 °C

DL-Norleucin *R* 1060300

$C_6H_{13}NO_2$ M_r 131,2
CAS Nr. 616-06-8

(*RS*)-2-Aminohexansäure

Glänzende Kristalle; wenig löslich in Wasser und in Ethanol 96 %, löslich in Säuren

Noscapinhydrochlorid *R* 1060500

CAS Nr. 912-60-7

Muss der Monographie **Noscapinhydrochlorid-Monohydrat (*Noscapini hydrochloridum*)** entsprechen.

Nystose *R* 1211000

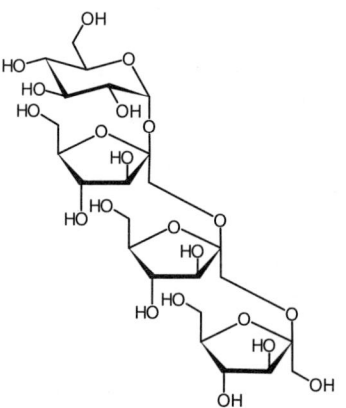

$C_{24}H_{42}O_{21}$ M_r 666,6
CAS Nr. 13133-07-8

β-D-Fructofuranosyl-(2→1)-β-D-fructofuranosyl-(2→1)-
β-D-fructofuranosyl-α-D-glucopyranosid

O

Ochratoxin-A-Lösung *R*   1175700

Eine Lösung von (2*S*)-2-([[(3*R*)-5-Chlor-8-hydroxy-3-methyl-1-oxo-3,4-dihydro-1*H*-2-benzopyran-7-yl]carbonyl]amino)-3-phenylpropansäure (Ochratoxin A) (50 µg · ml^{-1}) in einer Mischung von 1 Volumteil Essigsäure *R* und 99 Volumteilen Benzol *R*

Octan *R*   1166500

C_8H_{18} M_r 114,2
CAS Nr. 111-65-9

n-Octan

Gehalt: mindestens 99 Prozent

Octanal *R*   1150400

$C_8H_{16}O$ M_r 128,2
CAS Nr. 124-13-0

Octylaldehyd

Ölige, farblose Flüssigkeit; praktisch unlöslich in Wasser

Wird die Substanz in der Gaschromatographie verwendet, muss sie zusätzlich folgender Anforderung entsprechen:

Gehaltsbestimmung: Gaschromatographie (2.2.28) wie in der Monographie **Süßorangenschalenöl (Aurantii dulcis aetheroleum)** beschrieben

Gehalt: mindestens 99 Prozent, ermittelt mit Hilfe des Verfahrens „Normalisierung"

Octanol *R*   1060700

$C_8H_{18}O$ M_r 130,2
CAS Nr. 111-87-5

Octan-1-ol; Caprylalkohol

Farblose Flüssigkeit; praktisch unlöslich in Wasser, mischbar mit Ethanol 96 %

d_{20}^{20}:   etwa 0,828
Sdp: etwa 195 °C

3-Octanon *R*   1114600

$C_8H_{16}O$ M_r 128,2
CAS Nr. 106-68-3

Ethylpentylketon; Octan-3-on

Farblose Flüssigkeit mit charakteristischem Geruch

d_{20}^{20}:   etwa 0,822
n_D^{20}:   etwa 1,415
Sdp: etwa 167 °C

Wird die Substanz in der Gaschromatographie verwendet, muss sie zusätzlich folgender Anforderung entsprechen:

Gehaltsbestimmung: Gaschromatographie (2.2.28) wie in der Monographie **Lavendelöl (Lavandulae aetheroleum)** beschrieben

Untersuchungslösung: die Substanz

Gehalt: mindestens 98,0 Prozent, ermittelt mit Hilfe des Verfahrens „Normalisierung"

Octansäure *R*   1142200

$C_8H_{16}O_2$ M_r 144,2
CAS Nr. 124-07-2

Caprylsäure

Schwach gelbe, ölige Flüssigkeit

d_4^{20}:   etwa 0,910
n_D^{20}:   etwa 1,428
Smp: etwa 16,7 °C
Sdp: etwa 239,7 °C

*Wird die Substanz in der Prüfung „Gesamtfettsäuren" in der Monographie **Sägepalmenfrüchte (Sabalis serrulatae fructus)** verwendet, muss sie zusätzlich folgender Anforderung entsprechen:*

Gehaltsbestimmung: Gaschromatographie (2.2.28) wie in der Monographie **Sägepalmenfrüchte** beschrieben

Gehalt: mindestens 98 Prozent, ermittelt mit Hilfe des Verfahrens „Normalisierung"

Octoxinol 10 *R*   1060800

$C_{34}H_{62}O_{11}$ M_r 647
CAS Nr. 9002-93-1

α-[4-(1,1,3,3-Tetramethylbutyl)phenyl]-ω-hydroxypoly(oxyethylen) (mittlere Zusammensetzung)

Klare, blassgelbe, viskose Flüssigkeit; mischbar mit Wasser, Aceton und Ethanol 96 %, löslich in Toluol

Lagerung: dicht verschlossen

Octreotidacetat *R* 1182900

H—D-Phe—Cys—Phe—D-Trp—Lys—Thr—Cys—N—CH(CH_3)—CH(OH)—CH_2OH · x H_3C—COOH

$C_{49}H_{66}N_{10}O_{10}S_2 \cdot x\, C_2H_4O_2$
CAS Nr. 79517-01-4

(Acetatfreies Peptid: CAS Nr. 83150-76-9, M_r 1019)

D-Phenylalanyl-L-cysteinyl-L-phenylalanyl-D-tryptophyl-L-lysyl-L-threonyl-*N*-[(1*R*,2*R*)-2-hydroxy-1-(hydroxy=methyl)propyl]-L-cysteinamid-2,7-disulfid-acetat (1:x)

Die Substanz enthält unterschiedliche Mengen an Essigsäure.

Weißes bis fast weißes Pulver; leicht löslich in Wasser und in Essigsäure

Gehalt: mindestens 96,0 Prozent

Octylamin *R* 1150500

H_3C—(CH_2)_6—CH_2—NH_2

$C_8H_{19}N$ M_r 129,2
CAS Nr. 111-86-4

Octan-1-amin

Farblose Flüssigkeit

d_{20}^{20}: etwa 0,782
Sdp: 175 bis 179 °C

Ölsäure *R* 1144100

H_3C—[CH_2]_3—CH=CH—[CH_2]_3—COOH

$C_{18}H_{34}O_2$ M_r 282,5
CAS Nr. 112-80-1

(9*Z*)-Octadec-9-ensäure

Klare, farblose Flüssigkeit; praktisch unlöslich in Wasser

d_4^{20}: etwa 0,891
n_D^{20}: etwa 1,459
Smp: 13 bis 14 °C

Wird die Substanz in der Prüfung „Gesamtfettsäuren" in der Monographie **Sägepalmenfrüchte (Sabalis serrulatae fructus)** *verwendet, muss sie zusätzlich folgender Anforderung entsprechen:*

Gehaltsbestimmung: Gaschromatographie (2.2.28) wie in der Monographie **Sägepalmenfrüchte** beschrieben

Gehalt: mindestens 98 Prozent, ermittelt mit Hilfe des Verfahrens „Normalisierung"

Oleamid *R* 1060900

H_3C—[CH_2]_3—CH=CH—[CH_2]_3—C(O)NH_2

$C_{18}H_{35}NO$ M_r 281,5

(*Z*)-9-Octadecenamid

Pulver oder Granulat, gelblich bis weiß; praktisch unlöslich in Wasser, sehr leicht löslich in Dichlormethan, löslich in wasserfreiem Ethanol

Smp: etwa 80 °C

Oleanolsäure *R* 1183000

$C_{30}H_{48}O_3$ M_r 456,7
CAS Nr. 508-02-1

Astrantiagenin C; 3β-Hydroxyolean-12-en-28-olsäure

Oleuropein *R* 1152900

$C_{25}H_{32}O_{13}$ M_r 540,5
CAS Nr. 32619-42-4

2-(3,4-Dihydroxyphenyl)ethyl[[(2*S*,3*E*,4*S*)-3-ethyliden-2-(β-D-glucopyranosyloxy)-5-(methoxycarbonyl)-3,4-dihydro-2*H*-pyran-4-yl]acetat]

Pulver, löslich in Methanol

Wird die Substanz in der Monographie **Ölbaumblätter (Oleae folium)** *verwendet, muss sie zusätzlich folgender Anforderung entsprechen:*

Gehaltsbestimmung: Flüssigchromatographie (2.2.29) wie in der Monographie **Ölbaumblätter** beschrieben

Gehalt: mindestens 80 Prozent, ermittelt mit Hilfe des Verfahrens „Normalisierung"

Oleylalkohol *R* 1156000

$C_{18}H_{36}O$ M_r 268,5
CAS Nr. 143-28-2

n_D^{20}: 1,460
Sdp: etwa 207 °C
(9*Z*)-Octadec-9-en-1-ol

Gehalt: mindestens 85 Prozent

Olivenöl *R* 1061000

CAS Nr. 8001-25-0

Muss der Monographie **Natives Olivenöl (Olivae oleum virginale)** entsprechen

Orcin *R* 1108700

$C_7H_8O_2 \cdot H_2O$ M_r 142,2
CAS Nr. 6153-39-5

5-Methylbenzol-1,3-diol, Monohydrat

Kristallines Pulver; lichtempfindlich

Smp: 58 bis 61 °C
Sdp: etwa 290 °C

Orientin *R* 1209200

$C_{21}H_{20}O_{11}$ M_r 448,4
CAS Nr. 28608-75-5

2-(3,4-Dihydroxyphenyl)-8-β-D-glucopyranosyl-5,7-dihydroxy-4*H*-1-benzopyran-4-on; 8-β-D-Glucopyranosyl-3′,4′,5,7-tetrahydroxyflavon; Luteolin-8-*C*-β-D-glucopyranosid; Luteolin-8-glucosid

Osthol *R* 1180500

$C_{15}H_{16}O_3$ M_r 244,3
CAS Nr. 484-12-8

7-Methoxy-8-(3-methylbut-2-enyl)-2*H*-1-benzopyran-2-on; 7-Methoxy-8-isopentenylcumarin

Oxalsäure *R* 1061400

HOOC—COOH · 2 H₂O

$C_2H_2O_4 \cdot 2\ H_2O$ M_r 126,1
CAS Nr. 6153-56-6

Ethandisäure-Dihydrat

Weiße bis fast weiße Kristalle; löslich in Wasser, leicht löslich in Ethanol 96 %

Oxalsäure-Schwefelsäure-Lösung *R* 1061401

Eine Lösung von Oxalsäure *R* (50 g · l⁻¹) in einer erkalteten Mischung gleicher Volumteile Schwefelsäure *R* und Wasser *R*

Oxazepam *R* 1144300

CAS Nr. 604-75-1

Muss der Monographie **Oxazepam (Oxazepamum)** entsprechen

2,2′-Oxybis(*N*,*N*-dimethylethylamin) *R* 1141200

$C_8H_{20}N_2O$ M_r 160,3
CAS Nr. 3033-62-3

Bis(2-dimethylaminoethyl)ether; (2,2′-Oxydiethyl)bis(dimethylazan)

Farblose, korrodierend wirkende Flüssigkeit

d_{20}^{20}: etwa 0,85
n_D^{20}: etwa 1,430

Oxytetracyclinhydrochlorid *R* 1146500

Muss der Monographie **Oxytetracyclinhydrochlorid (Oxytetracyclini hydrochloridum)** entsprechen

P

Paeoniflorin R   1197300

$C_{23}H_{28}O_{11}$ M_r 480,5
CAS Nr. 23180-57-6

[(1R,2S,3R,5R,6R,8S)-3-(β-D-Glucopyranosyloxy)-6-hydroxy-8-methyl-9,10-dioxatetracyclo[4.3.1.0^{2,5}.0^{3,8}]=decan-2-yl]methylbenzoat

Paeonol R   1197400

$C_9H_{10}O_3$ M_r 166,2
CAS Nr. 552-41-0

1-(2-Hydroxy-4-methoxyphenyl)ethan-1-on; 2′-Hyd=roxy-4′-methoxyacetophenon

Palladium R   1114700

Pd A_r 106,4
CAS Nr. 7440-05-3

Grauweißes Metall; löslich in Salzsäure

Palladium(II)-chlorid R   1061500

$PdCl_2$ M_r 177,3
CAS Nr. 7647-10-1

Rote Kristalle

Smp: 678 bis 680 °C

Palladium(II)-chlorid-Lösung R   1061501

1 g Palladium(II)-chlorid R wird in 10 ml warmer Salzsäure R gelöst. Die Lösung wird mit einer Mischung gleicher Volumteile verdünnter Salzsäure R und Wasser R zu 250 ml verdünnt. Diese Lösung wird unmittelbar vor Gebrauch mit 2 Volumteilen Wasser R verdünnt.

Palmatin R   1198800

$C_{21}H_{22}NO_4^+$ M_r 352,4
CAS Nr. 3486-67-7

2,3,9,10-Tetramethoxy-5,6-dihydro-7λ^5-isochinolino-[3,2-a]isochinolin-7-ylium; 7,8,13,13a-Tetradehydro-2,3,9,10-tetramethoxyberbinium

Palmitinsäure R   1061600

$C_{16}H_{32}O_2$ M_r 256,4
CAS Nr. 57-10-3

Hexadecansäure

Weiße bis fast weiße, kristalline Schuppen; praktisch unlöslich in Wasser, leicht löslich in heißem Ethanol 96 %

Smp: etwa 63 °C

Dünnschichtchromatographie (2.2.27): Die Substanz wird wie in der Monographie **Chloramphenicolpalmitat (Chloramphenicoli palmitas)** beschrieben geprüft; das Chromatogramm darf nur einen Hauptfleck zeigen.

*Wird die Substanz in der Prüfung „Gesamtfettsäuren" in der Monographie **Sägepalmenfrüchte (Sabalis serrulatae fructus)** verwendet, muss sie zusätzlich folgender Anforderung entsprechen:*

Gehaltsbestimmung: Gaschromatographie (2.2.28) wie in der Monographie **Sägepalmenfrüchte** beschrieben

Gehalt: mindestens 98 Prozent, ermittelt mit Hilfe des Verfahrens „Normalisierung"

Palmitoleinsäure R   1144400

$C_{16}H_{30}O_2$ M_r 254,4
CAS Nr. 373-49-9

(9Z)-Hexadec-9-ensäure

Klare, farblose Flüssigkeit

Sdp: etwa 162 °C

*Wird die Substanz in der Prüfung „Gesamtfettsäuren" in der Monographie **Sägepalmenfrüchte (Sabalis serrulatae fructus)** verwendet, muss sie zusätzlich folgender Anforderung entsprechen:*

Reagenzien P   7767

Gehaltsbestimmung: Gaschromatographie (2.2.28) wie in der Monographie **Sägepalmenfrüchte** beschrieben

Gehalt: mindestens 98 Prozent, ermittelt mit Hilfe des Verfahrens „Normalisierung"

Palmitylalkohol *R* 1156100

H₃C–(CH₂)₇–OH

$C_{16}H_{34}O$ M_r 242,4
CAS Nr. 36653-82-4

Smp: etwa 48 °C
Cetylalkohol; Hexadecan-1-ol

Gehalt: mindestens 96 Prozent

Pankreas-Pulver *R* 1061700

Muss der Monographie **Pankreas-Pulver (Pancreatis pulvis)** entsprechen

Papain *R* 1150700

CAS Nr. 9001-73-4

Proteolytisches Enzym, das aus dem Milchsaft der grünen Früchte und Blätter von *Carica papaya* L. gewonnen wird

Papaverinhydrochlorid *R* 1061800

CAS Nr. 61-25-6

Muss der Monographie **Papaverinhydrochlorid (Papaverini hydrochloridum)** entsprechen

Papier zur Chromatographie *R* 1150900

Dünnes Papier aus reiner Cellulose mit glatter Oberfläche und einer Stärke von etwa 0,2 mm

Trennvermögen: Auf 2 Streifen Papier zur Chromatographie *R* werden jeweils 2 bis 5 µl Untersuchungslösung a und b der Lösungen zur Papierchromatographie-Eignungsprüfung *R* aufgetragen. Die Chromatographie erfolgt mit einer Mischung gleicher Volumteile Methanol *R* und Wasser *R* über 3/4 der Papierlänge. Die Papierstreifen werden trocknen gelassen. Die Verteilung der Radioaktivität wird mit einem geeigneten Detektor gemessen. Das Papier ist geeignet, wenn das Chromatogramm der Untersuchungslösung a einen einzigen Radioaktivitätsfleck mit einem R_F-Wert zwischen 0,8 und 1,0 und das Chromatogramm der Untersuchungslösung b einen einzigen Radioaktivitätsfleck am Auftragspunkt (R_F-Wert zwischen 0,0 und 0,1) zeigt.

Paracetamol *R* 1061900

CAS Nr. 103-90-2

Muss der Monographie **Paracetamol (Paracetamolum)** entsprechen

Paracetamol, 4-aminophenolfreies *R* 1061901

Paracetamol *R* wird so oft aus Wasser *R* umkristallisiert und im Vakuum bei 70 °C getrocknet, bis es folgender Prüfung entspricht: 5 g getrocknete Substanz werden in einer Mischung gleicher Volumteile Methanol *R* und Wasser *R* zu 100 ml gelöst. Die Lösung wird mit 1 ml einer frisch hergestellten Lösung, die Nitroprussidnatrium *R* (10 g · l⁻¹) und wasserfreies Natriumcarbonat *R* (10 g · l⁻¹) enthält, versetzt und nach dem Mischen 30 min lang vor Licht geschützt stehen gelassen. Dabei darf keine Blau- oder Grünfärbung entstehen.

Paraffin, flüssiges *R* 1062000

CAS Nr. 8042-47-5

Muss der Monographie **Dickflüssiges Paraffin (Paraffinum liquidum)** entsprechen

Paraldehyd *R* 1151000

CAS Nr. 123-63-7

Muss der Monographie **Paraldehyd (Paraldehydum)** entsprechen

Pararosaniliniumchlorid *R* 1062200

$C_{19}H_{18}ClN_3$ M_r 323,8
CAS Nr. 569-61-9

C.I. Nr. 42500; Schultz Nr. 779
Tris(4-aminophenyl)methyliumchlorid

Bläulich rotes, kristallines Pulver; schwer löslich in Wasser, löslich in wasserfreiem Ethanol

Wässrige und ethanolische Lösungen sind tiefrot gefärbt, Lösungen in Schwefelsäure und in Salzsäure sind gelb gefärbt.

Smp: etwa 270 °C, unter Zersetzung

Pararosaniliniumchlorid-Reagenz *R* 1062201

0,1 g Pararosaniliniumchlorid *R* werden in einem Erlenmeyerkolben mit Schliffstopfen mit 60 ml Wasser *R* versetzt. Nach Zusatz einer Lösung von 1,0 g wasserfreiem Natriumsulfit R oder 2,0 g Natriumsulfit-Heptahydrat R oder 0,75 g Natriumdisulfit R in 10 ml Wasser R werden langsam und unter Schütteln 6 ml verdünnte Salzsäure R zugesetzt. Der Kolben wird verschlossen und die Mischung bis zu erfolgter Lösung geschüttelt. Die Lösung wird mit Wasser R zu 100 ml verdünnt und 12 h lang vor Gebrauch stehen gelassen.

Lagerung: vor Licht geschützt

Parthenolid R 1129900

$C_{15}H_{20}O_3$ M_r 248,3
CAS Nr. 20554-84-1

(4E)-(1aR,7aS,10aS,10bS)-1a,5-Dimethyl-8-methylen-2,3,6,7,7a,8,10a,10b-octahydrooxireno[9,10]cyclodeca=[1,2-b]furan-9(1aH)-on; (E)-(5S,6S)-4,5-Epoxygermacra-1(10),11(13)-dieno-12(6)-lacton

Weißes bis fast weißes, kristallines Pulver; sehr schwer löslich in Wasser, sehr leicht löslich in Dichlormethan, löslich in Methanol

$[\alpha]_D^{22}$: −71,4, an einer Lösung der Substanz (2,2 g · l^{-1}) in Dichlormethan R bestimmt
Smp: 115 bis 116 °C

Absorption (2.2.25): Eine Lösung der Substanz (10 mg · l^{-1}) in Ethanol 96 % R zeigt ein Absorptionsmaximum bei 214 nm.

Gehaltsbestimmung: Flüssigchromatographie (2.2.29) wie in der Monographie **Mutterkraut (Tanaceti parthenii herba)** unter Verwendung der Konzentration der Referenzlösung

Gehalt: mindestens 90 Prozent, ermittelt mit Hilfe des Verfahrens „Normalisierung"

Penicillinase-Lösung R 1062300

10 g Casein-Hydrolysat, 2,72 g Kaliumdihydrogenphosphat R und 5,88 g Natriumcitrat R werden in 200 ml Wasser R gelöst. Die Lösung wird mit Hilfe einer Lösung von Natriumhydroxid R (200 g · l^{-1}) auf einen pH-Wert von 7,2 eingestellt und mit Wasser R zu 1000 ml verdünnt. 0,41 g Magnesiumsulfat R werden in 5 ml Wasser R gelöst; diese Lösung wird mit 1 ml einer Lösung von Ammoniumeisen(II)-sulfat R (1,6 g · l^{-1}) versetzt und mit Wasser R zu 10 ml verdünnt. Die beiden Lösungen werden im Autoklav sterilisiert und nach dem Abkühlen gemischt. Die Mischung wird in nicht allzu dicker Schicht in Erlenmeyerkolben gefüllt und mit *Bacillus cereus* (NCTC 9946) beimpft. Die Kolben werden bei 18 bis 37 °C bis zum ersten Zeichen eines Wachstums stehen gelassen und 16 h lang bei 35 bis 37 °C gehalten, wobei sie andauernd geschüttelt werden, um eine maximale Belüftung zu gewährleisten. Nach dem Zentrifugieren wird der Überstand durch Membranfiltration keimfrei gemacht.

1,0 ml Penicillinase-Lösung muss bei 30 °C und einem pH-Wert von 7 mindestens 0,4 Mikrokatal enthalten (entsprechend einer Hydrolyse von 500 mg Benzylpenicillin zu Benzylpenicillosäure je Stunde), vorausgesetzt, dass die Benzylpenicillin-Konzentration nicht unter die erforderliche Konzentration der enzymatischen Sättigung fällt. Die Michaelis-Konstante für Benzylpenicillin der Penicillinase in der Lösung beträgt etwa 12 µg je Milliliter.

Sterilität (2.6.1): Die Lösung muss der Prüfung entsprechen.

Lagerung: zwischen 0 und 2 °C; innerhalb von 2 bis 3 Tagen zu verwenden

Die gefriergetrocknete Lösung kann in zugeschmolzenen Ampullen mehrere Monate lang gelagert werden.

Pentafluorpropansäure R 1151100

$C_3HF_5O_2$ M_r 164,0
CAS Nr. 422-64-0

Klare, farblose Flüssigkeit

d_{20}^{20}: etwa 1,561
n_D^{20}: etwa 1,284
Sdp: etwa 97 °C

Pentafluorpropansäureanhydrid R 1177300

$C_6F_{10}O_3$ M_r 310,0
CAS Nr. 356-42-3

Pentafluorpropionsäureanhydrid

Pentan R 1062500

C_5H_{12} M_r 72,2
CAS Nr. 109-66-0

Klare, farblose, entflammbare Flüssigkeit; sehr schwer löslich in Wasser, mischbar mit Aceton und mit wasserfreiem Ethanol

d_{20}^{20}: etwa 0,63
n_D^{20}: etwa 1,359
Sdp: etwa 36 °C

Wird die Substanz in der Spektroskopie verwendet, muss sie zusätzlich folgender Prüfung entsprechen:

Absorption (2.2.25): höchstens 0,70 bei 200 nm, 0,30 bei 210 nm, 0,07 bei 220 nm, 0,03 bei 230 nm und 0,01 bei 240 nm, mit Wasser *R* als Kompensationsflüssigkeit bestimmt

1,2-Pentandiol *R* 1155800

$C_5H_{12}O_2$ M_r 104,2
CAS Nr. 5343-92-0

(2*RS*)-Pentan-1,2-diol

d_4^{20}:   etwa 0,971
n_D^{20}:   etwa 1,439
Sdp: etwa 201 °C

Pentanol *R* 1062600

$C_5H_{12}O$ M_r 88,1
CAS Nr. 71-41-0

1-Pentanol

Farblose Flüssigkeit; wenig löslich in Wasser, mischbar mit Ethanol 96 %

n_D^{20}:   etwa 1,410
Sdp: etwa 137 °C

3-Pentanon *R* 1173600

$C_5H_{10}O$ M_r 86,13
CAS Nr. 96-22-0

Diethylketon

Pentetsäure *R* 1183100

$C_{14}H_{23}N_3O_{10}$ M_r 393,3
CAS Nr. 67-43-6

[[(Carboxymethyl)imino]bis(ethylennitrilo)]tetraessig= säure

Weißes bis fast weißes Pulver; schwer löslich in Wasser

Smp: 219 bis 220 °C, unter Zersetzung

tert*-Pentylalkohol *R

Siehe *tert*-Amylalkohol *R*

Pepsin *R* 1062800

CAS Nr. 9001-75-6

Muss der Monographie **Pepsin (Pepsini pulvis)** entsprechen

Peptid-*N*-glycosidase F *R* 1186600

CAS Nr. 83534-39-8

Peptid-N^4-(*N*-acetyl-β-glucosaminyl)asparaginamidase (EC 3.5.1.52); PNGase F

Perchlorsäure *R* 1062900

$HClO_4$ M_r 100,5
CAS Nr. 7601-90-3

Gehalt: mindestens 70,0 und höchstens 73,0 Prozent (*m/m*)

Klare, farblose Flüssigkeit; mischbar mit Wasser

d_{20}^{20}:   etwa 1,7

Gehaltsbestimmung: 2,50 g Substanz werden mit 50 ml Wasser *R* versetzt. Nach Zusatz von 0,1 ml Methylrot-Lösung *R* wird die Lösung mit Natriumhydroxid-Lösung (1 mol · l^{-1}) titriert.

1 ml Natriumhydroxid-Lösung (1 mol · l^{-1}) entspricht 100,5 mg $HClO_4$.

Perchlorsäure-Lösung *R* 1062901

8,5 ml Perchlorsäure *R* werden mit Wasser *R* zu 100 ml verdünnt.

Perfluorheptansäure *R* 1207400

$C_7HF_{13}O_2$ M_r 364,1
CAS Nr. 375-85-9

Tridecafluorheptansäure

Periodat-Essigsäure-Reagenz *R* 1063000

0,446 g Natriumperiodat *R* werden in 2,5 ml einer 25-prozentigen Lösung (*V/V*) von Schwefelsäure *R* gelöst. Die Lösung wird mit Essigsäure 99 % *R* zu 100,0 ml verdünnt.

Periodsäure *R* 1108900

$HIO_4 \cdot 2 H_2O$ M_r 227,9
CAS Nr. 10450-60-9

Kristalle; leicht löslich in Wasser, löslich in Ethanol 96 %

Smp: etwa 122 °C

Permethrin R   1130000

$C_{21}H_{20}Cl_2O_3$ M_r 391,3
CAS Nr. 52645-53-1

Smp: 34 bis 35 °C

Eine geeignete, zertifizierte Referenzlösung (10 ng · µl^{-1} in Cyclohexan) kann verwendet werden.

Peroxid-Teststreifen R   1147800

Handelsübliche Teststreifen mit einer geeigneten Skala im Konzentrationsbereich von 0 bis 25 ppm Peroxid sind zu verwenden.

Perylen R   1130100

$C_{20}H_{12}$ M_r 252,3
CAS Nr. 198-55-0

Dibenz[*de,kl*]anthracen

Oranges Pulver

Smp: etwa 279 °C

Petrolether R   1063100

CAS Nr. 8032-32-4

Petrolether 50 bis 70 °C

Klare, farblose, entflammbare, nicht fluoreszierende Flüssigkeit; praktisch unlöslich in Wasser, mischbar mit Ethanol 96 %

d_{20}^{20}:   0,661 bis 0,664

Destillationsbereich (2.2.11): 50 bis 70 °C

Petrolether R 1   1063101

Petrolether 40 bis 60 °C

Entspricht Petrolether R mit folgenden Änderungen:

d_{20}^{20}:   0,630 bis 0,656

Destillationsbereich (2.2.11): 40 bis 60 °C

Die Substanz darf sich bei 0 °C nicht trüben.

Petrolether R 2   1063102

Petrolether 30 bis 40 °C

Entspricht Petrolether R mit folgenden Änderungen:

d_{20}^{20}:   0,620 bis 0,630

Destillationsbereich (2.2.11): 30 bis 40 °C

Die Substanz darf sich bei 0 °C nicht trüben.

Petrolether R 3   1063103

Petrolether 100 bis 120 °C

Entspricht Petrolether R mit folgenden Änderungen:

d_{20}^{20}:   etwa 0,720

Destillationsbereich (2.2.11): 100 bis 120 °C

Wasser (2.5.12): höchstens 0,03 Prozent

Petrolether R 4   1063104

Petrolether 80 bis 100 °C

Entspricht Petrolether R mit folgenden Änderungen:

d_{20}^{20}:   etwa 0,70

Destillationsbereich (2.2.11): 80 bis 100 °C

α-Phellandren R   1130400

$C_{10}H_{16}$ M_r 136,2
CAS Nr. 4221-98-1

(*R*)-5-Isopropyl-2-methylcyclohexa-1,3-dien;
(−)-*p*-Mentha-1,5-dien

n_D^{20}:   etwa 1,471
Sdp: 171 bis 174 °C

Wird die Substanz in der Gaschromatographie verwendet, muss sie zusätzlich folgender Anforderung entsprechen:

Gehaltsbestimmung: Gaschromatographie (2.2.28) wie in der Monographie **Eucalyptusöl (Eucalypti aetheroleum)** beschrieben

Untersuchungslösung: die Substanz

Gehalt: 95,0 Prozent, ermittelt mit Hilfe des Verfahrens „Normalisierung"

Phenanthren *R* 1063200

C₁₄H₁₀ M_r 178,2
CAS Nr. 85-01-8

Weiße bis fast weiße Kristalle; praktisch unlöslich in Wasser, wenig löslich in Ethanol 96 %

Smp: etwa 100 °C

Phenanthrolinhydrochlorid *R* 1063300

C₁₂H₉ClN₂ · H₂O M_r 234,7
CAS Nr. 18851-33-7

1,10-Phenanthrolin-hydrochlorid, Monohydrat

Weißes bis fast weißes, kristallines Pulver; leicht löslich in Wasser, löslich in Ethanol 96 %

Smp: etwa 215 °C, unter Zersetzung

Phenazon *R* 1063400

CAS Nr. 60-80-0

Muss der Monographie **Phenazon (Phenazonum)** entsprechen

Phenol *R* 1063500

CAS Nr. 108-95-2

Muss der Monographie **Phenol (Phenolum)** entsprechen

Phenolphthalein *R* 1063700

C₂₀H₁₄O₄ M_r 318,3
CAS Nr. 77-09-8

3,3-Bis(4-hydroxyphenyl)-2-benzofuran-1(3*H*)-on;
3,3-Bis(4-hydroxyphenyl)isobenzofuran-1(3*H*)-on

Weißes bis gelblich-weißes Pulver; praktisch unlöslich in Wasser, löslich in Ethanol 96 %

Phenolphthalein-Lösung *R* 1063702

0,1 g Phenolphthalein *R* werden in 80 ml Ethanol 96 % *R* gelöst. Die Lösung wird mit Wasser *R* zu 100 ml verdünnt.

Empfindlichkeitsprüfung: Eine Mischung von 0,1 ml Phenolphthalein-Lösung und 100 ml kohlendioxidfreiem Wasser *R* muss farblos sein. Bis zum Umschlag nach Rosa dürfen höchstens 0,2 ml Natriumhydroxid-Lösung (0,02 mol · l⁻¹) verbraucht werden.

Umschlagsbereich: pH-Wert 8,2 (farblos) bis 10,0 (rot)

Phenolphthalein-Lösung *R* 1 1063703

Eine Lösung von Phenolphthalein *R* (10 g · l⁻¹) in Ethanol 96 % *R*

Phenolphthalein-Papier *R* 1063704

Filterpapierstreifen werden einige Minuten lang in Phenolphthalein-Lösung *R* getaucht und anschließend trocknen gelassen.

Phenolrot *R* 1063600

C₁₉H₁₄O₅S M_r 354,4
CAS Nr. 143-74-8

Leuchtend rotes bis dunkelrotes, kristallines Pulver; sehr schwer löslich in Wasser, schwer löslich in Ethanol 96 %

Phenolrot-Lösung *R* 1063601

0,1 g Phenolrot *R* werden in 2,82 ml Natriumhydroxid-Lösung (0,1 mol · l⁻¹) und 20 ml Ethanol 96 % *R* gelöst. Die Lösung wird mit Wasser *R* zu 100 ml verdünnt.

Empfindlichkeitsprüfung: Eine Mischung von 0,1 ml Phenolrot-Lösung und 100 ml kohlendioxidfreiem Wasser *R* muss gelb gefärbt sein. Bis zum Farbumschlag nach Rötlich-Violett dürfen höchstens 0,1 ml Natriumhydroxid-Lösung (0,02 mol · l⁻¹) verbraucht werden.

Umschlagsbereich: pH-Wert 6,8 (gelb) bis 8,4 (rötlich violett)

Phenolrot-Lösung *R* 2 1063603

Lösung A: 33 mg Phenolrot *R* werden in 1,5 ml verdünnter Natriumhydroxid-Lösung *R* gelöst. Die Lösung wird mit Wasser *R* zu 100 ml verdünnt.

Lösung B: 25 mg Ammoniumsulfat *R* werden in 235 ml Wasser *R* gelöst. Die Lösung wird mit 105 ml verdünnter Natriumhydroxid-Lösung *R* und 135 ml verdünnter Essigsäure *R* versetzt.

25 ml Lösung A werden der Lösung B zugesetzt. Falls erforderlich wird der pH-Wert (2.2.3) der Mischung auf 4,7 eingestellt.

Phenolrot-Lösung *R* 3 1063604

Lösung A: 33 mg Phenolrot *R* werden in 1,5 ml verdünnter Natriumhydroxid-Lösung *R* gelöst. Die Lösung wird mit Wasser *R* zu 50 ml verdünnt.

Lösung B: 50 mg Ammoniumsulfat *R* werden in 235 ml Wasser *R* gelöst. Die Lösung wird mit 105 ml verdünnter Natriumhydroxid-Lösung *R* und 135 ml verdünnter Essigsäure *R* versetzt.

25 ml Lösung A werden der Lösung B zugesetzt. Falls erforderlich wird der pH-Wert (2.2.3) der Mischung auf 4,7 eingestellt.

2-Phenoxyanilin *R* 1165500

$C_{12}H_{11}NO$ M_r 185,2
CAS Nr. 2688-84-8

2-Phenoxybenzolamin; 2-Aminophenylphenylether

Phenoxyessigsäure *R* 1063800

$C_8H_8O_3$ M_r 152,1
CAS Nr. 122-59-8

2-Phenoxyethansäure

Fast weiße Kristalle; wenig löslich in Wasser, leicht löslich in Essigsäure 99 % und in Ethanol 96 %

Smp: etwa 98 °C

Dünnschichtchromatographie: Die Substanz wird wie in der Monographie **Phenoxymethylpenicillin (Phenoxymethylpenicillinum)** beschrieben geprüft; das Chromatogramm darf nur einen Hauptfleck zeigen.

Phenoxyethanol *R* 1064000

$C_8H_{10}O_2$ M_r 138,2
CAS Nr. 122-99-6

2-Phenoxyethanol

Klare, farblose, ölige Flüssigkeit; schwer löslich in Wasser, leicht löslich in Ethanol 96 %

d_{20}^{20}: etwa 1,11
n_D^{20}: etwa 1,537

Erstarrungstemperatur (2.2.18): mindestens 12 °C

Phenylalanin *R* 1064100

CAS Nr. 63-91-2

Muss der Monographie **Phenylalanin (Phenylalaninum)** entsprechen

p-Phenylendiamindihydrochlorid *R* 1064200

$C_6H_{10}Cl_2N_2$ M_r 181,1
CAS Nr. 624-18-0

1,4-Diaminobenzol-dihydrochlorid

Kristallines Pulver oder weiße bis schwach gefärbte Kristalle, an der Luft rötlich werdend; leicht löslich in Wasser, schwer löslich in Ethanol 96 %

Phenylessigsäure *R* 1160000

$C_8H_8O_2$ M_r 136,2
CAS Nr. 103-82-2

Weißes bis fast weißes Pulver; löslich in Wasser

Smp: etwa 75 °C
Sdp: etwa 265 °C

Phenylglycin *R* 1064300

$C_8H_9NO_2$ M_r 151,2
CAS Nr. 2835-06-5

(*RS*)-2-Amino-2-phenylessigsäure

D-Phenylglycin *R* 1144500

$C_8H_9NO_2$ M_r 151,2
CAS Nr. 875-74-1

(2*R*)-2-Amino-2-phenylessigsäure

Gehalt: mindestens 99 Prozent

Weißes bis fast weißes, kristallines Pulver

Phenylhydrazin *R*   1190800

C$_6$H$_8$N$_2$ *M*$_r$ 108,1
CAS Nr. 100-63-0

Weißes bis fast weißes, kristallines Pulver, das sich bei Kontakt mit Luft gelb oder dunkelrot färbt und bei Raumtemperatur unter Bildung einer öligen Flüssigkeit schmilzt; wenig löslich in Wasser, mischbar mit wasserfreiem Ethanol

Smp: etwa 20 °C
Sdp: etwa 244 °C, unter Zersetzung

Phenylhydrazinhydrochlorid *R*   1064500

C$_6$H$_9$ClN$_2$ *M*$_r$ 144,6
CAS Nr. 59-88-1

Weißes bis fast weißes, kristallines Pulver, das sich an der Luft braun färbt; löslich in Wasser und in Ethanol 96 %

Smp: etwa 245 °C, unter Zersetzung

Lagerung: vor Licht geschützt

Phenylhydrazinhydrochlorid-Lösung *R*   1064501

0,9 g Phenylhydrazinhydrochlorid *R* werden in 50 ml Wasser *R* gelöst. Die Lösung wird mit Aktivkohle *R* entfärbt und filtriert. Das Filtrat wird nach Zusatz von 30 ml Salzsäure *R* mit Wasser *R* zu 250 ml verdünnt.

Phenylhydrazin-Schwefelsäure *R*   1064502

65 mg Phenylhydrazinhydrochlorid *R*, zuvor aus Ethanol 85 % *R* umkristallisiert, werden in einer Mischung von 80 Volumteilen Wasser *R* und 170 Volumteilen Schwefelsäure *R* gelöst. Die Lösung wird mit der Schwefelsäure-Wasser-Mischung zu 100 ml verdünnt.

Unmittelbar vor Gebrauch herzustellen

Phenylisothiocyanat *R*   1121500

C$_7$H$_5$NS   *M*$_r$ 135,2
CAS Nr. 103-72-0

Flüssigkeit; unlöslich in Wasser, löslich in Ethanol 96 %

d_{20}^{20}: etwa 1,13
n_D^{20}: etwa 1,65
Smp: etwa –21 °C
Sdp: etwa 221 °C

Eine zur Proteinsequenzierung geeignete Qualität ist zu verwenden.

Phenyl(5)methyl(95)polysiloxan *R*   1066900

Polysiloxan, das 5 Prozent Phenyl-Gruppen und 95 Prozent Methyl-Gruppen enthält

Phenyl(5)methyl(95)polysiloxan, desaktiviertes *R*   1176600

Desaktiviertes Polysiloxan, das 5 Prozent Phenyl-Gruppen und 95 Prozent Methyl-Gruppen enthält

Phenyl(50)methyl(50)polysiloxan *R*   1067900

Polysiloxan, das 50 Prozent Phenyl-Gruppen und 50 Prozent Methyl-Gruppen enthält

1-Phenylpiperazin *R*   1130500

C$_{10}$H$_{14}$N$_2$ *M*$_r$ 162,2
CAS Nr. 92-54-6

Schwach viskose, gelbe Flüssigkeit; nicht mischbar mit Wasser

d_4^{20}: etwa 1,07
n_D^{20}: etwa 1,588

1-Phenylpropan-2-ol R   1205200

C₉H₁₂O M_r 136,2
CAS Nr. 698-87-3

(2RS)-1-Phenylpropan-2-ol

Smp: 65 bis 67 °C

1-Phenyl-1,2,3,4-tetrahydroisochinolin R   1193700

C₁₅H₁₅N M_r 209,3
CAS Nr. 22990-19-8

pH-Indikatorstreifen R   1178900

Papierstreifen oder Kunststoffstreifen mit mehreren Segmenten verschieden farbimprägnierten Papiers, die durch Vergleich mit einer entsprechenden Farbskala eine visuelle pH-Wert-Bestimmung im vorgeschriebenen Bereich ermöglichen

Phloroglucid R   1177400

C₁₂H₁₀O₅ M_r 234,2
CAS Nr. 491-45-2

2,3',4,5',6-Biphenylpentol

Lichtempfindliches, weißes bis fast weißes, hygroskopisches Pulver, das unter Lichteinfluss langsam ausbleicht

Phloroglucin R   1064600

C₆H₆O₃ · 2 H₂O M_r 162,1
CAS Nr. 6099-90-7

1,3,5-Benzoltriol, Dihydrat

Weiße bis gelbliche Kristalle; schwer löslich in Wasser, löslich in Ethanol 96 %

Smp: etwa 223 °C (Sofortschmelzpunkt)

Phloroglucin-Lösung R   1064601

1 ml einer Lösung von Phloroglucin R (100 g · l⁻¹) in Ethanol 96 % R wird mit 9 ml Salzsäure R versetzt.

Lagerung: vor Licht geschützt

Phosalon R   1130200

C₁₂H₁₅ClNO₄PS₂ M_r 367,8
CAS Nr. 2310-17-0

Smp: 45 bis 48 °C

Eine geeignete, zertifizierte Referenzlösung (10 ng · µl⁻¹ in Isooctan) kann verwendet werden.

Phosphorige Säure R   1130600

H₃PO₃ M_r 82,0
CAS Nr. 13598-36-2

Phosphonsäure

Weiße bis fast weiße, sehr hygroskopische, zerfließliche, kristalline Masse; durch Luftsauerstoff langsam oxidierbar zu H₃PO₄

Instabile orthorhombische Kristalle; löslich in Wasser, in Ethanol 96 % und in einer Mischung von 3 Volumteilen Ether und 1 Volumteil Ethanol 96 %

d_4^{21}: 1,651
Smp: etwa 73 °C

Phosphor(V)-oxid R   1032900

P₂O₅ M_r 141,9
CAS Nr. 1314-56-3

Weißes bis fast weißes, amorphes, zerfließliches Pulver

Die Substanz hydratisiert mit Wasser unter Hitzeentwicklung.

Lagerung: dicht verschlossen

Phosphorsäure 85 % R   1065100

CAS Nr. 7664-38-2

Muss der Monographie **Phosphorsäure 85 % (Acidum phosphoricum concentratum)** entsprechen

Phosphorsäure 10 % R   1065101

Muss der Monographie **Phosphorsäure 10 % (Acidum phosphoricum dilutum)** entsprechen

Phosphorsäure, verdünnte *R* 1 1065102

93 ml Phosphorsäure 10 % *R* werden mit Wasser *R* zu 1000 ml verdünnt.

Phthalaldehyd *R* 1065300

$C_8H_6O_2$ M_r 134,1
CAS Nr. 643-79-8

Benzol-1,2-dicarbaldehyd

Gelbes, kristallines Pulver

Smp: etwa 55 °C

Lagerung: vor Licht und Luft geschützt

Phthalaldehyd-Reagenz *R* 1065301

2,47 g Borsäure *R* werden in 75 ml Wasser *R* gelöst. Der pH-Wert der Lösung wird mit Hilfe einer Lösung von Kaliumhydroxid *R* (450 g · l^{-1}) auf 10,4 eingestellt und die Lösung mit Wasser *R* zu 100 ml verdünnt. 1,0 g Phthalaldehyd *R* wird in 5 ml Methanol *R* gelöst. Die Lösung wird mit 95 ml der Borsäure-Lösung und 2 ml Thioglycolsäure *R* versetzt und mit Hilfe einer Lösung von Kaliumhydroxid *R* (450 g · l^{-1}) auf einen pH-Wert von 10,4 eingestellt.

Lagerung: vor Licht geschützt; innerhalb von 3 Tagen zu verwenden

Phthalazin *R* 1065400

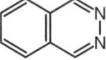

$C_8H_6N_2$ M_r 130,1
CAS Nr. 253-52-1

Blassgelbe Kristalle; leicht löslich in Wasser, löslich in wasserfreiem Ethanol, in Ethylacetat und in Methanol

Smp: 89 bis 92 °C

Phthaleinpurpur *R* 1065500

$C_{32}H_{32}N_2O_{12} \cdot x\, H_2O$ M_r 637
(wasserfreie Substanz)
CAS Nr. 2411-89-4

N,N'-[(3-Oxo-2-benzofuran-1,1(3*H*)-diyl)bis[(6-hydroxy-5-methyl-3,1-phenylen)methylen]]bis[*N*-(carboxymethyl)glycin]; Metallphthalein

Gelblich weißes bis bräunliches Pulver; praktisch unlöslich in Wasser, löslich in Ethanol 96 %

Die Substanz ist auch als Natriumsalz erhältlich: gelblich weißes bis rosa Pulver; löslich in Wasser, praktisch unlöslich in Ethanol 96 %.

Empfindlichkeitsprüfung: 10 mg Substanz werden nach Lösen in 1 ml konzentrierter Ammoniak-Lösung *R* mit Wasser *R* zu 100 ml verdünnt. 5 ml Lösung werden mit 95 ml Wasser *R*, 4 ml konzentrierter Ammoniak-Lösung *R*, 50 ml Ethanol 96 % *R* und 0,1 ml Bariumchlorid-Lösung (0,1 mol · l^{-1}) versetzt. Die Lösung muss blauviolett gefärbt sein. Nach Zusatz von 0,15 ml Natriumedetat-Lösung (0,1 mol · l^{-1}) muss sich die Lösung entfärben.

Phthalsäure *R* 1065600

$C_8H_6O_4$ M_r 166,1
CAS Nr. 88-99-3

Benzol-1,2-dicarboxylsäure

Weißes bis fast weißes, kristallines Pulver; löslich in heißem Wasser und in Ethanol 96 %

Phthalsäureanhydrid *R* 1065700

$C_8H_4O_3$ M_r 148,1
CAS Nr. 85-44-9

1,3-Isobenzofurandion

Gehalt: mindestens 99,0 Prozent

Weiße bis fast weiße Schuppen

Smp: 130 bis 132 °C

Gehalt: 2,000 g Substanz werden in 100 ml Wasser *R* gelöst und 30 min lang unter Rückflusskühlung zum Sieden erhitzt. Nach dem Abkühlen wird die Lösung mit Natriumhydroxid-Lösung (1 mol · l^{-1}) unter Zusatz von Phenolphthalein-Lösung *R* titriert.

1 ml Natriumhydroxid-Lösung (1 mol · l^{-1}) entspricht 74,05 mg $C_8H_4O_3$.

Phthalsäureanhydrid-Lösung *R* 1065701

42 g Phthalsäureanhydrid *R* werden in 300 ml wasserfreiem Pyridin *R* gelöst. Die Lösung wird 16 h lang stehen gelassen.

Lagerung: vor Licht geschützt; innerhalb einer Woche zu verwenden

Picein *R* 1130700

$C_{14}H_{18}O_7$ M_r 298,3
CAS Nr. 530-14-3

1-[4-(β-D-Glucopyranosyloxy)phenyl]ethanon;
p-(Acetylphenyl)-β-D-glucopyranosid

Smp: 194 bis 195 °C

Picrotin *R* 1188100

$C_{15}H_{18}O_7$ M_r 310,3
CAS Nr. 21416-53-5

(1*R*,3*R*,5*S*,8*S*,9*R*,12*S*,13*R*,14*S*)-1-Hydroxy-14-(2-hydroxypropan-2-yl)-13-methyl-4,7,10-trioxapentacyclo=[6.4.1.1.^{9,12}.0^{3,5}.0^{5,13}]tetradecan-6,11-dion

Kristallines Pulver oder Kristalle, weiß oder farblos; löslich in siedendem Wasser und in Ethanol 96 %, praktisch unlöslich in Dichlormethan

Smp: 248 bis 250 °C

Picrotoxinin *R* 1188200

$C_{15}H_{16}O_6$ M_r 292,2
CAS Nr. 17617-45-7

(1*R*,3*R*,5*S*,8*S*,9*R*,12*S*,13*R*,14*R*)-1-Hydroxy-13-methyl-14-(prop-1-en-2-yl)-4,7,10-trioxapentacyclo=[6.4.1.1.^{9,12}.0^{3,5}.0^{5,13}]tetradecan-6,11-dion

Kristallines Pulver oder Kristalle, weiß oder farblos; löslich in Dichlormethan, in Ethanol 96 % und in alkalischen Lösungen

Smp: 207 bis 210 °C

Pikrinsäure *R* 1065800

$C_6H_3N_3O_7$ M_r 229,1
CAS Nr. 88-89-1

2,4,6-Trinitrophenol

Gelbe Kristalle oder Prismen; löslich in Wasser und in Ethanol 96 %

Lagerung: mit Wasser *R* befeuchtet

Pikrinsäure-Lösung *R* 1065801

Eine Lösung von Pikrinsäure *R* (10 g · l^{-1})

Pikrinsäure-Lösung *R* 1 1065802

100 ml einer gesättigten Lösung von Pikrinsäure *R* werden mit 0,25 ml konzentrierter Natriumhydroxid-Lösung *R* versetzt.

α-Pinen *R* 1130800

$C_{10}H_{16}$ M_r 136,2
CAS Nr. 7785-70-8

(1*R*,5*R*)-2,6,6-Trimethylbicyclo[3.1.1]hept-2-en

Mit Wasser nicht mischbare Flüssigkeit

d_{20}^{20}: etwa 0,859
n_D^{20}: etwa 1,466
Sdp: 154 bis 156 °C

Wird die Substanz in der Gaschromatographie verwendet, muss sie zusätzlich folgender Anforderung entsprechen:

Gehaltsbestimmung: Gaschromatographie (2.2.28) wie in der Monographie **Neroliöl/Bitterorangenblütenöl (Neroli aetheroleum)** beschrieben

Untersuchungslösung: die Substanz

Gehalt: mindestens 99,0 Prozent, ermittelt mit Hilfe des Verfahrens „Normalisierung"

β-Pinen *R* 1109000

$C_{10}H_{16}$ M_r 136,2
CAS Nr. 127-91-3

6,6-Dimethyl-2-methylidenbicyclo[3.1.1]heptan

Farblose, ölige Flüssigkeit mit terpentinähnlichem Geruch; praktisch unlöslich in Wasser, mischbar mit Ethanol 96 %

Wird die Substanz in der Gaschromatographie verwendet, muss sie zusätzlich folgender Anforderung entsprechen:

Gehaltsbestimmung: Gaschromatographie (2.2.28) wie in der Monographie **Neroliöl/Bitterorangenblütenöl (Neroli aetheroleum)** beschrieben

Untersuchungslösung: die Substanz

Gehalt: mindestens 95,0 Prozent

1,4-Piperazindiethansulfonsäure *R* 1186700

$C_8H_{18}N_2O_6S_2$ M_r 302,4
CAS Nr. 5625-37-6

Piperazin-1,4-bis(2-ethansulfonsäure); 2,2'-(Piperazin-1,4-diyl)bis(ethansulfonsäure); Piperazin-*N*,*N'*-bis(2-ethansulfonsäure); PIPES

Gehalt: mindestens 99 Prozent

Weißes, kristallines Pulver

Piperazin-Hexahydrat *R* 1065900

CAS Nr. 142-63-2

Muss der Monographie **Piperazin-Hexahydrat (Piperazinum hydricum)** entsprechen

Piperidin *R* 1066000

$C_5H_{11}N$ M_r 85,2
CAS Nr. 110-89-4

Farblose bis schwach gelbe, alkalisch reagierende Flüssigkeit; mischbar mit Wasser, mit Ethanol 96 % und mit Petrolether

Sdp: etwa 106 °C

Piperin *R* 1183200

$C_{17}H_{19}NO_3$ M_r 285,3
CAS Nr. 94-62-2

(2*E*,4*E*)-1-(Piperidin-1-yl)-5-(1,3-benzodioxol-5-yl)-penta-2,4-dien-1-on; 1-Piperoyl-piperidin; 1-[(2*E*,4*E*)-5-(3,4-Methylendioxyphenyl)-1-oxo-2,4-pentadienyl]-piperidin

Piperiton *R* 1151200

$C_{10}H_{16}O$ M_r 152,2
CAS Nr. 89-81-6

6-Isopropyl-3-methylcyclohex-2-en-1-on

Pirimiphos-ethyl *R* 1130300

$C_{13}H_{24}N_3O_3PS$ M_r 333,4
CAS Nr. 23505-41-1

Smp: 15 bis 18 °C

Eine geeignete, zertifizierte Referenzlösung (10 ng · μl⁻¹ in Cyclohexan) kann verwendet werden.

Plasma, blutplättchenarmes *R* 1066100

45 ml Blut vom Menschen werden mit einer 50-ml-Kunststoffspritze entnommen, die 5 ml einer sterilen Lösung von Natriumcitrat *R* (38 g · l⁻¹) enthält. Die Mischung wird sofort 30 min lang bei 4 °C mit 1500 *g* zen-

trifugiert. Mit einer Kunststoffspritze werden zwei Drittel des überstehenden Plasmas entnommen und sofort 30 min lang bei 4 °C und 3500 g zentrifugiert. Die oberen zwei Drittel des Überstands werden entnommen und schnell in geeigneten Mengen in Kunststoffröhrchen bei –40 °C oder tiefer eingefroren.

Bei der Herstellung sind Geräte aus Kunststoff oder aus Glas, das mit Silicon behandelt ist, zu verwenden.

Plasma vom Kaninchen *R* 1020900

Mit einer Kunststoffspritze mit Kanüle Nr. 1 wird durch intrakardiale Punktur einem Kaninchen, dem 12 h lang die Nahrung entzogen wurde, Blut entnommen. Die Spritze enthält ein geeignetes Volumen einer Lösung von Natriumcitrat *R* (38 g · l^{-1}), so dass das Verhältnis zwischen Natriumcitrat-Lösung und Blut 1 zu 9 beträgt. Durch 30 min langes Zentrifugieren bei 15 bis 20 °C und 1500 bis 1800 g wird das Plasma abgetrennt.

Lagerung: bei 0 bis 6 °C

Das Plasma muss innerhalb von 4 h nach Herstellung verwendet werden.

Plasmasubstrat *R* 1066200

Das Plasma von Blut vom Menschen oder vom Rind, das in einem Neuntel seines Volumens einer Lösung von Natriumcitrat *R* (38 g · l^{-1}) oder in zwei Siebteln seines Volumens einer Lösung, die Natriummonohydrogencitrat *R* (20 g · l^{-1}) und Glucose *R* (25 g · l^{-1}) enthält, aufgefangen wurde, wird abgetrennt. Im ersten Fall sollte das Plasmasubstrat am Tag der Blutentnahme hergestellt werden, im zweiten Fall kann es bis zu 2 Tage nach der Blutentnahme hergestellt werden.

Lagerung: bei –20 °C

Plasmasubstrat *R* 1 1066201

Zur Blutentnahme und zur Behandlung des Bluts sind Wasser abstoßende Geräte zu verwenden, die entweder aus geeignetem Kunststoff bestehen oder aus Glas, das mit Silicon behandelt ist.

Von jedem von mindestens 5 Schafen wird ein geeignetes Volumen Blut gesammelt, wobei das Blut entweder dem lebenden Tier oder dem eben geschlachteten Tier entnommen wird. Ein Volumen von 285 ml Blut, das zu 15 ml Stabilisatorlösung für Blutkonserven gegeben wird, wird als geeignet angesehen; kleinere Volumen können auch entnommen werden. Dabei ist eine Nadel zu verwenden, die mit einer geeigneten Kanüle verbunden ist und die so lang ist, dass sie bis auf den Boden des Behältnisses zur Blutentnahme reicht. Die ersten Milliliter Blut werden verworfen und nur Blut, das frei ausfließt, wird verwendet. Das Blut wird in einer geeigneten Menge Stabilisatorlösung für Blutkonserven gesammelt, die 8,7 g Natriumcitrat *R* und 4 mg Aprotinin *R* je 100 ml Wasser *R* enthält, wobei das Verhältnis Blut zu Stabilisatorlösung 19:1 beträgt. Während und unmittelbar nach der Blutentnahme wird das Behältnis schwach geschwenkt, um ein gleichmäßiges Mischen des Bluts zu erhalten; eine Schaumbildung darf dabei nicht auftreten. Ist die Blutentnahme beendet, wird das Behältnis verschlossen und auf 10 bis 15 °C abgekühlt. Das abgekühlte Blut aller Behältnisse wird gepoolt, mit Ausnahme von Blut, das eine offensichtliche Hämolyse zeigt oder das geronnenes Blut enthält. Das gepoolte Blut wird bei 10 bis 15 °C gelagert.

So bald wie möglich und auf jeden Fall innerhalb von 4 h nach der Blutentnahme wird das gepoolte Blut 30 min lang bei 10 bis 15 °C und 1000 bis 2000 g zentrifugiert. Der Überstand wird abgetrennt und 30 min lang bei 5000 g zentrifugiert. Ein schnelleres Zentrifugieren zum Klären des Plasmas ist auch möglich, zum Beispiel 30 min lang bei 20 000 g, jedoch darf nicht filtriert werden. Der Überstand wird abgetrennt und sofort gut gemischt. Das Plasmasubstrat wird in kleine, mit Stopfen verschließbare Behältnisse einer Größe gegeben, dass die Menge für eine Wertbestimmung von Heparin ausreichend ist (zum Beispiel 10 bis 30 ml). Diese Behältnisse werden sofort auf eine Temperatur von weniger als –70 °C, zum Beispiel durch Eintauchen in flüssigen Stickstoff, abgekühlt und bei einer Temperatur unter –30 °C gelagert.

Das Plasma ist zur Verwendung als Plasmasubstrat bei der Wertbestimmung von Heparin geeignet, wenn es unter den Prüfbedingungen eine der verwendeten Nachweismethode angemessene Gerinnungszeit hat und sich eine reproduzierbare, steile logarithmische Dosis-Wirkungskurve erstellen lässt.

Zum Gebrauch wird ein Teil des Plasmasubstrats in einem Wasserbad von 37 °C aufgetaut, wobei das Behältnis bis zum vollständigen Auftauen leicht geschwenkt wird. Ein einmal aufgetautes Substrat sollte bei 10 bis 20 °C gehalten und sofort verwendet werden. Falls erforderlich kann das aufgetaute Plasmasubstrat schwach zentrifugiert werden; es sollte aber nicht filtriert werden.

Plasmasubstrat *R* 2 1066202

Das Plasma wird von Blut vom Menschen abgetrennt, das in einem Neuntel seines Volumens einer Lösung von Natriumcitrat *R* (38 g · l^{-1}) aufgefangen wurde und das weniger als 1 Prozent der normalen Menge an Faktor IX enthält.

Lagerung: in kleinen Mengen, in Kunststoffröhrchen bei –30 °C oder einer tieferen Temperatur

Plasmasubstrat *R* 3 1066203

Das Plasma wird von Blut vom Menschen abgetrennt, das in einem Neuntel seines Volumens einer Lösung von Natriumcitrat *R* (38 g · l^{-1}) aufgefangen wurde und das weniger als 1 Prozent der normalen Menge an Faktor XI enthält.

Lagerung: in kleinen Mengen, in Kunststoffröhrchen bei –30 °C oder einer tieferen Temperatur

Plasminogen vom Menschen *R*   1109100

CAS Nr. 9001-91-6

Eine im Blut befindliche Substanz, die zu Plasmin aktiviert werden kann, einem Enzym, das Fibrin in Blutgerinnseln lysiert

Plutonium-242-Spikelösung *R*   1167400

Enthält 50 Bq · l^{-1} ^{242}Pu und eine Lösung von Lan=than(III)-chlorid-Heptahydrat *R* (134 mg · l^{-1}) in einer Lösung von Salpetersäure *R* (284 g · l^{-1})

Poloxamer 188 *R*   1186800

Muss der Monographie **Poloxamere (Poloxamera)** entsprechen

Polyamin-Poly(vinylalkohol)-Pfropfcopolymer *R*
    1188300

Copolymerkügelchen aus Poly(vinylalkohol), auf den Polyamine durch kovalente Bindungen gepfropft sind

Die Teilchengröße der Kügelchen wird in Klammern nach dem Namen des Reagenzes bei den entsprechenden Prüfungen angegeben.

Poly[(cyanopropyl)methylphenylmethyl]siloxan *R*

Siehe Cyanopropyl(25)phenyl(25)methyl(50)polysiloxan *R*

Poly[(cyanopropyl)(phenyl)][dimethyl]siloxan *R*

Siehe Cyanopropyl(3)phenyl(3)methyl(94)polysiloxan *R*

Poly[cyanopropyl(7)phenyl(7)methyl(86)]siloxan *R*

Siehe Cyanopropyl(7)phenyl(7)methyl(86)polysiloxan *R*

Poly(cyanopropyl)siloxan *R*

Siehe Cyanopropylpolysiloxan *R*

Polydatin *R*   1197500

$C_{20}H_{22}O_8$ M_r 390,4
CAS Nr. 65914-17-2

3-Hydroxy-5-[2-(4-hydroxyphenyl)eth-1-en-1-yl]=phenyl-β-D-glucopyranosid; Resveratrol-3-β-mono-D-glucosid

**Poly(*O*-2-diethylaminoethyl)agarose
zur Ionenaustauschchromatographie** *R*   1002100

CAS Nr. 57407-08-6

Quer vernetzte Agarose, die mit Diethylaminoethyl-Gruppen substituiert ist, in Form von Kügelchen

Poly(dimethyl)(diphenyl)(divinyl)siloxan *R*

Siehe Vinyl(1)phenyl(5)methyl(94)polysiloxan *R*

Poly(dimethyl)(diphenyl)siloxan *R*

Siehe Phenyl(5)methyl(95)polysiloxan *R*

Poly(dimethyl)(diphenyl)siloxan, desaktiviertes *R*

Siehe Phenyl(5)methyl(95)polysiloxan, desaktiviertes *R*

Polydimethylsiloxan *R*

Siehe Methylpolysiloxan *R*

Polyetherhydroxidgel zur Chromatographie *R*
    1067000

Gel mit einer kleinen Teilchengröße, das eine hydrophile Oberfläche mit Hydroxyl-Gruppen besitzt

Das Gel hat eine Ausschlussgrenze für Dextrane mit einer relativen Molekülmasse zwischen $2 \cdot 10^5$ und $2,5 \cdot 10^6$.

**Polymer mit eingebetteten polaren Gruppen,
siliciumorganisches, amorphes,
octadecylsilyliertes, nachsilanisiertes** *R*   1150600

Synthetische, kugelförmige Hybrid-Partikeln, die sowohl anorganische (Siliciumdioxid) als auch organische (Organosiloxane) Komponenten enthalten und deren

Oberfläche durch Einführen von Octadecylsilyl-Gruppen, in die polare Gruppen eingebettet sind, chemisch verändert ist

Um Interaktionen mit basischen Verbindungen zu minimieren, ist der größte Teil der verbleibenden Silanol-Gruppen sorgfältig nachsilanisiert.

Polymer mit festem Kern, siliciumorganisches, mit zu 100 Prozent wässrigen mobilen Phasen kompatibles, octadecylsilyliertes, nachsilanisiertes R
1201700

Kieselgel mit kugelförmigen Siliciumdioxid-Partikeln, die aus einem nicht porösen, festen Siliciumdioxidkern bestehen, der von einer dünnen, siliciumorganischen Polymerschicht mit Octadecyl-Gruppen umgeben ist. Das Kieselgel eignet sich zur Verwendung mit stark wässrigen mobilen Phasen oder zu 100 Prozent wässrigen Phasen.

Um Interaktionen mit basischen Verbindungen zu minimieren, ist der größte Teil der verbleibenden Silanol-Gruppen an der Oberfläche sorgfältig nachsilanisiert.

Polymer, siliciumorganisches, amorphes, octadecylsilyliertes R
1144200

Synthetische, kugelförmige Hybrid-Partikeln, die sowohl anorganische (Siliciumdioxid) als auch organische (Organosiloxane) Komponenten enthalten. Durch Einführen von 3fach gebundenen Octadecylsilyl-Gruppen wird die Oberfläche verändert.

Polymer, siliciumorganisches, amorphes, propyl-2-phenylsilyliertes, nachsilanisiertes R
1178100

Synthetische, kugelförmige Hybrid-Partikeln, die sowohl anorganische (Siliciumdioxid) als auch organische (Organosiloxane) Komponenten enthalten und deren Oberfläche durch Einführen von Propyl-2-phenylsilyl-Gruppen chemisch verändert ist

Um Interaktionen mit basischen Verbindungen zu minimieren, ist der größte Teil der verbleibenden Silanol-Gruppen sorgfältig nachsilanisiert.

Polymer zur Chromatographie, siliciumorganisches, mehrschichtiges, octadecylsilyliertes, nachsilanisiertes R
1202500

Synthetische, kugelförmige, mehrschichtige Hybrid-Partikeln, die sowohl anorganische (Siliciumdioxid) als auch organische (Organosiloxane) Komponenten enthalten und deren Oberfläche durch Einführen von Octadecylsilyl-Gruppen chemisch verändert ist

Um Interaktionen mit basischen Verbindungen zu minimieren, ist der größte Teil der verbleibenden Silanol-Gruppen an der Oberfläche sorgfältig nachsilanisiert.

Polymer zur Chromatographie, siliciumorganisches, amorphes, octadecylsilyliertes, nachsilanisiertes R
1164900

Synthetische, kugelförmige Hybrid-Partikeln, die sowohl anorganische (Siliciumdioxid) als auch organische (Organosiloxane) Komponenten enthalten und deren Oberfläche durch Einführen von Octadecylsilyl-Gruppen chemisch verändert ist

Um Interaktionen mit basischen Verbindungen zu minimieren, ist der größte Teil der verbleibenden Silanol-Gruppen sorgfältig nachsilanisiert.

Polymethacrylatgel R
1181100

Stationäre Phase für die Ausschlusschromatographie auf der Basis von Methacrylat, zur Verwendung bei wasserlöslichen Proben

Polymethacrylatgel, butyliertes R
1210300

Gel auf der Basis von butyliertem Methacrylsäure-Polymer

Polymethacrylatgel, hydroxyliertes R
1151300

Gel auf der Basis von hydroxyliertem Methacrylsäure-Polymer; stationäre Phase für die Ausschlusschromatographie

Poly[methyl(50)phenyl(50)]siloxan R

Siehe Phenyl(50)methyl(50)polysiloxan R

Poly[methyl(trifluorpropylmethyl)siloxan] R

Siehe Trifluorpropylmethylpolysiloxan R

Polyorganosiloxan für sauerstoffhaltige Verbindungen R
1200600

Kombination von geeigneten Polyorganosiloxanen mit hoher Affinität zu sauerstoffhaltigen Verbindungen

Polyphosphorsäure R
1053000

$(HPO_3)_n$
CAS Nr. 37267-86-0

Stücke oder Stäbchen mit einem gewissen Anteil an Natriumpolyphosphat, glasartig und hygroskopisch; sehr leicht löslich in Wasser

Nitrat: 1,0 g Substanz wird mit 10 ml Wasser R zum Sieden erhitzt. Die Lösung wird abgekühlt, mit 1 ml Indigocarmin-Lösung R und 10 ml nitratfreier Schwefelsäure R versetzt und erneut zum Sieden erhitzt. Eine schwache Blaufärbung muss bestehen bleiben.

Reduzierende Substanzen: höchstens 0,01 Prozent, berechnet als H_3PO_3

35,0 g Substanz werden in 50 ml Wasser *R* gelöst. Die Lösung wird nach Zusatz von 5 ml einer Lösung von Schwefelsäure *R* (200 g · l⁻¹), 50 mg Kaliumbromid *R* und 5,0 ml Kaliumbromat-Lösung (0,02 mol · l⁻¹) 30 min lang im Wasserbad erhitzt. Nach dem Erkalten werden 0,5 g Kaliumiodid *R* zugesetzt. Unter Zusatz von 1 ml Stärke-Lösung *R* wird das ausgeschiedene Iod mit Natriumthiosulfat-Lösung (0,1 mol · l⁻¹) titriert. Eine Blindtitration wird durchgeführt.

1 ml Kaliumbromat-Lösung (0,02 mol · l⁻¹) entspricht 4,10 mg H_3PO_3.

Lagerung: dicht verschlossen

Polysorbat 20 *R* 1068300

CAS Nr. 9005-64-5

Muss der Monographie **Polysorbat 20 (Polysorbatum 20)** entsprechen

Polysorbat 65 *R* 1196200

CAS Nr. 9005-71-4

Polysorbat 80 *R* 1068400

CAS Nr. 9005-65-6

Muss der Monographie **Polysorbat 80 (Polysorbatum 80)** entsprechen

Polystyrol 900–1000 *R* 1112200

CAS Nr. 9003-53-6

Organische Referenzsubstanz zur Kalibrierung in der Gaschromatographie

M_w: etwa 950
M_w/M_n: etwa 1,10

Povidon *R* 1068500

CAS Nr. 9003-39-8

Muss der Monographie **Povidon (Povidonum)** entsprechen

Procainhydrochlorid *R* 1109400

Muss der Monographie **Procainhydrochlorid (Procaini hydrochloridum)** entsprechen

Prolin *R* 1152200

CAS Nr. 147-85-3

Muss der Monographie **Prolin (Prolinum)** entsprechen

D-Prolyl-L-phenylalanyl-L-arginin(4-nitroanilid)-dihydrochlorid *R* 1072800

$C_{26}H_{36}Cl_2N_8O_5$ M_r 612

Propan *R* 1190100

C_3H_8 M_r 44,10
CAS Nr. 74-98-6

Gehalt: mindestens 99,0 Prozent (*V/V*)

Propan-1,3-diol *R* 1185100

$C_3H_8O_2$ M_r 76,1
CAS Nr. 504-63-2

1,3-Dihydroxypropan

Farblose, viskose Flüssigkeit

Smp: etwa –27 °C
Sdp: etwa 214 °C

1-Propanol *R* 1072000

C_3H_8O M_r 60,1
CAS Nr. 71-23-8

Klare, farblose Flüssigkeit; mischbar mit Wasser und mit Ethanol 96 %

d_{20}^{20}: 0,802 bis 0,806
Sdp: etwa 97,2 °C

Destillationsbereich (2.2.11): Mindestens 95 Prozent Substanz müssen zwischen 96 und 99 °C destillieren.

1-Propanol *R* 1 1184400

CAS Nr. 71-23-8

Muss der Monographie **1-Propanol (Propanolum)** entsprechen

2-Propanol *R* 1072100

C_3H_8O M_r 60,1
CAS Nr. 67-63-0

Isopropylalkohol

Klare, farblose, entflammbare Flüssigkeit; mischbar mit Wasser und mit Ethanol 96 %

d_{20}^{20}: etwa 0,785
Sdp: 81 bis 83 °C

2-Propanol R 1 1072101

Muss 2-Propanol R und folgenden zusätzlichen Anforderungen entsprechen:

n_D^{20}: etwa 1,378

Wasser (2.5.12): höchstens 0,05 Prozent, mit 10 g Substanz bestimmt

Absorption (2.2.25): höchstens 0,60 bei 210 nm, 0,26 bei 220 nm, 0,13 bei 230 nm, 0,02 bei 250 nm und 0,01 bei 260 nm, mit Wasser R als Kompensationsflüssigkeit bestimmt

2-Propanol R 2 1184900

CAS Nr. 67-63-0

Muss der Monographie **2-Propanol (Alcohol isopropylicus)** entsprechen

Propetamphos R 1130900

$C_{10}H_{20}NO_4PS$ M_r 281,3
CAS Nr. 31218-83-4

Eine geeignete, zertifizierte Referenzlösung (10 ng · µl⁻¹ in Cyclohexan) kann verwendet werden.

Propidiumiodid R 1154200

$C_{27}H_{34}I_2N_4$ M_r 668
CAS Nr. 25535-16-4

3,8-Diamino-5-[3-(diethylmethylammonio)propyl]-6-phenylphenanthridiniumdiiodid

Dunkelroter Feststoff

Propionaldehyd R 1072300

C_3H_6O M_r 58,1
CAS Nr. 123-38-6

Propanal

Flüssigkeit; leicht löslich in Wasser, mischbar mit Ethanol 96 %

d_{20}^{20}: etwa 0,81
n_D^{20}: etwa 1,365
Smp: etwa –81 °C
Sdp: etwa 49 °C

Propionsäure R 1072400

$C_3H_6O_2$ M_r 74,1
CAS Nr. 79-09-4

Ölige Flüssigkeit; löslich in Ethanol 96 %, mischbar mit Wasser

d_{20}^{20}: etwa 0,993
n_D^{20}: etwa 1,387
Smp: etwa –21 °C
Sdp: etwa 141 °C

Propionsäureanhydrid R 1072500

$C_6H_{10}O_3$ M_r 130,1
CAS Nr. 123-62-6

Klare, farblose Flüssigkeit; löslich in Ethanol 96 %

d_{20}^{20}: etwa 1,01
Sdp: etwa 167 °C

Propionsäureanhydrid-Reagenz R 1072501

1 g 4-Toluolsulfonsäure R wird in 30 ml Essigsäure 99 % R gelöst und die Lösung mit 5 ml Propionsäureanhydrid R versetzt.

Das Reagenz darf erst nach mindestens 15 min langem Stehenlassen verwendet werden.

Lagerung: höchstens 24 h lang

Propylacetat R 1072600

$C_5H_{10}O_2$ M_r 102,1
CAS Nr. 109-60-4

d_{20}^{20}: etwa 0,888
Smp: etwa –95 °C
Sdp: etwa 102 °C

Propylenglycol *R* 1072900

CAS Nr. 57-55-6

Muss der Monographie **Propylenglycol (Propylenglycolum)** entsprechen

Propylenoxid *R* 1121800

C_3H_6O M_r 58,1
CAS Nr. 75-56-9

Farblose Flüssigkeit; mischbar mit Ethanol 96 %

Propyl-4-hydroxybenzoat *R* 1072700

CAS Nr. 94-13-3

Muss der Monographie **Propyl-4-hydroxybenzoat (Propylis parahydroxybenzoas)** entsprechen

Protaminsulfat *R* 1073000

CAS Nr. 53597-25-4
CAS Nr. 9007-31-2

Muss der Monographie **Protaminsulfat (Protamini sulfas)** entsprechen

Protopinhydrochlorid *R* 1163500

$C_{20}H_{20}ClNO_5$ M_r 389,8
CAS Nr. 6164-47-2

5-Methyl-4,6,7,14-tetrahydrobis[1,3]benzodioxolo=
[4,5-c:5′,6′-g]azecin-13(5H)-on-hydrochlorid

PSMA-11 *R* 1211100

$C_{44}H_{62}N_6O_{17}$ M_r 947
CAS Nr. 1366302-52-4

(3S,7S)-22-[3-[[[2-[[[5-(2-Carboxyethyl)-2-hydroxy=
phenyl]methyl](carboxymethyl)amino]ethyl](carboxy=
methyl)amino]methyl]-4-hydroxyphenyl]-5,13,20-tri=
oxo-4,6,12,19-tetraazadocosan-1,3,7-tricarbonsäure,
geliefert als Trifluoracetatsalz

Weißes bis fast weißes Pulver; leicht löslich in Wasser

Gehalt: mindestens 96,0 Prozent (wasserfreie und
trifluoressigsäurefreie Substanz)

Pteroinsäure *R* 1144600

$C_{14}H_{12}N_6O_3$ M_r 312,3
CAS Nr. 119-24-4

4-[[(2-Amino-4-oxo-1,4-dihydropteridin-6-yl)methyl]=
amino]benzoesäure

Kristalle; löslich in Alkalihydroxid-Lösungen

Puerarin *R* 1180600

$C_{21}H_{20}O_9$ M_r 416,4
CAS Nr. 3681-99-0

7,4′-Dihydroxy-8-C-glucosyliso-halopron; 8-β-D-Gluco=
pyranosyl-7-hydroxy-3-(4-hydroxyphenyl)-4H-1-benzo=
pyran-4-on

Pulegon *R* 1073100

C₁₀H₁₆O M_r 152,2
CAS Nr. 89-82-7

(*R*)-2-Isopropyliden-5-methylcyclohexanon

Ölige, farblose Flüssigkeit; praktisch unlöslich in Wasser, mischbar mit Ethanol 96 %

d_{15}^{20}: etwa 0,936
n_D^{20}: 1,485 bis 1,489
Sdp: 222 bis 224 °C

Wird die Substanz in der Gaschromatographie verwendet, muss sie zusätzlich folgender Anforderung entsprechen:

Gehaltsbestimmung: Gaschromatographie (2.2.28) wie in der Monographie **Pfefferminzöl (Menthae piperitae aetheroleum)** beschrieben

Untersuchungslösung: die Substanz

Gehalt: mindestens 98,0 Prozent, ermittelt mit Hilfe des Verfahrens „Normalisierung"

Pullulanase *R* 1190200

CAS Nr. 9075-68-7

Pullulan-6-glucanohydrolase, von *Klebsiella pneumoniae* gewonnen

Gehalt: mindestens 30 Einheiten je Milligramm Protein

Eine Einheit ist definiert als die enzymatische Aktivität, die erforderlich ist, um bei einem pH-Wert von 5,0 und einer Temperatur von 30 °C aus Pullulan 1,0 µmol Maltotriose je Minute zu erhalten.

Bestimmung der Pullulanase-Aktivität

Substrat: 0,250 g Pullulan werden in 20,0 ml Wasser *R* gelöst, wobei das Pullulan dem Wasser zugesetzt wird.

Pufferlösung A: Eine Lösung von Citronensäure-Monohydrat *R* (21 g·l⁻¹) wird mit einer Lösung von Natriummonohydrogenphosphat-Dodecahydrat *R* (27 g·l⁻¹) auf einen pH-Wert von 5,0 eingestellt.

Pufferlösung B: Eine Lösung von Natriumacetat *R* (136 g·l⁻¹) wird hergestellt und mit verdünnter Essigsäure *R* auf einen pH-Wert von 6,0 eingestellt. 1 ml dieser Lösung wird mit Wasser *R* zu 100 ml verdünnt.

Somogyi-Reagenz: 28 g wasserfreies Natriummonohydrogenphosphat *R* und 40 g Kaliumnatriumtartrat *R* werden mit etwa 700 ml Wasser *R* versetzt. Die Mischung wird mit 100 ml einer Lösung von Natriumhydroxid *R* (42 g·l⁻¹) versetzt und gemischt. Nach Zusatz von 80 ml einer Lösung von Kupfer(II)-sulfat-Pentahydrat *R* (100 g·l⁻¹) wird die Mischung bis zum vollständigen Lösen erhitzt. Die Lösung wird mit 180 g wasserfreiem Natriumsulfat *R* versetzt, mit Wasser *R* zu 1 Liter aufgefüllt und 1 bis 2 Tage lang bei Raumtemperatur stehengelassen, damit sich unlösliche Bestandteile absetzen können. Anschließend wird die Lösung filtriert und das Filtrat in einer Braunglasflasche mit Schliffstopfen aufbewahrt.

Nelson-Reagenz: 50 g Ammoniummolybdat *R* werden in 900 ml Wasser *R* gelöst. Die Lösung wird mit 42 g Schwefelsäure *R* versetzt und gemischt. Diese Lösung wird mit einer Lösung von 6 g Natriummonohydrogenarsenat *R* in 50 ml Wasser *R* versetzt und 1 bis 2 Tage lang bei 37 °C in einer Braunglasflasche mit Schliffstopfen stehen gelassen.

Glucose-Referenzlösung: Glucose *R* wird 5 h lang bei 60 °C und unterhalb von 6 kPa getrocknet und anschließend ihr Wassergehalt berechnet. 10,00 g der getrockneten Glucose werden in einem Messkolben mit Wasser *R* zu 1,0 Liter gelöst, die Lösung wird gemischt. 10,0 ml Lösung werden in einem weiteren Messkolben mit Wasser *R* zu 1,0 Liter verdünnt. Jeder Milliliter dieser Lösung enthält 100 µg Glucose.

Pullulanase-Lösung: Pullulanase *R* wird in Pufferlösung B so gelöst, dass eine Lösung mit einer Enzymaktivität von etwa 0,2 Einheiten je Milliliter erhalten wird. Der Messbereich liegt zwischen 0,1 und 0,4 Einheiten je Milliliter. Der Verdünnungsfaktor *D* wird festgehalten. Die erhaltene Lösung wird als verdünnte Enzymlösung verwendet.

Methode: 4,0 ml Substrat werden in einem Proberöhrchen mit 0,5 ml Pufferlösung A gemischt und bei 30 °C inkubiert. Nach Zusatz von 0,5 ml Pullulanase-Lösung wird die Lösung sorgfältig gemischt. Nach 30 s wird 1,0 ml Lösung in ein Reagenzglas mit der Aufschrift „Pullulan-Untersuchungslösung 1" gegeben und mit 2,0 ml Somogyi-Reagenz gemischt. Nach 30,5 min wird 1,0 ml der Mischung von Substrat und Pullulanase-Lösung in ein zweites Reagenzglas mit der Aufschrift „Pullulan-Untersuchungslösung 2" gegeben und mit 2,0 ml Somogyi-Reagenz gemischt. In einem dritten Reagenzglas mit der Aufschrift „Blind-Referenzlösung" werden 2,0 ml Somogyi-Reagenz und 1,0 ml Wasser *R* gemischt. In einem vierten Reagenzglas mit der Aufschrift „Glucose-Referenzlösung" werden 2,0 ml Somogyi-Reagenz und 1,0 ml Glucose-Referenzlösung gemischt. Die Mischung wird mit 1,0 ml Wasser *R* versetzt und exakt 10 min lang im Wasserbad inkubiert. Das Reagenzglas wird anschließend unter fließendem Wasser gekühlt. Der Inhalt wird mit 2,0 ml Nelson-Reagenz gründlich gemischt und die Lösung mindestens 15 min lang stehen gelassen. In jedes der 4 Reagenzgläser werden 5,0 ml Wasser *R* gegeben und die Inhalte gründlich gemischt. Die Absorption der Blind-Referenzlösung (A_{blind}), der Glucose-Referenzlösung ($A_{Glucose}$), der Pullulan-Untersuchungslösung 1 (A_0) und der Pullulan-Untersuchungslösung 2 (A_{30}) wird gegen Wasser *R* als Blindlösung bei 520 nm gemessen. Eine Einheit ist definiert als die enzymatische Aktivität, die erforderlich ist, um aus Pullulan 1 µmol Maltotriose (gemessen als Glucose) je Minute zu erhalten.

Die Pullulanase-Aktivität P wird in Einheiten je Milliliter nach folgender Formel berechnet:

$$\frac{A_{30} - A_0}{A_{Glucose} - A_{blind}} \cdot 0{,}185 \cdot D$$

Proteingehalt (gemessen als Gehalt an Albuminoid) zur Berechnung der spezifischen Aktivität

Reagenz A: Eine Lösung mit einer bekannten Konzentration an Natriumhydroxid R (etwa $4 \text{ g} \cdot \text{l}^{-1}$) und wasserfreiem Natriumcarbonat R (etwa $21 \text{ g} \cdot \text{l}^{-1}$) wird hergestellt.

Reagenz B: 0,5 g Kupfer(II)-sulfat-Pentahydrat R und 1,0 g Natriumcitrat R werden in einem Messkolben in Wasser R zu 100,0 ml gelöst. Die Lösung wird gemischt.

Lowry-Lösung: 50 Volumteile Reagenz A und 1 Volumteil Reagenz B werden gemischt.

Verdünntes Folin-Ciocalteu-Phenol-Reagenz (zur Albuminoid-Bestimmung): Eine 2fache Verdünnung eines im Handel erhältlichen 2 N Folin-Ciocalteu-Reagenzes oder eine geeignete Lösung von Molybdat-Wolframat-Reagenz R wird hergestellt.

Rinderalbumin-Referenz-Stammlösung: 50,0 mg Rinderalbumin R werden in einem Messkolben in Wasser R zu 500,0 ml gelöst. Die Lösung wird gemischt, sie enthält 100 µg Rinderalbumin je Milliliter.

Referenzlösungen: Aus der Rinderalbumin-Referenz-Stammlösung werden durch Verdünnen mit Wasser R 5 Referenzlösungen hergestellt, deren Konzentrationen an Rinderalbumin in regelmäßigen Abständen zwischen 5 und $100 \text{ µg} \cdot \text{ml}^{-1}$ liegen.

Untersuchungslösung: Pullulanase R wird in der Pufferlösung B so gelöst, dass eine Lösung mit einer Konzentration von 60 bis $70 \text{ µg} \cdot \text{ml}^{-1}$ Albuminoid erhalten wird. Wasser kann als Verdünnungsmittel verwendet werden. Der Verdünnungsfaktor D_f wird festgehalten.

Methode: 0,3 ml jeder Referenzlösung, 0,3 ml Untersuchungslösung und 0,3 ml Wasser R werden in getrennte Röhrchen gegeben. Nach Zusatz von jeweils 3,0 ml Lowry-Lösung werden die Lösungen gemischt und bei Raumtemperatur 10 min lang inkubiert. Nach Zusatz von jeweils 0,3 ml verdünntem Folin-Ciocalteu-Phenol-Reagenz werden die Lösungen sofort gemischt und bei Raumtemperatur 60 min lang stehen gelassen. Die Absorptionen der Referenzlösungen und der Untersuchungslösung werden gegen Wasser R als Blindlösung bei der Wellenlänge mit der höchsten Absorption (etwa 750 nm) gemessen.

Berechnung: Das Verhältnis von Absorption zu Proteinkonzentration ist nichtlinear; wenn jedoch der Bereich der zum Erstellen der Kalibrierkurve verwendeten Konzentrationen ausreichend klein ist, wird das Verhältnis annähernd Linearität erreichen. Die Absorptionen der Referenzlösungen werden gegen die Protein(Albuminoid)konzentrationen in Mikrogramm je Milliliter ($\text{µg} \cdot \text{ml}^{-1}$) aufgetragen und die Kalibrierkurve wird mit Hilfe der linearen Regression ermittelt. Mit Hilfe des Diagramms wird die Proteinkonzentration (Albuminoidgehalt) der Untersuchungslösung $C_{Albuminoid}$ in Mikrogramm je Milliliter ($\text{µg} \cdot \text{ml}^{-1}$) bestimmt. Die Albuminoidkonzentration von Pullulanase R in Milligramm je Milliliter ($\text{mg} \cdot \text{ml}^{-1}$) wird nach folgender Gleichung berechnet:

$$C_{Protein} \frac{C_{Albuminoid} \cdot D_f}{1000}$$

Die spezifische Aktivität von Pullulanase wird in Einheiten je Milligramm nach folgender Formel berechnet:

$$\frac{P}{C_{Protein}}$$

P = Pullulanase-Aktivität in Einheiten je Milliliter

Putrescin R — 1137900

$H_2N\text{—}\text{—}NH_2$

$C_4H_{12}N_2$ M_r 88,15
CAS Nr. 110-60-1

1,4-Butandiamin; Tetramethylendiamin

Farblose, ölige Flüssigkeit, stark nach Piperidin riechend; sehr leicht löslich in Wasser

Smp: etwa 23 °C
Sdp: etwa 159 °C

Pyrazin-2-carbonitril R — 1183300

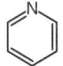

$C_5H_3N_3$ M_r 105,1
CAS Nr. 19847-12-2

2-Cyanpyrazin

Klare, blassgelbe Flüssigkeit

Gehalt: mindestens 99 Prozent

Pyridin R — 1073200

C_5H_5N M_r 79,1
CAS Nr. 110-86-1

Klare, farblose, hygroskopische Flüssigkeit; mischbar mit Wasser und mit Ethanol 96 %

Sdp: etwa 115 °C

Lagerung: dicht verschlossen

Pyridin, wasserfreies R   1073300

Pyridin R wird über wasserfreiem Natriumcarbonat R getrocknet, anschließend filtriert und destilliert.

Wasser (2.5.12): höchstens 0,01 Prozent (*m/m*)

Pyridin-2-amin R   1073400

$C_5H_6N_2$ M_r 94,1
CAS Nr. 504-29-0

2-Aminopyridin

Große Kristalle; löslich in Wasser und in Ethanol 96 %

Smp: etwa 58 °C
Sdp: etwa 210 °C

Pyridin-4-carbonitril R   1190300

$C_6H_4N_2$ M_r 104,1
CAS Nr. 100-48-1

4-Cyanopyridin

Weißes bis fast weißes, kristallines Pulver

Sdp: 194 bis 196 °C
Smp: 76 bis 79 °C

Pyridiniumbromidperbromid R   1166100

$C_5H_6Br_3N$ M_r 319,8
CAS Nr. 39416-48-3

Pyridiniumtribromid (1−); Pyridinhydrobromid-Brom

Rote Kristalle

Pyridylazonaphthol R   1073500

$C_{15}H_{11}N_3O$ M_r 249,3
CAS Nr. 85-85-8

1-(2-Pyridylazo)-2-naphthol

Ziegelrotes Pulver; praktisch unlöslich in Wasser, löslich in Ethanol 96 %, in Methanol und in heißen, verdünnten Alkalihydroxid-Lösungen

Smp: etwa 138 °C

Pyridylazonaphthol-Lösung R   1073501

Eine Lösung von Pyridylazonaphthol R (1 g · l⁻¹) in wasserfreiem Ethanol R

Empfindlichkeitsprüfung: 50 ml Wasser R werden mit 10 ml Acetat-Pufferlösung pH 4,4 R, 0,10 ml Natriumedetat-Lösung (0,02 mol · l⁻¹) und 0,25 ml Pyridylazonaphthol-Lösung versetzt. Nach Zusatz von 0,15 ml einer Lösung von Kupfer(II)-sulfat-Pentahydrat R (5 g · l⁻¹) muss die Farbe der Lösung von Hellgelb nach Violett umschlagen.

4-(2-Pyridylazo)resorcin-Mononatriumsalz R
1131500

$C_{11}H_8N_3NaO_2 \cdot H_2O$ M_r 255,2
CAS Nr. 16593-81-0

4-(2-Pyridyldiazenyl)benzol-1,3-diol, Mononatriumsalz, Monohydrat

Oranges, kristallines Pulver

Pyrogallol R   1073700

$C_6H_6O_3$ M_r 126,1
CAS Nr. 87-66-1

1,2,3-Benzoltriol

Weiße bis fast weiße Kristalle, die an Licht und Luft bräunlich werden; sehr leicht löslich in Wasser und in Ethanol 96 %, schwer löslich in Schwefelkohlenstoff

Wässrige Lösungen und, noch schneller, alkalische Lösungen färben sich an der Luft durch Absorption von Sauerstoff braun.

Smp: etwa 131 °C

Lagerung: vor Licht geschützt

Pyrogallol-Lösung, alkalische R   1073701

0,5 g Pyrogallol R werden in 2 ml kohlendioxidfreiem Wasser R gelöst. Getrennt werden 12 g Kaliumhydroxid R in 8 ml kohlendioxidfreiem Wasser R gelöst. Beide Lösungen werden vor Gebrauch gemischt.

Pyrrolidin R 1165000

C$_4$H$_9$N M_r 71,1
CAS Nr. 123-75-1

Gehalt: mindestens 99 Prozent

Sdp: 87 bis 88 °C

2-Pyrrolidon R 1138000

C$_4$H$_7$NO M_r 85,1
CAS Nr. 616-45-5

Pyrrolidin-2-on

Gehalt: mindestens 98,0 Prozent

Oberhalb von 25 °C flüssig; mischbar mit Wasser, wasserfreiem Ethanol und mit Ethylacetat

d_4^{25}: 1,116

Wasser (2.5.12): höchstens 0,2 Prozent, mit 2,00 g Substanz bestimmt

Gehaltsbestimmung: Gaschromatographie (2.2.28) mit Hilfe des Verfahrens „Normalisierung"

Untersuchungslösung: 1,0 g Substanz wird in Methanol R zu 10,0 ml gelöst.

Säule
- Material: Glas
- Größe: l = 30 m; $\varnothing$ = 0,53 mm
- Stationäre Phase: Macrogol 20 000 R (Filmdicke 1,0 µm)

Trägergas: Helium zur Chromatographie R

Durchflussrate: so eingestellt, dass die Retentionszeit von 2-Pyrrolidon etwa 10 min beträgt

Splitverhältnis: 1:20

Temperatur

	Zeit (min)	Temperatur (°C)
Säule	0–1	80
	1–12	80 → 190
	12–32	190
Probeneinlass		200

Detektion: Flammenionisation

Einspritzen: 1 µl; Untersuchungslösung

Der Prozentgehalt an C$_4$H$_7$NO wird berechnet.

Q

Quecksilber(II)-acetat R 1052000

C$_4$H$_6$HgO$_4$ M_r 318,7
CAS Nr. 1600-27-7

Weiße bis fast weiße Kristalle; leicht löslich in Wasser, löslich in Ethanol 96 %

Quecksilber(II)-acetat-Lösung R 1052001

3,19 g Quecksilber(II)-acetat R werden in wasserfreier Essigsäure R zu 100 ml gelöst. Falls erforderlich wird die Lösung mit Perchlorsäure (0,1 mol · l^{-1}) unter Verwendung von 0,05 ml Kristallviolett-Lösung R neutralisiert.

Quecksilber(II)-chlorid R 1052200

CAS Nr. 7487-94-7

Muss der Monographie **Quecksilber(II)-chlorid (Hydrargyri dichloridum)** entsprechen

Quecksilber(II)-chlorid-Lösung R 1052201

Eine Lösung von Quecksilber(II)-chlorid R (54 g · l^{-1})

Quecksilber(II)-iodid R 1052300

HgI$_2$ M_r 454,4
CAS Nr. 7774-29-0

Schweres, scharlachrotes, kristallines Pulver; schwer löslich in Wasser, wenig löslich in Aceton und in Ethanol 96 %, löslich in einem Überschuss von Kaliumiodid-Lösung R

Lagerung: vor Licht geschützt

Quecksilber(II)-nitrat R 1052400

Hg(NO$_3$)$_2$ · H$_2$O M_r 342,6
CAS Nr. 7783-34-8

Quecksilberdinitrat, Monohydrat

Farblose bis schwach gefärbte, hygroskopische Kristalle; löslich in Wasser in Gegenwart einer geringen Menge Salpetersäure

Lagerung: dicht verschlossen, vor Licht geschützt

Quecksilber(II)-oxid R 1052500

HgO M_r 216,6
CAS Nr. 21908-53-2

Gelbes Quecksilberoxid

Gelbes bis orangegelbes Pulver; praktisch unlöslich in Wasser und in Ethanol 96 %

Lagerung: vor Licht geschützt

Quecksilber(II)-sulfat-Lösung *R*   1052600

CAS Nr. 7783-35-9

1 g Quecksilber(II)-oxid *R* wird in einer Mischung von 20 ml Wasser *R* und 4 ml Schwefelsäure *R* gelöst.

Quecksilber(II)-thiocyanat *R*   1052700

$Hg(SCN)_2$ M_r 316,7
CAS Nr. 592-85-8

Quecksilber(II)-rhodanid

Weißes bis fast weißes, kristallines Pulver; sehr schwer löslich in Wasser, schwer löslich in Ethanol 96 %, löslich in Natriumchlorid-Lösungen

Quecksilber(II)-thiocyanat-Lösung *R*   1052701

0,3 g Quecksilber(II)-thiocyanat *R* werden in wasserfreiem Ethanol *R* zu 100 ml gelöst.

Lagerung: höchstens eine Woche lang

Quercetin-Dihydrat *R*   1138100

$C_{15}H_{10}O_7 \cdot 2\ H_2O$ M_r 338,2

2-(3,4-Dihydroxyphenyl)-3,5,7-trihydroxy-4*H*-1-benzopyran-4-on, Dihydrat

Gelbe Kristalle oder gelbliches Pulver; praktisch unlöslich in Wasser, löslich in Aceton und in Methanol

Wasser (2.5.12): höchstens 12,0 Prozent, mit 0,100 g Substanz bestimmt

Gehaltsbestimmung: Flüssigchromatographie (2.2.29) wie in der Monographie **Ginkgoblätter (Ginkgo folium)** beschrieben

Gehalt: mindestens 90 Prozent, ermittelt mit Hilfe des Verfahrens „Normalisierung"

Lagerung: vor Licht geschützt

Quercitrin *R*   1138200

$C_{21}H_{20}O_{11}$ M_r 448,4
CAS Nr. 522-12-3

Quercetin-3-L-rhamnopyranosid; 3-[(6-Desoxy-α-L-mannopyranosyl)oxy]-2-(3,4-dihydroxyphenyl)-5,7-dihydroxy-4*H*-1-benzopyran-4-on; Quercitrosid

Gelbe Kristalle; praktisch unlöslich in kaltem Wasser, löslich in Ethanol 96 %

Smp: 176 bis 179 °C

Dünnschichtchromatographie (2.2.27): Die Prüfung erfolgt nach den Angaben in der Monographie **Goldrutenkraut (Solidaginis herba)**, wobei 20 μl der Lösung der Substanz aufgetragen werden. Nach dem Besprühen der Platte muss das Chromatogramm eine gelblich braun fluoreszierende Zone mit einem R_F-Wert von etwa 0,6 zeigen.

Lagerung: bei 2 bis 8 °C

Quillaja-Saponine, gereinigte *R*   1184500

Gemisch miteinander verwandter Saponine, die aus der Rinde von *Quillaja saponaria* Molina s.l. gewonnen werden

Dünnschichtchromatographie (2.2.27): Die Prüfung erfolgt nach den Angaben der Monographie **Seifenrinde (Quillajae cortex)**, wobei 5 μl der Lösung der Substanz aufgetragen werden. Die Platte wird mit einer 10-prozentigen Lösung (*V/V*) von Schwefelsäure *R* in Methanol *R* behandelt und 5 min lang bei 120 °C erhitzt. Die Auswertung erfolgt im Tageslicht. Das Chromatogramm muss 3 Hauptzonen im oberen Bereich des mittleren Drittels zeigen.

R

Raclopridtartrat *R*   1144700

$C_{19}H_{26}Cl_2N_2O_9$ M_r 497,3
CAS Nr. 98185-20-7

Racloprod-L-tartrat; Racloprid[(*R,R*)-tartrat]

Weißer bis fast weißer Feststoff, lichtempfindlich; löslich in Wasser

$[\alpha]_D^{25}$: +0,3, an einer Lösung der Substanz (3 g · l^{-1}) bestimmt

Smp: etwa 141 °C

Raffinose R   1208300

$C_{18}H_{32}O_{16}$ M_r 504,4
CAS Nr. 512-69-6

β-D-Fructofuranosyl-α-D-galactopyranosyl-(1→6)-α-D-glucopyransosid

Raffinose-Pentahydrat R   1201800

$C_{18}H_{32}O_{16} \cdot 5\ H_2O$ M_r 594,5
CAS Nr. 17629-30-0

β-D-Fructofuranosyl-α-D-galactopyranosyl-(1→6)-α-D-glucopyranosid-Pentahydrat

Gehalt: mindestens 98,0 Prozent

Kristallines Pulver

Smp: etwa 80 °C

Raltegravir-Kalium R   1202600

$C_{20}H_{20}FKN_6O_5$
CAS Nr. 871038-72-1

Muss der Monographie **Raltegravir-Kalium (Raltegravirum kalicum)** entsprechen

Raney-Nickel R   1058100

Mindestens 48 und höchstens 52 Prozent Aluminium (Al; A_r 26,98) und mindestens 48 und höchstens 52 Prozent Nickel (Ni; A_r 58,70)

Die Substanz ist praktisch unlöslich in Wasser, löslich in Mineralsäuren.

Vor Gebrauch zu pulverisieren (180)

Raney-Nickel, halogenfreies R   1118100

Mindestens 48 und höchstens 52 Prozent Aluminium (Al; A_r 26,98) und mindestens 48 und höchstens 52 Prozent Nickel (Ni; A_r 58,70)

Feines, graues Pulver; praktisch unlöslich in Wasser, löslich in Mineralsäuren unter Bildung von Salzen

Chlorid: höchstens 10 ppm

0,400 g Substanz werden in 40 ml einer Mischung von 67 Volumteilen Schwefelsäure R und 33 Volumteilen verdünnter Salpetersäure R gelöst. Die Lösung wird bis fast zur Trockne eingedampft und der Rückstand in Wasser R zu 20,0 ml gelöst (Prüflösung). 10 ml Prüflösung werden mit 1,0 ml Silbernitrat-Lösung (0,1 mol · l^{-1}) versetzt. Nach 15 min wird die Mischung filtriert und das Filtrat mit 0,2 ml einer Natriumchlorid-Lösung, die 10 µg Chlorid je Milliliter enthält, versetzt. Nach 5 min muss die Lösung stärker opaleszieren als eine Mischung von 10 ml Prüflösung und 1,0 ml Silbernitrat-Lösung (0,1 mol · l^{-1}).

Rapsöl R   1074600

Muss der Monographie **Raffiniertes Rapsöl (Rapae oleum raffinatum)** entsprechen

Reduktionsgemisch R   1074700

Die Substanzen werden in der angegebenen Reihenfolge zu einer homogenen Mischung verrieben: 20 mg Kaliumbromid R, 0,5 g Hydrazinsulfat R und 5 g Natriumchlorid R.

Reichstein-Substanz S R   1175400

$C_{21}H_{30}O_4$ M_r 346,5
CAS Nr. 152-58-9

Gehalt: mindestens 95,0 Prozent

Smp: etwa 208 °C

Reineckesalz R   1006300

M_r 354,4

$NH_4[Cr(NH_3)_2(NCS)_4] \cdot H_2O$
CAS Nr. 13573-16-5

Ammoniumdiammintetrakis(isothiocyanato)chromat(III), Monohydrat

Rote Kristalle oder rotes Pulver; wenig löslich in kaltem Wasser, löslich in heißem Wasser und in Ethanol 96 %

Reineckesalz-Lösung R   1006301

Eine Lösung von Reineckesalz R (10 g · l^{-1})

Unmittelbar vor Gebrauch herzustellen

Resorcin R   1074800

CAS Nr. 108-46-3

Muss der Monographie **Resorcin (Resorcinolum)** entsprechen

Resorcin-Reagenz R   1074801

80 ml Salzsäure R 1 werden mit 10 ml einer Lösung von Resorcin R (20 g · l⁻¹) und 0,25 ml einer Lösung von Kupfer(II)-sulfat-Pentahydrat R (25 g · l⁻¹) versetzt. Die Mischung wird mit Wasser R zu 100,0 ml verdünnt.

Das Reagenz ist mindestens 4 h vor Gebrauch herzustellen.

Lagerung: höchstens eine Woche lang bei 2 bis 8 °C

Resveratrol R   1186900

$C_{14}H_{12}O_3$ M_r 228,2
CAS Nr. 501-36-0

3,4′,5-Stilbentriol; 5-[(E)-2-(4-Hydroxyphenyl)ethenyl]benzol-1,3-diol

Rhamnose R   1074900

$C_6H_{12}O_5 \cdot H_2O$ M_r 182,2
CAS Nr. 6155-35-7

(2R,3R,4R,5R,6S)-6-Methyltetrahydro-2H-pyran-2,3,4,5-tetrol-Monohydrat; 6-Desoxy-α-L-mannopyranose, Monohydrat; L-(+)-Rhamnose, Monohydrat; α-L-Rhamnopyranose, Monohydrat

Weißes bis fast weißes, kristallines Pulver; leicht löslich in Wasser

$[α]_D^{20}$: +7,8 bis +8,3, an einer Lösung der Substanz (50 g · l⁻¹) in Wasser R, das etwa 0,05 Prozent Ammoniak (NH₃) enthält, bestimmt

Rhaponticin R   1075000

$C_{21}H_{24}O_9$ M_r 420,4
CAS Nr. 155-58-8

[3-Hydroxy-5-[(E)-2-(3-hydroxy-4-methoxyphenyl)ethen-1-yl]phenyl]-β-D-glucopyranosid

Gelblich graues, kristallines Pulver; löslich in Ethanol 96 % und in Methanol

Dünnschichtchromatographie (2.2.27): Die Substanz wird wie in der Monographie **Rhabarberwurzel (Rhei radix)** beschrieben geprüft; das Chromatogramm darf nur eine Hauptzone zeigen.

Rhein R   1197700

$C_{15}H_8O_6$ M_r 284,2
CAS Nr. 478-43-3

4,5-Dihydroxy-9,10-dioxo-9,10-dihydroanthracen-2-carbonsäure; 1,8-Dihydroxy-3-carboxyanthrachinon

Rhodamin B R   1075100

$C_{28}H_{31}ClN_2O_3$ M_r 479,0
CAS Nr. 81-88-9

C.I. Nr. 45170; Schultz Nr. 864
9-(2-Carboxyphenyl)-3,6-bis(diethylamino)-xanthenyliumchlorid

Grüne Kristalle oder rötlich violettes Pulver; sehr leicht löslich in Wasser und in Ethanol 96 %

Rhodamin 6 G *R* 1153300

$C_{28}H_{31}ClN_2O_3$ M_r 479,0
CAS Nr. 989-38-8

C.I. Nr. 45160
9-[2-(Ethoxycarbonyl)phenyl]-3,6-bis(ethylamino)-2,7-dimethylxanthenyliumchlorid

Bräunlich rotes Pulver

Rhynchophyllin *R* 1197800

$C_{22}H_{28}N_2O_4$ M_r 384,5
CAS Nr. 76-66-4

Methyl-(16*E*)-17-methoxy-2-oxo-16,17-didehydro-7β,20α-corynoxan-16-carboxylat; Methyl-(16*E*)-16-(methoxymethyliden)-2-oxo-7β,20α-corynoxan-17-oat

Ribose *R* 1109600

$C_5H_{10}O_5$ M_r 150,1
CAS Nr. 50-69-1

D-Ribose

Löslich in Wasser, schwer löslich in Ethanol 96 %

Smp: 88 bis 92 °C

Ricinolsäure *R* 1100100

$C_{18}H_{34}O_3$ M_r 298,5
CAS Nr. 141-22-0

(*Z-R*)-12-Hydroxyoctadec-9-ensäure

Gelbe bis gelblich braune, viskose Flüssigkeit; Mischung von Fettsäuren, die durch Hydrolyse von Rizinusöl erhalten wird; praktisch unlöslich in Wasser, sehr leicht löslich in wasserfreiem Ethanol

d_{20}^{20}: etwa 0,942
n_D^{20}: etwa 1,472
Sdp: etwa 285 °C, unter Zersetzung

Rinderalbumin *R* 1002300

CAS Nr. 9048-46-8

Rinderserumalbumin, das etwa 96 Prozent Protein enthält

Weißes bis hell-bräunlich-gelbes Pulver

Wasser (2.5.12): höchstens 3,0 Prozent, mit 0,800 g Substanz bestimmt

Rinderalbumin *R* 1 1183500

CAS Nr. 9048-46-8

Rinderserumalbumin, das etwa 96 Prozent Protein enthält

Weißes bis hell-bräunlich-gelbes Pulver

Rinderhirn, getrocknetes *R* 1061300

Frisches, von Gefäßen und anhängendem Gewebe befreites Rinderhirn wird in kleine Stücke geschnitten und zur Entwässerung in Aceton *R* eingelegt. 30 g Substanz werden zur weiteren Entwässerung im Mörser mehrmals mit je 75 ml Aceton *R* zerstoßen, bis nach Filtration ein trockenes Pulver erhalten wird, das anschließend 2 h lang bei 37 °C oder bis zum Verschwinden des Geruchs nach Aceton getrocknet wird.

Rinderthrombin *R* 1090200

CAS Nr. 9002-04-4

Zubereitung des Enzyms, gewonnen aus Plasma vom Rind, das Fibrinogen in Fibrin umwandelt

Gelblich weißes Pulver

Lagerung: unterhalb von 0 °C

Rizinusöl, polyethoxyliertes *R* 1068200

Hellgelbe Flüssigkeit

Die Flüssigkeit wird oberhalb von 26 °C klar.

Rosmarinsäure *R* 1138300

$C_{18}H_{16}O_8$ M_r 360,3
CAS Nr. 20283-92-5

Smp: 170 bis 174 °C

Rosuvastatinethylester *R* 1208400

$C_{24}H_{32}FN_3O_6S$ M_r 509,6
CAS Nr. 851443-04-4

Ethyl-(3*R*,5*S*,6*E*)-7-[4-(4-fluorphenyl)-2-(*N*-methyl=methansulfonamido)-6-(propan-2-yl)pyrimidin-5-yl]-3,5-dihydroxyhept-6-enoat

Gehalt: mindestens 98 Prozent

Weißes bis blassgelbes Pulver

Ruß zur Gaschromatographie, graphitierter *R* 1015900

Kohlenstoffketten größer als C_9, mit einer Korngröße zwischen 400 und 850 µm

Dichte: 0,72

Oberfläche: $10 \text{ m}^2 \cdot \text{g}^{-1}$

Die Temperatur der Säule sollte nicht höher als 400 °C gewählt werden.

Ruß zur Gaschromatographie, graphitierter *R* 1 1153500

Poröse, kugelförmige Rußpartikeln, die aus flachen Schichten hexagonal angeordneter Kohlenstoffatome bestehen

Teilchengröße: 5 bis 7 µm

Porenvolumen: $0,7 \text{ cm}^3 \cdot \text{g}^{-1}$

Rutecarpin *R* 1199500

$C_{18}H_{13}N_3O$ M_r 287,3
CAS Nr. 84-26-4

8,13-Dihydroindolo[2′,3′:3,4]pyrido[2,1-*b*]chinazolin-5(7*H*)-on

Rutheniumrot *R* 1075200

$[(NH_3)_5RuORu(NH_3)_4ORu(NH_3)_5]Cl_6 \cdot 4 \text{ H}_2O$ M_r 858
CAS Nr. 11103-72-3

Tetradecaammindioxotriruthenium(6+)-chlorid, Tetrahydrat

Rötlich braunes Pulver; löslich in Wasser

Rutheniumrot-Lösung *R* 1075201

Lösung von 80 mg Rutheniumrot *R* in 100 ml Blei(II)-acetat-Lösung *R*

Rutosid *R*

Siehe Rutosid-Trihydrat *R*

Rutosid-Trihydrat *R* 1075300

M_r 665
CAS Nr. 250249-75-3

Muss der Monographie **Rutosid-Trihydrat (Rutosidum trihydricum)** entsprechen

---

S

Sabinen *R* 1109700

$C_{10}H_{16}$ M_r 136,2
CAS Nr. 3387-41-5

4-Methylen-1-isopropylbicyclo[3.1.0]hexan; Thuj-4(10)-en

Farblose, ölige Flüssigkeit

Wird die Substanz in der Gaschromatographie verwendet, muss sie zusätzlich folgender Anforderung entsprechen:

Gehaltsbestimmung: Gaschromatographie (2.2.28) wie in der Monographie **Neroliöl/Bitterorangenblütenöl (Neroli aetheroleum)** beschrieben

Untersuchungslösung: die Substanz

Gehalt: mindestens 95,0 Prozent, ermittelt mit Hilfe des Verfahrens „Normalisierung"

Saccharin-Natrium *R* 1131400

CAS Nr. 128-44-9

Muss der Monographie **Saccharin-Natrium (Saccharinum natricum)** entsprechen

Saccharose *R* 1085700

CAS Nr. 57-50-1

Muss der Monographie **Saccharose (Saccharum)** entsprechen

Säureblau 83 *R* 1012200

$C_{45}H_{44}N_3NaO_7S_2$ M_r 826
CAS Nr. 6104-59-2

C.I. Nr. 42660
3-[[4-([4-(4-Ethoxyanilino)phenyl][4-[ethyl(3-sulfobenzyl)amino]phenyl]methylen)cyclohexa-2,5-dienyliden](ethyl)ammoniomethyl]benzolsulfonat, Natriumsalz; Brillantblau, Coomassie-Brilliantblau R-250

Braunes Pulver; praktisch unlöslich in kaltem Wasser, schwer löslich in siedendem Wasser und in wasserfreiem Ethanol, löslich in Essigsäure 99 %, in Schwefelsäure und in verdünnten Alkalihydroxid-Lösungen

Säureblau 90 *R* 1001300

$C_{47}H_{48}N_3NaO_7S_2$ M_r 854
CAS Nr. 6104-58-1

C.I. Nr. 42655
α-[4-[[4-(4-Ethoxyanilino)phenyl][4-(*N*-ethyl-3-sulfobenzylamino)-*o*-tolyl]methylio]-*N*-ethyl-*m*-tolylamino]-*m*-toluolsulfonat, Natriumsalz

Dunkelbraunes Pulver mit violettem Schein und einigen Teilchen, die einen metallischen Glanz haben; löslich in Wasser und in wasserfreiem Ethanol

$A_{1cm}^{1\%}$: größer als 500, bei 577 nm an einer Lösung der Substanz (10 mg · l^{-1}) in Pufferlösung pH 7,0 bestimmt und berechnet auf die getrocknete Substanz

Trocknungsverlust (2.2.32): höchstens 5,0 Prozent, mit 0,500 g Substanz durch Trocknen im Trockenschrank bei 105 °C bestimmt

Säureblau 92 *R* 1001400

$C_{26}H_{16}N_3Na_3O_{10}S_3$ M_r 696
CAS Nr. 3861-73-2

C.I. Nr. 13390
Anazolen-Natrium; 8'-Anilino-4,5'-diazendiyl-5-hydroxydinaphthalin-1',2,7'-trisulfonsäure, Trinatriumsalz, Coomassie-Blau

Dunkelblaue Kristalle; löslich in Wasser, in Aceton und in Ethylenglycolmonoethylether, schwer löslich in Ethanol 96 %

Säureblau-92-Lösung *R* 1001401

0,5 g Säureblau 92 *R* werden in einer Mischung von 10 ml Essigsäure 99 % *R*, 45 ml Ethanol 96 % *R* und 45 ml Wasser *R* gelöst.

Säureblau 93 R 1134200

C$_{37}$H$_{27}$N$_3$Na$_2$O$_9$S$_3$ M_r 800
CAS Nr. 28983-56-4

C.I. Nr. 42780

Methylblau; Poirrier-Blau

Mischung von Triphenylrosanilindi- und -trisulfonat und Triphenylpararosanilin

Dunkelblaues Pulver

Umschlagsbereich: pH-Wert 9,4 bis 14,0

Säureblau-93-Lösung R 1134201

0,2 g Säureblau 93 R werden in Wasser R zu 100 ml gelöst.

Safrol R 1131200

C$_{10}$H$_{10}$O$_2$ M_r 162,2
CAS Nr. 94-59-7

5-(Prop-2-enyl)-1,3-benzodioxol; 4-Allyl-1,2-(methy= lendioxy)benzol

Farblose bis schwach gelbe, ölige Flüssigkeit, nach Sassafras riechend; unlöslich in Wasser, sehr leicht löslich in Ethanol 96 %, mischbar mit Hexan

d_{20}^{20}:   1,095 bis 1,096
n_D^{20}:   1,537 bis 1,538
Sdp: 232 bis 234 °C

Erstarrungstemperatur: etwa 11 °C

Wird die Substanz in der Gaschromatographie verwendet, muss sie zusätzlich folgender Anforderung entsprechen:

Gehaltsbestimmung: Gaschromatographie (2.2.28) wie in der Monographie **Zimtöl (Cinnamomi zeylanicii corticis aetheroleum)** beschrieben

Gehalt: mindestens 96,0 Prozent, ermittelt mit Hilfe des Verfahrens „Normalisierung"

Saikosaponin A R 1201900

C$_{42}$H$_{68}$O$_{13}$ M_r 781
CAS Nr. 20736-09-8

13,28-Epoxy-16β,23-dihydroxy-4α-olean-11-en-3β-yl-6-desoxy-3-*O*-β-D-glucopyranosyl-β-D-galactopyranosid

Saikosaponin D R 1201200

C$_{42}$H$_{68}$O$_{13}$ M_r 781
CAS Nr. 20874-52-6

13,28-Epoxy-16α,23-dihydroxy-4α-olean-11-en-3β-yl-6-desoxy-3-*O*-β-D-glucopyranosyl-β-D-galactopyranosid

Salicin R 1131300

C$_{13}$H$_{18}$O$_7$ M_r 286,3
CAS Nr. 138-52-3

2-(Hydroxymethyl)phenyl-β-D-glucopyranosid; Salicosid

$[\alpha]_D^{20}$: −62,5 ± 2
Smp: 199 bis 201 °C

Gehaltsbestimmung: Flüssigchromatographie (2.2.29) wie in der Monographie **Weidenrinde (Salicis cortex)** beschrieben, unter Verwendung der Konzentration der Referenzlösung

Gehalt: mindestens 99,0 Prozent, ermittelt mit Hilfe des Verfahrens „Normalisierung"

Salicylaldazin R   1075500

$C_{14}H_{12}N_2O_2$ M_r 240,3
CAS Nr. 959-36-4

2,2′-(Azinodimethyl)diphenol

Herstellung: 0,30 g Hydrazinsulfat R werden in 5 ml Wasser R gelöst. Die Lösung wird nach Zusatz von 1 ml Essigsäure 99 % R und 2 ml einer frisch hergestellten 20-prozentigen Lösung (V/V) von Salicylaldehyd R in 2-Propanol R gemischt und so lange stehen gelassen, bis ein gelber Niederschlag entstanden ist. Die Mischung wird 2-mal mit je 15 ml Dichlormethan R ausgeschüttelt. Die organischen Phasen werden vereinigt und über wasserfreiem Natriumsulfat R getrocknet. Die Lösung wird dekantiert oder filtriert und zur Trockne eingedampft. Der Rückstand wird aus einer Mischung von 40 Volumteilen Methanol R und 60 Volumteilen Toluol R unter Kühlen umkristallisiert. Die Kristalle werden im Vakuum getrocknet.

Smp: etwa 213 °C

Dünnschichtchromatographie (2.2.27): Die Substanz wird wie in der Monographie **Povidon (Povidonum)** unter „Hydrazin" beschrieben geprüft; das Chromatogramm darf nur einen Hauptfleck zeigen.

Salicylaldehyd R   1075400

$C_7H_6O_2$ M_r 122,1
CAS Nr. 90-02-8

2-Hydroxybenzaldehyd

Klare, farblose, ölige Flüssigkeit

d_{20}^{20}: etwa 1,167
n_D^{20}: etwa 1,574
Smp: etwa −7 °C
Sdp: etwa 196 °C

Salicylsäure R   1075600

CAS Nr. 69-72-7

Muss der Monographie **Salicylsäure (Acidum salicylicum)** entsprechen

Salpetersäure R   1058400

HNO_3 M_r 63,0
CAS Nr. 7697-37-2

Gehalt: mindestens 63,0 und höchstens 70,0 Prozent (m/m)

Klare, farblose bis fast farblose Flüssigkeit; mischbar mit Wasser

d_{20}^{20}: 1,384 bis 1,416

Eine Lösung der Substanz (10 g · l⁻¹) ist stark sauer und gibt die Identitätsreaktion auf Nitrat (2.3.1).

Aussehen: Die Substanz muss klar (2.2.1) und darf nicht stärker gefärbt sein als die Farbvergleichslösung G_6 (2.2.2, Methode II).

Arsen (2.4.2, Methode A): höchstens 0,02 ppm

50 g Substanz werden nach Zusatz von 0,5 ml Schwefelsäure R bis zum Auftreten weißer Dämpfe vorsichtig eingeengt. Der Rückstand wird mit 1 ml einer Lösung von Hydroxylaminhydrochlorid R (100 g · l⁻¹) versetzt und mit Wasser R zu 2 ml verdünnt. Zur Herstellung der Referenzlösung wird 1,0 ml Arsen-Lösung (1 ppm As) R verwendet.

Eisen (2.4.9): höchstens 1 ppm

Der bei der Bestimmung der Sulfatasche erhaltene Rückstand wird in 1 ml verdünnter Salzsäure R gelöst und die Lösung mit Wasser R zu 50 ml verdünnt. 5 ml dieser Lösung werden mit Wasser R zu 10 ml verdünnt.

Schwermetalle (2.4.8): höchstens 2 ppm

10 ml der bei der Grenzprüfung auf Eisen erhaltenen Lösung werden mit Wasser R zu 20 ml verdünnt. 12 ml dieser Lösung müssen der Grenzprüfung A entsprechen. Zur Herstellung der Referenzlösung wird die Blei-Lösung (2 ppm Pb) R verwendet.

Chlorid (2.4.4): höchstens 0,5 ppm

5 g Substanz werden mit 10 ml Wasser R und 0,3 ml Silbernitrat-Lösung R 2 versetzt. Eine Opaleszenz darf nicht stärker sein als die einer Mischung von 13 ml Wasser R, 0,5 ml Salpetersäure R, 0,5 ml Chlorid-Lösung (5 ppm Cl) R und 0,3 ml Silbernitrat-Lösung R 2. Beide Lösungen werden 2 min lang im Dunkeln aufbewahrt und dann verglichen.

Sulfat (2.4.13): höchstens 2 ppm

10 g Substanz werden nach Zusatz von 0,2 g Natriumcarbonat R zur Trockne eingedampft. Der Rückstand wird in 15 ml destilliertem Wasser R aufgenommen. Zur Herstellung der Referenzlösung wird eine Mischung von 2 ml Sulfat-Lösung (10 ppm SO_4) R und 13 ml destilliertem Wasser R verwendet.

Sulfatasche: höchstens 0,001 Prozent

100 g Substanz werden vorsichtig zur Trockne eingedampft. Der Rückstand wird mit einigen Tropfen Schwefelsäure R versetzt und bis zur dunklen Rotglut erhitzt.

Gehaltsbestimmung: 1,50 g Substanz werden mit 50 ml Wasser R versetzt. Nach Zusatz von 0,1 ml Methylrot-Lösung R wird die Mischung mit Natriumhydroxid-Lösung (1 mol · l⁻¹) titriert.

1 ml Natriumhydroxid-Lösung (1 mol · l^{-1}) entspricht 63,0 mg HNO$_3$.

Lagerung: vor Licht geschützt

Salpetersäure, bleifreie R 1058403

Salpetersäure R, die zusätzlich folgender Prüfung entsprechen muss:

Blei: höchstens 0,1 ppm

Atomabsorptionsspektrometrie (2.2.23, Methode II)

Untersuchungslösung: 100 g Substanz werden mit 0,1 g wasserfreiem Natriumcarbonat R versetzt und zur Trockne eingedampft. Der Rückstand wird unter Erwärmen in Wasser R zu 50,0 ml gelöst.

Strahlungsquelle: Blei-Hohlkathodenlampe

Wellenlänge: 283,3 nm oder 217,0 nm

Atomisierung: Luft-Acetylen-Flamme

Salpetersäure, bleifreie R 1 1058405

Salpetersäure R, die höchstens 1 µg · kg^{-1} Blei enthält

Salpetersäure, bleifreie, verdünnte R 1058406

5 g bleifreie Salpetersäure R 1 werden mit deionisiertem, destilliertem Wasser R zu 100 ml verdünnt.

Salpetersäure, blei- und cadmiumfreie R 1058401

Salpetersäure R, die zusätzlich folgenden Prüfungen entsprechen muss:

Untersuchungslösung: 100 g Substanz werden mit 0,1 g wasserfreiem Natriumcarbonat R versetzt und zur Trockne eingedampft. Der Rückstand wird unter Erwärmen mit Wasser R zu 50,0 ml verdünnt.

Blei: höchstens 0,1 ppm

Atomabsorptionsspektrometrie (2.2.23, Methode II)

Strahlungsquelle: Blei-Hohlkathodenlampe

Wellenlänge: 283,3 nm oder 217,0 nm

Atomisierung: Luft-Acetylen-Flamme

Cadmium: höchstens 0,1 ppm

Atomabsorptionsspektrometrie (2.2.23, Methode II)

Strahlungsquelle: Cadmium-Hohlkathodenlampe

Wellenlänge: 228,8 nm

Atomisierung: Luft-Acetylen- oder Luft-Propan-Flamme

Salpetersäure, nickelfreie R 1058408

Salpetersäure R, die zusätzlich folgender Anforderung entsprechen muss:

Nickel: höchstens 0,005 ppm

Salpetersäure, rauchende R 1058500

CAS Nr. 7697-37-2

Klare, schwach gelbliche, an der Luft rauchende Flüssigkeit

d_{20}^{20}: etwa 1,5

Salpetersäure, schwermetallfreie R 1058404

Salpetersäure R, zusätzlich mit folgenden oberen Grenzwerten für Schwermetalle:

Arsen:	0,005 ppm
Blei:	0,001 ppm
Cadmium:	0,005 ppm
Eisen:	0,02 ppm
Kupfer:	0,001 ppm
Nickel:	0,005 ppm
Quecksilber:	0,002 ppm
Zink:	0,01 ppm

Salpetersäure, schwermetallfreie, verdünnte R 1058410

Verdünnte Salpetersäure R, zusätzlich mit folgenden oberen Grenzwerten für Schwermetalle:

Arsen:	0,005 ppm
Blei:	0,001 ppm
Cadmium:	0,005 ppm
Eisen:	0,02 ppm
Kupfer:	0,001 ppm
Nickel:	0,005 ppm
Quecksilber:	0,002 ppm
Zink:	0,01 ppm

Salpetersäure, verdünnte R 1058402

Enthält etwa 125 g · l^{-1} HNO$_3$ (M_r 63,0)

20 g Salpetersäure R werden mit Wasser R zu 100 ml verdünnt.

Salpetersäure, verdünnte R 1 1058407

40 g Salpetersäure R werden mit Wasser R zu 100 ml verdünnt.

Salpetersäure, verdünnte R 2 1058409

30 g Salpetersäure R werden mit Wasser R zu 100 ml verdünnt.

Salvianolsäure B *R* 1184600

C₃₆H₃₀O₁₆   *M*ᵣ 719
CAS Nr. 121521-90-2

(2*R*)-2-[[(2*E*)-3-[(2*S*,3*S*)-3-[[(1*R*)-1-Carboxy-2-(3,4-dihydroxyphenyl)ethoxy]carbonyl]-2-(3,4-dihydroxyphenyl)-7-hydroxy-2,3-dihydrobenzofuran-4-yl]prop-2-enoyl]oxy]-3-(3,4-dihydroxyphenyl)propansäure

Salzsäure *R* 1043500

CAS Nr. 7647-01-0

Muss der Monographie **Salzsäure 36 % (Acidum hydrochloridum concentratum)** entsprechen

Salzsäure *R* 1 1043501

Enthält 250 g · l⁻¹ HCl

70 g Salzsäure *R* werden mit Wasser *R* zu 100 ml verdünnt.

Salzsäure (6 mol · l⁻¹) *R* 3001500

618,0 g Salzsäure *R* werden mit Wasser *R* zu 1000,0 ml verdünnt.

Salzsäure (3 mol · l⁻¹) *R* 3001600

309,0 g Salzsäure *R* werden mit Wasser *R* zu 1000,0 ml verdünnt.

Salzsäure (2 mol · l⁻¹) *R* 3001700

206,0 g Salzsäure *R* werden mit Wasser *R* zu 1000,0 ml verdünnt.

Salzsäure, bleifreie *R* 1043508

Salzsäure *R*, die zusätzlich folgender Prüfung entsprechen muss:

Blei: höchstens 20 ppb

Atomemissionsspektrometrie (2.2.22, Methode I)

Untersuchungslösung: 200 g Substanz werden in einem Quarztiegel bis fast zur Trockne eingedampft. Der Rückstand wird in 5 ml Salpetersäure, hergestellt aus Salpetersäure *R* durch Destillation unterhalb des Siedepunkts, aufgenommen. Die Lösung wird zur Trockne eingedampft. Der Rückstand wird in 5 ml Salpetersäure, hergestellt aus Salpetersäure *R* durch Destillation unterhalb des Siedepunkts, aufgenommen.

Referenzlösungen: Die Referenzlösungen werden aus der Blei-Lösung (0,1 ppm Pb) *R* durch Verdünnen mit Salpetersäure, hergestellt aus Salpetersäure *R* durch Destillation unterhalb des Siedepunkts, hergestellt.

Wellenlänge: 220,35 nm

Salzsäure, bromhaltige *R* 1043507

1 ml Brom-Lösung *R* und 100 ml Salzsäure *R* werden gemischt.

Salzsäure, ethanolische *R* 1043506

5,0 ml Salzsäure (1 mol · l⁻¹) werden mit Ethanol 96 % *R* zu 500,0 ml verdünnt.

Salzsäure (0,1 mol · l⁻¹), ethanolische *R* 3008800

9,0 ml Salzsäure *R* werden mit aldehydfreiem Ethanol 96 % *R* zu 1000,0 ml verdünnt.

Salzsäure, methanolische *R* 1053203

1,0 ml Salzsäure *R* 1 wird mit Methanol *R* zu 100,0 ml verdünnt.

Salzsäure, methanolische *R* 1 1043511

4,0 ml Salzsäure *R* werden mit Methanol *R* 2 zu 1000,0 ml verdünnt.

Salzsäure, schwermetallfreie *R* 1043510

Salzsäure *R*, zusätzlich mit folgenden oberen Grenzwerten für Schwermetalle:

Arsen:	0,005 ppm
Blei:	0,001 ppm
Cadmium:	0,003 ppm
Eisen:	0,05 ppm
Kupfer:	0,003 ppm
Nickel:	0,004 ppm
Quecksilber:	0,005 ppm
Zink:	0,005 ppm

Salzsäure, verdünnte *R* 1043503

Enthält 73 g · l⁻¹ HCl

Herstellung: 20 g Salzsäure *R* werden mit Wasser *R* zu 100 ml verdünnt.

Salzsäure, verdünnte R 1 1043504

Enthält $0{,}37\ \text{g} \cdot \text{l}^{-1}$ HCl

$1{,}0$ ml verdünnte Salzsäure R wird mit Wasser R zu $200{,}0$ ml verdünnt.

Salzsäure, verdünnte R 2 1043505

30 ml Salzsäure ($1\ \text{mol} \cdot \text{l}^{-1}$) werden mit Wasser R zu 1000 ml verdünnt. Der pH-Wert wird auf $1{,}6 \pm 0{,}1$ eingestellt.

Salzsäure, verdünnte R 3 1203800

Enthält $3{,}7\ \text{g} \cdot \text{l}^{-1}$ HCl

$10{,}0$ ml verdünnte Salzsäure R werden mit Wasser R zu $200{,}0$ ml verdünnt.

Salzsäure, verdünnte, schwermetallfreie R 1043509

Salzsäure, verdünnte R, zusätzlich mit folgenden oberen Grenzwerten für Schwermetalle:

Arsen:	0,005 ppm
Blei:	0,001 ppm
Cadmium:	0,003 ppm
Eisen:	0,05 ppm
Kupfer:	0,003 ppm
Nickel:	0,004 ppm
Quecksilber:	0,005 ppm
Zink:	0,005 ppm

(D)Salzsäure R 1178800

DCl M_r 37,47
CAS Nr. 7698-05-7

Deuterierte Salzsäure

Gas

Deuterierungsgrad: mindestens 99 Prozent

Vorsicht: Die Substanz ist toxisch.

(D)Salzsäure-Lösung R 1178801

1 ml (D)Salzsäure R (38 Prozent m/m) wird mit 5 ml (D_2)Wasser R verdünnt.

Sand R 1075800

Weiße bis schwach graue Körner aus Kieselerde mit einer Teilchengröße von 150 bis 300 µm

Vorsicht: Die Substanz ist toxisch.

Sarafloxacinhydrochlorid R 1181400

$C_{20}H_{18}ClF_2N_3O_3$ M_r 421,8
CAS Nr. 91296-87-6

6-Fluor-1-(4-fluorphenyl)-4-oxo-7-piperazin-1-yl-1,4-dihydrochinolin-3-carbonsäure-hydrochlorid

Sauerstoff R 1108800

O_2 M_r 32,00

Gehalt: mindestens 99,99 Prozent (V/V)

Stickstoff und Argon: höchstens 100 ppm

Kohlendioxid: höchstens 10 ppm

Kohlenmonoxid: höchstens 5 ppm

Sauerstoff R 1 1137600

O_2 M_r 32,00

Gehalt: mindestens 99 Prozent (V/V)

Schiffs Reagenz R 1039401

Fuchsin-Schwefligsäure-Reagenz

0,1 g Fuchsin R werden in 60 ml Wasser R gelöst. Nach Zusatz einer Lösung von 1 g wasserfreiem Natriumsulfit R oder 2 g Natriumsulfit-Heptahydrat R in 10 ml Wasser R werden 2 ml Salzsäure R langsam unter stetigem Schütteln zugesetzt. Die Lösung wird, mit Wasser R zu 100 ml verdünnt, mindestens 12 h lang vor Licht geschützt stehen gelassen, mit Aktivkohle R entfärbt und filtriert.

Wird die Lösung trübe, ist sie vor Gebrauch zu filtrieren. Färbt sich die Lösung bei der Lagerung violett, wird sie erneut durch Aktivkohle R entfärbt.

Empfindlichkeitsprüfung: 1,0 ml Reagenz wird mit 1,0 ml Wasser R und 0,1 ml aldehydfreiem Ethanol R versetzt. Nach Zusatz von 0,2 ml einer Lösung von Formaldehyd (0,1 g $\cdot$ l^{-1} CH_2O; M_r 30,03) muss sich die Mischung innerhalb von 5 min schwach rosa färben.

Lagerung: vor Licht geschützt

Schiffs Reagenz R 1 1039402

1 g Fuchsin R wird mit 100 ml Wasser R versetzt. Die Mischung wird auf 50 °C erhitzt, unter gelegentlichem Schütteln abkühlen gelassen, nach 48 h erneut geschüttelt und filtriert. 4 ml Filtrat werden mit 6 ml Salzsäu-

re *R* versetzt, gemischt und mit Wasser *R* zu 100 ml verdünnt.

Die Lösung muss vor Gebrauch mindestens 1 h lang stehen gelassen werden.

Schisandrin *R* 1173800

$C_{24}H_{32}O_7$ M_r 432,5
CAS Nr. 7432-28-2

Schisandrol A; Wuweizichun A; (6*S*,7*S*,12a*R*$_a$)-5,6,7,8-Tetrahydro-1,2,3,10,11,12-hexamethoxy-6,7-dimethyldibenzo[*a,c*]cycloocten-6-ol

Weißes bis fast weißes, kristallines Pulver

*Wird die Substanz zur Gehaltsbestimmung wie in der Monographie **Schisandrafrüchte (Schisandrae chinensis fructus)** beschrieben verwendet, muss sie zusätzlich folgender Anforderung entsprechen:*

Gehaltsbestimmung: Flüssigchromatographie (2.2.29) wie in der Monographie **Schisandrafrüchte** beschrieben

Gehalt: mindestens 95 Prozent, ermittelt mit Hilfe des Verfahrens „Normalisierung"

Lagerung: dicht verschlossen, bei –20 °C oder einer tieferen Temperatur

γ-Schisandrin *R* 1173900

$C_{23}H_{28}O_6$ M_r 400,5
CAS Nr. 61281-37-6

Schisandrin B; Wuweizisu B; *rac*-(6*R*,7*S*,13a*R*$_a$)-1,2,3,13-Tetramethoxy-6,7-dimethyl-5,6,7,8-tetrahydrobenzo[3,4]cycloocta[1,2-*f*][1,3]benzodioxol

Weißes bis fast weißes, kristallines Pulver

Lagerung: dicht verschlossen, bei –20 °C oder einer tieferen Temperatur

Schwefel *R* 1110800

CAS Nr. 7704-34-9

Muss der Monographie **Schwefel (Sulfur)** entsprechen

Schwefeldioxid *R* 1086700

SO_2 M_r 64,1
CAS Nr. 7446-09-5

Farbloses Gas, das sich zu einer farblosen Flüssigkeit verdichten lässt

Schwefeldioxid *R* 1 1110900

SO_2 M_r 64,1
CAS Nr. 7446-09-5

Gehalt: mindestens 99,9 Prozent (*V/V*)

Schwefelkohlenstoff *R* 1015800

CS_2 M_r 76,1
CAS Nr. 75-15-0

Farblose bis gelbliche, entflammbare Flüssigkeit; praktisch unlöslich in Wasser, mischbar mit wasserfreiem Ethanol

d_{20}^{20}: etwa 1,26
Sdp: 46 bis 47 °C

Schwefelsäure *R* 1086800

H_2SO_4 M_r 98,1
CAS Nr. 7664-93-9

Gehalt: mindestens 95,0 und höchstens 97,0 Prozent (*m/m*)

Farblose, ätzende Flüssigkeit von öliger Konsistenz, sehr hygroskopisch; mischbar mit Wasser und Ethanol 96 % unter starker Wärmeentwicklung

d_{20}^{20}: 1,834 bis 1,837

Eine Lösung der Substanz (10 g · l^{-1}) ist stark sauer und gibt die Identitätsreaktionen auf Sulfat (2.3.1).

Aussehen: Die Substanz muss klar (2.2.1) und farblos (2.2.2, Methode II) sein.

Oxidierbare Substanzen: 20 g Substanz werden vorsichtig unter Kühlung in 40 ml Wasser *R* gegossen und mit 0,5 ml Kaliumpermanganat-Lösung (0,002 mol · l^{-1}) versetzt. Die Violettfärbung muss mindestens 5 min lang bestehen bleiben.

Ammonium: höchstens 2 ppm

2,5 g Substanz werden vorsichtig unter Kühlung mit Wasser *R* zu 20 ml verdünnt. Nach dem Abkühlen wird die Lösung tropfenweise mit 10 ml einer Lösung von Natriumhydroxid *R* (200 g · l^{-1}) und 1 ml Neßlers Reagenz *R* versetzt. Die Lösung darf nicht stärker gefärbt sein als eine Mischung von 5 ml Ammonium-Lösung (1 ppm NH$_4$) *R*, 15 ml Wasser *R*, 10 ml einer Lösung von Natriumhydroxid *R* (200 g · l^{-1}) und 1 ml Neßlers Reagenz *R*.

Arsen (2.4.2, Methode A): höchstens 0,02 ppm

50 g Substanz werden nach Zusatz von 3 ml Salpetersäure R vorsichtig auf etwa 10 ml eingedampft. Nach dem Abkühlen wird der Rückstand mit 20 ml Wasser R versetzt und die Lösung auf 5 ml eingeengt. Zur Herstellung der Referenzlösung wird 1,0 ml Arsen-Lösung (1 ppm As) R verwendet.

Eisen (2.4.9): höchstens 1 ppm

Der unter der Prüfung „Glührückstand" erhaltene Rückstand wird unter Erwärmen in 1 ml verdünnter Salzsäure R gelöst und die Lösung mit Wasser R zu 50,0 ml verdünnt. 5 ml dieser Lösung werden mit Wasser R zu 10 ml verdünnt.

Schwermetalle (2.4.8): höchstens 2 ppm

10 ml der unter Grenzprüfung auf Eisen erhaltenen Lösung werden mit Wasser R zu 20 ml verdünnt. 12 ml dieser Lösung müssen der Grenzprüfung A entsprechen. Zur Herstellung der Referenzlösung wird die Blei-Lösung (2 ppm Pb) R verwendet.

Chlorid: höchstens 0,5 ppm

10 g Substanz werden vorsichtig und unter Kühlung in 10 ml Wasser R gegeben. Die Mischung wird mit Wasser R zu 20 ml verdünnt. Nach dem Abkühlen wird die Lösung mit 0,5 ml Silbernitrat-Lösung R 2 versetzt und unter Ausschluss direkter Lichteinwirkung aufbewahrt. Nach 2 min darf die Untersuchungslösung nicht stärker getrübt sein als eine Referenzlösung, die gleichzeitig aus 1 ml Chlorid-Lösung (5 ppm Cl) R, 19 ml Wasser R und 0,5 ml Silbernitrat-Lösung R 2 hergestellt wird.

Nitrat: höchstens 0,5 ppm

50 g oder 27,2 ml Substanz werden vorsichtig und unter Kühlung in 15 ml Wasser R gegeben. Die Lösung wird mit 0,2 ml einer frisch hergestellten Lösung von Brucin R (50 g · l⁻¹) in Essigsäure 99 % R versetzt. Nach 5 min darf die Untersuchungslösung nicht stärker gefärbt sein als eine Referenzlösung, die gleichzeitig aus 12,5 ml Wasser R, 50 g nitratfreier Schwefelsäure R, 2,5 ml Nitrat-Lösung (10 ppm NO_3) R und 0,2 ml einer Lösung von Brucin R (50 g · l⁻¹) in Essigsäure 99 % R hergestellt wird.

Glührückstand: höchstens 0,001 Prozent

100 g Substanz werden vorsichtig in einem kleinen Tiegel auf offener Flamme eingedampft. Der Rückstand wird bis zur dunklen Rotglut erhitzt.

Gehaltsbestimmung: Ein Erlenmeyerkolben mit Schliffstopfen, der 30 ml Wasser R enthält, wird genau gewogen. 0,8 ml Substanz werden eingefüllt; nach dem Abkühlen der Kolben wird erneut genau gewogen. Nach Zusatz von 0,1 ml Methylrot-Lösung R wird die Lösung mit Natriumhydroxid-Lösung (1 mol · l⁻¹) titriert.

1 ml Natriumhydroxid-Lösung (1 mol · l⁻¹) entspricht 49,04 mg H_2SO_4.

Lagerung: in einem mit Schliffstopfen verschlossenen Gefäß aus Glas oder einem anderen Material, das gegen Schwefelsäure inert ist

Schwefelsäure R 1 1190900

H_2SO_4 M_r 98,1
CAS Nr. 7664-93-9

Gehalt: 75 Prozent (V/V)

Schwefelsäure (5 mol · l⁻¹) R 1086809

28 ml Schwefelsäure R werden mit Wasser R zu 100 ml verdünnt.

Schwefelsäure, ethanolische R 1086803

Unter Kühlung werden vorsichtig 20 ml Schwefelsäure R in 60 ml Ethanol 96 % R gegeben. Nach dem Erkalten wird die Mischung mit Ethanol 96 % R zu 100 ml verdünnt.

Unmittelbar vor Gebrauch herzustellen

Schwefelsäure (2,5 mol · l⁻¹), ethanolische R 1086801

Unter Kühlung werden 14 ml Schwefelsäure R vorsichtig zu 60 ml wasserfreiem Ethanol R gegeben. Nach dem Erkalten wird die Lösung mit wasserfreiem Ethanol R zu 100 ml verdünnt.

Unmittelbar vor Gebrauch herzustellen

Schwefelsäure (0,25 mol · l⁻¹), ethanolische R 1086802

10 ml ethanolische Schwefelsäure (2,5 mol · l⁻¹) R werden mit wasserfreiem Ethanol R zu 100 ml verdünnt.

Unmittelbar vor Gebrauch herzustellen

Schwefelsäure, nitratfreie R 1086806

Schwefelsäure R, die zusätzlich folgender Prüfung entsprechen muss:

Nitrat: 5 ml Wasser R werden vorsichtig mit 45 ml Substanz versetzt. Nach dem Erkalten auf 40 °C werden 8 mg Diphenylbenzidin R zugesetzt. Die Lösung muss farblos oder darf höchstens sehr schwach blau gefärbt sein.

Schwefelsäure, nitratfreie R 1 1086808

Nitratfreie Schwefelsäure R, die 95,0 bis 95,5 Prozent (m/m) H_2SO_4 enthält

Schwefelsäure, schwermetallfreie R 1086807

Schwefelsäure R, zusätzlich mit folgenden oberen Grenzwerten für Schwermetalle:

Arsen: 0,005 ppm
Blei: 0,001 ppm

Cadmium: 0,002 ppm
Eisen: 0,05 ppm
Kupfer: 0,001 ppm
Nickel: 0,002 ppm
Quecksilber: 0,005 ppm
Zink: 0,005 ppm

Schwefelsäure, verdünnte *R* 1086804

Enthält 98 g · l^{-1} H$_2$SO$_4$

Herstellung: 60 ml Wasser *R* werden mit 5,5 ml Schwefelsäure *R* versetzt und nach dem Erkalten mit Wasser *R* zu 100 ml verdünnt.

Gehaltsbestimmung: In einen Erlenmeyerkolben mit Schliffstopfen, der 30 ml Wasser *R* enthält, werden 10,0 ml verdünnte Schwefelsäure eingefüllt. Nach Zusatz von 0,1 ml Methylrot-Lösung *R* wird die Lösung mit Natriumhydroxid-Lösung (1 mol · l^{-1}) titriert.

1 ml Natriumhydroxid-Lösung (1 mol · l^{-1}) entspricht 49,04 mg H$_2$SO$_4$.

Schwefelsäure, verdünnte *R* 1 1086810

Enthält 4,9 g · l^{-1} H$_2$SO$_4$

Hergestellt aus Schwefelsäure *R*

Schwefelwasserstoff *R* 1044000

H$_2$S M_r 34,08
CAS Nr. 7783-06-4

Gas; schwer löslich in Wasser

Schwefelwasserstoff *R* 1 1106600

H$_2$S M_r 34,08

Gehalt: mindestens 99,7 Prozent (*V/V*)

Schwefelwasserstoff-Lösung *R* 1136400

Eine frisch hergestellte Lösung von Schwefelwasserstoff *R* in Wasser *R*

Die gesättigte Lösung enthält bei 20 °C etwa 0,4 bis 0,5 Prozent H$_2$S.

Sclareol *R* 1139900

C$_{20}$H$_{36}$O$_2$ M_r 308,5
CAS Nr. 515-03-7

(1*R*,2*R*,4a*S*,8a*S*)-1-[(3*R*)-3-Hydroxy-3-methylpent-4-enyl]-2,5,5,8a-tetramethyldecahydronaphthalin-2-ol; Labd-14-en-8,13-diol

Geruchlose Kristalle

$[\alpha]_D^{20}$:   6,7, in wasserfreiem Ethanol
Smp: 96 bis 98 °C
Sdp$_{19\,mm}$: 218 bis 220 °C

Wird die Substanz in der Prüfung „Chromatographisches Profil" in der Monographie **Muskatellersalbeiöl** *(Salviae sclareae aetheroleum) verwendet, muss sie zusätzlich folgender Anforderung entsprechen:*

Gehaltsbestimmung: Gaschromatographie (2.2.28) wie in der Monographie **Muskatellersalbeiöl** beschrieben

Gehalt: mindestens 97 Prozent, ermittelt mit Hilfe des Verfahrens „Normalisierung"

Scopolaminhydrobromid *R* 1044800

CAS Nr. 6533-68-2

Muss der Monographie **Scopolaminhydrobromid (Scopolamini hydrobromidum / Hyoscini hydrobromidum)** entsprechen

Scopoletin *R* 1158700

C$_{10}$H$_8$O$_4$ M_r 192,2
CAS Nr. 92-61-5

7-Hydroxy-6-methoxy-2*H*-1-benzopyran-2-on; 7-Hydroxy-6-methoxy-2*H*-1-chromen-2-on; 7-Hydroxy-6-methoxycumarin

Schwachbeige, feine Kristalle

Smp: 202 bis 208 °C

SDS-PAGE-Lösung, gepufferte *R* 1114900

151,4 g Trometamol *R*, 721,0 g Glycin *R* und 50,0 g Natriumdodecylsulfat *R* werden in Wasser *R* zu 5000 ml gelöst.

Vor Gebrauch wird die Lösung 1 zu 10 mit Wasser *R* verdünnt und gemischt. Der pH-Wert (2.2.3) der verdünnten Lösung wird gemessen und muss zwischen 8,1 und 8,8 liegen.

SDS-PAGE-Proben-Pufferlösung, konzentrierte *R* 1115000

1,89 g Trometamol *R*, 5,0 g Natriumdodecylsulfat *R* und 50 mg Bromphenolblau *R* werden in Wasser *R* gelöst. Die Lösung wird nach Zusatz von 25,0 ml Glycerol *R* mit Wasser *R* zu 100 ml verdünnt. Der pH-Wert (2.2.3) wird mit Salzsäure *R* auf 6,8 eingestellt. Die Lösung wird mit Wasser *R* zu 125 ml verdünnt.

SDS-PAGE-Proben-Pufferlösung für reduzierende Bedingungen, konzentrierte R   1122100

3,78 g Trometamol R, 10,0 g Natriumdodecylsulfat R und 0,100 g Bromphenolblau R werden in Wasser R gelöst. Die Lösung wird nach Zusatz von 50,0 ml Glycerol R mit Wasser R zu 200 ml verdünnt. Diese Lösung wird mit 25,0 ml 2-Mercaptoethanol R versetzt. Der pH-Wert (2.2.3) wird mit Salzsäure R auf 6,8 eingestellt. Die Lösung wird mit Wasser R zu 250,0 ml verdünnt.

Alternativ kann anstelle von 2-Mercaptoethanol als reduzierende Substanz Dithiothreitol verwendet werden. In diesem Fall ist die Pufferlösung wie folgt herzustellen: 3,78 g Trometamol R, 10,0 g Natriumdodecylsulfat R und 0,100 g Bromphenolblau R werden in Wasser R gelöst. Die Lösung wird nach Zusatz von 50,0 ml Glycerol R mit Wasser R zu 200 ml verdünnt. Der pH-Wert (2.2.3) der Lösung wird mit Salzsäure R auf 6,8 eingestellt und die Lösung mit Wasser R zu 250,0 ml verdünnt. Unmittelbar vor Gebrauch wird Dithiothreitol R hinzugegeben, bis eine Endkonzentration von 100 mmol erreicht ist.

Selen R   1075900

Se A_r 79,0
CAS Nr. 7782-49-2

Pulver oder Granulat, braunrot bis schwarz; praktisch unlöslich in Wasser und Ethanol 96 %, löslich in Salpetersäure

Smp: etwa 220 °C

Selenige Säure R   1100200

H_2SeO_3 M_r 129,0
CAS Nr. 7783-00-8

Zerfließliche Kristalle; leicht löslich in Wasser

Lagerung: dicht verschlossen

Sennosid A R   1208500

$C_{42}H_{38}O_{20}$ M_r 863
CAS Nr. 81-27-6

(9R,9'R)-5,5'-Bis(β-D-glucopyranosyloxy)-4,4'-dihydroxy-10,10'-dioxo-9,9',10,10'-tetrahydro[9,9'-bianthracen]-2,2'-dicarbonsäure

Sennosid B R   1190400

$C_{42}H_{38}O_{20}$ M_r 863
CAS Nr. 128-57-4

(9R,9'S)-5,5'-Bis(β-D-glucopyranosyloxy)-4,4'-dihydroxy-10,10'-dioxo-9,9',10,10'-tetrahydro-9,9'-bianthracen-2,2'-dicarbonsäure

Blassgelbe Kristalle; praktisch unlöslich in Wasser, sehr schwer löslich in Ethanol 96 %, löslich in verdünnten Alkalihydroxid-Lösungen

Smp: 180 bis 186 °C

Serin R   1076000

CAS Nr. 56-45-1

Muss der Monographie **Serin (Serinum)** entsprechen

Serumgonadotropin R   1041200

Muss der Monographie **Pferdeserum-Gonadotropin für Tiere (Gonadotropinum sericum equinum ad usum veterinarium)** entsprechen

Sialinsäure R

Siehe *N*-Acetylneuraminsäure R

Silberdiethyldithiocarbamat R   1110400

$C_5H_{10}AgNS_2$ M_r 256,1
CAS Nr. 1470-61-7

Silber(diethylcarbamodithioat)

Hellgelbes bis graugelbes Pulver; praktisch unlöslich in Wasser, löslich in Pyridin

Eine Lagerung unter 8 °C wird empfohlen.

Die Substanz kann wie folgt hergestellt werden: 1,7 g Silbernitrat R werden in 100 ml Wasser R gelöst. Getrennt davon werden 2,3 g Natriumdiethyldithiocarbamat R in 100 ml Wasser R gelöst. Die beiden Lösungen werden auf 10 °C abgekühlt und unter Rühren gemischt.

Der gelbe Niederschlag wird auf einem Glassintertiegel (16) (2.1.2) gesammelt, mit 200 ml kaltem Wasser R gewaschen und 10 h lang im Vakuum (2.2.32) getrocknet.

Silberdiethyldithiocarbamat-Lösung R 1110401

Unmittelbar vor Gebrauch herzustellen

0,100 g Silberdiethyldithiocarbamat R werden in Pyridin R zu 20,0 ml gelöst.

Eignungsprüfung: Die Lösung muss klar (2.2.1) sein. Die Absorption (2.2.25) der Lösung beträgt höchstens 0,20 bei 450 nm, höchstens 0,01 bei 510 nm und höchstens 0,010 bei 538 nm.

Silbernitrat R 1078300

CAS Nr. 7761-88-8

Muss der Monographie **Silbernitrat (Argenti nitras)** entsprechen

Silbernitrat-Lösung R 1 1078301

Eine Lösung von Silbernitrat R (42,5 g · l^{-1})

Lagerung: vor Licht geschützt

Silbernitrat-Lösung R 2 1078302

Eine Lösung von Silbernitrat R (17 g · l^{-1})

Lagerung: vor Licht geschützt

Silbernitrat-Lösung, ammoniakalische R 1078303

2,5 g Silbernitrat R werden in 80 ml Wasser R gelöst. Die Lösung wird tropfenweise unter Schütteln mit verdünnter Ammoniak-Lösung R 1 versetzt, bis sich der Niederschlag wieder gelöst hat, und anschließend mit Wasser R zu 100 ml verdünnt.

Unmittelbar vor Gebrauch herzustellen

Silbernitrat-Pyridin R 1078304

Eine Lösung von Silbernitrat R (85 g · l^{-1}) in Pyridin R

Lagerung: vor Licht geschützt

Silbernitrat-Reagenz R 1078305

Unmittelbar vor Gebrauch herzustellen

Einer Mischung von 3 ml konzentrierter Ammoniak-Lösung R und 40 ml Natriumhydroxid-Lösung (1 mol · l^{-1}) werden tropfenweise und unter Rühren 8 ml einer Lösung von Silbernitrat (200 g · l^{-1}) zugesetzt. Die Lösung wird mit Wasser R zu 200 ml verdünnt.

Silberoxid R 1078400

Ag_2O A_r 231,7
CAS Nr. 20667-12-3

Bräunlich schwarzes Pulver; praktisch unlöslich in Wasser und Ethanol 96 %, leicht löslich in verdünnter Salpetersäure und in Ammoniak-Lösung

Lagerung: vor Licht geschützt

Silbersulfat R 1201000

Ag_2SO_4 M_r 311,8
CAS Nr. 10294-26-5

Gehalt: mindestens 99,0 Prozent

Weißes oder hellgraues Pulver; schwer löslich in Wasser

Smp: etwa 652 °C

Lagerung: vor Licht geschützt

Silibinin R 1151400

$C_{25}H_{22}O_{10}$ M_r 482,4
CAS Nr. 22888-70-6

Silybin; (2R,3R)-3,5,7-Trihydroxy-2-[(2R,3R)-3-(4-hydroxy-3-methoxyphenyl)-2-(hydroxymethyl)-2,3-dihydro-1,4-benzodioxin-6-yl]-2,3-dihydro-4H-1-benzopyran-4-on; (2R,3R)-3,5,7-Trihydroxy-2-[(2R,3R)-3-(4-hydroxy-3-methoxyphenyl)-2-(hydroxymethyl)-2,3-dihydro-1,4-benzodioxin-6-yl]chroman-4-on

Weißes bis gelbliches Pulver; praktisch unlöslich in Wasser, löslich in Aceton und in Methanol

*Wird die Substanz zur Gehaltsbestimmung wie in der Monographie **Mariendistelfrüchte (Silybi marianae fructus)** beschrieben verwendet, muss sie zusätzlich folgender Anforderung entsprechen:*

Gehaltsbestimmung: Flüssigchromatographie (2.2.29) wie in der Monographie **Mariendistelfrüchte** beschrieben

Untersuchungslösung: 5,0 mg Substanz, zuvor im Vakuum getrocknet, werden in Methanol R zu 50,0 ml gelöst.

Gehalt an Silibinin A und Silibinin B: mindestens 95 Prozent, ermittelt mit Hilfe des Verfahrens „Normalisierung"

Silicagel R 1076100

CAS Nr. 112926-00-8

Teilweise entwässerte, polymerisierte, amorphe Kieselsäure, die bei 20 °C etwa 30 Prozent ihrer Masse an Wasser aufnimmt

Die Substanz ist praktisch unlöslich in Wasser, teilweise löslich in Natriumhydroxid-Lösungen.

Die Substanz enthält einen geeigneten Feuchtigkeitsindikator, dessen Farbänderung den Übergang von der hydratisierten in die wasserfreie Form der Substanz anzeigt.

Der Farbumschlag ist in der Beschriftung angegeben.

Hochdisperses Siliciumdioxid R 1202000

CAS Nr. 7631-86-9

Muss der Monographie **Hochdisperses Siliciumdioxid (Silica colloidalis anhydrica)** entsprechen

Silicristin R 1151500

$C_{25}H_{22}O_{10}$ M_r 482,4
CAS Nr. 33889-69-9

(2R,3R)-3,5,7-Trihydroxy-2-[(2R,3S)-7-hydroxy-2-(4-hydroxy-3-methoxyphenyl)-3-hydroxymethyl-2,3-dihydro-1-benzofuran-5-yl]chroman-4-on

Weißes bis gelbliches Pulver; praktisch unlöslich in Wasser, löslich in Aceton und in Methanol

Silidianin R 1151600

$C_{25}H_{22}O_{10}$ M_r 482,4
CAS Nr. 29782-68-1

(3R,3aR,6R,7aR,8R)-7a-Hydroxy-8-(4-hydroxy-3-methoxyphenyl)-4-[(2R,3R)-3,5,7-trihydroxy-4-oxochroman-2-yl]-2,3,3a,7a-tetrahydro-3,6-methano-1-benzofuran-7(6H)-on

Weißes bis gelbliches Pulver; praktisch unlöslich in Wasser, löslich in Aceton und in Methanol

Sinensetin R 1110500

$C_{20}H_{20}O_7$ M_r 372,4
CAS Nr. 2306-27-6

3′,4′,5,6,7-Pentamethoxyflavon

Weißes bis fast weißes, kristallines Pulver; praktisch unlöslich in Wasser, löslich in Ethanol 96 %

Smp: etwa 177 °C

Absorption (2.2.25): Eine Lösung der Substanz in Methanol R zeigt Absorptionsmaxima bei 243, 268 und 330 nm.

Gehaltsbestimmung: Flüssigchromatographie (2.2.29) wie in der Monographie **Orthosiphonblätter (Orthosiphonis folium)** beschrieben

Gehalt: mindestens 95 Prozent, ermittelt mit Hilfe des Verfahrens „Normalisierung"

Sinomenin R 1183400

$C_{19}H_{23}NO_4$ M_r 329,4
CAS Nr. 115-53-7

7,8-Didehydro-4-hydroxy-3,7-dimethoxy-17-methyl-9α,13α,14α-morphinan-6-on; Cucolin

Sirolimus R 1205700

$C_{51}H_{79}NO_{13}$ M_r 914
CAS Nr. 53123-88-9

Rapamycin

Smp: 183 bis 185 °C

Sitostanol R 1140100

$C_{29}H_{52}O$ M_r 416,7
CAS Nr. 19466-47-8

Stigmastan-3β-ol

Gehalt: mindestens 95,0 Prozent

β-Sitosterol R 1140200

$C_{29}H_{50}O$ M_r 414,7
CAS Nr. 83-46-5

Stigmast-5-en-3β-ol; 22,23-Dihydrostigmasterol

Weißes bis fast weißes Pulver; praktisch unlöslich in Wasser, wenig löslich in Tetrahydrofuran

Gehalt: mindestens 75,0 Prozent (*m/m*), berechnet auf die getrocknete Substanz

Gehaltsbestimmung: Gaschromatographie (2.2.28) wie in der Monographie **Phytosterol (Phytosterolum)** beschrieben

Untersuchungslösung: 0,100 g Substanz werden in Tetrahydrofuran R zu 10,0 ml gelöst. 100 µl Lösung werden in einem 3-ml-Kolben unter Stickstoff R zur Trockne eingedampft. Der Rückstand wird mit 100 µl einer frisch hergestellten Mischung von 50 µl 1-Methylimidazol R und 1,0 ml Heptafluor-*N*-methyl-*N*-(trimethylsilyl)butanamid R versetzt. Der Kolben wird fest verschlossen, 15 min lang bei 100 °C erhitzt und anschließend erkalten gelassen.

Einspritzen: 1 µl Untersuchungslösung

Sojalecithin R 1196400

CAS Nr. 8030-76-0

Sojaöl, raffiniertes R 1201500

Muss der Monographie **Raffiniertes Sojaöl (Soiae oleum raffinatum)** entsprechen

Sonnenblumenöl R 1086900

Muss der Monographie **Raffiniertes Sonnenblumenöl (Helianthi annui oleum raffinatum)** entsprechen

Sorbitol R 1084800

CAS Nr. 50-70-4

Muss der Monographie **Sorbitol (Sorbitolum)** entsprechen

Sphingomyelin aus Eigelb R 1199100

CAS Nr. 85187-10-6

(2*R*,3*S*,4*E*)-2-(Acylamino)-3-hydroxyoctadec-4-en-1-yl-2-(trimethylazaniumyl)ethylphosphat

Squalan R 1084900

$C_{30}H_{62}$ M_r 422,8
CAS Nr. 111-01-3

(6*E*,10*E*,15*E*,19*E*)-2,6,10,15,19,23-Hexamethyltetracosan; Perhydrosqualen

Farblose, ölige Flüssigkeit; leicht löslich in fetten Ölen, schwer löslich in Aceton, in Essigsäure 99 %, in Ethanol 96 % und in Methanol

d_{20}^{20}: 0,811 bis 0,813
n_D^{20}: 1,451 bis 1,453

Stärke, lösliche R 1085100

CAS Nr. 9005-84-9

Weißes bis fast weißes Pulver

Stärke-Lösung R 1085103

1,0 g lösliche Stärke R wird mit 5 ml Wasser R angerieben; die Mischung wird unter Rühren in 100 ml siedendes Wasser R gegeben, das 10 mg Quecksilber(II)-iodid R enthält.

Hinweis: Im Handel erhältliche Reagenzien können verwendet werden, einschließlich quecksilberfreie Lösungen oder Lösungen mit alternativen Konservierungsmitteln.

Vor jedem Gebrauch des Reagenzes ist die Empfindlichkeitsprüfung durchzuführen.

Empfindlichkeitsprüfung: Eine Mischung von 1 ml Stärke-Lösung, 20 ml Wasser *R*, etwa 50 mg Kaliumiodid *R* und 0,05 ml Iod-Lösung *R* 1 muss blau gefärbt sein.

Stärke-Lösung *R* 1 1085105

Eine Mischung von 1 g löslicher Stärke *R* und einer geringen Menge kaltem Wasser *R* wird unter Rühren 200 ml siedendem Wasser *R* zugesetzt. Nach Zusatz von 0,250 g Salicylsäure *R* wird die Mischung 3 min lang im Sieden gehalten. Das Erhitzen wird sofort beendet und die Lösung abgekühlt.

Lagerung: Falls eine längere Lagerung vorgesehen ist, muss diese bei 4 bis 10 °C erfolgen. Wenn beim Endpunkt einer Titration der Umschlag von Blau nach Farblos nicht genügend scharf ist, muss eine frisch hergestellte Stärke-Lösung verwendet werden. Bei Lagerung im Kühlschrank ist die Stärke-Lösung etwa 2 bis 3 Wochen lang stabil.

Empfindlichkeitsprüfung: Eine Mischung von 2 ml Stärke-Lösung *R* 1, 20 ml Wasser *R*, etwa 50 mg Kaliumiodid *R* und 0,05 ml Iod-Lösung *R* 1 muss blau gefärbt sein.

Stärke-Lösung *R* 2 1085107

1,0 g lösliche Stärke wird mit 5 ml Wasser *R* angerieben und die Mischung unter ständigem Rühren in 100 ml siedendes Wasser *R* gegeben. Eine frisch hergestellte Lösung ist zu verwenden.

Empfindlichkeitsprüfung: Eine Mischung von 1 ml Stärke-Lösung *R* 2, 20 ml Wasser *R*, etwa 50 mg Kaliumiodid *R* und 0,05 ml Iod-Lösung *R* 1 muss blau gefärbt sein.

Stärke-Lösung, iodidfreie *R* 1085104

Die Lösung wird wie Stärke-Lösung *R*, aber ohne Zusatz von Quecksilber(II)-iodid hergestellt.

Unmittelbar vor Gebrauch herzustellen

Stärke-Papier, iodathaltiges *R* 1085101

Kaliumiodat-Stärke-Papier

Filterpapierstreifen werden in 100 ml iodidfreie Stärke-Lösung *R*, die 0,1 g Kaliumiodat *R* enthält, eingetaucht und anschließend vor Licht geschützt getrocknet.

Stärke-Papier, iodidhaltiges *R* 1085106

Kaliumiodid-Stärke-Papier

Filterpapierstreifen werden in 100 ml Kaliumiodid-Stärke-Lösung *R* getaucht, anschließend abtropfen und vor Licht geschützt trocknen gelassen.

Empfindlichkeitsprüfung: 0,05 ml Natriumnitrit-Lösung (0,1 mol · l⁻¹) werden mit 4 ml Salzsäure *R* gemischt. Die Mischung wird mit Wasser *R* zu 100 ml verdünnt. Wird ein Tropfen der Lösung auf iodidhaltiges Stärke-Papier gegeben, muss ein blauer Fleck erscheinen.

Stanolon *R* 1154400

$C_{19}H_{30}O_2$ M_r 290,4
CAS Nr. 521-18-6

17β-Hydroxy-5α-androstan-3-on; Androstanolon

Weißes bis fast weißes Pulver

Smp: etwa 180 °C

Staphylococcus-aureus-Stamm-V8-Protease, Typ XVII-B *R* 1115800

CAS Nr. 66676-43-5

Extrazelluläres, proteolytisches Enzym aus Mikroorganismen; gefriergetrocknetes Pulver, das 500 bis 1000 Einheiten je Milligramm Festsubstanz enthält

Stavudin *R* 1187000

CAS Nr. 3056-17-5

Muss der Monographie **Stavudin (Stavudinum)** entsprechen

Stearinsäure *R* 1085200

$C_{18}H_{36}O_2$ M_r 284,5
CAS Nr. 57-11-4

Octadecansäure

Weißes bis fast weißes Pulver oder weiße bis fast weiße Flocken, sich fettig anfühlend; praktisch unlöslich in Wasser, löslich in heißem Ethanol 96 %

Smp: etwa 70 °C

Wird die Substanz in der Prüfung „Gesamtfettsäuren" in der Monographie Sägepalmenfrüchte (Sabalis serrulatae fructus) verwendet, muss sie zusätzlich folgender Anforderung entsprechen:

Gehaltsbestimmung: Gaschromatographie (2.2.28) wie in der Monographie **Sägepalmenfrüchte** beschrieben

Gehalt: mindestens 98 Prozent, ermittelt mit Hilfe des Verfahrens „Normalisierung"

Stearylalkohol *R*   1156400

$$H_3C-[\ ]_8-OH$$

$C_{18}H_{38}O$ M_r 270,5
CAS Nr. 112-92-5

Octadecan-1-ol

Smp: etwa 60 °C

Gehalt: mindestens 95 Prozent

Stickstoff *R*   1059300

N_2 M_r 28,01
CAS Nr. 7727-37-9

Stickstoff, gewaschen und getrocknet

Stickstoff *R* 1   1059400

Gehalt: mindestens 99,999 Prozent (*V/V*)

Kohlenmonoxid: weniger als 5 ppm

Sauerstoff: weniger als 5 ppm

Stickstoff, sauerstofffreier *R*   1059600

Stickstoff *R* wird durch alkalische Pyrogallol-Lösung *R* geleitet.

Stickstoff zur Chromatographie *R*   1059500

CAS Nr. 7727-37-9

Gehalt: mindestens 99,95 Prozent (*V/V*)

Stickstoff-Gas-Mischung *R*   1136900

Stickstoff *R* mit je 1 Prozent (*V/V*) Kohlendioxid *R* 2, Kohlenmonoxid *R* 1 und Sauerstoff *R* 1

Stickstoffdioxid *R*   1179600

NO_2 M_r 46,01
CAS Nr. 10102-44-0

Gehalt: mindestens 98,0 Prozent (*V/V*)

Stickstoffmonoxid *R*   1108300

NO M_r 30,01

Gehalt: mindestens 98,0 Prozent (*V/V*)

Stigmasterol *R*   1141400

$C_{29}H_{48}O$ M_r 412,7
CAS Nr. 83-48-7

(22*E*)-Stigmasta-5,22-dien-3β-ol; (22*E*,24*S*)-24-Ethyl=cholesta-5,22-dien-3β-ol

Weißes bis fast weißes Pulver; praktisch unlöslich in Wasser

Smp: etwa 170 °C

$[\alpha]_D^{22}$: etwa –51 (*c* = 2 in Chloroform)

Streptomycinsulfat *R*   1085300

CAS Nr. 3810-74-0

Muss der Monographie **Streptomycinsulfat (Streptomycini sulfas)** entsprechen

Strontium-85-Spikelösung *R*   1166800

Strontium-85-Standardlösung *R* wird mit einer Lösung von Strontiumchlorid-Hexahydrat *R* (0,27 g · l^{-1}) in einer Lösung von Salzsäure *R* (1,03 g · l^{-1}) verdünnt, so dass eine Radioaktivitätskonzentration von etwa 10 kBq · ml^{-1} erhalten wird.

Strontium-85-Standardlösung *R*   1166900

Lösung von Strontium-85 in Form von Sr^{2+}-Ionen in einer Lösung von Salzsäure *R* (51,5 g · l^{-1})

Strontiumcarbonat *R*   1122700

$SrCO_3$ M_r 147,6
CAS Nr. 1633-05-2

Gehalt: mindestens 99,5 Prozent

Weißes bis fast weißes, kristallines Pulver

Strontiumchlorid-Hexahydrat *R*   1167000

$SrCl_2 \cdot 6\ H_2O$ M_r 266,6
CAS Nr. 10025-70-4

Weiße bis fast weiße Kristalle; sehr leicht löslich in Wasser

Smp: etwa 115 °C (Wasserverlust) und 872 °C

Strontiumselektives Extraktionsharz R　1167100

Im Handel erhältliches Harz, hergestellt durch Beladen eines inerten Chromatographieträgers mit einer Suspension von 4,4′(5′)-Di-*tert*-butylcyclohexano-[18]-Krone-6 in Octanol

Die Fülldichte des Extraktionsharzes muss etwa 0,35 g · ml⁻¹ betragen.

Strychnin R　1190600

$C_{21}H_{22}N_2O_2$　　　　　　　　　　　　　M_r 334,4
CAS Nr. 57-24-9

(4a*R*,4b*R*,5a*S*,8a*R*,13a*S*,15a*S*)-2,4a,4b,5,5a,7,8,13a,15,15a-Decahydro-4,6-methano-6*H*-indolo[3,2,1-*ij*]oxepino[2,3,4-*de*]pyrrolo[2,3-*h*]chinolin-14-on; Strychnidin-10-on

Weißes bis fast weißes, kristallines Pulver; wenig löslich in Wasser

Smp: etwa 285 °C

Styrol R　1151700

C_8H_8　　　　　　　　　　　　　　　　　M_r 104,2
CAS Nr. 100-42-5

Ethenylbenzol; Vinylbenzol

Farblose, ölige Flüssigkeit; sehr schwer löslich in Wasser

Sdp: etwa 145 °C

Styrol-Divinylbenzol-Copolymer R　1085500

Poly(styrol,divinylbenzol)

Poröse, harte Kügelchen aus quer vernetztem Polymer

Im Handel sind verschiedene Arten mit unterschiedlicher Größe der Kügelchen erhältlich. Die Teilchengröße der Kügelchen wird in Klammern nach dem Namen des Reagenzes bei den entsprechenden Prüfungen angegeben.

Sudanorange R　1110700

$C_{16}H_{12}N_2O$　　　　　　　　　　　　　M_r 248,3
CAS Nr. 842-07-9

C.I. Nr. 12055
1-(Phenylazo)naphth-2-ol; Sudan I

Orangerotes Pulver; praktisch unlöslich in Wasser, löslich in Dichlormethan

Smp: etwa 131 °C

Sudanrot G R　1085800

$C_{17}H_{14}N_2O_2$　　　　　　　　　　　　M_r 278,3

C.I. Nr. 12150; Schultz Nr. 149
1-(2-Methoxyphenylazo)-2-naphthol

Rötlich braunes Pulver; praktisch unlöslich in Wasser

Dünnschichtchromatographie (2.2.27): Auf eine Schicht Kieselgel G R werden 10 µl einer Lösung der Substanz (0,1 g · l⁻¹) in Dichlormethan R aufgetragen. Die Chromatographie erfolgt über eine Laufstrecke von 10 cm mit dem gleichen Lösungsmittel. Das Chromatogramm darf nur einen Hauptfleck zeigen.

Sulfaminsäure R　1085900

H₂N—SO₃H

H_3NO_3S　　　　　　　　　　　　　　　M_r 97,1
CAS Nr. 5329-14-6

Sulfamidsäure, Amidoschwefelsäure; Amidosulfonsäure

Weißes bis fast weißes, kristallines Pulver oder weiße bis fast weiße Kristalle; leicht löslich in Wasser, wenig löslich in Aceton, in Ethanol 96 % und in Methanol

Smp: etwa 205 °C, unter Zersetzung

Sulfanblau *R* 1086000

$C_{27}H_{31}N_2NaO_6S_2$ M_r 566,6
CAS Nr. 129-17-9

C.I. Nr. 42045; Schultz Nr. 769
Säureblau 1; Patentblau VF; Disulfinblau; Blau VS; Natrium[[[(4-diethylamino)phenyl](2,4-disulfonatophenyl)methylen]cyclohexa-2,5-dien-1-yliden]diethylammonium

Violettes Pulver; löslich in Wasser

Verdünnte Lösungen der Substanz sind blau gefärbt und werden auf Zusatz von konzentrierter Salzsäure gelb.

Sulfanilamid *R* 1086100

$C_6H_8N_2O_2S$ M_r 172,2
CAS Nr. 63-74-1

4-Aminobenzolsulfonamid

Weißes bis fast weißes Pulver; schwer löslich in Wasser, leicht löslich in siedendem Wasser, in Aceton, in verdünnten Säuren und in Alkalihydroxid-Lösungen, wenig löslich in Ethanol 96 % und in Petrolether

Smp: etwa 165 °C

Sulfanilsäure *R* 1086200

$C_6H_7NO_3S$ M_r 173,2
CAS Nr. 121-57-3

4-Aminobenzolsulfonsäure

Farblose Kristalle; wenig löslich in Wasser, praktisch unlöslich in Ethanol 96 %

Sulfanilsäure-Lösung *R* 1086203

0,33 g Sulfanilsäure *R* werden, falls erforderlich unter Erwärmen, in 75 ml Wasser *R* gelöst. Die Lösung wird mit Essigsäure 99 % *R* zu 100 ml verdünnt.

Sulfanilsäure-Lösung *R* 1 1086201

0,5 g Sulfanilsäure *R* werden in einer Mischung von 75 ml verdünnter Essigsäure *R* und 75 ml Wasser *R* gelöst.

Sulfanilsäure-Lösung, diazotierte *R* 1086202

0,9 g Sulfanilsäure *R* werden unter Erwärmen in 9 ml Salzsäure *R* gelöst. Die Lösung wird mit Wasser *R* zu 100 ml verdünnt. 10 ml Lösung werden in einer Eis-Wasser-Mischung abgekühlt und mit 10 ml einer eiskalten Lösung von Natriumnitrit *R* (45 g·l^{-1}) versetzt. Nach 15 min langem Stehenlassen bei 0 °C (bei dieser Temperatur ist die Lösung 3 Tage haltbar) wird die Lösung unmittelbar vor Gebrauch mit 20 ml einer Lösung von Natriumcarbonat *R* (100 g·l^{-1}) versetzt.

Sulfathiazol *R* 1086300

$C_9H_9N_3O_2S_2$ M_r 255,3
CAS Nr. 72-14-0

N^1-(2-Thiazolyl)sulfanilamid

Kristalle oder Pulver, weiß bis gelblich weiß; sehr schwer löslich in Wasser, löslich in Aceton, schwer löslich in Ethanol 96 %

Die Substanz löst sich in verdünnten Mineralsäuren, in Alkalihydroxid- und in Alkalicarbonat-Lösungen.

Smp: etwa 200 °C

Sulfosalicylsäure *R* 1086600

$C_7H_6O_6S · 2 H_2O$ M_r 254,2
CAS Nr. 5965-83-3

2-Hydroxy-5-sulfobenzoesäure, Dihydrat

Weißes bis fast weißes, kristallines Pulver oder weiße bis fast weiße Kristalle; sehr leicht löslich in Wasser und in Ethanol 96 %

Smp: etwa 109 °C

Swertiamarin R 1163600

$C_{16}H_{22}O_{10}$ M_r 374,3
CAS Nr. 17388-39-5

Swertiamarosid; (4R,5R,6S)-5-Ethenyl-6-(β-D-gluco=
pyranosyloxy)-4a-hydroxy-4,4a,5,6-tetrahydro-1H,
3H-pyrano[3,4-c]pyran-1-on

Szintillationslösung R 1167300

Im Handel erhältliche Lösung zur Bestimmung der Radioaktivität durch Szintillationsmessung

Die Lösung enthält ein oder mehrere fluoreszierende Agenzien und in der Regel ein oder mehrere Emulgatoren in einem geeigneten organischen Lösungsmittel oder in einer geeigneten Mischung organischer Lösungsmittel.

Szintillationslösung R 1 1176800

1000 ml Dioxan R werden mit 0,3 g Methylphenyloxazolylbenzol R, 7 g Diphenyloxazol R und 100 g Naphthalin R versetzt.

T

Tagatose R 1111000

$C_6H_{12}O_6$ M_r 180,16
CAS Nr. 87-81-0

D-*lyxo*-Hexulose; D-Tagatose

Weißes bis fast weißes Pulver

$[\alpha]_D^{20}$: −2,3, an einer Lösung der Substanz (21,9 g · l^{-1}) in Wasser R bestimmt
Smp: 134 bis 135 °C

Talkum R 1087000

CAS Nr. 14807-96-6

Muss der Monographie **Talkum (Talcum)** entsprechen

Tannin R 1087100

Glitzernde Schuppen oder amorphes Pulver, gelblich bis hellbraun; sehr leicht löslich in Wasser, leicht löslich in Ethanol 96 %, löslich in Aceton

Lagerung: vor Licht geschützt

Tanshinon II$_A$ R 1184800

$C_{19}H_{18}O_3$ M_r 294,3
CAS Nr. 568-72-9

1,6,6-Trimethyl-6,7,8,9-tetrahydrophenanthro[1,2-b]=
furan-10,11-dion

Taxifolin R 1151800

$C_{15}H_{12}O_7$ M_r 304,3
CAS Nr. 480-18-2

(2R,3R)-2-(3,4-Dihydroxyphenyl)-3,5,7-trihydroxy-2,3-dihydro-4H-1-benzopyran-4-on; (2R,3R)-2-(3,4-Di=
hydroxyphenyl)-3,5,7-trihydroxychroman-4-on

Weißes bis fast weißes Pulver; schwer löslich in wasserfreiem Ethanol

Absorption (2.2.25): Eine Lösung der Substanz in wasserfreiem Ethanol R zeigt ein Absorptionsmaximum bei 290 nm.

Tecnazen R 1132400

$C_6HCl_4NO_2$ M_r 260,9
CAS Nr. 117-18-0

Smp: 99 bis 100 °C
Sdp: etwa 304 °C

Eine geeignete, zertifizierte Referenzlösung (10 ng · µl^{-1} in Cyclohexan) kann verwendet werden.

trans-Terpin R   1205800

$C_{10}H_{20}O_2$ M_r 172,3
CAS Nr. 565-50-4

(1*r*,4*r*)-4-(2-Hydroxypropan-2-yl)-1-methylcyclohexan-1-ol; *p*-Menthan-1,8-diol

Smp: etwa 116 °C

α-Terpinen R   1140300

$C_{10}H_{16}$ M_r 136,2
CAS Nr. 99-86-5

1-Isopropyl-4-methylcyclohexa-1,3-dien

Klare, fast farblose Flüssigkeit

d_4^{20}: etwa 0,837
n_D^{20}: etwa 1,478
Sdp: etwa 174 °C

Wird die Substanz in der Gaschromatographie verwendet, muss sie zusätzlich folgender Anforderung entsprechen:

Gehaltsbestimmung: Gaschromatographie (2.2.28) wie in der Monographie **Teebaumöl (Melaleucae aetheroleum)** beschrieben

Gehalt: mindestens 90 Prozent, ermittelt mit Hilfe des Verfahrens „Normalisierung"

γ-Terpinen R   1115900

$C_{10}H_{16}$ M_r 136,2
CAS Nr. 99-85-4

1-Isopropyl-4-methylcyclohexa-1,4-dien

Ölige Flüssigkeit

Wird die Substanz in der Gaschromatographie verwendet, muss sie zusätzlich folgender Anforderung entsprechen:

Gehaltsbestimmung: Gaschromatographie (2.2.28) wie in der Monographie **Pfefferminzöl (Menthae piperitae aetheroleum)** beschrieben

Untersuchungslösung: die Substanz

Gehalt: mindestens 93,0 Prozent, ermittelt mit Hilfe des Verfahrens „Normalisierung"

Terpinen-4-ol R   1116000

$C_{10}H_{18}O$ M_r 154,2
CAS Nr. 562-74-3

4-Methyl-1-(1-methylethyl)cyclohex-3-en-1-ol; *p*-Menth-1-en-4-ol

Farblose, ölige Flüssigkeit

Wird die Substanz in der Gaschromatographie verwendet, muss sie zusätzlich folgender Anforderung entsprechen:

Gehaltsbestimmung: Gaschromatographie (2.2.28) wie in der Monographie **Lavendelöl (Lavandulae aetheroleum)** beschrieben

Untersuchungslösung: die Substanz

Gehalt: mindestens 90,0 Prozent, ermittelt mit Hilfe des Verfahrens „Normalisierung"

α-Terpineol R   1087300

$C_{10}H_{18}O$ M_r 154,2
CAS Nr. 98-55-5

(*RS*)-2-(4-Methyl-3-cyclohexenyl)-2-propanol
Die Substanz kann 1 bis 3 Prozent β-Terpineol enthalten.

Farblose Kristalle; praktisch unlöslich in Wasser, löslich in Ethanol 96 %

d_{20}^{20}: etwa 0,935
$[\alpha]_D^{20}$: etwa 92,5
n_D^{20}: etwa 1,483
Smp: etwa 35 °C

Wird die Substanz in der Gaschromatographie verwendet, muss sie zusätzlich folgender Anforderung entsprechen:

Gehaltsbestimmung: Gaschromatographie (2.2.28) wie in der Monographie **Anisöl (Anisi aetheroleum)** beschrieben

Untersuchungslösung: eine Lösung der Substanz (100 g · l^{-1}) in Hexan R

Gehalt: mindestens 97,0 Prozent, ermittelt mit Hilfe des Verfahrens „Normalisierung"

Terpinolen R   1140400

$C_{10}H_{16}$ M_r 136,2
CAS Nr. 586-62-9

p-Mentha-1,4(8)-dien; 4-Isopropyliden-1-methylcyclo=
hexen

Klare, fast farblose Flüssigkeit

d_4^{20}: etwa 0,863
n_D^{20}: etwa 1,488
Sdp: etwa 184 °C

Wird die Substanz in der Gaschromatographie verwendet, muss sie zusätzlich folgender Anforderung entsprechen:

Gehaltsbestimmung: Gaschromatographie (2.2.28) wie in der Monographie **Teebaumöl (Melaleucae aetheroleum)** beschrieben

Gehalt: mindestens 90 Prozent, ermittelt mit Hilfe des Verfahrens „Normalisierung"

Testosteron R   1116100

CAS Nr. 58-22-0

Muss der Monographie **Testosteron (Testosteronum)** entsprechen

Testosteronpropionat R   1087400

CAS Nr. 57-85-2

Muss der Monographie **Testosteronpropionat (Testosteroni propionas)** entsprechen

1,2,3,4-Tetra-*O*-acetyl-β-D-glucopyranose R   1172600

$C_{14}H_{20}O_{10}$ M_r 348,3
CAS Nr. 13100-46-4

Weißes bis fast weißes Pulver; löslich in Wasser unter Erwärmen

$[\alpha]_D^{20}$: +11, mit einer Lösung der Substanz (6 g · l^{-1}) in Chloroform R bestimmt
Smp: 126 bis 128 °C

1,3,4,6-Tetra-*O*-acetyl-β-D-mannopyranose R   1174100

$C_{14}H_{20}O_{10}$ M_r 348,3
CAS Nr. 18968-05-3

Pulver oder Kristalle, farblos bis weiß

Smp: 160 bis 161 °C
$[\alpha]_D^{20}$: −68, an einer Lösung der Substanz (7 g · l^{-1}) in Dichlormethan R bestimmt

Tetrabutylammoniumbromid R   1087500

$C_{16}H_{36}BrN$ M_r 322,4
CAS Nr. 1643-19-2

Weiße bis fast weiße Kristalle
Smp: 102 bis 104 °C

Tetrabutylammoniumdihydrogenphosphat R   1087600

$C_{16}H_{38}NO_4P$ M_r 339,5
CAS Nr. 5574-97-0

Weißes bis fast weißes, hygroskopisches Pulver

pH-Wert (2.2.3): Der pH-Wert einer Lösung der Substanz (170 g · l^{-1}) muss bei etwa 7,5 liegen.

Absorption (2.2.25): etwa 0,10, bei 210 nm an einer Lösung der Substanz (170 g · l^{-1}) bestimmt

Lagerung: dicht verschlossen

Tetrabutylammoniumdihydrogenphosphat-Lösung R   1087601

Eine Lösung von Tetrabutylammoniumdihydrogenphosphat R (1,0 mol · l^{-1})

Die Lösung ist im Handel erhältlich.

Tetrabutylammoniumhydrogensulfat R   1087700

$C_{16}H_{37}NO_4S$ M_r 339,5
CAS Nr. 32503-27-8

Farblose Kristalle oder kristallines Pulver; leicht löslich in Wasser und Methanol

Smp: 169 bis 173 °C

Absorption (2.2.25): höchstens 0,05, an einer Lösung der Substanz (50 g · l^{-1}) zwischen 240 und 300 nm gemessen

Tetrabutylammoniumhydrogensulfat R 1   1087701

Muss den Anforderungen an Tetrabutylammoniumhydrogensulfat R und zusätzlich folgender Anforderung entsprechen:

Absorption (2.2.25): höchstens 0,02, an einer Lösung der Substanz (50 g · l^{-1}) zwischen 215 und 300 nm gemessen

Tetrabutylammoniumhydroxid R   1087800

$C_{16}H_{37}NO \cdot 30\,H_2O$ M_r 800
CAS Nr. 147741-30-8

Gehalt: mindestens 98,0 Prozent $C_{16}H_{37}NO \cdot 30\,H_2O$

Weiße bis fast weiße Kristalle; löslich in Wasser

Gehaltsbestimmung: 1,000 g Substanz wird in 100 ml Wasser R gelöst und sofort mit Salzsäure (0,1 mol · l^{-1}) titriert. Der Endpunkt wird mit Hilfe der Potentiometrie (2.2.20) bestimmt. Eine Blindtitration wird durchgeführt.

1 ml Salzsäure (0,1 mol · l^{-1}) entspricht 80,0 mg $C_{16}H_{37}NO \cdot 30\,H_2O$.

Tetrabutylammoniumhydroxid-Lösung R   1087802

Eine Lösung, die 400 g · l^{-1} $C_{16}H_{37}NO$ (M_r 259,5) geeigneter Qualität enthält

Tetrabutylammoniumhydroxid-Lösung R 1   1087801

Eine Lösung, die 104 g · l^{-1} $C_{16}H_{37}NO$ (M_r 259,5), hergestellt durch Verdünnen eines Reagenzes geeigneter Qualität, enthält

Tetrabutylammoniumiodid R   1087900

$C_{16}H_{36}IN$ M_r 369,4
CAS Nr. 311-28-4

Gehalt: mindestens 98,0 Prozent

Kristallines Pulver oder Kristalle, weiß bis schwach gefärbt; löslich in Ethanol 96 %

Sulfatasche (2.4.14): höchstens 0,02 Prozent

Gehaltsbestimmung: 1,200 g Substanz werden in 30 ml Wasser R gelöst. Nach Zusatz von 50,0 ml Silbernitrat-Lösung (0,1 mol · l^{-1}) und 5 ml verdünnter Salpetersäure R wird der Überschuss an Silbernitrat mit Ammoniumthiocyanat-Lösung (0,1 mol · l^{-1}) unter Zusatz von 2 ml Ammoniumeisen(III)-sulfat-Lösung R 2 titriert.

1 ml Silbernitrat-Lösung (0,1 mol · l^{-1}) entspricht 36,94 mg $C_{16}H_{36}IN$.

Tetrachlorethan R   1088000

$C_2H_2Cl_4$ M_r 167,9
CAS Nr. 79-34-5

1,1,2,2-Tetrachlorethan

Klare, farblose Flüssigkeit; schwer löslich in Wasser, mischbar mit Ethanol 96 %

d_{20}^{20}: etwa 1,59
n_D^{20}: etwa 1,495

Destillationsbereich (2.2.11): Mindestens 95 Prozent Substanz müssen zwischen 145 und 147 °C destillieren.

Tetrachlorkohlenstoff R   1016100

CCl_4 M_r 153,8
CAS Nr. 56-23-5

Tetrachlormethan

Klare, farblose Flüssigkeit; praktisch unlöslich in Wasser, mischbar mit Ethanol 96 %

d_{20}^{20}: 1,595 bis 1,598
Sdp: 76 bis 77 °C

Tetrachlorvinphos R 1132500

$C_{10}H_9Cl_4O_4P$ M_r 366,0
CAS Nr. 22248-79-9

Smp: etwa 95 °C

Eine geeignete, zertifizierte Referenzlösung (10 ng · µl⁻¹ in Isooctan) kann verwendet werden.

Tetracos-15-ensäuremethylester R 1144800

$C_{25}H_{48}O_2$ M_r 380,7
CAS Nr. 2733-88-2

(Z)-15-Tetracosaensäuremethylester; Methyl[(Z)-tetra= cos-15-enoat]; Nervonsäuremethylester

Gehalt: mindestens 99,0 Prozent, mit Hilfe der Gaschromatographie (2.4.22) bestimmt

Flüssigkeit

Tetracyclinhydrochlorid R 1147000

Muss der Monographie **Tetracyclinhydrochlorid (Tetracyclini hydrochloridum)** entsprechen

Tetradecan R 1088200

$C_{14}H_{30}$ M_r 198,4
CAS Nr. 629-59-4

Gehalt: mindestens 99,5 Prozent

Farblose Flüssigkeit

d_{20}^{20}: etwa 0,76
n_D^{20}: etwa 1,429
Smp: etwa −5 °C
Sdp: etwa 252 °C

Tetraethylammoniumhydrogensulfat R 1116200

$C_8H_{21}NO_4S$ M_r 227,3
CAS Nr. 16873-13-5

Hygroskopisches Pulver

Smp: etwa 245 °C

Tetraethylammoniumhydroxid-Lösung R 1100300

$C_8H_{21}NO$ M_r 147,3
CAS Nr. 77-98-5

Eine Lösung von Tetraethylammoniumhydroxid (200 g · l⁻¹)

Farblose, stark alkalische Flüssigkeit

d_{20}^{20}: etwa 1,01
n_D^{20}: etwa 1,372

HPLC-Qualität

Tetraethylenpentamin R 1102000

$C_8H_{23}N_5$ M_r 189,3
CAS Nr. 112-57-2

3,6,9-Triazaundecan-1,11-diamin; 3,6,9-Triazaundecan-1,11-diylbis(azan)

Farblose Flüssigkeit; löslich in Aceton

n_D^{20}: etwa 1,506

Lagerung: vor Wärme und Feuchtigkeit geschützt

Tetraheptylammoniumbromid R 1088400

$C_{28}H_{60}BrN$ M_r 490,7
CAS Nr. 4368-51-8

Kristallines Pulver oder Kristalle, weiß oder schwach gefärbt

Smp: 89 bis 91 °C

Tetrahexylammoniumbromid R 1152500

$C_{24}H_{52}BrN$ M_r 434,6
CAS Nr. 4328-13-6

N,N,N-Trihexylhexan-1-aminiumbromid

Weißes bis fast weißes, kristallines, hygroskopisches Pulver

Smp: etwa 100 °C

Tetrahexylammoniumhydrogensulfat R   1116300

$C_{24}H_{53}NO_4S$ M_r 451,8
CAS Nr. 32503-34-7

N,N,N-Trihexylhexan-1-aminiumhydrogensulfat

Weiße bis fast weiße Kristalle

Smp: 100 bis 102 °C

Tetrahydrofuran R   1088500

C_4H_8O M_r 72,1
CAS Nr. 109-99-9

Tetramethylenoxid

Klare, farblose, entflammbare Flüssigkeit; mischbar mit Wasser und mit Ethanol 96 %

d_{20}^{20}:   etwa 0,89

Tetrahydrofuran, das nicht der Prüfung auf Peroxide entspricht, darf nicht destilliert werden.

Peroxide: In einen 12-ml-Schliffstopfenzylinder von etwa 1,5 cm Durchmesser werden 8 ml Kaliumiodid-Stärke-Lösung R gegeben. Der Zylinder wird mit der Substanz bis zum Rand aufgefüllt, kräftig geschüttelt und 30 min lang unter Lichtschutz stehen gelassen. Dabei darf keine Färbung auftreten.

Wird die Substanz in der Spektroskopie verwendet, muss sie zusätzlich folgender Prüfung entsprechen:

Absorption (2.2.25): höchstens 0,70 bei 255 nm, 0,10 bei 270 nm und 0,01 bei 310 nm, mit Wasser R als Kompensationsflüssigkeit bestimmt

Tetrahydrofuran zur Chromatographie R   1147100

Tetrahydrofuran R mit folgenden zusätzlichen Anforderungen:

d_4^{20}:   0,8892

Sdp: etwa 66 °C

Gehalt: mindestens 99,8 Prozent C_4H_8O

Tetrahydropalmatin R   1205900

$C_{21}H_{25}NO_4$ M_r 355,4
CAS Nr. 2934-97-6

(13a*RS*)-5,8,13,13a-Tetrahydro-2,3,9,10-tetramethoxy-6*H*-dibenzo[*a,g*]chinolizin

Tetrakis(decyl)ammoniumbromid R   1088300

$C_{40}H_{84}BrN$ M_r 659
CAS Nr. 14937-42-9

Weißes bis schwach gefärbtes, kristallines Pulver oder Kristalle

Smp: 88 bis 89 °C

α-Tetralon R   1171800

$C_{10}H_{10}O$ M_r 146,2
CAS Nr. 529-34-0

1-Oxotetralin; 3,4-Dihydronaphthalin-1(2*H*)-on

Smp: etwa 5 °C
Sdp: etwa 115 °C

Tetramethylammoniumbromid R   1156600

$C_4H_{12}BrN$ M_r 154,1
CAS Nr. 64-20-0

N,N,N-Trimethylmethanaminiumbromid

Weiße bis schwach gelbe Kristalle; leicht löslich in Wasser

Smp: etwa 285 °C, unter Zersetzung

Tetramethylammoniumchlorid *R*   1100400

$C_4H_{12}ClN$ M_r 109,6
CAS Nr. 75-57-0

Farblose Kristalle; löslich in Wasser und Ethanol 96 %

Smp: etwa 300 °C, unter Zersetzung

Tetramethylammoniumhydrogensulfat *R*   1116400

$C_4H_{13}NO_4S$ M_r 171,2
CAS Nr. 80526-82-5

Hygroskopisches Pulver

Smp: etwa 295 °C

Tetramethylammoniumhydroxid *R*   1122800

$C_4H_{13}NO \cdot 5\,H_2O$ M_r 181,2
CAS Nr. 10424-65-4

Tetramethylammoniumhydroxid, Pentahydrat

HPLC-Qualität

Tetramethylammoniumhydroxid-Lösung *R*   1088600

CAS Nr. 75-59-2

Gehalt: mindestens 10,0 Prozent (*m/m*) $C_4H_{13}NO$ (M_r 91,2)

Klare, farblose bis sehr schwach gelb gefärbte Flüssigkeit; mischbar mit Wasser und mit Ethanol 96 %

Gehaltsbestimmung: 1,000 g Substanz wird mit 50 ml Wasser *R* versetzt. Nach Zusatz von 0,1 ml Methylrot-Lösung *R* wird die Mischung mit Schwefelsäure (0,05 mol · l⁻¹) titriert.

1 ml Schwefelsäure (0,05 mol · l⁻¹) entspricht 9,12 mg $C_4H_{13}NO$.

Tetramethylammoniumhydroxid-Lösung, verdünnte *R*   1088601

10 ml Tetramethylammoniumhydroxid-Lösung *R* werden mit aldehydfreiem Ethanol 96 % *R* zu 100 ml verdünnt.

Unmittelbar vor Gebrauch herzustellen

Tetramethylbenzidin *R*   1132600

$C_{16}H_{20}N_2$ M_r 240,3
CAS Nr. 54827-17-7

3,3′,5,5′-Tetramethylbiphenyl-4,4′-diamin

Pulver; praktisch unlöslich in Wasser, sehr leicht löslich in Methanol

Smp: etwa 169 °C

1,1,3,3-Tetramethylbutylamin *R*   1141500

$C_8H_{19}N$ M_r 129,3
CAS Nr. 107-45-9

2-Amino-2,4,4-trimethylpentan

Klare, farblose Flüssigkeit

d_{20}^{20}:   etwa 0,805
n_D^{20}:   etwa 1,424
Sdp: etwa 140 °C

Tetramethyldiaminodiphenylmethan *R*   1088700

$C_{17}H_{22}N_2$ M_r 254,4
CAS Nr. 101-61-1

4,4′-Methylenbis(*N*,*N*-dimethylanilin)

Weiße bis bläulich weiße Kristalle oder Plättchen, praktisch unlöslich in Wasser, schwer löslich in Ethanol 96 %, löslich in Mineralsäuren

Smp: etwa 90 °C

Tetramethyldiaminodiphenylmethan-Reagenz *R*
    1088701

Lösung A: 2,5 g Tetramethyldiaminodiphenylmethan *R* werden in 10 ml Essigsäure 99 % *R* und 50 ml Wasser *R* gelöst.

Lösung B: 5 g Kaliumiodid *R* werden in 100 ml Wasser *R* gelöst.

Lösung C: 0,30 g Ninhydrin *R* werden in 10 ml Essigsäure 99 % *R* gelöst. Die Lösung wird mit 90 ml Wasser *R* versetzt.

Die Lösungen A, B und 1,5 ml Lösung C werden gemischt.

Tetramethylethylendiamin *R*   1088800

$C_6H_{16}N_2$ M_r 116,2
CAS Nr. 110-18-9

N,N,N′,N′-Tetramethylethylendiamin

Farblose Flüssigkeit; mischbar mit Wasser und mit Ethanol 96 %

d_{20}^{20}: etwa 0,78
n_D^{20}: etwa 1,418
Sdp: etwa 121 °C

Tetramethylsilan *R*   1088900

$C_4H_{12}Si$ M_r 88,2
CAS Nr. 75-76-3

Klare, farblose Flüssigkeit; sehr schwer löslich in Wasser, löslich in Aceton und in Ethanol 96 %

d_{20}^{20}: etwa 0,64
n_D^{20}: etwa 1,358
Sdp: etwa 26 °C

Wird die Substanz in der Kernresonanzspektroskopie verwendet, muss sie zusätzlich folgender Anforderung entsprechen:

Im Spektrum einer etwa 10-prozentigen Lösung (*V/V*) der Substanz in (D)Chloroform *R* darf die Intensität eines Fremdsignals nicht größer sein als die Intensität der C-13-Satellitensignale, die im Abstand von 59,1 Hz beiderseits des Tetramethylsignals auftreten. Davon ausgenommen sind die Signale der Rotationsseitenbanden und des Chloroforms.

Tetrandrin *R*   1178500

$C_{38}H_{42}N_2O_6$ M_r 623
CAS Nr. 518-34-3

Tetrapropylammoniumchlorid *R*   1151900

$C_{12}H_{28}ClN$ M_r 221,8
CAS Nr. 5810-42-4

Weißes bis fast weißes, kristallines Pulver; wenig löslich in Wasser

Smp: etwa 241 °C

Tetrapropylammoniumhydrogensulfat *R*   1191300

$C_{12}H_{29}NO_4S$ M_r 283,4
CAS Nr. 56211-70-2

N,N,N-Tripropylpropan-1-aminiumhydrogensulfat

Weißes bis fast weißes, kristallines, hygroskopisches Pulver

Tetrazolblau *R*   1089000

$C_{40}H_{32}Cl_2N_8O_2$ M_r 728
CAS Nr. 1871-22-3

3,3′-(3,3′-Dimethoxy-4,4′-biphenyldiyl)bis(2,5-diphenyltetrazolium)dichlorid

Gelbe Kristalle; schwer löslich in Wasser, leicht löslich in Ethanol 96 % und in Methanol, praktisch unlöslich in Aceton

Smp: etwa 245 °C, unter Zersetzung

Tetrazoliumbromid *R*   1152700

$C_{18}H_{16}BrN_5S$ M_r 414,3
CAS Nr. 298-93-1

3-(4,5-Dimethyl-1,3-thiazol-2-yl)-2,5-diphenyltetrazoliumbromid; MTT

Tetrazoliumsalz R 1174200

$C_{20}H_{17}N_5O_6S_2$ M_r 487,5
CAS Nr. 138169-43-4

5-(3-Carboxymethoxyphenyl)-3-(4,5-dimethylthiazol-2-yl)-2-(4-sulfophenyl)-2H-tetrazolium, inneres Salz; MTS

Thallium(I)-sulfat R 1089100

Tl_2SO_4 M_r 504,8
CAS Nr. 7446-18-6

Weiße bis fast weiße, rhomboide Prismen; schwer löslich in Wasser, praktisch unlöslich in Ethanol 96 %

Thebain R 1089200

$C_{19}H_{21}NO_3$ M_r 311,4
CAS Nr. 115-37-7

4,5α-Epoxy-3,6-dimethoxy-17-methyl-6,8-morphina= dien

Weißes bis gelbliches, kristallines Pulver; sehr schwer löslich in Wasser, löslich in heißem wasserfreiem Ethanol und in Toluol

Smp: etwa 193 °C

Dünnschichtchromatographie (2.2.27): Die Chromatographie erfolgt nach der unter „Prüfung auf Identität, B" in der Monographie **Opium (Opium crudum)** angegebenen Vorschrift.

Zur Chromatographie werden 20 µl einer Lösung der Substanz (0,5 g · l⁻¹) bandförmig (20 mm × 3 mm) aufgetragen. Das Chromatogramm muss nach der Detektion eine orangerot bis rot gefärbte Hauptzone mit einem R_F-Wert von etwa 0,5 zeigen.

Theobromin R 1138800

CAS Nr. 83-67-0

Muss der Monographie **Theobromin (Theobrominum)** entsprechen

Theophyllin R 1089300

CAS Nr. 58-55-9

Muss der Monographie **Theophyllin (Theophyllinum)** entsprechen

Thiamazol R 1089400

$C_4H_6N_2S$ M_r 114,2
CAS Nr. 60-56-0

Methimazol; 1-Methyl-1H-imidazol-2-thiol

Weißes bis fast weißes, kristallines Pulver; leicht löslich in Wasser, löslich in Dichlormethan und in Ethanol 96 %

Smp: etwa 145 °C

(2-Thienyl)essigsäure R 1089500

$C_6H_6O_2S$ M_r 142,1
CAS Nr. 1918-77-0

Braunes Pulver

Smp: etwa 65 °C

Thioacetamid R 1089600

C_2H_5NS M_r 75,1
CAS Nr. 62-55-5

Farblose Kristalle oder kristallines Pulver; leicht löslich in Wasser und in Ethanol 96 %

Smp: etwa 113 °C

Thioacetamid-Lösung R 1089602

Eine Lösung von Thioacetamid R (40 g · l⁻¹)

Thioacetamid-Reagenz R 1089601

0,2 ml Thioacetamid-Lösung R werden mit 1 ml einer Mischung von 5 ml Wasser R, 15 ml Natriumhydroxid-Lösung (1 mol · l⁻¹) und 20 ml Glycerol 85 % R versetzt. Die Mischung wird 20 s lang im Wasserbad erhitzt.

Unmittelbar vor Gebrauch herzustellen

Thioäpfelsäure R   1161600

$C_4H_6O_4S$ M_r 150,2
CAS Nr. 70-49-5

(2RS)-2-Sulfanylbutandisäure

Smp: 150 bis 152 °C

Thiobarbitursäure R   1111200

$C_4H_4N_2O_2S$ M_r 144,2
CAS Nr. 504-17-6

4,6-Dihydroxy-2-sulfanylpyrimidin

Thiodiethylenglycol R   1122900

$C_4H_{10}O_2S$ M_r 122,2
CAS Nr. 111-48-8

Di(2-hydroxyethyl)sulfid

Gehalt: mindestens 99,0 Prozent

Farblose bis gelbe, viskose Flüssigkeit

d_{20}^{20}: etwa 1,18

Thioglycolsäure R   1089700

$C_2H_4O_2S$ M_r 92,1
CAS Nr. 68-11-1

Mercaptoessigsäure

Farblose Flüssigkeit; mischbar mit Wasser, löslich in Ethanol 96 %

Thioharnstoff R   1089900

CH_4N_2S M_r 76,1
CAS Nr. 62-56-6

Weißes bis fast weißes, kristallines Pulver oder weiße bis fast weiße Kristalle; löslich in Wasser und in Ethanol 96 %

Smp: etwa 178 °C

Thiomersal R   1089800

$C_9H_9HgNaO_2S$ M_r 404,8
CAS Nr. 54-64-8

2-(Ethylmercuriothio)benzoesäure, Natriumsalz

Leichtes, gelblich weißes, kristallines Pulver; sehr leicht löslich in Wasser, leicht löslich in Ethanol 96 %

Threonin R   1090000

CAS Nr. 72-19-5

Muss der Monographie **Threonin (Threoninum)** entsprechen

Thrombin vom Menschen R   1090100

CAS Nr. 9002-04-4

Getrocknetes Thrombin vom Menschen

Zubereitung eines Enzyms, das Fibrinogen vom Menschen in Fibrin umwandelt

Das Enzym wird aus Plasma vom Menschen gewonnen durch Fällung mit geeigneten Salzen und organischen Lösungsmitteln unter Kontrolle des pH-Werts, der Ionenkonzentration und der Temperatur.

Gelblich weißes Pulver; leicht löslich in einer Natriumchlorid-Lösung (9 g · l⁻¹) unter Bildung einer trüben, schwach gelben Lösung

Lagerung: in zugeschmolzenen, sterilen Behältnissen unter Stickstoff, vor Licht geschützt und unterhalb von 25 °C

Thrombin-vom-Menschen-Lösung R   1090101

Thrombin vom Menschen R wird entsprechend den Angaben des Herstellers gelöst und mit natriumchloridhaltiger Trometamol-Pufferlösung pH 7,4 R auf einen Gehalt von 5 I. E. je Milliliter verdünnt.

Thrombin-vom-Menschen-Lösung R 1   1090102

Thrombin vom Menschen R wird entsprechend den Angaben des Herstellers rekonstituiert und die Lösung mit Phosphat-Pufferlösung pH 6,5 R auf einen Gehalt von 2,5 I. E. je Milliliter verdünnt.

Thrombin-vom-Menschen-Lösung R 2   1090103

Thrombin vom Menschen R wird entsprechend den Angaben des Herstellers rekonstituiert und die Lösung mit Trometamol-Natriumedetat-Pufferlösung pH 8,4 R 1 auf einen Gehalt von 5 I. E. je Milliliter verdünnt.

Thromboplastin-Reagenz R 1090300

Eine Zubereitung, die die membranären Glycoprotein- und Phospholipidbestandteile des Gewebefaktors enthält und die aus Tierhirn (üblicherweise Kaninchenhirn) oder Plazenta vom Menschen durch ein Reinigungsverfahren gewonnen oder die durch DNA-Rekombinationstechnik unter Zusatz von Phospholipiden erhalten wird

Die Zubereitung wird für die routinemäßige Anwendung bei der Prothrombinzeit-Messung formuliert und kann Calcium enthalten.

Thujon R 1116500

$C_{10}H_{16}O$ M_r 152,2
CAS Nr. 76231-76-0

4-Methyl-1-(1-methylethyl)bicyclo[3.1.0]hexan-3-on

Farblose bis fast farblose Flüssigkeit; praktisch unlöslich in Wasser, löslich in Ethanol 96 % und in vielen anderen organischen Lösungsmitteln

Thymidin R 1158900

$C_{10}H_{14}N_2O_5$ M_r 242,2
CAS Nr. 50-89-5

1-(2-Desoxy-β-D-*erythro*-pentofuranosyl)-5-methylpyr= imidin-2,4(1*H*,3*H*)-dion

Nadeln; löslich in Wasser, in Essigsäure 99 % und in heißem Ethanol 96 %

Thymin R 1090400

$C_5H_6N_2O_2$ M_r 126,1
CAS Nr. 65-71-4

5-Methylpyrimidin-2,4(1*H*,3*H*)-dion

Kurze Nadeln oder Plättchen; schwer löslich in kaltem Wasser, löslich in heißem Wasser

Die Substanz löst sich in verdünnten Alkalihydroxid-Lösungen.

Thymol R 1090500

CAS Nr. 89-83-8

Muss der Monographie **Thymol (Thymolum)** entsprechen

Wird die Substanz in der Gaschromatographie verwendet, muss sie zusätzlich folgender Anforderung entsprechen:

Gehaltsbestimmung: Gaschromatographie (2.2.28) wie in der Monographie **Pfefferminzöl (Menthae piperitae aetheroleum)** beschrieben

Untersuchungslösung: 0,1 g Substanz werden in etwa 10 ml Aceton R gelöst.

Gehalt: mindestens 95,0 Prozent, ermittelt mit Hilfe des Verfahrens „Normalisierung"

Thymolblau R 1090600

$C_{27}H_{30}O_5S$ M_r 466,6
CAS Nr. 76-61-9

4,4'-(3*H*-2,1-Benzoxathiol-3-yliden)bis(2-isopropyl-5-methylphenol)-*S*,*S*-dioxid

Bräunlich grünes bis grünlich blaues, kristallines Pulver; schwer löslich in Wasser, löslich in Ethanol 96 % und in verdünnten Alkalihydroxid-Lösungen

Thymolblau-Lösung R 1090601

0,1 g Thymolblau R werden in einer Mischung von 2,15 ml Natriumhydroxid-Lösung (0,1 mol·l^{-1}) und 20 ml Ethanol 96 % R gelöst. Die Lösung wird mit Wasser R zu 100 ml verdünnt.

Empfindlichkeitsprüfung: Eine Mischung von 0,1 ml Thymolblau-Lösung, 100 ml kohlendioxidfreiem Wasser R und 0,2 ml Natriumhydroxid-Lösung (0,02 mol·l^{-1}) muss blau gefärbt sein. Bis zum Farbumschlag nach Gelb dürfen höchstens 0,15 ml Salzsäure (0,02 mol·l^{-1}) verbraucht werden.

Umschlagsbereich: pH-Wert 1,2 (rot) bis 2,8 (gelb); pH-Wert 8,0 (olivgrün) bis 9,6 (blau)

Thymolphthalein R 1090700

$C_{28}H_{30}O_4$ M_r 430,5
CAS Nr. 125-20-2

3,3-Bis(4-hydroxy-5-isopropyl-2-methylphenyl)=
phthalid

Weißes bis gelblich weißes Pulver; praktisch unlöslich in Wasser, löslich in Ethanol 96 % und in verdünnten Alkalihydroxid-Lösungen

Thymolphthalein-Lösung R 1090701

Eine Lösung von Thymolphthalein R (1 g · l^{-1}) in Ethanol 96 % R

Empfindlichkeitsprüfung: Eine Mischung von 0,2 ml Thymolphthalein-Lösung und 100 ml kohlendioxidfreiem Wasser R muss farblos sein. Bis zum Umschlag nach Blau dürfen höchstens 0,05 ml Natriumhydroxid-Lösung (0,1 mol · l^{-1}) verbraucht werden.

Umschlagsbereich: pH-Wert 9,3 (farblos) bis 10,5 (blau)

Titan R 1091000

Ti A_r 47,88
CAS Nr. 7440-32-6

Gehalt: mindestens 99 Prozent

Metallpulver, feiner Draht (höchstens 0,5 mm Durchmesser) oder poröses Metall

Smp: etwa 1668 °C

Dichte: etwa 4,507 g · cm^{-3}

Titan(III)-chlorid R 1091200

TiCl$_3$ M_r 154,3
CAS Nr. 7705-07-9

Rötlich violette, zerfließliche Kristalle; löslich in Wasser und in Ethanol 96 %

Smp: etwa 440 °C

Lagerung: dicht verschlossen

Titan(III)-chlorid-Lösung R 1091201

Eine Lösung von Titan(III)-chlorid R (150 g · l^{-1}) in Salzsäure (100 g · l^{-1} HCl)

d_{20}^{20}: etwa 1,19

Titan(III)-chlorid-Schwefelsäure-Reagenz R 1091202

Sorgfältig werden 20 ml Titan(III)-chlorid-Lösung R mit 13 ml Schwefelsäure R gemischt. Wasserstoffperoxid-Lösung 30 % R wird hinzugegeben, bis eine gelbe Farbe erhalten wird. Die Lösung wird bis zum Entstehen weißer Dämpfe erhitzt, erkalten gelassen und mit Wasser R verdünnt. Einengen und Zusatz von Wasser R werden so lange wiederholt, bis eine farblose Lösung erhalten wird, die mit Wasser R zu 100 ml verdünnt wird.

Titangelb R 1090900

$C_{28}H_{19}N_5Na_2O_6S_4$ M_r 696
CAS Nr. 1829-00-1

C.I. Nr. 19540; Schultz Nr. 280
2,2'-(Diazoaminodi-*p*-phenylen)bis(6-methyl-7-benzo= thiazolsulfonsäure), Dinatriumsalz

Gelblich braunes Pulver; leicht löslich in Wasser und in Ethanol 96 %

Titangelb-Lösung R 1090902

Eine Lösung von Titangelb R (0,5 g · l^{-1})

Empfindlichkeitsprüfung: 0,1 ml Titangelb-Lösung werden mit 10 ml Wasser R, 0,2 ml Magnesium-Lösung (10 ppm Mg) R und 1,0 ml Natriumhydroxid-Lösung (1 mol · l^{-1}) gemischt. Die Mischung muss deutlich rosa gefärbt sein, verglichen mit einer gleichzeitig und unter gleichen Bedingungen hergestellten Blindprobe ohne Magnesium-Lösung.

Titangelb-Papier R 1090901

Filterpapierstreifen werden einige Minuten lang in Titangelb-Lösung R eingetaucht und anschließend bei Raumtemperatur trocknen gelassen.

Titan(IV)-oxid R 1117900

CAS Nr. 13463-67-7

Muss der Monographie **Titandioxid (Titanii dioxidum)** entsprechen

α-Tocopherol R 1152300

CAS Nr. 10191-41-0

Muss der Monographie **all-*rac*-α-Tocopherol (int-*rac*-α-Tocopherolum)** entsprechen

α-Tocopherolacetat R 1152400

CAS Nr. 7695-91-2

Muss der Monographie **all-*rac*-α-Tocopherolacetat** (**int-*rac*-α-Tocopherylis acetas**) entsprechen

o-Tolidin R 1123000

$C_{14}H_{16}N_2$ M_r 212,3
CAS Nr. 119-93-7

3,3′-Dimethylbenzidin

Gehalt: mindestens 97,0 Prozent

Hellbraunes, kristallines Pulver

Smp: etwa 130 °C

o-Tolidin-Lösung R 1123001

0,16 g *o*-Tolidin R werden in 30,0 ml Essigsäure 99 % R gelöst. Nach Zusatz von 1,0 g Kaliumiodid R wird die Lösung mit Wasser R zu 500,0 ml verdünnt.

Tollwut-Antiserum, fluoresceinkonjugiertes R 1038700

Immunglobulin-Fraktion mit einem hohen Gehalt an Tollwut-Antikörpern, hergestellt aus dem Serum geeigneter Tiere, die mit inaktiviertem Tollwut-Virus immunisiert wurden

Das Immunglobulin ist mit Fluoresceinisothiocyanat konjugiert.

o-Toluidin R 1091700

C_7H_9N M_r 107,2
CAS Nr. 95-53-4

2-Methylanilin

Schwach gelb gefärbte Flüssigkeit, die sich unter Luft- und Lichteinfluss rötlich braun färbt; schwer löslich in Wasser, löslich in Ethanol 96 % und in verdünnten Säuren

d_{20}^{20}: etwa 1,01
n_D^{20}: etwa 1,569
Sdp: etwa 200 °C

Lagerung: dicht verschlossen, vor Licht geschützt

p-Toluidin R 1091800

C_7H_9N M_r 107,2
CAS Nr. 106-49-0

4-Methylanilin

Glänzende Plättchen oder Flocken; schwer löslich in Wasser, leicht löslich in Aceton und in Ethanol 96 %

Smp: etwa 44 °C

Toluidinblau R 1091900

$C_{15}H_{16}ClN_3S$ M_r 305,8
CAS Nr. 92-31-9

C.I. Nr. 52040; Schultz Nr. 1041
3-Amino-7-dimethylamino-2-methyl-5-phenothiazinyliumchlorid

Dunkelgrünes Pulver; löslich in Wasser, schwer löslich in Ethanol 96 %

o-Toluidinhydrochlorid R 1117300

$C_7H_{10}ClN$ M_r 143,6
CAS Nr. 636-21-5

2-Methylanilin-hydrochlorid; 2-Methylbenzolamin-hydrochlorid

Gehalt: mindestens 98,0 Prozent

Smp: 215 bis 217 °C

Toluol R 1091300

C_7H_8 M_r 92,1
CAS Nr. 108-88-3

Klare, farblose, entflammbare Flüssigkeit; sehr schwer löslich in Wasser, mischbar mit Ethanol 96 %

d_{20}^{20}: 0,865 bis 0,870
Sdp: etwa 110 °C

Toluol, schwefelfreies *R* 1091301

Toluol *R*, das folgenden zusätzlichen Prüfungen entsprechen muss:

Schwefelverbindungen: 10 ml Substanz werden 15 min lang mit 1 ml wasserfreiem Ethanol *R* und 3 ml Kaliumplumbit-Lösung *R* unter Rückflusskühlung zum Sieden erhitzt. Nach 5 min langem Stehenlassen darf die wässrige Schicht nicht dunkel gefärbt sein.

Thiophenanaloge: 2 ml Substanz werden 5 min lang mit 5 ml Isatin-Reagenz *R* geschüttelt. Nach 15 min langem Stehenlassen darf die untere Schicht nicht blau gefärbt sein.

2-Toluolsulfonamid *R* 1091400

$C_7H_9NO_2S$ M_r 171,2
CAS Nr. 88-19-7

2-Methylbenzolsulfonamid

Weißes bis fast weißes, kristallines Pulver; schwer löslich in Wasser, löslich in Ethanol 96 % und in Alkalihydroxid-Lösungen

Smp: etwa 156 °C

4-Toluolsulfonamid *R* 1091500

$C_7H_9NO_2S$ M_r 171,2
CAS Nr. 70-55-3

4-Methylbenzolsulfonamid, *p*-Toluol-Sulfonamid

Gehalt: mindestens 99,0 Prozent

Weißes bis fast weißes, kristallines Pulver; schwer löslich in Wasser, löslich in Ethanol 96 % und in Alkalihydroxid-Lösungen

Smp: etwa 136 °C

4-Toluolsulfonsäure *R* 1091600

$C_7H_8O_3S \cdot H_2O$ M_r 190,2
CAS Nr. 6192-52-5

4-Methylbenzolsulfonsäure, Monohydrat

Gehalt: mindestens 87,0 Prozent $C_7H_8O_3S$

Kristalle oder weißes bis fast weißes, kristallines Pulver; leicht löslich in Wasser, löslich in Ethanol 96 %

Toluolsulfonylharnstoff *R* 1177000

$C_8H_{10}N_2O_3S$ M_r 214,2
CAS Nr. 1694-06-0

4-Methylbenzolsulfonylharnstoff; *p*-Toluolsulfonylharnstoff; (4-Methylphenyl)sulfonylharnstoff; *N*-Carbamoyl-4-methylbenzolsulfonamid

Weißes bis fast weißes, kristallines Pulver

Smp: 196 bis 198 °C

Tosylargininmethylesterhydrochlorid *R* 1092000

$C_{14}H_{23}ClN_4O_4S$ M_r 378,9
CAS Nr. 1784-03-8

Methyl[(*S*)-2-tosylamino-5-guanidinovalerat]-hydrochlorid

$[\alpha]_D^{20}$: −12 bis −16, an einer Lösung der Substanz (40 g · l^{-1}) bestimmt

Smp: etwa 145 °C

Tosylargininmethylesterhydrochlorid-Lösung *R* 1092001

98,5 mg Tosylargininmethylesterhydrochlorid *R* werden mit 5 ml Trometamol-Pufferlösung pH 8,1 *R* so lange geschüttelt, bis eine Lösung erhalten wird. Nach Zusatz von 2,5 ml Methylrot-Mischindikator-Lösung *R* wird die Lösung mit Wasser *R* zu 25,0 ml verdünnt.

Tosyllysinchlormethanhydrochlorid *R* 1092100

$C_{14}H_{22}Cl_2N_2O_3S$ M_r 369,3
CAS Nr. 4238-41-9

N-[(*S*)-5-Amino-1-(chloracetyl)pentyl]-*p*-toluolsulfonamid-hydrochlorid

$[\alpha]_D^{20}$: −7 bis −9, an einer Lösung der Substanz (20 g · l^{-1}) bestimmt
Smp: etwa 155 °C, unter Zersetzung
$A_{1cm}^{1\%}$: 310 bis 340, bei 230 nm in Wasser R bestimmt

Tosylphenylalanylchlormethan R   1092200

C$_{17}$H$_{18}$ClNO$_3$S M_r 351,9
CAS Nr. 402-71-1

N-[α-(2-Chloracetyl)phenethyl]-4-toluolsulfonamid

$[\alpha]_D^{20}$: −85 bis −89, an einer Lösung der Substanz (10 g · l^{-1}) in Ethanol 96 % R bestimmt
Smp: etwa 105 °C
$A_{1cm}^{1\%}$: 290 bis 320, bei 228,5 nm in Ethanol 96 % R bestimmt

Toxaphen R   1132800

CAS Nr. 8001-35-2

Smp: 65 bis 90 °C
Camphechlor
Gemisch von Polychlorderivaten

Eine geeignete, zertifizierte Referenzlösung (10 ng · μl^{-1} in Isooctan) kann verwendet werden.

Tragant R   1092300

CAS Nr. 9000-65-1

Muss der Monographie **Tragant (Tragacantha)** entsprechen

Triacetin R   1092400

C$_9$H$_{14}$O$_6$ M_r 218,2
CAS Nr. 102-76-1

Glyceroltriacetat

Farblose bis gelbliche, fast klare Flüssigkeit; löslich in Wasser, mischbar mit Ethanol 96 %

d_{20}^{20}: etwa 1,16
n_D^{20}: etwa 1,43
Sdp: etwa 260 °C

Triamcinolon R   1111300

C$_{21}$H$_{27}$FO$_6$ M_r 394,4
CAS Nr. 124-94-7

9-Fluor-11β,16α,17,21-tetrahydroxypregna-1,4-dien-3,20-dion

Kristallines Pulver

Smp: 262 bis 263 °C

Triamcinolonacetonid R   1133100

CAS Nr. 76-25-5

Muss der Monographie **Triamcinolonacetonid (Triamcinoloni acetonidum)** entsprechen

Tribromphenol R   1165300

C$_6$H$_3$Br$_3$O M_r 330,8
CAS Nr. 118-79-6

2,4,6-Tribromphenol

Tributylcitrat R   1152800

C$_{18}$H$_{32}$O$_7$ M_r 360,4
CAS Nr. 77-94-1

Tributyl(2-hydroxypropan-1,2,3-tricarboxylat)

d_4^{20}: etwa 1,043
n_D^{20}: etwa 1,445

Tributylphosphat *R*   1179900

$C_{12}H_{27}O_4P$ M_r 266,3
CAS Nr. 126-73-8

Tributoxyphosphinoxid; Tributoxyphosphanoxid

Farblose Flüssigkeit; schwer löslich in Wasser, löslich in gebräuchlichen organischen Lösungsmitteln

d_{25}^{25}: etwa 0,976
n_D^{25}: etwa 1,422
Sdp: etwa 289 °C, unter Zersetzung

Tributylphosphin *R*   1187100

$C_{12}H_{27}P$ M_r 202,3
CAS Nr. 998-40-3

Klare, farblose Flüssigkeit

Sdp: etwa 240 °C
Smp: etwa –60 °C

Trichloressigsäure *R*   1092500

$C_2HCl_3O_2$ M_r 163,4
CAS Nr. 76-03-9

Farblose Kristalle oder kristalline Masse, sehr zerfließlich; sehr leicht löslich in Wasser und in Ethanol 96 %

Lagerung: dicht verschlossen

Trichloressigsäure-Lösung *R*   1092501

40,0 g Trichloressigsäure *R* werden in Wasser *R* zu 1000,0 ml gelöst. Mit Hilfe von Natriumhydroxid-Lösung (0,1 mol · l⁻¹) wird die Konzentration bestimmt und, falls erforderlich, auf 40 ± 1 g · l⁻¹ eingestellt.

Trichlorethan *R*   1092600

$C_2H_3Cl_3$ M_r 133,4
CAS Nr. 71-55-6

Methylchloroform; 1,1,1-Trichlorethan

Nicht entzündliche Flüssigkeit; praktisch unlöslich in Wasser, löslich in Aceton und in Methanol

d_{20}^{20}: etwa 1,34
n_D^{20}: etwa 1,438
Sdp: etwa 74 °C

Trichlorethen *R*   1102100

C_2HCl_3 M_r 131,4
CAS Nr. 79-01-6

Trichloroethylen

Farblose Flüssigkeit; praktisch unlöslich in Wasser, mischbar mit Ethanol 96 %

d_{20}^{20}: etwa 1,46
n_D^{20}: etwa 1,477

Trichlortrifluorethan *R*   1092700

$C_2Cl_3F_3$ M_r 187,4
CAS Nr. 76-13-1

1,1,2-Trichlortrifluorethan

Farblose, flüchtige Flüssigkeit; praktisch unlöslich in Wasser, mischbar mit Aceton

d_{20}^{20}: etwa 1,58

Destillationsbereich (2.2.11): Mindestens 98 Prozent Substanz müssen zwischen 47 und 48 °C destillieren.

Tricin *R*   1138900

$C_6H_{13}NO_5$ M_r 179,2
CAS Nr. 5704-04-1

N-[2-Hydroxy-1,1-bis(hydroxymethyl)ethyl]glycin

Eine für die Elektrophorese geeignete Qualität wird verwendet.

Smp: etwa 183 °C

Tricosan *R*   1092800

$C_{23}H_{48}$ M_r 324,6
CAS Nr. 638-67-5

Weiße bis fast weiße Kristalle; praktisch unlöslich in Wasser, löslich in Hexan

n_D^{20}: etwa 1,447
Smp: etwa 48 °C

Tridecylalkohol R 1192500

$C_{13}H_{28}O$ M_r 200,4
CAS Nr. 112-70-9

Tridecanol

Tridocosahexaenoin R 1144900

$C_{69}H_{98}O_6$ M_r 1024
CAS Nr. 124596-98-1

Triglycerid von Docosahexaensäure (C22:6); Glycerol=tridocosahexaenoat; Propan-1,2,3-triyltri[(all-Z)-docosa-4,7,10,13,16,19-hexaenoat]

Das Reagenz von Nu-Chek Prep, Inc. wurde für geeignet befunden.

Triethanolamin R 1092900

CAS Nr. 102-71-6

Muss der Monographie **Trolamin (Trolaminum)** entsprechen

Triethylamin R 1093000

$C_6H_{15}N$ M_r 101,2
CAS Nr. 121-44-8

N,N-Diethylethanamin, Triethylazan

Farblose Flüssigkeit; schwer löslich in Wasser bei einer Temperatur unter 18,7 °C; mischbar mit Ethanol 96 %

d_{20}^{20}: etwa 0,727
n_D^{20}: etwa 1,401
Sdp: etwa 90 °C

Triethylamin R 1 1093001

Muss Triethylamin R und folgenden zusätzlichen Anforderungen entsprechen:

Gehalt: mindestens 99,5 Prozent $C_6H_{15}N$, mit Hilfe der Gaschromatographie bestimmt

Wasser (2.5.12): höchstens 0,1 Prozent

Frisch destilliertes oder aus einem frisch geöffneten Behältnis entnommenes Reagenz wird verwendet.

Triethylamin R 2 1093002

Muss Triethylamin R mit folgenden zusätzlichen Anforderungen entsprechen:

Gehalt: mindestens 99,5 Prozent, mit Hilfe der Gaschromatographie bestimmt

Wasser: höchstens 0,2 Prozent

Das Reagenz ist für die Gradientenelution in der Flüssigchromatographie geeignet.

Frisch destilliertes oder aus einem frisch geöffneten Behältnis entnommenes Reagenz ist zu verwenden.

Triethylendiamin R 1093100

$C_6H_{12}N_2$ M_r 112,2

1,4-Diazabicyclo[2.2.2]octan

Sehr hygroskopische Kristalle, bereits bei Raumtemperatur leicht sublimierend; leicht löslich in Wasser, in Aceton und in wasserfreiem Ethanol

Smp: etwa 158 °C
Sdp: etwa 174 °C

Lagerung: dicht verschlossen

Triethylphosphonoformiat R 1132900

$C_7H_{15}O_5P$ M_r 210,2
CAS Nr. 1474-78-8

Ethyl(diethoxyphosphorylformiat); Ethyl(diethoxyphos=phorylmethanoat)

Farblose Flüssigkeit

Sdp_{12mm}: etwa 135 °C

Triflumuron R 1180800

$C_{15}H_{10}ClF_3N_2O_3$ M_r 358,7
CAS Nr. 64628-44-0

1-(2-Chlorbenzoyl)-3-[(4-trifluormethoxy)phenyl]=
harnstoff

Weißes bis fast weißes, kristallines Pulver; praktisch unlöslich in Wasser, wenig löslich in Aceton und in Dichlormethan

Trifluoressigsäure *R*   1093200

$C_2HF_3O_2$ M_r 114,0
CAS Nr. 76-05-1

Gehalt: mindestens 99 Prozent

Die Substanz muss zur Proteinsequenzierung geeignet sein.

Flüssigkeit, mischbar mit Aceton und mit Ethanol 96 %

d_{20}^{20}:   etwa 1,53
Sdp: etwa 72 °C

Lagerung: dicht verschlossen

Trifluoressigsäureanhydrid *R*   1093300

$C_4F_6O_3$ M_r 210,0
CAS Nr. 407-25-0

Farblose Flüssigkeit

d_{20}^{20}:   etwa 1,5

3-Trifluormethylanilin *R*   1171900

$C_7H_6F_3N$ M_r 161,1
CAS Nr. 98-16-8

3-(Trifluormethyl)anilin; α,α,α-Trifluor-*m*-toluidin; 3-(Trifluormethyl)benzolamin

Farblose Flüssigkeit

Dichte: 1,30 g · cm^{-3} (20 °C)

4-Trifluormethylphenol *R*   1161700

$C_7H_5F_3O$ M_r 162,1
CAS Nr. 402-45-9

Kristalliner Feststoff oder Pulver, weiß bis hellgelb

Smp: etwa 46 °C

Trifluorpropylmethylpolysiloxan *R*   1171600

Polysiloxan, das Trifluorpropyl-Gruppen und Methyl-Gruppen enthält

Triglycin *R*   1192600

M_r 189,2
CAS Nr. 556-33-2

2-[[2-[(2-Aminoacetyl)amino]acetyl]amino]essigsäure; Glycylglycylglycin

Trigonellinhydrochlorid *R*   1117400

$C_7H_8ClNO_2$ M_r 173,6
CAS Nr. 6138-41-6

3-Carboxy-1-methylpyridiniumchlorid; Nicotinsäure-*N*-methylbetain-hydrochlorid

Kristallines Pulver; sehr leicht löslich in Wasser, löslich in Ethanol 96 %

Smp: etwa 258 °C

1,2,4-Trimethylbenzol *R*   1188600

C_9H_{12} M_r 120,2
CAS Nr. 95-63-6

Pseudocumol

Trimethylpentan *R*   1093400

C_8H_{18} M_r 114,2
CAS Nr. 540-84-1

2,2,4-Trimethylpentan; Isooctan

Farblose, entflammbare Flüssigkeit; praktisch unlöslich in Wasser, löslich in wasserfreiem Ethanol

d_{20}^{20}:   0,691 bis 0,696
n_D^{20}:   1,391 bis 1,393

Destillationsbereich (2.2.11): Mindestens 95 Prozent der Substanz müssen zwischen 98 und 100 °C destillieren.

Die „Allgemeinen Vorschriften" gelten für alle Monographien und sonstigen Texte

Wird die Substanz in der Spektroskopie verwendet, muss sie zusätzlich folgender Prüfung entsprechen:

Absorption (2.2.25): höchstens 0,01 bei 250 bis 420 nm, mit Wasser *R* als Kompensationsflüssigkeit bestimmt

Trimethylpentan *R* 1   1093401

Muss Trimethylpentan *R* und folgender Änderung entsprechen:

Absorption (2.2.25): höchstens 0,07 bei 220 bis 360 nm, bestimmt mit Wasser *R* als Kompensationsflüssigkeit

Trimethylpentan zur Chromatographie *R*   1093402

Muss Trimethylpentan *R* und folgender zusätzlichen Anforderung entsprechen:

Verdampfungsrückstand: höchstens $2 \text{ mg} \cdot \text{l}^{-1}$

1-(Trimethylsilyl)imidazol *R*   1100500

$C_6H_{12}N_2Si$ M_r 140,3
CAS Nr. 18156-74-6

Farblose, hygroskopische Flüssigkeit

d_{20}^{20}: etwa 0,96
n_D^{20}: etwa 1,48

Lagerung: dicht verschlossen

Trimethylsulfoniumhydroxid *R*   1145000

$C_3H_{10}OS$ M_r 94,2
CAS Nr. 17287-03-5

d_4^{20}: etwa 0,81

Trimethylzinn(IV)-chlorid *R*   1170900

C_3H_9ClSn M_r 199,3
CAS Nr. 1066-45-1

Chlortrimethylstannan

2,4,6-Trinitrobenzolsulfonsäure *R*   1117500

$C_6H_3N_3O_9S \cdot 3\,H_2O$ M_r 347,2
CAS Nr. 2508-19-2

2,4,6-Trinitrobenzolsulfonsäure, Trihydrat

Weißes bis fast weißes, kristallines Pulver; löslich in Wasser

Smp: 190 bis 195 °C

Triolein *R*   1168200

$C_{57}H_{104}O_6$ M_r 885
CAS Nr. 122-32-7

(Propan-1,2,3-triyl)tris[(9Z)-octadec-9-enoat]; Glyceryltrioleat; Glyceroltrioleat; Oleyltriglycerid

Gehalt: mindestens 99,0 Prozent

Triphenylmethanol *R*   1093700

$C_{19}H_{16}O$ M_r 260,3
CAS Nr. 76-84-6

Triphenylcarbinol

Farblose Kristalle; praktisch unlöslich in Wasser, leicht löslich in Ethanol 96 %

Triphenyltetrazoliumchlorid *R*   1093800

$C_{19}H_{15}ClN_4$ M_r 334,8
CAS Nr. 298-96-4

2,3,5-Triphenyl-2*H*-tetrazol-3-iumchlorid

Blass- bis mattgelbes Pulver; löslich in Wasser, in Aceton und in Ethanol 96 %

Smp: etwa 240 °C, unter Zersetzung

Lagerung: vor Licht geschützt

Triscyanoethoxypropan *R* 1093900

$C_{12}H_{17}N_3O_3$ M_r 251,3

3,3′,3″-(1,2,3-Propantriyltrioxy)trispropionitril

Viskose, bräunlich gelbe Flüssigkeit; löslich in Methanol

Die Substanz wird als stationäre Phase in der Gaschromatographie verwendet.

d_{20}^{20}: etwa 1,11

Viskosität (2.2.9): etwa 172 mPa · s

Trometamol *R* 1094200

CAS Nr. 77-86-1

Muss der Monographie **Trometamol (Trometamolum)** entsprechen

Trometamol-Lösung *R* 1094201

Trometamol *R*, entsprechend 24,22 g $C_4H_{11}NO_3$, wird in Wasser *R* zu 1000,0 ml gelöst.

Trometamol-Lösung *R* 1 1094202

60,6 mg Trometamol *R* und 0,234 g Natriumchlorid *R* werden in Wasser *R* zu 100 ml gelöst.

Lagerung: bei 2 bis 8 °C; innerhalb von 3 Tagen zu verwenden

Tropasäure *R* 1172000

$C_9H_{10}O_3$ M_r 166,2
CAS Nr. 529-64-6

(2*RS*)-3-Hydroxy-2-phenylpropansäure

Troxerutin *R* 1160300

$C_{33}H_{42}O_{19}$ M_r 743
CAS Nr. 7085-55-4

Trihydroxyethylrutin; 3′,4′,7-Tris[*O*-(2-hydroxyethyl)]=rutosid; 2-[3,4-Bis(2-hydroxyethoxy)phenyl]-3-[[6-*O*-(6-desoxy-α-L-mannopyranosyl)-β-D-glucopyranosyl]=oxy]-5-hydroxy-7-(2-hydroxyethoxy)-4*H*-1-benzo=pyran-4-on

Smp: 168 bis 176 °C

Trypsin *R* 1094500

CAS Nr. 9002-07-7

Proteolytisches Enzym, das durch Aktivierung von Trypsinogen gewonnen wird, das aus der Pankreasdrüse vom Rind (*Bos taurus* L.) extrahiert ist

Weißes bis fast weißes, kristallines oder amorphes Pulver; wenig löslich in Wasser

Trypsin zur Peptidmustercharakterisierung *R*
1094600

CAS Nr. 9002-07-7

Trypsin sehr hoher Reinheit, das behandelt wurde, um die Chymotrypsin-Aktivität zu eliminieren

Tryptophan *R* 1094700

$C_{11}H_{12}N_2O_2$ M_r 204,2
CAS Nr. 73-22-3

(*S*)-2-Amino-3-(3-indolyl)propionsäure

Weißes bis gelblich weißes, kristallines Pulver oder farblose Kristalle; schwer löslich in Wasser, sehr schwer löslich in Ethanol 96 %

$[\alpha]_D^{20}$: etwa −30, an einer Lösung der Substanz (10 g · l⁻¹) bestimmt

Typhaneosid R   1206000

C₃₄H₄₂O₂₀ M_r 771
CAS Nr. 104472-68-6

3-[6-Desoxy-α-L-mannopyranosyl-(1→2)-[6-desoxy-α-L-mannopyranosyl-(1→6)]-β-D-glucopyranosyloxy]-5,7-dihydroxy-2-(4-hydroxy-3-methoxyphenyl)-4H-1-benzopyran-4-on

Tyramin R   1117600

C₈H₁₁NO M_r 137,2
CAS Nr. 51-67-2

4-(2-Aminoethyl)phenol

Kristalle; wenig löslich in Wasser, löslich in siedendem wasserfreien Ethanol

Smp: 164 bis 165 °C

Tyrosin R   1094800

C₉H₁₁NO₃ M_r 181,2
CAS Nr. 60-18-4

2-Amino-3-(4-hydroxyphenyl)propionsäure

Weißes bis fast weißes, kristallines Pulver oder farblose oder weiße bis fast weiße Kristalle; schwer löslich in Wasser, praktisch unlöslich in Aceton und in wasserfreiem Ethanol, löslich in verdünnter Salzsäure und in Alkalihydroxid-Lösungen

U

Umbelliferon R   1137500

C₉H₆O₃ M_r 162,1
CAS Nr. 93-35-6

7-Hydroxycumarin; 7-Hydroxy-2H-1-benzopyran-2-on

Nadeln, aus Wasser umkristallisiert

Smp: 225 bis 228 °C

Undecansäure R   1195200

C₁₁H₂₂O₂ M_r 186,29
CAS Nr. 112-37-8

Hendecansäure; Undecylsäure

Smp: etwa 30 °C

Gehalt: mindestens 97,0 Prozent C₁₁H₂₂O₂

Uracil R   1161800

C₄H₄N₂O₂ M_r 112,1
CAS Nr. 66-22-8

Gehalt: mindestens 95,0 Prozent

Uridin R   1095100

C₉H₁₂N₂O₆ M_r 244,2
CAS Nr. 58-96-8

1-β-D-Ribofuranosyluracil; 1-β-D-Ribofuranosyl-2,4(1H,3H)-pyrimidindion

Weißes bis fast weißes, kristallines Pulver; löslich in Wasser

Smp: etwa 165 °C

Ursolsäure *R* 1141600

$C_{30}H_{48}O_3$ M_r 456,7
CAS Nr. 77-52-1

3β-Hydroxyurs-12-en-28-säure

Weißes bis fast weißes Pulver; praktisch unlöslich in Wasser, wenig löslich in Methanol, schwer löslich in Ethanol 96 %

$[α]_D^{21}$: etwa 67,50, an einer Lösung der Substanz (10 g · l⁻¹) in einer Lösung von Kaliumhydroxid *R* (56,1 g · l⁻¹) in Ethanol 96 % *R* bestimmt
Smp: 285 bis 288 °C

V

Valencen *R* 1152100

$C_{15}H_{24}$ M_r 204,4
CAS Nr. 4630-07-3

4β*H*,5α-Eremophila-1(10),11-dien; (1*R*,7*R*,8a*S*)-1,8a-Dimethyl-7-(1-methylethenyl)-1,2,3,5,6,7,8,8a-octahydronaphthalin

Ölige, farblose bis blassgelbe Flüssigkeit mit charakteristischem Geruch; praktisch unlöslich in Wasser, löslich in Ethanol 96 %

d_4^{20}: etwa 0,918
n_D^{20}: etwa 1,508
Sdp: etwa 123 °C

Wird die Substanz in der Gaschromatographie verwendet, muss sie zusätzlich folgender Anforderung entsprechen:

Gehaltsbestimmung: Gaschromatographie (2.2.28) wie in der Monographie **Süßorangenschalenöl (Aurantii dulcis aetheroleum)** beschrieben

Gehalt: mindestens 80 Prozent, ermittelt mit Hilfe des Verfahrens „Normalisierung"

Valerensäure *R* 1165700

$C_{15}H_{22}O_2$ M_r 234,3
CAS Nr. 3569-10-6

(2*E*)-3-[(4*S*,7*R*,7a*R*)-3,7-Dimethyl-2,4,5,6,7,7a-hexahydro-1*H*-inden-4-yl]-2-methylprop-2-ensäure

Smp: 134 bis 138 °C

Valeriansäure *R* 1095200

$C_5H_{10}O_2$ M_r 102,1
CAS Nr. 109-52-4

Farblose Flüssigkeit; löslich in Wasser, leicht löslich in Ethanol 96 %

d_{20}^{20}: etwa 0,94
n_D^{20}: etwa 1,409
Sdp: etwa 186 °C

Valin *R* 1185300

CAS Nr. 72-18-4

Muss der Monographie **Valin (Valinum)** entsprechen

Vanadium(V)-oxid *R* 1034000

V_2O_5 M_r 181,9
CAS Nr. 1314-62-1

Gehalt: mindestens 98,5 Prozent

Gelbbraunes bis rostbraunes Pulver; schwer löslich in Wasser, löslich in konzentrierten Mineralsäuren und in Alkalihydroxid-Lösungen unter Salzbildung

Aussehen der Lösung: 1 g Substanz wird 30 min lang mit 10 ml Schwefelsäure *R* erhitzt. Nach dem Abkühlen wird die Mischung mit der gleichen Säure zu 10 ml verdünnt. Die Lösung muss klar (2.2.1) sein.

Empfindlichkeitsprüfung mit Wasserstoffperoxid: 1,0 ml der unter „Aussehen der Lösung" erhaltenen Lösung wird vorsichtig mit Wasser *R* zu 50,0 ml verdünnt. 0,5 ml dieser Lösung werden mit 0,1 ml Wasserstoffperoxid-Lösung (0,1 g · l⁻¹ H_2O_2), hergestellt aus verdünnter Wasserstoffperoxid-Lösung 3 % *R*, versetzt. Die Lösung muss sich gegenüber einer Blindprobe von 0,5 ml der oben angegebenen Prüflösung und 0,1 ml Wasser *R* deutlich orange färben. Nach Zusatz von 0,4 ml Wasserstoffperoxid-Lösung (0,1 g · l⁻¹ H_2O_2), hergestellt aus verdünnter Wasserstoffperoxid-Lösung 3 % *R*, vertieft sich die Farbe nach Orangegelb.

Glühverlust: höchstens 1,0 Prozent, mit 1,00 g Substanz bei 700 ± 50 °C bestimmt

Gehaltsbestimmung: 0,200 g Substanz werden unter Erwärmen in 20 ml einer 70-prozentigen Lösung (*m/m*) von Schwefelsäure *R* gelöst. Nach Zusatz von 100 ml Wasser *R* wird die Lösung mit Kaliumpermanganat-Lösung (0,02 mol · l^{-1}) bis zur Rötlichfärbung versetzt und der Kaliumpermanganat-Überschuss mit Hilfe einer Lösung von Natriumnitrit *R* (30 g · l^{-1}) entfernt. Nach Zusatz von 5 g Harnstoff *R* und 80 ml einer 70-prozentigen Lösung (*m/m*) von Schwefelsäure *R* wird die abgekühlte Lösung nach Zusatz von 0,1 ml Ferroin-Lösung *R* sofort mit Eisen(II)-sulfat-Lösung (0,1 mol · l^{-1}) bis zum Umschlag nach Grünlich-Rot titriert.

1 ml Eisen(II)-sulfat-Lösung (0,1 mol · l^{-1}) entspricht 9,095 mg V_2O_5.

Vanadium-Schwefelsäure *R* 1034001

0,2 g Vanadium(V)-oxid *R* werden in 4 ml Schwefelsäure *R* gelöst. Die Lösung wird vorsichtig in Wasser *R* gegeben und zu 100 ml verdünnt.

Vanillin *R* 1095300

CAS Nr. 121-33-5

Muss der Monographie **Vanillin (Vanillinum)** entsprechen

Vanillin-Phosphorsäure-Lösung *R* 1095302

1,0 g Vanillin *R* wird in 25 ml Ethanol 96 % *R* gelöst. 25 ml Wasser *R* und 35 ml Phosphorsäure 85 % *R* werden zugesetzt.

Vanillin-Reagenz *R* 1095301

100 ml einer Lösung von Vanillin *R* (10 g · l^{-1}) in Ethanol 96 % *R* werden sehr vorsichtig und tropfenweise mit 2 ml Schwefelsäure *R* versetzt.

Innerhalb von 48 h zu verwenden

Vaselin, weißes *R* 1062100

Halbfeste, gebleichte Mischung von Kohlenwasserstoffen, die aus Erdöl gewonnen werden; praktisch unlöslich in Wasser und in Ethanol 96 %, löslich in Petrolether *R* 1, wobei die Lösungen manchmal eine schwache Opaleszenz zeigen

Veratrol *R* 1165400

$C_8H_{10}O_2$ M_r 138,2
CAS Nr. 91-16-7

1,2-Dimethoxybenzol

d_4^{20}: 1,085
n_D^{20}: 1,534
Smp: etwa 22 °C
Sdp: etwa 206 °C

Verbenon *R* 1140500

$C_{10}H_{14}O$ M_r 150,2
CAS Nr. 1196-01-6

(1*S*,5*S*)-4,6,6-Trimethylbicyclo[3.1.1]hept-3-en-2-on

Öl mit charakteristischem Geruch; praktisch unlöslich in Wasser, mischbar mit organischen Lösungsmitteln

d_{20}^{20}: etwa 0,978
n_D^{18}: etwa 1,49
$[\alpha]_D^{18}$: etwa +249,6
Smp: etwa 6,5 °C
Sdp: 227 bis 228 °C

Wird die Substanz in der Gaschromatographie verwendet, muss sie zusätzlich folgender Anforderung entsprechen:

Gehaltsbestimmung: Gaschromatographie (2.2.28) wie in der Monographie **Rosmarinöl (Rosmarini aetheroleum)** beschrieben

Gehalt: mindestens 99 Prozent, ermittelt mit Hilfe des Verfahrens „Normalisierung"

Vinylacetat *R* 1111800

$C_4H_6O_2$ M_r 86,10
CAS Nr. 108-05-4

Ethenylacetat

d_{20}^{20}: etwa 0,930
Sdp: etwa 72 °C

Vinylchlorid *R* 1095400

C_2H_3Cl M_r 62,5
CAS Nr. 75-01-4

Chlorethen

Farbloses Gas; schwer löslich in organischen Lösungsmitteln

Vinyl(1)phenyl(5)methyl(94)polysiloxan *R* 1100000

Polysiloxan, das 1 Prozent Vinyl-Gruppen, 5 Prozent Phenyl-Gruppen und 94 Prozent Methyl-Gruppen enthält

Vinylpolymer zur Chromatographie, aminoalkyliertes *R* 1191500

Kugelförmige Teilchen (5 µm) eines Vinylalkohol-Copolymerisats, dessen Oberfläche durch Einführen von Aminoalkyl-Gruppen chemisch verändert ist

Vinylpolymer zur Chromatographie, octadecyliertes *R* 1155400

Kugelförmige Teilchen (5 µm) eines Vinylalkohol-Copolymers, dessen Oberfläche durch Einführen von Octadecyl-Gruppen, die an die Hydroxyl-Gruppen gebunden sind, chemisch verändert ist

Vinylpolymer zur Chromatographie, octadecylsilyliertes *R* 1121600

Kugelförmige Teilchen eines Vinylalkohol-Copolymers (5 µm), an das Octadecylsilan gebunden ist

Kohlenstoffgehalt: 17 Prozent

2-Vinylpyridin *R* 1102200

C_7H_7N M_r 105,1
CAS Nr. 100-69-6

Gelbe Flüssigkeit; mischbar mit Wasser

d_{20}^{20}: etwa 0,97
n_D^{20}: etwa 1,549

4-Vinylpyridin *R* 1187200

C_7H_7N M_r 105,1
CAS Nr. 100-43-6

4-Ethenylpyridin

Klare, tief gelblich braune Flüssigkeit

Sdp: 58 bis 61 °C

1-Vinylpyrrolidin-2-on *R* 1111900

C_6H_9NO M_r 111,1
CAS Nr. 88-12-0

1-Ethenylpyrrolidin-2-on

Gehalt: mindestens 99,0 Prozent

Klare, farblose Flüssigkeit

Wasser (2.5.12): höchstens 0,1 Prozent, mit 2,5 g Substanz bestimmt

Bei der Bestimmung wird eine Mischung von 50 ml wasserfreiem Methanol *R* und 10 ml Butano-4-lacton *R* als Lösungsmittel verwendet.

Gehaltsbestimmung: Gaschromatographie (2.2.28) mit Hilfe des Verfahrens „Normalisierung"

Säule

– Material: Quarzglas
– Größe: *l* = 30 m, ⌀ = 0,5 mm
– Stationäre Phase: Macrogol 20 000 *R*

Trägergas: Helium zur Chromatographie *R*

Temperatur

	Zeit (min)	Temperatur (°C)
Säule	0–1	80
	1–12	80 → 190
	12–27	190
Probeneinlass		190

Detektion: Flammenionisation

Einspritzen: 0,3 µl Substanz

Die Durchflussrate des Trägergases wird so eingestellt, dass die Retentionszeit des 1-Vinylpyrrolidin-2-on-Peaks etwa 17 min beträgt.

Vitexin R 1133300

$C_{21}H_{20}O_{10}$ M_r 432,4
CAS Nr. 3681-93-4

Apigenin-8-*C*-glucosid; 8-β-D-Glucopyranosyl-5,7-dihydroxy-2-(4-hydroxyphenyl)-4*H*-chromen-4-on

Gelbes Pulver

Lagerung: dicht verschlossen, vor Licht geschützt

Vitexin-2″-*O*-rhamnosid R 1209000

$C_{27}H_{30}O_{14}$ M_r 578,5
CAS Nr. 64820-99-1

8-[2-*O*-(6-Desoxy-α-L-mannopyranosyl)-β-D-glucopyranosyl]-5,7-dihydroxy-2-(4-hydroxyphenyl)-4*H*-1-benzopyran-4-on

W

Wachs, Gebleichtes R 1196500

Muss der Monographie **Gebleichtes Wachs (Cera alba)** entsprechen

Wasser R 1095500

CAS Nr. 7732-18-5

Muss der Monographie **Gereinigtes Wasser (Aqua purificata)** entsprechen

Wasser R 1 1095509

Die Herstellung erfolgt durch Mehrfachdestillation von destilliertem Wasser R.

Um Kohlendioxid zu entfernen, wird das Wasser vor der Verwendung mindestens 15 min lang in einem Siedekolben aus Quarzglas oder Borosilicatglas zum Sieden erhitzt und anschließend abgekühlt. Jede andere geeignete Methode kann verwendet werden.

Der Siedekolben muss bereits vorher für die Prüfung verwendet worden sein oder er wird vor der ersten Verwendung mit Wasser R gefüllt und mindestens 1 h lang im Autoklav bei 121 °C erhitzt. Wenn Wasser R 1 unmittelbar vor der Verwendung geprüft wird, muss es nach Zusatz von Methylrot-Lösung R neutral reagieren; das bedeutet, wenn 50 ml Wasser mit 0,05 ml Methylrot-Lösung R versetzt werden, muss sich diese Lösung orangerot (und nicht violettrot oder gelb) färben, was einem pH-Wert von 5,5 ± 0,1 entspricht.

Leitfähigkeit: höchstens 1 μS·cm^{-1} bei 25 °C, bestimmt mit einem Inline-Konduktometer, wie in der Monographie **Gereinigtes Wasser (Aqua purificata)** beschrieben

Wasser, ammoniumfreies R 1095501

100 ml Wasser R werden mit 0,1 ml Schwefelsäure R versetzt. Die Mischung wird in der Apparatur zur Bestimmung des Destillationsbereichs (2.2.11) destilliert. Die ersten 10 ml Destillat werden verworfen und die folgenden 50 ml aufgefangen.

Wasser, destilliertes R 1095504

Wasser R, das durch Destillation erhalten wird

Wasser, destilliertes, deionisiertes R 1095508

Durch Destillation erhaltenes deionisiertes Wasser R mit einem Widerstand von mindestens 0,18 MΩ·m, bei 25 °C gemessen

Wasser für Injektionszwecke R 1095505

Muss der Monographie **Wasser für Injektionszwecke (Aqua ad iniectabilia)** entsprechen

Wasser, kohlendioxidfreies R 1095502

Wasser R wird einige Minuten lang im Sieden gehalten und vor Luft geschützt abgekühlt und aufbewahrt oder deionisiertes Wasser R mit einem Widerstand von mindestens 0,18 MΩ·m, bei 25 °C gemessen, wird verwendet.

Wasser, nitratfreies R 1095506

100 ml Wasser R werden mit einigen Milligramm Kaliumpermanganat R und Bariumhydroxid R versetzt. Die Mischung wird in der Apparatur zur Bestimmung des Destillationsbereichs (2.2.11) destilliert. Die ers-

ten 10 ml Destillat werden verworfen und die folgenden 50 ml aufgefangen.

Wasser, partikelfreies R 1095507

Partikelfreies Wasser R wird durch Filtration von Wasser R durch einen Membranfilter mit der Porenweite 0,22 μm hergestellt.

Wasser zur Chromatographie R 1095503

Deionisiertes Wasser mit einem Widerstand von mindestens 0,18 MΩ · m bei 25 °C gemessen, das aus Wasser, das den von der zuständigen Behörde festgelegten Anforderungen an Trinkwasser entspricht, mit Hilfe von Destillation, Ionenaustausch, Umkehrosmose oder einer anderen geeigneten Methode gewonnen wird

Seine Qualität muss so sein, dass bei Verwendung in der Chromatographie keine signifikanten interferierenden Peaks auftreten oder die Empfindlichkeit der Methode wesentlich beeinträchtigt wird. Für die Chromatographie unter isokratischer Elution mit UV-Detektion bei niedrigen Wellenlängen (das heißt weniger als 230 nm), mit Verdampfungsdetektoren (wie Streulichtdetektor, Partikelzähldetektor, CAD (charged aerosol detector)) oder mit massenselektiver Detektion (MSD) oder unter Gradientenelution kann die Verwendung von Wasser mit einem Gehalt an totalem organischem Kohlenstoff von höchstens 5 ppb erforderlich sein.

(D_2)Wasser R 1025300

D_2O M_r 20,03
CAS Nr. 7789-20-0

d_{20}^{20}: etwa 1,11
n_D^{20}: etwa 1,328
Sdp: etwa 101 °C
Schweres Wasser

Deuterierungsgrad: mindestens 99,7 Prozent

(D_2)Wasser R 1 1025301

D_2O M_r 20,03
CAS Nr. 7789-20-0

Schweres Wasser

Deuterierungsgrad: mindestens 99,95 Prozent

Wasserstoff zur Chromatographie R 1043700

H_2 M_r 2,016
CAS Nr. 1333-74-0

Gehalt: mindestens 99,95 Prozent (V/V)

Wasserstoffperoxid-Lösung 30 % R 1043900

CAS Nr. 7722-84-1

Muss der Monographie **Wasserstoffperoxid-Lösung 30 % (Hydrogenii peroxidum 30 per centum)** entsprechen

Wasserstoffperoxid-Lösung 3 % R 1043800

CAS Nr. 7722-84-1

Muss der Monographie **Wasserstoffperoxid-Lösung 3 % (Hydrogenii peroxidum 3 per centum)** entsprechen

Wedelolacton R 1187300

$C_{16}H_{10}O_7$ M_r 314,3
CAS Nr. 524-12-9

1,8,9-Trihydroxy-3-methoxy-6H-benzofuro[3,2-c][1]=benzopyran-6-on

Weinsäure R 1087200

CAS Nr. 87-69-4

Muss der Monographie **Weinsäure (Acidum tartaricum)** entsprechen

Wolframatokieselsäure R 1078000

$H_4[Si(W_{12}O_{40})] \cdot x\, H_2O$
CAS Nr. 11130-20-4

Kieselwolframsäure

Weiße bis gelblich weiße, zerfließliche Kristalle; sehr leicht löslich in Wasser und in Ethanol 96 %

Lagerung: dicht verschlossen

Wolframatophosphorsäure-Lösung R 1065200

10 g Natriumwolframat R werden 3 h lang mit 8 ml Phosphorsäure 85 % R und 75 ml Wasser R zum Rückfluss erhitzt. Nach dem Erkalten wird die Mischung mit Wasser R zu 100 ml verdünnt.

X

Xanthydrol R 1096100

$C_{13}H_{10}O_2$ M_r 198,2
CAS Nr. 90-46-0

9-Xanthenol

Gehalt: mindestens 90,0 Prozent

Weißes bis schwach gelbes Pulver; sehr schwer löslich in Wasser, löslich in Essigsäure 99 % und in Ethanol 96 %

Smp: etwa 123 °C

Kommt auch als methanolische Lösung vor, mit 90 bis 110 g · l⁻¹ Xanthydrol

Gehaltsbestimmung: 0,300 g Substanz werden in einem 250-ml-Kolben in 3 ml Methanol R gelöst, oder 3,0 ml der methanolischen Lösung werden verwendet. Die Lösung wird mit 50 ml Essigsäure 99 % R und, unter stetem Rühren, tropfenweise mit 25 ml einer Lösung von Harnstoff R (20 g · l⁻¹) versetzt. Nach 12 h wird der Niederschlag in einem Glassintertiegel (16) gesammelt, mit 20 ml Ethanol 96 % R gewaschen, im Trockenschrank bei 100 bis 105 °C getrocknet und gewogen.

1 g Niederschlag entspricht 0,9429 g Xanthydrol.

Die methanolische Lösung wird in zugeschmolzenen Ampullen gelagert; sie wird, falls erforderlich, vor Gebrauch filtriert.

Lagerung: vor Licht geschützt

Xanthydrol R 1 1096101

Xanthydrol R mit folgender zusätzlicher Anforderung:

Gehalt: mindestens 98,0 Prozent $C_{13}H_{10}O_2$

Xanthydrol-Lösung R 1096102

0,1 ml einer Lösung von Xanthydrol R (100 g · l⁻¹) in Methanol R werden mit 100 ml wasserfreier Essigsäure R und 1 ml Salzsäure R versetzt.

Die Lösung muss vor Gebrauch 24 h lang stehen gelassen werden.

Xylenolorange R 1096300

$C_{31}H_{28}N_2Na_4O_{13}S$ M_r 761
CAS Nr. 3618-43-7

N,N'[3,3'-(3*H*-2,1-Benzoxathiol-3-yliden)-bis(6-hydroxy-5-methylbenzyl)]bis(iminodiessigsäure)-*S,S*-dioxid, Tetranatriumsalz

Rötlich braunes, kristallines Pulver; löslich in Wasser

Xylenolorange-Lösung R 1096302

50,8 mg Xylenolorange R werden in Wasser R zu 100,0 ml gelöst.

Xylenolorange-Verreibung R 1096301

1 Teil Xylenolorange R wird mit 99 Teilen Kaliumnitrat R verrieben.

Empfindlichkeitsprüfung: 50 ml Wasser R werden mit 1 ml verdünnter Essigsäure R, 50 mg Xylenolorange-Verreibung und 0,05 ml Blei(II)-nitrat-Lösung R versetzt. Die Mischung wird mit so viel Methenamin R versetzt, bis die Färbung von Gelb nach Rotviolett umschlägt. Nach Zusatz von 0,1 ml Natriumedetat-Lösung (0,1 mol · l⁻¹) muss die Färbung nach Gelb umschlagen.

Xylitol R 1190700

$C_5H_{12}O_5$ M_r 152,1
CAS Nr. 87-99-0

Kristallines Pulver oder Kristalle, weiß bis fast weiß

Gehalt: mindestens 96,0 Prozent

Xylol R 1096200

C_8H_{10} M_r 106,2
CAS Nr. 1330-20-7

Gemisch von Isomeren

Klare, farblose, entflammbare Flüssigkeit; praktisch unlöslich in Wasser, mischbar mit Ethanol 96 %

d_{20}^{20}: etwa 0,867
n_D^{20}: etwa 1,497
Sdp: etwa 138 °C

m-Xylol R 1117700

C$_8$H$_{10}$ M_r 106,2
CAS Nr. 108-38-3

1,3-Dimethylbenzol

Klare, farblose, entflammbare Flüssigkeit; praktisch unlöslich in Wasser, mischbar mit Ethanol 96 %

d_{20}^{20}: etwa 0,884
n_D^{20}: etwa 1,497
Smp: etwa –47 °C
Sdp: etwa 139 °C

o-Xylol R 1100600

C$_8$H$_{10}$ M_r 106,2
CAS Nr. 95-47-6

1,2-Dimethylbenzol

Klare, farblose, entflammbare Flüssigkeit; praktisch unlöslich in Wasser, mischbar mit Ethanol 96 %

d_{20}^{20}: etwa 0,881
n_D^{20}: etwa 1,505
Smp: etwa –25 °C
Sdp: etwa 144 °C

Xylose R 1096400

CAS Nr. 58-86-6

Muss der Monographie **Xylose (Xylosum)** entsprechen

Z

Zimtaldehyd R 1020700

C$_9$H$_8$O M_r 132,2
CAS Nr. 104-55-2

3-Phenylpropenal

Gelbliche bis grünlich gelbe, ölige Flüssigkeit; schwer löslich in Wasser, sehr leicht löslich in Ethanol 96 %

n_D^{20}: etwa 1,620

Lagerung: vor Licht geschützt

trans-Zimtaldehyd R 1124600

C$_9$H$_8$O M_r 132,2
CAS Nr. 14371-10-9

(E)-3-Phenylprop-2-enal

Wird die Substanz in der Gaschromatographie verwendet, muss sie zusätzlich folgender Anforderung entsprechen:

Gehaltsbestimmung: Gaschromatographie (2.2.28) wie in der Monographie **Cassiaöl (Cinnamomi cassiae aetheroleum)** beschrieben

Gehalt: mindestens 99,0 Prozent, ermittelt mit Hilfe des Verfahrens „Normalisierung"

trans-Zimtsäure R 1159200

C$_9$H$_8$O$_2$ M_r 148,2
CAS Nr. 140-10-3

trans-3-Phenylacrylsäure; (2E)-3-Phenylprop-2-ensäure

Farblose Kristalle; sehr schwer löslich in Wasser, leicht löslich in Ethanol 96 %

Smp: 133 °C

Zink R 1096500

Zn A_r 65,4
CAS Nr. 7440-66-6

Gehalt: mindestens 99,5 Prozent

Zylinder, Körner, Plätzchen, Granulat oder Feilspäne, silbrig weiß mit bläulichem Schimmer

Arsen (2.4.2, Methode A): höchstens 0,2 ppm

5,0 g Substanz werden in der vorgeschriebenen Mischung von 15 ml Salzsäure R und 25 ml Wasser R gelöst.

Zink, aktiviertes R 1096501

Das zu aktivierende Zink (Zylinder oder Plätzchen) wird in einen Erlenmeyerkolben gegeben und mit einer Lösung, die 50 ppm Hexachloroplatin(IV)-säure R enthält, bedeckt. Das Metall wird 10 min lang mit der

Lösung in Berührung gelassen, abgespült und sofort getrocknet.

Arsen (2.4.2, Methode A): 5 g Substanz werden mit 15 ml Salzsäure *R*, 25 ml Wasser *R*, 0,1 ml Zinn(II)-chlorid-Lösung *R* und 5 ml Kaliumiodid-Lösung *R* versetzt. Während der Prüfung darf keine Färbung entstehen.

Aktivität: Die Substanz muss den Anforderungen der Grenzprüfung auf Arsen (2.4.2, Methode A) entsprechen.

Zinkacetat *R* 1102300

$$Zn^{2\oplus} \left[H_3C-COO^\ominus \right]_2 \cdot 2\,H_2O$$

$C_4H_6O_4Zn \cdot 2\,H_2O$ M_r 219,5
CAS Nr. 5970-45-6

Zinkacetat, Dihydrat

Glänzend weiße bis fast weiße, schwach verwitternde Kristalle; leicht löslich in Wasser, löslich in Ethanol 96 %

Die Substanz verliert ihr Kristallwasser bei 100 °C.

d_{20}^{20}: etwa 1,735
Smp: etwa 237 °C

Zinkacetat-Lösung *R* 1102301

600 ml Wasser *R* werden mit 150 ml Essigsäure 99 % *R* gemischt. 54,9 g Zinkacetat *R* werden zugesetzt und unter Rühren gelöst. Die Mischung wird unter Rühren mit 150 ml konzentrierter Ammoniak-Lösung *R* versetzt, auf Raumtemperatur abgekühlt und mit Ammoniak-Lösung *R* auf einen pH-Wert von 6,4 eingestellt. Diese Mischung wird mit Wasser *R* zu 1 Liter verdünnt.

Zinkchlorid *R* 1096600

CAS Nr. 7646-85-7

Muss der Monographie **Zinkchlorid (Zinci chloridum)** entsprechen

Zinkchlorid-Ameisensäure *R* 1096601

20 g Zinkchlorid *R* werden in 80 g einer Lösung von wasserfreier Ameisensäure *R* (850 g · l^{-1}) gelöst.

Zinkchlorid-Lösung, iodhaltige *R* 1096602

20 g Zinkchlorid *R* und 6,5 g Kaliumiodid *R* werden in 10,5 ml Wasser *R* gelöst. Nach Zusatz von 0,5 g Iod *R* wird die Mischung 15 min lang geschüttelt und, falls erforderlich, filtriert.

Lagerung: vor Licht geschützt

Zinkiodid-Stärke-Lösung *R* 1096502

Einer Lösung von 2 g Zinkchlorid *R* in 10 ml Wasser *R* werden 0,4 g lösliche Stärke *R* zugesetzt. Die Mischung wird bis zum Lösen der Stärke erhitzt. Nach Abkühlen auf Raumtemperatur wird 1,0 ml einer farblosen Lösung, die 0,10 g Zink *R* (Feile) und 0,2 g Iod *R* in Wasser *R* enthält, zugesetzt. Die Lösung wird mit Wasser *R* zu 100 ml verdünnt und filtriert.

Lagerung: vor Licht geschützt

Empfindlichkeitsprüfung: 0,05 ml Natriumnitrit-Lösung *R* werden mit Wasser *R* zu 50 ml verdünnt. Zu 5 ml Lösung werden 0,1 ml verdünnte Schwefelsäure *R* und 0,05 ml Zinkiodid-Stärke-Lösung gegeben und gemischt. Die Lösung muss sich blau färben.

Zinkoxid *R* 1096700

CAS Nr. 1314-13-2

Muss der Monographie **Zinkoxid (Zinci oxidum)** entsprechen

Zinkstaub *R* 1096800

Zn A_r 65,4
CAS Nr. 7440-66-6

Gehalt: mindestens 90,0 Prozent

Sehr feines, graues Pulver; löslich in verdünnter Salzsäure *R*

Zinksulfat *R* 1097000

CAS Nr. 7446-20-0

Muss der Monographie **Zinksulfat-Heptahydrat (Zinci sulfas heptahydricus)** entsprechen

Zinn *R* 1090800

Sn A_r 118,7
CAS Nr. 7440-31-5

Silbrig weiße Körnchen; löslich in Salzsäure unter Wasserstoffentwicklung

Arsen (2.4.2, Methode A): höchstens 10 ppm, mit 0,1 g Substanz geprüft

Zinn(II)-chlorid *R* 1085000

$SnCl_2 \cdot 2\,H_2O$ M_r 225,6
CAS Nr. 10025-69-1

Gehalt: mindestens 97,0 Prozent $SnCl_2 \cdot 2\,H_2O$

Farblose Kristalle; sehr leicht löslich in Wasser, leicht löslich in Essigsäure 99 %, in Ethanol 96 %, in verdünnter Salzsäure und Salzsäure

Gehaltsbestimmung: 0,500 g Substanz werden in einem Erlenmeyerkolben mit Schliffstopfen in 15 ml Salzsäure *R* gelöst. Nach Zusatz von 10 ml Wasser *R* und 5 ml Chloroform *R* wird die Mischung schnell mit Kaliumiodat-Lösung (0,05 mol·l^{-1}) titriert, bis die Chloroformschicht farblos ist.

1 ml Kaliumiodat-Lösung (0,05 mol·l^{-1}) entspricht 22,56 mg $SnCl_2 \cdot 2\,H_2O$.

Zinn(II)-chlorid-Lösung *R*   1085001

20 g Zinn *R* werden mit 85 ml Salzsäure *R* erwärmt, bis die Wasserstoffentwicklung beendet ist; anschließend wird die Mischung erkalten gelassen.

Lagerung: über Zinn *R* und vor Luft geschützt

Zinn(II)-chlorid-Lösung *R* 1   1085002

Vor Gebrauch wird 1 Volumteil Zinn(II)-chlorid-Lösung *R* mit 10 Volumteilen verdünnter Salzsäure *R* gemischt.

Zinn(II)-chlorid-Lösung *R* 2   1085003

8 g Zinn(II)-chlorid *R* werden in 100 ml einer 20-prozentigen Lösung (*V/V*) von Salzsäure *R* unter Schütteln gelöst. Falls erforderlich wird die Mischung im Wasserbad von 50 °C erwärmt. Danach wird 15 min lang ein Strom von Stickstoff *R* durch die Lösung geleitet.

Die Lösung ist unmittelbar vor Gebrauch herzustellen.

Zinn-Prüfset zur halbquantitativen Bestimmung *R*   1194100

Handelsübliches Reagenzienset bestehend aus Zinn-Teststreifen und einer Reagenzienmischung zur Bestimmung von Zinn in wässrigen Lösungen in einem Bereich von 10 bis 200 µg·ml^{-1}

Zirconiumnitrat *R*   1097200

CAS Nr. 14985-18-3

Basisches Salz, das etwa der Formel $ZrO(NO_3)_2 \cdot 2\,H_2O$ entspricht

Pulver oder Kristalle, weiß bis fast weiß, hygroskopisch; löslich in Wasser

Die wässrige Lösung ist klar oder höchstens schwach getrübt.

Lagerung: dicht verschlossen

Zirconiumnitrat-Lösung *R*   1097201

Eine Lösung von Zirconiumnitrat *R* (1 g·l^{-1}) in einer Mischung von 40 ml Wasser *R* und 60 ml Salzsäure *R*

4.1.2 Referenzlösungen für Grenzprüfungen

A

Acetaldehyd-Lösung (100 ppm C_2H_4O) *R*   5000100

1,0 g Acetaldehyd *R* wird mit 2-Propanol *R* zu 100,0 ml verdünnt.

Vor Gebrauch werden 5,0 ml der Lösung mit 2-Propanol *R* zu 500,0 ml verdünnt.

Unmittelbar vor Gebrauch herzustellen

Acetaldehyd-Lösung (100 ppm C_2H_4O) *R* 1   5000101

1,0 g Acetaldehyd *R* wird mit Wasser *R* zu 100,0 ml verdünnt.

Vor Gebrauch werden 5,0 ml der Lösung mit Wasser *R* zu 500,0 ml verdünnt.

Unmittelbar vor Gebrauch herzustellen

Aluminium-Lösung (200 ppm Al) *R*   5000200

Aluminiumkaliumsulfat *R*, entsprechend 0,352 g $AlK(SO_4)_2 \cdot 12\,H_2O$, wird in Wasser *R* gelöst. Die Lösung wird mit 10 ml verdünnter Schwefelsäure *R* versetzt und mit Wasser *R* zu 100,0 ml verdünnt.

Aluminium-Lösung (100 ppm Al) *R*   5000203

Aluminiumchlorid *R*, entsprechend 8,947 g $AlCl_3 \cdot 6\,H_2O$, wird in Wasser *R* zu 1000,0 ml gelöst.

Unmittelbar vor Gebrauch wird die Lösung 1:10 verdünnt.

Aluminium-Lösung (10 ppm Al) *R*   5000201

Aluminiumnitrat *R*, entsprechend 1,39 g $Al(NO_3)_3 \cdot 9\,H_2O$, werden in Wasser *R* zu 100,0 ml gelöst.

Unmittelbar vor Gebrauch wird die Lösung 1:100 verdünnt.

Aluminium-Lösung (5 ppm Al) *R*   5006600

Eine Menge Aluminiumnitrat *R*, die 0,695 g $Al(NO_3)_3 \cdot 9\,H_2O$ entspricht, wird in Wasser *R* zu 100,0 ml gelöst.

Unmittelbar vor Gebrauch wird die Lösung mit Wasser *R* 1:100 verdünnt.

Alternativ kann eine handelsübliche Standardlösung, die eine bekannte Menge an Aluminium (5 ppm Al) enthält, verwendet werden.

Aluminium-Lösung (2 ppm Al) *R* 5000202

Aluminiumkaliumsulfat *R*, entsprechend 0,352 g AlK(SO$_4$)$_2$ · 12 H$_2$O, wird in Wasser *R* gelöst. Die Lösung wird mit 10 ml verdünnter Schwefelsäure *R* versetzt und mit Wasser *R* zu 100,0 ml verdünnt.

Unmittelbar vor Gebrauch wird die Lösung 1:100 verdünnt.

Ammonium-Lösung (100 ppm NH$_4$) *R* 5000300

Ammoniumchlorid *R*, entsprechend 0,741 g NH$_4$Cl, wird in Wasser *R* zu 1000 ml gelöst.

Unmittelbar vor Gebrauch wird die Lösung 1:2,5 verdünnt.

Ammonium-Lösung (3 ppm NH$_4$) *R* 5006100

Ammoniumchlorid *R*, entsprechend 0,889 g NH$_4$Cl, wird in Wasser *R* zu 1000,0 ml gelöst.

Unmittelbar vor Gebrauch wird die Lösung 1:100 verdünnt.

Ammonium-Lösung (2,5 ppm NH$_4$) *R* 5000301

Ammoniumchlorid *R*, entsprechend 0,741 g NH$_4$Cl, wird in Wasser *R* zu 1000,0 ml gelöst.

Unmittelbar vor Gebrauch wird die Lösung 1:100 verdünnt.

Ammonium-Lösung (1 ppm NH$_4$) *R* 5000302

Die Ammonium-Lösung (2,5 ppm NH$_4$) *R* wird unmittelbar vor Gebrauch 1:2,5 verdünnt.

Antimon-Lösung (100 ppm Sb) *R* 5000401

Kaliumantimonoxidtartrat *R*, entsprechend 0,274 g C$_8$H$_4$K$_2$O$_{12}$Sb$_2$ · 3 H$_2$O, wird in 500 ml Salzsäure (1 mol · l^{-1}) gelöst. Die klare Lösung wird mit Wasser *R* zu 1000 ml verdünnt.

Antimon-Lösung (1 ppm Sb) *R* 5000400

Kaliumantimonoxidtartrat *R*, entsprechend 0,274 g C$_8$H$_4$K$_2$O$_{12}$Sb$_2$ · 3 H$_2$O, wird in 20 ml Salzsäure *R* 1 gelöst. Die klare Lösung wird mit Wasser *R* zu 100,0 ml verdünnt. 10,0 ml Lösung werden mit 200 ml Salzsäure *R* 1
versetzt und mit Wasser *R* zu 1000,0 ml verdünnt. 100,0 ml dieser Lösung werden mit 300 ml Salzsäure *R* 1 versetzt und mit Wasser *R* zu 1000,0 ml verdünnt.

Die verdünnten Lösungen werden jeweils unmittelbar vor Gebrauch hergestellt.

Arsen-Lösung (10 ppm As) *R* 5000500

Arsen(III)-oxid *R*, entsprechend 0,330 g As$_2$O$_3$, wird in 5 ml verdünnter Natriumhydroxid-Lösung *R* gelöst. Die Lösung wird mit Wasser *R* zu 250,0 ml verdünnt.

Unmittelbar vor Gebrauch wird die Lösung 1:100 verdünnt.

Arsen-Lösung (1 ppm As) *R* 5000501

Die Arsen-Lösung (10 ppm As) *R* wird unmittelbar vor Gebrauch 1:10 verdünnt.

B

Barium-Lösung (0,1 % Ba) *R* 5000601

Eine 0,178 g BaCl$_2$ · 2 H$_2$O entsprechende Menge Bariumchlorid *R* wird in destilliertem Wasser *R* zu 100,0 ml gelöst.

Barium-Lösung (50 ppm Ba) *R* 5000600

Bariumchlorid *R*, entsprechend 0,178 g BaCl$_2$ · 2 H$_2$O, wird in destilliertem Wasser *R* zu 100,0 ml gelöst.

Unmittelbar vor Gebrauch wird die Lösung 1:20 mit destilliertem Wasser *R* verdünnt.

Barium-Lösung (2 ppm Ba) *R* 5005600

Die Barium-Lösung (50 ppm Ba) *R* wird unmittelbar vor Gebrauch 1:25 mit destilliertem Wasser *R* verdünnt.

Bismut-Lösung (100 ppm Bi) *R* 5005300

Basisches Bismutnitrat *R*, entsprechend 0,500 g Bi, wird in 50 ml Salpetersäure *R* gelöst. Die Lösung wird mit Wasser *R* zu 500,0 ml verdünnt.

Unmittelbar vor Gebrauch wird die Lösung 1:10 mit verdünnter Salpetersäure *R* verdünnt.

Blei-Lösung (0,1 % Pb) *R* 5001700

Blei(II)-nitrat *R*, entsprechend 0,400 g Pb(NO$_3$)$_2$, wird in Wasser *R* zu 250,0 ml gelöst.

Blei-Lösung (100 ppm Pb) *R* 5001701

Die Blei-Lösung (0,1 % Pb) *R* wird unmittelbar vor Gebrauch 1:10 verdünnt.

4.1.2 Referenzlösungen für Grenzprüfungen

Blei-Lösung (10 ppm Pb) R   5001702

Die Blei-Lösung (100 ppm Pb) R wird unmittelbar vor Gebrauch 1:10 verdünnt.

Blei-Lösung (10 ppm Pb) R 1   5001706

Bleinitrat R, entsprechend 0,160 g Pb(NO$_3$)$_2$ wird in 100 ml Wasser R gelöst. Die Lösung wird mit 1 ml bleifreier Salpetersäure R versetzt und mit Wasser R zu 1000,0 ml verdünnt.

Unmittelbar vor Gebrauch wird die Lösung 1:10 verdünnt.

Blei-Lösung (2 ppm Pb) R   5001703

Die Blei-Lösung (10 ppm Pb) R wird unmittelbar vor Gebrauch 1:5 verdünnt.

Blei-Lösung (1 ppm Pb) R   5001704

Die Blei-Lösung (10 ppm Pb) R wird unmittelbar vor Gebrauch 1:10 verdünnt.

Blei-Lösung (0,25 ppm Pb) R   5006000

Die Blei-Lösung (1 ppm Pb) R wird unmittelbar vor Gebrauch 1:4 mit Wasser R verdünnt.

Blei-Lösung (0,1 ppm Pb) R   5001705

Die Blei-Lösung (1 ppm Pb) R wird unmittelbar vor Gebrauch 1:10 verdünnt.

Blei-Lösung (1000 ppm Pb), ölige R   5004800

Bleiorganische Verbindung in Öl

C

Cadmium-Lösung (0,1 % Cd) R   5000700

Cadmium R, entsprechend 0,100 g Cadmium, wird in der eben notwendigen Menge einer Mischung gleicher Volumteile Salzsäure R und Wasser R gelöst. Die Lösung wird mit einer 1-prozentigen Lösung (V/V) von Salzsäure R zu 100,0 ml verdünnt.

Cadmium-Lösung (10 ppm Cd) R   5000701

Die Cadmium-Lösung (0,1 % Cd) R wird unmittelbar vor Gebrauch 1:100 mit einer 1-prozentigen Lösung (V/V) von Salzsäure R verdünnt.

Calcium-Lösung (400 ppm Ca) R   5000800

Calciumcarbonat R, entsprechend 1,000 g CaCO$_3$, wird in 23 ml Salzsäure (1 mol·l^{-1}) gelöst. Die Lösung wird mit destilliertem Wasser R zu 100,0 ml verdünnt.

Unmittelbar vor Gebrauch wird die Lösung 1:10 mit destilliertem Wasser R verdünnt.

Calcium-Lösung (100 ppm Ca) R   5000801

Calciumcarbonat R, entsprechend 0,624 g CaCO$_3$, wird in 3 ml Essigsäure R gelöst. Die Lösung wird mit destilliertem Wasser R zu 250,0 ml verdünnt.

Unmittelbar vor Gebrauch wird die Lösung 1:10 mit destilliertem Wasser R verdünnt.

Calcium-Lösung (100 ppm Ca) R 1   5000804

Wasserfreies Calciumchlorid R, entsprechend 2,769 g CaCl$_2$, wird in verdünnter Salzsäure R zu 1000,0 ml gelöst.

Unmittelbar vor Gebrauch wird die Lösung 1:10 mit Wasser R verdünnt.

Calcium-Lösung (10 ppm Ca) R   5000803

Calciumcarbonat R, entsprechend 0,624 g CaCO$_3$, wird in 3 ml Essigsäure R gelöst. Die Lösung wird mit destilliertem Wasser R zu 250,0 ml verdünnt.

Unmittelbar vor Gebrauch wird die Lösung 1:100 mit destilliertem Wasser R verdünnt.

Calcium-Lösung (100 ppm Ca), ethanolische R   5000802

Calciumcarbonat R, entsprechend 2,50 g CaCO$_3$, wird in 12 ml Essigsäure R gelöst. Die Lösung wird mit destilliertem Wasser R zu 1000,0 ml verdünnt.

Unmittelbar vor Gebrauch wird die Lösung 1:10 mit Ethanol 96 % R verdünnt.

Chlorid-Lösung (50 ppm Cl) R   5004100

Natriumchlorid R, entsprechend 0,824 g NaCl, wird in Wasser R zu 1000,0 ml gelöst.

Unmittelbar vor Gebrauch wird die Lösung 1:10 verdünnt.

Chlorid-Lösung (8 ppm Cl) R   5000900

Natriumchlorid, entsprechend 1,32 g NaCl, wird in Wasser R zu 1000,0 ml gelöst.

Unmittelbar vor Gebrauch wird die Lösung 1:100 verdünnt.

Die „Allgemeinen Vorschriften" gelten für alle Monographien und sonstigen Texte

Chlorid-Lösung (5 ppm Cl) R 5000901

Natriumchlorid R, entsprechend 0,824 g NaCl, wird in Wasser R zu 1000,0 ml gelöst.

Unmittelbar vor Gebrauch wird die Lösung 1:100 verdünnt.

Chrom-Lösung (0,1 % Cr) R 5001002

Kaliumdichromat R, entsprechend 2,83 g $K_2Cr_2O_7$, wird in Wasser R zu 1000,0 ml gelöst.

Chrom-Lösung (100 ppm Cr) R 5001000

Kaliumdichromat R, entsprechend 0,283 g $K_2Cr_2O_7$, wird in Wasser R zu 1000,0 ml gelöst.

Chrom-Lösung (0,1 ppm Cr) R 5001001

Die Chrom-Lösung (100 ppm Cr) R wird unmittelbar vor Gebrauch 1:1000 verdünnt.

Chrom-Lösung (1000 ppm Cr), ölige R 5004600

Chromorganische Verbindung in Öl

Cobalt-Lösung (100 ppm Co) R 5004300

Cobaltnitrat R, entsprechend 0,494 g $Co(NO_3)_2 \cdot 6\,H_2O$, wird in 500 ml Salpetersäure (1 mol·l^{-1}) gelöst. Die klare Lösung wird mit Wasser R zu 1000 ml verdünnt.

Cyanoferrat(II)-Lösung (100 ppm Fe(CN)$_6$) R 5001200

Kaliumhexacyanoferrat(II) R, entsprechend 0,20 g $K_4[Fe(CN)_6] \cdot 3\,H_2O$, wird in Wasser R zu 100,0 ml gelöst.

Unmittelbar vor Gebrauch wird die Lösung 1:10 verdünnt.

Cyanoferrat(III)-Lösung (50 ppm Fe(CN)$_6$) R 5001300

Kaliumhexacyanoferrat(III) R, entsprechend 0,78 g $K_3[Fe(CN)_6]$, wird in Wasser R zu 100,0 ml gelöst.

Unmittelbar vor Gebrauch wird die Lösung 1:100 verdünnt.

E

Eisen-Lösung (1 g·l^{-1} Fe) R 5001605

0,100 g Eisen R werden in der eben notwendigen Menge einer Mischung gleicher Volumteile Salzsäure R und Wasser R gelöst. Die Lösung wird mit Wasser R zu 100,0 ml verdünnt.

Eisen-Lösung (250 ppm Fe) R 5001606

Eisen(III)-chlorid R, entsprechend 4,840 g $FeCl_3 \cdot 6\,H_2O$, wird in einer Lösung von Salzsäure R (150 g·l^{-1}) zu 100,0 ml gelöst.

Unmittelbar vor Gebrauch wird die Lösung 1:40 mit Wasser R verdünnt.

Eisen-Lösung (20 ppm Fe) R 5001600

Ammoniumeisen(III)-sulfat R, entsprechend 0,863 g $FeNH_4(SO_4)_2 \cdot 12\,H_2O$, wird nach Zusatz von 25 ml verdünnter Schwefelsäure R in Wasser R zu 500,0 ml gelöst.

Unmittelbar vor Gebrauch wird die Lösung 1:10 verdünnt.

Eisen-Lösung (10 ppm Fe) R 5001601

Ammoniumeisen(II)-sulfat R, entsprechend 7,022 g $Fe(NH_4)_2(SO_4)_2 \cdot 6\,H_2O$, wird in 25 ml verdünnter Schwefelsäure R gelöst und mit Wasser R zu 1000,0 ml verdünnt.

Unmittelbar vor Gebrauch wird diese Lösung 1:100 verdünnt.

Eisen-Lösung (8 ppm Fe) R 5001602

80 mg Eisen R werden in 50 ml Salzsäure (220 g·l^{-1} HCl) gelöst. Die Lösung wird mit Wasser R zu 1000,0 ml verdünnt.

Unmittelbar vor Gebrauch wird die Lösung 1:10 verdünnt.

Eisen-Lösung (2 ppm Fe) R 5001603

Die Eisen-Lösung (20 ppm Fe) R wird unmittelbar vor Gebrauch 1:10 verdünnt.

Eisen-Lösung (1 ppm Fe) R 5001604

Die Eisen-Lösung (20 ppm Fe) R wird unmittelbar vor Gebrauch 1:20 verdünnt.

4.1.2 Referenzlösungen für Grenzprüfungen

Element-Lösung zur Atomspektrometrie (1,000 g · l^{-1}) R 5004000

Das Element oder ein Salz des Elements mit einem Gehalt von mindestens 99,0 Prozent wird im Allgemeinen in saurem Milieu gelöst. Die Menge Element je Liter Lösung muss während der angegebenen Dauer der Verwendung und solange die Probeflasche nicht geöffnet wurde, größer sein als 0,995 g. Ausgangsmaterial (Element oder Salz) und Eigenschaften des Lösungsmittels oder der Lösungsmittelmischung (wie Beschaffenheit, Säuregrad) müssen in der Beschriftung angegeben sein.

F

Fluorid-Lösung (10 ppm F) R 5001400

Natriumfluorid R wird 12 h lang bei 300 °C getrocknet. 0,442 g getrocknete Substanz werden in Wasser R zu 1000,0 ml gelöst (0,2 mg · ml^{-1} F).

Die Lösung ist in Polyethylenbehältnissen zu lagern.

Unmittelbar vor Gebrauch wird die Lösung 1:20 verdünnt.

Fluorid-Lösung (1 ppm F) R 5001401

Die Fluorid-Lösung (10 ppm F) R wird unmittelbar vor Gebrauch 1:10 verdünnt.

Formaldehyd-Lösung (5 ppm CH$_2$O) R 5001500

Eine 1,0 g CH$_2$O je Liter enthaltende Lösung, hergestellt aus Formaldehyd-Lösung R, wird unmittelbar vor Gebrauch 1:200 mit Wasser R verdünnt.

G

Germanium-Lösung (100 ppm Ge) R 5004400

Ammoniumhexafluorogermanat(IV) R, entsprechend 0,307 g (NH$_4$)$_2$GeF$_6$, wird in einer 0,01-prozentigen Lösung (V/V) von Flusssäure R gelöst. Die klare Lösung wird mit Wasser R zu 1000 ml verdünnt.

Glyoxal-Lösung (20 ppm C$_2$H$_2$O$_2$) R 5003700

Glyoxal-Lösung R entsprechend 0,200 g C$_2$H$_2$O$_2$ wird in einem Messkolben mit wasserfreiem Ethanol R zu 100,0 ml verdünnt.

Unmittelbar vor Gebrauch wird die Lösung 1:100 mit wasserfreiem Ethanol R verdünnt.

Glyoxal-Lösung (2 ppm C$_2$H$_2$O$_2$) R 5003701

Die Glyoxal-Lösung (20 ppm C$_2$H$_2$O$_2$) R wird unmittelbar vor Gebrauch 1:10 mit wasserfreiem Ethanol R verdünnt.

I

Iodid-Lösung (10 ppm I) R 5003800

Kaliumiodid R, entsprechend 0,131 g KI, wird in Wasser R zu 100,0 ml gelöst.

Unmittelbar vor Gebrauch wird die Lösung 1:100 verdünnt.

K

Kalium-Lösung (0,2 % K) R 5002402

Eine 0,446 g K$_2$SO$_4$ entsprechende Menge Kaliumsulfat R wird in destilliertem Wasser R zu 100,0 ml gelöst.

Kalium-Lösung (600 ppm K) R 5005100

Kaliumsulfat R, entsprechend 2,676 g K$_2$SO$_4$, wird in Wasser R zu 100,0 ml gelöst.

Unmittelbar vor Gebrauch wird die Lösung 1:20 verdünnt.

Kalium-Lösung (100 ppm K) R 5002400

Kaliumsulfat R, entsprechend 0,446 g K$_2$SO$_4$, wird in Wasser R zu 100,0 ml gelöst.

Unmittelbar vor Gebrauch wird die Lösung 1:20 verdünnt.

Kalium-Lösung (20 ppm K) R 5002401

Die Kalium-Lösung (100 ppm K) R wird unmittelbar vor Gebrauch 1:5 verdünnt.

Kupfer-Lösung (0,1 % Cu) R 5001100

Kupfer(II)-sulfat-Pentahydrat R, entsprechend 0,393 g CuSO$_4$ · 5 H$_2$O, wird in Wasser R zu 100,0 ml gelöst.

Kupfer-Lösung (10 ppm Cu) R 5001101

Die Kupfer-Lösung (0,1 % Cu) R wird unmittelbar vor Gebrauch 1:100 verdünnt.

Die „Allgemeinen Vorschriften" gelten für alle Monographien und sonstigen Texte

Kupfer-Lösung (0,1 ppm Cu) *R*   5001102

Die Kupfer-Lösung (10 ppm Cu) *R* wird unmittelbar vor Gebrauch 1:100 verdünnt.

Kupfer-Lösung (1000 ppm Cu), ölige *R*   5004700

Kupferorganische Verbindung in Öl

Kupfer-Standardlösung (0,1 % Cu) für ICP *R*   5006300

Eine Kupfer-Standardlösung (1000 mg · l^{-1}), die für die Methode mit induktiv gekoppeltem Plasma (ICP) geeignet und auf einen nationalen oder internationalen Standard rückführbar ist

L

Lutetium-Lösung (20 ppm Lu) *R*   5006500

0,445 g Lutetiumchlorid-Hexahydrat *R* werden in einer Mischung gleicher Volumteile schwermetallfreier Salpetersäure *R* und Wasser *R* zu 100,0 ml gelöst. 1,0 ml Lösung wird mit Wasser *R* zu 100,0 ml verdünnt.

Unmittelbar vor Gebrauch herzustellen

M

Magnesium-Lösung (0,1 % Mg) *R*   5001803

Eine 1,010 g $MgSO_4 \cdot 7\ H_2O$ entsprechende Menge Magnesiumsulfat *R* wird in destilliertem Wasser *R* zu 100,0 ml gelöst.

Magnesium-Lösung (1000 ppm Mg) *R*   5006200

5,275 g Magnesiumnitrat *R* werden in 16 ml verdünnter Salpetersäure *R* gelöst. Die Lösung wird mit Wasser *R* zu 500,0 ml verdünnt.

Einstellung: Die Bestimmung erfolgt wie unter „Komplexometrische Titrationen" (2.5.11) angegeben.

Magnesium-Lösung (100 ppm Mg) *R*   5001800

Magnesiumsulfat *R*, entsprechend 1,010 g $MgSO_4 \cdot 7\ H_2O$, wird in Wasser *R* zu 100,0 ml gelöst.

Unmittelbar vor Gebrauch wird die Lösung 1:10 verdünnt.

Magnesium-Lösung (10 ppm Mg) *R*   5001801

Die Magnesium-Lösung (100 ppm Mg) *R* wird unmittelbar vor Gebrauch 1:10 verdünnt.

Magnesium-Lösung (10 ppm Mg) *R* 1   5001802

Magnesiumchlorid *R*, entsprechend 8,365 g $MgCl_2 \cdot 6\ H_2O$, wird in verdünnter Salzsäure *R* zu 1000,0 ml gelöst.

Unmittelbar vor Gebrauch wird die Lösung 1:100 mit Wasser *R* verdünnt.

Mangan-Lösung (1000 ppm Mn) *R*   5005800

Mangan(II)-sulfat *R*, entsprechend 3,08 g $MnSO_4 \cdot H_2O$, wird in 500 ml Salpetersäure (1 mol · l^{-1}) gelöst. Die Lösung wird mit Wasser *R* zu 1000 ml verdünnt.

Mangan-Lösung (100 ppm Mn) *R*   5004500

Mangan(II)-sulfat *R*, entsprechend 0,308 g $MnSO_4 \cdot H_2O$, wird in 500 ml Salpetersäure (1 mol · l^{-1}) gelöst. Die klare Lösung wird mit Wasser *R* zu 1000 ml verdünnt.

N

Natrium-Lösung (1000 ppm Na) *R*   5005700

Wasserfreies Natriumcarbonat *R*, entsprechend 2,305 g Na_2CO_3, wird in einer Mischung von 25 ml Wasser *R* und 25 ml Salpetersäure *R* gelöst. Die Lösung wird mit Wasser *R* zu 1000,0 ml verdünnt.

Natrium-Lösung (200 ppm Na) *R*   5002700

Natriumchlorid *R*, entsprechend 0,509 g NaCl, wird in Wasser *R* zu 100,0 ml gelöst.

Unmittelbar vor Gebrauch wird die Lösung 1:10 verdünnt.

Natrium-Lösung (50 ppm Na) *R*   5002701

Die Natrium-Lösung (200 ppm Na) *R* wird unmittelbar vor Gebrauch 1:4 verdünnt.

Nickel-Lösung (10 ppm Ni) *R*   5002000

Nickel(II)-sulfat *R*, entsprechend 4,78 g $NiSO_4 \cdot 7\ H_2O$, wird in Wasser *R* zu 1000,0 ml gelöst.

Unmittelbar vor Gebrauch wird die Lösung 1:100 verdünnt.

Nickel-Lösung (5 ppm Ni) R 5005900

Die Nickel-Lösung (10 ppm Ni) R wird unmittelbar vor Gebrauch 1:2 mit Wasser zur Chromatographie R verdünnt.

Nickel-Lösung (0,2 ppm Ni) R 5002002

Die Nickel-Lösung (10 ppm Ni) R wird unmittelbar vor Gebrauch 1:50 verdünnt.

Nickel-Lösung (0,1 ppm Ni) R 5002001

Die Nickel-Lösung (10 ppm Ni) R wird unmittelbar vor Gebrauch 1:100 verdünnt.

Nickel-Lösung (1000 ppm Ni), ölige R 5004900

Nickelorganische Verbindung in Öl

Nitrat-Lösung (100 ppm NO$_3$) R 5002100

Kaliumnitrat R, entsprechend 0,815 g KNO$_3$, wird in Wasser R zu 500,0 ml gelöst.

Unmittelbar vor Gebrauch wird die Lösung 1:10 verdünnt.

Nitrat-Lösung (10 ppm NO$_3$) R 5002101

Die Nitrat-Lösung (100 ppm NO$_3$) R wird unmittelbar vor Gebrauch 1:10 verdünnt.

Nitrat-Lösung (2 ppm NO$_3$) R 5002102

Die Nitrat-Lösung (10 ppm NO$_3$) R wird unmittelbar vor Gebrauch 1:5 verdünnt.

P

Palladium-Lösung (500 ppm Pd) R 5003600

50,0 mg Palladium R werden in 9 ml Salzsäure R gelöst. Die Lösung wird mit Wasser R zu 100,0 ml verdünnt.

Palladium-Lösung (20 ppm Pd) R 5003602

0,333 g Palladium(II)-chlorid R werden in 2 ml warmer Salzsäure R gelöst. Die Lösung wird mit einer Mischung gleicher Volumteile verdünnter Salzsäure R und Wasser R zu 1000,0 ml verdünnt.

Unmittelbar vor Gebrauch wird die Lösung 1:10 mit Wasser R verdünnt.

Palladium-Lösung (0,5 ppm Pd) R 5003601

1 ml Palladium-Lösung (500 ppm Pd) R wird mit einer Mischung von 0,3 Volumteilen Salpetersäure R und 99,7 Volumteilen Wasser R zu 1000 ml verdünnt.

Phosphat-Lösung (200 ppm PO$_4$) R 5004200

Kaliumdihydrogenphosphat R, entsprechend 0,286 g KH$_2$PO$_4$, wird in Wasser R zu 1000,0 ml gelöst.

Phosphat-Lösung (5 ppm PO$_4$) R 5002200

Kaliumdihydrogenphosphat R, entsprechend 0,716 g KH$_2$PO$_4$, wird in Wasser R zu 1000,0 ml gelöst.

Unmittelbar vor Gebrauch wird die Lösung 1:100 verdünnt.

Platin-Lösung (30 ppm Pt) R 5002300

80 mg Hexachloroplatin(IV)-säure R werden in Salzsäure (1 mol · l^{-1}) zu 100,0 ml gelöst.

Unmittelbar vor Gebrauch wird die Lösung mit Salzsäure (1 mol · l^{-1}) 1:10 verdünnt.

Q

Quecksilber-Lösung (1000 ppm Hg) R 5001900

1,354 g Quecksilber(II)-chlorid R werden in 50 ml verdünnter Salpetersäure R gelöst und mit Wasser R zu 1000,0 ml verdünnt.

Quecksilber-Lösung (10 ppm Hg) R 5001901

Quecksilber(II)-chlorid R, entsprechend 0,338 g HgCl$_2$, wird in 250,0 ml Wasser R gelöst.

Unmittelbar vor Gebrauch wird die Lösung 1:100 mit Wasser R verdünnt.

R

Referenzlösung zur Mikrobestimmung von Wasser R 1147300

Im Handel erhältliche Referenzlösung zur coulometrischen Titration von Wasser, die einen zertifizierten Gehalt an Wasser in einem geeigneten Lösungsmittel enthält

S

Scandium-Standardlösung (0,1 % Sc) für ICP *R* 5006400

Eine Scandium-Standardlösung (1000 mg · l⁻¹), die für die Methode mit induktiv gekoppeltem Plasma (ICP) geeignet und auf einen nationalen oder internationalen Standard rückführbar ist

Selen-Lösung (100 ppm Se) *R* 5002500

0,100 g Selen *R* werden in 2 ml Salpetersäure *R* gelöst. Die Lösung wird zur Trockne eingedampft. Der Rückstand wird in 2 ml Wasser *R* aufgenommen und erneut zur Trockne eingedampft. Der Vorgang wird noch 2-mal wiederholt. Danach wird der Rückstand in 50 ml verdünnter Salzsäure *R* gelöst und mit der gleichen Säure zu 1000,0 ml verdünnt.

Selen-Lösung (1 ppm Se) *R* 5002501

Selenige Säure *R*, entsprechend 6,54 mg H_2SeO_3, wird in Wasser *R* zu 100,0 ml gelöst.

Unmittelbar vor Gebrauch wird die Lösung 1:40 verdünnt.

Silber-Lösung (5 ppm Ag) *R* 5002600

Silbernitrat *R*, entsprechend 0,790 g $AgNO_3$, wird in Wasser *R* zu 1000,0 ml gelöst.

Unmittelbar vor Gebrauch wird die Lösung 1:100 verdünnt.

Strontium-Lösung (1,0 % Sr) *R* 5003900

Strontiumcarbonat *R*, entsprechend 1,6849 g $SrCO_3$, wird mit Wasser *R* bedeckt. Vorsichtig wird Salzsäure *R* zugesetzt, bis die Substanz gelöst ist und keine weitere Gasentwicklung auftritt. Anschließend wird die Lösung mit Wasser *R* zu 100,0 ml verdünnt.

Sulfat-Lösung (100 ppm SO₄) *R* 5002802

Kaliumsulfat *R*, entsprechend 0,181 g K_2SO_4, wird in destilliertem Wasser *R* zu 100,0 ml gelöst.

Unmittelbar vor Gebrauch wird die Lösung 1:10 mit destilliertem Wasser *R* verdünnt.

Sulfat-Lösung (10 ppm SO₄) *R* 5002800

Kaliumsulfat *R*, entsprechend 0,181 g K_2SO_4, wird in destilliertem Wasser *R* zu 100,0 ml gelöst.

Unmittelbar vor Gebrauch wird die Lösung 1:100 mit destilliertem Wasser *R* verdünnt.

Sulfat-Lösung (10 ppm SO₄) *R* **1** 5002801

Kaliumsulfat *R*, entsprechend 0,181 g K_2SO_4, wird in Ethanol 30 % *R* zu 100,0 ml gelöst.

Unmittelbar vor Gebrauch wird die Lösung 1:100 mit Ethanol 30 % *R* verdünnt.

Sulfit-Lösung (80 ppm SO₂) *R* 5005500

3,150 g wasserfreies Natriumsulfit *R* werden in frisch hergestelltem destilliertem Wasser *R* zu 100,0 ml gelöst. 0,5 ml Lösung werden mit frisch hergestelltem destilliertem Wasser *R* zu 100,0 ml verdünnt.

Sulfit-Lösung (1,5 ppm SO₂) *R* 5002900

Natriumdisulfit *R*, entsprechend 0,152 g $Na_2S_2O_5$, wird in Wasser *R* zu 100,0 ml gelöst. 5,0 ml Lösung werden mit Wasser *R* zu 100,0 ml verdünnt. 3,0 ml dieser Lösung werden mit 4,0 ml Natriumhydroxid-Lösung (0,1 mol · l⁻¹) versetzt und mit Wasser *R* zu 100,0 ml verdünnt.

T

Thallium-Lösung (10 ppm Tl) *R* 5003000

Thallium(I)-sulfat *R*, entsprechend 0,1235 g Tl_2SO_4, wird in einer Lösung von Natriumchlorid *R* (9 g · l⁻¹) zu 1000,0 ml gelöst. 10,0 ml dieser Lösung werden mit einer Lösung von Natriumchlorid *R* (9 g · l⁻¹) zu 100,0 ml verdünnt.

Titan-Lösung (100 ppm Ti) *R* 5003200

100,0 mg Titan *R* werden in 100 ml Salzsäure *R*, falls erforderlich unter Erhitzen, gelöst. Nach dem Verdünnen mit Wasser *R* zu 150 ml wird die Lösung abgekühlt und mit Wasser *R* zu 1000 ml verdünnt.

V

Vanadium-Lösung (1 g · l⁻¹ V) *R* 5003300

Ammoniumvanadat *R*, entsprechend 0,230 g NH_4VO_3, wird in Wasser *R* zu 100,0 ml gelöst.

W

**Wasserstoffperoxid-Lösung
(2 ppm H_2O_2) R**   5005200

10,0 ml Wasserstoffperoxid-Lösung 3 % R werden mit Wasser R zu 300,0 ml verdünnt. 2,0 ml dieser Lösung werden mit Wasser R zu 1000,0 ml verdünnt.

Unmittelbar vor Gebrauch herzustellen

Z

Zink-Lösung (5 mg · ml^{-1} Zn) R   5003400

Zinkoxid R, entsprechend 3,15 g ZnO, wird in 15 ml Salzsäure R gelöst. Die Lösung wird mit Wasser R zu 500,0 ml verdünnt.

Zink-Lösung (100 ppm Zn) R   5003401

Zinksulfat R, entsprechend 0,440 g $ZnSO_4 \cdot 7\,H_2O$, wird nach Zusatz von 1 ml Essigsäure R in Wasser R zu 100,0 ml gelöst.

Unmittelbar vor Gebrauch wird die Lösung 1:10 verdünnt.

Zink-Lösung (10 ppm Zn) R   5003402

Die Zink-Lösung (100 ppm Zn) R wird unmittelbar vor Gebrauch 1:10 verdünnt.

Zink-Lösung (5 ppm Zn) R   5003403

Die Zink-Lösung (100 ppm Zn) R wird unmittelbar vor Gebrauch 1:20 verdünnt.

Zinn-Lösung (5 ppm Sn) R   5003100

Zinn R, entsprechend 0,500 g Sn, wird in einer Mischung von 5 ml Wasser R und 25 ml Salzsäure R gelöst. Die Lösung wird mit Wasser R zu 1000,0 ml verdünnt. Vor Gebrauch wird diese Lösung 1:100 mit einer 2,5-prozentigen Lösung (V/V) von Salzsäure R verdünnt.

Zinn-Lösung (0,1 ppm Sn) R   5003101

Die Zinn-Lösung (5 ppm Sn) R wird unmittelbar vor Gebrauch 1:50 verdünnt.

Zinn-Lösung (1000 ppm Sn), ölige R   5005000

Zinnorganische Verbindung in Öl

Zirconium-Lösung (1 g · l^{-1} Zr) R   5003500

Zirconiumnitrat R, entsprechend 0,293 g $ZrO(NO_3)_2 \cdot 2\,H_2O$, wird in einer Mischung von 2 Volumteilen Salzsäure R und 8 Volumteilen Wasser R zu 100,0 ml gelöst.

4.1.3 Pufferlösungen

Aceton-Lösung, gepufferte R   4000100

8,15 g Natriumacetat R und 42 g Natriumchlorid R werden in Wasser R gelöst. Die Lösung wird mit 68 ml Salzsäure (0,1 mol · l^{-1}) und 150 ml Aceton R versetzt und mit Wasser R zu 500 ml verdünnt.

Pufferlösung zur Einstellung der Gesamtionenstärke R   4007700

58,5 g Natriumchlorid R, 57,0 ml Essigsäure 99 % R, 61,5 g Natriumacetat R und 5,0 g 1,2-Cyclohexandinitrilotetraessigsäure R werden in Wasser R zu 500,0 ml gelöst. Die Lösung wird mit einer Lösung von Natriumhydroxid R (335 g · l^{-1}) auf einen pH-Wert von 5,0 bis 5,5 eingestellt und mit destilliertem Wasser R zu 1000,0 ml verdünnt.

Pufferlösung zur Einstellung der Gesamtionenstärke R 1   4008800

Lösung A: 210 g Citronensäure-Monohydrat R werden in 400 ml destilliertem Wasser R gelöst. Die Lösung wird mit konzentrierter Ammoniak-Lösung R auf einen pH-Wert (2.2.3) von 7,0 eingestellt und mit destilliertem Wasser R zu 1000,0 ml verdünnt.

Lösung B: 132 g Ammoniummonohydrogenphosphat R werden in destilliertem Wasser R zu 1000,0 ml gelöst.

Lösung C: Eine Suspension von 292 g (Ethylendinitrilo)tetraessigsäure R in etwa 500 ml destilliertem Wasser R wird mit etwa 200 ml konzentrierter Ammoniak-Lösung R versetzt. Die Lösung wird mit konzentrierter Ammoniak-Lösung R auf einen pH-Wert von 6 bis 7 eingestellt und mit destilliertem Wasser R zu 1000,0 ml verdünnt.

Gleiche Volumteile der Lösungen A, B, C werden gemischt und mit konzentrierter Ammoniak-Lösung R auf einen pH-Wert von 7,5 eingestellt.

Pufferlösung pH 2,0 R   4000200

6,57 g Kaliumchlorid R werden in Wasser R gelöst. Nach Zusatz von 119,0 ml Salzsäure (0,1 mol · l^{-1}) wird die Lösung mit Wasser R zu 1000,0 ml verdünnt.

Phosphat-Pufferlösung pH 2,0 R 4007900

8,95 g Natriummonohydrogenphosphat-Dodecahydrat R und 3,40 g Kaliumdihydrogenphosphat R werden in Wasser R zu 1000,0 ml gelöst. Falls erforderlich wird der pH-Wert mit Phosphorsäure 85 % R eingestellt.

Phosphat-Pufferlösung pH 2,0 (0,125 mol · l^{-1}) R 4015600

17,0 g Kaliumdihydrogenphosphat R und 17,8 g wasserfreies Natriummonohydrogenphosphat R werden in Wasser R zu 1,0 Liter gelöst. Falls erforderlich wird der pH-Wert mit Phosphorsäure 85 % R eingestellt.

Sulfat-Pufferlösung pH 2,0 R 4008900

Lösung A: 132,1 g Ammoniumsulfat R werden in Wasser R zu 500,0 ml gelöst.

Lösung B: Unter ständigem Rühren und Kühlen werden 14 ml Schwefelsäure R vorsichtig zu 400 ml Wasser R gegeben. Nach dem Erkalten wird die Mischung mit Wasser R zu 500,0 ml verdünnt.

Gleiche Volumteile der Lösungen A und B werden gemischt. Falls erforderlich wird der pH-Wert eingestellt.

Pufferlösung pH 2,2 R 4010500

6,7 ml Phosphorsäure 85 % R werden mit 55,0 ml einer 4-prozentigen Lösung von Natriumhydroxid R gemischt. Die Mischung wird mit Wasser R zu 1000,0 ml verdünnt.

Pufferlösung pH 2,5 R 4000300

100 g Kaliumdihydrogenphosphat R werden in 800 ml Wasser R gelöst. Die Lösung wird mit Salzsäure R auf einen pH-Wert von 2,5 eingestellt und mit Wasser R zu 1000,0 ml verdünnt.

Pufferlösung pH 2,5 R 1 4000400

4,9 g Phosphorsäure 10 % R werden mit 250 ml Wasser R versetzt. Die Lösung wird mit verdünnter Natriumhydroxid-Lösung R auf einen pH-Wert von 2,5 eingestellt und mit Wasser R zu 500,0 ml verdünnt.

Phosphat-Pufferlösung pH 2,5 (0,2 mol · l^{-1}) R 4014100

27,2 g Kaliumdihydrogenphosphat R werden in etwa 900 ml Wasser R gelöst. Die Lösung wird mit Phosphorsäure 85 % R auf einen pH-Wert von 2,5 eingestellt und mit Wasser R zu 1,0 Liter verdünnt.

Phosphat-Pufferlösung pH 2,8 R 4010600

7,8 g Natriumdihydrogenphosphat R werden in 900 ml Wasser R gelöst. Die Lösung wird mit Phosphorsäure 85 % R auf einen pH-Wert von 2,8 eingestellt und mit Wasser R zu 1000 ml verdünnt.

Pufferlösung pH 3,0 R 4008000

21,0 g Citronensäure-Monohydrat R werden in 200 ml Natriumhydroxid-Lösung (1 mol · l^{-1}) gelöst. Die Lösung wird mit Wasser R zu 1000 ml verdünnt. 40,3 ml Lösung werden mit Salzsäure (0,1 mol · l^{-1}) zu 100,0 ml verdünnt.

Phosphat-Pufferlösung pH 3,0 R 4000500

0,7 ml Phosphorsäure 85 % R werden mit 100 ml Wasser R gemischt. Die Mischung wird mit Wasser R zu 900 ml verdünnt und mit konzentrierter Natriumhydroxid-Lösung R auf einen pH-Wert von 3,0 eingestellt. Die Lösung wird mit Wasser R zu 1000 ml verdünnt.

Phosphat-Pufferlösung pH 3,0 R 1 4010000

3,40 g Kaliumdihydrogenphosphat R werden in 900 ml Wasser R gelöst. Die Lösung wird mit Phosphorsäure 85 % R auf einen pH-Wert von 3,0 eingestellt und mit Wasser R zu 1000,0 ml verdünnt.

Citrat-Pufferlösung pH 3,0 (0,25 mol · l^{-1}) R 4012600

5,3 g Citronensäure-Monohydrat R werden in 80 ml Wasser R gelöst. Der pH-Wert wird mit Natriumhydroxid-Lösung (1 mol · l^{-1}) eingestellt und die Lösung mit Wasser R zu 100,0 ml verdünnt.

Phosphat-Pufferlösung pH 3,0 (0,1 mol · l^{-1}) R 4011500

12,0 g wasserfreies Natriumdihydrogenphosphat R werden in Wasser R gelöst. Der pH-Wert wird mit verdünnter Phosphorsäure R 1 eingestellt und die Lösung mit Wasser R zu 1000 ml verdünnt.

Phosphat-Pufferlösung pH 3,2 R 4008100

900 ml einer Lösung von Natriumdihydrogenphosphat R (4 g · l^{-1}) werden mit 100 ml einer Lösung von Phosphorsäure 85 % R (2,5 g · l^{-1}) versetzt. Falls erforderlich wird der pH-Wert eingestellt.

Phosphat-Pufferlösung pH 3,2 R 1 4008500

Eine Lösung von Natriummonohydrogenphosphat-Dodecahydrat R (35,8 g · l^{-1}) wird mit Phosphorsäure 10 % R auf einen pH-Wert von 3,2 eingestellt.

100,0 ml Lösung werden mit Wasser R zu 2000,0 ml verdünnt.

Phosphat-Pufferlösung pH 3,25 R 4014900

Etwa 1,36 g Kaliumdihydrogenphosphat R werden in 1000 ml Wasser R gelöst. Die Lösung wird mit Phosphorsäure 10 % R auf einen pH-Wert von 3,25 ± 0,05 eingestellt und durch einen Membranfilter (nominale Porengröße 0,45 μm oder kleiner) filtriert.

Phosphat-Pufferlösung pH 3,4 R 4015800

68,0 g Kaliumdihydrogenphosphat R werden in Wasser R zu 1000,0 ml gelöst. Der pH-Wert wird mit Phosphorsäure 85 % R eingestellt.

Pufferlösung pH 3,5 R 4000600

25,0 g Ammoniumacetat R werden in 25 ml Wasser R gelöst. Nach Zusatz von 38,0 ml Salzsäure R 1 wird der pH-Wert bestimmt und, falls erforderlich, mit verdünnter Salzsäure R oder verdünnter Ammoniak-Lösung R 1 eingestellt. Die Lösung wird mit Wasser R zu 100,0 ml verdünnt.

Phosphat-Pufferlösung pH 3,5 R 4000700

68,0 g Kaliumdihydrogenphosphat R werden in Wasser R zu 1000,0 ml gelöst. Der pH-Wert wird mit Phosphorsäure 85 % R eingestellt.

Pufferlösung pH 3,6 R 4000800

250,0 ml Kaliumhydrogenphthalat-Lösung $(0,2 \text{ mol} \cdot \text{l}^{-1})$ R werden mit 11,94 ml Salzsäure $(0,2 \text{ mol} \cdot \text{l}^{-1})$ versetzt und mit Wasser R zu 1000,0 ml verdünnt.

Pufferlösung pH 3,7 R 4000900

15,0 ml Essigsäure R werden mit 60 ml Ethanol 96 % R und 20 ml Wasser R versetzt. Die Lösung wird bis zum pH-Wert von 3,7 mit Ammoniak-Lösung R versetzt und mit Wasser R zu 100,0 ml verdünnt.

Kupfersulfat-Pufferlösung pH 4,0 R 4001000

0,25 g Kupfer(II)-sulfat-Pentahydrat R und 4,5 g Ammoniumacetat R werden in verdünnter Essigsäure R zu 100,0 ml gelöst.

Natriumacetat-Pufferlösung pH 4,0 $(0,1 \text{ mol} \cdot \text{l}^{-1})$ R 4013800

Lösung A: 822 mg Natriumacetat R werden in 100 ml Wasser R gelöst.

Lösung B: 1,44 ml Essigsäure 99 % R werden mit 250 ml Wasser R verdünnt.

100 ml Lösung B werden mit etwa 20 ml Lösung A eingestellt.

Acetat-Pufferlösung pH 4,4 R 4001100

136 g Natriumacetat R und 77 g Ammoniumacetat R werden in Wasser R zu 1000,0 ml gelöst. Die Lösung wird mit 250,0 ml Essigsäure 99 % R gemischt.

Phthalat-Pufferlösung pH 4,4 R 4001200

2,042 g Kaliumhydrogenphthalat R werden in 50 ml Wasser R gelöst. Nach Zusatz von 7,5 ml Natriumhydroxid-Lösung $(0,2 \text{ mol} \cdot \text{l}^{-1})$ wird die Lösung mit Wasser R zu 200,0 ml verdünnt.

Acetat-Pufferlösung pH 4,5 R 4012500

77,1 g Ammoniumacetat R werden in Wasser R gelöst. Die Lösung wird mit 70 ml Essigsäure 99 % R versetzt und mit Wasser R zu 1000,0 ml verdünnt.

Ammoniumacetat-Pufferlösung pH 4,5 $(0,5 \text{ mol} \cdot \text{l}^{-1})$ R 4014200

14,3 ml Essigsäure 99 % R und 470 ml Wasser R werden gemischt. Die Mischung wird mit konzentrierter Ammoniak-Lösung R auf einen pH-Wert von 4,5 eingestellt und mit Wasser R zu 500,0 ml verdünnt.

Natriumacetat-Pufferlösung pH 4,5 R 4010100

63 g wasserfreies Natriumacetat R werden in Wasser R gelöst. Nach Zusatz von 90 ml Essigsäure R wird die Lösung auf einen pH-Wert von 4,5 eingestellt und mit Wasser R zu 1000 ml verdünnt.

Phosphat-Pufferlösung pH 4,5 $(0,05 \text{ mol} \cdot \text{l}^{-1})$ R 4009000

6,80 g Kaliumdihydrogenphosphat R werden in 1000,0 ml Wasser R gelöst. Der pH-Wert der Lösung beträgt 4,5.

Acetat-Pufferlösung pH 4,6 R 4001400

5,4 g Natriumacetat R werden in 50 ml Wasser R gelöst. Die Lösung wird mit 2,4 g Essigsäure 99 % R versetzt und mit Wasser R zu 100,0 ml verdünnt. Der pH-Wert wird, falls erforderlich, eingestellt.

Succinat-Pufferlösung pH 4,6 R 4001500

11,8 g Bernsteinsäure R werden in einer Mischung von 600 ml Wasser R und 82 ml Natriumhydroxid-Lösung

(1 mol · l⁻¹) gelöst. Die Lösung wird mit Wasser R zu 1000,0 ml verdünnt.

Acetat-Pufferlösung pH 4,7 R   4001600

136,1 g Natriumacetat R werden in 500 ml Wasser R gelöst. 250 ml Lösung werden mit 250 ml verdünnter Essigsäure R gemischt und 2-mal mit einer frisch hergestellten und filtrierten Lösung von Dithizon R (0,1 g · l⁻¹) in Chloroform R geschüttelt. Die Mischung wird mit Tetrachlorkohlenstoff R geschüttelt, bis die organische Phase farblos ist. Die wässrige Phase wird zur Entfernung von Spuren von Tetrachlorkohlenstoff filtriert.

Acetat-Pufferlösung pH 4,7 R 1   4013600

136,1 g Natriumacetat R werden in 500 ml Wasser R gelöst. 250 ml Lösung werden mit 250 ml verdünnter Essigsäure R gemischt.

Acetat-Pufferlösung pH 5,0 R   4009100

120 ml einer Lösung von Essigsäure 99 % R (6 g · l⁻¹) werden mit 100 ml Kaliumhydroxid-Lösung (0,1 mol · l⁻¹) und etwa 250 ml Wasser R versetzt. Die Lösung wird gemischt. Die Mischung wird mit einer Lösung von Essigsäure R (6 g · l⁻¹) oder Kaliumhydroxid-Lösung (0,1 mol · l⁻¹) auf einen pH-Wert von 5,0 eingestellt und mit Wasser R zu 1000,0 ml verdünnt.

Citrat-Pufferlösung pH 5,0 R   4010700

Eine Lösung, die 20,1 g · l⁻¹ Citronensäure-Monohydrat R und 8,0 g · l⁻¹ Natriumhydroxid R enthält, wird hergestellt. Der pH-Wert wird mit verdünnter Salzsäure R eingestellt.

Natriumacetat-Pufferlösung pH 5,0 R   4015500

50,0 g Natriumacetat R werden in 10,0 ml Essigsäure 99 % R gelöst. Die Lösung wird nach Zusatz von Wasser R mit einer Lösung von Natriumhydroxid R (4,2 g · l⁻¹) oder mit Essigsäure 99 % R auf einen pH-Wert von 5,0 eingestellt und mit Wasser R zu 1000,0 ml verdünnt.

Natriumphosphat-Pufferlösung pH 5,0 (0,2 mol · l⁻¹), deuterierte R   4013900

2,76 g Natriumdihydrogenphosphat-Monohydrat R werden in 90 ml (D₂)Wasser R gelöst. Der pH-Wert der Lösung wird mit einer deuterierten Lösung von Phosphorsäure 85 % R oder einer deuterierten Lösung von Natriumhydroxid R (1 mol · l⁻¹) eingestellt und die Lösung mit (D₂)Wasser R zu 100 ml verdünnt und gemischt.

Phosphat-Pufferlösung pH 5,0 R   4011300

2,72 g Kaliumdihydrogenphosphat R werden in 800 ml Wasser R gelöst. Der pH-Wert wird mit einer aus Kaliumhydroxid R hergestellten 1-molaren Kaliumhydroxid-Lösung eingestellt und die Lösung mit Wasser R zu 1000 ml verdünnt.

Pufferlösung pH 5,2 R   4001700

1,02 g Kaliumhydrogenphthalat R werden in 30,0 ml Natriumhydroxid-Lösung (0,1 mol · l⁻¹) gelöst; die Lösung wird mit Wasser R zu 100,0 ml verdünnt.

Phosphat-Pufferlösung pH 5,4 (0,067 mol · l⁻¹) R   4012000

Angemessene Volumen einer Lösung von Natriummonohydrogenphosphat-Dodecahydrat R (23,99 g · l⁻¹) und einer Lösung von Natriumdihydrogenphosphat-Monohydrat R (9,12 g · l⁻¹) werden gemischt, so dass eine Lösung mit einem pH-Wert von 5,4 erhalten wird.

Pufferlösung pH 5,5 R   4001800

54,4 g Natriumacetat R werden in 50 ml Wasser R gelöst, falls erforderlich unter Erwärmen auf 35 °C. Die Lösung wird nach dem Abkühlen langsam mit 10 ml wasserfreier Essigsäure R versetzt. Nach Schütteln wird die Lösung mit Wasser R zu 100,0 ml verdünnt.

Acetat-Natriumedetat-Pufferlösung pH 5,5 R   4001900

250 g Ammoniumacetat R und 15 g Natriumedetat R werden in 400 ml Wasser R gelöst. Die Lösung wird mit 125 ml Essigsäure 99 % R versetzt.

Phosphat-Pufferlösung pH 5,5 R   4002000

Lösung A: 13,61 g Kaliumdihydrogenphosphat R werden in Wasser R zu 1000,0 ml gelöst.

Lösung B: 35,81 g Natriummonohydrogenphosphat-Dodecahydrat R werden in Wasser R zu 1000,0 ml gelöst.

96,4 ml Lösung A werden mit 3,6 ml Lösung B gemischt.

Phosphat-Citrat-Pufferlösung pH 5,5 R   4008700

56,85 ml einer Lösung von wasserfreiem Natriummonohydrogenphosphat R (28,4 g · l⁻¹) werden mit 43,15 ml einer Lösung von Citronensäure-Monohydrat R (21 g · l⁻¹) gemischt.

Phosphat-Pufferlösung pH 5,6 R 4011200

Lösung A: 0,908 g Kaliumdihydrogenphosphat R werden in Wasser R zu 100,0 ml gelöst.

Lösung B: 1,161 g Kaliummonohydrogenphosphat R werden in Wasser R zu 100,0 ml gelöst.

94,4 ml Lösung A werden mit 5,6 ml Lösung B gemischt. Falls erforderlich wird die Lösung mit der Lösung A oder der Lösung B auf einen pH-Wert von 5,6 eingestellt.

Phosphat-Pufferlösung pH 5,8 R 4002100

1,19 g Natriummonohydrogenphosphat-Dihydrat R und 8,25 g Kaliumdihydrogenphosphat R werden in Wasser R zu 1000,0 ml gelöst.

Acetat-Pufferlösung pH 6,0 R 4002200

100 g Ammoniumacetat R werden in 300 ml Wasser R gelöst. Nach Zusatz von 4,1 ml Essigsäure 99 % R wird der pH-Wert, falls erforderlich, mit Ammoniak-Lösung R oder Essigsäure R eingestellt. Die Lösung wird mit Wasser R zu 500,0 ml verdünnt.

Diethylammoniumphosphat-Pufferlösung pH 6,0 R 4002300

68 ml Phosphorsäure 85 % R werden mit Wasser R zu 500 ml verdünnt. 25 ml Lösung werden mit 450 ml Wasser R und 6 ml Diethylamin R versetzt. Falls erforderlich wird die Lösung mit Diethylamin R oder Phosphorsäure 85 % R auf einen pH-Wert von 6 ± 0,05 eingestellt und mit Wasser R zu 500,0 ml verdünnt.

Morpholinethansulfonat-Pufferlösung (1 mol · l^{-1}) pH 6,0 R 4015900

48,8 g 2-(Morpholin-4-yl)ethansulfonsäure R werden in 160 ml Wasser R gelöst. Die Lösung wird mit 25 ml Natriumhydroxid-Lösung (2 mol · l^{-1}) R versetzt und anschließend mit Natriumhydroxid-Lösung (2 mol · l^{-1}) R auf einen pH-Wert von 6,0 eingestellt. Diese Lösung wird mit Wasser R zu annähernd 250 ml verdünnt und der pH-Wert, falls erforderlich, mit Natriumhydroxid-Lösung (2 mol · l^{-1}) R eingestellt. Die Lösung wird mit Wasser R zu 250,0 ml verdünnt.

Phosphat-Pufferlösung pH 6,0 R 4002400

63,2 ml einer Lösung von Natriummonohydrogenphosphat-Dodecahydrat R (71,5 g · l^{-1}) und 36,8 ml einer Lösung von Citronensäure-Monohydrat R (21 g · l^{-1}) werden gemischt.

Phosphat-Pufferlösung pH 6,0 R 1 4002500

6,8 g Natriumdihydrogenphosphat R werden in Wasser R zu 1000,0 ml gelöst. Der pH-Wert wird mit konzentrierter Natriumhydroxid-Lösung R eingestellt.

Phosphat-Pufferlösung pH 6,0 R 2 4002600

250,0 ml Kaliumdihydrogenphosphat-Lösung (0,2 mol · l^{-1}) R und 28,5 ml Natriumhydroxid-Lösung (0,2 mol · l^{-1}) werden mit Wasser R zu 1000,0 ml verdünnt.

Phosphat-Pufferlösung pH 6,4 R 4002800

2,5 g Natriummonohydrogenphosphat-Dodecahydrat R, 2,5 g Natriumdihydrogenphosphat R und 8,2 g Natriumchlorid R werden in 950 ml Wasser R gelöst. Falls erforderlich wird die Lösung mit Natriumhydroxid-Lösung (1 mol · l^{-1}) oder Salzsäure (1 mol · l^{-1}) auf einen pH-Wert von 6,4 eingestellt. Die Lösung wird mit Wasser R zu 1000,0 ml verdünnt.

Phosphat-Pufferlösung pH 6,4, gelatinehaltige R 1043300

100 ml Phosphat-Pufferlösung pH 6,4 R werden mit 100 ml Wasser R gemischt. In der Lösung werden 0,140 g hydrolysierte Gelatine R bei 37 °C gelöst.

Die Lösung ist innerhalb von 2 h zu verwenden.

Die Pufferlösung dient zum Auflösen von Hyaluronidase.

Phthalat-Pufferlösung pH 6,4 (0,5 mol · l^{-1}) R 4009200

100 g Kaliumhydrogenphthalat R werden in Wasser R zu 1000,0 ml gelöst. Falls erforderlich wird der pH-Wert mit konzentrierter Natriumhydroxid-Lösung R eingestellt.

Pufferlösung pH 6,5 R 4002900

60,5 g Natriummonohydrogenphosphat-Dodecahydrat R und 46 g Kaliumdihydrogenphosphat R werden in Wasser R gelöst. Nach Zusatz von 100 ml Natriumedetat-Lösung (0,02 mol · l^{-1}) und 20 mg Quecksilber(II)-chlorid R wird die Lösung mit Wasser R zu 1000,0 ml verdünnt.

Imidazol-Pufferlösung pH 6,5 R 4003000

6,81 g Imidazol R, 1,23 g Magnesiumsulfat R und 0,73 g Calciumsulfat R werden in 752 ml Salzsäure (0,1 mol · l^{-1}) gelöst. Falls erforderlich wird der pH-Wert eingestellt und die Lösung mit Wasser R zu 1000,0 ml verdünnt.

Phosphat-Pufferlösung pH 6,5 R 4012800

2,75 g Natriumdihydrogenphosphat R und 4,5 g Natriumchlorid R werden in 500 ml Wasser R gelöst. Der pH-Wert wird mit Phosphat-Pufferlösung pH 8,5 R eingestellt.

Phosphat-Pufferlösung pH 6,5 $(0,1\ mol \cdot l^{-1})\,R$ 4010800

13,80 g Natriumdihydrogenphosphat-Monohydrat R werden in 900 ml destilliertem Wasser R gelöst. Der pH-Wert wird mit einer Lösung von Natriumhydroxid R ($400\ g \cdot l^{-1}$) eingestellt und die Lösung mit destilliertem Wasser R zu 1000 ml verdünnt.

Pufferlösung pH 6,6 R 4003100

250,0 ml Kaliumdihydrogenphosphat-Lösung ($0,2\ mol \cdot l^{-1}$) R und 89,0 ml Natriumhydroxid-Lösung ($0,2\ mol \cdot l^{-1}$) werden mit Wasser R zu 1000,0 ml verdünnt.

Phosphat-Pufferlösung pH 6,7 $(0,1\ mol \cdot l^{-1})\,R$ 4014300

15,6 g Natriumdihydrogenphosphat R werden in Wasser R zu 1,0 Liter gelöst. 17,8 g Natriummonohydrogenphosphat-Dihydrat R werden in Wasser R zu 1,0 Liter gelöst. Beide Lösungen werden miteinander gemischt. Die Mischung wird, falls erforderlich, auf einen pH-Wert von 6,7 eingestellt.

Phosphat-Pufferlösung pH 6,8 R 4003300

77,3 ml einer Lösung von Natriummonohydrogenphosphat-Dodecahydrat R ($71,5\ g \cdot l^{-1}$) und 22,7 ml einer Lösung von Citronensäure-Monohydrat R ($21\ g \cdot l^{-1}$) werden gemischt.

Phosphat-Pufferlösung pH 6,8 R 1 4003400

51,0 ml einer Lösung von Kaliumdihydrogenphosphat R ($27,2\ g \cdot l^{-1}$) werden mit 49,0 ml einer Lösung von Natriummonohydrogenphosphat-Dodecahydrat R ($71,6\ g \cdot l^{-1}$) versetzt. Falls erforderlich wird der pH-Wert eingestellt.

Lagerung: bei 2 bis 8 °C

Phosphat-Pufferlösung pH 6,8, natriumchloridhaltige R 4003200

1,0 g Kaliumdihydrogenphosphat R, 2,0 g Kaliummonohydrogenphosphat R und 8,5 g Natriumchlorid R werden in 900 ml Wasser R gelöst. Falls erforderlich wird der pH-Wert eingestellt und die Lösung mit Wasser R zu 1000,0 ml verdünnt.

Trometamol-Pufferlösung pH 6,8 $(1\ mol \cdot l^{-1})\,R$ 4009300

60,6 g Trometamol R werden in 400 ml Wasser R gelöst. Der pH-Wert wird mit Salzsäure R eingestellt und die Lösung mit Wasser R zu 500,0 ml verdünnt.

Pufferlösung pH 7,0 R 4003500

1000 ml einer Lösung, die Natriummonohydrogenphosphat-Dodecahydrat R ($18\ g \cdot l^{-1}$) und Natriumchlorid R ($23\ g \cdot l^{-1}$) enthält, werden mit so viel einer Lösung versetzt, die Natriumdihydrogenphosphat R ($7,8\ g \cdot l^{-1}$) und Natriumchlorid R ($23\ g \cdot l^{-1}$) enthält, dass ein pH-Wert von 7,0 erhalten wird (etwa 280 ml). In dieser Lösung wird so viel Natriumazid R gelöst, dass eine Konzentration von $0,2\ g \cdot l^{-1}$ erhalten wird.

Kaliumphosphat-Pufferlösung pH 7,0 R 4014700

10 mg Rinderalbumin R und 68 mg Kaliumdihydrogenphosphat R werden in 30 ml Wasser R gelöst. Die Lösung wird falls erforderlich mit Kaliumhydroxid R auf einen pH-Wert von 7,0 eingestellt, mit Wasser R zu 50 ml verdünnt und filtriert.

Maleat-Pufferlösung pH 7,0 R 4003600

10,0 g Natriumchlorid R, 6,06 g Trometamol R und 4,90 g Maleinsäureanhydrid R werden in 900 ml Wasser R gelöst. Mit Hilfe einer Lösung von Natriumhydroxid R ($170\ g \cdot l^{-1}$) wird der pH-Wert auf 7,0 eingestellt und die Lösung mit Wasser R zu 1000,0 ml verdünnt.

Lagerung: bei 2 bis 8 °C; innerhalb von 3 Tagen zu verwenden

Natriumcalciumacetat-Pufferlösung pH 7,0 R 4014800

10 mg Rinderalbumin R und 32 mg Calciumacetat werden in 60 ml Wasser R gelöst. Nach Zusatz von 580 µl Essigsäure 99 % R wird die Lösung mit Natriumhydroxid-Lösung ($2\ mol \cdot l^{-1}$) R auf einen pH-Wert von 7,0 eingestellt. Die Lösung wird mit Wasser R zu 100 ml verdünnt und filtriert.

Phosphat-Pufferlösung pH 7,0 R 4003700

82,4 ml einer Lösung Natriummonohydrogenphosphat-Dodecahydrat R ($71,5\ g \cdot l^{-1}$) und 17,6 ml einer Lösung von Citronensäure-Monohydrat R ($21\ g \cdot l^{-1}$) werden gemischt.

Phosphat-Pufferlösung pH 7,0 R 1 4003900

250,0 ml Kaliumdihydrogenphosphat-Lösung ($0,2\ mol \cdot l^{-1}$) R und 148,2 ml einer Lösung von Natriumhydroxid R ($8\ g \cdot l^{-1}$) werden gemischt. Falls erforderlich wird der pH-Wert eingestellt und die Lösung zu 1000,0 ml verdünnt.

Phosphat-Pufferlösung pH 7,0 R 2 4004000

50,0 ml einer Lösung von Kaliumdihydrogenphosphat R (136 g · l^{-1}) und 29,5 ml Natriumhydroxid-Lösung (1 mol · l^{-1}) werden mit Wasser R zu 100,0 ml verdünnt. Der pH-Wert wird auf 7,0 ± 0,1 eingestellt.

Phosphat-Pufferlösung pH 7,0 R 3 4008600

5 g Kaliumdihydrogenphosphat R und 11 g Kaliummonohydrogenphosphat R werden in 900 ml Wasser R gelöst. Der pH-Wert der Lösung wird mit Phosphorsäure 10 % R oder verdünnter Natriumhydroxid-Lösung R auf 7,0 eingestellt. Die Lösung wird mit Wasser R zu 1000 ml verdünnt und gemischt.

Phosphat-Pufferlösung pH 7,0 R 4 4010200

28,4 g wasserfreies Natriummonohydrogenphosphat R und 18,2 g Kaliumdihydrogenphosphat R werden in Wasser R zu 500 ml gelöst.

Phosphat-Pufferlösung pH 7,0 R 5 4011400

28,4 g wasserfreies Natriummonohydrogenphosphat R werden in 800 ml Wasser R gelöst. Der pH-Wert wird mit einer 30-prozentigen Lösung (*m/m*) von Phosphorsäure 85 % R eingestellt und die Lösung mit Wasser R zu 1000 ml verdünnt.

Phosphat-Pufferlösung pH 7,0 R 6 4015300

3,56 g Natriummonohydrogenphosphat-Dihydrat R werden in 950 ml Wasser zur Chromatographie R gelöst. Der pH-Wert wird mit Phosphorsäure 85 % R eingestellt und die Lösung mit Wasser zur Chromatographie R zu 1,0 Liter verdünnt.

Phosphat-Pufferlösung pH 7,0 R 7 4015700

35 g Kaliummonohydrogenphosphat R werden in 900 ml Wasser R gelöst. Die Lösung wird mit Phosphorsäure 10 % R auf einen pH-Wert von 7,0 eingestellt und die Lösung mit Wasser R zu 1,0 Liter verdünnt.

Phosphat-Pufferlösung pH 7,0 (0,1 mol · l^{-1}) R 4008200

1,361 g Kaliumdihydrogenphosphat R werden in Wasser R zu 100,0 ml gelöst. Die Lösung wird mit einer Lösung von Natriummonohydrogenphosphat-Dodecahydrat R (35 g · l^{-1}) auf einen pH-Wert von 7,0 eingestellt.

Phosphat-Pufferlösung pH 7,0 (0,067 mol · l^{-1}) R 4003800

Lösung A: 0,908 g Kaliumdihydrogenphosphat R werden in Wasser R zu 100,0 ml gelöst.

Lösung B: 2,38 g Natriummonohydrogenphosphat-Dodecahydrat R werden in Wasser R zu 100,0 ml gelöst.

38,9 ml Lösung A werden mit 61,1 ml Lösung B gemischt. Falls erforderlich wird der pH-Wert eingestellt.

Phosphat-Pufferlösung pH 7,0 (0,063 mol · l^{-1}) R 4009500

5,18 g wasserfreies Natriummonohydrogenphosphat R und 3,65 g Natriumdihydrogenphosphat-Monohydrat R werden in 950 ml Wasser R gelöst. Der pH-Wert wird mit Phosphorsäure 85 % R eingestellt und die Lösung mit Wasser R zu 1000,0 ml verdünnt.

Phosphat-Pufferlösung pH 7,0 (0,05 mol · l^{-1}) R 4012400

34 ml Wasser R werden mit 100 ml Phosphat-Pufferlösung pH 7,0 (0,067 mol · l^{-1}) R gemischt.

Phosphat-Pufferlösung pH 7,0 (0,03 mol · l^{-1}) R 4010300

5,2 g Kaliummonohydrogenphosphat R werden in 900 ml Wasser zur Chromatographie R gelöst. Die Lösung wird mit Phosphorsäure 85 % R auf einen pH-Wert von 7,0 ± 0,1 eingestellt und mit Wasser zur Chromatographie R zu 1000 ml verdünnt.

Phosphat-Pufferlösung pH 7,0 (0,025 mol · l^{-1}) R 4009400

1 Volumteil Phosphat-Pufferlösung pH 7,0 (0,063 mol · l^{-1}) wird mit 1,5 Volumteilen Wasser R gemischt.

Tetrabutylammonium-Pufferlösung pH 7,0 R 4010900

6,16 g Ammoniumacetat R werden in einer Mischung von 15 ml Tetrabutylammoniumhydroxid-Lösung R und 185 ml Wasser R gelöst.

Der pH-Wert der Lösung wird mit Salpetersäure R eingestellt.

Pufferlösung pH 7,2 R 4004100

250,0 ml Kaliumdihydrogenphosphat-Lösung (0,2 mol · l^{-1}) R und 175,0 ml Natriumhydroxid-Lösung (0,2 mol · l^{-1}) werden mit Wasser R zu 1000,0 ml verdünnt. Falls erforderlich wird der pH-Wert eingestellt.

Phosphat-Pufferlösung pH 7,2 R 4004200

87,0 ml einer Lösung von Natriummonohydrogenphosphat-Dodecahydrat R (71,5 g · l^{-1}) und 13,0 ml einer Lösung von Citronensäure-Monohydrat R (21 g · l^{-1}) werden gemischt.

Phosphat-Pufferlösung pH 7,2, albuminhaltige R 4004400

10,75 g Natriummonohydrogenphosphat-Dodecahydrat R, 7,6 g Natriumchlorid R und 10 g Rinderalbumin R werden in Wasser R zu 1000,0 ml gelöst. Vor Gebrauch wird der pH-Wert der Lösung mit verdünnter Natriumhydroxid-Lösung R oder mit Phosphorsäure 10 % R eingestellt.

Phosphat-Pufferlösung pH 7,2, albuminhaltige R 1 4009600

10,75 g Natriummonohydrogenphosphat-Dodecahydrat R, 7,6 g Natriumchlorid R und 1 g Rinderalbumin R werden in Wasser R zu 1000,0 ml gelöst. Vor Gebrauch wird der pH-Wert der Lösung mit verdünnter Natriumhydroxid-Lösung R oder mit Phosphorsäure 10 % R eingestellt.

Pufferlösung pH 7,2, physiologische R 4004300

8,0 g Natriumchlorid R, 0,2 g Kaliumchlorid R, 0,1 g wasserfreies Calciumchlorid R, 0,1 g Magnesiumchlorid R, 3,18 g Natriummonohydrogenphosphat-Dodecahydrat R und 0,2 g Kaliumdihydrogenphosphat R werden in Wasser R zu 1000,0 ml gelöst.

Imidazol-Pufferlösung pH 7,3 R 4004500

3,4 g Imidazol R und 5,8 g Natriumchlorid R werden in Wasser R gelöst. Nach Zusatz von 18,6 ml Salzsäure (1 mol · l^{-1}) wird die Lösung mit Wasser R zu 1000,0 ml verdünnt und falls erforderlich der pH-Wert eingestellt.

Barbital-Pufferlösung pH 7,4 R 4004700

50 ml einer Lösung, die 19,44 g Natriumacetat R und 29,46 g Barbital-Natrium R je Liter enthält, werden mit 50,5 ml Salzsäure (0,1 mol · l^{-1}) versetzt. Nach Zusatz von 20 ml einer Lösung von Natriumchlorid R (85 g · l^{-1}) wird die Lösung mit Wasser R zu 250 ml verdünnt.

Phosphat-Pufferlösung pH 7,4 R 4004800

250,0 ml Kaliumdihydrogenphosphat-Lösung (0,2 mol · l^{-1}) R werden mit 393,4 ml Natriumhydroxid-Lösung (0,1 mol · l^{-1}) gemischt.

Phosphat-Pufferlösung pH 7,4, natriumchloridhaltige R 4005000

2,38 g Natriummonohydrogenphosphat-Dodecahydrat R, 0,19 g Kaliumdihydrogenphosphat R und 8,0 g Natriumchlorid R werden in Wasser R zu 1000,0 ml gelöst. Falls erforderlich wird der pH-Wert eingestellt.

Phosphat-Pufferlösung pH 7,4, natriumchloridhaltige R 1 4004600

0,6 g Kaliumdihydrogenphosphat R, 6,4 g Natriummonohydrogenphosphat-Dodecahydrat R und 5,85 g Natriumchlorid R werden in Wasser R zu 1000,0 ml gelöst. Falls erforderlich wird der pH-Wert eingestellt.

Trometamol-Pufferlösung pH 7,4 R 4012100

30,3 g Trometamol R werden in etwa 200 ml Wasser R gelöst. Die Lösung wird mit 183 ml Salzsäure (1 mol · l^{-1}) versetzt und mit Wasser R zu 500,0 ml verdünnt.

Hinweis: Der pH-Wert der Lösung beträgt 7,7 bis 7,8 bei Raumtemperatur und 7,4 bei 37 °C. Die Lösung ist bei 4 °C mehrere Monate lang haltbar.

Trometamol-Pufferlösung pH 7,4, natriumchloridhaltige R 4004900

6,08 g Trometamol R und 8,77 g Natriumchlorid R werden in 500 ml destilliertem Wasser R gelöst. 10,0 g Rinderalbumin R werden zugesetzt. Die Lösung wird mit Salzsäure R auf einen pH-Wert von 7,4 eingestellt und mit destilliertem Wasser R zu 1000,0 ml verdünnt.

Trometamol-Pufferlösung pH 7,4, natriumchloridhaltige R 1 4012200

0,1 g Rinderalbumin R werden in einer Mischung von 2 ml Trometamol-Pufferlösung pH 7,4 R und 50 ml einer Lösung von Natriumchlorid R (5,84 mg · ml^{-1}) gelöst. Die Lösung wird mit Wasser R zu 100,0 ml verdünnt.

Trometamol-Acetat-Pufferlösung pH 7,4 R 4012900

6,3 g Trometamol R und 4,9 g wasserfreies Natriumacetat R werden in 900 ml Wasser R gelöst. Die Lösung wird mit Schwefelsäure R auf einen pH-Wert von 7,4 eingestellt und mit Wasser R zu 1000 ml verdünnt.

Trometamol-Acetat-Pufferlösung pH 7,4, natriumchloridhaltige R 4013000

30,0 g Trometamol R, 14,5 g wasserfreies Natriumacetat R und 14,6 g Natriumchlorid R werden in 900 ml Wasser R gelöst. Die Lösung wird mit 0,50 g Rinderalbumin R versetzt, mit Schwefelsäure R auf einen pH-Wert von 7,4 eingestellt und mit Wasser R zu 1000 ml verdünnt.

Borat-Pufferlösung pH 7,5 R 4005200

2,5 g Natriumchlorid R, 2,85 g Natriumtetraborat R und 10,5 g Borsäure R werden in Wasser R zu 1000,0 ml gelöst. Falls erforderlich wird der pH-Wert eingestellt.

Lagerung: bei 2 bis 8 °C

HEPES-Pufferlösung pH 7,5 R 4009700

2,38 g HEPES R werden in etwa 90 ml Wasser R gelöst. Die Lösung wird mit Natriumhydroxid-Lösung R auf einen pH-Wert von 7,5 eingestellt und mit Wasser R zu 100 ml verdünnt.

Natriumphosphat-Pufferlösung pH 7,5 $(0,25\ mol \cdot l^{-1})\ R$ 4016100

3,90 g Natriumdihydrogenphosphat R werden in 70 ml Wasser R gelöst. Die Lösung wird mit einer Lösung von Natriumhydroxid R $(300\ g \cdot l^{-1})$ auf einen pH-Wert von 7,5 eingestellt und mit Wasser R zu 100 ml verdünnt.

Phosphat-Pufferlösung pH 7,5 $(0,33\ mol \cdot l^{-1})\ R$ 4005300

Lösung A: 119,31 g Natriummonohydrogenphosphat-Dodecahydrat R werden in Wasser R zu 1000,0 ml gelöst.

Lösung B: 45,36 g Kaliumdihydrogenphosphat R werden in Wasser R zu 1000,0 ml gelöst.

85 ml Lösung A werden mit 15 ml Lösung B gemischt. Falls erforderlich wird der pH-Wert eingestellt.

Phosphat-Pufferlösung pH 7,5 $(0,2\ mol \cdot l^{-1})\ R$ 4005400

27,22 g Kaliumdihydrogenphosphat R werden in 930 ml Wasser R gelöst. Die Lösung wird mit Hilfe einer Lösung von Kaliumhydroxid R $(300\ g \cdot l^{-1})$ auf einen pH-Wert von 7,5 eingestellt und mit Wasser R zu 1000,0 ml verdünnt.

Phosphat-Pufferlösung pH 7,5 $(0,05\ mol \cdot l^{-1})\ R$ 4014400

0,89 g Natriummonohydrogenphosphat-Dihydrat R werden in etwa 80 ml Wasser R gelöst. Die Lösung wird mit einer 8,5-prozentigen Lösung (V/V) von Phosphorsäure 85 % R auf einen pH-Wert von 7,5 eingestellt und mit Wasser R zu 100,0 ml verdünnt.

Trometamol-Pufferlösung pH 7,5 R 4005500

7,27 g Trometamol R und 5,27 g Natriumchlorid R werden in Wasser R gelöst. Falls erforderlich wird der pH-Wert eingestellt. Die Lösung wird mit Wasser R zu 1000,0 ml verdünnt.

Trometamol-Pufferlösung pH 7,5 R 1 4016400

1,21 g Trometamol R werden in 900 ml Wasser R gelöst. Die Lösung wird mit 10 ml Calciumchlorid-Lösung $(0,01\ mol \cdot l^{-1})\ R$ versetzt. Falls erforderlich wird der pH-Wert mit Natriumhydroxid-Lösung R oder Salzsäure R eingestellt und die Lösung mit Wasser R zu 1000,0 ml verdünnt.

Trometamol-Pufferlösung pH 7,5 $(1\ mol \cdot l^{-1})\ R$ 4014500

12,11 g Trometamol R werden in 90 ml Wasser R gelöst. Die Lösung wird mit Salzsäure R auf einen pH-Wert von 7,5 eingestellt und mit Wasser R zu 100,0 ml verdünnt.

Trometamol-Pufferlösung pH 7,5 $(0,1\ mol \cdot l^{-1})\ R$ 4016200

3,03 g Trometamol R werden in 200 ml Wasser R gelöst. Die Lösung wird mit Salzsäure R auf einen pH-Wert von 7,5 eingestellt und mit Wasser R zu 250 ml verdünnt.

Trometamol-Pufferlösung pH 7,5 $(0,05\ mol \cdot l^{-1})\ R$ 4005600

6,057 g Trometamol R werden in Wasser R gelöst. Der pH-Wert wird mit Salzsäure R eingestellt und die Lösung mit Wasser R zu 1000,0 ml verdünnt.

Natriumcitrat-Pufferlösung pH 7,8 (Natriumcitrat $(0,034\ mol \cdot l^{-1})$, Natriumchlorid $(0,101\ mol \cdot l^{-1}))\ R$ 4009800

10,0 g Natriumcitrat R und 5,90 g Natriumchlorid R werden in 900 ml Wasser R gelöst. Der pH-Wert wird mit Salzsäure R eingestellt und die Lösung mit Wasser R zu 1000 ml verdünnt.

Pufferlösung pH 8,0 R 4005900

50,0 ml Kaliumdihydrogenphosphat-Lösung $(0,2\ mol \cdot l^{-1})\ R$ und 46,8 ml Natriumhydroxid-Lösung $(0,2\ mol \cdot l^{-1})$ werden gemischt. Die Lösung wird mit Wasser R zu 200,0 ml verdünnt.

Pufferlösung pH 8,0 R 1 4010400

20 g Kaliummonohydrogenphosphat R werden in 900 ml Wasser R gelöst. Der pH-Wert der Lösung wird mit Phosphorsäure 85 % R eingestellt und die Lösung mit Wasser R zu 1000 ml verdünnt.

**Borat-Pufferlösung pH 8,0
(0,0015 mol · l^{-1}) R** 4006000

0,572 g Natriumtetraborat R und 2,94 g Calciumchlorid R werden in 800 ml Wasser R gelöst. Der pH-Wert wird mit Salzsäure (1 mol · l^{-1}) eingestellt und die Lösung mit Wasser R zu 1000,0 ml verdünnt.

**Natriumphosphat-Pufferlösung pH 8,0
(0,02 mol · l^{-1}) R** 4013700

0,31 g Natriumdihydrogenphosphat R werden in 70 ml Wasser R gelöst. Der pH-Wert wird mit Natriumhydroxid-Lösung (1 mol · l^{-1}) eingestellt und die Lösung mit Wasser R zu 100 ml verdünnt.

**Phosphat-Pufferlösung pH 8,0
(1 mol · l^{-1}) R** 4007800

136,1 g Kaliumdihydrogenphosphat R werden in Wasser R gelöst. Der pH-Wert wird mit Natriumhydroxid-Lösung (1 mol · l^{-1}) eingestellt und die Lösung mit Wasser R zu 1000,0 ml verdünnt.

**Phosphat-Pufferlösung pH 8,0
(0,1 mol · l^{-1}) R** 4008400

0,523 g Kaliumdihydrogenphosphat R und 16,73 g Kaliummonohydrogenphosphat R werden in Wasser R zu 1000,0 ml gelöst.

**Phosphat-Pufferlösung pH 8,0
(0,02 mol · l^{-1}) R** 4006100

50,0 ml Kaliumdihydrogenphosphat-Lösung (0,2 mol · l^{-1}) R und 46,8 ml Natriumhydroxid-Lösung (0,2 mol · l^{-1}) werden gemischt. Die Lösung wird mit Wasser R zu 500,0 ml verdünnt.

Trometamol-Pufferlösung pH 8,0 R 4012300

1,21 g Trometamol R und 29,4 mg Calciumchlorid R werden in Wasser R gelöst. Der pH-Wert wird mit Salzsäure (1 mol · l^{-1}) eingestellt und die Lösung mit Wasser R zu 100,0 ml verdünnt.

**Trometamol-Pufferlösung pH 8,0
(1 mol · l^{-1}) R** 4012700

121,1 g Trometamol R und 1,47 g Calciumchlorid R werden in 900 ml Wasser R gelöst. Der pH-Wert wird mit Salzsäure R eingestellt und die Lösung mit Wasser R zu 1000,0 ml verdünnt.

**Trometamol-Acetat-Pufferlösung
pH 8,0 R** 4013100

6,3 g Trometamol R und 4,9 g wasserfreies Natriumacetat R werden in 900 ml Wasser R gelöst. Die Lösung wird mit Schwefelsäure R auf einen pH-Wert von 8,0 eingestellt und mit Wasser R zu 1000 ml verdünnt.

**Trometamol-Acetat-Pufferlösung pH 8,0,
natriumchloridhaltige R** 4013200

30,0 g Trometamol R, 14,5 g wasserfreies Natriumacetat R und 14,6 g Natriumchlorid R werden in 900 ml Wasser R gelöst. Die Lösung wird mit 0,50 g Rinderalbumin R versetzt, mit Schwefelsäure R auf einen pH-Wert von 8,0 eingestellt und mit Wasser R zu 1000 ml verdünnt.

Trometamol-Pufferlösung pH 8,1 R 4006200

0,294 g Calciumchlorid R werden in 40 ml Trometamol-Lösung R gelöst. Der pH-Wert wird mit Salzsäure (1 mol · l^{-1}) eingestellt und die Lösung mit Wasser R zu 100,0 ml verdünnt.

**Guanidin-Trometamol-Pufferlösung
pH 8,3 R** 4016300

1,21 g Trometamol R werden in 87,5 ml einer Lösung von Guanidinhydrochlorid R (764 g · l^{-1}) gelöst. Die Lösung wird mit Salzsäure R auf einen pH-Wert von 8,3 eingestellt und mit Wasser R zu 100 ml verdünnt.

**Trometamol-Aminoessigsäure-
Pufferlösung pH 8,3 R** 4006300

6,0 g Trometamol R und 28,8 g Glycin R werden in Wasser R zu 1000,0 ml gelöst. Vor Gebrauch wird 1 Volumteil der Lösung mit 10 Volumteilen Wasser R verdünnt.

Trometamol-Pufferlösung pH 8,3 R 4011800

9,0 g Trometamol R werden in 2,9 l Wasser R gelöst. Der pH-Wert wird mit Salzsäure (1 mol · l^{-1}) eingestellt und die Lösung mit Wasser R zu 3 l verdünnt.

Barbital-Pufferlösung pH 8,4 R 4006400

8,25 g Barbital-Natrium R werden zu 1000,0 ml in Wasser R gelöst.

4.1.3 Pufferlösungen

**Trometamol-Natriumedetat-
Pufferlösung pH 8,4 *R*** 4006600

5,12 g Natriumchlorid *R*, 3,03 g Trometamol *R* und 1,40 g Natriumedetat *R* werden in 250 ml destilliertem Wasser *R* gelöst. Die Lösung wird mit Salzsäure *R* auf einen pH-Wert von 8,4 eingestellt und mit destilliertem Wasser *R* zu 500,0 ml verdünnt.

**Trometamol-Natriumedetat-
Pufferlösung pH 8,4 *R* 1** 4015100

10,20 g Natriumchlorid *R*, 6,10 g Trometamol *R*, 2,80 g Natriumedetat *R* und 1,00 g Macrogol 6000 *R* oder 2,00 g Rinderalbumin *R* oder Albuminlösung vom Menschen *R* werden in 800 ml Wasser *R* gelöst. Die Lösung wird mit Salzsäure *R* auf einen pH-Wert von 8,4 eingestellt und mit Wasser *R* zu 1,0 Liter verdünnt.

**Trometamol-Natriumedetat-BSA-
Pufferlösung pH 8,4, albuminhaltige *R*** 4006500

6,1 g Trometamol *R*, 2,8 g Natriumedetat *R*, 10,2 g Natriumchlorid *R* und 10 g Rinderalbumin *R* werden in Wasser *R* gelöst. Die Lösung wird mit Salzsäure (1 mol $\cdot$ l^{-1}) auf einen pH-Wert von 8,4 eingestellt und mit Wasser *R* zu 1000,0 ml verdünnt.

**Guanidin-Trometamol-Natriumedetat-
Pufferlösung pH 8,5 *R*** 4014600

1,0 g Natriumedetat *R*, 12,1 g Trometamol *R* und 57,0 g Guanidinhydrochlorid *R* werden in 35 ml Wasser *R* gelöst. Die Lösung wird mit Salzsäure *R* auf einen pH-Wert von 8,5 eingestellt und mit Wasser *R* zu 100 ml verdünnt.

Phosphat-Pufferlösung pH 8,5 *R* 4013300

3,5 g Kaliummonohydrogenphosphat *R* und 4,5 g Natriumchlorid *R* werden in 500 ml Wasser *R* gelöst. Der pH-Wert wird mit einer Mischung gleicher Volumteile Phosphorsäure 10 % *R* und Wasser *R* eingestellt.

**Trometamol-Acetat-Pufferlösung
pH 8,5 *R*** 4006700

0,294 g Calciumchlorid *R* und 12,11 g Trometamol *R* werden in Wasser *R* gelöst. Der pH-Wert wird mit Essigsäure *R* eingestellt und die Lösung mit Wasser *R* zu 1000,0 ml verdünnt.

**Guanidin-Trometamol-Natriumedetat-
Pufferlösung pH 8,6 *R*** 4016500

0,018 g Natriumedetat *R*, 2,2 g Trometamol *R* und 28,7 g Guanidinhydrochlorid *R* werden in 20 ml Wasser *R* gelöst. Die Lösung wird mit Essigsäure *R* auf einen pH-Wert von 8,6 eingestellt und mit Wasser *R* zu 50 ml verdünnt.

Barbital-Pufferlösung pH 8,6 *R* 1 4006900

1,38 g Barbital *R*, 8,76 g Barbital-Natrium *R* und 0,38 g Calciumlactat-Pentahydrat *R* werden in Wasser *R* zu 1000,0 ml gelöst.

**Trometamol-Pufferlösung pH 8,8
(1,5 mol $\cdot$ l^{-1}) *R*** 4009900

90,8 g Trometamol *R* werden in 400 ml Wasser *R* gelöst. Der pH-Wert wird mit Salzsäure *R* eingestellt und die Lösung mit Wasser *R* zu 500,0 ml verdünnt.

**Trometamol-Pufferlösung pH 8,8
(3 mol $\cdot$ l^{-1}) *R*** 4015000

363,3 g Trometamol *R* werden in 500 ml Wasser *R* gelöst. Der pH-Wert wird mit Salzsäure *R* eingestellt und die Lösung mit Wasser *R* zu 1 Liter verdünnt.

Pufferlösung pH 9,0 *R* 4007000

6,18 g Borsäure *R* werden in Kaliumchlorid-Lösung (0,1 mol $\cdot$ l^{-1}) *R* zu 1000,0 ml gelöst. 1000,0 ml dieser Lösung werden mit 420,0 ml Natriumhydroxid-Lösung (0,1 mol $\cdot$ l^{-1}) versetzt.

Pufferlösung pH 9,0 *R* 1 4007100

6,20 g Borsäure *R* werden in 500 ml Wasser *R* gelöst. Der pH-Wert der Lösung wird mit Natriumhydroxid-Lösung (1 mol $\cdot$ l^{-1}) eingestellt (etwa 41,5 ml) und die Lösung mit Wasser *R* zu 1000,0 ml verdünnt.

Phosphat-Pufferlösung pH 9,0 *R* 4008300

1,74 g Kaliumdihydrogenphosphat *R* werden in 80 ml Wasser *R* gelöst. Der pH-Wert wird mit einer aus Kaliumhydroxid *R* hergestellten 1-molaren Kaliumhydroxid-Lösung eingestellt und die Lösung mit Wasser *R* zu 100,0 ml verdünnt.

Trometamol-Pufferlösung pH 9,0 *R* 4015200

1,21 g Trometamol *R* werden in 950 ml Wasser zur Chromatographie *R* gelöst. Die Lösung wird mit Essigsäure *R* auf einen pH-Wert von 9,0 eingestellt und mit Wasser zur Chromatographie *R* zu 1000,0 ml verdünnt.

Trometamol-Pufferlösung pH 9,0 *R* 1 4016600

12,1 g Trometamol *R* werden in 950 ml Wasser *R* gelöst. Die Lösung wird mit Essigsäure *R* auf einen pH-

Wert von 9,0 eingestellt und mit Wasser *R* zu 1000,0 ml verdünnt.

Trometamol-Pufferlösung pH 9,0 (0,05 mol · l⁻¹) *R* 4013500

0,605 g Trometamol *R* werden in Wasser *R* gelöst. Der pH-Wert wird mit Salzsäure (1 mol · l⁻¹) eingestellt und die Lösung mit Wasser *R* zu 100,0 ml verdünnt.

Ammoniumchlorid-Pufferlösung pH 9,5 *R* 4007200

33,5 g Ammoniumchlorid *R* werden in 150 ml Wasser *R* gelöst. Die Lösung wird mit 42,0 ml konzentrierter Ammoniak-Lösung *R* versetzt und mit Wasser *R* zu 250,0 ml verdünnt.

Lagerung: in Behältnissen aus Polyethylen

Ammoniumchlorid-Pufferlösung pH 10,0 *R* 4007300

5,4 g Ammoniumchlorid *R* werden in 20 ml Wasser *R* gelöst. Die Lösung wird nach Zusatz von 35,0 ml Ammoniak-Lösung *R* mit Wasser *R* zu 100,0 ml verdünnt.

Borat-Pufferlösung pH 10,0 *R* 4016000

In einem 500,0-ml-Messkolben werden 12,4 g Borsäure *R* in 300 ml Wasser *R* suspendiert. Die Suspension wird mit 100 ml einer Lösung von Kaliumhydroxid *R* (56 g · l⁻¹) versetzt und gemischt, um die Borsäure zu lösen. Die Lösung wird durch langsames Zusetzen einer Lösung von Kaliumhydroxid *R* (56 g · l⁻¹) auf einen pH-Wert von 10,0 eingestellt (etwa 60 ml sind normalerweise notwendig) und gemischt. Diese Lösung wird mit Wasser *R* zu annähernd 500 ml verdünnt und der pH-Wert, falls erforderlich, mit Borsäure *R* oder mit einer Lösung von Kaliumhydroxid *R* (56 g · l⁻¹) eingestellt. Die Lösung wird mit Wasser *R* zu 500,0 ml verdünnt.

Diethanolamin-Pufferlösung pH 10,0 *R* 4007500

96,4 g Diethanolamin *R* werden in Wasser *R* zu 400 ml gelöst. Nach Zusatz von 0,5 ml einer Lösung von Magnesiumchlorid *R* (186 g · l⁻¹) wird der pH-Wert mit Salzsäure (1 mol · l⁻¹) eingestellt und die Lösung mit Wasser *R* zu 500,0 ml verdünnt.

Ammoniumcarbonat-Pufferlösung pH 10,3 (0,1 mol · l⁻¹) *R* 4011900

7,91 g Ammoniumcarbonat *R* werden in 800 ml Wasser *R* gelöst. Der pH-Wert wird mit verdünnter Natriumhydroxid-Lösung *R* eingestellt und die Lösung mit Wasser *R* zu 1000,0 ml verdünnt.

Ammoniumchlorid-Pufferlösung pH 10,4 *R* 4011000

70 g Ammoniumchlorid *R* werden in 200 ml Wasser *R* gelöst. Die Lösung wird mit 330 ml konzentrierter Ammoniak-Lösung *R* versetzt und mit Wasser *R* zu 1000,0 ml verdünnt. Falls erforderlich wird die Lösung mit Ammoniak-Lösung *R* auf einen pH-Wert von 10,4 eingestellt.

Borat-Pufferlösung pH 10,4 *R* 4011100

24,64 g Borsäure *R* werden in 900 ml destilliertem Wasser *R* gelöst. Der pH-Wert wird mit einer Lösung von Natriumhydroxid *R* (400 g · l⁻¹) eingestellt und die Lösung mit destilliertem Wasser *R* zu 1000 ml verdünnt.

Ammoniumchlorid-Pufferlösung pH 10,7 *R* 4013400

67,5 g Ammoniumchlorid *R* werden in Wasser *R* gelöst. Die Lösung wird mit 570 ml konzentrierter Ammoniak-Lösung *R* versetzt und mit Wasser *R* zu 1000,0 ml verdünnt.

Pufferlösung pH 10,9 *R* 4007600

6,75 g Ammoniumchlorid *R* werden in Ammoniak-Lösung *R* zu 100,0 ml gelöst.

Pufferlösung pH 11 *R* 4014000

6,21 g Borsäure *R*, 4,00 g Natriumhydroxid *R* und 3,70 g Kaliumchlorid *R* werden in 500 ml Wasser *R* gelöst. Die Lösung wird mit Wasser *R* zu 1000 ml verdünnt.

Phosphat-Pufferlösung pH 11,3 (0,1 mol · l⁻¹) *R* 4015400

17,4 g Kaliummonohydrogenphosphat *R* werden in etwa 950 ml Wasser *R* gelöst. Die Lösung wird mit einer Lösung von Kaliumhydroxid *R* (100 g · l⁻¹) auf einen pH-Wert von 11,3 eingestellt, mit Wasser *R* zu 1,0 Liter verdünnt und durch einen Membranfilter (nominale Porengröße 0,45 µm) filtriert.

4.2 Volumetrie

4.2.1 Urtitersubstanzen für Maßlösungen

Arsen(III)-oxid *RV*   2000100

As_2O_3 M_r 197,8
CAS Nr. 1327-53-3

Arsentrioxid

Arsen(III)-oxid *R* wird in einer geeigneten Apparatur sublimiert.

Lagerung: über Silicagel *R*

Benzoesäure *RV*   2000200

$C_7H_6O_2$ M_r 122,1
CAS Nr. 65-85-0

Benzoesäure *R* wird in einer geeigneten Apparatur sublimiert.

Eisen(II)-ethylendiammoniumsulfat *RV*   2000900

$Fe(C_2H_{10}N_2)(SO_4)_2 \cdot 4H_2O$ M_r 382,1
CAS Nr. 113193-60-5

Ethylendiammoniumeisen(II)-disulfat-Tetrahydrat; Ethylendiammonium-Tetraaquabis(sulfat)eisen(II)

Gehalt: mindestens 99,5 Prozent

Kaliumbromat *RV*   2000300

$KBrO_3$ M_r 167,0
CAS Nr. 7758-01-2

Kaliumbromat *R* wird aus siedendem Wasser *R* umkristallisiert. Die Kristalle werden gesammelt und im Trockenschrank bei 180 ± 10 °C bis zur Massekonstanz getrocknet (2.2.32).

Kaliumhydrogenphthalat *RV*   2000400

$C_8H_5KO_4$ M_r 204,2
CAS Nr. 877-24-7

Kalium-2-carboxybenzoat

Kaliumhydrogenphthalat *R* wird aus siedendem Wasser *R* umkristallisiert. Die bei einer Temperatur über 35 °C abgeschiedenen Kristalle werden gesammelt und bei 110 °C bis zur Massekonstanz getrocknet.

Natriumchlorid *RV*   2000600

NaCl M_r 58,44
CAS Nr. 7647-14-5

1 Volumteil einer gesättigten Lösung von Natriumchlorid *R* wird mit 2 Volumteilen Salzsäure *R* versetzt. Die ausgefallenen Kristalle werden gesammelt und mit Salzsäure *R* 1 gewaschen. Die Salzsäure wird durch Erhitzen auf dem Wasserbad entfernt. Die Kristalle werden bei 300 °C bis zur Massekonstanz getrocknet.

Sulfanilsäure *RV*   2000700

$C_6H_7NO_3S$ M_r 173,2
CAS Nr. 121-57-3

4-Aminobenzolsulfonsäure

Sulfanilsäure *R* wird aus siedendem Wasser *R* umkristallisiert. Nach dem Abfiltrieren werden die Kristalle bei 100 bis 105 °C bis zur Massekonstanz getrocknet.

Trometamol *RV*   2001000

$C_4H_{11}NO_3$ M_r 121,1
CAS Nr. 77-86-1

2-Amino-2-(hydroxymethyl)propan-1,3-diol; Tris(hydroxymethyl)aminomethan

Gehalt: mindestens 99,5 Prozent

Zink *RV*   2000800

Zn A_r 65,4
CAS Nr. 7440-66-6

Gehalt: mindestens 99,9 Prozent

10.4/4.02.02.00

4.2.2 Maßlösungen

Maßlösungen werden nach den üblichen chemischen Analysenmethoden hergestellt. Die verwendeten Geräte müssen der geforderten Genauigkeit entsprechen.

Die Konzentration von Maßlösungen ist in Mol je Liter (mol · l^{-1}) angegeben. Die Molarität drückt, in Anzahl Molen, die Menge einer Substanz aus, die in 1 Liter Lösung gelöst ist. Eine Lösung, die x Mol einer Substanz je Liter enthält, bezeichnet man als x-molar.

Maßlösungen dürfen höchstens um ± 10 Prozent von der vorgeschriebenen Konzentration abweichen. Die

Molarität von Maßlösungen wird durch eine ausreichende Anzahl an Titrationen ermittelt. Die Wiederholpräzision darf höchstens 0,2 Prozent betragen (relative Standardabweichung).

Maßlösungen werden nach den nachfolgend beschriebenen Methoden eingestellt. Maßlösungen, die bei Gehaltsbestimmungen mit elektrochemischer Endpunktbestimmung (zum Beispiel Amperometrie, Potentiometrie) gebraucht werden, müssen mit derselben Endpunktbestimmungsmethode eingestellt werden. Die Zusammensetzung der Lösung, in der eine Maßlösung eingestellt wird, sollte der entsprechen, in der sie angewendet wird.

Lösungen, deren Konzentration geringer als die der nachfolgend beschriebenen ist, werden entweder durch Anpassen der angegebenen Mengen oder durch Verdünnen mit kohlendioxidfreiem Wasser R (falls nichts anderes vorgeschrieben) einer höher konzentrierten Lösung, deren Gehalt zuvor eingestellt wurde, hergestellt. Im ersten Fall wird der Korrekturfaktor an der in der Monographie beschriebenen Maßlösung bestimmt. Im zweiten Fall ist der Faktor der verdünnten Lösung der gleiche wie der Faktor der zur Herstellung der verdünnten Lösung verwendeten eingestellten Lösung.

Im Handel erhältliche Maßlösungen, die auf Urtitersubstanzen zurückführbar sind, können verwendet werden, vorausgesetzt, ihr Titer wird vor der ersten Verwendung bestimmt oder verifiziert.

Titer von Maßlösungen werden in geeigneten Zeitabständen, die in den Qualitätssicherungsverfahren definiert worden sind, verifiziert.

Ammoniumcer(IV)-nitrat-Lösung (0,1 mol · l⁻¹)
3000100

56 ml Schwefelsäure R und 54,82 g Ammoniumcer(IV)-nitrat R werden 2 min lang geschüttelt und anschließend jeweils unter Schütteln 5-mal mit je 100 ml Wasser R versetzt. Die klare Lösung wird mit Wasser R zu 1000,0 ml verdünnt, 10 Tage lang stehen gelassen und eingestellt.

Einstellung: 0,300 g Eisen(II)-ethylendiammoniumsulfat RV werden in 50 ml einer verdünnten Lösung von Schwefelsäure R (49 g · l⁻¹ H$_2$SO$_4$) gelöst. Die Lösung wird mit der Ammoniumcer(IV)-nitrat-Lösung titriert. Der Endpunkt wird mit Hilfe der Potentiometrie (2.2.20) oder unter Verwendung von 0,1 ml Ferroin-Lösung R als Indikator bestimmt.

1 ml Ammoniumcer(IV)-nitrat-Lösung (0,1 mol · l⁻¹) entspricht 38,21 mg Fe(C$_2$H$_{10}$N$_2$)(SO$_4$)$_2$ · 4H$_2$O.

Lagerung: vor Licht geschützt

Ammoniumcer(IV)-sulfat-Lösung (0,1 mol · l⁻¹)
3000300

65,0 g Ammoniumcer(IV)-sulfat R werden in einer Mischung von 500 ml Wasser R und 30 ml Schwefelsäure R gelöst. Nach dem Erkalten wird die Lösung mit Wasser R zu 1000,0 ml verdünnt.

Einstellung: 0,300 g Eisen(II)-ethylendiammoniumsulfat RV werden in 50 ml einer verdünnten Lösung von Schwefelsäure R (49 g · l⁻¹ H$_2$SO$_4$) gelöst. Die Lösung wird mit der Ammoniumcer(IV)-sulfat-Lösung titriert. Der Endpunkt wird mit Hilfe der Potentiometrie (2.2.20) oder unter Verwendung von 0,1 ml Ferroin-Lösung R als Indikator bestimmt.

1 ml Ammoniumcer(IV)-sulfat-Lösung (0,1 mol · l⁻¹) entspricht 38,21 mg Fe(C$_2$H$_{10}$N$_2$)(SO$_4$)$_2$ · 4H$_2$O.

Verdünnung: Eine verdünnte Lösung von Schwefelsäure R (59 g · l⁻¹ H$_2$SO$_4$) wird verwendet, wobei die Lösung gekühlt wird

Ammoniumeisen(III)-sulfat-Lösung (0,1 mol · l⁻¹)
3001300

50,0 g Ammoniumeisen(III)-sulfat R werden in einer Mischung von 6 ml Schwefelsäure R und 300 ml Wasser R gelöst. Die Lösung wird mit Wasser R zu 1000,0 ml verdünnt.

Einstellung: 10,0 ml der Ammoniumeisen(III)-sulfat-Lösung werden mit 35 ml Wasser R, 3 ml Salzsäure R und 1 g Kaliumiodid R versetzt. Nach 10 min langem Stehenlassen wird die Lösung mit Natriumthiosulfat-Lösung (0,1 mol · l⁻¹) titriert. Der Endpunkt wird mit Hilfe der Potentiometrie (2.2.20) oder unter Verwendung von 1 ml Stärke-Lösung R als Indikator bestimmt.

1 ml Natriumthiosulfat-Lösung (0,1 mol · l⁻¹) entspricht 48,22 mg FeNH$_4$(SO$_4$)$_2$ · 12 H$_2$O.

Ammoniumthiocyanat-Lösung (0,1 mol · l⁻¹) 3000500

7,612 g Ammoniumthiocyanat R werden in Wasser R zu 1000,0 ml gelöst.

Einstellung: 20,0 ml Silbernitrat-Lösung (0,1 mol · l⁻¹) werden mit 25 ml Wasser R und 2 ml verdünnter Salpetersäure R versetzt und nach Zusatz von 2 ml Ammoniumeisen(III)-sulfat-Lösung R 2 mit der Ammoniumthiocyanat-Lösung bis zur rötlich gelben Färbung titriert.

Bariumchlorid-Lösung (0,1 mol · l⁻¹)   3000600

24,4 g Bariumchlorid R werden in Wasser R zu 1000,0 ml gelöst.

Einstellung: 10,0 ml der Bariumchlorid-Lösung werden mit 60 ml Wasser R, 3 ml konzentrierter Ammoniak-Lösung R und 0,5 bis 1 mg Phthaleinpurpur R versetzt. Die Lösung wird mit Natriumedetat-Lösung (0,1 mol · l⁻¹) titriert. Sobald die Lösung sich zu entfärben beginnt, wird sie mit 50 ml Ethanol 96 % R versetzt. Die Titration wird bis zum Verschwinden der blauvioletten Färbung fortgesetzt.

Bariumperchlorat-Lösung (0,05 mol · l⁻¹)   3000700

15,8 g Bariumhydroxid R werden in einer Mischung von 75 ml Wasser R und 7,5 ml Perchlorsäure R gelöst.

Die Lösung wird durch Zusatz von Perchlorsäure *R* auf einen pH-Wert von 3 eingestellt und, falls erforderlich, filtriert. Nach Zusatz von 150 ml Ethanol 96 % *R* wird die Lösung mit Wasser *R* zu 250 ml und anschließend mit Pufferlösung pH 3,7 *R* zu 1000,0 ml verdünnt.

Einstellung: 5,0 ml Schwefelsäure (0,05 mol · l^{-1}) werden mit 5 ml Wasser *R*, 50 ml Pufferlösung pH 3,7 *R* und 0,5 ml Alizarin-S-Lösung *R* versetzt. Die Lösung wird mit der Bariumperchlorat-Lösung bis zur orangeroten Färbung titriert.

Der Faktor ist unmittelbar vor Gebrauch zu bestimmen.

Verdünnung: Pufferlösung pH 3,7 *R* wird verwendet.

Bariumperchlorat-Lösung (0,005 mol · l^{-1})   3010200

10,0 ml Bariumperchlorat-Lösung (0,05 mol · l^{-1}) werden mit einer Pufferlösung, die wie folgt hergestellt wird, zu 100,0 ml verdünnt: 15,0 ml Essigsäure *R* werden mit 60,0 ml 2-Propanol *R* versetzt. Der pH-Wert wird mit Ammoniak-Lösung *R* auf 3,7 eingestellt und die Lösung mit Wasser *R* zu 100,0 ml verdünnt.

Benzethoniumchlorid-Lösung (0,004 mol · l^{-1})   3000900

1,792 g Benzethoniumchlorid *R*, zuvor bei 100 bis 105 °C bis zur Massekonstanz getrocknet, werden in Wasser *R* zu 1000,0 ml gelöst.

Einstellung: 0,350 g der getrockneten Substanz werden in 35 ml einer Mischung von 30 Volumteilen wasserfreier Essigsäure *R* und 70 Volumteilen Acetanhydrid *R* gelöst. Die Titration wird mit Perchlorsäure (0,1 mol · l^{-1}) unter Verwendung von 0,05 ml Kristallviolett-Lösung *R* als Indikator durchgeführt. Eine Blindtitration wird durchgeführt.

1 ml Perchlorsäure (0,1 mol · l^{-1}) entspricht 44,81 mg $C_{27}H_{42}ClNO_2$.

Bismutnitrat-Lösung (0,01 mol · l^{-1})   3010000

4,86 g Bismutnitrat-Pentahydrat *R* werden in 60 ml verdünnter Salpetersäure *R* gelöst. Die Lösung wird mit Wasser *R* zu 1000,0 ml verdünnt.

Einstellung: 25,0 ml der Bismutnitrat-Lösung werden mit 50 ml Wasser *R* versetzt und nach Zusatz von 0,05 ml einer Lösung von Xylenolorange *R* (1 g · l^{-1}) mit Natriumedetat-Lösung (0,01 mol · l^{-1}) titriert.

Blei(II)-nitrat-Lösung (0,1 mol · l^{-1})   3003100

33 g Blei(II)-nitrat *R* werden in Wasser *R* zu 1000,0 ml gelöst.

Einstellung: Die Bestimmung erfolgt mit 20,0 ml der Blei(II)-nitrat-Lösung wie unter „Komplexometrische Titrationen" (2.5.11) angegeben.

Bromid-Bromat-Lösung (0,0167 mol · l^{-1})   3001000

2,7835 g Kaliumbromat *RV* und 13 g Kaliumbromid *R* werden in Wasser *R* zu 1000,0 ml gelöst.

Cer(IV)-sulfat-Lösung (0,1 mol · l^{-1})   3001100

40,4 g Cer(IV)-sulfat *R* werden in einer Mischung von 500 ml Wasser *R* und 50 ml Schwefelsäure *R* gelöst. Nach dem Erkalten wird die Lösung mit Wasser *R* zu 1000,0 ml verdünnt.

Einstellung: 0,300 g Eisen(II)-ethylendiammoniumsulfat *RV* werden in 50 ml einer verdünnten Lösung von Schwefelsäure *R* (49 g · l^{-1} H_2SO_4) gelöst. Die Lösung wird mit der Cer(IV)-sulfat-Lösung titriert. Der Endpunkt wird mit Hilfe der Potentiometrie (2.2.20) oder unter Verwendung von 0,1 ml Ferroin-Lösung *R* als Indikator bestimmt.

1 ml Cer(IV)-sulfat-Lösung (0,1 mol · l^{-1}) entspricht 38,21 mg $Fe(C_2H_{10}N_2)(SO_4)_2 \cdot 4H_2O$.

Eisen(II)-sulfat-Lösung (0,1 mol · l^{-1})   3001400

27,80 g Eisen(II)-sulfat *R* werden in 500 ml verdünnter Schwefelsäure *R* gelöst. Die Lösung wird mit Wasser *R* zu 1000,0 ml verdünnt.

Einstellung: 25,0 ml der Eisen(II)-sulfat-Lösung werden mit 3 ml Phosphorsäure 85 % *R* versetzt und sofort mit Kaliumpermanganat-Lösung (0,02 mol · l^{-1}) titriert.

Der Faktor ist unmittelbar vor Gebrauch zu bestimmen.

Iod-Lösung (0,5 mol · l^{-1})   3009400

127 g Iod *R* und 200 g Kaliumiodid *R* werden in Wasser *R* zu 1000,0 ml gelöst.

Einstellung: 2,0 ml der Iod-Lösung werden nach Zusatz von 1 ml verdünnter Essigsäure *R* und 50 ml Wasser *R* unter Verwendung von Stärke-Lösung *R* mit Natriumthiosulfat-Lösung (0,1 mol · l^{-1}) titriert.

Lagerung: vor Licht geschützt

Iod-Lösung (0,05 mol · l^{-1})   3002700

12,7 g Iod *R* und 20 g Kaliumiodid *R* werden in Wasser *R* zu 1000,0 ml gelöst.

Einstellung: 10,0 ml der Iod-Lösung werden nach Zusatz von 1 ml verdünnter Essigsäure *R* und 40 ml Wasser *R* mit Natriumthiosulfat-Lösung (0,1 mol · l^{-1}) titriert. Der Endpunkt wird mit Hilfe der Potentiometrie (2.2.20) oder unter Verwendung von Stärke-Lösung *R* als Indikator bestimmt.

Lagerung: vor Licht geschützt

Iod-Lösung (0,01 mol · l⁻¹) 3002900

20,0 ml Iod-Lösung (0,05 mol · l⁻¹) werden mit 0,3 g Kaliumiodid R versetzt und mit Wasser R zu 100,0 ml verdünnt.

Kaliumbromat-Lösung (0,033 mol · l⁻¹) 3004200

5,5670 g Kaliumbromat RV werden in Wasser R zu 1000,0 ml gelöst.

Kaliumhydrogenphthalat-Lösung (0,1 mol · l⁻¹)
3004700

In einem Messkolben, der etwa 800 ml wasserfreie Essigsäure R enthält, werden 20,42 g Kaliumhydrogenphthalat RV gelöst. Vor Feuchtigkeit geschützt wird die Mischung im Wasserbad bis zur vollständigen Lösung erhitzt und anschließend auf 20 °C abgekühlt. Die Lösung wird mit wasserfreier Essigsäure R zu 1000,0 ml verdünnt.

Kaliumhydroxid-Lösung (0,1 mol · l⁻¹) 3004800

6 g Kaliumhydroxid R werden in kohlendioxidfreiem Wasser R zu 1000,0 ml gelöst.

Einstellung: 0,150 g Kaliumhydrogenphthalat RV werden in 50 ml Wasser R gelöst. Die Lösung wird mit der Kaliumhydroxid-Lösung titriert. Der Endpunkt wird mit Hilfe der Potentiometrie (2.2.20) oder unter Verwendung von 0,1 ml Phenolphthalein-Lösung R als Indikator bestimmt.

1 ml Kaliumhydroxid-Lösung (0,1 mol · l⁻¹) entspricht 20,42 mg $C_8H_5KO_4$.

Kaliumhydroxid-Lösung (0,5 mol · l⁻¹), ethanolische 3005000

3 g Kaliumhydroxid R werden in 5 ml Wasser R gelöst. Die Lösung wird mit aldehydfreiem Ethanol 96 % R zu 100,0 ml verdünnt.

Einstellung: 0,500 g Benzoesäure RV werden in einer Mischung von 10 ml Wasser R und 40 ml Ethanol 96 % R gelöst. Die Lösung wird mit der Kaliumhydroxid-Lösung titriert. Der Endpunkt wird mit Hilfe der Potentiometrie (2.2.20) oder unter Verwendung von 0,1 ml Phenolphthalein-Lösung R als Indikator bestimmt.

1 ml ethanolische Kaliumhydroxid-Lösung (0,5 mol · l⁻¹) entspricht 61,06 mg $C_7H_6O_2$.

Verdünnung: Aldehydfreies Ethanol 96 % R wird verwendet.

Kaliumhydroxid-Lösung (0,5 mol · l⁻¹) in Ethanol 60 % 3004900

3 g Kaliumhydroxid R werden in aldehydfreiem Ethanol 60 % R zu 100,0 ml gelöst.

Einstellung: 0,500 g Benzoesäure RV werden in einer Mischung von 10 ml Wasser R und 40 ml Ethanol 96 % R gelöst. Die Lösung wird mit der Kaliumhydroxid-Lösung titriert. Der Endpunkt wird mit Hilfe der Potentiometrie (2.2.20) oder unter Verwendung von 0,1 ml Phenolphthalein-Lösung R als Indikator bestimmt.

1 ml Kaliumhydroxid-Lösung (0,5 mol · l⁻¹) in Ethanol 60 % entspricht 61,06 mg $C_7H_6O_2$.

Kaliumiodat-Lösung (0,05 mol · l⁻¹) 3005200

10,70 g Kaliumiodat R werden in Wasser R zu 1000,0 ml gelöst.

Einstellung: 3,0 ml der Kaliumiodat-Lösung werden mit 40,0 ml Wasser R, 1 g Kaliumiodid R und 5 ml verdünnter Schwefelsäure R versetzt und mit Natriumthiosulfat-Lösung (0,1 mol · l⁻¹) titriert. Der Endpunkt wird mit Hilfe der Potentiometrie (2.2.20) oder unter Verwendung von 1 ml Stärkelösung R, die gegen Ende der Titration als Indikator hinzugefügt wird, bestimmt.

1 ml Natriumthiosulfat-Lösung (0,1 mol · l⁻¹) entspricht 3,567 mg KIO_3.

Kaliumiodid-Lösung (0,001 mol · l⁻¹) 3009200

10,0 ml Kaliumiodid-Lösung R werden mit Wasser R zu 100,0 ml verdünnt. 5,0 ml dieser Lösung werden mit Wasser R zu 500,0 ml verdünnt.

Kaliumpermanganat-Lösung (0,02 mol · l⁻¹) 3005300

3,2 g Kaliumpermanganat R werden in Wasser R zu 1000,0 ml gelöst. Die Lösung wird 1 h lang auf dem Wasserbad erwärmt und nach dem Erkalten durch einen Glassintertiegel (2.1.2) filtriert.

Einstellung: 0,300 g Eisen(II)-ethylendiammoniumsulfat RV werden in 50 ml einer verdünnten Lösung von Schwefelsäure R (49 g · l⁻¹ H_2SO_4) gelöst. Die Lösung wird mit der Kaliumpermanganat-Lösung titriert. Der Endpunkt wird mit Hilfe der Potentiometrie (2.2.20) oder durch den Farbumschlag der Lösung nach Rosa bestimmt.

Der Faktor ist unmittelbar vor Gebrauch zu bestimmen.

1 ml Kaliumpermanganat-Lösung (0,02 mol · l⁻¹) entspricht 38,21 mg $Fe(C_2H_{10}N_2)(SO_4)_2 \cdot 4H_2O$.

Lagerung: vor Licht geschützt

Kupfer(II)-sulfat-Lösung (0,02 mol · l⁻¹) 3001200

5,0 g Kupfer(II)-sulfat-Pentahydrat R werden in Wasser R zu 1000,0 ml gelöst.

Einstellung: 20,0 ml der Kupfer(II)-sulfat-Lösung werden mit 2 g Natriumacetat R und 0,1 ml Pyridylazonaphthol-Lösung R versetzt. Die Lösung wird mit Natriumedetat-Lösung (0,02 mol · l⁻¹) bis zum Farbumschlag von Blauviolett nach Leuchtendgrün titriert. Gegen Ende der Titration ist die Lösung langsam zu titrieren.

Lanthannitrat-Lösung (0,1 mol · l⁻¹)　　3010100

43,30 g Lanthannitrat *R* werden in Wasser *R* zu 1000,0 ml gelöst.

Einstellung: 20,0 ml der Lanthannitrat-Lösung werden mit 15 ml Wasser *R* und 25 ml Natriumedetat-Lösung (0,1 mol · l⁻¹) und anschließend mit etwa 50 mg Xylenolorange-Verreibung *R* und etwa 2 g Methenamin *R* versetzt. Die Lösung wird mit Zinksulfat-Lösung (0,1 mol · l⁻¹) bis zum Farbumschlag von Gelb nach Violettrosa titriert.

1 ml Natriumedetat-Lösung (0,1 mol · l⁻¹) entspricht 43,30 mg $La(NO_3)_3 \cdot 6\ H_2O$.

Lithiummethanolat-Lösung (0,1 mol · l⁻¹)　　3003300

0,694 g Lithium *R* werden in 150 ml wasserfreiem Methanol *R* gelöst. Die Lösung wird mit Toluol *R* zu 1000,0 ml verdünnt.

Einstellung: 10 ml Dimethylformamid *R* werden unter Zusatz von 0,05 ml einer Lösung von Thymolblau *R* (3 g · l⁻¹) in Methanol *R* mit der Lithiummethanolat-Lösung bis zur reinen Blaufärbung titriert. Die Lösung wird sofort mit 0,100 g Benzoesäure *RV* versetzt, bis zum Lösen der Substanz geschüttelt und mit der Lithiummethanolat-Lösung bis zur erneuten reinen Blaufärbung titriert. Während der Titration ist die Lösung vor Kohlendioxid der Luft zu schützen. Der Faktor der Lithiummethanolat-Lösung wird aus dem Titrationsvolumen der zweiten Titration berechnet. Der Faktor ist unmittelbar vor Gebrauch zu bestimmen.

1 ml Lithiummethanolat-Lösung (0,1 mol · l⁻¹) entspricht 12,21 mg $C_7H_6O_2$.

Magnesiumchlorid-Lösung (0,1 mol · l⁻¹)　　3003400

20,33 g Magnesiumchlorid *R* werden in Wasser *R* zu 1000,0 ml gelöst.

Einstellung: Die Bestimmung erfolgt wie unter „Komplexometrische Titrationen" (2.5.11) angegeben.

Natriumarsenit-Lösung (0,1 mol · l⁻¹)　　3005800

Eine 4,946 g As_2O_3 entsprechende Menge Arsen(III)-oxid *RV* wird in einer Mischung von 20 ml konzentrierter Natriumhydroxid-Lösung *R* und 20 ml Wasser *R* gelöst. Die Lösung wird mit Wasser *R* zu 400 ml verdünnt und mit verdünnter Salzsäure *R* gegen blaues Lackmuspapier *R* neutralisiert. Die Lösung wird mit 2 g Natriumhydrogencarbonat *R* versetzt und mit Wasser *R* zu 500,0 ml verdünnt.

Natriumedetat-Lösung (0,1 mol · l⁻¹)　　3005900

37,5 g Natriumedetat *R* werden in 500 ml Wasser *R* gelöst; nach Zusatz von 100 ml Natriumhydroxid-Lösung (1 mol · l⁻¹) wird die Lösung mit Wasser *R* zu 1000,0 ml verdünnt.

Einstellung: 0,120 g Zink *RV* werden in 4 ml Salzsäure *R* 1 gelöst. Die Lösung wird bis zur schwach sauren Reaktion mit verdünnter Natriumhydroxid-Lösung *R* versetzt. Die Bestimmung erfolgt wie unter „Komplexometrische Titrationen" (2.5.11) angegeben.

1 ml Natriumedetat-Lösung (0,1 mol · l⁻¹) entspricht 6,538 mg Zn.

Lagerung: in Polyethylengefäßen

Natriumhydroxid-Lösung (1 mol · l⁻¹)　　3006300

42 g Natriumhydroxid *R* werden in kohlendioxidfreiem Wasser *R* zu 1000,0 ml gelöst.

Einstellung: 1,50 g Kaliumhydrogenphthalat *RV* werden in 50 ml Wasser *R* gelöst. Die Lösung wird mit der Natriumhydroxid-Lösung titriert. Der Endpunkt wird mit Hilfe der Potentiometrie (2.2.20) oder unter Verwendung von 0,1 ml Phenolphthalein-Lösung *R* als Indikator bestimmt.

1 ml Natriumhydroxid-Lösung (1 mol · l⁻¹) entspricht 204,2 mg $C_8H_5KO_4$.

Wird eine carbonatfreie Natriumhydroxid-Lösung vorgeschrieben, ist diese wie folgt herzustellen:
Natriumhydroxid *R* ist in so viel Wasser *R* zu lösen, dass eine Konzentration von 400 bis 600 g · l⁻¹ erhalten wird. Nach dem Absetzen wird der klare Überstand abgegossen, wobei der Zutritt von Kohlendioxid zu vermeiden ist. Diese Lösung wird mit kohlendioxidfreiem Wasser *R* auf die erforderliche Normalität verdünnt. Die Lösung muss der folgenden Prüfung entsprechen:
20,0 ml Salzsäure derselben molaren Konzentration werden unter Zusatz von 0,1 ml Phenolphthalein-Lösung *R* als Indikator mit der Natriumhydroxid-Lösung titriert. Ist der Umschlagspunkt erreicht, wird die Lösung mit der eben benötigten Menge Salzsäure bis zur Entfärbung versetzt und durch Erhitzen auf 20 ml eingeengt. Während des Siedens wird gerade so viel Säure hinzugegeben, dass die rosa gefärbte Lösung entfärbt wird; beim weiteren Erhitzen zum Sieden darf die Rosafärbung nicht wieder auftreten. Höchstens 0,1 ml Salzsäure dürfen verbraucht werden.

Natriumhydroxid-Lösung (0,1 mol · l⁻¹)　　3006600

100,0 ml Natriumhydroxid-Lösung (1 mol · l⁻¹) werden mit kohlendioxidfreiem Wasser *R* zu 1000,0 ml verdünnt.

Einstellung: Die Einstellung erfolgt wie bei der Natriumhydroxid-Lösung (1 mol · l⁻¹) beschrieben, unter Verwendung einer Lösung von 0,150 g Kaliumhydrogenphthalat *RV* in 50 ml Wasser *R*.

1 ml Natriumhydroxid-Lösung (0,1 mol · l⁻¹) entspricht 20,42 mg $C_8H_5KO_4$.

Einstellung (für Natriumhydroxid-Lösung zur Bestimmung von Hydrochloriden organischer Basen): 0,100 g Benzoesäure *RV* werden in einer Mischung von 5 ml Salzsäure (0,01 mol · l⁻¹) und 50 ml Ethanol 96 % *R* gelöst und mit der Natriumhydroxid-Lösung titriert (2.2.20). Das zwischen den beiden Wendepunkten zugesetzte Volumen wird abgelesen.

1 ml Natriumhydroxid-Lösung (0,1 mol · l⁻¹) entspricht 12,21 mg $C_7H_6O_2$.

Natriumhydroxid-Lösung (0,1 mol · l⁻¹), ethanolische   3007000

250 ml wasserfreies Ethanol *R* werden mit 3,3 g konzentrierter Natriumhydroxid-Lösung *R* versetzt.

Einstellung: 0,100 g Benzoesäure *RV* werden in einer Mischung von 10 ml Wasser *R* und 40 ml Ethanol 96 % *R* gelöst. Die Lösung wird mit der ethanolischen Natriumhydroxid-Lösung titriert. Der Endpunkt wird mit Hilfe der Potentiometrie (2.2.20) oder unter Verwendung von 0,2 ml Thymolphthalein-Lösung *R* als Indikator bestimmt. Der Faktor ist unmittelbar vor Gebrauch zu bestimmen.

1 ml ethanolische Natriumhydroxid-Lösung (0,1 mol · l⁻¹) entspricht 12,21 mg $C_7H_6O_2$.

Natriummethanolat-Lösung (0,1 mol · l⁻¹)   3007100

In einer Eis-Wasser-Mischung werden 175 ml wasserfreies Methanol *R* gekühlt und in kleinen Anteilen mit etwa 2,5 g frisch geschnittenem Natrium *R* versetzt. Nach dem Auflösen des Metalls wird die Lösung mit Toluol *R* zu 1000,0 ml verdünnt.

Einstellung: 10 ml Dimethylformamid *R* werden unter Zusatz von 0,05 ml einer Lösung von Thymolblau *R* (3 g · l⁻¹) in Methanol *R* mit der Natriummethanolat-Lösung bis zur reinen Blaufärbung titriert. Die Lösung wird sofort mit 0,100 g Benzoesäure *RV* versetzt, bis zum Lösen der Substanz geschüttelt und mit der Natriummethanolat-Lösung bis zur erneuten reinen Blaufärbung titriert. Während der Titration ist die Lösung vor Kohlendioxid der Luft zu schützen. Der Faktor der Natriummethanolat-Lösung wird aus dem Titrationsvolumen der zweiten Titration berechnet. Der Faktor ist unmittelbar vor Gebrauch zu bestimmen.

1 ml Natriummethanolat-Lösung (0,1 mol · l⁻¹) entspricht 12,21 mg $C_7H_6O_2$.

Natriumnitrit-Lösung (0,1 mol · l⁻¹)   3007200

7,5 g Natriumnitrit *R* werden in Wasser *R* zu 1000,0 ml gelöst.

Einstellung: 0,150 g Sulfanilsäure *RV* werden in 50 ml verdünnter Salzsäure *R* gelöst. Unter Verwendung der Natriumnitrit-Lösung wird die Bestimmung nach „Stickstoff in primären aromatischen Aminen" (2.5.8) mit elektrometrischer Endpunktsanzeige durchgeführt. Der Faktor ist unmittelbar vor Gebrauch zu bestimmen.

1 ml Natriumnitrit-Lösung (0,1 mol · l⁻¹) entspricht 17,32 mg $C_6H_7NO_3S$.

Natriumperiodat-Lösung (0,1 mol · l⁻¹)   3009500

21,4 g Natriumperiodat *R* werden in etwa 500 ml Wasser *R* gelöst. Die Lösung wird mit Wasser *R* zu 1000,0 ml verdünnt.

Einstellung: 5,0 ml der Natriumperiodat-Lösung werden in einem Kolben mit Schliffstopfen mit 100 ml Wasser *R* versetzt. Nach Zusatz von 10 ml Kaliumiodid-Lösung *R* und 5 ml Salzsäure *R* 1 wird der Kolben verschlossen, geschüttelt und 2 min lang stehen gelassen. Die Mischung wird mit Natriumthiosulfat-Lösung (0,1 mol · l⁻¹) titriert, bis die Gelbfärbung fast verschwunden ist. Der Endpunkt wird mit Hilfe der Potentiometrie (2.2.20) oder nach Zusatz von 2 ml Stärke-Lösung *R* durch langsame Titration bis zur vollständigen Entfärbung bestimmt.

1 ml Natriumthiosulfat-Lösung (0,1 mol · l⁻¹) entspricht 2,674 mg $NaIO_4$ oder 0,125 ml Natriumperiodat (0,1 mol · l⁻¹).

Natriumthiosulfat-Lösung (0,1 mol · l⁻¹)   3007300

25 g Natriumthiosulfat *R* und 0,2 g Natriumcarbonat *R* werden in kohlendioxidfreiem Wasser *R* zu 1000,0 ml gelöst.

Einstellung: 10,0 ml Kaliumbromat-Lösung (0,033 mol · l⁻¹) werden mit 40 ml Wasser *R*, 10 ml Kaliumiodid-Lösung *R* sowie 5 ml Salzsäure *R* 1 versetzt und mit der Natriumthiosulfat-Lösung titriert. Gegen Ende der Titration wird 1 ml Stärke-Lösung *R* als Indikator zugesetzt.

1 ml Natriumthiosulfat-Lösung (0,1 mol · l⁻¹) entspricht 2,783 mg $KBrO_3$ oder 0,5 ml Kaliumbromat-Lösung (0,033 mol · l⁻¹).

Perchlorsäure (0,1 mol · l⁻¹)   3003900

8,5 ml Perchlorsäure *R* werden in einem Messkolben mit etwa 900 ml Essigsäure 99 % *R* gemischt. Die Mischung wird nach Zusatz von 30 ml Acetanhydrid *R* mit Essigsäure 99 % *R* zu 1000,0 ml verdünnt und gemischt. Nach 24 h wird der Wassergehalt der Lösung nach der Karl-Fischer-Methode (2.5.12) ohne Verwendung von Methanol bestimmt.

Falls erforderlich wird der Wassergehalt auf 0,1 bis 0,2 Prozent eingestellt, entweder durch Zusatz von Acetanhydrid *R* oder von Wasser *R*.

Die Lösung darf erst 24 h nach Herstellung eingestellt werden.

Einstellung: 0,170 g Kaliumhydrogenphthalat *RV* werden in 50 ml wasserfreier Essigsäure *R*, falls erforderlich unter Erwärmen, gelöst. Die Lösung wird nach dem

Erkalten unter Luftausschluss mit der Perchlorsäure-Lösung titriert. Der Endpunkt wird mit Hilfe der Potentiometrie (2.2.20) oder unter Verwendung von 0,05 ml Kristallviolett-Lösung *R* als Indikator bestimmt.

Die Temperatur der Perchlorsäure bei der Einstellung ist zu vermerken. Wenn die Temperatur, bei der die Gehaltsbestimmung durchgeführt wird, und die Temperatur, bei der die Perchlorsäure (0,1 mol·l⁻¹) eingestellt wurde, voneinander abweichen, wird das korrigierte Volumen der Perchlorsäure nach folgender Gleichung berechnet:

$$V_c = V[1 + (t_1 - t_2)0,0011]$$

t_1 = Temperatur bei der Einstellung der Lösung
t_2 = Temperatur bei der Bestimmung
V_c = korrigiertes Volumen
V = Titrationsvolumen

1 ml Perchlorsäure (0,1 mol·l⁻¹) entspricht 20,42 mg $C_8H_5KO_4$.

Verdünnung: Wasserfreie Essigsäure *R* wird verwendet.

Salpetersäure (1 mol·l⁻¹)   3003600

96,6 g Salpetersäure *R* werden mit Wasser *R* zu 1000,0 ml verdünnt.

Einstellung: 0,950 g Trometamol *RV* werden in 50 ml Wasser *R* gelöst. Die Lösung wird mit der Salpetersäure titriert. Der Endpunkt wird mit Hilfe der Potentiometrie (2.2.20) oder durch Zusatz von 0,1 ml Methylorange-Lösung *R* als Indikator bis zum Farbumschlag nach Rötlich-Gelb bestimmt.

1 ml Salpetersäure (1 mol·l⁻¹) entspricht 121,1 mg $C_4H_{11}NO_3$.

Salzsäure (1 mol·l⁻¹)   3001800

103,0 g Salzsäure *R* werden mit Wasser *R* zu 1000,0 ml verdünnt.

Einstellung: 0,950 g Trometamol *RV* werden in 50 ml Wasser *R* gelöst. Die Lösung wird mit der Salzsäure titriert. Der Endpunkt wird mit Hilfe der Potentiometrie (2.2.20) oder unter Verwendung von 0,1 ml Methylorange-Lösung *R* als Indikator bis zum Farbumschlag nach Gelblich-Rot bestimmt.

1 ml Salzsäure (1 mol·l⁻¹) entspricht 121,1 mg $C_4H_{11}NO_3$.

Salzsäure (0,1 mol·l⁻¹)   3002100

100,0 ml Salzsäure (1 mol·l⁻¹) werden mit kohlendioxidfreiem Wasser *R* zu 1000,0 ml verdünnt.

Einstellung: Die Einstellung erfolgt wie unter „Salzsäure (1 mol·l⁻¹)" unter Verwendung von 95 mg Trometamol *RV*, gelöst in 50 ml Wasser *R*, beschrieben.

1 ml Salzsäure (0,1 mol·l⁻¹) entspricht 12,11 mg $C_4H_{11}NO_3$.

Schwefelsäure (0,5 mol·l⁻¹)   3007800

28 ml Schwefelsäure *R* werden in Wasser *R* zu 1000,0 ml gelöst.

Einstellung: 0,950 g Trometamol *RV* werden in 50 ml Wasser *R* gelöst. Die Lösung wird mit der Schwefelsäure titriert. Der Endpunkt wird mit Hilfe der Potentiometrie (2.2.20) oder unter Verwendung von 0,1 ml Methylorange-Lösung *R* als Indikator bis zum Farbumschlag nach Rötlich-Gelb bestimmt.

1 ml Schwefelsäure (0,5 mol·l⁻¹) entspricht 121,1 mg $C_4H_{11}NO_3$.

Silbernitrat-Lösung (0,1 mol·l⁻¹)   3005600

17,0 g Silbernitrat *R* werden in Wasser *R* zu 1000,0 ml gelöst.

Einstellung: 50 mg Natriumchlorid *RV* werden in Wasser *R* unter Zusatz von 5 ml verdünnter Salpetersäure *R* zu 50 ml gelöst. Die Lösung wird mit der Silbernitrat-Lösung titriert. Der Endpunkt wird mit Hilfe der Potentiometrie (2.2.20) bestimmt.

1 ml Silbernitrat-Lösung (0,1 mol·l⁻¹) entspricht 5,844 mg NaCl.

Lagerung: vor Licht geschützt

Tetrabutylammoniumhydroxid-Lösung (0,1 mol·l⁻¹)   3008300

40 g Tetrabutylammoniumiodid *R* werden in 90 ml wasserfreiem Methanol *R* gelöst. Die Lösung wird mit 20 g fein pulverisiertem Silberoxid *R* versetzt und 1 h lang kräftig geschüttelt. Einige Milliliter der Mischung werden zentrifugiert; die Identitätsprüfung auf Iodid wird mit dem Überstand durchgeführt. Fällt die Reaktion positiv aus, wird die Mischung mit weiteren 2 g Silberoxid *R* versetzt und 30 min lang geschüttelt. Dieser Vorgang wird so lange wiederholt, bis die Flüssigkeit keine Reaktion auf Iodid mehr gibt. Die Mischung wird durch einen engporigen Glassintertiegel (2.1.2) filtriert und das Gefäß und der Filter werden 3-mal mit je 50 ml Toluol *R* gespült. Die Waschflüssigkeiten werden mit dem Filtrat vereinigt und mit Toluol *R* zu 1000,0 ml verdünnt. In die Lösung wird 5 min lang kohlendioxidfreier Stickstoff eingeleitet.

Einstellung: 10 ml Dimethylformamid *R* werden unter Zusatz von 0,05 ml einer Lösung von Thymolblau *R* (3 g·l⁻¹) in Methanol *R* mit der Tetrabutylammoniumhydroxid-Lösung bis zur reinen Blaufärbung titriert. Die Lösung wird sofort mit 0,100 g Benzoesäure *RV* versetzt, bis zum Lösen der Substanz geschüttelt und mit der Tetrabutylammoniumhydroxid-Lösung bis zur erneuten reinen Blaufärbung titriert. Während der Titration ist die Lösung vor Kohlendioxid der Luft zu schützen. Der Faktor der Lösung wird aus dem Titrationsvolumen der zweiten Titration berechnet. Der Faktor ist unmittelbar vor Gebrauch zu bestimmen.

1 ml Tetrabutylammoniumhydroxid-Lösung (0,1 mol·l⁻¹) entspricht 12,21 mg $C_7H_6O_2$.

Tetrabutylammoniumhydroxid-Lösung (0,1 mol · l^{-1}), 2-propanolische 3008400

Die Herstellung der Lösung und ihre Einstellung erfolgen wie für Tetrabutylammoniumhydroxid-Lösung (0,1 mol · l^{-1}) angegeben; anstelle von Toluol R wird 2-Propanol R als Lösungsmittel verwendet.

Zinkchlorid-Lösung (0,05 mol · l^{-1}) 3008500

6,82 g Zinkchlorid R, unter geeigneten Vorsichtsmaßnahmen gewogen, werden in Wasser R gelöst. Falls erforderlich wird die Lösung tropfenweise mit verdünnter Salzsäure R bis zum Verschwinden der Trübung versetzt. Die Lösung wird mit Wasser R zu 1000,0 ml verdünnt.

Einstellung: 20,0 ml der Zinkchlorid-Lösung werden mit 5 ml verdünnter Essigsäure R versetzt. Die Bestimmung erfolgt wie unter „Komplexometrische Titrationen" (2.5.11) angegeben.

Zinksulfat-Lösung (0,1 mol · l^{-1}) 3008600

29 g Zinksulfat R werden in Wasser R zu 1000,0 ml gelöst.

Einstellung: 20,0 ml der Zinksulfat-Lösung werden mit 5 ml verdünnter Essigsäure R versetzt. Die Bestimmung erfolgt wie unter „Komplexometrische Titrationen" (2.5.11) angegeben.

4.3 Chemische Referenzsubstanzen (*CRS*), Biologische Referenzzubereitungen (*BRP*), Referenzstandards für pflanzliche Drogen (*HRS*), Referenzspektren

Die Referenzsubstanzen und die Referenzspektren sind direkt zu beziehen beim:

European Directorate for the Quality of Medicines & HealthCare (EDQM)
Council of Europe
7, allée Kastner
CS 30026
F-67081 Strasbourg
France
Fax: 0033-388-41 27 71
http://go.edqm.eu/RSorders
www.edqm.eu/store

Der aktuelle Katalog kann auf der Website des EDQM eingesehen und heruntergeladen werden.

Die Liste der freigegebenen Referenzstandards (insbesondere neue Referenzsubstanzen, neue Referenzspektren und neue Chargen) kann über die Website http://go.edqm.eu/RS aufgerufen werden.

5 Allgemeine Texte

5.22 Bezeichnungen von in der Traditionellen Chinesischen Medizin verwendeten pflanzlichen Drogen 7871

5.25 Prozessanalytische Technologie 7877
5.28 Multivariate statistische Prozesskontrolle 7883

5.22 Bezeichnungen von in der Traditionellen Chinesischen Medizin verwendeten pflanzlichen Drogen

10.4/5.22.00.00

5.22 Bezeichnungen von in der Traditionellen Chinesischen Medizin verwendeten pflanzlichen Drogen

Dieser Allgemeine Text dient zur Information.

In diesem Text sind pflanzliche Drogen aufgelistet, die in der Traditionellen Chinesischen Medizin (TCM) verwendet werden und für die eine Monographie im Europäischen Arzneibuch (Ph. Eur.) veröffentlicht wurde. Zur Übersicht und aus Gründen der Transparenz werden zusätzlich die chinesischen Namen dieser pflanzlichen Drogen in Pinyin und in chinesischen Schriftzeichen angegeben.

Die englischen, französischen und lateinischen Titel sind jedoch die offiziellen Bezeichnungen. Die Beschriftung der pflanzlichen Droge muss mindestens einen dieser offiziellen Titel enthalten.

Monographie-nummer	Lateinischer Monographietitel	Deutschsprachiger Monographietitel	Pinyin	Sinogramm
2827	Abelmoschi corolla	Abelmoschus-Blütenkrone	*huangshukuihua*	黄蜀葵花
2432	Acanthopanacis gracilistyli cortex	Stachelpanaxwurzelrinde	*wujiapi*	五加皮
2999	Achyranthis bidentatae radix	Achyranthiswurzel	*niuxi*	牛膝
2472	Akebiae caulis	Akebiaspross	*mutong*	木通
2554	Amomi fructus	Amomum-Früchte	*sharen*	砂仁
2555	Amomi fructus rotundus	Runde Amomum-Früchte	*doukou*	豆蔻
2712	Andrographidis herba	Andrographiskraut	*chuanxinlian*	穿心莲
2661	Anemarrhenae asphodeloides rhizoma	Anemarrhena-asphodeloides-Wurzelstock	*zhimu*	知母
2556	Angelicae dahuricae radix	Angelica-dahurica-Wurzel	*baizhi*	白芷
2557	Angelicae pubescentis radix	Angelica-pubescens-Wurzel	*duhuo*	独活
2558	Angelicae sinensis radix	Angelica-sinensis-Wurzel	*danggui*	当归
2435	Astragali mongholici radix	Chinesischer-Tragant-Wurzel	*huangqi*	黄芪
2559	Atractylodis lanceae rhizoma	Atractylodes-lancea-Wurzelstock	*cangzhu*	苍术
2560	Atractylodis macrocephalae rhizoma	Atractylodes-macrocephala-Wurzelstock	*baizhu*	白术
1797	Aucklandiae radix	Himalayaschartenwurzel	*muxiang*	木香
2561	Belamcandae chinensis rhizoma	Leopardenblumenwurzelstock	*shegan*	射干
2384	Bistortae rhizoma	Schlangenwiesenknöterichwurzelstock	*quanshen*	拳参
2562	Bupleuri radix	Chinesisches-Hasenohr-Wurzel	*chaihu*	柴胡
2386	Carthami flos	Färberdistelblüten	*honghua*	红花
2430	Citri reticulatae epicarpium et mesocarpium	Mandarinenschale	*chenpi*	陈皮
2463	Clematidis armandii caulis	Clematis-armandii-Spross	*chuanmutong*	川木通
2714	Codonopsidis radix	Glockenwindenwurzel	*dangshen*	党参
2454	Coicis semen	Hiobsträmensamen	*yiyiren*	薏苡仁
2715	Coptidis rhizoma	Goldfadenwurzelstock	*huang lian*	黄连
2976	Corydalis rhizoma	Lerchenspornwurzelstock	*yan husuo*	延胡索

5.22 Bezeichnungen von in der Traditionellen Chinesischen Medizin verwendeten pflanzlichen Drogen

Monographie-nummer	Lateinischer Monographietitel	Deutschsprachiger Monographietitel	Pinyin	Sinogramm
2998	Cyathulae radix	Cyathulawurzel	*chuanniuxi*	川牛膝
2890	Dioscoreae nipponicae rhizoma	Japanische Yamswurzelknollen	*chuanshanlong*	穿山龙
2473	Dioscoreae oppositifoliae rhizoma	Yamswurzelknollen	*shanyao*	山药
2563	Drynariae rhizoma	Drynariawurzelstock	*gusuibu*	骨碎补
2564	Ecliptae herba	Ecliptakraut	*mohanlian*	墨旱莲
2451	Ephedrae herba	Ephedrakraut	*ma huang*	麻黄
2412	Eucommiae cortex	Eucommiarinde	*duzhong*	杜仲
2718	Evodiae fructus	Stinkeschenfrüchte	*wuzhuyu*	吴茱萸
2720	Forsythiae fructus	Forsythienfrüchte	*lianqiao*	连翘
2452	Fraxini chinensis cortex	Chinesische-Esche-Rinde	*qinpi*	秦皮
3001	Ganoderma lucidum	Ganoderma	*lingzhi (reishi)*	灵芝 (赤芝)
2565	Gardeniae fructus	Gardenienfrüchte	*zhizi*	栀子
2721	Gastrodiae rhizoma	Gastrodienwurzelstock	*tianma*	天麻
2722	Houttuyniae herba	Houttuyniakraut	*yuxingcao*	鱼腥草
2566	Isatidis radix	Färberwaidwurzel	*banlangen*	板蓝根
2634	Ligustici chuanxiong rhizoma	Chinesischer-Liebstöckel-Wurzel	*chuanxiong*	川芎
2431	Ligustici radix et rhizoma	Chinesischer-Liebstöckel-Wurzelstock mit Wurzel	*gaoben*	藁本
2612	Lycii fructus	Bocksdornfrüchte	*gouqizi*	枸杞子
2723	Lycopi herba	Wolfstrappkraut	*zelan*	泽兰
2742	Magnoliae biondii flos immaturus	Magnolia-biondi-Blütenknospen	*xinyi*	辛夷
2567	Magnoliae officinalis cortex	Magnolienrinde	*houpo*	厚朴
2568	Magnoliae officinalis flos	Magnolia-officinalis-Blüten	*houpohua*	厚朴花
2977	Morindae officinalis radix	Morindawurzel	*bajitian*	巴戟天
2474	Moutan cortex	Strauchpaeonienwurzelrinde	*mudanpi*	牡丹皮
2383	Notoginseng radix	Notoginsengwurzel	*sanqi*	三七
3000	Ophiopogonis radix	Schlangenbartwurzel	*maidong*	麦冬
2424	Paeoniae radix alba	Weiße Pfingstrosenwurzel	*baishao*	白芍
2425	Paeoniae radix rubra	Rote Pfingstrosenwurzel	*chishao*	赤芍
2727	Persicariae tinctoriae folium	Färberknöterichblätter	*liaodaqingye*	蓼大青叶
2477	Piperis fructus	Pfeffer	*hujiao*	胡椒
2453	Piperis longi fructus	Langer Pfeffer	*bibo*	荜茇
2660	Platycodonis radix	Ballonblumenwurzel	*jiegeng*	桔梗
2724	Polygoni cuspidati rhizoma et radix	Buschknöterichwurzelstock mit Wurzel	*huzhang*	虎杖
2433	Polygoni multiflori radix	Vielblütiger-Knöterich-Wurzel	*heshouwu*	何首乌
2726	Polygoni orientalis fructus	Orientalischer-Knöterich-Früchte	*shuihonguazhi*	水红花子
2475	Poria	Poria-cocos-Fruchtkörper	*fuling*	茯苓
2439	Prunellae spica	Braunellenähren	*xiakucao*	夏枯草

Beachten Sie den Hinweis auf „Allgemeine Monographien" zu Anfang des Bands auf Seite B

Ph. Eur. 10. Ausgabe, 4. Nachtrag

5.22 Bezeichnungen von in der Traditionellen Chinesischen Medizin verwendeten pflanzlichen Drogen

Monographie-nummer	Lateinischer Monographietitel	Deutschsprachiger Monographietitel	Pinyin	Sinogramm
2434	Puerariae lobatae radix	Kopoubohnenwurzel	*gegen* (*yege*)	葛根 (野葛)
2483	Puerariae thomsonii radix	Mehlige Kopoubohnenwurzel	*fenge*	粉葛
2569	Rehmanniae radix	Rehmanniawurzel	*dihuang*	地黄
2663	Salviae miltiorrhizae radix et rhizoma	Rotwurzsalbei-Wurzelstock mit Wurzel	*danshen*	丹参
2385	Sanguisorbae radix	Großer-Wiesenknopf-Wurzel	*diyu*	地榆
2428	Schisandrae chinensis fructus	Schisandrafrüchte	*wuweizi* (*bei wuweizi*)	五味子 (北五味子)
2438	Scutellariae baicalensis radix	Baikal-Helmkraut-Wurzel	*huangqin*	黄芩
2450	Sinomenii caulis	Sinomenium-acutum-Spross	*qingfengteng*	青风藤
2440	Sophorae flavescentis radix	Schnurbaumwurzel	*kushen*	苦参
2639	Sophorae japonicae flos	Japanischer-Pagodenbaum-Blüten	*huaihua*	槐花
2427	Sophorae japonicae flos immaturus	Japanischer-Pagodenbaum-Blütenknospen	*huaimi*	槐米
2478	Stephaniae tetrandrae radix	Stephania-tetrandra-Wurzel	*fenfangji* (*hanfangji*)	粉防己 (汉防己)
2937	Typhae pollis	Rohrkolbenpollen	*puhuang*	蒲黄
2729	Uncariae rhynchophyllae ramulus cum uncis	Uncariazweige mit Dornen	*gou teng*	钩藤
2656	Zanthoxyli bungeani pericarpium	Zanthoxylum-bungeanum-Schale	*huajiao*	花椒

Die „Allgemeinen Vorschriften" gelten für alle Monographien und sonstigen Texte

5.25 Prozessanalytische Technologie

10.4/5.25.00.00

5.25 Prozessanalytische Technologie

Dieser Allgemeine Text behandelt die Einbindung von analytischen Techniken in Herstellungsverfahren mit dem Ziel, die Steuerung und das Verständnis eines Herstellungsprozesses zu verbessern. Es wird darauf hingewiesen, dass es an dieser Stelle nicht die Absicht ist, spezifische Anweisungen zu allen möglichen Messsystemen prozessanalytischer Technologien zu geben. Stattdessen beschreibt dieser Text einen allgemeinen Ansatz zur Einbindung analytischer Technologien in die Prozessumgebung und unterstreicht bestimmte Aspekte, die bei der Anwendung prozessanalytischer Technologien zu berücksichtigen sind.

1. Einleitung

Die Prozessanalytische Technologie (PAT) kann als ein System zur Gestaltung, Analyse und Steuerung von Herstellungsprozessen definiert werden, indem zeitnah (zum Beispiel während der Herstellung) kritische Qualitätsattribute (CQA, *critical quality attributes*) von Ausgangsmaterialien und Zwischenprodukten sowie kritische Leistungsmerkmale von Herstellungsprozessen gemessen werden, um die Qualität des Endprodukts sicherzustellen. Hierbei ist es wichtig festzuhalten, dass der Begriff „analytisch" im Rahmen der PAT in einem weiten Sinne verwendet wird. Er umfasst chemische, physikalische und mikrobiologische Messungen, die in integrierter Art und Weise durchgeführt und mit einer Datenauswertung kombiniert werden. Das Ziel der PAT ist es, geleitet vom Risikomanagement, den Herstellungsprozess zu steuern und das Prozessverständnis zu verbessern. Die Verbindung von Herstellungsprozessen mit analytischen Techniken ist daher wesentlich in der Anwendung der PAT, da sie die Entwicklung des Herstellungsprozesses in Übereinstimmung mit den Prinzipien von „Qualität durch Design" (QbD, *quality by design*) erleichtert, Echtzeitfreigaben (RTRT, *real-time release testing*) ermöglicht und kontinuierliche Herstellungsprozesse unterstützt.

Zeitverzögerungen zwischen der Probennahme, der Analyse dieser Probe und dem Erhalt der Prüfergebnisse müssen bei der Anwendung der PAT berücksichtigt werden. Werden die Prüfresultate verwendet, um einen Herstellungsprozess kontinuierlich zu überwachen und zu steuern, ist es wichtig, diese Verzögerungen zu reduzieren. Dies kann am effektivsten mit sensorbasierten, kontinuierlich arbeitenden Messsystemen erreicht werden, die in einem bestimmten Herstellungsschritt direkt mit dem Prozessfluss in Kontakt stehen. Die mit dem Herstellungsprozess gekoppelten Sensoren messen innerhalb der Herstellungsumgebung (*in situ*) fortlaufend die Prozessbedingungen und Materialeigenschaften. Die erfassten Daten (beispielsweise ein Spektrum) werden an das Steuerungssystem gesendet, durch das sie aufgezeichnet und ausgewertet werden. Das Steuerungssystem legt dann auf kontinuierlicher Basis notwendige Anpassungen der Prozessbedingungen fest. Die In-situ-Messungen können sehr große Mengen an prozessrelevanten Daten generieren.

2. Formen der Einbindung

Die Einbindung analytischer Techniken in den Herstellungsprozess ist für die Anwendung von PAT von zentraler Bedeutung. Die Ergebnisse, die von den in den Herstellungsprozess eingebundenen analytischen Instrumenten gewonnen werden, können zur Prozessüberwachung dienen und zum Beispiel mit Hilfe von automatisierten Rückkopplungsschleifen oder von Vorwärtsregelung dazu verwendet werden, die Stabilität der Prozesse sicherzustellen.

Die Begriffe „off-line", „at-line", „on-line" und „in-line" beschreiben die verschiedenen Formen der Einbindung (siehe Abb. 5.25-1). On-line- und In-line-Messungen unterstützen im Allgemeinen schnelle und automatische Prozessanpassungen, da bei ihnen die analytischen Techniken in den Prozessfluss eingeschoben sind. Im Gegensatz dazu erfordern Off-line- und At-line-Messungen einen Probentransfer weg vom Prozessfluss hin zum analytischen Instrument.

Off-line-Messungen

Off-line-Messungen entsprechen den herkömmlichen analytischen Prüfungen, bei denen die Probe vom Herstellungsprozess entfernt und in einem Laboratorium geprüft wird, das sich typischerweise nicht in der Produktionsumgebung befindet. Dieser Probentransfer weg vom Prozessfluss kann in einer erheblichen Zeitverzögerung resultieren und erlaubt im Allgemeinen keine sofortigen Anpassungen am Prozess. Wenn die Ergebnisse der analytischen Prüfungen aber in einer Zeit verfügbar sind, die mit dem Ablauf des Herstellungsprozesses vereinbar ist, können Off-line-Messungen zu PAT-Zwecken trotzdem nützlich sein.

At-line-Messungen

Bei At-line-Messungen wird die Probe ebenfalls (manuell oder automatisiert) aus dem Prozessfluss entfernt. Die Prüfvorrichtung befindet sich aber üblicherweise innerhalb der Herstellungsumgebung, zum Beispiel in unmittelbarer Nähe zum Prozessfluss, so dass die Prüfung mit einer nur geringen Verzögerung stattfinden kann. Dies resultiert in einer schnelleren Verfügbarkeit der analytischen Daten und unterscheidet die At-line-Messung von der Off-line-Messung. Regulierungen des Herstellungsprozesses basierend auf den Ergebnissen der At-line-Messungen sind somit möglich.

On-line-Messungen

On-line-Messungen erfordern typischerweise sensorbasierte Messungen unter Echtzeit-Bedingungen. Dazu wird ein Teil des Materials direkt aus dem Prozessfluss in die Messeinrichtung geleitet. Die Ergebnisse sind mit einer minimalen Zeitverzögerung verfügbar.

Der abgezweigte Teil des Materials kann, je nach Art der Abhängigkeit von der Prüfung, zum Beispiel ob sie zerstörend ist oder nicht, in den Prozessfluss zurückgeführt werden oder er wird verworfen.

In-line-Messungen

In-line-Messungen werden im Prozessfluss durchgeführt, indem das Messinstrument, typischerweise ein Sensor, direkt mit dem Prozessfluss in Kontakt gebracht wird. Somit wird kein Material aus dem Prozessfluss entfernt.

In-line-Messungen dürfen daher das Produkt nicht beeinträchtigen.

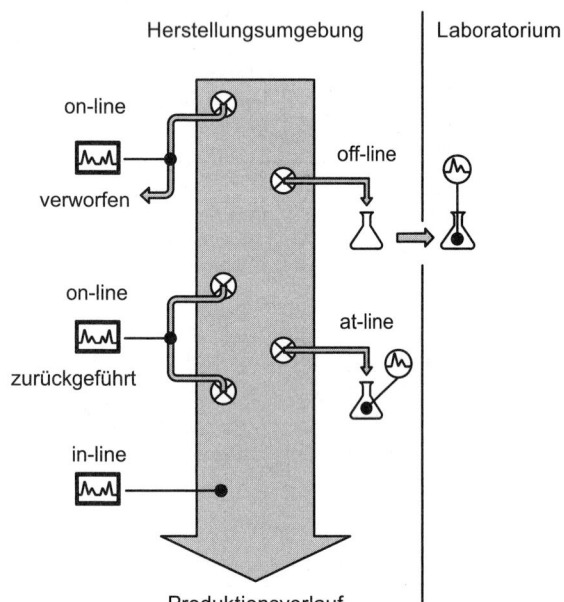

Abb. 5.25-1: Formen der Einbindung

3. Vergleich der Einbindungsformen

Beide, Off-line- und At-line-Messungen, basieren auf der Entnahme einer Probe aus dem Prozessfluss oder dem Bulkmaterial. Diese Proben werden zum Zeitpunkt ihrer Entnahme für das Material im Prozessfluss als repräsentativ erachtet. Werden At-line-Messungen häufig und in kurzen Abständen durchgeführt, liefern sie für die PAT verwendbare Daten, da sie in einem engen Zeitfenster und in unmittelbarer Nachbarschaft zum Prozessfluss durchgeführt werden.

Weder In-line- noch On-line-Messungen erfordern eine Probenahme im herkömmlichen Sinn. Die geprüfte Menge wird nicht zwingend vom Prozessfluss entfernt und ist normalerweise kleiner als eine übliche Probe.

Zur Festlegung von Häufigkeit und Dauer der Messungen muss der Umfang der Überprüfung berücksichtigt werden. Außerdem können die Messungen durch gewisse physikalische Merkmale beeinflusst werden, die die Erfassungseigenschaften des Messsystems beeinträchtigen. Werden beispielsweise spektroskopische Methoden zur Messung von Feststoffen oder Suspensionen eingesetzt, müssen die Eigenschaften der Oberflächen und der Massenstreuung der Proben sowie die Materialbewegung in die Überlegungen einbezogen werden. Einflussfaktoren, wie die Partikelgröße, die Rauheit der Oberfläche, die Dichte des Feststoffs, können bedeutende spektrale Unterschiede verursachen. Diese Faktoren müssen daher bei der Auslegung und Anwendung einer Methode berücksichtigt werden, damit sichergestellt ist, dass der Prozess und das Material angemessen charakterisiert werden.

In-line- und On-line-Messmodi bieten den Vorteil der schnellen Datenerfassung, erlauben eine hohe Messfolge und ermöglichen damit ein schnelles, durchgehendes Überwachen des Prozesses sowie ein unmittelbares Eingreifen in den Prozess und seine Steuerung.

In einigen Fällen können PAT-Messungen qualitativ verwendet werden, um Modelle zu erstellen, wie beispielsweise Prozesskurven oder Prozesssignaturen, anhand derer die Variabilität eines Prozesses charakterisiert und ein ungewöhnliches Verhalten hervorgehoben werden kann. Diese Modelle sind nicht notwendigerweise direkt mit einem kritischen In-Prozess-Qualitätsattribut oder einem Leistungsmerkmal verknüpft. Werden solche Modelle zur Prozesssteuerung eingesetzt, wird daher empfohlen, den Kausalzusammenhang zwischen den PAT-Messungen, dem Modell und den maßgeblichen Qualitätsattributen sowie Leistungsmerkmalen darzulegen.

Die allgemeinen Prinzipien zur Validierung gelten auch für In-line- und On-line-Messungen, obwohl sich einige Vorgehensweisen bei der Validierung von denen herkömmlicher Methoden der Qualitätskontrolle unterscheiden können.

Die Methodenvalidierungen von At-line- und Off-line-Messungen setzen Homogenität und Authentizität der Proben voraus, die für die Bewertung der Genauigkeit unerlässlich sind. Diese Anforderung wird bei On-line- und In-line-Messmethoden kaum erfüllt, da sie oft dafür verwendet werden in laufenden Herstellungsprozessen zu messen, in denen sich das Material schnell verändert und/oder sich durch die Messeinrichtung bewegt. Beispiele dafür sind die Überwachung eines Schnelltrocknungsprozesses oder eines Reaktionsverlaufs. Normalerweise ist daher ein Vergleich der Ergebnisse der On-line-/In-line-Messungen mit den Ergebnissen einer Referenzprüfung erforderlich.

4. Statistische Prozesskontrolle

Die statistische Prozesskontrolle (SPC, statistical process control) umfasst eine Reihe von Methoden zur Datenauswertung, die, basierend auf der Analyse der Prozessvariabilität (zum Beispiel anhand der CQA), zur Überwachung und Steuerung eines Prozesses eingesetzt werden. Echtzeit-Daten, die von Prozessanalysesystemen gesammelt werden, können im Rahmen von PAT beispielsweise verwendet werden um einen Prozess zu überwachen.

Auf dieser Datenbasis kann SPC dazu eingesetzt werden, eventuell erforderliche Prozessanpassungen durchzuführen, um einen gewünschten Status zu erreichen oder zu erhalten und um sicherzustellen, dass der

Herstellungsprozess unter Kontrolle bleibt. Dies kann zum Beispiel die Erstellung von Trendanalysen über Qualitätsattribute und Leistungsmerkmale beinhalten. Im Hinblick auf ein vertieftes Prozessverständnis und einer dadurch bedingten Verbesserung des Managements seines Lebenszyklus' kann SPC ebenfalls eingesetzt werden, um die Variabilität und die Leistungsfähigkeit eines Prozesses (das heißt seine Fähigkeit ein Produkt herzustellen, das den Anforderungen entspricht) zu messen.

Anstatt zur Überwachung mehrerer individueller Variablen eindimensionale SPC-Methoden einzusetzen, ist es häufig vorzuziehen, eine multivariate statistische Prozesskontrolle (MSPC, multivariate statistical process control) anzuwenden, um mehrere Variablen unter Berücksichtigung potenzieller Korrelationen gleichzeitig zu analysieren (siehe Allgemeinen Text „5.28 Multivariate statistische Prozesskontrolle").

5. Texte im Europäischen Arzneibuch zur Anwendung von PAT

Die im Europäischen Arzneibuch beschriebenen analytischen Techniken beinhalten typischerweise Qualifizierungskriterien, die auf analytische Off-line-Messsysteme ausgerichtet sind. In einer PAT-Umgebung sind diese Kriterien nicht immer dienlich oder praktikabel, insbesondere wenn die Geräte speziell für On-line- oder In-line-Messungen gestaltet wurden. Aus diesem Grund wurden bestimmte Allgemeine Methoden (wie „2.2.40 NIR-Spektroskopie", „2.2.48 Raman-Spektroskopie" und „2.9.47 Überprüfung der Gleichförmigkeit einzeldosierter Arzneiformen bei großem Stichprobenumfang") revidiert oder speziell erarbeitet, um die Verwendung von Techniken in Verbindung mit PAT zu unterstützen und zu fördern.

Allgemeine Vorschriften

In den Allgemeinen Vorschriften unter „1.1 Allgemeines, Nachweis der Konformität mit dem Arzneibuch" ist festgehalten, dass die Arzneibuch-Qualität für eine Substanz basierend auf dem Produktdesign zusammen mit der angewendeten Kontrollstrategie und Daten, die beispielsweise aus Validierungsstudien des Herstellungsprozesses stammen, gezeigt werden kann.

Der Abschnitt hält außerdem fest, dass in einem erweiterten Ansatz in der Qualitätskontrolle PAT und/oder Echtzeit-Freigabeprüfungen (einschließlich parametrische Freigaben) als Alternative zur alleinigen Prüfung am Endprodukt eingesetzt werden könnten.

IR-Spektroskopie

In der Allgemeinen Methode „2.2.24 IR-Spektroskopie" ist eine breite Vielfalt von Anwendungen der IR-Spektroskopie aufgezeigt, die die Verwendung von PAT im Herstellungsprozess möglich machen, wie beispielsweise die Überwachung eines Reaktionsablaufs in einer chemischen Synthese. Für beide Messmodi, die Transmission und die abgeschwächte Totalreflexion (ATR), sind Wellenzahlverschiebungen und die zulässigen Toleranzen für das Polystyrol-Referenzmaterial beschrieben.

UV-VIS-Spektroskopie

Die Allgemeine Methode „2.2.25 UV-VIS-Spektroskopie" behandelt den Einsatz der UV-VIS-Spektroskopie im Bereich von PAT-Anwendungen, wobei moderne Detektoren, wie zum Beispiel Dioden-Array-Detektoren (PDA, photodiode-arrays) oder CCD-Detektoren (CCD, charge coupled devices) zur Anwendung kommen. Beide Messarten, die der Transmission und die der diffusen Reflexion sind als Off-line-, At-line-, On-line- oder In-line-Messung möglich. Die Tabelle mit den Referenz-Wellenlängen zur Kontrolle der Genauigkeit der Wellenlängen beinhaltet Wellenlängen in einem UV-Bereich hinunter bis zu 180 nm.

Röntgenfluoreszenz-Spektroskopie

Die Allgemeine Methode „2.2.37 Röntgenfluoreszenz-Spektroskopie" (XRF, X-ray fluorescence) beinhaltet Angaben zu modernen Geräten und aktuellen Anwendungen der Röntgenfluoreszenztechnik.

Wesentliche Fortschritte in der Verkleinerung und Automatisierung haben zur Entwicklung tragbarer energiedispersiver Röntgenfluoreszenz-Spektrometer (ED-XRF, energy dispersive XRF) für schnelle Feldmessungen geführt. Obwohl die Röntgenfluoreszenz-Spektroskopie gelegentlich zur Instabilität der Probe führen kann, gilt sie als potenziell nicht zerstörend. Dadurch eignet sich diese Technik für die Anwendung im Rahmen von PAT, beispielsweise als Prüfung auf unerwünschte Rückstandsspuren von Katalysatoren in Wirkstoffen.

NIR-Spektroskopie

In der Allgemeinen Methode „2.2.40 NIR-Spektroskopie" sind der vermehrte Gebrauch der NIR-Spektroskopie zur Prozessüberwachung und -steuerung sowie die Entwicklung moderner NIR-Spektrometer berücksichtigt. NIR-Messungen können zwar off-line eingesetzt werden, aber die Technik selbst eignet sich für At-line-, On-line- und In-line-Messungen.

Der Abschnitt zur Probenvorbereitung und -präsentation umfasst sich bewegende Materialien und Proben und die Verwendung von fiberoptischen Sonden in unterschiedlichen Messmodi (Transmission, diffuse Reflexion und Transflexion). Falls es unmöglich ist eine Probe zur Erhebung von Referenz-Hintergrunddaten zu ziehen, ist die Verwendung interner Standards zu prozessanalytischen Zwecken erlaubt. Außerdem wird zur Prüfung der Leistung der Geräte in Abhängigkeit vom Messmodus und dem verwendeten Gerät (Tischgerät, tragbares oder in den Prozess integriertes Gerät) eine detaillierte Tabelle zur Verfügung gestellt. Der Text beinhaltet einen Abschnitt „Qualitative Analyse (Identifizierung und Charakterisierung der Substanzen)" wie auch Abschnitte zur Grenzprüfung (zum Beispiel zur Endpunktkontrolle einer Trocknung) und zur Trendanalyse (zum Beispiel zur Überwachung der Gleichförmigkeit eines Mischvorgangs).

Raman-Spektroskopie

Die Allgemeine Methode „2.2.48 Raman-Spektroskopie" adressiert die Raman-Technologien (tragbare Geräte eingeschlossen), die potenziell in PAT-Anwendungen Verwendung finden.

Für Tischgeräte wie auch für tragbare Raman-Geräte sind die Wellenzahlverschiebungen und die zulässigen

Toleranzen für die Referenzmaterialien Cyclohexan, Paracetamol und Polystyrol beschrieben, die in einer Inter-Laboratorien-Vergleichsstudie ermittelt wurden.

Überprüfung der Gleichförmigkeit einzeldosierter Arzneiformen bei großem Stichprobenumfang

Die Allgemeine Methode „2.9.47 Überprüfung der Gleichförmigkeit einzeldosierter Arzneiformen bei großem Stichprobenumfang" erlaubt die Bestimmung der Gleichförmigkeit einer einzeldosierten Arzneiform in einer PAT-Umgebung, wobei der Probenumfang deutlich mehr als 30 Einheiten umfasst.

Das Erfüllen der Akzeptanzkriterien der Allgemeinen Methode 2.9.47 wird als Beweis dafür angesehen, dass eine Charge ebenfalls den Anforderungen einer Prüfung nach der Allgemeinen Methode „2.9.40 Überprüfung der Gleichförmigkeit einzeldosierter Arzneiformen bei kleinem Stichprobenumfang", zum Beispiel mit 30 Einheiten durchgeführt, entspricht. Daher stellen die Akzeptanzkriterien in der Methode 2.9.47 nicht die alleinigen Akzeptanzkriterien dar.

Alternative Methoden zur Kontrolle der mikrobiologischen Qualität

Der Allgemeine Text „5.1.6 Alternative Methoden zur Kontrolle der mikrobiologischen Qualität" beschreibt alternative Methoden, die zur mikrobiologischen Qualitätskontrolle von In-Prozess-Proben, Wirkstoffen, Arzneimitteln oder Hilfsstoffen (insbesondere Wasser) in Echtzeit oder echtzeitnah (zum Beispiel die mikrobiologische Prüfung von nichtsterilen Arzneimitteln oder die Prüfung auf Sterilität unter Verwendung der laserinduzierten Autofluoreszenz) beitragen und in PAT-Anwendungen eingesetzt werden können. Dieser Text gibt außerdem Hinweise zur Validierung dieser alternativen Methoden.

Chemometrische Methoden zur Auswertung analytischer Daten

Chemometrische Methoden (siehe Allgemeinen Text „5.21 Chemometrische Methoden zur Auswertung analytischer Daten") haben sich hinsichtlich ihrer Anwendung im Rahmen von PAT als sehr geeignet erwiesen. Die Untersuchung großer Datenmengen und die Bearbeitung komplexer Signale, zum Beispiel Datensammlungen mit verborgenen Beziehungen zwischen den Variablen eines Systems, wie sie bei Messungen in PAT-Anordnungen anfallen, erfordern andere alternative analytische Werkzeuge als solche, die eine Variable nach der anderen analysieren.

Chemische Bildgebung

Die chemische Bildgebung (CI, chemical imaging, siehe Allgemeinen Text „5.24 Chemische Bildgebung") kann im Rahmen von PAT-Anwendungen verwendet werden. Sie erfasst die räumliche Verteilung und trägt dazu bei, die Eigenschaften von Materialien wie die von End- und Zwischenprodukten, Hilfs- und Wirkstoffen sowie Ausgangsmaterialien zu verstehen.

Die Verwendung von CI umfasst zum Beispiel das Erkennen von Defekten auf der Probenoberfläche wie beispielsweise von Rissen in Tablettenüberzügen und die Identifizierung von Fremdpartikeln. CI ist ein vielseitiges Werkzeug, das sowohl in der Prozessentwicklung und -verbesserung als auch bei der Ursachenanalyse (zum Beispiel bei Resultaten außerhalb der Spezifikation) und, in bestimmten Fällen, zur Verbesserung des Prozessverständnisses verwendet wird.

Multivariate statistische Prozesskontrolle (MSPC)

Der Allgemeine Text 5.28 gibt einen Einblick, wie MSPC basierend auf dem Sammeln und Verarbeiten großer Mengen multivariabler Daten zur Steuerung und Verbesserung von Herstellungsprozessen eingesetzt werden kann. Der Text beschreibt die Grundlagen von MSPC sowie die Entwicklung und Verwendung multivariater Kontrolldiagramme und gibt einen Überblick über den Hintergrund multivariater statistischer Verfahren.

5.28 Multivariate statistische Prozesskontrolle

10.4/5.28.00.00

5.28 Multivariate statistische Prozesskontrolle

Der folgende Allgemeine Text dient zur Information. Er stellt eine Einführung in die Anwendung der multivariaten statistischen Prozesskontrolle (MSPC, multivariate statistical process control) zur Überwachung und Steuerung von Herstellungsprozessen dar. Es ist das Ziel dieses Texts, Unterstützung für die Gute Herstellungspraxis zu bieten. Er ist eine Ergänzung zum Allgemeinen Text „5.21 Chemometrische Methoden zur Auswertung analytischer Daten".

1. Einführung

In der pharmazeutischen Herstellung ist die statistische Prozesskontrolle (SPC, statistical process control) ein etabliertes Werkzeug zur Kontrolle und Verbesserung der Prozessleistung und zur Verringerung von Schwankungen bei Schlüsselparametern. Diese Parameter können entweder kritische Leistungsmerkmale des Prozesses oder kritische Qualitätsattribute (CQA, critical quality attributes) des Produkts sein, die im weiteren Text als „Prozessvariablen" beziehungsweise als „Produktvariablen" bezeichnet werden. Die SPC wird mit Hilfe von Kontrolldiagrammen (Regelkarten) implementiert, die die Änderungen der Werte dieser Variablen zeigen. Die Werte werden an Proben oder direkt im Prozess gemessen und gegen die Probenanzahl oder Zeit aufgetragen.

Die SPC, angewandt auf eine einzelne oder wenige unabhängige Variablen, bedingt einen univariaten Ansatz, dabei wird jede Variable separat analysiert. Die Prozessleistung hängt jedoch in der Regel von vielen Parametern ab und außerdem ist es jetzt mit der prozessanalytischen Technologie (PAT) möglich, viele Variablen direkt und hochfrequent zu messen. Die in die SPC einfließenden Daten sind daher oft keine einfachen skalaren Werte wie die Temperatur oder der pH-Wert, sondern können auch komplexer sein wie Spektren oder analytische Daten aus mehreren Quellen. Da die Gesamtheit aller Messungen zu einem bestimmten Zeitpunkt einen Zustand des Prozesses darstellt, sind Abhängigkeiten zwischen den vielen Messungen zu erwarten, sodass die Messvariablen korreliert sein können.

Die multivariate statistische Prozesskontrolle kann definiert werden als die Anwendung multivariater statistischer Techniken, um komplexe Prozessdaten mit potenziell korrelierten Variablen zu analysieren. Die MSPC in Kombination mit automatisierter Datenerfassung und -auswertung kann verwendet werden, um Kontrolldiagramme auf der Grundlage eines multivariaten (chemometrischen) Modells zu erstellen. Mit diesen Kontrolldiagrammen können Prozesse überwacht und angepasst werden. Die MSPC in Kombination mit einem hohen Automatisierungsgrad kann sowohl die kontinuierliche Herstellung (CM, continuous manufacturing) als auch die Echtzeitfreigabeprüfung (RTRT, real-time release testing) erleichtern. Sie kann in Übereinstimmung mit den relevanten ICH-Richtlinien mit PAT (5.25 Prozessanalytische Technologie), Qualität durch Design (QbD, quality by design) und einer statistischen Versuchsplanung (DoE, design of experiments) kombiniert werden.

Viele verschiedene Vorgänge in der pharmazeutischen Produktion können durch MSPC unterstützt werden, wie:
– Prozessentwicklung
– Überwachung von Produktionsabläufen
– Prozessoptimierung, Management des Lebenszyklus
– Problembehandlung/-erkennung, Identifizierung von Fehlern, Ursachenanalyse
– Verbesserung des Prozessverständnisses

2. Statistische Prozesskontrolle (SPC)

Obwohl die univariate statistische Prozesskontrolle nicht Thema dieses Texts ist, werden dennoch Aspekte der SPC, die erforderlich sind die MSPC zu verstehen, nachfolgend beschrieben.

2.1 Definition

Bei der univariaten SPC wird eine Variable über einen Zeitraum gemessen. Diese Messungen können off-line, in-line, at-line oder on-line durchgeführt werden (siehe Definitionen im Allgemeinen Text „5.25 Prozessanalytische Technologie"). Dies geschieht mit der Absicht, die Entwicklung der Variable über die Zeit zu charakterisieren, während der Prozess normal abläuft. Dieser normale Prozessverlauf wird als „in-control state" (kontrollierter Zustand oder Zustand innerhalb der Kontrollgrenzen) bezeichnet. Basierend auf dieser Information kann der Prozess dahingehend überwacht werden, dass sich die Verteilung der überwachten Variablen im Laufe des Prozesses nicht verändert. Wenn die Verteilung der gemessenen Werte konstant bleibt, wird der Prozess als „unter statistischer Kontrolle" bezeichnet.

Wenn der Prozess entwickelt oder maßgeblich verändert wird, ist die Verteilung der Variable noch unbekannt, sodass Messdaten des Prozesses erst gesammelt werden müssen, um ein Modell zu entwickeln (Phase I). In einer retrospektiven Analyse dieser Daten kann mit Hilfe von vorläufigen Kontrolldiagrammen ermittelt werden, ob der Prozess zum Zeitpunkt der Datenerhebung im kontrollierten Zustand war. Falls dies der Fall ist, können mit Hilfe der Daten endgültige Kontrolldiagramme erstellt werden. Falls nicht, werden die vorläufigen Kontrolldiagramme genutzt, um atypische Messergebnisse und Ausreißer in der statistischen Verteilung zu untersuchen (Ursachenanalyse) und den Prozess in den kontrollierten Zustand zu bringen. Sobald die endgültigen Kontrolldiagramme mit Messergebnissen aus dem in-control state (also einem kontrollierten Datensatz) erstellt sind, endet Phase I und Phase II, die Überwachungsphase, beginnt. Während dieser Phase werden die Kontrolldiagramme prospektiv genutzt, um zu überprüfen, ob der Prozess im kontrollierten Zustand bleibt oder ob Eingriffe notwendig sind, um den Prozess unter Kontrolle zu halten.

2.2 Entwicklung der Kontrolldiagramme

Kontrolldiagramme werden erstellt, indem eine Stichprobe von n aufeinanderfolgenden Messungen (einer rationalen Untergruppe) gesammelt wird. Für ein Kontrolldiagramm der Mittelwerte ($\overline{x}$), das hier als Beispiel genommen wird, werden als nächstes die Mittelwerte $\overline{x}_i$ ($i = 1, \ldots, m$) von jeder der m Untergruppen berechnet. Haben die Untergruppen eine ausreichende Größe, kann davon ausgegangen werden, dass ihre Mittelwerte annähernd einer Normalverteilung entsprechen, was die Festlegung von Grenzwerten erleichtert. Die Mittelwerte $\overline{x}_i$ werden dann gegen die Stichprobenzahl i oder die Zeit t_i aufgetragen. Das $\overline{x}$-Kontrolldiagramm besteht aus einer Basislinie oder Mittellinie, die dem Gesamtmittelwert $\overline{\overline{x}}$ der Variable (zum Beispiel dem mittleren Gehalt des Produkts) entspricht, wenn sich der Prozess im Status der statistischen Kontrolle befindet. Es gibt zwei weitere Linien, eine oberhalb und eine unterhalb der Mittellinie, die „obere Kontrollgrenze" (UCL, upper control limit) und „untere Kontrollgrenze" (LCL, lower control limit) genannt werden.

Die Kontrollgrenzen (CL, control limits) werden so festgelegt, dass der Mittelwert einer rationalen Untergruppe $\overline{x}$ eine sehr geringe Wahrscheinlichkeit hat, außerhalb dieser Grenzen zu liegen, wenn der Prozess unter Kontrolle ist. Wenn ein Mittelwert außerhalb der Grenzen liegt, ist dies ein Anzeichen dafür, dass sich die Verteilung der Variablen geändert haben könnte. In diesem Fall wäre es erforderlich Maßnahmen zu treffen, die den Prozess wieder unter Kontrolle bringen.

Die Kontrollgrenzen hängen wie in der folgenden Gleichung dargestellt von der Standardabweichung der Variablen und der Größe der Untergruppen ab:

$$\text{CL} = \overline{\overline{x}} \pm L \cdot \frac{\widehat{\sigma}}{\sqrt{n}}$$

$\overline{\overline{x}}$ = Gesamtmittelwert, der Mittelwert, der aus den Mittelwerten aller Untergruppen $\overline{x}_i$ des kontrollierten Datensatzes aus Phase I berechnet wird

$\widehat{\sigma}$ = kombinierte Standardabweichung der Einzelmessungen, die die jeweilige Untergruppe ausmachen

n = Größe der Untergruppen (dabei wird von einem konstanten Stichprobenumfang ausgegangen)

L = aus der Normalverteilung abgeleiteter Faktor zur Kontrolle des Risikos eines falschen Alarms

In dieser Gleichung ist der Quotient

$$\frac{\widehat{\sigma}}{\sqrt{n}}$$

die Standardabweichung des Mittelwerts ($\overline{x}$) und wird auch als Standardfehler bezeichnet. Die Kontrollgrenzen werden auf ± des L-fachen Werts der Standardabweichung oberhalb und unterhalb der Mittellinie festgelegt. Die Wahl von L beeinflusst dabei das Risiko eines falschen Alarms, wenn der Prozess im kontrollierten Zustand ist (falsch positiv, Fehler 1. Ordnung). Wenn $L = 3$ ist, ist das Risiko eines falschen Alarms sehr gering (0,27 Prozent), falls die Mittelwerte $\overline{x}_i$ tatsächlich normalverteilt sind. Die Größe n der Untergruppen beeinflusst das Risiko, eine Veränderung des Mittelwerts während des Prozesses zu übersehen (falsch negativ). Die Frequenz der Probennahme ist ebenfalls wichtig, da das Zeitintervall zwischen dem Auftreten eines Problems (wie einem Messwert außerhalb der Kontrollgrenzen) und dessen Erkennung von ihr abhängt.

Die zuvor am Beispiel des $\overline{x}$-Kontrolldiagramms beschriebene Vorgehensweise ist auch auf andere Arten von Kontrolldiagrammen für verschiedene statistische Größen anwendbar. Kontrolldiagramme, die nach diesen Prinzipien entwickelt wurden, werden oft als „Shewhart-Regelkarten" bezeichnet. Es gibt aber auch viele Erweiterungen und komplexere univariate Kontrolldiagramme, zum Beispiel Kontrolldiagramme für Streuungsmaße wie die Standardabweichung.

3. Multivariate statistische Prozesskontrolle (MSPC)

3.1 Einführung

Wenn mehrere potenziell miteinander korrelierte Variablen gleichzeitig analysiert werden müssen, ist eine multivariate Herangehensweise notwendig. Theoretisch könnten multivariate (vieldimensionale) Daten auch analysiert werden, indem für jede Variable ein univariates Kontrolldiagramm erstellt wird, und grundsätzlich kann diese Herangehensweise auch richtig sein, allerdings nur, wenn alle Variablen unkorreliert sind, was selten der Fall ist. Falls allerdings einige der Variablen korreliert sind, besteht bei der Verwendung mehrerer univariater Kontrolldiagramme anstelle eines multivariaten Diagramms die Gefahr, Zustände außerhalb der Kontrollgrenzen zu übersehen, wie in Abb. 5.28-1 gezeigt wird. Der Grund hierfür ist, dass bei Verwendung mehrerer univariater Kontrolldiagramme nur Punkte außerhalb des gesamten Datenraums erkannt werden können, während korrelierte Variablen nur innerhalb eines bestimmten Teilbereichs des gesamten Datenraums variieren, der von den Bereichen aller einzelnen Variablen erzeugt wird. Die MSPC ermöglicht es, diesen Teilbereich des Datenraums zu finden und identifiziert Werte, die außerhalb dessen Grenzen liegen, wie Ergebnisse von Stichproben, die nicht dem allgemeinen Korrelationsmuster folgen (siehe Abschnitt 4. „Theoretischer Hintergrund"). Die MSPC ist daher empfindlicher für Signale außerhalb des Kontrollbereichs und stellt in solchen Situationen ein besseres Diagnosewerkzeug dar.

3.2 Definition

Die MSPC verwendet statistische Verfahren zur gleichzeitigen Überwachung vieler miteinander zusammenhängender Variablen, die in einem Messvektor zusammengefasst werden (siehe Abschnitt „4. Theoretischer Hintergrund"). Diese Variablen können einen Satz von

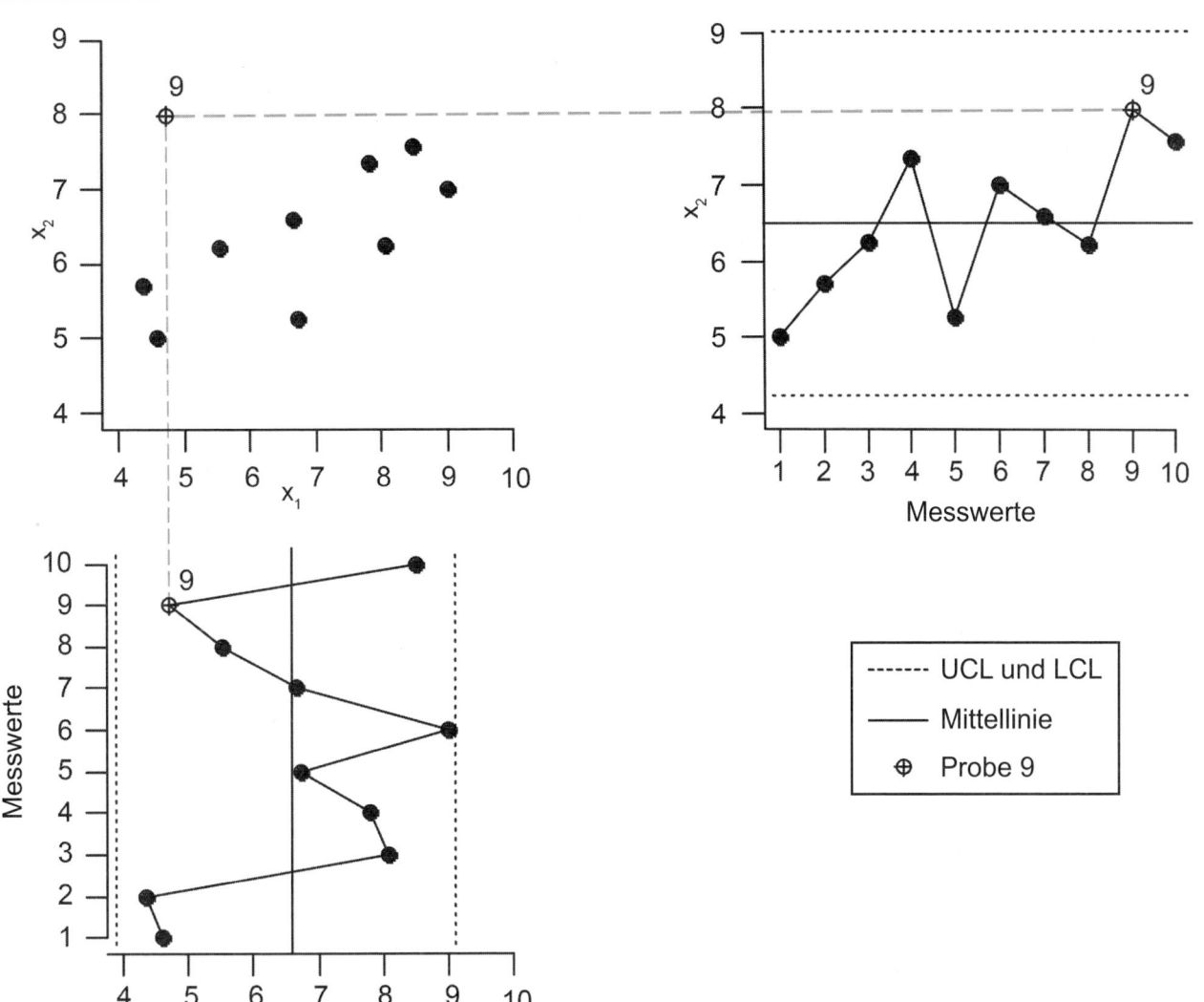

Abb. 5.28-1: Grafische Darstellung der univariaten und multivariaten Analyse von x_1 und x_2. Obwohl Probe 9 in den univariaten Kontrolldiagrammen unauffällig (innerhalb der Kontrollgrenzen) ist, ist sie im multivariaten Datenraum als Anomalie zu erkennen.

Variablen bilden, die stark korreliert sind (wie ein Spektrum), aber einige Variablen können auch unkorreliert sein. Dabei ist wichtig, dass die Beziehungen (Korrelationen) zwischen den verschiedenen Variablen in die MSPC einbezogen werden. Kontrolldiagramme, die auf multivariaten Messungen basieren, folgen denselben Prinzipien wie Shewhart-Regelkarten. Der Hauptunterschied besteht darin, dass eine zusammenfassende Statistik, die den gesamten Messvektor berücksichtigt, gegen die Zeit oder die Stichprobenanzahl aufgetragen wird. Auf diese Weise werden die multivariaten Eingangsdaten in eine Kontrollstatistik transformiert, die ähnlich wie ein einzelner Parameter in einem univariaten Kontrolldiagramm überwacht werden kann. Beispielsweise können Änderungen des Mittelwerts bei einem Prozess in einem Diagramm überwacht werden, indem der Abstand zwischen Messvektoren für neu gemessene Daten und dem Mittelwertvektor aus dem kontrollierten Zustand berechnet wird. Die Hotelling'sche-T^2-Verteilung und die Q-Statistik (mittlerer quadratischer Fehler oder Abweichungsquadrate (Residuenquadrate)) sind die am häufigsten verwendeten Abstandsmessungen. Die Hotelling'sche-T^2-Verteilung berücksichtigt die Abweichung aller Messvariablen von ihrem Mittelwert während des Prozesses, wobei jede Abweichung entsprechend der natürlichen Streuung dieser Variable und ihrer Beziehung zu allen anderen Variablen gewichtet wird. Die Q-Statistik kann als Ergänzung zu T^2 genutzt werden, da sie jene Abweichungen berücksichtigt, die T^2 nicht modelliert. Durch die Berücksichtigung der Beziehungen zwischen den Variablen können ungewöhnliche Muster in den Abweichungen erkannt werden, die zu großen Abständen zum Mittelwert der Variablen vom Prozess im kontrollierten Zustand führen. Die benötigten Informationen werden durch die Inversion der Stichprobenkovarianzmatrix gewonnen, wobei letztere aus den Messdaten des Prozesses im kontrollierten Zustand geschätzt werden müssen. Wenn jeder Messwert, der in den multivariaten Messvektor einfließt, normalverteilt ist, und wenn jeder Messvektor unabhängig von denen ist, die zu anderen Zeitpunkten (oder mit anderen Stichproben) genommen wurden, folgt die natürliche Streuung von T^2 für einen Prozess, der statistisch unter Kontrolle ist, einer bekannten Verteilung (siehe Abschnitt „4. Theoretischer Hintergrund"), die zur Ableitung des UCL verwendet werden kann. Wenn T^2 größer als das UCL ist, gilt der

Prozess nicht mehr als unter Kontrolle. Da der kleinste denkbare Wert von T^2 Null ist (was bedeutet, dass der Messvektor und der Mittelwertvektor des Prozesses übereinstimmen), was als Idealfall angesehen wird, gibt es bei Verwendung von T^2 kein LCL.

Für eine optimale Anwendung der MSPC kann eine vorherige Bewertung der Variablen notwendig sein. Falls nicht alle Variablen als gleich relevant angesehen werden können, kann eine Gewichtung der Variablen vorgenommen werden. Variablen mit geringerem Einfluss auf den Prozess könnten nicht relevante Signale auslösen, die das Risiko eines falschen Alarms erhöhen. Darüber hinaus können Variablen in verschiedene Gruppen fallen, dazu gehören Qualitätsparameter der Ausgangsstoffe oder Parameter, die mit verschiedenen Prozessschritten verbunden sind. Anstatt einfach alle Variablen in einer Gesamtanalyse zusammenzufassen, könnte eine separate T^2-Analyse für die verschiedenen Gruppen von Variablen effizienter sein.

Die MSPC ist sowohl für kontinuierliche als auch für in Chargen gegliederte Prozesse anwendbar. In beiden Fällen wird der Produktionsprozess über die Zeit mit Hilfe von T^2 und Q-Statistik unter Verwendung der spezifischen Kontrollgrenzen für die verschiedenen Herstellungsstadien überwacht. Diese Grenzwerte können auf der Grundlage der Variabilität einer Reihe von Chargen festgelegt werden oder auf der Variabilität einer Anzahl von Proben innerhalb eines bestimmten Zeitrahmens eines kontinuierlichen Prozesses basieren. Die Berechnungen für Chargendaten werden in diesem vorliegenden Text nicht beschrieben.

3.3 Entwicklung multivariater Kontrolldiagramme

Im Falle von multiplen Variablen ist die Entwicklung der multivariaten Kontrolldiagramme ebenfalls in eine Phase I und eine Phase II gegliedert. Auch hier besteht Phase I aus der Planung, Entwicklung und Schätzung eines Modells. Vorläufige Daten werden unter ordnungsgemäßen Betriebsbedingungen erfasst und in Hinblick auf statistische Kontrolle und mögliche Probleme untersucht. Aufgrund der hohen Anzahl von Variablen ist die vorläufige Datenanalyse wesentlich umfangreicher als bei univariaten Anwendungen. Zu beachten sind dabei das Verfahren zur Datenerhebung, mögliche Fehler bei der Datenübertragung, theoretische Zusammenhänge zwischen den Variablen, die notwendige Vorverarbeitung von Variablen, die Möglichkeit fehlender Daten und der Umgang damit, die Identifizierung statistischer Ausreißer, der Umgang mit sich ändernden Korrelationen und die Möglichkeit von autokorrelierten Fehlern, wie zeitabhängigen, langsam variierenden Fehlerquellen, die gegen die zuvor angenommene Unabhängigkeit der Variablen voneinander verstoßen würden. Sobald die statistische Kontrolle für die vorläufigen Daten etabliert ist, können diese zur Schätzung der notwendigen Modellparameter verwendet werden. Insbesondere die Berechnung von T^2 setzt die Schätzung und Invertierung der Kovarianzmatrix für diese Stichprobe voraus (um die Gewichtungsfaktoren zu erhalten, wie zuvor beschrieben). Die Schätzung der zahlreichen Parameter einer Kovarianzmatrix erfordert eine ausreichend große Stichprobe von Daten aus dem kontrollierten Prozessstatus aus Phase I. Der Stichprobenumfang ist besonders wichtig, wenn auch Kontrolldiagramme für die Streuung innerhalb des Prozesses konstruiert werden sollen. Diese Karten zeigen entweder die Determinante (die sogenannte generalisierte Varianz) oder die Spur der Kovarianzmatrix an und erfordern gute Schätzungen der Kovarianzmatrix der Stichprobe, um nützlich zu sein. Bei stark korrelierten Messdaten kann die Invertierung der Kovarianzmatrix unmöglich oder numerisch instabil sein. In solchen Fällen werden die Rohdaten zunächst durch Hauptkomponentenanalyse (PCA, principal component analysis) oder Regression der kleinsten Teilquadrate (PLS, partial least square regression) in ihrer Dimensionalität reduziert (siehe Allgemeinen Text 5.21). Die Rohdaten werden dann nach Auswahl der optimalen Anzahl von Hauptkomponenten beziehungsweise PLS-Faktoren durch PCA- oder PLS-Scores ersetzt. Dieser Reduktionsschritt ist bei vieldimensionalen Messdaten eher die Regel als die Ausnahme und ermöglicht die Berechnung von Kontrollstatistiken wie T^2 auch bei stark korrelierten Daten.

Sobald die Entwicklung des Kontrolldiagramms abgeschlossen ist, kann es in Phase II zur Prozessüberwachung eingesetzt werden. Hier wird eine Kontrollstatistik wie T^2 oder Q für neu erfasste Messungen berechnet, um festzustellen, ob der Prozess in einem kontrollierten Zustand ist. Sie wird gegen die Zeit oder Probenanzahl aufgetragen und mit ihrem UCL verglichen. Dabei ist zu beachten, dass der Wert der Kontrollstatistik vom gesamten Messvektor abhängt. Wenn ein Messereignis außerhalb der Kontrollgrenzen auftritt, weicht der Messvektor stark vom Vektor des Mittelwerts ab. Um herauszufinden, welche Variable oder Variablen das Signal außerhalb der Kontrollgrenzen verursacht hat/haben, wird der Beitrag jeder Variable zu T^2 oder Q berechnet. Variablen mit großen Beiträgen werden bei der Ursachenanalyse bevorzugt untersucht (siehe Abschnitt „4. Theoretischer Hintergrund").

3.4 Unterhalt

Der Unterhalt und die Pflege des Modells stellen eine kontinuierliche Leistung sicher. Dazu zählt das Aufrechterhalten eines geringen Risikos von falschen Alarmen und falsch negativen Ergebnissen. Änderungen sind erforderlich, wenn sich die Korrelationsstruktur oder der Mittelwert einiger Variablen über längere Zeiträume langsam ändern, ohne dass die Kontrollstatistik aus den Kontrollgrenzen herausfällt. Der Unterhalt umfasst die Aktualisierung der Modellparameter und Kontrollgrenzen. Im Fall von T^2-Diagrammen bedeutet dies eine erneute Schätzung der Kovarianzmatrix der Stichproben und eine Anpassung der Kontrollgrenzen an den Stichprobenumfang der neuen Phase I. Der Unterhalt des Modells kann durch einen periodischen Neuaufbau des Modells mit Off-line-Messungen oder durch eine automatisierte Aktualisierung erfolgen. Das Festlegen der Parameter für automatische Methoden ist kritisch und erfordert ein tiefes Verständnis des Prozesses, da automatisierte Aktualisierungen tatsächliche Veränderungen im Prozess maskieren können. Der Unterhalt des Systems kann auch erforderlich sein, wenn sich die Prozessbedingungen oder Ausgangsstoffe geändert haben oder wenn Geräte ausgetauscht oder neu kalibriert wurden.

4. Theoretischer Hintergrund

4.1 Grundprinzipien von multivariaten Kontrolldiagrammen

Bei der MSPC werden multivariate statistische Verfahren angewandt, deren Grundlagen im Allgemeinen Text „5.21 Chemometrische Methoden zur Auswertung analytischer Daten" dargestellt werden. Die für die MSPC wichtigsten dieser Methoden sind die latenten Variablenmodelle PCA (Allgemeiner Text 5.21, Abschnitt 2.1) und PLS (Allgemeiner Text 5.21, Abschnitt 2.8), welche die Dimensionalität der eingespeisten Rohdaten reduzieren, indem diese auf einen niedrigdimensionalen Datenraum projiziert werden. Dieses Reduzieren der Dimensionalität ist immer dann möglich, wenn die eingespeisten Rohdaten miteinander korreliert sind, was fast immer der Fall ist. Die Signale, die im niederdimensionalen Datenraum überwacht werden, werden als latente Variablen bezeichnet und können als Quellensignale (Ursprungssignale) des beobachteten Prozesses angesehen werden. Da die Anzahl der latenten Variablen selten *a priori* bekannt ist, kommt mit der datengesteuerten Auswahl der latenten Variablen eine weitere wesentliche Technik der MSPC zum Einsatz. Sie wird üblicherweise durch wiederholte Stichprobennahme wie der Kreuzvalidierung erreicht (Allgemeiner Text 5.21, Abschnitt 1.3.2.1).

4.1.1 Die Hotelling'sche T^2-Verteilung

$\mathbf{X}$ sei eine $n \cdot m$ Matrix, die beispielsweise aus m Prozessvariablen, die zu n Zeitpunkten gemessen wurden, besteht.

Der Vektor $\bar{\mathbf{x}}$ wird definiert als Mittelwert der Spalten von $\mathbf{X}$:

$$\bar{\mathbf{x}} = (\mathbf{X}^T \mathbf{1}_n)/n$$

Und $\mathbf{X}_c$ sei die spaltenmittelwertzentrierte Matrix:

$$\mathbf{X}_c = \mathbf{X} - \mathbf{1}_n \bar{\mathbf{x}}^T$$

Der Schätzer der Kovarianz der Proben $\mathbf{C}$ ist gegeben durch:

$$\mathbf{C} = \frac{1}{n-1} (\mathbf{X}_C^T \mathbf{X}_C)$$

Ein wichtiges multivariates Kontrolldiagramm basiert auf T^2:

$$T^2 = (\mathbf{x}_o - \bar{\mathbf{x}})^T \mathbf{C}^{-1} (\mathbf{x}_o - \bar{\mathbf{x}}) = \mathbf{x}_{c,o}^T \mathbf{C}^{-1} \mathbf{x}_{c,o}$$

wobei $\mathbf{x}_o$ ein $m \cdot 1$ Vektor von allen zu einem neuen Zeitpunkt o gemessenen Rohdaten und $\mathbf{x}_{c,o}$ der korrespondierende mittelwertzentrierte Messvektor ist. T^2 stellt die Mahalanobisdistanz des neuen Messvektors $\mathbf{x}_o$ zum Mittelwertvektor $\bar{\mathbf{x}}$ dar. T^2 kann ausschließlich auf wenige unkorrelierte Rohdaten angewandt werden. Falls die Dimension m zu groß wird oder die Variablen korreliert sind, wird Matrix $\mathbf{C}$ fehlerhaft oder singulär und kann nicht mehr invertiert werden. Wenn das der Fall ist, werden die Rohvariablen durch latente Variablen ersetzt. Mittels PCA können die Rohdaten durch die Scores $\mathbf{T}$ oder $\mathbf{t}_o$ ersetzt werden.

$$\mathbf{T} = \mathbf{X}_c \mathbf{P}$$

$$\mathbf{t}_o = (\mathbf{x}_{c,o}^T \mathbf{P})^T = \mathbf{P}^T \mathbf{x}_{c,o}$$

Hier sind die Scorematrix $\mathbf{T}$ und der Scorevektor $\mathbf{t}_o$ $(n \cdot q)$- beziehungsweise $(q \cdot 1)$-dimensional, wobei jeweils $(q < m)$ gilt. Die Ladungsmatrix der Hauptkomponenten $\mathbf{P}$ ist $(m \cdot q)$-dimensional. Die Anzahl der latenten Variablen (q) ist ein Hyperparameter des Modells und muss beispielsweise durch Kreuzvalidierung geschätzt werden. Postmultiplikation der Rohdaten aus dem Prozess $\mathbf{X}_c$ (oder $\mathbf{x}_{c,o}^T$) mit der orthonormalen Matrix $\mathbf{P}$ projiziert diese in einen niedrigdimensionalen Datenraum, in welchem es möglich ist, die wesentlichen Prozesscharakteristika zu überwachen. $\mathbf{P}$ beinhaltet die ersten q Eigenvektoren der Probenkovarianzmatrix $\mathbf{C}$. Sie wird so gewählt, dass sie alle relevanten Informationen des Prozesses (also auch gewöhnliche Schwankungen) erfasst, während Rauschen herausgefiltert wird. Durch das Ersetzen der rohen Prozessvariablen durch die jeweiligen Scores der Hauptkomponenten wird T^2 im prozessrelevanten Datenraum zu:

$$T^2 = \mathbf{t}_o^T \lambda^{-1} \mathbf{t}_o = \sum_{i=1}^{q} \frac{t_{o,j}^2}{\lambda_i}$$

wobei Λ die $(q \cdot q)$-Diagonalmatrix der Eigenwerte aus der Probenkovarianzmatrix $\mathbf{C}$ und λ_i das i-te diagonale Element von Λ ist. Im Datenraum der Hauptkomponenten ist T^2 durch die Eigenwerte und Eigenvektoren aus der Probenkovarianzmatrix $\mathbf{C}$ definiert. λ_i spiegelt dabei die Varianz des i-ten Scorevektors $\mathbf{T}_i$ wider:

$$\lambda_i = \frac{1}{n-1} (\mathbf{T}_i^T \mathbf{T}_i)$$

wobei $\mathbf{T}_i$ die i-te Spalte der Matrix $\mathbf{T}$ ist. Im Allgemeinen muss λ_i die Varianz des i-ten Scorevektors widerspiegeln, damit T^2 im Datenraum der latenten Variablen angemessen skaliert werden kann. Diese Skalierung ist wichtig für den Übergang von PCA zu PLS, um die Verteilungseigenschaften von T^2 konform mit der Definition des UCL zu halten.

Unter der Annahme, dass die Messvektoren X einer multivariaten Normalverteilung folgen und die Kovarianzmatrix aus den Phase-I-Daten geschätzt wurde, folgt der für die Phase II kritische Grenzwert $T^2_{UCL,1-\alpha}$ einer F-Verteilung:

$$T^2_{UCL,1-\alpha} = \frac{(n^2 - 1) \cdot q}{n \cdot (n-q)} \cdot F(q, n-q, 1-\alpha)$$

wobei $F(q,n-q,1-\alpha)$ das $1-\alpha$-Perzentil der kumulierten F-Verteilungsfunktion mit q und $n-q$ Freiheitsgraden und α die Wahrscheinlichkeit für einen Fehler erster Art (also die Gefahr eines falschen Alarms) ist. Dieser kritische Grenzwert des UCL gilt unter der Annahme, dass die Kovarianzmatrix der Proben in Phase I geschätzt wurde und daher unabhängig vom überwachten Messvektor $\mathbf{x}_o$ ist. Daher ist der letztgenannte Grenzwert für Phase II gültig. Für die Kontrolldiagramme der Versuche in

Phase I, in der diese Annahme nicht erfüllt ist, folgt der Grenzwert einer Betaverteilung.

Die PCA projiziert die Rohvariablen des Prozesses in einen Datenraum niedrigerer Dimension. Ein Signal außerhalb des Kontrollbereichs muss jedoch nicht unbedingt in diesem Datenraum liegen. Wenn bekannt ist, dass sich ein solches Signal in bestimmten latenten Variablen manifestiert, dann können diese latenten Variablen zusätzlich zu T^2 individuell überwacht werden.

4.1.2 Q-Statistik (Quadratischer Vorhersagefehler oder quadratische Residuen)

Im Allgemeinen ist die Überwachung eines Prozesses ausschließlich mit T^2 nicht ausreichend, da ein Prozess, der außerhalb seiner Kontrollgrenzen ist, aus dem beobachteten Datenraum herausfallen kann. Neue Ereignisse dieser Art können erkannt werden, indem eine Beurteilung durchgeführt wird, wie gut sich der q-dimensionale Scorevektor $\mathbf{t}_o$ dem mittelwertzentrierten Messvektor $\mathbf{x}_{c,o}$ annähert. Dies geschieht, indem $\mathbf{t}_o$ zurück auf den ursprünglichen Datenraum projiziert und dieser Annäherungsvektor $\widehat{\mathbf{x}}_{c,o}$ mit dem tatsächlichen $\mathbf{x}_{c,o}$ verglichen wird:

$$Q = \|\mathbf{x}_{c,o} - \mathbf{P}\mathbf{t}_o\|^2 = \|\mathbf{x}_{c,o} - \widehat{\mathbf{x}}_{c,o}\|^2$$

$\|\alpha\|$ bezieht sich hier auf die Euklidische Norm des Vektors α. Q ist der quadratische Vorhersagefehler von $\widehat{\mathbf{x}}_{c,o}$, der routinemäßig ergänzend zu T^2 überwacht wird. Grenzwerte für Q sind schwierig zu ermitteln, die Literatur bietet allerdings verschiedene Annäherungen.

$\mathbf{Y}$ sei eine $n \cdot r$ Matrix von r Produktvariablen, die zu den gleichen Zeitpunkten n gemessen werden wie die Prozessvariablen der zuvor genannten Matrix $\mathbf{X}$. Mit PLS ist es möglich, aus den Daten von $\mathbf{X}$ und $\mathbf{Y}$ einen Score latenter Variablen $\mathbf{T}$ zu extrahieren, der die Prozessvariablen (Matrix $\mathbf{X}$) erklärt und eine Vorhersage für die Produktvariablen (Matrix $\mathbf{Y}$) ist.

Abgesehen von der Erzeugung der latenten Variablenscores, die mit PLS anders durchgeführt wird als mit PCA, kann die Variabilität neuer Daten $\mathbf{x}_o$ auf die gleiche Weise überwacht werden, wie wenn Produktvariablen nicht in Betracht gezogen werden (siehe vorheriger Abschnitt). Der Unterschied ist die Weise, wie die $\mathbf{x}_o$ Daten in den q-dimensionalen Datenraum projiziert werden, um $\mathbf{t}_o$ zu erzeugen, da hierfür mit PLS andere Kriterien zugrunde gelegt werden. Zusätzlich zu der analogen Q-Statistik für die Prozessvariablen (X) gibt es bei der Anwendung von PLS auch eine Q-Statistik für den Vorhersagefehler der Produktvariablen (Y).

$$Q = \|\mathbf{y}_{o,c} - \widehat{\mathbf{y}}_{o,c}\|^2$$

Dabei ist $\mathbf{y}_{o,c}$ ein neuer, mittelwertzentrierter Vektor der Produktvariablen und $\widehat{\mathbf{y}}_{o,c}$ eine Vorhersage für das q-dimensionale PLS-Modell. Auch für dieses Modell ist q ein Hyperparameter, der geschätzt werden muss. Dies kann zum Beispiel durch eine Kreuzvalidierung geschehen. Da die Erstellung der Q-Statistik mit PLS und PCA unterschiedlich stattfindet, ändern sich auch die Annäherungen für die Grenzwerte.

4.1.3 Lineare und nichtlineare Methoden

In den meisten Fällen sind lineare Methoden (wie die hier beschriebenen) ausreichend, um den Verlauf eines Prozesses zu überwachen, da kleine Änderungen des Prozesses mit linearen Verfahren angemessen angenähert werden können. Falls bestimmte Messvariablen in nichtlinearer Beziehung zum Prozess stehen, kann es notwendig sein, diese in einer umgewandelten Form neu auszudrücken, um ein besser lineares Verhältnis zum Prozess zu erhalten. Nichtlineare PCA wird angewandt, wenn sich im kontrollierten Zustand nichtlineare Beziehungen zwischen Variablen zeigen. In diesem Fall wird die Kern-PCA (Kernel-PCA) oft als Teil einer nichtlinearen MSPC eingesetzt, da das UCL mit der Kern-PCA besonders einfach bestimmt werden kann.

4.1.4 Kritische Aspekte

Die Methoden für latente Variablen, die in diesem Kapitel beschrieben werden, sind empfindlich gegenüber der Größenordnung der Variablen. Prozessvariablen oder sogar Produktvariablen müssen daher möglicherweise unterschiedlich gewichtet werden.

Latente Variablen, deren Werte nur eine geringe Varianz aufweisen, können leicht zu Signalen außerhalb des Kontrollbereichs führen, auch wenn die beobachtete Abweichung praktisch vernachlässigbar ist. Das liegt daran, dass kleine Werte für λ_i im Nenner von T^2 kleine (praktisch vernachlässigbare) Abweichungen in $t_{o,j}$ verstärken. Diese Tatsache unterstreicht, wie wichtig die sorgfältige Auswahl der Anzahl an latenten Variablen q ist.

T^2 ist dafür gedacht, Änderungen des Mittelwerts der Prozesscharakteristika zu überwachen. Allerdings werden dabei Änderungen des Mittelwerts und der Varianz von gemessenen Daten gleichzeitig erfasst und T^2 ist sehr sensibel gegenüber Änderungen der Varianz (siehe vorheriger Abschnitt). Obwohl es wichtig ist, von Verschiebungen der Varianz Kenntnis zu haben, wäre es zu bevorzugen, die Lage (zum Beispiel den Mittelwert des Prozesses) und die Streuung (zum Beispiel die Kovarianzmatrix des Prozesses) mit getrennten Kontrolldiagrammen zu überwachen.

Wird die MSPC auf eine in Chargen gegliederte Herstellung angewendet, ist es wichtig die Überwachung der verschiedenen Chargen mit der Prozesszeit oder dem Prozessstadium zu synchronisieren, um sicherzustellen, dass die Prozessverläufe der jeweiligen Chargen in gleichen physikalisch-chemischen Stadien und nicht nur in gleichen zeitlichen Stadien miteinander verglichen werden.

4.2 *Grundsätze der Fehlerdiagnose*

Methoden mit latenten Variablen ermöglichen es dem Anwender des Prozesses zu ermitteln, welche Variable oder Variablen ein Signal außerhalb des Kontrollbereichs verursacht hat/haben, was wiederum bei der Suche nach der Ursache hilft (Fehlerdiagnose). Bei T^2-Diagrammen werden zuerst die Werte in $\mathbf{t}_o$ identifiziert, bei denen sich das Signal außerhalb des Kontrollbereichs zum ersten Mal manifestiert. Das geschieht, indem der i-te normalisierte Wert $t_{o,j}^2/\lambda_i$ gegen i ($i = 1, \ldots, q$) aufgetragen wird. Diejenigen Scores mit hohen Werten werden weiter untersucht, indem die Beiträge der Variablen berechnet werden. Angenommen k ist die Dimension, in welcher der Scorevektor einen außergewöhnlich hohen Wert annimmt, dann ist es möglich, den k-ten Beitrag zu T^2 so auszudrücken, dass der Einfluss jeder Rohvariable sichtbar wird:

$$T_k^2 = \frac{t_{o,k}^2}{\lambda_k} = \frac{\sum_{j=1}^m (p_{k,j} \cdot (x_{o,j} - \overline{x}_j))^2}{\lambda_k}$$

Dabei ist $p_{k,j}$ die Belastung (loading) der k-ten latenten Variable durch die j-te Ursprungsvariable und $x_{o,j}$ und $\overline{x}_j$ sind die entsprechenden Komponenten des Messvektors $\mathbf{x}_o$ und des Vektors des Spaltenmittelwerts $\overline{\mathbf{x}}$. Durch das Auftragen jedes einzelnen normalisierten Summanden $(p_{k,j} \cdot (x_{o,j} - \overline{x}_j))^2/\lambda_k$ gegen den entsprechenden Variablenindex j kann der Einfluss jeder einzelnen Messung $x_{o,j}$ auf T_k^2 dargestellt werden, um Variablen mit großem Einfluss zu identifizieren. Die Variablen, welche das Messsignal außerhalb der Kontrollgrenzen verursachen, werden dabei in beliebiger Richtung weit vom entsprechenden Variablenmittelwert entfernt sein. Das Verfahren ist bei der PLS sehr ähnlich. Die Belastung $p_{k,j}$ muss durch die korrespondierende Gewichtung $w_{k,j}$ ersetzt werden, wobei $\mathbf{w}_k$ der Wichtungsvektor ist, der den k-ten PLS-Scorevektor $\mathbf{t}_k = \mathbf{X}_c \mathbf{w}_k$ erzeugt.

Für Q-Diagramme wird der Einfluss der j-ten Variable durch die folgende Gleichung ausgedrückt:

$$(x_{c,o,j} - \widehat{x}_{c,o,j})^2, \; j = 1, \ldots, m$$

In dieser Gleichung sind $x_{c,o,j}$ und $\overline{x}_{c,o,j}$ jeweils das j-te Element der Vektoren $\mathbf{x}_{c,o}$ und $\widehat{\mathbf{x}}_{c,o}$. Auch in diesem Fall kann der jeweilige Beitrag gegen j aufgetragen werden, um einflussreiche Variablen visuell zu identifizieren.

4.2.1 Kritische Aspekte

Die grafische Darstellung der jeweiligen Beiträge kann helfen Variablen oder Gruppen von Variablen zu identifizieren, die numerisch dazu beitragen, dass das Signal außerhalb der Kontrollgrenzen liegt. Das bedeutet, dass dadurch Variablen in den Vordergrund rücken, die mit dem Fehler in Verbindung stehen, anstatt die Ursache für diesen zu offenbaren. Die Fehlerursache muss dennoch identifiziert werden, indem das Ereignis gefunden wird, das den Zustand der auffälligen Variable oder Variablen verursacht hat.

Monographiegruppen

Allgemeine Monographien

Fermentationsprodukte 7897
Immunsera von Tieren zur Anwendung am Menschen 7898

10.4/1468

Fermentationsprodukte
Producta ab fermentatione

Diese Monographie ist auf durch Fermentation erhaltene, indirekte Genprodukte anwendbar.

Sie ist nicht anwendbar auf
- *Impfstoffe für Menschen und Impfstoffe für Tiere in Monographien des Arzneibuchs*
- *Produkte, die mit Hilfe von kontinuierlichen Zelllinien vom Menschen oder vom Tier gewonnen werden*
- *direkte Genprodukte, die durch Transkription und Translation von Nukleinsäuren in Proteine erhalten werden, mit oder ohne Modifikation nach der Translation*
- *Produkte, die halbsynthetisch aus Fermentationsprodukten oder durch Biokatalyse gewonnen werden*
- *Nährmediumkonzentrate oder nicht aufgearbeitete Fermentationsprodukte.*

Diese Monographie beinhaltet allgemeine Vorschriften für die Entwicklung und Herstellung von Fermentationsprodukten. Diese Vorschriften sind im Einzelfall nicht unbedingt umfassend. Ergänzende oder zusätzliche Anforderungen zu den hier aufgeführten können in einer Einzelmonographie oder von der zuständigen Behörde vorgeschrieben werden.

Definition

Fermentationsprodukte im Sinne dieser Monographie sind Wirk- oder Hilfsstoffe, die durch kontrollierte Fermentation in Form indirekter Genprodukte gewonnen werden. Sie stellen primäre oder sekundäre Stoffwechselprodukte von Mikroorganismen, wie Bakterien, Hefen, Pilzen und Mikroalgen, dar, die durch herkömmliche Verfahren oder mittels rDNA-Rekombinationstechnologie modifiziert sein können. Solche Stoffwechselprodukte umfassen Vitamine, Aminosäuren, Antibiotika, Alkaloide und Polysaccharide.

Sie können durch (diskontinuierliche) Batch-Fermentationsverfahren oder durch kontinuierliche Fermentationsverfahren mit nachfolgenden Prozessschritten wie Extraktion, Konzentration, Reinigung und Isolation gewonnen werden.

Herstellung

Die Herstellung beruht auf einem validierten Verfahren, das sich als geeignet erwiesen hat. Das Ausmaß der Validierung wird durch die kritischen Stufen im Herstellungsprozess bestimmt.

Charakterisierung des zur Herstellung verwendeten Mikroorganismus

Die Herkunft des für die Herstellung verwendeten Mikroorganismus muss belegt und der Mikroorganismus ausreichend charakterisiert sein. Dazu können die Bestimmung seines Phänotyps, makroskopische und mikroskopische Verfahren sowie biochemische Prüfungen und gegebenenfalls die Bestimmung des Genotyps sowie molekulargenetische Prüfungen gehören.

Verfahren mit einem Saatgutsystem

Die *Masterzellbank* ist eine homogene Suspension oder ein Lyophilisat der ursprünglichen Zellen, die in einzelnen Gefäßen gelagert werden. Die Lebens- und Vermehrungsfähigkeit der Zellen unter den gewählten Lagerungsbedingungen und ihre Fähigkeit, nach der Lagerung einen zufriedenstellenden Herstellungsprozess zu gewährleisten, müssen nachgewiesen sein.

Die Vermehrung der Masterzellbank kann über ein Saatgutsystem und unter Verwendung einer Arbeitszellbank geschehen.

Die *Arbeitszellbank* ist eine homogene Suspension oder ein Lyophilisat des Zellmaterials, das von der Masterzellbank stammt und in gleichen Volumen auf einzelne Gefäße verteilt gelagert wird (zum Beispiel in flüssigem Stickstoff).

Die Herstellung kann (diskontinuierlich) im Batchverfahren oder in kontinuierlichen Kulturverfahren erfolgen und wird unter festgelegten Bedingungen beendet.

Alle Gefäße einer Zellbank werden unter gleichen Bedingungen gelagert. Wenn sie einmal aus dem Lagerbestand entnommen worden sind, dürfen die einzelnen Ampullen, Durchstechflaschen oder Kulturstäbchen nicht in die Zellbank zurückgestellt werden.

Verfahren mit schrittweisem Wachstum in Zellkulturen

Der Inhalt eines Gefäßes der Arbeitszellbank wird, falls erforderlich nach Resuspendieren der Zellen, zur Herstellung eines Inokulums in einem geeigneten Nährmedium verwendet. Nach einer geeigneten Wachstumsphase werden die Kulturen verwendet, um den Fermentationsprozess in Gang zu bringen, falls erforderlich nach einer Vorkultur in einem Vorfermenter. Die Bedingungen sind für jeden Verfahrensschritt festgelegt und müssen bei jedem Herstellungszyklus eingehalten werden.

Kontrolle bei Verfahrensänderungen

Wird das Herstellungsverfahren so geändert, dass sich das Verunreinigungsprofil des Produkts signifikant ändert, müssen die kritischen Schritte, die mit dieser Änderung verbunden sind, revalidiert werden.

Falls sich der bei der Herstellung verwendete Mikroorganismus signifikant geändert und zu einer signifikanten Änderung des Verunreinigungsprofils des Produkts geführt hat, müssen die kritischen Verfahrensschritte, insbesondere die Reinigung und Isolierung, revalidiert werden.

Bei der Revalidierung muss gezeigt werden, dass neue Verunreinigungen des Produkts, die aus der Änderung resultieren, durch Prüfungen erfasst werden. Falls erforderlich werden zusätzliche oder andere Prüfungen mit geeigneten Grenzwerten eingeführt. Führt die Verfahrensänderung oder der veränderte Mikroorganismus zu einer Zunahme einer bereits vorhandenen Verunreinigung, muss beurteilt werden, ob diese Zunahme vertretbar ist.

Wird die Masterzellbank ersetzt, müssen die kritischen Schritte des Herstellungsverfahrens einer Revalidierung unterzogen werden, die zeigt, dass die Qualität und Sicherheit des Produkts nicht beeinträchtigt werden. Besonders zu beachten sind Änderungen im Verunreinigungsprofil des Produkts, wenn im Herstellungsverfahren ein modifizierter oder neuer Mikroorganismus verwendet wird.

Ausgangsmaterialien

Die Ausgangsmaterialien, die für die Fermentation und/oder die Aufarbeitung verwendet werden, müssen von geeigneter Qualität sein. Sie müssen geprüft werden, um sicherzustellen, dass sie den schriftlich festgehaltenen Spezifikationen entsprechen. Insbesondere muss auf den Gehalt an freiem Histidin in Fischpeptonen geachtet werden, da unter bestimmten Bedingungen das Vorhandensein von freiem Histidin zur Bildung von Histamin führen kann.

Mikroorganismen in Nährmedien oder in der zur Belüftung zugeführten Luft dürfen nur in so kleiner Anzahl vorhanden sein, dass eine dadurch bedingte Kontamination die Qualität, Reinheit und Sicherheit des Produkts nicht beeinträchtigt. Nährstoffe, Vorläufersubstanzen und Substrate müssen während der Fermentation unter aseptischen Bedingungen zugesetzt werden.

In-Prozess-Kontrollen

In-Prozess-Kontrollen gewährleisten während der Fermentation und der Aufarbeitung gleichmäßige Bedingungen und damit die Qualität des isolierten Produkts. Insbesondere ist darauf zu achten, dass jede mikrobielle Verunreinigung, welche die Qualität, Reinheit und Sicherheit des Produkts beeinträchtigen kann, durch die Kontrollen nachgewiesen wird.

Zur Steuerung und Kontrolle der Herstellungsbedingungen können Parameter wie
- Temperatur
- pH-Wert
- Durchflussgeschwindigkeit der zur Belüftung verwendeten Luft
- Rührgeschwindigkeit
- Druck

angewendet werden. Die Konzentration des angestrebten Fermentationsprodukts kann so überwacht werden.

Aufarbeitung

Am Ende der Fermentation wird der zur Herstellung verwendete Mikroorganismus inaktiviert oder entfernt. Die weitere Aufarbeitung erfolgt so, dass Überreste des Kulturmediums auf eine akzeptable Konzentration vermindert werden und somit sichergestellt ist, dass das gewünschte Produkt in gleichbleibender Qualität gewonnen wird.

Verschiedene Reinigungsverfahren, wie Behandlung mit Aktivkohle, Ultrafiltration oder Lösungsmittelextraktion, können eingesetzt werden. Für das oder die angewendeten Reinigungsverfahren muss gezeigt werden, dass
- Überreste von Mikroorganismen, die zur Herstellung verwendet werden, Kulturmedien, Substrate und Vorläufersubstanzen
- unerwünschte Umwandlungsprodukte von Substraten und Vorläufersubstanzen
- Histamine und andere biogene Amine aus Fischen und Fischerzeugnissen, die als Ausgangsmaterialien verwendet werden

weitgehend oder vollständig entfernt werden.

Falls erforderlich werden geeignete Prüfungen als In-Prozess-Kontrollen oder am isolierten Fermentationsprodukt durchgeführt.

Prüfung auf Identität, Prüfung auf Reinheit und Gehaltsbestimmung

Die Anforderungen, die das Produkt während der Laufzeit erfüllen muss, und die spezifischen Prüfmethoden sind in den Einzelmonographien angegeben.

10.4/0084

Immunsera von Tieren zur Anwendung am Menschen

Immunosera ex animale ad usum humanum

Definition

Immunsera von Tieren zur Anwendung am Menschen sind flüssige oder gefriergetrocknete Zubereitungen, die gereinigte Immunglobuline oder gereinigte Immunglobulinfragmente enthalten, die aus Serum oder Plasma von immunisierten Tieren verschiedener Tierarten gewonnen werden.

Die Immunglobuline oder Immunglobulinfragmente sind in der Lage, das zur Immunisierung verwendete Antigen spezifisch zu neutralisieren oder zu binden. Die Antigene umfassen mikrobielle oder andere Toxine, Antigene vom Menschen, Suspensionen von bakteriellen und viralen Antigenen sowie Schlangen-, Skorpion- und Spinnengifte. Die Zubereitung ist, falls erforderlich nach Verdünnen, zur intravenösen oder intramuskulären Anwendung bestimmt.

Herstellung

Allgemeine Vorkehrungen

Das Herstellungsverfahren muss nachweislich konstant Immunsera von annehmbarer Unschädlichkeit und Wirksamkeit beim Menschen sowie annehmbarer Stabilität ergeben.

Jedes bei der Herstellung von Immunsera verwendete Reagenz biologischer Herkunft muss frei von Verunreinigungen mit Bakterien, Pilzen und Viren sein. Für die Herstellung von Immunsera von Tieren zur Anwendung am Menschen gelten die Anforderungen des Allgemeinen Texts „5.1.7 Virussicherheit" in Verbindung mit den nachfolgend aufgeführten spezifischeren Anforderungen zur Virussicherheit. Das Herstellungsverfahren umfasst einen oder mehrere Schritte, die bekannte Infektionserreger nachweislich entfernen oder inaktivieren.

Die bei der Herstellung verwendeten Verfahren müssen validiert, wirkungsvoll und reproduzierbar sein und dürfen die biologische Aktivität des Produkts nicht beeinträchtigen.

Referenzzubereitung: Eine Charge, die sich in klinischen Studien als wirksam erwiesen hat, oder eine entsprechend repräsentative Charge wird als Referenzzubereitung für die Prüfungen auf Proteine großer Molekülmasse und auf Reinheit verwendet.

Tiere

Die verwendeten Tiere müssen zu einer von der zuständigen Behörde zugelassenen Art gehören, gesund und ausschließlich für die Herstellung von Immunserum bestimmt sein. Die Tiere werden untersucht und müssen nachweislich frei von infektiösen Agenzien sein, die in einer Liste festgelegt sind. Das Eingliedern der Tiere in eine geschlossene Herde muss definierten Abläufen folgen, einschließlich der Festlegung von Quarantänemaßnahmen. Falls zutreffend müssen zusätzliche, für die Region spezifische Agenzien berücksichtigt werden, abhängig von der geographischen Lage des mit der Zucht und Aufzucht der Tiere befassten Unternehmens. Das Tierfutter muss aus einer kontrollierten Bezugsquelle stammen, tierische Proteine dürfen nicht zugesetzt werden. Wer die Tiere liefert, muss von der zuständigen Behörde zertifiziert sein.

Wenn die Tiere mit Antibiotika behandelt werden, muss eine angemessene Wartezeit vor der Blutentnahme oder Plasmagewinnung eingehalten werden. Die Tiere dürfen nicht mit penicillinhaltigen Antibiotika behandelt werden. Wenn den Tieren ein Lebend-Impfstoff verabreicht wird, muss ein geeigneter zeitlicher Abstand zwischen der Impfung und der Gewinnung von Serum oder Plasma für die Immunserumherstellung eingehalten werden.

Immunisierung

Falls zutreffend müssen die verwendeten Antigene identifiziert und charakterisiert werden. Falls erforderlich müssen sie nachweislich frei von fremden infektiösen Agenzien sein. Die Identifizierung erfolgt anhand ihrer Namen und Chargennummern. Informationen über die Herkunft und Gewinnung müssen aufgezeichnet werden.

Die ausgewählten Tiere müssen mindestens eine Woche lang isoliert gehalten werden, bevor sie nach einem genau definierten Schema durch wiederholte Impfungen in geeigneten Zeitabständen immunisiert werden. Adjuvanzien können verwendet werden.

Der allgemeine Gesundheitszustand der Tiere wird überwacht und die Bildung der spezifischen Antikörper bei jedem Zyklus der Immunisierung kontrolliert.

Die Tiere werden vor der Blutentnahme oder Plasmagewinnung sorgfältig untersucht. Wenn ein Tier pathologische Läsionen aufweist, die nicht auf den Immunisierungsprozess zurückzuführen sind, darf weder dieses Tier noch eines der anderen Tiere der betroffenen Gruppe verwendet werden, außer wenn erwiesen ist, dass die Verwendung der Tiere die Unschädlichkeit des Produkts nicht beeinträchtigt.

Blutentnahme oder Plasmagewinnung

Blutentnahmen werden durch Venenpunktion oder Plasmapherese vorgenommen. Die Einstichstelle wird rasiert, gereinigt und desinfiziert. Die Tiere können unter Bedingungen, welche die Qualität des Produkts nicht beeinflussen, betäubt werden. Falls nichts anderes vorgeschrieben ist, kann ein Konservierungsmittel zugesetzt werden. Die Blutentnahme oder Plasmagewinnung wird so durchgeführt, dass die Sterilität des Produkts erhalten bleibt. Die Blutentnahme oder Plasmagewinnung darf nicht an dem Ort vorgenommen werden, an dem die Tiere gehalten oder gezüchtet werden und das Immunserum gereinigt wird. Wenn das Blut oder Plasma vor der weiteren Verarbeitung gelagert werden soll, müssen Vorkehrungen getroffen werden, um eine mikrobielle Verunreinigung zu verhindern.

Mehrere Einzelplasma- oder Einzelserumproben können vor der Reinigung gepoolt werden. Bei den Einzelproben oder den gepoolten Proben werden vor der Reinigung die nachfolgend beschriebenen Prüfungen durchgeführt.

Prüfungen auf kontaminierende Viren: Wenn ein Konservierungsmittel zugesetzt wurde, muss es vor der Durchführung der Prüfungen neutralisiert werden oder die Prüfungen werden an einer vor Zusatz des Konservierungsmittels genommenen Probe durchgeführt. Jeder Pool wird mit Hilfe von geeigneten In-vitro-Prüfungen auf kontaminierende Viren geprüft.

Jeder Pool wird durch Inokulieren von Zellkulturen, mit denen eine große Auswahl an Viren nachgewiesen werden kann, auf solche Viren geprüft, die für das bestimmte Produkt relevant sind.

Bestimmung der Wirksamkeit: Eine biologische Wertbestimmung wird wie in der Einzelmonographie angegeben durchgeführt und das Ergebnis, falls zutreffend, in Internationalen Einheiten je Milliliter angegeben. Eine validierte In-vitro-Methode kann ebenfalls angewendet werden.

Proteingehalt: Die zu prüfende Zubereitung wird mit einer Lösung von Natriumchlorid R (9 g · l^{-1}) so verdünnt, dass die Lösung etwa 15 mg Protein in 2 ml enthält. In einem Zentrifugenglas mit rundem Boden werden 2 ml dieser Lösung mit 2 ml einer Lösung von Natriummolybdat R (75 g · l^{-1}) sowie 2 ml einer Mischung von 1 Volumteil nitratfreier Schwefelsäure R und 30 Volumteilen Wasser R versetzt. Nach Schütteln und 5 min langem Zentrifugieren wird der Überstand dekantiert. Das Zentrifugenglas wird umgedreht auf Filterpapier abtropfen gelassen. Im Rückstand wird der Stickstoffgehalt mit der Kjeldahl-Bestimmung (2.5.9) ermittelt und die Proteinmenge durch Multiplikation mit 6,25 berechnet. Der Proteingehalt muss innerhalb der zugelassenen Grenzen liegen.

Reinigung und Virusinaktivierung

Die Immunglobuline werden mit Hilfe von fraktionierter Präzipitation, Chromatographie, Immunadsorption oder mit anderen chemischen oder physikalischen Methoden aus Serum oder Plasma konzentriert und gereinigt. Sie können durch Enzymbehandlung weiterverarbeitet werden. Die Methoden werden ausgewählt und validiert, um eine Verunreinigung bei allen Herstellungsschritten zu vermeiden und um die Bildung von Proteinaggregaten, welche die immunbiologischen Eigenschaften des Produkts beeinflussen können, zu verhindern. Für Produkte, die aus Immunglobulinfragmenten bestehen, werden Methoden ausgewählt und validiert, die eine vollständige Fragmentierung garantieren. Durch die angewendeten Reinigungsverfahren dürfen keine zusätzlichen Komponenten gebildet werden, welche die Qualität und Unschädlichkeit des Produkts beeinträchtigen können.

Abgesehen von begründeten und zugelassenen Fällen werden validierte Verfahren zur Entfernung und/oder Inaktivierung von Viren angewendet. Die Verfahren werden so ausgewählt, dass damit die Bildung von Polymeren oder Aggregaten verhindert und die Spaltung von F(ab′)$_2$- zu Fab′-Fragmenten so gering wie möglich gehalten wird, wenn das Produkt nicht aus Fab′-Fragmenten bestehen soll.

Nach Reinigung und Behandlung zur Entfernung und/oder Inaktivierung von Viren kann ein Stabilisator zum Zwischenprodukt gegeben werden, das für einen gestützt auf Stabilitätsdaten definierten Zeitraum gelagert werden kann.

Nur ein Zwischenprodukt, das den nachfolgend aufgeführten Anforderungen entspricht, darf zur Herstellung des fertigen Immunserums als Bulk verwendet werden.

Reinheit: Die Prüfung erfolgt mit Hilfe der Polyacrylamid-Gelelektrophorese unter nicht reduzierenden Bedingungen (2.2.31) durch Vergleich mit einer Referenzzubereitung. Die Intensität der Banden wird verglichen, zusätzliche Banden dürfen nicht auftreten.

Fertiges Immunserum als Bulk

Das fertige Immunserum als Bulk wird aus einem einzelnen Zwischenprodukt oder einem Pool von Zwischenprodukten von Tieren derselben Spezies hergestellt. Zwischenprodukte mit unterschiedlicher Spezifität dürfen gepoolt werden.

Ein Konservierungsmittel und ein Stabilisator können zugesetzt werden. Wenn ein Konservierungsmittel zum Blut oder Plasma zugesetzt wurde, muss im fertigen Immunserum als Bulk das gleiche Konservierungsmittel verwendet werden.

Nur ein fertiges Immunserum als Bulk, das den nachfolgend aufgeführten Anforderungen entspricht, darf zur Herstellung der Fertigzubereitung verwendet werden.

Konservierungsmittel: Falls zutreffend wird der Gehalt an Konservierungsmittel mit Hilfe einer geeigneten physikalisch-chemischen Methode bestimmt. Der Gehalt muss mindestens 85 und darf höchstens 115 Prozent des in der Beschriftung angegebenen Gehalts betragen.

Sterilität (2.6.1): Das Immunserum muss der Prüfung entsprechen.

Fertigzubereitung

Das fertige Immunserum als Bulk wird unter aseptischen Bedingungen in sterile Behältnisse mit Originalitätsverschluss abgefüllt, die so verschlossen werden, dass jede Verunreinigung ausgeschlossen ist.

Nur eine Fertigzubereitung, die allen nachfolgend aufgeführten Anforderungen unter „Prüfung auf Identität", „Prüfung auf Reinheit" und „Bestimmung der Wirksamkeit" entspricht, darf zur Verwendung freigegeben werden.

Wenn die Prüfungen „Osmolalität", „Proteingehalt", „Verteilung der Molekülgrößen", „Konservierungsmittel", „Stabilisator", „Reinheit", „Fremdproteine", „Albumin" und „Bestimmung der Wirksamkeit" beim fertigen Immunserum als Bulk zufriedenstellende Ergebnisse erzielt haben, können sie bei der Fertigzubereitung entfallen.

Die zu prüfende Zubereitung wird unmittelbar vor der „Prüfung auf Identität", „Prüfung auf Reinheit" (mit Ausnahme der Prüfungen „Löslichkeit" und „Wasser") und „Bestimmung der Wirksamkeit" wie in der Beschriftung angegeben rekonstituiert.

Prüfung auf Identität

Die Prüfung auf Identität erfolgt durch immunologische Prüfungen und, falls erforderlich, durch Bestimmung der biologischen Aktivität. Die Bestimmung der Wirksamkeit kann ebenfalls zur Identifizierung beitragen.

Eigenschaften

Immunsera sind klare bis opaleszierende und farblose bis schwach gelbe Flüssigkeiten, die keine Trübung aufweisen. Gefriergetrocknete Zubereitungen sind weiße bis schwach gelbe Pulver oder eine weiße bis schwach gelbe, feste, brüchige Masse. Nach dem Rekonstituieren weisen sie die gleichen Eigenschaften wie flüssige Zubereitungen auf.

Prüfung auf Reinheit

Löslichkeit: Dem Behältnis mit der zu prüfenden Zubereitung wird das in der Beschriftung angegebene Volumen des Lösungsmittels zum Rekonstituieren zugesetzt. Die Zubereitung muss sich innerhalb der in der Beschriftung angegebenen Zeit vollständig lösen.

Entnehmbares Volumen (2.9.17): Die Zubereitung muss der Prüfung entsprechen.

pH-Wert (2.2.3): Der pH-Wert muss innerhalb der für das bestimmte Produkt zugelassenen Grenzen liegen.

Osmolalität (2.2.35): mindestens 240 mosmol · kg^{-1}, falls erforderlich nach Verdünnung

Proteingehalt: 90 bis 110 Prozent des in der Beschriftung angegebenen Gehalts und, abgesehen von begründeten und zugelassenen Fällen, höchstens 100 g · l^{-1}

Die zu prüfende Zubereitung wird mit einer Lösung von Natriumchlorid R (9 g · l^{-1}) so verdünnt, dass die Lösung etwa 15 mg Protein in 2 ml enthält. In einem Zentrifugenglas mit rundem Boden werden 2 ml dieser Lösung mit 2 ml einer Lösung von Natriummolybdat R (75 g · l^{-1}) sowie 2 ml einer Mischung von 1 Volumteil nitratfreier Schwefelsäure R und 30 Volumteilen Wasser R versetzt. Nach Schütteln und 5 min langem Zentrifugieren wird der Überstand dekantiert. Das Zentrifugenglas wird umgedreht auf Filterpapier abtropfen gelassen. Im Rückstand wird der Stickstoffgehalt mit der Kjeldahl-Bestimmung (2.5.9) ermittelt und die Proteinmenge durch Multiplikation mit 6,25 berechnet.

Verteilung der Molekülgrößen: Die Prüfung erfolgt mit Hilfe der Flüssigchromatographie (2.2.29 oder 2.2.30). Die Zubereitung muss der für das bestimmte Produkt zugelassenen Spezifikation entsprechen.

Konservierungsmittel: Falls vorhanden wird der Gehalt an Konservierungsmittel mit Hilfe einer geeigneten physikalisch-chemischen Methode bestimmt. Der Gehalt muss mindestens dem gerade noch wirksamen Gehalt entsprechen und darf höchstens 115 Prozent des in der Beschriftung angegebenen Gehalts betragen.

Phenol (2.5.15): höchstens 2,5 g · l^{-1} für phenolhaltige Zubereitungen

Stabilisator: Der Gehalt an Stabilisator wird mit Hilfe einer geeigneten physikalisch-chemischen Methode bestimmt. Die Zubereitung muss mindestens 80 und darf höchstens 120 Prozent der in der Beschriftung angegebenen Menge enthalten.

Reinheit: Die Prüfung erfolgt mit Hilfe der Polyacrylamid-Gelelektrophorese unter nicht reduzierenden Bedingungen (2.2.31) durch Vergleich mit einer Referenzzubereitung. Zusätzliche Banden dürfen bei der zu prüfenden Zubereitung nicht auftreten.

Fremdproteine: Wenn eine Prüfung durch Präzipitation mit spezifischen Antisera durchgeführt wird, darf nachweislich nur Protein von Tieren der angegebenen Spezies nachgewiesen werden, falls nichts anderes vorgeschrieben ist, zum Beispiel wenn Material menschlicher Herkunft während der Herstellung des Immunserums verwendet wurde.

Albumin: Falls in der Monographie nichts anderes vorgeschrieben ist, darf der mittels Elektrophorese ermittelte Gehalt an Albumin nicht höher sein als der für das bestimmte Produkt zugelassene Grenzwert und in jedem Fall nicht mehr als 3 Prozent betragen.

Wasser (2.5.12): höchstens 3 Prozent (gefriergetrocknete Zubereitungen)

Sterilität (2.6.1): Das Immunserum muss der Prüfung entsprechen.

Pyrogene (2.6.8): Abgesehen von begründeten und zugelassenen Fällen muss das Immunserum der Prüfung „Pyrogene" entsprechen. Falls nichts anderes vorgeschrieben ist, wird jedem Kaninchen 1 ml je Kilogramm Körpermasse injiziert.

Bestimmung der Wirksamkeit

Eine biologische Wertbestimmung wird wie in der Einzelmonographie angegeben durchgeführt. Falls zutreffend werden die Ergebnisse in Internationalen Einheiten je Milliliter angegeben. Eine validierte In-vitro-Methode kann ebenfalls angewendet werden.

Prüfungen an Tieren: Gemäß den Bestimmungen des Europäischen Übereinkommens zum Schutz der für Versuche und andere wissenschaftliche Zwecke verwendeten Wirbeltiere müssen Prüfungen so durchgeführt werden, dass die Anzahl der verwendeten Tiere möglichst gering ist und Schmerz, Leiden, Stress oder bleibende Schäden so gering wie möglich gehalten werden. Kriterien zur Bewertung von Prüfungen in Monographien müssen vor diesem Hintergrund aufgestellt werden. Falls beispielsweise angegeben ist, dass ein Tier als positiv beziehungsweise infiziert zu bewerten ist, wenn typische klinische Anzeichen oder Tod eintreten, dann muss, sobald ausreichende Hinweise auf ein positives Ergebnis erhalten werden, das betroffene Tier entweder schmerzlos getötet oder in geeigneter Weise behandelt werden, um unnötiges Leiden zu vermeiden. In Übereinstimmung mit den Allgemeinen Vorschriften können alternative Prüfverfahren angewendet werden, um den Anforderungen der Monographie zu entsprechen. Die Anwendung solcher Verfahren soll insbesondere dann unterstützt werden, wenn dadurch die Verwendung von Tieren überflüssig oder verringert oder ihr Leiden reduziert wird. Für die Fälle, bei denen ein direkter Vergleich nicht möglich ist, finden sich im Allgemeinen Text 5.2.14 Anleitungen zum Ersatz von In-vivo-Methoden durch In-vitro-Methoden.

Lagerung

Vor Licht geschützt, bei der in der Beschriftung angegebenen Temperatur

Flüssige Zubereitungen dürfen nicht gefrieren.

Dauer der Verwendbarkeit: Die Dauer der Verwendbarkeit wird vom Beginn der Bestimmung der Wirksamkeit an berechnet.

Beschriftung

Die Beschriftung gibt an,
- falls zutreffend, Anzahl der Internationalen Einheiten je Milliliter
- Proteinmenge je Behältnis
- für gefriergetrocknete Zubereitungen:
  - Name und Volumen der zum Rekonstituieren zuzusetzenden Flüssigkeit
  - dass das Immunserum unmittelbar nach Rekonstituieren verwendet werden muss
  - zum vollständigen Lösen benötigte Zeit
- Art der Anwendung
- Lagerungsbedingungen
- Angabe der Dauer der Verwendbarkeit, ausgenommen für Behältnisse von weniger als 1 ml, die einzeln verpackt sind
  Die Angabe der Dauer der Verwendbarkeit auf der Beschriftung des Behältnisses kann unter der Voraussetzung entfallen, dass diese Angabe auf der Verpackung vermerkt ist und die Beschriftung auf der Verpackung angibt, dass das Behältnis bis zur Verwendung in der Verpackung verbleiben muss.
- Tierart, von der das Immunserum gewonnen wurde
- Name und Menge jedes Konservierungsmittels, jedes Stabilisators und jedes anderen Hilfsstoffs.

Impfstoffe für Tiere

Tollwut-Impfstoff (inaktiviert) für Tiere 7905

10.4/0451

Tollwut-Impfstoff (inaktiviert) für Tiere

Vaccinum rabiei inactivatum ad usum veterinarium

1 Definition

Tollwut-Impfstoff (inaktiviert) für Tiere ist eine Zubereitung aus einem geeigneten Stamm des Tollwut-Virus fixe. Das Virus wird so inaktiviert, dass ausreichend immunogene Eigenschaften erhalten bleiben. Diese Monographie gilt für Impfstoffe, die zur aktiven Immunisierung von Tieren gegen Tollwut bestimmt sind.

2 Herstellung

2-1 Impfstoffherstellung

Der Impfstoff wird mit einem Virussaatgut hergestellt, das entweder in geeigneten Zelllinien oder in primären Zellkulturen gesunder Tiere vermehrt wurde (5.2.4). Die Virussuspension wird einmal oder mehrmals innerhalb von 28 Tagen nach der Inokulation geerntet. Mehrere Ernten derselben Zellkultur können gepoolt und als eine Ernte betrachtet werden. Die Virusernte wird inaktiviert. Der Impfstoff kann Adjuvanzien enthalten.

2-2 Substrat für die Virusvermehrung

2-2-1 Zellkulturen: Die Zellkulturen müssen den Anforderungen an Zellkulturen für die Herstellung von Impfstoffen für Tiere (5.2.4) entsprechen.

2-3 Auswahl der Impfstoffzusammensetzung

Der Impfstoff muss für die Tierspezies, für welche er bestimmt ist, nachweislich hinsichtlich Unschädlichkeit (5.2.6) und Wirksamkeit (5.2.7) zufriedenstellende Ergebnisse aufweisen.

Zum Nachweis dieser Eigenschaften können die nachfolgend beschriebenen Prüfungen „Unschädlichkeit" (Abschnitt 2-3-1) und „Immunogenität" (Abschnitt 2-3-2) mit Katzen und Hunden durchgeführt werden.

Die Eignung des Impfstoffs in Bezug auf die Immunogenität (Abschnitt 2-3-2) für Carnivoren (Katzen und Hunde) wird in einer direkten Belastungsprüfung nachgewiesen. Ist eine Belastungsprüfung für Katzen oder Hunde durchgeführt worden, kann für andere Spezies eine indirekte Prüfung durchgeführt werden. An mindestens 20 Tieren, die zuvor entsprechend dem empfohlenen Impfschema immunisiert wurden, wird der Antikörpertiter bestimmt.

Der Impfstoff entspricht der Prüfung, wenn am Ende des Zeitraums, für den die Impfung schützen soll, der Mittelwert des Tollwutvirus-Antikörpertiters im Serum der Tiere mindestens 0,5 I. E. je Milliliter beträgt und wenn höchstens 10 Prozent der Tiere einen Antikörpertiter von weniger als 0,1 I. E. je Milliliter aufweisen.

2-3-1 Unschädlichkeit: Die Prüfung wird für jede für die Impfung empfohlene Art und Methode der Anwendung durchgeführt. Eine Impfstoffcharge, die mindestens die höchstmögliche Wirksamkeit hat, die in einer Impfstoffcharge erwartet werden kann, wird verwendet.

Für jede Prüfung werden mindestens 8 Tiere im für die Impfung empfohlenen Mindestalter, die frei von Antikörpern gegen das Tollwut-Virus sind, verwendet. Jedem Tier wird eine Impfstoffdosis verabreicht. Wenn das empfohlene Impfschema eine zweite Dosis vorsieht, wird jedem Tier nach mindestens 14 Tagen eine weitere Dosis verabreicht. Die Tiere werden nach der letzten Impfung mindestens 14 Tage lang mindestens 1-mal täglich beobachtet.

Der Impfstoff entspricht der Prüfung, wenn kein Tier anomale lokale oder systemische Reaktionen zeigt oder aus Gründen stirbt, die auf den Impfstoff zurückzuführen sind.

2-3-2 Immunogenität: Jede Prüfung wird für jede für die Impfung empfohlene Art und Methode der Anwendung durchgeführt. In jedem Fall werden Tiere im für die Impfung empfohlenen Mindestalter verwendet. Die jedem Tier verabreichte Impfstoffmenge muss die geringstmögliche Wirksamkeit haben.

Für die Prüfung werden mindestens 35 Tiere verwendet. Zum Nachweis der Empfänglichkeit werden von jedem Tier Blutproben genommen und die Sera einzeln auf das Vorhandensein von Antikörpern gegen das Tollwut-Virus geprüft. Mindestens 25 Tiere werden entsprechend dem empfohlenen Impfschema geimpft. Mindestens 10 Tiere werden als Kontrolle mitgeführt. Die Tiere werden für den Zeitraum beobachtet, für den die Impfung schützen soll. Kein Tier darf Anzeichen von Tollwut aufweisen. Frühestens am letzten Tag des Zeitraums, für den die Impfung schützen soll, werden alle Tiere intramuskulär mit einer ausreichenden Menge eines virulenten Tollwut-Virusstamms, der von der zuständigen Behörde genehmigt wurde, belastet. Die Tiere werden nach der Belastung 90 Tage lang mindestens 1-mal täglich beobachtet. Tiere, die aus Gründen sterben, die nicht auf die Tollwut zurückzuführen sind, werden nicht berücksichtigt.

Die Prüfung ist ungültig, wenn die Anzahl solcher Todesfälle die Anzahl der geimpften Tiere in der Prüfung auf weniger als 25 reduziert.

Die Prüfung ist nur gültig, wenn mindestens 8 Kontrolltiere (oder eine statistisch vergleichbare Anzahl, wenn mehr als 10 Kontrolltiere belastet wurden) Anzeichen von Tollwut aufweisen und im Gehirn dieser Tiere Tollwut-Virus nachgewiesen wird. Eine Immunfluoreszenz-Antikörper-Prüfung oder eine andere geeignete Methode kann angewendet werden.

Der Impfstoff entspricht der Prüfung, wenn höchstens 2 der 25 geimpften Tiere (oder eine statistisch vergleichbare Anzahl, wenn mehr als 25 geimpfte Tiere belastet wurden) Anzeichen von Tollwut aufweisen.

2-4 Prüfungen durch den Hersteller

2-4-1 Restliches vermehrungsfähiges Virus: Die Prüfung auf restliches vermehrungsfähiges Virus wird durch Inokulation des inaktivierten Virus in Zellkulturen des gleichen Typs wie dem bei der Impfstoffherstellung verwendeten oder in anderen Zellkulturen, die mindestens die gleiche Empfindlichkeit aufweisen, durchgeführt. Die Menge der für die Prüfung verwendeten inaktivierten Virusernte muss mindestens 25 Impfstoffdosen entsprechen. Nach einer Inkubationszeit von 4 Tagen wird mit trypsinisierten Zellen eine Subkultur angelegt. Nach einer weiteren Inkubationszeit von 4 Tagen werden die Zellkulturen mit Hilfe einer Immunfluoreszenzprüfung auf restliches vermehrungsfähiges Tollwut-Virus geprüft.

Die inaktivierte Virusernte entspricht der Prüfung, wenn kein vermehrungsfähiges Virus nachgewiesen wird.

2-4-2 Antigengehalt der Virusernte: Der Gehalt an Tollwut-Virus-Glycoprotein wird mit Hilfe einer geeigneten immunchemischen Methode (2.7.1) bestimmt. Der Gehalt muss innerhalb der für die bestimmte Zubereitung zugelassenen Grenzen liegen.

2-4-3 Antigengehalt der gepoolten Ernten: Der Gehalt an Tollwut-Virus-Glycoprotein je Impfstoffdosis, mit Hilfe einer geeigneten immunchemischen Methode (2.7.1) an den gepoolten Ernten unmittelbar vor dem Mischen bestimmt, darf nicht signifikant geringer sein als der einer Impfstoffcharge, die nach der unter „Bestimmung der Wirksamkeit" beschriebenen Methode zufriedenstellende Ergebnisse erzielte.

2-4-4 Bestimmung der Wirksamkeit einer Charge: Die „Bestimmung der Wirksamkeit" (Abschnitt 3-4) an jeder Impfstoffcharge ist nicht erforderlich, wenn die Prüfung an einer Impfstoffcharge mit der geringstmöglichen Wirksamkeit durchgeführt wird. Wenn diese Bestimmung nicht durchgeführt wird, muss eine alternative validierte Methode wie ein Immunadsorptionsverfahren angewendet werden, wobei sich die Akzeptanzkriterien nach einer Impfstoffcharge richten, die nach der unter „Bestimmung der Wirksamkeit" beschriebenen Methode zufriedenstellende Ergebnisse erzielte.

Gemäß den Bestimmungen der Europäischen Konvention zum Schutz der für Versuche und andere wissenschaftliche Zwecke verwendeten Wirbeltiere sollte für Routinekontrollen vorzugsweise eine derartige alternative validierte Methode angewendet werden. Die nachfolgend beschriebene serologische Bestimmung der Wirksamkeit (siehe B. Krämer et al., Collaborative Study for Validation of a Serological Potency Assay for Rabies Vaccines (inactivated) for Veterinary Use. *Pharmeur Bio Sci Notes* 2010(2): 37–55) ist nachweislich geeignet und kann angewendet werden, vorausgesetzt, die Prüfung „Antigengehalt der gepoolten Ernten" (Abschnitt 2-4-3) wurde mit zufriedenstellenden Ergebnissen durchgeführt.

Gruppen von mindestens 8 weiblichen NMRI-Mäusen mit einer Körpermasse von jeweils 18 bis 20 g werden verwendet. Aus Tollwut-Impfstoff (inaktiviert) für Tiere BRP wird mit phosphatgepufferter Salzlösung (PBS) als Verdünnungsmittel eine Suspension, die 1 I. E. je Milliliter enthält, hergestellt. Impfstoffe, deren Mindestanforderung für die Wirksamkeit 1 I. E. je Milliliter beträgt, werden nicht weiter verdünnt. Impfstoffe, deren Mindestanforderung für die Wirksamkeit mehr als 1 I. E. je Milliliter beträgt, werden mit PBS verdünnt, so dass die Zubereitung etwa 1 I. E. je Milliliter, jedoch nicht weniger, enthält. Jeder Maus der einen Gruppe werden 0,2 ml des Impfstoffs, falls erforderlich verdünnt, intraperitoneal verabreicht. Jeder Maus der anderen Gruppe werden 0,2 ml der Suspension von Tollwut-Impfstoff (inaktiviert) für Tiere BRP verabreicht. Nach 14 Tagen werden Blutproben genommen. Die Sera werden, wie in der Monographie **Tollwut-Immunglobulin vom Menschen (Immunoglobulinum humanum rabicum)** beschrieben, mit Hilfe eines geeigneten Virusneutralisationstests, zum Beispiel der Immunfluoreszenz (RFFIT, rapid fluorescent focus inhibition test) oder mit einer geeigneten validierten Modifikation der RFFIT (siehe B. Krämer et al., The rapid fluorescent focus inhibition test is a suitable method for batch potency testing of inactivated rabies vaccine. *Biologicals* 2009; 37: 119–126) einzeln auf Tollwut-Virus-Antikörper geprüft.

Die Prüfung ist ungültig, wenn mehr als 2 Mäuse, denen die Suspension von Tollwut-Impfstoff (inaktiviert) für Tiere BRP verabreicht wurde, keine Antikörper im Serum aufweisen.

Die einzelnen Serumtiter werden mit einer geeigneten Anti-Tollwut-Immunglobulin-Standardzubereitung bestimmt.

Die Antikörpertiter der Mäuse, denen die Suspension von Tollwut-Impfstoff (inaktiviert) für Tiere BRP verabreicht wurde, werden mit denen der Mäuse, denen der Impfstoff verabreicht wurde, mit Hilfe einer geeigneten statistischen Methode (5.3) verglichen.

Der Impfstoff entspricht der Prüfung, wenn die Antikörpertiter der Mäuse, denen der Impfstoff injiziert wurde, signifikant höher sind als die der Mäuse, denen die Suspension von Tollwut-Impfstoff (inaktiviert) für Tiere BRP verabreicht wurde.

3 Prüfungen an jeder Charge

3-1 Prüfung auf Identität

Der Impfstoff muss das in der Definition angegebene Antigen oder die angegebenen Antigene enthalten.

3-2 Bakterien, Pilze

Der Impfstoff und, falls zutreffend, das für das Rekonstituieren mitgelieferte Verdünnungsmittel müssen der

Prüfung „Sterilität" der Monographie **Impfstoffe für Tiere (Vaccina ad usum veterinarium)** entsprechen.

3-3 Restliches vermehrungsfähiges Virus

*Diese Prüfung kann, wie in der Monographie **Impfstoffe für Tiere** angegeben, für die Chargenfreigabe entfallen.*

Die Prüfung wird mit dem gepoolten Inhalt von 5 Behältnissen durchgeführt.

Enthält der Impfstoff kein Adjuvans, wird eine geeignete Amplifikationsprüfung in Zellkulturen des gleichen Typs wie dem bei der Impfstoffherstellung verwendeten oder in anderen Zellkulturen, die mindestens die gleiche Empfindlichkeit aufweisen, durchgeführt.

Der Impfstoff entspricht der Prüfung, wenn kein vermehrungsfähiges Virus nachgewiesen wird.

Enthält der Impfstoff ein Adjuvans, werden mindestens 10 Mäuse von jeweils 11 bis 15 g Körpermasse mit je 0,03 ml des gepoolten Inhalts von 5 Behältnissen, der mindestens der 5fachen angegebenen Mindestdosis entspricht, intrazerebral belastet. Um eine Beeinflussung durch Konservierungsmittel oder Adjuvans zu vermeiden, darf der Impfstoff vor der Injektion höchstens 10fach verdünnt werden. In diesem Fall und wenn der Impfstoffstamm nur für saugende Mäuse pathogen ist, wird die Prüfung an 1 bis 4 Tage alten Mäusen durchgeführt. Die Tiere werden 21 Tage lang beobachtet. Wenn mehr als 2 Tiere innerhalb der ersten 48 h sterben, muss die Prüfung wiederholt werden.

Der Impfstoff entspricht der Prüfung, wenn die Tiere vom 3. bis 21. Tag nach dem Verabreichen des Impfstoffs keine Anzeichen von Tollwut aufweisen und Immunfluoreszenzprüfungen an den Gehirnen der Tiere keine Anzeichen auf Vorhandensein von Tollwut-Viren erkennen lassen.

3-4 Bestimmung der Wirksamkeit

Die Wirksamkeit des Tollwut-Impfstoffs wird durch den Vergleich derjenigen Dosis bestimmt, die notwendig ist, Mäuse gegen die klinische Wirkung der nachfolgend angegebenen Menge Tollwut-Virus, intrazerebral verabreicht, zu schützen, mit der Menge einer Standardzubereitung, eingestellt in Internationalen Einheiten, die den gleichen Schutz verleiht.

Die Internationale Einheit ist die Aktivität einer festgelegten Menge des Internationalen Standards. Die Wirksamkeit des Internationalen Standards, angegeben in Internationalen Einheiten, wird von der WHO festgelegt.

Tollwut-Impfstoff (inaktiviert) für Tiere *BRP* wird gegen den Internationalen Standard in Internationalen Einheiten eingestellt.

Bei der nachfolgend beschriebenen Bestimmung wird ein Parallelenmodell mit mindestens je 3 Punkten für den zu prüfenden Impfstoff und die Standardzubereitung verwendet. Sofern Erfahrungen mit der Methode für einen bestimmten Impfstoff vorliegen, kann eine vereinfachte Bestimmung mit einer einzelnen Verdünnung des zu prüfenden Impfstoffs durchgeführt werden. Damit kann bestimmt werden, ob der Impfstoff eine Wirksamkeit hat, die signifikant über dem notwendigen Minimum liegt, sie gibt jedoch keine vollständige Auskunft über die Validität jeder einzelnen Bestimmung der Wirksamkeit. Die Verwendung von nur einer Verdünnung ermöglicht eine beträchtliche Verringerung der Anzahl der für die Bestimmung verwendeten Tiere und muss in jedem Laboratorium gemäß den Bestimmungen des Europäischen Übereinkommens zum Schutz der für Versuche und andere wissenschaftliche Zwecke verwendeten Wirbeltiere in Betracht gezogen werden.

Auswahl und Verteilung der Versuchstiere: Für die Bestimmung werden gesunde, weibliche Mäuse im Alter von etwa 4 Wochen aus derselben Zucht verwendet. Die Mäuse werden in mindestens 10 Gruppen von jeweils mindestens 10 Mäusen eingeteilt.

Herstellung der Belastungssuspension: Eine Gruppe von Mäusen wird intrazerebral mit dem Challenge Virus Standard (CVS)-Stamm des Tollwut-Virus belastet. Bei Auftreten von Anzeichen der Tollwut, jedoch vor dem Sterben, werden die Mäuse schmerzlos getötet, das Gehirn entnommen und ein Hirngewebshomogenisat in einem geeigneten Lösungsmittel hergestellt. Nach Entfernen von groben Partikeln durch Zentrifugieren wird der Überstand als Belastungssuspension verwendet. Die Suspension wird in kleinen Volumen in Ampullen gefüllt, die zugeschmolzen und bei einer Temperatur unterhalb von –60 °C aufbewahrt werden. Der Inhalt einer Ampulle wird aufgetaut und eine Verdünnungsreihe in einem geeigneten Lösungsmittel angelegt. Jede Verdünnung wird einer Gruppe von Mäusen zugeordnet. Jeder Maus werden intrazerebral 0,03 ml der Verdünnung verabreicht, die ihrer Gruppe zugeordnet ist. Die Mäuse werden 14 Tage lang mindestens 1-mal täglich beobachtet und in jeder Gruppe wird die Anzahl der Tiere registriert, die zwischen dem 5. und 14. Tag Tollwut-Symptome entwickeln. Danach wird die ID_{50} der unverdünnten Suspension berechnet.

Bestimmung der Wirksamkeit des zu prüfenden Impfstoffs: Mindestens 3 Verdünnungsreihen des zu prüfenden Impfstoffs und 3 gleichartige Verdünnungsreihen der Standardzubereitung werden angelegt. Die Verdünnungen sind so vorzunehmen, dass die mit der höchsten Impfstoffkonzentration erwartungsgemäß mehr als 50 Prozent der Tiere, denen sie verabreicht werden, schützen und dass die Verdünnungen mit den niedrigsten Impfstoffkonzentrationen weniger als 50 Prozent der Tiere, denen sie verabreicht werden, schützen. Jede Verdünnung wird einer anderen Gruppe von Mäusen zugeordnet, denen je 0,5 ml der ihnen zugeordneten Verdünnung intraperitoneal verabreicht werden. 14 Tage nach der Injektion wird eine Suspension des Belastungsvirus so hergestellt, dass sie auf der Grundlage der vorhergegangenen Titration in je 0,03 ml etwa 50 ID_{50} enthält. Jeder geimpften Maus werden 0,03 ml der Suspension intrazerebral verabreicht. Außerdem wird eine geeignete Verdünnungsreihe von 3 Konzentrationen der Belastungssuspension angelegt. Die Belastungssuspension und die 3 Verdünnungen werden je einer von 4 Gruppen von je 10 ungeimpften Mäusen zugeordnet und jeder Maus 0,03 ml der ihrer Gruppe zugeordneten Suspension oder deren Verdünnung intrazerebral verabreicht. Die Tiere jeder Gruppe werden 14 Tage lang mindestens 1-mal täglich beobachtet.

Die Bestimmung ist ungültig, wenn mehr als 2 Mäuse in einer Gruppe innerhalb der ersten 4 Tage nach der Belastung sterben. Für jede Gruppe wird die Anzahl der Tiere registriert, die im Zeitraum zwischen dem 5. und 14. Tag nach der Belastung Tollwut-Symptome aufweist.

Die Bestimmung ist nur gültig, wenn
- sowohl für den zu prüfenden Impfstoff als auch für die Standardzubereitung die 50-Prozent-Schutzdosis zwischen der kleinsten und größten Dosis liegt, die den Mäusen verabreicht wurde
- die Titration der Belastungssuspension zeigt, dass in 0,03 ml der Suspension mindestens 10 ID_{50} enthalten sind
- die Vertrauensgrenzen ($p = 0,95$) mindestens 25 und höchstens 400 Prozent der ermittelten Wirksamkeit betragen
  Falls dieses Validitätskriterium nicht erreicht wird, muss der untere Grenzwert der ermittelten Wirksamkeit mindestens 1 I. E. in der kleinsten vorgeschriebenen Dosis betragen.
- die statistische Analyse eine signifikante Steigung ($p = 0,95$) und keine signifikante Abweichung von Linearität und Parallelität der Dosis-Wirkungskurve ($p = 0,99$) ergibt.

Der Impfstoff entspricht der Bestimmung, wenn die ermittelte Wirksamkeit mindestens 1 I. E. in der kleinsten vorgeschriebenen Dosis beträgt.

Anwendung alternativer Endpunkte: Hat ein Laboratorium die vorstehend beschriebene Wirksamkeitsbestimmung für die Routineprüfung etabliert, sollte der letale Endpunkt durch Beobachten von klinischen Anzeichen und Anwendung eines früheren Endpunkts als der Tod ersetzt werden, um das Leiden der Tiere zu verringern. Folgendes Beispiel kann angewendet werden.

Der Verlauf einer Tollwut-Infektion in Mäusen nach intrazerebraler Belastung kann durch 5 Phasen, die durch typische klinische Anzeichen definiert sind, dargestellt werden:
Phase 1: aufgestelltes Fell, gekrümmter Rücken
Phase 2: langsamer Bewegungsablauf, Aufmerksamkeitsverlust (Kreisbewegungen können ebenfalls auftreten)
Phase 3: unsichere Bewegungen, Zittern, Krämpfe
Phase 4: Anzeichen von Parese oder Paralyse
Phase 5: moribunder Zustand

Die Mäuse werden ab Tag 4 nach der Belastung mindestens 2-mal täglich beobachtet. Klinische Anzeichen werden anhand einer Tabelle, wie beispielsweise Tab. 0451-1, erfasst. Die Erfahrung hat gezeigt, dass die Anwendung der Phase 3 als Endpunkt Ergebnisse bei der Wirksamkeitsbestimmung aufweist, die den Ergebnissen bei der Anwendung des letalen Endpunkts entsprechen. Jedes Laboratorium muss die Äquivalenz dieser Ergebnisse durch die Bewertung einer geeigneten Anzahl an Wirksamkeitsbestimmungen mit beiden Endpunkten (klinische Anzeichen und letaler Endpunkt) nachweisen.

Tab. 0451-1: Beispiel einer Tabelle, die für die Aufzeichnung der klinischen Anzeichen bei der Wirksamkeitsbestimmung von Tollwut-Impfstoff verwendet wird

Klinische Anzeichen	Tag nach der Belastung						
	4	5	6	7	8	9	10	11
aufgestelltes Fell gekrümmter Rücken								
langsamer Bewegungsablauf Aufmerksamkeitsverlust Kreisbewegungen								
unsichere Bewegungen Zittern Krämpfe								
Parese Paralyse								
moribunder Zustand								

4 Beschriftung

Die Beschriftung gibt an
- Art der Zellkultur und Spezies, von der die Zellkultur stammt, in der der Impfstoff hergestellt wurde
- Mindestanzahl an Internationalen Einheiten je Dosis
- Mindestdauer des Impfschutzes.

Radioaktive Arzneimittel und Ausgangsmaterialien für radioaktive Arzneimittel

(^{68}Ga)Gallium-PSMA-11-Injektionslösung .... 7911 Natrium(^{131}I)iodid-Lösung 7913

(⁶⁸Ga)Gallium-PSMA-11-Injektionslösung

Gallii(⁶⁸Ga) PSMA-11 solutio iniectabilis

10.4/3044

$C_{44}H_{59}{}^{68}GaN_6O_{17}$ M_r 1012

Definition

Sterile Lösung eines Komplexes von Gallium-68 mit dem Zielliganden (3*S*,7*S*)-22-[3-[[[2-[[[5-(2-Carboxyethyl))-2-hydroxyphenyl]methyl](carboxymethyl)amino]ethyl](carboxymethyl)amino]methyl]-4-hydroxyphenyl]-5,13,20-trioxo-4,6,12,19-tetraazadocosan-1,3,7-tricarbonsäure (PSMA-11) des prostataspezifischen Membranproteinantigens vom Menschen (PSMA)

Die Injektionslösung wird mit (⁶⁸Ga)Galliumchlorid-Lösung zur Radiomarkierung (**Gallii(⁶⁸Ga) chloridi solutio ad radio-signandum**) oder (⁶⁸Ga)Galliumchlorid-Lösung zur Radiomarkierung (hergestellt in einem Beschleuniger) (**Gallii(⁶⁸Ga) chloridi acceleratore formati solutio ad radio-signandum**) und PSMA-11 hergestellt.

Die Injektionslösung kann einen geeigneten Puffer enthalten.

Gehalt
- Gallium-68: 90 bis 110 Prozent der deklarierten Gallium-68-Radioaktivität zu dem in der Beschriftung angegebenen Zeitpunkt
- PSMA-11: höchstens 30 µg je empfohlener Maximaldosis in Milliliter

Eine reversible Stereoisomerisierung von [⁶⁸Ga]Gallium-PSMA-11 in Lösung kann in Abhängigkeit von Temperatur, pH-Wert und Zeit auftreten.

Eigenschaften

Aussehen: klare, farblose Lösung

Halbwertszeit und Art der Strahlung von Gallium-68: siehe Allgemeinen Text „5.7 Tabelle mit physikalischen Eigenschaften der im Arzneibuch erwähnten Radionuklide"

Prüfung auf Identität

A. Gammaspektrometrie

Ergebnis: Die wichtigsten Gammaphotonen haben Energien von 0,511 MeV und 1,077 MeV und in Abhängigkeit von der Messgeometrie kann ein Summenpeak von 1,022 MeV festgestellt werden. Zudem kann ein Peak von Gammaphotonen mit einer Energie von 1,883 MeV auftreten.

B. Ungefähre Halbwertszeit: 61 bis 75 min

C. Die bei der Prüfung „Radiochemische Reinheit, Prüfung B" (siehe „Prüfung auf Reinheit") erhaltenen Chromatogramme werden ausgewertet.

Ergebnis: Die 2 Hauptpeaks im Radiochromatogramm der Untersuchungslösung entsprechen in Bezug auf die Retentionszeit den 2 Hauptpeaks im Chromatogramm der Referenzlösung a.

Prüfung auf Reinheit

pH-Wert (2.2.4): 4 bis 8

PSMA-11, Gallium-PSMA-11 und andere verwandte Substanzen: Flüssigchromatographie (2.2.29)

Untersuchungslösung: die Injektionslösung

Referenzlösung a: Eine Menge Gallium-PSMA-11 *R*, die 50 µg wasser- und trifluoressigsäurefreiem Gallium-PSMA-11 entspricht, wird in 1,0 ml Wasser *R* gelöst.

Referenzlösung b: Eine Menge PSMA-11 *R*, die 30 µg wasser- und trifluoressigsäurefreiem PSMA-11 entspricht, wird in der mobilen Phase A zu *V* gelöst, wobei *V* der empfohlenen Maximaldosis in Millilitern entspricht.

Referenzlösung c: 1,0 ml Referenzlösung b wird mit der mobilen Phase A zu 10,0 ml verdünnt.

Säule
- Größe: l = 0,15 m, ⌀ = 3,0 mm
- Stationäre Phase: desaktiviertes, nachsilanisiertes, octadecylsilyliertes Kieselgel zur Chromatographie *R* (3 µm)

Mobile Phase
- Mobile Phase A: Trifluoressigsäure *R*, Wasser zur Chromatographie *R* (1:999 *V/V*)
- Mobile Phase B: Trifluoressigsäure *R*, Acetonitril *R* (1:999 *V/V*)

Zeit (min)	Mobile Phase A (% V/V)	Mobile Phase B (% V/V)
0 – 0,5	95	5
0,5 – 10	95 → 60	5 → 40
10 – 12	60	40

Durchflussrate: 0,6 ml · min⁻¹

Detektion: Spektrometer bei 280 nm, in Serie verbunden mit einem Radioaktivitätsdetektor

Einspritzen: 20 µl

Relative Retention (bezogen auf PSMA-11, t_R etwa 8 min)
- Gallium-PSMA-11-Stereoisomer 1: etwa 0,9
- Gallium-PSMA-11-Stereoisomer 2: etwa 1,0

Eignungsprüfung: Referenzlösung a, unter Verwendung des Spektrometers
- Auflösung: mindestens 1,5 zwischen den Peaks der Stereoisomere 1 und 2 von Gallium-PSMA-11

Grenzwerte: Das mit dem Spektrometer aufgezeichnete Chromatogramm wird ausgewertet.
- PSMA-11, Gallium-PSMA-11 und andere verwandte Substanzen (Summe der Flächen aller Peaks mit einer relativen Retention bezogen auf PSMA-11 von 0,8 bis 1,3): nicht größer als die Fläche des Hauptpeaks im Chromatogramm der Referenzlösung b (30 µg/V)
- Ohne Berücksichtigung bleiben: Peaks, deren Fläche nicht größer ist als die Fläche des Hauptpeaks im Chromatogramm der Referenzlösung c (3 µg/V)

Verunreinigung C: Dünnschichtchromatographie (2.2.27)

Lösung A: eine Lösung, die wie die Untersuchungslösung zusammengesetzt ist, jedoch ohne HEPES und [⁶⁸Ga]Gallium-PSMA-11

Untersuchungslösung: die Injektionslösung

Referenzlösung: 25 mg HEPES R (Verunreinigung C) werden in der Lösung A zu V gelöst, wobei V der empfohlenen Maximaldosis in Millilitern entspricht. 1,0 ml Lösung wird mit der Lösung A zu 50,0 ml verdünnt.

Platte: DC-Platte mit Kieselgel F_{254} R

Fließmittel: Methanol R, Wasser R, Acetonitril R (10:15:75 V/V/V)

Auftragen: (V/1000) ml, wobei V der empfohlenen Maximaldosis in Millilitern entspricht

Nacheinander werden jeweils Portionen von 2 µl aufgetragen und nach jedem Auftragen werden die Auftragspunkte im Warmluftstrom getrocknet.

Laufstrecke: 2/3 der Platte

Detektion: Die Platte wird 4 min lang Iodgas von 30 bis 40 °C ausgesetzt.

Retardationsfaktor
- Verunreinigung C: etwa 0,3

Eignungsprüfung: Referenzlösung
- Das Chromatogramm muss einen deutlich sichtbaren Fleck zeigen.

Grenzwert
- Verunreinigung C: Ein der Verunreinigung C entsprechender Fleck im Chromatogramm der Untersuchungslösung darf nicht intensiver sein als der entsprechende Fleck im Chromatogramm der Referenzlösung (500 µg/V).

Ethanol (2.4.24 oder eine andere geeignete, validierte Methode): höchstens 10 Prozent (V/V) und höchstens 2,5 g je Verabreichung, unter Annahme einer Dichte (2.2.5) von 0,790 g · ml⁻¹ berechnet

Sterilität: Die Injektionslösung muss der Prüfung „Sterilität" der Monographie **Radioaktive Arzneimittel (Radiopharmaceutica)** entsprechen.

Die Injektionslösung kann vor Abschluss der Prüfung zur Anwendung freigegeben werden.

Bakterien-Endotoxine (2.6.14): weniger als 175 I. E./V Bakterien-Endotoxine, wobei V der empfohlenen Maximaldosis in Millilitern entspricht

Die Injektionslösung kann vor Abschluss der Prüfung zur Anwendung freigegeben werden.

Radiochemische Reinheit

A. Dünnschichtchromatographie (2.2.27)

Untersuchungslösung: die Injektionslösung

Referenzlösung a: (⁶⁸Ga)Galliumchlorid-Lösung zur Radiomarkierung oder (⁶⁸Ga)Galliumchlorid-Lösung zur Radiomarkierung (hergestellt in einem Beschleuniger) wird mit verdünnter Salzsäure R oder durch Verdünnen mit Wasser R auf einen pH-Wert von 1,0 ± 0,2 eingestellt

Referenzlösung b: 1 ml Referenzlösung a wird mit 1 ml einer Lösung, die Natriumhydroxid R (4 g · l⁻¹) und Pentetsäure R (10 g · l⁻¹) enthält, versetzt. Die Mischung ist innerhalb von 30 min zu verwenden.

Platte: DC-Platte mit Kieselgel R; eine Glasfiberplatte wird verwendet.

Fließmittel: Lösung von Ammoniumacetat R (77 g · l⁻¹) in Wasser R, Methanol R (50:50 V/V)

Auftragen: 5 µl

Entwicklung: sofort, über 2/3 der Platte

Trocknen: an der Luft

Detektion: geeigneter Detektor zur Bestimmung der Radioaktivitätsverteilung

Retardationsfaktor
- [⁶⁸Ga]Gallium-PSMA-11: 0,8 bis 1,0

Eignungsprüfung: Der Retardationsfaktor des Hauptsignals im Chromatogramm der Referenzlösung a darf höchstens 0,1 betragen; der Retardationsfaktor des Hauptsignals im Chromatogramm der Referenzlösung b muss größer sein als 0,7.

Grenzwert
- höchstens 3 Prozent der Gesamtradioaktivität durch Gallium-68-Spezies, die mit einem Retardationsfaktor kleiner als 0,2 migrieren

B. Flüssigchromatographie (2.2.29) wie unter „PSMA-11, Gallium-PSMA-11 und andere verwandte Substanzen" beschrieben

Falls erforderlich wird die Untersuchungslösung mit Wasser *R* so verdünnt, dass eine für den Radioaktivitätsdetektor geeignete Radioaktivität erhalten wird.

Das mit dem Radioaktivitätsdetektor aufgezeichnete Chromatogramm wird ausgewertet. Die Peaks von [^{68}Ga]Gallium-PSMA-11 werden durch Vergleich mit dem Chromatogramm der Referenzlösung a, das mit dem Spektrometer aufgezeichnet wurde, bestimmt.

Grenzwert
- Summe von [^{68}Ga]Gallium-PSMA-11-Stereoisomer 1 und [^{68}Ga]Gallium-PSMA-11-Stereoisomer 2: mindestens 95 Prozent der Gesamtradioaktivität von Gallium-68

Radioaktivität

Die Radioaktivität der Injektionslösung wird mit einem kalibrierten Gerät bestimmt.

Beschriftung

Die Beschriftung gibt den Prozentgehalt an Ethanol in der Injektionslösung an.

Verunreinigungen

Spezifizierte Verunreinigung:
C

C.

2-[4-(2-Hydroxyethyl)piperazin-1-yl]ethan-1-sulfon=
säure
(HEPES)

10.4/0281

Natrium(^{131}I)iodid-Lösung
Natrii iodidi(^{131}I) solutio

Definition

Die Lösung enthält Iod-131 in Form von Natriumiodid sowie Natriumthiosulfat oder ein anderes geeignetes Reduktionsmittel. Sie kann einen geeigneten Puffer enthalten.

Gehalt
- Iod-131: 90 bis 110 Prozent der deklarierten Radioaktivität zu dem in der Beschriftung angegebenen Zeitpunkt
- Iodid: höchstens 20 µg je empfohlene Maximaldosis in Millilitern

Herstellung

Iod-131 wird durch Neutronenbestrahlung von Tellur oder durch Extraktion von Kernspaltprodukten des Urans erhalten.

Eigenschaften

Aussehen: klare, farblose Lösung

Halbwertszeit und Art der Strahlung von Iod-131: siehe Allgemeinen Text „5.7 Tabelle mit physikalischen Eigenschaften der im Arzneibuch erwähnten Radionuklide"

Prüfung auf Identität

A. Gammaspektrometrie

   Ergebnis: Das Spektrum der Zubereitung weicht nicht signifikant von dem einer Iod-131-Referenzlösung ab. Das wichtigste Gammaphoton hat eine Energie von 0,365 MeV.

B. Die bei der Prüfung „Radiochemische Reinheit" erhaltenen Chromatogramme werden ausgewertet.

   Ergebnis: Der Hauptpeak im Radiochromatogramm der Untersuchungslösung b entspricht in Bezug auf die Retentionszeit dem Hauptpeak im Chromatogramm der Referenzlösung a.

Prüfung auf Reinheit

pH-Wert (2.2.3): 7,0 bis 10,0

Sterilität: Natrium[^{131}I]iodid-Lösung zur parenteralen Anwendung muss der Prüfung „Sterilität" der Monographie **Radioaktive Arzneimittel (Radiopharmaceutica)** entsprechen.

Die Zubereitung kann vor Abschluss der Prüfung zur Anwendung freigegeben werden.

Iodid: Flüssigchromatographie (2.2.29)

Untersuchungslösung a: die Zubereitung

Untersuchungslösung b: Die Zubereitung wird mit einem abgemessenem Volumen einer Lösung von Natriumhydroxid *R* (2 g · l^{-1}) verdünnt, bis die Radioaktivität etwa 74 MBq je Milliliter beträgt, und mit dem gleichen Volumen einer Lösung von Kaliumiodid *R* (1 g · l^{-1}), Kaliumiodat *R* (2 g · l^{-1}) und Natriumhydrogencarbonat *R* (10 g · l^{-1}) gemischt.

Referenzlösung a: 1 ml einer Lösung von Kaliumiodid *R* (26,2 mg · l⁻¹) wird mit Wasser *R* zu *V* verdünnt, wobei *V* der empfohlenen Maximaldosis in Millilitern entspricht.

Referenzlösung b: 1 ml einer Lösung von Kaliumiodat *R* (24,5 mg · l⁻¹) wird mit Wasser *R* zu *V* verdünnt, wobei *V* der empfohlenen Maximaldosis in Millilitern entspricht. Gleiche Volumteile dieser Lösung und der Referenzlösung a werden gemischt.

Blindlösung: eine Lösung aller in der Beschriftung angegebenen Bestandteile (je 2 mg · ml⁻¹), mit Ausnahme des Iodids

Säule
- Größe: $l = 0,25$ m, $\varnothing = 4,0$ mm
- Stationäre Phase: nachsilanisiertes, octadecylsilyliertes Kieselgel zur Chromatographie *R* (5 µm)
- Temperatur: konstant, zwischen 20 und 30 °C

Säulen und Leitungen aus rostfreiem Stahl werden verwendet.

Mobile Phase: 5,85 g Natriumchlorid *R* werden in 1000 ml Wasser zur Chromatographie *R* gelöst. Die Lösung wird mit 650 µl Octylamin *R* versetzt und mit Phosphorsäure 85 % *R* auf einen pH-Wert von 7,0 eingestellt. Diese Lösung wird mit 50 ml Acetonitril zur Chromatographie *R* versetzt und gemischt.

Durchflussrate: 1,5 ml · min⁻¹

Detektion: Spektrometer bei 220 nm, in Serie verbunden mit einem Radioaktivitätsdetektor

Einspritzen: 20 µl; Untersuchungslösung a, Referenzlösungen a und b, Blindlösung

Chromatographiedauer: das 2,4fache der Retentionszeit von Iodid

Relative Retention (bezogen auf Iodid, t_R etwa 5 min)
- Iodat: 0,2 bis 0,3

Eignungsprüfung
- Im Chromatogramm der Blindlösung darf kein Peak in Bezug auf die Retentionszeit dem Iodid-Peak entsprechen.
- Auflösung: mindestens 2,0 zwischen den Peaks von Iodat und Iodid im Chromatogramm der Referenzlösung b, das mit dem Spektrometer aufgezeichnet wurde

Grenzwert: Die mit dem Spektrometer erhaltenen Chromatogramme werden ausgewertet.
- Iodid: nicht größer als die Fläche des entsprechenden Peaks im Chromatogramm der Referenzlösung a

Radionuklid-Reinheit

Iod-131: mindestens 99,9 Prozent der Gesamtradioaktivität

Gammaspektrometrie

Die relativen Mengen an Iod-131, Iod-133, Iod-135 und anderer vorhandener Radionuklid-Verunreinigungen werden bestimmt.

Radiochemische Reinheit

[¹³¹I]Iodid: Flüssigchromatographie (2.2.29) wie unter „Iodid" beschrieben, mit folgender Änderung:

Einspritzen: 20 µl; Untersuchungslösung b, Referenzlösung a

Grenzwert: Das mit dem Radioaktivitätsdetektor erhaltene Chromatogramm der Untersuchungslösung b wird ausgewertet. Der Iodid-Peak wird durch Vergleich mit dem Chromatogramm der Referenzlösung a, das mit dem Spektrometer erhalten wurde, bestimmt.
- [¹³¹I]Iodid: mindestens 95 Prozent der Gesamtradioaktivität

Radioaktivität

Die Radioaktivität der Zubereitung wird mit einem kalibrierten Gerät bestimmt.

Beschriftung

Die Beschriftung gibt an,
- Name jedes Hilfsstoffs
- empfohlene Maximaldosis in Millilitern
- falls zutreffend, dass die Zubereitung zur Herstellung von Parenteralia geeignet ist.

Verunreinigungen

A. [¹³¹I]Iodat-Ion

B. Iod-130

C. Iod-133

D. Iod-135

Pflanzliche Drogen und Zubereitungen aus pflanzlichen Drogen

Baikal-Helmkraut-Wurzel	7917	Mutterkraut	7923
Forsythienfrüchte	7919	Großer-Wiesenknopf-Wurzel	7925
Morindawurzel	7921	Zanthoxylum-bungeanum-Schale	7927

10.4/2438

Baikal-Helmkraut-Wurzel
Scutellariae baicalensis radix

Definition

Die im Frühjahr oder Herbst geerntete, getrocknete (oder gedämpfte oder mit kochendem Wasser behandelte und anschließend getrocknete), geschälte, ganze oder zerkleinerte Wurzel von *Scutellaria baicalensis* Georgi ohne Seitenwurzeln.

Gehalt: mindestens 9,0 Prozent Baicalin ($C_{21}H_{18}O_{11}$; M_r 446,4), bezogen auf die getrocknete Droge

Prüfung auf Identität

A. Die unzerkleinerte Wurzel ist konisch, gedreht, 8 bis 25 cm lang und misst 1 bis 3 cm im Durchmesser. Die äußere Oberfläche ist gelblich braun oder dunkelgelb und trägt verstreut warzige Reste von Seitenwurzeln; der obere Bereich ist rau mit längs verlaufenden oder unregelmäßig netzartigen Runzeln, im unteren Bereich zeigt sie längsverlaufende Furchen und feine Runzeln. Das Gewebe ist hart, spröde und leicht zu brechen. Der Bruch ist gelb, wobei manche Wurzeln einen gelben äußeren Bereich und ein verwittertes, rötlich braunes Zentrum zeigen; die Rinde ist dünn. Der zentrale Bereich älterer Wurzeln ist dunkelbraun oder bräunlich schwarz, geschrumpft oder hohl. Die Wurzel von kultivierten Pflanzen ist spitz zulaufend, normalerweise verzweigt, mit fest am Holz haftender äußerer Rinde. Ihre äußere Oberfläche ist gelblich braun, relativ fein längs gerunzelt.

Die zerkleinerte Wurzel liegt in Form von Scheiben, kurzen Fragmenten oder unregelmäßig geformten Stücken mit einem Durchmesser von 0,3 bis 1,9 cm vor. Die äußere Oberfläche ist gelblich braun oder dunkelgelb und zeigt manchmal warzige Reste von Seitenwurzeln. Die Rinde kann rau oder längs gefurcht sein. Die Schnittfläche zeigt eine dünne, gelbe oder grünlich gelbe Rinde und einen heller gelben Holzteil; bei manchen Wurzeln zeigt sie einen gelben äußeren Bereich und einen verwitterten, rötlich braunen zentralen Bereich; das Xylem ist radiär gestreift oder erscheint lamellenförmig. Der zentrale Bereich alter Wurzeln ist dunkelbraun oder bräunlich schwarz, geschrumpft oder hohl. Das Gewebe ist hart und sehr leicht zu brechen.

B. Mikroskopische Prüfung (2.8.23)

Das Pulver ist gelblich oder gelblich braun. Die Prüfung erfolgt unter dem Mikroskop, wobei Chloralhydrat-Lösung *R* verwendet wird. Das Pulver zeigt folgende Merkmale (Abb. 2438-1): Phloemfasern und Sklereiden, einzeln [F, G] oder in Gruppen [J], manchmal im Verbund mit Parenchymzellen [B, D, H], mit verdickten bis stark verdickten, von Tüpfelkanälen durchzogenen und getüpfelten Wänden; die Phloemfasern sind spindelförmig, 60 bis 270 µm lang und messen 9 bis 35 µm im Durchmesser [Ba], die Sklereiden sind eiförmig [Ac, Da], rechteckig [J] oder annähernd quadratisch [G] und messen 26 bis 29 µm im Durchmesser; gelblich braune Korkfragmente aus polygonalen Zellen (Aufsicht [C]); Fragmente der äußeren Rinde [A] aus mehreren Lagen Kork [Aa], Phelloderm [Ab], wenigen Lagen Rindenparenchym aus Zellen mit leicht verdickten Wänden [Ad] und Sklereiden oder Fasern [Ac]; zahlreiche Gefäße [L, M], netzförmig [La] oder mit Hoftüpfeln [E, Lb, Ma], 14 bis 72 µm im Durchmesser, im Verbund mit Xylemfasern mit einem Durchmesser von 10 bis 20 µm, meistens mit wenigen, schräggestellten Tüpfeln, oft zerbrochen vorliegend. Erfolgt die Prüfung unter dem Mikroskop mit einer 50-prozentigen Lösung (*V/V*) von Glycerol *R*, zeigt das Pulver zahlreiche rundliche Stärkekörner [K], die meisten 2 bis 10 µm, gelegentlich bis zu 14 µm im Durchmesser, einzeln oder aus 2 bis 3 Elementen zusammengesetzt, mit sichtbarem Bildungszentrum.

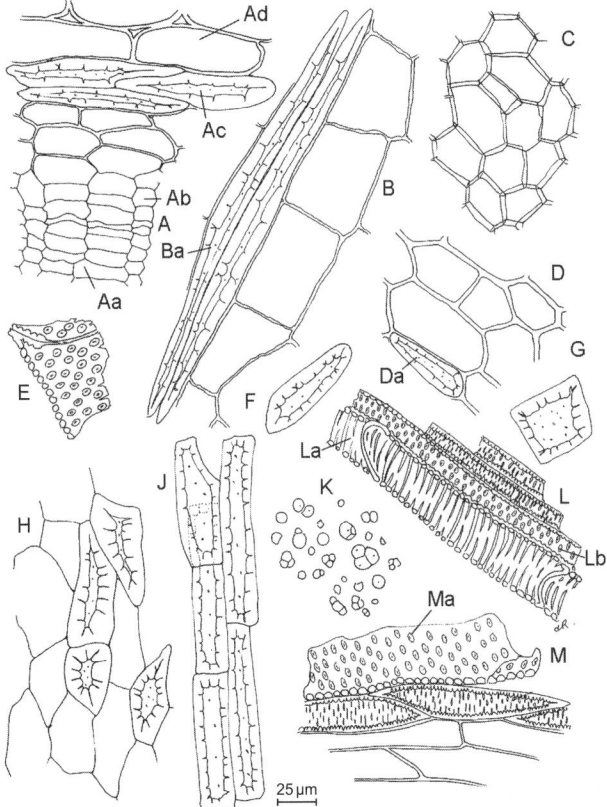

Abb. 2438-1: Zeichnerische Darstellung zu „Prüfung auf Identität, B" von pulverisierter Baikal-Helmkraut-Wurzel

C. Dünnschichtchromatographie (2.2.27)

Untersuchungslösung: 1 g pulverisierte Droge (355) (2.9.12) wird mit 10 ml Methanol R versetzt. Die Mischung wird 10 min lang mit Ultraschall behandelt und anschließend zentrifugiert. Der Überstand wird verwendet.

Referenzlösung: 1 mg Baicalin R und 1 mg Acteosid R werden in 10 ml Methanol R gelöst.

Platte: DC-Platte mit Kieselgel F_{254} R (2 bis 10 µm)

Fließmittel: Essigsäure R, wasserfreie Ameisensäure R, Wasser R, Ethylacetat R (1:1:2:15 V/V/V/V)

Auftragen: 10 µl; bandförmig

Laufstrecke: 6 cm

Trocknen: an der Luft

Detektion: Die Platte wird 3 min lang bei 100 bis 105 °C erhitzt, mit einer Lösung von Diphenylboryloxyethylamin R ($10 \text{ g} \cdot \text{l}^{-1}$) in Methanol R und anschließend mit einer Lösung von Macrogol 400 R ($50 \text{ g} \cdot \text{l}^{-1}$) in Methanol R besprüht und 30 min lang an der Luft trocknen gelassen. Die Auswertung erfolgt im ultravioletten Licht bei 365 nm.

Ergebnis: Die Zonenfolge in den Chromatogrammen von Referenzlösung und Untersuchungslösung ist aus den nachstehenden Angaben ersichtlich. Im Chromatogramm der Untersuchungslösung können weitere, schwache blau fluoreszierende Zonen vorhanden sein.

\multicolumn{2}{c}{Oberer Plattenrand}	
	3 bis 4 fluoreszierende Zonen
	2 fluoreszierende Zonen
Acteosid (Verbascosid): eine blau fluoreszierende Zone	eine intensive, blau fluoreszierende Zone
	eine blau fluoreszierende Zone
Baicalin: eine schwarze Zone	eine schwarze Zone
	eine schwache, gelb fluoreszierende Zone
Referenzlösung	Untersuchungslösung

Prüfung auf Reinheit

Trocknungsverlust (2.2.32): höchstens 12,0 Prozent, mit 1,000 g pulverisierter Droge (355) (2.9.12) durch 2 h langes Trocknen im Trockenschrank bei 105 °C bestimmt

Asche (2.4.16): höchstens 6,0 Prozent

Salzsäureunlösliche Asche (2.8.1): höchstens 2,0 Prozent

Gehaltsbestimmung

Flüssigchromatographie (2.2.29)

Untersuchungslösung: 0,300 g pulverisierte Droge (355) (2.9.12) werden mit 40 ml Ethanol 70 % R versetzt, 3 h lang im Wasserbad unter Rückflusskühlung erhitzt, anschließend abgekühlt und abfiltriert. Das Filtrat wird in einen 100-ml-Messkolben überführt. Kolben und Rückstand werden mehrere Male mit kleinen Mengen Ethanol 70 % R gewaschen und die Waschflüssigkeiten ebenfalls in den Messkolben filtriert. Die vereinigten Flüssigkeiten werden mit Ethanol 70 % R zu 100,0 ml verdünnt und gründlich gemischt. 1,0 ml dieser Lösung wird mit Methanol R zu 10,0 ml verdünnt und gründlich gemischt.

Referenzlösung a: 5,0 mg Baicalin CRS werden in Methanol R zu 100,0 ml gelöst.

Referenzlösung b: 2 mg Methyl-4-hydroxybenzoat R werden in Methanol R gelöst. Die Lösung wird mit 20 ml Referenzlösung a versetzt und mit Methanol R zu 100 ml verdünnt.

Säule
- Größe: $l = 0{,}125$ m, $\varnothing = 4$ mm
- Stationäre Phase: octadecylsilyliertes Kieselgel zur Chromatographie R (5 µm)

Mobile Phase
- Mobile Phase A: 0,1-prozentige Lösung (V/V) von Phosphorsäure 85 % R
- Mobile Phase B: Acetonitril R

Zeit (min)	Mobile Phase A (% V/V)	Mobile Phase B (% V/V)
0 – 30	90 → 60	10 → 40

Durchflussrate: $1{,}0 \text{ ml} \cdot \text{min}^{-1}$

Detektion: Spektrometer bei 280 nm

Einspritzen: 10 µl

Retentionszeiten
- Methyl-4-hydroxybenzoat: etwa 15 min
- Baicalin: etwa 16 min

Eignungsprüfung: Referenzlösung b
- Auflösung: mindestens 3,0 zwischen den Peaks von Methyl-4-hydroxybenzoat und Baicalin

Der Prozentgehalt an Baicalin wird nach folgender Formel berechnet:

$$\frac{m_2 \cdot S_1 \cdot 10 \cdot p}{S_2 \cdot m_1}$$

m_1 = Einwaage der Droge in Gramm
m_2 = Masse von Baicalin zur Herstellung der Referenzlösung a in Gramm
S_1 = Fläche des Peaks von Baicalin im Chromatogramm der Untersuchungslösung

S_2 = Fläche des Peaks von Baicalin im Chromatogramm der Referenzlösung a
p = Prozentgehalt an Baicalin in Baicalin CRS

Lagerung

Vor Feuchtigkeit geschützt

10.4/2720

Forsythienfrüchte
Forsythiae fructus

Definition

Die getrocknete reife oder die wasserdampfbehandelte und getrocknete unreife Frucht von *Forsythia suspensa* (Thunb.) Vahl

Gehalt: mindestens 0,15 Prozent Forsythosid A ($C_{29}H_{36}O_{15}$; M_r 625), bezogen auf die getrocknete Droge

Prüfung auf Identität

A. Verholzte dorsizide (rückenspaltige) Kapselfrucht, die sich von apikal aus in 2 brüchige, bootförmige Klappen (Valven) öffnet; die Kapsel ist leicht zusammengedrückt, eiförmig bis länglich-ellipsoid. Die Valven sind 1,2 bis 2,5 cm lang und haben einen Durchmesser von 0,5 bis 1,2 cm. Sie laufen apikal spitz zu; an der abgerundeten Basis befindet sich die Ansatzstelle des Fruchtstiels oder der Fruchtstiel, der so lang sein kann wie die Frucht. Die äußere Oberfläche der Valven zeigt zahlreiche warzige, hellbraune Lenticellen, unregelmäßige Längsrunzeln und eine tiefe, mediane Längsfurche. Die innere Oberfläche der Valven ist überwiegend hell-gelblich-braun, glatt und leicht glänzend, sie wird durch ein Septum in 2 Fruchtfächer geteilt. Jede Kapsel enthält zahlreiche Samen (etwa 11 bis 20 in kleineren Früchten, bis zu 30 in größeren Früchten), die 0,5 bis 0,9 cm lang, länglich, abgeflacht, leicht gekrümmt und an einer Seite entlang der gesamten Länge deutlich geflügelt sind.

Die unreife Kapselfrucht ist geschlossen, gelblich grün, bräunlich grün, schwarzgrün oder dunkelbraun. Samen sind grünlich gelb oder blass-bräunlich-gelb.

Die reife, hellbraune oder orangebraune Kapselfrucht kann als 2 einzelne, vollständig geöffnete Valven oder teilweise geöffnet vorliegen; im letzteren Fall sind die Valven an der Basis noch miteinander verbunden und ihre Spitzen nach außen gekrümmt. Samen sind selten, hell- oder dunkelbraun. Die innere Oberfläche der Valven kann Reste der apikalen Plazenta enthalten, mit oder ohne Samen.

B. Mikroskopische Prüfung (2.8.23)

Das Pulver ist typischerweise grünlich braun (unreife Früchte) oder orangebraun (reife Früchte). Die Prüfung erfolgt unter dem Mikroskop, wobei Chloralhydrat-Lösung *R* verwendet wird. Das Pulver zeigt folgende Merkmale (Abb. 2720-1): Fragmente des Perikarps (Aufsicht [A], Querschnitt [F]), das eine Lage mehr oder weniger polygonaler Zellen des Epikarps (Aufsicht [Ab]) mit leicht verdickten Wänden [Ab, Fb] zeigt, die von einer dicken, gefurchten Kutikula bedeckt sind [Aa, Fa], die Kutikula ist 9 bis 26 µm dick; Fragmente der äußeren Zelllagen des Mesokarps aus Zellen mit unregelmäßig verdickten Wänden, manchmal mit kleinen, rundlichen Verdickungen (Aufsicht [J], Querschnitt [Fc]); Sklerenchymfasern in zahlreichen Bündeln [D], einzeln [G] oder in Gruppen [C], sowie Sklereiden verschiedener Formen und Größen, einzeln [H] oder in Gruppen [B], von den inneren Zelllagen des Mesokarps, die Sklerenchymfasern manchmal in parkettartiger Anordnung; Xylemgefäße sind eng und haben einen Durchmesser von 6 bis 15 µm. Wenn Samen vorhanden sind, zeigt das Pulver außerdem Fragmente des äußeren Integuments der Testa (Aufsicht [K]), das aus großen Zellen, häufig mit Öltröpfchen, besteht; Fragmente der Testa (Querschnitt [L]) mit dem äuße-

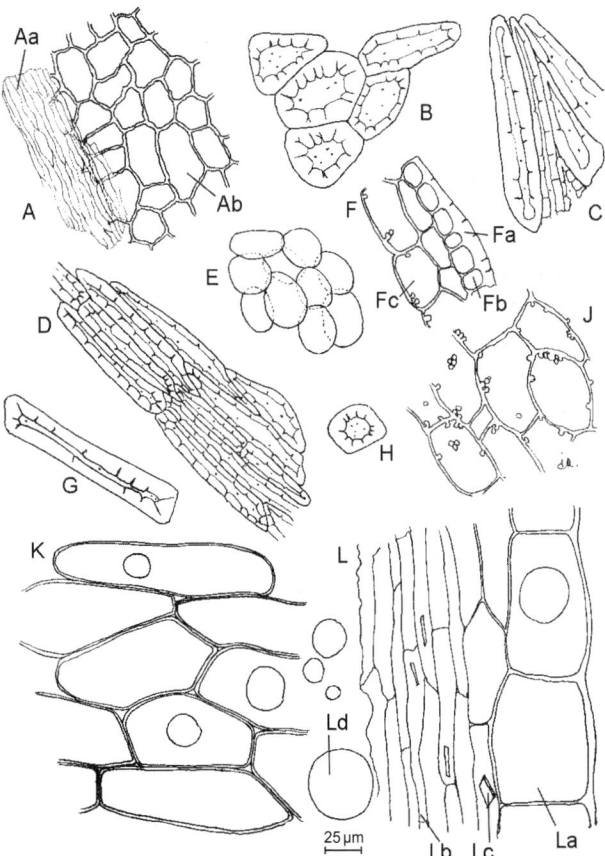

Abb. 2720-1: Zeichnerische Darstellung zu „Prüfung auf Identität, B" von pulverisierten Forsythienfrüchten

ren Integument aus großen Zellen [La] und mehreren Lagen mehr oder weniger flacher Zellen des inneren Integuments [Lb], von denen manche kleine, prismatische Calciumoxalatkristalle [Lc] enthalten; kleine Fragmente des Endosperms [E]; frei vorliegende Öltröpfchen sind ebenfalls vorhanden [Ld].

C. Hochleistungsdünnschichtchromatographie (2.8.25)

Untersuchungslösung: 1,0 g pulverisierte Droge (355) (2.9.12) wird mit 10,0 ml Methanol *R* versetzt. Die Mischung wird 10 min lang mit Ultraschall behandelt und anschließend zentrifugiert. Der Überstand wird verwendet.

Referenzlösung a: 5,0 mg Ursolsäure *R* und 50,0 mg Forsythosid A *R* werden in Methanol *R* zu 5,0 ml gelöst.

Referenzlösung b: 2,5 ml Referenzlösung a werden mit Methanol *R* zu 10,0 ml verdünnt.

Referenzlösung c: 30 mg Arbutin *R* und 50 mg Forsythosid A *R* werden in Methanol *R* zu 5 ml gelöst.

Intensitätsmarker: Ursolsäure

Platte: DC-Platte mit Kieselgel F_{254} *R* (2 bis 10 µm)

Fließmittel: Ameisensäure *R*, Wasser *R*, Toluol *R*, Aceton *R*, Etylacetat *R* (6:6:40:50:60 V/V/V/V/V)

Auftragen: 2 µl; bandförmig 8 mm

Laufstrecke: 70 mm vom unteren Rand der Platte

Trocknen: 5 min lang im Kaltluftstrom

Detektion: Die Platte wird mit Anisaldehyd-Lösung *R* 2 behandelt und 3 min lang bei 100 °C erhitzt. Die Auswertung erfolgt im Tageslicht.

Eignungsprüfung: Referenzlösung c
- Das Chromatogramm muss im unteren Drittel 2 deutliche Zonen zeigen; die obere Zone (Arbutin) und die untere Zone (Forsythosid A) müssen bräunlich sein.

Ergebnis: Die Zonenfolge in den Chromatogrammen von Referenzlösung a und Untersuchungslösung ist aus den nachstehenden Angaben ersichtlich. Im Chromatogramm der Untersuchungslösung können weitere schwache Zonen vorhanden sein.

Oberer Plattenrand	
	2 violette Zonen, schwach bis intensiv
Ursolsäure: eine rotviolette Zone	eine rotviolette Zone, schwach bis äquivalent
	eine graurotviolette Zone, schwach
	eine rötlich braune Zone, schwach bis äquivalent
Forsythosid A: eine bräunliche Zone	eine bräunliche oder bräunlich gelbe Zone, schwach bis äquivalent
	eine bräunlich gelbe Zone, schwach bis äquivalent
Referenzlösung a	Untersuchungslösung

Prüfung auf Reinheit

Fremde Bestandteile (2.8.2): höchstens 5,0 Prozent

Trocknungsverlust (2.2.32): höchstens 10,0 Prozent, mit 1,000 g pulverisierter Droge (355) (2.9.12) durch 2 h langes Trocknen im Trockenschrank bei 105 °C bestimmt

Asche (2.4.16): höchstens 4,0 Prozent

Gehaltsbestimmung

Flüssigchromatographie (2.2.29)

Untersuchungslösung: 0,500 g pulverisierte Droge (355) (2.9.12) werden in einem 250-ml-Rundkolben mit 100,0 ml Methanol *R* versetzt und der Kolben wird gewogen. Die Mischung wird 30 min lang bei 70 °C unter Rückflusskühlung erhitzt. Der Kolben wird anschließend abgekühlt und erneut gewogen. Der Lösungsmittelverlust wird mit Methanol *R* ausgeglichen. 1,5 ml Lösung werden durch einen Membranfilter (nominale Porengröße 0,45 µm) filtriert.

Referenzlösung a: 6,0 mg Forsythosid A *CRS* werden in Methanol *R* zu 200,0 ml gelöst.

Referenzlösung b: 1,5 mg Rutosid-Trihydrat *R* werden in 50 ml Referenzlösung a gelöst.

Säule
- Größe: $l = 0,25$ m, $\varnothing = 4,0$ mm
- Stationäre Phase: nachsilanisiertes, octadecylsilyliertes Kieselgel zur Chromatographie *R* 1 (5 µm)

– Temperatur: 20 °C

Mobile Phase
– Mobile Phase A: Ameisensäure *R*, Wasser zur Chromatographie *R* (0,1:99,9 *V/V*)
– Mobile Phase B: Ameisensäure *R*, Acetonitril *R* (0,1:99,9 *V/V*)

Zeit (min)	Mobile Phase A (% V/V)	Mobile Phase B (% V/V)
0–20	83 → 77,5	17 → 22,5
20–25	77,5 → 10	22,5 → 90
25–28	10	90

Durchflussrate: 0,6 ml · min^{-1}

Detektion: Spektrometer bei 325 nm

Einspritzen: 10 µl

Identifizierung von Peaks: Zur Identifizierung des Peaks von Forsythosid A wird das mit der Referenzlösung a erhaltene Chromatogramm verwendet; zur Identifizierung des Peaks von Rutosid wird das mit der Referenzlösung b erhaltene Chromatogramm verwendet.

Retentionszeiten
– Forsythosid A: etwa 16 min
– Rutosid: etwa 17 min

Eignungsprüfung: Referenzlösung b
– Auflösung: mindestens 1,5 zwischen den Peaks von Forsythosid A und Rutosid

Der Prozentgehalt an Forsythosid A wird nach folgender Formel berechnet:

$$\frac{A_1 \cdot m_2 \cdot p}{A_2 \cdot m_1 \cdot 2}$$

A_1 = Fläche des Peaks von Forsythosid A im Chromatogramm der Untersuchungslösung
A_2 = Fläche des Peaks von Forsythosid A im Chromatogramm der Referenzlösung a
m_1 = Einwaage der Droge zur Herstellung der Untersuchungslösung in Gramm
m_2 = Masse von Forsythosid A *CRS* zur Herstellung der Referenzlösung a in Gramm
p = Prozentgehalt an Forsythosid A in Forsythosid A *CRS*

10.4/2977

Morindawurzel
Morindae officinalis radix

Definition

Die ganze, von den Seitenwurzeln befreite, leicht flachgeklopfte, getrocknete Wurzel von *Gynochthodes officinalis* (F.C.How) Razafim. & B.Bremer (Syn. Morinda officinalis F.C.How)

Gehalt: mindestens 1,3 Prozent Gesamtgehalt an Monotropein und Desacetylasperulosidinsäure, berechnet als Monotropein ($C_{16}H_{22}O_{11}$; M_r 390,3) und bezogen auf die getrocknete Droge

Prüfung auf Identität

A. Die Wurzel ist leicht gekrümmt und kann unterschiedlich lang sein. Sie hat einen Durchmesser von 0,4 bis 2 cm. Die äußere Oberfläche ist glanzlos und gelblich grau bis bräunlich grau. Flachgeklopfte Wurzeln sind 0,2 bis 0,5 cm dick und ihre äußere Oberfläche weist Längsrunzeln sowie querverlaufende Brüche auf; Teile der Rinde können sich vom zentral gelegenen Xylem (Holz) gelöst haben, was zu der charakteristisch segmentierten Erscheinung der Wurzeln führt, bei der sich breite Rindenfragmente und Anteile von schmalem Holz abwechseln; das Holz hat einen Durchmesser von 0,1 bis 0,6 cm. Das Gewebe ist zäh. Die aufgebrochene Oberfläche zeigt eine dünne, gelblich graue Korkschicht und eine dicke, hornartige, rötlich violette bis dunkelbraune (bis schwarzviolette bei älteren Wurzeln) Rinde. Das zentral gelegene Xylem ist hart und ragt häufig aus der aufgebrochenen Oberfläche heraus; es ist gelblich weiß bis gelblich braun (oder dunkler braun bei älteren Wurzeln); auf seiner äußeren Oberfläche sind häufig Raphiden erkennbar.

B. Mikroskopische Prüfung (2.8.23)

Das Pulver kann unterschiedlich gefärbt sein, blass- oder dunkel-rötlich-violett bis violettbraun. Die Prüfung erfolgt unter dem Mikroskop, wobei Chloralhydrat-Lösung *R* verwendet wird. Das Pulver zeigt folgende Merkmale (Abb. 2977-1): zahlreiche Sklereiden unterschiedlicher Form (wie rundlich, elliptisch, annähernd rechteckig), einzeln [G] oder in Gruppen [C], mit einem Durchmesser von bis zu 95 µm, manche mit sehr stark verdickten Zellwänden, andere mit dünnen Zellwänden; die Wände sind häufig grünlich gelb oder goldbraungelb mit deutlichen Tüpfelkanälen und verstreuten Tüpfeln, manche Sklereiden zeigen deutlich gestreifte Wände [Bc]; bis zu 180 µm lange, gelegentlich längere (bis zu 280 µm), nadelförmige Calciumoxalatkristalle, frei [E] oder in Parenchymzellen eingeschlossen [F]; die nadelförmigen Kristalle sind häufig zerbrochen; Korkfragmente mit übereinanderliegenden polyedrischen Zellen (Aufsicht [A]); Fragmente dermalen Gewebes (Querschnitt [B]) aus Kork [Ba] und Phelloderm [Bb] mit Sklereiden [Bc]; zahlreiche Fragmente dünnwandiger Parenchymzellen, gelegentlich von violetter oder violettbrauner Farbe; Fragmente von Xylemgefäßen [D, H] mit Hoftüpfeln [Da, Ha] und einem Durchmesser von bis zu 105 µm, meist im Verbund mit gelblichen Fasertracheiden [Db, Hb, Hc], die verstreute Hoftüpfel mit schlitz-, V- oder kreuzförmigem Spalt zeigen; seltene freie Xylemgefäße; wenige Fragmente von Markstrahlen aus rechteckigen Zellen mit leicht verdickten und getüpfelten Wänden [Hd].

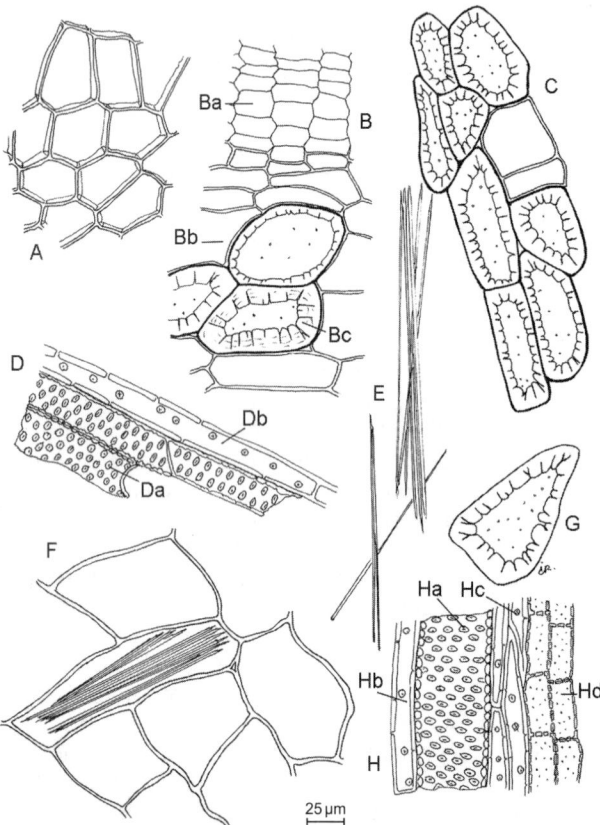

Abb. 2977-1: Zeichnerische Darstellung zu „Prüfung auf Identität, B" von pulverisierter Morindawurzel

C. Hochleistungsdünnschichtchromatographie (2.8.25)

Untersuchungslösung: 0,1 g pulverisierte Droge (710) (2.9.12) werden mit 5,0 ml Methanol R versetzt. Die Mischung wird 15 min lang mit Ultraschall behandelt und anschließend zentrifugiert. Der Überstand wird verwendet.

Referenzlösung a: 5,0 mg Nystose R und 10,0 mg Glucose R werden in 3,0 ml Wasser R gelöst. Die Lösung wird mit Methanol R zu 5,0 ml verdünnt.

Referenzlösung b: 2,5 ml Referenzlösung a werden mit Methanol R zu 10,0 ml verdünnt.

Referenzlösung c: 2,5 mg Saccharose R und 10 mg Glucose R werden in 3 ml Wasser R gelöst. Die Lösung wird mit Methanol R zu 5 ml verdünnt.

Intensitätsmarker: Glucose

Platte: DC-Platte mit Kieselgel F_{254} R (2 bis 10 µm)

Fließmittel: Essigsäure 99 % R, wasserfreie Ameisensäure R, Wasser R, Ethylacetat R (20:25:30:60 V/V/V/V)

Auftragen: 3 µl; bandförmig 8 mm

Laufstrecke: 70 mm vom unteren Rand der Platte

Trocknen: 5 min lang im Kaltluftstrom

Detektion: Die Platte wird mit einer Lösung von Schwefelsäure R (100 g · l^{-1}) in Ethanol 96 % R behandelt und 3 min lang bei 120 °C erhitzt. Die Auswertung erfolgt im Tageslicht.

Eignungsprüfung: Referenzlösung c
– Das Chromatogramm muss im mittleren Drittel 2 deutlich erkennbare Zonen zeigen; die Zonen können sich berühren; die untere Zone (Saccharose) muss braun und die obere Zone (Glucose) muss intensiv braun sein.

Ergebnis: Die Zonenfolge in den Chromatogrammen von Referenzlösung a und Untersuchungslösung ist aus den nachstehenden Angaben ersichtlich. Im Chromatogramm der Untersuchungslösung können weitere, intensive braune Zonen vorhanden sein.

Oberer Plattenrand	
	eine braune Zone, schwach
Glucose: eine braune Zone	eine braune Zone, äquivalent (Glucose)
	eine braune Zone, schwach
	eine braune Zone, sehr schwach
Nystose: eine braune Zone	eine braune Zone, schwach (Nystose)
	eine Folge von 5 braunen Zonen, äquivalent
Referenzlösung a	**Untersuchungslösung**

Prüfung auf Reinheit

Trocknungsverlust (2.2.32): höchstens 15,0 Prozent, mit 1,000 g pulverisierter Droge (710) (2.9.12) durch 3 h langes Trocknen im Trockenschrank bei 105 °C bestimmt

Asche (2.4.16): höchstens 6,0 Prozent

Salzsäureunlösliche Asche (2.8.1): höchstens 1,5 Prozent

Gehaltsbestimmung

Flüssigchromatographie (2.2.29)

Untersuchungslösung: 0,500 g pulverisierte Droge (710) (2.9.12) werden mit 25,0 ml einer 30-prozentigen Lösung (V/V) von Methanol R versetzt. Die Mischung wird gewogen, 10 min lang mit Ultraschall behandelt, anschließend abgekühlt und erneut gewogen. Der Lösungsmittelverlust wird mit einer 30-prozentigen Lösung (V/V) von Methanol R ausgeglichen. Die Mischung wird gründlich geschüttelt und durch einen Membranfilter (nominale Porengröße 0,45 μm) filtriert.

Referenzlösung a: 2,5 mg Monotropein CRS werden in einer 30-prozentigen Lösung (V/V) von Methanol R zu 25,0 ml gelöst.

Referenzlösung b: 0,5 g Morindawurzel zur Eignungsprüfung HRS werden mit 25 ml einer 30-prozentigen Lösung (V/V) von Methanol R versetzt. Die Mischung wird 10 min lang mit Ultraschall behandelt, anschließend gründlich geschüttelt und durch einen Membranfilter (nominale Porengröße 0,45 μm) filtriert.

Säule
- Größe: $l = 0,25$ m, $\varnothing = 4,6$ mm
- Stationäre Phase: alkyliertes Kieselgel zur Chromatographie zur Verwendung mit stark wässrigen mobilen Phasen R (5 μm)

Mobile Phase: Phosphorsäure 85 % R, Methanol R 1, Wasser zur Chromatographie R (0,01:49,99:950 V/V/V)

Durchflussrate: $1,0\ \text{ml} \cdot \text{min}^{-1}$

Detektion: Spektrometer bei 237 nm

Einspritzen: 10 μl

Chromatographiedauer: 2fache Retentionszeit von Monotropein

Identifizierung von Peaks: Zur Identifizierung des Peaks von Desacetylasperulosidinsäure wird das mitgelieferte Chromatogramm von Morindawurzel zur Eignungsprüfung HRS und das mit der Referenzlösung b erhaltene Chromatogramm verwendet; zur Identifizierung des Peaks von Monotropein wird das mit der Referenzlösung a erhaltene Chromatogramm verwendet.

Relative Retention (bezogen auf Monotropein, t_R etwa 7 min)
- Desacetylasperulosidinsäure: etwa 1,2

Eignungsprüfung: Referenzlösung b
- Auflösung: mindestens 1,5 zwischen den Peaks von Monotropein und Desacetylasperulosidinsäure

Der Prozentgehalt an Monotropein und Desacetylasperulosidinsäure zusammen, ausgedrückt als Monotropein, wird nach folgender Formel berechnet:

$$\frac{A_1 \cdot m_2 \cdot p}{A_2 \cdot m_1} + \frac{A_3 \cdot m_2 \cdot p \cdot 1{,}16}{A_2 \cdot m_1}$$

A_1 = Fläche des Peaks von Monotropein im Chromatogramm der Untersuchungslösung

A_2 = Fläche des Peaks von Monotropein im Chromatogramm der Referenzlösung a

A_3 = Fläche des Peaks von Desacetylasperulosidinsäure im Chromatogramm der Untersuchungslösung

m_1 = Einwaage der Droge zur Herstellung der Untersuchungslösung in Gramm

m_2 = Masse von Monotropein CRS zur Herstellung der Referenzlösung a in Gramm

p = Prozentgehalt an Monotropein in Monotropein CRS

1,16 = Peak-Korrelationsfaktor zwischen Monotropein und Desacetylasperulosidinsäure

10.4/1516

Mutterkraut
Tanaceti parthenii herba

Definition

Die getrockneten, ganzen oder zerkleinerten, oberirdischen Teile von *Tanacetum parthenium* (L.) Sch. Bip.

Gehalt: mindestens 0,20 Prozent Parthenolid ($C_{15}H_{20}O_3$; M_r 248,3), bezogen auf die getrocknete Droge

Eigenschaften

Campherartiger Geruch

Prüfung auf Identität

A. Der Stängel ist beblättert, mehr oder weniger verzweigt, und hat einen Durchmesser von bis zu 5 mm; er ist fast 4-kantig, längs gerillt und schwach flaumig behaart. Die Laubblätter sind eiförmig, 2 bis 5 cm, manchmal bis 10 cm lang, gelblich grün, gestielt und wechselständig. Sie sind einfach oder doppelt gefiedert mit 5 bis 9 tief eingeschnittenen Fiederlappen, jeweils mit grob gekerbtem Rand und stumpfer Spitze. Beide Blattseiten sind leicht flaumig behaart, die Mittelrippe tritt an der Blattunterseite hervor. Blütenköpfchen, wenn vorhanden, haben einen Durchmesser von 12 bis 22 mm und sind lang gestielt; sie sind in breiten Schirmrispen aus 5 bis 30 Blütenköpfchen angeordnet. Der halbkugelige Hüllkelch ist 6 bis 8 mm breit und besteht aus vielen sich überlappenden Deckblättern, die ziemlich schmal, stumpf, dünn und trocken sind und einen häutigen Rand haben. Die zentralen Blüten sind gelb, zwittrig, röhrenförmig und 5-zipflig mit 5 Staubblättern, die von der Blütenkrone umschlossen werden; die Filamente sind frei, die Antheren bilden jedoch eine verwachsene Röhre, aus der der 2-narbige Griffel herausragt. Die randständigen Blüten sind weiblich und haben eine weiße, 3-zipfelige Zunge von 2 bis 7 mm Länge. Die Frucht ist eine 1,2 bis 1,5 mm lange, im Reifezustand braune Achäne mit 5 bis 10 weißen, länglichen Rippen; sie ist drüsig und trägt eine kurze, gekerbte, häutige Krone.

B. Mikroskopische Prüfung (2.8.23)

Das Pulver ist gelblich grün. Die Prüfung erfolgt unter dem Mikroskop, wobei Chloralhydrat-Lösung R verwendet wird. Das Pulver zeigt folgende Merkmale (Abb. 1516-1): zahlreiche einzeln vorliegende, große, mehrzellige, einreihige Deckhaare [J] aus einer trapezförmigen Basalzelle, 3 bis 5 kleineren, dickwandigen, rechteckigen Zellen und einer sehr langen, flachen, schlanken Endzelle, die oft rechtwinkelig zur Achse der Basalzelle gekrümmt ist; einzeln vorliegende Drüsenhaare [C, F] mit kurzem, 2-reihigem, 2- bis 4-zelligem Stiel und 2-reihigem Köpfchen aus 4 bis 6 Zellen, deren Kutikula sich blasenförmig abhebt; Fragmente der Blattepidermis [A] aus Zellen mit buchtigen antiklinen Wänden, gestreifter Kutikula [Aa], Spaltöffnungen vom anomocytischen Typ (2.8.3) [Ab], Deckhaaren [Ac] oder deren Ansatzstellen [Ad] und Drüsenhaaren; zahlreiche Stängelfragmente (Längsschnitt [H, L]) mit Tüpfel- oder Netzgefäßen [Ha] im Verbund mit Markzellen, deren Wände getüpfelt sind [Hb], und Gruppen von Fasern [La]. Wenn Blüten vorhanden sind, zeigt das Pulver außerdem: Fragmente der äußeren Epidermis der Hüllkelchblätter (Aufsicht [M]), deren Randbereich aus dünnwandigen Zellen [Ma] und manchmal Deckhaaren [Mb] besteht, und deren zentraler Bereich aus langgestreckten Sklereiden mit stark verdickten und von Tüpfelkanälen durchzogenen Wänden zusammengesetzt ist [Mc]; Fragmente der inneren Epidermis der Blütenkrone [K] aus polygonalen, papillösen Zellen mit fein gestreiften Wänden; Fragmente der äußeren Epidermis der Blütenkrone (Aufsicht [B]) aus Zellen mit buchtigen Wänden, bedeckt von einer gestreiften Kutikula und mit zahlreichen Drüsenhaaren [Ba]; Fragmente des Fruchtknotens [E] aus Parenchymzellen, die kleine Kristalle aus Calciumoxalat in Form von Drusen [Ea] oder, gelegentlich, Prismen [Eb] enthalten, im Verbund mit kleinen Spiralgefäßen [Ec]; kugelige Pollenkörner mit einem Durchmesser von etwa 25 µm, 3 Keimporen und stacheliger Exine [D, G].

C. Dünnschichtchromatographie (2.2.27)

Untersuchungslösung: 1 g pulverisierte Droge (355) (2.9.12) wird mit 20 ml Methanol R versetzt. Die Mischung wird 15 min lang im Wasserbad von 60 °C erhitzt und nach dem Erkalten filtriert. Das Filtrat wird unter vermindertem Druck zur Trockne eingedampft und der Rückstand in 2 ml Methanol R gelöst.

Referenzlösung: 5 mg Parthenolid R werden in Methanol R zu 5 ml gelöst.

Platte: DC-Platte mit Kieselgel R

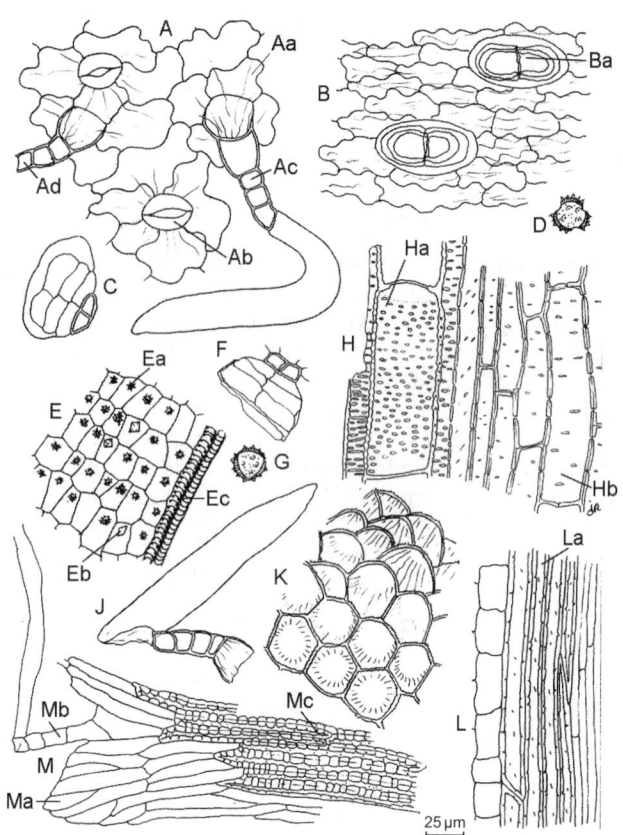

Abb. 1516-1: Zeichnerische Darstellung zu „Prüfung auf Identität, B" von pulverisiertem Mutterkraut

Fließmittel: Aceton R, Toluol R (15:85 V/V)

Auftragen: 20 µl; bandförmig

Laufstrecke: 10 cm

Trocknen: an der Luft

Detektion: Die Platte wird mit einer Lösung von Vanillin R (5 g · l⁻¹) in einer Mischung von 20 Volumteilen wasserfreiem Ethanol R und 80 Volumteilen Schwefelsäure R besprüht. Die Auswertung erfolgt nach 5 min im Tageslicht.

Ergebnis: Das Chromatogramm der Untersuchungslösung zeigt im mittleren Bereich eine blaue Hauptzone, die in Bezug auf Lage, Farbe und Größe der Hauptzone im Chromatogramm der Referenzlösung entspricht, und etwas unterhalb der Hauptzone kann eine zweite blaue Zone vorhanden sein. Es zeigt auch 1 oder 2 blaue Zonen im unteren Drittel. Weitere, violette Zonen können vorhanden sein.

Prüfung auf Reinheit

Fremde Bestandteile (2.8.2): höchstens 10,0 Prozent Stängelanteile mit einem Durchmesser von über 5 mm und höchstens 2,0 Prozent andere fremde Bestandteile

Trocknungsverlust (2.2.32): höchstens 10,0 Prozent, mit 1,000 g pulverisierter Droge (355) (2.9.12) durch 2 h langes Trocknen im Trockenschrank bei 105 °C bestimmt

Asche (2.4.16): höchstens 12,0 Prozent

Gehaltsbestimmung

Flüssigchromatographie (2.2.29)

Untersuchungslösung: Etwa 50 g Droge werden vollständig pulverisiert (355) (2.9.12) und gründlich gemischt. 1,00 g Pulver wird in einem Kolben mit 40 ml Methanol R versetzt, 10 min lang im Wasserbad von 60 °C erhitzt und nach dem Erkalten abfiltriert. Der Filter wird mit 15 ml Methanol R nachgespült. Der Rückstand wird mit 40 ml Methanol R versetzt und der Extraktionsvorgang wiederholt. Filtrate und Waschflüssigkeiten werden vereinigt und unter vermindertem Druck zur Trockne eingedampft. Der Rückstand wird in Methanol R zu 20,0 ml gelöst. 10,0 ml Lösung werden mit der mobilen Phase zu 50,0 ml verdünnt und anschließend durch einen Membranfilter (nominale Porengröße 0,45 µm) filtriert.

Referenzlösung: 5,0 mg Parthenolid CRS werden in Methanol R zu 10,0 ml gelöst. 2,0 ml Lösung werden mit der mobilen Phase zu 50,0 ml verdünnt.

Säule
– Größe: $l = 0{,}25$ m, $\varnothing = 4{,}6$ mm
– Stationäre Phase: octadecylsilyliertes Kieselgel zur Chromatographie R (5 µm)

Mobile Phase: Acetonitril zur Chromatographie R, Wasser zur Chromatographie R (40:60 V/V)

Durchflussrate: 1 ml · min^{-1}

Detektion: Spektrometer bei 220 nm

Einspritzen: 20 µl

Retentionszeit
– Parthenolid: etwa 11,5 min

Der Prozentgehalt an Parthenolid wird nach folgender Formel berechnet:

$$\frac{A_1 \cdot m_2 \cdot p \cdot 0{,}4}{A_2 \cdot m_1}$$

A_1 = Fläche des Peaks von Parthenolid im Chromatogramm der Untersuchungslösung
A_2 = Fläche des Peaks von Parthenolid im Chromatogramm der Referenzlösung
m_1 = Einwaage der Droge zur Herstellung der Untersuchungslösung in Gramm
m_2 = Masse von Parthenolid CRS zur Herstellung der Referenzlösung in Gramm
p = angegebener Prozentgehalt an Parthenolid in Parthenolid CRS

10.4/2385

Großer-Wiesenknopf-Wurzel
Sanguisorbae radix

Definition

Die ganzen oder zerkleinerten, getrockneten, unterirdischen Teile ohne Nebenwurzeln von *Sanguisorba officinalis* L.

Gehalt: mindestens 5,0 Prozent Gerbstoffe, berechnet als Pyrogallol ($C_6H_6O_3$; M_r 126,1) und bezogen auf die getrocknete Droge

Prüfung auf Identität

A. *Ganze Droge:* Die unzerkleinerte Wurzel ist unregelmäßig, spindelförmig oder zylindrisch, leicht gebogen oder gedreht, 5 bis 25 cm lang und 0,5 bis 2 cm im Durchmesser. Die äußere Oberfläche ist graubraun oder dunkelbraun, rau mit längsverlaufenden Runzeln und trägt manchmal die Reste von kurzen, harten Nebenwurzeln. Das Gewebe ist hart und brüchig. Der Bruch ist relativ eben, blassrosa oder blassgelb, dicht und körnig. Das Xylem hat eine schwach ausgeprägte radiäre Struktur.

Zerkleinerte Droge: Die zerkleinerte Wurzel, 0,5 bis 2 cm im Durchmesser, liegt in Form kurzer, mehr oder weniger zylindrischer Stücke oder als schräg geschnittene, annähernd runde oder unregelmäßige Scheiben vor. Die äußere Oberfläche ist graubraun oder dunkelbraun, rau mit längsverlaufenden Runzeln und trägt manchmal die Reste von kurzen, harten Nebenwurzeln. Das Gewebe ist hart und brüchig. Der Bruch ist relativ eben, dicht und körnig; die Schnittfläche ist blassrosa, blassgelb oder gelblich braun und zeigt das Xylem, das manchmal heller in der Farbe ist und eine schwach ausgeprägte radiäre Struktur hat.

B. Mikroskopische Prüfung (2.8.23)

Das Pulver ist gelblich braun oder dunkelbraun. Die Prüfung erfolgt unter dem Mikroskop, wobei Chloralhydrat-Lösung R verwendet wird. Das Pulver zeigt folgende Merkmale (Abb. 2385-1): zahlreiche Calciumoxalatdrusen mit einem Durchmesser von 11 bis 65 µm, frei vorliegend [L] oder in Parenchymzellen eingeschlossen, die manchmal Kristallzellreihen bilden [Ca]; prismatische Calciumoxalatkristalle; seltene, ganze oder zerbrochene Phloemfasern, normalerweise isoliert vorliegend [B, F, H]; netzförmige oder getüpfelte lignifizierte Gefäße [E, K], 13 bis 60 μm, manchmal bis zu 70 μm im Durchmesser; Fragmente von gelblich braunem Kork aus Zellen, die in der Aufsicht polygonal [J] und im Querschnitt rechteckig [A] erscheinen. Erfolgt die Prüfung unter dem Mikroskop unter Verwendung einer 50-prozentigen Lösung (*V/V*) von Glycerol *R*, zeigt das Pulver annähernd runde oder eiförmige Stärkekörner, frei vorliegend oder in Parenchymzellen oder Zellen der Markstrahlen eingeschlossen [D]; die Stärkekörner sind meistens einfach mit einem Durchmesser von 3 bis 9 μm, manchmal bis zu 30 μm; aus 2 bis 4 Elementen zusammengesetzte Stärkekörner sind ebenfalls vorhanden [G].

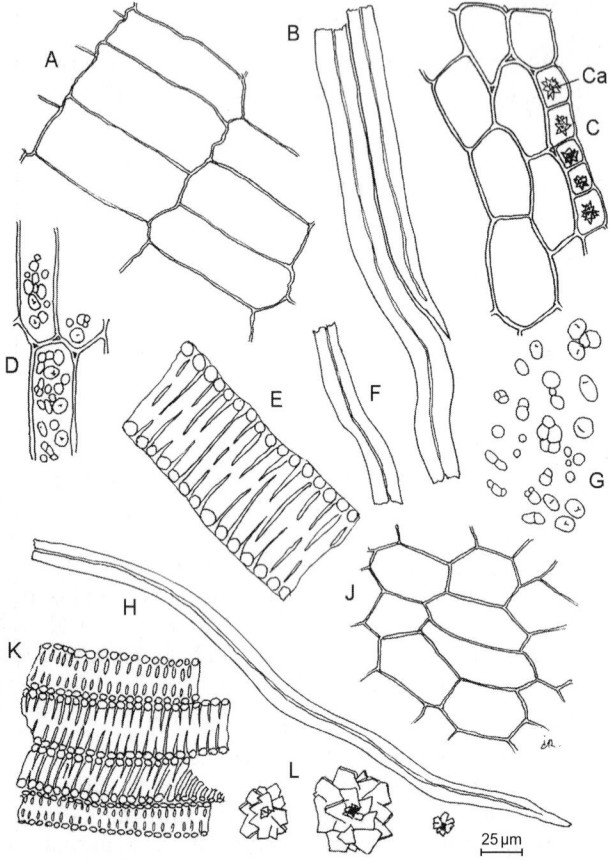

Abb. 2385-1: Zeichnerische Darstellung zu „Prüfung auf Identität, B" von pulverisierter Großer-Wiesenknopf-Wurzel

C. Dünnschichtchromatographie (2.2.27)

Untersuchungslösung: 2,0 g pulverisierte Droge (355) (2.9.12) werden mit 50 ml Wasser *R* versetzt. Die Mischung wird unter Rückflusskühlung zum Sieden erhitzt, 30 min lang im Sieden gehalten, anschließend abgekühlt und 10 min lang zentrifugiert. Der Überstand wird 2-mal mit je 15 ml Diisopropylether *R*, der mit Salzsäure *R* gesättigt ist, ausgeschüttelt. Die Etherphasen werden vereinigt und zur Trockne eingedampft. Der Rückstand wird in 1,0 ml Methanol *R* gelöst und die Lösung durch einen Spritzfilter aus Polypropylen (nominale Porengröße 0,45 μm) filtriert.

Referenzlösung: 5 mg Gallussäure *R* und 20 mg Resorcin *R* werden in 20 ml Methanol *R* gelöst.

Platte: DC-Platte mit Kieselgel F_{254} *R* (5 bis 40 μm) [oder DC-Platte mit Kieselgel F_{254} *R* (2 bis 10 μm)]

Fließmittel: wasserfreie Ameisensäure *R*, Ethylacetat *R*, Toluol *R* (10:30:60 *V/V/V*)

Auftragen: 10 μl [oder 4 μl]; bandförmig

Laufstrecke: 10 cm [oder 6 cm]

Trocknen: an der Luft

Detektion A: im ultravioletten Licht bei 254 nm

Ergebnis A: Die Folge der fluoreszenzmindernden Zonen in den Chromatogrammen von Referenzlösung und Untersuchungslösung ist aus den nachstehenden Angaben ersichtlich. Im Chromatogramm der Untersuchungslösung können weitere, schwache fluoreszenzmindernde Zonen vorhanden sein.

Oberer Plattenrand	
	eine fluoreszenzmindernde Zone
Resorcin: eine fluoreszenzmindernde Zone	
	eine fluoreszenzmindernde Zone
Gallussäure: eine fluoreszenzmindernde Zone	eine fluoreszenzmindernde Zone (Gallussäure)
	eine fluoreszenzmindernde Zone
	eine fluoreszenzmindernde Zone
Referenzlösung	**Untersuchungslösung**

Detektion B: Die Platte wird mit einer Lösung von Eisen(III)-chlorid *R* (10 g · l^{-1}) in wasserfreiem Ethanol *R* besprüht und 15 min lang bei 100 bis 105 °C erhitzt. Die Auswertung erfolgt im Tageslicht.

Ergebnis B: Die Zonenfolge in den Chromatogrammen von Referenzlösung und Untersuchungslösung ist aus den nachstehenden Angaben ersichtlich. Im Chromatogramm der Untersuchungslösung können weitere, schwache Zonen vorhanden sein.

Oberer Plattenrand	
Resorcin: eine braune Zone	
	eine schwarzblaue Zone
Gallussäure: eine schwarzblaue Zone	eine schwarzblaue Zone (Gallussäure)
	eine schwarzblaue Zone
Referenzlösung	Untersuchungslösung

Prüfung auf Reinheit

Trocknungsverlust (2.2.32): höchstens 12,0 Prozent, mit 1,000 g pulverisierter Droge (355) (2.9.12) durch Trocknen im Trockenschrank bei 105 °C bestimmt

Asche (2.4.16): höchstens 10,0 Prozent

Salzsäureunlösliche Asche (2.8.1): höchstens 2,0 Prozent

Gehaltsbestimmung

Gerbstoffgehalt (2.8.14): Die Bestimmung wird mit 0,500 g pulverisierter Droge (180) (2.9.12) durchgeführt.

10.4/2656

Zanthoxylum-bungeanum-Schale

Zanthoxyli bungeani pericarpium

Definition

Das nach Entfernen der Samen getrocknete Perikarp der reifen Früchte von *Zanthoxylum bungeanum* Maxim.

Gehalt: mindestens 15 ml · kg^{-1} ätherisches Öl, bezogen auf die wasserfreie Droge

Prüfung auf Identität

A. Meist einzelständige, weit geöffnete, kugelige Balgfrüchte, die entlang der Bauchnaht aufgesprungen sind; die offene Frucht hat einen Durchmesser von 4 bis 6 mm; eine Fruchthälfte misst 3,0 bis 4,5 mm im Durchmesser; an der Basis ausgereifter, geöffneter Früchte sind oft 1 bis 3 kleinere, taube Früchte vorhanden. Die äußere Oberfläche ist dunkelrot oder bräunlich rot mit zahlreichen gewölbten, durchscheinenden, oft gelblich braunen, warzigen Öldrüsen; die innere Oberfläche ist hellgelb und glatt; das Endokarp ist größtenteils von der Basis her vom Mesokarp abgelöst und eingerollt. Oft sind Reste des dünnen Fruchtstiels vorhanden.

B. Mikroskopische Prüfung (2.8.23)

Das Pulver ist gelblich braun oder rötlich braun. Die Prüfung erfolgt unter dem Mikroskop, wobei Chloralhydrat-Lösung *R* verwendet wird. Das Pulver zeigt folgende Merkmale (Abb. 2656-1): Fragmente des Epikarps [A], bedeckt von einer gestreiften Kutikula und zusammengesetzt aus polygonalen Zellen mit geraden Wänden (Aufsicht [Aa], Querschnitt [Ba, Ga]) und Spaltöffnungen vom anomocytischen Typ (2.8.3) mit 5 bis 7 Nebenzellen [Ab], manche Zellen des Epikarps haben einen orangegelben, körnigen Inhalt; Fragmente des Mesokarps (Aufsicht [F]) sowie des Mesocarps im Verbund mit Epikarpzellen, die von einer gestreiften Kutikula (Querschnitt [B, G]) bedeckt sind, bestehend aus Parenchymzellen [Bb, Fa, Gb], von denen manche eine [Bc, Fb, Gc] oder mehrere [Fc] Calciumoxalatdrusen enthalten; seltene Fragmente von Öldrüsen aus länglichen Zellen, die Tröpfchen ätherischen Öls enthalten [Bd]; Leitbün-

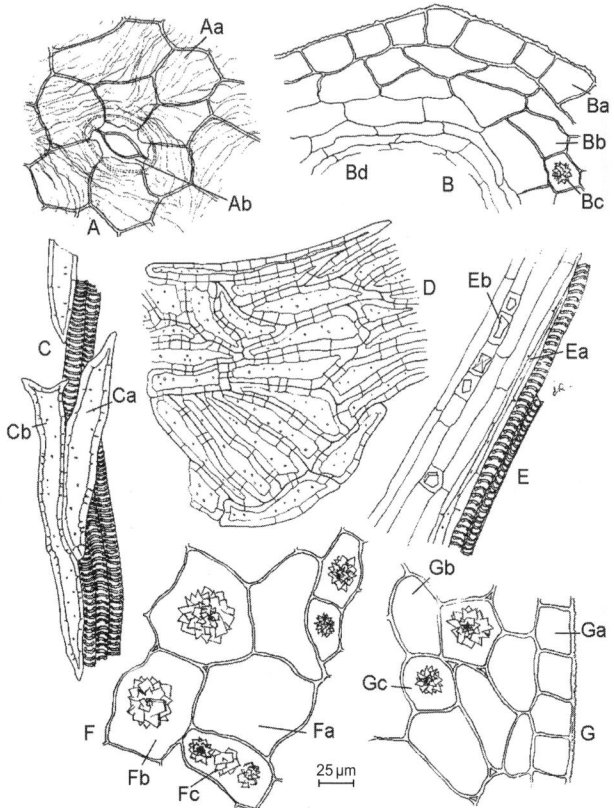

Abb. 2656-1: Zeichnerische Darstellung zu „Prüfung auf Identität, B" von pulverisierter Zanthoxylum-bungeanum-Schale

del mit Spiralgefäßen [C, E], begleitet von Fasern mit verdickten, getüpfelten Wänden und spitz zulaufenden Enden [Ca, Ea], die manchmal gegabelt sind [Cb]; gelegentlich prismatische Calciumoxalatkristalle [Eb]; Fragmente des Endokarps aus mehreren Lagen schmaler, länglicher, dickwandiger, getüpfelter Zellen, die parkettartig angeordnet sind [D], im Querschnitt erscheinen die inneren Zelllagen senkrecht zu den äußeren angeordnet.

C. Dünnschichtchromatographie (2.2.27)

Untersuchungslösung: 0,5 g pulverisierte Droge (355) (2.9.12) werden mit 5 ml Methanol R versetzt. Die Mischung wird 10 min lang mit Ultraschall behandelt und anschließend zentrifugiert oder filtriert. Der Überstand oder das Filtrat wird verwendet.

Referenzlösung: 1 mg Chlorogensäure R und 1 mg Emodin R werden in 1 ml Methanol R gelöst.

Platte: DC-Platte mit Kieselgel R (2 bis 10 µm)

Fließmittel: Wasser R, Methanol R, Ethylacetat R (10:20:80 V/V/V)

Auftragen: 5 µl; bandförmig 8 mm

Laufstrecke: 6 cm

Trocknen: an der Luft

Detektion: Auswertung im ultravioletten Licht bei 366 nm

Ergebnis: Die Zonenfolge in den Chromatogrammen von Referenzlösung und Untersuchungslösung ist aus den nachstehenden Angaben ersichtlich. Im Chromatogramm der Untersuchungslösung können weitere schwache fluoreszierende Zonen vorhanden sein.

\	Oberer Plattenrand	\
Emodin: eine gelb fluoreszierende Zone		eine rot fluoreszierende Zone
		eine grün fluoreszierende Zone
---		---
		eine rot fluoreszierende Zone kann vorhanden sein
		eine schwache, grün fluoreszierende Zone
		2 grün fluoreszierende Zonen
		eine grün fluoreszierende Zone
---		---
		eine grün fluoreszierende Zone
Chlorogensäure: eine blau fluoreszierende Zone		eine blau fluoreszierende Zone
Referenzlösung		**Untersuchungslösung**

Prüfung auf Reinheit

Fremde Bestandteile (2.8.2): höchstens 5 Prozent Samen und höchstens 2 Prozent andere fremde Bestandteile

Wasser (2.2.13): höchstens 100 ml · kg^{-1}, mit 20,0 g pulverisierter Droge (710) (2.9.12) bestimmt

Asche (2.4.16): höchstens 8,0 Prozent

Salzsäureunlösliche Asche (2.8.1): höchstens 1,5 Prozent

Gehaltsbestimmung

Ätherisches Öl (2.8.12): Für die Bestimmung werden 15,0 g frisch pulverisierte Droge (710) (2.9.12), ein 500-ml-Rundkolben, 250 ml Wasser R als Destillationsflüssigkeit und 0,50 ml Xylol R als Vorlage verwendet. Die Destillation erfolgt 2 h lang mit einer Geschwindigkeit von 2 bis 3 ml je Minute.

Monographien A-Z

Die „Allgemeinen Vorschriften" gelten für alle Monographien und sonstigen Texte

Ph. Eur. 10. Ausgabe, 4. Nachtrag

A

Aciclovir 7933
Wasserhaltiges Aluminiumphosphat 7935
Ammoniumchlorid 7936
Aprotinin 7937
Konzentrierte Aprotinin-Lösung 7941
Aripiprazol........................ 7944
Atorvastatin-Calcium-Trihydrat........... 7947

Aciclovir
Aciclovirum

C₈H₁₁N₅O₃ M_r 225,2
CAS Nr. 59277-89-3

10.4/0968

Definition

2-Amino-9-[(2-hydroxyethoxy)methyl]-1,9-dihydro-6*H*-purin-6-on

Gehalt: 98,5 bis 101,0 Prozent (wasserfreie Substanz)

Eigenschaften

Aussehen: weißes bis fast weißes, kristallines Pulver

Löslichkeit: schwer löslich in Wasser, sehr schwer löslich in Ethanol 96 %, praktisch unlöslich in Heptan

Die Substanz löst sich in verdünnten Mineralsäuren und in verdünnten Alkalihydroxid-Lösungen.

Prüfung auf Identität

IR-Spektroskopie (2.2.24)

Vergleich: Aciclovir *CRS*

Prüfung auf Reinheit

Aussehen der Lösung: Die Lösung muss klar (2.2.1) und darf nicht stärker gefärbt sein als die Farbvergleichslösung G_7 (2.2.2, Methode II).

0,25 g Substanz werden in einer Lösung von Natriumhydroxid *R* (4 g·l⁻¹) zu 25 ml gelöst.

Verwandte Substanzen: Flüssigchromatographie (2.2.29)

Die Lösungen müssen unmittelbar vor Gebrauch hergestellt werden.

Lösungsmittelmischung: Dimethylsulfoxid *R*, Wasser *R* (20:80 *V/V*)

Phosphat-Pufferlösung pH 2,5: 3,48 g Kaliummonohydrogenphosphat *R* werden in 1000 ml Wasser zur Chromatographie *R* gelöst. Die Lösung wird mit Phosphorsäure 85 % *R* auf einen pH-Wert von 2,5 eingestellt.

Phosphat-Pufferlösung pH 3,1: 3,48 g Kaliummonohydrogenphosphat *R* werden in 1000 ml Wasser zur Chromatographie *R* gelöst. Die Lösung wird mit Phosphorsäure 85 % *R* auf einen pH-Wert von 3,1 eingestellt.

Untersuchungslösung: 25 mg Substanz werden in 5,0 ml Dimethylsulfoxid *R* gelöst. Die Lösung wird mit Wasser *R* zu 25,0 ml verdünnt.

Referenzlösung a: 5 mg Aciclovir zur Eignungsprüfung A *CRS* (mit den Verunreinigungen B, J, K, N, O und P) werden in 1 ml Dimethylsulfoxid *R* gelöst. Die Lösung wird mit Wasser *R* zu 5 ml verdünnt.

Referenzlösung b: 1,0 ml Untersuchungslösung wird mit der Lösungsmittelmischung zu 100,0 ml verdünnt. 1,0 ml dieser Lösung wird mit der Lösungsmittelmischung zu 10,0 ml verdünnt.

Referenzlösung c: Der Inhalt einer Durchstechflasche mit Aciclovir zur Identifizierung von Verunreinigung C *CRS* wird in 200 µl Dimethylsulfoxid *R* gelöst. Die Lösung wird mit Wasser *R* zu 1 ml verdünnt.

Referenzlösung d: Der Inhalt einer Durchstechflasche mit Aciclovir zur Identifizierung von Verunreinigung G *CRS* wird in 1 ml Referenzlösung a gelöst.

Säule
- Größe: l = 0,25 m, Ø = 4,6 mm
- Stationäre Phase: nachsilanisiertes, octadecylsilyliertes Kieselgel zur Chromatographie *R* (5 µm)

Mobile Phase
- Mobile Phase A: Acetonitril *R*, Phosphat-Pufferlösung pH 3,1 (1:99 *V/V*)
- Mobile Phase B: Acetonitril *R*, Phosphat-Pufferlösung pH 2,5 (50:50 *V/V*)

Zeit (min)	Mobile Phase A (% *V/V*)	Mobile Phase B (% *V/V*)
0 – 5	100	0
5 – 27	100 → 80	0 → 20
27 – 40	80	20

Durchflussrate: 1,0 ml·min⁻¹

Detektion: Spektrometer bei 254 nm

Einspritzen: 10 µl; Untersuchungslösung, Referenzlösungen b, c und d

Identifizierung von Verunreinigungen: Zur Identifizierung des Peaks der Verunreinigung C werden das mitgelieferte Chromatogramm von Aciclovir zur Identifizierung von Verunreinigung C *CRS* und das mit der Referenzlösung c erhaltene Chromatogramm verwendet; zur Identifizierung der Peaks der Verunreinigungen B, G, J, K, N, O und P werden die mitgelieferten Chromatogramme von Aciclovir zur Eignungsprüfung A *CRS* und Aciclovir zur Identifizierung von Verunreinigung G *CRS* und das mit der Referenzlösung d erhaltene Chromatogramm verwendet.

Relative Retention (bezogen auf Aciclovir, t_R etwa 13 min)
- Verunreinigung B: etwa 0,4
- Verunreinigung P: etwa 0,7
- Verunreinigung C: etwa 0,9
- Verunreinigung N: etwa 1,37
- Verunreinigungen O und Q: etwa 1,42
- Verunreinigung J: etwa 1,62
- Verunreinigungen K und R: etwa 2,5
- Verunreinigung G: etwa 2,6

Eignungsprüfung
- Auflösung: mindestens 1,5 zwischen den Peaks von Verunreinigung C und Aciclovir im Chromatogramm der Referenzlösung c; mindestens 1,5 zwischen den Peaks der Verunreinigungen K und G im Chromatogramm der Referenzlösung d

Grenzwerte
- Korrekturfaktor: Für die Berechnung des Gehalts wird die Fläche des Peaks von Verunreinigung C mit 2,2 multipliziert.
- Verunreinigung B: nicht größer als das 7fache der Fläche des Hauptpeaks im Chromatogramm der Referenzlösung b (0,7 Prozent)
- Verunreinigung J: nicht größer als das 2fache der Fläche des Hauptpeaks im Chromatogramm der Referenzlösung b (0,2 Prozent)
- Summe der Verunreinigungen K und R: nicht größer als das 1,5fache der Fläche des Hauptpeaks im Chromatogramm der Referenzlösung b (0,15 Prozent)
- Summe der Verunreinigungen O und Q: nicht größer als das 1,5fache der Fläche des Hauptpeaks im Chromatogramm der Referenzlösung b (0,15 Prozent)
- Verunreinigungen C, N, P: jeweils nicht größer als das 1,5fache der Fläche des Hauptpeaks im Chromatogramm der Referenzlösung b (0,15 Prozent)

- Nicht spezifizierte Verunreinigungen: jeweils nicht größer als das 0,5fache der Fläche des Hauptpeaks im Chromatogramm der Referenzlösung b (0,05 Prozent)
- Summe aller Verunreinigungen: nicht größer als das 10fache der Fläche des Hauptpeaks im Chromatogramm der Referenzlösung b (1,0 Prozent)
- Ohne Berücksichtigung bleiben: Peaks, deren Fläche nicht größer ist als das 0,3fache der Fläche des Hauptpeaks im Chromatogramm der Referenzlösung b (0,03 Prozent)

Wasser (2.5.12): höchstens 6,0 Prozent, mit 0,500 g Substanz bestimmt

Sulfatasche (2.4.14): höchstens 0,1 Prozent, mit 1,0 g Substanz bestimmt

Gehaltsbestimmung

0,150 g Substanz werden in 60 ml wasserfreier Essigsäure R gelöst und mit Perchlorsäure (0,1 mol · l^{-1}) titriert. Der Endpunkt wird mit Hilfe der Potentiometrie (2.2.20) bestimmt. Eine Blindtitration wird durchgeführt.

1 ml Perchlorsäure (0,1 mol · l^{-1}) entspricht 22,52 mg $C_8H_{11}N_5O_3$.

Verunreinigungen

Spezifizierte Verunreinigungen:

B, C, J, K, N, O, P, Q, R

Andere bestimmbare Verunreinigungen

(Die folgenden Substanzen werden, falls in einer bestimmten Menge vorhanden, durch eine oder mehrere Prüfmethoden in der Monographie erfasst. Sie werden begrenzt durch das allgemeine Akzeptanzkriterium für weitere Verunreinigungen/nicht spezifizierte Verunreinigungen und/oder durch die Anforderungen der Allgemeinen Monographie **Substanzen zur pharmazeutischen Verwendung (Corpora ad usum pharmaceuticum)**. Diese Verunreinigungen müssen daher nicht identifiziert werden, um die Konformität der Substanz zu zeigen. Siehe auch „5.10 Kontrolle von Verunreinigungen in Substanzen zur pharmazeutischen Verwendung"):

A, F, G, I, L, M

A.

[2-[(2-Amino-6-oxo-1,6-dihydro-9H-purin-9-yl)= methoxy]ethyl]acetat

B.

2-Amino-1,7-dihydro-6H-purin-6-on (Guanin)

C.

2-Amino-7-[(2-hydroxyethoxy)methyl]-1,7-dihydro-6H-purin-6-on

F.

N-[9-[(2-Hydroxyethoxy)methyl]-6-oxo-6,9-di= hydro-1H-purin-2-yl]acetamid

G.

[2-[(2-Acetamido-6-oxo-1,6-dihydro-9*H*-purin-9-yl)methoxy]ethyl]acetat

I.

2-Amino-7-[[2-[(2-amino-6-oxo-1,6-dihydro-9*H*-purin-9-yl)methoxy]ethoxy]methyl]-1,7-dihydro-6*H*-purin-6-on

J.

9,9′-[Ethan-1,2-diylbis(oxymethylen)]bis(2-amino-1,9-dihydro-6*H*-purin-6-on)

K.

2,2′-(Methylendiazandiyl)bis[9-[(2-hydroxyethoxy)methyl]-1,9-dihydro-6*H*-purin-6-on]

L.

N-(9-Acetyl-6-oxo-6,9-dihydro-1*H*-purin-2-yl)acet=
amid
(N^2,9-Diacetylguanin)

M.

[2-[(2-Acetamido-6-oxo-1,6-dihydro-7*H*-purin-7-yl)methoxy]ethyl]acetat

N. Unbekannte Struktur

O. Unbekannte Struktur

P.

2-Amino-9-(2-hydroxyethyl)-1,9-dihydro-6*H*-purin-6-on

Q.

Mischung von 2-Amino-9-[[2-(hydroxyethoxy)methyl]-1,9-dihydro-6*H*-purin-6-on und 2-Amino-9-[[2-(hydroxymethoxy)ethoxy]methyl]-1,9-dihydro-6*H*-purin-6-on

R.

9,9′-[Methylenbis(oxyethan-2,1-diyloxymethylen)]=
bis(2-amino-1,9-dihydro-6*H*-purin-6-on

10.4/1598

Wasserhaltiges Aluminiumphosphat

Aluminii phosphas hydricus

$AlPO_4 \cdot x\, H_2O$ $\hspace{2cm}$ M_r 122,0
(wasserfreie Substanz)

Definition

Gehalt: 94,0 bis 102,0 Prozent $AlPO_4$ (M_r 122,0) (geglühte Substanz)

Die Substanz enthält unterschiedliche Mengen Wasser.

Eigenschaften

Aussehen: weißes bis fast weißes Pulver

Wasserhaltiges Aluminiumphosphat

Löslichkeit: sehr schwer löslich in Wasser, praktisch unlöslich in Ethanol 96 %

Die Substanz löst sich in verdünnten Mineralsäuren und in Lösungen von Alkalihydroxiden.

Prüfung auf Identität

A. Die Prüflösung (siehe „Prüfung auf Reinheit") gibt die Identitätsreaktion b auf Phosphat (2.3.1).

B. Die Prüflösung gibt die Identitätsreaktion auf Aluminium (2.3.1).

Prüfung auf Reinheit

Prüflösung: 2,00 g Substanz werden in verdünnter Salzsäure R zu 100 ml gelöst.

Aussehen der Lösung: Die Prüflösung muss klar (2.2.1) und farblos (2.2.2, Methode II) sein.

pH-Wert (2.2.3): 5,5 bis 7,2

4,0 g Substanz werden mit kohlendioxidfreiem Wasser R geschüttelt. Die Mischung wird mit dem gleichen Lösungsmittel zu 100 ml verdünnt.

Chlorid (2.4.4): höchstens 1,3 Prozent

50,0 mg Substanz werden in 10 ml verdünnter Salpetersäure R gelöst. Die Lösung wird mit Wasser R zu 200 ml verdünnt.

Lösliches Phosphat: höchstens 1,0 Prozent, berechnet als PO_4^{3-}

Untersuchungslösung: 5,0 g Substanz werden 2 h lang mit 150 ml Wasser R gerührt. Nach dem Filtrieren wird der Filter mit 50 ml Wasser R gewaschen. Filtrat und Waschflüssigkeiten werden vereinigt und mit Wasser R zu 250,0 ml verdünnt. 10,0 ml dieser Lösung werden mit Wasser R zu 100,0 ml verdünnt.

Referenzlösung a: 28,6 mg Kaliumdihydrogenphosphat R werden in Wasser R zu 100,0 ml gelöst. 10,0 ml Lösung werden mit Wasser R zu 100,0 ml verdünnt.

Referenzlösung b: 1,0 ml Referenzlösung a wird mit Wasser R zu 5,0 ml verdünnt.

Referenzlösung c: 3,0 ml Referenzlösung a werden mit Wasser R zu 5,0 ml verdünnt.

Jede Lösung wird wie folgt behandelt: 5,0 ml Lösung werden versetzt mit 4 ml verdünnter Schwefelsäure R, 1 ml Ammoniummolybdat-Lösung R, 5 ml Wasser R und 2 ml einer Lösung, die 0,10 g 4-(Methylamino)-phenolsulfat R, 0,5 g wasserfreies Natriumsulfit R und 20,0 g Natriumdisulfit R in 100 ml Wasser R enthält. Nach dem Schütteln wird die Mischung 15 min lang stehen gelassen, mit Wasser R zu 25,0 ml verdünnt und erneut 15 min lang stehen gelassen. Die Absorption (2.2.25) wird bei 730 nm gemessen. Der Gehalt an löslichem Phosphat wird mit Hilfe der Kalibrierkurve ermittelt, die mit den behandelten Referenzlösungen a, b und c erstellt wurde.

Sulfat (2.4.13): höchstens 0,6 Prozent

8 ml Prüflösung werden mit destilliertem Wasser R zu 100 ml verdünnt.

Arsen (2.4.2): höchstens 1 ppm

1,0 g Substanz muss der Grenzprüfung A entsprechen.

Glühverlust: 10,0 bis 20,0 Prozent, mit 1,000 g Substanz durch Glühen bei 800 ± 50 °C bestimmt

Neutralisationskapazität: 0,50 g Substanz werden zu 30 ml zuvor auf 37 °C erwärmter Salzsäure (0,1 mol · l^{-1}) gegeben. Die Mischung wird unter Rühren bei 37 °C gehalten. Nach 15 min muss der pH-Wert (2.2.3) der Mischung zwischen 2,0 und 2,5 liegen.

Gehaltsbestimmung

0,400 g Substanz werden in 10 ml verdünnter Salzsäure R gelöst. Die Lösung wird mit Wasser R zu 100,0 ml verdünnt. 10,0 ml Lösung werden mit 10,0 ml Natriumedetat-Lösung (0,1 mol · l^{-1}) und 30 ml einer Mischung gleicher Volumteile von Ammoniumacetat-Lösung R und verdünnter Essigsäure R versetzt. Diese Lösung wird zum Sieden erhitzt, 3 min lang im Sieden gehalten, abgekühlt und mit 25 ml Ethanol 96 % R und 1 ml einer frisch hergestellten Lösung von Dithizon R (0,25 g · l^{-1}) in Ethanol 96 % R versetzt. Der Überschuss an Natriumedetat wird mit Zinksulfat-Lösung (0,1 mol · l^{-1}) bis zum Farbumschlag des Indikators nach Rosa titriert.

1 ml Natriumedetat-Lösung (0,1 mol · l^{-1}) entspricht 12,20 mg AlPO$_4$.

Lagerung

Dicht verschlossen

10.4/0007

Ammoniumchlorid
Ammonii chloridum

NH$_4$Cl M_r 53,49

CAS Nr. 12125-02-9

Definition

Gehalt: 99,0 bis 100,5 Prozent (getrocknete Substanz)

Eigenschaften

Aussehen: weißes bis fast weißes, kristallines Pulver oder farblose Kristalle

Löslichkeit: leicht löslich in Wasser

Prüfung auf Identität

A. Die Substanz gibt die Identitätsreaktion a auf Chlorid (2.3.1).

B. 10 ml Prüflösung (siehe „Prüfung auf Reinheit") geben die Identitätsreaktion auf Ammoniumsalze (2.3.1).

Prüfung auf Reinheit

Prüflösung: 10,0 g Substanz werden in kohlendioxidfreiem Wasser R, das aus destilliertem Wasser R hergestellt wurde, zu 100 ml gelöst.

Aussehen der Lösung: Die Prüflösung muss klar (2.2.1) und farblos (2.2.2, Methode II) sein.

Sauer oder alkalisch reagierende Substanzen: 10 ml Prüflösung werden mit 0,05 ml Methylrot-Lösung R versetzt. Bis zum Farbumschlag des Indikators dürfen höchstens 0,5 ml Salzsäure (0,01 mol·l^{-1}) oder Natriumhydroxid-Lösung (0,01 mol·l^{-1}) verbraucht werden.

Bromid, Iodid: 10 ml Prüflösung werden mit 0,1 ml verdünnter Salzsäure R und 0,05 ml Chloramin-T-Lösung R versetzt. Nach 1 min werden 2 ml Chloroform R zugesetzt. Nach kräftigem Schütteln muss die Chloroformphase farblos (2.2.2, Methode I) bleiben.

Sulfat (2.4.13): höchstens 150 ppm

10 ml Prüflösung werden mit destilliertem Wasser R zu 15 ml verdünnt.

Calcium (2.4.3): höchstens 200 ppm

5 ml Prüflösung werden mit destilliertem Wasser R zu 15 ml verdünnt.

Eisen (2.4.9): höchstens 20 ppm

5 ml Prüflösung werden mit Wasser R zu 10 ml verdünnt.

Trocknungsverlust (2.2.32): höchstens 1,0 Prozent, mit 1,00 g Substanz durch 2 h langes Trocknen im Trockenschrank bei 105 °C bestimmt

Sulfatasche (2.4.14): höchstens 0,1 Prozent, mit 2,0 g Substanz bestimmt

Gehaltsbestimmung

1,000 g Substanz wird in 20 ml Wasser R gelöst. 1 bis 2 min nach Zusatz einer Mischung von 5 ml Formaldehyd-Lösung R, die zuvor gegen Phenolphthalein-Lösung R neutralisiert wurde, und 20 ml Wasser R wird die Lösung langsam mit Natriumhydroxid-Lösung (1 mol·l^{-1}) unter Zusatz von 0,2 ml Phenolphthalein-Lösung R als Indikator titriert.

1 ml Natriumhydroxid-Lösung (1 mol·l^{-1}) entspricht 53,49 mg NH$_4$Cl.

10.4/0580

Aprotinin

Aprotininum

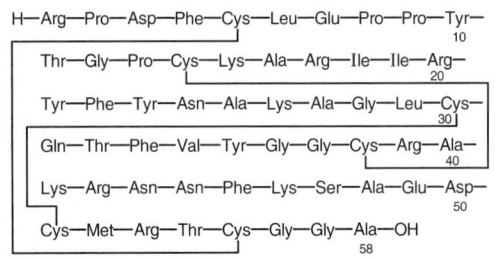

$C_{284}H_{432}N_{84}O_{79}S_7$ M_r 6511

CAS Nr. 9087-70-1

Definition

Aprotinin ist ein lineares Polypeptid aus 58 Aminosäuren, das die Aktivität einiger proteolytisch wirksamer Enzyme wie Chymotrypsin, Kallikrein, Plasmin und Trypsin stöchiometrisch hemmt. Die Substanz enthält mindestens 3,0 Ph. Eur. E. Aprotinin-Aktivität je Milligramm, berechnet auf die getrocknete Substanz.

Herstellung

Die Tiere, von denen Aprotinin gewonnen wird, müssen den lebensmittelrechtlichen Anforderungen an die Gesundheit von Tieren, die für den menschlichen Verzehr bestimmt sind, entsprechen.

Das Herstellungsverfahren wird einer Validierung unterzogen und muss gewährleisten, dass, falls die Substanz geprüft wird, sie folgender Prüfung entspricht.

Histamin (2.6.10): höchstens 0,2 µg Histaminbase je 3 Ph. Eur. E. Aprotinin

Aprotinin

Eigenschaften

Aussehen: fast weißes, hygroskopisches Pulver

Löslichkeit: löslich in Wasser und in isotonen Lösungen, praktisch unlöslich in organischen Lösungsmitteln

Prüfung auf Identität

A. Dünnschichtchromatographie (2.2.27)

Untersuchungslösung: Prüflösung (siehe „Prüfung auf Reinheit")

Referenzlösung: Aprotinin-Lösung *BRP* wird mit Wasser *R* so verdünnt, dass eine Konzentration von 15 Ph. Eur. E. Aprotinin je Milliliter erhalten wird.

Platte: DC-Platte mit Kieselgel G *R*

Fließmittel: Wasser *R*, Essigsäure 99 % *R* (80:100 *V/V*)

Die Mischung enthält Natriumacetat *R* (100 g · l^{-1}).

Auftragen: 10 µl

Laufstrecke: 12 cm

Trocknen: an der Luft

Detektion: Die Platte wird mit einer Lösung von 0,1 g Ninhydrin *R* in einer Mischung von 6 ml einer Lösung von Kupfer(II)-chlorid *R* (10 g · l^{-1}), 21 ml Essigsäure 99 % *R* und 70 ml wasserfreiem Ethanol *R* besprüht. Anschließend wird die Platte bei 60 °C getrocknet.

Ergebnis: Der Hauptfleck im Chromatogramm der Untersuchungslösung entspricht in Bezug auf Lage, Farbe und Größe dem Hauptfleck im Chromatogramm der Referenzlösung.

B. Die Fähigkeit der Substanz, die Aktivität von Trypsin zu hemmen, wird nach folgender Methode geprüft:

Untersuchungslösung: 1 ml Prüflösung (siehe „Prüfung auf Reinheit") wird mit Pufferlösung pH 7,2 *R* zu 50 ml verdünnt.

Trypsin-Lösung: 10 mg Trypsin zur Aprotinin-Gehaltsbestimmung *BRP* werden in Salzsäure (0,002 mol · l^{-1}) zu 100 ml gelöst.

Casein-Lösung: 0,2 g Casein *R* werden in Pufferlösung pH 7,2 *R* zu 100 ml gelöst.

Fällungslösung: Essigsäure 99 % *R*, Wasser *R*, wasserfreies Ethanol *R* (1:49:50 *V/V/V*)

1 ml Untersuchungslösung wird mit 1 ml Trypsin-Lösung gemischt. Die Mischung wird 10 min lang stehen gelassen, anschließend mit 1 ml Casein-Lösung versetzt und 30 min lang bei 35 °C inkubiert. Nach dem Abkühlen in einer Eis-Wasser-Mischung werden 0,5 ml Fällungslösung zugesetzt. Der Ansatz wird geschüttelt. Nach 15 min langem Stehenlassen bei Raumtemperatur ist die Lösung trüb. Wird ein Blindversuch unter den gleichen Bedingungen mit Pufferlösung pH 7,2 *R* anstelle der Untersuchungslösung durchgeführt, tritt keine Trübung auf.

Prüfung auf Reinheit

Prüflösung: Eine Lösung der Substanz, die 15 Ph. Eur. E. Aprotinin je Milliliter enthält, wird unter Berücksichtigung der in der Beschriftung angegebenen Aktivität hergestellt.

Aussehen der Lösung: Die Prüflösung muss klar (2.2.1) sein.

Absorption (2.2.25): höchstens 0,80; im Maximum bei 277 nm gemessen

Eine Lösung der Substanz, die 3,0 Ph. Eur. E. Aprotinin je Milliliter enthält, wird hergestellt.

Des-Ala-Aprotinin, Des-Ala-des-Gly-Aprotinin: Kapillarzonenelektrophorese (2.2.47) mit Hilfe des Verfahrens „Normalisierung"

Untersuchungslösung: Eine Lösung von Aprotinin in Wasser *R*, die mindestens 1 Ph. Eur. E. Aprotinin je Milliliter enthält, wird hergestellt.

Referenzlösung: Aprotinin-Lösung *BRP* wird mit Wasser *R* so verdünnt, dass dieselbe Konzentration wie die der Untersuchungslösung erhalten wird.

Trennkapillare
– Material: unbeschichtetes Quarzglas
– Größe: *l* (effektive Länge) = 45 bis 60 cm, ∅ = 75 µm

Temperatur: 25 °C

Pufferlösung für Kapillarzonenelektrophorese: 8,21 g Kaliumdihydrogenphosphat *R* werden in 400 ml Wasser *R* gelöst. Die Lösung wird mit Phosphorsäure 85 % *R* auf einen pH-Wert von 3,0 eingestellt, mit Wasser *R* zu 500,0 ml verdünnt und durch einen Membranfilter (nominale Porengröße 0,45 µm) filtriert.

Detektion: Spektrometer bei 214 nm

Zwischenspülen: Die Kapillare wird mindestens 1 min lang mit Natriumhydroxid-Lösung (0,1 mol · l^{-1}), die zuvor durch einen Membranfilter (nominale Porengröße 0,45 µm) filtriert wurde, und 2 min lang mit der Pufferlösung für Kapillarzonenelektrophorese gespült.

Einspritzen: unter Druck oder Vakuum (zum Beispiel 3 s lang bei einem Differenzialdruck von 3,5 kPa)

Migration: Ein elektrisches Feld mit einer Stärke von 0,2 kV · cm^{-1} wird angelegt, wobei die Pufferlösung für Kapillarzonenelektrophorese als Elektrolytlösung in beiden Puffer-Vorratsgefäßen verwendet wird.

Laufzeit: 30 min

Identifizierung von Verunreinigungen: Zur Identifizierung der Peaks der Verunreinigungen A und B werden das mitgelieferte Elektropherogramm von Aprotinin-Lösung *BRP* und das mit der Referenzlösung erhaltene Elektropherogramm verwendet.

Relative Migration (bezogen auf Aprotinin, Migrationszeit etwa 22 min)
– Verunreinigung A: etwa 0,98
– Verunreinigung B: etwa 0,99

Eignungsprüfung: Referenzlösung nach mindestens 6 Einspritzungen
– Migrationszeit: Aprotinin 19,0 bis 25,0 min
– Auflösung: mindestens 0,8 zwischen den Peaks der Verunreinigungen A und B und mindestens 0,5 zwischen den Peaks von Verunreinigung B und Aprotinin
– Peak-Verteilung: Die Verteilung der Peaks im erhaltenen Elektropherogramm muss qualitativ und quantitativ der Verteilung der Peaks im mitgelieferten Elektropherogramm von Aprotinin-Lösung *BRP* entsprechen.
– Höhe des Hauptpeaks: mindestens das 1000fache der Höhe des Grundrauschens
Falls erforderlich wird das Einspritzvolumen erhöht, um genügend hohe Peaks zu erreichen.

Grenzwerte
– Verunreinigung A: höchstens 8,0 Prozent
– Verunreinigung B: höchstens 7,5 Prozent

Pyroglutamyl-Aprotinin, verwandte Substanzen: Flüssigchromatographie (2.2.29) mit Hilfe des Verfahrens „Normalisierung"

Untersuchungslösung: Eine Lösung von Aprotinin in der mobilen Phase A, die etwa 5 Ph. Eur. E. Aprotinin je Milliliter enthält, wird hergestellt.

Referenzlösung: Der Inhalt einer Durchstechflasche mit Aprotinin zur Eignungsprüfung *CRS* wird in 2,0 ml mobiler Phase A gelöst.

Säule
– Größe: $l = 0{,}075$ m, $\varnothing = 7{,}5$ mm
– Stationäre Phase: stark saurer Kieselgel-Kationenaustauscher zur Chromatographie *R* (10 µm)
– Temperatur: 40 °C

Mobile Phase
– Mobile Phase A: 3,52 g Kaliumdihydrogenphosphat *R* und 7,26 g Natriummonohydrogenphosphat-Dihydrat *R* werden in 1000 ml Wasser zur Chromatographie *R* gelöst. Die Lösung wird filtriert und entgast.
– Mobile Phase B: 3,52 g Kaliumdihydrogenphosphat *R*, 7,26 g Natriummonohydrogenphosphat-Dihydrat *R* und 66,07 g Ammoniumsulfat *R* werden in 1000 ml Wasser zur Chromatographie *R* gelöst. Die Lösung wird filtriert und entgast.

Zeit (min)	Mobile Phase A (% V/V)	Mobile Phase B (% V/V)
0–21	92 → 64	8 → 36
21–30	64 → 0	36 → 100

Durchflussrate: $1{,}0$ ml · min^{-1}

Detektion: Spektrometer bei 210 nm

Einspritzen: 40 µl

Relative Retention (bezogen auf Aprotinin, t_R 17,0 bis 20,0 min)
– Verunreinigung C: etwa 0,9

Eignungsprüfung: Referenzlösung
– Auflösung: mindestens 1,5 zwischen den Peaks von Verunreinigung C und Aprotinin
– Symmetriefaktor: höchstens 1,3 für den Peak von Aprotinin

Grenzwerte
– Verunreinigung C: höchstens 1,0 Prozent
– Jede weitere Verunreinigung: höchstens 0,5 Prozent
– Summe aller Verunreinigungen ohne Verunreinigung C: höchstens 1,0 Prozent

Aprotinin-Oligomere: Ausschlusschromatographie (2.2.30) mit Hilfe des Verfahrens „Normalisierung"

Untersuchungslösung: Eine Lösung von Aprotinin in Wasser *R*, die etwa 5 Ph. Eur. E. Aprotinin je Milliliter enthält, wird hergestellt.

Referenzlösung: Aprotinin wird so behandelt, dass etwa 2 Prozent Aprotinin-Oligomere entstehen. Zum Beispiel wird gefriergetrocknetes Aprotinin etwa 4 h lang bei etwa 110 °C erhitzt. Anschließend wird die Substanz in Wasser *R* so gelöst, dass eine Konzentration von etwa 5 Ph. Eur. E. Aprotinin je Milliliter erhalten wird.

Säule: 3 Säulen, in Serie geschaltet
– Größe: $l = 0{,}30$ m, $\varnothing = 7{,}8$ mm
– Stationäre Phase: hydrophiles Kieselgel zur Chromatographie *R* geeigneter Qualität zur Fraktionierung globulärer Proteine mit einer relativen Molekülmasse von 20 000 bis 10 000 000 (8 µm)

Mobile Phase: Acetonitril *R*, Essigsäure 99 % *R*, Wasser zur Chromatographie *R* (2:2:6 *V/V/V*); filtriert und entgast

Durchflussrate: $1{,}0$ ml · min^{-1}

Detektion: Spektrometer bei 277 nm

Einspritzen: 100 µl

Chromatographiedauer: 40 min

Relative Retention (bezogen auf Aprotinin-Monomer, t_R 24,5 bis 25,5 min)
– Aprotinin-Dimer: etwa 0,9

Eignungsprüfung: Referenzlösung
– Auflösung: mindestens 1,3 zwischen den Peaks von Aprotinin-Dimer und Aprotinin-Monomer
– Symmetriefaktor: höchstens 2,5 für den Peak von Aprotinin-Monomer

Grenzwert
– Summe aller Verunreinigungen: höchstens 1,0 Prozent

Trocknungsverlust (2.2.32): höchstens 6,0 Prozent, mit 0,100 g Substanz durch Trocknen im Vakuum bestimmt

Bakterien-Endotoxine (2.6.14): weniger als 0,14 I. E. Bakterien-Endotoxine je Ph.-Eur.-Einheit Aprotinin für Aprotinin zur Herstellung von Parenteralia, das dabei keinem weiteren geeigneten Verfahren zur Beseitigung von Bakterien-Endotoxinen unterworfen wird

Wertbestimmung

Die Aktivität der Substanz wird durch Messen ihrer hemmenden Wirkung auf eine Lösung von Trypsin bekannter Aktivität bestimmt. Die hemmende Aktivität des Aprotinins wird aus der Differenz zwischen Anfangsaktivität und Restaktivität von Trypsin berechnet.

Die hemmende Aktivität des Aprotinins wird in Ph.-Eur.-Einheiten ausgedrückt. 1 Ph. Eur. E. Aprotinin hemmt 50 Prozent der enzymatischen Aktivität von 2 Mikrokatal Trypsin.

Ein Reaktionsgefäß mit einem Fassungsvermögen von etwa 30 ml wird verwendet, das ausgestattet ist mit
- einer Vorrichtung, mit der eine Temperatur von $25 \pm 0,1\,°C$ gehalten werden kann
- einer Rührvorrichtung, wie einem Magnetrührer
- einem Deckel mit 5 Öffnungen zum Anbringen der Elektroden, der Bürettenspitze, eines Einleitrohrs für Stickstoff sowie für den Zusatz der Reagenzien.

Eine automatische oder eine manuell zu bedienende Titrierapparatur kann verwendet werden. Im letzteren Fall muss die Bürette eine Einteilung in 0,05 ml aufweisen und das pH-Meter mit einer gedehnten Skala sowie mit Glas-Silber/Silberchlorid-Elektroden oder anderen geeigneten Elektroden versehen sein.

Untersuchungslösung: eine Lösung der Substanz in Borat-Pufferlösung pH 8,0 $(0,0015\,mol \cdot l^{-1})\,R$, die 1,67 Ph. Eur. E. Aprotinin je Milliliter enthält, entsprechend etwa 0,6 mg (m mg) Substanz je Milliliter

Trypsin-Lösung: Eine Lösung von Trypsin zur Aprotinin-Gehaltsbestimmung *BRP* in Salzsäure $(0,001\,mol \cdot l^{-1})$, die etwa 0,8 Mikrokatal je Milliliter enthält, wird frisch hergestellt und in einer Eis-Wasser-Mischung aufbewahrt.

Trypsin-Aprotinin-Lösung: 4,0 ml Trypsin-Lösung werden mit 1,0 ml Untersuchungslösung versetzt. Diese Lösung wird sofort mit Borat-Pufferlösung pH 8,0 $(0,0015\,mol \cdot l^{-1})\,R$ zu 40,0 ml verdünnt, 10 min lang bei Raumtemperatur stehen gelassen und anschließend in einer Eis-Wasser-Mischung aufbewahrt. *Die Lösung ist innerhalb von 6 h nach Herstellung zu verwenden.*

Verdünnte Trypsin-Lösung: 0,5 ml Trypsin-Lösung werden mit Borat-Pufferlösung pH 8,0 $(0,0015\,mol \cdot l^{-1})\,R$ zu 10,0 ml verdünnt, 10 min lang bei Raumtemperatur stehen gelassen und anschließend in einer Eis-Wasser-Mischung aufbewahrt.

In das Reaktionsgefäß wird während der Bestimmung Stickstoff eingeleitet. Unter ständigem Rühren werden 9,0 ml Borat-Pufferlösung pH 8,0 $(0,0015\,mol \cdot l^{-1})\,R$ und 1,0 ml einer frisch hergestellten Lösung von Benzoylargininethylesterhydrochlorid R $(6,9\,g \cdot l^{-1})$ zugesetzt. Die Mischung wird mit Natriumhydroxid-Lösung $(0,1\,mol \cdot l^{-1})$ auf einen pH-Wert von 8,0 eingestellt. Wenn die Temperatur $25 \pm 0,1\,°C$ erreicht hat, wird 1,0 ml Trypsin-Aprotinin-Lösung zugesetzt und die Zeitmessung mit einer Stoppuhr begonnen. Durch Zusatz von Natriumhydroxid-Lösung $(0,1\,mol \cdot l^{-1})$ wird der pH-Wert bei 8,0 gehalten, wobei jeweils nach 30 s das zugesetzte Volumen notiert wird. Die Reaktion wird 6 min lang durchgeführt. Die Anzahl Milliliter Natriumhydroxid-Lösung $(0,1\,mol \cdot l^{-1})$, die je Sekunde verbraucht wird, wird berechnet (n_1 ml). In gleicher Weise wird eine Titration mit 1,0 ml verdünnter Trypsin-Lösung durchgeführt. Die Anzahl Milliliter Natriumhydroxid-Lösung $(0,1\,mol \cdot l^{-1})$, die je Sekunde verbraucht wird, wird berechnet (n_2 ml).

Die Aprotinin-Aktivität in Ph. Eur. E. je Milligramm wird nach folgender Formel berechnet:

$$\frac{4000 \cdot (2n_2 - n_1)}{m}$$

Die ermittelte Aktivität muss mindestens 90 und darf höchstens 110 Prozent der in der Beschriftung angegebenen Aktivität betragen.

Lagerung

Dicht verschlossen, vor Licht geschützt, im Behältnis mit Originalitätsverschluss

Beschriftung

Die Beschriftung gibt an,
- Anzahl der Ph. Eur. E. Aprotinin-Aktivität je Milligramm
- falls zutreffend, dass die Substanz zur Herstellung von Parenteralia geeignet ist.

Verunreinigungen

A.

H—Arg—Pro—Asp—Phe—Cys—Leu—Glu—Pro—Pro—Tyr—
    1   10
Thr—Gly—Pro—Cys—Lys—Ala—Arg—Ile—Ile—Arg—
                                                    20
Tyr—Phe—Tyr—Asn—Ala—Lys—Ala—Gly—Leu—Cys—
                                                    30
Gln—Thr—Phe—Val—Tyr—Gly—Gly—Cys—Arg—Ala—
                                                    40
Lys—Arg—Asn—Asn—Phe—Lys—Ser—Ala—Glu—Asp—
                                                    50
Cys—Met—Arg—Thr—Cys—Gly—OH
                        56

Aprotinin-(1–56)-Peptid

B.

H—Arg—Pro—Asp—Phe—Cys—Leu—Glu—Pro—Pro—Tyr—
    1   10
Thr—Gly—Pro—Cys—Lys—Ala—Arg—Ile—Ile—Arg—
                                                    20
Tyr—Phe—Tyr—Asn—Ala—Lys—Ala—Gly—Leu—Cys—
                                                    30
Gln—Thr—Phe—Val—Tyr—Gly—Gly—Cys—Arg—Ala—
                                                    40
Lys—Arg—Asn—Asn—Phe—Lys—Ser—Ala—Glu—Asp—
                                                    50
Cys—Met—Arg—Thr—Cys—Gly—Gly—OH
                            57

Aprotinin-(1–57)-Peptid

C.

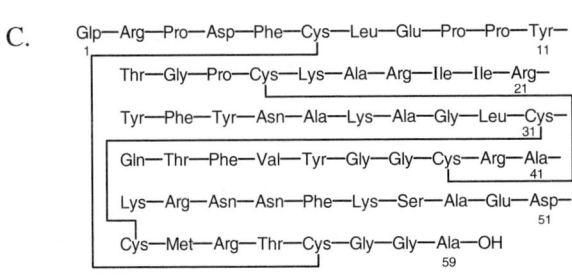

(5-Oxoprolyl)-Aprotinin
(Pyroglutamylaprotinin)

10.4/0579

Konzentrierte Aprotinin-Lösung

Aprotinini solutio concentrata

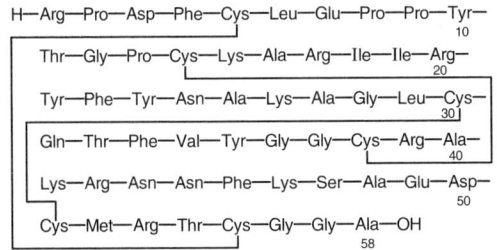

$C_{284}H_{432}N_{84}O_{79}S_7$ $\qquad$ M_r 6511

Definition

Konzentrierte Aprotinin-Lösung ist eine Lösung von Aprotinin, einem linearen Polypeptid aus 58 Aminosäuren, das die Aktivität einiger proteolytisch wirksamer Enzyme wie Chymotrypsin, Kallikrein, Plasmin und Trypsin stöchiometrisch hemmt. Die Lösung enthält mindestens 15,0 Ph. Eur. E. Aprotinin-Aktivität je Milliliter.

Herstellung

Die Tiere, von denen Aprotinin gewonnen wird, müssen den lebensmittelrechtlichen Anforderungen an die Gesundheit von Tieren, die für den menschlichen Verzehr bestimmt sind, entsprechen.

Das Herstellungsverfahren wird einer Validierung unterzogen und muss gewährleisten, dass, falls die Substanz geprüft wird, sie folgender Prüfung entspricht.

Histamin (2.6.10): höchstens 0,2 μg Histaminbase je 3 Ph. Eur. E. Aprotinin

Eigenschaften

Aussehen: klare, farblose Flüssigkeit

Prüfung auf Identität

A. Dünnschichtchromatographie (2.2.27)

Untersuchungslösung: Prüflösung (siehe „Prüfung auf Reinheit")

Referenzlösung: Aprotinin-Lösung *BRP* wird mit Wasser *R* so verdünnt, dass eine Konzentration von 15 Ph. Eur. E. Aprotinin je Milliliter erhalten wird.

Platte: DC-Platte mit Kieselgel G *R*

Fließmittel: Wasser *R*, Essigsäure 99 % *R* (80:100 *V/V*)

Die Mischung enthält Natriumacetat *R* (100 g · l^{-1}).

Auftragen: 10 μl

Laufstrecke: 12 cm

Trocknen: an der Luft

Detektion: Die Platte wird mit einer Lösung von 0,1 g Ninhydrin *R* in einer Mischung von 6 ml einer Lösung von Kupfer(II)-chlorid *R* (10 g · l^{-1}), 21 ml Essigsäure 99 % *R* und 70 ml wasserfreiem Ethanol *R* besprüht. Anschließend wird die Platte bei 60 °C getrocknet.

Ergebnis: Der Hauptfleck im Chromatogramm der Untersuchungslösung entspricht in Bezug auf Lage, Farbe und Größe dem Hauptfleck im Chromatogramm der Referenzlösung.

B. Die Fähigkeit der Lösung, die Aktivität von Trypsin zu hemmen, wird nach folgender Methode geprüft:

Untersuchungslösung: 1 ml Prüflösung (siehe „Prüfung auf Reinheit") wird mit Pufferlösung pH 7,2 *R* zu 50 ml verdünnt.

Trypsin-Lösung: 10 mg Trypsin zur Aprotinin-Gehaltsbestimmung *BRP* werden in Salzsäure (0,002 mol · l^{-1}) zu 100 ml gelöst.

Casein-Lösung: 0,2 g Casein *R* werden in Pufferlösung pH 7,2 *R* zu 100 ml gelöst.

Fällungslösung: Essigsäure 99 % *R*, Wasser *R*, wasserfreies Ethanol *R* (1:49:50 *V/V/V*)

1 ml Untersuchungslösung wird mit 1 ml Trypsin-Lösung gemischt. Die Mischung wird 10 min lang stehen gelassen, anschließend mit 1 ml Casein-Lösung versetzt und 30 min lang bei 35 °C inkubiert. Nach dem Abkühlen in einer Eis-Wasser-Mischung werden 0,5 ml Fällungslösung zugesetzt. Der Ansatz wird geschüttelt. Nach 15 min langem Stehenlassen bei Raumtemperatur ist die Lösung trüb. Wird ein Blindversuch unter den gleichen Bedingungen mit

Pufferlösung pH 7,2 R anstelle der Untersuchungslösung durchgeführt, tritt keine Trübung auf.

Prüfung auf Reinheit

Prüflösung: eine Lösung der Substanz, die 15 Ph. Eur. E. Aprotinin je Milliliter enthält

Falls erforderlich wird die Lösung unter Berücksichtigung der in der Beschriftung angegebenen Aktivität verdünnt.

Aussehen der Lösung: Die Prüflösung muss klar (2.2.1) sein.

Absorption (2.2.25): höchstens 0,80; im Maximum bei 277 nm gemessen

Eine Verdünnung der Lösung, die 3,0 Ph. Eur. E. Aprotinin je Milliliter enthält, wird hergestellt.

Des-Ala-Aprotinin, Des-Ala-des-Gly-Aprotinin: Kapillarzonenelektrophorese (2.2.47) mit Hilfe des Verfahrens „Normalisierung"

Untersuchungslösung: Konzentrierte Aprotinin-Lösung wird mit Wasser R so verdünnt, dass eine Konzentration von mindestens 1 Ph. Eur. E. Aprotinin je Milliliter erhalten wird.

Referenzlösung: Aprotinin-Lösung BRP wird mit Wasser R so verdünnt, dass dieselbe Konzentration wie die der Untersuchungslösung erhalten wird.

Trennkapillare
- Material: unbeschichtetes Quarzglas
- Größe: l (effektive Länge) = 45 bis 60 cm, $\varnothing$ = 75 µm

Temperatur: 25 °C

Pufferlösung für Kapillarzonenelektrophorese: 8,21 g Kaliumdihydrogenphosphat R werden in 400 ml Wasser R gelöst. Die Lösung wird mit Phosphorsäure 85 % R auf einen pH-Wert von 3,0 eingestellt, mit Wasser R zu 500,0 ml verdünnt und durch einen Membranfilter (nominale Porengröße 0,45 µm) filtriert.

Detektion: Spektrometer bei 214 nm

Zwischenspülen: Die Kapillare wird mindestens 1 min lang mit Natriumhydroxid-Lösung (0,1 mol · l^{-1}), die zuvor durch einen Membranfilter (nominale Porengröße 0,45 µm) filtriert wurde, und 2 min lang mit der Pufferlösung für Kapillarzonenelektrophorese gespült.

Einspritzen: unter Druck oder Vakuum (zum Beispiel 3 s lang bei einem Differenzialdruck von 3,5 kPa)

Migration: Ein elektrisches Feld mit einer Stärke von 0,2 kV · cm^{-1} wird angelegt, wobei die Pufferlösung für Kapillarzonenelektrophorese als Elektrolytlösung in beiden Puffer-Vorratsgefäßen verwendet wird.

Laufzeit: 30 min

Identifizierung von Verunreinigungen: Zur Identifizierung der Peaks der Verunreinigungen A und B werden das mitgelieferte Elektropherogramm von Aprotinin-Lösung BRP und das mit der Referenzlösung erhaltene Elektropherogramm verwendet.

Relative Migration (bezogen auf Aprotinin, Migrationszeit etwa 22 min)
- Verunreinigung A: etwa 0,98
- Verunreinigung B: etwa 0,99

Eignungsprüfung: Referenzlösung nach mindestens 6 Einspritzungen
- Migrationszeit: Aprotinin 19,0 bis 25,0 min
- Auflösung: mindestens 0,8 zwischen den Peaks der Verunreinigungen A und B und mindestens 0,5 zwischen den Peaks von Verunreinigung B und Aprotinin
- Peak-Verteilung: Das erhaltene Elektropherogramm muss qualitativ und quantitativ der Verteilung der Peaks im mitgelieferten Elektropherogramm von Aprotinin-Lösung BRP entsprechen.
- Höhe des Hauptpeaks: mindestens das 1000fache der Höhe des Grundrauschens
  Falls erforderlich wird das Einspritzvolumen erhöht, um genügend hohe Peaks zu erreichen.

Grenzwerte
- Verunreinigung A: höchstens 8,0 Prozent
- Verunreinigung B: höchstens 7,5 Prozent

Pyroglutamyl-Aprotinin, verwandte Substanzen: Flüssigchromatographie (2.2.29) mit Hilfe des Verfahrens „Normalisierung"

Untersuchungslösung: Konzentrierte Aprotinin-Lösung wird mit der mobilen Phase A so verdünnt, dass eine Konzentration von etwa 5 Ph. Eur. E. Aprotinin je Milliliter erhalten wird.

Referenzlösung: Der Inhalt einer Durchstechflasche mit Aprotinin zur Eignungsprüfung CRS wird in 2,0 ml mobiler Phase A gelöst.

Säule
- Größe: l = 0,075 m, $\varnothing$ = 7,5 mm
- Stationäre Phase: stark saurer Kieselgel-Kationenaustauscher zur Chromatographie R (10 µm)
- Temperatur: 40 °C

Mobile Phase
- Mobile Phase A: 3,52 g Kaliumdihydrogenphosphat R und 7,26 g Natriummonohydrogenphosphat-Dihydrat R werden in 1000 ml Wasser zur Chromatographie R gelöst. Die Lösung wird filtriert und entgast.
- Mobile Phase B: 3,52 g Kaliumdihydrogenphosphat R, 7,26 g Natriummonohydrogenphosphat-Dihydrat R und 66,07 g Ammoniumsulfat R werden in 1000 ml Wasser zur Chromatographie R gelöst. Die Lösung wird filtriert und entgast.

Zeit (min)	Mobile Phase A (% V/V)	Mobile Phase B (% V/V)
0 – 21	92 → 64	8 → 36
21 – 30	64 → 0	36 → 100

Durchflussrate: 1,0 ml · min^{-1}

Detektion: Spektrometer bei 210 nm

Einspritzen: 40 µl

Relative Retention (bezogen auf Aprotinin, t_R 17,0 bis 20,0 min)
- Verunreinigung C: etwa 0,9

Eignungsprüfung: Referenzlösung
- Auflösung: mindestens 1,5 zwischen den Peaks von Verunreinigung C und Aprotinin
- Symmetriefaktor: höchstens 1,3 für den Peak von Aprotinin

Grenzwerte
- Verunreinigung C: höchstens 1,0 Prozent
- Jede weitere Verunreinigung: höchstens 0,5 Prozent
- Summe aller Verunreinigungen ohne Verunreinigung C: höchstens 1,0 Prozent

Aprotinin-Oligomere: Ausschlusschromatographie (2.2.30) mit Hilfe des Verfahrens „Normalisierung"

Untersuchungslösung: Konzentrierte Aprotinin-Lösung wird mit Wasser R so verdünnt, dass eine Konzentration von etwa 5 Ph. Eur. E. Aprotinin je Milliliter erhalten wird.

Referenzlösung: Die konzentrierte Aprotinin-Lösung wird so behandelt, dass etwa 2 Prozent Aprotinin-Oligomere entstehen. Zum Beispiel wird gefriergetrocknetes Aprotinin etwa 4 h lang bei etwa 110 °C erhitzt. Anschließend wird die Substanz in Wasser R so gelöst, dass eine Konzentration von etwa 5 Ph. Eur. E. Aprotinin je Milliliter erhalten wird.

Säule: 3 Säulen, in Serie geschaltet
- Größe: $l = 0,30$ m, $\varnothing = 7,8$ mm
- Stationäre Phase: hydrophiles Kieselgel zur Chromatographie R geeigneter Qualität zur Fraktionierung globulärer Proteine mit einer relativen Molekülmasse von 20 000 bis 10 000 000 (8 µm)

Mobile Phase: Acetonitril R, Essigsäure 99 % R, Wasser zur Chromatographie R (2:2:6 V/V/V); filtriert und entgast

Durchflussrate: 1,0 ml · min^{-1}

Detektion: Spektrometer bei 277 nm

Einspritzen: 100 µl

Chromatographiedauer: 40 min

Relative Retention (bezogen auf Aprotinin-Monomer, t_R 24,5 bis 25,5 min)
- Aprotinin-Dimer: etwa 0,9

Eignungsprüfung: Referenzlösung
- Auflösung: mindestens 1,3 zwischen den Peaks von Aprotinin-Dimer und Aprotinin-Monomer
- Symmetriefaktor: höchstens 2,5 für den Peak von Aprotinin-Monomer

Grenzwert
- Summe aller Verunreinigungen: höchstens 1,0 Prozent

Spezifische Aktivität des Trockenrückstands: mindestens 3,0 Ph. Eur. E. Aprotinin-Aktivität je Milligramm Trockenrückstand

25,0 ml der zu prüfenden Lösung werden im Wasserbad zur Trockne eingedampft. Der Rückstand wird 15 h lang bei 110 °C getrocknet und anschließend gewogen. Aus der Masse des Rückstands und der wie unter „Wertbestimmung" beschrieben bestimmten Aktivität wird die Aktivität je Milligramm Trockenrückstand in Ph.-Eur.-Einheiten Aprotinin berechnet.

Bakterien-Endotoxine (2.6.14): weniger als 0,14 I. E. Bakterien-Endotoxine je Ph.-Eur.-Einheit Aprotinin für konzentrierte Aprotinin-Lösung zur Herstellung von Parenteralia, die dabei keinem weiteren geeigneten Verfahren zur Beseitigung von Bakterien-Endotoxinen unterworfen wird

Wertbestimmung

Die Aprotinin-Aktivität wird durch Messen ihrer hemmenden Wirkung auf eine Lösung von Trypsin bekannter Aktivität bestimmt. Die hemmende Aktivität des Aprotinins wird aus der Differenz zwischen Anfangsaktivität und Restaktivität von Trypsin berechnet.

Die hemmende Aktivität des Aprotinins wird in Ph.-Eur.-Einheiten ausgedrückt. 1 Ph. Eur. E. Aprotinin hemmt 50 Prozent der enzymatischen Aktivität von 2 Mikrokatal Trypsin.

Ein Reaktionsgefäß mit einem Fassungsvermögen von etwa 30 ml wird verwendet, das ausgestattet ist mit
- einer Vorrichtung, mit der eine Temperatur von $25 \pm 0,1$ °C gehalten werden kann
- einer Rührvorrichtung, zum Beispiel einem Magnetrührer
- einem Deckel mit 5 Öffnungen zum Anbringen der Elektroden, der Bürettenspitze, eines Einleitrohrs für Stickstoff sowie für den Zusatz der Reagenzien.

Eine automatische oder eine manuell zu bedienende Titrierapparatur kann verwendet werden. Im letzteren Fall muss die Bürette eine Einteilung in 0,05 ml aufweisen und das pH-Meter mit einer gedehnten Skala sowie mit Glas-Silber/Silberchlorid-Elektroden oder anderen geeigneten Elektroden versehen sein.

Untersuchungslösung: Eine geeignete Verdünnung der Lösung (D) in Borat-Pufferlösung pH 8,0 (0,0015 mol · l^{-1}) R, die 1,67 Ph. Eur. E. Aprotinin je Milliliter enthält, wird unter Berücksichtigung der angegebenen Aktivität hergestellt.

Trypsin-Lösung: Eine Lösung von Trypsin zur Aprotinin-Gehaltsbestimmung BRP in Salzsäure (0,001 mol · l^{-1}), die etwa 0,8 Mikrokatal je Milliliter enthält, wird frisch hergestellt und in einer Eis-Wasser-Mischung aufbewahrt.

Trypsin-Aprotinin-Lösung: 4,0 ml Trypsin-Lösung werden mit 1,0 ml Untersuchungslösung versetzt. Diese Lösung wird sofort mit Borat-Pufferlösung pH 8,0 (0,0015 mol · l^{-1}) R zu 40,0 ml verdünnt, 10 min lang bei Raumtemperatur stehen gelassen und anschließend in einer Eis-Wasser-Mischung aufbewahrt. *Die Lösung ist innerhalb von 6 h nach Herstellung zu verwenden.*

Verdünnte Trypsin-Lösung: 0,5 ml Trypsin-Lösung werden mit Borat-Pufferlösung pH 8,0 (0,0015 mol · l^{-1}) R

Konzentrierte Aprotinin-Lösung

zu 10,0 ml verdünnt, 10 min lang bei Raumtemperatur stehen gelassen und anschließend in einer Eis-Wasser-Mischung aufbewahrt.

In das Reaktionsgefäß wird während der Bestimmung Stickstoff eingeleitet. Unter ständigem Rühren werden 9,0 ml Borat-Pufferlösung pH 8,0 (0,0015 mol·l^{-1}) R und 1,0 ml einer frisch hergestellten Lösung von Benzoylargininethylesterhydrochlorid R (6,9 g·l^{-1}) zugesetzt. Die Mischung wird mit Natriumhydroxid-Lösung (0,1 mol·l^{-1}) auf einen pH-Wert von 8,0 eingestellt. Wenn die Temperatur 25 ± 0,1 °C erreicht hat, wird 1,0 ml Trypsin-Aprotinin-Lösung zugesetzt und die Zeitmessung mit einer Stoppuhr begonnen. Durch Zusatz von Natriumhydroxid-Lösung (0,1 mol·l^{-1}) wird der pH-Wert bei 8,0 gehalten, wobei jeweils nach 30 s das zugesetzte Volumen notiert wird. Die Reaktion wird 6 min lang durchgeführt. Die Anzahl Milliliter Natriumhydroxid-Lösung (0,1 mol·l^{-1}), die je Sekunde verbraucht wird, wird berechnet (n_1 ml). In gleicher Weise wird eine Titration mit 1,0 ml verdünnter Trypsin-Lösung durchgeführt. Die Anzahl Milliliter Natriumhydroxid-Lösung (0,1 mol·l^{-1}), die je Sekunde verbraucht wird, wird berechnet (n_2 ml).

Die Aprotinin-Aktivität in Ph. Eur. E. je Milliliter wird nach folgender Formel berechnet:

$$4000 \, (2n_2 - n_1) \cdot D$$

D = Verdünnungsfaktor, um aus der konzentrierten Lösung die Untersuchungslösung mit 1,67 Ph. Eur. E. Aprotinin je Milliliter zu erhalten

Die ermittelte Aktivität muss mindestens 90 und darf höchstens 110 Prozent der in der Beschriftung angegebenen Aktivität betragen.

Lagerung

Dicht verschlossen, vor Licht geschützt, im Behältnis mit Originalitätsverschluss

Beschriftung

Die Beschriftung gibt an,
- Anzahl der Ph. Eur. E. Aprotinin-Aktivität je Milliliter
- falls zutreffend, dass die Substanz zur Herstellung von Parenteralia geeignet ist.

Verunreinigungen

A.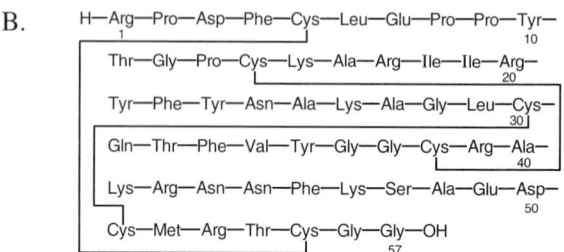

Aprotinin-(1–56)-Peptid

B.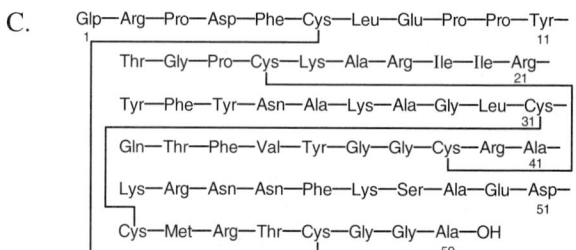

Aprotinin-(1–57)-Peptid

C.

(5-Oxoprolyl)-Aprotinin
(Pyroglutamylaprotinin)

10.4/2617

Aripiprazol
Aripiprazolum

$C_{23}H_{27}Cl_2N_3O_2$ M_r 448,4

CAS Nr. 129722-12-9

Aripiprazol

Definition

7-[4-[4-(2,3-Dichlorphenyl)piperazin-1-yl]butoxy]-3,4-dihydrochinolin-2(1*H*)-on

Gehalt: 98,0 bis 102,0 Prozent (getrocknete Substanz)

Herstellung

Die Verunreinigungen 7-(4-Brombutoxy)-3,4-dihydrochinolin-2(1*H*)-on, 7-(4-Chlorbutoxy)-3,4-dihydrochinolin-2(1*H*)-on und 7-(4-Iodbutoxy)-3,4-dihydrochinolin-2(1*H*)-on werden als genotoxisch eingestuft und stellen mögliche Verunreinigungen von Aripiprazol dar. Diese Verunreinigungen werden durch eine geeignete validierte Methode kontrolliert.

Eigenschaften

Aussehen: Kristalle oder kristallines Pulver, weiß bis fast weiß

Löslichkeit: praktisch unlöslich in Wasser, löslich in Dichlormethan, sehr schwer löslich in Ethanol 96 %

Die Substanz zeigt Polymorphie (5.9).

Prüfung auf Identität

IR-Spektroskopie (2.2.24)

Vergleich: Aripiprazol CRS

Wenn die Spektren bei der Prüfung in fester Form unterschiedlich sind, werden Substanz und Referenzsubstanz getrennt in Dichlormethan R gelöst. Nach dem Eindampfen der Lösungen zur Trockne werden mit den Rückständen erneut Spektren aufgenommen.

Prüfung auf Reinheit

Aussehen der Lösung: Falls die Substanz zur Herstellung von Parenteralia vorgesehen ist, muss die Lösung klar (2.2.1) und darf nicht stärker gefärbt sein als die Farbvergleichslösung GG_5 (2.2.2, Methode II).

0,5 g Substanz werden in einer Mischung von 10 Volumteilen Essigsäure R und 90 Volumteilen wasserfreiem Ethanol R zu 20 ml gelöst. Die Lösung wird bis zum vollständigen Lösen etwa 15 min lang mit Ultraschall behandelt und gelegentlich geschüttelt.

Verwandte Substanzen: Flüssigchromatographie (2.2.29)

Die Lösungen müssen vor Licht geschützt werden.

Lösungsmittelmischung: Essigsäure R, Methanol R, Acetonitril R, Wasser R (1:10:30:60 *V/V/V/V*)

Untersuchungslösung: 50,0 mg Substanz werden in der Lösungsmittelmischung zu 50,0 ml gelöst. 5,0 ml Lösung werden mit der Lösungsmittelmischung zu 50,0 ml verdünnt.

Referenzlösung a: 1,0 ml Untersuchungslösung wird mit der Lösungsmittelmischung zu 100,0 ml verdünnt. 1,0 ml dieser Lösung wird mit der Lösungsmittelmischung zu 10,0 ml verdünnt.

Referenzlösung b: 5 mg Substanz und 5 mg Aripiprazol-Verunreinigung F CRS werden in der Lösungsmittelmischung zu 100 ml gelöst. 1 ml Lösung wird mit der Lösungsmittelmischung zu 50 ml verdünnt.

Referenzlösung c: 50,0 mg Aripiprazol CRS werden in der Lösungsmittelmischung zu 50,0 ml gelöst. 5,0 ml Lösung werden mit der Lösungsmittelmischung zu 50,0 ml verdünnt.

Säule
- Größe: $l = 0,10$ m, $\varnothing = 4,6$ mm
- Stationäre Phase: nachsilanisiertes, octadecylsilyliertes Kieselgel zur Chromatographie R (3 µm)

Mobile Phase
- Mobile Phase A: Acetonitril R, 0,05-prozentige Lösung (*V/V*) von Trifluoressigsäure R (10:90 *V/V*)
- Mobile Phase B: 0,05-prozentige Lösung (*V/V*) von Trifluoressigsäure R, Acetonitril R (10:90 *V/V*)

Zeit (min)	Mobile Phase A (% *V/V*)	Mobile Phase B (% *V/V*)
0–2	80	20
2–10	80 → 65	20 → 35
10–20	65 → 10	35 → 90
20–25	10	90

Durchflussrate: 1,2 ml · min^{-1}

Detektion: Spektrometer bei 254 nm

Einspritzen: 20 µl; Untersuchungslösung, Referenzlösungen a und b

Relative Retention (bezogen auf Aripiprazol, t_R etwa 11 min)
- Verunreinigung F: etwa 1,1

Eignungsprüfung: Referenzlösung b
- Auflösung: mindestens 2,0 zwischen den Peaks von Aripiprazol und Verunreinigung F

Berechnung der Prozentgehalte
- Für jede Verunreinigung wird die Konzentration von Aripiprazol in der Referenzlösung a verwendet.

Grenzwerte
- Nicht spezifizierte Verunreinigungen: jeweils höchstens 0,10 Prozent
- Summe aller Verunreinigungen: höchstens 0,2 Prozent
- Berichtsgrenzwert: 0,05 Prozent

Trocknungsverlust (2.2.32): höchstens 0,5 Prozent, mit 1,000 g Substanz durch 3 h langes Trocknen im Trockenschrank bei 105 °C bestimmt

Sulfatasche (2.4.14): höchstens 0,1 Prozent, mit 1,0 g Substanz bestimmt

Bakterien-Endotoxine (2.6.14): 1,0 mg Substanz wird in 20 ml einer Lösung von Salzsäure R (5,17 g · l^{-1}) gelöst.

Gehaltsbestimmung

Flüssigchromatographie (2.2.29) wie unter „Verwandte Substanzen" beschrieben, mit folgenden Änderungen:

Einspritzen: Untersuchungslösung, Referenzlösung c

Eignungsprüfung: Referenzlösung c
– Symmetriefaktor: höchstens 2,0

Der Prozentgehalt an $C_{23}H_{27}Cl_2N_3O_2$ wird unter Berücksichtigung des für Aripiprazol *CRS* angegebenen Gehalts berechnet.

Lagerung

Vor Licht geschützt

Falls die Substanz steril ist, im sterilen, dicht verschlossenen Behältnis mit Originalitätsverschluss

Beschriftung

Die Beschriftung gibt falls zutreffend an, dass die Substanz zur Herstellung von Parenteralia geeignet ist.

Verunreinigungen

Andere bestimmbare Verunreinigungen

(Die folgenden Substanzen werden, falls in einer bestimmten Menge vorhanden, durch eine oder mehrere Prüfmethoden in der Monographie erfasst. Sie werden begrenzt durch das allgemeine Akzeptanzkriterium für weitere Verunreinigungen/nicht spezifizierte Verunreinigungen und/oder durch die Anforderungen der Allgemeinen Monographie **Substanzen zur pharmazeutischen Verwendung (Corpora ad usum pharmaceuticum)**. Diese Verunreinigungen müssen daher nicht identifiziert werden, um die Konformität der Substanz zu zeigen. Siehe auch „5.10 Kontrolle von Verunreinigungen in Substanzen zur pharmazeutischen Verwendung"):

A, B, C, D, E, F, G

A.

7-Hydroxy-3,4-dihydrochinolin-2(1*H*)-on

B.

1-(2,3-Dichlorphenyl)piperazin

C.

7-[4-[4-(2-Chlorphenyl)piperazin-1-yl]butoxy]-3,4-dihydrochinolin-2(1*H*)-on

D.

7-[4-[4-(3-Chlorphenyl)piperazin-1-yl]butoxy]-3,4-dihydrochinolin-2(1*H*)-on

E.

7-[4-[4-(2,3-Dichlorphenyl)piperazin-1-yl]butoxy]=chinolin-2(1*H*)-on

F.

4-(2,3-Dichlorphenyl)-1-[4-[(2-oxo-1,2,3,4-tetra=hydrochinolin-7-yl)oxy]butyl]piperazin-1-oxid

G.

7,7′-[Ethan-1,1-diylbis[(2,3-dichlor-4,1-phenylen)=piperazin-4,1-diylbutan-4,1-diyloxy]]di(3,4-dihyd=rochinolin-2(1*H*)-on)

Atorvastatin-Calcium-Trihydrat

Atorvastatinum calcicum trihydricum

$C_{66}H_{68}CaF_2N_4O_{10} \cdot 3\,H_2O$ M_r 1209

CAS Nr. 344423-98-9

Definition

Calcium[(3R,5R)-7-[2-(4-fluorphenyl)-5-(1-methyl=
ethyl)-3-phenyl-4-(phenylcarbamoyl)-1H-pyrrol-1-yl]-
3,5-dihydroxyheptanoat]-Trihydrat

Gehalt: 97,0 bis 102,0 Prozent (wasserfreie Substanz)

Eigenschaften

Aussehen: weißes bis fast weißes Pulver

Löslichkeit: sehr schwer löslich in Wasser, schwer löslich in Ethanol 96 %, praktisch unlöslich in Dichlormethan

Die Substanz zeigt Polymorphie (5.9).

Prüfung auf Identität

A. IR-Spektroskopie (2.2.24)

Vergleich: Atorvastatin-Calcium-Trihydrat *CRS*

Wenn die Spektren bei der Prüfung in fester Form unterschiedlich sind, werden Substanz und Referenzsubstanz getrennt in Methanol *R* gelöst. Nach dem Eindampfen der Lösungen zur Trockne werden mit den Rückständen erneut Spektren aufgenommen.

B. Die Substanz entspricht der Prüfung „Enantiomerenreinheit" (siehe „Prüfung auf Reinheit").

C. Die Substanz entspricht der Prüfung „Wasser" (siehe „Prüfung auf Reinheit").

D. Die Substanz wird verascht. Der Rückstand gibt die Identitätsreaktion b auf Calcium (2.3.1). Falls sich der Rückstand nicht vollständig löst, ist eine Filtration erforderlich.

Prüfung auf Reinheit

Enantiomerenreinheit: Flüssigchromatographie (2.2.29)

Lösungsmittelmischung: wasserfreies Ethanol *R*, Methanol *R* (50:50 *V/V*)

Untersuchungslösung: 10 mg Substanz werden in 4 ml Lösungsmittelmischung gelöst. Die Lösung wird mit Hexan *R* zu 10,0 ml verdünnt.

Referenzlösung a: 2 mg Atorvastatin-Verunreinigung E *CRS* werden in Methanol *R* zu 20,0 ml gelöst (Lösung A). 10 mg Substanz werden in 1,25 ml Methanol *R* gelöst. Diese Lösung wird mit 0,75 ml Lösung A und 2 ml wasserfreiem Ethanol *R* versetzt und mit Hexan *R* zu 10,0 ml verdünnt.

Referenzlösung b: 2,0 ml Untersuchungslösung werden mit 40,0 ml Lösungsmittelmischung versetzt und mit Hexan *R* zu 100,0 ml verdünnt. 3,0 ml dieser Lösung werden mit 5 ml Lösungsmittelmischung versetzt und mit Hexan *R* zu 20,0 ml verdünnt.

Säule
- Größe: l = 0,25 m, ⌀ = 4,6 mm
- Stationäre Phase: Kieselgel-Amylosederivat zur Chromatographie *R* (10 µm)

Mobile Phase: Trifluoressigsäure *R*, wasserfreies Ethanol *R*, Hexan *R* (0,1:6:94 *V/V/V*)

Durchflussrate: 1,0 ml · min^{-1}

Detektion: Spektrometer bei 244 nm

Einspritzen: 20 µl

Chromatographiedauer: 1,2fache Retentionszeit von Atorvastatin

Relative Retention (bezogen auf Atorvastatin, t_R etwa 44 min)
- Verunreinigung E: etwa 0,8

Eignungsprüfung: Referenzlösung a
- Auflösung: mindestens 2,0 zwischen den Peaks von Verunreinigung E und Atorvastatin

Grenzwert
- Verunreinigung E: nicht größer als die Fläche des Hauptpeaks im Chromatogramm der Referenzlösung b (0,3 Prozent)

Verwandte Substanzen: Flüssigchromatographie (2.2.29)

Untersuchungslösung a: 40,0 mg Substanz werden in Dimethylformamid *R* zu 100,0 ml gelöst.

Untersuchungslösung b: 50 mg Substanz werden in Dimethylformamid *R* zu 50,0 ml gelöst.

Referenzlösung a: 40,0 mg Atorvastatin-Calcium-Trihydrat *CRS* werden in Dimethylformamid *R* zu 100,0 ml gelöst.

Referenzlösung b: 1,0 ml Untersuchungslösung b wird mit Dimethylformamid *R* zu 100,0 ml verdünnt. 1,0 ml dieser Lösung wird mit Dimethylformamid *R* zu 10,0 ml verdünnt.

Referenzlösung c: 2 mg Atorvastatin zur Eignungsprüfung *CRS* (mit den Verunreinigungen A, B, C und D) werden in Dimethylformamid *R* zu 5 ml gelöst.

Säule
- Größe: $l = 0,25$ m, $\varnothing = 4,6$ mm
- Stationäre Phase: octylsilyliertes Kieselgel zur Chromatographie *R* (5 µm)
- Temperatur: 35 °C

Mobile Phase
- Mobile Phase A: Tetrahydrofuran *R*, Acetonitril *R*, Lösung von Ammoniumacetat *R* ($3,9 \text{ g} \cdot \text{l}^{-1}$), die zuvor mit Essigsäure 99 % *R* auf einen pH-Wert von 5,0 eingestellt wurde (12:21:67 V/V/V)
- Mobile Phase B: Tetrahydrofuran *R*, Lösung von Ammoniumacetat *R* ($3,9 \text{ g} \cdot \text{l}^{-1}$), die zuvor mit Essigsäure 99 % *R* auf einen pH-Wert von 5,0 eingestellt wurde, Acetonitril *R* (12:27:61 V/V/V)

Zeit (min)	Mobile Phase A (% V/V)	Mobile Phase B (% V/V)
0–40	100	0
40–70	100 → 20	0 → 80
70–85	20 → 0	80 → 100

Durchflussrate: $1,5 \text{ ml} \cdot \text{min}^{-1}$

Detektion: Spektrometer bei 244 nm

Einspritzen: 20 µl; Untersuchungslösung b, Referenzlösungen b und c

Identifizierung von Verunreinigungen: Zur Identifizierung der Peaks der Verunreinigungen A, B, C und D wird das mit der Referenzlösung c erhaltene Chromatogramm verwendet.

Relative Retention (bezogen auf Atorvastatin, t_R etwa 33 min)
- Verunreinigung A: etwa 0,8
- Verunreinigung B: etwa 0,9
- Verunreinigung C: etwa 1,2
- Verunreinigung D: etwa 2,1

Falls erforderlich wird die mobile Phase durch Erhöhen oder Absenken des Prozentanteils an Acetonitril oder des pH-Werts der Ammoniumacetat-Lösung eingestellt, um eine Retentionszeit von etwa 33 min für Atorvastatin zu erzielen. Eine Erhöhung des pH-Werts zum Beispiel würde die Retentionszeit von Atorvastatin verringern.

Eignungsprüfung: Referenzlösung c
- Peak-Tal-Verhältnis: mindestens 1,5, wobei H_p die Höhe des Peaks der Verunreinigung B über der Basislinie und H_v die Höhe des niedrigsten Punkts der Kurve über der Basislinie zwischen den Peaks von Verunreinigung B und Atorvastatin darstellt

Grenzwerte
- Verunreinigungen A, B: jeweils nicht größer als das 3fache der Fläche des Hauptpeaks im Chromatogramm der Referenzlösung b (0,3 Prozent)
- Verunreinigungen C, D: jeweils nicht größer als das 1,5fache der Fläche des Hauptpeaks im Chromatogramm der Referenzlösung b (0,15 Prozent)
- Nicht spezifizierte Verunreinigungen: jeweils nicht größer als die Fläche des Hauptpeaks im Chromatogramm der Referenzlösung b (0,10 Prozent)
- Summe aller Verunreinigungen: nicht größer als das 15fache der Fläche des Hauptpeaks im Chromatogramm der Referenzlösung b (1,5 Prozent)
- Ohne Berücksichtigung bleiben: Peaks, deren Fläche nicht größer ist als das 0,5fache der Fläche des Hauptpeaks im Chromatogramm der Referenzlösung b (0,05 Prozent); der dem Dimethylformamid entsprechende Peak

Natrium: höchstens 0,4 Prozent (wasserfreie Substanz)

Atomabsorptionsspektrometrie (2.2.23, Methode I)

Lösungsmittelmischung: Salzsäure *R*, Wasser *R*, Methanol *R* (2:25:75 V/V/V)

Untersuchungslösung: 5,0 mg Substanz werden in der Lösungsmittelmischung zu 100,0 ml gelöst.

Referenzlösungen: Die Referenzlösungen werden aus der Natrium-Lösung (50 ppm Na) *R* durch Verdünnen mit der Lösungsmittelmischung hergestellt.

Strahlungsquelle: Natrium-Hohlkathodenlampe

Wellenlänge: 589,0 nm

Atomisierung: Luft-Acetylen-Flamme

Wasser (2.5.12): 3,5 bis 5,5 Prozent, mit 0,130 g Substanz bestimmt

Gehaltsbestimmung

Flüssigchromatographie (2.2.29) wie unter „Verwandte Substanzen" beschrieben, mit folgender Änderung:

Einspritzen: Untersuchungslösung a, Referenzlösung a

Der Prozentgehalt an $C_{66}H_{68}CaF_2N_4O_{10}$ wird unter Berücksichtigung des für Atorvastatin-Calcium-Trihydrat *CRS* angegebenen Gehalts berechnet.

Verunreinigungen

Spezifizierte Verunreinigungen:

A, B, C, D, E

Andere bestimmbare Verunreinigungen

(Die folgenden Substanzen werden, falls in einer bestimmten Menge vorhanden, durch eine oder mehrere Prüfmethoden in der Monographie erfasst. Sie werden begrenzt durch das allgemeine Akzeptanzkriterium für weitere Verunreinigungen/nicht spezifizierte Verunreinigungen und/oder durch die Anforderungen der

Allgemeinen Monographie **Substanzen zur pharmazeutischen Verwendung (Corpora ad usum pharmaceuticum)**. Diese Verunreinigungen müssen daher nicht identifiziert werden, um die Konformität der Substanz zu zeigen. Siehe auch „5.10 Kontrolle von Verunreinigungen in Substanzen zur pharmazeutischen Verwendung"):

F, G, H

A.

(3*R*,5*R*)-3,5-Dihydroxy-7-[5-(1-methylethyl)-2,3-diphenyl-4-(phenylcarbamoyl)-1*H*-pyrrol-1-yl]heptansäure
(Desfluoratorvastatin)

B.

+

(3*RS*,5*SR*)-7-[2-(4-Fluorphenyl)-5-(1-methylethyl)-3-phenyl-4-(phenylcarbamoyl)-1*H*-pyrrol-1-yl]-3,5-dihydroxyheptansäure

C.

(3*R*,5*R*)-7-[2,3-Bis(4-fluorphenyl)-5-(1-methylethyl)-4-(phenylcarbamoyl)-1*H*-pyrrol-1-yl]-3,5-dihydroxyheptansäure
(Fluoratorvastatin)

D.

3-[(4-Fluorphenyl)carbonyl]-2-(2-methylpropanoyl)-*N*,3-diphenyloxiran-2-carboxamid

E.

(3*S*,5*S*)-7-[2-(4-Fluorphenyl)-5-(1-methylethyl)-3-phenyl-4-(phenylcarbamoyl)-1*H*-pyrrol-1-yl]-3,5-dihydroxyheptansäure
(*ent*-Atorvastatin)

F.

(3*R*,5*R*)-7-[[(3*R*,5*R*)-7-[2-(4-Fluorphenyl)-5-(1-methylethyl)-3-phenyl-4-(phenylcarbamoyl)-1*H*-pyrrol-1-yl]-3,5-dihydroxyheptanoyl]amino]-3,5-dihydroxyheptansäure

G.

(3*R*,5*R*)-7-[2-(4-Fluorphenyl)-5-(1-methylethyl)-3-phenyl-4-(phenylcarbamoyl)-1*H*-pyrrol-1-yl]-5-hydroxy-3-methoxyheptansäure
(3-*O*-Methylatorvastatin)

H.

(4*R*,6*R*)-6-[2-[2-(4-Fluorphenyl)-5-(1-methylethyl)-3-phenyl-4-(phenylcarbamoyl)-1*H*-pyrrol-1-yl]ethyl]-4-hydroxytetrahydro-2*H*-pyran-2-on

B

Benserazidhydrochlorid 7953   Benzylpenicillin-Procain-Monohydrat 7955

10.4/1173

Benserazidhydrochlorid

Benserazidi hydrochloridum

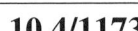

$C_{10}H_{16}ClN_3O_5$ M_r 293,7

CAS Nr. 14919-77-8

Definition

(2*RS*)-2-Amino-3-hydroxy-*N'*-[(2,3,4-trihydroxyphenyl)=methyl]propanhydrazid-hydrochlorid

Gehalt: 98,5 bis 101,0 Prozent (wasserfreie Substanz)

Eigenschaften

Aussehen: weißes bis gelblich weißes oder orange-weißes, kristallines Pulver

Löslichkeit: leicht löslich in Wasser, sehr schwer löslich in wasserfreiem Ethanol, praktisch unlöslich in Aceton

Die Substanz zeigt Polymorphie (5.9).

Prüfung auf Identität

A. IR-Spektroskopie (2.2.24)

Vergleich: Benserazidhydrochlorid *CRS*

Wenn die Spektren unterschiedlich sind, werden Substanz und Referenzsubstanz getrennt in heißem Methanol *R* gelöst. Nach dem Eindampfen der Lösungen zur Trockne werden mit den Rückständen erneut Spektren aufgenommen.

B. 16 mg Substanz werden in 2 ml Methanol *R* gelöst. Die Lösung gibt die Identitätsreaktion a auf Chlorid (2.3.1).

Prüfung auf Reinheit

Prüflösung: 1,0 g Substanz wird in kohlendioxidfreiem Wasser *R* zu 100 ml gelöst.

Aussehen der Lösung: Die Prüflösung muss klar (2.2.1) und darf nicht stärker gefärbt sein als die Farbvergleichslösung BG_6 (2.2.2, Methode II).

pH-Wert (2.2.3): 4,0 bis 5,0; an der Prüflösung bestimmt

Verwandte Substanzen: Flüssigchromatographie (2.2.29)

Alle Lösungen müssen sofort eingespritzt oder bei 4 °C aufbewahrt werden.

Untersuchungslösung: 0,100 g Substanz werden in Methanol *R* zu 50,0 ml gelöst.

Referenzlösung a: 1,0 ml Untersuchungslösung wird mit Methanol *R* zu 100,0 ml verdünnt. 1,0 ml dieser Lösung wird mit Methanol *R* zu 10,0 ml gelöst.

Referenzlösung b: 5,0 mg Benserazid-Verunreinigung A *CRS* und 5,0 mg Benserazid-Verunreinigung C *CRS* werden in Methanol *R* zu 50,0 ml gelöst. 1,0 ml Lösung wird mit Methanol *R* zu 10,0 ml verdünnt.

Referenzlösung c: 5 mg Benserazid zur Peak-Identifizierung A *CRS* (mit Verunreinigung B) werden in 5 ml Referenzlösung b gelöst.

Säule
- Größe: $l = 0,25$ m, $\varnothing = 4$ mm
- Stationäre Phase: octylsilyliertes Kieselgel zur Chromatographie *R* (5 μm)
- Temperatur: 30 °C

Mobile Phase
- Mobile Phase A: 2,2 g Natriumheptansulfonat-Monohydrat *R* und 6,8 g Kaliumdihydrogenphosphat *R* werden in 900 ml Wasser zur Chromatographie *R* gelöst. Die Lösung wird mit 50 ml Methanol *R 2* versetzt und mit Phosphorsäure 85 % *R* auf einen pH-Wert von 3,5 eingestellt.
- Mobile Phase B: 2,2 g Natriumheptansulfonat-Monohydrat *R* und 6,8 g Kaliumdihydrogenphosphat *R* werden in 500 ml Wasser zur Chromatographie *R* gelöst. Die Lösung wird mit Phosphorsäure 85 % *R* auf einen pH-Wert von 3,5 eingestellt und mit 500 ml Methanol *R 2* versetzt.

Zeit (min)	Mobile Phase A (% V/V)	Mobile Phase B (% V/V)
0–15	100 → 0	0 → 100
15–25	0	100

Durchflussrate: 1,3 ml · min^{-1}

Detektion: Spektrometer bei 210 nm

Einspritzen: 5 μl

Identifizierung von Verunreinigungen: Zur Identifizierung der Peaks der Verunreinigungen A und C wird das mit der Referenzlösung b erhaltene Chromatogramm verwendet; zur Identifizierung des Peaks der Verunreinigung B werden das mitgelieferte Chromatogramm von Benserazid zur Peak-Identifizierung A *CRS* und das mit der Referenzlösung c erhaltene Chromatogramm verwendet. Ein Doppelpeak der Verunreinigung C, entsprechend der Trennung der *E*- und *Z*-Isomere, kann auftreten.

Relative Retention (bezogen auf Benserazid, t_R etwa 9 min)
- Verunreinigung A: etwa 0,6
- Verunreinigung C: etwa 1,2
- Verunreinigung B: etwa 1,5

Eignungsprüfung: Referenzlösung c
- Auflösung: mindestens 5,0 zwischen den Peaks von Benserazid und Verunreinigung C
Falls 2 Peaks auftreten, wird der erste Peak von Verunreinigung C verwendet.

Grenzwerte
- Korrekturfaktor: Für die Berechnung des Gehalts wird die Peakfläche der Verunreinigung B mit 0,7 multipliziert.
- Verunreinigung A: nicht größer als die Fläche des entsprechenden Peaks im Chromatogramm der Referenzlösung b (0,5 Prozent)
- Verunreinigung B: nicht größer als das 5fache der Fläche des Hauptpeaks im Chromatogramm der Referenzlösung a (0,5 Prozent)
- Verunreinigung C: nicht größer als die Fläche des entsprechenden Peaks oder Doppelpeaks im Chromatogramm der Referenzlösung b (0,5 Prozent)
- Nicht spezifizierte Verunreinigungen: jeweils nicht größer als die Fläche des Hauptpeaks im Chromatogramm der Referenzlösung a (0,10 Prozent)
- Summe aller Verunreinigungen ohne Verunreinigung A: nicht größer als das 10fache der Fläche des Hauptpeaks im Chromatogramm der Referenzlösung a (1,0 Prozent)
- Ohne Berücksichtigung bleiben: Peaks, deren Fläche nicht größer ist als das 0,5fache der Fläche des Hauptpeaks im Chromatogramm der Referenzlösung a (0,05 Prozent)

Wasser (2.5.12): höchstens 1,0 Prozent, mit 0,500 g Substanz bestimmt

Als Lösungsmittel wird eine Lösung verwendet, die 30 ml Formamid *R*, 30 ml Methanol *R* und 7,0 g Salicylsäure *R* enthält. (Die Salicylsäure *R* muss der Lösungsmittelmischung im Titrationsgefäß zugesetzt werden.)

Sulfatasche (2.4.14): höchstens 0,1 Prozent, mit 1,0 g Substanz bestimmt

Gehaltsbestimmung

Um ein Überhitzen zu vermeiden, muss das Reaktionsgemisch während der Titration sorgfältig gemischt und die Titration unmittelbar nach Erreichen des Endpunkts abgebrochen werden.

0,250 g Substanz werden in 5 ml wasserfreier Ameisensäure *R* gelöst, mit 70 ml wasserfreier Essigsäure *R* versetzt und sofort mit Perchlorsäure (0,1 mol · l^{-1}) titriert. Der Endpunkt wird mit Hilfe der Potentiometrie (2.2.20) bestimmt.

1 ml Perchlorsäure (0,1 mol · l^{-1}) entspricht 29,37 mg $C_{10}H_{16}ClN_3O_5$.

Lagerung

Vor Licht geschützt

Verunreinigungen

Spezifizierte Verunreinigungen:
A, B, C

A.

(2*RS*)-2-Amino-3-hydroxypropanhydrazid

B.

(2*RS*)-2-Amino-3-hydroxy-*N'*,*N'*-bis[(2,3,4-trihydroxyphenyl)methyl]propanhydrazid

C.

und deren Enantiomere

(2*RS*)-2-Amino-3-hydroxy-*N'*-[(*EZ*)-(2,3,4-trihydroxyphenyl)methyliden]propanhydrazid

10.4/0115

Benzylpenicillin-Procain-Monohydrat

Benzylpenicillinum procainum monohydricum

$C_{29}H_{38}N_4O_6S \cdot H_2O$ M_r 588,7

CAS Nr. 6130-64-9

Definition

[2-(Diethylamino)ethyl](4-aminobenzoat)[(2S,5R,6R)-3,3-dimethyl-7-oxo-6-[(phenylacetyl)amino]-4-thia-1-azabicyclo[3.2.0]heptan-2-carbonsäure]-Monohydrat

Salz aus **Benzylpenicillin-Natrium (Benzylpenicillinum natricum)** oder **Benzylpenicillin-Kalium (Benzylpenicillinum kalicum)**, das beim Wachstum bestimmter Stämme von *Penicillium notatum* oder verwandter Mikroorganismen gebildet wird

Gehalt
- Benzylpenicillin-Procain: 96,0 bis 102,0 Prozent (wasserfreie Substanz), ohne Korrektur um die Gehalte an Dispergier- oder Suspendiermittel
- Procain ($C_{13}H_{20}N_2O_2$; M_r 236,3): 39,0 bis 42,0 Prozent (wasserfreie Substanz)

Dispergier- oder Suspendiermittel (zum Beispiel Lecithin oder Polysorbat 80) können zugesetzt sein.

Eigenschaften

Aussehen: weißes bis fast weißes, kristallines, schwach hygroskopisches Pulver

Löslichkeit: schwer löslich in Wasser, wenig löslich in Ethanol 96 %

Prüfung auf Identität

1: A
2: B, C, D

A. IR-Spektroskopie (2.2.24)

Vergleich: Benzylpenicillin-Procain *CRS*

B. Dünnschichtchromatographie (2.2.27)

Untersuchungslösung: 25 mg Substanz werden in 5 ml Aceton *R* gelöst.

Referenzlösung: 25 mg Benzylpenicillin-Procain *CRS* werden in 5 ml Aceton *R* gelöst.

Platte: DC-Platte mit silanisiertem Kieselgel *R*

Fließmittel: 30 Volumteile Aceton *R* und 70 Volumteile einer Lösung von Ammoniumacetat *R* (154 g·l^{-1}), die zuvor mit Ammoniak-Lösung *R* auf einen pH-Wert von 7,0 eingestellt wurde, werden gemischt.

Auftragen: 1 µl

Laufstrecke: 2/3 der Platte

Trocknen: an der Luft

Detektion: Die Platte wird Iodgas ausgesetzt, bis Flecke erscheinen. Die Auswertung erfolgt anschließend im Tageslicht.

Eignungsprüfung: Referenzlösung
– Das Chromatogramm muss 2 deutlich voneinander getrennte Flecke zeigen.

Ergebnis: Die 2 Hauptflecke im Chromatogramm der Untersuchungslösung entsprechen in Bezug auf Lage, Farbe und Größe den 2 Hauptflecken im Chromatogramm der Referenzlösung.

C. Etwa 2 mg Substanz werden in einem Reagenzglas von etwa 150 mm Länge und etwa 15 mm Durchmesser mit 0,05 ml Wasser *R* befeuchtet. Nach Zusatz von 2 ml Formaldehyd-Schwefelsäure *R* wird der Inhalt des Reagenzglases durch Schwenken gemischt. Die Lösung ist praktisch farblos. Wird das Reagenzglas 1 min lang in ein Wasserbad gestellt, entsteht eine rötlich braune Färbung.

D. 0,1 g Substanz werden in 2 ml verdünnter Salzsäure *R* gelöst. Die Lösung, die trüb sein kann, gibt die Identitätsreaktion auf primäre aromatische Amine (2.3.1).

Prüfung auf Reinheit

pH-Wert (2.2.3): 5,0 bis 7,5

50 mg Substanz werden in kohlendioxidfreiem Wasser *R* unter Schütteln zu 15 ml vollständig gelöst.

Verwandte Substanzen: Flüssigchromatographie (2.2.29)

Die Lösungen sind unmittelbar vor Gebrauch herzustellen.

Lösungsmittelmischung: Methanol *R*, Wasser *R* (50:50 *V/V*)

Untersuchungslösung a: 50,0 mg Substanz werden in 25 ml Methanol *R* gelöst. Die Lösung wird mit Wasser *R* zu 50,0 ml verdünnt.

Untersuchungslösung b: 0,100 g Substanz werden in 10 ml Methanol *R* gelöst. Die Lösung wird mit Wasser *R* zu 20,0 ml verdünnt.

Referenzlösung a: 50,0 mg Benzylpenicillin-Procain *CRS* werden in 25 ml Methanol *R* gelöst. Die Lösung wird mit Wasser *R* zu 50,0 ml verdünnt.

Referenzlösung b: 12,0 mg Aminobenzoesäure *R* (Verunreinigung A) werden in Wasser *R* zu 100,0 ml gelöst. 1,0 ml Lösung wird mit Wasser *R* zu 100,0 ml verdünnt.

Referenzlösung c: 10 mg Benzylpenicillin-Procain zur Peak-Identifizierung A *CRS* (mit den Verunreinigungen B, C, D, E, G, H, I und J) werden in 1 ml Methanol *R* gelöst. Die Lösung wird mit 1 ml Wasser *R* versetzt.

Referenzlösung d: Der Inhalt einer Durchstechflasche mit Benzylpenicillin-Procain-Verunreinigung F *CRS* wird in 1 ml Referenzlösung c gelöst.

Referenzlösung e: 1,0 ml Referenzlösung a wird mit der Lösungsmittelmischung zu 20,0 ml verdünnt.

Referenzlösung f: 1,0 ml Referenzlösung e wird mit der Lösungsmittelmischung zu 20,0 ml verdünnt.

Säule
– Größe: $l = 0{,}15$ m, $\varnothing = 4{,}6$ mm
– Stationäre Phase: nachsilanisiertes, octadecylsilyliertes Kieselgel zur Chromatographie *R* (3 µm)
– Temperatur: 50 °C

Mobile Phase
– Mobile Phase A: 10 Volumteile einer Lösung von Kaliumdihydrogenphosphat *R* (68 g · l^{-1}), die zuvor mit einer Lösung von Phosphorsäure 85 % *R* (500 g · l^{-1}) auf einen pH-Wert von 3,4 eingestellt wurde, 30 Volumteile Methanol *R* 1 und 60 Volumteile Wasser zur Chromatographie *R* werden gemischt.
– Mobile Phase B: 10 Volumteile einer Lösung von Kaliumdihydrogenphosphat *R* (68 g · l^{-1}), die zuvor mit einer Lösung von Phosphorsäure 85 % *R* (500 g · l^{-1}) auf einen pH-Wert von 3,4 eingestellt wurde, 35 Volumteile Wasser zur Chromatographie *R* und 55 Volumteile Methanol *R* 1 werden gemischt.

Zeit (min)	Mobile Phase A (% V/V)	Mobile Phase B (% V/V)
0 – 7	70	30
7 – 17	70 → 0	30 → 100
17 – 22	0	100

Durchflussrate: 1,5 ml · min^{-1}

Detektion: Spektrometer bei 225 nm

Einspritzen: 20 µl; Untersuchungslösung b, Referenzlösungen b, d, e und f

Identifizierung von Verunreinigungen: Zur Identifizierung des Peaks der Verunreinigung A wird das mit der Referenzlösung b erhaltene Chromatogramm verwendet; zur Identifizierung der Peaks der Verunreinigungen B, C, D, E, F, G, H, I und J werden das mitgelieferte Chromatogramm von Benzylpenicillin-Procain zur Peak-Identifizierung A *CRS* und das mit der Referenzlösung d erhaltene Chromatogramm verwendet;

Relative Retention (bezogen auf Benzylpenicillin, t_R etwa 7 min)
– Procain: etwa 0,19
– Verunreinigung A: etwa 0,22
– Verunreinigung D: etwa 0,33
– Verunreinigung F: etwa 0,35
– Verunreinigung B: etwa 0,48 und 0,55
– Verunreinigung E: etwa 0,62
– Verunreinigung C: etwa 0,81 und 0,83
– Verunreinigung I: etwa 0,93
– Verunreinigung G: etwa 1,47
– Verunreinigung H: etwa 1,90
– Verunreinigung J: etwa 2,37

Eignungsprüfung
– Auflösung: mindestens 1,0 zwischen den Peaks der Epimere von Verunreinigung C und mindestens 1,2 zwischen den Peaks der Verunreinigungen D und F im Chromatogramm der Referenzlösung d
– Signal-Rausch-Verhältnis: mindestens 10 für den Peak von Benzylpenicillin im Chromatogramm der Referenzlösung f

Berechnung der Prozentgehalte
– Korrekturfaktor: Die Fläche des Peaks von Verunreinigung D wird mit 0,4 multipliziert.
– Für Verunreinigung A wird die Konzentration an Verunreinigung A in der Referenzlösung b verwendet.
– Für alle Verunreinigungen ohne die Verunreinigung A wird die Konzentration an Benzylpenicillin-Procain-Monohydrat in der Referenzlösung e unter Berücksichtigung der Fläche des Peaks von Benzylpenicillin im Chromatogramm der Referenzlösung e verwendet.

Grenzwerte
– Verunreinigungen F, G, H, I, J: jeweils höchstens 0,5 Prozent
– Verunreinigung B (Summe der Isomere), Verunreinigung C (Summe der Epimere): jeweils höchstens 0,4 Prozent
– Verunreinigungen E, D: jeweils höchstens 0,2 Prozent
– Verunreinigung A: höchstens 0,024 Prozent
– Jede weitere Verunreinigung: jeweils höchstens 0,2 Prozent
– Summe aller Verunreinigungen: höchstens 2,0 Prozent
– Berichtsgrenzwert: 0,05 Prozent; der Procain-Peak wird nicht berücksichtigt.

Wasser (2.5.12): 2,8 bis 4,2 Prozent, mit 0,300 g Substanz bestimmt

Gehaltsbestimmung

Flüssigchromatographie (2.2.29) wie unter „Verwandte Substanzen" beschrieben, mit folgenden Änderungen:

Mobile Phase: mobile Phase A, mobile Phase B (70:30 V/V)

Einspritzen: 10 µl; Untersuchungslösung a, Referenzlösung a

Chromatographiedauer: 3fache Retentionszeit von Benzylpenicillin

Der Prozentgehalt an Procain ($C_{13}H_{20}N_2O_2$) wird unter Berücksichtigung der Fläche des Procain-Peaks und des für Benzylpenicillin-Procain *CRS* angegebenen Gehalts an Procain ($C_{13}H_{20}N_2O_2$) berechnet.

Der Prozentgehalt an Benzylpenicillin-Procain ($C_{29}H_{38}N_4O_6S$) wird unter Berücksichtigung der Fläche des Benzylpenicillin-Peaks und des für Benzylpenicillin-Procain *CRS* angegebenen Gehalts an Benzylpenicillin-Procain ($C_{29}H_{38}N_4O_6S$) berechnet.

Lagerung

Dicht verschlossen

Falls die Substanz steril ist, im sterilen, dicht verschlossenen Behältnis mit Originalitätsverschluss

Verunreinigungen

Spezifizierte Verunreinigungen

A, B, C, D, E, F, G, H, I, J

A.

4-Aminobenzoesäure

B.

(2*Ξ*,4*S*)-2-[(*Ξ*)-Carboxy(2-phenylacetamido)=methyl]-5,5-dimethyl-1,3-thiazolidin-4-carbonsäure (Penicillosäuren des Benzylpenicillins)

C.

(2*RS*,4*S*)-5,5-Dimethyl-2-[(2-phenylacetamido)=methyl]-1,3-thiazolidin-4-carbonsäure (Penillosäuren des Benzylpenicillins)

D.

(3*S*,7*R*,7a*R*)-5-Benzyl-2,2-dimethyl-2,3,7,7a-tetrahydroimidazo[5,1-*b*][1,3]thiazol-3,7-dicarbonsäure (Penillsäure des Benzylpenicillins)

E.

Phenylessigsäure

F.

(2*S*,5*R*,6*R*)-6-[2-(4-Hydroxyphenyl)acetamido]-3,3-dimethyl-7-oxo-4-thia-1-azabicyclo[3.2.0]heptan-2-carbonsäure

G.

(2*S*,5*R*,6*R*)-6-[(3*Z*)-Hex-3-enamido]-3,3-dimethyl-7-oxo-4-thia-1-azabicyclo[3.2.0]heptan-2-carbonsäure (Isopenicillin F)

H.

(2*S*,5*R*,6*R*)-6-Hexanamido-3,3-dimethyl-7-oxo-4-thia-1-azabicyclo[3.2.0]heptan-2-carbonsäure (Dihydropenicillin F)

I. unbekannte Struktur

J. unbekannte Struktur

C

Calciumlactat-Monohydrat 7961
Calciumlactat-Trihydrat 7962
Calciumlactat-Pentahydrat 7963
Calciumpantothenat 7964
Carbomere 7966
Cefalexin-Monohydrat 7968

Mikrokristalline Cellulose 7970
Cellulosepulver 7974
Chlorpromazinhydrochlorid 7977
Ciclopirox-Olamin 7980
Cyproheptadinhydrochlorid-1,5-Hydrat 7982

10.4/2117

Calciumlactat-Monohydrat
Calcii lactas monohydricus

$$Ca^{2+}\left[\begin{array}{c}H\;\;OH\\H_3C\diagdown\diagup\\COO^-\end{array}\right]_2 \cdot H_2O \;+\; Ca^{2+}\left[\begin{array}{c}H\;\;OH\\H_3C\diagdown\diagup\\COO^-\end{array}\right]_2 \cdot H_2O$$

$C_6H_{10}CaO_6 \cdot H_2O$ $\qquad\qquad M_r$ 236,2

Definition

Calciumbis[(2Ξ)-2-hydroxypropanoat] oder ein Gemisch der Calciumsalze von (2R)-, (2S)- und (2RS)-2-Hydroxypropansäuren als Monohydrate

Gehalt: 98,0 bis 102,0 Prozent (getrocknete Substanz)

Eigenschaften

Aussehen: weißes bis fast weißes, kristallines Pulver oder Granulat

Löslichkeit: löslich in Wasser, leicht löslich in siedendem Wasser, sehr schwer löslich in Ethanol 96 %

Prüfung auf Identität

A. Die Substanz entspricht der Prüfung „Trocknungsverlust" (siehe „Prüfung auf Reinheit").

B. Die Substanz gibt die Identitätsreaktion auf Lactat (2.3.1).

C. Die Substanz gibt die Identitätsreaktion b auf Calcium (2.3.1).

Prüfung auf Reinheit

Prüflösung: 5,4 g Substanz (entsprechend 5,0 g getrockneter Substanz) werden unter Erhitzen in kohlendioxidfreiem Wasser R, das aus destilliertem Wasser R hergestellt wurde, gelöst. Nach dem Erkalten wird die Lösung mit dem gleichen Lösungsmittel zu 100 ml verdünnt.

Aussehen der Lösung: Die Prüflösung darf nicht stärker opaleszieren als die Referenzsuspension II (2.2.1) und nicht stärker gefärbt sein als die Farbvergleichslösung BG$_6$ (2.2.2, Methode II).

Sauer oder alkalisch reagierende Substanzen: 10 ml Prüflösung werden mit 0,1 ml Phenolphthalein-Lösung R und 0,5 ml Salzsäure (0,01 mol · l^{-1}) versetzt. Die Lösung muss farblos sein. Bis zum Umschlag des Indikators nach Rosa dürfen höchstens 2,0 ml Natriumhydroxid-Lösung (0,01 mol · l^{-1}) verbraucht werden.

Chlorid (2.4.4): höchstens 200 ppm

5 ml Prüflösung werden mit Wasser R zu 15 ml verdünnt.

Sulfat (2.4.13): höchstens 400 ppm

7,5 ml Prüflösung werden mit destilliertem Wasser R zu 15 ml verdünnt.

Eisen (2.4.9): höchstens 50 ppm

4 ml Prüflösung werden mit Wasser R zu 10 ml verdünnt.

Magnesium und Alkalisalze: höchstens 1 Prozent

20 ml Prüflösung werden mit 20 ml Wasser R, 2 g Ammoniumchlorid R und 2 ml verdünnter Ammoniak-Lösung R 1 versetzt. Die Lösung wird zum Sieden erhitzt und rasch mit 40 ml heißer Ammoniumoxalat-Lösung R versetzt. Nach 4 h langem Stehenlassen wird die Mischung mit Wasser R zu 100,0 ml verdünnt und filtriert. 50,0 ml Filtrat werden mit 0,5 ml Schwefelsäure R versetzt. Die Mischung wird zur Trockne eingedampft und der Rückstand bei 600 ± 50 °C bis zur Massekonstanz geglüht. Der Rückstand darf höchstens 5 mg wiegen.

Trocknungsverlust (2.2.32): 5,0 bis 8,0 Prozent, mit 0,500 g Substanz durch Trocknen im Trockenschrank bei 125 °C bestimmt

Gehaltsbestimmung

Eine 0,200 g getrockneter Substanz entsprechende Menge Substanz wird in Wasser R zu 300 ml gelöst. Das Calcium wird nach „Komplexometrische Titrationen" (2.5.11) bestimmt.

1 ml Natriumedetat-Lösung (0,1 mol · l^{-1}) entspricht 21,82 mg $C_6H_{10}CaO_6$.

10.4/0469

Calciumlactat-Trihydrat
Calcii lactas trihydricus

Ca²⁺ [H₃C-CH(OH)-COO⁻]₂ · 3 H₂O + Ca²⁺ [H₃C-CH(OH)-COO⁻]₂ · 3 H₂O

$C_6H_{10}CaO_6 \cdot 3 H_2O$ M_r 272,3

Definition

Calciumbis[(2Ξ)-2-hydroxypropanoat] oder ein Gemisch der Calciumsalze von (2R)-, (2S)- und (2RS)-2-Hydroxypropansäuren als Trihydrate

Gehalt: 98,0 bis 102,0 Prozent (getrocknete Substanz)

Eigenschaften

Aussehen: weißes bis fast weißes, kristallines Pulver oder Granulat

Löslichkeit: löslich in Wasser, leicht löslich in siedendem Wasser, sehr schwer löslich in Ethanol 96 %

Prüfung auf Identität

A. Die Substanz entspricht der Prüfung „Trocknungsverlust" (siehe „Prüfung auf Reinheit").

B. Die Substanz gibt die Identitätsreaktion auf Lactat (2.3.1).

C. Die Substanz gibt die Identitätsreaktion b auf Calcium (2.3.1).

Prüfung auf Reinheit

Prüflösung: 6,2 g Substanz (entsprechend 5,0 g getrockneter Substanz) werden unter Erhitzen in kohlendioxidfreiem Wasser R, das aus destilliertem Wasser R hergestellt wurde, gelöst. Nach dem Erkalten wird die Lösung mit dem gleichen Lösungsmittel zu 100 ml verdünnt.

Aussehen der Lösung: Die Prüflösung darf nicht stärker opaleszieren als die Referenzsuspension II (2.2.1) und nicht stärker gefärbt sein als die Farbvergleichslösung BG₆ (2.2.2, Methode II).

Sauer oder alkalisch reagierende Substanzen: 10 ml Prüflösung werden mit 0,1 ml Phenolphthalein-Lösung R und 0,5 ml Salzsäure (0,01 mol·l⁻¹) versetzt. Die Lösung muss farblos sein. Bis zum Umschlag des Indikators nach Rosa dürfen höchstens 2,0 ml Natriumhydroxid-Lösung (0,01 mol·l⁻¹) verbraucht werden.

Chlorid (2.4.4): höchstens 200 ppm

5 ml Prüflösung werden mit Wasser R zu 15 ml verdünnt.

Sulfat (2.4.13): höchstens 400 ppm

7,5 ml Prüflösung werden mit destilliertem Wasser R zu 15 ml verdünnt.

Eisen (2.4.9): höchstens 50 ppm

4 ml Prüflösung werden mit Wasser R zu 10 ml verdünnt.

Magnesium und Alkalisalze: höchstens 1 Prozent

20 ml Prüflösung werden mit 20 ml Wasser R, 2 g Ammoniumchlorid R und 2 ml verdünnter Ammoniak-Lösung R 1 versetzt. Nach dem Erhitzen zum Sieden wird die Lösung rasch mit 40 ml heißer Ammoniumoxalat-Lösung R versetzt. Nach 4 h langem Stehenlassen wird die Mischung mit Wasser R zu 100,0 ml verdünnt und filtriert. 50,0 ml Filtrat werden nach Zusatz von 0,5 ml Schwefelsäure R zur Trockne eingedampft und der Rückstand wird bei 600 ± 50 °C bis zur Massekonstanz geglüht. Der Rückstand darf höchstens 5 mg wiegen.

Trocknungsverlust (2.2.32): 15,0 bis 20,0 Prozent, mit 0,500 g Substanz durch Trocknen im Trockenschrank bei 125 °C bestimmt

Gehaltsbestimmung

Eine 0,200 g getrockneter Substanz entsprechende Menge Substanz wird in Wasser R zu 300 ml gelöst. Das Calcium wird nach „Komplexometrische Titrationen" (2.5.11) bestimmt.

1 ml Natriumedetat-Lösung (0,1 mol·l⁻¹) entspricht 21,82 mg $C_6H_{10}CaO_6$.

10.4/0468

Calciumlactat-Pentahydrat
Calcii lactas pentahydricus

Ca²⁺ [H₃C-CH(OH)-COO⁻]₂ · 5 H₂O + Ca²⁺ [H₃C-CH(OH)-COO⁻]₂ · 5 H₂O

$C_6H_{10}CaO_6 \cdot 5\,H_2O$ M_r 308,3

Definition

Calciumbis[(2Ξ)-2-hydroxypropanoat] oder ein Gemisch der Calciumsalze von (2R)-, (2S)- und (2RS)-2-Hydroxypropansäuren als Pentahydrate

Gehalt: 98,0 bis 102,0 Prozent (getrocknete Substanz)

Eigenschaften

Aussehen: weißes bis fast weißes, kristallines oder körniges, leicht verwitterndes Pulver

Löslichkeit: löslich in Wasser, leicht löslich in siedendem Wasser, sehr schwer löslich in Ethanol 96 %

Prüfung auf Identität

A. Die Substanz entspricht der Prüfung „Trocknungsverlust" (siehe „Prüfung auf Reinheit").

B. Die Substanz gibt die Identitätsreaktion auf Lactat (2.3.1).

C. Die Substanz gibt die Identitätsreaktion b auf Calcium (2.3.1).

Prüfung auf Reinheit

Prüflösung: 7,1 g Substanz (entsprechend 5,0 g getrockneter Substanz) werden unter Erhitzen in kohlendioxidfreiem Wasser *R*, das aus destilliertem Wasser *R* hergestellt wurde, gelöst. Nach dem Erkalten wird die Lösung mit dem gleichen Lösungsmittel zu 100 ml verdünnt.

Aussehen der Lösung: Die Prüflösung darf nicht stärker opaleszieren als die Referenzsuspension II (2.2.1) und nicht stärker gefärbt sein als die Farbvergleichslösung BG₆ (2.2.2, Methode II).

Sauer oder alkalisch reagierende Substanzen: 10 ml Prüflösung werden mit 0,1 ml Phenolphthalein-Lösung *R* und 0,5 ml Salzsäure (0,01 mol · l⁻¹) versetzt. Die Lösung muss farblos sein. Bis zum Umschlag des Indikators nach Rosa dürfen höchstens 2,0 ml Natriumhydroxid-Lösung (0,01 mol · l⁻¹) verbraucht werden.

Chlorid (2.4.4): höchstens 200 ppm

5 ml Prüflösung werden mit Wasser *R* zu 15 ml verdünnt.

Sulfat (2.4.13): höchstens 400 ppm

7,5 ml Prüflösung werden mit destilliertem Wasser *R* zu 15 ml verdünnt.

Eisen (2.4.9): höchstens 50 ppm

4 ml Prüflösung werden mit Wasser *R* zu 10 ml verdünnt.

Magnesium und Alkalisalze: höchstens 1 Prozent

20 ml Prüflösung werden mit 20 ml Wasser *R*, 2 g Ammoniumchlorid *R* und 2 ml verdünnter Ammoniak-Lösung *R* 1 versetzt. Nach dem Erhitzen zum Sieden wird diese Lösung rasch mit 40 ml heißer Ammoniumoxalat-Lösung *R* versetzt. Nach 4 h langem Stehenlassen wird die Mischung mit Wasser *R* zu 100,0 ml verdünnt und filtriert. 50,0 ml Filtrat werden nach Zusatz von 0,5 ml Schwefelsäure *R* zur Trockne eingedampft und der Rückstand wird bei 600 ± 50 °C bis zur Massekonstanz geglüht. Der Rückstand darf höchstens 5 mg wiegen.

Trocknungsverlust (2.2.32): 22,0 bis 27,0 Prozent, mit 0,500 g Substanz durch Trocknen im Trockenschrank bei 125 °C bestimmt

Gehaltsbestimmung

Eine 0,200 g getrockneter Substanz entsprechende Menge Substanz wird in Wasser *R* zu 300 ml gelöst. Das Calcium wird nach „Komplexometrische Titrationen" (2.5.11) bestimmt.

1 ml Natriumedetat-Lösung (0,1 mol · l⁻¹) entspricht 21,82 mg $C_6H_{10}CaO_6$.

10.4/0470

Calciumpantothenat

Calcii pantothenas

$C_{18}H_{32}CaN_2O_{10}$ M_r 476,5

CAS Nr. 137-08-6

Definition

Calciumbis[3-[(2R)-2,4-dihydroxy-3,3-dimethylbutanamido]propanoat]

Gehalt: 98,0 bis 101,0 Prozent (getrocknete Substanz)

Eigenschaften

Aussehen: weißes bis fast weißes, schwach hygroskopisches Pulver

Löslichkeit: leicht löslich in Wasser, schwer löslich in Ethanol 96 %, praktisch unlöslich in Heptan

Prüfung auf Identität

1: A, B, D
2: C, D

A. Spezifische Drehung (siehe „Prüfung auf Reinheit").

B. IR-Spektroskopie (2.2.24)

  Vergleich: Calciumpantothenat *CRS*

C. Dünnschichtchromatographie (2.2.27)

  Untersuchungslösung: 10 mg Substanz werden in einer Mischung von 0,25 ml Wasser *R* und 4 ml Methanol *R* gelöst.

  Referenzlösung: 10 mg Calciumpantothenat *CRS* werden in einer Mischung von 0,25 ml Wasser *R* und 4 ml Methanol *R* gelöst.

  Platte: DC-Platte mit Kieselgel *R*

  Fließmittel: Essigsäure 99 % *R*, Wasser *R*, 2-Propanol *R* (5:15:80 V/V/V)

  Auftragen: 5 µl

  Laufstrecke: 4/5 der Platte

  Trocknen: an der Luft

  Detektion: Die Platte wird 20 min lang bei 120 °C erhitzt. Die warme Platte wird mit einer Lösung von Ninhydrin *R* (3 g · l⁻¹) in einer Mischung von 3 Volumteilen Essigsäure 99 % *R* und 100 Volumteilen wasserfreiem Ethanol *R* behandelt und trocknen gelassen. Anschließend wird die Platte erneut einige Minuten lang bei 120 °C erhitzt. Die Auswertung erfolgt im Tageslicht.

  Ergebnis: Der Hauptfleck im Chromatogramm der Untersuchungslösung entspricht in Bezug auf Lage, Farbe und Größe dem Hauptfleck im Chromatogramm der Referenzlösung.

D. Die Substanz gibt die Identitätsreaktion a auf Calcium (2.3.1).

Prüfung auf Reinheit

Prüflösung: 2,50 g Substanz werden in kohlendioxidfreiem Wasser *R* zu 50,0 ml gelöst.

Aussehen der Lösung: Die Prüflösung muss klar (2.2.1) und farblos (2.2.2, Methode II) sein.

pH-Wert (2.2.3): 6,8 bis 8,0; an der Prüflösung bestimmt

Spezifische Drehung (2.2.7): +25,5 bis +27,5; mit der Prüflösung bestimmt und auf die getrocknete Substanz berechnet

Verunreinigung A und andere Aminocarbonsäuren-Verunreinigungen: höchstens 0,50 Prozent

8,000 g Substanz werden in 40 ml Wasser *R* gelöst. Die Lösung wird mit Wasser *R* zu 100 ml verdünnt. Diese Lösung wird mit 25 ml Formaldehyd-Lösung *R* versetzt und mit Natriumhydroxid-Lösung (0,1 mol · l⁻¹) titriert. Der Endpunkt wird mit Hilfe der Potentiometrie (2.2.20) bestimmt.

1 ml Natriumhydroxid-Lösung (0,1 mol · l⁻¹) entspricht 8,91 mg $C_3H_7NO_2$.

Verwandte Substanzen: Flüssigchromatographie (2.2.29)

Untersuchungslösung: 0,600 g Substanz werden in Wasser *R* zu 100,0 ml gelöst.

Referenzlösung a: 30,0 mg Calciumpantothenat *CRS* werden in Wasser *R* zu 50,0 ml gelöst.

Referenzlösung b: 1,0 ml Untersuchungslösung wird mit Wasser *R* zu 100,0 ml verdünnt. 1,0 ml dieser Lösung wird mit Wasser *R* zu 10,0 ml verdünnt.

Referenzlösung c: 3,0 mg Pantolacton *CRS* (Verunreinigung C) werden in 5,0 ml Wasser *R* gelöst. Die Lösung wird mit 1,0 ml Referenzlösung a versetzt und mit Wasser *R* zu 100,0 ml verdünnt.

Referenzlösung d: 3 mg Pantothenat zur Peak-Identifizierung *CRS* (mit den Verunreinigungen B, E und H) werden in 0,5 ml Wasser *R* gelöst.

Säule
- Größe: $l = 0{,}15$ m, $\varnothing = 3{,}0$ mm
- Stationäre Phase: octadecylsilyliertes Kieselgel zur Chromatographie R (3,5 µm)
- Temperatur: 35 °C

Mobile Phase
- Mobile Phase A: 1 Volumteil Acetonitril R 1 und 99 Volumteile einer Lösung von Natriumdihydrogenphosphat R (1,56 g · l^{-1}), die mit Phosphorsäure 85 % R auf einen pH-Wert von 2,5 eingestellt wurde, werden gemischt.
- Mobile Phase B: Acetonitril R 1

Zeit (min)	Mobile Phase A (% V/V)	Mobile Phase B (% V/V)
0–6	100	0
6–21	100 → 50	0 → 50
21–30	50	50

Durchflussrate: 1,0 ml · min^{-1}

Detektion: Spektrometer bei 200 nm

Einspritzen: 5 µl; Untersuchungslösung, Referenzlösungen b, c und d

Identifizierung von Verunreinigungen: Zur Identifizierung des Peaks der Verunreinigung C wird das mit der Referenzlösung c erhaltene Chromatogramm verwendet; zur Identifizierung der Peaks der Verunreinigungen B, E und H werden das mitgelieferte Chromatogramm von Pantothenat zur Peak-Identifizierung *CRS* und das mit der Referenzlösung d erhaltene Chromatogramm verwendet.

Relative Retention (bezogen auf Calciumpantothenat, t_R etwa 4 min)
- Verunreinigung B: etwa 0,5
- Verunreinigung C: etwa 0,8
- Verunreinigung E: etwa 1,7
- Verunreinigung H: etwa 2,3

Eignungsprüfung: Referenzlösung c
- Auflösung: mindestens 3,0 zwischen den Peaks von Verunreinigung C und Calciumpantothenat
- Signal-Rausch-Verhältnis: mindestens 10 für den Peak der Verunreinigung C

Berechnung der Prozentgehalte
- Für die Verunreinigungen B und C wird die Konzentration an Verunreinigung C in der Referenzlösung c verwendet.
- Für Verunreinigungen ohne die Verunreinigungen B und C wird die Konzentration an Calciumpantothenat in der Referenzlösung b verwendet.

Grenzwerte
- Verunreinigung B: höchstens 0,8 Prozent
- Verunreinigung C: höchstens 0,3 Prozent
- Verunreinigung E: höchstens 0,25 Prozent
- Verunreinigung H: höchstens 0,15 Prozent
- Nicht spezifizierte Verunreinigungen: jeweils höchstens 0,10 Prozent
- Summe aller Verunreinigungen: höchstens 1,2 Prozent

- Berichtsgrenzwert: 0,05 Prozent; der Peak der Verunreinigung A (wird vor 1 min eluiert) wird nicht berücksichtigt.

Chlorid (2.4.4): höchstens 200 ppm

5 ml Prüflösung werden mit Wasser R zu 15 ml verdünnt.

Trocknungsverlust (2.2.32): höchstens 3,0 Prozent, mit 1,000 g Substanz durch Trocknen im Trockenschrank bei 105 °C bestimmt

Gehaltsbestimmung

0,180 g Substanz werden in 50 ml wasserfreier Essigsäure R gelöst und mit Perchlorsäure (0,1 mol · l^{-1}) titriert. Der Endpunkt wird mit Hilfe der Potentiometrie (2.2.20) bestimmt.

1 ml Perchlorsäure (0,1 mol · l^{-1}) entspricht 23,83 mg $C_{18}H_{32}CaN_2O_{10}$.

Lagerung

Dicht verschlossen

Verunreinigungen

Spezifizierte Verunreinigungen:

A, B, C, E, H

Andere bestimmbare Verunreinigungen

(Die folgenden Substanzen werden, falls in einer bestimmten Menge vorhanden, durch eine oder mehrere Prüfmethoden in der Monographie erfasst. Sie werden begrenzt durch das allgemeine Akzeptanzkriterium für weitere Verunreinigungen/nicht spezifizierte Verunreinigungen und/oder durch die Anforderungen der Allgemeinen Monographie **Substanzen zur pharmazeutischen Verwendung (Corpora ad usum pharmaceuticum)**. Diese Verunreinigungen müssen daher nicht identifiziert werden, um die Konformität der Substanz zu zeigen. Siehe auch „5.10 Kontrolle von Verunreinigungen in Substanzen zur pharmazeutischen Verwendung"):

D, F, G

A. 3-Aminopropansäure (β-Alanin)

B. (2R)-2,4-Dihydroxy-3,3-dimethylbutansäure (Pantoesäure)

C.

(3R)-3-Hydroxy-4,4-dimethyloxolan-2-on
(Pantolacton)

D.

Methyl(3-[(2R)-2,4-dihydroxy-3,3-dimethylbutan=
amido]propanoat)
(Methylpantothenat)

E.

3-[3-[(2R)-2,4-Dihydroxy-3,3-dimethylbutanamido]=
propanamido]propansäure
(β-Alanylpantothenamid)

F.

3,3′-Azandiyldipropansäure

G.

3-(3-Aminopropanamido)propansäure
(β-Alanyl-β-alanin)

H.

3-[(5Ξ)-5-(1-Hydroxy-2-methylpropan-2-yl)-4-oxo-
1,3-oxazolidin-3-yl]propansäure

10.4/1299

Carbomere

Carbomera

Definition

Hochmolekulare Polymere von Acrylsäure, quer
vernetzt mit Polyalkenethern von Zuckern oder
Polyalkoholen

Gehalt: 56,0 bis 68,0 Prozent Carboxyl-Gruppen
(–COOH) (getrocknete Substanz)

Eigenschaften

Aussehen: weißes bis fast weißes, lockeres, hygroskopisches Pulver

Löslichkeit: quillt in Wasser und in anderen polaren
Lösungsmitteln nach Dispergieren und Neutralisieren
mit Natriumhydroxid-Lösung

Prüfung auf Identität

1: A
2: B, C, D

A. IR-Spektroskopie (2.2.24)

Hauptbanden bei 1710 ± 5, 1454 ± 5, 1414 ± 5, 1245 ± 5, 1172 ± 5, 1115 ± 5 und 801 ± 5 cm^{-1}, mit der stärksten Bande bei 1710 ± 5 cm^{-1}

B. Wird eine Dispersion der Substanz ($10 \text{ g} \cdot \text{l}^{-1}$) mit Natriumhydroxid-Lösung ($1 \text{ mol} \cdot \text{l}^{-1}$) auf einen pH-Wert von etwa 7,5 eingestellt, bildet sich ein hochviskoses Gel.

C. Werden 10 ml des unter „Prüfung auf Identität, B" gebildeten Gels unter ständigem Rühren mit 2 ml einer Lösung von Calciumchlorid *R* ($100 \text{ g} \cdot \text{l}^{-1}$) versetzt, bildet sich sofort ein weißer Niederschlag.

D. Werden 10 ml einer Dispersion der Substanz ($10 \text{ g} \cdot \text{l}^{-1}$) mit 0,5 ml Thymolblau-Lösung *R* versetzt, entsteht eine orange Färbung.

Werden 10 ml einer Dispersion der Substanz ($10 \text{ g} \cdot \text{l}^{-1}$) mit 0,5 ml Cresolrot-Lösung *R* versetzt, entsteht eine gelbe Färbung.

Prüfung auf Reinheit

Freie Acrylsäure: Flüssigchromatographie (2.2.29)

Untersuchungslösung: 0,125 g Substanz werden in einer Lösung von Aluminiumkaliumsulfat *R* ($25 \text{ g} \cdot \text{l}^{-1}$) suspendiert. Die Suspension wird mit einer Lösung von Aluminiumkaliumsulfat *R* ($25 \text{ g} \cdot \text{l}^{-1}$) zu 25,0 ml verdünnt und anschließend 20 min lang unter Schütteln bei 50 °C erwärmt. Dann wird die Suspension 60 min lang bei Raumtemperatur geschüttelt und anschließend zentrifugiert. Der klare Überstand wird als Untersuchungslösung verwendet.

Referenzlösung: 62,5 mg Acrylsäure *R* werden in einer Lösung von Aluminiumkaliumsulfat *R* ($25 \text{ g} \cdot \text{l}^{-1}$) zu 100,0 ml gelöst. 1,0 ml Lösung wird mit einer Lösung von Aluminiumkaliumsulfat *R* ($25 \text{ g} \cdot \text{l}^{-1}$) zu 50,0 ml verdünnt.

Säule
– Größe: $l = 0,12$ m, $\varnothing = 4,6$ mm
– Stationäre Phase: octadecylsilyliertes Kieselgel zur Chromatographie *R* (5 μm)

Mobile Phase
– Mobile Phase A: eine Lösung von Kaliumdihydrogenphosphat *R* ($1,361 \text{ g} \cdot \text{l}^{-1}$), die mit Phosphor-

säure 10 % *R* auf einen pH-Wert von 2,5 eingestellt wurde
- Mobile Phase B: eine Mischung gleicher Volumteile einer Lösung von Kaliumdihydrogenphosphat *R* (1,361 g · l⁻¹) und Acetonitril zur Chromatographie *R*

Zeit (min)	Mobile Phase A (% V/V)	Mobile Phase B (% V/V)
0–8	100	0
8–9	100 → 0	0 → 100
9–20	0	100

Durchflussrate: 1 ml · min⁻¹

Detektion: Spektrometer bei 205 nm

Einspritzen: 20 µl

Retentionszeit
- Acrylsäure: etwa 6,0 min

Grenzwert
- Acrylsäure: nicht größer als die entsprechende Peakfläche im Chromatogramm der Referenzlösung (0,25 Prozent)

Benzol: Gaschromatographie (2.4.24, System A)

Lösung A: 0,100 g Benzol *R* werden mit Dimethylsulfoxid *R* zu 100,0 ml verdünnt. 1,0 ml Lösung wird mit Wasser *R* zu 100,0 ml verdünnt. 1,0 ml dieser Lösung wird mit Wasser *R* zu 100,0 ml verdünnt.

Untersuchungslösung: 50,0 mg Substanz werden in eine Probeflasche eingewogen und mit 5,0 ml Wasser *R* sowie 1,0 ml Dimethylsulfoxid *R* versetzt.

Referenzlösung: 50,0 mg Substanz werden in eine Probeflasche eingewogen und mit 4,0 ml Wasser *R*, 1,0 ml Dimethylsulfoxid *R* und 1,0 ml Lösung A versetzt.

Die Probeflaschen werden mit Gummistopfen, die mit Polytetrafluorethylen überzogen sind, dicht verschlossen und mit einer Aluminiumkappe gesichert. Die Probeflaschen werden geschüttelt, um eine homogene Dispersion zu erhalten.

Statische-Head-Space-Bedingungen, die angewendet werden können:
- Äquilibrierungstemperatur: 80 °C
- Äquilibrierungszeit: 60 min
- Überleitungstemperatur: 90 °C

Einspritzen: 1 ml Gasphase der Untersuchungslösung und 1 ml Gasphase der Referenzlösung; das Einspritzen wird 2-mal wiederholt

Eignungsprüfung
- Wiederholpräzision: höchstens 15 Prozent relative Standardabweichung, mit 3 paarweise aufeinanderfolgenden Einspritzungen der Gasphasen von Untersuchungslösung und Referenzlösung bestimmt

Grenzwert
- Benzol: Der Mittelwert der Flächen des Benzol-Peaks in den Chromatogrammen der Untersuchungslösung darf nicht größer als das 0,5fache des Mittelwerts der Flächen des Benzol-Peaks in den Chromatogrammen der Referenzlösung sein (2 ppm).

Trocknungsverlust (2.2.32): höchstens 3,0 Prozent, mit 1,000 g Substanz durch 60 min langes Trocknen im Vakuum bei 80 °C bestimmt

Sulfatasche (2.4.14): höchstens 4,0 Prozent, mit 1,0 g Substanz bestimmt

Gehaltsbestimmung

0,120 g Substanz werden langsam unter 15 min langem Rühren und Erhitzen bei 60 °C mit 50 ml Wasser *R* versetzt. Das Erhitzen wird beendet, die Mischung wird mit 150 ml Wasser *R* versetzt und weitere 30 min lang gerührt. Nach Zusatz von 2 g Kaliumchlorid *R* wird die Mischung mit Natriumhydroxid-Lösung (0,2 mol · l⁻¹) titriert. Der Endpunkt wird mit Hilfe der Potentiometrie (2.2.20) bestimmt.

1 ml Natriumhydroxid-Lösung (0,2 mol · l⁻¹) entspricht 9,0 mg Carboxyl-Gruppen (–COOH).

Lagerung

Dicht verschlossen

Funktionalitätsbezogene Eigenschaften

Dieser Abschnitt liefert Informationen zu Eigenschaften, die sich als relevante Prüfparameter für eine oder mehrere Funktionen der Substanz erwiesen haben, wenn diese als Hilfsmittel (siehe 5.15) verwendet wird. Einige der Eigenschaften, die im Abschnitt „Funktionalitätsbezogene Eigenschaften" beschrieben sind, können ebenfalls im verbindlichen Teil der Monographie aufgeführt sein, da sie auch verbindliche Qualitätskriterien darstellen. In diesen Fällen enthält der Abschnitt „Funktionalitätsbezogene Eigenschaften" einen Verweis auf die im verbindlichen Teil der Monographie beschriebenen Prüfungen. Die Kontrolle der Eigenschaften kann zur Qualität eines Arzneimittels beitragen, indem die Gleichförmigkeit des Herstellungsverfahrens und die Funktionalität des Arzneimittels bei der Anwendung verbessert werden. Wenn Prüfmethoden angegeben sind, haben sie sich für den jeweiligen Zweck als geeignet erwiesen, jedoch können andere Methoden ebenfalls angewendet werden. Werden für eine bestimmte Eigenschaft Ergebnisse vorgelegt, muss die Prüfmethode angegeben sein.

Die folgenden Eigenschaften können für Carbomere, die als viskositätserhöhende Hilfsstoffe oder als Quellmittel verwendet werden, relevant sein.

Scheinbare Viskosität (2.2.10): Die nominale scheinbare Viskosität liegt üblicherweise bei 300 bis 115 000 mPa · s. Für Carbomere mit einer nominalen scheinbaren Viskosität von 20 000 mPa · s oder mehr liegt die scheinbare Viskosität üblicherweise bei 70,0 bis 130,0 Prozent des nominalen Werts; für Carbomere mit einer nominalen scheinbaren Viskosität unter 20 000 mPa · s liegt die scheinbare Viskosität üblicherweise bei 50,0 bis 150,0 Prozent des nominalen Werts.

Die Substanz wird 1 h lang im Vakuum bei 80 °C getrocknet. In einem 1000-ml-Becherglas werden 2,50 g der zuvor getrockneten Substanz vorsichtig zu 500 ml Wasser R gegeben, unter ständigem Rühren mit einer Geschwindigkeit von 1000 ± 50 min^{-1}, wobei der Schaft des Rührers an einer Seite des Becherglases in einem Winkel von 60° befestigt ist. Die getrocknete Substanz wird dem Wasser kontinuierlich über eine Zeitdauer von 45 bis 90 s zugesetzt, wobei darauf zu achten ist, dass lockere Agglomerate des Pulvers zerfallen. Das Rühren wird 15 min lang mit 1000 ± 50 min^{-1} fortgesetzt. Der Rührer wird entfernt und das Becherglas mit der Dispersion 30 min lang in ein Wasserbad von 25 ± 1 °C gestellt. Der Rührer wird erneut eingesetzt in einer Eintauchtiefe, die erforderlich ist, um sicherzustellen, dass keine Luft in die Dispersion gelangt. Unter Rühren mit 300 ± 25 min^{-1} wird der pH-Wert auf 7,3 bis 7,8 eingestellt, indem der Dispersion eine Lösung von Natriumhydroxid R (180 g · l^{-1}) unter der Oberfläche zugesetzt wird. Der Endpunkt wird mit Hilfe der Potentiometrie (2.2.20) bestimmt. Dabei werden insgesamt etwa 6,2 ml der Lösung von Natriumhydroxid R (180 g · l^{-1}) verbraucht. Der pH-Wert am Endpunkt darf erst nach 2 bis 3 min langem Warten abgelesen werden. Übersteigt dieser Wert 7,8, ist die Zubereitung zu verwerfen und eine neue unter Verwendung einer geringeren Menge Natriumhydroxid herzustellen.

Die neutralisierte Zubereitung wird erneut 1 h lang in ein Wasserbad von 25 °C gestellt. Dann wird ohne Verzögerung die Viskosität bestimmt, um leichte Viskositätsänderungen zu vermeiden, die 75 min nach der Neutralisation auftreten. Die Viskosität wird mit einem Rotationsviskosimeter bestimmt, dessen Spindel sich mit 20 min^{-1} bewegt. Die Spindel muss so gewählt werden, dass sie zur Messung des erwarteten Bereichs der scheinbaren Viskosität geeignet ist.

Carboxyl-Gruppen: siehe „Gehaltsbestimmung"

10.4/0708

Cefalexin-Monohydrat

Cefalexinum monohydricum

$C_{16}H_{17}N_3O_4S \cdot H_2O$ M_r 365,4

CAS Nr. 23325-78-2

Definition

(6R,7R)-7-[[(2R)-2-Amino-2-phenylacetyl]amino]-3-methyl-8-oxo-5-thia-1-azabicyclo[4.2.0]oct-2-en-2-carbonsäure-Monohydrat

Halbsynthetische Substanz, hergestellt aus einer durch Fermentation gewonnenen Substanz

Gehalt: 95,0 bis 102,0 Prozent (wasserfreie Substanz)

Eigenschaften

Aussehen: weißes bis fast weißes, kristallines Pulver

Löslichkeit: wenig löslich in Wasser, praktisch unlöslich in Ethanol 96 %

Prüfung auf Identität

IR-Spektroskopie (2.2.24)

Vergleich: Cefalexin-Monohydrat *CRS*

Prüfung auf Reinheit

pH-Wert (2.2.3): 4,0 bis 5,5

50 mg Substanz werden in kohlendioxidfreiem Wasser R zu 10 ml gelöst.

Spezifische Drehung (2.2.7): +149 bis +158 (wasserfreie Substanz)

0,125 g Substanz werden in Phthalat-Pufferlösung pH 4,4 R zu 25,0 ml gelöst.

Verwandte Substanzen: Flüssigchromatographie (2.2.29)

Untersuchungslösung: 50,0 mg Substanz werden in der mobilen Phase A zu 50,0 ml gelöst.

Referenzlösung a: 10,0 mg D-Phenylglycin R werden in der mobilen Phase A zu 10,0 ml gelöst.

Referenzlösung b: 10,0 mg 7-Aminodesacetyloxycephalosporansäure *CRS* werden in Phosphat-Pufferlösung pH 7,0 R 5 gelöst. Die Lösung wird mit der mobilen Phase A zu 10,0 ml verdünnt.

Referenzlösung c: 1,0 ml Referenzlösung a wird mit 1,0 ml Referenzlösung b gemischt und mit der mobilen Phase A zu 100,0 ml verdünnt.

Referenzlösung d: 10 mg Dimethylformamid R und 10 mg Dimethylacetamid R werden in der mobilen Phase A zu 10,0 ml gelöst. 1,0 ml Lösung wird mit der mobilen Phase A zu 100,0 ml verdünnt.

Referenzlösung e: 1,0 ml Referenzlösung c wird mit der mobilen Phase A zu 20,0 ml verdünnt.

Referenzlösung f: 10 mg Cefotaxim-Natrium *CRS* werden in der mobilen Phase A zu 10,0 ml gelöst. 1,0 ml Lösung wird mit 1,0 ml Untersuchungslösung versetzt und mit der mobilen Phase A zu 100 ml verdünnt.

Säule
- Größe: $l = 0{,}10$ m, $\varnothing = 4{,}6$ mm
- Stationäre Phase: octadecylsilyliertes Kieselgel zur Chromatographie R (5 µm), sphärisch

Mobile Phase
- Mobile Phase A: Phosphat-Pufferlösung pH 5,0 R
- Mobile Phase B: Methanol R 1

Zeit (min)	Mobile Phase A (% V/V)	Mobile Phase B (% V/V)
0–1	98	2
1–20	98 → 70	2 → 30

Durchflussrate: $1{,}5$ ml · min^{-1}

Detektion: Spektrometer bei 220 nm

Einspritzen: 20 µl; Untersuchungslösung, Referenzlösungen c, d, e und f

Eignungsprüfung
- Auflösung: mindestens 2,0 zwischen den Peaks der Verunreinigungen A und B im Chromatogramm der Referenzlösung c und mindestens 1,5 zwischen den Peaks von Cefalexin und Cefotaxim im Chromatogramm der Referenzlösung f

Grenzwerte
- Verunreinigung B: nicht größer als die Fläche des zweiten Peaks im Chromatogramm der Referenzlösung c (1,0 Prozent)
- Jede weitere Verunreinigung: jeweils nicht größer als die Fläche des ersten Peaks im Chromatogramm der Referenzlösung c (1,0 Prozent)
- Summe aller Verunreinigungen: nicht größer als das 3fache der Fläche des ersten Peaks im Chromatogramm der Referenzlösung c (3,0 Prozent)
- Ohne Berücksichtigung bleiben: Peaks, deren Fläche nicht größer ist als die Fläche des zweiten Peaks im Chromatogramm der Referenzlösung e (0,05 Prozent); Peaks von Dimethylformamid und Dimethylacetamid

N,N-Dimethylanilin (2.4.26, Methode B): höchstens 20 ppm

Wasser (2.5.12): 4,0 bis 8,0 Prozent, mit 0,300 g Substanz bestimmt

Sulfatasche (2.4.14): höchstens 0,2 Prozent, mit 1,0 g Substanz bestimmt

Gehaltsbestimmung

Flüssigchromatographie (2.2.29)

Untersuchungslösung: 50,0 mg Substanz werden in Wasser R zu 100,0 ml gelöst.

Referenzlösung a: 50,0 mg Cefalexin-Monohydrat CRS werden in Wasser R zu 100,0 ml gelöst.

Referenzlösung b: 10 mg Cefradin CRS werden in 20 ml Referenzlösung a gelöst. Die Lösung wird mit Wasser R zu 100 ml verdünnt.

Säule
- Größe: $l = 0{,}25$ m, $\varnothing = 4{,}6$ mm
- Stationäre Phase: octadecylsilyliertes Kieselgel zur Chromatographie R (5 µm)

Mobile Phase: Methanol R, Acetonitril R, Lösung von Kaliumdihydrogenphosphat R (13,6 g · l^{-1}), Wasser zur Chromatographie R (2:5:10:83 V/V/V/V)

Durchflussrate: $1{,}5$ ml · min^{-1}

Detektion: Spektrometer bei 254 nm

Einspritzen: 20 µl

Eignungsprüfung: Referenzlösung b
- Auflösung: mindestens 4,0 zwischen den Peaks von Cefalexin und Cefradin

Der Prozentgehalt an Cefalexin-Monohydrat wird berechnet.

Lagerung

Vor Licht geschützt

Verunreinigungen

A.

(2R)-2-Amino-2-phenylessigsäure (D-Phenylglycin)

B.

(6R,7R)-7-Amino-3-methyl-8-oxo-5-thia-1-azabicyclo[4.2.0]oct-2-en-2-carbonsäure
(7-Aminodesacetyloxycephalosporansäure, 7-ADCA)

C.

(6R,7R)-7-[[(2R)-2-[[(2R)-2-Amino-2-phenylacetyl]amino]-2-phenylacetyl]amino]-3-methyl-8-oxo-5-thia-1-azabicyclo[4.2.0]oct-2-en-2-carbonsäure

D.

3-Hydroxy-4-methylthiophen-2(5H)-on

E.

(6*R*,7*R*)-7-[(2,2-Dimethylpropanoyl)amino]-3-methyl-8-oxo-5-thia-1-azabicyclo[4.2.0]oct-2-en-2-carbonsäure
(7-ADCA-Pivalamid)

F.

(2*RS*,6*R*,7*R*)-7-[[(2*R*)-2-Amino-2-phenylacetyl]amino]-3-methyl-8-oxo-5-thia-1-azabicyclo[4.2.0]oct-3-en-2-carbonsäure
(Delta-2-cefalexin)

10.4/0316

Mikrokristalline Cellulose[1)]

Cellulosum microcristallinum

$C_{6n}H_{10n+2}O_{5n+1}$

Cellulose: CAS Nr. 9004-34-6

Definition

Mikrokristalline Cellulose ist eine gereinigte, partiell depolymerisierte Cellulose. Sie wird durch Mineralsäurebehandlung von α-Cellulose hergestellt, die als Zellstoff aus Pflanzenfasern gewonnen wurde.

[1)] Diese Monographie war Gegenstand der Internationalen Harmonisierung der Arzneibücher (siehe Allgemeinen Text „5.8 Harmonisierung der Arzneibücher").

♦Eigenschaften

Aussehen: weißes bis fast weißes, feines oder körniges, schwach hygroskopisches Pulver

Löslichkeit: praktisch unlöslich in Wasser, in Aceton, in wasserfreiem Ethanol, in Toluol, in verdünnten Säuren und in einer Lösung von Natriumhydroxid (50 g · l⁻¹) ♦

Prüfung auf Identität

A. IR-Spektroskopie (2.2.24)

Vergleich: Mikrokristalline Cellulose CRS

Banden zwischen 800 und 825 cm⁻¹ oder zwischen 950 und 1000 cm⁻¹ werden nicht berücksichtigt.

B. Werden etwa 10 mg Substanz auf einem Uhrglas in 2 ml iodhaltiger Zinkchlorid-Lösung *R* dispergiert, färbt sich die Substanz violettblau.

C. Der Polymerisationsgrad beträgt höchstens 350.

In einem 125-ml-Erlenmeyerkolben werden 1,300 g Substanz mit 25,0 ml Wasser *R* und 25,0 ml Kupfer(II)-Ethylendiaminhydroxid-Lösung *R* versetzt. In die Mischung wird sofort Stickstoff *R* eingeleitet und der Kolben verschlossen. Die Mischung wird geschüttelt, bis sich die Substanz vollständig gelöst hat. Ein geeignetes Volumen der Lösung wird in ein geeignetes Kapillarviskosimeter (2.2.9) gegeben. Die Lösung wird mindestens 5 min lang bei 25 ± 0,1 °C äquilibriert. Die Durchflusszeit t_1, die die Lösung braucht, um von einer Markierung zur anderen zu fließen, wird in Sekunden gemessen. Die kinematische Viskosität v_1 der Lösung wird nach folgender Formel berechnet:

$$t_1(k_1)$$

k_1 = Konstante des Viskosimeters

Ein geeignetes Volumen Kupfer(II)-Ethylendiaminhydroxid-Lösung *R* wird mit dem gleichen Volumen Wasser *R* verdünnt. Mit einem geeigneten Kapillarviskosimeter wird die Durchflusszeit t_2 dieses Lösungsmittels gemessen. Die kinematische Viskosität v_2 des Lösungsmittels wird nach folgender Formel berechnet:

$$t_2(k_2)$$

k_2 = Konstante des Viskosimeters

Die relative Viskosität η_{rel} der Lösung der Substanz wird nach folgender Formel berechnet:

$$v_1/v_2$$

Die Grenzviskositätszahl $[\eta]_c$ wird durch Interpolieren mit Hilfe der Tab. 0316-1 bestimmt.

Der Polymerisationsgrad P wird nach folgender Formel berechnet:

$$\frac{95[\eta]_c}{m[(100-b)/100]}$$

m = Einwaage der Substanz in Gramm
b = Trocknungsverlust in Prozent

Tab. 0316-1: Grenzviskositätszahlen

	Grenzviskositätszahlen $[\eta]_c$ in Abhängigkeit von der relativen Viskosität η_{rel}									
	$[\eta]_c$									
η_{rel}	0,00	0,01	0,02	0,03	0,04	0,05	0,06	0,07	0,08	0,09
1,1	0,098	0,106	0,115	0,125	0,134	0,143	0,152	0,161	0,170	0,180
1,2	0,189	0,198	0,207	0,216	0,225	0,233	0,242	0,250	0,259	0,268
1,3	0,276	0,285	0,293	0,302	0,310	0,318	0,326	0,334	0,342	0,350
1,4	0,358	0,367	0,375	0,383	0,391	0,399	0,407	0,414	0,422	0,430
1,5	0,437	0,445	0,453	0,460	0,468	0,476	0,484	0,491	0,499	0,507
1,6	0,515	0,522	0,529	0,536	0,544	0,551	0,558	0,566	0,573	0,580
1,7	0,587	0,595	0,602	0,608	0,615	0,622	0,629	0,636	0,642	0,649
1,8	0,656	0,663	0,670	0,677	0,683	0,690	0,697	0,704	0,710	0,717
1,9	0,723	0,730	0,736	0,743	0,749	0,756	0,762	0,769	0,775	0,782
2,0	0,788	0,795	0,802	0,809	0,815	0,821	0,827	0,833	0,840	0,846
2,1	0,852	0,858	0,864	0,870	0,876	0,882	0,888	0,894	0,900	0,906
2,2	0,912	0,918	0,924	0,929	0,935	0,941	0,948	0,953	0,959	0,965
2,3	0,971	0,976	0,983	0,988	0,994	1,000	1,006	1,011	1,017	1,022
2,4	1,028	1,033	1,039	1,044	1,050	1,056	1,061	1,067	1,072	1,078
2,5	1,083	1,089	1,094	1,100	1,105	1,111	1,116	1,121	1,126	1,131
2,6	1,137	1,142	1,147	1,153	1,158	1,163	1,169	1,174	1,179	1,184
2,7	1,190	1,195	1,200	1,205	1,210	1,215	1,220	1,225	1,230	1,235
2,8	1,240	1,245	1,250	1,255	1,260	1,265	1,270	1,275	1,280	1,285
2,9	1,290	1,295	1,300	1,305	1,310	1,314	1,319	1,324	1,329	1,333
3,0	1,338	1,343	1,348	1,352	1,357	1,362	1,367	1,371	1,376	1,381
3,1	1,386	1,390	1,395	1,400	1,405	1,409	1,414	1,418	1,423	1,427
3,2	1,432	1,436	1,441	1,446	1,450	1,455	1,459	1,464	1,468	1,473
3,3	1,477	1,482	1,486	1,491	1,496	1,500	1,504	1,508	1,513	1,517
3,4	1,521	1,525	1,529	1,533	1,537	1,542	1,546	1,550	1,554	1,558
3,5	1,562	1,566	1,570	1,575	1,579	1,583	1,587	1,591	1,595	1,600
3,6	1,604	1,608	1,612	1,617	1,621	1,625	1,629	1,633	1,637	1,642
3,7	1,646	1,650	1,654	1,658	1,662	1,666	1,671	1,675	1,679	1,683
3,8	1,687	1,691	1,695	1,700	1,704	1,708	1,712	1,715	1,719	1,723
3,9	1,727	1,731	1,735	1,739	1,742	1,746	1,750	1,754	1,758	1,762
4,0	1,765	1,769	1,773	1,777	1,781	1,785	1,789	1,792	1,796	1,800
4,1	1,804	1,808	1,811	1,815	1,819	1,822	1,826	1,830	1,833	1,837
4,2	1,841	1,845	1,848	1,852	1,856	1,859	1,863	1,867	1,870	1,874
4,3	1,878	1,882	1,885	1,889	1,893	1,896	1,900	1,904	1,907	1,911
4,4	1,914	1,918	1,921	1,925	1,929	1,932	1,936	1,939	1,943	1,946
4,5	1,950	1,954	1,957	1,961	1,964	1,968	1,971	1,975	1,979	1,982
4,6	1,986	1,989	1,993	1,996	2,000	2,003	2,007	2,010	2,013	2,017
4,7	2,020	2,023	2,027	2,030	2,033	2,037	2,040	2,043	2,047	2,050
4,8	2,053	2,057	2,060	2,063	2,067	2,070	2,073	2,077	2,080	2,083
4,9	2,087	2,090	2,093	2,097	2,100	2,103	2,107	2,110	2,113	2,116
5,0	2,119	2,122	2,125	2,129	2,132	2,135	2,139	2,142	2,145	2,148
5,1	2,151	2,154	2,158	2,160	2,164	2,167	2,170	2,173	2,176	2,180
5,2	2,183	2,186	2,190	2,192	2,195	2,197	2,200	2,203	2,206	2,209
5,3	2,212	2,215	2,218	2,221	2,224	2,227	2,230	2,233	2,236	2,240
5,4	2,243	2,246	2,249	2,252	2,255	2,258	2,261	2,264	2,267	2,270
5,5	2,273	2,276	2,279	2,282	2,285	2,288	2,291	2,294	2,297	2,300
5,6	2,303	2,306	2,309	2,312	2,315	2,318	2,320	2,324	2,326	2,329
5,7	2,332	2,335	2,338	2,341	2,344	2,347	2,350	2,353	2,355	2,358
5,8	2,361	2,364	2,367	2,370	2,373	2,376	2,379	2,382	2,384	2,387
5,9	2,390	2,393	2,396	2,400	2,403	2,405	2,408	2,411	2,414	2,417

Mikrokristalline Cellulose

Grenzviskositätszahlen $[\eta]_c$ in Abhängigkeit von der relativen Viskosität η_{rel}

η_{rel}	$[\eta]_c$									
	0,00	0,01	0,02	0,03	0,04	0,05	0,06	0,07	0,08	0,09
6,0	2,419	2,422	2,425	2,428	2,431	2,433	2,436	2,439	2,442	2,444
6,1	2,447	2,450	2,453	2,456	2,458	2,461	2,464	2,467	2,470	2,472
6,2	2,475	2,478	2,481	2,483	2,486	2,489	2,492	2,494	2,497	2,500
6,3	2,503	2,505	2,508	2,511	2,513	2,516	2,518	2,521	2,524	2,526
6,4	2,529	2,532	2,534	2,537	2,540	2,542	2,545	2,547	2,550	2,553
6,5	2,555	2,558	2,561	2,563	2,566	2,568	2,571	2,574	2,576	2,579
6,6	2,581	2,584	2,587	2,590	2,592	2,595	2,597	2,600	2,603	2,605
6,7	2,608	2,610	2,613	2,615	2,618	2,620	2,623	2,625	2,627	2,630
6,8	2,633	2,635	2,637	2,640	2,643	2,645	2,648	2,650	2,653	2,655
6,9	2,658	2,660	2,663	2,665	2,668	2,670	2,673	2,675	2,678	2,680
7,0	2,683	2,685	2,687	2,690	2,693	2,695	2,698	2,700	2,702	2,705
7,1	2,707	2,710	2,712	2,714	2,717	2,719	2,721	2,724	2,726	2,729
7,2	2,731	2,733	2,736	2,738	2,740	2,743	2,745	2,748	2,750	2,752
7,3	2,755	2,757	2,760	2,762	2,764	2,767	2,769	2,771	2,774	2,776
7,4	2,779	2,781	2,783	2,786	2,788	2,790	2,793	2,795	2,798	2,800
7,5	2,802	2,805	2,807	2,809	2,812	2,814	2,816	2,819	2,821	2,823
7,6	2,826	2,828	2,830	2,833	2,835	2,837	2,840	2,842	2,844	2,847
7,7	2,849	2,851	2,854	2,856	2,858	2,860	2,863	2,865	2,868	2,870
7,8	2,873	2,875	2,877	2,879	2,881	2,884	2,887	2,889	2,891	2,893
7,9	2,895	2,898	2,900	2,902	2,905	2,907	2,909	2,911	2,913	2,915
8,0	2,918	2,920	2,922	2,924	2,926	2,928	2,931	2,933	2,935	2,937
8,1	2,939	2,942	2,944	2,946	2,948	2,950	2,952	2,955	2,957	2,959
8,2	2,961	2,963	2,966	2,968	2,970	2,972	2,974	2,976	2,979	2,981
8,3	2,983	2,985	2,987	2,990	2,992	2,994	2,996	2,998	3,000	3,002
8,4	3,004	3,006	3,008	3,010	3,012	3,015	3,017	3,019	3,021	3,023
8,5	3,025	3,027	3,029	3,031	3,033	3,035	3,037	3,040	3,042	3,044
8,6	3,046	3,048	3,050	3,052	3,054	3,056	3,058	3,060	3,062	3,064
8,7	3,067	3,069	3,071	3,073	3,075	3,077	3,079	3,081	3,083	3,085
8,8	3,087	3,089	3,092	3,094	3,096	3,098	3,100	3,102	3,104	3,106
8,9	3,108	3,110	3,112	3,114	3,116	3,118	3,120	3,122	3,124	3,126
9,0	3,128	3,130	3,132	3,134	3,136	3,138	3,140	3,142	3,144	3,146
9,1	3,148	3,150	3,152	3,154	3,156	3,158	3,160	3,162	3,164	3,166
9,2	3,168	3,170	3,172	3,174	3,176	3,178	3,180	3,182	3,184	3,186
9,3	3,188	3,190	3,192	3,194	3,196	3,198	3,200	3,202	3,204	3,206
9,4	3,208	3,210	3,212	3,214	3,215	3,217	3,219	3,221	3,223	3,225
9,5	3,227	3,229	3,231	3,233	3,235	3,237	3,239	3,241	3,242	3,244
9,6	3,246	3,248	3,250	3,252	3,254	3,256	3,258	3,260	3,262	3,264
9,7	3,266	3,268	3,269	3,271	3,273	3,275	3,277	3,279	3,281	3,283
9,8	3,285	3,287	3,289	3,291	3,293	3,295	3,297	3,298	3,300	3,302
9,9	3,304	3,305	3,307	3,309	3,311	3,313	3,316	3,318	3,320	3,321

Grenzviskositätszahlen $[\eta]_c$ in Abhängigkeit von der relativen Viskosität η_{rel}

η_{rel}	$[\eta]_c$									
	0,0	0,1	0,2	0,3	0,4	0,5	0,6	0,7	0,8	0,9
10	3,32	3,34	3,36	3,37	3,39	3,41	3,43	3,45	3,46	3,48
11	3,50	3,52	3,53	3,55	3,56	3,58	3,60	3,61	3,63	3,64
12	3,66	3,68	3,69	3,71	3,72	3,74	3,76	3,77	3,79	3,80
13	3,80	3,83	3,85	3,86	3,88	3,89	3,90	3,92	3,93	3,95
14	3,96	3,97	3,99	4,00	4,02	4,03	4,04	4,06	4,07	4,09
15	4,10	4,11	4,13	4,14	4,15	4,17	4,18	4,19	4,20	4,22
16	4,23	4,24	4,25	4,27	4,28	4,29	4,30	4,31	4,33	4,34
17	4,35	4,36	4,37	4,38	4,39	4,41	4,42	4,43	4,44	4,45
18	4,46	4,47	4,48	4,49	4,50	4,52	4,53	4,54	4,55	4,56
19	4,57	4,58	4,59	4,60	4,61	4,62	4,63	4,64	4,65	4,66

Prüfung auf Reinheit

◊ **Löslichkeit:** 50 mg Substanz müssen sich in 10 ml Kupfer(II)-tetrammin-Reagenz *R* ohne Rückstand vollständig lösen.◊

pH-Wert (2.2.3): 5,0 bis 7,5 für den Überstand

5 g Substanz werden 20 min lang mit 40 ml kohlendioxidfreiem Wasser *R* geschüttelt. Die Suspension wird zentrifugiert.

Leitfähigkeit (2.2.38): Die Leitfähigkeit der Prüflösung übersteigt die von Wasser um höchstens $75\ \mu S \cdot cm^{-1}$.

Als Prüflösung dient der Überstand, der bei der Prüfung „pH-Wert" erhalten wurde. Nachdem sich ein stabiler Wert eingestellt hat, wird die Leitfähigkeit der Prüflösung gemessen. Die Leitfähigkeit des Wassers, das zur Herstellung der Prüflösung verwendet wurde, wird gemessen.

Etherlösliche Substanzen: höchstens 0,05 Prozent (5,0 mg) für die Massendifferenz zwischen dem aus dem Eluat der Substanz erhaltenen Rückstand und dem im Blindversuch erhaltenen Rückstand

10,0 g Substanz werden auf eine Chromatographiesäule von etwa 20 mm innerem Durchmesser gegeben und mit 50 ml peroxidfreiem Ether *R* eluiert. Das Eluat wird in einer zuvor getrockneten und tarierten Abdampfschale im Luftstrom unter dem Abzug zur Trockne eingedampft. Nach Verdampfen des gesamten Ethers wird der Rückstand 30 min lang bei 105 °C getrocknet, im Exsikkator erkalten gelassen und gewogen. Ein Blindversuch wird durchgeführt.

Wasserlösliche Substanzen: höchstens 0,25 Prozent (12,5 mg) für die Massendifferenz zwischen dem aus der Prüflösung erhaltenen Rückstand und dem im Blindversuch erhaltenen Rückstand

5,0 g Substanz werden 10 min lang mit 80 ml Wasser *R* geschüttelt. Anschließend wird die Mischung unter Anlegen eines Vakuums durch einen Papierfilter in einen tarierten Kolben filtriert und das Filtrat im Wasserbad zur Trockne eingedampft, wobei ein Verkohlen zu vermeiden ist. Der Rückstand wird 1 h lang bei 105 °C getrocknet, im Exsikkator erkalten gelassen und gewogen. Ein Blindversuch wird durchgeführt.

Trocknungsverlust (2.2.32): höchstens 7,0 Prozent, mit 1,000 g Substanz durch 3 h langes Trocknen im Trockenschrank bei 105 °C bestimmt

Sulfatasche (2.4.14): höchstens 0,1 Prozent, mit 1,0 g Substanz bestimmt

Mikrobielle Verunreinigung

TAMC: Akzeptanzkriterium 10^3 KBE je Gramm (2.6.12)

TYMC: Akzeptanzkriterium 10^2 KBE je Gramm (2.6.12)

Abwesenheit von *Escherichia coli* (2.6.13)

Abwesenheit von *Pseudomonas aeruginosa* (2.6.13)

Abwesenheit von *Staphylococcus aureus* (2.6.13)

Abwesenheit von Salmonellen (2.6.13)

◊Funktionalitätsbezogene Eigenschaften

Dieser Abschnitt liefert Informationen zu Eigenschaften, die sich als relevante Prüfparameter für eine oder mehrere Funktionen der Substanz erwiesen haben, wenn diese als Hilfsstoff (siehe 5.15) verwendet wird. Einige der Eigenschaften, die im Abschnitt „Funktionalitätsbezogene Eigenschaften" beschrieben sind, können ebenfalls im verbindlichen Teil der Monographie aufgeführt sein, da sie auch verbindliche Qualitätskriterien darstellen. In diesen Fällen enthält der Abschnitt „Funktionalitätsbezogene Eigenschaften" einen Verweis auf die im verbindlichen Teil der Monographie beschriebenen Prüfungen. Die Kontrolle der Eigenschaften kann zur Qualität eines Arzneimittels beitragen, indem die Gleichförmigkeit des Herstellungsverfahrens und die Funktionalität des Arzneimittels bei der Anwendung verbessert werden. Wenn Prüfmethoden angegeben sind, haben sie sich für den jeweiligen Zweck als geeignet erwiesen, jedoch können andere Methoden ebenfalls angewendet werden. Werden für eine bestimmte Eigenschaft Ergebnisse vorgelegt, muss die Prüfmethode angegeben sein.

Die folgenden Eigenschaften können für mikrokristalline Cellulose, die als Bindemittel, als Füllmittel oder als Sprengmittel verwendet wird, relevant sein.

Trocknungsverlust: siehe „Prüfung auf Reinheit"

Partikelgrößenverteilung (2.9.31 oder 2.9.38)

Fließverhalten von Pulvern (2.9.36) ◊

10.4/0315

Cellulosepulver[1)]

Cellulosi pulvis

$C_{6n}H_{10n+2}O_{5n+1}$

Cellulose: CAS Nr. 9004-34-6

Definition

Gereinigte und mechanisch zerkleinerte Cellulose, erhalten durch Behandlung von α-Cellulose, die als Zellstoff aus Pflanzenfasern gewonnen wurde

♦ Eigenschaften

Aussehen: weißes bis fast weißes, feines oder körniges Pulver

Löslichkeit: praktisch unlöslich in Wasser, schwer löslich in einer Natriumhydroxid-Lösung (50 g · l⁻¹), praktisch unlöslich in Aceton, in wasserfreiem Ethanol, in Toluol, in verdünnten Säuren und in den meisten organischen Lösungsmitteln. ♦

Prüfung auf Identität

A. Werden etwa 10 mg Substanz auf einem Uhrglas in 2 ml iodhaltiger Zinkchlorid-Lösung R dispergiert, färbt sich die Substanz violettblau.

B. Der Polymerisationsgrad beträgt mindestens 440.

In einem 125-ml-Erlenmeyerkolben werden 0,250 g Substanz mit 25,0 ml Wasser R und 25,0 ml Kupfer(II)-Ethylendiaminhydroxid-Lösung R versetzt. In die Mischung wird sofort Stickstoff R eingeleitet und der Kolben verschlossen. Die Mischung wird geschüttelt, bis sich die Substanz vollständig gelöst hat. Ein geeignetes Volumen der Lösung wird in ein geeignetes Kapillarviskosimeter (2.2.9) gegeben. Die Lösung wird mindestens 5 min lang bei 25 ± 0,1 °C äquilibriert. Die Durchflusszeit t_1, die die Lösung braucht, um von einer Markierung zur anderen zu fließen, wird in Sekunden gemessen. Die kinematische Viskosität v_1 der Lösung wird nach folgender Formel berechnet:

$$t_1(k_1)$$

k_1 = Konstante des Viskosimeters

Ein geeignetes Volumen Kupfer(II)-Ethylendiaminhydroxid-Lösung R wird mit dem gleichen Volumen Wasser R verdünnt. Mit einem geeigneten Kapillarviskosimeter wird die Durchflusszeit t_2 dieser Lösung gemessen.

Die kinematische Viskosität v_2 des Lösungsmittels wird nach folgender Formel berechnet:

$$t_2(k_2)$$

k_2 = Konstante des Viskosimeters

Die relative Viskosität η_{rel} der Lösung der Substanz wird nach folgender Formel berechnet:

$$v_1/v_2$$

Die Grenzviskositätszahl $[\eta]_c$ wird durch Interpolieren mit Hilfe der Tab. 0315-1 bestimmt.

Der Polymerisationsgrad P wird nach folgender Formel berechnet:

$$\frac{95[\eta]_c}{m[(100-b)/100]}$$

m = Einwaage der Substanz in Gramm
b = Trocknungsverlust in Prozent

[1)] Diese Monographie war Gegenstand der Internationalen Harmonisierung der Arzneibücher (siehe Allgemeinen Text „5.8 Harmonisierung der Arzneibücher").

Tab. 0315-1: Grenzviskositätszahlen

	Grenzviskositätszahlen $[\eta]_c$ in Abhängigkeit von der relativen Viskosität η_{rel}									
	$[\eta]_c$									
η_{rel}	0,00	0,01	0,02	0,03	0,04	0,05	0,06	0,07	0,08	0,09
1,1	0,098	0,106	0,115	0,125	0,134	0,143	0,152	0,161	0,170	0,180
1,2	0,189	0,198	0,207	0,216	0,225	0,233	0,242	0,250	0,259	0,268
1,3	0,276	0,285	0,293	0,302	0,310	0,318	0,326	0,334	0,342	0,350
1,4	0,358	0,367	0,375	0,383	0,391	0,399	0,407	0,414	0,422	0,430
1,5	0,437	0,445	0,453	0,460	0,468	0,476	0,484	0,491	0,499	0,507
1,6	0,515	0,522	0,529	0,536	0,544	0,551	0,558	0,566	0,573	0,580
1,7	0,587	0,595	0,602	0,608	0,615	0,622	0,629	0,636	0,642	0,649
1,8	0,656	0,663	0,670	0,677	0,683	0,690	0,697	0,704	0,710	0,717
1,9	0,723	0,730	0,736	0,743	0,749	0,756	0,762	0,769	0,775	0,782
2,0	0,788	0,795	0,802	0,809	0,815	0,821	0,827	0,833	0,840	0,846
2,1	0,852	0,858	0,864	0,870	0,876	0,882	0,888	0,894	0,900	0,906
2,2	0,912	0,918	0,924	0,929	0,935	0,941	0,948	0,953	0,959	0,965
2,3	0,971	0,976	0,983	0,988	0,994	1,000	1,006	1,011	1,017	1,022
2,4	1,028	1,033	1,039	1,044	1,050	1,056	1,061	1,067	1,072	1,078
2,5	1,083	1,089	1,094	1,100	1,105	1,111	1,116	1,121	1,126	1,131
2,6	1,137	1,142	1,147	1,153	1,158	1,163	1,169	1,174	1,179	1,184
2,7	1,190	1,195	1,200	1,205	1,210	1,215	1,220	1,225	1,230	1,235
2,8	1,240	1,245	1,250	1,255	1,260	1,265	1,270	1,275	1,280	1,285
2,9	1,290	1,295	1,300	1,305	1,310	1,314	1,319	1,324	1,329	1,333
3,0	1,338	1,343	1,348	1,352	1,357	1,362	1,367	1,371	1,376	1,381
3,1	1,386	1,390	1,395	1,400	1,405	1,409	1,414	1,418	1,423	1,427
3,2	1,432	1,436	1,441	1,446	1,450	1,455	1,459	1,464	1,468	1,473
3,3	1,477	1,482	1,486	1,491	1,496	1,500	1,504	1,508	1,513	1,517
3,4	1,521	1,525	1,529	1,533	1,537	1,542	1,546	1,550	1,554	1,558
3,5	1,562	1,566	1,570	1,575	1,579	1,583	1,587	1,591	1,595	1,600
3,6	1,604	1,608	1,612	1,617	1,621	1,625	1,629	1,633	1,637	1,642
3,7	1,646	1,650	1,654	1,658	1,662	1,666	1,671	1,675	1,679	1,683
3,8	1,687	1,691	1,695	1,700	1,704	1,708	1,712	1,715	1,719	1,723
3,9	1,727	1,731	1,735	1,739	1,742	1,746	1,750	1,754	1,758	1,762
4,0	1,765	1,769	1,773	1,777	1,781	1,785	1,789	1,792	1,796	1,800
4,1	1,804	1,808	1,811	1,815	1,819	1,822	1,826	1,830	1,833	1,837
4,2	1,841	1,845	1,848	1,852	1,856	1,859	1,863	1,867	1,870	1,874
4,3	1,878	1,882	1,885	1,889	1,893	1,896	1,900	1,904	1,907	1,911
4,4	1,914	1,918	1,921	1,925	1,929	1,932	1,936	1,939	1,943	1,946
4,5	1,950	1,954	1,957	1,961	1,964	1,968	1,971	1,975	1,979	1,982
4,6	1,986	1,989	1,993	1,996	2,000	2,003	2,007	2,010	2,013	2,017
4,7	2,020	2,023	2,027	2,030	2,033	2,037	2,040	2,043	2,047	2,050
4,8	2,053	2,057	2,060	2,063	2,067	2,070	2,073	2,077	2,080	2,083
4,9	2,087	2,090	2,093	2,097	2,100	2,103	2,107	2,110	2,113	2,116
5,0	2,119	2,122	2,125	2,129	2,132	2,135	2,139	2,142	2,145	2,148
5,1	2,151	2,154	2,158	2,160	2,164	2,167	2,170	2,173	2,176	2,180
5,2	2,183	2,186	2,190	2,192	2,195	2,197	2,200	2,203	2,206	2,209
5,3	2,212	2,215	2,218	2,221	2,224	2,227	2,230	2,233	2,236	2,240
5,4	2,243	2,246	2,249	2,252	2,255	2,258	2,261	2,264	2,267	2,270
5,5	2,273	2,276	2,279	2,282	2,285	2,288	2,291	2,294	2,297	2,300
5,6	2,303	2,306	2,309	2,312	2,315	2,318	2,320	2,324	2,326	2,329
5,7	2,332	2,335	2,338	2,341	2,344	2,347	2,350	2,353	2,355	2,358
5,8	2,361	2,364	2,367	2,370	2,373	2,376	2,379	2,382	2,384	2,387
5,9	2,390	2,393	2,396	2,400	2,403	2,405	2,408	2,411	2,414	2,417

Cellulosepulver

Grenzviskositätszahlen $[\eta]_c$ in Abhängigkeit von der relativen Viskosität η_{rel}

η_{rel}	\multicolumn{10}{c}{$[\eta]_c$}
	0,00	0,01	0,02	0,03	0,04	0,05	0,06	0,07	0,08	0,09
6,0	2,419	2,422	2,425	2,428	2,431	2,433	2,436	2,439	2,442	2,444
6,1	2,447	2,450	2,453	2,456	2,458	2,461	2,464	2,467	2,470	2,472
6,2	2,475	2,478	2,481	2,483	2,486	2,489	2,492	2,494	2,497	2,500
6,3	2,503	2,505	2,508	2,511	2,513	2,516	2,518	2,521	2,524	2,526
6,4	2,529	2,532	2,534	2,537	2,540	2,542	2,545	2,547	2,550	2,553
6,5	2,555	2,558	2,561	2,563	2,566	2,568	2,571	2,574	2,576	2,579
6,6	2,581	2,584	2,587	2,590	2,592	2,595	2,597	2,600	2,603	2,605
6,7	2,608	2,610	2,613	2,615	2,618	2,620	2,623	2,625	2,627	2,630
6,8	2,633	2,635	2,637	2,640	2,643	2,645	2,648	2,650	2,653	2,655
6,9	2,658	2,660	2,663	2,665	2,668	2,670	2,673	2,675	2,678	2,680
7,0	2,683	2,685	2,687	2,690	2,693	2,695	2,698	2,700	2,702	2,705
7,1	2,707	2,710	2,712	2,714	2,717	2,719	2,721	2,724	2,726	2,729
7,2	2,731	2,733	2,736	2,738	2,740	2,743	2,745	2,748	2,750	2,752
7,3	2,755	2,757	2,760	2,762	2,764	2,767	2,769	2,771	2,774	2,776
7,4	2,779	2,781	2,783	2,786	2,788	2,790	2,793	2,795	2,798	2,800
7,5	2,802	2,805	2,807	2,809	2,812	2,814	2,816	2,819	2,821	2,823
7,6	2,826	2,828	2,830	2,833	2,835	2,837	2,840	2,842	2,844	2,847
7,7	2,849	2,851	2,854	2,856	2,858	2,860	2,863	2,865	2,868	2,870
7,8	2,873	2,875	2,877	2,879	2,881	2,884	2,887	2,889	2,891	2,893
7,9	2,895	2,898	2,900	2,902	2,905	2,907	2,909	2,911	2,913	2,915
8,0	2,918	2,920	2,922	2,924	2,926	2,928	2,931	2,933	2,935	2,937
8,1	2,939	2,942	2,944	2,946	2,948	2,950	2,952	2,955	2,957	2,959
8,2	2,961	2,963	2,966	2,968	2,970	2,972	2,974	2,976	2,979	2,981
8,3	2,983	2,985	2,987	2,990	2,992	2,994	2,996	2,998	3,000	3,002
8,4	3,004	3,006	3,008	3,010	3,012	3,015	3,017	3,019	3,021	3,023
8,5	3,025	3,027	3,029	3,031	3,033	3,035	3,037	3,040	3,042	3,044
8,6	3,046	3,048	3,050	3,052	3,054	3,056	3,058	3,060	3,062	3,064
8,7	3,067	3,069	3,071	3,073	3,075	3,077	3,079	3,081	3,083	3,085
8,8	3,087	3,089	3,092	3,094	3,096	3,098	3,100	3,102	3,104	3,106
8,9	3,108	3,110	3,112	3,114	3,116	3,118	3,120	3,122	3,124	3,126
9,0	3,128	3,130	3,132	3,134	3,136	3,138	3,140	3,142	3,144	3,146
9,1	3,148	3,150	3,152	3,154	3,156	3,158	3,160	3,162	3,164	3,166
9,2	3,168	3,170	3,172	3,174	3,176	3,178	3,180	3,182	3,184	3,186
9,3	3,188	3,190	3,192	3,194	3,196	3,198	3,200	3,202	3,204	3,206
9,4	3,208	3,210	3,212	3,214	3,215	3,217	3,219	3,221	3,223	3,225
9,5	3,227	3,229	3,231	3,233	3,235	3,237	3,239	3,241	3,242	3,244
9,6	3,246	3,248	3,250	3,252	3,254	3,256	3,258	3,260	3,262	3,264
9,7	3,266	3,268	3,269	3,271	3,273	3,275	3,277	3,279	3,281	3,283
9,8	3,285	3,287	3,289	3,291	3,293	3,295	3,297	3,298	3,300	3,302
9,9	3,304	3,305	3,307	3,309	3,311	3,313	3,316	3,318	3,320	3,321

Grenzviskositätszahlen $[\eta]_c$ in Abhängigkeit von der relativen Viskosität η_{rel}

η_{rel}	\multicolumn{10}{c}{$[\eta]_c$}
	0,0	0,1	0,2	0,3	0,4	0,5	0,6	0,7	0,8	0,9
10	3,32	3,34	3,36	3,37	3,39	3,41	3,43	3,45	3,46	3,48
11	3,50	3,52	3,53	3,55	3,56	3,58	3,60	3,61	3,63	3,64
12	3,66	3,68	3,69	3,71	3,72	3,74	3,76	3,77	3,79	3,80
13	3,80	3,83	3,85	3,86	3,88	3,89	3,90	3,92	3,93	3,95
14	3,96	3,97	3,99	4,00	4,02	4,03	4,04	4,06	4,07	4,09
15	4,10	4,11	4,13	4,14	4,15	4,17	4,18	4,19	4,20	4,22
16	4,23	4,24	4,25	4,27	4,28	4,29	4,30	4,31	4,33	4,34
17	4,35	4,36	4,37	4,38	4,39	4,41	4,42	4,43	4,44	4,45
18	4,46	4,47	4,48	4,49	4,50	4,52	4,53	4,54	4,55	4,56
19	4,57	4,58	4,59	4,60	4,61	4,62	4,63	4,64	4,65	4,66

Prüfung auf Reinheit

◊ **Löslichkeit:** 50 mg Substanz müssen sich in 10 ml Kupfer(II)-tetrammin-Reagenz *R* ohne Rückstand vollständig lösen.◊

pH-Wert (2.2.3): 5,0 bis 7,5 für den Überstand

10 g Substanz werden mit 90 ml kohlendioxidfreiem Wasser *R* versetzt. Die Suspension wird unter gelegentlichem Rühren 1 h lang stehen gelassen.

Etherlösliche Substanzen: höchstens 0,15 Prozent (15,0 mg) für die Massendifferenz zwischen dem aus dem Eluat der Substanz erhaltenen Rückstand und dem im Blindversuch erhaltenen Rückstand

10,0 g Substanz werden auf eine Chromatographiesäule von etwa 20 mm innerem Durchmesser gegeben und mit 50 ml peroxidfreiem Ether *R* eluiert. Das Eluat wird in einer zuvor getrockneten und tarierten Abdampfschale im Luftstrom unter dem Abzug zur Trockne eingedampft. Nach Verdampfen des gesamten Ethers wird der Rückstand 30 min lang bei 105 °C getrocknet, im Exsikkator erkalten gelassen und gewogen. Ein Blindversuch wird durchgeführt.

Wasserlösliche Substanzen: höchstens 1,5 Prozent (15,0 mg) für die Massendifferenz zwischen dem aus der Prüflösung erhaltenen Rückstand und dem im Blindversuch erhaltenen Rückstand

6,0 g Substanz werden 10 min lang mit 90 ml kohlendioxidfreiem Wasser *R* geschüttelt. Unter Vakuum wird die Mischung in einen zuvor tarierten Kolben filtriert. Die ersten 10 ml Filtrat werden verworfen. Falls erforderlich wird das Filtrat ein zweites Mal durch denselben Filter filtriert, um ein klares Filtrat zu erhalten. 15,0 ml dieses Filtrats werden in einer zuvor getrockneten und tarierten Abdampfschale zur Trockne eingedampft, wobei ein Verkohlen zu vermeiden ist. Der Rückstand wird 1 h lang bei 105 °C getrocknet, im Exsikkator erkalten gelassen und gewogen. Ein Blindversuch wird durchgeführt.

Trocknungsverlust (2.2.32): höchstens 6,5 Prozent, mit 1,000 g Substanz durch 3 h langes Trocknen im Trockenschrank bei 105 °C bestimmt

Sulfatasche (2.4.14): höchstens 0,3 Prozent (getrocknete Substanz), mit 1,0 g Substanz bestimmt

♦ **Mikrobielle Verunreinigung**

TAMC: Akzeptanzkriterium 10^3 KBE je Gramm (2.6.12)

TYMC: Akzeptanzkriterium 10^2 KBE je Gramm (2.6.12)

Abwesenheit von *Escherichia coli* (2.6.13)

Abwesenheit von *Pseudomonas aeruginosa* (2.6.13)

Abwesenheit von *Staphylococcus aureus* (2.6.13)

Abwesenheit von Salmonellen (2.6.13) ♦

◊ Funktionalitätsbezogene Eigenschaften

Dieser Abschnitt liefert Informationen zu Eigenschaften, die sich als relevante Prüfparameter für eine oder mehrere Funktionen der Substanz erwiesen haben, wenn diese als Hilfsstoff (siehe 5.15) verwendet wird. Einige der Eigenschaften, die im Abschnitt „Funktionalitätsbezogene Eigenschaften" beschrieben sind, können ebenfalls im verbindlichen Teil der Monographie aufgeführt sein, da sie auch verbindliche Qualitätskriterien darstellen. In diesen Fällen enthält der Abschnitt „Funktionalitätsbezogene Eigenschaften" einen Verweis auf die im verbindlichen Teil der Monographie beschriebenen Prüfungen. Die Kontrolle der Eigenschaften kann zur Qualität eines Arzneimittels beitragen, indem die Gleichförmigkeit des Herstellungsverfahrens und die Funktionalität des Arzneimittels bei der Anwendung verbessert werden. Wenn Prüfmethoden angegeben sind, haben sie sich für den jeweiligen Zweck als geeignet erwiesen, jedoch können andere Methoden ebenfalls angewendet werden. Werden für eine bestimmte Eigenschaft Ergebnisse vorgelegt, muss die Prüfmethode angegeben sein.

Die folgenden Eigenschaften können für Cellulosepulver, das als Füllmittel oder als Sprengmittel verwendet wird, relevant sein.

Trocknungsverlust: siehe „Prüfung auf Reinheit"

Partikelgrößenverteilung (2.9.31 oder 2.9.38)

Fließverhalten von Pulvern (2.9.36) ◊

10.4/0475

Chlorpromazinhydrochlorid

Chlorpromazini hydrochloridum

$C_{17}H_{20}Cl_2N_2S$ M_r 355,3

CAS Nr. 69-09-0

Chlorpromazinhydrochlorid

Definition

3-(2-Chlor-10*H*-phenothiazin-10-yl)-*N*,*N*-dimethylpropan-1-amin-hydrochlorid

Gehalt: 99,0 bis 101,0 Prozent (getrocknete Substanz)

Eigenschaften

Aussehen: weißes bis fast weißes, kristallines Pulver

Löslichkeit: sehr leicht löslich in Wasser, leicht löslich in Ethanol 96 %

Die Substanz zersetzt sich unter Einwirkung von Luft und Licht.

Die Substanz zeigt Polymorphie (5.9).

Prüfung auf Identität

1: A, C
2: B, C

A. IR-Spektroskopie (2.2.24)

Probenvorbereitung: Lösungen in Dichlormethan *R* (60 g · l^{-1})

Vergleich: Chlorpromazinhydrochlorid CRS

B. Die Substanz entspricht der Prüfung „Identifizierung von Phenothiazinen durch Dünnschichtchromatographie" (2.3.3). Zur Herstellung der Referenzlösung wird Chlorpromazinhydrochlorid CRS verwendet.

C. 20 mg Substanz werden in 2 ml Methanol *R* gelöst. Die Lösung gibt die Identitätsreaktion a auf Chlorid (2.3.1).

Prüfung auf Reinheit

pH-Wert (2.2.3): 3,5 bis 4,5

Die Prüfung ist unter Lichtschutz und mit frisch hergestellten Lösungen durchzuführen.

1,0 g Substanz wird in kohlendioxidfreiem Wasser *R* zu 10 ml gelöst.

Verunreinigung F: Dünnschichtchromatographie (2.2.27)

Die Lösungen sind unmittelbar vor Gebrauch herzustellen und vor Licht zu schützen.

Lösungsmittelmischung: Diethylamin *R*, Methanol *R* (5:95 *V/V*)

Untersuchungslösung: 0,100 g Substanz werden in der Lösungsmittelmischung zu 5,0 ml gelöst.

Referenzlösung a: Der Inhalt einer Durchstechflasche mit Chlorpromazin-Verunreinigung F CRS wird in 2,0 ml Lösungsmittelmischung gelöst.

Referenzlösung b: 300 µl Referenzlösung a werden mit der Lösungsmittelmischung zu 10,0 ml verdünnt.

Referenzlösung c: 0,10 g Substanz werden in der Lösungsmittelmischung gelöst. Die Lösung wird mit 1 ml Referenzlösung a versetzt und mit der Lösungsmittelmischung zu 5 ml verdünnt.

Platte: DC-Platte mit Kieselgel F$_{254}$ *R*

Fließmittel: Aceton *R*, Diethylamin *R*, Cyclohexan *R* (10:10:80 *V/V/V*)

Auftragen: 10 µl; Untersuchungslösung, Referenzlösungen b und c

Laufstrecke: 3/4 der Platte

Trocknen: an der Luft

Detektion: im ultravioletten Licht bei 254 nm

Retardationsfaktoren
- Verunreinigung F: etwa 0,5
- Chlorpromazin: etwa 0,6

Eignungsprüfung: Referenzlösung c
- Das Chromatogramm muss 2 deutlich voneinander getrennte Flecke zeigen, die der Verunreinigung F und Chlorpromazin entsprechen.

Grenzwert
- Verunreinigung F: Ein der Verunreinigung F entsprechender Fleck darf nicht intensiver sein als der Fleck im Chromatogramm der Referenzlösung b (0,15 Prozent)

Verwandte Substanzen: Flüssigchromatographie (2.2.29)

Die Lösungen sind unmittelbar vor Gebrauch herzustellen und vor Licht zu schützen.

Untersuchungslösung: 40,0 mg Substanz werden in der mobilen Phase zu 100,0 ml gelöst.

Referenzlösung a: 4 mg Chlorpromazin-Verunreinigung D CRS werden in der mobilen Phase zu 10 ml gelöst. 1 ml Lösung wird mit 1 ml Untersuchungslösung versetzt und mit der mobilen Phase zu 100 ml verdünnt.

Referenzlösung b: 1,0 ml Untersuchungslösung wird mit der mobilen Phase zu 20,0 ml verdünnt. 1,0 ml dieser Lösung wird mit der mobilen Phase zu 10,0 ml verdünnt.

Referenzlösung c: 4,0 mg Chlorpromazin-Verunreinigung A CRS werden in der mobilen Phase zu 100,0 ml gelöst. 1,0 ml Lösung wird mit der mobilen Phase zu 100,0 ml verdünnt.

Referenzlösung d: 4 mg Promazinhydrochlorid CRS (Verunreinigung C) und 4,0 mg Chlorpromazin-Verunreinigung E CRS werden in der mobilen Phase zu 100,0 ml gelöst. 1,0 ml Lösung wird mit der mobilen Phase zu 100,0 ml verdünnt.

Säule
- Größe: l = 0,25 m, $\varnothing$ = 4,0 mm
- Stationäre Phase: desaktiviertes, octylsilyliertes Kieselgel zur Chromatographie *R* (5 µm)

Mobile Phase: 0,2 Volumteile Thiodiethylenglycol R, 50 Volumteile Acetonitril R und 50 Volumteile einer 0,5-prozentigen Lösung (V/V) von Trifluoressigsäure R, die zuvor mit Tetramethylethylendiamin R auf einen pH-Wert von 5,3 eingestellt wurde, werden gemischt.

Durchflussrate: 1,0 ml · min^{-1}

Detektion: Spektrometer bei 254 nm

Einspritzen: 10 µl

Chromatographiedauer: 4fache Retentionszeit von Chlorpromazin

Identifizierung von Verunreinigungen: Zur Identifizierung des Peaks der Verunreinigung A wird das mit der Referenzlösung c erhaltene Chromatogramm verwendet; zur Identifizierung der Peaks der Verunreinigungen C und E wird das mit der Referenzlösung d erhaltene Chromatogramm verwendet; zur Identifizierung des Peaks der Verunreinigung D wird das mit der Referenzlösung a erhaltene Chromatogramm verwendet.

Relative Retention (bezogen auf Chlorpromazin, t_R etwa 8 min)
- Verunreinigung A: etwa 0,4
- Verunreinigung B: etwa 0,5
- Verunreinigung C: etwa 0,7
- Verunreinigung D: etwa 0,9
- Verunreinigung E: etwa 3,4

Eignungsprüfung: Referenzlösung a
- Auflösung: mindestens 2,0 zwischen den Peaks von Verunreinigung D und Chlorpromazin

Grenzwerte
- Verunreinigungen B, C, D: jeweils nicht größer als das 0,6fache der Fläche des Hauptpeaks im Chromatogramm der Referenzlösung b (0,3 Prozent)
- Verunreinigung A: nicht größer als das 1,5fache der Fläche des entsprechenden Peaks im Chromatogramm der Referenzlösung c (0,15 Prozent)
- Verunreinigung E: nicht größer als das 1,5fache der Fläche des entsprechenden Peaks im Chromatogramm der Referenzlösung d (0,15 Prozent)
- Nicht spezifizierte Verunreinigungen: jeweils nicht größer als das 0,2fache der Fläche des Hauptpeaks im Chromatogramm der Referenzlösung b (0,10 Prozent)
- Summe aller Verunreinigungen: höchstens 1,0 Prozent
- Ohne Berücksichtigung bleiben: Peaks, deren Fläche nicht größer ist als das 0,1fache der Fläche des Hauptpeaks im Chromatogramm der Referenzlösung b (0,05 Prozent)

Trocknungsverlust (2.2.32): höchstens 0,5 Prozent, mit 1,000 g Substanz durch Trocknen im Trockenschrank bei 105 °C bestimmt

Sulfatasche (2.4.14): höchstens 0,1 Prozent, mit 1,0 g Substanz bestimmt

Gehaltsbestimmung

0,250 g Substanz werden in einer Mischung von 5,0 ml Salzsäure (0,1 mol · l^{-1}) und 50 ml Ethanol 96 % R gelöst. Die Lösung wird mit Natriumhydroxid-Lösung (0,1 mol · l^{-1}) titriert. Das zwischen den beiden mit Hilfe der Potentiometrie (2.2.20) bestimmten Wendepunkten zugesetzte Volumen an Natriumhydroxid-Lösung (0,1 mol · l^{-1}) wird abgelesen.

1 ml Natriumhydroxid-Lösung (0,1 mol · l^{-1}) entspricht 35,53 mg $C_{17}H_{20}Cl_2N_2S$.

Lagerung

Dicht verschlossen, vor Licht geschützt

Verunreinigungen

Spezifizierte Verunreinigungen:

A, B, C, D, E, F

A.

2-Chlor-10-[3-(dimethylamino)propyl]-5λ^4-phenothiazin-5(10H)-on (Chlorpromazinsulfoxid)

B.

N^1-[3-(2-Chlor-10H-phenothiazin-10-yl)propyl]-N^1, N^3,N^3-trimethylpropan-1,3-diamin

C.

N,N-Dimethyl-3-(10H-phenothiazin-10-yl)propan-1-amin (Promazin)

D.

3-(2-Chlor-10H-phenothiazin-10-yl)-N-methylpropan-1-amin (Demethylchlorpromazin)

E.

2-Chlor-10H-phenothiazin

F.

3-(4-Chlor-10H-phenothiazin-10-yl)-N,N-dimethyl=
propan-1-amin

10.4/1302

Ciclopirox-Olamin

Ciclopirox olaminum

$C_{14}H_{24}N_2O_3$ M_r 268,4

CAS Nr. 41621-49-2

Definition

6-Cyclohexyl-1-hydroxy-4-methylpyridin-2(1H)-on
und 2-Aminoethanol

Gehalt
- Ciclopirox ($C_{12}H_{17}NO_2$; M_r 207,3): 76,0 bis 78,5 Prozent (getrocknete Substanz)
- 2-Aminoethanol (C_2H_7NO; M_r 61,1): 22,2 bis 23,3 Prozent (getrocknete Substanz)

Eigenschaften

Aussehen: weißes bis blassgelbes, kristallines Pulver

Löslichkeit: wenig löslich in Wasser, sehr leicht löslich in Dichlormethan und in Ethanol 96 %, schwer löslich in Ethylacetat, praktisch unlöslich in Cyclohexan

Die Substanz zeigt Polymorphie (5.9).

Prüfung auf Identität

1: A
2: B

A. IR-Spektroskopie (2.2.24)

Vergleich: Ciclopirox-Olamin CRS

Wenn die Spektren bei der Prüfung in fester Form unterschiedlich sind, werden Substanz und Referenzsubstanz getrennt in der eben notwendigen Menge Ethylacetat R gelöst. Nach dem Eindampfen der Lösungen auf dem Wasserbad zur Trockne werden mit den Rückständen erneut Spektren aufgenommen.

B. Dünnschichtchromatographie (2.2.27)

Untersuchungslösung: 25 mg Substanz werden in Methanol R zu 10 ml gelöst.

Referenzlösung: 25 mg Ciclopirox-Olamin CRS werden in Methanol R zu 10 ml gelöst.

Platte: DC-Platte mit Kieselgel F_{254} R

Vorbehandlung: Vor Gebrauch werden 2 Platten mit dem Fließmittel vorentwickelt, bis die Fließmittelfront das Ende der Platten erreicht hat und anschließend 5 min lang an der Luft trocknen gelassen.

Fließmittel: konzentrierte Ammoniak-Lösung R, Wasser R, wasserfreies Ethanol R (10:15:75 V/V/V)

Auftragen: 10 µl

Laufstrecke: 2/3 der Platte

Trocknen: 10 min lang an der Luft

Detektion A: im ultravioletten Licht bei 254 nm

Ergebnis A: Der Hauptfleck im Chromatogramm der Untersuchungslösung entspricht in Bezug auf Lage und Größe dem Hauptfleck im Chromatogramm der Referenzlösung.

Detektion B: Eine der Platten wird mit Eisen(III)-chlorid-Lösung R 3 besprüht.

Ergebnis B: Der Hauptfleck im Chromatogramm der Untersuchungslösung entspricht in Bezug auf Lage, Farbe und Größe dem Hauptfleck im Chromatogramm der Referenzlösung.

Detektion C: Die zweite Platte wird mit Ninhydrin-Lösung R besprüht und bei 110 °C erhitzt, bis die Flecke erscheinen.

Ergebnis C: Der Hauptfleck im Chromatogramm der Untersuchungslösung entspricht in Bezug auf Lage, Farbe und Größe dem Hauptfleck im Chromatogramm der Referenzlösung.

Prüfung auf Reinheit

Aussehen der Lösung: Die Lösung muss klar (2.2.1) und darf nicht stärker gefärbt sein als die Farbvergleichslösung BG_7 (2.2.2, Methode II).

2,0 g Substanz werden in Methanol R zu 20 ml gelöst.

pH-Wert (2.2.3): 8,0 bis 9,0

1,0 g Substanz wird in kohlendioxidfreiem Wasser *R* zu 100 ml gelöst.

Verwandte Substanzen: Flüssigchromatographie (2.2.29)

Die Prüfung ist unter Ausschluss direkter Lichteinwirkung durchzuführen. Alle Materialien, die in direkten Kontakt mit der zu prüfenden Substanz kommen, wie Säulenmaterial, Reagenzien, Lösungsmittel und andere Materialien, dürfen nur geringe Mengen an extrahierbaren Metall-Kationen enthalten.

Lösungsmittelmischung: Acetonitril *R*, mobile Phase (10:90 *V/V*)

Untersuchungslösung: 40,0 mg Substanz (entsprechend etwa 30 mg Ciclopirox) werden in einer Mischung von 20 µl wasserfreier Essigsäure *R*, 2 ml Acetonitril *R* und 15 ml mobiler Phase, falls erforderlich unter Verwendung von Ultraschall, gelöst. Die Lösung wird mit der mobilen Phase zu 20,0 ml verdünnt.

Referenzlösung a: 15,0 mg Ciclopirox-Verunreinigung A CRS und 15,0 mg Ciclopirox-Verunreinigung B CRS werden in einer Mischung von 1 ml Acetonitril *R* und 7 ml mobiler Phase gelöst. Die Lösung wird mit der mobilen Phase zu 10,0 ml verdünnt.

Referenzlösung b: 1,0 ml Referenzlösung a wird mit der Lösungsmittelmischung zu 200,0 ml verdünnt.

Referenzlösung c: 2,0 ml Referenzlösung b werden mit der Lösungsmittelmischung zu 10,0 ml verdünnt.

Referenzlösung d: 5 ml Referenzlösung a werden mit 5 ml Untersuchungslösung gemischt.

Säule
- Größe: $l = 0{,}08$ m, $\varnothing = 4$ mm
- Stationäre Phase: desaktiviertes, nachsilanisiertes, cyanosilyliertes Kieselgel zur Chromatographie *R* (5 µm)

Bei Verwendung einer neuen Säule muss diese zum Entfernen störender Metall-Ionen mindestens 15 h lang mit der Waschflüssigkeit und anschließend mindestens 5 h lang mit der mobilen Phase bei einer Durchflussrate von jeweils 0,2 ml je Minute gewaschen werden.

Waschflüssigkeit: Acetylaceton *R*, wasserfreie Essigsäure *R*, Acetonitril zur Chromatographie *R*, Wasser zur Chromatographie *R* (0,1:0,1:50:50 *V/V/V/V*)

Mobile Phase: wasserfreie Essigsäure *R*, Acetonitril zur Chromatographie *R*, Lösung von Natriumedetat *R* (0,96 g · l^{-1}) (0,01:23:77 *V/V/V*)

Durchflussrate: 0,7 ml · min^{-1}

Detektion: Spektrometer bei 220 und 298 nm

Einspritzen: 10 µl; Untersuchungslösung, Referenzlösungen b, c und d

Chromatographiedauer: 2,5fache Retentionszeit von Ciclopirox

Retentionszeit
- Ciclopirox: 8 bis 11 min

Falls erforderlich wird das Verhältnis von Natriumedetat-Lösung (0,96 g · l^{-1}) zu Acetonitril in der mobilen Phase geändert.

Relative Retention (bezogen auf Ciclopirox)
- Verunreinigung A: etwa 0,5
- Verunreinigung C: etwa 0,9
- Verunreinigung B: etwa 1,3

Eignungsprüfung: bei 298 nm
- Auflösung: mindestens 2,0 zwischen den Peaks von Ciclopirox und Verunreinigung B im Chromatogramm der Referenzlösung d
- Symmetriefaktor: höchstens 2,0 für den Hauptpeak im Chromatogramm der Untersuchungslösung

Grenzwerte
- Verunreinigung A bei 220 nm: nicht größer als die Fläche des entsprechenden Peaks im Chromatogramm der Referenzlösung b (0,5 Prozent)
- Verunreinigungen B, C bei 298 nm: jeweils nicht größer als die Fläche des Peaks von Verunreinigung B im Chromatogramm der Referenzlösung b (0,5 Prozent)
- Nicht spezifizierte Verunreinigungen bei 298 nm: jeweils nicht größer als die Fläche des Peaks von Verunreinigung B im Chromatogramm der Referenzlösung c (0,10 Prozent)
- Summe aller Verunreinigungen ohne Verunreinigung B bei 298 nm: nicht größer als die Fläche des Peaks von Verunreinigung B im Chromatogramm der Referenzlösung b (0,5 Prozent)
- Ohne Berücksichtigung bleiben bei 298 nm: Peaks, deren Fläche nicht größer ist als das 0,5fache der Fläche des Peaks von Verunreinigung B im Chromatogramm der Referenzlösung c (0,05 Prozent)

Trocknungsverlust (2.2.32): höchstens 1,5 Prozent, mit 1,000 g Substanz durch Trocknen im Vakuum bei einem Druck von höchstens 0,1 kPa bestimmt

Sulfatasche (2.4.14): höchstens 0,1 Prozent, mit 1,0 g Substanz bestimmt

Gehaltsbestimmung

2-Aminoethanol: 0,250 g Substanz werden in 25 ml wasserfreier Essigsäure *R* gelöst und mit Perchlorsäure (0,1 mol · l^{-1}) titriert. Der Endpunkt wird mit Hilfe der Potentiometrie (2.2.20) bestimmt.

1 ml Perchlorsäure (0,1 mol · l^{-1}) entspricht 6,108 mg C_2H_7NO.

Ciclopirox: 0,200 g Substanz werden in 2 ml Methanol *R* gelöst und nach Zusatz von 38 ml Wasser *R* sofort unter Rühren mit Natriumhydroxid-Lösung (0,1 mol · l^{-1}) titriert. Der Endpunkt wird mit Hilfe der Potentiometrie (2.2.20) bestimmt. Eine Blindtitration wird durchgeführt.

Zur Titration wird Natriumhydroxid-Lösung (0,1 mol · l^{-1}) verwendet, deren Titer unter den vorstehend beschriebenen Bedingungen unter Verwendung von 0,100 g Benzoesäure *RV* bestimmt wurde.

1 ml Natriumhydroxid-Lösung (0,1 mol·l⁻¹) entspricht 20,73 mg $C_{12}H_{17}NO_2$.

Lagerung

Vor Licht geschützt

Verunreinigungen

Spezifizierte Verunreinigungen:
A, B, C

A.

[(5*RS*)-3-Cyclohexyl-5-methyl-4,5-dihydro-1,2-oxazol-5-yl]essigsäure

B.

6-Cyclohexyl-4-methyl-2*H*-pyran-2-on

C.

6-Cyclohexyl-4-methylpyridin-2(1*H*)-on

Cyproheptadin-hydrochlorid-1,5-Hydrat

Cyproheptadini hydrochloridum-1,5-hydricum

10.4/0817

$C_{21}H_{22}ClN \cdot 1,5\ H_2O$ · HCl · 1,5 H₂O M_r 350,9

CAS Nr. 41354-29-4

Definition

4-(5*H*-Dibenzo[*a,d*][7]annulen-5-yliden)-1-methylpiperidin-hydrochlorid-1,5-Hydrat

Gehalt: 98,5 bis 101,0 Prozent (wasserfreie Substanz)

Eigenschaften

Aussehen: weißes bis schwach gelbes, kristallines Pulver

Löslichkeit: schwer löslich in Wasser, leicht löslich in Methanol, wenig löslich in Ethanol 96 %

Prüfung auf Identität

A. IR-Spektroskopie (2.2.24)

  Vergleich: Cyproheptadinhydrochlorid *CRS*

B. 20 mg Substanz werden in 2 ml Methanol *R* gelöst. Die Lösung gibt die Identitätsreaktion a auf Chlorid (2.3.1).

Prüfung auf Reinheit

Sauer reagierende Substanzen: 0,10 g Substanz werden in Wasser *R* zu 25 ml gelöst. Die Lösung wird mit 0,1 ml Methylrot-Lösung *R* versetzt. Bis zum Farbumschlag des Indikators dürfen höchstens 0,15 ml einer Lösung von Natriumhydroxid *R* (0,40 g·l⁻¹) verbraucht werden.

Cyproheptadinhydrochlorid 7983

Verwandte Substanzen: Flüssigchromatographie (2.2.29)

Pufferlösung: 6,12 g Kaliumdihydrogenphosphat *R* werden in 900 ml Wasser zur Chromatographie *R* gelöst. Die Lösung wird mit Phosphorsäure 85 % *R* auf einen pH-Wert von 4,5 eingestellt und mit Wasser zur Chromatographie *R* zu 1000 ml verdünnt.

Untersuchungslösung: 40,0 mg Substanz werden in der mobilen Phase A zu 20,0 ml gelöst.

Referenzlösung a: 1,0 ml Untersuchungslösung wird mit der mobilen Phase A zu 100,0 ml verdünnt. 1,0 ml dieser Lösung wird mit der mobilen Phase A zu 10,0 ml verdünnt.

Referenzlösung b: 2,0 mg Dibenzocyclohepten *CRS* (Verunreinigung A), 2,0 mg Dibenzosuberon *CRS* (Verunreinigung B) und 2,0 mg Cyproheptadin-Verunreinigung C *CRS* werden in der mobilen Phase A gelöst. Nach Zusatz von 1,0 ml Untersuchungslösung wird die Lösung mit der mobilen Phase A zu 100,0 ml verdünnt.

Referenzlösung c: 1,0 ml Referenzlösung b wird mit der mobilen Phase A zu 10,0 ml verdünnt.

Säule
- Größe: $l = 0,25$ m, $\varnothing = 4,6$ mm
- Stationäre Phase: nachsilanisiertes, octylsilyliertes Kieselgel zur Chromatographie *R* (5 µm)

Mobile Phase
- Mobile Phase A: Acetonitril zur Chromatographie *R*, Pufferlösung (40:60 *V/V*)
- Mobile Phase B: Pufferlösung, Acetonitril zur Chromatographie *R* (40:60 *V/V*)

Zeit (min)	Mobile Phase A (% *V/V*)	Mobile Phase B (% *V/V*)
0 – 10,0	100	0
10,0 – 10,1	100 → 0	0 → 100
10,1 – 35	0	100

Durchflussrate: $1,0$ ml $\cdot$ min^{-1}

Detektion: Spektrometer bei 230 nm

Einspritzen: 10 µl

Identifizierung von Verunreinigungen: Zur Identifizierung der Peaks der Verunreinigungen A, B und C wird das mit der Referenzlösung b erhaltene Chromatogramm verwendet.

Relative Retention (bezogen auf Cyproheptadin, t_R etwa 8 min)
- Verunreinigung C: etwa 0,7
- Verunreinigung B: etwa 2,6
- Verunreinigung A: etwa 3,9

Eignungsprüfung: Referenzlösung b
- Auflösung: mindestens 7,0 zwischen den Peaks von Verunreinigung C und Cyproheptadin

Grenzwerte
- Verunreinigungen A, B, C: jeweils nicht größer als das 1,5fache der Fläche des entsprechenden Peaks im Chromatogramm der Referenzlösung c (0,15 Prozent)
- Nicht spezifizierte Verunreinigungen: jeweils nicht größer als die Fläche des Hauptpeaks im Chromatogramm der Referenzlösung a (0,10 Prozent)
- Summe aller Verunreinigungen: nicht größer als das 5fache der Fläche des Hauptpeaks im Chromatogramm der Referenzlösung a (0,5 Prozent)
- Ohne Berücksichtigung bleiben: Peaks, deren Fläche nicht größer ist als das 0,5fache der Fläche des Hauptpeaks im Chromatogramm der Referenzlösung a (0,05 Prozent)

Wasser (2.5.12): 7,0 bis 9,0 Prozent, mit 0,200 g Substanz bestimmt

Sulfatasche (2.4.14): höchstens 0,1 Prozent, mit 1,0 g Substanz bestimmt

Gehaltsbestimmung

0,250 g Substanz werden in einer Mischung von 5,0 ml Salzsäure (0,01 mol $\cdot$ l^{-1}) und 50 ml Ethanol 96 % *R* gelöst und mit Natriumhydroxid-Lösung (0,1 mol $\cdot$ l^{-1}) titriert. Das zwischen den beiden mit Hilfe der Potentiometrie (2.2.20) bestimmten Wendepunkten zugesetzte Volumen wird ermittelt.

1 ml Natriumhydroxid-Lösung (0,1 mol $\cdot$ l^{-1}) entspricht 32,39 mg $C_{21}H_{22}ClN$.

Lagerung

Vor Licht geschützt

Verunreinigungen

Spezifizierte Verunreinigungen:

A, B, C

A.

5*H*-Dibenzo[*a,d*][7]annulen
(Dibenzocylohepten)

B.

10,11-Dihydro-5*H*-dibenzo[*a,d*][7]annulen-5-on
(Dibenzosuberon)

C.

5-(1-Methylpiperidin-4-yl)-5*H*-dibenzo[*a,d*][7]annulen-5-ol

D

Dexamethasonisonicotinat 7987
Dexpanthenol 7988
Wasserhaltiges Dihydralazinsulfat 7990
Disopyramid........................ 7992
Dosulepinhydrochlorid................... 7994

10.4/2237

Dexamethasonisonicotinat

Dexamethasoni isonicotinas

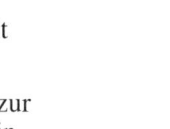

C$_{28}$H$_{32}$FNO$_6$ M_r 497,6

CAS Nr. 2265-64-7

Definition

(9-Fluor-11β,17-dihydroxy-16α-methyl-3,20-dioxopregna-1,4-dien-21-yl)(pyridin-4-carboxylat)

Gehalt: 99,0 bis 101,0 Prozent (getrocknete Substanz)

Eigenschaften

Aussehen: weißes bis fast weißes, kristallines Pulver

Löslichkeit: praktisch unlöslich in Wasser, schwer löslich in Aceton und in wasserfreiem Ethanol

Prüfung auf Identität

IR-Spektroskopie (2.2.24)

Vergleich: Dexamethasonisonicotinat CRS

Prüfung auf Reinheit

Spezifische Drehung (2.2.7): +142 bis +146 (getrocknete Substanz)

0,200 g Substanz werden in 4,0 ml Ethylacetat R suspendiert. Die Suspension wird mit Ethanol 96 % R zu 20,0 ml verdünnt und mit Ultraschall behandelt, bis eine klare Lösung erhalten wird.

Verwandte Substanzen: Flüssigchromatographie (2.2.29)

Die Lösungen sind unmittelbar vor Gebrauch herzustellen.

Untersuchungslösung: 50,0 mg Substanz werden in 7 ml Acetonitril R suspendiert. Die Suspension wird mit Wasser R zu 10,0 ml verdünnt und mit Ultraschall behandelt, bis eine klare Lösung erhalten wird.

Referenzlösung a: 5,0 mg Dexamethason CRS (Verunreinigung A) und 5,0 mg Dexamethasonacetat CRS (Verunreinigung B) werden in 70 ml Acetonitril R suspendiert. Die Suspension wird mit 1,0 ml Untersuchungslösung versetzt, mit Wasser R zu 100,0 ml verdünnt und mit Ultraschall behandelt, bis eine klare Lösung erhalten wird.

Referenzlösung b: 1,0 ml Referenzlösung a wird mit Wasser R zu 10,0 ml verdünnt.

Referenzlösung c: 5 mg Dexamethasonisonicotinat zur Identifizierung von Verunreinigung C CRS werden in 0,7 ml Acetonitril R suspendiert. Die Suspension wird mit Wasser R zu 1 ml verdünnt und mit Ultraschall behandelt, bis eine klare Lösung erhalten wird.

Säule
- Größe: $l = 0,125$ m, $\varnothing = 4,0$ mm
- Stationäre Phase: nachsilanisiertes, octadecylsilyliertes Kieselgel zur Chromatographie R (5 µm)

Mobile Phase
- Mobile Phase A: Wasser zur Chromatographie R
- Mobile Phase B: Acetonitril zur Chromatographie R

Zeit (min)	Mobile Phase A (% V/V)	Mobile Phase B (% V/V)
0–2	68	32
2–20	68 → 50	32 → 50

Durchflussrate: 1,2 ml · min^{-1}

Detektion: Spektrometer bei 240 nm

Einspritzen: 10 µl

Identifizierung von Verunreinigungen: Zur Identifizierung der Peaks der Verunreinigungen A und B wird das mit der Referenzlösung a erhaltene Chromatogramm verwendet; zur Identifizierung des Peaks der Verunreinigung C werden das mitgelieferte Chromatogramm von Dexamethasonisonicotinat zur Identifizierung der Verunreinigung C CRS und das mit der Referenzlösung c erhaltene Chromatogramm verwendet.

Relative Retention (bezogen auf Dexamethasonisonicotinat, t_R etwa 12 min)
- Verunreinigung A: etwa 0,4
- Verunreinigung C: etwa 0,6
- Verunreinigung B: etwa 0,8

Eignungsprüfung: Referenzlösung a
- Auflösung: mindestens 5,0 zwischen den Peaks von Verunreinigung B und Dexamethasonisonicotinat

Grenzwerte
- Verunreinigung A: nicht größer als das 5fache der Fläche des entsprechenden Peaks im Chromatogramm der Referenzlösung b (0,5 Prozent)
- Verunreinigung B: nicht größer als das 3fache der Fläche des entsprechenden Peaks im Chromatogramm der Referenzlösung b (0,3 Prozent)
- Verunreinigung C: nicht größer als das 3fache der Fläche des Dexamethasonisonicotinat-Peaks im Chromatogramm der Referenzlösung b (0,3 Prozent)
- Nicht spezifizierte Verunreinigungen: jeweils nicht größer als die Fläche des Dexamethasonisonicoti-

nat-Peaks im Chromatogramm der Referenzlösung b (0,10 Prozent)
- Summe aller Verunreinigungen: nicht größer als das 8fache der Fläche des Dexamethasonisonicotinat-Peaks im Chromatogramm der Referenzlösung b (0,8 Prozent)
- Ohne Berücksichtigung bleiben: Peaks, deren Fläche nicht größer ist als das 0,5fache der Fläche des Dexamethasonisonicotinat-Peaks im Chromatogramm der Referenzlösung b (0,05 Prozent)

Trocknungsverlust (2.2.32): höchstens 1,0 Prozent, mit 1,000 g Substanz durch 4 h langes Trocknen im Vakuum bei 105 °C und bei höchstens 0,1 kPa bestimmt

Gehaltsbestimmung

0,400 g Substanz werden in einer Mischung von 5 ml wasserfreier Ameisensäure R und 50 ml Essigsäure 99 % R gelöst und mit Perchlorsäure (0,1 mol · l^{-1}) titriert. Der Endpunkt wird mit Hilfe der Potentiometrie (2.2.20) bestimmt.

1 ml Perchlorsäure (0,1 mol · l^{-1}) entspricht 49,76 mg $C_{28}H_{32}FNO_6$.

Verunreinigungen

Spezifizierte Verunreinigungen:

A, B, C

A.

9-Fluor-11β,17,21-trihydroxy-16α-methylpregna-1,4-dien-3,20-dion
(Dexamethason)

B.

9-Fluor-11β,17-dihydroxy-16α-methyl-3,20-dioxo=pregna-1,4-dien-21-ylacetat
(Dexamethasonacetat)

C.

9-Fluor-11β,17-dihydroxy-16α-methylpregna-1,4-dien-3,20-dion
(21-Desoxydexamethason)

10.4/0761

Dexpanthenol

Dexpanthenolum

$C_9H_{19}NO_4$ M_r 205,3

CAS Nr. 81-13-0

Definition

(2R)-2,4-Dihydroxy-N-(3-hydroxypropyl)-3,3-dimethyl=butanamid

Gehalt: 98,0 bis 101,0 Prozent (wasserfreie Substanz)

Eigenschaften

Aussehen: Farblose bis schwach gelbe, viskose, hygroskopische Flüssigkeit oder weißes bis fast weißes, kristallines Pulver

Löslichkeit: sehr leicht löslich in Wasser, leicht löslich in Ethanol 96 %, praktisch unlöslich in Heptan

Prüfung auf Identität

1: A, B
2: C

A. Die Substanz entspricht der Prüfung „Spezifische Drehung" (siehe „Prüfung auf Reinheit").

B. IR-Spektroskopie (2.2.24)

Probenvorbereitung: Wenn die Aufzeichnung im Transmissionsmodus erfolgt, werden Presslinge wie folgt hergestellt: Substanz und Referenzsubstanz werden getrennt in jeweils 1,0 ml wasserfreiem Ethanol R so gelöst, dass eine Konzentration von 5 mg · ml^{-1} erhalten wird. 0,5 ml dieser Lösungen werden tropfenweise auf je einen Pressling aus Kaliumbromid R aufgebracht. Die Presslinge werden 15 min lang bei 100 bis 105 °C getrocknet.

Vergleich: Dexpanthenol CRS

C. Dünnschichtchromatographie (2.2.27)

Untersuchungslösung: 10 mg Substanz werden in einer Mischung von 0,25 ml Wasser R und 4 ml Methanol R gelöst.

Referenzlösung: 10 mg Dexpanthenol *CRS* werden in einer Mischung von 0,25 ml Wasser *R* und 4 ml Methanol *R* gelöst.

Platte: DC-Platte mit Kieselgel *R*

Fließmittel: Essigsäure 99 % *R*, Wasser *R*, 2-Propanol *R* (5:15:80 *V/V/V*)

Auftragen: 5 µl

Laufstrecke: über 4/5 der Platte

Trocknen: an der Luft

Detektion: Die Platte wird 20 min lang bei 120 °C erhitzt; die warme Platte wird mit einer Lösung von Ninhydrin *R* (3 g · l^{-1}) in einer Mischung von 3 Volumteilen Essigsäure 99 % *R* und 100 Volumteilen wasserfreiem Ethanol *R* behandelt, trocknen gelassen und nochmals einige Minuten lang bei 120 °C erhitzt. Die Auswertung erfolgt im Tageslicht.

Ergebnis: Der Hauptfleck im Chromatogramm der Untersuchungslösung entspricht in Bezug auf Lage, Farbe und Größe dem Hauptfleck im Chromatogramm der Referenzlösung.

Prüfung auf Reinheit

Prüflösung: 2,50 g Substanz werden in kohlendioxidfreiem Wasser *R* zu 50,0 ml gelöst.

Aussehen der Lösung: Die Prüflösung muss klar (2.2.1) und darf nicht stärker gefärbt sein als die Farbvergleichslösung B$_6$ (2.2.2, Methode II).

pH-Wert (2.2.3): höchstens 10,5; an der Prüflösung bestimmt.

Spezifische Drehung (2.2.7): +29,0 bis +32,0 (wasserfreie Substanz), mit der Prüflösung bestimmt

Verunreinigung A und andere Aminobestandteile: höchstens 1,0 Prozent

4,000 g Substanz werden in 60 ml Essigsäure 99 % *R* gelöst und sofort mit Perchlorsäure (0,1 mol · l^{-1}) titriert. Der Endpunkt wird mit Hilfe der Potentiometrie (2.2.20) bestimmt.

1 ml Perchlorsäure (0,1 mol · l^{-1}) entspricht 7,5 mg C_3H_9NO.

Verwandte Substanzen: Flüssigchromatographie (2.2.29)

Die Lösungen müssen vor Licht geschützt werden.

Pufferlösung: Lösung von Natriummonohydrogenphosphat-Dihydrat *R* (1,78 g · l^{-1}), die mit Phosphorsäure 85 % *R* auf einen pH-Wert von 7,0 eingestellt wurde.

Untersuchungslösung: 0,600 g Substanz werden in der Pufferlösung zu 100,0 ml gelöst.

Referenzlösung a: 1,0 ml Untersuchungslösung wird mit der Pufferlösung zu 100,0 ml verdünnt. 1,0 ml dieser Lösung wird mit der Pufferlösung zu 10,0 ml verdünnt.

Referenzlösung b: 3,0 mg Dexpanthenol-Verunreinigung B *CRS* und 3,0 mg Pantolacton *CRS* (Verunreinigung C) werden in der Pufferlösung zu 100,0 ml gelöst.

Referenzlösung c: 1 ml Untersuchungslösung und 1 ml Referenzlösung b werden mit der Pufferlösung zu 10 ml verdünnt.

Säule
– Größe: $l = 0{,}15$ m, $\varnothing = 3{,}0$ mm
– Stationäre Phase: octadecylsilyliertes Kieselgel zur Chromatographie *R* (3,5 µm)
– Temperatur: 35 °C

Mobile Phase
– Mobile Phase A: 1 Volumteil Acetonitril *R* 1 und 99 Volumteile einer Lösung von Natriumdihydrogenphosphat *R* (1,56 g · l^{-1}), die mit Phosphorsäure 85 % *R* auf einen pH-Wert von 2,5 eingestellt wurde, werden gemischt.
– Mobile Phase B: Acetonitril *R* 1

Zeit (min)	Mobile Phase A (% *V/V*)	Mobile Phase B (% *V/V*)
0–6	100	0
6–21	100 → 50	0 → 50
21–30	50	50

Durchflussrate: 1,0 ml · min^{-1}

Detektion: Spektrometer bei 200 nm

Einspritzen: 5 µl

Identifizierung von Verunreinigungen: Zur Identifizierung der Peaks der Verunreinigungen B und C wird das mit der Referenzlösung b erhaltene Chromatogramm verwendet.

Relative Retention (bezogen auf Dexpanthenol, t_R etwa 6 min)
– Verunreinigung B: etwa 0,4
– Verunreinigung C: etwa 0,6

Eignungsprüfung: Referenzlösung c
– Auflösung: mindestens 2,5 zwischen den Peaks der Verunreinigungen B und C; mindestens 1,5 zwischen den Peaks von Verunreinigung C und Dexpanthenol
– Signal-Rausch-Verhältnis: mindestens 10 für den Peak von Verunreinigung C

Berechnung der Prozentgehalte
– Für die Verunreinigungen B und C wird die Konzentration an Verunreinigung C in der Referenzlösung b verwendet.
– Für alle Verunreinigungen ohne die Verunreinigungen B und C wird die Konzentration an Dexpanthenol in der Referenzlösung a verwendet.

Grenzwerte
– Verunreinigung C: höchstens 1,0 Prozent
– Verunreinigung B: höchstens 0,5 Prozent
– Nicht spezifizierte Verunreinigungen: jeweils höchstens 0,10 Prozent
– Summe aller Verunreinigungen: höchstens 2,0 Prozent
– Berichtsgrenzwert: 0,05 Prozent

Dexpanthenol

Wasser (2.5.12): höchstens 1,0 Prozent, mit 1,000 g Substanz bestimmt

Sulfatasche (2.4.14): höchstens 0,1 Prozent, mit 1,0 g Substanz bestimmt

Gehaltsbestimmung

0,250 g Substanz werden mit 50,0 ml Perchlorsäure (0,1 mol · l^{-1}) versetzt. Die Mischung wird unter Rückflusskühlung zum Sieden erhitzt und 7 h lang vor Feuchtigkeit geschützt im Sieden gehalten. Die Lösung wird erkalten gelassen und unter Verwendung von Essigsäure 99 % *R* quantitativ in ein Titrationsgefäß überführt. Die Lösung wird mit 50,0 ml einer Lösung von wasserfreiem Natriumacetat *R* (9,02 g · l^{-1}) in Essigsäure 99 % *R* versetzt und mit Perchlorsäure (0,1 mol · l^{-1}) titriert. Der Endpunkt wird mit Hilfe der Potentiometrie (2.2.20) bestimmt. Eine Blindtitration wird durchgeführt.

1 ml Perchlorsäure (0,1 mol · l^{-1}) entspricht 20,53 mg $C_9H_{19}NO_4$.

Lagerung

Dicht verschlossen

Verunreinigungen

Spezifizierte Verunreinigungen:

A, B, C

Andere bestimmbare Verunreinigungen

(Die folgenden Substanzen werden, falls in einer bestimmten Menge vorhanden, durch eine oder mehrere Prüfmethoden in der Monographie erfasst. Sie werden begrenzt durch das allgemeine Akzeptanzkriterium für weitere Verunreinigungen/nicht spezifizierte Verunreinigungen und/oder durch die Anforderungen der Allgemeinen Monographie **Substanzen zur pharmazeutischen Verwendung (Corpora ad usum pharmaceuticum)**. Diese Verunreinigungen müssen daher nicht identifiziert werden, um die Konformität der Substanz zu zeigen. Siehe auch „5.10 Kontrolle von Verunreinigungen in Substanzen zur pharmazeutischen Verwendung"):

D

A.

3-Aminopropan-1-ol

B.

(2*R*)-2,4-Dihydroxy-3,3-dimethylbutansäure (Pantonsäure)

C.

(3*R*)-3-Hydroxy-4,4-dimethyloxolan-2-on (Pantolacton)

D.

(5Ξ)-5-(1-Hydroxy-2-methylpropan-2-yl)-3-(3-hydroxypropyl)-1,3-oxazolidin-4-on

10.4/1310

Wasserhaltiges Dihydralazinsulfat

Dihydralazini sulfas hydricus

$C_8H_{12}N_6O_4S \cdot 2,5\,H_2O$ M_r 333,3

Wasserfreies Dihydralazinsulfat: CAS Nr. 7327-87-9

Definition

(Phthalazin-1,4(2*H*,3*H*)-diyliden)dihydrazin-sulfat-2,5-Hydrat

Gehalt: 98,0 bis 102,0 Prozent (getrocknete Substanz)

Eigenschaften

Aussehen: weißes bis schwach gelbes, kristallines Pulver

Löslichkeit: schwer löslich in Wasser, praktisch unlöslich in wasserfreiem Ethanol

Die Substanz löst sich in verdünnten Mineralsäuren.

Prüfung auf Identität

A. IR-Spektroskopie (2.2.24)

Vergleich: Referenzspektrum der Ph. Eur. von wasserhaltigem Dihydralazinsulfat

B. Etwa 50 mg Substanz werden in 5 ml verdünnter Salzsäure *R* gelöst. Die Lösung gibt die Identitätsreaktion a auf Sulfat (2.3.1).

Prüfung auf Reinheit

Aussehen der Lösung: Die Lösung muss klar (2.2.1) und darf nicht stärker gefärbt sein als die Farbvergleichslösung BG_6 (2.2.2, Methode II).

0,20 g Substanz werden in verdünnter Salpetersäure *R* zu 10 ml gelöst.

Verwandte Substanzen: Flüssigchromatographie (2.2.29)

Die Lösungen müssen unmittelbar vor Gebrauch hergestellt werden.

Untersuchungslösung: 50,0 mg Substanz werden in einer Lösung von Essigsäure 99 % *R* ($6 \text{ g} \cdot \text{l}^{-1}$) zu 50,0 ml gelöst.

Referenzlösung a: 1,0 ml Untersuchungslösung wird mit der mobilen Phase, der 0,5 g Natriumedetat *R* je Liter zugesetzt wurde, zu 100,0 ml verdünnt. 1,0 ml dieser Lösung wird mit der mobilen Phase, der 0,5 g Natriumedetat *R* je Liter zugesetzt wurde, zu 10,0 ml verdünnt.

Referenzlösung b: 1,0 ml Untersuchungslösung wird mit der mobilen Phase, der 0,5 g Natriumedetat *R* je Liter zugesetzt wurde, zu 50,0 ml verdünnt.

Referenzlösung c: 5 mg Dihydralazin zur Eignungsprüfung *CRS* werden in einer Lösung von Essigsäure 99 % *R* ($6 \text{ g} \cdot \text{l}^{-1}$) zu 5 ml gelöst.

Säule
– Größe: $l = 0{,}25$ m, $\varnothing = 4{,}6$ mm
– Stationäre Phase: desaktiviertes, nachsilanisiertes, cyanosilyliertes Kieselgel zur Chromatographie *R* (5 µm)

Mobile Phase: 22 Volumteile Acetonitril zur Chromatographie *R* werden mit 78 Volumteilen einer Lösung, die Natriumlaurylsulfat *R* ($1{,}44 \text{ g} \cdot \text{l}^{-1}$) und Tetrabutylammoniumbromid *R* ($0{,}75 \text{ g} \cdot \text{l}^{-1}$) enthält, versetzt. Die Mischung wird mit verdünnter Schwefelsäure *R* 1 auf einen pH-Wert von 3,0 eingestellt.

Durchflussrate: $1{,}5 \text{ ml} \cdot \text{min}^{-1}$

Detektion: Spektrometer bei 230 nm

Einspritzen: 20 µl

Chromatographiedauer: 2fache Retentionszeit von Dihydralazin

Relative Retention (bezogen auf Dihydralazin)
– Verunreinigung A: etwa 0,8

Eignungsprüfung: Referenzlösung c
– Die Peaks von Verunreinigung A und Dihydralazin müssen bis zur Basislinie getrennt sein, wie im mitgelieferten Chromatogramm von Dihydralazin zur Eignungsprüfung *CRS* dargestellt.

Grenzwerte
– Verunreinigung A: nicht größer als die Fläche des Hauptpeaks im Chromatogramm der Referenzlösung b (2 Prozent)
– Verunreinigung C: nicht größer als die Fläche des Hauptpeaks im Chromatogramm der Referenzlösung a (0,1 Prozent)
– Nicht spezifizierte Verunreinigungen: jeweils nicht größer als die Fläche des Hauptpeaks im Chromatogramm der Referenzlösung a (0,10 Prozent)
– Summe aller Verunreinigungen ohne Verunreinigung A: nicht größer als das 5fache der Fläche des Hauptpeaks im Chromatogramm der Referenzlösung a (0,5 Prozent)
– Ohne Berücksichtigung bleiben: Peaks, deren Fläche nicht größer ist als das 0,1fache der Fläche des Hauptpeaks im Chromatogramm der Referenzlösung a (0,01 Prozent)

Verunreinigung B: Flüssigchromatographie (2.2.29)

Die Lösungen müssen unmittelbar vor Gebrauch hergestellt werden.

Untersuchungslösung: 40,0 mg Hydrazinsulfat *R* (Verunreinigung B) werden in Wasser *R* zu 100,0 ml gelöst. 1,0 ml Lösung wird mit Wasser *R* zu 25,0 ml verdünnt. 0,50 ml dieser Lösung werden mit 0,200 g Substanz und anschließend mit 6 ml verdünnter Salzsäure *R* versetzt. Die erhaltene Lösung wird mit Wasser *R* zu 10,0 ml verdünnt. 0,50 ml dieser Lösung werden in ein Zentrifugenglas mit Schliffstopfen überführt und mit 2,0 ml einer Lösung von Benzaldehyd *R* ($60 \text{ g} \cdot \text{l}^{-1}$) in einer Mischung gleicher Volumteile Methanol *R* und Wasser *R* versetzt. Die Mischung wird 90 s lang geschüttelt und anschließend mit 1,0 ml Wasser *R* und 5,0 ml Heptan *R* versetzt. Diese Mischung wird 1 min lang geschüttelt und anschließend zentrifugiert. Die obere Phase wird verwendet.

Referenzlösung: 40,0 mg Hydrazinsulfat *R* (Verunreinigung B) werden in Wasser *R* zu 100,0 ml gelöst. 1,0 ml Lösung wird mit Wasser *R* zu 25,0 ml verdünnt. 0,50 ml dieser Lösung werden mit 6 ml verdünnter Salzsäure *R* versetzt und mit Wasser *R* zu 10,0 ml verdünnt. 0,50 ml dieser Lösung werden in ein Zentrifugenglas mit Schliffstopfen überführt und mit 2,0 ml einer Lösung von Benzaldehyd *R* ($60 \text{ g} \cdot \text{l}^{-1}$) in einer Mischung gleicher Volumteile Methanol *R* und Wasser *R* versetzt. Die Mischung wird 90 s lang geschüttelt. Nach Zusatz von 1,0 ml Wasser *R* und 5,0 ml Heptan *R* wird die Mischung 1 min lang geschüttelt und anschließend zentrifugiert. Die obere Phase wird verwendet.

Blindlösung: Die Blindlösung wird in gleicher Weise hergestellt wie die Referenzlösung. Anstelle von 0,50 ml Hydrazinsulfat-Lösung werden 0,50 ml Wasser *R* verwendet.

Säule
– Größe: $l = 0{,}25$ m, $\varnothing = 4{,}6$ mm

Wasserhaltiges Dihydralazinsulfat

- Stationäre Phase: octadecylsilyliertes Kieselgel zur Chromatographie R (5 µm)

Mobile Phase: Lösung von Natriumedetat R (0,3 g · l⁻¹), Acetonitril R (30:70 V/V)

Durchflussrate: 1 ml · min⁻¹

Detektion: Spektrometer bei 305 nm

Einspritzen: 20 µl

Relative Retention (bezogen auf Benzaldehyd)
- Benzaldehydazin (Benzalazin) entsprechend der Verunreinigung B: etwa 1,8

Grenzwert
- Verunreinigung B: Die dem Benzaldehydazin entsprechende Peakfläche darf nicht größer sein als das 2fache der entsprechenden Peakfläche im Chromatogramm der Referenzlösung (10 ppm).

Eisen (2.4.9): höchstens 20 ppm

Der unter „Sulfatasche" erhaltene Rückstand wird mit 0,2 ml Schwefelsäure R versetzt. Die Mischung wird vorsichtig erhitzt, bis die Säure fast vollständig entfernt ist, und anschließend erkalten gelassen. Der Rückstand wird unter Erhitzen in 5,5 ml Salzsäure R 1 gelöst. Die noch heiße Lösung wird durch einen Filter filtriert, der zuvor 3-mal mit verdünnter Salzsäure R gewaschen wurde. Tiegel und Filter werden mit je 5 ml Wasser R gewaschen. Filtrat und Waschflüssigkeiten werden vereinigt, mit etwa 3,5 ml konzentrierter Natriumhydroxid-Lösung R neutralisiert, mit Essigsäure R auf einen pH-Wert von 3 bis 4 eingestellt und mit Wasser R zu 20 ml verdünnt. Zur Herstellung der Referenzlösung werden 5 ml Eisen-Lösung (2 ppm Fe) R und 5 ml Wasser R verwendet.

Trocknungsverlust (2.2.32): 13,0 bis 15,0 Prozent, mit 1,000 g Substanz durch 5 h langes Trocknen im Vakuum bei 50 °C und höchstens 0,7 kPa bestimmt

Sulfatasche (2.4.14): höchstens 0,1 Prozent, mit 1,0 g Substanz bestimmt

Gehaltsbestimmung

60,0 mg Substanz werden in 25 ml Wasser R gelöst. Die Lösung wird mit 35 ml Salzsäure R versetzt und langsam mit Kaliumiodat-Lösung (0,05 mol · l⁻¹) titriert. Der Endpunkt wird mit Hilfe der Potentiometrie (2.2.20) unter Verwendung einer geeigneten Referenzelektrode und einer Platin-Indikatorelektrode bestimmt.

1 ml Kaliumiodat-Lösung (0,05 mol · l⁻¹) entspricht 7,208 mg $C_8H_{12}N_6O_4S$.

Verunreinigungen

Spezifizierte Verunreinigungen:
A, B, C

A.

4-Hydrazinophthalazin-1-amin

B.

Hydrazin

C.

(Phthalazin-1-yl)hydrazin
(Hydralazin)

10.4/1006

Disopyramid
Disopyramidum

$C_{21}H_{29}N_3O$ M_r 339,5

CAS Nr. 3737-09-5

Definition

(2RS)-4-[Di(propan-2-yl)amino]-2-phenyl-2-(pyridin-2-yl)butanamid

Gehalt: 98,5 bis 101,5 Prozent (wasserfreie Substanz)

Eigenschaften

Aussehen: weißes bis fast weißes Pulver

Löslichkeit: schwer löslich in Wasser, leicht löslich in Dichlormethan, löslich in Ethanol 96 %

Prüfung auf Identität

1: A
2: B

A. IR-Spektroskopie (2.2.24)

Probenvorbereitung: 50 µl einer Lösung der Substanz (50 g · l⁻¹) in Dichlormethan *R* werden auf einen Pressling aus Kaliumbromid *R* aufgetragen. Der Pressling wird 1 h lang bei 60 °C getrocknet.

Vergleich: Disopyramid *CRS*

B. Die bei der Prüfung „Verwandte Substanzen" (siehe „Prüfung auf Reinheit") erhaltenen Chromatogramme werden ausgewertet.

Detektion A: im ultravioletten Licht bei 254 nm

Ergebnis A: Der Hauptfleck im Chromatogramm der Untersuchungslösung b entspricht in Bezug auf Lage und Größe dem Hauptfleck im Chromatogramm der Referenzlösung a.

Detektion B: Die Platte wird mit verdünntem Dragendorffs Reagenz *R* besprüht. Die Auswertung erfolgt im Tageslicht.

Ergebnis B: Der Hauptfleck im Chromatogramm der Untersuchungslösung b entspricht in Bezug auf Lage, Farbe und Größe dem Hauptfleck im Chromatogramm der Referenzlösung a.

Prüfung auf Reinheit

Verwandte Substanzen: Dünnschichtchromatographie (2.2.27)

Untersuchungslösung a: 0,20 g Substanz werden in Methanol *R* zu 10 ml gelöst.

Untersuchungslösung b: 1 ml Untersuchungslösung a wird mit Methanol *R* zu 10 ml verdünnt.

Referenzlösung a: 20 mg Disopyramid *CRS* werden in Methanol *R* zu 10 ml gelöst.

Referenzlösung b: 0,5 ml Untersuchungslösung b werden mit Methanol *R* zu 20 ml verdünnt.

Platte: DC-Platte mit Kieselgel GF$_{254}$ *R*

Fließmittel: konzentrierte Ammoniak-Lösung *R*, Aceton *R*, Cyclohexan *R* (1:30:30 *V/V/V*)

Auftragen: 10 µl

Laufstrecke: 2/3 der Platte

Trocknen: im Warmluftstrom

Detektion: im ultravioletten Licht bei 254 nm

Retardationsfaktor
– Disopyramid: etwa 0,4

Grenzwerte
– jede Verunreinigung: Kein im Chromatogramm der Untersuchungslösung a auftretender Nebenfleck darf intensiver sein als der Fleck im Chromatogramm der Referenzlösung b (0,25 Prozent).

Wasser (2.5.12): höchstens 0,5 Prozent, mit 1,00 g Substanz bestimmt

Sulfatasche (2.4.14): höchstens 0,2 Prozent, mit 1,0 g Substanz bestimmt

Gehaltsbestimmung

0,130 g Substanz werden in 30 ml wasserfreier Essigsäure *R* gelöst. Die Lösung wird mit 0,2 ml Naphtholbenzein-Lösung *R* versetzt und mit Perchlorsäure (0,1 mol · l⁻¹) bis zum Farbumschlag von Gelb nach Grün titriert.

1 ml Perchlorsäure (0,1 mol · l⁻¹) entspricht 16,97 mg $C_{21}H_{29}N_3O$.

Lagerung

Vor Licht geschützt

Verunreinigungen

A.

(2*RS*)-4-Di(propan-2-yl)amino]-2-phenyl-2-(pyridin-2-yl)butannitril (Diisopyronitril)

B.

(3*RS*)-3-Phenyl-*N,N*-di(propan-2-yl)-3-(pyridin-2-yl)propan-1-amin

C.

(2*RS*)-2-Phenyl-4-[(propan-2-yl)amino]-2-(pyridin-2-yl)butanamid

D.

(*RS*)-Phenyl(pyridin-2-yl)acetonitril (Pyronitril)

10.4/1314

Dosulepinhydrochlorid
Dosulepini hydrochloridum

$C_{19}H_{22}ClNS$ M_r 331,9

CAS Nr. 897-15-4

Definition

(*E*)-3-(Dibenzo[*b*,*e*]thiepin-11(6*H*)-yliden)-*N*,*N*-dimethylpropan-1-amin-hydrochlorid

Gehalt: 98,0 bis 101,0 Prozent (getrocknete Substanz)

Eigenschaften

Aussehen: weißes bis schwach gelbes, kristallines Pulver

Löslichkeit: leicht löslich in Wasser, in Dichlormethan und in Ethanol 96 %

Prüfung auf Identität

1: B, D
2: A, C, D

A. UV-Vis-Spektroskopie (2.2.25)

   Untersuchungslösung: 25,0 mg Substanz werden in einer Lösung von Salzsäure *R* (1 g · l⁻¹) in Methanol *R* zu 100,0 ml gelöst. 2,0 ml Lösung werden mit einer Lösung von Salzsäure *R* (1 g · l⁻¹) in Methanol *R* zu 50,0 ml verdünnt.

   Spektralbereich: 220 bis 350 nm

   Absorptionsmaxima: bei 231 und 306 nm

   Schulter: bei etwa 260 nm

   Spezifische Absorption im Absorptionsmaximum bei 231 nm: 660 bis 730

B. IR-Spektroskopie (2.2.24)

   Vergleich: Dosulepinhydrochlorid CRS

C. Wird etwa 1 mg Substanz in 5 ml Schwefelsäure *R* gelöst, entsteht eine dunkelrote Färbung.

D. 19 mg Substanz werden in 2 ml Methanol *R* gelöst. Die Lösung gibt die Identitätsreaktion a auf Chlorid (2.3.1).

Prüfung auf Reinheit

Aussehen der Lösung: Die Lösung muss klar (2.2.1) und darf nicht stärker gefärbt sein als die Farbvergleichslösung G_5 (2.2.2, Methode II).

1 g Substanz wird in Wasser *R* zu 20 ml gelöst.

pH-Wert (2.2.3): 4,2 bis 5,2

1 g Substanz wird in kohlendioxidfreiem Wasser *R* zu 10 ml gelöst.

Verwandte Substanzen: Flüssigchromatographie (2.2.29)

Die Lösungen müssen unmittelbar vor Gebrauch hergestellt und vor Licht geschützt werden.

Untersuchungslösung: 50,0 mg Substanz werden in 5 ml Methanol *R* gelöst. Die Lösung wird mit der mobilen Phase zu 100,0 ml verdünnt.

Referenzlösung a: 12,5 mg Dosulepin-Verunreinigung A CRS werden in 5 ml Methanol *R* gelöst. Die Lösung wird mit der mobilen Phase zu 50,0 ml verdünnt. 0,5 ml dieser Lösung werden mit der mobilen Phase zu 100,0 ml verdünnt.

Referenzlösung b: 10 mg Dosulepin zur Eignungsprüfung CRS (mit Verunreinigung E) werden in 5 ml Methanol *R* gelöst. Die Lösung wird mit der mobilen Phase zu 20 ml verdünnt.

Säule
- Größe: *l* = 0,25 m, ⌀ = 4,6 mm
- Stationäre Phase: nachsilanisiertes, cyanosilyliertes Kieselgel zur Chromatographie *R* (5 µm)
- Temperatur: 35 °C

Mobile Phase: 0,83-prozentige Lösung (*V*/*V*) von Perchlorsäure *R*, 1-Propanol *R*, Methanol *R* 1, Wasser zur Chromatographie *R* (1:10:30:60 *V*/*V*/*V*/*V*)

Durchflussrate: 1 ml · min⁻¹

Detektion: Spektrometer bei 229 nm

Einspritzen: 5 µl

Chromatographiedauer: 2,5fache Retentionszeit von Dosulepin

Identifizierung von Verunreinigungen: Zur Identifizierung des Peaks der Verunreinigung A wird das mit der Referenzlösung a erhaltene Chromatogramm verwendet; zur Identifizierung des Peaks der Verunreinigung E werden das mitgelieferte Chromatogramm von Dosulepin zur Eignungsprüfung CRS und das mit der Referenzlösung b erhaltene Chromatogramm verwendet.

Relative Retention (bezogen auf Dosulepin, t_R etwa 14 min)
- Verunreinigung A: etwa 0,3
- Verunreinigung E: etwa 0,92

Eignungsprüfung: Referenzlösung b
- Peak-Tal-Verhältnis: mindestens 4, wobei H_p die Höhe des Peaks der Verunreinigung E über der Basislinie und H_v die Höhe des niedrigsten Punkts der Kurve über der Basislinie zwischen den Peaks von Verunreinigung E und Dosulepin darstellt

Grenzwerte
- Verunreinigung E: nicht größer als 5 Prozent der Summe der Flächen des Peaks von Verunreinigung E und des Hauptpeaks im Chromatogramm der Untersuchungslösung (5 Prozent)
- Verunreinigung A: nicht größer als die Fläche des Hauptpeaks im Chromatogramm der Referenzlösung a (0,25 Prozent)
- Nicht spezifizierte Verunreinigungen: jeweils nicht größer als das 0,4fache der Fläche des Hauptpeaks im Chromatogramm der Referenzlösung a (0,10 Prozent)
- Summe aller Verunreinigungen ohne Verunreinigung E: nicht größer als das 2fache der Fläche des Hauptpeaks im Chromatogramm der Referenzlösung a (0,5 Prozent)
- Ohne Berücksichtigung bleiben: Peaks, deren Fläche nicht größer ist als das 0,2fache der Fläche des Hauptpeaks im Chromatogramm der Referenzlösung a (0,05 Prozent)

Trocknungsverlust (2.2.32): höchstens 0,5 Prozent, mit 1,000 g Substanz durch Trocknen im Trockenschrank bei 105 °C bestimmt

Sulfatasche (2.4.14): höchstens 0,1 Prozent, mit 1,0 g Substanz bestimmt

Gehaltsbestimmung

0,250 g Substanz werden in einer Mischung von 5 ml wasserfreier Essigsäure *R* und 35 ml Acetanhydrid *R* gelöst und mit Perchlorsäure (0,1 mol·l⁻¹) titriert. Der Endpunkt wird mit Hilfe der Potentiometrie (2.2.20) bestimmt.

1 ml Perchlorsäure (0,1 mol·l⁻¹) entspricht 33,19 mg $C_{19}H_{22}ClNS$.

Lagerung

Vor Licht geschützt

Verunreinigungen

Spezifizierte Verunreinigungen:
A, E

Andere bestimmbare Verunreinigungen

(Die folgenden Substanzen werden, falls in einer bestimmten Menge vorhanden, durch eine oder mehrere Prüfmethoden in der Monographie erfasst. Sie werden begrenzt durch das allgemeine Akzeptanzkriterium für weitere Verunreinigungen/nicht spezifizierte Verunreinigungen und/oder durch die Anforderungen der Allgemeinen Monographie **Substanzen zur pharmazeutischen Verwendung (Corpora ad usum pharmaceuticum)**. Diese Verunreinigungen müssen daher nicht identifiziert werden, um die Konformität der Substanz zu zeigen. Siehe auch „5.10 Kontrolle von Verunreinigungen in Substanzen zur pharmazeutischen Verwendung"):

B, C, D

A.

(*E*)-11-[3-(Dimethylamino)propyliden]-6,11-dihydro-5*H*-5λ⁴-dibenzo[*b,e*]thiepin-5-on

B.

Dibenzo[*b,e*]thiepin-11(6*H*)-on

C.

(11*RS*)-11-[3-(Dimethylamino)propyl]-6,11-dihydrodibenzo[*b,e*]thiepin-11-ol

D.

(*E*)-11-[3-(Dimethylamino)propyliden]-6,11-dihydro-5*H*-5λ⁶-dibenzo[*b,e*]thiepin-5,5-dion

E.

(*Z*)-3-(Dibenzo[*b,e*]thiepin-11(6*H*)-yliden)-*N,N*-dimethylpropan-1-amin

E

Edetinsäure 7999   Erythromycin 8000

Die „Allgemeinen Vorschriften" gelten für alle Monographien und sonstigen Texte

10.4/1612

Edetinsäure

Acidum edeticum

$C_{10}H_{16}N_2O_8$ M_r 292,2

CAS Nr. 60-00-4

Definition

(Ethylendinitrilo)tetraessigsäure

Gehalt: 98,0 bis 101,0 Prozent

Eigenschaften

Aussehen: weißes bis fast weißes, kristallines Pulver oder farblose Kristalle

Löslichkeit: praktisch unlöslich in Wasser und in Ethanol 96 %

Die Substanz löst sich in verdünnten Alkalihydroxid-Lösungen.

Prüfung auf Identität

1: A
2: B, C

A. IR-Spektroskopie (2.2.24)

Probenvorbereitung: Presslinge, nach 2 h langem Trocknen der Substanz im Trockenschrank bei 100 bis 105 °C

Vergleich: Natriumedetat *R*, wie folgt vorbehandelt: 0,25 g Natriumedetat *R* werden in 5 ml Wasser *R* gelöst. Die Lösung wird mit 1,0 ml verdünnter Salzsäure *R* versetzt und filtriert. Der Rückstand wird 2-mal mit je 5 ml Wasser *R* gewaschen und 2 h lang im Trockenschrank bei 100 bis 105 °C getrocknet.

B. 5 ml Wasser *R* werden mit 0,1 ml Ammoniumthiocyanat-Lösung *R* und 0,1 ml Eisen(III)-chlorid-Lösung *R* 1 versetzt. Nach Mischen ist die Lösung rot. Nach Zusatz von 0,5 ml Prüflösung (siehe „Prüfung auf Reinheit") wird die Lösung gelblich.

C. 10 ml Prüflösung werden mit 0,5 ml Calciumchlorid-Lösung *R* versetzt. Die Lösung wird mit verdünnter Ammoniak-Lösung *R* 2 gegen rotes Lackmuspapier *R* alkalisch gemacht. Nach Zusatz von 3 ml Ammoniumoxalat-Lösung *R* bildet sich kein Niederschlag.

Prüfung auf Reinheit

Prüflösung: 5,0 g Substanz werden in 20 ml verdünnter Natriumhydroxid-Lösung *R* gelöst. Die Lösung wird mit Wasser *R* zu 100 ml verdünnt.

Aussehen der Lösung: Die Prüflösung muss klar (2.2.1) und farblos (2.2.2, Methode II) sein.

Verunreinigung A: Flüssigchromatographie (2.2.29)

Die Prüfung muss unter Lichtschutz durchgeführt werden.

Lösungsmittelmischung: 10,0 g Eisen(III)-sulfat-Pentahydrat *R* werden in 20 ml Schwefelsäure (0,5 mol · l^{-1}) gelöst. Die Lösung wird mit 780 ml Wasser *R* versetzt, mit Natriumhydroxid-Lösung (1 mol · l^{-1}) auf einen pH-Wert von 2,0 eingestellt und mit Wasser *R* zu 1000 ml verdünnt.

Untersuchungslösung: 0,100 g Substanz werden in 1,0 ml Natriumhydroxid-Lösung (1 mol · l^{-1}) gelöst. Die Lösung wird mit der Lösungsmittelmischung zu 25,0 ml verdünnt.

Referenzlösung: 40,0 mg Nitrilotriessigsäure *R* werden in der Lösungsmittelmischung zu 100,0 ml gelöst. 1,0 ml Lösung wird mit 0,1 ml Untersuchungslösung versetzt und mit der Lösungsmittelmischung zu 100,0 ml verdünnt.

Säule
– Größe: $l = 0,10$ m, $\varnothing = 4,6$ mm
– Stationäre Phase: graphitierter Ruß zur Gaschromatographie *R* (5 µm)

Mobile Phase: 50,0 mg Eisen(III)-sulfat-Pentahydrat *R* werden in 50 ml Schwefelsäure (0,5 mol · l^{-1}) gelöst. Die Lösung wird mit 750 ml Wasser zur Chromatographie *R* versetzt und mit Schwefelsäure (0,5 mol · l^{-1}) oder Natriumhydroxid-Lösung (1 mol · l^{-1}) auf einen pH-Wert von 1,5 eingestellt. Diese Lösung wird mit 20 ml Ethylenglycol *R* versetzt und mit Wasser zur Chromatographie *R* zu 1000 ml verdünnt.

Durchflussrate: 1,0 ml · min^{-1}

Detektion: Spektrometer bei 273 nm

Einspritzen: 20 µl

Die Lösungen werden filtriert und sofort eingespritzt.

Chromatographiedauer: 4fache Retentionszeit des Eisenkomplexes von Verunreinigung A

Retentionszeiten
– Eisenkomplex von Verunreinigung A: etwa 5 min
– Eisenkomplex von Edetinsäure: etwa 10 min

Eignungsprüfung: Referenzlösung
– Auflösung: mindestens 7,0 zwischen dem Peak des Eisenkomplexes von Verunreinigung A und dem des Eisenkomplexes von Edetinsäure

– Signal-Rausch-Verhältnis: mindestens 50 für den Peak von Verunreinigung A

Grenzwert
– Verunreinigung A: nicht größer als die Fläche des entsprechenden Peaks im Chromatogramm der Referenzlösung (0,1 Prozent)

Chlorid (2.4.4): höchstens 200 ppm

Nach Zusatz von 8 ml Salpetersäure *R* zu 10 ml Prüflösung und 10 min langem Rühren bildet sich ein Niederschlag. Der Niederschlag wird abfiltriert und der Filter mit Wasser *R* gewaschen. Filtrat und Waschflüssigkeiten werden vereinigt und mit Wasser *R* zu 20 ml verdünnt. 10 ml dieser Lösung werden mit Wasser *R* zu 15 ml verdünnt.

Eisen (2.4.9): höchstens 80 ppm

2,5 ml Prüflösung werden mit Wasser *R* zu 10 ml verdünnt. Diese Lösung wird mit 0,25 g Calciumchlorid *R* vor Zusatz der Thioglycolsäure *R* versetzt. Die Mischung wird 5 min lang stehen gelassen. Auch die Referenzlösung wird mit 0,25 g Calciumchlorid *R* versetzt.

Sulfatasche (2.4.14): höchstens 0,2 Prozent, mit 1,0 g Substanz bestimmt

Gehaltsbestimmung

0,250 g Substanz werden in 2,0 ml verdünnter Natriumhydroxid-Lösung *R* gelöst. Die Lösung wird mit Wasser *R* zu 300 ml verdünnt und nach Zusatz von 2 g Methenamin *R* und 2 ml verdünnter Salzsäure *R* mit Zinksulfat-Lösung (0,1 mol·l^{-1}) in Gegenwart von etwa 50 mg Xylenolorange-Verreibung *R* als Indikator titriert.

1 ml Zinksulfat-Lösung (0,1 mol·l^{-1}) entspricht 29,22 mg $C_{10}H_{16}N_2O_8$.

Lagerung

Vor Licht geschützt

Verunreinigungen

Spezifizierte Verunreinigung:

A

A.

Nitrilotriessigsäure

Erythromycin
Erythromycinum

10.4/0179

Erythromycin	Summenformel	M_r	R1	R2
A	$C_{37}H_{67}NO_{13}$	734	OH	CH_3
B	$C_{37}H_{67}NO_{12}$	718	H	CH_3
C	$C_{36}H_{65}NO_{13}$	720	OH	H

Definition

Gemisch von Makrolid-Antibiotika, das aus einem Stamm von *Streptomyces erythreus* gewonnen wird

Hauptkomponente: (3*R*,4*S*,5*S*,6*R*,7*R*,9*R*,11*R*,12*R*,13*S*,14*R*)-4-[(2,6-Didesoxy-3-*C*-methyl-3-*O*-methyl-α-L-*ribo*-hexopyranosyl)oxy]-14-ethyl-7,12,13-trihydroxy-3,5,7,9,11,13-hexamethyl-6-[[3,4,6-tridesoxy-3-(dimethylamino)-β-D-*xylo*-hexopyranosyl]oxy]-1-oxa=cyclotetradecan-2,10-dion (Erythromycin A)

Gehalt
– Summe der Gehalte an Erythromycin A, Erythromycin B und Erythromycin C: 93,0 bis 102,0 Prozent (wasserfreie Substanz)
– Erythromycin B: höchstens 5,0 Prozent (wasserfreie Substanz)
– Erythromycin C: höchstens 5,0 Prozent (wasserfreie Substanz)

Eigenschaften

Aussehen: weißes bis schwach gelbes Pulver oder farblose bis schwach gelbe Kristalle, schwach hygroskopisch

Löslichkeit: schwer löslich in Wasser (die Löslichkeit nimmt mit steigender Temperatur ab), leicht löslich in Ethanol 96 %, löslich in Methanol

Die Substanz zeigt Polymorphie (5.9).

Erythromycin

Prüfung auf Identität

1: A
2: B

A. IR-Spektroskopie (2.2.24)

Vergleich: Erythromycin A *CRS*

Unberücksichtigt bleiben alle Banden im Bereich von 1980 bis 2050 cm^{-1}.

Wenn die erhaltenen Spektren unterschiedlich sind, werden je 50 mg Substanz und Referenzsubstanz getrennt in 1,0 ml Dichlormethan *R* gelöst. Nach 3 h langem Trocknen im Vakuum bei 60 °C und höchstens 0,7 kPa werden mit den Rückständen erneut Spektren aufgenommen.

B. Dünnschichtchromatographie (2.2.27)

Untersuchungslösung: 10 mg Substanz werden in Methanol *R* zu 10 ml gelöst.

Referenzlösung a: 10 mg Erythromycin A *CRS* werden in Methanol *R* zu 10 ml gelöst.

Referenzlösung b: 20 mg Spiramycin *CRS* werden in Methanol *R* zu 10 ml gelöst.

Platte: DC-Platte mit Kieselgel *R*

Fließmittel: 4 Volumteile 2-Propanol *R*, 8 Volumteile einer zuvor mit Ammoniak-Lösung *R* auf einen pH-Wert von 9,6 eingestellten Lösung von Ammoniumacetat *R* (150 g · l^{-1}) und 9 Volumteile Ethylacetat *R* werden gemischt. Nach Phasentrennung wird die obere Phase verwendet.

Auftragen: 10 µl

Laufstrecke: 2/3 der Platte

Trocknen: an der Luft

Detektion: Die Platte wird mit Anisaldehyd-Reagenz *R* 1 besprüht und anschließend 5 min lang bei 110 °C erhitzt.

Ergebnis: Der Hauptfleck im Chromatogramm der Untersuchungslösung entspricht in Bezug auf Lage, Farbe und Größe dem Hauptfleck im Chromatogramm der Referenzlösung a; er unterscheidet sich in Bezug auf Lage und Farbe von den Flecken im Chromatogramm der Referenzlösung b.

Prüfung auf Reinheit

Verwandte Substanzen: Flüssigchromatographie (2.2.29)

Die Lösungen müssen unmittelbar vor Gebrauch hergestellt werden.

Lösung A: 11,5 g Kaliummonohydrogenphosphat *R* werden in 900 ml Wasser *R* gelöst. Die Lösung wird mit Phosphorsäure 10 % *R* auf einen pH-Wert von 8,0 eingestellt und mit Wasser *R* zu 1000 ml verdünnt.

Lösungsmittelmischung: Methanol *R*, Lösung A (40:60 *V/V*)

Untersuchungslösung: 40,0 mg Substanz werden in der Lösungsmittelmischung zu 10,0 ml gelöst.

Referenzlösung a: 40,0 mg Erythromycin A *CRS* werden in der Lösungsmittelmischung zu 10,0 ml gelöst.

Referenzlösung b: 10,0 mg Erythromycin B *CRS* und 10,0 mg Erythromycin C *CRS* werden in der Lösungsmittelmischung zu 50,0 ml gelöst.

Referenzlösung c: 1,0 ml Referenzlösung a wird mit der Lösungsmittelmischung zu 100,0 ml verdünnt.

Referenzlösung d: 4 mg Erythromycin zur Eignungsprüfung *CRS* (mit den Verunreinigungen A, B, C, D, E, F, H und L) werden in der Lösungsmittelmischung zu 1 ml gelöst.

Säule
– Größe: $l = 0,25$ m, $\varnothing = 4,6$ mm
– Stationäre Phase: nachsilanisiertes, octadecylsilyliertes, amorphes, siliciumorganisches Polymer mit eingebetteten polaren Gruppen *R* (3,5 µm)
– Temperatur: 65 °C; ein Vorwärmen der mobilen Phase kann erforderlich sein, beispielsweise durch Verlegen von 30 cm des Einlassschlauchs in den Ofen

Mobile Phase
– Mobile Phase A: Phosphat-Pufferlösung pH 7,0 *R* 7, Acetonitril *R* 1, Wasser zur Chromatographie *R* (5:35:60 *V/V/V*)
– Mobile Phase B: Phosphat-Pufferlösung pH 7,0 *R* 7, Wasser zur Chromatographie *R*, Acetonitril *R* 1 (5:45:50 *V/V/V*)

Zeit (min)	Mobile Phase A (% *V/V*)	Mobile Phase B (% *V/V*)
0 – t_R	100	0
t_R – (t_R + 2)	100 → 0	0 → 100
(t_R + 2) – (t_R + 15)	0	100

t_R = Retentionszeit von Erythromycin B, durch Einspritzen von 10 µl Referenzlösung b und Eluieren mit der mobilen Phase A bestimmt

Durchflussrate: 1,0 ml · min^{-1}

Detektion: Spektrometer bei 210 nm

Autosampler: 4 °C

Einspritzen: 100 µl; Untersuchungslösung, Referenzlösungen b, c und d

Identifizierung von Verunreinigungen: Zur Identifizierung der Peaks der Verunreinigungen A, B, C, D, E, F, H und L werden das mitgelieferte Chromatogramm von Erythromycin zur Eignungsprüfung *CRS* und das mit der Referenzlösung d erhaltene Chromatogramm verwendet; zur Identifizierung der Peaks der Erythromycine B und C wird das mit der Referenzlösung b erhaltene Chromatogramm verwendet.

Relative Retention (bezogen auf Erythromycin A, t_R etwa 23 min)
– Verunreinigung H: etwa 0,3
– Verunreinigung A: etwa 0,4

- Verunreinigung B: etwa 0,5
- Erythromycin C: etwa 0,55
- Verunreinigung L: etwa 0,63
- Verunreinigung C: etwa 0,9
- Verunreinigung D: etwa 1,61
- Erythromycin B: etwa 1,75
- Verunreinigung F: etwa 1,81
- Verunreinigung E: etwa 2,3

Eignungsprüfung: Referenzlösung d
- Auflösung: mindestens 1,2 zwischen den Peaks von Verunreinigung B und Erythromycin C
- Peak-Tal-Verhältnis: mindestens 1,5, wobei H_p die Höhe des Peaks der Verunreinigung F über der Basislinie und H_v die Höhe des niedrigsten Punkts der Kurve über der Basislinie zwischen den Peaks von Erythromycin B und Verunreinigung F darstellt; mindestens 2,0, wobei H_p die Höhe des Peaks der Verunreinigung C über der Basislinie und H_v die Höhe des niedrigsten Punkts der Kurve über der Basislinie zwischen den Peaks von Verunreinigung C und Erythromycin A darstellt

Falls erforderlich wird/werden der Anteil an Acetonitril in den mobilen Phasen und/oder der Gradient geändert, um die erforderliche Trennung zu erhalten.

Berechnung der Prozentgehalte
- Korrekturfaktoren: Die Flächen der Peaks folgender Verunreinigungen werden mit dem entsprechenden Korrekturfaktor multipliziert:
  - Verunreinigung D: 2
  - Verunreinigung E: 0,08
  - Verunreinigung F: 0,08
  - Verunreinigung L: 0,11
- Für jede Verunreinigung wird die Konzentration an Erythromycin A in der Referenzlösung c verwendet.

Grenzwerte
- Verunreinigung C: höchstens 3,0 Prozent
- Verunreinigungen A, B: jeweils höchstens 2,0 Prozent
- Verunreinigungen D, E, F, H: jeweils höchstens 1,0 Prozent
- Verunreinigung L: höchstens 0,4 Prozent
- Jede weitere Verunreinigung: jeweils höchstens 0,4 Prozent
- Summe aller Verunreinigungen: höchstens 7,0 Prozent
- Berichtsgrenzwert: 0,2 Prozent; die Peaks der Erythromycine B und C werden nicht berücksichtigt.

Thiocyanat: höchstens 0,3 Prozent

Die Lösungen müssen unmittelbar vor Gebrauch und unter Ausschluss direkter Lichteinwirkung hergestellt werden.

Kompensationsflüssigkeit: 1,0 ml einer Lösung von Eisen(III)-chlorid R (90 g · l^{-1}) wird mit Methanol R zu 50,0 ml verdünnt.

Untersuchungslösung: 0,100 g Substanz werden in 20 ml Methanol R gelöst. Die Lösung wird mit 1,0 ml einer Lösung von Eisen(III)-chlorid R (90 g · l^{-1}) versetzt und mit Methanol R zu 50,0 ml verdünnt.

Die folgende Referenzlösung wird 2-mal unabhängig voneinander hergestellt.

Referenzlösung: 0,100 g Kaliumthiocyanat R, das zuvor 1 h lang bei 105 °C getrocknet wurde, werden in Methanol R zu 50,0 ml gelöst. 5,0 ml Lösung werden mit Methanol R zu 50,0 ml verdünnt. 5,0 ml dieser Lösung werden mit 1,0 ml einer Lösung von Eisen(III)-chlorid R (90 g · l^{-1}) versetzt und mit Methanol R zu 50,0 ml verdünnt.

Die Absorption (2.2.25) jeder Referenzlösung (A_1, A_2) und der Untersuchungslösung (A) wird im Maximum bei etwa 492 nm gemessen.

Eignungswert

$$S = \frac{m_2 \cdot A_1}{m_1 \cdot A_2}$$

m_1, m_2 = Massen von Kaliumthiocyanat zur Herstellung der jeweiligen Referenzlösung (A_1, A_2) in Gramm

Die Prüfung darf nur ausgewertet werden, wenn S mindestens 0,985 und höchstens 1,015 beträgt.

Der Prozentgehalt an Thiocyanat wird nach folgender Formel berechnet:

$$\frac{A \cdot 58{,}08 \cdot 0{,}5}{m \cdot 97{,}18} \cdot \left(\frac{m_1}{A_1} + \frac{m_2}{A_2}\right)$$

m = Masse der Substanz zur Herstellung der Untersuchungslösung in Gramm
58,08 = relative Molekülmasse des Thiocyanatanteils
97,18 = relative Molekülmasse von Kaliumthiocyanat

Wasser (2.5.12): höchstens 6,5 Prozent, mit 0,200 g Substanz bestimmt

Als Lösungsmittel für die Titration wird eine Lösung von Imidazol R (100 g · l^{-1}) in wasserfreiem Methanol R verwendet.

Sulfatasche (2.4.14): höchstens 0,2 Prozent, mit 1,0 g Substanz bestimmt

Gehaltsbestimmung

Flüssigchromatographie (2.2.29) wie in der Prüfung „Verwandte Substanzen" beschrieben, mit folgenden Änderungen:

Einspritzen: Untersuchungslösung, Referenzlösungen a und b

Eignungsprüfung: Referenzlösung a
- Symmetriefaktor: höchstens 2,0 für den Peak von Erythromycin A
- Wiederholpräzision: höchstens 1,0 Prozent relative Standardabweichung, mit 6 Einspritzungen bestimmt

Der Prozentgehalt an Erythromycin A ($C_{37}H_{67}NO_{13}$) wird mit Hilfe des Chromatogramms der Referenzlösung a berechnet. Die Prozentgehalte an Erythromycin B ($C_{37}H_{67}NO_{12}$) und Erythromycin C ($C_{36}H_{65}NO_{13}$)

werden mit Hilfe des Chromatogramms der Referenzlösung b berechnet.

Lagerung

Dicht verschlossen, vor Licht geschützt

Verunreinigungen

Spezifizierte Verunreinigungen:

A, B, C, D, E, F, H, L

Andere bestimmbare Verunreinigungen

(Die folgenden Substanzen werden, falls in einer bestimmten Menge vorhanden, durch eine oder mehrere Prüfmethoden in der Monographie erfasst. Sie werden begrenzt durch das allgemeine Akzeptanzkriterium für weitere Verunreinigungen/nicht spezifizierte Verunreinigungen. Diese Verunreinigungen müssen daher nicht identifiziert werden, um die Konformität der Substanz zu zeigen. Siehe auch „5.10 Kontrolle von Verunreinigungen in Substanzen zur pharmazeutischen Verwendung"):

I, J, K, M, N

A.

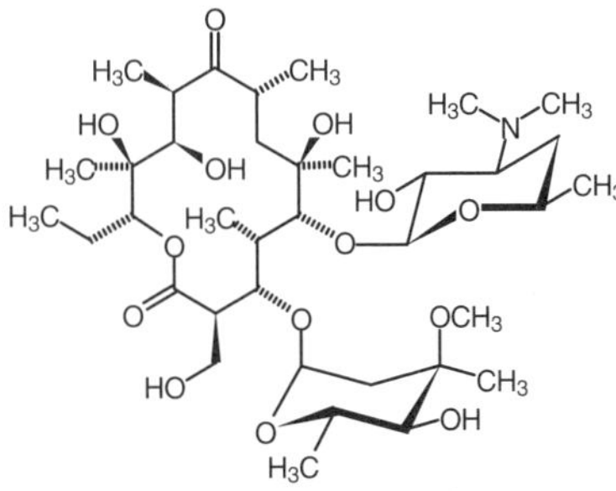

(3R,4S,5S,6R,7R,9R,11R,12R,13S,14R)-4-[(2,6-Didesoxy-3-C-methyl-3-O-methyl-α-L-*ribo*-hexopyranosyl)oxy]-14-ethyl-7,12,13-trihydroxy-3-(hydroxymethyl)-5,7,9,11,13-pentamethyl-6-[[3,4,6-tridesoxy-3-(dimethylamino)-β-D-*xylo*-hexopyranosyl]oxy]-1-oxacyclotetradecan-2,10-dion
(Erythromycin F)

B.

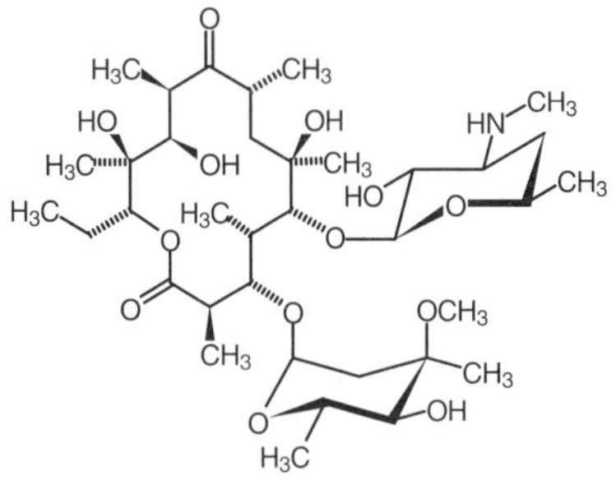

(3R,4S,5S,6R,7R,9R,11R,12R,13S,14R)-4-[(2,6-Didesoxy-3-C-methyl-3-O-methyl-α-L-*ribo*-hexopyranosyl)oxy]-14-ethyl-7,12,13-trihydroxy-3,5,7,9,11,13-hexamethyl-6-[[3,4,6-tridesoxy-3-(methylamino)-β-D-*xylo*-hexopyranosyl]oxy]-1-oxacyclotetradecan-2,10-dion
(3″-N-Demethylerythromycin A)

C.

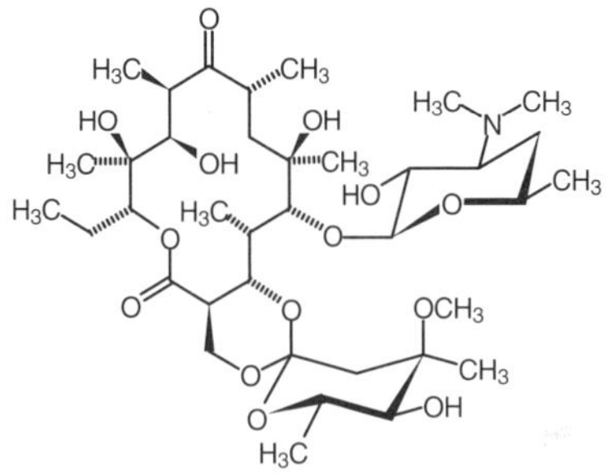

(2S,4aR,4′R,5′S,6′S,7R,8S,9R,10R,12R,14R,15R,16S,16aS)-7-Ethyl-5′,8,9,14-tetrahydroxy-4′-methoxy-4′,6′,8,10,12,14,16-heptamethyl-15-[[3,4,6-tridesoxy-3-(dimethylamino)-β-D-*xylo*-hexopyranosyl]oxy]-4,4a,7,8,9,10,12,13,14,15,16,16a-dodecahydro-5H,11H-spiro[[1,3]dioxino[5,4-c][1]oxacyclotetradecin-2,2′-oxan]-5,11-dion
(Erythromycin E)

D.

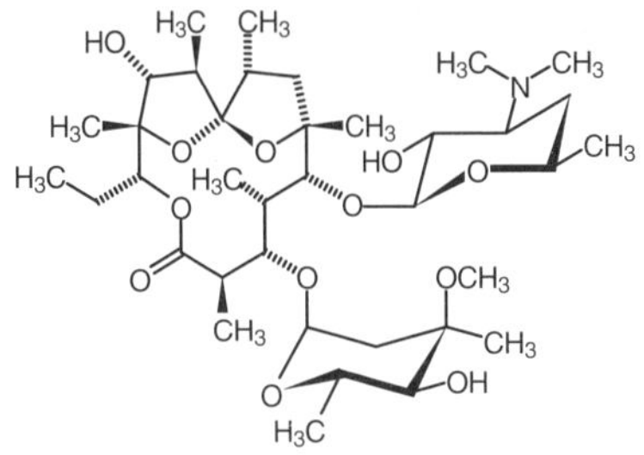

(1S,2R,3R,4S,5R,8R,9S,10S,11R,12R,14R)-9-[(2,6-Didesoxy-3-C-methyl-3-O-methyl-α-L-*ribo*-hexopyranosyl)oxy]-5-ethyl-3-hydroxy-2,4,8,10,12,14-hexamethyl-11-[[3,4,6-tridesoxy-3-(dimethylamino)-β-D-*xylo*-hexopyranosyl]oxy]-6,15,16-trioxatricyclo[10.2.1.1^{1,4}]hexadecan-7-on
(Anhydroerythromycin A)

E.

($1^5R,2R,3R,4S,5R,8R,9S,10S,11R$)-9-[(2,6-Didesoxy-3-C-methyl-3-O-methyl-α-L-*ribo*-hexopyranosyl)oxy]-5-ethyl-3,4-dihydroxy-$1^3,1^5$,2,4,8,10-hexamethyl-11-[[3,4,6-tridesoxy-3-(dimethylamino)-β-D-*xylo*-hexopyranosyl]oxy]-$1^4,1^5$-dihydro-6-oxa-1(2,5)-furanacycloundecaphan-7-on
(Erythromycin-A-enolether)

F.

($1^5R,2R,3R,6R,7S,8S,9R$)-7-[(2,6-Didesoxy-3-C-methyl-3-O-methyl-α-L-*ribo*-hexopyranosyl)oxy]-3-[(2R,3R)-2,3-dihydroxypentan-2-yl]-$1^3,1^5$,2,6,8-pentamethyl-9-[[3,4,6-tridesoxy-3-(dimethylamino)-β-D-*xylo*-hexopyranosyl]oxy]-$1^4,1^5$-dihydro-4-oxa-1(2,5)-furanacyclononaphan-5-on
(Pseudoerythromycin-A-enolether)

H.

(3R,4S,5S,6R,7R,9R,11R,12R,13S,14R)-4-[(2,6-Didesoxy-3-C-methyl-3-O-methyl-α-L-*ribo*-hexopyranosyl)oxy]-14-ethyl-7,12,13-trihydroxy-3,5,7,9,11,13-hexamethyl-2,10-dioxo-1-oxacyclotetradecan-6-yl-3,4,6-tridesoxy-3-(dimethylamino)-β-D-*xylo*-hexopyranosid-N-oxid
(Erythromycin-A-3″-N-oxid)

I.

(1S,4S,5R,8R,9S,10S,11R,12R,14R)-5-Ethyl-9-hydroxy-2,4,8,10,12,14-hexamethyl-11-[[3,4,6-tridesoxy-3-(dimethylamino)-β-D-*xylo*-hexopyranosyl]oxy]-6,15,16-trioxatricyclo[10.2.1.$1^{1,4}$]hexadec-2-en-7-on
(Erythralosamin)

J.

(1RS,2R,3R,6R,7S,8S,9R,10R,12R)-7-[(2,6-Didesoxy-3-[(2R,3R)-2,3-dihydroxypentan-2-yl]-1-hydroxy-2,6,8,10,12-pentamethyl-9-[[3,4,6-tridesoxy-3-(dimethylamino)-β-D-*xylo*-hexopyranosyl]oxy]-4,13-dioxabicyclo[8.2.1]tridecan-5-on
(Pseudoerythromycin-A-hemiketal)

K.

(3R,4S,5S,6R,7R,9R,11R,12S,13R,14R)-4-[(2,6-Didesoxy-3-C-methyl-α-L-*ribo*-hexopyranosyl)oxy]-14-ethyl-7,12-dihydroxy-3,5,7,9,11,13-hexamethyl-6-[[3,4,6-tridesoxy-3-(dimethylamino)-β-D-*xylo*-hexopyranosyl]oxy]-1-oxacyclotetradecan-2,10-dion
(Erythromycin D)

L.

(3*R*,4*S*,5*S*,6*R*,7*R*,9*R*,11*R*,12*R*,13*S*,14*R*)-4-[(2,6-Didesoxy-3-*C*-methyl-3-*O*-methyl-α-L-*ribo*-hexopyranosyl)oxy]-14-ethyl-7,12,13-trihydroxy-3,5,7,9,11,13-hexamethyl-6-[[3,4,6-tridesoxy-3-[formyl(methyl)amino]-β-D-*xylo*-hexopyranosyl]oxy]-1-oxacyclotetradecan-2,10-dion
(3″-*N*-Demethyl-3″-*N*-formylerythromycin A)

N.

(3*R*,4*S*,5*S*,6*R*,7*R*,9*R*,11*R*,12*S*,13*R*,14*R*)-14-Ethyl-4,6,7,12-tetrahydroxy-3,5,7,9,11,13-hexamethyl-1-oxacyclotetradecan-2,10-dion
(Erythronolid B)

M.

(3*R*,4*S*,5*S*,6*R*,7*R*,9*R*,11*R*,12*S*,13*R*,14*R*)-4-[(2,6-Didesoxy-3-*C*-methyl-3-*O*-methyl-α-L-*ribo*-hexopyranosyl)oxy]-14-ethyl-7,12-dihydroxy-3-(hydroxymethyl)-5,7,9,11,13-pentamethyl-6-[[3,4,6-tridesoxy-3-(dimethylamino)-β-D-*xylo*-hexopyranosyl]oxy]-1-oxacyclotetradecan-2,10-dion
(Erythromycin G)

F

Fluorescein 8009   Fluticasonpropionat 8011

10.4/2348

Fluorescein

Fluoresceinum

$C_{20}H_{12}O_5$ M_r 332,3
CAS Nr. 2321-07-5

Definition

3′,6′-Dihydroxy-3*H*-spiro[isobenzofuran-1,9′-xanthen]-3-on

Gehalt: 97,0 bis 102,0 Prozent (getrocknete Substanz)

Eigenschaften

Aussehen: orangerotes, feines Pulver

Löslichkeit: praktisch unlöslich in Wasser, löslich in heißem Ethanol 96 %

Die Substanz löst sich in verdünnten Alkalihydroxid-Lösungen.

Prüfung auf Identität

1: A, D
2: B, C, D

A. IR-Spektroskopie (2.2.24)

Vergleich: Fluorescein *CRS*

Substanz und Referenzsubstanz werden getrennt in der eben notwendigen Menge Ethanol 96 % *R* gelöst. Nach dem Eindampfen der Lösungen zur Trockne werden mit den Rückständen erneut Spektren aufgenommen.

B. 0,1 ml Prüflösung (siehe „Prüfung auf Reinheit") werden mit Wasser *R* zu 10 ml verdünnt. Die Lösung zeigt eine gelblich grüne Fluoreszenz, die nach Zusatz von 0,1 ml verdünnter Salzsäure *R* verschwindet. Sie tritt nach Zusatz von 0,2 ml verdünnter Natriumhydroxid-Lösung *R* wieder auf.

C. Ein Stück Filterpapier wird durch das Aufbringen von 0,05 ml der unter „Prüfung auf Identität, B" hergestellten Lösung (vor dem Zusatz verdünnter Salzsäure *R*) gelb gefärbt. Wird das feuchte Filterpapier 1 min lang Bromgas und anschließend Ammoniakgas ausgesetzt, ändert sich die Farbe zu Dunkelrosa.

D. Werden 0,5 g Substanz in 50 ml Wasser *R* suspendiert und 10 min lang geschüttelt, löst sich die Substanz nicht vollständig.

Prüfung auf Reinheit

Prüflösung: 1,0 g Substanz wird in 35,0 ml Wasser *R* suspendiert. Die Suspension wird tropfenweise unter Schütteln mit 4,5 ml Natriumhydroxid-Lösung (1 mol·l^{-1}) versetzt, mit Natriumhydroxid-Lösung (1 mol·l^{-1}) auf einen pH-Wert zwischen 8,5 und 9,0 eingestellt und mit Wasser *R* zu 50,0 ml verdünnt, so dass eine klare Lösung erhalten wird.

Aussehen der Lösung: Die Prüflösung muss klar (2.2.1) und orangerot gefärbt sein sowie eine gelblich grüne Fluoreszenz zeigen.

Verwandte Substanzen: Flüssigchromatographie (2.2.29)

Lösungsmittelmischung: Acetonitril zur Chromatographie *R*, mobile Phase A (30:70 *V/V*)

Untersuchungslösung a: 50,0 mg Substanz werden in 15,0 ml Ethanol 96 % *R* dispergiert. Die Dispersion wird mit Ultraschall behandelt und mit der Lösungsmittelmischung zu 50,0 ml verdünnt.

Untersuchungslösung b: 5,0 ml Untersuchungslösung a werden mit der Lösungsmittelmischung zu 250,0 ml verdünnt.

Referenzlösung a: 50,0 mg Fluorescein *CRS* werden in 15,0 ml Ethanol 96 % *R* dispergiert. Die Dispersion wird mit Ultraschall behandelt und mit der Lösungsmittelmischung zu 50,0 ml verdünnt. 5,0 ml dieser Lösung werden mit der Lösungsmittelmischung zu 250,0 ml verdünnt.

Referenzlösung b: 10,0 mg Phthalsäure *CRS* (Verunreinigung B) und 10,0 mg Resorcin *CRS* (Verunreinigung A) werden in der Lösungsmittelmischung zu 100,0 ml gelöst. 1,0 ml Lösung wird mit der Lösungsmittelmischung zu 100,0 ml verdünnt.

Referenzlösung c: 5,0 ml Untersuchungslösung b werden mit der Lösungsmittelmischung zu 20,0 ml verdünnt.

Referenzlösung d: 10,0 ml Referenzlösung c werden mit der Lösungsmittelmischung zu 100,0 ml verdünnt.

Referenzlösung e: Der Inhalt einer Durchstechflasche mit Fluorescein-Verunreinigung C *CRS* wird in 1 ml Lösungsmittelmischung gelöst.

Säule
– Größe: l = 0,25 m, ⌀ = 4,6 mm
– Stationäre Phase: octylsilyliertes Kieselgel zur Chromatographie *R* 3 (5 µm)
– Temperatur: 35 °C

Mobile Phase
- Mobile Phase A: 0,610 g Kaliumdihydrogenphosphat R werden in Wasser zur Chromatographie R gelöst. Die Lösung wird mit Phosphorsäure 85 % R auf einen pH-Wert von 2,0 eingestellt und mit Wasser zur Chromatographie R zu 1000,0 ml verdünnt.
- Mobile Phase B: Acetonitril zur Chromatographie R

Zeit (min)	Mobile Phase A (% V/V)	Mobile Phase B (% V/V)
0 – 20	85 → 20	15 → 80
20 – 29	20	80

Durchflussrate: 1,0 ml · min^{-1}

Detektion: Spektrometer bei 220 nm

Einspritzen: 20 µl; Untersuchungslösung a, Referenzlösungen b, c, d und e

Identifizierung der Verunreinigung C: Zur Identifizierung des Peaks der Verunreinigung C wird das mit der Referenzlösung e erhaltene Chromatogramm verwendet.

Relative Retention (bezogen auf Fluorescein, t_R etwa 15 min)
- Verunreinigung A: etwa 0,42
- Verunreinigung B: etwa 0,48
- Verunreinigung C: etwa 0,86

Eignungsprüfung: Referenzlösung b
- Auflösung: mindestens 2,0 zwischen den Peaks der Verunreinigungen A und B

Grenzwerte
- Korrekturfaktor: Für die Berechnung des Gehalts wird die Fläche des Peaks von Verunreinigung C mit 1,9 multipliziert.
- Verunreinigung C: nicht größer als das 1,2fache der Fläche des Hauptpeaks im Chromatogramm der Referenzlösung c (0,6 Prozent)
- Verunreinigungen A, B: jeweils nicht größer als die Fläche des entsprechenden Peaks im Chromatogramm der Referenzlösung b (0,1 Prozent)
- Nicht spezifizierte Verunreinigungen: jeweils nicht größer als das 0,2fache der Fläche des Hauptpeaks im Chromatogramm der Referenzlösung c (0,10 Prozent)
- Summe aller Verunreinigungen ohne Verunreinigungen A, B und C: nicht größer als das 0,4fache der Fläche des Hauptpeaks im Chromatogramm der Referenzlösung c (0,2 Prozent)
- Ohne Berücksichtigung bleiben: Peaks, deren Fläche nicht größer ist als die Fläche des Hauptpeaks im Chromatogramm der Referenzlösung d (0,05 Prozent)

Chlorid (2.4.4): höchstens 0,25 Prozent

10,0 ml Prüflösung werden mit 90,0 ml Wasser R und 3,0 ml verdünnter Salpetersäure R versetzt. Nach mindestens 30 min langem Stehenlassen wird die Mischung filtriert. 10,0 ml Filtrat werden mit Wasser R zu 15,0 ml verdünnt.

Trocknungsverlust (2.2.32): höchstens 1,0 Prozent, mit 1,000 g Substanz durch Trocknen im Trockenschrank bei 105 °C bestimmt

Gehaltsbestimmung

Flüssigchromatographie (2.2.29) wie unter „Verwandte Substanzen" beschrieben, mit folgender Änderung:

Einspritzen: Untersuchungslösung b, Referenzlösung a

Der Prozentgehalt an $C_{20}H_{12}O_5$ wird unter Berücksichtigung des für Fluorescein CRS angegebenen Gehalts berechnet.

Lagerung

Vor Licht geschützt

Verunreinigungen

Spezifizierte Verunreinigungen:

A, B, C

A.

Benzol-1,3-diol (Resorcin)

B.

Benzol-1,2-dicarbonsäure (Phthalsäure)

C.

2-(2,4-Dihydroxybenzoyl)benzoesäure

Fluticasonpropionat
Fluticasoni propionas

10.4/1750

$C_{25}H_{31}F_3O_5S$ M_r 500,6
CAS Nr. 80474-14-2

Definition

6α,9-Difluor-17-[[(fluormethyl)sulfanyl]carbonyl]-11β-hydroxy-16α-methyl-3-oxoandrosta-1,4-dien-17α-ylpropanoat

Gehalt: 97,5 bis 102,0 Prozent (wasserfreie Substanz)

Eigenschaften

Aussehen: weißes bis fast weißes Pulver

Löslichkeit: praktisch unlöslich in Wasser, wenig löslich in Dichlormethan, schwer löslich in Ethanol 96 %

Prüfung auf Identität

IR-Spektroskopie (2.2.24)

Vergleich: Fluticasonpropionat CRS

Prüfung auf Reinheit

Spezifische Drehung (2.2.7): +32 bis +36 (wasserfreie Substanz)

0,25 g Substanz werden in Dichlormethan R zu 50,0 ml gelöst.

Verwandte Substanzen: Flüssigchromatographie (2.2.29) mit Hilfe des Verfahrens „Normalisierung"

Lösungsmittelmischung: mobile Phase A, mobile Phase B (50:50 V/V)

Untersuchungslösung: 20 mg Substanz werden in der Lösungsmittelmischung zu 100,0 ml gelöst.

Referenzlösung a: 1 mg Fluticason-Verunreinigung D CRS wird in der Lösungsmittelmischung zu 100 ml gelöst. 1 ml Lösung wird mit der Untersuchungslösung zu 25 ml verdünnt.

Referenzlösung b: 1,0 ml Untersuchungslösung wird mit der Lösungsmittelmischung zu 100,0 ml verdünnt. 1,0 ml dieser Lösung wird mit der Lösungsmittelmischung zu 20,0 ml verdünnt.

Referenzlösung c: 2 mg Fluticasonpropionat zur Eignungsprüfung CRS (mit den Verunreinigungen G, J und K) werden in der Lösungsmittelmischung zu 10 ml gelöst.

Referenzlösung d: 2 mg Fluticasonpropionat zur Identifizierung von Verunreinigung C CRS werden in der Lösungsmittelmischung zu 10 ml gelöst.

Säule
- Größe: $l = 0,25$ m, $\varnothing = 4,6$ mm
- Stationäre Phase: desaktiviertes, nachsilanisiertes, octadecylsilyliertes Kieselgel zur Chromatographie R (5 µm)
- Temperatur: 40 °C

Mobile Phase
- Mobile Phase A: eine Lösung, die 0,05 Prozent (V/V) Phosphorsäure 85 % R und 3,0 Prozent (V/V) Methanol R 1 in Wasser zur Chromatographie R enthält
- Mobile Phase B: eine Lösung, die 0,05 Prozent (V/V) Phosphorsäure 85 % R und 3,0 Prozent (V/V) Methanol R 1 in Acetonitril zur Chromatographie R enthält

Zeit (min)	Mobile Phase A (% V/V)	Mobile Phase B (% V/V)
0–2	57	43
2–42	57 → 45	43 → 55
42–62	45 → 10	55 → 90
62–72	10	90

Durchflussrate: 1 ml·min⁻¹

Detektion: Spektrometer bei 239 nm

Einspritzen: 50 µl

Identifizierung von Verunreinigungen: Zur Identifizierung des Peaks der Verunreinigung D wird das mit der Referenzlösung a erhaltene Chromatogramm verwendet; zur Identifizierung der Peaks der Verunreinigungen G und J+K werden das mitgelieferte Chromatogramm von Fluticasonpropionat zur Eignungsprüfung CRS und das mit der Referenzlösung c erhaltene Chromatogramm verwendet; zur Identifizierung des Peaks der Verunreinigung C werden das mitgelieferte Chromatogramm von Fluticasonpropionat zur Identifizierung von Verunreinigung C CRS und das mit der Referenzlösung d erhaltene Chromatogramm verwendet.

Relative Retention (bezogen auf Fluticasonpropionat, t_R etwa 32 min)
- Verunreinigung C: etwa 0,8
- Verunreinigung D: etwa 0,95
- Verunreinigung G: etwa 1,30
- Verunreinigung J und K: etwa 1,32

Eignungsprüfung
– Auflösung: mindestens 1,5 zwischen den Peaks von Verunreinigung D und Fluticasonpropionat im Chromatogramm der Referenzlösung a
– Peak-Tal-Verhältnis: mindestens 2,0, wobei H_p die Höhe des Peaks der Verunreinigung J über der Basislinie und H_v die Höhe des niedrigsten Punkts der Kurve über der Basislinie zwischen den Peaks der Verunreinigungen G und J im Chromatogramm der Referenzlösung c darstellt

Grenzwerte
– Verunreinigungen D, G: jeweils höchstens 0,3 Prozent
– Verunreinigung C: höchstens 0,2 Prozent
– Summe der Verunreinigungen J und K: höchstens 0,15 Prozent
– Nicht spezifizierte Verunreinigungen: jeweils höchstens 0,10 Prozent
– Summe aller Verunreinigungen: höchstens 0,8 Prozent
– Berichtsgrenzwert: 0,05 Prozent (Referenzlösung b)

Aceton: Gaschromatographie (2.2.28)

Interner-Standard-Lösung: 0,5 ml Tetrahydrofuran *R* werden mit Dimethylformamid *R* zu 1000 ml verdünnt.

Untersuchungslösung: 0,50 g Substanz werden in der Interner-Standard-Lösung zu 10,0 ml gelöst.

Referenzlösung: 0,40 g Aceton *R* werden in der Interner-Standard-Lösung zu 100,0 ml gelöst. 1,0 ml Lösung wird mit der Interner-Standard-Lösung zu 10,0 ml verdünnt.

Säule
– Material: Quarzglas
– Größe: $l = 25$ m, $\varnothing = 0,53$ mm
– Stationäre Phase: Macrogol 20 000 *R* (Filmdicke 2 µm)

Trägergas: Stickstoff zur Chromatographie *R*

Durchflussrate: 5,5 ml · min^{-1}

Temperatur

	Zeit (min)	Temperatur (°C)
Säule	0 – 3,5	60
	3,5 – 7,5	60 → 180
	7,5 – 10,5	180
Probeneinlass		150
Detektor		250

Detektion: Flammenionisation

Einspritzen: 0,1 µl

Grenzwert
– Aceton: höchstens 1,0 Prozent (*m/m*)

Wasser (2.5.32): höchstens 0,5 Prozent, mit 0,100 g Substanz mit Hilfe der Verdampfungstechnik bei einer Temperatur von 160 °C bestimmt

Gehaltsbestimmung

Flüssigchromatographie (2.2.29)

Untersuchungslösung: 20,0 mg Substanz werden mit Hilfe von Ultraschall in der mobilen Phase zu 200,0 ml gelöst. 4,0 ml Lösung werden mit der mobilen Phase zu 10,0 ml verdünnt.

Referenzlösung a: 20,0 mg Fluticasonpropionat *CRS* werden mit Hilfe von Ultraschall in der mobilen Phase zu 200,0 ml gelöst.

Referenzlösung b: 4,0 ml Referenzlösung a werden mit der mobilen Phase zu 10,0 ml verdünnt.

Referenzlösung c: 1 mg Fluticason-Verunreinigung D *CRS* wird in der mobilen Phase zu 25 ml gelöst. 1 ml Lösung wird mit 2 ml Referenzlösung a versetzt und mit der mobilen Phase zu 5 ml verdünnt.

Säule
– Größe: $l = 0,25$ m, $\varnothing = 4,6$ mm
– Stationäre Phase: octadecylsilyliertes Kieselgel zur Chromatographie *R* (5 µm)
– Temperatur: 40 °C

Mobile Phase: 15 Volumteile Acetonitril zur Chromatographie *R*, 35 Volumteile einer Lösung von Ammoniumdihydrogenphosphat *R* (1,15 g · l^{-1}), die auf einen pH-Wert von 3,5 eingestellt wurde, und 50 Volumteile Methanol *R* 1 werden gemischt.

Durchflussrate: 1,5 ml · min^{-1}

Detektion: Spektrometer bei 239 nm

Einspritzen: 20 µl; Untersuchungslösung, Referenzlösungen b und c

Chromatographiedauer: 2fache Retentionszeit von Fluticasonpropionat

Relative Retention (bezogen auf Fluticasonpropionat, t_R etwa 6 min)
– Verunreinigung D: etwa 1,1

Eignungsprüfung: Referenzlösung c
– Auflösung: mindestens 1,5 zwischen den Peaks von Fluticasonpropionat und Verunreinigung D
Falls erforderlich wird das Verhältnis von Acetonitril zu Methanol in der mobilen Phase geändert.

Der Prozentgehalt an $C_{25}H_{31}F_3O_5S$ wird aus dem Chromatogramm der Referenzlösung b und unter Berücksichtigung des für Fluticasonpropionat *CRS* angegebenen Gehalts berechnet.

Lagerung

Vor Licht geschützt

Verunreinigungen

Spezifizierte Verunreinigungen:

C, D, G, J, K

Fluticasonpropionat

Andere bestimmbare Verunreinigungen

(Die folgenden Substanzen werden, falls in einer bestimmten Menge vorhanden, durch eine oder mehrere Prüfmethoden in der Monographie erfasst. Sie werden begrenzt durch das allgemeine Akzeptanzkriterium für weitere Verunreinigungen/nicht spezifizierte Verunreinigungen und/oder durch die Anforderungen der Allgemeinen Monographie **Substanzen zur pharmazeutischen Verwendung (Corpora ad usum pharmaceuticum)**. Diese Verunreinigungen müssen daher nicht identifiziert werden, um die Konformität der Substanz zu zeigen. Siehe auch „5.10 Kontrolle von Verunreinigungen in Substanzen zur pharmazeutischen Verwendung"):

A, B, E, F, H, I

A.

6α,9-Difluor-11β-hydroxy-16α-methyl-3-oxo-17-(propanoyloxy)androsta-1,4-dien-17β-carbonsäure

B.

6α,9-Difluor-11β-hydroxy-16α-methyl-3-oxo-17-(propanoyloxy)androsta-1,4-dien-17β-carbo(thioperoxo)-SO-säure

C.

6α,9-Difluor-17-[[(fluormethyl)sulfanyl]carbonyl]-11β-hydroxy-16α-methyl-3-oxoandrosta-1,4-dien-17α-ylacetat

D.

6α,9-Difluor-11β-hydroxy-16α-methyl-17-[(methylsulfanyl)carbonyl]-3-oxoandrosta-1,4-dien-17α-ylpropanoat

E.

6α,9-Difluor-17-[[(fluormethyl)sulfanyl]carbonyl]-11β-hydroxy-16α-methyl-3-oxoandrost-4-en-17α-ylpropanoat

F.

6α,9-Difluor-17-[[(fluormethyl)sulfanyl]carbonyl]-16α-methyl-3,11-dioxoandrosta-1,4-dien-17α-ylpropanoat

G.

6α,9-Difluor-17-[[(fluormethyl)sulfanyl]carbonyl]-11β-hydroxy-16α-methyl-3-oxoandrosta-1,4-dien-17α-yl(6α,9-difluor-11β,17-dihydroxy-16α-methyl-3-oxoandrosta-1,4-dien-17β-carboxylat)

H.

17,17′-(Disulfandiyldicarbonyl)bis(6α,9-difluor-11β-hydroxy-16α-methyl-3-oxoandrosta-1,4-dien-17α-yl)dipropanoat

I.

17,17′-(Trisulfandiyldicarbonyl)bis(6α,9-difluor-11β-hydroxy-16α-methyl-3-oxoandrosta-1,4-dien-17α-yl)dipropanoat

J.

6α,9-Difluor-17-[(fluormethoxy)carbonothioyl]-11β-hydroxy-16α-methyl-3-oxoandrosta-1,4-dien-17α-ylpropanoat

K.

6α-Chlor-9-fluor-17-[[(fluormethyl)sulfanyl]carbonyl]-11β-hydroxy-16α-methyl-3-oxoandrosta-1,4-dien-17α-ylpropanoat

G

Gadobutrol-Monohydrat 8017   Gelatine 8019

10.4/2735

Gadobutrol-Monohydrat

Gadobutrolum monohydricum

$C_{18}H_{31}GdN_4O_9 \cdot H_2O$ M_r 623

CAS Nr. 198637-52-4

Definition

Gadolinium-2,2′,2″-[10-[(1*RS*,2*SR*)-2,3-dihydroxy-1-(hydroxymethyl)propyl]-1,4,7,10-tetraazacyclododecan-1,4,7-triyl]triacetat-Monohydrat

Gehalt
- Gadobutrol: 97,5 bis 102,5 Prozent (wasserfreie Substanz)
- Gadolinium: 98,0 bis 102,0 Prozent, berechnet als Gadobutrol (wasserfreie Substanz)

Eigenschaften

Aussehen: weißes bis fast weißes, hygroskopisches Pulver

Löslichkeit: leicht löslich in Wasser, praktisch unlöslich in wasserfreiem Ethanol und in Heptan

Die Substanz zeigt Polymorphie (5.9).

Prüfung auf Identität

A. IR-Spektroskopie (2.2.24)

Vergleich: Gadobutrol-Monohydrat *CRS*

Wenn die erhaltenen Spektren unterschiedlich sind, werden Substanz und Referenzsubstanz getrennt in 0,5 ml Wasser *R* gelöst. Die Lösungen werden mit 5 ml wasserfreiem Ethanol *R* versetzt. Nach dem Eindampfen der Lösungen zur Trockne werden mit den Rückständen erneut Spektren aufgenommen.

B. Atomemissionsspektrometrie mit induktiv gekoppeltem Plasma (2.2.57) wie unter „Gehaltsbestimmung, Gadolinium" beschrieben

Prüfung auf Reinheit

Spezifische Drehung (2.2.7): –0,05 bis +0,05 (wasserfreie Substanz), unter Verwendung eines Geräts mit einer minimalen Empfindlichkeit von ± 0,002°

6,00 g Substanz werden in Wasser *R* zu 20,0 ml gelöst.

Verwandte Substanzen: Flüssigchromatographie (2.2.29)

Zur Herstellung der Lösungen werden Laborwaren und Probeflaschen aus Kunststoff verwendet. Die Lösungen müssen bei 10 °C aufbewahrt und innerhalb von 42 h verwendet werden.

Untersuchungslösung a: 50,0 mg Substanz werden in der mobilen Phase A zu 5,0 ml gelöst.

Untersuchungslösung b: 1,0 ml Untersuchungslösung a wird mit der mobilen Phase A zu 10,0 ml verdünnt.

Referenzlösung a: 10 mg Gadobutrol zur Peak-Identifizierung *CRS* (mit Verunreinigung C) werden in 1 ml mobiler Phase A gelöst.

Referenzlösung b: 1,0 ml Untersuchungslösung a wird mit der mobilen Phase A zu 20,0 ml verdünnt. 1,0 ml dieser Lösung wird mit der mobilen Phase A zu 100,0 ml verdünnt.

Referenzlösung c: 50,0 mg Gadobutrol-Monohydrat *CRS* werden in der mobilen Phase A zu 50,0 ml gelöst.

Säule
- Größe: l = 0,25 m, ⌀ = 4,6 mm
- Stationäre Phase: nachsilanisiertes, phenylhexylsilyliertes Kieselgel zur Chromatographie *R* (3 μm)
- Temperatur: 50 °C

Mobile Phase
- Mobile Phase A: 5 Volumteile Acetonitril *R* 1 und 995 Volumteile Wasser zur Chromatographie *R*, das zuvor mit einer 50-prozentigen Lösung (*V/V*) von wasserfreier Ameisensäure *R* in Wasser zur Chromatographie *R* auf einen pH-Wert von 3,6 eingestellt wurde, werden gemischt.
- Mobile Phase B: Acetonitril *R* 1

Zeit (min)	Mobile Phase A (% V/V)	Mobile Phase B (% V/V)
0–15	100	0
15–30	100 → 75	0 → 25

Durchflussrate: 1,0 ml · min⁻¹

Detektion: Detektion geladener Aerosole (CAD, charged aerosol detector) bei 100 pA

Autosampler: bei 10 °C

Einspritzen: 40 μl; Untersuchungslösung a, Referenzlösungen a und b

Identifizierung von Verunreinigungen: Zur Identifizierung des Peaks der Verunreinigung C werden das mitgelieferte Chromatogramm von Gadobutrol zur Peak-Identifizierung *CRS* und das mit der Referenzlösung a erhaltene Chromatogramm verwendet.

Relative Retention (bezogen auf Gadobutrol, t_R etwa 11 min)
– Verunreinigung C: etwa 1,2

Eignungsprüfung: Referenzlösung a
– Peak-Tal-Verhältnis: mindestens 2,0, wobei H_p die Höhe des Peaks der Verunreinigung C über der Basislinie und H_v die Höhe des niedrigsten Punkts der Kurve über der Basislinie zwischen den Peaks von Gadobutrol und Verunreinigung C darstellt

Berechnung der Prozentgehalte
– Für jede Verunreinigung wird die Konzentration an Gadobutrol-Monohydrat in der Referenzlösung b verwendet.

Grenzwerte
– Nicht spezifizierte Verunreinigungen: jeweils höchstens 0,05 Prozent
– Summe aller Verunreinigungen: höchstens 0,3 Prozent
– Berichtsgrenzwert: 0,03 Prozent

Freies Gadolinium: höchstens 0,01 Prozent (wasserfreie Substanz)

Lösung A: 30,0 ml Natriumacetat-Pufferlösung pH 5,0 *R* werden mit 3,0 ml Xylenolorange-Lösung *R* versetzt und mit Wasser *R* zu 200,0 ml verdünnt.

Gadoliniumsulfat-Lösung: 93,35 mg Gadoliniumsulfat-Octahydrat *R* werden in Wasser *R* zu 1000,0 ml gelöst.

Untersuchungslösung: 0,250 g Substanz werden in 5,0 ml Gadoliniumsulfat-Lösung und 30 ml Wasser *R* mit Hilfe von Ultraschall gelöst. Die Lösung wird mit 10,0 ml Lösung A versetzt und mit einer Lösung von Salzsäure *R* ($10{,}3\ \text{g}\cdot\text{l}^{-1}$) auf einen pH-Wert von 5,0 eingestellt. Diese Lösung wird mit Natriumedetat-Lösung ($0{,}00025\ \text{mol}\cdot\text{l}^{-1}$) titriert. Der Endpunkt wird unter Verwendung eines geeigneten automatisierten Titrators mit photometrischem Sensor bei einer Wellenlänge von 570 bis 574 nm bestimmt (V_1 ml).

Standardlösung: Eine Lösung wird in gleicher Weise wie die Untersuchungslösung hergestellt, aber ohne Zusatz der Substanz (V_2 ml).

Der Gehalt an freiem Gadolinium wird aus der Differenz zwischen den verbrauchten Volumen an Maßlösung bestimmt ($V_1 - V_2$).

1 ml Natriumedetat-Lösung ($0{,}00025\ \text{mol}\cdot\text{l}^{-1}$) entspricht 0,03931 mg Gadolinium.

Wasser (2.5.32): 2,0 bis 7,0 Prozent, mit 0,100 g Substanz unter Verwendung der Verdampfungstechnik bei 220 °C bestimmt

Gehaltsbestimmung

Gadobutrol: Flüssigchromatographie (2.2.29) wie unter „Verwandte Substanzen" beschrieben, mit folgenden Änderungen:

Detektion: Spektrometer bei 195 nm

Einspritzen: Untersuchungslösung b, Referenzlösung c

Der Prozentgehalt an $C_{18}H_{31}GdN_4O_9$ wird unter Berücksichtigung des für Gadobutrol-Monohydrat *CRS* angegebenen Gehalts berechnet.

Gadolinium: Atomemissionsspektrometrie mit induktiv gekoppeltem Plasma (2.2.57)

Yttrium-Standardlösung: 100,0 ml einer zertifizierten Referenzlösung, die $1000\ \text{mg}\cdot\text{l}^{-1}$ Y enthält, werden mit 50 ml Salpetersäure *R* versetzt und mit Wasser *R* zu 1000,0 ml verdünnt.

Lösung zur Einstellung des Nullpunkts: 1,5 ml Yttrium-Standardlösung werden mit 0,5 ml Salpetersäure *R* versetzt und mit Wasser *R* zu 50,0 ml verdünnt.

Untersuchungslösung: 50,0 mg Substanz werden in 150,0 ml Wasser *R* gelöst. Die Lösung wird mit 7,5 ml Yttrium-Standardlösung und 2,0 ml Salpetersäure *R* versetzt. Diese Lösung wird mit Wasser *R* zu 250,0 ml verdünnt.

Referenzlösungen: In 3 Messkolben werden 2,0 ml, 2,5 ml beziehungsweise 3,0 ml einer zertifizierten Referenzlösung, die $1000\ \text{mg}\cdot\text{l}^{-1}$ Gd enthält, gegeben. Jede Referenzlösung wird mit 1,5 ml Yttrium-Standardlösung und 0,5 ml Salpetersäure *R* versetzt. Diese Lösungen werden jeweils mit Wasser *R* zu 50,0 ml verdünnt.

Wellenlängen: 217,069 nm, 217,774 nm, 219,103 nm, 226,109 nm (Gadolinium), 224,306 nm (Yttrium)

Aus der Kalibrierkurve, die mit den Referenzlösungen erstellt wurde, wird der Gehalt an Gadolinium in der Substanz unter Verwendung des Mittelwerts aus den bei den verschiedenen Wellenlängen erhaltenen Ergebnissen und eines Umrechnungsfaktors von 3,846 berechnet.

Lagerung

Dicht verschlossen, vor Licht geschützt

Verunreinigungen

Andere bestimmbare Verunreinigungen

(Die folgenden Substanzen werden, falls in einer bestimmten Menge vorhanden, durch eine oder mehrere Prüfmethoden in der Monographie erfasst. Sie werden begrenzt durch das allgemeine Akzeptanzkriterium für weitere Verunreinigungen/nicht spezifizierte Verunreinigungen und/oder durch die Anforderungen der Allgemeinen Monographie **Substanzen zur pharmazeutischen Verwendung (Corpora ad usum pharmaceuticum)**. Diese Verunreinigungen müssen daher nicht identifiziert werden, um die Konformität der Substanz zu zeigen. Siehe auch „5.10 Kontrolle von Verunreinigungen in Substanzen zur pharmazeutischen Verwendung"):

A, B, C

A.

2,2'-[4,10-Bis[2,3-dihydroxy-1-(hydroxymethyl)propyl]-1,4,7,10-tetraazacyclododecan-1,7-diyl]diessigsäure

B.

2,2',2''-[10-[(1RS,2SR)-2,3-Dihydroxy-1-(hydroxymethyl)propyl]-1,4,7,10-tetraazacyclododecan-1,4,7-triyl]triessigsäure

C.

Gadolinium-2,2',2''-(1,4,7,10-tetraazacyclododecan-1,4,7-triyl)triacetat

10.4/0330

Gelatine[1)]

Gelatina

Definition

Gereinigtes Protein, das durch partielle saure und/oder partielle alkalische und/oder enzymatische oder durch thermische Hydrolyse aus tierischem Kollagen gewonnen wird

Die Hydrolyse führt zu gelierenden und nicht gelierenden Produktqualitäten. Die vorliegende Monographie umfasst beide Produktqualitäten, die gelierende und die nicht gelierende (letztere auch als hydrolysierte Gelatine bezeichnet).

◆ Eigenschaften

Aussehen
– *gelierende Produktqualität:* schwach gelbliche bis hellgelblich-braune, feste Substanz, gewöhnlich in Form von durchscheinenden Blättern, von Flocken, Granulat oder Pulver
– *nicht gelierende Produktqualität:* Granulat oder Pulver, schwach gelb bis weiß

Löslichkeit
– *gelierende Produktqualität:* praktisch unlöslich in üblichen organischen Lösungsmitteln
Gelierende Produktqualitäten quellen in kaltem Wasser und ergeben beim Erhitzen eine kolloidale Lösung, die beim Abkühlen ein mehr oder weniger festes Gel bildet.
– *nicht gelierende Produktqualität:* löslich in kaltem oder warmem Wasser; praktisch unlöslich in üblichen organischen Lösungsmitteln

Die verschiedenen Gelatinearten bilden wässrige Lösungen von unterschiedlicher Klarheit und Farbe. Für eine besondere Verwendung können geeignete Spezifikationen bezüglich Klarheit und Farbe der Lösung erforderlich sein. ◆

Prüfung auf Identität

Gelierende Produktqualität: A, B

Nicht gelierende Produktqualität: A, B, C

A. 2 ml Prüflösung (siehe „Prüfung auf Reinheit") werden mit 0,05 ml Kupfer(II)-sulfat-Lösung *R* versetzt. Werden nach dem Mischen 0,5 ml verdünnte Natriumhydroxid-Lösung *R* zugesetzt, entsteht eine violette Färbung.

B. 0,5 g Substanz werden in einem Reagenzglas mit einem inneren Durchmesser von etwa 15 mm mit 10 ml Wasser *R* versetzt. Die Mischung wird 10 min lang stehen gelassen und anschließend 15 min lang bei 60 °C erhitzt. Das Reagenzglas wird 6 h lang bei 2 bis 8 °C in vertikaler Lage stehen gelassen. Wird das Reagenzglas umgedreht, fließt der Inhalt bei nicht gelierenden Gelatinearten sofort, bei gelierenden Gelatinearten nicht sofort aus.

C. 0,5 g Substanz werden in einer 250-ml-Flasche mit 10 ml Wasser *R* und anschließend mit 5 ml Schwefelsäure *R* versetzt. Die Flasche wird teilweise, aber nicht völlig verschlossen (zum Beispiel mit einem Uhrglas bedeckt) und im Trockenschrank 4 h lang bei 105 °C erhitzt. Nach dem Erkalten wird die Lösung mit 200 ml Wasser *R* versetzt und mit einer Lösung von Natriumhydroxid *R* (200 g · l^{-1}) auf einen pH-Wert von 6,0 bis 8,0 eingestellt. 2 ml dieser Lösung werden in einem Reagenzglas mit 2 ml einer unmittelbar zuvor hergestellten Lösung von Chloramin T *R* (14 g · l^{-1}) in Phosphat-Pufferlösung pH

[1)] Diese Monographie war Gegenstand der Internationalen Harmonisierung der Arzneibücher (siehe Allgemeinen Text „5.8 Harmonisierung der Arzneibücher").

6,8 R versetzt, gemischt und 20 min lang stehen gelassen. Nach Mischen mit 2 ml Dimethylaminobenzaldehyd-Lösung R 9 wird die Lösung 15 min lang in einem Wasserbad von 60 °C erhitzt. Es entwickelt sich eine rote bis violette Färbung.

Prüfung auf Reinheit

Prüflösung: 1,00 g Substanz wird in etwa 55 °C heißem kohlendioxidfreiem Wasser R zu 100 ml gelöst. Die Lösung wird während der Prüfungen bei dieser Temperatur gehalten.

pH-Wert (2.2.3): 3,8 bis 7,6; an der Prüflösung bei 55 °C bestimmt

Leitfähigkeit (2.2.38): höchstens 1 mS·cm^{-1}, an einer Lösung der Substanz (10,0 g·l^{-1}) bei 30 ± 1,0 °C bestimmt (ohne eine Temperaturausgleichsanordnung)

Schwefeldioxid (2.5.29): höchstens 50 ppm

Peroxide: höchstens 10 ppm, unter Verwendung von Peroxid-Teststreifen R bestimmt

Peroxidase überträgt Sauerstoff von Peroxiden auf einen organischen Redoxindikator, der dabei in sein blaues Oxidationsprodukt umgewandelt wird. Die Intensität der erhaltenen Färbung ist proportional zur Peroxidmenge und kann mit einer den Teststreifen beigelegten Farbskala verglichen werden, um den Peroxidgehalt zu bestimmen.

Eignungsprüfung: Ein Teststreifen wird 1 s lang in Wasserstoffperoxid-Lösung (2 ppm H$_2$O$_2$) R getaucht, so dass die Reaktionszone gut befeuchtet wird. Der Teststreifen wird herausgezogen, die überschüssige Flüssigkeit abgeschüttelt und die Färbung der Reaktionszone nach 15 s mit der mitgelieferten Farbskala verglichen. Die Teststreifen sind geeignet, wenn die Färbung derjenigen der Farbskala bei einer Konzentration von 2 ppm entspricht.

Prüfung: 20,0 ± 0,1 g Substanz werden in ein Becherglas eingewogen und mit 80,0 ± 0,2 ml Wasser R versetzt. Die Mischung wird gerührt, um die gesamte Substanz zu befeuchten, und 1 bis 3 h lang bei Raumtemperatur stehen gelassen. Das Becherglas wird mit einem Uhrglas bedeckt. Wenn die Substanz nicht vollständig gelöst ist, wird das Becherglas 20 ± 5 min lang in ein Wasserbad von 65 ± 2 °C gestellt. Der Inhalt des Becherglases wird mit einem Glasstab gerührt, um eine homogene Lösung zu erhalten. Ein Teststreifen wird 1 s lang in die Lösung getaucht, so dass die Reaktionszone gut befeuchtet wird. Der Teststreifen wird herausgezogen, die überschüssige Flüssigkeit abgeschüttelt und die Färbung der Reaktionszone nach 15 s mit der mitgelieferten Farbskala verglichen. Um die Peroxidkonzentration der Substanz in ppm zu erhalten, wird die von der Farbskala abgelesene Konzentration mit Faktor 5 multipliziert.

Gelbildungsvermögen (Bloom-Zahl): für gelierende Produktqualitäten 80 bis 120 Prozent des in der Beschriftung angegebenen Nominalwerts

Das Gelbildungsvermögen, ausgedrückt als Masse in Gramm, ist diejenige Kraft, die aufgewendet werden muss, damit ein Stempel von 12,7 mm Durchmesser in ein bei 10 °C entwickeltes Gel mit einer Gelatinekonzentration von 6,67 Prozent (*m/m*) 4 mm tief eindringt.

Gerät: Ein Texture-Analyser oder Gelometer, ausgerüstet mit
– einem zylindrischen Stempel von 12,7 ± 0,1 mm Durchmesser mit einer ebenen Druckfläche mit scharfer Kante
– einem Gefäß von 59 ± 1 mm innerem Durchmesser und 85 mm Höhe.

Das Gerät wird entsprechend der Bedienungsanleitung des Herstellers eingestellt. Die Einstellungen sind: Wegstrecke des Stempels 4 mm, Geschwindigkeit 0,5 mm·s^{-1}.

Ausführung: 7,5 g Substanz werden in einem Gefäß mit 105 ml Wasser R versetzt. Das Gefäß wird verschlossen und 1 bis 4 h lang stehen gelassen. Anschließend wird die Mischung 15 min lang im Wasserbad von 65 ± 2 °C erhitzt, wobei mit einem Glasstab vorsichtig gerührt wird. Dabei muss sichergestellt sein, dass die Lösung homogen ist und das an den Innenwänden des Gefäßes kondensierte Wasser in die Lösung eingearbeitet wird. Nach 15 min langem Erkalten der Lösung bei Raumtemperatur wird das Gefäß in ein thermostatisiertes Bad von 10,0 ± 0,1 °C gestellt. Das Bad ist mit einer Vorrichtung versehen, die eine genau horizontale Lage der Plattform, auf der das Gefäß steht, sicherstellt. Das Gefäß wird verschlossen und 17 ± 1 h lang stehen gelassen, anschließend aus dem Bad genommen und das außen am Gefäß anhaftende Wasser wird rasch abgewischt. Das Gefäß wird so auf die Plattform des Geräts gestellt, dass der Stempel die Oberfläche der Probe möglichst in der Mitte berührt, und die Messung wird gestartet.

Chrom: höchstens 10 ppm

Atomabsorptionsspektrometrie (2.2.23, Methode II)

Untersuchungslösung: 5,00 g Substanz werden in einem Erlenmeyerkolben mit 10 ml Salzsäure R versetzt. Der Kolben wird verschlossen und 2 h lang in ein Wasserbad von 75 bis 80 °C gestellt (Falls sich die Substanz nicht vollständig löst, kann sie nach dem Zusatz der Säure und vor dem Erhitzen quellen gelassen werden, die Heizphase kann verlängert und die Temperatur erhöht werden.). Nach dem Erkalten wird der Inhalt des Kolbens mit Wasser R zu 100,0 g ergänzt.

Referenzlösungen: Die Referenzlösungen werden aus der Chrom-Lösung (100 ppm Cr) R durch Verdünnen mit Wasser R hergestellt.

Wellenlänge: 357,9 nm

Eisen: höchstens 30 ppm

Atomabsorptionsspektrometrie (2.2.23, Methode II)

Untersuchungslösung: Herstellung wie unter „Chrom" beschrieben

Referenzlösungen: Die Referenzlösungen werden aus der Eisen-Lösung (8 ppm Fe) R durch Verdünnen mit Wasser R hergestellt.

Wellenlänge: 248,3 nm

Zink: höchstens 30 ppm

Atomabsorptionsspektrometrie (2.2.23, Methode II)

Untersuchungslösung: Herstellung wie unter „Chrom" beschrieben

Referenzlösungen: Die Referenzlösungen werden aus der Zink-Lösung (10 ppm Zn) *R* durch Verdünnen mit Wasser *R* hergestellt.

Wellenlänge: 213,9 nm

Trocknungsverlust (2.2.32): höchstens 15,0 Prozent, mit 5,000 g Substanz durch 16 h langes Trocknen im Trockenschrank bei 105 °C bestimmt

Mikrobielle Verunreinigung

TAMC: Akzeptanzkriterium 10^3 KBE je Gramm (2.6.12)

TYMC: Akzeptanzkriterium 10^2 KBE je Gramm (2.6.12)

Abwesenheit von *Escherichia coli* (2.6.13)

Abwesenheit von Salmonellen (2.6.13)

Lagerung

Vor Hitze und Feuchtigkeit geschützt

Beschriftung

Die Beschriftung gibt das Gelbildungsvermögen (Bloom-Zahl) an oder dass die Substanz von nicht gelierender Qualität (auch als hydrolysierte Gelatine bezeichnet) ist.

◊Funktionalitätsbezogene Eigenschaften

Dieser Abschnitt liefert Informationen zu Eigenschaften, die sich als relevante Prüfparameter für eine oder mehrere Funktionen der Substanz erwiesen haben, wenn diese als Hilfsstoff (siehe 5.15) verwendet wird. Einige der Eigenschaften, die im Abschnitt „Funktionalitätsbezogene Eigenschaften" beschrieben sind, können ebenfalls im verbindlichen Teil der Monographie aufgeführt sein, da sie auch verbindliche Qualitätskriterien darstellen. In diesen Fällen enthält der Abschnitt „Funktionalitätsbezogene Eigenschaften" einen Verweis auf die im verbindlichen Teil der Monographie beschriebenen Prüfungen. Die Kontrolle der Eigenschaften kann zur Qualität eines Arzneimittels beitragen, indem die Gleichförmigkeit des Herstellungsverfahrens und die Funktionalität des Arzneimittels bei der Anwendung verbessert werden. Wenn Prüfmethoden angegeben sind, haben sie sich für den jeweiligen Zweck als geeignet erwiesen, jedoch können andere Methoden ebenfalls angewendet werden. Werden für eine bestimmte Eigenschaft Ergebnisse vorgelegt, muss die Prüfmethode angegeben sein.

Die folgende Eigenschaft kann für Gelatine gelierender Produktqualität, die als viskositätserhöhendes Mittel, als Bindemittel oder zur Mikroverkapselung verwendet wird, relevant sein.

Gelbildungsvermögen (Bloom-Zahl): siehe „Prüfung auf Reinheit"◊

H

Hydroxyethylstärken 8025   Hypromellosephthalat[1] 8030

---

[1] Diese Monographie war Gegenstand der Internationalen Harmonisierung der Arzneibücher (siehe Allgemeinen Text „5.8 Harmonisierung der Arzneibücher").

Die „Allgemeinen Vorschriften" gelten für alle Monographien und sonstigen Texte

10.4/1785

Hydroxyethylstärken
Amyla hydroxyethyla

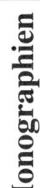

$[C_6H_{10}O_5(C_2H_4O)_x]_n$ mit x = molare Substitution

CAS Nr. 9005-27-0

Definition

Hydroxyethylstärken sind partiell substituierte Poly-(2-hydroxyethyl)ether von wachsartiger Maisstärke oder von Kartoffelstärke, die vorwiegend aus Amylopektin bestehen. Der Hydroxyethylstärke-Typ wird durch 2 Zahlen definiert: die durchschnittliche Molekülmasse (M_w) und die Anzahl der Hydroxyethyl-Gruppen je Anhydroglucose-Einheit, ausgedrückt als molare Substitution (*MS*). Hydroxyethylstärke wird außerdem charakterisiert durch das Verhältnis der Anzahl der Hydroxyethyl-Gruppen an C2 zur Anzahl der Hydroxyethyl-Gruppen an C6, ausgedrückt als C2/C6-Verhältnis. Die Parameter M_w, *MS* und C2/C6-Verhältnis werden durch die Reaktionsbedingungen bei der Herstellung bestimmt.

Herstellung

Hydroxyethylstärken werden aus wachsartiger Maisstärke oder aus Kartoffelstärke durch saure Hydrolyse und Reaktion mit Ethylenoxid hergestellt und durch Ultrafiltration gereinigt.

Eigenschaften

Aussehen: weißes bis fast weißes Pulver

Löslichkeit: leicht löslich in Wasser und in Dimethylsulfoxid, praktisch unlöslich in wasserfreiem Ethanol

Hydroxyethylstärken sind hygroskopisch bis zum Erreichen eines Wassergehalts von etwa 12 bis 15 Prozent.

Prüfung auf Identität

1: A, C
2: B, C

A. IR-Spektroskopie (2.2.24)

   Vergleich: Hydroxyethylstärke mit mittlerer M_w CRS

   Ergebnis: Das erhaltene Spektrum der Substanz zeigt die gleichen Absorptionsbanden wie das Spektrum der Hydroxyethylstärke mit mittlerer M_w CRS. Die Intensität einiger Absorptionsbanden kann durch die Unterschiede bei der Substitution der Substanz variieren.

B. Werden 5 ml Prüflösung (siehe „Prüfung auf Reinheit") mit 0,1 ml Iod-Lösung (0,05 mol·l⁻¹) versetzt, entsteht eine rötlich braune bis blauviolette Färbung.

C. Die Substanz entspricht der Prüfung „Molekülmasse" (siehe „Prüfung auf Reinheit").

Prüfung auf Reinheit

Prüflösung: 5,0 g Substanz (getrocknete Substanz) werden in kohlendioxidfreiem Wasser *R* zu 100,0 ml gelöst.

Aussehen der Lösung: Die Prüflösung darf nicht stärker opaleszieren als die Referenzsuspension II (2.2.1).

pH-Wert (2.2.3): 4,5 bis 7,0

25 ml Prüflösung werden mit 0,2 ml einer gesättigten Lösung von Kaliumchlorid *R* versetzt.

Absorption (2.2.25): höchstens 0,025, bestimmt bei 400 nm an der durch einen 0,2-µm-Filter filtrierten Prüflösung

Molekülmasse (M_w), Molekülmassenverteilung: Ausschlusschromatographie (2.2.30)

Pufferlösung: 54,34 g Natriumacetat *R* werden in Wasser *R* gelöst. Die Lösung wird mit 100,0 ml Essigsäure 99 % *R* versetzt und mit Wasser *R* zu 1000,0 ml verdünnt.

Untersuchungsstammlösung: 2,0 g Substanz (getrocknete Substanz) werden in Wasser *R* zu 50 ml gelöst. Die Lösung wird mit 10,0 ml Pufferlösung versetzt und mit Wasser *R* zu 100,0 ml verdünnt.

Referenzlösung a: Zur Herstellung der Referenzlösung a wird
– für Substanz mit einer nominalen M_w unter 300 000 die Hydroxyethylstärke mit mittlerer M_w CRS,
– für Substanz mit einer nominalen M_w über 300 000 die Hydroxyethylstärke mit hoher M_w CRS
verwendet.

0,4 g Hydroxyethylstärke mit mittlerer M_w CRS beziehungsweise 0,4 g Hydroxyethylstärke mit hoher M_w CRS werden in 10 ml Wasser *R* gelöst. Die Lösung wird jeweils mit 2,0 ml Pufferlösung versetzt und mit Wasser *R* zu 20,0 ml verdünnt.

Referenzlösung b: 10,0 ml Referenzlösung a werden mit der mobilen Phase zu 20,0 ml verdünnt.

Referenzlösung c: 10,0 ml Referenzlösung b werden mit der mobilen Phase zu 20,0 ml verdünnt.

Referenzlösung d: 10,0 ml Referenzlösung c werden mit der mobilen Phase zu 20,0 ml verdünnt.

Säule
- Stationäre Phase: hydroxyliertes Polymethacrylatgel R
- 4 Säulen werden in Serie verbunden:

Länge (m)	Interner Durchmesser (mm)	Partikelgröße (µm)	Porengröße (nm)
0,30	7,5	17	> 100
0,30	7,5	17	100
0,30	7,5	12	20
0,30	7,5	12	12,5

Mobile Phase: 100,0 ml Pufferlösung werden mit Wasser zur Chromatographie R zu 1000 ml verdünnt.

Durchflussrate: 0,5 bis 1,0 ml · min^{-1}

Detektion: Mehrwinkel-Streulicht-Detektor (MALS) und Refraktometer bei konstanter Temperatur, in Serie verbunden

Einspritzen: 50 µl

Die geeignete Arbeitslösung wird wie folgt bestimmt: Die Referenzlösungen a und b werden eingespritzt. Die mit der Referenzlösung b bestimmte mittlere M_w darf nicht um mehr als 3 Prozent von der mit der Referenzlösung a bestimmten mittleren M_w abweichen. Wenn die Abweichung dieser Anforderung entspricht, wird die Referenzlösung a für die Eignungsprüfung verwendet.

Ist die Abweichung größer, wird die Referenzlösung c eingespritzt und die mittlere M_w bestimmt. Die mit der Referenzlösung c bestimmte mittlere M_w darf nicht um mehr als 3 Prozent von der mit der Referenzlösung b bestimmten mittleren M_w abweichen. Wenn die Abweichung dieser Anforderung entspricht, wird die Referenzlösung b für die Eignungsprüfung verwendet.

Ist die Abweichung größer, wird die Referenzlösung d eingespritzt und die mittlere M_w bestimmt. Die mit der Referenzlösung d bestimmte mittlere M_w darf nicht um mehr als 3 Prozent von der mit der Referenzlösung c bestimmten mittleren M_w abweichen. Wenn die Abweichung dieser Anforderung entspricht, wird die Referenzlösung c für die Eignungsprüfung verwendet.

Eignungsprüfung
- mittlere M_w: innerhalb von 5 Prozent des für Hydroxyethylstärke mit mittlerer M_w CRS oder Hydroxyethylstärke mit hoher M_w CRS angegebenen Werts

Falls erforderlich wird die Untersuchungsstammlösung verdünnt, um die gleiche Konzentration wie die der zur Eignungsprüfung verwendeten Referenzlösung zu erhalten.

Ergebnis: Ein geeigneter Integrator wird verwendet, um die mittlere M_w und die M_w der niedrigsten und höchsten 10-Prozent-Massefraktion zu bestimmen.

Niedrige M_w 2000 bis 100 000	Mittlere M_w 100 000 bis 300 000	Hohe M_w 300 000 bis 900 000
Ermittelte M_w = nominale M_w ± 15 Prozent		
M_w bei 10 % niedrigste Fraktion > 10 % der nominalen M_w	M_w bei 10 % niedrigste Fraktion > 15 000	M_w bei 10 % niedrigste Fraktion > 15 000
M_w bei 10 % höchste Fraktion < 300 % der nominalen M_w	M_w bei 10 % höchste Fraktion < 300 % der nominalen M_w	M_w bei 10 % höchste Fraktion < 500 % der nominalen M_w

C2/C6-Verhältnis: Gaschromatographie (2.2.28)

Lösung A: Gleiche Volumteile verdünnte Schwefelsäure R und Wasser R werden gemischt.

Untersuchungslösung: In einer 5-ml-Probeflasche werden 0,18 g Substanz mit 3,0 ml Lösung A versetzt. Die Probeflasche wird verschlossen, versiegelt und bis zum Lösen der Substanz geschüttelt. Die Probeflasche wird in einem auf 100 °C vorgeheizten Heizblock 4 h lang erhitzt, wobei sie von Zeit zu Zeit geschüttelt wird. Nach dem Abkühlen auf Raumtemperatur wird die Probeflasche geöffnet, der Inhalt vorsichtig mit 0,9 g Bariumcarbonat R versetzt, vorsichtig geschüttelt und anschließend etwa 15 min lang mit etwa 9000 g zentrifugiert. Der klare Überstand wird mit pH-Indikatorpapier auf Neutralität geprüft. Wenn die Lösung noch sauer reagiert, wird weiteres Bariumcarbonat R in Portionen von 0,2 g zugesetzt, bis die Lösung neutral ist. Der klare Überstand wird filtriert (Porengröße 0,45 µm). 0,5 ml Filtrat werden in das Fläschchen eines Autosamplers gegeben und bei 40 °C zur Trockne eingedampft; der Vorgang dauert im Allgemeinen mehrere Stunden. Der Rückstand wird mit 0,50 ml Pyridin R, 0,25 ml N,O-Bis(trimethylsilyl)acetamid R und 25 µl Chlortrimethylsilan R gelöst. Das Fläschchen wird verschlossen und 1 h lang bei 40 °C erwärmt, wobei es von Zeit zu Zeit geschüttelt wird. Nach dem Abkühlen auf Raumtemperatur wird das Fläschchen in den Autosampler gestellt. Die Untersuchungslösung wird 2-mal hergestellt. Von jedem Fläschchen werden 3 Einspritzungen vorgenommen.

Referenzlösung: Die Referenzlösung wird wie unter „Untersuchungslösung" beschrieben hergestellt, wobei anstelle der Substanz Hydroxyethylstärke mit mittlerer M_w CRS verwendet wird.

Säule
- Größe: $l = 15$ m, $\varnothing = 0{,}32$ mm
- Stationäre Phase: Methylpolysiloxan R (Filmdicke 0,25 µm)

Trägergas: Wasserstoff zur Chromatographie R bei einem konstanten Druck von 69 kPa

Splitverhältnis: 1:20

Temperatur

	Zeit (min)	Temperatur (°C)
Säule	0–1	150
	1–25	150 → 270
	25–28	270
Probeneinlass		250
Detektor		300

Detektion: Flammenionisation

Einspritzen: 1 µl

Identifizierung von Peaks: Zur Identifizierung der Peaks der derivatisierten Produkte 1, 2 und 3 sowie von 2-O-Hydroxyethyl-α-D-Glucose, 6-O-Hydroxyethyl-α-D-Glucose, 2-O-Hydroxyethyl-β-D-Glucose und 6-O-Hydroxyethyl-β-D-Glucose werden das mitgelieferte Chromatogramm von Hydroxyethylstärke mit mittlerer M_w CRS und das mit der Referenzlösung erhaltene Chromatogramm verwendet.

Eignungsprüfung: Referenzlösung
– Auflösung: mindestens 1,5 zwischen den Peaks von 2-O-Hydroxyethyl-β-D-Glucose und 6-O-Hydroxyethyl-β-D-Glucose
– Symmetriefaktor: 0,6 bis 1,5 für den Peak des derivatisierten Produkts 1
– Wiederholpräzision: höchstens 5,0 Prozent relative Standardabweichung für das derivatisierte Produkt 1, mit 3 Einspritzungen bestimmt

Das C2/C6-Verhältnis wird nach folgender Formel berechnet:

$$\frac{A_1 + A_2 + A_3 + A_4 + A_5}{A_6 + A_7}$$

A_1 = Fläche des Peaks des derivatisierten Produkts 1
A_2 = Fläche des Peaks des derivatisierten Produkts 2
A_3 = Fläche des Peaks des derivatisierten Produkts 3
A_4 = Fläche des Peaks von 2-O-Hydroxyethyl-α-D-Glucose
A_5 = Fläche des Peaks von 2-O-Hydroxyethyl-β-D-Glucose
A_6 = Fläche des Peaks von 6-O-Hydroxyethyl-α-D-Glucose
A_7 = Fläche des Peaks von 6-O-Hydroxyethyl-β-D-Glucose

Das mittlere C2/C6-Verhältnis wird jeweils aus den mit den beiden Untersuchungslösungen erhaltenen Werten berechnet.

Die Prüfung ist nur gültig, wenn die Differenz zwischen den beiden so erhaltenen Werten nicht mehr als 5 Prozent beträgt.

Grenzwert: innerhalb von 20,0 Prozent des Nominalwerts

Molare Substitution (MS): Gaschromatographie (2.2.28)

Der Gehalt an Hydroxyethyl-Gruppen wird nach Hydrolyse mit Iodwasserstoffsäure als Iodethan bestimmt.

Interner-Standard-Lösung: 1,0 ml Toluol R wird mit Xylol R zu 200,0 ml verdünnt.

Untersuchungslösung: In einer 5-ml-Probeflasche werden 50,0 mg Substanz und etwa 0,10 bis 0,15 g Adipinsäure R mit 1,0 ml Interner-Standard-Lösung und 2,0 ml Iodwasserstoffsäure R versetzt. Die Probeflasche wird mit einem Septum und einer Aluminium-Mittelabrisskappe dicht verschlossen. Die Untersuchungslösung wird 5-mal hergestellt.

Referenzlösungen: In 7 Probeflaschen mit einem Volumen von je 5 ml werden jeweils etwa 0,10 bis 0,15 g Adipinsäure R gegeben und mit jeweils 1,0 ml Interner-Standard-Lösung und 2,0 ml Iodwasserstoffsäure R versetzt. Die Probeflaschen werden mit einem Septum und einer Aluminium-Mittelabrisskappe dicht verschlossen und mit einer Genauigkeit von 0,01 mg gewogen. In die Probeflaschen werden 10 mg, 20 mg, 30 mg, 40 mg, 50 mg, 60 mg beziehungsweise 70 mg Iodethan R eingespritzt, wobei das Septum mit einer 100-µl-Spritze vorsichtig durchstochen wird. Die Flaschen werden nochmals mit einer Genauigkeit von 0,01 mg gewogen und die genaue Menge des jeweils zugesetzten Iodethan R wird berechnet.

Die Masse der Probeflaschen wird jeweils auf 1 mg genau bestimmt und die Flaschen werden 10 h lang in einem auf 150 °C vorgeheizten Heizblock erhitzt. Nach dem Abkühlen auf Raumtemperatur werden die Probeflaschen erneut auf 1 mg genau gewogen. Flaschen mit einem Masseverlust von mehr als 5 mg werden aussortiert. Aus 4 Probeflaschen mit der Untersuchungslösung und aus 5 Flaschen mit der Referenzlösung werden jeweils 100 µl der oberen Phase entnommen, in Fläschchen eines Autosamplers gegeben und jeweils mit 1,0 ml Xylol R versetzt. Die Fläschchen werden sofort versiegelt und kurz geschüttelt.

Säule
– Material: Quarzglas
– Größe: $l = 30$ m, $\emptyset = 0,53$ mm
– Stationäre Phase: Cyanopropyl(3)phenyl(3)methyl-(94)polysiloxan R (Filmdicke 3 µm)

Trägergas: Helium zur Chromatographie R

Durchflussrate: 8 ml · min^{-1}

Splitverhältnis: 1:20

Temperatur

	Zeit (min)	Temperatur (°C)
Säule	0–4	50
	4–16	50 → 230
	16–20	230
Probeneinlass		200
Detektor		280

Detektion: Flammenionisation

Einspritzen: 1 µl; jede Lösung 2-mal

Relative Retention (bezogen auf Toluol, t_R etwa 7,5 min)
– Iodethan: etwa 0,5

Eignungsprüfung: Referenzlösungen
- Auflösung: mindestens 1,5 zwischen den Peaks von Iodethan und Toluol
- Das Verhältnis der Fläche des Peaks von Iodethan R zur Fläche des Peaks des internen Standards wird für jedes Chromatogramm berechnet. Durch Auftragen der für die Referenzlösungen berechneten Verhältnisse gegen die Menge des zugesetzten Iodethan R (in Milligramm) wird die Regressionsgerade ermittelt. Das Bestimmtheitsmaß (R^2) muss mindestens 0,990 betragen.

Ergebnis: Die Menge (T) an Iodethan (in Milligramm) in der Untersuchungslösung wird nach folgender Formel berechnet:

$$\frac{A - B}{M}$$

A = Verhältnis der Fläche des Peaks von Iodethan zur Fläche des Peaks des internen Standards im Chromatogramm der Untersuchungslösung
B = Schnittpunkt der Regressionsgeraden mit der y-Achse
M = Steigung der Regressionsgeraden

Der Prozentgehalt an Ethylenoxid (C) wird nach folgender Formel berechnet:

$$\frac{44{,}05 \cdot T \cdot 100}{155{,}97 \cdot m}$$

m = Masse der Substanz in Milligramm
44,05 = Molekülmasse von Ethylenoxid
155,97 = Molekülmasse von Iodethan

Die molare Substitution (MS) wird nach folgender Formel berechnet:

$$\frac{C \cdot 162{,}14}{(100 - C) \cdot 44{,}05}$$

162,14 = Molekülmasse von Anhydroglucose
44,05 = Molekülmasse von Ethylenoxid

Der Mittelwert der MS wird aus den mit den 4 Untersuchungslösungen erhaltenen Werten berechnet.

Grenzwert: 0,05 bis 2,4 sowie innerhalb von 8,0 Prozent des Nominalwerts

Ethylenglycol: Flüssigchromatographie (2.2.29)

Untersuchungslösung: 1,0 g Substanz (getrocknete Substanz) wird in Wasser R zu 50,0 ml gelöst.

Referenzlösung: 0,800 g Ethylenglycol R werden in Wasser R zu 100,0 ml gelöst. 2,0 ml Lösung werden mit Wasser R zu 200,0 ml verdünnt. 2,0 ml dieser Lösung werden mit Wasser R zu 200,0 ml verdünnt.

Vorsäule
- Größe: l = 0,01 m, $\varnothing$ = 4,0 mm
- Stationäre Phase: octadecylsilyliertes, mit zu 100 Prozent wässrigen Phasen kompatibles Kieselgel zur Chromatographie R (5 μm)

Säule
- Größe: l = 0,25 m, $\varnothing$ = 4,6 mm
- Stationäre Phase: octadecylsilyliertes, mit zu 100 Prozent wässrigen mobilen Phasen kompatibles Kieselgel zur Chromatographie R (5 μm)
- Temperatur: 30 °C

Mobile Phase: Wasser zur Chromatographie R

Durchflussrate: 1,0 ml · min^{-1}

Nach-Säule-Lösung: 750 ml Natriumhydroxid-Lösung (2 mol · l^{-1}) R werden mit Wasser zur Chromatographie R zu 1000 ml verdünnt.

Durchflussrate der Nach-Säule-Lösung: 0,2 ml · min^{-1}

Detektion: gepulster amperometrischer Detektor

Einspritzen: 20 μl

Chromatographiedauer: 2,5fache Retentionszeit von Ethylenglycol

Retentionszeit
- Ethylenglycol: etwa 4 min

Eignungsprüfung: Referenzlösung
- Signal-Rausch-Verhältnis: mindestens 10 für den Hauptpeak
- Wiederholpräzision: höchstens 10,0 Prozent relative Standardabweichung, mit 6 Einspritzungen bestimmt

Nach maximal 8 Einspritzungen der Probe wird die Säule nach folgendem Programm gewaschen:

Waschflüssigkeit: Acetonitril zur Chromatographie R, Wasser zur Chromatographie R (20:80 V/V)

Zeit (min)	Mobile Phase (% V/V)	Waschflüssigkeit (% V/V)
0–15	75	25
15–20	75 → 0	25 → 100
20–25	0	100
25–30	0 → 100	100 → 0
30–100	100	0

Grenzwert
- Ethylenglycol: nicht größer als die Fläche des entsprechenden Peaks im Chromatogramm der Referenzlösung (40 ppm)

2-Chlorethanol: Gaschromatographie (2.2.28)

Lösungsmittelmischung: Methanol R, Acetonitril R (25:75 V/V)

Interner-Standard-Lösung: 0,250 g 2,6-Dimethylanilin R werden in der Lösungsmittelmischung zu 50,0 ml gelöst. 0,5 ml Lösung werden mit der Lösungsmittelmischung zu 50,0 ml verdünnt.

Untersuchungslösung: In einer 20-ml-Probeflasche wird 1,0 g Substanz mit 10,0 ml Lösungsmittelmischung versetzt. Die Probeflasche wird gasdicht verschlossen und 3,5 h lang in einem Ultraschallbad behandelt. Nach dem Erkalten auf Raumtemperatur wird 1,0 ml Lösung mit 0,8 ml Interner-Standard-Lösung versetzt.

Referenzlösung: 0,250 g 2-Chlorethanol R werden in der Lösungsmittelmischung zu 50,0 ml gelöst. 1,0 ml Lösung wird mit der Lösungsmittelmischung zu 100,0 ml verdünnt. 1,0 ml dieser Lösung wird mit der Lösungsmittelmischung zu 100,0 ml verdünnt. 1,0 ml dieser Lösung wird mit 0,8 ml Interner-Standard-Lösung versetzt.

Vorsäule
- Material: Quarzglas
- Größe: $l = 10$ m, $\varnothing = 0,53$ mm
- Stationäre Phase: polar desaktiviertes Macrogol R

Säule
- Material: Quarzglas
- Größe: $l = 30$ m, $\varnothing = 0,32$ mm
- Stationäre Phase: Macrogol 20 000 R (Filmdicke 0,25 µm)

Trägergas: Wasserstoff zur Chromatographie R

Durchflussrate: 2,9 ml · min^{-1}

Splitprogramm

Zeit (min)	Splitstatus	Splitverhältnis
Beginn	aktiv	1:20
0,01	inaktiv	1:20
0,50	aktiv	1:20

Temperatur

	Zeit (min)	Temperatur (°C)
Säule	0–4	45
	4–23,5	45 → 240
	23,5–28,5	240
Probeneinlass		250
Detektor		270

Detektion: Flammenionisation

Einspritzen: 1 µl

Eignungsprüfung: Referenzlösung
- Signal-Rausch-Verhältnis: mindestens 10 für den Peak von 2-Chlorethanol
- Wiederholpräzision: höchstens 10,0 Prozent relative Standardabweichung, mit 6 Einspritzungen bestimmt

Grenzwert
- 2-Chlorethanol: Das Verhältnis (R) der Fläche des Peaks von 2-Chlorethanol zur Fläche des Peaks des internen Standards im Chromatogramm der Referenzlösung wird berechnet. Das Verhältnis der Fläche des Peaks von 2-Chlorethanol zur Fläche des Peaks des internen Standards im Chromatogramm der Untersuchungslösung wird berechnet: dieses Verhältnis darf nicht größer als R sein (5 ppm).

Ethylenoxid: Gaschromatographie (2.2.28, Statische Head-Space-GC)

Untersuchungslösung: 1,0 g Substanz wird in 1,0 ml Wasser R gelöst. Die Probeflasche wird gasdicht verschlossen. Die Untersuchungslösung wird 2-mal hergestellt.

Referenzstammlösung: In einem 100-ml-Messkolben werden 80 ml Wasser R mindestens 30 min lang bei etwa 4 °C gekühlt. Der Messkolben wird auf eine Analysenwaage gestellt und 1,0 g Ethylenoxid R wird langsam zugesetzt. Die genaue Ethylenoxidmenge wird durch Differenzwägung bestimmt. Die Lösung wird mit Wasser R zu 100,0 ml verdünnt, im Kühlschrank aufbewahrt und innerhalb von 4 Wochen verwendet.

Referenzlösung a: 1,0 ml Referenzstammlösung wird mit Wasser R zu 100,0 ml verdünnt. 1,0 ml dieser Lösung wird mit Wasser R zu 100,0 ml verdünnt. Die Referenzlösung a ist innerhalb von 24 h zu verwenden.

Referenzlösung b: 1,0 g Substanz wird in 1,0 ml Referenzlösung a gelöst. Die Probeflasche wird gasdicht verschlossen. Die Referenzlösung b wird 2-mal hergestellt.

Säule
- Material: Quarzglas
- Größe: $l = 30$ m, $\varnothing = 0,32$ mm
- Stationäre Phase: Cyanopropyl(3)phenyl(3)-methyl(94)polysiloxan R (Filmdicke 1,5 µm)

Trägergas: Helium zur Chromatographie R bei einem Druck von 110,3 kPa

Splitverhältnis: 1:35

Statische-Head-Space-Bedingungen, die angewendet werden können
- Äquilibrierungstemperatur: 80 °C
- Äquilibrierungszeit: 40 min
- Überleitungstemperatur: 150 °C
- Druckausgleichszeit: 2,0 min
- Einspritzzeit: 3 s

Temperatur

	Zeit (min)	Temperatur (°C)
Säule	0–20	40
	20–30	40 → 240
	30–40	240
Probeneinlass		140
Detektor		250

Detektion: Flammenionisation

Einspritzen: Ein geeignetes Volumen der Gasphase der Untersuchungslösung und der Referenzlösung b wird eingespritzt.

Eignungsprüfung
- Signal-Rausch-Verhältnis: mindestens 10 für den Peak von Ethylenoxid im Chromatogramm der Referenzlösung b

Grenzwert
- Ethylenoxid: nicht größer als das 0,5fache der Fläche des entsprechenden Peaks im Chromatogramm der Referenzlösung b (1 ppm)

Natriumchlorid: höchstens 0,1 Prozent

Untersuchungslösung: In einem 250-ml-Erlenmeyerkolben werden 10,0 g Substanz in 100 ml Wasser R gelöst. Die Lösung wird mit 2 ml verdünnter Salpetersäure R und 5,0 ml einer Lösung von Natriumchlorid R (9 g · l^{-1}) versetzt.

Referenzlösung: In einem 250-ml-Erlenmeyerkolben werden 5,0 ml einer Lösung von Natriumchlorid R

(9 g·l⁻¹) mit 100 ml Wasser R verdünnt. Die Lösung wird mit 2 ml verdünnter Salpetersäure R versetzt.

Die Bestimmung erfolgt durch potentiometrische Titration (2.2.20) mit Silbernitrat-Lösung (0,1 mol·l⁻¹). Der Prozentgehalt an Natriumchlorid wird nach folgender Formel berechnet:

$$\frac{(n_1 - n_2) \cdot 5{,}844 \cdot 100}{m}$$

n_1 = Volumen der für die Untersuchungslösung verbrauchten Silbernitrat-Lösung (0,1 mol·l⁻¹) in Millilitern

n_2 = Volumen der für die Referenzlösung verbrauchten Silbernitrat-Lösung (0,1 mol·l⁻¹) in Millilitern

m = Masse der Substanz in der Untersuchungslösung in Milligramm

Trocknungsverlust (2.2.32): höchstens 15,0 Prozent, mit 1,000 g Substanz durch Trocknen bei 105 °C bestimmt

Bakterien-Endotoxine (2.6.14): weniger als 2,5 I. E. Bakterien-Endotoxine je Gramm

Mikrobielle Verunreinigung

TAMC: Akzeptanzkriterium 10² KBE je Gramm (2.6.12)

Beschriftung

Die Beschriftung gibt die mittlere Molekülmasse, die molare Substitution und das C2/C6-Verhältnis (Nominalwerte) an.

10.4/0347

Hypromellosephthalat[1)]

Hypromellosi phthalas

Definition

Hydroxypropylmethylcellulosephthalat

Monoester der Phthalsäure mit Hypromellose, der Methoxy-Gruppen (–OCH₃), 2-Hydroxypropoxy-Gruppen (–OCH₂CHOHCH₃) und Phthalyl-Gruppen (o-Carboxybenzoyl, –C₈H₅O₃) enthält

---

[1)] Diese Monographie war Gegenstand der Internationalen Harmonisierung der Arzneibücher (siehe Allgemeinen Text „5.8 Harmonisierung der Arzneibücher").

Gehalt: Phthalyl-Gruppen: 21,0 bis 35,0 Prozent (wasserfreie Substanz)

♦Eigenschaften

Aussehen: weißes bis fast weißes, körniges Pulver oder weiße bis fast weiße, leicht fließende Schuppen

Löslichkeit: praktisch unlöslich in Wasser, löslich in einer Mischung gleicher Volumteile Aceton und Methanol sowie in einer Mischung gleicher Volumteile Dichlormethan und Methanol, praktisch unlöslich in wasserfreiem Ethanol

Prüfung auf Identität

IR-Spektroskopie (2.2.24)

Probenvorbereitung: 40 mg Substanz werden in 1 ml einer Mischung gleicher Volumteile Dichlormethan R und Methanol R gelöst. Zwei Tropfen Lösung werden zwischen 2 Plättchen aus Natriumchlorid verteilt. Anschließend wird eines der Plättchen entfernt, um das Lösungsmittel verdunsten zu lassen.

Vergleich: Hypromellosephthalat CRS♦

Prüfung auf Reinheit

Viskosität (2.2.9): 80 bis 120 Prozent des Nominalwerts

10 g Substanz, zuvor 1 h lang bei 105 °C getrocknet, werden in 90 g einer Mischung gleicher Masseteile Dichlormethan R und Methanol R durch Mischen und Schütteln gelöst.

Freie Phthalsäure: Flüssigchromatographie (2.2.29)

Untersuchungslösung: 0,200 g Substanz werden mit Hilfe von Ultraschall in etwa 50 ml Acetonitril R gelöst. Die Lösung wird mit 10 ml Wasser R versetzt, auf Raumtemperatur abgekühlt und mit Acetonitril R zu 100,0 ml verdünnt und gemischt.

Referenzlösung: 12,5 mg Phthalsäure R werden in 125 ml Acetonitril R gelöst. Die Lösung wird mit 25 ml Wasser R versetzt, mit Acetonitril R zu 250,0 ml verdünnt und gemischt.

Säule
– Größe: $l = 0{,}25$ m, $\varnothing = 4{,}6$ mm
– Stationäre Phase: nachsilanisiertes, octadecylsilyliertes Kieselgel zur Chromatographie R (5 µm)

Mobile Phase: Acetonitril zur Chromatographie R, Lösung von Trifluoressigsäure R (1 g·l⁻¹) (10:90 V/V)

Durchflussrate: 2,0 ml·min⁻¹

Detektion: Spektrometer bei 235 nm

Einspritzen: 10 µl

Eignungsprüfung: Referenzlösung
– Wiederholpräzision: höchstens 1,0 Prozent relative Standardabweichung, mit 5 Einspritzungen bestimmt

Berechnung des Prozentgehalts
- Die Konzentration an Phthalsäure in der Referenzlösung wird verwendet.

Grenzwert
- Phthalsäure: höchstens 1,0 Prozent (wasserfreie Substanz)

Chlorid: höchstens 0,07 Prozent

1,0 g Substanz wird in 40 ml einer Lösung von Natriumhydroxid R (8 g · l^{-1}) gelöst. Die Lösung wird mit 0,05 ml Phenolphthalein-Lösung R und tropfenweise unter Rühren mit verdünnter Salpetersäure R bis zum Verschwinden der roten Färbung versetzt. Unter Rühren wird die Lösung mit weiteren 20 ml verdünnter Salpetersäure R versetzt. Die Mischung wird unter Rühren im Wasserbad erhitzt, bis der gelatinöse Niederschlag körnig geworden ist, und nach dem Abkühlen zentrifugiert. Die flüssige Phase wird abgetrennt und der Rückstand 3-mal mit je 20 ml Wasser R gewaschen. Die Waschflüssigkeiten werden jeweils durch Zentrifugieren abgetrennt. Die flüssigen Phasen werden vereinigt und mit Wasser R zu 200 ml verdünnt, gemischt und filtriert. 50 ml dieser Lösung werden mit 1 ml Silbernitrat-Lösung (0,1 mol · l^{-1}) versetzt. Die Lösung darf nicht stärker opaleszieren als eine Referenzlösung, die wie folgt hergestellt wird: 0,5 ml Salzsäure (0,01 mol · l^{-1}) werden mit 10 ml einer Lösung von Natriumhydroxid R (8 g · l^{-1}) gemischt. Diese Lösung wird mit 7 ml verdünnter Salpetersäure R versetzt, mit Wasser R zu 50 ml verdünnt und mit 1 ml Silbernitrat-Lösung (0,1 mol · l^{-1}) versetzt.

Wasser (2.5.12): höchstens 5,0 Prozent, mit 0,500 g Substanz bestimmt

Sulfatasche (2.4.14): höchstens 0,2 Prozent, mit 1,0 g Substanz bestimmt

Gehaltsbestimmung

1,000 g Substanz wird in 50 ml einer Mischung von 1 Volumteil Wasser R, 2 Volumteilen Aceton R und 2 Volumteilen Ethanol 96 % R gelöst und nach Zusatz von 0,1 ml Phenolphthalein-Lösung R mit Natriumhydroxid-Lösung (0,1 mol · l^{-1}) titriert. Eine Blindtitration wird durchgeführt.

Der Prozentgehalt an Phthalyl-Gruppen wird nach folgender Formel berechnet:

$$\frac{149{,}1 \cdot n}{(100 - a)\,m} - 1{,}795\,S$$

a = Prozentgehalt an Wasser (siehe „Prüfung auf Reinheit")
m = Masse der Substanz in Gramm
n = Volumen an verbrauchter Natriumhydroxid-Lösung (0,1 mol · l^{-1}) in Millilitern
S = Prozentgehalt an freier Phthalsäure (siehe „Prüfung auf Reinheit")

Lagerung

Dicht verschlossen

Beschriftung

Die Beschriftung gibt die nominale Viskosität in Millipascalsekunden an.

◊Funktionalitätsbezogene Eigenschaften

Dieser Abschnitt liefert Informationen zu Eigenschaften, die sich als relevante Prüfparameter für eine oder mehrere Funktionen der Substanz erwiesen haben, wenn diese als Hilfsstoff (siehe 5.15) verwendet wird. Einige der Eigenschaften, die im Abschnitt „Funktionalitätsbezogene Eigenschaften" beschrieben sind, können ebenfalls im verbindlichen Teil der Monographie aufgeführt sein, da sie auch verbindliche Qualitätskriterien darstellen. In diesen Fällen enthält der Abschnitt „Funktionalitätsbezogene Eigenschaften" einen Verweis auf die im verbindlichen Teil der Monographie beschriebenen Prüfungen. Die Kontrolle der Eigenschaften kann zur Qualität eines Arzneimittels beitragen, indem die Gleichförmigkeit des Herstellungsverfahrens und die Funktionalität des Arzneimittels bei der Anwendung verbessert werden. Wenn Prüfmethoden angegeben sind, haben sie sich für den jeweiligen Zweck als geeignet erwiesen, jedoch können andere Methoden ebenfalls angewendet werden. Werden für eine bestimmte Eigenschaft Ergebnisse vorgelegt, muss die Prüfmethode angegeben sein.

Die folgenden Eigenschaften können für Hypromellosephthalat, das als magensaftresistentes Überzugsmittel verwendet wird, relevant sein.

Viskosität: (siehe „Prüfung auf Reinheit")

Löslichkeit: 0,2 g Substanz lösen sich nicht in einer Lösung von Salzsäure R (10,3 g · l^{-1}), aber unter Rühren schnell und vollständig in 100 ml Phosphat-Pufferlösung pH 6,8 R.

Phthalyl-Gruppen: (siehe „Gehaltsbestimmung")◊

I

myo-Inositol	8035	Amorphe Insulin-Zink-Suspension zur Injektion	8038
Lösliches Insulin als Injektionslösung	8036	Insulinzubereitungen zur Injektion	8039
Insulin-Zink-Kristallsuspension zur Injektion	8036	Isophan-Insulin-Suspension zur Injektion	8042
Insulin-Zink-Suspension zur Injektion	8037		

10.4/1805

myo-Inositol

myo-Inositolum

C₆H₁₂O₆ M_r 180,2
CAS Nr. 87-89-8

Definition

Cyclohexan-1,2,3,5/4,6-hexol

Gehalt: 97,0 bis 102,0 Prozent (wasserfreie Substanz)

Eigenschaften

Aussehen: weißes bis fast weißes, kristallines Pulver

Löslichkeit: sehr leicht löslich in Wasser, praktisch unlöslich in Ethanol 96 %

Prüfung auf Identität

A. IR-Spektroskopie (2.2.24)

Vergleich: myo-Inositol CRS

B. Die bei der „Gehaltsbestimmung" erhaltenen Chromatogramme werden ausgewertet.

Ergebnis: Der Hauptpeak im Chromatogramm der Untersuchungslösung entspricht in Bezug auf Retentionszeit und Größe dem Hauptpeak im Chromatogramm der Referenzlösung a.

Prüfung auf Reinheit

Prüflösung: 10,0 g Substanz werden in destilliertem Wasser R zu 100,0 ml gelöst.

Aussehen der Lösung: Die Prüflösung muss klar (2.2.1) und farblos (2.2.2, Methode II) sein.

Leitfähigkeit (2.2.38): höchstens 30 µS·cm⁻¹

10,0 g Substanz werden in kohlendioxidfreiem Wasser R, das aus destilliertem Wasser R hergestellt wurde, falls erforderlich unter Erwärmen, zu 50,0 ml gelöst. Die Leitfähigkeit der Lösung wird gemessen, wobei die Lösung während der Messung mit einem Magnetrührer schwach gerührt wird.

Verwandte Substanzen: Flüssigchromatographie (2.2.29)

Untersuchungslösung: 0,500 g Substanz werden in Wasser R zu 10,0 ml gelöst.

Referenzlösung a: 0,500 g *myo*-Inositol CRS werden in Wasser R zu 10,0 ml gelöst.

Referenzlösung b: 2,0 ml Untersuchungslösung werden mit Wasser R zu 100,0 ml verdünnt. 5,0 ml dieser Lösung werden mit Wasser R zu 100,0 ml verdünnt.

Referenzlösung c: 0,5 g *myo*-Inositol R, 2 mg Mannitol R (Verunreinigung A) und 2 mg Glycerol R (Verunreinigung B) werden in Wasser R zu 10 ml gelöst.

Säule
– Größe: l = 0,3 m, ⌀ = 7,8 mm
– Stationäre Phase: stark saurer Kationenaustauscher, Calciumsalz R (9 µm)
– Temperatur: 85 ± 2 °C

Mobile Phase: Wasser zur Chromatographie R

Durchflussrate: 0,5 ml·min⁻¹

Detektion: Differenzial-Refraktometer bei konstanter Temperatur (zum Beispiel 35 °C)

Einspritzen: 20 µl; Untersuchungslösung, Referenzlösungen b und c

Chromatographiedauer: 2fache Retentionszeit von *myo*-Inositol

Relative Retention (bezogen auf *myo*-Inositol, t_R etwa 16 min)
– Verunreinigung B: etwa 1,2
– Verunreinigung A: etwa 1,3

Eignungsprüfung: Referenzlösung c
– Auflösung: mindestens 1,5 zwischen den Peaks der Verunreinigungen B und A

Grenzwerte
– Verunreinigungen A, B: jeweils nicht größer als das 3fache der Fläche des Hauptpeaks im Chromatogramm der Referenzlösung b (0,3 Prozent)
– Nicht spezifizierte Verunreinigungen: jeweils nicht größer als die Fläche des Hauptpeaks im Chromatogramm der Referenzlösung b (0,10 Prozent)
– Summe aller Verunreinigungen: nicht größer als das 10fache der Fläche des Hauptpeaks im Chromatogramm der Referenzlösung b (1,0 Prozent)
– Ohne Berücksichtigung bleiben: Peaks, deren Fläche nicht größer ist als das 0,5fache der Fläche des Hauptpeaks im Chromatogramm der Referenzlösung b (0,05 Prozent)

Wasser (2.5.12): höchstens 0,5 Prozent, mit 1,00 g Substanz bestimmt

Gehaltsbestimmung

Flüssigchromatographie (2.2.29) wie unter „Verwandte Substanzen" beschrieben, mit folgender Änderung:

Einspritzen: Untersuchungslösung, Referenzlösung a

Der Prozentgehalt an $C_6H_{12}O_6$ wird unter Berücksichtigung des für myo-Inositol *CRS* angegebenen Gehalts berechnet.

Verunreinigungen

Spezifizierte Verunreinigungen:

A, B

A.

D-Mannitol

B.

Propan-1,2,3-triol (Glycerol)

Eigenschaften

Farblose Flüssigkeit ohne Trübung und frei von fremden Bestandteilen

Während der Lagerung können sich Spuren eines sehr feinen Sediments absetzen.

Prüfung auf Identität

Die unter „Gehaltsbestimmung" erhaltenen Chromatogramme werden ausgewertet. Der dem Insulin entsprechende Peak im Chromatogramm der Untersuchungslösung entspricht in Bezug auf die Lage dem Hauptpeak im Chromatogramm der entsprechenden Referenzlösung.

Prüfung auf Reinheit

Gesamtzink: höchstens 40,0 µg je 100 I. E. Insulin, nach der in der Monographie **Insulinzubereitungen zur Injektion** beschriebenen Methode bestimmt

Die folgende Untersuchungslösung wird verwendet.

Untersuchungslösung: Ein Volumteil der schwach geschüttelten Zubereitung, das 200 I. E. Insulin enthält, wird mit Wasser *R* zu 25,0 ml verdünnt. Falls erforderlich wird die Lösung mit Wasser *R* auf eine geeignete Konzentration verdünnt (zum Beispiel 0,4 bis 1,6 µg Zink je Milliliter).

10.4/0834

Lösliches Insulin als Injektionslösung

Insulinum solubile iniectabile

*Lösliches Insulin als Injektionslösung muss der Monographie **Insulinzubereitungen zur Injektion** (**Praeparationes insulini iniectabiles**) mit folgenden Ergänzungen entsprechen:*

Definition

Lösliches Insulin als Injektionslösung ist eine sterile, neutrale Lösung von Insulin human oder Insulin vom Schwein.

10.4/0836

Insulin-Zink-Kristallsuspension zur Injektion

Insulini zinci cristallini suspensio iniectabilis

*Insulin-Zink-Kristallsuspension zur Injektion muss der Monographie **Insulinzubereitungen zur Injektion** (**Praeparationes insulini iniectabiles**) mit folgenden Ergänzungen entsprechen:*

Definition

Insulin-Zink-Kristallsuspension zur Injektion ist eine sterile, neutrale Suspension von Insulin human oder Insulin vom Schwein, das mit einem geeigneten Zinksalz komplexiert ist. Insulin in dieser Form ist praktisch unlöslich in Wasser.

Eigenschaften

Weiße bis fast weiße Suspension, die sich bei längerem Stehenlassen in ein weißes bis fast weißes Sediment und einen farblosen bis fast farblosen Überstand trennt

Das Sediment lässt sich einfach durch leichtes Schütteln resuspendieren. Unter dem Mikroskop erscheinen die Partikeln als rhomboedrische Kristalle, überwiegend mit einer maximalen Ausdehnung von mehr als 10 µm, aber selten über 40 µm, von Ecke zu Ecke des Kristalls gemessen.

Prüfung auf Identität

Die unter „Gehaltsbestimmung" erhaltenen Chromatogramme werden ausgewertet. Der dem Insulin entsprechende Peak im Chromatogramm der Untersuchungslösung entspricht in Bezug auf die Lage dem Hauptpeak im Chromatogramm der entsprechenden Referenzlösung.

Prüfung auf Reinheit

Mit gepufferter Aceton-Lösung nicht extrahierbares Insulin: mindestens 90 Prozent des gesamten Insulingehalts

Ein Volumteil der Zubereitung, das 200 I. E. Insulin enthält, wird zentrifugiert und der Überstand verworfen. Der Rückstand wird in 1,65 ml Wasser R gründlich resuspendiert. Die Suspension wird mit 3,3 ml gepufferter Aceton-Lösung R versetzt und 3 min lang gerührt. Anschließend wird sie erneut zentrifugiert und der Überstand verworfen. Alle Schritte werden mit dem Rückstand wiederholt. Der Rückstand wird in geeigneter Weise, zum Beispiel in Salzsäure (0,1 mol·l⁻¹), zu 2,0 ml gelöst. Der Gehalt des Rückstands (R) an Insulin und der Gesamtgehalt an Insulin (T) eines gleichen Volumens der Suspension werden mit Hilfe einer geeigneten Methode bestimmt. Der prozentuale Anteil des mit gepufferter Aceton-Lösung nicht extrahierbaren Insulins wird nach folgender Formel berechnet:

$$\frac{100\,R}{T}$$

Gesamtzink: 0,12 bis 0,25 mg je 100 I. E. Insulin

Die Bestimmung erfolgt nach der in der Monographie **Insulinzubereitungen zur Injektion** beschriebenen Methode.

Zink in Lösung: 20 bis 65 Prozent des Gesamtzinks dürfen als Zink in Lösung sein.

Die Bestimmung erfolgt nach der in der Monographie **Insulinzubereitungen zur Injektion** beschriebenen Methode.

10.4/0837

Insulin-Zink-Suspension zur Injektion

Insulini zinci suspensio iniectabilis

*Insulin-Zink-Suspension zur Injektion muss der Monographie **Insulinzubereitungen zur Injektion** (Praeparationes insulini iniectabiles) mit folgenden Ergänzungen entsprechen:*

Definition

Insulin-Zink-Suspension zur Injektion ist eine sterile, neutrale Suspension von Insulin human oder Insulin vom Schwein mit einem geeigneten Zinksalz. Insulin in dieser Form ist praktisch unlöslich in Wasser.

Herstellung

Die Herstellung erfolgt entsprechend den in der Monographie **Insulinzubereitungen zur Injektion** beschriebenen Verfahren.

Insulin-Zink-Suspension zur Injektion wird durch Mischen von Insulin-Zink-Kristallsuspension zur Injektion und amorpher Insulin-Zink-Suspension zur Injektion im Verhältnis 7:3 hergestellt.

Eigenschaften

Weiße bis fast weiße Suspension, die sich bei längerem Stehenlassen in ein weißes bis fast weißes Sediment und einen farblosen bis fast farblosen Überstand trennt

Das Sediment lässt sich einfach durch leichtes Schütteln resuspendieren. Unter dem Mikroskop erscheinen die meisten Partikeln als rhomboedrische Kristalle mit einer maximalen Ausdehnung von mehr als 10 µm, aber selten über 40 µm, von Ecke zu Ecke des Kristalls gemessen. Ein beträchtlicher Teil der Partikeln erscheint uneinheitlich geformt mit einer maximalen Ausdehnung, die selten über 2 µm liegt.

Prüfung auf Identität

Die unter „Gehaltsbestimmung" erhaltenen Chromatogramme werden ausgewertet. Der dem Insulin entsprechende Peak im Chromatogramm der Untersuchungslösung entspricht in Bezug auf die Lage dem

Hauptpeak im Chromatogramm der entsprechenden Referenzlösung.

Prüfung auf Reinheit

Mit gepufferter Aceton-Lösung nicht extrahierbares Insulin: 63 bis 77 Prozent des gesamten Insulingehalts

Ein Volumteil der Zubereitung, das 200 I. E. Insulin enthält, wird zentrifugiert und der Überstand verworfen. Der Rückstand wird in 1,65 ml Wasser R resuspendiert. Die Suspension wird mit 3,3 ml gepufferter Aceton-Lösung R versetzt und 3 min lang gerührt. Anschließend wird sie erneut zentrifugiert und der Überstand verworfen. Alle Schritte werden mit dem Rückstand wiederholt. Der Rückstand wird in geeigneter Weise, zum Beispiel in Salzsäure (0,1 mol · l^{-1}), zu 2,0 ml gelöst. Der Gehalt des Rückstands (R) an Insulin und der Gesamtgehalt an Insulin (T) eines gleichen Volumens der Suspension werden mit Hilfe einer geeigneten Methode bestimmt. Der Prozentgehalt des mit gepufferter Aceton-Lösung nicht extrahierbaren Insulins wird nach folgender Formel berechnet:

$$\frac{100R}{T}$$

Gesamtzink: 0,12 bis 0,25 mg je 100 I. E. Insulin

Die Bestimmung erfolgt nach der in der Monographie **Insulinzubereitungen zur Injektion** beschriebenen Methode.

Zink in Lösung: 20 bis 65 Prozent des Gesamtzinks dürfen als Zink in Lösung sein.

Die Bestimmung erfolgt nach der in der Monographie **Insulinzubereitungen zur Injektion** beschriebenen Methode.

10.4/0835

Amorphe Insulin-Zink-Suspension zur Injektion

Insulini zinci amorphi suspensio iniectabilis

Amorphe Insulin-Zink-Suspension zur Injektion muss der Monographie **Insulinzubereitungen zur Injektion** *(Praeparationes insulini iniectabiles) mit folgenden Ergänzungen entsprechen:*

Definition

Amorphe Insulin-Zink-Suspension zur Injektion ist eine sterile, neutrale Suspension von Insulin human oder Insulin vom Schwein, das mit einem geeigneten Zinksalz komplexiert ist. Insulin in dieser Form ist praktisch unlöslich in Wasser.

Eigenschaften

Weiße bis fast weiße Suspension, die sich bei längerem Stehenlassen in ein weißes bis fast weißes Sediment und einen farblosen bis fast farblosen Überstand trennt

Das Sediment lässt sich einfach durch leichtes Schütteln resuspendieren. Unter dem Mikroskop erscheinen die Partikeln uneinheitlich geformt mit einer maximalen Ausdehnung, die selten über 2 µm liegt.

Prüfung auf Identität

Die unter „Gehaltsbestimmung" erhaltenen Chromatogramme werden ausgewertet. Der dem Insulin entsprechende Peak im Chromatogramm der Untersuchungslösung entspricht in Bezug auf die Lage dem Hauptpeak im Chromatogramm der entsprechenden Referenzlösung.

Prüfung auf Reinheit

Gesamtzink: 0,12 bis 0,25 mg je 100 I. E. Insulin

Die Bestimmung erfolgt nach der in der Monographie **Insulinzubereitungen zur Injektion** beschriebenen Methode.

Zink in Lösung: 20 bis 65 Prozent des Gesamtzinks dürfen als Zink in Lösung sein.

Die Bestimmung erfolgt nach der in der Monographie **Insulinzubereitungen zur Injektion** beschriebenen Methode.

10.4/0854

Insulinzubereitungen zur Injektion

Praeparationes insulini iniectabiles

*Insulinzubereitungen zur Injektion müssen den in der Monographie **Parenteralia (Parenteralia)** vorgeschriebenen Anforderungen an Injektionslösungen entsprechen.*

Definition

Insulinzubereitungen zur Injektion sind sterile Zubereitungen von **Insulin human (Insulinum humanum)** oder **Insulin vom Schwein (Insulinum porcinum)**. Sie enthalten mindestens 90,0 und höchstens 110,0 Prozent der in der Beschriftung angegebenen Menge Insulin und sind entweder Lösungen oder Suspensionen oder werden durch Kombination von Lösungen und Suspensionen hergestellt.

Herstellung

Die Herstellungsverfahren sind so angelegt, dass sie geeignete Eigenschaften hinsichtlich des Einsetzens und der Dauer der therapeutischen Wirkung ergeben.

Je nach Herstellungsverfahren werden folgende Maßnahmen in geeigneter Reihenfolge durchgeführt:
- Zusatz geeigneter Konservierungsmittel
- Zusatz einer geeigneten Substanz oder geeigneter Substanzen, um die Zubereitung blutisotonisch zu machen
- Zusatz einer geeigneten Substanz oder geeigneter Substanzen, um den gewünschten pH-Wert einzustellen
- Bestimmung der Konzentration der insulinhaltigen Komponente oder Komponenten, falls erforderlich mit anschließender Einstellung, so dass die Zubereitung die erforderliche Anzahl an Internationalen Einheiten je Milliliter enthält
- Sterilisieren durch Filtration der insulinhaltigen Komponente oder Komponenten. Nachdem diese Maßnahme durchgeführt worden ist, müssen alle darauf folgenden Maßnahmen aseptisch unter Verwendung von Materialien, die mit Hilfe einer geeigneten Methode sterilisiert wurden, durchgeführt werden.

Falls erforderlich werden weitere geeignete Hilfsstoffe zugesetzt und geeignete Maßnahmen durchgeführt, um der oder den insulinhaltigen Komponenten die geeignete physikalische Form zu geben. Die fertige Zubereitung wird unter aseptischen Bedingungen in sterile Behältnisse gefüllt, die so verschlossen werden, dass eine mikrobielle Verunreinigung ausgeschlossen wird.

Prüfung auf Reinheit

pH-Wert (2.2.3): Falls in der entsprechenden Monographie nichts anderes vorgeschrieben ist, muss der pH-Wert der Lösung oder Suspension bei 6,9 bis 7,8 liegen.

Gelöstes Insulin im Überstand: für Insulinzubereitungen zur Injektion in Form von Suspensionen höchstens 2,5 Prozent des gesamten Insulingehalts, falls nichts anderes angegeben ist

10 ml Suspension werden 10 min lang bei 1500 g zentrifugiert und der Überstand vom Rückstand sorgfältig getrennt. Der Insulingehalt des Überstands (S) wird mit Hilfe einer geeigneten Methode bestimmt. Der Prozentgehalt an Insulin in Lösung wird nach der Formel

$$\frac{100 \cdot S}{T}$$

berechnet, wobei T der Gesamtgehalt an Insulin ist, bestimmt wie unter „Gehaltsbestimmung" beschrieben.

Verunreinigungen mit einer größeren Molekülmasse als der von Insulin: Die Prüfung erfolgt mit Hilfe der Ausschlusschromatographie (2.2.30).

Untersuchungslösung: Der zu prüfenden Zubereitung, Suspension oder Lösung, werden 4 µl Salzsäure (6 mol · l⁻¹) R je Milliliter zugesetzt, um eine klare, saure Lösung zu erhalten. Liegt eine Suspension vor, ist sie vor der Probenahme zu schütteln, um eine homogene Probe zu erhalten. Wird die Suspension nach dem ersten Säurezusatz nicht innerhalb von 5 min klar, werden weitere kleine Mengen der Säure (weniger als 4 µl je Milliliter) zugesetzt, bis eine klare Lösung erhalten wird. Zubereitungen mit Konzentrationen von mehr als 100 I. E. je Milliliter müssen mit Salzsäure (0,01 mol · l⁻¹) zusätzlich verdünnt werden, um ein Überladen der Säule mit monomerem Insulin zu vermeiden.

Lösung zur Bestimmung des Auflösungsvermögens: Eine Insulinlösung mit einer Konzentration von etwa 4 mg je Milliliter wird verwendet, die mehr als 0,4 Prozent Proteine mit großen Molekülmassen enthält. Geeignet hierzu ist eine Insulinzubereitung zur Injektion (Lösung oder Suspension), die mit einer ausreichenden Menge Salzsäure (6 mol · l⁻¹) R geklärt wurde und den angegebenen Prozentgehalt an Proteinen mit großen Molekülmassen enthält, oder eine Lösung von Insulin, die mit Salzsäure (0,01 mol · l⁻¹) hergestellt wurde. Insulin, das den angegebenen Prozentsatz an Proteinen mit großen Molekülmassen enthält, kann durch etwa 10 Tage langes Stehenlassen von Insulinpulver bei Raumtemperatur erhalten werden.

Die Lösungen sind bei 2 bis 10 °C aufzubewahren und innerhalb von 30 h (Insulin-Injektionslösungen) oder 7 Tagen (andere Insulin-Zubereitungen) zu verwenden.

Wird eine automatische Einspritzvorrichtung verwendet, ist sie bei einer Temperatur von 2 bis 10 °C zu halten.

Die Chromatographie kann durchgeführt werden mit
- einer Säule von 0,3 m Länge und mindestens 7,5 mm innerem Durchmesser, gepackt mit hydrophilem Kieselgel zur Chromatographie *R* (5 bis 10 µm) von einer Qualität, die zur Trennung des Insulin-Monomers vom Dimer und von den Polymeren geeignet ist
- einer filtrierten und entgasten Mischung von 15 Volumteilen Essigsäure 99 % *R*, 20 Volumteilen Acetonitril *R* und 65 Volumteilen einer Lösung von Arginin *R* (1,0 g · l^{-1}) als mobile Phase bei einer Durchflussrate von 0,5 ml je Minute
- einem Spektrometer als Detektor bei einer Wellenlänge von 276 nm.

Äquilibrieren der Säule: Bevor eine neue Säule zur Chromatographie benutzt werden kann, muss sie durch wiederholtes Einspritzen einer Insulinlösung, die Proteine mit großen Molekülmassen enthält, äquilibriert werden. Dies kann durch mindestens 3-maliges Einspritzen der Lösung zur Bestimmung des Auflösungsvermögens erfolgen. Die Säule ist äquilibriert, wenn bei 2 aufeinanderfolgenden Einspritzungen reproduzierbare Ergebnisse erhalten werden. Werden protaminhaltige Proben geprüft, ist das Äquilibrieren der Säule mit einer protaminhaltigen Lösung durchzuführen.

100 µl Lösung zur Bestimmung des Auflösungsvermögens werden eingespritzt. Werden die Chromatogramme unter den vorgeschriebenen Bedingungen aufgezeichnet, beträgt die Retentionszeit für polymere Insulinkomplexe oder kovalente Insulin-Protamin-Komplexe etwa 13 bis 17 min, die für kovalent-dimeres Insulin etwa 17,5 min, die für monomeres Insulin etwa 20 min und die für Salze etwa 22 min. Enthält die Prüflösung Konservierungsmittel wie Methyl-4-hydroxybenzoat, *m*-Cresol oder Phenol, werden diese Verbindungen später eluiert. Die Prüfung darf nur ausgewertet werden, wenn die Auflösung, definiert als das Verhältnis der Höhe des Peaks des Dimers zur Höhe des Tals über der Grundlinie, das die Peaks von Monomer und Dimer voneinander trennt, mindestens 2,0 beträgt.

100 µl Untersuchungslösung werden eingespritzt. Das Chromatogramm wird etwa 35 min lang aufgezeichnet. Wenn im Chromatogramm Peaks mit einer kürzeren Retentionszeit als der des Peaks von Insulin auftreten, darf die Summe ihrer Flächen nicht größer sein als 3,0 Prozent (protaminhaltige Zubereitungen) oder 2,0 Prozent (protaminfreie Zubereitungen) der Gesamtfläche der Peaks. Peaks, deren Retentionszeit länger ist als die des Insulin-Peaks, werden nicht berücksichtigt.

Verwandte Proteine: Die Prüfung erfolgt mit Hilfe der Flüssigchromatographie (2.2.29) wie unter „Gehaltsbestimmung" beschrieben, unter folgenden Elutionsbedingungen:

Zeit (min)	Mobile Phase A (% V/V)	Mobile Phase B (% V/V)	Erläuterungen
0–30	42	58	isokratisch
30–44	42 → 11	58 → 89	linearer Gradient
44–50	11	89	isokratisch

Die Lösungen sind bei 2 bis 10 °C aufzubewahren und innerhalb von 24 h zu verwenden.

Eine Systemeignungsprüfung (Auflösung, Linearität) wird, wie unter „Gehaltsbestimmung" beschrieben, durchgeführt. Falls erforderlich wird die Zusammensetzung der mobilen Phase so angepasst, dass das A21-Desamido-Insulin vom Schwein vor Beginn des Gradienten vollständig eluiert wird. Das Gradientenprofil kann ebenfalls so geändert werden, dass alle insulinverwandten Verunreinigungen vollständig eluiert werden.

20 µl Untersuchungslösung und 20 µl Referenzlösung a (Insulinzubereitungen mit 100 I. E. je Milliliter) oder Referenzlösung b (Insulinzubereitungen mit 40 I. E. je Milliliter) werden eingespritzt. Falls erforderlich wird das Einspritzvolumen zwischen 10 und 20 µl eingestellt, in Übereinstimmung mit dem Ergebnis, das bei der Prüfung auf Linearität, wie unter „Gehaltsbestimmung" beschrieben, erhalten wurde. Die Chromatogramme werden etwa 50 min lang aufgezeichnet. Falls erforderlich wird die mobile Phase weiter angepasst, um sicherzustellen, dass in der Untersuchungslösung vorhandene Konservierungsmittel deutlich vom Insulin getrennt werden und eine kürzere Retentionszeit aufweisen. Eine geringe Reduzierung der Acetonitrilkonzentration verlängert die Retentionszeit des Insulins verhältnismäßig stärker als die der Konservierungsmittel. Im Chromatogramm jeder der beiden Referenzlösungen erscheint A21-Desamido-Insulin als kleiner Peak nach dem Hauptpeak mit einer relativen Retention von etwa 1,3, bezogen auf den Hauptpeak von Insulin. Im Chromatogramm der Untersuchungslösung darf die Fläche des Peaks von A21-Desamido-Insulin nicht größer sein als 5,0 Prozent der Gesamtfläche der Peaks; die Summe der Flächen aller Peaks, ohne die Flächen der Peaks von Insulin und A21-Desamido-Insulin, darf nicht größer sein als 6,0 Prozent der Gesamtfläche der Peaks. Peaks von Konservierungsmitteln und Protamin (die frühzeitig eluiert werden) werden nicht berücksichtigt.

Gesamtzink: höchstens die in der jeweiligen Monographie angegebene Menge, mit Hilfe der Atomabsorptionsspektrometrie (2.2.23, Methode I) bestimmt

Falls in der jeweiligen Monographie nicht anders vorgeschrieben, wird folgende Methode angewendet:

Untersuchungslösung: Die Zubereitung wird vorsichtig geschüttelt und ein Volumen, das 200 I. E. Insulin enthält, entnommen und mit Salzsäure (0,01 mol · l^{-1}) zu 25,0 ml verdünnt. Falls erforderlich wird die Lösung mit Salzsäure (0,01 mol · l^{-1}) so verdünnt, dass eine geeignete Konzentration an Zink erhalten wird (zum Beispiel 0,4 bis 1,6 µg Zn je Milliliter).

Referenzlösungen: Als Referenzlösungen werden Lösungen von 0,40 µg, 0,80 µg, 1,00 µg, 1,20 µg beziehungsweise 1,60 µg Zn je Milliliter verwendet, die durch Verdünnen der Zink-Lösung (5 mg · ml^{-1} Zn) *R*

mit Salzsäure (0,01 mol·l⁻¹) unmittelbar vor Gebrauch hergestellt werden.

Die Absorption wird bei 213,9 nm mit einer Zink-Hohlkathodenlampe als Strahlungsquelle und einer Luft-Acetylen-Flamme geeigneter Zusammensetzung (zum Beispiel 11 Liter Luft und 2 Liter Acetylen je Minute) gemessen.

Zink in Lösung: falls zutreffend, höchstens die in der jeweiligen Monographie angegebene Menge, mit Hilfe der Atomabsorptionsspektrometrie (2.2.23, Methode I) bestimmt

Untersuchungslösung: Die Zubereitung wird zentrifugiert. 1 ml klarer Überstand wird mit Wasser R zu 25,0 ml verdünnt. Falls erforderlich wird die Lösung mit Wasser R so verdünnt, dass eine geeignete Konzentration an Zink erhalten wird (zum Beispiel 0,4 bis 1,6 µg Zn je Milliliter).

Referenzlösungen: Als Referenzlösungen werden Lösungen von 0,40 µg, 0,80 µg, 1,00 µg, 1,20 µg beziehungsweise 1,60 µg Zn je Milliliter verwendet, die durch Verdünnen der Zink-Lösung (5 mg · ml⁻¹ Zn) R mit Salzsäure (0,01 mol·l⁻¹) unmittelbar vor Gebrauch hergestellt werden.

Die Absorption wird bei 213,9 nm mit einer Zink-Hohlkathodenlampe als Strahlungsquelle und einer Luft-Acetylen-Flamme geeigneter Zusammensetzung (zum Beispiel: 11 Liter Luft und 2 Liter Acetylen je Minute) gemessen.

Bakterien-Endotoxine (2.6.14): weniger als 80 I. E. Bakterien-Endotoxine je 100 I. E. Insulin

Gehaltsbestimmung

Die Bestimmung erfolgt mit Hilfe der Flüssigchromatographie (2.2.29).

Untersuchungslösung: Der zu prüfenden Zubereitung (Suspension oder Lösung) werden 4 µl Salzsäure (6 mol·l⁻¹) R je Milliliter zugesetzt, um eine klare Lösung zu erhalten. Liegt eine Suspension vor, ist die Zubereitung vor der Probenahme zu schütteln, um eine homogene Probe zu erhalten. Wird die Suspension nach dem ersten Säurezusatz nicht innerhalb von 5 min klar, werden weitere kleine Mengen der Säure (weniger als 4 µl je Milliliter) zugesetzt, bis eine klare Lösung erhalten wird. Zubereitungen mit Konzentrationen von mehr als 100 I. E. je Milliliter müssen mit Salzsäure (0,01 mol·l⁻¹) weiter verdünnt werden, um ein Überladen der Säule zu vermeiden.

Referenzlösung a: Je nach Fall wird der Inhalt einer Durchstechflasche mit Insulin human CRS oder Insulin vom Schwein CRS in Salzsäure (0,01 mol·l⁻¹) so gelöst, dass eine Konzentration von 4,0 mg je Milliliter erhalten wird.

Die Referenzlösung a wird für die Gehaltsbestimmung von Insulinzubereitungen, die 100 I. E. je Milliliter enthalten, verwendet.

Referenzlösung b: 4,0 ml Referenzlösung a werden mit Salzsäure (0,01 mol·l⁻¹) zu 10,0 ml verdünnt.

Die Referenzlösung b wird für die Gehaltsbestimmung von Insulinzubereitungen, die 40 I. E. je Milliliter enthalten, verwendet.

Referenzlösung c: Der Inhalt einer Durchstechflasche mit Insulin human CRS wird in Salzsäure (0,01 mol·l⁻¹) so gelöst, dass eine Konzentration von 4,0 mg je Milliliter erhalten wird.

Referenzlösung d: Der Inhalt einer Durchstechflasche mit Insulin vom Schwein zur Eignungsprüfung CRS wird in Salzsäure (0,01 mol·l⁻¹) so gelöst, dass eine Konzentration von 4 mg je Milliliter erhalten wird.

Referenzlösung e: 1,0 ml Referenzlösung a wird mit Salzsäure (0,01 mol·l⁻¹) zu 10,0 ml verdünnt.

Referenzlösung f: 1,0 ml Referenzlösung b wird mit Salzsäure (0,01 mol·l⁻¹) zu 10,0 ml verdünnt.

Lösung zur Bestimmung des Auflösungsvermögens: 1,0 ml Referenzlösung c und 1,0 ml Referenzlösung d werden gemischt.

Die Lösungen sind bei 2 bis 10 °C aufzubewahren und innerhalb von 48 h zu verwenden.

Wird eine automatische Einspritzvorrichtung verwendet, ist sie bei einer Temperatur von 2 bis 10 °C zu halten.

Die Chromatographie kann durchgeführt werden mit
– einer Säule aus rostfreiem Stahl von 0,25 m Länge und 4,6 mm innerem Durchmesser, gepackt mit octadecylsilyliertem Kieselgel zur Chromatographie R (5 µm)
– folgenden Lösungen als mobile Phase bei einer Durchflussrate von 1 ml je Minute, die bei einer Temperatur von mindestens 20 °C hergestellt und aufbewahrt werden:
Mobile Phase A: 28,4 g wasserfreies Natriumsulfat R werden in Wasser zur Chromatographie R zu 1000 ml gelöst; die Lösung wird mit 2,7 ml Phosphorsäure 85 % R versetzt und falls erforderlich mit Aminoethanol R auf einen pH-Wert von 2,3 eingestellt; diese Lösung wird filtriert und entgast.
Mobile Phase B: 550 ml mobile Phase A und 450 ml Acetonitril R1 werden gemischt; die Lösung wird auf eine Temperatur von mindestens 20 °C erwärmt, um eine Fällung zu vermeiden, anschließend filtriert und entgast. (Das Mischen der mobilen Phase A mit Acetonitril ist ein endothermer Prozess.)
– einem Spektrometer als Detektor bei einer Wellenlänge von 214 nm.

Die Temperatur der Säule wird bei 40 °C gehalten.

Die Elution erfolgt mit einer Mischung von 42 Volumteilen mobiler Phase A und 58 Volumteilen mobiler Phase B. Falls erforderlich wird die Zusammensetzung geändert.

20 µl Lösung zur Bestimmung des Auflösungsvermögens und 20 µl Referenzlösung d werden eingespritzt. Das Chromatogramm der Lösung zur Bestimmung des Auflösungsvermögens wird so lange aufgezeichnet, bis der dem Hauptpeak im Chromatogramm der Referenzlösung d entsprechende Peak deutlich sichtbar ist. Im

Chromatogramm der Lösung zur Bestimmung des Auflösungsvermögens werden die Peaks von Insulin vom Schwein und Insulin human identifiziert. Die Bestimmung darf nur ausgewertet werden, wenn die Auflösung zwischen den Peaks von Insulin human und Insulin vom Schwein mindestens 1,2 beträgt. Falls erforderlich wird die Acetonitrilkonzentration in der mobilen Phase geändert, bis diese Auflösung erreicht ist.

20 µl Untersuchungslösung, 20 µl Referenzlösung a und 20 µl Referenzlösung e (bei Insulinzubereitungen, die 100 I. E. je Milliliter enthalten) beziehungsweise 20 µl Referenzlösung b und 20 µl Referenzlösung f (bei Insulinzubereitungen, die 40 I. E. je Milliliter enthalten) werden eingespritzt. Falls erforderlich wird die mobile Phase weiter verändert, um sicherzustellen, dass in der Untersuchungslösung vorhandene Konservierungsmittel deutlich vom Insulin getrennt werden und eine kürzere Retentionszeit aufweisen. Eine geringe Reduzierung der Acetonitrilkonzentration verlängert die Retentionszeit der Insuline verhältnismäßig stärker als die der Konservierungsmittel. Falls erforderlich wird die Säule nach beendeter Chromatographie mit einer Mischung gleicher Volumteile Acetonitril R 1 und Wasser zur Chromatographie R genügend lange gewaschen, um sicherzustellen, dass alle störenden Substanzen vor dem Einspritzen der nächsten Lösung eluiert wurden. Die Bestimmung darf nur ausgewertet werden, wenn die Fläche des Hauptpeaks im Chromatogramm der Referenzlösung a oder b das 10(± 0,5)fache der Fläche des Hauptpeaks im Chromatogramm der Referenzlösung e oder f beträgt. Wird diese Forderung nicht erfüllt, wird das Einspritzvolumen zwischen 10 und 20 µl so gewählt, dass die Messwerte im Linearitätsbereich des Detektors liegen.

Der Gehalt an Insulin plus A21-Desamido-Insulin wird aus der Fläche des Peaks von Insulin human oder Insulin vom Schwein und der Fläche des Peaks des A21-Desamido-Insulins sowie unter Berücksichtigung des für Insulin human CRS beziehungsweise Insulin vom Schwein CRS angegebenen Gehalts an Insulin plus A21-Desamido-Insulin berechnet. 100 I. E. Insulin entsprechen 3,47 mg Insulin human und 3,45 mg Insulin vom Schwein.

Lagerung

Wenn nichts anderes vorgeschrieben ist, im sterilen, dicht verschlossenen Behältnis mit Originalitätsverschluss, vor Licht geschützt, bei 2 bis 8 °C

Insulinzubereitungen dürfen nicht gefrieren.

Beschriftung

Die Beschriftung gibt an,
- Aktivität in Internationalen Einheiten je Milliliter
- Konzentration des Insulins in Milligramm je Milliliter
- falls zutreffend, dass die Substanz durch enzymatische Modifikation von Insulin vom Schwein hergestellt wurde
- falls zutreffend, dass die Substanz mit rDNA-Rekombinationstechnik hergestellt wurde
- falls zutreffend die Tierart, von der die Substanz gewonnen wurde
- dass die Zubereitung nicht gefrieren darf
- falls zutreffend, dass die Zubereitung vor Gebrauch resuspendiert werden muss.

10.4/0833

Isophan-Insulin-Suspension zur Injektion

Insulinum isophanum iniectabile

Isophan-Insulin-Suspension zur Injektion muss der Monographie **Insulinzubereitungen zur Injektion (Praeparationes insulini iniectabiles)** *mit folgenden Ergänzungen entsprechen:*

Definition

Isophan-Insulin-Suspension zur Injektion ist eine sterile Suspension von Insulin human oder Insulin vom Schwein, das mit Protaminsulfat oder einem anderen geeigneten Protamin komplexiert ist.

Herstellung

Die Herstellung erfolgt entsprechend dem in der Monographie **Insulinzubereitungen zur Injektion** beschriebenen Verfahren.

Die Protaminmenge entspricht dem Isophanverhältnis und muss mindestens 0,3 mg und darf höchstens 0,6 mg Protaminsulfat je 100 I. E. Insulin im Insulin-Protamin-Komplex betragen.

Eigenschaften

Weiße bis fast weiße Suspension, die sich bei längerem Stehenlassen in ein weißes bis fast weißes Sediment und einen farblosen bis fast farblosen Überstand trennt

Das Sediment lässt sich einfach durch leichtes Schütteln resuspendieren. Unter dem Mikroskop erscheinen die Partikeln als stabförmige Kristalle, überwiegend mit einer maximalen Ausdehnung von mehr als 1 µm, aber selten über 60 µm, frei von großen Aggregaten.

Prüfung auf Identität

Die unter „Gehaltsbestimmung" erhaltenen Chromatogramme werden ausgewertet. Der dem Insulin entsprechende Peak im Chromatogramm der Untersuchungslösung entspricht in Bezug auf die Lage dem Hauptpeak im Chromatogramm der entsprechenden Referenzlösung.

Prüfung auf Reinheit

Gesamtzink: höchstens 40,0 µg je 100 I. E. Insulin

Die Bestimmung erfolgt nach der in der Monographie **Insulinzubereitungen zur Injektion** beschriebenen Methode.

K

Kaliumchlorid 8047   Kaliumhydrogentartrat 8048

10.4/0185

Kaliumchlorid
Kalii chloridum

KCl M_r 74,5

CAS Nr. 7447-40-7

Definition

Gehalt: 99,0 bis 101,0 Prozent KCl (getrocknete Substanz)

Eigenschaften

Aussehen: weißes bis fast weißes, kristallines Pulver oder farblose Kristalle

Löslichkeit: leicht löslich in Wasser, praktisch unlöslich in wasserfreiem Ethanol

Prüfung auf Identität

A. Die Substanz gibt die Identitätsreaktion a auf Chlorid (2.3.1).

B. Die Prüflösung (siehe „Prüfung auf Reinheit") gibt die Identitätsreaktionen auf Kalium (2.3.1).

Prüfung auf Reinheit

Prüflösung: 10,0 g Substanz werden in kohlendioxidfreiem Wasser R, das aus destilliertem Wasser R hergestellt wurde, zu 100 ml gelöst.

Aussehen der Lösung: Die Prüflösung muss klar (2.2.1) und farblos (2.2.2, Methode II) sein.

Sauer oder alkalisch reagierende Substanzen: 50 ml Prüflösung werden mit 0,1 ml Bromthymolblau-Lösung R 1 versetzt. Bis zum Farbumschlag des Indikators dürfen höchstens 0,5 ml Salzsäure (0,01 mol · l^{-1}) oder Natriumhydroxid-Lösung (0,01 mol · l^{-1}) verbraucht werden.

Bromid: höchstens 0,1 Prozent

1,0 ml Prüflösung wird mit Wasser R zu 50 ml verdünnt. 5,0 ml dieser Lösung werden mit 2,0 ml Phenolrot-Lösung R 2 und 1,0 ml Chloramin-T-Lösung R 1 versetzt und sofort gemischt. Nach genau 2 min wird die Lösung mit 0,15 ml Natriumthiosulfat-Lösung (0,1 mol · l^{-1}) versetzt, gemischt und mit Wasser R zu 10,0 ml verdünnt. Die Absorption (2.2.25) dieser Lösung, bei 590 nm gegen Wasser R als Kompensationsflüssigkeit gemessen, darf nicht größer sein als die einer Referenzlösung, die gleichzeitig und in gleicher Weise mit 5 ml einer Lösung von Kaliumbromid R (3,0 mg · l^{-1}) hergestellt wurde.

Iodid: 5 g Substanz werden tropfenweise mit einer frisch hergestellten Mischung von 0,15 ml Natriumnitrit-Lösung R, 2 ml Schwefelsäure (0,5 mol · l^{-1}), 25 ml iodidfreier Stärke-Lösung R und 25 ml Wasser R befeuchtet. Nach 5 min darf die Substanz im Tageslicht keine Blaufärbung zeigen.

Sulfat (2.4.13): höchstens 300 ppm

5 ml Prüflösung werden mit destilliertem Wasser R zu 15 ml verdünnt.

Aluminium (2.4.17): höchstens 1,0 ppm für Kaliumchlorid zur Herstellung von Hämodialyselösungen

Vorgeschriebene Lösung: 4 g Substanz werden in 100 ml Wasser R gelöst. Die Lösung wird mit 10 ml Acetat-Pufferlösung pH 6,0 R versetzt.

Referenzlösung: eine Mischung von 2 ml Aluminium-Lösung (2 ppm Al) R, 10 ml Acetat-Pufferlösung pH 6,0 R und 98 ml Wasser R

Blindlösung: eine Mischung von 10 ml Acetat-Pufferlösung pH 6,0 R und 100 ml Wasser R

Eisen (2.4.9): höchstens 20 ppm

5 ml Prüflösung werden mit Wasser R zu 10 ml verdünnt.

Magnesium, Erdalkalimetalle (2.4.7): höchstens 200 ppm, berechnet als Calcium und mit 10,0 g Substanz unter Verwendung von 0,15 g Eriochromschwarz-T-Verreibung R bestimmt

Der Verbrauch an Natriumedetat-Lösung (0,01 mol · l^{-1}) darf höchstens 5,0 ml betragen.

Natrium: höchstens 0,1 Prozent für Kaliumchlorid zur Herstellung von Parenteralia oder Hämodialyselösungen

Atomemissionsspektrometrie (2.2.22, Methode I)

Untersuchungslösung: 1,00 g Substanz wird in Wasser R zu 100,0 ml gelöst.

Referenzlösungen: Zur Herstellung der Referenzlösungen wird eine Lösung, die 200 µg Na je Milliliter enthält und die wie nachfolgend beschrieben hergestellt wird, entsprechend verdünnt.

0,5084 g zuvor 3 h lang bei 105 °C getrocknetes Natriumchlorid R werden in Wasser R zu 1000,0 ml gelöst.

Wellenlänge: 589 nm

Trocknungsverlust (2.2.32): höchstens 1,0 Prozent, mit 1,000 g Substanz durch 3 h langes Trocknen im Trockenschrank bei 105 °C bestimmt

Kaliumchlorid

Gehaltsbestimmung

60,0 mg Substanz werden in Wasser R gelöst. Die Lösung wird mit 5 ml verdünnter Salpetersäure R versetzt, mit Wasser R zu 50 ml verdünnt und mit Silbernitrat-Lösung (0,1 mol · l^{-1}) titriert. Der Endpunkt wird mit Hilfe der Potentiometrie (2.2.20) bestimmt.

1 ml Silbernitrat-Lösung (0,1 mol · l^{-1}) entspricht 7,45 mg KCl.

Beschriftung

Die Beschriftung gibt, falls zutreffend, an, dass die Substanz für die Herstellung
- von Parenteralia geeignet ist
- von Hämodialyselösungen geeignet ist.

10.4/1984

Kaliumhydrogentartrat
Kalii hydrogenotartras

C$_4$H$_5$KO$_6$ M_r 188,2

CAS Nr. 868-14-4

Definition

Kalium[(2R,3R)-3-carboxy-2,3-dihydroxypropanoat]

Gehalt: 99,0 bis 101,0 Prozent (getrocknete Substanz)

Eigenschaften

Aussehen: weißes bis fast weißes, kristallines Pulver oder farblose Kristalle

Löslichkeit: schwer löslich in Wasser, praktisch unlöslich in Ethanol 96 %

Die Substanz löst sich in verdünnten Mineralsäuren und verdünnten Alkalihydroxid-Lösungen.

Prüfung auf Identität

A. Die Substanz entspricht der Prüfung „Spezifische Drehung" (siehe „Prüfung auf Reinheit").

B. 0,5 g Substanz werden in 50 ml Wasser R suspendiert. Die Suspension wird zum Sieden erhitzt und im Sieden gehalten, bis die Substanz vollständig gelöst ist. Die Lösung wird erkalten gelassen (Lösung A). Werden 5 ml Lösung A mit 0,1 ml Methylrot-Lösung R versetzt, ist die Lösung rot gefärbt.

C. Die Lösung A gibt die Identitätsreaktion a auf Tartrat (2.3.1).

D. Die Lösung A gibt die Identitätsreaktion b auf Kalium (2.3.1).

Prüfung auf Reinheit

Spezifische Drehung (2.2.7): +8,0 bis +9,2 (getrocknete Substanz)

2,50 g Substanz werden in 20 ml Salzsäure (1 mol · l^{-1}) unter Erhitzen gelöst. Nach dem Erkalten wird die Lösung mit Wasser R zu 25,0 ml verdünnt.

Oxalsäure: höchstens 500 ppm

0,43 g Substanz werden in 4 ml Wasser R gelöst. Nach Zusatz von 3 ml Salzsäure R und 1 g Zink R als Granulat wird die Lösung zum Sieden erhitzt, 1 min lang im Sieden gehalten und 2 min lang stehen gelassen. Die Lösung wird in ein Reagenzglas dekantiert, das 0,25 ml einer Lösung von Phenylhydrazinhydrochlorid R (10 g · l^{-1}) enthält. Die Mischung wird zum Sieden erhitzt, anschließend rasch abgekühlt und in einen Messzylinder überführt. Ein gleiches Volumen Salzsäure R und 0,25 ml einer Lösung von Kaliumhexacyanoferrat(III) R (50 g · l^{-1}) werden zugesetzt. Die Mischung wird geschüttelt und 30 min lang stehen gelassen. Sie darf nicht stärker rosa gefärbt sein als eine Vergleichslösung, die gleichzeitig und in gleicher Weise mit einer Mischung von 1 ml Wasser R und 3 ml einer Lösung von Oxalsäure R (0,1 g · l^{-1}) hergestellt wurde.

Chlorid (2.4.4): höchstens 500 ppm

1,0 g Substanz wird unter Erhitzen in einer Mischung von 3 ml verdünnter Salpetersäure R und 50 ml Wasser R gelöst. Die Lösung wird mit Wasser R zu 100 ml verdünnt. 10 ml dieser Lösung werden mit Wasser R zu 15 ml verdünnt.

Sulfat (2.4.13): höchstens 500 ppm

0,30 g Substanz werden in 3,0 ml verdünnter Salzsäure R suspendiert. Die Suspension wird mit destilliertem Wasser R zu 15 ml verdünnt und anschließend erhitzt, bis die Substanz vollständig gelöst ist.

Trocknungsverlust (2.2.32): höchstens 0,5 Prozent, mit 1,000 g Substanz durch Trocknen im Trockenschrank bei 105 °C bestimmt

Gehaltsbestimmung

0,170 g Substanz werden in 100 ml Wasser R von 100 °C gelöst. Die noch heiße Lösung wird nach Zusatz von 0,3 ml Phenolphthalein-Lösung R als Indikator mit Natriumhydroxid-Lösung (0,1 mol·l^{-1}) titriert.

1 ml Natriumhydroxid-Lösung (0,1 mol·l^{-1}) entspricht 18,82 mg $C_4H_5KO_6$.

L

Levomepromazinhydrochlorid............ 8053
Lorazepam........................ 8054
Lovastatin 8056

10.4/0505

Levomepromazin-hydrochlorid

Levomepromazini hydrochloridum

$C_{19}H_{25}ClN_2OS$ M_r 364,9

CAS Nr. 1236-99-3

Definition

(2R)-3-(2-Methoxy-10H-phenothiazin-10-yl)-N,N,2-trimethylpropan-1-amin-hydrochlorid

Gehalt: 98,5 bis 101,0 Prozent (getrocknete Substanz).

Eigenschaften

Aussehen: Weißes bis sehr schwach gelbes, kristallines, leicht hygroskopisches Pulver

Löslichkeit: leicht löslich in Wasser und in Ethanol 96 %

Die Substanz zersetzt sich bei Luft- und Lichteinwirkung.

Die Substanz zeigt Polymorphie (5.9). Sie tritt in zwei Formen auf, von denen die eine bei etwa 142 °C, die andere bei etwa 162 °C schmilzt.

Prüfung auf Identität

A. UV-Vis-Spektroskopie (2.2.25)

Die Lösungen werden unter Ausschluss direkter Lichteinwirkung hergestellt und die Messungen sofort durchgeführt.

Untersuchungslösung: 50,0 mg Substanz werden in Wasser R zu 500,0 ml gelöst. 10,0 ml Lösung werden mit Wasser R zu 100,0 ml verdünnt.

Spektralbereich: 230 bis 340 nm

Absorptionsmaxima: bei 250 und 302 nm

Spezifische Absorption im Absorptionsmaximum bei 250 nm: 640 bis 700

B. Die Substanz entspricht der Prüfung „Identifizierung von Phenothiazinen durch Dünnschichtchromatographie" (2.3.3). Zur Herstellung der Referenzlösung wird Levomepromazinhydrochlorid CRS verwendet.

C. 0,2 g Substanz werden in einem 100-ml-Scheidetrichter mit 5 ml Wasser R und 0,5 ml konzentrierter Natriumhydroxid-Lösung R versetzt. Die Mischung wird 2-mal mit je 10 ml Ether R kräftig ausgeschüttelt. Die Etherphasen werden vereinigt, über wasserfreiem Natriumsulfat R getrocknet und anschließend zur Trockne eingedampft. Der Rückstand wird 15 min lang bei 100 bis 105 °C erhitzt und anschließend zum Auskristallisieren in eine Eis-Wasser-Mischung gestellt. Falls erforderlich wird zur Einleitung der Kristallisation die Gefäßwand mit einem Glasstab gerieben. Die 2 h lang bei 60 °C getrockneten Kristalle schmelzen (2.2.14) bei 122 bis 128 °C.

D. 20 mg Substanz werden in 2 ml Methanol R gelöst. Die Lösung gibt die Identitätsreaktion a auf Chlorid (2.3.1).

Prüfung auf Reinheit

Prüflösung: 2,50 g Substanz werden in kohlendioxidfreiem Wasser R zu 25,0 ml gelöst.

Sauer oder alkalisch reagierende Substanzen: 10 ml Prüflösung werden mit 0,1 ml Bromcresolgrün-Lösung R versetzt. Bis zum Farbumschlag des Indikators dürfen höchstens 0,5 ml einer Lösung von Natriumhydroxid R (0,40 g · l^{-1}) oder 1,0 ml einer Lösung von Salzsäure R (1,03 g · l^{-1}) verbraucht werden.

Spezifische Drehung (2.2.7): +9,5 bis +11,5 (getrocknete Substanz), mit der Prüflösung bestimmt

Verwandte Substanzen: Dünnschichtchromatographie (2.2.29)

Die Lösungen werden unmittelbar vor Gebrauch hergestellt. Die Prüfung wird unter Ausschluss direkter Lichteinwirkung durchgeführt.

Lösungsmittelmischung: Diethylamin R, Methanol R (5:95 V/V)

Untersuchungslösung: 0,2 g Substanz werden in der Lösungsmittelmischung zu 10 ml gelöst.

Referenzlösung: 0,5 ml Untersuchungslösung werden mit der Lösungsmittelmischung zu 100 ml verdünnt.

Platte: DC-Platte mit Kieselgel F_{254} R

Fließmittel: Aceton R, Diethylamin R, Cyclohexan R (10:10:80 V/V/V)

Auftragen: 10 µl

Laufstrecke: über 2/3 der Platte

Trocknen: an der Luft, bis die Lösungsmittel verdampft sind

Detektion: im ultravioletten Licht bei 254 nm

8054 Levomepromazinhydrochlorid

Retardationsfaktor
– Levomepromazin: etwa 0,5

Grenzwerte
– jede Verunreinigung: Kein auftretender Nebenfleck darf intensiver sein als der Fleck im Chromatogramm der Referenzlösung (0,5 Prozent).

Trocknungsverlust (2.2.32): höchstens 1,0 Prozent, mit 1,000 g Substanz durch 3 h langes Trocknen im Trockenschrank bei 105 °C bestimmt

Sulfatasche (2.4.14): höchstens 0,1 Prozent, mit 1,0 g Substanz bestimmt

Gehaltsbestimmung

0,300 g Substanz werden in 5 ml Wasser R gelöst und nach Zusatz von 50 ml 2-Propanol R mit Natriumhydroxid-Lösung (0,1 mol · l⁻¹) titriert. Der Endpunkt wird mit Hilfe der Potentiometrie (2.2.20) bestimmt.

1 ml Natriumhydroxid-Lösung (0,1 mol · l⁻¹) entspricht 36,49 mg $C_{19}H_{25}ClN_2OS$.

Lagerung

Dicht verschlossen, vor Licht geschützt

10.4/1121

Lorazepam
Lorazepamum

$C_{15}H_{10}Cl_2N_2O_2$ M_r 321,2

CAS Nr. 846-49-1

Definition

(3*RS*)-7-Chlor-5-(2-chlorphenyl)-3-hydroxy-1,3-dihydro-2*H*-1,4-benzodiazepin-2-on

Gehalt: 98,5 bis 102,0 Prozent (getrocknete Substanz)

Eigenschaften

Aussehen: weißes bis fast weißes, kristallines Pulver

Löslichkeit: praktisch unlöslich in Wasser, wenig löslich in Ethanol 96 %, wenig bis schwer löslich in Dichlormethan

Die Substanz zeigt Polymorphie (5.9).

Prüfung auf Identität

IR-Spektroskopie (2.2.24)

Spektralbereich: 600 bis 2000 cm⁻¹

Vergleich: Lorazepam CRS

Prüfung auf Reinheit

Verwandte Substanzen: Flüssigchromatographie (2.2.29)

Die Lösungen müssen unmittelbar vor Gebrauch hergestellt werden.

Untersuchungslösung: 40,0 mg Substanz werden in 25 ml Acetonitril R 1 gelöst. Die Lösung wird mit Wasser R zu 50,0 ml verdünnt.

Referenzlösung a: 1,0 ml Untersuchungslösung wird mit einer Mischung gleicher Volumteile Acetonitril R 1 und Wasser R zu 100,0 ml verdünnt. 1,0 ml dieser Lösung wird mit einer Mischung gleicher Volumteile Acetonitril R 1 und Wasser R zu 10,0 ml verdünnt.

Referenzlösung b: Der Inhalt einer Durchstechflasche mit Lorazepam zur Eignungsprüfung CRS (mit den Verunreinigungen B und D) wird in 1 ml einer Mischung gleicher Volumteile Acetonitril R 1 und Wasser R gelöst.

Referenzlösung c: 4,0 mg Lorazepam-Verunreinigung D CRS werden in 25 ml Acetonitril R 1 gelöst. Die Lösung wird mit Wasser R zu 50,0 ml verdünnt. 1,0 ml dieser Lösung wird mit einer Mischung gleicher Volumteile Acetonitril R 1 und Wasser R zu 100,0 ml verdünnt.

Säule
– Größe: $l = 0,25$ m, $\emptyset = 4,6$ mm
– Stationäre Phase: nachsilanisiertes, octadecylsilyliertes Kieselgel zur Chromatographie mit erweitertem pH-Bereich R (5 µm)

Mobile Phase
– Mobile Phase A: 3,48 g Kaliummonohydrogenphosphat R werden in einer Mischung von 50 ml Acetonitril R 1 und 850 ml Wasser zur Chromatographie R gelöst; die Lösung wird mit einer Lösung von Natriumhydroxid R (40 g · l⁻¹) auf einen scheinbaren pH-Wert von 10,5 eingestellt und anschließend mit Wasser zur Chromatographie R zu 1000 ml verdünnt.
– Mobile Phase B: Acetonitril R 1

Zeit (min)	Mobile Phase A (% V/V)	Mobile Phase B (% V/V)
0–5	80	20
5–35	80 → 30	20 → 70
35–50	30	70
50–60	30 → 80	70 → 20

Durchflussrate: 1,0 ml · min^{-1}

Detektion: Spektrometer bei 235 nm

Einspritzen: 20 µl

Identifizierung von Verunreinigungen: Zur Identifizierung der Peaks der Verunreinigungen B und D werden das mitgelieferte Chromatogramm von Lorazepam zur Eignungsprüfung *CRS* und das mit der Referenzlösung b erhaltene Chromatogramm verwendet.

Relative Retention (bezogen auf Lorazepam, t_R etwa 17 min)
– Verunreinigung D: etwa 0,9
– Verunreinigung B: etwa 1,1

Eignungsprüfung: Referenzlösung b
– Auflösung: mindestens 4,5 zwischen den Peaks von Verunreinigung D und Lorazepam
– Peak-Tal-Verhältnis: mindestens 5,0, wobei H_p die Höhe des Peaks der Verunreinigung B über der Basislinie und H_v die Höhe des niedrigsten Punkts der Kurve über der Basislinie zwischen den Peaks von Lorazepam und Verunreinigung B darstellt

Grenzwerte
– Verunreinigung B: nicht größer als die Fläche des Hauptpeaks im Chromatogramm der Referenzlösung a (0,10 Prozent)
– Verunreinigung D: nicht größer als die Fläche des Hauptpeaks im Chromatogramm der Referenzlösung c (0,10 Prozent)
– Nicht spezifizierte Verunreinigungen: jeweils nicht größer als die Fläche des Hauptpeaks im Chromatogramm der Referenzlösung a (0,10 Prozent)
– Summe aller Verunreinigungen: nicht größer als das 2fache der Fläche des Hauptpeaks im Chromatogramm der Referenzlösung a (0,2 Prozent)
– Ohne Berücksichtigung bleiben: Peaks, deren Fläche nicht größer ist als das 0,5fache der Fläche des Hauptpeaks im Chromatogramm der Referenzlösung a (0,05 Prozent)

Trocknungsverlust (2.2.32): höchstens 0,5 Prozent, mit 1,000 g Substanz durch Trocknen im Vakuum bei 105 °C und höchstens 0,1 kPa bestimmt

Sulfatasche (2.4.14): höchstens 0,1 Prozent, mit 1,0 g Substanz bestimmt

Gehaltsbestimmung

0,250 g Substanz werden in 30 ml Dimethylformamid *R* gelöst und mit Tetrabutylammoniumhydroxid-Lösung (0,1 mol · l^{-1}) titriert. Der Endpunkt wird mit Hilfe der Potentiometrie (2.2.20) bestimmt. Während der Titration ist die Lösung vor dem Kohlendioxid der Luft zu schützen.

1 ml Tetrabutylammoniumhydroxid-Lösung (0,1 mol · l^{-1}) entspricht 32,12 mg $C_{15}H_{10}Cl_2N_2O_2$.

Verunreinigungen

Spezifizierte Verunreinigungen:

B, D

Andere bestimmbare Verunreinigungen

(Die folgenden Substanzen werden, falls in einer bestimmten Menge vorhanden, durch eine oder mehrere Prüfmethoden in der Monographie erfasst. Sie werden begrenzt durch das allgemeine Akzeptanzkriterium für weitere Verunreinigungen/nicht spezifizierte Verunreinigungen und/oder durch die Anforderungen der Allgemeinen Monographie **Substanzen zur pharmazeutischen Verwendung (Corpora ad usum pharmaceuticum)**. Diese Verunreinigungen müssen daher nicht identifiziert werden, um die Konformität der Substanz zu zeigen. Siehe auch „5.10 Kontrolle von Verunreinigungen in Substanzen zur pharmazeutischen Verwendung"):

A, C, E

A.

(2-Amino-5-chlorphenyl)(2-chlorphenyl)methanon

B.

[(3*RS*)-7-Chlor-5-(2-chlorphenyl)-2-oxo-2,3-dihydro-1*H*-1,4-benzodiazepin-3-yl]acetat

C.

7-Chlor-5-(2-chlorphenyl)-1,3-dihydro-2*H*-1,4-benzodiazepin-2-on-4-oxid

D.

(5*RS*)-7-Chlor-5-(2-chlorphenyl)-4,5-dihydro-1*H*-
1,4-benzodiazepin-2,3-dion

E.

6-Chlor-4-(2-chlorphenyl)chinazolin-2-carbaldehyd

10.4/1538

Lovastatin

Lovastatinum

$C_{24}H_{36}O_5$ M_r 404,5

CAS Nr. 75330-75-5

Definition

[(1*S*,3*R*,7*S*,8*S*,8a*R*)-8-[2-[(2*R*,4*R*)-4-Hydroxy-6-oxo=
oxan-2-yl]ethyl]-3,7-dimethyl-1,2,3,7,8,8a-
hexahydronaphthalin-1-yl][(2*S*)-2-methylbutanoat]

Gehalt: 97,0 bis 102,0 Prozent (wasserfreie Substanz)

Eigenschaften

Aussehen: weißes bis fast weißes, kristallines Pulver

Löslichkeit: praktisch unlöslich in Wasser, löslich in Aceton, wenig löslich in wasserfreiem Ethanol

Prüfung auf Identität

A. Die Substanz entspricht der Prüfung „Spezifische Drehung" (siehe „Prüfung auf Reinheit").

B. IR-Spektroskopie (2.2.24)

Vergleich: Lovastatin *CRS*

Prüfung auf Reinheit

Spezifische Drehung (2.2.7): +325 bis +340 (wasserfreie Substanz)

0,125 g Substanz werden in Acetonitril *R* zu 25,0 ml gelöst.

Verunreinigung E: Flüssigchromatographie (2.2.29)

Untersuchungslösung: 25,0 mg Substanz werden in Acetonitril *R* zu 25,0 ml gelöst.

Referenzlösung a: 5,0 ml Untersuchungslösung werden mit Acetonitril *R* zu 100,0 ml verdünnt. 5,0 ml dieser Lösung werden mit Acetonitril *R* zu 50,0 ml verdünnt.

Referenzlösung b: 4 mg Lovastatin zur Peak-Identifizierung *CRS* (mit den Verunreinigungen A, B, C, D, E und F) werden in Acetonitril *R* zu 10 ml gelöst.

Säule
- Größe: l = 0,25 m, ⌀ = 4,6 mm
- Stationäre Phase: desaktiviertes, octylsilyliertes Kieselgel zur Chromatographie *R* (5 µm)
- Temperatur: 40 °C

Mobile Phase: Lösung von Phosphorsäure 85 % *R* (1,1 g · l⁻¹), Acetonitril *R* 1 (35:65 *V/V*)

Durchflussrate: 1,5 ml · min⁻¹

Detektion: Spektrometer bei 200 nm

Einspritzen: 10 µl

Chromatographiedauer: 3fache Retentionszeit von Lovastatin

Identifizierung von Verunreinigungen: Zur Identifizierung des Peaks der Verunreinigung E werden das mitgelieferte Chromatogramm von Lovastatin zur Peak-Identifizierung *CRS* und das mit der Referenzlösung b erhaltene Chromatogramm verwendet.

Relative Retention (bezogen auf Lovastatin, t_R etwa 5 min)
- Verunreinigung E: etwa 1,3

Eignungsprüfung: Referenzlösung b
- Auflösung: mindestens 5,0 zwischen den Peaks von Lovastatin und Verunreinigung E

Grenzwerte
- Korrekturfaktor: Für die Berechnung des Gehalts wird die Fläche des Peaks von Verunreinigung E mit 1,6 multipliziert.
- Verunreinigung E: nicht größer als die Fläche des Hauptpeaks im Chromatogramm der Referenzlösung a (0,5 Prozent)

Verwandte Substanzen: Flüssigchromatographie (2.2.29)

Untersuchungslösung: 20,0 mg Substanz werden in Acetonitril *R* zu 50,0 ml gelöst.

Referenzlösung a: 20,0 mg Lovastatin *CRS* werden in Acetonitril *R* zu 50,0 ml gelöst.

Referenzlösung b: 5,0 ml Untersuchungslösung werden mit Acetonitril *R* zu 100,0 ml verdünnt. 5,0 ml dieser Lösung werden mit Acetonitril *R* zu 50,0 ml verdünnt.

Referenzlösung c: 4 mg Lovastatin zur Peak-Identifizierung *CRS* (mit den Verunreinigungen A, B, C, D, E und F) werden in Acetonitril *R* zu 10 ml gelöst.

Säule
– Größe: $l = 0,25$ m, $\varnothing = 4,6$ mm
– Stationäre Phase: desaktiviertes, octylsilyliertes Kieselgel zur Chromatographie *R* (5 µm)

Mobile Phase
– Mobile Phase A: eine 0,1-prozentige Lösung (*V/V*) von Phosphorsäure 85 % *R*
– Mobile Phase B: Acetonitril zur Chromatographie *R*

Zeit (min)	Mobile Phase A (% *V/V*)	Mobile Phase B (% *V/V*)
0–7	40	60
7–9	40 → 35	60 → 65
9–15	35 → 10	65 → 90
15–20	10	90

Durchflussrate: 1,5 ml · min^{-1}

Detektion: Spektrometer bei 238 nm

Einspritzen: 10 µl; Untersuchungslösung, Referenzlösungen b und c

Identifizierung von Verunreinigungen: Zur Identifizierung der Peaks der Verunreinigungen A, B, C, D und F werden das mitgelieferte Chromatogramm von Lovastatin zur Peak-Identifizierung *CRS* und das mit der Referenzlösung c erhaltene Chromatogramm verwendet.

Relative Retention (bezogen auf Lovastatin, t_R etwa 7 min)
– Verunreinigung B: etwa 0,6
– Verunreinigung A: etwa 0,8
– Verunreinigung F: etwa 0,9
– Verunreinigung C: etwa 1,6
– Verunreinigung D: etwa 2,3

Eignungsprüfung: Referenzlösung c
– Peak-Tal-Verhältnis: mindestens 3,0, wobei H_p die Höhe des Peaks der Verunreinigung F über der Basislinie und H_v die Höhe des niedrigsten Punkts der Kurve über der Basislinie zwischen den Peaks von Verunreinigung F und Lovastatin darstellt

Grenzwerte
– Verunreinigungen A, B, C, D: jeweils nicht größer als das 0,6fache der Fläche des Hauptpeaks im Chromatogramm der Referenzlösung b (0,3 Prozent)
– Verunreinigung F: nicht größer als das 0,3fache der Fläche des Hauptpeaks im Chromatogramm der Referenzlösung b (0,15 Prozent)
– Nicht spezifizierte Verunreinigungen: jeweils nicht größer als das 0,2fache der Fläche des Hauptpeaks im Chromatogramm der Referenzlösung b (0,10 Prozent)
– Summe aller Verunreinigungen: nicht größer als das 2fache der Fläche des Hauptpeaks im Chromatogramm der Referenzlösung b (1,0 Prozent)
– Ohne Berücksichtigung bleiben: Peaks, deren Fläche nicht größer ist als das 0,1fache der Fläche des Hauptpeaks im Chromatogramm der Referenzlösung b (0,05 Prozent)

Wasser (2.5.12): höchstens 0,5 Prozent, mit 1,00 g Substanz bestimmt

Sulfatasche (2.4.14): höchstens 0,2 Prozent, mit 1,0 g Substanz bestimmt

Gehaltsbestimmung

Flüssigchromatographie (2.2.29) wie unter „Verwandte Substanzen" beschrieben, mit folgender Änderung:

Einspritzen: Untersuchungslösung, Referenzlösung a

Der Prozentgehalt an $C_{24}H_{36}O_5$ wird unter Berücksichtigung des für Lovastatin *CRS* angegebenen Gehalts berechnet.

Lagerung

Unter Stickstoff, bei 2 bis 8 °C

Verunreinigungen

Spezifizierte Verunreinigungen:

A, B, C, D, E, F

A.

[(1*S*,7*S*,8*S*,8a*R*)-8-[2-[(2*R*,4*R*)-4-Hydroxy-6-oxo=oxan-2-yl]ethyl]-7-methyl-1,2,3,7,8,8a-hexahydro=naphthalin-1-yl][(2*S*)-2-methylbutanoat] (Mevastatin)

B.

(3R,5R)-7-[(1S,2S,6R,8S,8aR)-2,6-Dimethyl-
8-[[(2S)-2-methylbutanoyl]oxy]-1,2,6,7,8,8a-hexa=
hydronaphthalin-1-yl]-3,5-dihydroxyheptansäure
(Hydroxysäure von Lovastatin)

C.

[(1S,3R,7S,8S,8aR)-3,7-Dimethyl-8-[2-[(2R)-6-oxo-
3,6-dihydro-2H-pyran-2-yl]ethyl]-1,2,3,7,8,8a-hexa=
hydronaphthalin-1-yl][(2S)-2-methylbutanoat]
(Dehydrolovastatin)

D.

[(2R,4R)-2-[2-[(1S,2S,6R,8S,8aR)-2,6-Dimethyl-
8-[[(2S)-2-methylbutanoyl]oxy]-1,2,6,7,8,8a-hexa=
hydronaphthalin-1-yl]ethyl]-6-oxooxan-4-yl]=
[(3R,5R)-7-[(1S,2S,6R,8S,8aR)-2,6-dimethyl-8-
[[(2S)-2-methylbutanoyl]oxy]-1,2,6,7,8,8a-hexahydro=
naphthalin-1-yl]-3,5-dihydroxyheptanoat]
(Lovastatin-Dimer)

E.

[(1S,3S,4aR,7S,8S,8aS)-8-[2-[(2R,4R)-4-Hydroxy-
6-oxooxan-2-yl]ethyl]-3,7-dimethyl-1,2,3,4,4a,7,8,8a-
octahydronaphthalin-1-yl][(2S)-2-methylbutanoat]
(4,4a-Dihydrolovastatin)

F.

[(1S,3R,7S,8S,8aR)-8-[2-[(2R,4R)-4-Hydroxy-
6-oxooxan-2-yl]ethyl]-3,7-dimethyl-1,2,3,7,8,8a-
hexahydronaphthalin-1-yl][(2Z)-2-methylbut-2-enoat]

M

Magnesiumaluminometasilicat 8061   Moxidectin für Tiere 8063

10.4/2854

Magnesiumaluminometasilicat

Magnesii aluminometasilicas

Definition

Die Substanz synthetischen Ursprungs kommt in zwei Formen vor (Typ A und Typ B), die sich in ihren scheinbaren pH-Werten unterscheiden.

Die Substanz enthält unterschiedliche Mengen Wasser.

Gehalt (Typ A und Typ B)
- Siliciumdioxid (SiO_2, M_r 60,1): 29,2 bis 35,6 Prozent (getrocknete Substanz)
- Aluminiumoxid (Al_2O_3, M_r 102,0): 29,1 bis 35,5 Prozent (getrocknete Substanz)
- Magnesiumoxid (MgO, M_r 40,30): 11,4 bis 14,0 Prozent (getrocknete Substanz)

Eigenschaften

Aussehen: Pulver oder Granulat, weiß bis fast weiß, hygroskopisch

Löslichkeit: praktisch unlöslich in Wasser und in Ethanol 96 %

Prüfung auf Identität

A. 0,5 g Substanz werden mit 5 ml einer Mischung von 1 Volumteil Schwefelsäure R und 2 Volumteilen Wasser R versetzt. Die Mischung wird so lange erhitzt, bis weiße Dämpfe entstehen, anschließend abgekühlt, mit 20 ml Wasser R versetzt und filtriert. Das Filtrat wird für die Prüfungen auf Identität B und C verwendet. Der Rückstand wird mit Wasser R gewaschen. Der Rückstand gibt die Identitätsreaktion auf Silicat (2.3.1).

B. Das bei der „Prüfung auf Identität, A" erhaltene Filtrat wird mit Ammoniak-Lösung R neutralisiert. Ein weißer, gallertartiger Niederschlag entsteht. Die Mischung wird zentrifugiert und der Überstand für die „Prüfung auf Identität, C" verwendet. Der Niederschlag wird in verdünnter Salzsäure R gelöst. Wird die Lösung tropfenweise mit verdünnter Natriumhydroxid-Lösung R versetzt, bildet sich ein weißer, gallertartiger Niederschlag. Der Niederschlag wird abfiltriert und mit einigen Tropfen Phenolphthalein-Lösung R versetzt. Der Rückstand färbt sich rosa und wird anschließend mit Wasser R gewaschen, bis die rosa Farbe vollständig verschwunden ist und er auch nach Zusatz eines Tropfens Phenolphthalein-Lösung R weiß bleibt. Über den Rückstand werden einige Kristalle Natriumfluorid R gestreut. Der Rückstand, der in Kontakt mit den Kristallen ist, zeigt nach kurzer Zeit wieder eine Rosafärbung.

C. 2 ml des bei der „Prüfung auf Identität, B" nach dem Zentrifugieren erhaltenen Überstands werden mit 1 ml verdünnter Ammoniak-Lösung R 1 und 1 ml Ammoniumchlorid-Lösung R versetzt. Nach Zusatz von verdünnter Ammoniak-Lösung R 1 kann sich ein weißer Niederschlag bilden, der sich nach Zusatz von Ammoniumchlorid-Lösung R auflöst. Wird die Mischung mit 1 ml Natriummonohydrogenphosphat-Lösung R versetzt, bildet sich ein weißer Niederschlag.

Prüfung auf Reinheit

Prüflösung 10,0 g Substanz werden in 100,0 ml Wasser R dispergiert. Die Mischung wird zum Sieden erhitzt und 15 min lang unter Schütteln im schwachen Sieden gehalten. Nach dem Abkühlen wird die Mischung mit Wasser R zu 100,0 ml verdünnt und zentrifugiert. 50,0 ml des klaren Überstands werden mit Wasser R zu 100,0 ml verdünnt.

pH-Wert (2.2.3): 6,0 bis 8,5 für Typ A; 8,5 bis 10,5 für Typ B

2,0 g Substanz werden in 50 ml kohlendioxidfreiem Wasser R dispergiert. Der pH-Wert wird abgelesen, nachdem die Elektrode 2 min lang in die Suspension eingetaucht wurde.

Wasserlösliche Salze: höchstens 1,5 Prozent

25 ml Prüflösung werden im Wasserbad zur Trockne eingedampft und der Rückstand 2 h lang bei 700 °C erhitzt. Der Rückstand darf höchstens 19 mg wiegen.

Chlorid (2.4.4): höchstens 500 ppm

2 ml Prüflösung werden mit Wasser R zu 15 ml verdünnt.

Sulfat (2.4.13): höchstens 0,5 Prozent

10 ml Prüflösung werden mit destilliertem Wasser R zu 100 ml verdünnt. 6 ml dieser Lösung werden mit destilliertem Wasser R zu 15 ml verdünnt.

Eisen (2.4.9): höchstens 300 ppm

0,10 g Substanz werden in 8 ml verdünnter Salpetersäure R dispergiert. Die Mischung wird zum Sieden erhitzt, 1 min lang im Sieden gehalten und nach dem Abkühlen mit Wasser R zu 30,0 ml verdünnt. Diese Mischung wird zentrifugiert und 10 ml des klaren Überstands werden verwendet.

Trocknungsverlust (2.2.32): höchstens 20,0 Prozent, mit 1,000 g Substanz durch 7 h langes Trocknen im Trockenschrank bei 110 °C bestimmt

Neutralisationskapazität: mindestens 210 ml Salzsäure (0,1 mol·l⁻¹) je Gramm getrocknete Substanz

0,200 g Substanz werden in einem Erlenmeyerkolben mit Schliffstopfen mit 100,0 ml Salzsäure (0,1 mol·l⁻¹) versetzt. Der Kolben wird fest verschlossen, die Mischung 1 h lang bei 37 ± 2 °C geschüttelt und anschließend filtriert. 50,0 ml Filtrat werden mit Natriumhydroxid-Lösung (0,1 mol·l⁻¹) unter gründlichem Schütteln bis zu einem pH-Wert von 3,5 titriert. Eine Blindtitration wird durchgeführt.

Gehaltsbestimmung

Siliciumdioxid: In einem geeigneten Gefäß wird 1,000 g (m) Substanz in 30 ml verdünnter Salzsäure R dispergiert. Die Dispersion wird im Wasserbad zur Trockne eingedampft. Der Rückstand wird mit Salzsäure R befeuchtet und im Wasserbad zur Trockne eingedampft. Dieser Rückstand wird mit 8 ml Salzsäure R versetzt, gerührt, mit 25 ml siedendem Wasser R versetzt und erneut gerührt. Die Mischung wird stehen gelassen und der Überstand durch Filterpapier filtriert. Der Rückstand im Gefäß wird mit 10 ml siedendem Wasser R versetzt. Die Mischung wird gerührt, stehen gelassen und der Überstand anschließend durch den Papierfilter filtriert. Der Rückstand im Gefäß wird 3-mal mit je 10 ml siedendem Wasser R gewaschen und die Waschflüssigkeit jedes Mal durch den Papierfilter filtriert. 50 ml Wasser R werden zum Rückstand im Gefäß gegeben. Die Mischung wird 15 min lang auf dem Wasserbad erhitzt und durch den Papierfilter filtriert. Dieser Rückstand wird auf dem Papierfilter mit siedendem Wasser R gewaschen, bis sich kein Niederschlag mehr bildet, wenn 5 ml Waschflüssigkeit mit 1 ml Silbernitrat-Lösung R 1 versetzt werden. Der Rückstand und der Papierfilter werden in einem Platintiegel, der zuvor gewogen wurde (a), bis zum Veraschen stark erhitzt. Der Rückstand wird weiter 1 h lang bei 775 bis 825 °C gehalten, anschließend abgekühlt und gewogen (b).

Der Prozentgehalt an Siliciumdioxid (SiO$_2$) wird nach folgender Formel berechnet:

$$\frac{b-a}{m} \cdot 100$$

Aluminiumoxid: 1,250 g Substanz werden in einem Erlenmeyerkolben in 15 ml verdünnter Salzsäure R und 50 ml Wasser R dispergiert. Die Mischung wird 15 min lang im Wasserbad erhitzt. Die Lösung wird mit 8 ml Salzsäure R versetzt und 10 min lang im Wasserbad erhitzt. Nach dem Abkühlen wird die Lösung in einen 250-ml-Messkolben überführt, der Erlenmeyerkolben mit Wasser R gespült und die Waschflüssigkeit ebenfalls in den Messkolben gegeben. Die Mischung wird mit Wasser R zu 250 ml verdünnt und zentrifugiert. Der Überstand wird als Untersuchungslösung verwendet. Ein Teil der Untersuchungslösung wird für die Gehaltsbestimmung von Magnesiumoxid aufbewahrt.

Das Aluminium wird nach „Komplexometrische Titrationen" (2.5.11) bestimmt. Eine Blindtitration wird durchgeführt.

1 ml Natriumedetat-Lösung (0,1 mol·l⁻¹) entspricht 5,098 mg Al$_2$O$_3$.

Magnesiumoxid: 100,0 ml der bei der Bestimmung „Aluminiumoxid" (siehe „Gehaltsbestimmung") erhaltenen Untersuchungslösung werden in einem Erlenmeyerkolben mit 25 ml einer 50-prozentigen Lösung (V/V) von Triethanolamin R versetzt und geschüttelt. Die Mischung wird mit 25 ml Ammoniumchlorid-Pufferlösung pH 10,7 R und 40 mg Eriochromschwarz-T-Verreibung R versetzt und mit Natriumedetat-Lösung (0,1 mol·l⁻¹) bis zum Farbumschlag von Violett nach reinem Blau titriert.

1 ml Natriumedetat-Lösung (0,1 mol·l⁻¹) entspricht 4,030 mg MgO.

Lagerung

Dicht verschlossen

Beschriftung

Die Beschriftung gibt den Typ des Magnesiumaluminometasilicats an.

Funktionalitätsbezogene Eigenschaften

Dieser Abschnitt liefert Informationen zu Eigenschaften, die sich als relevante Prüfparameter für eine oder mehrere Funktionen der Substanz erwiesen haben, wenn diese als Hilfsstoff (siehe 5.15) verwendet wird. Einige der Eigenschaften, die im Abschnitt „Funktionalitätsbezogene Eigenschaften" beschrieben sind, können ebenfalls im verbindlichen Teil der Monographie aufgeführt sein, da sie auch verbindliche Qualitätskriterien darstellen. In diesen Fällen enthält der Abschnitt „Funktionalitätsbezogene Eigenschaften" einen Verweis auf die im verbindlichen Teil der Monographie beschriebenen Prüfungen. Die Kontrolle der Eigenschaften kann zur Qualität eines Arzneimittels beitragen, indem die Gleichförmigkeit des Herstellungsverfahrens und die Funktionalität des Arzneimittels bei der Anwendung verbessert werden. Wenn Prüfmethoden angegeben sind, haben sie sich für den jeweiligen Zweck als geeignet erwiesen, jedoch können andere Methoden ebenfalls angewendet werden. Werden für eine bestimmte Eigenschaft Ergebnisse vorgelegt, muss die Prüfmethode angegeben sein.

Die folgenden Eigenschaften können für Magnesiumaluminometasilicat, das als Gleitmittel in Tabletten und Kapseln verwendet wird, relevant sein.

Partikelgrößenverteilung (2.9.31)

Spezifische Oberfläche (2.9.26, Methode I)

10.4/1656

Moxidectin für Tiere

Moxidectinum ad usum veterinarium

$C_{37}H_{53}NO_8$ M_r 640

CAS Nr. 113507-06-5

Definition

(2a*E*,2′*R*,4*E*,4′*E*,5′*S*,6*R*,6′*S*,8*E*,11*R*,15*S*,17a*R*,20*R*,20a*R*, 20b*S*)-6′-[(1*E*)-1,3-Dimethylbut-1-enyl]-20,20b-dihydroxy-4′-(methoxyimino)-5′,6,8,19-tetramethyl-3′,4′,5′,6, 6′,7,10,11,14,15,17a,20,20a,20b-tetradecahydrospiro[2*H*,17*H*-11,15-methanofuro[4,3,2-*pq*][2,6]benzodioxacyclooctadecin-13,2′-pyran]-17-on ((6*R*,23*E*,25*S*)-5*O*-Demethyl-28-desoxy-25-[(1*E*)-1,3-dimethylbut-1-enyl]-6,28-epoxy-23-(methoxyimino)milbemycin B)

Halbsynthetische Substanz, hergestellt aus einer durch Fermentation gewonnenen Substanz

Die Substanz kann geeignete Stabilisatoren wie Antioxidanzien enthalten.

Gehalt: 92,0 bis 102,0 Prozent (wasserfreie Substanz)

Eigenschaften

Aussehen: weißes bis blassgelbes, amorphes Pulver

Löslichkeit: praktisch unlöslich in Wasser, sehr leicht löslich in Ethanol 96 %, schwer löslich in Hexan

Prüfung auf Identität

IR-Spektroskopie (2.2.24)

Vergleich: Moxidectin *CRS*

Prüfung auf Reinheit

Aussehen der Lösung: Die Lösung muss klar (2.2.1) und darf nicht stärker gefärbt sein als die Farbvergleichslösung GG_5 (2.2.2, Methode II).

0,40 g Substanz werden in Benzylalkohol *R* zu 20 ml gelöst.

Verwandte Substanzen: Flüssigchromatographie (2.2.29)

A. *Untersuchungslösung:* 25,0 mg Substanz werden in Acetonitril *R* zu 25,0 ml gelöst.

Referenzlösung a: 1,0 ml Untersuchungslösung wird mit Acetonitril *R* zu 100,0 ml verdünnt.

Referenzlösung b: 5 mg Moxidectin zur Eignungsprüfung *CRS* (mit den Verunreinigungen A, B, C, D, E, F, G, H, I, J und K) werden in 5 ml Acetonitril *R* gelöst.

Referenzlösung c: 25,0 mg Moxidectin *CRS* werden in Acetonitril *R* zu 25,0 ml gelöst.

Säule
- Größe: $l = 0,15$ m, $\varnothing = 3,9$ mm
- Stationäre Phase: nachsilanisiertes, octadecylsilyliertes Kieselgel zur Chromatographie *R* (4 µm)
- Temperatur: 50 °C

Mobile Phase: 7,7 g Ammoniumacetat *R* werden in 400 ml Wasser *R* gelöst. Die Lösung wird mit Essigsäure 99 % *R* auf einen pH-Wert von 4,8 eingestellt und mit 600 ml Acetonitril *R* gemischt.

Durchflussrate: 2,5 ml · min^{-1}

Detektion: Spektrometer bei 242 nm

Einspritzen: 10 µl; Untersuchungslösung, Referenzlösungen a und b

Chromatographiedauer: 2fache Retentionszeit von Moxidectin

Identifizierung von Verunreinigungen: Zur Identifizierung der Peaks der Verunreinigungen A, B, C, D, E + F und G werden das mitgelieferte Chromatogramm von Moxidectin zur Eignungsprüfung *CRS* und das mit der Referenzlösung b erhaltene Chromatogramm verwendet.

Relative Retention (bezogen auf Moxidectin, t_R etwa 12 min)
- Verunreinigung A: etwa 0,5
- Verunreinigung B: etwa 0,7
- Verunreinigung C: etwa 0,75
- Verunreinigung D: etwa 0,94
- Verunreinigungen E und F: etwa 1,3 bis 1,5
- Verunreinigung G: etwa 1,6

Eignungsprüfung: Referenzlösung b
- Peak-Tal-Verhältnis: mindestens 3,0, wobei H_p die Höhe des Peaks der Verunreinigung D über der Basislinie und H_v die Höhe des niedrigsten Punkts der Kurve über der Basislinie zwischen den Peaks von Verunreinigung D und Moxidectin darstellt

Grenzwerte
- Verunreinigung D: nicht größer als das 2,5fache der Fläche des Hauptpeaks im Chromatogramm der Referenzlösung a (2,5 Prozent)
- Summe der Verunreinigungen E und F: nicht größer als das 1,7fache der Fläche des Hauptpeaks im Chromatogramm der Referenzlösung a (1,7 Prozent)
- Verunreinigungen A, C, G: jeweils nicht größer als das 1,5fache der Fläche des Hauptpeaks im Chromatogramm der Referenzlösung a (1,5 Prozent)
- Verunreinigung B: nicht größer als das 0,5fache der Fläche des Hauptpeaks im Chromatogramm der Referenzlösung a (0,5 Prozent)
- Jede weitere vor der Verunreinigung G eluierende Verunreinigung: jeweils nicht größer als das 0,5fache der Fläche des Hauptpeaks im Chromatogramm der Referenzlösung a (0,5 Prozent)
- Ohne Berücksichtigung bleiben: Peaks, deren Fläche nicht größer ist als das 0,1fache der Fläche des Hauptpeaks im Chromatogramm der Referenzlösung a (0,1 Prozent); der dem Stabilisator entsprechende Peak (falls vorhanden wird dieser Peak durch Einspritzen einer geeigneten Referenzlösung identifiziert)

B. *Untersuchungslösung:* 75,0 mg Substanz werden in Acetonitril R zu 25,0 ml gelöst.

Referenzlösung a: 1,0 ml Untersuchungslösung wird mit Acetonitril R zu 100,0 ml verdünnt.

Referenzlösung b: 5 mg Moxidectin zur Eignungsprüfung *CRS* (mit den Verunreinigungen A, B, C, D, E, F, G, H, I, J und K) werden in 5 ml Acetonitril R gelöst.

Säule
- Größe: $l = 0{,}15$ m, $\emptyset = 3{,}9$ mm
- Stationäre Phase: nachsilanisiertes, octadecylsilyliertes Kieselgel zur Chromatographie R (4 µm)
- Temperatur: 35 °C

Mobile Phase: 3,8 g Ammoniumacetat R werden in 250 ml Wasser R gelöst. Die Lösung wird mit Essigsäure R auf einen pH-Wert von 4,2 eingestellt und mit 750 ml Acetonitril R gemischt.

Durchflussrate: 2,0 ml · min^{-1}

Detektion: Spektrometer bei 242 nm

Einspritzen: 10 µl

Chromatographiedauer: 10fache Retentionszeit von Moxidectin

Identifizierung von Verunreinigungen: Zur Identifizierung der Peaks der Verunreinigungen H + I, J und K werden das mitgelieferte Chromatogramm von Moxidectin zur Eignungsprüfung *CRS* und das mit der Referenzlösung b erhaltene Chromatogramm verwendet.

Relative Retention (bezogen auf Moxidectin, t_R etwa 4 min)
- Verunreinigung G: etwa 1,4
- Verunreinigungen H und I: etwa 2,0
- Verunreinigung J: etwa 2,2
- Verunreinigung K: etwa 3,4

Eignungsprüfung: Referenzlösung b
- Auflösung: Basislinientrennung zwischen den Peaks der Verunreinigungen H + I und J

Grenzwerte
- Summe der Verunreinigungen H und I: nicht größer als die Fläche des Hauptpeaks im Chromatogramm der Referenzlösung a (1,0 Prozent)
- Verunreinigungen J, K: jeweils nicht größer als das 0,5fache der Fläche des Hauptpeaks im Chromatogramm der Referenzlösung a (0,5 Prozent)
- Jede weitere nach der Verunreinigung G eluierende Verunreinigung: jeweils nicht größer als das 0,5fache der Fläche des Hauptpeaks im Chromatogramm der Referenzlösung a (0,5 Prozent)
- Ohne Berücksichtigung bleiben: Peaks, deren Fläche nicht größer ist als das 0,1fache der Fläche des Hauptpeaks im Chromatogramm der Referenzlösung a (0,1 Prozent); der dem Stabilisator entsprechende Peak (falls vorhanden wird dieser Peak durch Einspritzen einer geeigneten Referenzlösung identifiziert)

Summe aller Verunreinigungen unter Berücksichtigung der Prüfungen A und B: Die Summe der Verunreinigungen, die in der Prüfung A vom Start bis zum Auftreten des Peaks der Verunreinigung G und die in der Prüfung B vom Auftreten der Peaks der Verunreinigungen H + I bis zum Ende der Aufzeichnung eluiert werden, wird berechnet. Die Summe aller dieser Verunreinigungen darf nicht größer als 7,0 Prozent sein.

Schwermetalle (2.4.8): höchstens 20 ppm

Die Substanz muss der Grenzprüfung A entsprechen, mit folgenden Änderungen:

Vorgeschriebene Lösung: 0,50 g Substanz werden in 20 ml Ethanol 96 % R gelöst.

Untersuchungslösung: 12 ml der vorgeschriebenen Lösung

Referenzlösung: eine Mischung von 2 ml vorgeschriebener Lösung, 4 ml Wasser R und 6 ml Blei-Lösung (1 ppm Pb) R

Blindlösung: eine Mischung von 2 ml vorgeschriebener Lösung und 10 ml Ethanol 96 % R

Ein Membranfilter (nominelle Porengröße 0,45 µm) wird verwendet.

Wasser (2.5.12): höchstens 1,3 Prozent, mit 0,50 g Substanz bestimmt

Sulfatasche (2.4.14): höchstens 0,2 Prozent, mit 1,0 g Substanz bestimmt

Gehaltsbestimmung

Flüssigchromatographie (2.2.29) wie unter „Verwandte Substanzen, Prüfung A" beschrieben, mit folgender Änderung:

Einspritzen: Untersuchungslösung, Referenzlösung c

Der Prozentgehalt an $C_{37}H_{53}NO_8$ wird unter Berücksichtigung des für Moxidectin *CRS* angegebenen Gehalts berechnet.

Verunreinigungen

Spezifizierte Verunreinigungen:
A, B, C, D, E, F, G, H, I, J, K

A.

25-Des[(1*E*)-1,3-dimethylbut-1-enyl]-25-[(1*E*)-1-methylprop-1-enyl]moxidectin

B.

24-Demethylmoxidectin

C.

25-Des[(1*E*)-1,3-dimethylbut-1-enyl]-25-[(1*E*)-1-methylbut-1-enyl]moxidectin

D.

2-*epi*-Moxidectin

E.

(4*S*)-2-Dehydro-4-hydromoxidectin

F.

Eine der Gruppen R1 bis R6 ist C_2H_5, die anderen Gruppen sind CH_3:
x-Demethyl-x-ethylmoxidectin

G.

(23*E*,25*S*)-5*O*-Demethyl-28-desoxy-25-[(1*E*)-1,3-dimethylbut-1-enyl]-23-(methoxyimino)mil=bemycin B

H. 2,5-Didehydro-5-desoxymoxidectin

I. (23S)-23-De(methoxyimino)-23-[(methylsulfanyl)=methoxy]moxidectin

J. 7-O-[(Methylsulfanyl)methyl]moxidectin

K. 5-O-(4-Nitrobenzoyl)moxidectin

L. (23Z)-Moxidectin

N

Natriumaminosalicylat-Dihydrat 8069	Natriumlactat-Lösung 8075
Natriumchlorid 8070	Natrium-(*S*)-lactat-Lösung 8076
Natriumcromoglicat 8072	Norfloxacin 8078
Natriumedetat 8074	

Natriumaminosalicylat-Dihydrat

Natrii aminosalicylas dihydricus

$C_7H_6NNaO_3 \cdot 2\,H_2O$ M_r 211,1

CAS Nr. 6018-19-5

10.4/1993

Definition

Natrium(4-amino-2-hydroxybenzoat)-Dihydrat

Gehalt: 99,0 bis 101,0 Prozent (getrocknete Substanz)

Eigenschaften

Aussehen: kristallines Pulver oder Kristalle, weiß bis fast weiß, schwach hygroskopisch

Löslichkeit: leicht löslich in Wasser, wenig löslich in Ethanol 96%, praktisch unlöslich in Dichlormethan

Prüfung auf Identität

1: A, E
2: B, C, D, E

A. IR-Spektroskopie (2.2.24)

   Vergleich: Natriumaminosalicylat-Dihydrat CRS

B. 0,3 g Substanz werden in einem Porzellantiegel über einer kleinen Flamme vorsichtig erhitzt, bis sich Dämpfe entwickeln. Der Tiegel wird mit einem Uhrglas bedeckt und das weiße Sublimat gesammelt. Die Schmelztemperatur (2.2.14) des Sublimats liegt bei 120 bis 124 °C.

C. Werden 0,1 ml Prüflösung (siehe „Prüfung auf Reinheit") mit 5 ml Wasser R verdünnt und mit 0,1 ml Eisen(III)-chlorid-Lösung R 1 versetzt, entsteht eine rötlich braune Färbung.

D. 2 ml Prüflösung geben die Identitätsreaktion auf primäre aromatische Amine (2.3.1).

E. 0,5 ml Prüflösung geben die Identitätsreaktion a auf Natrium (2.3.1).

Prüfung auf Reinheit

Prüflösung: 0,50 g Substanz werden in kohlendioxidfreiem Wasser R zu 25 ml gelöst.

Aussehen der Lösung: Die frisch hergestellte Lösung muss klar (2.2.1) und darf nicht stärker gefärbt sein als die Farbvergleichslösung B_5 (2.2.2, Methode II).

2,5 g Substanz werden in Wasser R zu 25 ml gelöst.

pH-Wert (2.2.3): 6,5 bis 8,5; an der Prüflösung bestimmt

Verwandte Substanzen: Flüssigchromatographie (2.2.29)

Die Lösungen müssen unmittelbar vor Gebrauch hergestellt werden.

Untersuchungslösung: 50,0 mg Substanz werden in Wasser R zu 50,0 ml gelöst.

Referenzlösung a: 1,0 ml Untersuchungslösung wird mit Wasser R zu 100,0 ml verdünnt. 1,0 ml dieser Lösung wird mit Wasser R zu 20,0 ml verdünnt.

Referenzlösung b: 5 mg 3-Aminophenol R (Verunreinigung A) und 5 mg Mesalazin R (Verunreinigung B) werden in Wasser R zu 100 ml gelöst. 1 ml Lösung wird mit Wasser R zu 5 ml verdünnt.

Säule
- Größe: $l = 0,25$ m, $\varnothing = 4,6$ mm
- Stationäre Phase: desaktiviertes, nachsilanisiertes, octylsilyliertes Kieselgel zur Chromatographie R (5 µm)

Mobile Phase
- Mobile Phase A: 2,2 g Perchlorsäure R und 1,0 g Phosphorsäure 85% R werden in Wasser zur Chromatographie R zu 1000 ml gelöst.
- Mobile Phase B: 1,7 g Perchlorsäure R und 1,0 g Phosphorsäure 85% R werden in Acetonitril zur Chromatographie R zu 1000 ml gelöst.

Zeit (min)	Mobile Phase A (% V/V)	Mobile Phase B (% V/V)
0 – 15	100	0
15 – 30	100 → 40	0 → 60

Durchflussrate: 1,25 ml · min^{-1}

Detektion: Spektrometer bei 220 nm

Einspritzen: 10 µl

Identifizierung von Verunreinigungen: Zur Identifizierung der Peaks der Verunreinigungen A und B wird das mit der Referenzlösung b erhaltene Chromatogramm verwendet.

Relative Retention (bezogen auf 4-Aminosalicylat, t_R etwa 17 min)
- Verunreinigung A: etwa 0,31
- Verunreinigung B: etwa 0,39

Eignungsprüfung: Referenzlösung b
- Auflösung: mindestens 4,0 zwischen den Peaks der Verunreinigungen A und B

Natriumaminosalicylat-Dihydrat

Berechnung der Prozentgehalte
- Korrekturfaktor: Die Fläche des Peaks der Verunreinigung A wird mit 0,62 multipliziert.
- Für jede Verunreinigung wird die Konzentration an Natriumaminosalicylat-Dihydrat in der Referenzlösung a verwendet.

Grenzwerte
- Verunreinigung A: höchstens 0,15 Prozent
- Nicht spezifizierte Verunreinigungen: jeweils höchstens 0,05 Prozent
- Summe aller Verunreinigungen: höchstens 0,2 Prozent
- Berichtsgrenzwert: 0,03 Prozent

Trocknungsverlust (2.2.32): 16,0 bis 17,5 Prozent, mit 1,000 g Substanz durch Trocknen im Trockenschrank bei 105 °C bestimmt

Gehaltsbestimmung

0,150 g Substanz werden in 20 ml Wasser R gelöst. Nach Zusatz von 10 ml einer Lösung von Natriumbromid R (500 g · l^{-1}) und 25 ml Essigsäure 99 % R wird die Mischung rasch mit 5 ml Natriumnitrit-Lösung (0,1 mol · l^{-1}) versetzt und die Titration mit Natriumnitrit-Lösung (0,1 mol · l^{-1}) fortgesetzt. Der Endpunkt wird mit Hilfe der Potentiometrie (2.2.20) bestimmt.

1 ml Natriumnitrit-Lösung (0,1 mol · l^{-1}) entspricht 17,51 mg $C_7H_6NNaO_3$.

Lagerung

Dicht verschlossen, vor Licht geschützt

Falls die Substanz steril ist, darüber hinaus im sterilen, dicht verschlossenen Behältnis mit Originalitätsverschluss

Verunreinigungen

Spezifizierte Verunreinigung:

A

Andere bestimmbare Verunreinigungen

(Die folgenden Substanzen werden, falls in einer bestimmten Menge vorhanden, durch eine oder mehrere Prüfmethoden in der Monographie erfasst. Sie werden begrenzt durch das allgemeine Akzeptanzkriterium für weitere Verunreinigungen/nicht spezifizierte Verunreinigungen und/oder durch die Anforderungen der Allgemeinen Monographie **Substanzen zur pharmazeutischen Verwendung (Corpora ad usum pharmaceuticum)**. Diese Verunreinigungen müssen daher nicht identifiziert werden, um die Konformität der Substanz zu zeigen. Siehe auch „5.10 Kontrolle von Verunreinigungen in Substanzen zur pharmazeutischen Verwendung"):

B

A.

3-Aminophenol

B.

5-Amino-2-hydroxybenzoesäure (Mesalazin)

10.4/0193

Natriumchlorid[1)]

Natrii chloridum

NaCl M_r 58,44

CAS Nr. 7647-14-5

Definition

Gehalt: 99,0 bis 100,5 Prozent (getrocknete Substanz)

♦ Eigenschaften

Aussehen: weißes bis fast weißes, kristallines Pulver, farblose Kristalle oder weiße bis fast weiße Perlen

Löslichkeit: leicht löslich in Wasser, praktisch unlöslich in wasserfreiem Ethanol ♦

Prüfung auf Identität

A. Die Substanz gibt die Identitätsreaktion a auf Chlorid (2.3.1).

B. Die Substanz gibt die Identitätsreaktion a auf Natrium (2.3.1).

Prüfung auf Reinheit

◊ Liegt die Substanz in Form von Perlen vor, werden diese vor der Verwendung zerstoßen. ◊

[1)] Diese Monographie war Gegenstand der Internationalen Harmonisierung der Arzneibücher (siehe Allgemeinen Text „5.8 Harmonisierung der Arzneibücher").

Prüflösung: 20,0 g Substanz werden in kohlendioxidfreiem Wasser R, das aus destilliertem Wasser R hergestellt wurde, zu 100,0 ml gelöst.

♦ **Aussehen der Lösung:** Die Prüflösung muss klar (2.2.1) und farblos (2.2.2, Methode II) sein. ♦

Sauer oder alkalisch reagierende Substanzen: 20 ml Prüflösung werden mit 0,1 ml Bromthymolblau-Lösung R 1 versetzt. Bis zum Farbumschlag des Indikators dürfen höchstens 0,5 ml Salzsäure (0,01 mol·l^{-1}) oder Natriumhydroxid-Lösung (0,01 mol·l^{-1}) verbraucht werden.

Bromid: höchstens 100 ppm

0,5 ml Prüflösung werden mit 4,0 ml Wasser R, 2,0 ml Phenolrot-Lösung R 2 und 1,0 ml einer Lösung von Chloramin T R (0,1 g·l^{-1}) versetzt und sofort gemischt. Nach genau 2 min wird die Lösung mit 0,15 ml Natriumthiosulfat-Lösung (0,1 mol·l^{-1}) versetzt, gemischt und mit Wasser R zu 10,0 ml verdünnt. Die Absorption (2.2.25) dieser Lösung, bei 590 nm gegen Wasser R als Kompensationsflüssigkeit gemessen, darf nicht größer sein als die einer Referenzlösung, die gleichzeitig und in gleicher Weise mit 5,0 ml einer Lösung von Kaliumbromid R (3,0 mg·l^{-1}) hergestellt wird.

Hexacyanoferrat(II): 2,0 g Substanz werden in 6 ml Wasser R gelöst. Die Lösung wird mit 0,5 ml einer Mischung von 5 ml einer Lösung von Ammoniumeisen(III)-sulfat R (10 g·l^{-1}) in einer Lösung von Schwefelsäure R (2,5 g·l^{-1}) und 95 ml einer Lösung von Eisen(II)-sulfat R (10 g·l^{-1}) versetzt. Innerhalb von 10 min darf sich keine Blaufärbung entwickeln.

Iodid: 5 g Substanz werden tropfenweise mit einer frisch hergestellten Mischung von 0,15 ml Natriumnitrit-Lösung R, 2 ml Schwefelsäure (0,5 mol·l^{-1}), 25 ml iodidfreier Stärke-Lösung R und 25 ml Wasser R befeuchtet. Nach 5 min darf sich, im Tageslicht geprüft, keine Blaufärbung zeigen.

Nitrit: 10 ml Prüflösung werden mit 10 ml Wasser R verdünnt. Die Absorption (2.2.25) dieser Lösung, bei 354 nm gemessen, darf höchstens 0,01 betragen.

Phosphat (2.4.11): höchstens 25 ppm

2 ml Prüflösung werden mit Wasser R zu 100 ml verdünnt.

Sulfat (2.4.13): höchstens 200 ppm

7,5 ml Prüflösung werden mit destilliertem Wasser R zu 30 ml verdünnt

Aluminium (2.4.17): höchstens 0,2 ppm für Natriumchlorid zur Herstellung von Hämodialyse-, Hämofiltrations- und Peritonealdialyselösungen

Vorgeschriebene Lösung: 20,0 g Substanz werden in 100 ml Wasser R gelöst. Die Lösung wird mit 10 ml Acetat-Pufferlösung pH 6,0 R versetzt.

Referenzlösung: eine Mischung von 2 ml Aluminium-Lösung (2 ppm Al) R, 10 ml Acetat-Pufferlösung pH 6,0 R und 98 ml Wasser R

Kompensationsflüssigkeit: eine Mischung von 10 ml Acetat-Pufferlösung pH 6,0 R und 100 ml Wasser R

♦ **Arsen (2.4.2, Methode A):** höchstens 1 ppm, mit 5 ml Prüflösung bestimmt ♦

Barium: 5 ml Prüflösung werden mit 5 ml destilliertem Wasser R verdünnt und mit 2 ml verdünnter Schwefelsäure R versetzt. Nach 2 h darf eine auftretende Opaleszenz nicht stärker sein als diejenige einer Mischung von 5 ml Prüflösung und 7 ml destilliertem Wasser R.

Eisen (2.4.9): höchstens 2 ppm, mit der Prüflösung bestimmt

Zur Herstellung der Referenzlösung wird eine Mischung von 4 ml Eisen-Lösung (1 ppm Fe) R und 6 ml Wasser R verwendet.

Kalium: höchstens 500 ppm für Natriumchlorid zur Herstellung von Parenteralia oder Hämodialyse-, Hämofiltrations-, Hämodiafiltrations- und Peritonealdialyselösungen

Atomemissionsspektrometrie (2.2.22, Methode I)

Untersuchungslösung: 1,00 g Substanz wird in Wasser R zu 100,0 ml gelöst.

Referenzlösungen: 1,144 g zuvor 3 h lang bei 100 bis 105 °C getrocknetes Kaliumchlorid R werden in Wasser R zu 1000,0 ml gelöst (600 µg K je Milliliter). Die Lösung wird wie erforderlich verdünnt.

Wellenlänge: 766,5 nm

Magnesium, Erdalkalimetalle (2.4.7): höchstens 100 ppm, berechnet als Ca und bestimmt mit 10,0 g Substanz

0,150 g Eriochromschwarz-T-Verreibung R werden verwendet. Das verbrauchte Volumen Natriumedetat-Lösung (0,01 mol·l^{-1}) darf höchstens 2,5 ml betragen.

Trocknungsverlust (2.2.32): höchstens 0,5 Prozent, mit 1,000 g Substanz durch 2 h langes Trocknen im Trockenschrank bei 105 °C bestimmt

♦ **Bakterien-Endotoxine (2.6.14):** weniger als 5 I. E. Bakterien-Endotoxine je Gramm Natriumchlorid zur Herstellung von Parenteralia, das dabei keinem weiteren geeigneten Verfahren zur Beseitigung von Bakterien-Endotoxinen unterworfen wird ♦

Gehaltsbestimmung

50,0 mg Substanz werden in Wasser R zu 50 ml gelöst und mit Silbernitrat-Lösung (0,1 mol·l^{-1}) titriert. Der Endpunkt wird mit Hilfe der Potentiometrie (2.2.20) bestimmt.

1 ml Silbernitrat-Lösung (0,1 mol·l^{-1}) entspricht 5,844 mg NaCl.

♦ Beschriftung

Die Beschriftung gibt, falls zutreffend, an,
- dass die Substanz für die Herstellung von Parenteralia geeignet ist
- dass die Substanz für die Herstellung von Hämodialyse-, Hämofiltrations-, Hämodiafiltrations- und Peritonealdialyselösungen geeignet ist. ♦

10.4/0562

Natriumcromoglicat
Natrii cromoglicas

$C_{23}H_{14}Na_2O_{11}$ $\qquad M_r\ 512{,}3$

CAS Nr. 15826-37-6

Definition

Dinatrium[5,5′-[(2-hydroxypropan-1,3-diyl)bis(oxy)]=bis(4-oxo-4H-1-benzopyran-2-carboxylat)]

Gehalt: 98,0 bis 101,0 Prozent (wasserfreie Substanz)

Eigenschaften

Aussehen: weißes bis fast weißes, kristallines, hygroskopisches Pulver

Löslichkeit: löslich in Wasser, praktisch unlöslich in Ethanol 96 %

Prüfung auf Identität

1: B, D
2: A, C, D

A. UV-Vis-Spektroskopie (2.2.25)

Untersuchungslösung: 10,0 mg Substanz werden in Phosphat-Pufferlösung pH 7,4 R zu 100,0 ml gelöst. 10,0 ml Lösung werden mit Phosphat-Pufferlösung pH 7,4 R zu 100,0 ml verdünnt.

Spektralbereich: 230 bis 350 nm

Absorptionsmaxima: bei 239 und 327 nm

Absorptionsverhältnis A_{327}/A_{239}: 0,25 bis 0,30

B. IR-Spektroskopie (2.2.24)

Vergleich: Natriumcromoglicat CRS

C. Etwa 5 mg Substanz werden in 0,5 ml Methanol R gelöst. Die Lösung wird mit 3 ml einer Lösung, die eine Lösung von 4-Aminoantipyrin R (5 g · l⁻¹) in Methanol R, das 1 Prozent (V/V) Salzsäure R enthält, versetzt. Diese Lösung färbt sich nach 5 min langem Stehenlassen intensiv gelb.

D. Die Substanz gibt die Identitätsreaktion a auf Natrium (2.3.1).

Prüfung auf Reinheit

Prüflösung: 0,5 g Substanz werden in kohlendioxidfreiem Wasser R zu 25 ml gelöst.

Aussehen der Lösung: Die Prüflösung darf nicht stärker opaleszieren als die Referenzsuspension II (2.2.1) und nicht stärker gefärbt sein als die Farbvergleichslösung BG_5 (2.2.2, Methode II).

Sauer oder alkalisch reagierende Substanzen:
10 ml Prüflösung werden mit 0,1 ml Phenolphthalein-Lösung R versetzt. Die Lösung muss farblos sein. Nach Zusatz von 0,2 ml einer Lösung von Natriumhydroxid R (0,40 g · l⁻¹) muss die Lösung rosa gefärbt sein. Nach Zusatz von 0,4 ml einer Lösung von Salzsäure R (1,03 g · l⁻¹) muss die Lösung farblos sein. Nach Zusatz von 0,25 ml Methylrot-Lösung R muss die Lösung rot gefärbt sein.

Verwandte Substanzen: Flüssigchromatographie (2.2.29)

Lösungsmittelmischung: Wasser R, Acetonitril R (40:60 V/V)

Untersuchungslösung: 0,100 g Substanz werden in der Lösungsmittelmischung zu 50,0 ml gelöst.

Referenzlösung a: 1,0 ml Untersuchungslösung wird mit der Lösungsmittelmischung zu 100,0 ml verdünnt. 1,0 ml dieser Lösung wird mit der Lösungsmittelmischung zu 10,0 ml verdünnt.

Referenzlösung b: 7 mg Natriumcromoglicat zur Eignungsprüfung CRS (mit Verunreinigung C) werden in der Lösungsmittelmischung zu 10 ml gelöst.

Säule
- Größe: $l = 0{,}15$ m, $\varnothing = 4{,}6$ mm
- Stationäre Phase: desaktiviertes, nachsilanisiertes, octadecylsilyliertes Kieselgel zur Chromatographie R (3 μm)

Mobile Phase
- Mobile Phase A: Acetonitril R, Lösung von Tetrabutylammoniumhydrogensulfat R (10 g · l⁻¹) (5:95 V/V)
- Mobile Phase B: Acetonitril R, Lösung von Tetrabutylammoniumhydrogensulfat R (10 g · l⁻¹) (50:50 V/V)

Zeit (min)	Mobile Phase A (% V/V)	Mobile Phase B (% V/V)
0 – 15	100 → 0	0 → 100
15 – 20	0	100

Durchflussrate: 1,0 ml · min⁻¹

Detektion: Spektrometer bei 330 nm

Einspritzen: 10 µl

Identifizierung von Verunreinigungen: Zur Identifizierung des Peaks der Verunreinigung C werden das mitgelieferte Chromatogramm von Natriumcromoglicat zur Eignungsprüfung *CRS* und das mit der Referenzlösung b erhaltene Chromatogramm verwendet.

Relative Retention (bezogen auf Cromoglicat, t_R etwa 11 min)
— Verunreinigung C: etwa 1,1

Eignungsprüfung: Referenzlösung b
— Auflösung: mindestens 5,0 zwischen den Peaks von Cromoglicat und Verunreinigung C

Grenzwerte
— Verunreinigung C: nicht größer als das 3fache der Fläche des Hauptpeaks im Chromatogramm der Referenzlösung a (0,3 Prozent)
— Nicht spezifizierte Verunreinigungen: jeweils nicht größer als die Fläche des Hauptpeaks im Chromatogramm der Referenzlösung a (0,10 Prozent)
— Summe aller Verunreinigungen: nicht größer als das 5fache der Fläche des Hauptpeaks im Chromatogramm der Referenzlösung a (0,5 Prozent)
— Ohne Berücksichtigung bleiben: Peaks, deren Fläche nicht größer ist als das 0,5fache der Fläche des Hauptpeaks im Chromatogramm der Referenzlösung a (0,05 Prozent)

Oxalat: höchstens 0,35 Prozent

0,10 g Substanz werden in 20 ml Wasser *R* gelöst. Die Lösung wird mit 5,0 ml Eisen(III)-salicylat-Lösung *R* versetzt und mit Wasser *R* zu 50,0 ml verdünnt. Die Absorption (2.2.25) dieser Lösung wird bei 480 nm gemessen und muss mindestens so groß sein wie die einer Referenzlösung, die mit 0,35 mg Oxalsäure *R* anstelle der Substanz in gleicher Weise hergestellt wurde.

Wasser (2.5.12): höchstens 10,0 Prozent, mit 0,250 g Substanz bestimmt

Als Lösungsmittel wird eine Mischung von 10 ml wasserfreiem Methanol *R* und 20 ml Formamid *R* verwendet.

Gehaltsbestimmung

0,200 g Substanz werden unter Erwärmen in einer Mischung von 5 ml 2-Propanol *R* und 25 ml Ethylenglycol *R* gelöst. Nach dem Abkühlen wird die Lösung mit einer Mischung von 6 ml Tetrahydrofuran *R* und 24 ml Acetonitril *R* versetzt und mit Perchlorsäure (0,1 mol · l⁻¹) titriert. Der Endpunkt wird mit Hilfe der Potentiometrie (2.2.20) bestimmt.

1 ml Perchlorsäure (0,1 mol · l⁻¹) entspricht 25,62 mg $C_{23}H_{14}Na_2O_{11}$.

Lagerung

Dicht verschlossen, vor Licht geschützt

Verunreinigungen

Spezifizierte Verunreinigung:

C

Andere bestimmbare Verunreinigungen

(Die folgenden Substanzen werden, falls in einer bestimmten Menge vorhanden, durch eine oder mehrere Prüfmethoden in der Monographie erfasst. Sie werden begrenzt durch das allgemeine Akzeptanzkriterium für weitere Verunreinigungen/nicht spezifizierte Verunreinigungen und/oder durch die Anforderungen der Allgemeinen Monographie **Substanzen zur pharmazeutischen Verwendung (Corpora ad usum pharmaceuticum)**. Diese Verunreinigungen müssen daher nicht identifiziert werden, um die Konformität der Substanz zu zeigen. Siehe auch „5.10 Kontrolle von Verunreinigungen in Substanzen zur pharmazeutischen Verwendung"):

A, B

A.

1-(2,6-Dihydroxyphenyl)ethan-1-on

B.

Diethyl[5,5′-[(2-hydroxypropan-1,3-diyl)bis(oxy)]=bis(4-oxo-4*H*-1-benzopyran-2-carboxylat)]

C. Unbekannte Struktur

Natriumedetat

Dinatrii edetas

10.4/0232

$C_{10}H_{14}N_2Na_2O_8 \cdot 2\,H_2O$ M_r 372,2

Definition

Dinatriumdihydrogen[(ethylendinitrilo)tetraacetat]-Dihydrat

Gehalt: 98,5 bis 101,0 Prozent

Eigenschaften

Aussehen: weißes bis fast weißes, kristallines Pulver

Löslichkeit: löslich in Wasser, praktisch unlöslich in Ethanol 96 %

Prüfung auf Identität

1: A, B, D
2: B, C, D

A. IR-Spektroskopie (2.2.24)

   Probenvorbereitung: Presslinge

   Vergleich: Natriumedetat CRS

B. 2 g Substanz werden in 25 ml Wasser R gelöst. Die Lösung wird nach Zusatz von 6 ml Blei(II)-nitrat-Lösung R geschüttelt. Nach Zusatz von 3 ml Kaliumiodid-Lösung R bildet sich kein gelber Niederschlag. Wird die Lösung mit verdünnter Ammoniak-Lösung R2 gegen rotes Lackmuspapier R alkalisch gemacht und mit 3 ml Ammoniumoxalat-Lösung R versetzt, bildet sich kein Niederschlag.

C. 0,5 g Substanz werden in 10 ml Wasser R gelöst. Wird die Lösung nach Zusatz von 0,5 ml Calciumchlorid-Lösung R mit verdünnter Ammoniak-Lösung R2 gegen rotes Lackmuspapier R alkalisch gemacht und mit 3 ml Ammoniumoxalat-Lösung R versetzt, bildet sich kein Niederschlag.

D. Die Substanz gibt die Identitätsreaktionen auf Natrium (2.3.1).

Prüfung auf Reinheit

Prüflösung: 5,0 g Substanz werden in kohlendioxidfreiem Wasser R zu 100 ml gelöst.

Aussehen der Lösung: Die Prüflösung muss klar (2.2.1) und farblos (2.2.2, Methode II) sein.

pH-Wert (2.2.3): 4,0 bis 5,5; an der Prüflösung bestimmt

Verunreinigung A: Flüssigchromatographie (2.2.29)

Die Prüfung muss unter Lichtschutz durchgeführt werden.

Lösungsmittelmischung: 10,0 g Eisen(III)-sulfat-Pentahydrat R werden in 20 ml Schwefelsäure (0,5 mol·l⁻¹) gelöst. Die Lösung wird mit 780 ml Wasser R versetzt. Diese Lösung wird mit Natriumhydroxid-Lösung (1 mol·l⁻¹) auf einen pH-Wert von 2,0 eingestellt und mit Wasser R zu 1000 ml verdünnt.

Untersuchungslösung: 0,100 g Substanz werden in der Lösungsmittelmischung zu 25,0 ml gelöst.

Referenzlösung: 40,0 mg Nitrilotriessigsäure R werden in der Lösungsmittelmischung zu 100,0 ml gelöst. 1,0 ml Lösung wird mit 0,1 ml Untersuchungslösung versetzt und mit der Lösungsmittelmischung zu 100,0 ml verdünnt.

Säule
– Größe: l = 0,10 m, $\varnothing$ = 4,6 mm
– Stationäre Phase: graphitierter Ruß zur Gaschromatographie R (5 µm)

Mobile Phase: 50,0 mg Eisen(III)-sulfat-Pentahydrat R werden in 50 ml Schwefelsäure (0,5 mol·l⁻¹) gelöst. Die Lösung wird mit 750 ml Wasser zur Chromatographie R versetzt. Diese Lösung wird mit Schwefelsäure (0,5 mol·l⁻¹) oder Natriumhydroxid-Lösung (1 mol·l⁻¹) auf einen pH-Wert von 1,5 eingestellt, mit 20 ml Ethylenglycol R versetzt und anschließend mit Wasser zur Chromatographie R zu 1000 ml verdünnt.

Durchflussrate: 1,0 ml·min⁻¹

Detektion: Spektrometer bei 273 nm

Einspritzen: 20 µl
Die Lösungen werden filtriert und sofort eingespritzt.

Chromatographiedauer: 4fache Retentionszeit des Eisenkomplexes von Verunreinigung A

Retentionszeiten
– Eisenkomplex von Verunreinigung A: etwa 5 min
– Eisenkomplex von Edetinsäure: etwa 10 min

Eignungsprüfung: Referenzlösung
– Auflösung: mindestens 7,0 zwischen den Peaks des Eisenkomplexes von Verunreinigung A und des Eisenkomplexes von Edetinsäure
– Signal-Rausch-Verhältnis: mindestens 50 für den Peak der Verunreinigung A

Grenzwert
– Verunreinigung A: nicht größer als die Fläche des entsprechenden Peaks im Chromatogramm der Referenzlösung (0,1 Prozent)

Eisen (2.4.9): höchstens 80 ppm

2,5 ml Prüflösung werden mit Wasser R zu 10 ml verdünnt. Die zu prüfende Lösung und die Referenzlösung werden mit 0,25 g Calciumchlorid R vor dem Zusatz der Thioglycolsäure R versetzt.

Gehaltsbestimmung

0,300 g Substanz werden in Wasser R zu 300 ml gelöst und nach Zusatz von 2 g Methenamin R und 2 ml verdünnter Salzsäure R mit Blei(II)-nitrat-Lösung (0,1 mol·l⁻¹) in Gegenwart von etwa 50 mg Xylenolorange-Verreibung R als Indikator titriert.

1 ml Blei(II)-nitrat-Lösung (0,1 mol·l⁻¹) entspricht 37,22 mg $C_{10}H_{14}N_2Na_2O_8 \cdot 2\,H_2O$.

Lagerung

Vor Licht geschützt

Verunreinigungen

Spezifizierte Verunreinigung:
A

A.

Nitrilotriessigsäure

10.4/1151

Natriumlactat-Lösung
Natrii lactatis solutio

Definition

Lösung aus einem Gemisch der Enantiomere von Natrium[(2RS)-2-hydroxypropanoat] in etwa gleichen Anteilen

Gehalt: mindestens 50 Prozent (m/m) Natrium[(2RS)-2-hydroxypropanoat] ($C_3H_5NaO_3$; M_r 112,1); mindestens 96,0 und höchstens 104,0 Prozent der in der Beschriftung angegebenen Menge Natriumlactat

Eigenschaften

Aussehen: klare, farblose, schwach sirupartige Flüssigkeit

Löslichkeit: mischbar mit Wasser und mit Ethanol 96 %

Prüfung auf Identität

A. 0,1 ml Substanz werden mit 10 ml Wasser R verdünnt. 5 ml Lösung geben die Identitätsreaktion auf Lactat (2.3.1).

B. Die Substanz gibt die Identitätsreaktion a auf Natrium (2.3.1).

Prüfung auf Reinheit

Prüflösung: Eine 40,0 g Natriumlactat entsprechende Menge Substanz wird mit destilliertem Wasser R zu 200 ml verdünnt.

Aussehen der Lösung: Die Substanz muss klar (2.2.1) und darf nicht stärker gefärbt sein als die Farbvergleichslösung BG_7 (2.2.2, Methode II).

pH-Wert (2.2.3): 6,5 bis 9,0; an der Substanz bestimmt

Reduzierende Zucker, Saccharose: 5 ml Substanz werden mit 2 ml verdünnter Natriumhydroxid-Lösung R und 0,2 ml Kupfer(II)-sulfat-Lösung R versetzt. Die Lösung muss auch nach dem Erhitzen zum Sieden blau gefärbt und klar bleiben. Die heiße Lösung wird mit 4 ml Salzsäure R versetzt, zum Sieden erhitzt und 1 min lang im Sieden gehalten. Nach Zusatz von 6 ml konzentrierter Natriumhydroxid-Lösung R und erneutem Erhitzen zum Sieden muss die Lösung blau gefärbt und klar sein.

Methanol: Gaschromatographie (2.4.24)

Grenzwert
– Methanol: höchstens 50 ppm (berechnet in Bezug auf Natriumlactat), wenn die Substanz zur Herstellung von Parenteralia, Dialyse-, Hämodialyse- sowie Hämofiltrations- und Hämodiafiltrationslösungen bestimmt ist

Chlorid (2.4.4): höchstens 50 ppm (berechnet in Bezug auf Natriumlactat)

5 ml Prüflösung werden mit Wasser R zu 15 ml verdünnt.

Oxalat, Phosphat: 1 ml Substanz wird mit 15 ml Ethanol 96 % R und 2 ml Calciumchlorid-Lösung R versetzt und 5 min lang bei 75 °C erhitzt. Zeigt die Lösung eine Trübung, darf diese nicht stärker sein als die einer gleichzeitig und in gleicher Weise hergestellten Referenzlösung aus 1 ml Substanz, 15 ml Ethanol 96 % *R* und 2 ml Wasser *R*.

Sulfat (2.4.13): höchstens 100 ppm (berechnet in Bezug auf Natriumlactat)

7,5 ml Prüflösung werden mit 1,9 ml Salzsäure *R* 1 versetzt und mit destilliertem Wasser *R* zu 15 ml verdünnt. Die Lösung, ohne Zusatz von 0,5 ml Essigsäure *R*, muss der Grenzprüfung auf Sulfat entsprechen. Die Referenzlösung wird mit 0,05 ml Salzsäure *R* 1 anstelle von 0,5 ml Essigsäure *R* angesäuert.

Aluminium: höchstens 0,1 ppm, wenn die Substanz zur Herstellung von Parenteralia, Dialyse-, Hämodialyse- sowie Hämofiltrations- und Hämodiafiltrationslösungen bestimmt ist

Atomabsorptionsspektrometrie (2.2.23, Methode I)

Zur Herstellung der Lösungen ist aluminiumfreies Material oder Material, das kein Aluminium unter den Anwendungsbedingungen abgibt (wie Glas, Polyethylen), zu verwenden.

Matrixmodifizierungslösung: 100,0 g Ammoniumnitrat *R* werden in einer Mischung von 50 ml Wasser *R* und 4 ml Salpetersäure *R* gelöst. Die Lösung wird mit Wasser *R* zu 200 ml verdünnt.

Blindlösung: 2,0 ml Matrixmodifizierungslösung werden mit Wasser *R* zu 25,0 ml verdünnt.

Untersuchungslösung: 5,0 g Substanz werden mit 2,0 ml Matrixmodifizierungslösung versetzt und mit Wasser *R* zu 25,0 ml verdünnt.

Referenzlösungen: Die Referenzlösungen (0,010 bis 0,050 ppm Aluminium) werden aus der Aluminium-Lösung (200 ppm Al) *R* frisch hergestellt.

Strahlungsquelle: Aluminium-Hohlkathodenlampe

Wellenlänge: 309,3 nm

Atomisierungseinrichtung: Graphitrohrofen

Trägergas: Argon *R*

Bedingungen: Die Apparatur ist mit einem Korrektursystem für nicht spezifische Absorption versehen. Der Ofen wird so viele Sekunden lang, wie Mikroliter Lösung eingespritzt werden, bei 120 °C erhitzt, anschließend 30 s lang bei 1000 °C und schließlich 6 s lang bei 2700 °C.

Eisen (2.4.9): höchstens 10 ppm (berechnet auf Natriumlactat)

5 ml Prüflösung werden mit Wasser *R* zu 10 ml verdünnt.

Gehaltsbestimmung

Eine 75,0 mg Natriumlactat entsprechende Menge Substanz wird mit einer Mischung von 10 ml Essigsäure 99 % *R* und 20 ml Acetanhydrid *R* verdünnt und nach 15 min langem Stehenlassen unter Zusatz von 1 ml Naphtholbenzein-Lösung *R* mit Perchlorsäure (0,1 mol · l^{-1}) titriert.

1 ml Perchlorsäure (0,1 mol · l^{-1}) entspricht 11,21 mg $C_3H_5NaO_3$.

Beschriftung

Die Beschriftung gibt an,
- falls zutreffend, dass die Substanz zur Herstellung von Dialyse-, Hämodialyse- sowie Hämofiltrations- und Hämodiafiltrationslösungen geeignet ist
- falls zutreffend, dass die Substanz zur Herstellung von Parenteralia geeignet ist
- Gehalt an Natriumlactat.

10.4/2033

Natrium-(*S*)-lactat-Lösung
Natrii (*S*)-lactatis solutio

Definition

Gehalt: mindestens 50,0 Prozent (*m/m*) Natrium[(2*S*)-2-hydroxypropanoat] ($C_3H_5NaO_3$; M_r 112,1); mindestens 96,0 und höchstens 104,0 Prozent der in der Beschriftung angegebenen Menge Natriumlactat und mindestens 95,0 Prozent davon liegen als (*S*)-Enantiomer vor.

Eigenschaften

Aussehen: klare, farblose, schwach sirupartige Flüssigkeit

Löslichkeit: mischbar mit Wasser und mit Ethanol 96 %

Prüfung auf Identität

A. 0,1 ml Substanz werden mit 10 ml Wasser *R* verdünnt. 5 ml Lösung geben die Identitätsreaktion auf Lactat (2.3.1).

B. Die Substanz gibt die Identitätsreaktion a auf Natrium (2.3.1).

C. Die Substanz entspricht den Anforderungen an den Gehalt.

Natrium-(*S*)-lactat-Lösung 8077

Prüfung auf Reinheit

Prüflösung: Eine 40,0 g Natriumlactat entsprechende Menge Substanz wird mit destilliertem Wasser *R* zu 200 ml verdünnt.

Aussehen der Lösung: Die Substanz muss klar (2.2.1) und darf nicht stärker gefärbt sein als die Farbvergleichslösung BG_7 (2.2.2, Methode II).

pH-Wert (2.2.3): 6,5 bis 9,0; an der Substanz bestimmt

Reduzierende Zucker, Saccharose: 5 ml Substanz werden mit 2 ml verdünnter Natriumhydroxid-Lösung *R* und 0,2 ml Kupfer(II)-sulfat-Lösung *R* versetzt. Die Lösung muss auch nach dem Erhitzen zum Sieden blau gefärbt und klar bleiben. Die heiße Lösung wird mit 4 ml Salzsäure *R* versetzt, zum Sieden erhitzt und 1 min lang im Sieden gehalten. Nach Zusatz von 6 ml konzentrierter Natriumhydroxid-Lösung *R* und erneutem Erhitzen zum Sieden muss die Lösung blau gefärbt und klar sein.

Methanol: Gaschromatographie (2.4.24)

Grenzwert
– Methanol: höchstens 50 ppm (berechnet in Bezug auf Natriumlactat), wenn die Substanz zur Herstellung von Parenteralia, Dialyse-, Hämodialyse- sowie Hämofiltrations- und Hämodiafiltrationslösungen bestimmt ist

Chlorid (2.4.4): höchstens 50 ppm (berechnet in Bezug auf Natriumlactat)

5 ml Prüflösung werden mit Wasser *R* zu 15 ml verdünnt.

Oxalat, Phosphat: 1 ml Substanz wird mit 15 ml Ethanol 96 % *R* und 2 ml Calciumchlorid-Lösung *R* versetzt und 5 min lang bei 75 °C erhitzt. Zeigt die Lösung eine Trübung, darf diese nicht stärker sein als die einer gleichzeitig und in gleicher Weise hergestellten Referenzlösung mit einer Mischung von 1 ml Substanz, 15 ml Ethanol 96 % *R* und 2 ml Wasser *R*.

Sulfat (2.4.13): höchstens 100 ppm (berechnet in Bezug auf Natriumlactat)

7,5 ml Prüflösung werden mit 1,9 ml Salzsäure *R* 1 versetzt und mit destilliertem Wasser *R* zu 15 ml verdünnt. Diese Lösung, ohne Zusatz von 0,5 ml Essigsäure *R*, muss der Grenzprüfung auf Sulfat entsprechen. Die Referenzlösung wird mit 0,05 ml Salzsäure *R* 1 anstelle von 0,5 ml Essigsäure *R* angesäuert.

Aluminium: höchstens 0,1 ppm, wenn die Substanz zur Herstellung von Parenteralia, Dialyse-, Hämodialyse- sowie Hämofiltrations- und Hämodiafiltrationslösungen bestimmt ist

Atomabsorptionsspektrometrie (2.2.23, Methode I)

Zur Herstellung der Lösungen ist aluminiumfreies Material oder Material, das kein Aluminium unter den Anwendungsbedingungen abgibt (wie Glas, Polyethylen), zu verwenden.

Matrixmodifizierungslösung: 100,0 g Ammoniumnitrat *R* werden in einer Mischung von 50 ml Wasser *R* und 4 ml Salpetersäure *R* gelöst. Die Lösung wird mit Wasser *R* zu 200 ml verdünnt.

Blindlösung: 2,0 ml Matrixmodifizierungslösung werden mit Wasser *R* zu 25,0 ml verdünnt.

Untersuchungslösung: 5,0 g Substanz werden mit 2,0 ml Matrixmodifizierungslösung versetzt und mit Wasser *R* zu 25,0 ml verdünnt.

Referenzlösungen: Die Referenzlösungen (0,010 bis 0,050 ppm Aluminium) werden aus der Aluminium-Lösung (200 ppm Al) *R* frisch hergestellt.

Strahlungsquelle: Aluminium-Hohlkathodenlampe

Wellenlänge: 309,3 nm

Atomisierungseinrichtung: Graphitrohrofen

Trägergas: Argon *R*

Bedingungen: Die Apparatur ist mit einem Korrektursystem für nicht spezifische Absorption versehen. Der Ofen wird so viele Sekunden lang, wie Mikroliter Lösung eingespritzt werden, bei 120 °C erhitzt, anschließend 30 s lang bei 1000 °C und schließlich 6 s lang bei 2700 °C.

Eisen (2.4.9): höchstens 10 ppm (berechnet in Bezug auf Natriumlactat)

5 ml Prüflösung werden mit Wasser *R* zu 10 ml verdünnt.

Gehaltsbestimmung

Eine 75,0 mg Natriumlactat entsprechende Menge Substanz wird mit einer Mischung von 10 ml Essigsäure 99 % *R* und 20 ml Acetanhydrid *R* verdünnt und nach 15 min langem Stehenlassen unter Zusatz von 1 ml Naphtholbenzein-Lösung *R* mit Perchlorsäure (0,1 mol · l⁻¹) titriert.

1 ml Perchlorsäure (0,1 mol · l⁻¹) entspricht 11,21 mg $C_3H_5NaO_3$.

(*S*)-Enantiomer

Eine 2,50 g Natriumlactat entsprechende Menge Substanz wird in einem 50-ml-Messkolben mit etwa 30 ml Wasser *R* und 5,0 g Ammoniummolybdat *R* versetzt. Nach dem Lösen der Substanz wird die Lösung mit Wasser *R* zu 50,0 ml verdünnt und der Drehungswinkel (2.2.7) gemessen. Der Prozentgehalt an (*S*)-Enantiomer wird nach folgender Formel berechnet:

$$50 + \left(24,04 \cdot \alpha \cdot \frac{5,0}{m} \cdot \frac{50}{c}\right)$$

α = Drehwinkel (absoluter Wert)
m = Masse der Substanz in Gramm
c = Prozentgehalt (*m/m*) der Substanz an $C_3H_5NaO_3$

Der unter diesen Bedingungen entstehende Natrium-(*S*)-lactat-Komplex ist linksdrehend.

Beschriftung

Die Beschriftung gibt an,
- falls zutreffend, dass die Substanz zur Herstellung von Dialyse-, Hämodialyse- sowie Hämofiltrations- und Hämodiafiltrationslösungen geeignet ist
- falls zutreffend, dass die Substanz zur Herstellung von Parenteralia geeignet ist
- Gehalt an Natriumlactat.

10.4/1248

Norfloxacin
Norfloxacinum

$C_{16}H_{18}FN_3O_3$ M_r 319,3

CAS Nr. 70458-96-7

Definition

1-Ethyl-6-fluor-4-oxo-7-(piperazin-1-yl)-1,4-dihydrochinolin-3-carbonsäure

Gehalt: 99,0 bis 101,0 Prozent (wasserfreie Substanz)

Eigenschaften

Aussehen: weißes bis blassgelbes, lichtempfindliches, kristallines, hygroskopisches Pulver

Löslichkeit: sehr schwer löslich in Wasser, schwer löslich in Aceton und in Ethanol 96 %

Die Substanz zeigt Polymorphie (5.9).

Prüfung auf Identität

IR-Spektroskopie (2.2.24)

Vergleich: Norfloxacin CRS

Wenn die Spektren bei der Prüfung in fester Form unterschiedlich sind, werden Substanz und Referenzsubstanz getrennt in Dichlormethan *R* gelöst. Nach dem Eindampfen der Lösungen zur Trockne im Wasserbad von 45 °C werden die Rückstände etwa 1 h lang im Trockenschrank bei 105 °C erhitzt und mit den Rückständen erneut Spektren aufgenommen.

Prüfung auf Reinheit

Aussehen der Lösung: 0,5 g Substanz werden in einer zuvor filtrierten Lösung von Natriumhydroxid *R* (4 g · l^{-1}) in Methanol *R* zu 50 ml gelöst. Die Lösung darf nicht stärker opaleszieren als die Referenzsuspension II (2.2.1) und nicht stärker gefärbt sein als die Farbvergleichslösung B_7 (2.2.2, Methode II).

Verwandte Substanzen: Flüssigchromatographie (2.2.29)

Lösungsmittelmischung: Acetonitril *R*, Wasser *R*, das mit Phosphorsäure 85 % *R* auf einen pH-Wert von 2,0 eingestellt wurde (5:95 *V/V*)

Untersuchungslösung: 20,0 mg Substanz werden mit Hilfe von Ultraschall in 25 ml Lösungsmittelmischung gelöst. Die Lösung wird mit der Lösungsmittelmischung zu 50,0 ml verdünnt.

Referenzlösung a: 1,0 ml Untersuchungslösung wird mit der Lösungsmittelmischung zu 100,0 ml verdünnt. 1,0 ml dieser Lösung wird mit der Lösungsmittelmischung zu 10,0 ml verdünnt.

Referenzlösung b: 4 mg Norfloxacin zur Eignungsprüfung *CRS* (mit den Verunreinigungen A, E und H) werden mit Hilfe von Ultraschall in 5 ml Lösungsmittelmischung gelöst. Die Lösung wird mit der Lösungsmittelmischung zu 10 ml verdünnt.

Referenzlösung c: 4 mg Norfloxacin zur Peak-Identifizierung *CRS* (mit Verunreinigung K) werden mit Hilfe von Ultraschall in 5 ml Lösungsmittelmischung gelöst. Die Lösung wird mit der Lösungsmittelmischung zu 10 ml verdünnt.

Säule
- Größe: $l = 0,25$ m, $\emptyset = 4,6$ mm
- Stationäre Phase: nachsilanisiertes, amidohexadecylsilyliertes Kieselgel zur Chromatographie *R* (5 µm)
- Temperatur: 60 °C

Mobile Phase
- Mobile Phase A: Wasser zur Chromatographie *R*, das mit Phosphorsäure 85 % *R* auf einen pH-Wert von 2,0 eingestellt wurde
- Mobile Phase B: Acetonitril *R*

Zeit (min)	Mobile Phase A (% V/V)	Mobile Phase B (% V/V)
0–5	95	5
5–7	95 → 93	5 → 7
7–10	93 → 87	7 → 13
10–15	87 → 47	13 → 53
15–20	47 → 10	53 → 90

Durchflussrate: 1,4 ml·min^{-1}

Detektion: Spektrometer bei 265 nm

Einspritzen: 20 µl

Identifizierung von Verunreinigungen: Zur Identifizierung der Peaks der Verunreinigungen A, E und H werden das mitgelieferte Chromatogramm von Norfloxacin zur Eignungsprüfung CRS und das mit der Referenzlösung b erhaltene Chromatogramm verwendet; zur Identifizierung des Peaks der Verunreinigung K werden das mitgelieferte Chromatogramm von Norfloxacin zur Peak-Identifizierung CRS und das mit der Referenzlösung c erhaltene Chromatogramm verwendet.

Relative Retention (bezogen auf Norfloxacin, t_R etwa 11 min)
– Verunreinigung K: etwa 0,6
– Verunreinigung E: etwa 0,97
– Verunreinigung A: etwa 1,5
– Verunreinigung H: etwa 1,6

Eignungsprüfung: Referenzlösung b
– Auflösung: mindestens 3,0 zwischen den Peaks der Verunreinigungen A und H
– Peak-Tal-Verhältnis: mindestens 5,0, wobei H_p die Höhe des Peaks der Verunreinigung E über der Basislinie und H_v die Höhe des niedrigsten Punkts der Kurve über der Basislinie zwischen den Peaks von Verunreinigung E und Norfloxacin darstellt

Grenzwerte
– Verunreinigungen E, K: jeweils nicht größer als das 1,5fache der Fläche des Hauptpeaks im Chromatogramm der Referenzlösung a (0,15 Prozent)
– Nicht spezifizierte Verunreinigungen: jeweils nicht größer als die Fläche des Hauptpeaks im Chromatogramm der Referenzlösung a (0,10 Prozent)
– Summe aller Verunreinigungen: nicht größer als das 5fache der Fläche des Hauptpeaks im Chromatogramm der Referenzlösung a (0,5 Prozent)
– Ohne Berücksichtigung bleiben: Peaks, deren Fläche nicht größer ist als das 0,5fache der Fläche des Hauptpeaks im Chromatogramm der Referenzlösung a (0,05 Prozent)

Wasser (2.5.12): höchstens 1,0 Prozent, mit 0,700 g Substanz bestimmt

Als Lösungsmittel wird eine Mischung von 10 ml wasserfreiem Methanol R und 20 ml Formamid R verwendet.

Sulfatasche (2.4.14): höchstens 0,1 Prozent, mit 1,0 g Substanz in einem Platintiegel bestimmt

Gehaltsbestimmung

0,240 g Substanz werden in 80 ml wasserfreier Essigsäure R gelöst und mit Perchlorsäure (0,1 mol·l^{-1}) titriert. Der Endpunkt wird mit Hilfe der Potentiometrie (2.2.20) bestimmt.

1 ml Perchlorsäure (0,1 mol·l^{-1}) entspricht 31,93 mg $C_{16}H_{18}FN_3O_3$.

Lagerung

Dicht verschlossen, vor Licht geschützt

Verunreinigungen

Spezifizierte Verunreinigungen:

E, K

Andere bestimmbare Verunreinigungen

(Die folgenden Substanzen werden, falls in einer bestimmten Menge vorhanden, durch eine oder mehrere Prüfmethoden in der Monographie erfasst. Sie werden begrenzt durch das allgemeine Akzeptanzkriterium für weitere Verunreinigungen/nicht spezifizierte Verunreinigungen und/oder durch die Anforderungen der Allgemeinen Monographie **Substanzen zur pharmazeutischen Verwendung (Corpora ad usum pharmaceuticum)**. Diese Verunreinigungen müssen daher nicht identifiziert werden, um die Konformität der Substanz zu zeigen. Siehe auch „5.10 Kontrolle von Verunreinigungen in Substanzen zur pharmazeutischen Verwendung"):

A, B, C, D, F, G, H, I, J

A. 7-Chlor-1-ethyl-6-fluor-4-oxo-1,4-dihydrochinolin-3-carbonsäure

B. 7-[(2-Aminoethyl)amino]-1-ethyl-6-fluor-4-oxo-1,4-dihydrochinolin-3-carbonsäure

C.

1-Ethyl-4-oxo-6,7-di(piperazin-1-yl)-1,4-dihydro=
chinolin-3-carbonsäure

D.

1-Ethyl-6-fluor-7-(piperazin-1-yl)chinolin-4(1*H*)-on

E.

7-Chlor-1-ethyl-4-oxo-6-(piperazin-1-yl)-1,4-dihy=
drochinolin-3-carbonsäure

F.

6-Chlor-1-ethyl-4-oxo-7-(piperazin-1-yl)-1,4-dihy=
drochinolin-3-carbonsäure

G.

1-Ethyl-6-fluor-7-(4-formylpiperazin-1-yl)-4-oxo-
1,4-dihydrochinolin-3-carbonsäure

H.

7-[4-(Ethoxycarbonyl)piperazin-1-yl]-1-ethyl-
6-fluor-4-oxo-1,4-dihydrochinolin-3-carbonsäure

I.

7-Chlor-6-[4-(ethoxycarbonyl)piperazin-1-yl]-
1-ethyl-4-oxo-1,4-dihydrochinolin-3-carbonsäure

J.

6,7-Bis[4-(ethoxycarbonyl)piperazin-1-yl]-1-ethyl-
4-oxo-1,4-dihydrochinolin-3-carbonsäure

K.

6-Fluor-1-methyl-4-oxo-7-(piperazin-1-yl)-1,4-di=
hydrochinolin-3-carbonsäure

P

Paroxetinhydrochlorid 8083
Paroxetinhydrochlorid-Hemihydrat 8086
Piperacillin-Monohydrat 8089
Piperacillin-Natrium 8093
Piracetam 8098

Prednicarbat 8099
Prednisolon 8102
Promazinhydrochlorid 8105
Promethazinhydrochlorid 8106
Propyphenazon 8108

Paroxetinhydrochlorid

Paroxetini hydrochloridum

10.4/2283

$C_{19}H_{21}ClFNO_3$ M_r 365,8

CAS Nr. 78246-49-8

Definition

(3S,4R)-3-[[(1,3-Benzodioxol-5-yl)oxy]methyl]-4-(4-fluorphenyl)piperidin-hydrochlorid

Gehalt: 97,5 bis 102,0 Prozent (wasserfreie Substanz)

Herstellung

Verunreinigung G: höchstens 1 ppm, mit einer geeigneten, validierten Methode bestimmt

Eigenschaften

Aussehen: weißes bis fast weißes, kristallines, hygroskopisches Pulver

Löslichkeit: schwer löslich in Wasser, leicht löslich in Methanol, wenig löslich in Dichlormethan und in wasserfreiem Ethanol

Die Substanz zeigt Polymorphie (5.9).

Prüfung auf Identität

A. IR-Spektroskopie (2.2.24)

   Vergleich: wasserfreies Paroxetinhydrochlorid *CRS*

   Wenn die Spektren bei der Prüfung in fester Form unterschiedlich sind, werden 1 Teil Substanz und 1 Teil Referenzsubstanz getrennt mit 30 Teilen wasserfreiem Aceton *R* gemischt und unter Erhitzen zum Sieden gelöst. Nach dem Umkristallisieren werden mit den Rückständen erneut Spektren aufgenommen.

B. Die Substanz entspricht der Prüfung „Wasser" (siehe „Prüfung auf Reinheit").

C. 20 mg Substanz werden in 2 ml Methanol *R* gelöst. Die Lösung gibt die Identitätsreaktion a auf Chlorid (2.3.1)

D. Die Substanz entspricht der Prüfung „Enantiomerenreinheit" (siehe „Prüfung auf Reinheit").

Prüfung auf Reinheit

Enantiomerenreinheit: Flüssigchromatographie (2.2.29)

Untersuchungslösung: 50,0 mg Substanz werden in 5 ml Methanol *R* gelöst. Die Lösung wird mit der mobilen Phase zu 50,0 ml verdünnt.

Referenzlösung a: 5,0 mg Paroxetin-Verunreinigung D *CRS* werden in 2 ml Methanol *R* gelöst. Die Lösung wird mit der mobilen Phase zu 50,0 ml verdünnt.

Referenzlösung b: 1 ml Referenzlösung a wird mit der Untersuchungslösung zu 10 ml verdünnt.

Referenzlösung c: 1,0 ml Referenzlösung a wird mit der mobilen Phase zu 100,0 ml verdünnt.

Säule
– Größe: $l = 0,10$ m, $\varnothing = 4,0$ mm
– Stationäre Phase: Kieselgel mit saurem α1-Glycoprotein zur Trennung chiraler Komponenten *R* (5 µm)
– Temperatur: 30 °C

Mobile Phase: 8,7 g Kaliummonohydrogenphosphat *R* werden in 1000 ml Wasser zur Chromatographie *R* gelöst. Die Lösung wird mit Phosphorsäure 85 % *R* auf einen pH-Wert von 6,5 eingestellt. 930 ml dieser Lösung werden mit 70 ml Acetonitril *R* gemischt.

Durchflussrate: 0,9 ml · min^{-1}

Detektion: Spektrometer bei 295 nm

Einspritzen: 20 µl; Untersuchungslösung, Referenzlösungen b und c

Chromatographiedauer: 2,5fache Retentionszeit von Paroxetin

Identifizierung von Verunreinigungen: Zur Identifizierung des Peaks der Verunreinigung D wird das mit der Referenzlösung c erhaltene Chromatogramm verwendet.

Relative Retention (bezogen auf Paroxetin, t_R etwa 13 min)
– Verunreinigung D: etwa 0,7

Eignungsprüfung: Referenzlösung b
– Peak-Tal-Verhältnis: mindestens 2,0, wobei H_p die Höhe des Peaks der Verunreinigung D über der Basislinie und H_v die Höhe des niedrigsten Punkts der Kurve über der Basislinie zwischen den Peaks von Verunreinigung D und Paroxetin darstellt

Grenzwert
– Verunreinigung D: nicht größer als das 2fache der Fläche des Hauptpeaks im Chromatogramm der Referenzlösung c (0,2 Prozent)

Verwandte Substanzen: Flüssigchromatographie (2.2.29)

Lösungsmittelmischung: Tetrahydrofuran R, Wasser R (10:90 V/V)

Untersuchungslösung: 50,0 mg Substanz werden in der Lösungsmittelmischung zu 50,0 ml gelöst.

Referenzlösung a: 5,0 ml Untersuchungslösung werden mit der Lösungsmittelmischung zu 50,0 ml verdünnt.

Referenzlösung b: 5,0 mg Wasserfreies-Paroxetinhydrochlorid-Verunreinigung H CRS werden in 25 ml Tetrahydrofuran R gelöst. Die Lösung wird mit Wasser R zu 50,0 ml verdünnt.

Referenzlösung c: 5,0 mg Wasserfreies-Paroxetinhydrochlorid-Verunreinigung C CRS werden in 25 ml Tetrahydrofuran R gelöst. Die Lösung wird mit Wasser R zu 50,0 ml verdünnt.

Referenzlösung d: 5,0 ml Referenzlösung a werden mit 1,0 ml Referenzlösung b versetzt und mit der Lösungsmittelmischung zu 100,0 ml verdünnt.

Referenzlösung e: 5,0 ml Referenzlösung a werden mit 5,0 ml Referenzlösung b und 5,0 ml Referenzlösung c versetzt und mit der Lösungsmittelmischung zu 100,0 ml verdünnt. 1,0 ml dieser Lösung wird mit der Lösungsmittelmischung zu 10,0 ml verdünnt.

Referenzlösung f: 2,5 mg Paroxetin-Verunreinigung E CRS werden in der Lösungsmittelmischung gelöst. Die Lösung wird nach Zusatz von 2,5 ml Untersuchungslösung mit der Lösungsmittelmischung zu 100 ml verdünnt.

Referenzlösung g: 5 mg Paroxetin-Verunreinigung A CRS werden in der Lösungsmittelmischung zu 50 ml gelöst. Die Lösung wird zur Identifizierung des Peaks der Verunreinigung A verwendet.

Säule
– Größe: $l = 0{,}25$ m, $\varnothing = 4{,}6$ mm
– Stationäre Phase: nachsilanisiertes, octylsilyliertes Kieselgel zur Chromatographie R (5 μm)
– Temperatur: 40 °C

Mobile Phase
– Mobile Phase A: Trifluoressigsäure R, Tetrahydrofuran R, Wasser zur Chromatographie R (0,5:10:90 V/V/V)
– Mobile Phase B: Trifluoressigsäure R, Tetrahydrofuran R, Acetonitril R (0,5:10:90 V/V/V)

Zeit (min)	Mobile Phase A (% V/V)	Mobile Phase B (% V/V)
0 – 30	80	20
30 – 50	80 → 20	20 → 80
50 – 55	20	80

Durchflussrate: 1,0 ml · min^{-1}

Detektion: Spektrometer bei 295 nm

Einspritzen: 20 μl; Untersuchungslösung, Referenzlösungen d, e, f und g

Relative Retention (bezogen auf Paroxetin, t_R etwa 28 min)
– Verunreinigung A: etwa 0,8
– Verunreinigung E: etwa 0,9
– Verunreinigung C: etwa 1,5

Relative Retention (bezogen auf Verunreinigung C)
– Verunreinigung F: etwa 0,97
– Verunreinigung J: etwa 1,02

Eignungsprüfung
– Auflösung: mindestens 3,5 zwischen den Peaks von Verunreinigung E und Paroxetin im Chromatogramm der Referenzlösung f
– Signal-Rausch-Verhältnis: mindestens 3 für den Paroxetin-Peak im Chromatogramm der Referenzlösung e

Grenzwerte
– Korrekturfaktoren: Für die Berechnung der Gehalte werden die Flächen der Peaks folgender Verunreinigungen mit dem entsprechenden Korrekturfaktor multipliziert:
  – Verunreinigung C: 1,6
  – Verunreinigung F: 1,7
  – Verunreinigung J: 1,3
– Verunreinigung A: nicht größer als das 0,6fache der Fläche des Paroxetin-Peaks im Chromatogramm der Referenzlösung d (0,3 Prozent)
– Verunreinigungen C, F, J: jeweils nicht größer als das 0,2fache der Fläche des Paroxetin-Peaks im Chromatogramm der Referenzlösung d (0,1 Prozent)
– Nicht spezifizierte Verunreinigungen: jeweils nicht größer als das 0,2fache der Fläche des Paroxetin-Peaks im Chromatogramm der Referenzlösung d (0,10 Prozent)
– Summe aller Verunreinigungen: nicht größer als die Fläche des Paroxetin-Peaks im Chromatogramm der Referenzlösung d (0,5 Prozent)
– Ohne Berücksichtigung bleiben: Peaks, deren Fläche nicht größer ist als die des Paroxetin-Peaks im Chromatogramm der Referenzlösung e (0,05 Prozent)

Verunreinigungen H und I: Flüssigchromatographie (2.2.29) wie unter „Verwandte Substanzen" beschrieben, mit folgenden Änderungen:

Detektion: Spektrometer bei 263 nm

Einspritzen: Untersuchungslösung, Referenzlösungen d und e

Relative Retention (bezogen auf Paroxetin, t_R etwa 28 min)
– Verunreinigung I: etwa 0,2
– Verunreinigung H: etwa 0,4

Eignungsprüfung: Referenzlösung e
– Signal-Rausch-Verhältnis: mindestens 3 für den Peak der Verunreinigung H

Grenzwerte
– Verunreinigungen H, I: jeweils nicht größer als die Fläche des Peaks von Verunreinigung H im Chromatogramm der Referenzlösung d (0,1 Prozent)

Aceton (2.4.24, System B): höchstens 3,5 Prozent

2-Propanol (2.4.24, System B): höchstens 4,3 Prozent

Wasser (2.5.12): höchstens 1,5 Prozent, mit 0,500 g Substanz bestimmt

Sulfatasche (2.4.14): höchstens 0,1 Prozent, mit 1,0 g Substanz in einem Platintiegel bestimmt

Gehaltsbestimmung

Flüssigchromatographie (2.2.29)

Untersuchungslösung: 50,0 mg Substanz werden in Wasser *R* zu 100,0 ml gelöst.

Referenzlösung a: 51,2 mg Paroxetinhydrochlorid-Hemihydrat *CRS* werden in Wasser *R* zu 100,0 ml gelöst.

Referenzlösung b: 5 mg Paroxetinhydrochlorid-Hemihydrat *CRS* und 5 mg Paroxetin-Verunreinigung A *CRS* werden in Wasser *R* zu 10 ml gelöst.

Säule
— Größe: $l = 0,25$ m, $\varnothing = 4,6$ mm
— Stationäre Phase: trimethylsilyliertes Kieselgel zur Chromatographie *R* (5 µm)

Mobile Phase: 3,85 g Ammoniumacetat *R* werden in Wasser zur Chromatographie *R* gelöst. Die Lösung wird mit wasserfreier Essigsäure *R* auf einen pH-Wert von 5,5 eingestellt und mit Wasser zur Chromatographie *R* zu 600 ml verdünnt. Nach Zusatz von 400 ml Acetonitril *R* werden langsam und unter Rühren 10 ml Triethylamin *R* zugesetzt. Diese Lösung wird mit wasserfreier Essigsäure *R* auf einen pH-Wert von 5,5 eingestellt.

Durchflussrate: 1 ml · min^{-1}

Detektion: Spektrometer bei 295 nm

Einspritzen: 10 µl

Chromatographiedauer: 2fache Retentionszeit von Paroxetin

Identifizierung von Verunreinigungen: Zur Identifizierung des Peaks der Verunreinigung A wird das mit der Referenzlösung b erhaltene Chromatogramm verwendet.

Relative Retention (bezogen auf Paroxetin, t_R etwa 8 min)
— Verunreinigung A: etwa 0,9

Eignungsprüfung: Referenzlösung b
— Auflösung: mindestens 2,0 zwischen den Peaks von Verunreinigung A und Paroxetin

Der Prozentgehalt an $C_{19}H_{21}ClFNO_3$ wird unter Verwendung des Chromatogramms der Referenzlösung a und unter Berücksichtigung des für Paroxetinhydrochlorid-Hemihydrat *CRS* angegebenen Gehalts berechnet.

Lagerung

Dicht verschlossen, bei höchstens 25 °C

Verunreinigungen

Spezifizierte Verunreinigungen:

A, C, D, F, G, H, I, J

Andere bestimmbare Verunreinigungen

(Die folgenden Substanzen werden, falls in einer bestimmten Menge vorhanden, durch eine oder mehrere Prüfmethoden in der Monographie erfasst. Sie werden begrenzt durch das allgemeine Akzeptanzkriterium für weitere Verunreinigungen/nicht spezifizierte Verunreinigungen und/oder durch die Anforderungen der Allgemeinen Monographie **Substanzen zur pharmazeutischen Verwendung (Corpora ad usum pharmaceuticum)**. Diese Verunreinigungen müssen daher nicht identifiziert werden, um die Konformität der Substanz zu zeigen. Siehe auch „5.10 Kontrolle von Verunreinigungen in Substanzen zur pharmazeutischen Verwendung"):

B, E

A.

(3*S*,4*R*)-3-[[(1,3-Benzodioxol-5-yl)oxy]methyl]-4-phenylpiperidin
(Desfluorparoxetin)

B.

1,3-Benzodioxol-5-ol
(Sesamol)

C.

(3*S*,4*R*)-3-[[(1,3-Benzodioxol-5-yl)oxy]methyl]-1-benzyl-4-(4-fluorphenyl)piperidin
(*N*-Benzylparoxetin)

D.

(3*R*,4*S*)-3-[[(1,3-Benzodioxol-5-yl)oxy]methyl]-4-(4-fluorphenyl)piperidin
((+)-*trans*-Paroxetin)

E.

(3RS,4RS)-3-[[(1,3-Benzodioxol-5-yl)oxy]methyl]-4-(4-fluorphenyl)piperidin
(cis-Paroxetin)

F.

(3S,4R)-3-[[(1,3-Benzodioxol-5-yl)oxy]methyl]-1-benzyl-4-phenylpiperidin
(N-Benzyldesfluorparoxetin)

G.

4-(4-Fluorphenyl)-1-methyl-1,2,3,6-tetrahydropyridin

H.

[(3S,4R)-1-Benzyl-4-(4-fluorphenyl)piperidin-3-yl]methanol

I.

[(3S,4R)-4-(4-Fluorphenyl)piperidin-3-yl]methanol

J.

(3S,4R)-3-[[(1,3-Benzodioxol-5-yl)oxy]methyl]-4-(4'-fluor[1,1'-biphenyl]-3-yl)piperidin

10.4/2018

Paroxetinhydrochlorid-Hemihydrat

Paroxetini hydrochloridum hemihydricum

$C_{19}H_{21}ClFNO_3 \cdot 0{,}5\,H_2O$ · HCl · 0,5 H$_2$O

M_r 374,8

CAS Nr. 110429-35-1

Definition

(3S,4R)-3-[[(1,3-Benzodioxol-5-yl)oxy]methyl]-4-(4-fluorphenyl)piperidin-hydrochlorid-Hemihydrat

Gehalt: 97,5 bis 102,0 Prozent (wasserfreie Substanz)

Herstellung

Verunreinigung G: höchstens 1 ppm, mit einer geeigneten, validierten Methode bestimmt

Eigenschaften

Aussehen: weißes bis fast weißes, kristallines Pulver

Löslichkeit: schwer löslich in Wasser, leicht löslich in Methanol, wenig löslich in Dichlormethan und in Ethanol 96 %

Die Substanz zeigt Pseudopolymorphie (5.9).

Prüfung auf Identität

A. IR-Spektroskopie (2.2.24)

Vergleich: Paroxetinhydrochlorid-Hemihydrat CRS

Wenn die erhaltenen Spektren unterschiedlich sind, wird 1 Teil Substanz und 1 Teil Referenzsubstanz getrennt in 10 Teilen einer Mischung von 1 Volumteil Wasser R und 9 Volumteilen 2-Propanol R unter Erhitzen auf 70 °C gelöst. Nach dem Umkristallisieren werden mit den Rückständen erneut Spektren aufgenommen.

B. Die Substanz entspricht der Prüfung „Enantiomerenreinheit" (siehe „Prüfung auf Reinheit").

C. Die Substanz entspricht der Prüfung „Wasser" (siehe „Prüfung auf Reinheit").

D. 21 mg Substanz werden in 2 ml Methanol R gelöst. Die Lösung gibt die Identitätsreaktion a auf Chlorid (2.3.1).

Prüfung auf Reinheit

Enantiomerenreinheit: Flüssigchromatographie (2.2.29)

Untersuchungslösung: 0,100 g Substanz werden in 20 ml Methanol R gelöst. Die Lösung wird mit der mobilen Phase zu 100,0 ml verdünnt.

Referenzlösung a: 1,0 ml Untersuchungslösung wird mit der mobilen Phase zu 100,0 ml verdünnt. 1,0 ml dieser Lösung wird mit der mobilen Phase zu 10,0 ml verdünnt.

Referenzlösung b: 5 mg Paroxetin-Verunreinigung D CRS und 5 mg Paroxetinhydrochlorid-Hemihydrat CRS werden in 2 ml Methanol R gelöst. Die Lösung wird mit der mobilen Phase zu 100 ml verdünnt.

Säule
- Größe: $l = 0,10$ m, $\varnothing = 4,0$ mm
- Stationäre Phase: Kieselgel mit saurem α1-Glycoprotein zur Trennung chiraler Komponenten R (5 μm)

Mobile Phase: 2 Volumteile Methanol R und 8 Volumteile einer Lösung von Natriumchlorid R (5,8 g · l^{-1}) werden gemischt.

Durchflussrate: 0,5 ml · min^{-1}

Detektion: Spektrometer bei 295 nm

Einspritzen: 10 μl

Chromatographiedauer: 2,5fache Retentionszeit von Paroxetin

Identifizierung von Verunreinigungen: Zur Identifizierung des Peaks der Verunreinigung D wird das mit der Referenzlösung b erhaltene Chromatogramm verwendet.

Relative Retention (bezogen auf Paroxetin, t_R etwa 30 min)
- Verunreinigung D: etwa 0,4

Eignungsprüfung: Referenzlösung b
- Auflösung: mindestens 2,2 zwischen den Peaks von Verunreinigung D und Paroxetin

Grenzwert
- Verunreinigung D: nicht größer als das 2fache der Fläche des Hauptpeaks im Chromatogramm der Referenzlösung a (0,2 Prozent)

Verwandte Substanzen: Flüssigchromatographie (2.2.29)

Lösungsmittelmischung: Tetrahydrofuran R, Wasser R (10:90 V/V)

Untersuchungslösung: 50,0 mg Substanz werden in der Lösungsmittelmischung zu 50,0 ml gelöst.

Referenzlösung a: 5,0 ml Untersuchungslösung werden mit der Lösungsmittelmischung zu 50,0 ml verdünnt. 2,0 ml dieser Lösung werden mit der Lösungsmittelmischung zu 200,0 ml verdünnt.

Referenzlösung b: Der Inhalt einer Durchstechflasche mit Paroxetin zur Eignungsprüfung CRS (mit Verunreinigung C) wird in 1 ml Lösungsmittelmischung gelöst.

Referenzlösung c: 2 mg Paroxetin-Verunreinigung A CRS werden in der Lösungsmittelmischung zu 20 ml gelöst.

Säule
- Größe: $l = 0,25$ m, $\varnothing = 4,6$ mm
- Stationäre Phase: nachsilanisiertes, octylsilyliertes Kieselgel zur Chromatographie R (5 μm)
- Temperatur: 40 °C

Mobile Phase
- Mobile Phase A: Trifluoressigsäure R, Tetrahydrofuran R, Wasser zur Chromatographie R (0,5:10:90 V/V/V)
- Mobile Phase B: Trifluoressigsäure R, Tetrahydrofuran R, Acetonitril R (0,5:10:90 V/V/V)

Zeit (min)	Mobile Phase A (% V/V)	Mobile Phase B (% V/V)
0–30	80	20
30–50	80 → 20	20 → 80
50–60	20	80

Durchflussrate: 1 ml · min^{-1}

Detektion: Spektrometer bei 295 nm

Einspritzen: 20 μl

Identifizierung von Verunreinigungen: Zur Identifizierung des Peaks der Verunreinigung A wird das mit der Referenzlösung c erhaltene Chromatogramm verwendet; zur Identifizierung des Peaks der Verunreinigung C werden das mitgelieferte Chromatogramm von Paroxetin zur Eignungsprüfung CRS und das mit der Referenzlösung b erhaltene Chromatogramm verwendet.

Relative Retention (bezogen auf Paroxetin, t_R etwa 28 min)
- Verunreinigung A: etwa 0,8
- Verunreinigung C: etwa 1,2

Eignungsprüfung: Referenzlösung b
- Auflösung: mindestens 3,5 zwischen den Peaks von Paroxetin und Verunreinigung C

Grenzwerte
- Verunreinigung A: nicht größer als das 3fache der Fläche des Hauptpeaks im Chromatogramm der Referenzlösung a (0,3 Prozent)
- Nicht spezifizierte Verunreinigungen: jeweils nicht größer als die Fläche des Hauptpeaks im Chromatogramm der Referenzlösung a (0,10 Prozent)

– Summe aller Verunreinigungen: nicht größer als das 5fache der Fläche des Hauptpeaks im Chromatogramm der Referenzlösung a (0,5 Prozent)
– Ohne Berücksichtigung bleiben: Peaks, deren Fläche nicht größer ist als das 0,5fache der Fläche des Hauptpeaks im Chromatogramm der Referenzlösung a (0,05 Prozent)

Wasser (2.5.12): 2,2 bis 2,7 Prozent, mit 0,300 g Substanz bestimmt

Sulfatasche (2.4.14): höchstens 0,1 Prozent, mit 1,0 g Substanz in einem Platintiegel bestimmt

Gehaltsbestimmung

Flüssigchromatographie (2.2.29)

Untersuchungslösung: 50,0 mg Substanz werden in Wasser *R* zu 100,0 ml gelöst.

Referenzlösung a: 50,0 mg Paroxetinhydrochlorid-Hemihydrat CRS werden in Wasser *R* zu 100,0 ml gelöst.

Referenzlösung b: 5 mg Paroxetinhydrochlorid-Hemihydrat CRS und 5 mg Paroxetin-Verunreinigung A CRS werden in Wasser *R* zu 10 ml gelöst.

Säule
– Größe: $l = 0,25$ m, $\varnothing = 4,6$ mm
– Stationäre Phase: trimethylsilyliertes Kieselgel zur Chromatographie *R* (5 µm)

Mobile Phase: 3,85 g Ammoniumacetat *R* werden in Wasser zur Chromatographie *R* gelöst. Die Lösung wird mit wasserfreier Essigsäure *R* auf einen pH-Wert von 5,5 eingestellt und mit Wasser zur Chromatographie *R* zu 600 ml verdünnt. Nach Zusatz von 400 ml Acetonitril *R* und 10 ml Triethylamin *R*, das langsam und unter Rühren zugesetzt wird, wird die Mischung mit wasserfreier Essigsäure *R* auf einen pH-Wert von 5,5 eingestellt.

Durchflussrate: 1 ml · min^{-1}

Detektion: Spektrometer bei 295 nm

Einspritzen: 10 µl

Chromatographiedauer: 2fache Retentionszeit von Paroxetin

Identifizierung von Verunreinigungen: Zur Identifizierung des Peaks der Verunreinigung A wird das mit der Referenzlösung b erhaltene Chromatogramm verwendet.

Relative Retention (bezogen auf Paroxetin, t_R etwa 8 min)
– Verunreinigung A: etwa 0,9

Eignungsprüfung: Referenzlösung b
– Auflösung: mindestens 2,0 zwischen den Peaks von Verunreinigung A und Paroxetin

Der Prozentgehalt an $C_{19}H_{21}ClFNO_3$ wird unter Verwendung des Chromatogramms der Referenzlösung a und unter Berücksichtigung des für Paroxetinhydrochlorid-Hemihydrat CRS angegebenen Gehalts berechnet.

Lagerung

Vor Licht geschützt

Verunreinigungen

Spezifizierte Verunreinigungen:

A, D, G

Andere bestimmbare Verunreinigungen

(Die folgenden Substanzen werden, falls in einer bestimmten Menge vorhanden, durch eine oder mehrere Prüfmethoden in der Monographie erfasst. Sie werden begrenzt durch das allgemeine Akzeptanzkriterium für weitere Verunreinigungen/nicht spezifizierte Verunreinigungen und/oder durch die Anforderungen der Allgemeinen Monographie **Substanzen zur pharmazeutischen Verwendung (Corpora ad usum pharmaceuticum)**. Diese Verunreinigungen müssen daher nicht identifiziert werden, um die Konformität der Substanz zu zeigen. Siehe auch „5.10 Kontrolle von Verunreinigungen in Substanzen zur pharmazeutischen Verwendung"):

B, C, E, F

A.

(3*S*,4*R*)-3-[[(1,3-Benzodioxol-5-yl)oxy]methyl]-4-phenylpiperidin (Desfluorparoxetin)

B.

(3*S*,4*R*)-3-[[(1,3-Benzodioxol-5-yl)oxy]methyl]-4-(4-methoxyphenyl)piperidin

C.

(3*S*,4*R*)-3-[[(1,3-Benzodioxol-5-yl)oxy]methyl]-4-(4-ethoxyphenyl)piperidin

D.

(3*R*,4*S*)-3-[[(1,3-Benzodioxol-5-yl)oxy]methyl]-
4-(4-fluorphenyl)piperidin
((+)-*trans*-Paroxetin)

E.

(3*RS*,4*RS*)-3-[[(1,3-Benzodioxol-5-yl)oxy]methyl]-
4-(4-fluorphenyl)piperidin
(*cis*-Paroxetin)

F.

3,3′-[Methylenbis(1,3-benzodioxol-6,5-diyloxy=
methylen)]bis[(3*S*,4*R*)-4-(4-fluorphenyl)piperidin]

G.

4-(4-Fluorphenyl)-1-methyl-1,2,3,6-tetrahydro=
pyridin

10.4/1169

Piperacillin-Monohydrat

Piperacillinum monohydricum

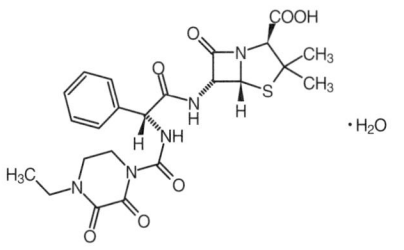

$C_{23}H_{27}N_5O_7S \cdot H_2O$ M_r 535,6

CAS Nr. 66258-76-2

Definition

(2*S*,5*R*,6*R*)-6-[(2*R*)-2-(4-Ethyl-2,3-dioxopiperazin-1-
caboxamido)-2-phenylacetamido]-3,3-dimethyl-7-oxo-
4-thia-1-azabicyclo[3.2.0]heptan-2-carbonsäure-
Monohydrat

Halbsynthetische Substanz, hergestellt aus einer durch
Fermentation gewonnenen Substanz

Gehalt: 95,5 bis 102,0 Prozent (wasserfreie Substanz)

Herstellung

Das Herstellungsverfahren muss evaluiert werden, um
das Potential zur Bildung von *N*,*N*-Dimethylanilin zu
bestimmen. Falls erforderlich muss das Herstellungsverfahren validiert werden, um zu zeigen, dass die Substanz der folgenden Prüfung entspricht:

N,N-Dimethylanilin (2.4.26, Methode A): höchstens
20 ppm

Eigenschaften

Aussehen: weißes bis fast weißes Pulver

Löslichkeit: schwer löslich in Wasser, leicht löslich in
Methanol, schwer löslich in Ethylacetat

Prüfung auf Identität

IR-Spektroskopie (2.2.24)

Vergleich: Piperacillin CRS

Prüfung auf Reinheit

Aussehen der Lösung: Die Lösung darf nicht stärker opaleszieren als die Referenzsuspension II (2.2.1). Die Absorption (2.2.25) der Lösung, bei 430 nm gemessen, darf höchstens 0,10 betragen.

2,50 g Substanz werden in Natriumcarbonat-Lösung *R* zu 25 ml gelöst.

Verwandte Substanzen: Flüssigchromatographie (2.2.29)

Untersuchungslösung: 0,120 g Substanz werden in der mobilen Phase B zu 20,0 ml gelöst.

Referenzlösung a: 1,0 ml Untersuchungslösung wird mit der mobilen Phase B zu 100,0 ml verdünnt.

Referenzlösung b: 6 mg Piperacillin-Verunreinigung I *CRS* werden in der mobilen Phase B zu 20 ml gelöst.

Referenzlösung c: 6 mg wasserfreies Ampicillin *CRS* (Verunreinigung A) werden in der mobilen Phase B zu 20 ml gelöst.

Referenzlösung d: 2 ml Referenzlösung b werden mit 1 ml Referenzlösung c versetzt. Diese Lösung wird mit der mobilen Phase B zu 10 ml verdünnt.

Referenzlösung e: 6 mg Piperacillin zur Peak-Identifizierung *CRS* (mit den Verunreinigungen A, B, C, D, E, F, G, I, J, K, L, M, O, P, Q, R, S und T) werden in der mobilen Phase B zu 1 ml gelöst.

Säule
- Größe: $l = 0,25$ m, $\varnothing = 4,6$ mm
- Stationäre Phase: nachsilanisiertes, octadecylsilyliertes, amorphes, siliciumorganisches Polymer zur Chromatographie *R* (5 µm)
- Temperatur: 40 °C

Mobile Phase
- Mobile Phase A: 3 ml einer Lösung von Tetrabutylammoniumhydroxid *R* (320 g·l^{-1}), 100 ml einer Lösung von Natriumdihydrogenphosphat *R* (27,6 g·l^{-1}), 275 ml Methanol *R* 1 und 622 ml Wasser zur Chromatographie *R* werden gemischt; die Lösung wird mit Phosphorsäure 85 % *R* auf einen scheinbaren pH-Wert von 5,5 eingestellt.
- Mobile Phase B: 3 ml einer Lösung von Tetrabutylammoniumhydroxid *R* (320 g·l^{-1}), 100 ml einer Lösung von Natriumdihydrogenphosphat *R* (27,6 g·l^{-1}), 282 ml Wasser zur Chromatographie *R* und 615 ml Methanol *R* 1 werden gemischt; die Lösung wird mit Phosphorsäure 85 % *R* auf einen scheinbaren pH-Wert von 5,5 eingestellt.

Zeit (min)	Mobile Phase A (% V/V)	Mobile Phase B (% V/V)
0 – 6	100	0
6 – 55	100 → 71	0 → 29
55 – 73	71 → 10	29 → 90
73 – 85	10	90

Durchflussrate: 1,0 ml · min^{-1}

Detektion: Spektrometer bei 220 nm

Autosampler: 4 °C

Einspritzen: 10 µl; Untersuchungslösung, Referenzlösungen a, d und e

Identifizierung von Verunreinigungen: Zur Identifizierung der Peaks der Verunreinigungen A, B, C, D, E, F, G, I, J, K, L, M, O, P, Q, R, S und T werden das mitgelieferte Chromatogramm von Piperacillin zur Peak-Identifizierung *CRS* und das mit der Referenzlösung e erhaltene Chromatogramm verwendet.

Relative Retention (bezogen auf Piperacillin, t_R etwa 54 min)
- Verunreinigung E: etwa 0,05
- Verunreinigung I: etwa 0,12
- Verunreinigung A: etwa 0,14
- Verunreinigung G: etwa 0,30
- Verunreinigung J: etwa 0,36
- Verunreinigung F: etwa 0,57
- Verunreinigung K: etwa 0,60
- Verunreinigung L: etwa 0,65
- Verunreinigung B (Isomer 1): etwa 0,71
- Verunreinigung M: etwa 0,75
- Verunreinigung B (Isomer 2): etwa 0,83
- Verunreinigung C (Isomer 1): etwa 0,87
- Verunreinigung C (Isomer 2): etwa 0,92
- Verunreinigung O: etwa 1,23
- Verunreinigung P: etwa 1,26
- Verunreinigung Q: etwa 1,31
- Verunreinigung R: etwa 1,36
- Verunreinigung S: etwa 1,38
- Verunreinigung T: etwa 1,41
- Verunreinigung D: etwa 1,54

Eignungsprüfung: Referenzlösung d
- Auflösung: mindestens 1,5 zwischen den Peaks der Verunreinigungen I und A

Berechnung der Prozentgehalte
- Korrekturfaktoren: Die Flächen der Peaks folgender Verunreinigungen werden mit dem entsprechenden Korrekturfaktor multipliziert:
  - Verunreinigung A: 1,3
  - Verunreinigung E: 0,4
  - Verunreinigung I: 3,2
- Für jede Verunreinigung wird die Konzentration an Piperacillin-Monohydrat in der Referenzlösung a verwendet.

Grenzwerte
- Verunreinigung G: höchstens 1,5 Prozent
- Verunreinigungen B (Summe der Isomere), D: jeweils höchstens 1,0 Prozent
- Verunreinigung F: höchstens 0,8 Prozent

- Verunreinigung C (Summe der Isomere): höchstens 0,7 Prozent
- Verunreinigung S: höchstens 0,5 Prozent
- Verunreinigung T: höchstens 0,3 Prozent
- Verunreinigungen A, E, I, J, K, L, M, O, P, Q, R: jeweils höchstens 0,2 Prozent
- Jede weitere Verunreinigung: jeweils höchstens 0,15 Prozent
- Summe aller Verunreinigungen: höchstens 2,5 Prozent
- Berichtsgrenzwert: 0,05 Prozent

Wasser (2.5.12): 2,0 bis 4,0 Prozent, mit 0,500 g Substanz bestimmt

Gehaltsbestimmung

Flüssigchromatographie (2.2.29)

Lösungsmittelmischung: Acetonitril R, Lösung von Natriumdihydrogenphosphat R (31,2 g · l^{-1}) (25:75 V/V)

Untersuchungslösung: 0,100 g Substanz werden in der Lösungsmittelmischung zu 50,0 ml gelöst. 5,0 ml Lösung werden mit der Lösungsmittelmischung zu 50,0 ml verdünnt.

Referenzlösung a: 50,0 mg Piperacillin CRS werden in der Lösungsmittelmischung zu 50,0 ml gelöst. 10,0 ml Lösung werden mit der Lösungsmittelmischung zu 50,0 ml verdünnt.

Referenzlösung b: 0,1 g Substanz werden in der Lösungsmittelmischung zu 50 ml gelöst.

Referenzlösung c: 5 mg Piperacillin-Verunreinigung N CRS werden in der Lösungsmittelmischung zu 25 ml gelöst.

Referenzlösung d: 5 ml Referenzlösung b werden mit 0,1 ml Referenzlösung c versetzt und mit der Lösungsmittelmischung zu 50 ml verdünnt.

Säule
- Größe: $l = 0,15$ m, $\varnothing = 4,6$ mm
- Stationäre Phase: nachsilanisiertes, octadecylsilyliertes, amorphes, siliciumorganisches Polymer zur Chromatographie R (3,5 µm)
- Temperatur: 40 °C

Mobile Phase
- Mobile Phase A: 24 ml einer Lösung von Tetrabutylammoniumhydroxid R (80 g · l^{-1}), 200 ml Acetonitril zur Chromatographie R, 200 ml einer Lösung von Natriumdihydrogenphosphat R (31,2 g · l^{-1}) und 576 ml Wasser zur Chromatographie R werden gemischt; die Lösung wird mit Phosphorsäure 10 % R oder verdünnter Natriumhydroxid-Lösung R auf einen scheinbaren pH-Wert von 5,5 eingestellt.
- Mobile Phase B: 24 ml einer Lösung von Tetrabutylammoniumhydroxid R (80 g · l^{-1}), 126 ml Wasser zur Chromatographie R, 200 ml einer Lösung von Natriumdihydrogenphosphat R (31,2 g · l^{-1}) und 650 ml Acetonitril zur Chromatographie R werden gemischt; die Lösung wird mit Phosphorsäure 10 % R oder verdünnter Natriumhydroxid-Lösung R auf einen scheinbaren pH-Wert von 5,5 eingestellt.

Zeit (min)	Mobile Phase A (% V/V)	Mobile Phase B (% V/V)
0 – 3,5	100	0
3,5 – 4	100 → 92	0 → 8
4 – 14	92 → 86	8 → 14
14 – 15	86 → 0	14 → 100

Durchflussrate: 1,0 ml · min^{-1}

Detektion: Spektrometer bei 220 nm

Einspritzen: 10 µl; Untersuchungslösung, Referenzlösungen a und d

Relative Retention (bezogen auf Piperacillin, t_R etwa 13 min)
- Verunreinigung N: etwa 0,96

Eignungsprüfung: Referenzlösung d
- Auflösung: mindestens 1,5 zwischen den Peaks von Verunreinigung N und Piperacillin

Der Prozentgehalt an $C_{23}H_{27}N_5NaO_7S$ wird mit Hilfe des Chromatogramms der Referenzlösung a und unter Berücksichtigung des für Piperacillin CRS angegebenen Gehalts berechnet.

Verunreinigungen

Spezifizierte Verunreinigungen:

A, B, C, D, E, F, G, I, J, K, L, M, O, P, Q, R, S, T

Andere bestimmbare Verunreinigungen

(Die folgenden Substanzen werden, falls in einer bestimmten Menge vorhanden, durch eine oder mehrere Prüfmethoden in der Monographie erfasst. Sie werden begrenzt durch das allgemeine Akzeptanzkriterium für weitere Verunreinigungen/nicht spezifizierte Verunreinigungen. Diese Verunreinigungen müssen daher nicht identifiziert werden, um die Konformität der Substanz zu zeigen. Siehe auch „5.10 Kontrolle von Verunreinigungen in Substanzen zur pharmazeutischen Verwendung"):

H, N

A.

(2S,5R,6R)-6-[(2R)-2-Amino-2-phenylacetamido]-3,3-dimethyl-7-oxo-4-thia-1-azabicyclo[3.2.0]heptan-2-carbonsäure
(Ampicillin)

B.

(2Ξ,4S)-2-[(Ξ)-Carboxy[(2R)-2-(4-ethyl-2,3-dioxo=
piperazin-1-carboxamido)-2-phenylacetamido]=
methyl]-5,5-dimethyl-1,3-thiazolidin-4-carbonsäure
(Penicillosäuren des Piperacillins)

C.

(2Ξ,4S)-2-[[(2R)-2-(4-Ethyl-2,3-dioxopiperazin-1-
carboxamido)-2-phenylacetamido]methyl]-5,5-
dimethyl-1,3-thiazolidin-4-carbonsäure
(Penillosäuren des Piperacillins)

D.

(2S,5R,6R)-6-[(2R)-2-[(2S,5R,6R)-6-[(2R)-2-(4-Ethyl-
2,3-dioxopiperazin-1-carboxamido)-2-phenylacet=
amido]-3,3-dimethyl-7-oxo-4-thia-1-azabicyclo=
[3.2.0]heptan-2-carboxamido]-2-phenylacetamido]-
3,3-dimethyl-7-oxo-4-thia-1-azabicyclo[3.2.0]heptan-
2-carbonsäure
(Piperacillinylampicillin)

E.

1-Ethylpiperazin-2,3-dion

F.

(2Ξ,4S)-3-Acetyl-2-[(Ξ)-carboxy[(2R)-2-(4-ethyl-
2,3-dioxopiperazin-1-carboxamido)-2-phenylacet=
amido]methyl]-5,5-dimethyl-1,3-thiazolidin-4-
carbonsäure
(Acetylierte Penicillosäuren des Piperacillins)

G.

(R)-(4-Ethyl-2,3-dioxopiperazin-1-carboxamido)=
phenylessigsäure

H.

(2S,5R,6R)-6-Amino-3,3-dimethyl-7-oxo-4-thia-1-
azabicyclo[3.2.0]heptan-2-carbonsäure
(6-Aminopenicillamsäure)

I.

(2S)-2-Formamido-3-methyl-3-sulfanylbutansäure
(N-Formylpenicillamin)

J.

[(2R)-2-(4-Ethyl-2,3-dioxopiperazin-1-carboxamido)-
2-phenylacetamido]essigsäure

K.

(2Ξ)-2-[[(E)-[2-[(R)-[(4-Ethyl-2,3-dioxopiperazin-1-
carboxamido)phenylmethyl]-5-oxo-1,3-oxazol-4(5H)-
yliden]methyl]amino]-3-methyl-3-sulfanylbutansäure
(Penicillensäure)

L. Unbekannte Struktur

M.

(2S,5R,6R)-6-[(2R)-2-[[[2-[Ethyl(oxalo)amino]ethyl]=
carbamoyl]amino]-2-phenylacetamido]-3,3-dimethyl-
7-oxo-4-thia-1-azabicyclo[3.2.0]heptan-2-carbonsäure

N.

(2*S*,5*R*,6*R*)-6-[(2*S*)-2-(4-Ethyl-2,3-dioxopiperazin-1-carboxamido)-2-phenylacetamido]-3,3-dimethyl-7-oxo-4-thia-1-azabicyclo[3.2.0]heptan-2-carbonsäure (L-Piperacillin)

O. Unbekannte Struktur

P.

(2*S*,5*R*,6*R*)-6-[(2*R*)-2-[(2*R*)-2-(4-Ethyl-2,3-dioxopiperazin-1-carboxamido)-2-phenylacetamido]-2-phenylacetamido]-3,3-dimethyl-7-oxo-4-thia-1-azabicyclo[3.2.0]heptan-2-carbonsäure

Q. Unbekannte Struktur

R.

(2*S*,5*R*,6*R*)-6-[(2*R*)-2-[(2*Ξ*)-2-[(2*Ξ*,4*S*)-4-Carboxy-5,5-dimethyl-1,3-thiazolidin-2-yl]-2-[(2*R*)-2-(4-ethyl-2,3-dioxopiperazin-1-carboxamido)-2-phenylacetamido]acetamido]-2-phenylacetamido]-3,3-dimethyl-7-oxo-4-thia-1-azabicyclo[3.2.0]heptan-2-carbonsäure

S.

(2*S*,5*R*,6*R*)-6-[(2*S*,5*R*,6*R*)-6-[(2*R*)-2-(4-Ethyl-2,3-dioxopiperazin-1-carboxamido)-2-phenylacetamido]-3,3-dimethyl-7-oxo-4-thia-1-azabicyclo[3.2.0]heptan-2-carboxamido]-3,3-dimethyl-7-oxo-4-thia-1-azabicyclo[3.2.0]heptan-2-carbonsäure

T.

(2*Ξ*,4*S*)-2-[(*Ξ*)-Carboxy[(2*R*)-2-(4-ethyl-2,3-dioxopiperazin-1-carboxamido)-2-phenylacetamido]methyl]-3-[(2*S*,5*R*,6*R*)-6-[(2*R*)-2-(4-ethyl-2,3-dioxopiperazin-1-carboxamido)-2-phenylacetamido]-3,3-dimethyl-7-oxo-4-thia-1-azabicyclo[3.2.0]heptan-2-carbonyl]-5,5-dimethyl-1,3-thiazolidin-4-carbonsäure

10.4/1168

Piperacillin-Natrium

Piperacillinum natricum

$C_{23}H_{26}N_5NaO_7S$ M_r 539,5

CAS Nr. 59703-84-3

Piperacillin-Natrium

Definition

Natrium[(2*S*,5*R*,6*R*)-6-[(2*R*)-2-(4-ethyl-2,3-dioxo=
piperazin-1-carboxamido)-2-phenylacetamido]-
3,3-dimethyl-7-oxo-4-thia-1-azabicyclo[3.2.0]heptan-
2-carboxylat]

Halbsynthetische Substanz, hergestellt aus einer durch Fermentation gewonnenen Substanz

Gehalt: 95,5 bis 102,0 Prozent (wasserfreie Substanz)

Herstellung

Das Herstellungsverfahren muss evaluiert werden, um das Potential zur Bildung von *N,N*-Dimethylanilin zu bestimmen. Falls erforderlich muss das Herstellungsverfahren validiert werden, um zu zeigen, dass die Substanz der folgenden Prüfung entspricht:

N,N-Dimethylanilin (2.4.26, Methode A): höchstens 20 ppm

Eigenschaften

Aussehen: weißes bis fast weißes, hygroskopisches Pulver

Löslichkeit: leicht löslich in Wasser und in Methanol, praktisch unlöslich in Ethylacetat

Prüfung auf Identität

A. IR-Spektroskopie (2.2.24)

Probenvorbereitung: 0,250 g Substanz werden in Wasser *R* gelöst. Nach Zusatz von 0,5 ml verdünnter Salzsäure *R* und 5 ml Ethylacetat *R* wird die Lösung gerührt und 10 min lang in einer Eis-Wasser-Mischung stehen gelassen. Die Kristalle werden unter Absaugen durch einen kleinen Glassintertiegel (40) abfiltriert, mit 5 ml Wasser *R* und 5 ml Ethylacetat *R* gewaschen und anschließend 60 min lang im Trockenschrank bei 60 °C getrocknet.

Vergleich: Piperacillin *CRS*

B. Die Substanz gibt die Identitätsreaktion a auf Natrium (2.3.1).

Prüfung auf Reinheit

Prüflösung: 2,50 g Substanz werden in kohlendioxidfreiem Wasser *R* zu 25 ml gelöst.

Aussehen der Lösung: Die Prüflösung muss klar (2.2.1) sein. Die Absorption (2.2.25) der Prüflösung, bei 430 nm gemessen, darf höchstens 0,10 betragen.

pH-Wert (2.2.3): 5,0 bis 7,0; an der Prüflösung bestimmt

Verwandte Substanzen: Flüssigchromatographie (2.2.29)

Untersuchungslösung: 0,120 g Substanz werden in Wasser *R* zu 20,0 ml gelöst.

Referenzlösung a: 1,0 ml Untersuchungslösung wird mit der mobilen Phase B zu 100,0 ml verdünnt.

Referenzlösung b: 6 mg Piperacillin-Verunreinigung I *CRS* werden in der mobilen Phase B zu 20 ml gelöst.

Referenzlösung c: 6 mg wasserfreies Ampicillin *CRS* (Verunreinigung A) werden in der mobilen Phase B zu 20 ml gelöst.

Referenzlösung d: 2 ml Referenzlösung b werden mit 1 ml Referenzlösung c versetzt. Diese Lösung wird mit der mobilen Phase B zu 10 ml verdünnt.

Referenzlösung e: 6 mg Piperacillin zur Peak-Identifizierung *CRS* (mit den Verunreinigungen A, B, C, D, E, F, I, J, K, L, M, O, P, Q, R, S und T) werden in der mobilen Phase zu 1 ml gelöst.

Säule
– Größe: $l = 0,25$ m, $\varnothing = 4,6$ mm
– Stationäre Phase: nachsilanisiertes, octadecylsilyliertes, amorphes, siliciumorganisches Polymer zur Chromatographie *R* (5 µm)
– Temperatur: 40 °C

Mobile Phase
– Mobile Phase A: 3 ml einer Lösung von Tetrabutylammoniumhydroxid *R* (320 g · l^{-1}), 100 ml einer Lösung von Natriumdihydrogenphosphat *R* (27,6 g · l^{-1}), 275 ml Methanol *R* 1 und 622 ml Wasser zur Chromatographie *R* werden gemischt; die Lösung wird mit Phosphorsäure 85 % *R* auf einen scheinbaren pH-Wert von 5,5 eingestellt.
– Mobile Phase B: 3 ml einer Lösung von Tetrabutylammoniumhydroxid *R* (320 g · l^{-1}), 100 ml einer Lösung von Natriumdihydrogenphosphat *R* (27,6 g · l^{-1}), 282 ml Wasser zur Chromatographie *R* und 615 ml Methanol *R* 1 werden gemischt; die Lösung wird mit Phosphorsäure 85 % *R* auf einen scheinbaren pH-Wert von 5,5 eingestellt.

Zeit (min)	Mobile Phase A (% V/V)	Mobile Phase B (% V/V)
0–6	100	0
6–55	100 → 71	0 → 29
55–73	71 → 10	29 → 90
73–85	10	90

Durchflussrate: 1,0 ml · min^{-1}

Detektion: Spektrometer bei 220 nm

Autosampler: 4 °C

Einspritzen: 10 µl; Untersuchungslösung, Referenzlösungen a, d und e

Identifizierung von Verunreinigungen: Zur Identifizierung der Peaks der Verunreinigungen A, B, C, D, E, F, I, J, K, L, M, O, P, Q, R, S und T werden das mitgelieferte Chromatogramm von Piperacillin zur Peak-Identifizierung *CRS* und das mit der Referenzlösung e erhaltene Chromatogramm verwendet.

Relative Retention (bezogen auf Piperacillin, t_R etwa 54 min)
- Verunreinigung E: etwa 0,05
- Verunreinigung I: etwa 0,12
- Verunreinigung A: etwa 0,14
- Verunreinigung J: etwa 0,36
- Verunreinigung F: etwa 0,57
- Verunreinigung K: etwa 0,60
- Verunreinigung L: etwa 0,65
- Verunreinigung B (Isomer 1): etwa 0,71
- Verunreinigung M: etwa 0,75
- Verunreinigung B (Isomer 2): etwa 0,83
- Verunreinigung C (Isomer 1): etwa 0,87
- Verunreinigung C (Isomer 2): etwa 0,92
- Verunreinigung O: etwa 1,23
- Verunreinigung P: etwa 1,26
- Verunreinigung Q: etwa 1,31
- Verunreinigung R: etwa 1,36
- Verunreinigung S: etwa 1,38
- Verunreinigung T: etwa 1,41
- Verunreinigung D: etwa 1,54

Eignungsprüfung: Referenzlösung d
- Auflösung: mindestens 1,5 zwischen den Peaks der Verunreinigungen I und A

Berechnung der Prozentgehalte
- Korrekturfaktoren: Die Flächen der Peaks folgender Verunreinigungen werden mit dem entsprechenden Korrekturfaktor multipliziert:
  - Verunreinigung A: 1,3
  - Verunreinigung E: 0,4
  - Verunreinigung I: 3,2
- Für jede Verunreinigung wird die Konzentration an Piperacillin-Natrium in der Referenzlösung a verwendet.

Grenzwerte
- Verunreinigungen B (Summe der Isomere), D: jeweils höchstens 1,0 Prozent
- Verunreinigung F: höchstens 0,8 Prozent
- Verunreinigung C (Summe der Isomere): höchstens 0,7 Prozent
- Verunreinigungen L, T: jeweils höchstens 0,3 Prozent
- Verunreinigungen A, E, I, J, K, M, O, P, Q, R, S: jeweils höchstens 0,2 Prozent
- Jede weitere Verunreinigung: jeweils höchstens 0,15 Prozent
- Summe aller Verunreinigungen: höchstens 2,5 Prozent
- Berichtsgrenzwert: 0,05 Prozent

Wasser (2.5.12): höchstens 2,0 Prozent, mit 0,500 g Substanz bestimmt

Gehaltsbestimmung

Flüssigchromatographie (2.2.29)

Lösungsmittelmischung: Acetonitril R, Lösung von Natriumdihydrogenphosphat R (31,2 g · l^{-1}) (25:75 V/V)

Untersuchungslösung: 0,100 g Substanz werden in der Lösungsmittelmischung zu 50,0 ml gelöst. 5,0 ml Lösung werden mit der Lösungsmittelmischung zu 50,0 ml verdünnt.

Referenzlösung a: 50,0 mg Piperacillin CRS werden in der Lösungsmittelmischung zu 50,0 ml gelöst. 10,0 ml Lösung werden mit der Lösungsmittelmischung zu 50,0 ml verdünnt.

Referenzlösung b: 0,1 g Substanz werden in der Lösungsmittelmischung zu 50 ml gelöst.

Referenzlösung c: 5 mg Piperacillin-Verunreinigung N CRS werden in der Lösungsmittelmischung zu 25 ml gelöst.

Referenzlösung d: 5 ml Referenzlösung b werden mit 0,1 ml Referenzlösung c versetzt und mit der Lösungsmittelmischung zu 50 ml verdünnt.

Säule
- Größe: $l = 0,15$ m, $\varnothing = 4,6$ mm
- Stationäre Phase: nachsilanisiertes, octadecylsilyliertes, amorphes, siliciumorganisches Polymer zur Chromatographie R (3,5 µm)
- Temperatur: 40 °C

Mobile Phase
- Mobile Phase A: 24 ml einer Lösung von Tetrabutylammoniumhydroxid R (80 g · l^{-1}), 200 ml Acetonitril zur Chromatographie R, 200 ml einer Lösung von Natriumdihydrogenphosphat R (31,2 g · l^{-1}) und 576 ml Wasser zur Chromatographie R werden gemischt; die Lösung wird mit Phosphorsäure 10 % R oder verdünnter Natriumhydroxid-Lösung R auf einen scheinbaren pH-Wert von 5,5 eingestellt.
- Mobile Phase B: 24 ml einer Lösung von Tetrabutylammoniumhydroxid R (80 g · l^{-1}), 126 ml Wasser zur Chromatographie R, 200 ml einer Lösung von Natriumdihydrogenphosphat R (31,2 g · l^{-1}) und 650 ml Acetonitril zur Chromatographie R werden gemischt; die Lösung wird mit Phosphorsäure 10 % R oder verdünnter Natriumhydroxid-Lösung R auf einen scheinbaren pH-Wert von 5,5 eingestellt.

Zeit (min)	Mobile Phase A (% V/V)	Mobile Phase B (% V/V)
0 – 3,5	100	0
3,5 – 4	100 → 92	0 → 8
4 – 14	92 → 86	8 → 14
14 – 15	86 → 0	14 → 100

Durchflussrate: 1,0 ml · min^{-1}

Detektion: Spektrometer bei 220 nm

Einspritzen: 10 µl; Untersuchungslösung, Referenzlösungen a und d

Relative Retention (bezogen auf Piperacillin, t_R etwa 13 min)
- Verunreinigung N: etwa 0,96

Eignungsprüfung: Referenzlösung d
- Auflösung: mindestens 1,5 zwischen den Peaks von Verunreinigung N und Piperacillin

Der Prozentgehalt an $C_{23}H_{26}N_5NaO_7S$ wird mit Hilfe des Chromatogramms der Referenzlösung a, unter Berücksichtigung des für Piperacillin *CRS* angegebenen Gehalts und mit einem Umrechnungsfaktor von 1,042 berechnet.

Lagerung

Dicht verschlossen

Falls die Substanz steril ist, darüber hinaus im sterilen Behältnis mit Originalitätsverschluss

Beschriftung

Die Beschriftung gibt, falls zutreffend, an, dass die Substanz zur Herstellung von Parenteralia geeignet ist.

Verunreinigungen

Spezifizierte Verunreinigungen:

A, B, C, D, E, F, I, J, K, L, M, O, P, Q, R, S, T

Andere bestimmbare Verunreinigungen

(Die folgenden Substanzen werden, falls in einer bestimmten Menge vorhanden, durch eine oder mehrere Prüfmethoden in der Monographie erfasst. Sie werden begrenzt durch das allgemeine Akzeptanzkriterium für weitere Verunreinigungen/nicht spezifizierte Verunreinigungen. Diese Verunreinigungen müssen daher nicht identifiziert werden, um die Konformität der Substanz zu zeigen. Siehe auch „5.10 Kontrolle von Verunreinigungen in Substanzen zur pharmazeutischen Verwendung"):

G, H, N

A.

(2*S*,5*R*,6*R*)-6-[(2*R*)-2-Amino-2-phenylacetamido]-3,3-dimethyl-7-oxo-4-thia-1-azabicyclo[3.2.0]=
heptan-2-carbonsäure
(Ampicillin)

B.

(2*Ξ*,4*S*)-2-[(*Ξ*)-Carboxy[[(2*R*)-2-(4-ethyl-2,3-dioxopiperazin-1-carboxamido)-2-phenylacetamido]methyl]-5,5-dimethyl-1,3-thiazolidin-4-carbonsäure
(Penicillosäuren des Piperacillins)

C.

(2*Ξ*,4*S*)-2-[[(2*R*)-2-(4-Ethyl-2,3-dioxopiperazin-1-carboxamido)-2-phenylacetamido]methyl]-5,5-dimethyl-1,3-thiazolidin-4-carbonsäure
(Penillosäuren des Piperacillins)

D.

(2*S*,5*R*,6*R*)-6-[(2*R*)-2-[(2*S*,5*R*,6*R*)-6-[(2*R*)-2-(4-Ethyl-2,3-dioxopiperazin-1-carboxamido)-2-phenylacetamido]-3,3-dimethyl-7-oxo-4-thia-1-azabicyclo[3.2.0]heptan-2-carboxamido]-2-phenylacetamido]-3,3-dimethyl-7-oxo-4-thia-1-azabicyclo[3.2.0]heptan-2-carbonsäure
(Piperacillinylampicillin)

E.

1-Ethylpiperazin-2,3-dion

F.

(2*Ξ*,4*S*)-3-Acetyl-2-[(*Ξ*)-carboxy[(2*R*)-2-(4-ethyl-2,3-dioxopiperazin-1-carboxamido)]-2-phenylacet=
amido]methyl]-5,5-dimethyl-1,3-thiazolidin-4-carbonsäure
(Acetylierte Penicillosäuren des Piperacillins)

G.

(*R*)-(4-Ethyl-2,3-dioxopiperazin-1-carboxamido)=
phenylessigsäure

H. (2S,5R,6R)-6-Amino-3,3-dimethyl-7-oxo-4-thia-1-azabicyclo[3.2.0]heptan-2-carbonsäure (6-Aminopenicillamsäure)

I. (2S)-2-Formamido-3-methyl-3-sulfanylbutansäure (N-Formylpenicillamin)

J. [(2R)-2-(4-Ethyl-2,3-dioxopiperazin-1-carboxamido)-2-phenylacetamido]essigsäure

K. (2Ξ)-2-[[(E)-2-[(R)-[(4-Ethyl-2,3-dioxopiperazin-1-carboxamido)phenylmethyl]-5-oxo-1,3-oxazol-4(5H)-yliden]methyl]amino]-3-methyl-3-sulfanylbutansäure (Penicillensäure)

L. Unbekannte Struktur

M. (2S,5R,6R)-6-[(2R)-2-[[[2-[Ethyl(oxalo)amino]ethyl]carbamoyl]amino]-2-phenylacetamido]-3,3-dimethyl-7-oxo-4-thia-1-azabicyclo[3.2.0]heptan-2-carbonsäure

N. (2S,5R,6R)-6-[(2S)-2-(4-Ethyl-2,3-dioxopiperazin-1-carboxamido)-2-phenylacetamido]-3,3-dimethyl-7-oxo-4-thia-1-azabicyclo[3.2.0]heptan-2-carbonsäure (L-Piperacillin)

O. Unbekannte Struktur

P. (2S,5R,6R)-6-[(2R)-2-[(2R)-2-(4-Ethyl-2,3-dioxopiperazin-1-carboxamido)-2-phenylacetamido]-2-phenylacetamido]-3,3-dimethyl-7-oxo-4-thia-1-azabicyclo[3.2.0]heptan-2-carbonsäure

Q. Unbekannte Struktur

R. (2S,5R,6R)-6-[(2R)-2-[(2Ξ)-2-[(2Ξ,4S)-4-Carboxy-5,5-dimethyl-1,3-thiazolidin-2-yl]-2-[(2R)-2-(4-ethyl-2,3-dioxopiperazin-1-carboxamido)-2-phenylacetamido]acetamido]-2-phenylacetamido]-3,3-dimethyl-7-oxo-4-thia-1-azabicyclo[3.2.0]heptan-2-carbonsäure

S.

(2*S*,5*R*,6*R*)-6-[(2*S*,5*R*,6*R*)-6-[(2*R*)-2-(4-Ethyl-2,3-dioxopiperazin-1-carboxamido)-2-phenylacetamido]-3,3-dimethyl-7-oxo-4-thia-1-azabicyclo[3.2.0]heptan-2-carboxamido]-3,3-dimethyl-7-oxo-4-thia-1-azabi=
cyclo[3.2.0]heptan-2-carbonsäure

T.

(2*Ξ*,4*S*)-2-[(*Ξ*)-Carboxy[(2*R*)-2-(4-ethyl-2,3-dioxo=
piperazin-1-carboxamido)-2-phenylacetamido]=
methyl]-3-[(2*S*,5*R*,6*R*)-6-[(2*R*)-2-(4-ethyl-2,3-dioxo=
piperazin-1-carboxamido)-2-phenylacetamido]-3,3-
dimethyl-7-oxo-4-thia-1-azabicyclo[3.2.0]heptan-2-
carbonyl]-5,5-dimethyl-1,3-thiazolidin-4-carbonsäure

10.4/1733

Piracetam

Piracetamum

$C_6H_{10}N_2O_2$ M_r 142,2

CAS Nr. 7491-74-9

Definition

2-(2-Oxopyrrolidin-1-yl)acetamid

Gehalt: 98,0 bis 102,0 Prozent (getrocknete Substanz)

Eigenschaften

Aussehen: weißes bis fast weißes Pulver

Löslichkeit: leicht löslich in Wasser, löslich in Ethanol 96 %

Die Substanz zeigt Polymorphie (5.9).

Prüfung auf Identität

IR-Spektroskopie (2.2.24)

Vergleich: Piracetam CRS

Wenn die Spektren bei der Prüfung in fester Form unterschiedlich sind, werden Substanz und Referenzsubstanz getrennt in Ethanol 96 % *R* gelöst. Nach dem Eindampfen der Lösungen auf dem Wasserbad zur Trockne werden mit den Rückständen erneut Spektren aufgenommen.

Prüfung auf Reinheit

Aussehen der Lösung: Die Lösung muss klar (2.2.1) und farblos (2.2.2, Methode II) sein.

2,0 g Substanz werden in Wasser *R* zu 10 ml gelöst.

Verwandte Substanzen: Flüssigchromatographie (2.2.29)

Lösungsmittelmischung: Acetonitril *R*, Wasser *R* (10:90 *V/V*)

Untersuchungslösung a: 50,0 mg Substanz werden in der Lösungsmittelmischung zu 100,0 ml gelöst.

Untersuchungslösung b: 10,0 ml Untersuchungslösung a werden mit der Lösungsmittelmischung zu 50,0 ml verdünnt.

Referenzlösung a: 5 mg Substanz und 10 µl 2-Pyrrolidon *R* (Verunreinigung A) werden in der Lösungsmittelmischung zu 100 ml gelöst.

Referenzlösung b: 1,0 ml Untersuchungslösung a wird mit der Lösungsmittelmischung zu 100,0 ml verdünnt. 1,0 ml dieser Lösung wird mit der Lösungsmittelmischung zu 20,0 ml verdünnt.

Referenzlösung c: 50,0 mg Piracetam CRS werden in der Lösungsmittelmischung zu 100,0 ml gelöst. 10,0 ml Lösung werden mit der Lösungsmittelmischung zu 50,0 ml verdünnt.

Säule
- Größe: l = 0,25 m, ⌀ = 4,6 mm
- Stationäre Phase: nachsilanisiertes, octadecylsilyliertes, mit zu 100 Prozent wässrigen mobilen Phasen kompatibles Kieselgel zur Chromatographie *R* (5 µm)

Mobile Phase: 10 Volumteile Acetonitril *R* 1 und 90 Volumteile einer Lösung von Kaliummonohydrogenphosphat *R* (1,0 g · l^{-1}), die zuvor mit Phosphorsäure 10 % *R* auf einen pH-Wert von 6,0 eingestellt wurde, werden gemischt.

Durchflussrate: 1,0 ml · min^{-1}

Detektion: Spektrometer bei 205 nm

Einspritzen: 20 µl; Untersuchungslösung a, Referenzlösungen a und b

Chromatographiedauer: 8fache Retentionszeit von Piracetam

Identifizierung von Verunreinigungen: Zur Identifizierung des Peaks der Verunreinigung A wird das mit der Referenzlösung a erhaltene Chromatogramm verwendet.

Relative Retention (bezogen auf Piracetam, t_R etwa 4 min)
- Verunreinigung A: etwa 1,15

Eignungsprüfung: Referenzlösung a
- Auflösung: mindestens 3,0 zwischen den Peaks von Piracetam und Verunreinigung A
- Symmetriefaktor: höchstens 2,0 für den Piracetam-Peak

Berechnung der Prozentgehalte
- Für jede Verunreinigung wird die Konzentration an Piracetam in der Referenzlösung b verwendet.

Grenzwerte
- Nicht spezifizierte Verunreinigungen: jeweils höchstens 0,05 Prozent
- Summe aller Verunreinigungen: höchstens 0,3 Prozent
- Berichtsgrenzwert: 0,03 Prozent

Trocknungsverlust (2.2.32): höchstens 1,0 Prozent, mit 1,000 g Substanz durch Trocknen im Trockenschrank bei 105 °C bestimmt

Sulfatasche (2.4.14): höchstens 0,1 Prozent, mit 1,0 g Substanz bestimmt

Gehaltsbestimmung

Flüssigchromatographie (2.2.29) wie unter „Verwandte Substanzen" beschrieben, mit folgenden Änderungen:

Einspritzen: Untersuchungslösung b, Referenzlösung c

Chromatographiedauer: 1,5fache Retentionszeit von Piracetam

Der Prozentgehalt an $C_6H_{10}N_2O_2$ wird unter Berücksichtigung des für Piracetam CRS angegebenen Gehalts berechnet.

Lagerung

Vor Licht geschützt

Verunreinigungen

Andere bestimmbare Verunreinigungen

(Die folgenden Substanzen werden, falls in einer bestimmten Menge vorhanden, durch eine oder mehrere Prüfmethoden in der Monographie erfasst. Sie werden begrenzt durch das allgemeine Akzeptanzkriterium für weitere Verunreinigungen/nicht spezifizierte Verunreinigungen und/oder durch die Anforderungen der Allgemeinen Monographie **Substanzen zur pharmazeutischen Verwendung (Corpora ad usum pharmaceuticum)**. Diese Verunreinigungen müssen daher nicht identifiziert werden, um die Konformität der Substanz zu zeigen. Siehe auch „5.10 Kontrolle von Verunreinigungen in Substanzen zur pharmazeutischen Verwendung"):

A, B, C, D

A. Pyrrolidin-2-on (2-Pyrrolidon)

B. Methyl[(2-oxopyrrolidin-1-yl)acetat]

C. Ethyl[(2-oxopyrrolidin-1-yl)acetat]

D. (2-Oxopyrrolidin-1-yl)essigsäure

10.4/1467

Prednicarbat

Prednicarbatum

$C_{27}H_{36}O_8$ M_r 488,6

CAS Nr. 73771-04-7

Prednicarbat

Definition

11β-Hydroxy-3,20-dioxopregna-1,4-dien-17,21-diyl-17-(ethylcarbonat)-21-propanoat

Gehalt: 97,0 bis 102,0 Prozent (getrocknete Substanz)

Eigenschaften

Aussehen: weißes bis fast weißes, kristallines Pulver

Löslichkeit: praktisch unlöslich in Wasser, leicht löslich in Aceton und in Ethanol 96 %, wenig löslich in Propylenglycol

Die Substanz zeigt Polymorphie (5.9).

Prüfung auf Identität

1: A
2: B

A. IR-Spektroskopie (2.2.24)

Vergleich: Prednicarbat *CRS*

Wenn die Spektren bei der Prüfung in fester Form unterschiedlich sind, werden Substanz und Referenzsubstanz getrennt in der eben notwendigen Menge Ethanol 96 % *R* gelöst. Nach dem Eindampfen der Lösungen zur Trockne auf dem Wasserbad werden mit den Rückständen erneut Spektren aufgenommen.

B. Dünnschichtchromatographie (2.2.27)

Untersuchungslösung: 10 mg Substanz werden in der mobilen Phase zu 10,0 ml gelöst.

Referenzlösung: 10 mg Prednicarbat *CRS* werden in der mobilen Phase zu 10,0 ml gelöst.

Platte: DC-Platte mit Kieselgel F_{254} *R*

Fließmittel: Methanol *R*, Dichlormethan *R* (10:90 *V/V*)

Auftragen: 5 µl; das Volumen kann je nach verwendetem Plattentyp angepasst werden.

Laufstrecke: 3/4 der Platte

Trocknen: an der Luft

Detektion: Die Platte wird mit einer Lösung besprüht, die wie folgt hergestellt wird: 0,25 g 2,4-Dihydroxybenzaldehyd *R* werden in Essigsäure 99 % *R* zu 50 ml gelöst. Die Lösung wird mit einer Mischung von 12,5 ml Schwefelsäure *R* und 37,5 ml Essigsäure 99 % *R* versetzt. Anschließend wird die Platte 35 min lang oder bis zum Erscheinen der Flecke bei 90 °C erhitzt und anschließend erkalten gelassen. Die Auswertung erfolgt im Tageslicht und im ultravioletten Licht bei 365 nm.

Ergebnis: Der Hauptfleck im Chromatogramm der Untersuchungslösung entspricht in Bezug auf Lage, Farbe und Größe dem Hauptfleck im Chromatogramm der Referenzlösung.

Prüfung auf Reinheit

Spezifische Drehung (2.2.7): +60 bis +66 (getrocknete Substanz)

0,250 g Substanz werden in Ethanol 96 % *R* zu 25,0 ml gelöst.

Verwandte Substanzen: Flüssigchromatographie (2.2.29)

Die Lösungen müssen unmittelbar vor Gebrauch hergestellt werden.

Untersuchungslösung: 30,0 mg Substanz werden in der mobilen Phase zu 50,0 ml gelöst.

Referenzlösung a: 3 mg Prednicarbat zur Eignungsprüfung A *CRS* (mit den Verunreinigungen B, C, D, E und F) werden in der mobilen Phase zu 5 ml gelöst.

Referenzlösung b: 3 mg Prednicarbat zur Peak-Identifizierung *CRS* (mit der Verunreinigung G) werden in der mobilen Phase zu 5 ml gelöst.

Referenzlösung c: 1,0 ml Untersuchungslösung wird mit der mobilen Phase zu 100,0 ml verdünnt. 1,0 ml dieser Lösung wird mit der mobilen Phase zu 10,0 ml verdünnt.

Referenzlösung d: 30,0 mg Prednicarbat *CRS* werden in der mobilen Phase zu 50,0 ml gelöst.

Säule
– Größe: $l = 0,125$ m, $\varnothing = 4$ mm
– Stationäre Phase: nachsilanisiertes, octadecylsilyliertes Kieselgel zur Chromatographie *R* (5 µm)

Mobile Phase: Acetonitril zur Chromatographie *R*, Wasser zur Chromatographie *R* (50:60 *V/V*)

Durchflussrate: 0,7 ml · min^{-1}

Detektion: Spektrometer bei 243 nm

Einspritzen: 20 µl; Untersuchungslösung, Referenzlösungen a, b und c

Chromatographiedauer: 2,6fache Retentionszeit von Prednicarbat

Identifizierung von Verunreinigungen: Zur Identifizierung der Peaks der Verunreinigungen B, C, D, E und F werden das mitgelieferte Chromatogramm von Prednicarbat zur Eignungsprüfung A *CRS* und das mit der Referenzlösung a erhaltene Chromatogramm verwendet; zur Identifizierung des Peaks der Verunreinigung G werden das mitgelieferte Chromatogramm von Prednicarbat zur Peak-Identifizierung *CRS* und das mit der Referenzlösung b erhaltene Chromatogramm verwendet.

Relative Retention (bezogen auf Prednicarbat, t_R etwa 20 min)
– Verunreinigung B: etwa 0,25
– Verunreinigung C: etwa 0,35
– Verunreinigung D: etwa 0,39
– Verunreinigung E: etwa 0,6
– Verunreinigung F: etwa 1,2
– Verunreinigung G: etwa 2,4

Eignungsprüfung: Referenzlösung a
- Auflösung
  - mindestens 3,0 zwischen den Peaks von Prednicarbat und Verunreinigung F
  - mindestens 1,5 zwischen den Peaks der Verunreinigungen C und D

Berechnung der Prozentgehalte
- Für jede Verunreinigung wird die Konzentration an Prednicarbat in der Referenzlösung c verwendet.

Grenzwerte
- Verunreinigung F: höchstens 0,8 Prozent
- Verunreinigung C: höchstens 0,5 Prozent
- Verunreinigung E: höchstens 0,3 Prozent
- Verunreinigungen B, D: jeweils höchstens 0,2 Prozent
- Verunreinigung G: höchstens 0,15 Prozent
- Nicht spezifizierte Verunreinigungen: jeweils höchstens 0,10 Prozent
- Summe aller Verunreinigungen: höchstens 2,0 Prozent
- Berichtsgrenzwert: 0,05 Prozent

Trocknungsverlust (2.2.32): höchstens 0,5 Prozent, mit 1,000 g Substanz durch Trocknen im Trockenschrank bei 105 °C bestimmt

Gehaltsbestimmung

Flüssigchromatographie (2.2.29) wie unter „Verwandte Substanzen" beschrieben, mit folgender Änderung:

Einspritzen: Untersuchungslösung, Referenzlösung d

Der Prozentgehalt an $C_{27}H_{36}O_8$ wird unter Berücksichtigung des für Prednicarbat CRS angegebenen Gehalts berechnet.

Lagerung

Vor Licht geschützt

Verunreinigungen

Spezifizierte Verunreinigungen:

B, C, D, E, F, G

Andere bestimmbare Verunreinigungen

(Die folgenden Substanzen werden, falls in einer bestimmten Menge vorhanden, durch eine oder mehrere Prüfmethoden in der Monographie erfasst. Sie werden begrenzt durch das allgemeine Akzeptanzkriterium für weitere Verunreinigungen/nicht spezifizierte Verunreinigungen und/oder durch die Anforderungen der Allgemeinen Monographie **Substanzen zur pharmazeutischen Verwendung (Corpora ad usum pharmaceuticum)**. Diese Verunreinigungen müssen daher nicht identifiziert werden, um die Konformität der Substanz zu zeigen. Siehe auch „5.10 Kontrolle von Verunreinigungen in Substanzen zur pharmazeutischen Verwendung"):

A

A.

11β,17,21-Trihydroxypregna-1,4-dien-3,20-dion (Prednisolon)

B.

Ethyl-11β,21-dihydroxy-3,20-dioxopregna-1,4-dien-17-yl-carbonat (Prednisolon-17-ethylcarbonat)

C.

11β,17-Dihydroxy-3,20-dioxopregna-1,4-dien-21-yl-propanoat (Prednisolon-21-propanoat)

D.

Ethyl-11β,17-dihydroxy-3,20-dioxopregna-1,4-dien-21-yl-carbonat (Prednisolon-21-ethylcarbonat)

E.

11β-Hydroxy-3,20-dioxopregna-1,4-dien-17,21-diyl-21-acetat-17-(ethylcarbonat) (Prednisolon-21-acetat-17-ethylcarbonat)

F.

11β-Hydroxy-3,20-dioxopregn-4-en-17,21-diyl-17-(ethylcarbonat)-21-propanoat
(1,2-Dihydroprednicarbat)

G.

3,20-Dioxo-11β-pregna-1,4-dien-11,17,21-triyl-17-(ethylcarbonat)-11,21-dipropanoat
(Prednicarbat-11-propanoat)

10.4/0353

Prednisolon

Prednisolonum

$C_{21}H_{28}O_5$ M_r 360,5

CAS Nr. 50-24-8

Definition

11β,17,21-Trihydroxypregna-1,4-dien-3,20-dion

Gehalt: 96,5 bis 102,0 Prozent (getrocknete Substanz)

Eigenschaften

Aussehen: weißes bis fast weißes, kristallines, hygroskopisches Pulver

Löslichkeit: sehr schwer löslich in Wasser, löslich in Ethanol 96 % und in Methanol, wenig löslich in Aceton, schwer löslich in Dichlormethan

Die Substanz zeigt Polymorphie (5.9).

Prüfung auf Identität

1: A, B
2: C

A. IR-Spektroskopie (2.2.24)

Vergleich: Prednisolon CRS

Wenn die Spektren bei der Prüfung in fester Form unterschiedlich sind, werden Substanz und Referenzsubstanz getrennt in der eben notwendigen Menge Aceton R gelöst. Nach dem Eindampfen der Lösungen auf dem Wasserbad zur Trockne werden mit den Rückständen erneut Spektren aufgenommen.

B. Die unter „Gehaltsbestimmung" erhaltenen Chromatogramme werden ausgewertet.

Ergebnis: Der Hauptpeak im Chromatogramm der Untersuchungslösung b entspricht in Bezug auf Retentionszeit und Größe dem Hauptpeak im Chromatogramm der Referenzlösung d.

C. Dünnschichtchromatographie (2.2.27)

Untersuchungslösung: 10 mg Substanz werden im Fließmittel zu 10,0 ml gelöst.

Referenzlösung: 10 mg Prednisolon CRS werden im Fließmittel zu 10,0 ml gelöst.

Platte: DC-Platte mit Kieselgel F_{254} R

Fließmittel: Methanol R, Dichlormethan R (10:90 V/V)

Auftragen: 5 µl

Laufstrecke: 3/4 der Platte

Trocknen: an der Luft

Detektion: Die Platte wird mit einer Lösung besprüht, die wie folgt hergestellt wird: 0,25 g 2,4-Dihydroxybenzaldehyd R werden in Essigsäure 99 % R zu 50 ml gelöst. Die Lösung wird mit einer Mischung von 12,5 ml Schwefelsäure R und 37,5 ml Essigsäure 99 % R versetzt. Die Platte wird 35 min lang oder bis zum Erscheinen der Flecke bei 90 °C erhitzt und anschließend erkalten gelassen. Die Auswertung erfolgt im Tageslicht und im ultravioletten Licht bei 365 nm.

Ergebnis: Der Hauptfleck im Chromatogramm der Untersuchungslösung entspricht in Bezug auf Lage, Farbe und Größe dem Hauptfleck im Chromatogramm der Referenzlösung.

Prüfung auf Reinheit

Spezifische Drehung (2.2.7): +113 bis +119 (getrocknete Substanz)

0,250 g Substanz werden in Ethanol 96 % R zu 25,0 ml gelöst.

Verwandte Substanzen: Flüssigchromatographie (2.2.29)

Die Prüfung ist unter Lichtschutz durchzuführen.

Lösungsmittelmischung: Acetonitril *R*, Wasser *R* (40:60 *V/V*)

Untersuchungslösung a: 10 mg Substanz werden in der Lösungsmittelmischung zu 20,0 ml gelöst.

Untersuchungslösung b: 25,0 mg Substanz werden in der Lösungsmittelmischung zu 20,0 ml gelöst. 1,0 ml Lösung wird mit der Lösungsmittelmischung zu 10,0 ml verdünnt.

Referenzlösung a: 5 mg Prednisolon zur Eignungsprüfung *CRS* (mit den Verunreinigungen A, B und C) werden in der Lösungsmittelmischung zu 10 ml gelöst.

Referenzlösung b: 5 mg Prednisolon zur Peak-Identifizierung *CRS* (mit den Verunreinigungen F und J) werden in der Lösungsmittelmischung zu 10 ml gelöst.

Referenzlösung c: 1,0 ml Untersuchungslösung a wird mit der Lösungsmittelmischung zu 100,0 ml verdünnt. 1,0 ml dieser Lösung wird mit der Lösungsmittelmischung zu 10,0 ml verdünnt.

Referenzlösung d: 25,0 mg Prednisolon *CRS* werden in der Lösungsmittelmischung zu 20,0 ml gelöst. 1,0 ml Lösung wird mit der Lösungsmittelmischung zu 10,0 ml verdünnt.

Säule
– Größe: $l = 0,15$ m, $\varnothing = 4,6$ mm
– Stationäre Phase: nachsilanisiertes, octadecylsilyliertes, mit zu 100 Prozent wässrigen mobilen Phasen kompatibles Kieselgel zur Chromatographie *R* (3 µm)
– Temperatur: 40 °C

Mobile Phase
– Mobile Phase A: Wasser zur Chromatographie *R*
– Mobile Phase B: Acetonitril *R*, Methanol *R* (50:50 *V/V*)

Zeit (min)	Mobile Phase A (% *V/V*)	Mobile Phase B (% *V/V*)
0 – 14	60	40
14 – 20	60 → 20	40 → 80
20 – 25	20	80

Durchflussrate: 1 ml · min^{-1}

Detektion: Spektrometer bei 254 nm

Einspritzen: 10 µl; Untersuchungslösung a, Referenzlösungen a, b und c

Identifizierung von Verunreinigungen: Zur Identifizierung der Peaks der Verunreinigungen A, B und C werden das mitgelieferte Chromatogramm von Prednisolon zur Eignungsprüfung *CRS* und das mit der Referenzlösung a erhaltene Chromatogramm verwendet; zur Identifizierung der Peaks der Verunreinigungen F und J werden das mitgelieferte Chromatogramm von Prednisolon zur Peak-Identifizierung *CRS* und das mit der Referenzlösung b erhaltene Chromatogramm verwendet.

Relative Retention (bezogen auf Prednisolon, t_R etwa 12 min)
– Verunreinigung F: etwa 0,7
– Verunreinigung B: etwa 0,9
– Verunreinigung A: etwa 1,05
– Verunreinigung J: etwa 1,5
– Verunreinigung C: etwa 1,7

Eignungsprüfung: Referenzlösung a
– Peak-Tal-Verhältnis: mindestens 3, wobei H_p die Höhe des Peaks der Verunreinigung A über der Basislinie und H_v die Höhe des niedrigsten Punkts der Kurve über der Basislinie zwischen den Peaks von Prednisolon und Verunreinigung A darstellt

Grenzwerte
– Verunreinigung A: nicht größer als das 10fache der Fläche des Hauptpeaks im Chromatogramm der Referenzlösung c (1,0 Prozent)
– Verunreinigung F: nicht größer als das 5fache der Fläche des Hauptpeaks im Chromatogramm der Referenzlösung c (0,5 Prozent)
– Verunreinigungen B, C, J: jeweils nicht größer als das 3fache der Fläche des Hauptpeaks im Chromatogramm der Referenzlösung c (0,3 Prozent)
– Nicht spezifizierte Verunreinigungen: jeweils nicht größer als die Fläche des Hauptpeaks im Chromatogramm der Referenzlösung c (0,10 Prozent)
– Summe aller Verunreinigungen: nicht größer als das 15fache der Fläche des Hauptpeaks im Chromatogramm der Referenzlösung c (1,5 Prozent)
– Ohne Berücksichtigung bleiben: Peaks, deren Fläche nicht größer ist als das 0,5fache der Fläche des Hauptpeaks im Chromatogramm der Referenzlösung c (0,05 Prozent)

Trocknungsverlust (2.2.32): höchstens 1,0 Prozent, mit 0,500 g Substanz durch Trocknen im Trockenschrank bei 105 °C bestimmt

Gehaltsbestimmung

Flüssigchromatographie (2.2.29) wie unter „Verwandte Substanzen" beschrieben, mit folgender Änderung:

Einspritzen: Untersuchungslösung b, Referenzlösung d

Der Prozentgehalt an $C_{21}H_{28}O_5$ wird unter Berücksichtigung des für Prednisolon *CRS* angegebenen Gehalts berechnet.

Lagerung

Dicht verschlossen, vor Licht geschützt

Verunreinigungen

Spezifizierte Verunreinigungen:

A, B, C, F, J

Andere bestimmbare Verunreinigungen

(Die folgenden Substanzen werden, falls in einer bestimmten Menge vorhanden, durch eine oder mehrere Prüfmethoden in der Monographie erfasst. Sie werden begrenzt durch das allgemeine Akzeptanzkriterium für weitere Verunreinigungen/nicht spezifizierte Verunreinigungen und/oder durch die Anforderungen der Allgemeinen Monographie **Substanzen zur pharmazeutischen Verwendung (Corpora ad usum pharmaceuticum)**. Diese Verunreinigungen müssen daher nicht identifiziert werden, um die Konformität der Substanz zu zeigen. Siehe auch „5.10 Kontrolle von Verunreinigungen in Substanzen zur pharmazeutischen Verwendung"):

D, E, G, H, I

A.

11β,17,21-Trihydroxypregn-4-en-3,20-dion
(Hydrocortison)

B.

17,21-Dihydroxypregna-1,4-dien-3,11,20-trion
(Prednison)

C.

11β,17-Dihydroxy-3,20-dioxopregna-1,4-dien-21-ylacetat
(Prednisolonacetat)

D.

6β,11β,17,21-Tetrahydroxypregna-1,4-dien-3,20-dion
(6β-Hydroxyprednisolon)

E.

11β,14α,17,21-Tetrahydroxypregna-1,4-dien-3,20-dion
(14α-Hydroxyprednisolon)

F.

11α,17,21-Trihydroxypregna-1,4-dien-3,20-dion
(11-*epi*-Prednisolon)

G.

11β,17,20β,21-Tetrahydroxypregna-1,4-dien-3-on
(20β-Hydroxyprednisolon)

H.

11β,17,21-Trihydroxypregna-1,4,6-trien-3,20-dion
(Δ^6-Prednisolon)

I.

11β,21-Dihydroxypregna-1,4-dien-3,20-dion
(17-Desoxyprednisolon)

J.

17,21-Dihydroxypregna-1,4-dien-3,20-dion
(11-Desoxyprednisolon)

10.4/1365

Promazinhydrochlorid
Promazini hydrochloridum

$C_{17}H_{21}ClN_2S$ M_r 320,9
CAS Nr. 53-60-1

Definition

N,N-Dimethyl-3-(10*H*-phenothiazin-10-yl)propan-1-amin-hydrochlorid

Gehalt: 99,0 bis 101,0 Prozent (getrocknete Substanz)

Eigenschaften

Aussehen: weißes bis fast weißes, kristallines, schwach hygroskopisches Pulver

Löslichkeit: sehr leicht löslich in Wasser, in Dichlormethan und in Ethanol 96 %

Schmelztemperatur: etwa 179 °C

Prüfung auf Identität

1: A, D
2: B, C, D

A. IR-Spektroskopie (2.2.24)

Vergleich: Promazinhydrochlorid *CRS*

B. Die Substanz entspricht der Prüfung „Identifizierung von Phenothiazinen durch Dünnschichtchromatographie" (2.3.3). Zur Herstellung der Referenzlösung wird Promazinhydrochlorid *CRS* verwendet.

C. Etwa 5 mg Substanz werden in 2 ml Schwefelsäure *R* gelöst. Wird die Lösung 5 min lang stehen gelassen, entsteht eine orange Färbung.

D. 18 mg Substanz werden in 2 ml Methanol *R* gelöst. Die Lösung gibt die Identitätsreaktion a auf Chlorid (2.3.1).

Prüfung auf Reinheit

pH-Wert (2.2.3): 4,2 bis 5,2; sofort nach Herstellung der Prüflösung bestimmt
0,5 g Substanz werden in kohlendioxidfreiem Wasser *R* zu 10 ml gelöst.

Verwandte Substanzen: Dünnschichtchromatographie (2.2.27).

Die Lösungen sind unmittelbar vor Gebrauch herzustellen. Die Prüfung ist unter Ausschluss direkter Lichteinwirkung durchzuführen.

Lösungsmittelmischung: Diethylamin *R*, Methanol *R* (5:95 *V/V*)

Untersuchungslösung: 0,100 g Substanz werden in der Lösungsmittelmischung zu 10 ml gelöst.

Referenzlösung a: 1 ml Untersuchungslösung wird mit der Lösungsmittelmischung zu 200 ml verdünnt.

Referenzlösung b: 10 mg Chlorprothixenhydrochlorid *CRS* werden in der Lösungsmittelmischung gelöst. Die Lösung wird mit 1 ml Untersuchungslösung versetzt und mit der Lösungsmittelmischung zu 10 ml verdünnt.

Platte: DC-Platte mit Kieselgel F_{254} *R*

Fließmittel: Aceton *R*, Diethylamin *R*, Cyclohexan *R* (10:10:80 *V/V/V*)

Auftragen: 10 µl

Laufstrecke: 2/3 der Platte

Trocknen: an der Luft, bis die Lösungsmittel verdunstet sind

Detektion: im ultravioletten Licht bei 254 nm

Retardationsfaktoren
– Chlorprothixen: etwa 0,25
– Promazin: etwa 0,5

Eignungsprüfung: Referenzlösung b
– Das Chromatogramm muss 2 Hauptflecke (Promazin und Chlorprothixen) zeigen, die deutlich voneinander getrennt sind.

Grenzwert
– Jede Verunreinigung: Kein Fleck im Chromatogramm der Untersuchungslösung, mit Ausnahme des Hauptflecks, darf intensiver sein als der Fleck im Chromatogramm der Referenzlösung a (0,5 Prozent). Ein auf dem Auftragpunkt verbleibender Fleck wird nicht berücksichtigt.

Trocknungsverlust (2.2.32): höchstens 0,5 Prozent, mit 1,000 g Substanz durch Trocknen im Trockenschrank bei 105 °C bestimmt

Sulfatasche (2.4.14): höchstens 0,1 Prozent, mit 1,0 g Substanz bestimmt

Gehaltsbestimmung

0,250 g Substanz werden in einer Mischung von 5,0 ml Salzsäure (0,01 mol·l⁻¹) und 50 ml Ethanol 96 % *R* gelöst und mit Natriumhydroxid-Lösung (0,1 mol·l⁻¹) titriert. Der Endpunkt wird mit Hilfe der Potentiometrie (2.2.20) bestimmt. Das zwischen den beiden Wendepunkten zugesetzte Volumen wird abgelesen.

1 ml Natriumhydroxid-Lösung (0,1 mol·l⁻¹) entspricht 32,09 mg $C_{17}H_{21}ClN_2S$.

Lagerung

Dicht verschlossen, vor Licht geschützt

Verunreinigungen

A.

10-[3-(Dimethylamino)propyl]-5λ^4-phenothiazin-5(10*H*)-on
(Promazinsulfoxid)

10.4/0524

Promethazinhydrochlorid
Promethazini hydrochloridum

$C_{17}H_{21}ClN_2S$ M_r 320,9

CAS Nr. 58-33-3

Definition

(2*RS*)-*N*,*N*-Dimethyl-1-(10*H*-phenothiazin-10-yl)propan-2-amin-hydrochlorid

Gehalt: 99,0 bis 101,0 Prozent (getrocknete Substanz)

Eigenschaften

Aussehen: weißes bis schwach gelbliches, kristallines Pulver

Löslichkeit: sehr leicht löslich in Wasser, leicht löslich in Dichlormethan und in Ethanol 96 %

Schmelztemperatur: etwa 222 °C, unter Zersetzung

Prüfung auf Identität

1: A, D
2: B, C, D

A. IR-Spektroskopie (2.2.24)

   Vergleich: Promethazinhydrochlorid *CRS*

B. Die Substanz entspricht der Prüfung „Identifizierung von Phenothiazinen durch Dünnschichtchromatographie" (2.3.3) unter Verwendung von Promethazinhydrochlorid *CRS* zur Herstellung der Referenzlösung.

C. 0,1 g Substanz werden in 3 ml Wasser *R* gelöst. 1 ml Salpetersäure *R* wird der Lösung tropfenweise zugesetzt. Zunächst entsteht ein Niederschlag, der sich rasch auflöst, wobei eine rote Lösung entsteht, die orange und schließlich gelb wird. Wird die Lösung zum Sieden erhitzt, färbt sie sich orange und ein orangeroter Niederschlag entsteht.

D. 18 mg Substanz werden in 2 ml Methanol *R* gelöst. Die Lösung gibt die Identitätsreaktion a auf Chlorid (2.3.1).

Prüfung auf Reinheit

pH-Wert (2.2.3): 4,0 bis 5,0; sofort nach Herstellung der Prüflösung bestimmt

1,0 g Substanz wird in kohlendioxidfreiem Wasser *R* zu 10 ml gelöst.

Verwandte Substanzen: Flüssigchromatographie (2.2.29)

Die Lösungen müssen unmittelbar vor Gebrauch hergestellt werden und die Prüfung ist unter Lichtschutz durchzuführen.

Lösungsmittelmischung: Triethylamin *R*, Methanol *R* (1:1000 *V/V*)

Untersuchungslösung: 25,0 mg Substanz werden in der Lösungsmittelmischung zu 50,0 ml gelöst.

Referenzlösung a: 2,5 mg Promethazin zur Peak-Identifizierung *CRS* (mit den Verunreinigungen A, B und C) werden in der Lösungsmittelmischung zu 5 ml gelöst.

Referenzlösung b: 1,0 ml Untersuchungslösung wird mit der Lösungsmittelmischung zu 100,0 ml verdünnt. 1,0 ml dieser Lösung wird mit der Lösungsmittelmischung zu 10,0 ml verdünnt.

Referenzlösung c: 5,0 mg Promethazin-Verunreinigung D *CRS* werden in der Lösungsmittelmischung zu 100,0 ml gelöst. 1,0 ml Lösung wird mit der Lösungsmittelmischung zu 100,0 ml verdünnt.

Säule
- Größe: $l = 0{,}15$ m, $\varnothing = 4{,}6$ mm
- Stationäre Phase: nachsilanisiertes, octylsilyliertes Kieselgel zur Chromatographie mit eingebetteten polaren Gruppen *R* (5 µm)

Mobile Phase: 20 Volumteile Methanol *R*, 30 Volumteile Acetonitril *R* und 50 Volumteile einer Lösung von Kaliumdihydrogenphosphat *R* (3,4 g · l^{-1}), die zuvor mit Kaliumhydroxid *R* auf einen pH-Wert von 7,0 eingestellt wurde, werden gemischt.

Durchflussrate: 1,0 ml · min^{-1}

Detektion: Spektrometer bei 254 nm

Einspritzen: 10 µl

Chromatographiedauer: 2,5fache Retentionszeit von Promethazin

Identifizierung von Verunreinigungen: Zur Identifizierung der Peaks der Verunreinigungen A, B und C werden das mitgelieferte Chromatogramm von Promethazin zur Peak-Identifizierung *CRS* und das mit der Referenzlösung a erhaltene Chromatogramm verwendet; zur Identifizierung des Peaks der Verunreinigung D wird das mit der Referenzlösung c erhaltene Chromatogramm verwendet.

Relative Retention (bezogen auf Promethazin, t_R etwa 18 min)
- Verunreinigung D: etwa 0,2
- Verunreinigung C: etwa 0,5
- Verunreinigung B: etwa 1,4
- Verunreinigung A: etwa 1,8

Eignungsprüfung: Referenzlösung a
- Auflösung: mindestens 2,0 zwischen den Peaks der Verunreinigungen B und A

Grenzwerte
- Korrekturfaktor: Für die Berechnung des Gehalts wird die Fläche des Peaks von Verunreinigung A mit 0,5 multipliziert.
- Verunreinigung B: nicht größer als das 8fache der Fläche des Hauptpeaks im Chromatogramm der Referenzlösung b (0,8 Prozent)
- Verunreinigung C: nicht größer als das 2fache der Fläche des Hauptpeaks im Chromatogramm der Referenzlösung b (0,2 Prozent)
- Verunreinigung A: nicht größer als die Fläche des Hauptpeaks im Chromatogramm der Referenzlösung b (0,1 Prozent)
- Verunreinigung D: nicht größer als die Fläche des entsprechenden Peaks im Chromatogramm der Referenzlösung c (0,1 Prozent)
- Nicht spezifizierte Verunreinigungen: jeweils nicht größer als die Fläche des Hauptpeaks im Chromatogramm der Referenzlösung b (0,10 Prozent)
- Summe aller Verunreinigungen: nicht größer als das 12fache der Fläche des Hauptpeaks im Chromatogramm der Referenzlösung b (1,2 Prozent)
- Ohne Berücksichtigung bleiben: Peaks, deren Fläche nicht größer ist als das 0,5fache der Fläche des Hauptpeaks im Chromatogramm der Referenzlösung b (0,05 Prozent)

Trocknungsverlust (2.2.32): höchstens 0,5 Prozent, mit 1,000 g Substanz durch Trocknen im Trockenschrank bei 105 °C bestimmt

Sulfatasche (2.4.14): höchstens 0,1 Prozent, mit 1,0 g Substanz bestimmt

Gehaltsbestimmung

0,250 g Substanz werden in einer Mischung von 5,0 ml Salzsäure (0,01 mol · l^{-1}) und 50 ml Ethanol 96 % *R* gelöst und mit Natriumhydroxid-Lösung (0,1 mol · l^{-1}) titriert. Das zwischen den beiden mit Hilfe der Potentiometrie (2.2.20) bestimmten Wendepunkten zugesetzte Volumen wird abgelesen.

1 ml Natriumhydroxid-Lösung (0,1 mol · l^{-1}) entspricht 32,09 mg $C_{17}H_{21}ClN_2S$.

Lagerung

Vor Licht geschützt

Verunreinigungen

Spezifizierte Verunreinigungen:

A, B, C, D

A.

Phenothiazin

B.

(2RS)-*N,N*-Dimethyl-2-(10*H*-phenothiazin-10-yl)=propan-1-amin
(Isopromethazin)

C.

(2RS)-*N*-Methyl-1-(10*H*-phenothiazin-10-yl)propan-2-amin

D.

10-[(2RS)-2-(Dimethylamino)propyl]-5λ⁴-pheno=
thiazin-5(10H)-on

10.4/0636

Propyphenazon

Propyphenazonum

$C_{14}H_{18}N_2O$ $\qquad M_r$ 230,3

CAS Nr. 479-92-5

Definition

1,5-Dimethyl-2-phenyl-4-(propan-2-yl)-1,2-dihydro-3H-pyrazol-3-on

Gehalt: 99,0 bis 101,0 Prozent (getrocknete Substanz)

Eigenschaften

Aussehen: weißes bis schwach gelbliches, kristallines Pulver

Löslichkeit: schwer löslich in Wasser, leicht löslich in Dichlormethan und in Ethanol 96 %

Prüfung auf Identität

1: A, B
2: A, C, D

A. Schmelztemperatur (2.2.14): 102 bis 106 °C

B. IR-Spektroskopie (2.2.24)

   Vergleich: Propyphenazon CRS

C. Dünnschichtchromatographie (2.2.27)

   Untersuchungslösung: 80 mg Substanz werden in Methanol R zu 5 ml gelöst.

   Referenzlösung: 80 mg Propyphenazon CRS werden in Methanol R zu 5 ml gelöst.

   Platte: DC-Platte mit Kieselgel F_{254} R

   Fließmittel: 1-Butanol R, Cyclohexan R, Ethylacetat R (10:45:45 V/V/V)

   Auftragen: 5 µl

   Laufstrecke: 2/3 der Platte

   Trocknen: 15 min lang im Warmluftstrom

   Detektion: im ultravioletten Licht bei 254 nm

   Ergebnis: Der Hauptfleck im Chromatogramm der Untersuchungslösung entspricht in Bezug auf Lage und Größe dem Hauptfleck im Chromatogramm der Referenzlösung.

D. Wird 1 ml Prüflösung (siehe „Prüfung auf Reinheit") mit 0,1 ml Eisen(III)-chlorid-Lösung R 1 versetzt, entsteht eine bräunlich rote Färbung, die nach Zusatz von 1 ml verdünnter Salzsäure R nach Gelb umschlägt.

Prüfung auf Reinheit

Prüflösung: 2 g Substanz werden in einer Mischung gleicher Volumteile Ethanol 96 % R und kohlendioxidfreiem Wasser R zu 50 ml gelöst.

Aussehen der Lösung: Die Prüflösung muss klar (2.2.1) und farblos (2.2.2, Methode II) sein.

Sauer oder alkalisch reagierende Substanzen: 10 ml Prüflösung werden mit 0,1 ml Phenolphthalein-Lösung R versetzt. Die Lösung muss farblos sein. Nach Zusatz von 0,2 ml einer Lösung von Natriumhydroxid R (0,40 g · l⁻¹) muss die Lösung rosa gefärbt sein. Nach Zusatz von 0,4 ml einer Lösung von Salzsäure R (1,03 g · l⁻¹) muss die Lösung farblos sein. Nach Zusatz von 0,2 ml Methylrot-Lösung R muss diese Lösung orange oder rot gefärbt sein.

Verwandte Substanzen: Flüssigchromatographie (2.2.29)

Untersuchungslösung: 20,0 mg Substanz werden in der mobilen Phase zu 20,0 ml gelöst.

Referenzlösung a: 1,0 ml Untersuchungslösung wird mit der mobilen Phase zu 100,0 ml verdünnt. 1,0 ml dieser Lösung wird mit der mobilen Phase zu 10,0 ml verdünnt.

Referenzlösung b: 1 mg Phenazon R (Verunreinigung A) wird in der mobilen Phase gelöst. Die Lösung wird mit 1 ml Untersuchungslösung versetzt und mit der mobilen Phase zu 10 ml verdünnt.

Säule
– Größe: l = 0,25 m, ⌀ = 4,0 mm
– Stationäre Phase: nachsilanisiertes, octylsilyliertes Kieselgel zur Chromatographie R (5 µm)

Mobile Phase: 13,7 g Kaliumdihydrogenphosphat R werden in 900 ml Wasser zur Chromatographie R gelöst.

Die Lösung wird mit verdünnter Natriumhydroxid-Lösung *R* auf einen pH-Wert von 5,2 eingestellt und mit Wasser zur Chromatographie *R* zu 1000 ml verdünnt. 60 Volumteile dieser Lösung werden mit 40 Volumteilen Acetonitril *R* 1 gemischt.

Durchflussrate: 1,2 ml · min^{-1}

Detektion: Spektrometer bei 210 nm

Einspritzen: 20 µl

Chromatographiedauer: 4fache Retentionszeit von Propyphenazon

Identifizierung von Verunreinigungen: Zur Identifizierung des Peaks der Verunreinigung A wird das mit der Referenzlösung b erhaltene Chromatogramm verwendet.

Relative Retention (bezogen auf Propyphenazon, t_R etwa 7 min)
— Verunreinigung A: etwa 0,4

Eignungsprüfung: Referenzlösung b
— Auflösung: mindestens 4,0 zwischen den Peaks von Verunreinigung A und Propyphenazon

Grenzwerte
— Nicht spezifizierte Verunreinigungen: jeweils nicht größer als die Fläche des Hauptpeaks im Chromatogramm der Referenzlösung a (0,10 Prozent)
— Summe aller Verunreinigungen: nicht größer als das 2fache der Fläche des Hauptpeaks im Chromatogramm der Referenzlösung a (0,2 Prozent)
— Ohne Berücksichtigung bleiben: Peaks, deren Fläche nicht größer ist als das 0,5fache der Fläche des Hauptpeaks im Chromatogramm der Referenzlösung a (0,05 Prozent)

Trocknungsverlust (2.2.32): höchstens 0,5 Prozent, mit 1,000 g Substanz durch 4 h langes Trocknen im Vakuum bei 60 °C bestimmt

Sulfatasche (2.4.14): höchstens 0,1 Prozent, mit 0,5 g Substanz bestimmt

Gehaltsbestimmung

0,175 g Substanz werden in 50 ml wasserfreier Essigsäure *R* gelöst und mit Perchlorsäure (0,1 mol · l^{-1}) titriert. Der Endpunkt wird mit Hilfe der Potentiometrie (2.2.20) bestimmt.

1 ml Perchlorsäure (0,1 mol · l^{-1}) entspricht 23,03 mg $C_{14}H_{18}N_2O$.

Lagerung

Vor Licht geschützt

Verunreinigungen

Andere bestimmbare Verunreinigungen

(Die folgenden Substanzen werden, falls in einer bestimmten Menge vorhanden, durch eine oder mehrere Prüfmethoden in der Monographie erfasst. Sie werden begrenzt durch das allgemeine Akzeptanzkriterium für weitere Verunreinigungen/nicht spezifizierte Verunreinigungen und/oder durch die Anforderungen der Allgemeinen Monographie **Substanzen zur pharmazeutischen Verwendung (Corpora ad usum pharmaceuticum)**. Diese Verunreinigungen müssen daher nicht identifiziert werden, um die Konformität der Substanz zu zeigen. Siehe auch „5.10 Kontrolle von Verunreinigungen in Substanzen zur pharmazeutischen Verwendung"):

A, B, C

A. 1,5-Dimethyl-2-phenyl-1,2-dihydro-3*H*-pyrazol-3-on (Phenazon)

B. 5-Methoxy-3-methyl-1-phenyl-4-(propan-2-yl)-1*H*-pyrazol

C. 1,5-Dimethyl-4-[(2*RS*)-4-methylpentan-2-yl]-2-phenyl-1,2-dihydro-3*H*-pyrazol-3-on

Q

Quecksilber(II)-chlorid 8113

10.4/0120

Quecksilber(II)-chlorid
Hydrargyri dichloridum

HgCl$_2$ M_r 271,5

CAS Nr. 7487-94-7

Definition

Gehalt: 99,5 bis 100,5 Prozent (getrocknete Substanz)

Eigenschaften

Aussehen: weißes bis fast weißes, kristallines Pulver, farblose oder weiße bis fast weiße Kristalle oder schwere, kristalline Massen

Löslichkeit: löslich in Wasser, leicht löslich in Ethanol 96 %, löslich in Glycerol

Prüfung auf Identität

A. Die Substanz gibt die Identitätsreaktion a auf Chlorid (2.3.1).

B. Die Prüflösung (siehe „Prüfung auf Reinheit") gibt die Identitätsreaktionen auf Quecksilber (2.3.1).

Prüfung auf Reinheit

Prüflösung: 1,0 g Substanz wird in kohlendioxidfreiem Wasser R zu 20 ml gelöst.

Aussehen der Lösung: Die Prüflösung darf nicht stärker opaleszieren als die Referenzsuspension II (2.2.1) und muss farblos (2.2.2, Methode II) sein.

Sauer oder alkalisch reagierende Substanzen: 10 ml Prüflösung werden mit 0,1 ml Methylrot-Lösung R versetzt. Die Lösung färbt sich rot. Nach Zusatz von 0,5 g Natriumchlorid R muss die Lösung gelb gefärbt sein. Für den Farbumschlag des Indikators nach Rot dürfen höchstens 0,5 ml Salzsäure (0,01 mol·l^{-1}) verbraucht werden.

Quecksilber(I)-chlorid: Eine Lösung von 1,0 g Substanz in 30 ml Ether R darf keine Opaleszenz zeigen.

Trocknungsverlust (2.2.32): höchstens 1,0 Prozent, mit 2,00 g Substanz durch 24 h langes Trocknen im Vakuum bestimmt

Gehaltsbestimmung

0,500 g Substanz werden in 100 ml Wasser R gelöst. Nach Zusatz von 20,0 ml Natriumedetat-Lösung (0,1 mol·l^{-1}) und 5 ml Pufferlösung pH 10,9 R wird die Lösung 15 min lang stehen gelassen und nach Zusatz von 0,1 g Eriochromschwarz-T-Verreibung R mit Zinksulfat-Lösung (0,1 mol·l^{-1}) bis zum Farbumschlag nach Purpur titriert. Die Lösung wird mit 3 g Kaliumiodid R versetzt, 2 min lang stehen gelassen und nach Zusatz von 0,1 g Eriochromschwarz-T-Verreibung R erneut mit Zinksulfat-Lösung (0,1 mol·l^{-1}) titriert.

1 ml Zinksulfat-Lösung (0,1 mol·l^{-1}) bei der zweiten Titration entspricht 27,15 mg HgCl$_2$.

Lagerung

Vor Licht geschützt

R

Regorafenib-Tabletten 8117
Riociguat 8120
Riociguat-Tabletten 8122
Rivaroxaban-Tabletten 8124

10.4/3023

Regorafenib-Tabletten
Regorafenibi compressi

Definition

Regorafenib-Tabletten zur Anwendung am Menschen enthalten **Regorafenib-Monohydrat (Regorafenibum monohydricum)**.

Die Tabletten entsprechen der Monographie **Tabletten (Compressi)** und den folgenden zusätzlichen Anforderungen.

Gehalt: 95,0 bis 105,0 Prozent des in der Beschriftung angegebenen Gehalts an Regorafenib ($C_{21}H_{15}ClF_4N_4O_3$).

Prüfung auf Identität

A. Das UV-Spektrum des Hauptpeaks in den Chromatogrammen der bei der Gehaltsbestimmung verwendeten Lösungen wird im Bereich von 210 bis 400 nm mit einem Dioden-Array-Detektor aufgenommen.

Ergebnis: Das UV-Spektrum des Hauptpeaks im Chromatogramm der Untersuchungslösung entspricht dem UV-Spektrum des Hauptpeaks im Chromatogramm der Referenzlösung b.

B. Die bei der Gehaltsbestimmung erhaltenen Chromatogramme werden ausgewertet.

Ergebnis: Der Hauptpeak im Chromatogramm der Untersuchungslösung entspricht in Bezug auf Retentionszeit und Größe dem Hauptpeak im Chromatogramm der Referenzlösung b.

Prüfung auf Reinheit

Verunreinigung A: Flüssigchromatographie (2.2.29)

Die Prüfung ist unter Lichtschutz durchzuführen und die Lösungen werden bei 2 bis 8 °C aufbewahrt.

Interner-Standard-Lösung: 2,0 mg 4-(4-Aminophenoxy)-*N*-methylpicolinamid *R* werden in Methanol *R* zu 200,0 ml gelöst.

Pufferlösung: 0,4 ml konzentrierte Ammoniak-Lösung *R* werden mit 0,7 ml Essigsäure *R* versetzt. Die Lösung wird mit Wasser zur Chromatographie *R* zu 1000 ml verdünnt und anschließend mit Essigsäure *R* oder konzentrierter Ammoniak-Lösung *R* auf einen pH-Wert von 4,6 eingestellt.

Untersuchungslösung: 5 Tabletten werden in Stücke geschnitten und mit etwa 60 ml Methanol *R* und 2,0 ml Interner-Standard-Lösung versetzt. Die Mischung wird mindestens 15 min lang mit Ultraschall behandelt und anschließend etwa 30 min lang geschüttelt, bis die Tablettenkerne fein dispergiert sind. Die Dispersion wird mit Methanol *R* so verdünnt, dass eine Konzentration an Regorafenib von 2 mg · ml^{-1} erhalten wird, und kräftig geschüttelt. Etwa 10 ml Lösung werden 10 min lang bei 3400 *g* zentrifugiert. 5,0 ml Überstand werden mit einer 10-prozentigen Lösung (*V/V*) von Tetrahydrofuran *R* zu 10,0 ml verdünnt und weitere 30 s lang mit Ultraschall behandelt. Die Lösung wird unter gelegentlichem Schütteln mindestens 30 min lang auf Eis gestellt und danach durch einen Filter (Porengröße 0,45 µm) filtriert, wobei die ersten 2 ml Filtrat verworfen werden. Ein Aliquot des Filtrats wird in eine Probeflasche gegeben und im Autosampler bei 8 °C mindestens 1 h lang vor dem Einspritzen erkalten gelassen.

Referenzlösung a: 3,0 mg Regorafenib-Verunreinigung A *CRS* werden in Methanol *R* zu 100,0 ml gelöst.

Referenzlösung b: 10,0 ml Referenzlösung a werden mit einer 50-prozentigen Lösung (*V/V*) von Methanol *R* zu 20,0 ml verdünnt. 7,0 ml dieser Lösung werden mit 5,0 ml Tetrahydrofuran *R* und 1,0 ml Interner-Standard-Lösung versetzt und mit einer 50-prozentigen Lösung (*V/V*) von Methanol *R* zu 100,0 ml verdünnt.

Referenzlösung c: 5 ml Referenzlösung a werden mit einer 50-prozentigen Lösung (*V/V*) von Methanol *R* zu 20 ml verdünnt. 7 ml dieser Lösung werden mit 5 ml Tetrahydrofuran *R* und 1 ml Interner-Standard-Lösung versetzt und mit einer 50-prozentigen Lösung (*V/V*) von Methanol *R* zu 100 ml verdünnt.

Säule
- Größe: $l = 0,10$ m, $\varnothing = 3,0$ mm
- Stationäre Phase: nachsilanisiertes, octadecylsilyliertes Kieselgel zur Chromatographie *R* (3 µm)

Mobile Phase
- Mobile Phase A: wasserfreies Ethanol *R*, Pufferlösung (25:75 *V/V*)
- Mobile Phase B: wasserfreies Ethanol *R*

Zeit (min)	Mobile Phase A (% *V/V*)	Mobile Phase B (% *V/V*)
0 – 11	100	0
11 – 15	100 → 95	0 → 5
15 – 17	95	5
17 – 17,5	95 → 10	5 → 90
17,5 – 20	10	90

Durchflussrate: 0,4 ml · min^{-1}

Detektion: Spektrometer bei 228 nm

Autosampler: 8 °C

Einspritzen: 40 µl; Untersuchungslösung, Referenzlösungen b und c

Relative Retention (bezogen auf den internen Standard, t_R etwa 7 min)
- Verunreinigung A: etwa 1,9

Eignungsprüfung: Referenzlösung c
- Auflösung: mindestens 3,0 zwischen den Peaks des internen Standards und der Verunreinigung A

- Wiederholpräzision: höchstens 5,0 Prozent relative Standardabweichung bezogen auf das Verhältnis der Peakfläche der Verunreinigung A zur Peakfläche des internen Standards, mit 6 Einspritzungen bestimmt

Berechnung des Prozentgehalts
- Für Verunreinigung A wird die Konzentration an Verunreinigung A in der Referenzlösung b verwendet.

Grenzwert
- Verunreinigung A: höchstens 0,10 Prozent

Verwandte Substanzen: Flüssigchromatographie (2.2.29)

Die Prüfung ist unter Lichtschutz durchzuführen.

Lösungsmittelmischung: Wasser *R*, Acetonitril *R* (25:75 *V/V*)

Untersuchungslösung: 5 Tabletten werden in Stücke geschnitten und mit 60 ml Methanol *R* versetzt. Die Mischung wird mindestens 15 min lang mit Ultraschall behandelt und anschließend etwa 30 min lang geschüttelt, bis die Tablettenkerne fein dispergiert sind. Die Dispersion wird mit Methanol *R* so verdünnt, dass eine Konzentration an Regorafenib von $2\ mg \cdot ml^{-1}$ erhalten wird, und kräftig geschüttelt. Etwa 10 ml Lösung werden 5 min lang bei 3400 *g* zentrifugiert. 4,0 ml Überstand werden mit der Lösungsmittelmischung zu 50,0 ml verdünnt.

Referenzlösung a: 1,0 ml Untersuchungslösung wird mit der Lösungsmittelmischung zu 100,0 ml verdünnt. 2,0 ml dieser Lösung werden mit der Lösungsmittelmischung zu 10,0 ml verdünnt.

Referenzlösung b: 16,0 mg Regorafenib-Monohydrat *CRS* werden in der Lösungsmittelmischung zu 100,0 ml gelöst.

Referenzlösung c: 2 mg Regorafenib-Verunreinigung C *CRS* und 2 mg Regorafenib-Verunreinigung D *CRS* werden in der Lösungsmittelmischung zu 100 ml gelöst. 4 ml Lösung werden mit der Lösungsmittelmischung zu 10 ml verdünnt. 5 mg Regorafenib zur FP-Eignungsprüfung *CRS* (mit Verunreinigung FP-A) werden mit 1 ml dieser Lösung versetzt und mit der Lösungsmittelmischung zu 10 ml verdünnt.

Referenzlösung d: 2,0 mg Regorafenib-Verunreinigung FP-B *CRS* und 4,0 mg Regorafenib-Verunreinigung FP-C *CRS* werden in der Lösungsmittelmischung zu 100,0 ml gelöst. 2,0 ml Lösung werden mit der Lösungsmittelmischung zu 100,0 ml verdünnt.

Referenzlösung e: 3,2 mg Regorafenib-Verunreinigung FP-C *CRS* werden in der Lösungsmittelmischung zu 100 ml gelöst. 3,2 mg Regorafenib-Monohydrat *CRS* werden mit 2 ml dieser Lösung versetzt und die Lösung anschließend mit der Lösungsmittelmischung zu 20 ml verdünnt.

Säule
- Größe: $l = 0,10\ m$, $\varnothing = 4,6\ mm$
- Stationäre Phase: nachsilanisiertes, octadecylsilyliertes Kieselgel zur Chromatographie *R* (3 µm)
- Temperatur: 40 °C

Mobile Phase
- Mobile Phase A: Trifluoressigsäure *R*, Acetonitril *R*, Wasser zur Chromatographie *R* (1,5:250:748,5 *V/V/V*)
- Mobile Phase B: Acetonitril *R*

Zeit (min)	Mobile Phase A (% *V/V*)	Mobile Phase B (% *V/V*)
0–2	100	0
2–4,5	100 → 66,6	0 → 33,4
4,5–12,5	66,6 → 57,3	33,4 → 42,7
12,5–14	57,3 → 20	42,7 → 80
14–17	20	80

Durchflussrate: $1,0\ ml \cdot min^{-1}$

Detektion: Spektrometer bei 260 nm

Einspritzen: 5 µl; Untersuchungslösung, Referenzlösungen a, c, d und e

Identifizierung von Verunreinigungen: Zur Identifizierung der Peaks der Verunreinigungen A+C, D und FP-A werden das mitgelieferte Chromatogramm von Regorafenib zur FP-Eignungsprüfung *CRS* und das mit der Referenzlösung c erhaltene Chromatogramm verwendet. Zur Identifizierung der Peaks der Verunreinigungen FP-B und FP-C wird das mit der Referenzlösung d erhaltene Chromatogramm verwendet.

Relative Retention (bezogen auf Regorafenib, t_R etwa 12 min)
- Verunreinigung A und C: etwa 0,17
- Verunreinigung FP-A: etwa 0,49
- Verunreinigung D: etwa 0,53
- Verunreinigung FP-B: etwa 0,63
- Verunreinigung FP-C: etwa 1,05

Eignungsprüfung
- Auflösung: mindestens 3,5 zwischen den Peaks der Verunreinigungen FP-A und D im Chromatogramm der Referenzlösung c
- Auflösung: mindestens 2,5 zwischen den Peaks von Regorafenib und Verunreinigung FP-C im Chromatogramm der Referenzlösung e

Berechnung der Prozentgehalte
- Korrekturfaktor: Die Peakfläche der Verunreinigung FP-A wird mit 4,0 multipliziert.
- Für die Verunreinigung FP-A und alle nicht spezifizierten Verunreinigungen wird die Konzentration an Regorafenib in der Referenzlösung a verwendet.
- Für die Verunreinigungen FP-B und FP-C wird die jeweilige Konzentration in der Referenzlösung d verwendet.

Grenzwerte
- Verunreinigungen FP-A, FP-B und FP-C: jeweils höchstens 0,2 Prozent
- Nicht spezifizierte Verunreinigungen: jeweils höchstens 0,2 Prozent
- Summe aller Verunreinigungen: höchstens 0,5 Prozent
- Berichtsgrenzwert: 0,1 Prozent; die Peaks der Verunreinigungen A+C und D werden nicht berücksichtigt.

Wirkstofffreisetzung (2.9.3, Apparatur 2)

Die Prüfung ist unter Lichtschutz durchzuführen.

Abgesehen von begründeten und zugelassenen Fällen müssen die Tabletten der nachfolgend beschriebenen Prüfung und dem Akzeptanzkriterium entsprechen.

Freisetzungsmedium: 29,9 g Natriumacetat *R*, 16,6 ml Essigsäure 99 % *R* und 10,0 g Natriumdodecylsulfat *R* werden in Wasser *R* zu 10 Liter gelöst. Die Lösung wird mit Essigsäure 99 % *R* oder einer Lösung von Natriumhydroxid *R* (4 g · l^{-1}) auf einen pH-Wert von 4,5 eingestellt. 900 ml Freisetzungsmedium werden verwendet.

Rotationsgeschwindigkeit: 75 · min^{-1}

Dauer: 30 min

Analyse

UV-Vis-Spektroskopie (2.2.25), in einer Schichtdicke von 2 mm gemessen

Untersuchungslösungen: Proben werden aus dem Freisetzungsgefäß gezogen und filtriert.

Wenn die Prüfung off-line durchgeführt wird, können die Lösungen entsprechend der Schichtdicke der Küvette verdünnt werden (beispielsweise für eine Schichtdicke von 1 cm eine 5fache Verdünnung für Tabletten mit 40 mg).

Die Absorption der Lösungen wird bei 265 nm gemessen.

Die Menge an Regorafenib ($C_{21}H_{15}ClF_4N_4O_3$), die in Lösung gegangen ist, wird unter Berücksichtigung der spezifischen Absorption von 988 berechnet und in Prozent des in der Beschriftung angegebenen Gehalts ausgedrückt.

Akzeptanzkriterium
- Q = 80 % nach 30 min

Gehaltsbestimmung

Flüssigchromatographie (2.2.29) wie unter „verwandte Substanzen" beschrieben, mit folgenden Änderungen:

Einspritzen: Untersuchungslösung, Referenzlösung b

Eignungsprüfung: Referenzlösung b
- Wiederholpräzision: höchstens 1,0 Prozent relative Standardabweichung, mit 6 Einspritzungen bestimmt

Der Prozentgehalt an Regorafenib ($C_{21}H_{15}ClF_4N_4O_3$) wird unter Berücksichtigung des für Regorafenib-Monohydrat *CRS* angegebenen Gehalts und mit einem Umrechnungsfaktor von 0,964 berechnet.

Lagerung

Vor Feuchtigkeit geschützt

Verunreinigungen

Spezifizierte Verunreinigungen:

A, FP-A, FP-B, FP-C

Andere bestimmbare Verunreinigungen

(Die folgenden Substanzen werden, falls in einer bestimmten Menge vorhanden, durch eine oder mehrere Prüfmethoden in der Monographie erfasst.):

C, D, E

A.

4-(4-Amino-3-fluorphenoxy)-*N*-methylpyridin-2-carboxamid

C.

4-[3-Fluor-4-[[2-(methylcarbamoyl)pyridin-4-yl]=amino]phenoxy]-*N*-methylpyridin-2-carboxamid

D.

$3^3,7^2$-Difluor-*N*,*N*′-dimethyl-5-oxo-2,8-dioxa-4,6-diaza-1(4),9(4)-dipyridina-3(1,4),7(1,4)-dibenzolano=naphan-$1^2,9^2$-dicarboxamid

E.

9^4-Chlor-3^4-[[[4-Chlor-3-(trifluormethyl)phenyl]=carbamoyl]amino]-5^3-fluor-*N*-methyl-7-oxo-9^3-(trifluormethyl)-2,4-dioxa-6,8-diaza-1(4)-pyridina-3(1,3),5(1,4),9(1)-tribenzolanonaphan-1^2-carboxamid

FP-A.

Ethyl[[2-fluor-4-[[2-(methylcarbamoyl)pyridin-4-yl]=oxy]phenyl]carbamat]

FP-B.

4-Chlor-3-(trifluormethyl)anilin

FP-C.

Ethyl[[4-Chlor-3-(trifluormethyl)phenyl]carbamat]

10.4/3078

Riociguat

Riociguatum

C₂₀H₁₉FN₈O₂ M_r 422,4

CAS Nr. 625115-55-1

Definition

Methyl[[4,6-diamino-2-[1-[(2-fluorphenyl)methyl]-1*H*-pyrazolo[3,4-*b*]pyridin-3-yl]pyrimidin-5-yl](methyl)=carbamat]

Gehalt: 98,0 bis 102,0 Prozent (wasserfreie Substanz)

Eigenschaften

Aussehen: weißes bis gelbliches Pulver

Löslichkeit: praktisch unlöslich in Wasser, sehr schwer löslich in wasserfreiem Ethanol, praktisch unlöslich in Heptan

Die Substanz zeigt Polymorphie (5.9).

Prüfung auf Identität

IR-Spektrometrie (2.2.24)

Vergleich: Riociguat *CRS*

Wenn die Spektren bei der Prüfung in fester Form unterschiedlich sind, werden Substanz und Referenzsubstanz getrennt in Methanol *R* gelöst. Nach dem Eindampfen der Lösungen zur Trockne werden mit den Rückständen erneut Spektren aufgenommen.

Prüfung auf Reinheit

Die Lösungen müssen während aller Prüfungen vor Licht geschützt werden.

Verwandte Substanzen: Flüssigchromatographie (2.2.29)

Lösungsmittelmischung: mobile Phase A, Acetonitril *R* (20:80 *V/V*)

Untersuchungslösung: 20,0 mg Substanz werden in der Lösungsmittelmischung mit Hilfe von Ultraschall zu 50,0 ml gelöst.

Referenzlösung a: 1,0 ml Untersuchungslösung wird mit der Lösungsmittelmischung zu 100,0 ml verdünnt. 1,0 ml dieser Lösung wird mit der Lösungsmittelmischung zu 10,0 ml verdünnt.

Referenzlösung b: 4 mg Riociguat zur Eignungsprüfung *CRS* (mit den Verunreinigungen B und C) werden mit Hilfe von Ultraschall in der Lösungsmittelmischung zu 10 ml gelöst.

Referenzlösung c: 20,0 mg Riociguat *CRS* werden mit Hilfe von Ultraschall in der Lösungsmittelmischung zu 50,0 ml gelöst.

Säule
- Größe: l = 0,25 m, ∅ = 4,6 mm
- Stationäre Phase: nachsilanisiertes, octadecylsilyliertes Kieselgel zur Chromatographie *R* (5 µm)
- Temperatur: 40 °C

Mobile Phase
- Mobile Phase A: Perchlorsäure *R*, Wasser zur Chromatographie *R* (0,4:100 *V/V*)
- Mobile Phase B: Acetonitril *R* 1

Zeit (min)	Mobile Phase A (% *V/V*)	Mobile Phase B (% *V/V*)
0 – 2	75	25
2 – 27	75 → 65	25 → 35
27 – 42	65 → 32	35 → 68
42 – 43	32 → 10	68 → 90
43 – 52	10	90

Durchflussrate: 1,0 ml · min⁻¹

Detektion: Spektrometer bei 210 nm

Autosampler: bei 15 °C

Einspritzen: 5 µl; Untersuchungslösung, Referenzlösungen a und b

Identifizierung von Verunreinigungen: Zur Identifizierung der Peaks der Verunreinigungen B und C werden das mitgelieferte Chromatogramm von Riociguat zur Eignungsprüfung *CRS* und das mit der Referenzlösung b erhaltene Chromatogramm verwendet.

Relative Retention (bezogen auf Riociguat, t_R etwa 22 min)
- Verunreinigung B: etwa 0,97
- Verunreinigung C: etwa 1,4

Eignungsprüfung: Referenzlösung b
- Auflösung: mindestens 1,5 zwischen den Peaks von Verunreinigung B und Riociguat

Berechnung der Prozentgehalte
- Für jede Verunreinigung wird die Konzentration an Riociguat in der Referenzlösung a verwendet.

Grenzwerte
- Verunreinigung C: höchstens 0,20 Prozent
- Nicht spezifizierte Verunreinigungen: jeweils höchstens 0,10 Prozent
- Summe aller Verunreinigungen: höchstens 0,3 Prozent
- Berichtsgrenzwert: 0,05 Prozent

Verunreinigung E: Head-Space-Gaschromatographie (2.2.28)

Untersuchungslösung: 50 mg Substanz werden in einer Head-Space-Probeflasche in 1,0 ml Dimethylsulfoxid *R* gelöst.

Referenzlösung: 50 µl Benzol *R* (Verunreinigung E) werden mit Dimethylsulfoxid *R* zu 10,0 ml verdünnt. 11,5 µl dieser Lösung werden mit Dimethylsulfoxid *R* zu 10,0 ml verdünnt. 20 µl dieser Lösung werden in eine Head-Space-Probeflasche überführt und mit 1,0 ml Dimethylsulfoxid *R* versetzt.

Säule
- Material: Quarzglas
- Größe: $l = 60$ m, $\varnothing = 0,32$ mm
- Stationäre Phase: Macrogol 20 000 *R* (Filmdicke 0,5 µm)

Trägergas: Helium zur Chromatographie *R*

Durchflussrate: 3,3 ml · min^{-1}

Splitverhältnis: 1:20

Statische-Head-Space-Bedingungen, die angewendet werden können
- Äquilibrierungstemperatur: 100 °C
- Äquilibrierungszeit: 30 min
- Überleitungstemperatur: 120 °C
- Druckausgleichszeit: 30 s
- Einspritzvolumen: 1,0 ml
- Einspritzzeit: 1 min

Temperatur

	Zeit (min)	Temperatur (°C)
Säule	0 – 10	40 → 60
	10 – 15	60
	15 – 18,2	60 → 140
	18,2 – 35	140
Probeneinlass		120
Detektor		250

Detektion: Flammenionisation

Identifizierung von Verunreinigungen
- Zur Identifizierung von Verunreinigung E wird das Chromatogramm der Referenzlösung verwendet.

Retentionszeit
- Verunreinigung E: etwa 7,1 min

Eignungsprüfung: Referenzlösung
- Signal-Rausch-Verhältnis: mindestens 15 für den Peak der Verunreinigung E

Grenzwert
- Verunreinigung E: nicht größer als die Fläche des entsprechenden Peaks im Chromatogramm der Referenzlösung (2 ppm)

Wasser (2.5.32): höchstens 0,2 Prozent, mit 0,250 g Substanz unter Verwendung der Verdampfungstechnik bei 150 °C bestimmt

Sulfatasche (2.4.14): höchstens 0,1 Prozent, mit 1,0 g Substanz in einem Platintiegel bestimmt

Gehaltsbestimmung

Flüssigchromatographie (2.2.29) wie unter „Verwandte Substanzen" beschrieben, mit folgender Änderung:

Einspritzen: Untersuchungslösung, Referenzlösung c

Der Prozentgehalt an $C_{20}H_{19}FN_8O_2$ wird unter Berücksichtigung des für Riociguat CRS angegebenen Gehalts berechnet.

Verunreinigungen

Spezifizierte Verunreinigungen:

C, E

Andere bestimmbare Verunreinigungen

(Die folgenden Substanzen werden, falls in einer bestimmten Menge vorhanden, durch eine oder mehrere Prüfmethoden in der Monographie erfasst. Sie werden begrenzt durch das allgemeine Akzeptanzkriterium für weitere Verunreinigungen/nicht spezifizierte Verunreinigungen und/oder durch die Anforderungen der Allgemeinen Monographie **Substanzen zur pharmazeutischen Verwendung (Corpora ad usum pharmaceuticum)**. Diese Verunreinigungen müssen daher nicht identifiziert werden, um die Konformität der Substanz zu zeigen. Siehe auch „5.10 Kontrolle von Verunreinigungen in Substanzen zur pharmazeutischen Verwendung"):

A, B, D

A.

Methyl[[4,6-diamino-2-[1-[(2-fluorphenyl)methyl]-1*H*-pyrazolo[3,4-*b*]pyridin-3-yl]pyrimidin-5-yl]=carbamat]

B.

Methyl[[4,6-diamino-2-(1-benzyl-1*H*-pyrazolo[3,4-*b*]=
pyridin-3-yl)pyrimidin-5-yl](methyl)carbamat]

C.

Methyl[[4-amino-2-[1-[(2-fluorphenyl)methyl]-1*H*-
pyrazolo[3,4-*b*]pyridin-3-yl]-6-(methylamino)pyrimi=
din-5-yl](methyl)carbamat]

D.

Propan-2-yl[[4,6-diamino-2-[1-[(2-fluorphenyl)me=
thyl]-1*H*-pyrazolo[3,4-*b*]pyridin-3-yl]pyrimidin-5-yl]=
(methyl)carbamat]

E.

Benzol

10.4/3079

Riociguat-Tabletten
Riociguati compressi

Definition

Riociguat-Tabletten zur Anwendung am Menschen enthalten **Riociguat (Riociguatum)**.

Die Tabletten entsprechen der Monographie **Tabletten (Compressi)** und den folgenden zusätzlichen Anforderungen.

Gehalt: 95,0 bis 105,0 Prozent des in der Beschriftung angegebenen Gehalts an Riociguat ($C_{20}H_{19}FN_8O_2$).

Prüfung auf Identität

A. Das UV-Spektrum des Hauptpeaks in den Chromatogrammen der bei der Gehaltsbestimmung verwendeten Lösungen wird im Bereich von 210 bis 400 nm mit einem Dioden-Array-Detektor aufgenommen.

Ergebnis: Das UV-Spektrum des Hauptpeaks im Chromatogramm der Untersuchungslösung entspricht dem UV-Spektrum des Hauptpeaks im Chromatogramm der Referenzlösung a.

B. Die bei der Gehaltsbestimmung erhaltenen Chromatogramme werden ausgewertet.

Ergebnis: Der Hauptpeak im Chromatogramm der Untersuchungslösung entspricht in Bezug auf Retentionszeit und Größe dem Hauptpeak im Chromatogramm der Referenzlösung a.

Prüfung auf Reinheit

Die Lösungen müssen während der Prüfungen vor Licht geschützt werden.

Verwandte Substanzen: Flüssigchromatographie (2.2.29)

Lösung A: Etwa 5,5 ml Phosphorsäure 85 % *R* und 1000 ml Wasser zur Chromatographie *R* werden gemischt. Die Lösung wird anschließend mit Phosphorsäure 85 % *R* auf einen pH-Wert von 1,6 eingestellt.

Lösungsmittelmischung: Acetonitril *R*, Lösung A (20:80 *V/V*)

Untersuchungslösung: Eine ausreichende Anzahl Tabletten (mindestens 5) wird mit einem Volumen der Lösungsmittelmischung versetzt, das etwa 2 Dritteln des Endvolumens entspricht. Die Mischung wird entweder mindestens 15 min lang geschüttelt oder mindestens 30 min lang mit Ultraschall behandelt, bis die Tabletten vollständig zerfallen sind. Die Mischung wird mit so viel Lösungsmittelmischung verdünnt, dass eine Konzentration an Riociguat von 0,10 mg · ml^{-1} erhalten wird, und anschließend geschüttelt und zentrifugiert. Der klare Überstand wird verwendet.

Referenzlösung a: 5,0 mg Riociguat *CRS* werden mit Hilfe von Ultraschall in der Lösungsmittelmischung zu 50,0 ml gelöst.

Referenzlösung b: 1,0 ml Untersuchungslösung wird mit der Lösungsmittelmischung zu 100,0 ml verdünnt. 2,0 ml dieser Lösung werden mit der Lösungsmittelmischung zu 10,0 ml verdünnt.

Referenzlösung c: 2 mg Riociguat zur FP Eignungsprüfung *CRS* (mit den Verunreinigungen A und C) werden mit Hilfe von Ultraschall in der Lösungsmittelmischung zu 20 ml gelöst.

Säule
– Größe: *l* = 0,10 m, ⌀ = 4,6 mm
– Stationäre Phase: nachsilanisiertes, octadecylsilyliertes Kieselgel zur Chromatographie *R* (3,5 µm)
– Temperatur: 40 °C

Mobile Phase: Acetonitril *R* 1, Lösung A (23:77 *V/V*)

Durchflussrate: 2,0 ml · min^{-1}

Detektion: Spektrometer bei 210 nm

Einspritzen: 5 μl; Untersuchungslösung, Referenzlösungen b und c

Chromatographiedauer: 4fache Retentionszeit von Riociguat

Identifizierung von Verunreinigungen: Zur Identifizierung der Peaks der Verunreinigungen A und C werden das mitgelieferte Chromatogramm von Riociguat zur FP Eignungsprüfung *CRS* und das mit der Referenzlösung c erhaltene Chromatogramm verwendet.

Relative Retention (bezogen auf Riociguat, t_R etwa 3 min)
- Verunreinigung A: etwa 0,7
- Verunreinigung C: etwa 2,4

Eignungsprüfung: Referenzlösung c
- Auflösung: mindestens 5,0 zwischen den Peaks von Verunreinigung A und Riociguat

Berechnung der Prozentgehalte
- Für jede Verunreinigung wird die Konzentration an Riociguat in der Referenzlösung b verwendet.

Grenzwerte
- Nicht spezifizierte Verunreinigungen: jeweils höchstens 0,2 Prozent
- Summe aller Verunreinigungen: höchstens 0,3 Prozent
- Berichtsgrenzwert: 0,1 Prozent; der Peak der Verunreinigung C wird nicht berücksichtigt.

Wirkstofffreisetzung (2.9.3, Apparatur 2)

Abgesehen von begründeten und zugelassenen Fällen müssen die Tabletten der nachfolgend beschriebenen Prüfung und dem Akzeptanzkriterium entsprechen.

Freisetzungsmedium: 4,75 g Citronensäure-Monohydrat *R* und 27,74 g Natriummonohydrogenphosphat-Dihydrat *R* werden in Wasser *R* gelöst. Die Lösung wird mit 1 Liter einer Lösung von Natriumlaurylsulfat *R* (10 g · l^{-1}) versetzt und mit Wasser *R* zu 10 Liter verdünnt. Diese Lösung wird mit einer Lösung von Natriumhydroxid *R* oder Phosphorsäure 85 % *R* auf einen pH-Wert von 6,8 eingestellt. 900 ml Freisetzungsmedium werden verwendet.

Rotationsgeschwindigkeit: 75 · min^{-1}

Dauer: 30 min

Analyse

Flüssigchromatographie (2.2.29)

Untersuchungslösungen: Die Proben werden aus dem Freisetzungsgefäß gezogen und filtriert.

Referenzlösung: 55,6 mg Riociguat *CRS* werden in Methanol *R* zu 100,0 ml gelöst. 5,0 ml Lösung werden mit Methanol *R* zu 100,0 ml verdünnt. Ein geeignetes Volumen dieser Lösung wird mit dem Freisetzungsmedium so verdünnt, dass eine Konzentration an Riociguat erhalten wird, die, basierend auf dem in der Beschriftung angegebenen Gehalt der Tabletten, der theoretischen Konzentration an Riociguat der Untersuchungslösung entspricht.

Säule
- Größe: l = 0,06 m, ⌀ = 4,6 mm
- Stationäre Phase: desaktiviertes, nachsilanisiertes, octadecylsilyliertes Kieselgel zur Chromatographie *R* (5 μm)
- Temperatur: 40 °C

Mobile Phase: 45 Volumteile Acetonitril *R* und 55 Volumteile einer Lösung von Ammoniumacetat *R* (1,54 g · l^{-1}), die zuvor mit Essigsäure 99 % *R* auf einen pH-Wert von 4,0 eingestellt wurde, werden gemischt.

Durchflussrate: 2,3 ml · min^{-1}

Detektion: Spektrometer bei 326 nm

Einspritzen: 100 μl

Chromatographiedauer: 2fache Retentionszeit von Riociguat

Retentionszeit
- Riociguat: etwa 1 min

Eignungsprüfung: Referenzlösung
- Wiederholpräzision: höchstens 1,0 relative Standardabweichung, mit 6 Einspritzungen bestimmt

Die Menge an Riociguat ($C_{20}H_{19}FN_8O_2$), die in Lösung gegangen ist, wird unter Berücksichtigung des für Riociguat *CRS* angegebenen Gehalts berechnet und in Prozent des in der Beschriftung angegebenen Gehalts ausgedrückt.

Akzeptanzkriterium
- Q = 80 % nach 30 min

Gehaltsbestimmung

Flüssigchromatographie (2.2.29) wie unter „verwandte Substanzen" beschrieben, mit folgenden Änderungen:

Einspritzen: Untersuchungslösung, Referenzlösung a

Eignungsprüfung: Referenzlösung a
- Wiederholpräzision: höchstens 1,0 Prozent relative Standardabweichung, mit 6 Einspritzungen bestimmt

Der Prozentgehalt an Riociguat ($C_{20}H_{19}FN_8O_2$) wird unter Berücksichtigung des für Riociguat *CRS* angegebenen Gehalts berechnet.

Verunreinigungen

Andere bestimmbare Verunreinigungen

(Die folgenden Substanzen werden, falls in einer bestimmten Menge vorhanden, durch eine oder mehrere Prüfmethoden in der Monographie erfasst.):

A, C, D

A.

Methyl[[4,6-diamino-2-[1-[(2-fluorphenyl)methyl]-1*H*-pyrazolo[3,4-*b*]pyridin-3-yl]pyrimidin-5-yl]carb=amat]

C.

Methyl[[4-amino-2-[1-[(2-fluorphenyl)methyl]-1*H*-pyrazolo[3,4-*b*]pyridin-3-yl]-6-(methylamino)pyri=midin-5-yl](methyl)carbamat]

D.

Propan-2-yl[[4,6-diamino-2-[1-[(2-fluorphenyl)me=thyl]-1*H*-pyrazolo[3,4-*b*]pyridin-3-yl]pyrimidin-5-yl](methyl)carbamat]

10.4/3021

Rivaroxaban-Tabletten
Rivaroxabani compressi

Definition

Rivaroxaban-Tabletten zur Anwendung am Menschen enthalten **Rivaroxaban (Rivaroxabanum)**.

Die Tabletten entsprechen der Monographie **Tabletten (Compressi)** und den folgenden zusätzlichen Anforderungen.

Gehalt: 95,0 bis 105,0 Prozent des in der Beschriftung angegebenen Gehalts an Rivaroxaban ($C_{19}H_{18}ClN_3O_5S$).

Prüfung auf Identität

A. Das UV-Spektrum des Hauptpeaks in den Chromatogrammen der bei der Gehaltsbestimmung verwendeten Lösungen wird im Bereich von 210 bis 400 nm mit einem Dioden-Array-Detektor aufgenommen.

Ergebnis: Das UV-Spektrum des Hauptpeaks im Chromatogramm der Untersuchungslösung entspricht dem UV-Spektrum des Hauptpeaks im Chromatogramm der Referenzlösung a.

B. Die bei der Gehaltsbestimmung erhaltenen Chromatogramme werden ausgewertet.

Ergebnis: Der Hauptpeak im Chromatogramm der Untersuchungslösung entspricht in Bezug auf Retentionszeit und Größe dem Hauptpeak im Chromatogramm der Referenzlösung a.

Prüfung auf Reinheit

Verwandte Substanzen: Flüssigchromatographie (2.2.29)

Lösung A: 0,67 ml Phosphorsäure 85 % *R* werden mit Wasser zur Chromatographie *R* zu 1000 ml verdünnt.

Lösungsmittelmischung: Lösung A, Acetonitril *R* (40:60 *V/V*)

Untersuchungslösung: Mindestens 4 ganze Tabletten werden mit einem Volumen der Lösungsmittelmischung versetzt, das 2 Dritteln des Endvolumens entspricht. Die Mischung wird mindestens 15 min lang mit Ultraschall behandelt, bis die Tabletten vollständig zerfallen sind, anschließend mit der Lösungsmittelmischung so verdünnt, dass eine Konzentration an Rivaroxaban von 0,2 mg · ml^{-1} erhalten wird, und filtriert.

Referenzlösung a: 20,0 mg Rivaroxaban *CRS* werden in der Lösungsmittelmischung mit Hilfe von Ultraschall zu 100,0 ml gelöst.

Referenzlösung b: 2,0 ml Untersuchungslösung werden mit der Lösungsmittelmischung zu 100,0 ml verdünnt. 1,0 ml dieser Lösung wird mit der Lösungsmittelmischung zu 10,0 ml verdünnt.

Referenzlösung c: 2 mg Rivaroxaban zur Eignungsprüfung *CRS* (mit der Verunreinigung G) werden in der Lösungsmittelmischung mit Hilfe von Ultraschall zu 10 ml gelöst.

Säule
- Größe: $l = 0,055$ m, $\varnothing = 4,0$ mm
- Stationäre Phase: nachsilanisiertes, octadecylsilyliertes Kieselgel zur Chromatographie *R* 1 (3 µm)
- Temperatur: 45 °C

Mobile Phase
- Mobile Phase A: Acetonitril *R*, Lösung A (8:92 *V/V*)
- Mobile Phase B: Acetonitril *R*

Zeit (min)	Mobile Phase A (% *V/V*)	Mobile Phase B (% *V/V*)
0 – 2	100	0
2 – 15	100 → 53	0 → 47

Durchflussrate: 1,0 ml · min^{-1}

Detektion: Spektrometer bei 250 nm

Einspritzen: 5 µl; Untersuchungslösung, Referenzlösungen b und c

Identifizierung von Verunreinigungen: Zur Identifizierung des Peaks der Verunreinigung G werden das mitgelieferte Chromatogramm von Rivaroxaban zur Eignungsprüfung *CRS* und das mit der Referenzlösung c erhaltene Chromatogramm verwendet.

Relative Retention (bezogen auf Rivaroxaban, t_R etwa 9,5 min)
– Verunreinigung G: etwa 0,9

Eignungsprüfung: Referenzlösung c
– Auflösung: mindestens 5,0 zwischen den Peaks von Verunreinigung G und Rivaroxaban

Berechnung der Prozentgehalte
– Für jede Verunreinigung wird die Konzentration an Rivaroxaban in der Referenzlösung b verwendet.

Grenzwerte
– Nicht spezifizierte Verunreinigungen: jeweils höchstens 0,2 Prozent
– Summe aller Verunreinigungen: höchstens 0,3 Prozent
– Berichtsgrenzwert: 0,1 Prozent

Wirkstofffreisetzung (2.9.3, Apparatur 2):

Abgesehen von begründeten und zugelassenen Fällen müssen die Tabletten der nachfolgend beschriebenen Prüfung und dem Akzeptanzkriterium entsprechen.

Freisetzungsmedium (2,5-mg-Tabletten): 29,9 g Natriumacetat *R* und 16,6 ml Essigsäure 99 % *R* werden in Wasser *R* zu 10 Liter gelöst. Die Lösung wird mit Natriumhydroxid-Lösung *R* oder Essigsäure 99 % *R* auf einen pH-Wert von 4,5 eingestellt. 900 ml Freisetzungsmedium werden verwendet.

Freisetzungsmedium (10-mg-Tabletten): 29,9 g Natriumacetat *R*, 16,6 ml Essigsäure 99 % *R* und 20 g Natriumdodecylsulfat *R* werden in Wasser *R* zu 10 Liter gelöst. Die Lösung wird mit Natriumhydroxid-Lösung *R* oder Essigsäure 99 % *R* auf einen pH-Wert von 4,5 eingestellt. 900 ml Freisetzungsmedium werden verwendet.

Freisetzungsmedium (15- und 20-mg-Tabletten): 29,9 g Natriumacetat *R*, 16,6 ml Essigsäure 99 % *R* und 40 g Natriumdodecylsulfat *R* werden in Wasser *R* zu 10 Liter gelöst. Die Lösung wird mit Natriumhydroxid-Lösung *R* oder Essigsäure 99 % *R* auf einen pH-Wert von 4,5 eingestellt. 900 ml Freisetzungsmedium werden verwendet.

Rotationsgeschwindigkeit: $75 \cdot \text{min}^{-1}$

Dauer: 30 min

Analyse

Flüssigchromatographie (2.2.29)

Die Lösungen müssen unmittelbar vor Gebrauch hergestellt werden.

Untersuchungslösungen: Die Proben werden aus dem Freisetzungsgefäß gezogen und filtriert.

Referenzlösung: 28,0 mg Rivaroxaban *CRS* werden in Acetonitril *R* zu 50,0 ml gelöst. Ein geeignetes Volumen dieser Lösung wird mit dem Freisetzungsmedium so verdünnt, dass eine Konzentration an Rivaroxaban erhalten wird, die, basierend auf dem in der Beschriftung angegebenen Gehalt der Tabletten, der theoretischen Konzentration an Rivaroxaban der Untersuchungslösung entspricht.

Säule
– Größe: $l = 0,06$ m, $\varnothing = 4,0$ mm
– Stationäre Phase: nachsilanisiertes, octadecylsilyliertes Kieselgel zur Chromatographie *R* (3 µm)
– Temperatur: 40 °C

Mobile Phase: Acetonitril *R*, Wasser zur Chromatographie *R* (40:60 *V/V*)

Durchflussrate: $1,0 \text{ ml} \cdot \text{min}^{-1}$

Detektion: Spektrometer bei 250 nm

Autosampler: 10 °C

Einspritzen: 10 µl

Chromatographiedauer: 3fache Retentionszeit von Rivaroxaban

Eignungsprüfung: Referenzlösung
– Wiederholpräzision: höchstens 1,0 Prozent relative Standardabweichung, mit 6 Einspritzungen bestimmt

Die Menge an Rivaroxaban ($C_{19}H_{18}ClN_3O_5S$), die in Lösung gegangen ist, wird unter Berücksichtigung des für Rivaroxaban *CRS* angegebenen Gehalts berechnet und in Prozent des in der Beschriftung angegebenen Gehalts ausgedrückt.

Akzeptanzkriterium
– $Q = 80\%$ nach 30 min

Gehaltsbestimmung

Flüssigchromatographie (2.2.29) wie unter „verwandte Substanzen" beschrieben, mit folgenden Änderungen:

Einspritzen: Untersuchungslösung, Referenzlösung a

Eignungsprüfung: Referenzlösung a
– Wiederholpräzision: höchstens 1,0 Prozent relative Standardabweichung, mit 6 Einspritzungen bestimmt

Der Prozentgehalt an Rivaroxaban ($C_{19}H_{18}ClN_3O_5S$) wird unter Berücksichtigung des für Rivaroxaban *CRS* angegebenen Gehalts berechnet.

Verunreinigungen

Andere bestimmbare Verunreinigungen

(Die folgenden Substanzen werden, falls in einer bestimmten Menge vorhanden, durch eine oder mehrere Prüfmethoden in der Monographie erfasst.):

B, D, E, G, H, I, J

B.

N-[[(5*S*)-2-Oxo-3-[4-(3-oxomorpholin-4-yl)phenyl]-1,3-oxazolidin-5-yl]methyl]acetamid

D.

N,*N*′-Bis[[(5*S*)-2-oxo-3-[4-(3-oxomorpholin-4-yl)phenyl]-1,3-oxazolidin-5-yl]methyl]harnstoff

E.

N-[[(5*S*)-2-Oxo-3-[4-(3-oxomorpholin-4-yl)phenyl]-1,3-oxazolidin-5-yl]methyl]thiophen-2-carboxamid

G.

2-[[(5*S*)-2-Oxo-3-[4-(3-oxomorpholin-4-yl)phenyl]-1,3-oxazolidin-5-yl]methyl]-2*H*-isoindol-1,3-dion

H.

4,5-Dichlor-*N*-[[(5*S*)-2-oxo-3-[4-(3-oxomorpholin-4-yl)phenyl]-1,3-oxazolidin-5-yl]methyl]thiophen-2-carboxamid

I.

[2-[(5⁵*S*)-1⁵,9⁵-Dichlor-2,5²,8-trioxo-3,7-diaza-5(3,5)-1,3-oxazolidina-1,9(2)-dithiophena-4(1,4)-benzolano=naphan-3-yl]ethoxy]essigsäure

J.

5-Chlor-*N*-[4-[(5*S*)-5-[(5-chlorthiophen-2-carbox=amido)methyl]-2-oxo-1,3-oxazolidin-3-yl]phenyl]-*N*-[2-[2-oxo-2-[[[(5*S*)-2-oxo-3-[4-(3-oxomorpholin-4-yl)phenyl]-1,3-oxazolidin-5-yl]methyl]amino]eth=oxy]ethyl]thiophen-2-carboxamid

S

Salbutamol 8129
Sorafenibtosilat 8132
Sorafenib-Tabletten 8134
Stearinsäure 8136
Sulfadimethoxin 8137
Sulfadimethoxin-Natrium für Tiere 8139

10.4/0529

Salbutamol

Salbutamolum

$C_{13}H_{21}NO_3$ M_r 239,3

CAS Nr. 18559-94-9

Definition

(1RS)-2-[(1,1-Dimethylethyl)amino]-1-[4-hydroxy-3-(hydroxymethyl)phenyl]ethanol

Gehalt: 98,0 bis 101,0 Prozent (getrocknete Substanz)

Eigenschaften

Aussehen: weißes bis fast weißes, kristallines Pulver

Löslichkeit: wenig löslich in Wasser, löslich in Ethanol 96 %

Schmelztemperatur: etwa 155 °C, unter Zersetzung

Prüfung auf Identität

1: B
2: A, C, D

A. UV-Vis-Spektroskopie (2.2.25)

Untersuchungslösung: 80,0 mg Substanz werden in einer Lösung von Salzsäure R (10 g · l⁻¹) zu 100,0 ml gelöst. 10,0 ml Lösung werden mit einer Lösung von Salzsäure R (10 g · l⁻¹) zu 100,0 ml verdünnt.

Spektralbereich: 230 bis 350 nm

Absorptionsmaximum: bei 276 nm

Spezifische Absorption im Absorptionsmaximum: 66 bis 75

B. IR-Spektroskopie (2.2.24)

Vergleich: Salbutamol CRS

C. Dünnschichtchromatographie (2.2.27)

Untersuchungslösung: 10 mg Substanz werden in Methanol R zu 50 ml gelöst.

Referenzlösung: 10 mg Salbutamol CRS werden in Methanol R zu 50 ml gelöst.

Platte: DC-Platte mit Kieselgel R

Fließmittel: konzentrierte Ammoniak-Lösung R, Wasser R, Ethylacetat R, 2-Propanol R, Isobutylmethylketon R (3:18:35:45:50 V/V/V/V/V)

Auftragen: 5 µl

Laufstrecke: 3/4 der Platte

Trocknen: an der Luft

Detektion: Die Platte wird mit einer Lösung von Methylbenzothiazolonhydrazonhydrochlorid R (1 g · l⁻¹) in einer 90-prozentigen Lösung (V/V) von Methanol R besprüht. Anschließend wird die Platte mit einer Lösung von Kaliumhexacyanoferrat(III) R (20 g · l⁻¹) in einer Mischung von 1 Volumteil konzentrierter Ammoniak-Lösung R 1 und 3 Volumteilen Wasser R und dann erneut mit einer Lösung von Methylbenzothiazolonhydrazonhydrochlorid R (1 g · l⁻¹) in einer 90-prozentigen Lösung (V/V) von Methanol R besprüht.

Ergebnis: Der Hauptfleck im Chromatogramm der Untersuchungslösung entspricht in Bezug auf Lage, Farbe und Größe dem Hauptfleck im Chromatogramm der Referenzlösung.

D. Etwa 10 mg Substanz werden in 50 ml einer Lösung von Natriumtetraborat R (20 g · l⁻¹) gelöst. Die Lösung wird mit 1 ml einer Lösung von 4-Aminoantipyrin R (30 g · l⁻¹), 10 ml Dichlormethan R und 10 ml einer Lösung von Kaliumhexacyanoferrat(III) R (20 g · l⁻¹) versetzt, geschüttelt und anschließend bis zur Phasentrennung stehen gelassen. In der Dichlormethanphase entwickelt sich eine orangerote Färbung.

Prüfung auf Reinheit

Prüflösung: 0,50 g Substanz werden in Methanol R zu 25,0 ml gelöst.

Aussehen der Lösung: Die Prüflösung muss klar (2.2.1) und darf nicht stärker gefärbt sein als die Farbvergleichslösung BG₅ (2.2.2, Methode II).

Optische Drehung (2.2.7): –0,10° bis +0,10°, an der Prüflösung bestimmt

Verwandte Substanzen: Flüssigchromatographie (2.2.29)

Untersuchungslösung: 0,100 g Substanz werden in der mobilen Phase zu 50,0 ml gelöst.

Referenzlösung a: 2,0 mg Salbutamol CRS, 2 mg Salbutamol-Verunreinigung B CRS, 3,0 mg Salbutamol-Verunreinigung D CRS, 3,0 mg Salbutamol-Verunreinigung F CRS und 3,0 mg Salbutamol-Verunreinigung G CRS werden in der mobilen Phase zu 10,0 ml gelöst. 2,0 ml Lösung werden mit der mobilen Phase zu 100,0 ml verdünnt.

Referenzlösung b: Der Inhalt einer Durchstechflasche mit Salbutamol-Verunreinigung I CRS wird in 1,0 ml mobiler Phase gelöst.

Referenzlösung c: 1,0 ml Untersuchungslösung wird mit der mobilen Phase zu 100,0 ml verdünnt. 1,0 ml dieser Lösung wird mit der mobilen Phase zu 20,0 ml verdünnt.

Säule
- Größe: $l = 0,15$ m, $\varnothing = 3,9$ mm
- Stationäre Phase: nachsilanisiertes, octylsilyliertes Kieselgel zur Chromatographie R (5 µm), sphärisch, mit einer spezifischen Oberfläche von 335 m$^2 \cdot$ g^{-1}, einer Porengröße von 10 nm und einem Kohlenstoffgehalt von 11,7 Prozent

Mobile Phase: 22 Volumteile Acetonitril R 1 und 78 Volumteile einer Lösung von Natriumheptansulfonat R (2,87 g $\cdot$ l^{-1}) und Kaliumdihydrogenphosphat R (2,5 g $\cdot$ l^{-1}), die zuvor mit Phosphorsäure 10 % R auf einen pH-Wert von 3,65 eingestellt wurde, werden gemischt.

Durchflussrate: 1 ml $\cdot$ min^{-1}

Detektion: Spektrometer bei 220 nm

Einspritzen: 20 µl

Chromatographiedauer: 25fache Retentionszeit von Salbutamol

Identifizierung von Verunreinigungen: Zur Identifizierung der Peaks der Verunreinigungen B, D, F und G wird das mit der Referenzlösung a erhaltene Chromatogramm verwendet; zur Identifizierung des Peaks von Verunreinigung I wird das Chromatogramm der Referenzlösung b verwendet.

Relative Retention (bezogen auf Salbutamol, t_R etwa 2 min)
- Verunreinigung B: etwa 1,3
- Verunreinigung A: etwa 1,7
- Verunreinigung C: etwa 2,0
- Verunreinigung D: etwa 2,7
- Verunreinigung H: etwa 3,0
- Verunreinigung E: etwa 3,1
- Verunreinigung G: etwa 4,1
- Verunreinigung F: etwa 6,2
- Verunreinigung I: etwa 23,2

Eignungsprüfung: Referenzlösung a
- Auflösung: mindestens 3,0 zwischen den Peaks von Salbutamol und Verunreinigung B

Grenzwerte
- Verunreinigung D: nicht größer als die Fläche des entsprechenden Peaks im Chromatogramm der Referenzlösung a (0,3 Prozent)
- Verunreinigung F: nicht größer als die Fläche des entsprechenden Peaks im Chromatogramm der Referenzlösung a (0,3 Prozent)
- Verunreinigung G: nicht größer als die Fläche des entsprechenden Peaks im Chromatogramm der Referenzlösung a (0,3 Prozent)
- Verunreinigungen A, B, C, E, H, I: jeweils nicht größer als das 1,5fache der Fläche des Salbutamol-Peaks im Chromatogramm der Referenzlösung a (0,3 Prozent)
- Nicht spezifizierte Verunreinigungen: jeweils nicht größer als das 0,5fache der Fläche des Salbutamol-Peaks im Chromatogramm der Referenzlösung a (0,10 Prozent)
- Summe aller Verunreinigungen: höchstens 1,0 Prozent
- Ohne Berücksichtigung bleiben: Peaks, deren Fläche nicht größer ist als die Fläche des Hauptpeaks im Chromatogramm der Referenzlösung c (0,05 Prozent)

Verunreinigung J: höchstens 0,2 Prozent

50,0 mg Substanz werden in einer Lösung von Salzsäure R (1 g $\cdot$ l^{-1}) zu 25,0 ml gelöst. Die Absorption (2.2.25) der Lösung, bei 310 nm gemessen, darf höchstens 0,10 betragen.

Bor: höchstens 50 ppm

Untersuchungslösung: 50 mg Substanz werden mit 5 ml einer Lösung, die wasserfreies Natriumcarbonat R (13 g $\cdot$ l^{-1}) und Kaliumcarbonat R (17 g $\cdot$ l^{-1}) enthält, versetzt. Die Mischung wird im Wasserbad zur Trockne eingedampft. Der Rückstand wird anschließend bei 120 °C getrocknet und rasch bis zur Zerstörung der organischen Substanz geglüht. Nach dem Erkalten wird der Glührückstand mit 0,5 ml Wasser R und 3,0 ml einer frisch hergestellten Lösung von Curcumin R (1,25 g $\cdot$ l^{-1}) in Essigsäure 99 % R versetzt und bis zum Lösen erwärmt. Nach dem Erkalten werden 3,0 ml einer Mischung, die durch langsamen Zusatz von 5 ml Schwefelsäure R zu 5 ml Essigsäure 99 % R unter Rühren hergestellt wurde, zugesetzt und gemischt. Die Mischung wird 30 min lang stehen gelassen, mit Ethanol 96 % R zu 100,0 ml verdünnt und filtriert. Das Filtrat wird verwendet.

Referenzlösung: 0,572 g Borsäure R werden in 1000,0 ml Wasser R gelöst. 1,0 ml Lösung wird mit Wasser R zu 100,0 ml verdünnt. 2,5 ml dieser Lösung werden mit 5 ml einer Lösung, die wasserfreies Natriumcarbonat R (13 g $\cdot$ l^{-1}) und Kaliumcarbonat R (17 g $\cdot$ l^{-1}) enthält, versetzt und weiterbehandelt wie bei der Untersuchungslösung beschrieben.

Die Absorption (2.2.25) der Untersuchungslösung und der Referenzlösung werden im Maximum bei etwa 555 nm gemessen. Die Absorption der Untersuchungslösung darf nicht größer sein als die der Referenzlösung.

Trocknungsverlust (2.2.32): höchstens 0,5 Prozent, mit 1,000 g Substanz durch Trocknen im Trockenschrank bei 105 °C bestimmt

Sulfatasche (2.4.14): höchstens 0,1 Prozent, mit 1,0 g Substanz bestimmt

Gehaltsbestimmung

0,200 g Substanz werden in 30 ml wasserfreier Essigsäure R gelöst und mit Perchlorsäure (0,1 mol $\cdot$ l^{-1}) titriert. Der Endpunkt wird mit Hilfe der Potentiometrie (2.2.20) bestimmt.

1 ml Perchlorsäure (0,1 mol·l^{-1}) entspricht 23,93 mg C$_{13}$H$_{21}$NO$_3$.

Lagerung

Vor Licht geschützt

Verunreinigungen

Spezifizierte Verunreinigungen:

A, B, C, D, E, F, G, H, I, J

A.

[5-[(1RS)-2-[(1,1-Dimethylethyl)amino]-1-methoxyethyl]-2-hydroxyphenyl]methanol

B.

(1RS)-2-[(1,1-Dimethylethyl)amino]-1-(4-hydroxyphenyl)ethanol

C.

(1RS)-2-[(1,1-Dimethylethyl)amino]-1-(4-hydroxy-3-methylphenyl)ethanol

D.

5-[(1RS)-2-[(1,1-Dimethylethyl)amino]-1-hydroxyethyl]-2-hydroxybenzaldehyd

E.

(1RS)-2-[Benzyl(1,1-dimethylethyl)amino]-1-[4-hydroxy-3-(hydroxymethyl)phenyl]ethanol

F.

1,1′-[Oxybis[methylen(4-hydroxy-1,3-phenylen)]]= bis[2-[(1,1-dimethylethyl)amino]ethanol]

G.

2-[Benzyl(1,1-dimethylethyl)amino]-1-[4-hydroxy-3-(hydroxymethyl)phenyl]ethanon

H.

4-[2-[(1,1-Dimethylethyl)amino]ethyl]-2-methylphenol

I.

(1RS)-2-[(1,1-Dimethylethyl)amino]-1-[3-(hydroxymethyl)-4-benzyloxyphenyl]ethanol

J.

2-[(1,1-Dimethylethyl)amino]-1-[4-hydroxy-3-(hydroxymethyl)phenyl]ethanon (Salbutamon)

10.4/2931

Sorafenibtosilat

Sorafenibi tosilas

$C_{28}H_{24}ClF_3N_4O_6S$ M_r 637

CAS Nr. 475207-59-1

Definition

4-[4-[[[4-Chlor-3-(trifluormethyl)phenyl]carbamoyl]=
amino]phenoxy]-N-methylpyridin-2-carboxamid-
4-methylbenzol-1-sulfonat

Gehalt: 97,5 bis 102,0 Prozent (wasserfreie Substanz)

Herstellung

Alkyltoluolsulfonsäureester werden als genotoxisch eingestuft und stellen mögliche Verunreinigungen von Sorafenibtosilat dar. Bei der Entwicklung des Herstellungsverfahrens müssen die Grundsätze des Qualitätsrisikomanagements unter Berücksichtigung der Qualität der Ausgangsmaterialien, der Leistungsfähigkeit des Herstellungsverfahrens und dessen Validierung angewendet werden. Zur Unterstützung der Hersteller steht die Allgemeine Methode „2.5.40 Methyl-, Ethyl- und Isopropyltoluolsulfonat in Wirkstoffen" zur Verfügung.

Eigenschaften

Aussehen: weißes bis schwach gelbliches oder bräunliches Pulver

Löslichkeit: praktisch unlöslich in Wasser, schwer löslich in wasserfreiem Ethanol, praktisch unlöslich in Heptan

Prüfung auf Identität

A. IR-Spektroskopie (2.2.24)

Vergleich: Sorafenibtosilat *CRS*

Prüfung auf Reinheit

Verwandte Substanzen: Flüssigchromatographie (2.2.29)

Die Lösungen sind unmittelbar vor Gebrauch herzustellen.

Lösungsmittelmischung: Phosphorsäure 85 % *R*, Acetonitril *R*, Dimethylsulfoxid *R* (0,1:15:85 *V/V/V*)

Untersuchungslösung: 50,0 mg Substanz werden in der Lösungsmittelmischung zu 50,0 ml gelöst.

Referenzlösung a: 50,0 mg Sorafenibtosilat *CRS* werden in der Lösungsmittelmischung zu 50,0 ml gelöst.

Referenzlösung b: 1,0 ml Untersuchungslösung wird mit der Lösungsmittelmischung zu 100,0 ml verdünnt. 1,0 ml dieser Lösung wird mit der Lösungsmittelmischung zu 10,0 ml verdünnt.

Referenzlösung c: 2 mg Sorafenib-Verunreinigung H *CRS* werden mit Hilfe von Ultraschall in 100 ml Lösungsmittelmischung gelöst. 1 ml Lösung wird mit der Untersuchungslösung zu 20 ml verdünnt.

Referenzlösung d: 5 mg Sorafenib zur Peak-Identifizierung *CRS* (mit den Verunreinigungen A und D) werden in der Lösungsmittelmischung zu 5 ml gelöst.

Säule
— Größe: l = 0,15 m, ⌀ = 2,1 mm
— Stationäre Phase: nachsilanisiertes, extra dichtes, octylsilyliertes Kieselgel zur Chromatographie *R* (3,5 µm)
— Temperatur: 75 °C

Mobile Phase
— Mobile Phase A: 1,0 g Kaliumdihydrogenphosphat *R* und 1,0 ml Phosphorsäure 85 % *R* werden in Wasser zur Chromatographie *R* zu 1000 ml gelöst.
— Mobile Phase B: wasserfreies Ethanol *R*, Acetonitril zur Chromatographie *R* (40:60 *V/V*)

Zeit (min)	Mobile Phase A (% V/V)	Mobile Phase B (% V/V)
0–2	95	5
2–24	95 → 56,5	5 → 43,5
24–32	56,5 → 10	43,5 → 90
32–37	10	90

Durchflussrate: 0,6 ml·min^{-1}

Detektion: Spektrometer bei 235 nm

Einspritzen: 3 µl; Untersuchungslösung, Referenzlösungen b, c und d

Identifizierung von Verunreinigungen: Zur Identifizierung des Peaks der Verunreinigung H wird das mit der Referenzlösung c erhaltene Chromatogramm verwendet; zur Identifizierung der Verunreinigungen A und D werden das mitgelieferte Chromatogramm von Sorafenib zur Peak-Identifizierung *CRS* und das mit der Referenzlösung d erhaltene Chromatogramm verwendet.

Relative Retention (bezogen auf Sorafenib, t_R etwa 27 min)
— Toluolsulfonsäure: etwa 0,07

– Verunreinigung A: etwa 0,1
– Verunreinigung D: etwa 0,7
– Verunreinigung H: etwa 0,98

Eignungsprüfung: Referenzlösung c
– Auflösung: mindestens 2,5 zwischen den Peaks von Verunreinigung H und Sorafenib

Berechnung der Prozentgehalte
– Korrekturfaktor: Die Fläche des Peaks der Verunreinigung D wird mit 0,7 multipliziert.
– Für jede Verunreinigung wird die Konzentration an Sorafenibtosilat in der Referenzlösung b verwendet.

Grenzwerte
– Verunreinigungen A, D: jeweils höchstens 0,15 Prozent
– Nicht spezifizierte Verunreinigungen: jeweils höchstens 0,10 Prozent
– Summe aller Verunreinigungen: höchstens 0,5 Prozent
– Berichtsgrenzwert: 0,05 Prozent; der Peak der Toluolsulfonsäure wird nicht berücksichtigt.

Wasser (2.5.32): höchstens 1,0 Prozent, mit 0,200 g Substanz unter Anwendung der Direktbeschickungsmethode bestimmt

Sulfatasche (2.4.14): höchstens 0,1 Prozent, mit 1,0 g Substanz in einem Platintiegel bestimmt

Gehaltsbestimmung

Flüssigchromatographie (2.2.29) wie unter „Verwandte Substanzen" beschrieben, mit folgender Änderung:

Einspritzen: Untersuchungslösung, Referenzlösung a

Der Prozentgehalt an $C_{28}H_{24}ClF_3N_4O_6S$ wird unter Berücksichtigung des für Sorafenibtosilat *CRS* angegebenen Gehalts berechnet.

Verunreinigungen

Spezifizierte Verunreinigungen:

A, D

Andere bestimmbare Verunreinigungen

(Die folgenden Substanzen werden, falls in einer bestimmten Menge vorhanden, durch eine oder mehrere Prüfmethoden in der Monographie erfasst. Sie werden begrenzt durch das allgemeine Akzeptanzkriterium für weitere Verunreinigungen/nicht spezifizierte Verunreinigungen und/oder durch die Anforderungen der Allgemeinen Monographie **Substanzen zur pharmazeutischen Verwendung (Corpora ad usum pharmaceuticum)**. Diese Verunreinigungen müssen daher nicht identifiziert werden, um die Konformität der Substanz zu zeigen. Siehe auch „5.10 Kontrolle von Verunreinigungen in Substanzen zur pharmazeutischen Verwendung"):

B, C, E, F, G, H

A.

4-(4-Aminophenoxy)-*N*-methylpyridin-2-carboxamid

B.

4-(4-Formamidophenoxy)-*N*-methylpyridin-2-carboxamid

C.

4-Chlor-3-(trifluormethyl)anilin

D.

Propan-2-yl-[4-[[2-(methylcarbamoyl)pyridin-4-yl]oxy]phenyl]carbamat

E.

4,4'-[Carbonylbis(azandiyl-4,1-phenylenoxy)]bis(*N*-methylpyridin-2-carboxamid)

F.

N-Methyl-4-[4-[[[3-(trifluormethyl)phenyl]carbamoyl]amino]phenoxy]pyridin-2-carboxamid

G.

Ethyl-[4-Chlor-3-(trifluormethyl)phenyl]carbamat

H.

4-[4-[[[2-Chlor-3-(trifluormethyl)phenyl]carbamoyl]amino]phenoxy]-*N*-methylpyridin-2-carboxamid

10.4/3022

Sorafenib-Tabletten
Sorafenibi compressi

Definition

Sorafenib-Tabletten zur Anwendung am Menschen enthalten **Sorafenibtosilat (Sorafenibi tosilas)**.

Die Tabletten entsprechen der Monographie **Tabletten (Compressi)** und den folgenden zusätzlichen Anforderungen.

Gehalt: 95,0 bis 105,0 Prozent des in der Beschriftung angegebenen Gehalts an Sorafenib ($C_{21}H_{16}ClF_3N_4O_3$)

Prüfung auf Identität

A. Das UV-Spektrum des Hauptpeaks in den Chromatogrammen der bei der Gehaltsbestimmung verwendeten Lösungen wird im Bereich von 210 bis 400 nm mit einem Dioden-Array-Detektor aufgenommen.

Ergebnis: Das UV-Spektrum des Hauptpeaks im Chromatogramm der Untersuchungslösung entspricht dem UV-Spektrum des Hauptpeaks im Chromatogramm der Referenzlösung a.

B. Die bei der Gehaltsbestimmung erhaltenen Chromatogramme werden ausgewertet.

Ergebnis: Der Hauptpeak im Chromatogramm der Untersuchungslösung entspricht in Bezug auf Retentionszeit und Größe dem Hauptpeak im Chromatogramm der Referenzlösung a.

Prüfung auf Reinheit

Verwandte Substanzen: Flüssigchromatographie (2.2.29)

Lösung A: 1,0 g Kaliumdihydrogenphosphat *R* wird in Wasser zur Chromatographie *R* zu 900 ml gelöst. Die Lösung wird mit Phosphorsäure 85 % *R* auf einen pH-Wert von 2,4 eingestellt und mit Wasser zur Chromatographie *R* zu 1000 ml verdünnt.

Lösungsmittelmischung: Wasser *R*, das zuvor mit Phosphorsäure 85 % *R* auf einen pH-Wert von 2,4 eingestellt wurde, mobile Phase B (25:75 *V/V*)

Untersuchungslösung: 5 zerkleinerte Tabletten werden in einen Kolben gegeben, mit 150 ml Lösungsmittelmischung versetzt und mindestens 1 h lang mechanisch geschüttelt, bis sie vollständig zerfallen und dispergiert sind. Die Dispersion wird zu 250,0 ml verdünnt, geschüttelt, 30 min lang mit Ultraschall behandelt und anschließend 5 min lang zentrifugiert oder filtriert. 2,0 ml des klaren Überstands oder Filtrats werden mit der Lösungsmittelmischung zu 50,0 ml verdünnt, so dass eine Konzentration an Sorafenib von 0,16 mg · ml^{-1} erhalten wird.

Referenzlösung a: 22,0 mg Sorafenibtosilat *CRS* werden mit Hilfe von Ultraschall in der Lösungsmittelmischung zu 100,0 ml gelöst.

Referenzlösung b: 1,0 ml Untersuchungslösung wird mit der Lösungsmittelmischung zu 100,0 ml verdünnt. 2,0 ml dieser Lösung werden mit der Lösungsmittelmischung zu 10,0 ml verdünnt.

Referenzlösung c: 2 mg Sorafenib-Verunreinigung H *CRS* werden mit Hilfe von Ultraschall in 100 ml Lösungsmittelmischung gelöst. 1 ml Lösung wird mit der Untersuchungslösung zu 50 ml verdünnt.

Referenzlösung d: 4 mg Sorafenib zur Peak-Identifizierung *CRS* (mit den Verunreinigungen A und D) werden in der Lösungsmittelmischung zu 20 ml gelöst.

Säule
- Größe: $l = 0,10$ m, $\varnothing = 4,6$ mm
- Stationäre Phase: nachsilanisiertes, octadecylsilyliertes Kieselgel zur Chromatographie *R* (3,5 µm)
- Temperatur: 40 °C

Mobile Phase
- Mobile Phase A: wasserfreies Ethanol *R*, Acetonitril zur Chromatographie *R*, Lösung A (16:24:60 *V/V/V*)
- Mobile Phase B: wasserfreies Ethanol *R*, Acetonitril zur Chromatographie *R* (40:60 *V/V*)

Zeit (min)	Mobile Phase A (% *V/V*)	Mobile Phase B (% *V/V*)
0 – 2	100	0
2 – 14	100 → 33	0 → 67

Durchflussrate: 1,5 ml · min^{-1}

Detektion: Spektrometer bei 235 nm

Einspritzen: 10 µl; Untersuchungslösung, Referenzlösungen b, c und d

Identifizierung von Verunreinigungen: Zur Identifizierung des Peaks der Verunreinigung H wird das mit der Referenzlösung c erhaltene Chromatogramm verwendet. Zur Identifizierung des Peaks der Verunreinigung D wird das mit der Referenzlösung d erhaltene Chromatogramm verwendet.

Relative Retention (bezogen auf Sorafenib, t_R etwa 9 min)
- Toluolsulfonsäure: etwa 0,1
- Verunreinigung D: etwa 0,46
- Verunreinigung H: etwa 0,97

Eignungsprüfung: Referenzlösung c
- Auflösung: mindestens 1,5 zwischen den Peaks von Verunreinigung H und Sorafenib

Berechnung der Prozentgehalte
- Für jede Verunreinigung wird die Konzentration an Sorafenib in der Referenzlösung b verwendet.

Sorafenib-Tabletten 8135

Grenzwerte
- Nicht spezifizierte Verunreinigungen: jeweils höchstens 0,2 Prozent
- Summe aller Verunreinigungen: höchstens 0,5 Prozent
- Berichtsgrenzwert: 0,1 Prozent; die Peaks von Toluolsulfonsäure und Verunreinigung D werden nicht berücksichtigt

Wirkstofffreisetzung (2.9.3, Apparatur 2)

Abgesehen von begründeten und zugelassenen Fällen müssen die Tabletten der nachfolgend beschriebenen Prüfung und dem Akzeptanzkriterium entsprechen.

Freisetzungsmedium: eine Lösung von Natriumlaurylsulfat R (10,0 g · l^{-1}) in einer Lösung von Salzsäure R (10,3 g · l^{-1}).

900 ml Freisetzungsmedium werden verwendet.

Rotationsgeschwindigkeit: 100 · min^{-1}

Dauer: 15 min

Analyse

UV-Vis-Spektroskopie (2.2.25), in einer Schichtdicke von 1 mm gemessen

Untersuchungslösungen: Die Proben werden aus dem Freisetzungsgefäß gezogen und filtriert.

Referenzlösung: 30,0 mg Sorafenibtosilat *CRS* werden in 2,5 ml Methanol R gelöst. Die Lösung wird mit dem Freisetzungsmedium zu 100,0 ml verdünnt.

Wenn die Prüfung off-line durchgeführt wird, können die Lösungen entsprechend der Schichtdicke der Küvette verdünnt werden (beispielsweise für eine Schichtdicke von 1 cm eine 10fache Verdünnung für Tabletten mit 200 mg).

Die Absorption der Lösungen wird bei 280 nm gemessen.

Die Menge an Sorafenib ($C_{21}H_{16}ClF_3N_4O_3$), die in Lösung gegangen ist, wird unter Berücksichtigung des für Sorafenibtosilat *CRS* angegebenen Gehalts mit einem Umrechnungsfaktor von 0,7297 berechnet und in Prozent des in der Beschriftung angegebenen Gehalts ausgedrückt.

Akzeptanzkriterium
- $Q = 75\%$ nach 15 min

Gehaltsbestimmung

Flüssigchromatographie (2.2.29) wie unter „Verwandte Substanzen" beschrieben, mit folgenden Änderungen:

Einspritzen: Untersuchungslösung, Referenzlösung a

Eignungsprüfung: Referenzlösung a
- Wiederholpräzision: höchstens 1,5 Prozent relative Standardabweichung, mit 6 Einspritzungen bestimmt

Der Prozentgehalt an Sorafenib ($C_{21}H_{16}ClF_3N_4O_3$) wird unter Berücksichtigung des für Sorafenibtosilat *CRS* angegebenen Gehalts und mit einem Umrechnungsfaktor von 0,7297 berechnet.

Verunreinigungen

Andere bestimmbare Verunreinigungen

(Die folgenden Substanzen werden, falls in einer bestimmten Menge vorhanden, durch eine oder mehrere Prüfmethoden in der Monographie erfasst.):

A, C, D, E, F, G, H

A. 4-(4-Aminophenoxy)-*N*-methylpyridin-2-carboxamid

C. 4-Chlor-3-(trifluormethyl)anilin

D. Propan-2-yl[[4-[[2-(methylcarbamoyl)pyridin-4-yl]oxy]phenyl]carbamat]

E. 4,4′-[Carbonylbis(azandiyl-4,1-phenylenoxy)]bis(*N*-methylpyridin-2-carboxamid)

F. *N*-Methyl-4-[4-[[[3-(trifluormethyl)phenyl]carbamoyl]amino]phenoxy]pyridin-2-carboxamid

G. Ethyl[[4-chlor-3-(trifluormethyl)phenyl]carbamat]

H. 4-[4-[[[2-Chlor-3-(trifluormethyl)phenyl]carbamoyl]amino]phenoxy]-*N*-methylpyridin-2-carboxamid

10.4/1474

Stearinsäure[1)]

Acidum stearicum

Definition

Gemisch von Fettsäuren, das hauptsächlich Stearinsäure (Octadecansäure) ($C_{18}H_{36}O_2$; M_r 284,5) und Palmitinsäure (Hexadecansäure) ($C_{16}H_{32}O_2$; M_r 256,4) enthält und aus Fetten oder fetten Ölen pflanzlicher oder tierischer Herkunft gewonnen wird

Gehalt

Stearinsäure 50	*Stearinsäure:* 40,0 bis 60,0 Prozent
	Summe der Gehalte an Stearin- und Palmitinsäure: mindestens 90,0 Prozent
Stearinsäure 70	*Stearinsäure:* 60,0 bis 80,0 Prozent
	Summe der Gehalte an Stearin- und Palmitinsäure: mindestens 90,0 Prozent
Stearinsäure 95	*Stearinsäure:* mindestens 90,0 Prozent
	Summe der Gehalte an Stearin- und Palmitinsäure: mindestens 96,0 Prozent

♦ Eigenschaften

Aussehen: weiße bis fast weiße, wachsartige, flockige Kristalle, weiße bis fast weiße, harte Massen oder weißes bis gelblich weißes Pulver

Löslichkeit: praktisch unlöslich in Wasser, löslich in Ethanol 96 % und in Petrolether (Siedebereich 50 bis 70 °C) ♦

Prüfung auf Identität

A. Die Substanz entspricht der Prüfung „Erstarrungstemperatur" (siehe „Prüfung auf Reinheit").

B. Säurezahl (2.5.1): 194 bis 212; mit 0,5 g Substanz bestimmt

C. Die unter „Gehaltsbestimmung" erhaltenen Chromatogramme werden ausgewertet.

Ergebnis: Die Hauptpeaks im Chromatogramm der Untersuchungslösung entsprechen in Bezug auf die Retentionszeiten den Hauptpeaks im Chromatogramm der Referenzlösung.

Prüfung auf Reinheit

◊ **Aussehen der Substanz:** Die Substanz wird auf etwa 75 °C erhitzt. Die erhaltene Flüssigkeit darf nicht stärker gefärbt sein als die Farbvergleichslösung G_7 oder BG_7 (2.2.2, Methode I). ◊

Sauer reagierende Substanzen: 5,0 g Substanz werden geschmolzen und 2 min lang mit 10 ml heißem kohlendioxidfreiem Wasser *R* geschüttelt. Die Mischung wird langsam abgekühlt und filtriert. Das Filtrat wird mit 0,05 ml Methylorange-Lösung *R* versetzt, wobei sich keine rote Färbung entwickeln darf.

Iodzahl (2.5.4): siehe Tab. 1474-1

Erstarrungstemperatur (2.2.18): siehe Tab. 1474-1

Tabelle 1474-1

Stearinsäure-Typ	Iodzahl	Erstarrungstemperatur (°C)
Stearinsäure 50	höchstens 4,0	53 – 59
Stearinsäure 70	höchstens 4,0	57 – 64
Stearinsäure 95	höchstens 1,5	64 – 69

Gehaltsbestimmung

Gaschromatographie (2.2.28) mit Hilfe des Verfahrens „Normalisierung"

Untersuchungslösung: In einem Erlenmeyerkolben mit Rückflusskühler werden 0,100 g Substanz in 5 ml methanolischer Bortrifluorid-Lösung *R* gelöst. Die Lösung wird 10 min lang unter Rückflusskühlung zum Sieden erhitzt. Nach Zusatz von 4,0 ml Heptan *R* durch den Kühler wird die Mischung erneut 10 min lang unter Rückflusskühlung zum Sieden erhitzt. Nach dem Erkalten werden 20 ml einer gesättigten Lösung von Natriumchlorid *R* zugesetzt. Nach Schütteln und Phasentrennung werden etwa 2 ml der organischen Phase entnommen und über 0,2 g wasserfreiem Natriumsulfat *R* getrocknet. 1,0 ml Lösung wird mit Heptan *R* zu 10,0 ml verdünnt.

Referenzlösung: Die Referenzlösung wird in gleicher Weise wie die Untersuchungslösung hergestellt, wobei anstelle der Substanz 50 mg Palmitinsäure *CRS* und 50 mg Stearinsäure *CRS* verwendet werden.

Säule
- Material: Quarzglas
- Größe: l = 30 m, ⌀ = 0,32 mm
- Stationäre Phase: Macrogol 20 000 *R* (Filmdicke 0,5 µm)

Trägergas: Helium zur Chromatographie *R*

Durchflussrate: 2,4 ml · min^{-1}

[1)] Diese Monographie war Gegenstand der Internationalen Harmonisierung der Arzneibücher (siehe Allgemeinen Text „5.8 Harmonisierung der Arzneibücher").

Temperatur

	Zeit (min)	Temperatur (°C)
Säule	0 – 2	70
	2 – 36	70 → 240
	36 – 41	240
Probeneinlass		220
Detektor		260

Detektion: Flammenionisation

Einspritzen: 1 µl

Relative Retention (bezogen auf Methylstearat)
– Methylpalmitat: etwa 0,9

Eignungsprüfung: Referenzlösung
– Auflösung: mindestens 5,0 zwischen den Peaks von Methylpalmitat und Methylstearat
– Wiederholpräzision: höchstens 3,0 Prozent relative Standardabweichung für die Flächen des Methylpalmitat-Peaks und des Methylstearat-Peaks, mit 6 Einspritzungen bestimmt; höchstens 1,0 Prozent für das Verhältnis der Flächen der Methylpalmitat-Peaks zu den Flächen der Methylstearat-Peaks, mit 6 Einspritzungen bestimmt

Beschriftung

Die Beschriftung gibt den Stearinsäure-Typ (50, 70, 95) an.

◊Funktionalitätsbezogene Eigenschaften

Dieser Abschnitt liefert Informationen zu Eigenschaften, die sich als relevante Prüfparameter für eine oder mehrere Funktionen der Substanz erwiesen haben, wenn diese als Hilfsstoff (siehe 5.15) verwendet wird. Einige der Eigenschaften, die im Abschnitt „Funktionalitätsbezogene Eigenschaften" beschrieben sind, können ebenfalls im verbindlichen Teil der Monographie aufgeführt sein, da sie auch verbindliche Qualitätskriterien darstellen. In diesen Fällen enthält der Abschnitt „Funktionalitätsbezogene Eigenschaften" einen Verweis auf die im verbindlichen Teil der Monographie beschriebenen Prüfungen. Die Kontrolle der Eigenschaften kann zur Qualität eines Arzneimittels beitragen, indem die Gleichförmigkeit des Herstellungsverfahrens und die Funktionalität des Arzneimittels bei der Anwendung verbessert werden. Wenn Prüfmethoden angegeben sind, haben sie sich für den jeweiligen Zweck als geeignet erwiesen, jedoch können andere Methoden ebenfalls angewendet werden. Werden für eine bestimmte Eigenschaft Ergebnisse vorgelegt, muss die Prüfmethode angegeben sein.

Die folgenden Eigenschaften können für Stearinsäure, die als Gleitmittel für Tabletten und Kapseln verwendet wird, relevant sein.

Partikelgrößenverteilung (2.9.31)

Spezifische Oberfläche durch Gasadsorption (2.9.26, Methode I)◊

10.4/2741

Sulfadimethoxin
Sulfadimethoxinum

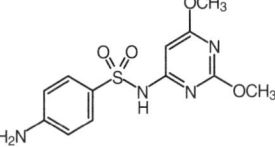

$C_{12}H_{14}N_4O_4S$ M_r 310,3

CAS Nr. 122-11-2

Definition

4-Amino-*N*-(2,6-dimethoxypyrimidin-4-yl)benzol-1-sulfonamid

Gehalt: 97,5 bis 102,0 Prozent (getrocknete Substanz)

Eigenschaften

Aussehen: weißes bis fast weißes, kristallines Pulver

Löslichkeit: praktisch unlöslich in Wasser, schwer löslich in Dichlormethan, sehr schwer löslich in Ethanol 96 %

Die Substanz ist leicht löslich in verdünnter Natriumhydroxid-Lösung und wenig löslich in verdünnter Salzsäure.

Schmelztemperatur: 197 bis 202 °C

Prüfung auf Identität

IR-Spektroskopie (2.2.24)

Vergleich: Sulfadimethoxin CRS

Prüfung auf Reinheit

Sauer reagierende Substanzen: 0,5 g Substanz werden in 25 ml kohlendioxidfreiem Wasser *R* suspendiert. Die Suspension wird 5 min lang bei 70 °C erhitzt, schnell auf Raumtemperatur abgekühlt und anschließend filtriert. Bis zum Erreichen des pH-Werts von 7,0 dürfen höchstens 0,1 ml Natriumhydroxid-Lösung (0,1 mol · l^{-1}) verbraucht werden.

Verwandte Substanzen: Flüssigchromatographie (2.2.29)

Lösung A: 6,0 g Natriumdihydrogenphosphat *R* werden in 950 ml Wasser zur Chromatographie *R* gelöst. Die Lösung wird mit verdünnter Natriumhydroxid-Lösung *R* auf einen pH-Wert von 7,0 eingestellt und mit Wasser zur Chromatographie *R* zu 1000 ml verdünnt.

Untersuchungslösung: 20,0 mg Substanz werden in 25 ml Methanol *R* gelöst. Die Lösung wird mit der Lösung A zu 100,0 ml verdünnt.

Referenzlösung a: 20,0 mg Sulfadimethoxin *CRS* werden in 25 ml Methanol *R* gelöst. Die Lösung wird mit der Lösung A zu 100,0 ml verdünnt.

Referenzlösung b: 1,0 ml Untersuchungslösung wird mit der mobilen Phase A zu 100,0 ml verdünnt. 1,0 ml dieser Lösung wird mit der mobilen Phase A zu 10,0 ml verdünnt.

Referenzlösung c: 4 mg Sulfadimethoxin zur Peak-Identifizierung *CRS* (mit den Verunreinigungen A und F) werden in 5 ml Methanol *R* gelöst. Die Lösung wird mit der Lösung A zu 20 ml verdünnt.

Säule
- Größe: $l = 0{,}25$ m, $\varnothing = 4{,}6$ mm
- Stationäre Phase: nachsilanisiertes, octadecylsilyliertes Kieselgel zur Chromatographie *R* (5 µm)
- Temperatur: 25 °C

Mobile Phase
- Mobile Phase A: Methanol *R*, Lösung A (25:75 *V/V*)
- Mobile Phase B: Methanol *R*, Acetonitril *R*, Lösung A (25:35:40 *V/V/V*)

Zeit (min)	Mobile Phase A (% *V/V*)	Mobile Phase B (% *V/V*)
0–10	100	0
10–30	100 → 0	0 → 100
30–35	0	100

Durchflussrate: $1{,}0 \text{ ml} \cdot \text{min}^{-1}$

Detektion: Spektrometer bei 254 nm

Einspritzen: 10 µl; Untersuchungslösung, Referenzlösungen b und c

Identifizierung von Verunreinigungen: Zur Identifizierung der Peaks der Verunreinigungen A und F werden das mitgelieferte Chromatogramm von Sulfadimethoxin zur Peak-Identifizierung *CRS* und das mit der Referenzlösung c erhaltene Chromatogramm verwendet.

Relative Retention (bezogen auf Sulfadimethoxin, t_R etwa 11 min)
- Verunreinigung F: etwa 0,4
- Verunreinigung A: etwa 1,2

Eignungsprüfung
- Auflösung: mindestens 2,5 zwischen den Peaks von Sulfadimethoxin und Verunreinigung A im Chromatogramm der Referenzlösung c
- Signal-Rausch-Verhältnis: mindestens 40 für den Hauptpeak im Chromatogramm der Referenzlösung b

Berechnung der Prozentgehalte
- Korrekturfaktoren: Für die Berechnung der Gehalte werden die Flächen der Peaks folgender Verunreinigungen mit dem entsprechenden Korrekturfaktor multipliziert:
  - Verunreinigung A: 1,4
  - Verunreinigung F: 1,7
- Für jede Verunreinigung wird die Konzentration an Sulfadimethoxin in der Referenzlösung b verwendet.

Grenzwerte
- Verunreinigungen A, F: jeweils höchstens 0,15 Prozent
- Nicht spezifizierte Verunreinigungen: jeweils höchstens 0,10 Prozent
- Summe aller Verunreinigungen: höchstens 0,5 Prozent
- Berichtsgrenzwert: 0,05 Prozent

Trocknungsverlust (2.2.32): höchstens 0,5 Prozent, mit 1,000 g Substanz durch Trocknen im Trockenschrank bei 105 °C bestimmt

Sulfatasche (2.4.14): höchstens 0,1 Prozent, mit 1,0 g Substanz bestimmt

Gehaltsbestimmung

Flüssigchromatographie (2.2.29) wie unter „Verwandte Substanzen" beschrieben, mit folgender Änderung:

Einspritzen: Untersuchungslösung, Referenzlösung a

Der Prozentgehalt an $C_{12}H_{14}N_4O_4S$ wird unter Berücksichtigung des für Sulfadimethoxin *CRS* angegebenen Gehalts berechnet.

Lagerung

Vor Licht geschützt

Verunreinigungen

Spezifizierte Verunreinigungen:

A, F

Andere bestimmbare Verunreinigungen

(Die folgenden Substanzen werden, falls in einer bestimmten Menge vorhanden, durch eine oder mehrere Prüfmethoden in der Monographie erfasst. Sie werden begrenzt durch das allgemeine Akzeptanzkriterium für weitere Verunreinigungen/nicht spezifizierte Verunreinigungen und/oder durch die Anforderungen der Allgemeinen Monographie **Substanzen zur pharmazeutischen Verwendung (Corpora ad usum pharmaceuticum).** Diese Verunreinigungen müssen daher nicht identifiziert werden, um die Konformität der Substanz zu zeigen. Siehe auch „5.10 Kontrolle von Ver-

unreinigungen in Substanzen zur pharmazeutischen Verwendung"):
B, C, D, E

A.

2,6-Dimethoxypyrimidin-4-amin

B.

N-[4-[(2,6-Dimethoxypyrimidin-4-yl)sulfamoyl]phe= nyl]acetamid

C.

4-(Acetylamino)benzol-1-sulfonsäure

D.

4-Aminobenzol-1-sulfonsäure (Sulfanilsäure)

E.

4-Aminobenzol-1-sulfonamid (Sulfanilamid)

F.

4-Amino-*N*-(2-hydroxy-6-methoxypyrimidin-4-yl)= benzol-1-sulfonamid

10.4/2745

Sulfadimethoxin-Natrium für Tiere

Sulfadimethoxinum natricum ad usum veterinarium

$C_{12}H_{13}N_4NaO_4S$ $\qquad M_r$ 332,3

CAS Nr. 1037-50-9

Definition

Natrium[[(4-aminophenyl)sulfonyl](2,6-dimethoxy= pyrimidin-4-yl)azanid]

Gehalt: 97,5 bis 102,0 Prozent (wasserfreie Substanz)

Eigenschaften

Aussehen: weißes bis fast weißes, kristallines, hygroskopisches Pulver

Löslichkeit: leicht löslich in Wasser, schwer löslich in Ethanol 96 %, praktisch unlöslich in Dichlormethan

Prüfung auf Identität

A. IR-Spektroskopie (2.2.24)

Probenvorbereitung: 1 g Substanz wird in 20 ml Wasser *R* gelöst. Die Lösung wird mit 0,20 ml Essigsäure 99 % *R* versetzt. Der Niederschlag wird abfiltriert, mit 1 ml Wasser *R* gewaschen und 2 h lang bei 105 °C getrocknet.

Vergleich: Sulfadimethoxin *CRS*

B. 2 ml des bei der „Prüfung auf Identität, A" erhaltenen Filtrats geben die Identitätsreaktion a auf Natrium (2.3.1).

Prüfung auf Reinheit

Aussehen der Lösung: Die Lösung muss klar (2.2.1) und darf nicht stärker gefärbt sein als die Farbvergleichslösung BG_5 (2.2.2, Methode II).

0,5 g Substanz werden in Wasser R zu 10 ml gelöst.

pH-Wert (2.2.3): 8,5 bis 10,0

0,2 g Substanz werden in kohlendioxidfreiem Wasser R zu 20 ml gelöst.

Verwandte Substanzen: Flüssigchromatographie (2.2.29)

Lösung A: 6,0 g Natriumdihydrogenphosphat R werden in 950 ml Wasser zur Chromatographie R gelöst. Die Lösung wird mit verdünnter Natriumhydroxid-Lösung R auf einen pH-Wert von 7,0 eingestellt und mit Wasser zur Chromatographie R zu 1000 ml verdünnt.

Untersuchungslösung: 22,0 mg Substanz werden in 76 ml Lösung A gelöst. Die Lösung wird mit Methanol R zu 100,0 ml verdünnt.

Referenzlösung a: 20,0 mg Sulfadimethoxin CRS werden in 25 ml Methanol R gelöst. Die Lösung wird mit der Lösung A zu 100,0 ml verdünnt.

Referenzlösung b: 2,0 ml Untersuchungslösung werden mit der mobilen Phase A zu 100,0 ml verdünnt. 1,0 ml dieser Lösung wird mit der mobilen Phase A zu 10,0 ml verdünnt.

Referenzlösung c: 4 mg Sulfadimethoxin zur Peak-Identifizierung CRS (mit den Verunreinigungen A und F) werden in 5 ml Methanol R gelöst. Die Lösung wird mit der Lösung A zu 20 ml verdünnt.

Säule
- Größe: $l = 0,25$ m, $\varnothing = 4,6$ mm
- Stationäre Phase: nachsilanisiertes, octadecylsilyliertes Kieselgel zur Chromatographie R (5 µm)
- Temperatur: 25 °C

Mobile Phase
- Mobile Phase A: Methanol R, Lösung A (25:75 V/V)
- Mobile Phase B: Methanol R, Acetonitril R, Lösung A (25:35:40 V/V/V)

Zeit (min)	Mobile Phase A (% V/V)	Mobile Phase B (% V/V)
0–10	100	0
10–30	100 → 0	0 → 100
30–35	0	100

Durchflussrate: 1,0 ml · min^{-1}

Detektion: Spektrometer bei 254 nm

Einspritzen: 10 µl; Untersuchungslösung, Referenzlösungen b und c

Identifizierung von Verunreinigungen: Zur Identifizierung der Peaks der Verunreinigungen A und F werden das mitgelieferte Chromatogramm von Sulfadimethoxin zur Peak-Identifizierung CRS und das mit der Referenzlösung c erhaltene Chromatogramm verwendet.

Relative Retention (bezogen auf Sulfadimethoxin, t_R etwa 11 min)
- Verunreinigung F: etwa 0,4
- Verunreinigung A: etwa 1,2

Eignungsprüfung
- Auflösung: mindestens 2,5 zwischen den Peaks von Sulfadimethoxin und Verunreinigung A im Chromatogramm der Referenzlösung c
- Signal-Rausch-Verhältnis: mindestens 40 für den Hauptpeak im Chromatogramm der Referenzlösung b

Berechnung der Prozentgehalte
- Korrekturfaktoren: Für die Berechnung der Gehalte werden die Flächen der Peaks folgender Verunreinigungen mit dem entsprechenden Korrekturfaktor multipliziert:
  - Verunreinigung A: 1,4
  - Verunreinigung F: 1,7
- Für jede Verunreinigung wird die Konzentration von Sulfadimethoxin-Natrium in der Referenzlösung b verwendet.

Grenzwerte
- Verunreinigungen A, F: jeweils höchstens 0,2 Prozent
- Nicht spezifizierte Verunreinigungen: jeweils höchstens 0,20 Prozent
- Summe aller Verunreinigungen: höchstens 0,5 Prozent
- Berichtsgrenzwert: 0,10 Prozent

Schwermetalle (2.4.8): höchstens 20 ppm

Lösungsmittel: Wasser R

0,5 g Substanz müssen der Grenzprüfung H entsprechen. Zur Herstellung der Referenzlösung wird 1 ml Blei-Lösung (10 ppm Pb) R verwendet.

Wasser (2.5.12): höchstens 5,0 Prozent, mit 0,200 g Substanz bestimmt

Gehaltsbestimmung

Flüssigchromatographie (2.2.29) wie unter „Verwandte Substanzen" beschrieben, mit folgender Änderung:

Einspritzen: Untersuchungslösung, Referenzlösung a

Der Prozentgehalt an $C_{12}H_{13}N_4NaO_4S$ wird unter Berücksichtigung des für Sulfadimethoxin CRS angegebenen Gehalts und mit einem Umrechnungsfaktor von 1,071 berechnet.

Lagerung

Dicht verschlossen, vor Licht geschützt

Verunreinigungen

Spezifizierte Verunreinigungen:
A, F

Andere bestimmbare Verunreinigungen

(Die folgenden Substanzen werden, falls in einer bestimmten Menge vorhanden, durch eine oder mehrere Prüfmethoden in der Monographie erfasst. Sie werden begrenzt durch das allgemeine Akzeptanzkriterium für weitere Verunreinigungen/nicht spezifizierte Verunreinigungen und/oder durch die Anforderungen der Allgemeinen Monographie **Substanzen zur pharmazeutischen Verwendung (Corpora ad usum pharmaceuticum)**. Diese Verunreinigungen müssen daher nicht identifiziert werden, um die Konformität der Substanz zu zeigen. Siehe auch „5.10 Kontrolle von Verunreinigungen in Substanzen zur pharmazeutischen Verwendung"):

B, C, D, E

A. 2,6-Dimethoxypyrimidin-4-amin

B. *N*-[4-[(2,6-Dimethoxypyrimidin-4-yl)sulfamoyl]phe=
nyl]acetamid

C. 4-(Acetylamino)benzol-1-sulfonsäure

D. 4-Aminobenzol-1-sulfonsäure
(Sulfanilsäure)

E. 4-Aminobenzol-1-sulfonamid
(Sulfanilamid)

F. 4-Amino-*N*-(2-hydroxy-6-methoxypyrimidin-4-yl)benzol-1-sulfonamid

T

Ticagrelor 8145
Tigecyclin 8147
Trypsin 8149

10.4/3087

Ticagrelor
Ticagrelorum

$C_{23}H_{28}F_2N_6O_4S$ M_r 522,6

CAS Nr. 274693-27-5

Definition

(1S,2S,3R,5S)-3-[7-[[(1R,2S)-2-(3,4-Difluorphenyl)-cyclopropyl]amino]-5-(propylsulfanyl)-3H-[1,2,3]tri-azolo[4,5-d]pyrimidin-3-yl]-5-(2-hydroxyethoxy)cyclo-pentan-1,2-diol

Gehalt: 97,5 bis 102,0 Prozent (wasserfreie Substanz)

Herstellung

Die Substanz wird mit hoch-stereoselektiven Herstellungsmethoden produziert; beim Herstellungsverfahren muss die potenzielle Bildung stereoisomerer Verunreinigungen in Betracht gezogen werden, die Herstellungsverfahren müssen die geeignete Kontrolle dieser Verunreinigungen ermöglichen.

Eigenschaften

Aussehen: weißes oder fast weißes bis hellrosa Pulver

Löslichkeit: praktisch unlöslich in Wasser, leicht löslich in Methanol, löslich in wasserfreiem Ethanol, praktisch unlöslich in Heptan

Prüfung auf Identität

IR-Spektroskopie (2.2.24)
Vergleich: Ticagrelor CRS

Prüfung auf Reinheit

Verunreinigung E: Flüssigchromatographie (2.2.29)

Pufferlösung: Lösung von Natriumdihydrogenphosphat R (156 g·l^{-1}), mit Phosphorsäure 85 % R auf einen pH-Wert von 3,0 eingestellt

Untersuchungslösung: 30,0 mg Substanz werden in 2 ml einer Mischung gleicher Volumteile Acetonitril R und Wasser R gelöst. Die Lösung wird mit Wasser R zu 10,0 ml verdünnt. Die Lösung wird 15 min lang bei 1200 g oder bis zum Erhalt einer klaren Lösung zentrifugiert. Der klare Überstand wird verwendet.

Referenzlösung: 4,5 mg Ticagrelor-Verunreinigung E CRS ((R)-Mandelat-Salz) werden in Acetonitril R zu 100,0 ml gelöst. 1,0 ml Lösung wird mit Acetonitril R zu 100,0 ml verdünnt. 1,0 ml dieser Lösung wird mit Wasser R zu 10,0 ml verdünnt (Lösung äquivalent einer Lösung (24 ng·ml^{-1}) von Verunreinigung E).

Säule
– Größe: l = 0,15 m, ⌀ = 4,6 mm
– Stationäre Phase: octadecylsilyliertes Kieselgel zur Chromatographie R (1,8 µm)
– Temperatur: 55 °C

Mobile Phase
– Mobile Phase A: 1 Volumteil Pufferlösung und 89 Volumteile Wasser zur Chromatographie R werden gemischt. Die Mischung wird mit 10 Volumteilen Acetonitril zur Chromatographie R versetzt.
– Mobile Phase B: 1 Volumteil Pufferlösung und 29 Volumteile Wasser zur Chromatographie R werden gemischt. Die Mischung wird mit 70 Volumteilen Acetonitril zur Chromatographie R versetzt.

Zeit (min)	Mobile Phase A (%V/V)	Mobile Phase B (%V/V)
0–8	94	6
8–9	94 → 0	6 → 100
9–20	0	100

Durchflussrate: 1,0 ml·min^{-1}

Detektion: Spektrometer bei 222 nm

Einspritzen: 100 µl

Relative Retention (bezogen auf Ticagrelor, t_R etwa 11,5 min)
– Verunreinigung E: etwa 0,6

Eignungsprüfung: Referenzlösung
– Wiederholpräzision: höchstens 10,0 Prozent relative Standardabweichung, mit 6 Einspritzungen bestimmt

Grenzwert
– Verunreinigung E: nicht größer als die Fläche des Hauptpeaks im Chromatogramm der Referenzlösung (8 ppm)

Verwandte Substanzen: Flüssigchromatographie (2.2.29)

Die Prüfung ist vor Licht geschützt durchzuführen.

Lösungsmittelmischung: Acetonitril R, Wasser R (35:65 V/V)

Pufferlösung: Lösung von Natriumdihydrogenphosphat R (156 g·l^{-1}), mit Phosphorsäure 85 % R auf einen pH-Wert von 3,0 eingestellt

Ticagrelor

Untersuchungslösung: 50,0 mg Substanz werden in der Lösungsmittelmischung zu 100,0 ml gelöst.

Referenzlösung a: 50,0 mg Ticagrelor *CRS* werden in der Lösungsmittelmischung zu 100,0 ml gelöst.

Referenzlösung b: 1,0 ml Untersuchungslösung wird mit der Lösungsmittelmischung zu 100,0 ml verdünnt. 1,0 ml dieser Lösung wird mit der Lösungsmittelmischung zu 10,0 ml verdünnt.

Referenzlösung c: 5 mg Ticagrelor zur Eignungsprüfung *CRS* (mit den Verunreinigungen A, B, C und D) werden in der Lösungsmittelmischung zu 10 ml gelöst.

Säule
- Größe: $l = 0,15$ m, $\varnothing = 3,0$ mm
- Stationäre Phase: desaktiviertes, nachsilanisiertes, phenylsilyliertes Kieselgel zur Chromatographie *R* (3 µm)
- Temperatur: 40 °C

Mobile Phase
- Mobile Phase A: 1 Volumteil Pufferlösung und 89 Volumteile Wasser zur Chromatographie *R* werden gemischt. Die Mischung wird mit 10 Volumteilen Acetonitril zur Chromatographie *R* versetzt.
- Mobile Phase B: 1 Volumteil Pufferlösung und 29 Volumteile Wasser zur Chromatographie *R* werden gemischt. Die Mischung wird mit 70 Volumteilen Acetonitril zur Chromatographie *R* versetzt.

Zeit (min)	Mobile Phase A (% V/V)	Mobile Phase B (% V/V)
0–2	80	20
2–42	80 → 25	20 → 75
42–47	25	75

Durchflussrate: 0,65 ml · min^{-1}

Detektion: Spektrometer bei 242 nm

Einspritzen: 5 µl; Untersuchungslösung, Referenzlösungen b und c

Identifizierung von Verunreinigungen: Zur Identifizierung der Peaks der Verunreinigungen A, B, C und D werden das mitgelieferte Chromatogramm von Ticagrelor zur Eignungsprüfung *CRS* und das mit der Referenzlösung c erhaltene Chromatogramm verwendet.

Relative Retention (bezogen auf Ticagrelor, t_R etwa 23 min)
- Verunreinigung A: etwa 0,15
- Verunreinigung B: etwa 1,06
- Verunreinigung C: etwa 1,23
- Verunreinigung D: etwa 1,5

Eignungsprüfung: Referenzlösung c
- Auflösung: mindestens 4,0 zwischen den Peaks von Ticagrelor und Verunreinigung B

Berechnung der Prozentgehalte
- Korrekturfaktor: Die Fläche des Peaks von Verunreinigung A wird mit 0,5 multipliziert.
- Für jede Verunreinigung wird die Konzentration an Ticagrelor in der Referenzlösung b verwendet.

Grenzwerte
- Verunreinigung D: höchstens 0,3 Prozent
- Verunreinigungen A, B: jeweils höchstens 0,2 Prozent
- Verunreinigung C: höchstens 0,1 Prozent
- Nicht spezifizierte Verunreinigungen: jeweils höchstens 0,10 Prozent
- Summe aller Verunreinigungen: höchstens 1,0 Prozent
- Berichtsgrenzwert: 0,05 Prozent

Wasser (2.5.32): höchstens 0,5 Prozent, mit 0,500 g Substanz unter Anwendung der Verdampfungstechnik bei 130 °C bestimmt

Sulfatasche (2.4.14): höchstens 0,6 Prozent, mit 1,0 g Substanz in einem Platintiegel bestimmt

Gehaltsbestimmung

Flüssigchromatographie (2.2.29) wie unter „Verwandte Substanzen" beschrieben, mit folgenden Änderungen:

Einspritzen: Untersuchungslösung, Referenzlösungen a und c

Mobile Phase: 1 Volumteil Pufferlösung und 56 Volumteile Wasser zur Chromatographie *R* werden gemischt. Die Mischung wird mit 43 Volumteilen Acetonitril zur Chromatographie *R* versetzt.

Chromatographiedauer: 4,5fache Retentionszeit von Ticagrelor

Relative Retention (bezogen auf Ticagrelor, t_R etwa 6 min)
- Verunreinigung B: etwa 1,15

Eignungsprüfung: Referenzlösung c
- Auflösung: mindestens 1,5 zwischen den Peaks von Ticagrelor und Verunreinigung B

Der Prozentgehalt an $C_{23}H_{28}F_2N_6O_4S$ wird unter Verwendung des mit der Referenzlösung a erhaltenen Chromatogramms und unter Berücksichtigung des für Ticagrelor *CRS* angegebenen Gehalts berechnet.

Lagerung

Vor Licht geschützt

Verunreinigungen

Spezifizierte Verunreinigungen:

A, B, C, D, E

A.

(1*S*,2*S*,3*R*,5*S*)-3-[7-Amino-5-(propylsulfanyl)-3*H*-[1,2,3]triazolo[4,5-*d*]pyrimidin-3-yl]-5-(2-hydroxyethoxy)cyclopentan-1,2-diol

B.

(1*S*,2*S*,3*R*,5*S*)-3-[[3-[(1*R*,2*S*)-2-(3,4-Difluorphenyl)cyclopropyl]-5-(propylsulfanyl)-3*H*-[1,2,3]triazolo[4,5-*d*]pyrimidin-7-yl]amino]-5-(2-hydroxyethoxy)cyclopentan-1,2-diol

C.

2-[[(1*S*,2*S*,3*S*,4*R*)-4-[7-[[(1*R*,2*S*)-2-(3,4-Difluorphenyl)cyclopropyl]amino]-5-(propylsulfanyl)-3*H*-[1,2,3]triazolo[4,5-*d*]pyrimidin-3-yl]-2,3-dihydroxycyclopentyl]oxy]ethylacetat

D.

2-[[(3a*R*,4*S*,6*R*,6a*S*)-6-[7-[[(1*R*,2*S*)-2-(3,4-Difluorphenyl)cyclopropyl]amino]-5-(propylsulfanyl)-3*H*-[1,2,3]triazolo[4,5-*d*]pyrimidin-3-yl]-2,2-dimethyltetrahydro-2*H*,3a*H*-cyclopenta[*d*][1,3]dioxol-4-yl]oxy]ethan-1-ol

E.

(1*R*,2*S*)-2-(3,4-Difluorphenyl)cyclopropan-1-amin

10.4/2825

Tigecyclin
Tigecyclinum

$C_{29}H_{39}N_5O_8$ M_r 585,7

CAS Nr. 220620-09-7

Definition

(4*S*,4a*S*,5a*R*,12a*S*)-9-[2-(*tert*-Butylamino)acetamido]-4,7-bis(dimethylamino)-3,10,12,12a-tetrahydroxy-1,11-dioxo-1,4,4a,5,5a,6,11,12a-octahydrotetracen-2-carboxamid

Halbsynthetische Substanz, hergestellt aus einer durch Fermentation gewonnenen Substanz

Gehalt: 97,0 bis 102,0 Prozent (wasserfreie Substanz)

Eigenschaften

Aussehen: oranges, kristallines, hygroskopisches Pulver

Löslichkeit: leicht löslich in Wasser, schwer löslich in wasserfreiem Ethanol und in Heptan

Die Substanz zeigt Polymorphie (5.9).

Prüfung auf Identität

IR-Spektroskopie (2.2.24)

Vergleich: Tigecyclin CRS

Wenn die Spektren in fester Form unterschiedlich sind, werden Substanz und Referenzsubstanz getrennt in Methanol *R* gelöst. Nach dem Eindampfen der Lösungen zur Trockne werden mit den Rückständen erneut Spektren aufgenommen.

Prüfung auf Reinheit

pH-Wert (2.2.3): 7,7 bis 8,2

0,500 g Substanz werden in kohlendioxidfreiem Wasser *R* zu 50,0 ml gelöst.

Verwandte Substanzen: Flüssigchromatographie (2.2.29)

Die Prüfung muss vor Licht geschützt durchgeführt werden. Die Lösungen müssen bei 2 bis 8 °C aufbewahrt und innerhalb von 12 h verwendet werden.

Lösung A: eine Lösung von Kaliummonohydrogenphosphat *R* (4,35 g · l⁻¹) und Natriumhydrogensulfit *R* (0,5 g · l⁻¹), die mit einer Lösung von Kaliumhydroxid *R* (56,1 g · l⁻¹) auf einen pH-Wert von 8,0 eingestellt wurde

Untersuchungslösung a: 50,0 mg Substanz werden in der Lösung A zu 100,0 ml gelöst.

Untersuchungslösung b: 10,0 ml Untersuchungslösung a werden mit der Lösung A zu 50,0 ml verdünnt.

Referenzlösung a: 50,0 mg Tigecyclin *CRS* werden in der Lösung A zu 100,0 ml gelöst. 10,0 ml Lösung werden mit der Lösung A zu 50,0 ml verdünnt.

Referenzlösung b: 1,0 ml Untersuchungslösung a wird mit der Lösung A zu 100,0 ml verdünnt. 1,0 ml dieser Lösung wird mit der Lösung A zu 10,0 ml verdünnt.

Referenzlösung c: 2 mg Tigecyclin-Verunreinigung B *CRS* und 2 mg Minocyclinhydrochlorid *R* (Verunreinigung C) werden in der Lösung A zu 25 ml gelöst. 3 ml Lösung werden mit der Lösung A zu 20 ml verdünnt. 2,5 mg Tigecyclin zur Eignungsprüfung *CRS* (mit Verunreinigung A) werden in 1 ml dieser Lösung gelöst. Die Lösung wird mit der Lösung A zu 5 ml verdünnt.

Referenzlösung d: 2,5 mg Tigecyclin zur Eignungsprüfung *CRS* (mit Verunreinigung A) werden in der Lösung A zu 5 ml gelöst.

Säule
– Größe: $l = 0,15$ m, $\varnothing = 4,6$ mm
– Stationäre Phase: nachsilanisiertes, octadecylsilyliertes Kieselgel zur Chromatographie *R* (3 µm)
– Temperatur: 30 °C

Mobile Phase
– Mobile Phase A: 4,35 g Kaliummonohydrogenphosphat *R* und 0,93 g Natriumedetat *R* werden in 940 ml Wasser zur Chromatographie *R* gelöst. Die Lösung wird mit Phosphorsäure 85 % *R* auf einen pH-Wert von 6,4 eingestellt. Diese Lösung wird mit Wasser zur Chromatographie *R* zu 950 ml aufgefüllt und mit Acetonitril zur Chromatographie *R* zu 1000 ml verdünnt.
– Mobile Phase B: 4,35 g Kaliummonohydrogenphosphat *R* und 0,93 g Natriumedetat *R* werden in 490 ml Wasser zur Chromatographie *R* gelöst. Die Lösung wird mit Phosphorsäure 85 % *R* auf einen pH-Wert von 6,4 eingestellt. Diese Lösung wird mit Wasser zur Chromatographie *R* zu 500 ml aufgefüllt und mit Acetonitril zur Chromatographie *R* zu 1000 ml verdünnt.

Zeit (min)	Mobile Phase A (% V/V)	Mobile Phase B (% V/V)
0 – 2	85	15
2 – 42	85 → 57	15 → 43
42 – 57	57 → 0	43 → 100
57 – 60	0	100

Durchflussrate: 1,0 ml · min⁻¹

Detektion: Spektrometer bei 248 nm

Einspritzen: 25 µl; Untersuchungslösung a, Referenzlösungen b und c

Identifizierung von Verunreinigungen: Zur Identifizierung der Peaks der Verunreinigungen A, B und C werden das mitgelieferte Chromatogramm von Tigecyclin zur Eignungsprüfung *CRS* und das mit der Referenzlösung c erhaltene Chromatogramm verwendet.

Relative Retention (bezogen auf Tigecyclin, t_R etwa 20 min)
– Verunreinigung B: etwa 0,6
– Verunreinigung A: etwa 0,7
– Verunreinigung C: etwa 1,6

Eignungsprüfung: Referenzlösung c
– Auflösung: mindestens 1,6 zwischen den Peaks von Verunreinigung B und Verunreinigung A

Berechnung der Prozentgehalte
– Für jede Verunreinigung wird die Konzentration an Tigecyclin in der Referenzlösung b verwendet.

Grenzwerte
– Verunreinigung A: höchstens 0,6 Prozent
– Verunreinigung C: höchstens 0,2 Prozent
– Verunreinigung B: höchstens 0,15 Prozent
– Nicht spezifizierte Verunreinigungen: jeweils höchstens 0,10 Prozent
– Summe aller Verunreinigungen: höchstens 1,0 Prozent
– Berichtsgrenzwert: 0,05 Prozent

Wasser (2.5.32): höchstens 2,5 Prozent, mit 60,0 mg Substanz mit Hilfe der Verdampfungstechnik bei 90 °C bestimmt

Sulfatasche (2.4.14): höchstens 0,1 Prozent, mit 1,0 g Substanz bestimmt

Gehaltsbestimmung

Flüssigchromatographie (2.2.29) wie unter „Verwandte Substanzen" beschrieben, mit folgenden Änderungen:

Säule
– Stationäre Phase: nachsilanisiertes, octadecylsilyliertes Kieselgel zur Chromatographie *R* (5 µm)

Mobile Phase: 14 Volumteile Acetonitril zur Chromatographie *R* und 86 Volumteile einer Lösung, die Kaliummonohydrogenphosphat *R* (4,35 g · l⁻¹) und Natriumedetat *R* (0,93 g · l⁻¹) enthält und zuvor mit Phosphorsäure 85 % *R* auf einen pH-Wert von 6,2 eingestellt wurde, werden gemischt.

Einspritzen: 20 µl; Untersuchungslösung b, Referenzlösungen a und d

Chromatographiedauer: 4,5fache Retentionszeit von Tigecyclin

Relative Retention (bezogen auf Tigecyclin, t_R etwa 12 min)
– Verunreinigung A: etwa 0,6

Eignungsprüfung: Referenzlösung d
- Auflösung: mindestens 3,0 zwischen den Peaks von Verunreinigung A und Tigecyclin

Der Prozentgehalt an $C_{29}H_{39}N_5O_8$ wird unter Verwendung des mit der Referenzlösung a erhaltenen Chromatogramms und unter Berücksichtigung des für Tigecyclin *CRS* angegebenen Gehalts berechnet.

Lagerung

Dicht verschlossen, unter Stickstoff, vor Licht geschützt, bei 2 bis 8 °C
Falls die Substanz steril ist, darüber hinaus im sterilen Behältnis mit Originalitätsverschluss

Beschriftung

Die Beschriftung gibt an
- falls zutreffend, dass die Substanz zur Herstellung von Parenteralia geeignet ist.

Verunreinigungen

Spezifizierte Verunreinigungen:

A, B, C

Andere bestimmbare Verunreinigungen

(Die folgenden Substanzen werden, falls in einer bestimmten Menge vorhanden, durch eine oder mehrere Prüfmethoden in der Monographie erfasst. Sie werden begrenzt durch das allgemeine Akzeptanzkriterium für weitere Verunreinigungen/nicht spezifizierte Verunreinigungen und/oder durch die Anforderungen der Allgemeinen Monographie **Substanzen zur pharmazeutischen Verwendung (Corpora ad usum pharmaceuticum)**. Diese Verunreinigungen müssen daher nicht identifiziert werden, um die Konformität der Substanz zu zeigen. Siehe auch „5.10 Kontrolle von Verunreinigungen in Substanzen zur pharmazeutischen Verwendung"):

D

A.

(4*R*,4a*S*,5a*R*,12a*S*)-9-[2-(*tert*-Butylamino)acetamido]-4,7-bis(dimethylamino)-3,10,12,12a-tetrahydroxy-1,11-dioxo-1,4,4a,5,5a,6,11,12a-octahydrotetracen-2-carboxamid

B.

(4*S*,4a*S*,5a*R*,12a*S*)-9-Amino-4,7-bis(dimethylamino)-3,10,12,12a-tetrahydroxy-1,11-dioxo-1,4,4a,5,5a,6,11,12a-octahydrotetracen-2-carboxamid
(9-Aminominocyclin)

C.

(4*S*,4a*S*,5a*R*,12a*S*)-4,7-Bis(dimethylamino)-3,10,12,12a-tetrahydroxy-1,11-dioxo-1,4,4a,5,5a,6,11,12a-octahydrotetracen-2-carboxamid
(Minocyclin)

D.

(7*S*,8*R*)-3-[2-(*tert*-Butylamino)acetamido]-7-[[4-carbamoyl-2-(dimethylamino)-3,5,6-trihydroxyphenyl]methyl]-6-carboxy-5,8-dihydroxy-*N*,*N*-dimethyl-4-oxo-7,8-dihydronaphthalin-1(4*H*)-iminium

10.4/0694

Trypsin

Trypsinum

CAS Nr. 9002-07-7

Definition

Trypsin ist ein proteolytisches Enzym, das durch Aktivierung des aus dem Pankreas von Säugetieren extrahierten Trypsinogens gewonnen wird. Es weist eine Aktivität von mindestens 0,5 Mikrokatal je Milligramm auf, berechnet auf die getrocknete Substanz. Die optimale Enzymaktivität in Lösung wird bei einem pH-Wert von 8 erreicht; bei einem pH-Wert von 3 ist die Aktivität reversibel gehemmt und Trypsin am stabilsten.

Herstellung

Die Tiere, von denen die Substanz gewonnen wird, müssen den lebensmittelrechtlichen Anforderungen an die Gesundheit von Tieren, die für den menschlichen Verzehr bestimmt sind, entsprechen.

Das Herstellungsverfahren wird einer Validierung unterzogen und muss gewährleisten, dass, falls das Produkt geprüft wird, es folgender Prüfung entspricht:

Histamin (2.6.10): höchstens 1 µg (berechnet als Histaminbase) je 0,2 Mikrokatal Trypsin-Aktivität

Eine Lösung der Substanz (10 g · l^{-1}) in Borat-Pufferlösung pH 8,0 (0,0015 mol · l^{-1}) R wird vor der Prüfung durch 30 min langes Erhitzen im Wasserbad inaktiviert. Verdünnungen werden mit einer Lösung von Natriumchlorid R (9 g · l^{-1}) hergestellt.

Eigenschaften

Aussehen: weißes bis fast weißes, kristallines oder amorphes Pulver; in amorpher Form hygroskopisch

Löslichkeit: wenig löslich in Wasser

Prüfung auf Identität

A. 1 ml Prüflösung (siehe „Prüfung auf Reinheit") wird mit Wasser R zu 100 ml verdünnt. Werden in einer Vertiefung einer weißen Tüpfelplatte 0,1 ml dieser Lösung mit 0,2 ml Tosylargininmethylesterhydrochlorid-Lösung R versetzt, entsteht innerhalb von 3 min eine rötlich violette Färbung.

B. 0,5 ml Prüflösung werden mit Wasser R zu 5 ml verdünnt. Nach Zusatz von 0,1 ml einer Lösung von Tosyllysinchlormethanhydrochlorid R (20 g · l^{-1}) wird der pH-Wert auf 7,0 eingestellt, die Mischung 2 h lang geschüttelt und anschließend mit Wasser R zu 50 ml verdünnt. Werden in einer Vertiefung einer weißen Tüpfelplatte 0,1 ml dieser Lösung mit 0,2 ml Tosylargininmethylesterhydrochlorid-Lösung R gemischt, entsteht innerhalb von 3 min keine rötlich violette Färbung.

Prüfung auf Reinheit

Prüflösung: 0,10 g Substanz werden in kohlendioxidfreiem Wasser R zu 10,0 ml gelöst.

Aussehen der Lösung: Die Prüflösung darf nicht stärker opaleszieren als die Referenzsuspension III (2.2.1).

pH-Wert (2.2.3): 3,0 bis 6,0; an der Prüflösung bestimmt

Spezifische Absorption (2.2.25): 13,5 bis 16,5; im Absorptionsmaximum bei 280 nm bestimmt; höchstens 7,0; im Absorptionsminimum bei 250 nm bestimmt

30,0 mg Substanz werden in Salzsäure (0,001 mol · l^{-1}) zu 100,0 ml gelöst.

Chymotrypsin

Untersuchungslösung: 1,8 ml Pufferlösung pH 8,0 R werden mit 7,4 ml Wasser R und 0,5 ml Acetyltyrosinethylester-Lösung (0,2 mol · l^{-1}) R versetzt. Unter Schütteln der Lösung werden 0,3 ml Prüflösung zugesetzt. Mit einer Stoppuhr wird die Zeit gemessen. Nach genau 5 min wird der pH-Wert (2.2.3) gemessen.

Referenzlösung: In gleicher Weise wird eine Lösung hergestellt, bei der die Prüflösung durch 0,3 ml einer Lösung von Chymotrypsin *BRP* (0,5 g · l^{-1}) ersetzt wird. Der pH-Wert (2.2.3) wird genau 5 min nach Zusatz des Chymotrypsins gemessen.

Der pH-Wert der Untersuchungslösung muss höher als der der Referenzlösung sein.

Trocknungsverlust (2.2.32): höchstens 5,0 Prozent, mit 0,500 g Substanz durch 2 h langes Trocknen bei 60 °C und höchstens 0,67 kPa bestimmt

Mikrobielle Verunreinigung

TAMC: Akzeptanzkriterium 10^4 KBE je Gramm (2.6.12)

TYMC: Akzeptanzkriterium 10^2 KBE je Gramm (2.6.12)

Abwesenheit von *Escherichia coli* (2.6.13)

Abwesenheit von Salmonellen (2.6.13)

Wertbestimmung

Die Aktivität der Substanz wird durch den Vergleich der Geschwindigkeit, mit der sie Benzoylargininethylesterhydrochlorid R hydrolysiert, mit der Geschwindigkeit, mit der Trypsin *BRP* das gleiche Substrat unter gleichen Bedingungen hydrolysiert, bestimmt.

Apparatur: Verwendet wird ein etwa 30 ml fassendes Reaktionsgefäß, das versehen ist mit
- einer Vorrichtung, mit der die Temperatur von 25,0 ± 0,1 °C gehalten werden kann
- einer Rührvorrichtung, zum Beispiel einem Magnetrührer
- einem Deckel mit Öffnungen zum Anbringen der Elektroden, der Bürettenspitze, eines Einleitungsrohrs für Stickstoff sowie für den Zusatz der Reagenzien.

Eine automatische oder eine manuell zu bedienende Titrierapparatur kann verwendet werden. Im letzteren Fall muss die Bürette eine Einteilung in 0,005 ml aufweisen und das pH-Meter mit einer gedehnten Skala und Glas-Silber/Silberchlorid-Elektroden oder anderen geeigneten Elektroden versehen sein.

Untersuchungslösung: Eine ausreichende Menge Substanz, um eine Lösung von etwa 700 Nanokatal je Milliliter zu erhalten, wird in Salzsäure (0,001 mol · l^{-1}) zu 25,0 ml gelöst.

Referenzlösung: Eine geeignete Menge Trypsin *BRP* wird in Salzsäure (0,001 mol · l⁻¹) zu 25,0 ml gelöst, so dass eine Lösung von etwa 700 Nanokatal je Milliliter erhalten wird.

Beide Lösungen werden bei einer Temperatur von 0 bis 5 °C aufbewahrt. 1 ml jeder Lösung wird innerhalb von 15 min auf etwa 25 °C erwärmt. Davon werden jeweils 50 µl für die Titration verwendet, die unter Stickstoffatmosphäre ausgeführt wird. In das Reaktionsgefäß werden unter ständigem Rühren 10,0 ml Borat-Pufferlösung pH 8,0 (0,0015 mol · l⁻¹) *R* und 1,0 ml einer frisch hergestellten Lösung von Benzoylargininethylesterhydrochlorid *R* (6,86 g · l⁻¹) gegeben. Sobald die Temperatur der Lösung bei 25,0 ± 0,1 °C konstant ist (nach etwa 5 min), wird sie mit Natriumhydroxid-Lösung (0,1 mol · l⁻¹) auf einen pH-Wert von genau 8,0 eingestellt. Nach Zusatz von 50 µl Untersuchungslösung wird mit der Zeitmessung begonnen. Durch Zusatz von Natriumhydroxid-Lösung (0,1 mol · l⁻¹) wird der pH-Wert bei 8,0 gehalten. Die Mikrobürettenspitze bleibt immer in die Lösung eingetaucht und das zugesetzte Volumen wird in den folgenden 8 min alle 30 s notiert. Das je Sekunde verbrauchte Volumen Natriumhydroxid-Lösung (0,1 mol · l⁻¹) wird berechnet. Die Bestimmung wird in gleicher Weise mit der Referenzlösung durchgeführt und das je Sekunde verbrauchte Volumen Natriumhydroxid-Lösung (0,1 mol · l⁻¹) berechnet.

Die Aktivität der Substanz in Mikrokatal je Milligramm wird nach folgender Formel berechnet:

$$\frac{m' \cdot V}{m \cdot V'} \cdot A$$

m = Masse der Substanz in Milligramm
m' = Masse von Trypsin *BRP* in Milligramm
V = je Sekunde verbrauchtes Volumen an Natriumhydroxid-Lösung (0,1 mol · l⁻¹) bei der Untersuchungslösung
V' = je Sekunde verbrauchtes Volumen an Natriumhydroxid-Lösung (0,1 mol · l⁻¹) bei der Referenzlösung
A = Aktivität von Trypsin *BRP* in Mikrokatal je Milligramm

Lagerung

Dicht verschlossen, vor Licht geschützt, bei 2 bis 8 °C

Beschriftung

Die Beschriftung gibt an
- die Aktivität in Mikrokatal je Milligramm
- bei der amorphen Substanz, dass sie hygroskopisch ist.

V

Vancomycinhydrochlorid .... 8155 Vincamin 8159

10.4/1058

Vancomycinhydrochlorid

Vancomycini hydrochloridum

$C_{66}H_{76}Cl_3N_9O_{24}$ M_r 1486

Definition

Monohydrochlorid von (3*S*,6*R*,7*R*,8*M*,18*M*,22*R*,23*S*, 26*S*,30a*M*,36*R*,38a*R*)-3-(2-Amino-2-oxoethyl)-44-[[2-*O*-(3-amino-2,3,6-tridesoxy-3-*C*-methyl-α-L-*lyxo*-hexopyranosyl)-β-D-glucopyranosyl]oxy]-10,19-dichlor-7,22,28,30,32-pentahydroxy-6-[(2*R*)-4-methyl-2-(methylamino)pentanamido]-2,5,24,38,39-pentaoxo-2,3,4,5,6,7,23,24,25,26,36,37,38,38a-tetradecahydro-22*H*-23,36-(azanomethano)-8,11:18,21-diethen o-13,16:31,35-dimetheno-1*H*,13*H*-[1,6,9]oxa= diazacyclohexadecino[4,5-*m*][10,2,16]benzoxadiaza= cyclotetracosin-26-carbonsäure
(Vancomycin-B-hydrochlorid)

Die Substanz wird von bestimmten Stämmen von *Amycolatopsis orientalis* gebildet.

Aktivität: mindestens 1050 I. E. je Milligramm (wasserfreie Substanz)

Eigenschaften

Aussehen: weißes bis fast weißes, sehr hygroskopisches Pulver

Löslichkeit: leicht löslich in Wasser, praktisch unlöslich in Ethanol 96 %

Prüfung auf Identität

A. Die bei der Prüfung „Vancomycin B und verwandte Substanzen" (siehe „Prüfung auf Reinheit") erhaltenen Chromatogramme werden ausgewertet.

Ergebnis: Der Hauptpeak im Chromatogramm der Untersuchungslösung entspricht in Bezug auf die Retentionszeit dem Hauptpeak im Chromatogramm der Referenzlösung a.

B. Die Substanz gibt die Identitätsreaktion a auf Chlorid (2.3.1).

Prüfung auf Reinheit

Aussehen der Lösung: Die Lösung muss klar (2.2.1) sein. Die Absorption (2.2.25) der Lösung, bei 450 nm gemessen, darf höchstens 0,10, bei 370 nm gemessen, höchstens 0,65 betragen.

2,50 g Substanz werden in Wasser *R* zu 25,0 ml gelöst.

pH-Wert (2.2.3): 2,5 bis 4,5

0,50 g Substanz werden in kohlendioxidfreiem Wasser *R* zu 10 ml gelöst.

Vancomycin B und verwandte Substanzen: Flüssigchromatographie (2.2.29) unter Verwendung des Verfahrens „Normalisierung"

Lösung A: 7,0 g Trometamol *R* werden in etwa 950 ml Wasser zur Chromatographie *R* gelöst. Die Temperatur der Lösung wird gemessen. Unter Berücksichtigung der Temperaturabhängigkeit des Puffers wird die Lösung mit einer 20-prozentigen Lösung (*V/V*) von Essigsäure 99 % *R* in Wasser zur Chromatographie *R* auf einen pH-Wert von 8,0 bis 8,3 eingestellt. Diese Lösung wird mit Wasser zur Chromatographie *R* zu 1000 ml verdünnt.

Untersuchungslösung: 20,0 mg Substanz werden in Wasser *R* zu 5,0 ml gelöst.

Referenzlösung a: 6 mg Vancomycin zur Eignungsprüfung *CRS* (mit den Verunreinigungen A, C, F, H, I, J, K und M) werden in 1,5 ml Wasser *R* gelöst.

Referenzlösung b: Um die Verunreinigungen B, D, E, G und L *in situ* herzustellen, werden 4 mg Vancomycin zur Eignungsprüfung *CRS* (mit den Verunreinigungen A, C, F, H, I, J, K und M) mindestens 7 Tage lang einer relativen Luftfeuchtigkeit von 80 bis 100 Prozent bei einer Temperatur von 42 ± 2 °C ausgesetzt. Anschließend wird 1 ml Wasser *R* zugesetzt und die Probe mit Hilfe von Ultraschall vollständig gelöst.

Referenzlösung c: 1,0 ml Referenzlösung a wird mit einer 0,1-prozentigen Lösung (*V/V*) von Essigsäure *R* zu 100,0 ml verdünnt. 1,0 ml dieser Lösung wird mit einer 0,1-prozentigen Lösung (*V/V*) von Essigsäure *R* zu 10,0 ml verdünnt.

Säule
– Größe: *l* = 0,15 m, ⌀ = 2,1 mm

- Stationäre Phase: nachsilanisiertes, ethanverbrücktes, octadecylsilyliertes Kieselgel zur Chromatographie (Hybridmaterial) mit geladener Oberfläche *R* (1,7 µm)
- Temperatur: 40 ± 2 °C

Mobile Phase
- Mobile Phase A: Acetonitril *R*, Methanol *R*, Lösung A (3:4:93 *V/V/V*)
- Mobile Phase B: Acetonitril *R*, Methanol *R*, Lösung A (10:40:50 *V/V/V*)

Zeit (min)	Mobile Phase A (% *V/V*)	Mobile Phase B (% *V/V*)
0–7	88	12
7–21	88 → 75	12 → 25
21–35	75 → 25	25 → 75
35–37	25	75

Durchflussrate: 0,30 ± 0,02 ml · min^{-1}

Detektion: Spektrometer bei 280 nm

Autosampler: bei 5 °C

Einspritzen: 2 µl

Identifizierung von Peaks: Zur Identifizierung der Peaks der Verunreinigungen A, C, F, H, I, J, K und M wird das mit der Referenzlösung a erhaltene Chromatogramm verwendet; zur Identifizierung der Peaks der Verunreinigungen B, D, E, G und L wird das mit der Referenzlösung b erhaltene Chromatogramm verwendet.

Relative Retention (bezogen auf Vancomycin B, t_R etwa 19 min)
- Verunreinigung E: etwa 0,37
- Verunreinigung L: etwa 0,66
- Verunreinigung B: etwa 0,70
- Verunreinigung A: etwa 0,76
- Verunreinigung F: etwa 0,82
- Verunreinigung G: etwa 0,90
- Verunreinigung H: etwa 0,94
- Verunreinigung M: etwa 1,11
- Verunreinigung I: etwa 1,14
- Verunreinigung J: etwa 1,20
- Verunreinigung D: etwa 1,24
- Verunreinigung K: etwa 1,50
- Verunreinigung C: etwa 1,86

Eignungsprüfung
- Auflösung: mindestens 1,5 und höchstens 4,0 zwischen den Peaks der Verunreinigungen G und H und mindestens 1,5 und höchstens 5,0 zwischen den Peaks der Verunreinigungen L und B im Chromatogramm der Referenzlösung b

Falls die Auflösung zwischen den Peaks der Verunreinigungen G und H größer als 4,0 ist, wird der pH-Wert der Lösung A auf einen höheren Wert eingestellt. Falls die Auflösung zwischen den Peaks der Verunreinigungen L und B größer als 5,0 ist, wird der pH-Wert der Lösung A auf einen niedrigeren Wert eingestellt.

- Signal-Rausch-Verhältnis: mindestens 10 für den Peak von Vancomycin B im Chromatogramm der Referenzlösung c

Grenzwerte
- Vancomycin B: mindestens 91,0 Prozent
- Verunreinigungen A, H: jeweils höchstens 3,0 Prozent
- Summe der Verunreinigungen B und E: höchstens 2,0 Prozent
- Verunreinigung J: höchstens 1,6 Prozent
- Verunreinigungen D, F, M: jeweils höchstens 1,5 Prozent
- Verunreinigungen G, I, K: jeweils höchstens 1,2 Prozent
- Verunreinigung C: höchstens 1,0 Prozent
- Weitere Verunreinigungen, die vor Vancomycin B eluiert werden: jeweils höchstens 0,8 Prozent, und nicht mehr als 5 solcher Verunreinigungen dürfen über 0,30 Prozent liegen
- Weitere Verunreinigungen, die nach Vancomycin B eluiert werden: jeweils höchstens 0,8 Prozent, und nicht mehr als 3 solcher Verunreinigungen dürfen über 0,30 Prozent liegen
- Summe aller Verunreinigungen: höchstens 9,0 Prozent
- Berichtsgrenzwert: 0,10 Prozent

Wasser (2.5.12): höchstens 5,0 Prozent, mit 0,500 g Substanz bestimmt

Sulfatasche (2.4.14): höchstens 1,0 Prozent, mit 1,00 g Substanz bestimmt

Wertbestimmung

Die Bestimmung erfolgt nach „Mikrobiologische Wertbestimmung von Antibiotika" (2.7.2). Als Referenzsubstanz wird Vancomycinhydrochlorid *CRS* verwendet.

Lagerung

Dicht verschlossen, vor Licht geschützt, bei 2 bis 8 °C

Falls die Substanz steril ist, darüber hinaus im sterilen Behältnis mit Originalitätsverschluss

Beschriftung

Die Beschriftung gibt, falls zutreffend an, dass die Substanz zur Herstellung von parenteralen Zubereitungen geeignet ist.

Verunreinigungen

Spezifizierte Verunreinigungen:

A, B, C, D, E, F, G, H, I, J, K, M

Andere bestimmbare Verunreinigungen

(Die folgenden Substanzen werden, falls in einer bestimmten Menge vorhanden, durch eine oder mehrere Prüfmethoden in der Monographie erfasst. Sie werden begrenzt durch das allgemeine Akzeptanzkriterium für weitere Verunreinigungen/nicht spezifizierte Verunreinigungen. Diese Verunreinigungen müssen daher nicht identifiziert werden, um die Konformität der Substanz zu zeigen. Siehe auch „5.10 Kontrolle von Verunreinigungen in Substanzen zur pharmazeutischen Verwendung"):

L

A.

$N^{2.1}$-Demethylvancomycin B

B.

$(1.2M)$-[L-β-Asp³]Vancomycin B
(3.2-*syn*-Chlor[L-β-Asp³]vancomycin B)
(CDP-1 Major)

C.

$O^{4.4}$-De-[2-*O*-(3-amino-2,3,6-tridesoxy-3-*C*-methyl-α-L-*lyxo*-hexopyranosyl)-β-D-glucopyranosyl]-vancomycin B
(Aglucovancomycin B)

D.

$O^{4.4}$-De-[2-*O*-(3-amino-2,3,6-tridesoxy-3-*C*-methyl-α-L-*lyxo*-hexopyranosyl)-β-D-glucopyranosyl]-$O^{4.4}$-β-D-glucopyranosyl-vancomycin B
(Desvancosaminylvancomycin B)

E.

[L-β-Asp³]Vancomycin B
(CDP-1 minor)

F.

[L-a-Gln³]Vancomycin B

G.

4.3,$N^{\alpha,4}$-Anhydro-[L-α-Asp³]vancomycin B

H.

3.6-Dechlorvancomycin B
(Mono-dechlor-6-vancomycin B)

I.

(1.2M)-Vancomycin B
(3.2-*syn*-Chlor-vancomycin B)

J.

($C^{\alpha,7}R$)-Vancomycin B
(26-*epi*-Vancomycin B)

K.

[N,N-Dimethyl-D-Leu¹]vancomycin B

L.

[L-α-Asp³]Vancomycin B

M. Unbekannte Struktur

10.4/1800

Vincamin

Vincaminum

$C_{21}H_{26}N_2O_3$ M_r 354,5

CAS Nr. 1617-90-9

Definition

Methyl[14-hydroxyvincan-14β-carboxylat]

Gehalt: 99,0 bis 101,0 Prozent (getrocknete Substanz)

Eigenschaften

Aussehen: weißes bis fast weißes, kristallines Pulver

Löslichkeit: praktisch unlöslich in Wasser, löslich in Dichlormethan, schwer löslich in wasserfreiem Ethanol

Prüfung auf Identität

A. Die Substanz entspricht der Prüfung „Spezifische Drehung" (siehe „Prüfung auf Reinheit").

B. IR-Spektroskopie (2.2.24)

Vergleich: Vincamin CRS

Prüfung auf Reinheit

Spezifische Drehung (2.2.7): +44,3 bis +49,0 (getrocknete Substanz)

0,1 g Substanz werden in Dimethylformamid R zu 20,0 ml gelöst.

Verwandte Substanzen: Flüssigchromatographie (2.2.29)

Die Lösungen müssen unmittelbar vor Gebrauch hergestellt werden. Die Proben werden mit Hilfe von Ultraschall gelöst, dabei ist ein Überhitzen zu vermeiden.

Untersuchungslösung: 50,0 mg Substanz werden in 10 ml Tetrahydrofuran R gelöst. Die Lösung wird mit der mobilen Phase zu 100,0 ml verdünnt.

Referenzlösung a: 1,0 ml Untersuchungslösung wird mit der mobilen Phase zu 200,0 ml verdünnt.

Referenzlösung b: 5 mg Vincamin zur Eignungsprüfung CRS (mit den Verunreinigungen A, B und C) werden in 1 ml Tetrahydrofuran R gelöst. Die Lösung wird mit der mobilen Phase zu 10 ml verdünnt.

Säule
- Größe: l = 0,25 m, ∅ = 4,6 mm
- Stationäre Phase: nachsilanisiertes, octadecylsilyliertes Kieselgel zur Chromatographie mit eingebetteten polaren Gruppen R (5 µm)

Mobile Phase
- Tetrahydrofuran R, Acetonitril R, Lösung von Ammoniumacetat R (15,4 g · l⁻¹) (17:18:65 V/V/V)

Durchflussrate: 1,0 ml · min⁻¹

Detektion: Spektrometer bei 272 nm

Einspritzen: 20 µl

Chromatographiedauer: 3,5fache Retentionszeit von Vincamin

Identifizierung von Verunreinigungen: Zur Identifizierung der Peaks der Verunreinigungen A, B und C werden das mitgelieferte Chromatogramm von Vincamin zur Eignungsprüfung CRS und das mit der Referenzlösung b erhaltene Chromatogramm verwendet.

Relative Retention (bezogen auf Vincamin, t_R etwa 10 min)
- Verunreinigung A: etwa 0,8
- Verunreinigung B: etwa 0,9
- Verunreinigung C: etwa 1,35

Eignungsprüfung: Referenzlösung b
- Auflösung: mindestens 2,0 zwischen den Peaks von Verunreinigung B und Vincamin

Berechnung der Prozentgehalte
- Für jede Verunreinigung wird die Konzentration an Vincamin in der Referenzlösung a verwendet.

Grenzwerte
- Verunreinigungen A, C: jeweils höchstens 0,5 Prozent
- Nicht spezifizierte Verunreinigungen: jeweils höchstens 0,10 Prozent
- Summe aller Verunreinigungen: höchstens 1,0 Prozent
- Berichtsgrenzwert: 0,05 Prozent

Trocknungsverlust (2.2.32): höchstens 0,5 Prozent, mit 1,000 g Substanz durch Trocknen im Trockenschrank bei 105 °C bestimmt

Sulfatasche (2.4.14): höchstens 0,2 Prozent, mit 1,0 g Substanz bestimmt

Gehaltsbestimmung

0,300 g Substanz werden in 30 ml einer Mischung von 1 Volumteil Acetanhydrid R und 5 Volumteilen wasserfreier Essigsäure R gelöst und mit Perchlorsäure (0,1 mol · l^{-1}) titriert. Der Endpunkt wird mit Hilfe der Potentiometrie (2.2.20) bestimmt.

1 ml Perchlorsäure (0,1 mol · l^{-1}) entspricht 35,45 mg $C_{21}H_{26}N_2O_3$.

Verunreinigungen

Spezifizierte Verunreinigungen:

A, C

Andere bestimmbare Verunreinigungen

(Die folgenden Substanzen werden, falls in einer bestimmten Menge vorhanden, durch eine oder mehrere Prüfmethoden in der Monographie erfasst. Sie werden begrenzt durch das allgemeine Akzeptanzkriterium für weitere Verunreinigungen/nicht spezifizierte Verunreinigungen und/oder durch die Anforderungen der Allgemeinen Monographie **Substanzen zur pharmazeutischen Verwendung (Corpora ad usum pharmaceuticum)**. Diese Verunreinigungen müssen daher nicht identifiziert werden, um die Konformität der Substanz zu zeigen. Siehe auch „5.10 Kontrolle von Verunreinigungen in Substanzen zur pharmazeutischen Verwendung"):

B, D

A. Methyl[14-hydroxy-10-methoxyvincan-14β-carboxylat] (10-Methoxyvincamin)

B. Methyl[14-hydroxyvincan-14α-carboxylat] (14-*epi*-Vincamin)

C. Methyl[14-hydroxy-17,18-didehydrovincan-14β-carboxylat] (17,18-Didehydrovincamin)

D. Methyl[14,15-didehydrovincan-14-carboxylat] (Apovincamin)

X

Xylazinhydrochlorid für Tiere 8163

10.4/1481

Xylazinhydrochlorid für Tiere

Xylazini hydrochloridum ad usum veterinarium

$C_{12}H_{17}ClN_2S$ M_r 256,8

CAS Nr. 23076-35-9

Definition

N-(2,6-Dimethylphenyl)-5,6-dihydro-4H-1,3-thiazin-2-amin-hydrochlorid

Gehalt: 98,0 bis 102,0 Prozent (getrocknete Substanz)

Eigenschaften

Aussehen: weißes bis fast weißes, kristallines, hygroskopisches Pulver

Löslichkeit: leicht löslich in Wasser, sehr leicht löslich in Methanol, leicht löslich in Dichlormethan

Die Substanz zeigt Polymorphie (5.9).

Prüfung auf Identität

A. IR-Spektroskopie (2.2.24)

Vergleich: Xylazinhydrochlorid *CRS*

Wenn die erhaltenen Spektren unterschiedlich sind, werden Substanz und Referenzsubstanz getrennt in der eben notwendigen Menge Wasser *R* gelöst. Die Lösung wird bei 60 °C und einem Druck von 10 bis 20 kPa zur Trockne eingedampft. Mit den Rückständen werden erneut Spektren aufgenommen.

B. Die Substanz gibt die Identitätsreaktion a auf Chlorid (2.3.1).

Prüfung auf Reinheit

Prüflösung: 5,0 g Substanz werden in kohlendioxidfreiem Wasser *R*, falls erforderlich unter Erhitzen auf 60 °C, gelöst. Nach dem Erkalten wird die Lösung mit dem gleichen Lösungsmittel zu 50,0 ml verdünnt.

Aussehen der Lösung: Die Prüflösung darf nicht stärker opaleszieren als die Referenzsuspension II (2.2.1) und muss farblos (2.2.2, Methode II) sein.

pH-Wert (2.2.3): 4,0 bis 5,5; an der Prüflösung bestimmt

Verwandte Substanzen: Flüssigchromatographie (2.2.29)

Die Lösungen müssen unmittelbar vor Gebrauch hergestellt werden.

Lösungsmittelmischung: 8 Volumteile Acetonitril *R*, 30 Volumteile Methanol *R* und 62 Volumteile einer Lösung von Kaliumdihydrogenphosphat *R* (2,72 g · l⁻¹), die zuvor mit verdünnter Natriumhydroxid-Lösung *R* auf einen pH-Wert von 7,2 eingestellt wurde, werden gemischt.

Untersuchungslösung: 0,100 g Substanz werden in der Lösungsmittelmischung zu 20,0 ml gelöst.

Referenzlösung a: 1,0 ml Untersuchungslösung wird mit der Lösungsmittelmischung zu 50,0 ml verdünnt. 1,0 ml dieser Lösung wird mit der Lösungsmittelmischung zu 10,0 ml verdünnt.

Referenzlösung b: 5,0 mg Bupivacain-Verunreinigung F *CRS* (Xylazin-Verunreinigung A) werden in Acetonitril *R* zu 100,0 ml gelöst.

Referenzlösung c: 1,0 ml Referenzlösung b wird mit der Lösungsmittelmischung zu 100,0 ml verdünnt.

Referenzlösung d: 1 ml Untersuchungslösung wird mit der Lösungsmittelmischung zu 100 ml verdünnt. 10 ml dieser Lösung werden mit 10 ml Referenzlösung b gemischt. 1 ml dieser Lösung wird mit der Lösungsmittelmischung zu 5 ml verdünnt.

Säule
- Größe: $l = 0,15$ m, $\varnothing = 3,9$ mm
- Stationäre Phase: nachsilanisiertes, octylsilyliertes Kieselgel zur Chromatographie mit eingebetteten polaren Gruppen *R* (5 µm)
- Temperatur: 40 °C

Mobile Phase
- Mobile Phase A: 30 Volumteile Methanol *R* 1 und 70 Volumteile einer Lösung von Kaliumdihydrogenphosphat *R* (2,72 g · l⁻¹), die zuvor mit verdünnter Natriumhydroxid-Lösung *R* auf einen pH-Wert von 7,2 eingestellt wurde, werden gemischt.
- Mobile Phase B: Methanol *R* 1, Acetonitril zur Chromatographie *R* (30:70 *V/V*)

Zeit (min)	Mobile Phase A (% *V/V*)	Mobile Phase B (% *V/V*)
0 – 15	89 → 28	11 → 72
15 – 21	28	72

Durchflussrate: 1,0 ml · min⁻¹

Detektion: Spektrometer bei 230 nm

Einspritzen: 20 µl; Untersuchungslösung, Referenzlösungen a, c und d

Identifizierung von Verunreinigungen: Zur Identifizierung des Peaks der Verunreinigung A wird das mit der Referenzlösung c erhaltene Chromatogramm verwendet.

Relative Retention (bezogen auf Xylazin, t_R etwa 8 min)
− Verunreinigung A: etwa 0,8

Eignungsprüfung: Referenzlösung d
− Auflösung: mindestens 4,0 zwischen den Peaks von Verunreinigung A und Xylazin

Berechnung der Prozentgehalte
− Für Verunreinigung A wird die Konzentration von Verunreinigung A in der Referenzlösung c verwendet.
− Für alle Verunreinigungen ohne Verunreinigung A wird die Konzentration von Xylazinhydrochlorid in der Referenzlösung a verwendet.

Grenzwerte
− Verunreinigung A: höchstens 0,01 Prozent
− Nicht spezifizierte Verunreinigungen: jeweils höchstens 0,20 Prozent
− Summe aller Verunreinigungen: höchstens 0,2 Prozent
− Berichtsgrenzwert: 0,10 Prozent; mit Ausnahme der Verunreinigung A

Schwermetalle (2.4.8): höchstens 10 ppm

12 ml Prüflösung müssen der Grenzprüfung A entsprechen. Zur Herstellung der Referenzlösung werden 10 ml Blei-Lösung (1 ppm Pb) *R* verwendet.

Trocknungsverlust (2.2.32): höchstens 0,5 Prozent, mit 1,000 g Substanz durch 2 h langes Trocknen im Trockenschrank bei 105 °C bestimmt

Sulfatasche (2.4.14): höchstens 0,1 Prozent, mit 1,0 g Substanz bestimmt

Gehaltsbestimmung

0,200 g Substanz werden in 25 ml Ethanol 96 % *R* gelöst und nach Zusatz von 25 ml Wasser *R* mit Natriumhydroxid-Lösung (0,1 mol · l⁻¹) titriert. Der Endpunkt wird mit Hilfe der Potentiometrie (2.2.20) bestimmt.

1 ml Natriumhydroxid-Lösung (0,1 mol · l⁻¹) entspricht 25,68 mg $C_{12}H_{17}ClN_2S$.

Lagerung

Dicht verschlossen, vor Licht geschützt

Verunreinigungen

Spezifizierte Verunreinigung:

A

Andere bestimmbare Verunreinigungen

(Die folgenden Substanzen werden, falls in einer bestimmten Menge vorhanden, durch eine oder mehrere Prüfmethoden in der Monographie erfasst. Sie werden begrenzt durch das allgemeine Akzeptanzkriterium für weitere Verunreinigungen/nicht spezifizierte Verunreinigungen und/oder durch die Anforderungen der Allgemeinen Monographie **Substanzen zur pharmazeutischen Verwendung (Corpora ad usum pharmaceuticum)**. Diese Verunreinigungen müssen daher nicht identifiziert werden, um die Konformität der Substanz zu zeigen. Siehe auch „5.10 Kontrolle von Verunreinigungen in Substanzen zur pharmazeutischen Verwendung"):

B, C, D

A.

2,6-Dimethylanilin (2,6-Xylidin)

B.

N,N'-Bis(2,6-dimethylphenyl)thioharnstoff

C.

1-Isothiocyanato-2,6-dimethylbenzol

D.

N-(2,6-Dimethylphenyl)-*N'*-(3-hydroxypropyl)thioharnstoff

Z

Zuclopenthixoldecanoat 8167

10.4/1707

Zuclopenthixoldecanoat
Zuclopenthixoli decanoas

$C_{32}H_{43}ClN_2O_2S$ M_r 555,2

CAS Nr. 64053-00-5

Definition

[2-[4-[3-[(9Z)-2-Chlor-9H-thioxanthen-9-yliden]propyl]piperazin-1-yl]ethyl]decanoat

Gehalt: 98,0 bis 102,0 Prozent (getrocknete Substanz)

Eigenschaften

Aussehen: gelbe, viskose, ölige Flüssigkeit

Löslichkeit: sehr schwer löslich in Wasser, sehr leicht löslich in Dichlormethan und in Ethanol 96 %

Prüfung auf Identität

IR-Spektroskopie (2.2.24)

Vergleich: Zuclopenthixoldecanoat-Referenzspektrum der Ph. Eur.

Prüfung auf Reinheit

Aussehen der Lösung: Die Lösung muss klar (2.2.1) sein.

1,0 g Substanz wird im Ultraschallbad in Ethanol 96 % R zu 20,0 ml gelöst.

Verwandte Substanzen: Flüssigchromatographie (2.2.29)

Die Prüfung ist unter Lichtschutz durchzuführen und die Lösungen müssen unmittelbar vor Gebrauch hergestellt werden.

Lösung A: 8,89 g Docusat-Natrium R werden unter 6 bis 8 h langem Rühren in Wasser zur Chromatographie R gelöst. Die Lösung wird mit Wasser zur Chromatographie R zu 1000 ml verdünnt.

Untersuchungslösung: 25,0 mg Substanz werden in Acetonitril R zu 100,0 ml gelöst.

Referenzlösung a: 1,0 ml Untersuchungslösung wird mit Acetonitril R zu 100,0 ml verdünnt.

Referenzlösung b: 5,0 mg Zuclopenthixol-Verunreinigung B CRS werden in Acetonitril R zu 100,0 ml gelöst. 5,0 ml Lösung werden mit Acetonitril R zu 100,0 ml verdünnt.

Referenzlösung c: Der Inhalt einer Durchstechflasche mit Zuclopenthixol zur Eignungsprüfung CRS (mit den Verunreinigungen A, B und C) wird in 1 ml Methanol R gelöst.

Säule
- Größe: $l = 0,25$ m, $\varnothing = 4,6$ mm
- Stationäre Phase: nachsilanisiertes, octadecylsilyliertes Kieselgel zur Chromatographie R (5 µm)
- Temperatur: 40 °C

Mobile Phase: 25 Volumteile Lösung A und 75 Volumteile wasserfreies Ethanol R werden gemischt und anschließend mit 0,1 Volumteilen Phosphorsäure 85 % R versetzt.

Durchflussrate: $1,0 \text{ ml} \cdot \text{min}^{-1}$

Detektion: Spektrometer bei 270 nm

Einspritzen: 20 µl

Chromatographiedauer: 2fache Retentionszeit von Zuclopenthixoldecanoat

Identifizierung von Verunreinigungen: Zur Identifizierung der Peaks der Verunreinigungen A, B und C werden das mitgelieferte Chromatogramm von Zuclopenthixol zur Eignungsprüfung CRS und die mit den Referenzlösungen b und c erhaltenen Chromatogramme verwendet.

Relative Retention (bezogen auf Zuclopenthixoldecanoat, t_R etwa 12 min)
- Verunreinigung C: etwa 0,4
- Verunreinigung B: etwa 0,5
- Verunreinigung A: etwa 1,1

Eignungsprüfung: Referenzlösung c
- Peak-Tal-Verhältnis: mindestens 2,0, wobei H_p die Höhe des Peaks der Verunreinigung C über der Basislinie und H_v die Höhe des niedrigsten Punkts der Kurve über der Basislinie zwischen den Peaks der Verunreinigungen C und B darstellt; mindestens 2,5, wobei H_p die Höhe des Peaks der Verunreinigung A über der Basislinie und H_v die Höhe des niedrigsten Punkts der Kurve über der Basislinie zwischen den Peaks von Zuclopenthixoldecanoat und Verunreinigung A darstellt

Grenzwerte
- Verunreinigung A: nicht größer als das 1,3fache der Fläche des Hauptpeaks im Chromatogramm der Referenzlösung a (1,3 Prozent)
- Verunreinigung B: nicht größer als das 0,2fache der Fläche des Hauptpeaks im Chromatogramm der Referenzlösung b (0,2 Prozent)

- Verunreinigung C: nicht größer als das 0,3fache der Fläche des Hauptpeaks im Chromatogramm der Referenzlösung a (0,3 Prozent)
- Nicht spezifizierte Verunreinigungen: jeweils nicht größer als das 0,1fache der Fläche des Hauptpeaks im Chromatogramm der Referenzlösung a (0,10 Prozent)
- Summe aller Verunreinigungen: nicht größer als das 1,5fache der Fläche des Hauptpeaks im Chromatogramm der Referenzlösung a (1,5 Prozent)
- Ohne Berücksichtigung bleiben: Peaks, deren Fläche nicht größer ist als das 0,05fache der Fläche des Hauptpeaks im Chromatogramm der Referenzlösung a (0,05 Prozent)

Trocknungsverlust (2.2.32): höchstens 0,5 Prozent, mit 1,000 g Substanz durch 3 h langes Trocknen im Vakuum bei 60 °C bestimmt

Sulfatasche (2.4.14): höchstens 0,1 Prozent, mit 1,0 g Substanz bestimmt

Gehaltsbestimmung

0,250 g Substanz werden in 50 ml wasserfreier Essigsäure R gelöst und mit Perchlorsäure (0,1 mol · l^{-1}) titriert. Der Endpunkt wird mit Hilfe der Potentiometrie (2.2.20) bestimmt.

1 ml Perchlorsäure (0,1 mol · l^{-1}) entspricht 27,76 mg $C_{32}H_{43}ClN_2O_2S$.

Lagerung

Dicht verschlossen, unter Inertgas, vor Licht geschützt, bei –20 °C oder darunter

Verunreinigungen

Spezifizierte Verunreinigungen:
A, B, C

A.

[2-[4-[3-[(9E)-2-Chlor-9H-thioxanthen-9-yliden]=propyl]piperazin-1-yl]ethyl]decanoat

B.

2-Chlor-9H-thioxanthen-9-on

C.

2-[4-[3-[(9Z)-2-Chlor-9H-thioxanthen-9-yliden]propyl]piperazin-1-yl]ethanol

Gesamtregister

Hinweis: Bei den mit * gekennzeichneten Texten handelt es sich um Monographien zu Drogen, die insbesondere in der Traditionellen Chinesischen Medizin (TCM) verwendet werden.

A

AAS (Atomabsorptionsspektrometrie) (*siehe* 2.2.23) 49
Abacaviri sulfas 2609
Abacavirsulfat 2609
Abelmoschi corolla* 1985
Abelmoschus-Blütenkrone* 1985
Abkürzungen
   – allgemeine (1.5) 12
   – für Kombinationsimpfstoffe (*siehe* 1.5) 13
Absinthii herba 2509
Acaciae gummi 2202
Acaciae gummi dispersione desiccatum 4139
Acamprosatum calcicum **10.3**-7151
Acamprosat-Calcium **10.3**-7151
Acanthopanacis gracilistyli cortex* 2443
Acarbose 2612
Acarbosum 2612
Acari ad producta allergenica 4832
Acebutololhydrochlorid 2616
Acebutololhydrochlorid *R* **10.4**-7560
Acebutoloi hydrochloridum 2616
Aceclofenac 2618
Aceclofenacum 2618
Acemetacin 2621
Acemetacinum 2621
Acesulfam-Kalium 2623
Acesulfamum kalicum 2623
Acetal *R* **10.4**-7560
Acetaldehyd *R* **10.4**-7561
Acetaldehyd-Ammoniak *R* **10.4**-7561
Acetaldehyd-Lösung (100 ppm C_2H_4O) *R* **10.4**-7839
Acetaldehyd-Lösung (100 ppm C_2H_4O) *R* 1 ....**10.4**-7839
Acetanhydrid *R* **10.4**-7561
Acetanhydrid-Schwefelsäure-Lösung *R* **10.4**-7561
Acetat, Identitätsreaktion (2.3.1) 179
Acetat-Natriumedetat-Pufferlösung pH 5,5 *R* **10.4**-7850
Acetat-Pufferlösung pH 4,4 *R* **10.4**-7849
Acetat-Pufferlösung pH 4,5 *R* **10.4**-7849
Acetat-Pufferlösung pH 4,6 *R* **10.4**-7849
Acetat-Pufferlösung pH 4,7 *R* **10.4**-7850
Acetat-Pufferlösung pH 4,7 *R* 1 ....**10.4**-7850
Acetat-Pufferlösung pH 5,0 *R* **10.4**-7850
Acetat-Pufferlösung pH 6,0 *R* **10.4**-7851
Acetazolamid 2625
Acetazolamidum 2625
Aceton 2627
Aceton *R* **10.4**-7561
(D_6)Aceton *R* **10.4**-7561
Acetonitril *R* **10.4**-7561
Acetonitril *R* 1 ....**10.4**-7562
Acetonitril zur Chromatographie *R* **10.4**-7562
(D_3)Acetonitril *R* **10.4**-7562
Aceton-Lösung, gepufferte *R* **10.4**-7847
Acetonum 2627
Acetoxyvalerensäure *R* **10.4**-7562
Acetyl, Identitätsreaktion (*siehe* 2.3.1) 179
Acetylacetamid *R* **10.4**-7562
Acetylaceton *R* **10.4**-7562
Acetylaceton-Reagenz *R* 1 ....**10.4**-7562

Acetylaceton-Reagenz *R* 2 ....**10.4**-7562
N-Acetyl-ε-caprolactam *R* **10.4**-7562
Acetylchlorid *R* **10.4**-7563
Acetylcholinchlorid 2628
Acetylcholinchlorid *R* **10.4**-7563
Acetylcholini chloridum 2628
Acetylcystein **10.3**-7152
Acetylcysteinum **10.3**-7152
β-Acetyldigoxin 2632
β-*Acetyldigoxinum* 2632
Acetylen *R* **10.4**-7563
Acetylenum (1 per centum) in nitrogenio
   intermixtum 4053
Acetyleugenol *R* **10.4**-7563
N-Acetylglucosamin *R* **10.4**-7563
O-Acetyl-Gruppen in Polysaccharid-Impfstoffen
   (2.5.19) 237
Acetylierungsgemisch *R* 1 ....**10.4**-7563
Acetyl-11-keto-β-boswelliasäure *R* **10.4**-7563
N-(α)-Acetyl-L-lysin *R* **10.4**-7564
N-(ε)-Acetyl-L-lysin *R* **10.4**-7564
N-Acetylneuraminsäure *R* **10.4**-7564
Acetylsalicylsäure 2635
Acetylsalicylsäure *R* **10.4**-7564
N-Acetyltryptophan 2637
N-Acetyltryptophan *R* **10.4**-7564
N-Acetyltryptophanum 2637
N-Acetyltyrosin 2640
Acetyltyrosinethylester *R* **10.4**-7564
Acetyltyrosinethylester-Lösung (0,2 mol · l^{-1}) *R* ..**10.4**-7564
N-Acetyltyrosinum 2640
Achyranthis bidentatae radix* 1987
Achyranthiswurzel* 1987
Aciclovir **10.4**-7933
Aciclovirum **10.4**-7933
Acidi methacrylici et ethylis acrylatis polymerisati
   1:1 dispersio 30 per centum 4750
Acidi methacrylici et ethylis acrylatis polymerisatum
   1:1 4748
Acidi methacrylici et methylis methacrylatis polymerisatum 1:1 4752
Acidi methacrylici et methylis methacrylatis polymerisatum 1:2 4753
Acidum aceticum glaciale 3798
Acidum acetylsalicylicum 2635
Acidum adipicum 2652
Acidum alginicum 2671
Acidum amidotrizoicum dihydricum 2720
Acidum 4-aminobenzoicum 2731
Acidum aminocaproicum 2733
Acidum ascorbicum 2816
Acidum asparticum 2823
Acidum benzoicum 2905
Acidum boricum 3000
Acidum caprylicum 3116
Acidum chenodeoxycholicum 3238
Acidum citricum 3341
Acidum citricum monohydricum 3342
Acidum edeticum **10.4**-7999
Acidum etacrynicum 3813

Acidum folicum hydricum 4001
Acidum formicum 2717
Acidum fusidicum 4027
Acidum glutamicum 4094
Acidum hydrochloridum concentratum 5613
Acidum hydrochloridum dilutum 5613
Acidum iopanoicum 4355
Acidum ioxaglicum 4363
Acidum lacticum 4834
Acidum (S)-lacticum 4835
Acidum lactobionicum **10.2**-6799
Acidum maleicum 4679
Acidum malicum 2653
Acidum medronicum ad radiopharmaceutica 1876
Acidum mefenamicum 4707
Acidum nicotinicum 5034
Acidum niflumicum 5038
Acidum nitricum 5612
Acidum oleicum 5098
Acidum oxolinicum 5160
Acidum palmiticum 5186
Acidum phosphoricum concentratum 5305
Acidum phosphoricum dilutum 5306
Acidum picricum ad praeparationes homoeopathicas ..2556
Acidum picrinicum für homöopathische
 Zubereitungen 2556
Acidum pipemidicum trihydricum 5326
Acidum salicylicum 5608
Acidum sorbicum 5680
Acidum stearicum **10.4**-8136
*Acidum succinicum ad praeparationes
 homoeopathicas* 2556
Acidum succinicum für homöopathische Zubereitungen 2556
Acidum sulfuricum **10.3**-7400
Acidum tartaricum 6174
Acidum thiocticum 5892
Acidum tiaprofenicum **10.1**-6507
Acidum tolfenamicum 5962
Acidum tranexamicum **10.1**-6511
Acidum trichloroaceticum 6003
Acidum undecylenicum 6077
Acidum ursodeoxycholicum 6082
Acidum valproicum 6099
Acidum zoledronicum monohydricum **10.1**-6525
Acitretin 2644
Acitretinum 2644
Acrylamid *R* **10.4**-7565
Acrylamid-Bisacrylamid-Lösung (29:1),
 30-prozentige *R* **10.4**-7565
Acrylamid-Bisacrylamid-Lösung (36,5:1),
 30-prozentige *R* **10.4**-7565
Acrylsäure *R* **10.4**-7565
Actein *R* **10.4**-7565
Acteosid *R* **10.4**-7565
Adamantan *R* **10.4**-7565
Adapalen 2646
Adapalenum 2646
Adenin 2648
Adenin *R* **10.4**-7565
Adeninum 2648
Adenosin 2650
Adenosin *R* **10.4**-7566
Adenosinum 2650
Adenovirose-Impfstoff (inaktiviert) für Hunde 1617
Adenovirose-Lebend-Impfstoff für Hunde **10.2**-6677
Adenovirus-assoziierte, virusabgeleitete Vektoren
 zur Anwendung am Menschen (*siehe* 5.14) 1211
Adenovirus-Vektoren zur Anwendung am Menschen
 (*siehe* 5.14) 1202

Adeps A 3-O-desacyl-4'-monophosphorylatus 3500
Adeps lanae 6179
Adeps lanae cum aqua 6185
Adeps lanae hydrogenatus 6183
Adeps solidus 4163
Adeps solidus cum additamentis 4165
Adipinsäure 2652
Adipinsäure *R* **10.4**-7566
Adonis vernalis ad praeparationes homoeopathicas **10.1**-6295
Adonis vernalis für homöopathische Zubereitungen **10.1**-6295
Adrenalin/Epinephrin **10.3**-7232
Adrenalini tartras 3736
Adrenalintartrat/Epinephrintartrat 3736
Adrenalinum **10.3**-7232
Adrenalonhydrochlorid *R* **10.4**-7566
Adsorbat-Impfstoffe
 – Bestimmung von Aluminium (2.5.13) 235
 – Bestimmung von Calcium (2.5.14) 236
Äpfelsäure 2653
Äpfelsäure *R* **10.4**-7566
Aer medicinalis 4600
Aer medicinalis artificiosus 4603
AES (Atomemissionsspektrometrie) (2.2.22) 47
Aescin *R* **10.4**-7566
Aesculetin *R* **10.4**-7566
Aesculin *R* **10.4**-7566
Aether 3832
Aether anaestheticus 3833
Ätherische Öle 1307
 – fette Öle, verharzte ätherische Öle in (2.8.7) 429
 – fremde Ester in (2.8.6) 428
 – Gehaltsbestimmung von 1,8-Cineol (2.8.11) 430
 – Geruch und Geschmack (2.8.8) 429
 – in pflanzlichen Drogen, Gehaltsbestimmung
  (2.8.12) **10.4**-7529
 – Löslichkeit in Ethanol (2.8.10) 429
 – Verdampfungsrückstand (2.8.9) 429
 – Wasser in (2.8.5) 428
Aetherolea 1307
Aflatoxin B_1 *R* **10.4**-7567
Aflatoxin B_1, Bestimmung in pflanzlichen Drogen
 (2.8.18) 435
Agar 1990
*Agaricus phalloides ad praeparationes
 homoeopathicas* 2557
Agaricus phalloides für homöopathische
 Zubereitungen 2557
Agarose zur Chromatographie
 – quer vernetzte *R* **10.4**-7567
 – quer vernetzte *R* 1 ....**10.4**-7567
Agarose zur Chromatographie *R* **10.4**-7567
Agarose zur Elektrophorese *R* **10.4**-7567
Agarose-Polyacrylamid *R* **10.4**-7567
Agni casti fructus 2317
Agni casti fructus extractum siccum 2318
Agnusid *R* **10.4**-7567
Agrimoniae herba 2332
Akebiae caulis* 1991
Akebiaspross* 1991
Aktinobazillose-Impfstoff (inaktiviert) für Schweine ...1620
Aktivierte Blutgerinnungsfaktoren (2.6.22) 307
Aktivkohle *R* **10.4**-7567
Akzeptanzkriterien für die mikrobiologische
 Qualität
 – nicht steriler Darreichungsformen (*siehe* 5.1.4) **10.3**-7013
 – nicht steriler Substanzen zur pharmazeutischen Verwendung (5.1.4) **10.3**-7013

- von pflanzlichen Arzneimitteln zum Einnehmen und von Extrakten zu deren Herstellung (5.1.8) 1023
Akzeptanzkriterien für Endotoxine (*siehe* 5.1.10) ..**10.3**-7016
Alanin 2654
Alanin *R* **10.4**-7567
β-Alanin *R* **10.4**-7568
Alaninum 2654
Albendazol 2656
Albendazolum 2656
Albumin vom Menschen *R* **10.4**-7568
Albumini humani solutio 2659
(^{125}ny)Albumin-Injektionslösung vom Menschen 1821
Albuminlösung
 - vom Menschen 2659
 - vom Menschen *R* **10.4**-7568
 - vom Menschen *R* 1 ....**10.4**-7568
Alchemillae herba 2165
Alcohol benzylicus 2910
Alcohol cetylicus 3229
Alcohol cetylicus et stearylicus **10.3**-7195
Alcohol cetylicus et stearylicus emulsificans A 3234
Alcohol cetylicus et stearylicus emulsificans B 3236
Alcohol 2,4-dichlorobenzylicus 3553
Alcohol isopropylicus 5439
Alcohol oleicus 5103
Alcohol stearylicus 5726
Alcoholes adipis lanae **10.3**-7430
Alcuronii chloridum 2661
Alcuroniumchlorid 2661
Aldehyddehydrogenase *R* **10.4**-7568
Aldehyddehydrogenase-Lösung *R* **10.4**-7568
Aldrin *R* **10.4**-7568
Aleuritinsäure *R* **10.4**-7568
Alexandriner-Sennesfrüchte **10.1**-6287
Alfacalcidol 2663
Alfacalcidolum 2663
Alfadex 2665
Alfadexum 2665
Alfentanilhydrochlorid-Hydrat **10.1**-6303
Alfentanili hydrochloridum hydricum **10.1**-6303
Alfuzosinhydrochlorid 2669
Alfuzosini hydrochloridum 2669
Algedrat/Aluminiumoxid, wasserhaltiges 2704
Alginsäure 2671
Alimemazinhemitartrat 2673
Alimemazini hemitartras 2673
Alizarin S *R* **10.4**-7568
Alizarin-S-Lösung *R* **10.4**-7568
Alkalisch reagierende Substanzen in fetten Ölen (2.4.19) 198
Alkaloide, Identitätsreaktion (*siehe* 2.3.1) 179
Allantoin 2674
Allantoinum 2674
Allergenzubereitungen 1309
 - Hymenopterengifte für 4251
 - Milben für 4832
 - Pollen für 5356
 - Schimmelpilze für 5621
 - Tierische Epithelien und Hautanhangsgebilde für 5925
Allgemeine Abkürzungen und Symbole (1.5) 12
Allgemeine Erläuterungen
 - zum Europäischen Arzneibuch (1.1) 5
Allgemeine Kapitel (1.3) 8
Allgemeine Monographien
 - Ätherische Öle 1307
 - Allergenzubereitungen 1309
 - Chemische Vorläufersubstanzen für radioaktive Arzneimittel 1312

- DNA-rekombinationstechnisch hergestellte Produkte 1313
- Extrakte aus pflanzlichen Drogen 1318
- Fermentationsprodukte **10.4**-7897
- Immunsera für Tiere **10.2**-6649
- Immunsera von Tieren zur Anwendung am Menschen **10.4**-7898
- Impfstoffe für Menschen 1333
- Impfstoffe für Tiere **10.2**-6653
- Instantteezubereitungen aus pflanzlichen Drogen 1346
- Monoklonale Antikörper für Menschen 1349
- Pflanzliche Drogen 1353
- Pflanzliche Drogen zur Teebereitung 1356
- Pflanzliche fette Öle 1357
- Pharmazeutische Zubereitungen 1359
- Produkte mit dem Risiko der Übertragung von Erregern der spongiformen Enzephalopathie tierischen Ursprungs 1363
- Radioaktive Arzneimittel 1363
- Substanzen zur pharmazeutischen Verwendung **10.3**-7039
- Zubereitungen aus pflanzlichen Drogen 1356
Allii sativi bulbi pulvis 2258
Allium sativum ad praeparationes homoeopathicas 2560
Allium sativum für homöopathische Zubereitungen 2560
Allopurinol 2675
Allopurinolum 2675
Almagat 2678
Almagatum 2678
Almotriptanimalas **10.1**-6305
Almotriptanmalat **10.1**-6305
Aloe
 - Curaçao- 1993
 - Kap- 1994
Aloe barbadensis 1993
Aloe capensis 1994
Aloe-Emodin *R* **10.4**-7568
Aloes extractum siccum normatum 1996
Aloetrockenextrakt, eingestellter 1996
Aloin *R* **10.4**-7569
Alovudin *R* **10.4**-7569
(^{18}F)Alovudin-Injektionslösung 1822
Alovudini(^{18}F) solutio iniectabilis 1822
Alprazolam 2680
Alprazolamum 2680
Alprenololhydrochlorid 2683
Alprenololi hydrochloridum 2683
Alprostadil 2685
Alprostadilum 2685
Alteplase zur Injektion 2688
Alteplasum ad iniectabile 2688
Alternative Methoden zur Kontrolle der mikrobiologischen Qualität (5.1.6) 1009
Althaeae folium 2132
Althaeae radix 2134
Altizid **10.1**-6307
Altizidum **10.1**-6307
Alttuberkulin zur Anwendung am Menschen 2694
Alumen 2699
Aluminii chloridum hexahydricum 2696
Aluminii hydroxidum hydricum ad adsorptionem 2697
Aluminii magnesii silicas 2699
Aluminii natrii silicas 2702
Aluminii oxidum hydricum 2704
Aluminii phosphas hydricus **10.4**-7935
Aluminii phosphatis liquamen 2706
Aluminii stearas 2707
Aluminii sulfas 2710

Aluminium
- Grenzpüfung (2.4.17) 197
- Identitätsreaktion (*siehe* 2.3.1) 179
- in Adsorbat-Impfstoffen (2.5.13) 235
- komplexometrische Titration (2.5.11) 233
Aluminium *R* **10.4**-7569
Aluminiumchlorid *R* **10.4**-7569
Aluminiumchlorid-Hexahydrat 2696
Aluminiumchlorid-Lösung *R* **10.4**-7569
Aluminiumchlorid-Reagenz *R* **10.4**-7569
Aluminiumhydroxid zur Adsorption,
 wasserhaltiges 2697
Aluminiumkaliumsulfat 2699
Aluminiumkaliumsulfat *R* **10.4**-7569
Aluminium-Lösung (2 ppm Al) *R* **10.4**-7840
Aluminium-Lösung (5 ppm Al) *R* **10.4**-7839
Aluminium-Lösung (10 ppm Al) *R* **10.4**-7839
Aluminium-Lösung (100 ppm Al) *R* **10.4**-7839
Aluminium-Lösung (200 ppm Al) *R* **10.4**-7839
Aluminium-Magnesium-Silicat 2699
Aluminium-Natrium-Silicat 2702
Aluminiumnitrat *R* **10.4**-7569
Aluminiumoxid
- basisches *R* **10.4**-7569
- desaktiviertes *R* **10.4**-7570
- neutrales *R* **10.4**-7570
- wasserfreies *R* **10.4**-7570
- wasserhaltiges/Algeldrat 2704
Aluminiumphosphat, wasserhaltiges **10.4**-7935
Aluminiumphosphat-Gel 2706
Aluminiumstearat 2707
Aluminiumsulfat 2710
Aluminium-Teststreifen *R* **10.4**-7569
Alverincitrat 2711
Alverini citras 2711
*Amanita phalloides ad praeparationes
 homoeopathicas* 2557
Amantadinhydrochlorid 2713
Amantadini hydrochloridum 2713
Ambroxolhydrochlorid 2715
Ambroxoli hydrochloridum 2715
Ameisensäure 2717
Ameisensäure *R* **10.4**-7570
Americium-243-Spikelösung *R* **10.4**-7570
Amfetamini sulfas 2718
Amfetaminsulfat 2718
Amidoschwarz 10B *R* **10.4**-7570
Amidoschwarz-10B-Lösung *R* **10.4**-7570
Amidotrizoesäure-Dihydrat 2720
Amikacin 2722
Amikacini sulfas 2726
Amikacinsulfat 2726
Amikacinum 2722
Amiloridhydrochlorid-Dihydrat **10.2**-6767
Amiloridi hydrochloridum dihydricum **10.2**-6767
Amine, primäre aromatische
- Identitätsreaktion (*siehe* 2.3.1) 179
- Stickstoff (2.5.8) 232
Aminoantipyrin *R* **10.4**-7574
Aminoantipyrin-Lösung *R* **10.4**-7574
Aminoazobenzol *R* **10.4**-7570
Aminobenzoesäure *R* **10.4**-7571
2-Aminobenzoesäure *R* **10.4**-7571
3-Aminobenzoesäure *R* **10.4**-7571
4-Aminobenzoesäure 2731
Aminobenzoesäure-Lösung *R* **10.4**-7571
N-(4-Aminobenzoyl)-L-glutaminsäure *R* **10.4**-7571
Aminobutanol *R* **10.4**-7571
4-Aminobutansäure *R* **10.4**-7571
Aminocapronsäure 2733

Aminochlorbenzophenon *R* **10.4**-7571
Aminoethanol *R* **10.4**-7572
4-Aminofolsäure *R* **10.4**-7572
Aminoglutethimid 2734
Aminoglutethimidum 2734
6-Aminohexansäure *R* **10.4**-7572
Aminohippursäure *R* **10.4**-7572
Aminohippursäure-Reagenz *R* **10.4**-7572
Aminohydroxynaphthalinsulfonsäure *R* **10.4**-7572
Aminohydroxynaphthalinsulfonsäure-Lösung *R* .. **10.4**-7572
cis-Aminoindanol *R* **10.4**-7572
Aminomethylalizarindiessigsäure *R* **10.4**-7573
Aminomethylalizarindiessigsäure-Lösung *R* **10.4**-7573
Aminomethylalizarindiessigsäure-Reagenz *R* ... **10.4**-7573
4-(Aminomethyl)benzoesäure *R* **10.4**-7573
Aminonitrobenzophenon *R* **10.4**-7573
6-Aminopenicillansäure *R* **10.4**-7573
Aminophenazon *R* **10.4**-7574
2-Aminophenol *R* **10.4**-7574
3-Aminophenol *R* **10.4**-7574
4-Aminophenol *R* **10.4**-7574
4-(4-Aminophenoxy)-*N*-Methylpicolinamid *R* .. **10.4**-7574
Aminopolyether *R* **10.4**-7574
3-Aminopropanol *R* **10.4**-7574
3-Aminopropionsäure *R* **10.4**-7574
Aminosäurenanalyse (2.2.56) 137
3-Aminosalicylsäure *R* **10.4**-7575
4-Aminosalicylsäure *R* **10.4**-7575
Amiodaronhydrochlorid 2736
Amiodaroni hydrochloridum 2736
Amisulprid 2739
Amisulpridum 2739
Amitriptylinhydrochlorid 2741
Amitriptylini hydrochloridum 2741
Amlodipinbesilat 2743
Amlodipini besilas 2743
Ammoniae solutio concentrata 2746
Ammoniae(^{13}N) solutio iniectabilis 1825
(^{13}N)Ammoniak-Injektionslösung 1825
Ammoniak-Lösung
- bleifreie *R* **10.4**-7575
- konzentrierte 2746
- konzentrierte *R* **10.4**-7575
- konzentrierte *R* 1 .... **10.4**-7575
- verdünnte *R* 1 .... **10.4**-7575
- verdünnte *R* 2 .... **10.4**-7575
- verdünnte *R* 3 .... **10.4**-7575
- verdünnte *R* 4 .... **10.4**-7575
Ammoniak-Lösung *R* **10.4**-7575
Ammonii bromidum **10.2**-6768
*Ammonii carbonas ad praeparationes
 homoeopathicas* 2562
Ammonii chloridum **10.4**-7936
Ammonii glycyrrhizas 2750
Ammonii hydrogenocarbonas 2752
Ammonio methacrylatis copolymerum A 2752
Ammonio methacrylatis copolymerum B 2754
Ammonium carbonicum für homöopathische Zubereitungen 2562
Ammonium, Grenzprüfung (2.4.1) 189
Ammoniumacetat *R* **10.4**-7576
Ammoniumacetat-Lösung *R* **10.4**-7576
Ammoniumacetat-Pufferlösung pH 4,5
 (0,5 mol · l^{-1}) *R* **10.4**-7849
Ammoniumbituminosulfonat 2747
Ammoniumbromid **10.2**-6768
(1*R*)-(–)-Ammoniumcampher-10-sulfonat *R* **10.4**-7576
Ammoniumcarbamat *R* **10.4**-7576
Ammoniumcarbonat *R* **10.4**-7576
Ammoniumcarbonat-Lösung *R* **10.4**-7576

Ammoniumcarbonat-Lösung R 1 ....10.4-7576
Ammoniumcarbonat-Pufferlösung pH 10,3
  (0,1 mol · l⁻¹) R 10.4-7858
Ammoniumcer(IV)-nitrat R 10.4-7576
Ammoniumcer(IV)-nitrat-Lösung (0,1 mol · l⁻¹) ..10.4-7860
Ammoniumcer(IV)-sulfat R 10.4-7576
Ammoniumcer(IV)-sulfat-Lösung (0,1 mol · l⁻¹) ..10.4-7860
Ammoniumchlorid 10.4-7936
Ammoniumchlorid R 10.4-7576
Ammoniumchlorid-Lösung R 10.4-7576
Ammoniumchlorid-Pufferlösung pH 9,5 R 10.4-7858
Ammoniumchlorid-Pufferlösung pH 10,0 R 10.4-7858
Ammoniumchlorid-Pufferlösung pH 10,4 R 10.4-7858
Ammoniumchlorid-Pufferlösung pH 10,7 R 10.4-7858
Ammoniumcitrat R 10.4-7576
Ammoniumdihydrogenphosphat R 10.4-7577
Ammoniumeisen(II)-sulfat R 10.4-7577
Ammoniumeisen(III)-sulfat R 10.4-7577
Ammoniumeisen(III)-sulfat-Lösung R 2 ....10.4-7577
Ammoniumeisen(III)-sulfat-Lösung R 5 ....10.4-7577
Ammoniumeisen(III)-sulfat-Lösung R 6 ....10.4-7577
Ammoniumeisen(III)-sulfat-Lösung
  (0,1 mol · l⁻¹) 10.4-7860
Ammoniumformiat R 10.4-7577
Ammoniumglycyrrhizat 2750
Ammoniumhexafluorogermanat(IV) R 10.4-7577
Ammoniumhydrogencarbonat 2752
Ammoniumhydrogencarbonat R 10.4-7577
Ammonium-Lösung (1 ppm NH₄) R 10.4-7840
Ammonium-Lösung (100 ppm NH₄) R 10.4-7840
Ammonium-Lösung (2,5 ppm NH₄) R 10.4-7840
Ammonium-Lösung (3 ppm NH₄) R 10.4-7840
Ammoniummethacrylat-Copolymer (Typ A) 2752
Ammoniummethacrylat-Copolymer (Typ B) 2754
Ammoniummolybdat R 10.4-7577
Ammoniummolybdat-Lösung R 10.4-7577
Ammoniummolybdat-Lösung R 2 ....10.4-7577
Ammoniummolybdat-Lösung R 3 ....10.4-7577
Ammoniummolybdat-Lösung R 4 ....10.4-7577
Ammoniummolybdat-Lösung R 5 ....10.4-7578
Ammoniummolybdat-Lösung R 6 ....10.4-7578
Ammoniummolybdat-Reagenz R 10.4-7578
Ammoniummolybdat-Reagenz R 1 ....10.4-7578
Ammoniummolybdat-Reagenz R 2 ....10.4-7578
Ammoniummonohydrogenphosphat R 10.4-7578
Ammoniumnitrat R 10.4-7578
Ammoniumnitrat R 1 ....10.4-7578
Ammoniumoxalat R 10.4-7578
Ammoniumoxalat-Lösung R 10.4-7578
Ammoniumpersulfat R 10.4-7578
Ammoniumpyrrolidincarbodithioat R 10.4-7578
Ammoniumsalze
  – Identitätsreaktion (siehe 2.3.1) 179
  – und Salze flüchtiger Basen, Identitätsreaktion
    (siehe 2.3.1) 179
Ammoniumsulfamat R 10.4-7579
Ammoniumsulfat R 10.4-7579
Ammoniumsulfid-Lösung R 10.4-7579
Ammoniumthiocyanat R 10.4-7579
Ammoniumthiocyanat-Lösung R 10.4-7579
Ammoniumthiocyanat-Lösung (0,1 mol · l⁻¹) 10.4-7860
Ammoniumvanadat R 10.4-7579
Ammoniumvanadat-Lösung R 10.4-7579
*Amomi fructus rotundus** 2000
*Amomi fructus** 1997
Amomum-Früchte, Runde* 2000
Amomum-Früchte* 1997
Amorolfinhydrochlorid 2758
Amorolfini hydrochloridum 2758
Amoxicillin-Natrium 2764

Amoxicillin-Trihydrat 2761
Amoxicillin-Trihydrat R 10.4-7579
Amoxicillinum natricum 2764
Amoxicillinum trihydricum 2761
Amperometrie (2.2.19) 45
Amperometrische Detektion, direkte (2.2.63) 163
Amphotericin B 2767
Amphotericinum B 2767
Ampicillin 2770
Ampicillin-Natrium 2775
Ampicillin-Trihydrat 2772
Ampicillinum 2770
Ampicillinum natricum 2775
Ampicillinum trihydricum 2772
Amplifikation von Nukleinsäuren
  – siehe (2.6.21) 301
Amprolii hydrochloridum ad usum veterinarium ..10.3-7155
Amproliumhydrochlorid für Tiere 10.3-7155
Amygdalae oleum raffinatum 4686
Amygdalae oleum virginale 4685
Amyla
  – *Amyla hydroxyethyla* 10.4-8025
  – *Amylum hydroxypropylum* 4244
  – *Amylum hydroxypropylum pregelificatum* 4246
  – *Amylum pregelificatum* 5717
  – *Maydis amylum* 4677
  – *Oryzae amylum* 5519
  – *Pisi amylum* 3742
  – *Solani amylum* 4447
  – *Tritici amylum* 10.3-7429
tert-Amylalkohol R 10.4-7579
α-Amylase R 10.4-7579
α-Amylase-Lösung R 10.4-7579
Amylmetacresol 2779
Amylmetacresolum 2779
Amylum hydroxypropylum 4244
Amylum hydroxypropylum pregelificatum 4246
Amylum pregelificatum 5717
β-Amyrin R 10.4-7579
Anacardium für homöopathische Zubereitungen ...2562
Anämie-Lebend-Impfstoff für Hühner (infekti-
  öse) 10.2-6678
Analysenlampen, UV- (2.1.3) 22
Analysensiebe (siehe 2.9.38) 537
*Anamirta cocculus ad praeparationes homoeo-
  pathicas* 2573
Anastrozol 2781
Anastrozolum 2781
Andornkraut 2002
*Andrographidis herba** 2004
Andrographiskraut* 2004
Andrographolid R 10.4-7580
Anemarrhena-asphodeloides-Wurzelstock* 2007
*Anemarrhenae asphodeloides rhizoma** 2007
Anethol R 10.4-7580
Angelica-dahurica-Wurzel* 2009
Angelicae archangelicae radix 2016
*Angelicae dahuricae radix** 2009
*Angelicae pubescentis radix** 2011
*Angelicae sinensis radix** 2014
Angelica-pubescens-Wurzel* 2011
Angelica-sinensis-Wurzel* 2014
Angelikawurzel 2016
Anilin R 10.4-7580
Anilinhydrochlorid R 10.4-7580
Anionenaustauscher
  – schwacher R 10.4-7580
  – stark basischer R 10.4-7581
  – stark basischer R 2 ....10.4-7581
  – zur Chromatographie, stark basischer R ...10.4-7581

– zur Chromatographie, stark basischer *R* 1 ..**10.4**-7581
Anionenaustauscher *R* **10.4**-7580
Anionenaustauscher *R* 1 ....**10.4**-7580
Anionenaustauscher *R* 2 ....**10.4**-7580
Anionenaustauscher *R* 3 ....**10.4**-7580
Anis 2018
Anisaldehyd *R* **10.4**-7581
Anisaldehyd-Reagenz *R* **10.4**-7581
Anisaldehyd-Reagenz *R* 1 ....**10.4**-7581
Anisaldehyd-Reagenz *R* 2 ....**10.4**-7581
Anisi aetheroleum 2019
Anisi fructus 2018
Anisi stellati aetheroleum 2450
Anisi stellati fructus 2448
p-Anisidin *R* **10.4**-7581
Anisidinzahl (2.5.36) 250
Anisketon *R* **10.4**-7581
Anisöl 2019
Antazolinhydrochlorid 2783
Antazolini hydrochloridum 2783
Anthracen *R* **10.4**-7582
Anthranilsäure *R* **10.4**-7582
Anthron *R* **10.4**-7582
Anti-A- und Anti-B-Hämagglutinine (2.6.20) 299
Antibiotika, mikrobiologische Wertbestimmung
  (2.7.2) 363
Anticorpora monoclonalia ad usum humanum 1349
Anti-D-Antikörper in Immunglobulin vom Menschen (2.6.26) 317
Anti-D-Immunglobulin vom Menschen 2784
  – Bestimmung der Wirksamkeit (2.7.13) 390
  – zur intravenösen Anwendung 2785
Antikörper für Menschen, monoklonale 1349
Antimon, Identitätsreaktion (*siehe* 2.3.1) 179
Antimon(III)-chlorid *R* **10.4**-7582
Antimon(III)-chlorid-Lösung *R* **10.4**-7582
Antimon-Lösung (1 ppm Sb) *R* **10.4**-7840
Antimon-Lösung (100 ppm Sb) *R* **10.4**-7840
Antiseptische Arzneimittel, Bestimmung der bakteriziden, fungiziden oder levuroziden Wirksamkeit
  (5.1.11) 1031
Antithrombin III *R* **10.4**-7582
Antithrombin III vom Menschen,
  Wertbestimmung (2.7.17) 400
Antithrombin-III-Konzentrat vom Menschen 2786
Antithrombin-III-Lösung *R* 1 ....**10.4**-7582
Antithrombin-III-Lösung *R* 2 ....**10.4**-7582
Antithrombin-III-Lösung *R* 3 ....**10.4**-7582
Antithrombin-III-Lösung *R* 4 ....**10.4**-7582
Antithrombin-III-Lösung *R* 5 ....**10.4**-7582
Antithrombin-III-Lösung *R* 6 ....**10.4**-7582
Antithrombinum III humanum densatum 2786
Anti-T-Lymphozyten-Immunglobulin vom Tier zur
  Anwendung am Menschen 2789
Anwendung des F_0-Konzepts auf die Dampfsterilisation von wässrigen Zubereitungen (5.1.5) 1009
Apigenin *R* **10.4**-7583
Apigenin-7-glucosid *R* **10.4**-7583
Apis für homöopathische Zubereitungen 2564
Apis mellifera ad praeparationes
  homoeopathicas 2564
Apomorphinhydrochlorid-Hemihydrat 2794
Apomorphini hydrochloridum hemihydricum 2794
Aprepitant 2796
Aprepitantum 2796
Aprotinin **10.4**-7937
Aprotinin *R* **10.4**-7583
Aprotinini solutio concentrata **10.4**-7941
Aprotinin-Lösung, konzentrierte **10.4**-7941
Aprotininum **10.4**-7937

Aqua ad dilutionem solutionum concentratarum ad
  haemodialysem 6169
Aqua ad extracta praeparanda 6171
Aqua ad iniectabile 6165
Aqua purificata 6162
Aquae tritiatae(^{3}H) solutio iniectabilis 1953
Aquae(^{15}O) solutio iniectabilis 1952
Arabinose *R* **10.4**-7583
Arabisches Gummi 2202
Arabisches Gummi, getrocknete Dispersion 4139
Arachidis oleum hydrogenatum 3743
Arachidis oleum raffinatum 3744
Arachidylalkohol *R* **10.4**-7583
Arbutin *R* **10.4**-7583
Argenti nitras 5646
Argentum colloidale **10.3**-7400
Arginin 2805
Arginin *R* **10.4**-7584
Argininaspartat 2807
Argininhydrochlorid 2808
Arginini aspartas 2807
Arginini hydrochloridum 2808
Argininum 2805
Argon 2810
Argon *R* **10.4**-7584
Argon *R* 1 ....**10.4**-7584
Argon zur Chromatographie *R* **10.4**-7584
Aripiprazol **10.4**-7944
Aripiprazolum **10.4**-7944
Aristolochiasäuren in pflanzlichen Drogen,
  Prüfung (2.8.21) 440
Arnicae flos 2022
Arnicae tinctura 2024
Arnikablüten 2022
Arnikatinktur 2024
Aromadendren *R* **10.4**-7584
Arsen
  – Grenzprüfung (2.4.2) 189
  – Identitätsreaktion (*siehe* 2.3.1) 180
Arsenazo III *R* **10.4**-7584
Arsenicum album für homöopathische
  Zubereitungen 2565
Arsenii trioxidum ad praeparationes
  homoeopathicas 2565
Arsen-Lösung (1 ppm As) *R* **10.4**-7840
Arsen-Lösung (10 ppm As) *R* **10.4**-7840
Arsen(III)-oxid *R* **10.4**-7584
Arsen(III)-oxid *RV* **10.4**-7859
Articainhydrochlorid 2814
Articaini hydrochloridum 2814
Artischockenblätter 2026
Artischockenblättertrockenextrakt 2028
Arzneibuchkonformität (*siehe* 1.1) 5
Arzneimittel-Vormischungen zur veterinärmedizinischen Anwendung 1376
Asche
  – Grenzprüfung (2.4.16) 197
  – salzsäureunlösliche (2.8.1) 427
Ascorbinsäure 2816
Ascorbinsäure *R* **10.4**-7584
Ascorbinsäure-Lösung *R* **10.4**-7584
Ascorbylis palmitas **10.3**-7371
Asiaticosid *R* **10.4**-7585
Asiatisches Wassernabelkraut 2496
Asparagin *R* **10.4**-7585
Asparagin-Monohydrat **10.1**-6308
Asparaginum monohydricum **10.1**-6308
Aspartam 2821
Aspartamum 2821
Aspartinsäure 2823

Aspartinsäure *R* **10.4**-7585
D-Aspartinsäure *R* **10.4**-7585
L-Aspartyl-L-phenylalanin *R* **10.4**-7585
Astragali mongholici radix* 2108
Astragalosid IV *R* **10.4**-7585
Atazanaviri sulfas 2826
Atazanavirsulfat 2826
Atenolol **10.1**-6311
Atenololum **10.1**-6311
Atomabsorptionsspektrometrie (2.2.23) 49
Atomemissionsspektrometrie
 – *siehe* (2.2.22) 47
 – mit induktiv gekoppeltem Plasma (2.2.57) 147
Atommasse, relative, Angabe (*siehe* 1.4) 9
Atomoxetinhydrochlorid 2832
Atomoxetini hydrochloridum 2832
Atorvastatin-Calcium-Trihydrat **10.4**-7947
Atorvastatinum calcicum trihydricum **10.4**-7947
Atovaquon 2837
Atovaquonum 2837
Atractylodes-lancea-Wurzelstock* 2029
Atractylodes-macrocephala-Wurzelstock* 2031
Atractylodis lanceae rhizoma* 2029
Atractylodis macrocephalae rhizoma* 2031
Atracurii besilas 2839
Atracuriumbesilat 2839
Atropa belladonna ad praeparationes
 homoeopathicas 2568
Atropin 2842
Atropini sulfas 2845
Atropinsulfat 2845
Atropinsulfat *R* **10.4**-7585
Atropinum 2842
Aucklandiae radix* 2219
Aucubin *R* **10.4**-7586
Auge, Zubereitungen zur Anwendung 1409
Aujeszky'sche-Krankheit-Impfstoff (inaktiviert) für
 Schweine **10.2**-6681
Aujeszky'sche-Krankheit-Lebend-Impfstoff zur parenteralen Anwendung für Schweine **10.2**-6684
Aurantii amari epicarpii et mesocarpii tinctura 2069
Aurantii amari epicarpium et mesocarpium 2067
Aurantii amari flos 2066
Aurantii dulcis aetheroleum 2466
Auricularia 1412
Aurum chloratum natronatum für
 homöopathische Zubereitungen 2566
Ausgangsmaterialien biologischen Ursprungs zur
 Herstellung von zellbasierten und von gentherapeutischen Arzneimitteln (5.2.12) 1078
Ausschlusschromatographie
 – *siehe* (2.2.30) 68
 – *siehe* (2.2.46) 111
Aviäre-Encephalomyelitis-Lebend-Impfstoff (infektiöse) **10.2**-6687
Aviäre-Laryngotracheitis-Lebend-Impfstoff (infektiöse) **10.2**-6689
Aviäres Tuberkulin, gereinigtes 6040
Aviäres-Paramyxovirus-3-Impfstoff (inaktiviert)
 für Truthühner **10.2**-6691
Azaperon für Tiere 2847
Azaperonum ad usum veterinarium **10.3**-7156
Azathioprin **10.3**-7156
Azathioprinum **10.3**-7156
Azelastinhydrochlorid 2850
Azelastini hydrochloridum 2850
Azithromycin 2852
Azithromycinum 2852
Azomethin H *R* **10.4**-7586
Azomethin-H-Lösung *R* **10.4**-7586

B

Bacampicillinhydrochlorid 2859
Bacampicillini hydrochloridum 2859
Bacitracin 2861
Bacitracinum 2861
Bacitracinum zincum 2867
Bacitracin-Zink 2867
Baclofen 2873
Baclofenum 2873
Bärentraubenblätter 2032
Baicalin *R* **10.4**-7586
Baikal-Helmkraut-Wurzel* **10.4**-7917
Bakterielle Impfstoffe (*siehe* Impfstoffe für Tiere) **10.2**-6654
Bakterielle Toxoide (*siehe* Impfstoffe für Tiere) ..**10.2**-6654
Bakterien-Endotoxine
 – Empfehlungen zur Prüfung (5.1.10) **10.3**-7015
 – Nachweis mit Gelbildungsmethoden
  (*siehe* 2.6.14) 287
 – Nachweis mit photometrischen Methoden
  (*siehe* 2.6.14) 290
 – Prüfung (2.6.14) 286
Bakterien-Endotoxine, Prüfung unter Verwendung
 des rekombinanten Faktors C (2.6.32) **10.3**-6955
Baldriantinktur 2036
Baldriantrockenextrakt
 – mit wässrig-alkoholischen Mischungen hergestellter 2038
 – mit Wasser hergestellter 2037
Baldrianwurzel 2040
Baldrianwurzel, geschnittene 2042
Ballonblumenwurzel* 2044
Ballotae nigrae herba 2416
Balsamum peruvianum 2352
Balsamum tolutanum 2483
Bambuterolhydrochlorid **10.3**-7161
Bambuteroli hydrochloridum **10.3**-7161
Barbaloin *R* **10.4**-7586
Barbital 2877
Barbital *R* **10.4**-7586
Barbital-Natrium *R* **10.4**-7586
Barbital-Pufferlösung pH 7,4 *R* **10.4**-7854
Barbital-Pufferlösung pH 8,4 *R* **10.4**-7856
Barbital-Pufferlösung pH 8,6 *R* 1 ....**10.4**-7857
Barbitalum 2877
Barbiturate, nicht am Stickstoff substituierte, Identitätsreaktion (*siehe* 2.3.1) 180
Barbitursäure *R* **10.4**-7586
Barii chloridum dihydricum ad praeparationes homoeopathicas 2567
Barii sulfas 2878
Barium chloratum für homöopathische
 Zubereitungen 2567
Bariumacetat *R* **10.4**-7586
Bariumcarbonat *R* **10.4**-7587
Bariumchlorid *R* **10.4**-7587
Bariumchlorid-Lösung *R* 1 ....**10.4**-7587
Bariumchlorid-Lösung *R* 2 ....**10.4**-7587
Bariumchlorid-Lösung (0,1 mol · l⁻¹) **10.4**-7860
Bariumhydroxid *R* **10.4**-7587
Bariumhydroxid-Lösung *R* **10.4**-7587
Barium-Lösung (2 ppm Ba) *R* **10.4**-7840
Barium-Lösung (50 ppm Ba) *R* **10.4**-7840
Barium-Lösung (0,1 % Ba) *R* **10.4**-7840
Bariumnitrat *R* **10.4**-7587
Bariumperchlorat-Lösung (0,005 mol · l⁻¹) **10.4**-7861
Bariumperchlorat-Lösung (0,05 mol · l⁻¹) **10.4**-7860
Bariumsulfat 2878
Bariumsulfat *R* **10.4**-7587

Baumwollsamenöl, hydriertes 2879
BCA-Methode (*siehe* 2.5.33) 247
BCG ad immunocurationem 1443
BCG zur Immuntherapie 1443
BCG-Impfstoff (gefriergetrocknet) 1441
Beclometasondipropionat, wasserfreies 2880
Beclometasondipropionat-Monohydrat 2883
Beclometasoni dipropionas 2880
Beclometasoni dipropionas monohydricus 2883
Begriffe in Allgemeinen Kapiteln und Monographien
  sowie Erläuterungen (1.2) 7
Behältnisse
  – Glasbehältnisse zur pharmazeutischen Verwendung (*siehe* 3.2.1) 621
  – Kunststoffbehältnisse zur Aufnahme wässriger Infusionszubereitungen (*siehe* 3.2.2.1) 630
  – Kunststoffbehältnisse zur pharmazeutischen Verwendung (*siehe* 3.2.2) 629
  – Sterile Kunststoffbehältnisse für Blut und Blutprodukte vom Menschen (*siehe* 3.3.4) .. **10.3**-6993
  – Sterile, leere PVC-Behältnisse (weichmacherhaltig) für Blut und Blutprodukte vom Menschen (*siehe* 3.3.5) 648
  – Sterile PVC-Behältnisse (weichmacherhaltig) mit Stabilisatorlösung für Blut vom Menschen (*siehe* 3.3.6) 650
Behältnisse, Allgemeines (*siehe* 1.3) 8
Belamcandae chinensis rhizoma* **10.3**-7120
Belladonna für homöopathische Zubereitungen 2568
Belladonnablätter 2046
Belladonnablättertrockenextrakt, eingestellter 2048
Belladonnae folii extractum siccum normatum 2048
Belladonnae folii tinctura normata 2052
Belladonnae folium 2046
Belladonnae pulvis normatus 2050
Belladonnapulver, eingestelltes 2050
Belladonnatinktur, eingestellte 2052
Benazeprilhydrochlorid 2887
Benazeprili hydrochloridum 2887
Bendroflumethiazid 2889
Bendroflumethiazidum 2889
Benetzbarkeit von Pulvern und anderen porösen Feststoffen (2.9.45) 557
Benperidol 2890
Benperidolum 2890
Benserazidhydrochlorid **10.4**-7953
Benserazidi hydrochloridum **10.4**-7953
Bentonit 2894
Bentonitum 2894
Benzalaceton *R* **10.4**-7587
Benzaldehyd *R* **10.4**-7587
Benzalkonii chloridi solutio **10.2**-6775
Benzalkonii chloridum **10.2**-6773
Benzalkoniumchlorid **10.2**-6773
Benzalkoniumchlorid-Lösung **10.2**-6775
Benzathini benzylpenicillinum tetrahydricum 2913
Benzbromaron 2901
Benzbromaronum 2901
Benzethonii chloridum 2902
Benzethoniumchlorid 2902
Benzethoniumchlorid *R* **10.4**-7587
Benzethoniumchlorid-Lösung (0,004 mol · l^{-1}) ... **10.4**-7861
Benzidin *R* **10.4**-7587
Benzil *R* **10.4**-7588
Benzoat, Identitätsreaktion (*siehe* 2.3.1) 180
Benzocain **10.1**-6317
Benzocain *R* **10.4**-7588
Benzocainum **10.1**-6317
1,4-Benzochinon *R* **10.4**-7588

Benzoe
  – Siam- 2053
  – Sumatra- 2056
Benzoe sumatranus 2056
Benzoe tonkinensis 2053
Benzoesäure 2905
Benzoesäure *R* **10.4**-7588
Benzoesäure *RV* **10.4**-7859
Benzoe-Tinktur
  – Siam- 2055
  – Sumatra- 2057
Benzohydrazid *R* **10.4**-7588
Benzoin *R* **10.4**-7588
Benzois sumatrani tinctura 2057
Benzois tonkinensis tinctura 2055
Benzol *R* **10.4**-7588
Benzolsulfonat in Wirkstoffen, Methyl-, Ethyl- und Isopropyl- (2.5.41) 255
Benzol-1,2,4-triol *R* **10.4**-7588
Benzophenon *R* **10.4**-7588
Benzoylargininethylesterhydrochlorid *R* **10.4**-7589
Benzoylchlorid *R* **10.4**-7589
Benzoylis peroxidum cum aqua 2906
Benzoylperoxid, wasserhaltiges 2906
N-Benzoyl-L-prolyl-L-phenylalanyl-L-arginin(4-nitroanilid)-acetat *R* **10.4**-7589
3-Benzoylpropionsäure *R* **10.4**-7589
2-Benzoylpyridin *R* **10.4**-7589
Benzydaminhydrochlorid 2908
Benzydamini hydrochloridum 2908
Benzylalkohol 2910
Benzylalkohol *R* **10.4**-7589
Benzylbenzoat 2912
Benzylbenzoat *R* **10.4**-7589
Benzylcinnamat *R* **10.4**-7589
Benzylcyanid *R* **10.4**-7590
Benzylether *R* **10.4**-7590
Benzylis benzoas 2912
Benzylpenicillin-Benzathin-Tetrahydrat 2913
Benzylpenicillin-Kalium 2917
Benzylpenicillin-Natrium 2919
Benzylpenicillin-Natrium *R* **10.4**-7590
Benzylpenicillin-Procain-Monohydrat **10.4**-7955
Benzylpenicillinum benzathinum tetrahydricum 2913
Benzylpenicillinum kalicum 2917
Benzylpenicillinum natricum 2919
Benzylpenicillinum procainum monohydricum ... **10.4**-7955
2-Benzylpyridin *R* **10.4**-7590
4-Benzylpyridin *R* **10.4**-7590
Benzyltrimethylammoniumchlorid *R* **10.4**-7590
Berberinchlorid *R* **10.4**-7590
Bergapten *R* **10.4**-7590
Bernsteinsäure *R* **10.4**-7591
Beschriftung, Erläuterung (*siehe* 1.4) 11
Bestimmung
  – der Aktivität von Interferonen (5.6) 1155
  – der antikomplementären Aktivität von Immunglobulin (2.6.17) 296
  – der bakteriziden, fungiziden oder levuroziden Wirksamkeit von antiseptischen Arzneimitteln (5.1.11) 1031
  – der Dichte von Feststoffen mit Hilfe von Gaspyknometern (2.9.23) 498
  – der Fettsäurenzusammensetzung von Omega-3-Säuren-reichen Ölen (2.4.29) 220
  – der Fließeigenschaften von Pulvern mittels Scherzellen (2.9.49) 564
  – der Ionenkonzentration mit ionenselektiven Elektroden (2.2.36) 87

- der koloniebildenden hämatopoetischen Vorläuferzellen vom Menschen (2.7.28) 413
- der Kristallinität (*siehe* 5.16) 1225
- der Partikelgröße durch Laserdiffraktometrie (2.9.31) 511
- der Partikelgrößenverteilung durch analytisches Sieben (2.9.38) 537
- der Porosität und Porengrößenverteilung von Feststoffen durch Quecksilberporosimetrie (2.9.32) 516
- der Sorptions-Desorptions-Isothermen und der Wasseraktivität (2.9.39) 541
- der spezifischen Oberfläche durch Gasadsorption (2.9.26) 505
- der spezifischen Oberfläche durch Luftpermeabilität (2.9.14) 474
- der vermehrungsfähigen Mikroorganismen in nicht sterilen Produkten (2.6.12) **10.3**-6939
- des ätherischen Öls in pflanzlichen Drogen (2.8.12) **10.4**-7529
- des entnehmbaren Volumens von Parenteralia (2.9.17) 477
- des Gerbstoffgehalts pflanzlicher Drogen (2.8.14) 434
- von Aflatoxin B$_1$ in pflanzlichen Drogen (2.8.18) 435
- von Ochratoxin A in pflanzlichen Drogen (2.8.22) 442
- von Restlösungsmitteln (Lösungsmittelrückstände) (2.4.24) 209
- von Verunreinigungen durch Elemente (2.4.20) ...199
- von Wasser durch Destillation (2.2.13) 40
- von Wirtszellproteinen (2.6.34) 337

Bestimmung der Wirksamkeit
- von Anti-D-Immunglobulin vom Menschen (2.7.13) 390
- von antiseptischen Arzneimitteln (bakterizide, fungizide oder levurozide) (5.1.11) 1031
- von Diphtherie-Adsorbat-Impfstoff (2.7.6) 371
- von Hepatitis-A-Impfstoff (2.7.14) **10.3**-6961
- von Hepatitis-B-Impfstoff (rDNA) (2.7.15) 396
- von Pertussis(Ganzzell)-Impfstoff (2.7.7) 378
- von Pertussis-Impfstoff (azellulär) (2.7.16) 396
- von Tetanus-Adsorbat-Impfstoff (2.7.8) 379

Betacarotenum 2925
Betacarotin 2925
Betadex 2927
Betadexum 2927
Betahistindihydrochlorid 2930
Betahistindimesilat 2931
Betahistini dihydrochloridum 2930
Betahistini mesilas 2931
Betamethason **10.3**-7163
Betamethasonacetat **10.3**-7165
Betamethasondihydrogenphosphat-Dinatrium 2938
Betamethasondipropionat **10.3**-7167
Betamethasoni acetas **10.3**-7165
Betamethasoni dipropionas **10.3**-7167
Betamethasoni natrii phosphas 2938
Betamethasoni valeras 2943
Betamethasonum **10.3**-7163
Betamethasonvalerat 2943
Betaxololhydrochlorid 2946
Betaxololi hydrochloridum 2946
Betiatid ad radiopharmaceutica **10.3**-7107
Betiatid zur Herstellung von radioaktiven Arzneimitteln **10.3**-7107
Betulae folium 2058
Betulin *R* **10.4**-7591

Bewertung
- der Unschädlichkeit jeder Charge von Impfstoffen und Immunsera für Tiere (5.2.9) 1076
- der Unschädlichkeit von Impfstoffen und Immunsera für Tiere (5.2.6) 1053
- der Wirksamkeit von Impfstoffen und Immunsera für Tiere (5.2.7) 1057

Bezafibrat 2948
Bezafibratum 2948
Bezeichnungen
- vereinbarte (*siehe* 1.1) 6
- von in der Traditionellen Chinesischen Medizin verwendeten pflanzlichen Drogen (5.22) ...**10.4**-7873

Bibenzyl *R* **10.4**-7591
Bicalutamid 2950
Bicalutamidum 2950
Bicinchoninsäure-Methode (*siehe* 2.5.33) 247
Bifonazol 2952
Bifonazolum 2952
Bioindikatoren und verwandte mikrobiologische Zubereitungen zur Herstellung steriler Produkte (5.1.2) 1000
Biolumineszenz (*siehe* 5.1.6) 1012
Biotherapeutische Produkte, lebende
- Keimzahlbestimmung mikrobieller Kontaminanten (2.6.36) 346
- Nachweis spezifizierter Mikroorganismen (2.6.38) 353

Biotin 2954
Biotinum 2954
Biperidenhydrochlorid 2956
Biperideni hydrochloridum 2956
Biphenyl *R* **10.4**-7591
Birkenblätter 2058
(−)-α-Bisabolol *R* **10.4**-7591
Bisacodyl 2958
Bisacodylum 2958
Bisbenzimid *R* **10.4**-7591
Bisbenzimid-Lösung *R* **10.4**-7591
Bisbenzimid-Stammlösung *R* **10.4**-7592
Bis(diphenylmethyl)ether *R* **10.4**-7592
Bismut
- Identitätsreaktion (*siehe* 2.3.1) 180
- komplexometrische Titration (*siehe* 2.5.11) 233

Bismutcarbonat, basisches 2960
Bismutgallat, basisches 2962
Bismuthi subcarbonas 2960
Bismuthi subgallas 2962
Bismuthi subnitras ponderosus 2963
Bismuthi subsalicylas 2964
Bismut-Lösung (100 ppm Bi) *R* **10.4**-7840
Bismutnitrat
- basisches *R* **10.4**-7592
- basisches *R* 1 ....**10.4**-7592
- schweres, basisches 2963

Bismutnitrat-Lösung *R* **10.4**-7592
Bismutnitrat-Lösung (0,01 mol · l^{-1}) **10.4**-7861
Bismutnitrat-Pentahydrat *R* **10.4**-7592
Bismutsalicylat, basisches 2964
Bisoprololfumarat 2966
Bisoproloi fumaras 2966
*Bistortae rhizoma** 2409
N,O-Bis(trimethylsilyl)acetamid *R* **10.4**-7592
N,O-Bis(trimethylsilyl)trifluoracetamid *R* **10.4**-7592
Bis-tris-propan *R* **10.4**-7592
Bitterer Fenchel 2160
Bitterfenchelkrautöl 2060
Bitterfenchelöl 2063
Bitterkleeblätter 2065
Bitterorangenblüten 2066

Bitterorangenblütenöl/Neroliöl 2326
Bitterorangenschale 2067
Bitterorangenschalentinktur 2069
Bitterwert (2.8.15) 434
Biuret *R* **10.4**-7592
Biuret-Methode (*siehe* 2.5.33) 247
Biuret-Reagenz *R* **10.4**-7592
Blasser-Sonnenhut-Wurzel 2432
Blei
 – Identitätsreaktion (*siehe* 2.3.1) 180
 – in Zuckern (2.4.10) 196
 – komplexometrische Titration (*siehe* 2.5.11) 233
Blei(II)-acetat *R* **10.4**-7593
Blei(II)-acetat-Lösung *R* **10.4**-7593
Blei(II)-acetat-Lösung, basische *R* **10.4**-7593
Blei(II)-acetat-Papier *R* **10.4**-7593
Blei(II)-acetat-Watte *R* **10.4**-7593
Blei-Lösung (0,1 ppm Pb) *R* **10.4**-7841
Blei-Lösung (0,25 ppm Pb) *R* **10.4**-7841
Blei-Lösung (1 ppm Pb) *R* **10.4**-7841
Blei-Lösung (2 ppm Pb) *R* **10.4**-7841
Blei-Lösung (10 ppm Pb) *R* **10.4**-7841
Blei-Lösung (10 ppm Pb) *R* 1 ....**10.4**-7841
Blei-Lösung (100 ppm Pb) *R* **10.4**-7840
Blei-Lösung (0,1 % Pb) *R* **10.4**-7840
Blei-Lösung (1000 ppm Pb), ölige *R* **10.4**-7841
Blei(II)-nitrat *R* **10.4**-7593
Blei(II)-nitrat-Lösung *R* **10.4**-7593
Blei(II)-nitrat-Lösung (0,1 mol · l^{-1}) **10.4**-7861
Blei(IV)-oxid *R* **10.4**-7593
Bleomycini sulfas **10.3**-7170
Bleomycinsulfat **10.3**-7170
Blockierlösung *R* **10.4**-7593
Blutdrucksenkende Substanzen, Prüfung (2.6.11) 273
Blutgerinnungsfaktor II vom Menschen, Wertbestimmung (2.7.18) 400
Blutgerinnungsfaktor VII vom Menschen 2971
 – Wertbestimmung (2.7.10) 388
Blutgerinnungsfaktor VIIa (rDNA) human, konzentrierte Lösung 2973
Blutgerinnungsfaktor VIII (rDNA) human 2982
Blutgerinnungsfaktor VIII vom Menschen 2980
 – Wertbestimmung (2.7.4) 368
Blutgerinnungsfaktor IX (rDNA) human
 – konzentrierte Lösung **10.3**-7172
 – Pulver zur Herstellung einer Injektionslösung **10.3**-7179
Blutgerinnungsfaktor IX vom Menschen 2983
 – Wertbestimmung (2.7.11) 389
Blutgerinnungsfaktor X vom Menschen, Wertbestimmung (2.7.19) 401
Blutgerinnungsfaktor XI vom Menschen 2996
 – Wertbestimmung (2.7.22) 406
Blutgerinnungsfaktoren
 – aktivierte (2.6.22) 307
 – Wertbestimmung von Heparin (2.7.12) 390
Blutgerinnungsfaktor-V-Lösung *R* **10.4**-7593
Blutgerinnungsfaktor-Xa-Lösung *R* **10.4**-7594
Blutgerinnungsfaktor-Xa-Lösung *R* 1 ....**10.4**-7594
Blutgerinnungsfaktor-Xa *R* **10.4**-7594
Blutgerinnungsfaktor-Xa-Lösung *R* 2 ....**10.4**-7594
Blutweiderichkraut 2070
BMP-Mischindikator-Lösung *R* **10.4**-7594
Bocksdornfrüchte* 2071
Bockshornsamen 2072
Boldi folium 2074
Boldin 2997
Boldin *R* **10.4**-7594
Boldinum 2997

Boldo folii extractum siccum 2076
Boldoblätter 2074
Boldoblättertrockenextrakt 2076
Boraginis officinalis oleum raffinatum 2999
Borat-Pufferlösung pH 7,5 *R* **10.4**-7855
Borat-Pufferlösung pH 8,0 (0,0015 mol · l^{-1}) *R* ...**10.4**-7856
Borat-Pufferlösung pH 10,0 *R* **10.4**-7858
Borat-Pufferlösung pH 10,4 *R* **10.4**-7858
Borax **10.3**-7356
Bordetella-bronchiseptica-Lebend-Impfstoff für Hunde 1638
Borneol *R* **10.4**-7594
Bornylacetat *R* **10.4**-7595
Borretschöl, raffiniertes 2999
Borsäure 3000
Borsäure *R* **10.4**-7595
Borsäure-Lösung, gesättigte, kalte *R* **10.4**-7595
Bortrichlorid *R* **10.4**-7595
Bortrichlorid-Lösung, methanolische *R* **10.4**-7595
Bortrifluorid *R* **10.4**-7595
Bortrifluorid-Lösung, methanolische *R* **10.4**-7595
Botulinum-Toxin Typ A zur Injektion 3001
Botulinum-Toxin Typ B zur Injektion 3003
Botulismus-Antitoxin 1805
Botulismus-Impfstoff für Tiere 1640
Bovine-Rhinotracheitis-Lebend-Impfstoff für Rinder (Infektiöse-) **10.2**-6693
Bovines Tuberkulin, gereinigtes 6041
Bradford-Methode (*siehe* 2.5.33) 246
Braunellenähren* 2077
Brausepulver 1397
Brechungsindex (2.2.6) 34
Brennnesselblätter 2080
Brennnesselwurzel 2082
Brenzcatechin *R* **10.4**-7595
Brenztraubensäure *R* **10.4**-7595
Brillantblau *R* **10.4**-7595
Brimonidini tartras 3006
Brimonidintartrat 3006
Brom *R* **10.4**-7595
Bromazepam 3007
Bromazepamum 3007
Bromcresolgrün *R* **10.4**-7596
Bromcresolgrün-Lösung *R* **10.4**-7596
Bromcresolgrün-Methylrot-Mischindikator-Lösung *R* **10.4**-7596
Bromcresolpurpur *R* **10.4**-7596
Bromcresolpurpur-Lösung *R* **10.4**-7596
Bromcyan-Lösung *R* **10.4**-7596
Bromdesoxyuridin *R* **10.4**-7596
Bromelain *R* **10.4**-7596
Bromelain-Lösung *R* **10.4**-7597
Bromhexinhydrochlorid 3009
Bromhexini hydrochloridum 3009
Bromid, Identitätsreaktion (*siehe* 2.3.1) 180
Bromid-Bromat-Lösung (0,0167 mol · l^{-1}) **10.4**-7861
Brom-Lösung *R* **10.4**-7596
Brommethoxynaphthalin *R* **10.4**-7597
Bromocriptini mesilas 3011
Bromocriptinmesilat 3011
Bromophos *R* **10.4**-7597
Bromophos-ethyl *R* **10.4**-7597
Bromperidol 3014
Bromperidoldecanoat 3016
Bromperidoli decanoas 3016
Bromperidolum 3014
Brompheniramini maleas 3019
Brompheniraminmaleat 3019
Bromphenolblau *R* **10.4**-7597
Bromphenolblau-Lösung *R* **10.4**-7597

Beachten Sie den Hinweis auf „Allgemeine Monographien" zu Anfang des Bands auf Seite B

Ph. Eur. 10. Ausgabe, 4. Nachtrag

Bromphenolblau-Lösung R 1 .... **10.4**-7597
Bromphenolblau-Lösung R 2 .... **10.4**-7597
Bromthymolblau R **10.4**-7598
Bromthymolblau-Lösung R 1 .... **10.4**-7598
Bromthymolblau-Lösung R 2 .... **10.4**-7598
Bromthymolblau-Lösung R 3 .... **10.4**-7598
Bromthymolblau-Lösung R 4 .... **10.4**-7598
Bromwasser R **10.4**-7598
Bromwasser R 1 .... **10.4**-7598
Bromwasserstoffsäure
  – verdünnte R **10.4**-7598
  – verdünnte R 1 .... **10.4**-7598
Bromwasserstoffsäure 30 % R **10.4**-7598
Bromwasserstoffsäure 47 % R **10.4**-7598
Bronchitis-Impfstoff (inaktiviert) für Geflügel (In-
   fektiöse-) **10.2**-6695
Bronchitis-Lebend-Impfstoff für Geflügel
   (Infektiöse-) **10.2**-6697
Brotizolam 3020
Brotizolamum 3020
BRP, Erläuterung (*siehe* 5.12) 1189
Brucellose-Lebend-Impfstoff (*Brucella melitensis*
   Stamm Rev. 1) für Tiere 1648
Bruchfestigkeit von Tabletten (2.9.8) 467
Brucin R **10.4**-7598
Buccaltabletten **10.3**-7045
Buchweizenkraut 2083
Budesonid 3022
Budesonidum 3022
Bufexamac 3025
Bufexamacum 3025
Buflomedilhydrochlorid 3027
Buflomedili hydrochloridum 3027
Bumetanid 3028
Bumetanidum 3028
Bupivacainhydrochlorid 3030
Bupivacaini hydrochloridum 3030
Bupleuri radix* 2110
Buprenorphin 3033
Buprenorphinhydrochlorid 3036
Buprenorphini hydrochloridum 3036
Buprenorphinum 3033
Bursitis-Impfstoff (inaktiviert) für Geflügel (Infekti-
   öse-) **10.2**-6700
Bursitis-Lebend-Impfstoff für Geflügel (Infekti-
   öse-) **10.2**-6702
Buschknöterichwurzelstock mit Wurzel* 2085
Buserelin 3039
Buserelinum 3039
Buspironhydrochlorid 3041
Buspironi hydrochloridum 3041
Busulfan 3044
Busulfanum 3044
i-Butan R **10.4**-7599
n-Butan R **10.4**-7599
Butanal R **10.4**-7599
Butan-1,4-diol R **10.4**-7599
tert-Butanol R **10.4**-7599
1-Butanol R **10.4**-7599
2-Butanol R 1 .... **10.4**-7599
Butano-4-lacton R **10.4**-7599
Buttersäure R **10.4**-7599
Butylacetat R **10.4**-7600
Butylacetat R 1 .... **10.4**-7600
Butylamin R **10.4**-7600
tert-Butylamini perindoprilum **10.1**-6455
4-(Butylamino)benzoesäure R **10.4**-7600
Butyldihydroxyboran R **10.4**-7600
tert-Butylhydroperoxid R **10.4**-7600
Butylhydroxyanisol 3045

Butylhydroxyanisolum 3045
Butyl-4-hydroxybenzoat 3046
Butyl-4-hydroxybenzoat R **10.4**-7600
Butylhydroxytoluenum 3048
Butylhydroxytoluol 3048
Butylhydroxytoluol R **10.4**-7600
Butylis parahydroxybenzoas 3046
Butylmethacrylat R **10.4**-7601
Butylmethacrylat-Copolymer, basisches 3049
tert-Butylmethylether R **10.4**-7601
tert-Butylmethylether R 1 .... **10.4**-7601
2-Butyloctanol R **10.4**-7601
Butylscopolaminiumbromid 3051
B19-Virus(B19V)-DNA, Nachweis in Plasmapools
   (2.6.21) 301

C

Cabergolin 3057
Cabergolinum 3057
*Cadmii sulfas hydricus ad praeparationes homoeo-
   pathicas* 2570
Cadmium R **10.4**-7601
Cadmium sulfuricum für homöopathische Zuberei-
   tungen 2570
Cadmium-Lösung (10 ppm Cd) R **10.4**-7841
Cadmium-Lösung (0,1 % Cd) R **10.4**-7841
Cadmiumnitrat-Tetrahydrat R **10.4**-7601
Caesiumchlorid R **10.4**-7601
Calcifediolum monohydricum 3058
Calcifediol-Monohydrat 3058
Calcii acetas 3071
Calcii ascorbas 3073
Calcii carbonas **10.3**-7187
Calcii chloridum dihydricum **10.3**-7188
Calcii chloridum hexahydricum 3077
Calcii dobesilas monohydricus 3078
*Calcii fluoridum ad praeparationes homoeo-
   pathicas* 2571
Calcii folinas hydricus 3079
Calcii glucoheptonas 3082
Calcii gluconas 3084
Calcii gluconas ad iniectabile 3086
Calcii gluconas anhydricus 3085
Calcii glycerophosphas 3088
Calcii hydrogenophosphas 3089
Calcii hydrogenophosphas dihydricus 3091
Calcii hydroxidum 3093
*Calcii iodidum tetrahydricum ad praeparationes
   homoeopathicas* 2572
Calcii lactas 3094
Calcii lactas monohydricus **10.4**-7961
Calcii lactas pentahydricus **10.4**-7963
Calcii lactas trihydricus **10.4**-7962
Calcii laevulinas dihydricus 3098
Calcii levofolinas hydricus 3099
Calcii pantothenas **10.4**-7964
Calcii stearas 3105
Calcii sulfas dihydricus **10.3**-7189
Calcipotriol 3060
Calcipotriol-Monohydrat 3063
Calcipotriolum 3060
Calcipotriolum monohydricum 3063
Calcitonin (Lachs) 3066
Calcitoninum salmonis 3066
Calcitriol 3070
Calcitriolum 3070
Calcium
  – Grenzprüfung (2.4.3) 190

- Identitätsreaktion (*siehe* 2.3.1) 180
- in Adsorbat-Impfstoffen (2.5.14) 236
- komplexometrische Titration (*siehe* 2.5.11) 234

*Calcium fluoratum ad praeparationes homoeo-
pathicas* 2571
Calcium fluoratum für homöopathische
Zubereitungen 2571
Calcium iodatum für homöopathische Zubereitungen ..2572
Calciumacetat 3071
Calciumacetat *R* **10.4**-7601
Calciumascorbat 3073
Calciumbis(formylhomotaurin) *R* **10.4**-7601
Calciumcarbonat **10.3**-7187
Calciumcarbonat *R* **10.4**-7601
Calciumcarbonat *R* 1 ....**10.4**-7601
Calciumchlorid *R* **10.4**-7602
Calciumchlorid *R* 1 ....**10.4**-7602
Calciumchlorid, wasserfreies *R* **10.4**-7602
Calciumchlorid-Dihydrat **10.3**-7188
Calciumchlorid-Hexahydrat 3077
Calciumchlorid-Lösung *R* **10.4**-7602
Calciumchlorid-Lösung (0,01 mol · l^{-1}) *R* **10.4**-7602
Calciumchlorid-Lösung (0,02 mol · l^{-1}) *R* **10.4**-7602
Calciumchlorid-Lösung (0,025 mol · l^{-1}) *R* **10.4**-7602
Calciumdihydrogenphosphat-Monohydrat *R* **10.4**-7602
Calciumdobesilat-Monohydrat 3078
Calciumfolinat-Hydrat 3079
Calciumglucoheptonat 3082
Calciumgluconat 3084
  - wasserfreies 3085
  - zur Herstellung von Parenteralia 3086
Calciumglycerophosphat 3088
Calciumhydrogenphosphat 3089
Calciumhydrogenphosphat-Dihydrat 3091
Calciumhydroxid 3093
Calciumhydroxid *R* **10.4**-7602
Calciumhydroxid-Lösung *R* **10.4**-7602
Calciumlactat 3094
Calciumlactat-Monohydrat **10.4**-7961
Calciumlactat-Pentahydrat **10.4**-7963
Calciumlactat-Pentahydrat *R* **10.4**-7602
Calciumlactat-Trihydrat **10.4**-7962
Calciumlävulinat-Dihydrat 3098
Calciumlevofolinat-Hydrat 3099
Calcium-Lösung (10 ppm Ca) *R* **10.4**-7841
Calcium-Lösung (100 ppm Ca) *R* **10.4**-7841
Calcium-Lösung (100 ppm Ca) *R* 1 ....**10.4**-7841
Calcium-Lösung (400 ppm Ca) *R* **10.4**-7841
Calcium-Lösung (100 ppm Ca), ethanolische *R* ...**10.4**-7841
Calciumpantothenat **10.4**-7964
Calciumstearat 3105
Calciumsulfat-Dihydrat **10.3**-7189
Calciumsulfat-Hemihydrat *R* **10.4**-7602
Calciumsulfat-Lösung *R* **10.4**-7602
Calconcarbonsäure *R* **10.4**-7602
Calconcarbonsäure-Verreibung *R* **10.4**-7603
Calendulae flos **10.1**-6283
Calicivirose-Impfstoff (inaktiviert) für Katzen 1655
Calicivirose-Lebend-Impfstoff für Katzen **10.2**-6705
Camelliae sinensis non fermentata folia 2197
Camphen *R* **10.4**-7603
D-Campher 3108
Campher *R* **10.4**-7603
Campher, racemischer 3110
(1*S*)-(+)-Campher-10-sulfonsäure *R* **10.4**-7603
D-*Camphora* 3108
Camphora racemica 3110
Candesartancilexetil **10.3**-7190
Candesartanum cilexetili **10.3**-7190

Candida albicans, Nachweis
- in lebenden biotherapeutischen Produkten
  (*siehe* 2.6.38) 358
- in nicht sterilen Produkten (*siehe* 2.6.13) ...**10.3**-6945
Capecitabin 3114
Capecitabinum 3114
Caprinalkohol *R* **10.4**-7603
ε-Caprolactam *R* **10.4**-7603
Caprylsäure 3116
Capsaicin *R* **10.4**-7603
Capsici extractum spissum normatum 2094
Capsici fructus 2092
Capsici oleoresina raffinata et normata 2096
Capsici tinctura normata 2097
Captopril 3118
Captoprilum 3118
Carbachol 3121
Carbacholum 3121
Carbamazepin **10.2**-6781
Carbamazepinum **10.2**-6781
Carbasalat-Calcium 3124
Carbasalatum calcicum 3124
Carbazol *R* **10.4**-7604
Carbidopa-Monohydrat 3126
Carbidopum 3126
Carbimazol 3129
Carbimazolum 3129
Carbo activatus 4460
Carbocistein 3130
Carbocisteinum 3130
Carbomer *R* **10.4**-7604
Carbomera **10.4**-7966
Carbomere **10.4**-7966
Carbonat, Identitätsreaktion (*siehe* 2.3.1) 181
Carbonei dioxidum 4462
Carbonei monoxidum 4464
Carbonei monoxidum(^{15}O) 1871
*Carbonei monoxidum (5 per centum) in nitrogenio
intermixtum* 4054
Carbophenothion *R* **10.4**-7604
Carboplatin 3133
Carboplatinum 3133
Carboprost-Trometamol 3135
Carboprostum trometamolum 3135
Carboxymethylamylum natricum A 3136
Carboxymethylamylum natricum B 3139
Carboxymethylamylum natricum C 3141
Carboxymethylstärke-Natrium (Typ A) 3136
Carboxymethylstärke-Natrium (Typ B) 3139
Carboxymethylstärke-Natrium (Typ C) 3141
5-Carboxyuracil *R* **10.4**-7604
Car-3-en *R* **10.4**-7604
Carmellose 3144
Carmellose-Calcium 3145
Carmellose-Natrium 3146
  - niedrig substituiertes 3147
  - und mikrokristalline Cellulose 3217
Carmellosum 3144
Carmellosum calcicum 3145
Carmellosum natricum 3146
Carmellosum natricum conexum 3446
Carmellosum natricum substitutum humile 3147
Carminsäure *R* **10.4**-7604
Carmustin 3149
Carmustinum 3149
Carnaubawachs 3150
Carprofen für Tiere 3151
Carprofenum ad usum veterinarium 3151
Carrageen 3153
Carrageenanum 3153

Carteololhydrochlorid	3155
Carteololi hydrochloridum	3155
*Carthami flos**	2151
Carthami oleum raffinatum	3875
Carvacrol *R*	**10.4**-7605
Carvedilol	3157
Carvedilolum	3157
Carveol *R*	**10.4**-7605
Carvi aetheroleum	2271
Carvi fructus	**10.3**-7119
(+)-Carvon *R*	**10.4**-7605
(+)-Carvon *R* 1	**10.4**-7605
(−)-Carvon *R*	**10.4**-7605
β-Caryophyllen *R*	**10.4**-7606
Caryophyllenoxid *R*	**10.4**-7606
Caryophylli floris aetheroleum	2325
Caryophylli flos	**10.3**-7117
Cascararinde	2087
Cascaratrockenextrakt, eingestellter	2089
Casein *R*	**10.4**-7606
CAS-Registriernummer, Erläuterung (siehe 1.4)	9
Cassiaöl	2091
Casticin *R*	**10.4**-7606
Catalpol *R*	**10.4**-7606
Catechin *R*	**10.4**-7606
Catgut im Fadenspender für Tiere, steriles, resorbierbares	1975
Catgut, steriles	1961
Cathinhydrochlorid *R*	**10.4**-7607
Cayennepfeffer	2092
Cayennepfeffer-Dickextrakt, eingestellter	2094
Cayennepfefferölharz, eingestelltes, raffiniertes	2096
Cayennepfeffertinktur, eingestellte	2097
CD34/CD45+-Zellen in hämatopoetischen Produkten, Zählung (2.7.23)	407
Cefaclor-Monohydrat	3159
Cefaclorum	3159
Cefadroxil-Monohydrat	3161
Cefadroxilum monohydricum	3161
Cefalexin-Monohydrat	**10.4**-7968
Cefalexinum monohydricum	**10.4**-7968
Cefalotin-Natrium	3165
Cefalotinum natricum	3165
Cefamandoli nafas	3167
Cefamandolnafat	3167
Cefapirin-Natrium	3169
Cefapirinum natricum	3169
Cefatrizin-Propylenglycol	3171
Cefatrizinum propylen glycolum	3171
Cefazolin-Natrium	3172
Cefazolinum natricum	3172
Cefepimdihydrochlorid-Monohydrat	3175
Cefepimi dihydrochloridum monohydricum	3175
Cefixim	3178
Cefiximum	3178
Cefoperazon-Natrium	3180
Cefoperazonum natricum	3180
Cefotaxim-Natrium	3182
Cefotaximum natricum	3182
Cefoxitin-Natrium	3185
Cefoxitinum natricum	3185
Cefpodoximproxetil	3188
Cefpodoximum proxetili	3188
Cefprozil-Monohydrat	3191
Cefprozilum monohydricum	3191
Cefradin	3195
Cefradinum	3195
Ceftazidim-Pentahydrat	3197
Ceftazidim-Pentahydrat mit Natriumcarbonat zur Injektion	3200
Ceftazidimum pentahydricum	3197
Ceftazidimum pentahydricum et natrii carbonas ad iniectabile	3200
Ceftriaxon-Dinatrium	3204
Ceftriaxonum natricum	3204
Cefuroximaxetil	**10.2**-6783
Cefuroxim-Natrium	3207
Cefuroximum axetili	**10.2**-6783
Cefuroximum natricum	3207
Celecoxib	3210
Celecoxibum	3210
Celiprololhydrochlorid	**10.3**-7193
Celiprololi hydrochloridum	**10.3**-7193
Cellulae stirpes haematopoieticae humanae	5718
Cellulose	
– mikrokristalline	**10.4**-7970
– mikrokristalline, und Carmellose-Natrium	3217
– zur Chromatographie *R*	**10.4**-7607
– zur Chromatographie *R* 1	**10.4**-7607
– zur Chromatographie F_{254} *R*	**10.4**-7607
Celluloseacetat	3218
Celluloseacetatbutyrat	3220
Celluloseacetatphthalat	3221
Cellulosepulver	**10.4**-7974
Cellulosi acetas	3218
Cellulosi acetas butyras	3220
Cellulosi acetas phthalas	3221
Cellulosi pulvis	**10.4**-7974
Cellulosum microcristallinum	**10.4**-7970
Cellulosum microcristallinum et carmellosum natricum	3217
Centaurii herba	2472
Centellae asiaticae herba	2496
Cera alba	6157
Cera carnauba	3150
Cera flava	6158
Cer(III)-nitrat *R*	**10.4**-7607
Cer(IV)-sulfat *R*	**10.4**-7607
Cer(IV)-sulfat-Lösung (0,1 mol · l^{-1})	**10.4**-7861
Cetirizindihydrochlorid	3226
Cetirizini dihydrochloridum	3226
Cetobemidoni hydrochloridum	4450
Cetostearylis isononanoas	3238
Cetrimid	3228
Cetrimid *R*	**10.4**-7607
Cetrimidum	3228
Cetrimoniumbromid *R*	**10.4**-7607
Cetylalkohol	3229
Cetylalkohol *R*	**10.4**-7607
Cetylis palmitas	3230
Cetylpalmitat	3230
Cetylpyridinii chloridum	3232
Cetylpyridiniumchlorid	3232
Cetylpyridiniumchlorid-Monohydrat *R*	**10.4**-7608
Cetylstearylalkohol	**10.3**-7195
Cetylstearylalkohol *R*	**10.4**-7608
Cetylstearylalkohol (Typ A), emulgierender	3234
Cetylstearylalkohol (Typ B), emulgierender	3236
Cetylstearylisononanoat	3238
CFC, colony forming cells (*siehe* 2.7.28)	414
Chamazulen *R*	**10.4**-7608
Chamomillae romanae flos	2247
Charakterisierung	
– kristalliner Feststoffe durch Mikrokalorimetrie und Lösungskalorimetrie (2.2.61)	159
– kristalliner und teilweise kristalliner Feststoffe durch Röntgenpulverdiffraktometrie (2.9.33)	519
Chelidonii herba	2412
Chemische Bildgebung (5.24)	1289

Chemische Referenzsubstanzen (*CRS*), Biologische Referenzsubstanzen (*BRP*), Referenzsubstanzen für pflanzliche Drogen (*HRS*), Referenzspektren (4.3) **10.4**-7867
Chemische Vorläufersubstanzen für radioaktive Arzneimittel 1312
Chemometrische Methoden zur Auswertung analytischer Daten (5.21) 1253
Chenodesoxycholsäure 3238
Chinaldinrot *R* **10.4**-7608
Chinaldinrot-Lösung *R* **10.4**-7608
Chinarinde 2099
Chinarindenfluidextrakt, eingestellter 2101
Chinesische-Esche-Rinde **10.1**-6277
Chinesischer-Liebstöckel-Wurzelstock mit Wurzel* ...2106
Chinesischer-Tragant-Wurzel* 2108
Chinesisches-Hasenohr-Wurzel* 2110
Chinhydron *R* **10.4**-7608
Chinidin *R* **10.4**-7608
Chinidini sulfas 3240
Chinidinsulfat 3240
Chinidinsulfat *R* **10.4**-7609
Chinin *R* **10.4**-7609
Chininhydrochlorid 3243
Chininhydrochlorid *R* **10.4**-7609
Chinini hydrochloridum 3243
Chinini sulfas 3245
Chininsulfat 3245
Chininsulfat *R* **10.4**-7609
3-Chinuclidinol *R* **10.4**-7609
Chitosanhydrochlorid 3247
Chitosani hydrochloridum 3247
Chlamydien-Impfstoff (inaktiviert) für Katzen 1658
Chloracetanilid *R* **10.4**-7609
Chloralhydrat 3248
Chloralhydrat *R* **10.4**-7609
Chloralhydrat-Lösung *R* **10.4**-7609
Chlorali hydras 3248
Chlorambucil 3249
Chlorambucilum 3249
Chloramin T *R* **10.4**-7609
Chloramin-T-Lösung *R* **10.4**-7609
Chloramin-T-Lösung *R* 1 .... **10.4**-7609
Chloramin-T-Lösung *R* 2 .... **10.4**-7610
Chloramphenicol 3251
Chloramphenicolhydrogensuccinat-Natrium 3253
Chloramphenicoli natrii succinas 3253
Chloramphenicoli palmitas 3255
Chloramphenicolpalmitat 3255
Chloramphenicolum 3251
Chloranilin *R* **10.4**-7610
2-Chlorbenzoesäure *R* **10.4**-7610
4-Chlorbenzolsulfonamid *R* **10.4**-7610
5-Chlorchinolin-8-ol *R* **10.4**-7610
Chlorcyclizinhydrochlorid 3257
Chlorcyclizini hydrochloridum 3257
Chlordan *R* **10.4**-7610
2-Chlor-2-desoxy-D-glucose *R* **10.4**-7610
Chlordiazepoxid 3258
Chlordiazepoxid *R* **10.4**-7610
Chlordiazepoxidhydrochlorid 3259
Chlordiazepoxidi hydrochloridum 3259
Chlordiazepoxidum 3258
2-Chlor-*N*-(2,6-dimethylphenyl)acetamid *R* **10.4**-7610
Chloressigsäure *R* **10.4**-7610
2-Chlorethanol *R* **10.4**-7611
2-Chlorethanol-Lösung *R* **10.4**-7611
Chlorethylaminhydrochlorid *R* **10.4**-7611
Chlorfenvinphos *R* **10.4**-7611
Chlorhexidindiacetat 3261

Chlorhexidindigluconat-Lösung 3264
Chlorhexidindihydrochlorid 3267
Chlorhexidini diacetas 3261
Chlorhexidini digluconatis solutio 3264
Chlorhexidini dihydrochloridum 3267
Chlorid
 – Grenzprüfung (2.4.4) 190
 – Identitätsreaktion (*siehe* 2.3.1) 181
Chlorid-Lösung (5 ppm Cl) *R* **10.4**-7842
Chlorid-Lösung (8 ppm Cl) *R* **10.4**-7841
Chlorid-Lösung (50 ppm Cl) *R* **10.4**-7841
Chlormadinonacetat 3270
Chlormadinoni acetas 3270
3-Chlor-2-methylanilin *R* **10.4**-7611
2-Chlornicotinsäure *R* **10.4**-7611
Chlornitroanilin *R* **10.4**-7611
2-Chlor-5-nitrobenzoesäure *R* **10.4**-7611
Chlorobutanol 3272
Chlorobutanol *R* **10.4**-7611
Chlorobutanol-Hemihydrat 3274
Chlorobutanolum 3272
Chlorobutanolum hemihydricum 3274
Chlorocresol 3276
Chlorocresolum 3276
Chloroform
 – angesäuertes *R* **10.4**-7612
 – ethanolfreies *R* **10.4**-7612
Chloroform *R* **10.4**-7611
(D)Chloroform *R* **10.4**-7612
Chlorogensäure *R* **10.4**-7612
Chloroquini phosphas 3277
Chloroquini sulfas 3278
Chloroquinphosphat 3277
Chloroquinsulfat 3278
Chlorothiazid *R* **10.4**-7612
Chlorphenamini maleas 3279
Chlorphenaminmaleat 3279
Chlorphenol *R* **10.4**-7612
2-[2-(4-Chlorphenyl)acetyl]benzoesäure *R* **10.4**-7612
Chlorpromazinhydrochlorid **10.4**-7977
Chlorpromazini hydrochloridum **10.4**-7977
3-Chlorpropan-1,2-diol *R* **10.4**-7612
Chlorprothixenhydrochlorid 3283
Chlorprothixeni hydrochloridum 3283
Chlorpyriphos *R* **10.4**-7613
Chlorpyriphos-methyl *R* **10.4**-7613
4-Chlorresorcin *R* **10.4**-7613
Chlorsalicylsäure *R* **10.4**-7613
Chlortalidon 3285
Chlortalidonum 3285
Chlortetracyclinhydrochlorid **10.1**-6321
Chlortetracyclinhydrochlorid *R* **10.4**-7613
Chlortetracyclini hydrochloridum **10.1**-6321
Chlortriethylaminhydrochlorid *R* **10.4**-7613
Chlortrimethylsilan *R* **10.4**-7613
Cholecalciferoli pulvis 3429
Cholecalciferolum 3424
Cholecalciferolum densatum oleosum 3426
Cholecalciferolum in aqua dispergibile 3427
Cholera-Impfstoff
 – (inaktiviert) für Geflügel 1660
 – (inaktiviert, oral) 1445
5α-Cholestan *R* **10.4**-7613
Cholesterol 3291
 – zur parenteralen Anwendung 3293
Cholesterol *R* **10.4**-7614
Cholesterolum 3291
Cholesterolum ad usum parenteralem 3293
Cholinchlorid *R* **10.4**-7614
Cholini ([^{11}C]methyl) solutio iniectabilis ...1880

Chondroitinase ABC *R*	**10.4**-7614
Chondroitinase AC *R*	**10.4**-7614
Chondroitini natrii sulfas	3295
Chondroitinsulfat-Natrium	3295
Chorda resorbilis sterilis	1961
Chorda resorbilis sterilis in fuso ad usum veterinarium	1975
Choriongonadotropin	3298
Choriongonadotropin *R*	**10.4**-7614
Chrom(III)-acetylacetonat *R*	**10.4**-7614
Chromatographie	
– Ausschluss- (2.2.30)	68
– Dünnschicht- (2.2.27)	62
– Flüssig- (2.2.29)	**10.3**-6923
– Flüssig-, mit superkritischen Phasen (2.2.45)	110
– Gas- (2.2.28)	64
– Hochleistungsdünnschicht-, von pflanzlichen Drogen und Zubereitungen aus pflanzlichen Drogen (*siehe* 2.8.25)	446
– Papier- (2.2.26)	61
– Trennmethoden (2.2.46)	111
Chromazurol S *R*	**10.4**-7614
Chrom(III)-chlorid-Hexahydrat *R*	**10.4**-7614
(^{51}Cr)Chromedetat-Injektionslösung	1827
Chromii(^{51}Cr) edetatis solutio iniectabilis	1827
Chrom(III)-kaliumsulfat *R*	**10.4**-7614
Chrom-Lösung (0,1 ppm Cr) *R*	**10.4**-7842
Chrom-Lösung (100 ppm Cr) *R*	**10.4**-7842
Chrom-Lösung (0,1 % Cr) *R*	**10.4**-7842
Chrom-Lösung (1000 ppm Cr), ölige *R*	**10.4**-7842
Chromogensubstrat *R* 1	**10.4**-7614
Chromogensubstrat *R* 2	**10.4**-7615
Chromogensubstrat *R* 3	**10.4**-7615
Chromogensubstrat *R* 4	**10.4**-7615
Chromogensubstrat *R* 5	**10.4**-7615
Chromotrop 2B *R*	**10.4**-7615
Chromotrop-2B-Lösung *R*	**10.4**-7615
Chromotropsäure-Natrium *R*	**10.4**-7615
Chromotropsäure-Natrium-Lösung *R*	**10.4**-7615
Chromotropsäure-Schwefelsäure-Lösung *R*	**10.4**-7615
Chrom(VI)-oxid *R*	**10.4**-7615
Chrysanthemin *R*	**10.4**-7615
Chymotrypsin	3299
α-Chymotrypsin zur Peptidmustercharakterisierung *R*	**10.4**-7616
Chymotrypsinum	3299
Ciclesonid	3301
Ciclesonidum	3301
Ciclopirox	**10.2**-6785
Ciclopirox olaminum	**10.4**-7980
Ciclopirox-Olamin	**10.4**-7980
Ciclopiroxum	**10.2**-6785
Ciclosporin	3307
Ciclosporinum	3307
Cilastatin-Natrium	3308
Cilastatinum natricum	3308
Cilazapril	3311
Cilazaprilum	3311
Cimetidin	3313
Cimetidinhydrochlorid	3316
Cimetidini hydrochloridum	3316
Cimetidinum	3313
Cimicifugae rhizoma	2112
Cimicifugawurzelstock	2112
Cimifugin *R*	**10.4**-7616
Cinchocainhydrochlorid	3318
Cinchocaini hydrochloridum	3318
Cinchonae cortex	2099
Cinchonae extractum fluidum normatum	2101
Cinchonidin *R*	**10.4**-7616
Cinchonin *R*	**10.4**-7616
Cineol	3320
Cineol *R*	**10.4**-7616
1,4-Cineol *R*	**10.4**-7617
1,8-Cineol in ätherischen Ölen, Gehaltsbestimmung (2.8.11)	430
Cineolum	3320
Cinnamamid *R*	**10.4**-7617
Cinnamomi cassiae aetheroleum	2091
Cinnamomi cortex	2520
Cinnamomi zeylanici corticis aetheroleum	2519
Cinnamomi zeylanici folii aetheroleum	2518
Cinnamylacetat *R*	**10.4**-7617
Cinnarizin	3321
Cinnarizinum	3321
Ciprofibrat	3324
Ciprofibratum	3324
Ciprofloxacin	3325
Ciprofloxacinhydrochlorid	3328
Ciprofloxacini hydrochloridum	3328
Ciprofloxacinum	3325
Cisatracurii besilas	3330
Cisatracuriumbesilat	3330
Cisplatin	3335
Cisplatinum	3335
Citalopramhydrobromid	3337
Citalopramhydrochlorid	3339
Citaloprami hydrobromidum	3337
Citaloprami hydrochloridum	3339
Citral *R*	**10.4**-7617
Citrat, Identitätsreaktion (*siehe* 2.3.1)	181
Citrat-Pufferlösung pH 3,0 (0,25 mol · l^{-1}) *R*	**10.4**-7848
Citrat-Pufferlösung pH 5,0 *R*	**10.4**-7850
Citri reticulatae aetheroleum	2304
Citri reticulatae epicarpium et mesocarpium*	2302
Citronellae aetheroleum	2117
Citronellal *R*	**10.4**-7617
Citronellöl	2117
Citronellol *R*	**10.4**-7618
Citronellylacetat *R*	**10.4**-7618
Citronenöl	2118
Citronenöl *R*	**10.4**-7618
Citronensäure	3341
– wasserfreie *R*	**10.4**-7618
Citronensäure-Monohydrat	3342
Citronensäure-Monohydrat *R*	**10.4**-7618
Citropten *R*	**10.4**-7618
Cladribin	3344
Cladribinum	3344
Clarithromycin	3346
Clarithromycinum	3346
Clazuril für Tiere	3349
Clazurilum ad usum veterinarium	3349
Clebopridi malas	3352
Clebopridmalat	3352
Clemastinfumarat	3354
Clemastini fumaras	3354
Clematidis armandii caulis*	2120
Clematis-armandii-Spross*	2120
Clenbuterolhydrochlorid	3356
Clenbuteroli hydrochloridum	3356
Clindamycin-2-dihydrogenphosphat	3358
Clindamycinhydrochlorid	3361
Clindamycini hydrochloridum	3361
Clindamycini phosphas	3358
Clioquinol	3363
Clioquinolum	3363
Clobazam	3365
Clobazamum	3365
Clobetasoli propionas	**10.1**-6324

Clobetasolpropionat **10.1**-6324
Clobetasolpropionat R **10.4**-7618
Clobetasonbutyrat 3369
Clobetasoni butyras 3369
Clodronat-Dinatrium-Tetrahydrat 3371
Clofazimin 3373
Clofaziminum 3373
Clofibrat 3374
Clofibratum 3374
Clomifencitrat **10.2**-6787
Clomifeni citras **10.2**-6787
Clomipraminhydrochlorid 3378
Clomipramini hydrochloridum 3378
Clonazepam 3380
Clonazepamum 3380
Clonidinhydrochlorid 3382
Clonidini hydrochloridum 3382
Clopamid 3383
Clopamidum 3383
Clopidogrelbesilat 3385
Clopidogrelhydrochlorid 3388
Clopidogrelhydrogensulfat 3390
Clopidogreli besilas 3385
Clopidogreli hydrochloridum 3388
Clopidogreli hydrogenosulfas 3390
Closantel-Natrium-Dihydrat für Tiere 3393
Closantelum natricum dihydricum ad usum
    veterinarium 3393
Clostridien, Nachweis in nicht sterilen Produkten
    (siehe 2.6.13) **10.3**-6945
Clostridium-chauvoei-Impfstoff für Tiere 1662
Clostridium-novyi-(Typ B)-Impfstoff für Tiere 1663
Clostridium-perfringens-Impfstoff für Tiere 1665
Clostridium-septicum-Impfstoff für Tiere 1668
Clotrimazol 3395
Clotrimazolum 3395
Cloxacillin-Natrium 3397
Cloxacillinum natricum 3397
Clozapin 3399
Clozapinum 3399
Cobalt(II)-chlorid R **10.4**-7619
Cobalt-Lösung (100 ppm Co) R **10.4**-7842
Cobalt(II)-nitrat R **10.4**-7619
Cocainhydrochlorid 3401
Cocaini hydrochloridum 3401
Cocculus für homöopathische Zubereitungen 2573
Cocois oleum raffinatum 4466
Cocoylcaprylocaprat 3403
Cocoylis caprylocapras 3403
Codein R **10.4**-7619
Codeinhydrochlorid-Dihydrat **10.3**-7199
Codeini hydrochloridum dihydricum **10.3**-7199
Codeini phosphas hemihydricus **10.3**-7202
Codeini phosphas sesquihydricus 3413
Codein-Monohydrat **10.3**-7196
Codeinphosphat R **10.4**-7619
Codeinphosphat-Hemihydrat **10.3**-7202
Codeinphosphat-Sesquihydrat 3413
Codeinum monohydricum **10.3**-7196
Codergocrini mesilas 3415
Codergocrinmesilat 3415
*Codonopsidis radix** 2189
Coffein 3417
Coffein R **10.4**-7619
Coffein-Monohydrat 3419
Coffeinum 3417
Coffeinum monohydricum 3419
*Coicis semen** 2222
Colae semen 2261
Colchicin 3421

Colchicinum 3421
Colecalciferol 3424
Colecalciferol, ölige Lösungen von 3426
Colecalciferol-Konzentrat, wasserdispergierbares ..3427
Colecalciferol-Trockenkonzentrat 3429
Colestyramin 3432
Colestyraminum 3432
Colibacillose-Impfstoff (inaktiviert)
    – für neugeborene Ferkel 1671
    – für neugeborene Wiederkäuer 1673
Colistimethat-Natrium **10.1**-6327
Colistimethatum natricum **10.1**-6327
Colistini sulfas **10.1**-6331
Colistinsulfat **10.1**-6331
Colophonium 2262
Compressi 1401
Convallatoxin R **10.4**-7619
Coomassie-Färbelösung R **10.4**-7619
Coomassie-Färbelösung R 1 ....**10.4**-7619
Copolymerum macrogolo et alcoholi
    poly(vinylico) constatum 4641
Copolymerum methacrylatis butylati basicum 3049
Copovidon **10.1**-6333
Copovidonum **10.1**-6333
*Coptidis rhizoma** 2190
Coriandri aetheroleum 2268
Coriandri fructus 2267
Coronavirusdiarrhoe-Impfstoff (inaktiviert)
    für Kälber **10.2**-6707
Corpora ad usum pharmaceuticum **10.3**-7039
Cortison R **10.4**-7619
Cortisonacetat 3444
Cortisonacetat R **10.4**-7619
Cortisoni acetas 3444
Corydalin R **10.4**-7619
*Corydalis rhizoma** 2281
Costunolid R **10.4**-7620
Coulometrische Titration von Wasser (2.5.32) 244
Coumaphos R **10.4**-7620
Crataegi folii cum flore extractum fluidum .**10.3**-7136
Crataegi folii cum flore extractum siccum ..**10.3**-7138
Crataegi folium cum flore **10.3**-7132
Crataegi fructus **10.1**-6290
Cremes
    – hydrophile 1387
    – lipophile 1387
m-Cresol R **10.4**-7620
o-Cresol R **10.4**-7620
p-Cresol R **10.4**-7620
m-Cresolpurpur R **10.4**-7620
m-Cresolpurpur-Lösung R **10.4**-7620
Cresolrot R **10.4**-7620
Cresolrot-Lösung R **10.4**-7621
Cresolum crudum 5568
Croci sativi stigma ad praeparationes
    homoeopathicas 2575
Crocus für homöopathische Zubereitungen 2575
Croscarmellose-Natrium 3446
Crospovidon 3448
Crospovidonum 3448
Crotamiton 3450
Crotamitonum 3450
CRS, BRP, HRS, Bezug (4.3) **10.4**-7867
CRS, Erläuterung (siehe 5.12) 1189
Cumarin R **10.4**-7621
o-Cumarsäure R **10.4**-7621
Cupri acetas monohydricus ad praeparationes
    homoeopathicas 2577
Cupri sulfas 4467
Cupri sulfas pentahydricus 4468

Beachten Sie den Hinweis auf „Allgemeine Monographien" zu Anfang des Bands auf Seite B

Ph. Eur. 10. Ausgabe, 4. Nachtrag

Cupri tetramibi tetrafluoroboras ad radiopharmaceutica	1873
Cuprum aceticum für homöopathische Zubereitungen	2577
Cuprum ad praeparationes homoeopathicas	2578
Cuprum metallicum für homöopathische Zubereitungen	2578
Curaçao-Aloe	1993
Curcumae longae rhizoma	2122
Curcumae zanthorrhizae rhizoma	2174
Curcumawurzelstock	2122
Curcumin *R*	**10.4**-7621
Curcuminoide *R*	**10.4**-7621
Cyamopsidis seminis pulvis	2199
Cyanessigsäure *R*	**10.4**-7621
Cyanessigsäureethylester *R*	**10.4**-7621
Cyanguanidin *R*	**10.4**-7621
Cyanocobalamin	**10.3**-7205
Cyanocobalamin *R*	**10.4**-7622
Cyanocobalamini(^{57}Co) capsulae	1828
Cyanocobalamini(^{58}Co) capsulae	1829
Cyanocobalamini(^{57}Co) solutio	1830
Cyanocobalamini(^{58}Co) solutio	1831
(^{57}Co)Cyanocobalamin-Kapseln	1828
(^{58}Co)Cyanocobalamin-Kapseln	1829
(^{57}Co)Cyanocobalamin-Lösung	1830
(^{58}Co)Cyanocobalamin-Lösung	1831
Cyanocobalaminum	**10.3**-7205
Cyanoferrat(III)-Lösung (50 ppm Fe(CN)$_6$) *R*	**10.4**-7842
Cyanoferrat(II)-Lösung (100 ppm Fe(CN)$_6$) *R*	**10.4**-7842
Cyanopropylphenylen(6)methyl(94)polysiloxan *R*	**10.4**-7622
Cyanopropyl(25)phenyl(25)-methyl(50)polysiloxan *R*	**10.4**-7622
Cyanopropyl(7)phenyl(7)methyl-(86)polysiloxan *R*	**10.4**-7622
Cyanopropyl(3)pheyl(3)methyl(94)-polysiloxan *R*	**10.4**-7622
Cyanopropylpolysiloxan *R*	**10.4**-7622
Cyasteron *R*	**10.4**-7622
Cyathulae radix*	**10.3**-7113
Cyathulawurzel*	**10.3**-7113
Cyclizinhydrochlorid	**10.1**-6337
Cyclizini hydrochloridum	**10.1**-6337
α-Cyclodextrin *R*	**10.4**-7622
β-Cyclodextrin *R*	**10.4**-7622
β-Cyclodextrin zur Trennung chiraler Komponenten	
– modifiziertes *R*	**10.4**-7622
– modifiziertes *R* 1	**10.4**-7622
Cyclohexan *R*	**10.4**-7622
Cyclohexan *R* 1	**10.4**-7623
1,2-Cyclohexandinitrilotetraessigsäure *R*	**10.4**-7623
Cyclohexylamin *R*	**10.4**-7623
Cyclohexylmethanol *R*	**10.4**-7623
3-Cyclohexylpropansäure *R*	**10.4**-7623
Cyclopentolathydrochlorid	3455
Cyclopentolati hydrochloridum	3455
Cyclophosphamid	3457
Cyclophosphamidum	3457
Cyhalothrin *R*	**10.4**-7623
Cymarin *R*	**10.4**-7623
p-Cymen *R*	**10.4**-7623
Cynarae folii extractum siccum	2028
Cynarae folium	2026
Cynarin *R*	**10.4**-7624
Cypermethrin *R*	**10.4**-7624
Cyproheptadinhydrochlorid-1,5-Hydrat	**10.4**-7982
Cyproheptadini hydrochloridum-1,5-hydricum	**10.4**-7982
Cyproteronacetat	3460
Cyproteroni acetas	3460
L-Cystein *R*	**10.4**-7624
Cysteinhydrochlorid *R*	**10.4**-7624
Cysteinhydrochlorid-Monohydrat	3462
Cysteini hydrochloridum monohydricum	3462
Cystin	3465
L-Cystin *R*	**10.4**-7624
Cystinum	3465
Cytarabin	3467
Cytarabinum	3467
Cytosin *R*	**10.4**-7624

D

Dacarbazin	3473
Dacarbazinum	3473
Daidzein *R*	**10.4**-7624
Daidzin *R*	**10.4**-7625
Dalteparin-Natrium	3475
Dalteparinum natricum	3475
Dampfsterilisation	
– von wässrigen Zubereitungen, Anwendung des F_0-Konzepts	
– (5.1.5)	1009
Dampfsterilisation (*siehe* 5.1.1)	996
Danaparoid-Natrium	3477
Danaparoidum natricum	**10.3**-7211
Danaparoid-Natrium	**10.3**-7211
Dansylchlorid *R*	**10.4**-7625
Dantron *R*	**10.4**-7625
Dapson	3481
Dapsonum	3481
Darreichungsformen	
– Arzneimittel-Vormischungen zur veterinärmedizinischen Anwendung	1376
– Flüssige Zubereitungen zum Einnehmen	1377
– Flüssige Zubereitungen zur kutanen Anwendung	1380
– Flüssige Zubereitungen zur kutanen Anwendung am Tier	1382
– Glossar	1375
– Granulate	1383
– Halbfeste Zubereitungen zur kutanen Anwendung	1385
– Halbfeste Zubereitungen zur oralen Anwendung am Tier	1389
– Intraruminale Wirkstofffreisetzungssysteme	1389
– Kapseln	1390
– Parenteralia	1394
– Pulver zum Einnehmen	1397
– Pulver zur kutanen Anwendung	1398
– Stifte und Stäbchen	1401
– Tabletten	1401
– Transdermale Pflaster	1406
– Wirkstoffhaltige Kaugummis	1393
– Wirkstoffhaltige Schäume	1399
– Wirkstoffhaltige Tampons	1405
– Zubereitungen in Druckbehältnissen	1407
– Zubereitungen zum Spülen	1408
– Zubereitungen zur Anwendung am Auge	1409
– Zubereitungen zur Anwendung am Ohr	1412
– Zubereitungen zur Anwendung in der Mundhöhle	**10.3**-7045
– Zubereitungen zur Inhalation	1419
– Zubereitungen zur intramammären Anwendung für Tiere	1426
– Zubereitungen zur intrauterinen Anwendung für Tiere	1427
– Zubereitungen zur nasalen Anwendung	**10.3**-7050

Die „Allgemeinen Vorschriften" gelten für alle Monographien und sonstigen Texte

- Zubereitungen zur rektalen Anwendung 1433
- Zubereitungen zur vaginalen Anwendung 1436

Darreichungsformen (*siehe* Homöopathische Zubereitungen) **10.3**-7143
Daunorubicinhydrochlorid 3482
Daunorubicini hydrochloridum 3482
DC-Platte
- mit Aluminiumoxid G *R* **10.4**-7625
- mit Cellulose *R* **10.4**-7625
- mit Kieselgel *R* **10.4**-7625
- mit Kieselgel F$_{254}$ *R* **10.4**-7625
- mit Kieselgel G *R* **10.4**-7626
- mit Kieselgel GF$_{254}$ *R* **10.4**-7626
- mit Kieselgel zur Aminopolyetherprüfung *R* **10.4**-7626
- mit octadecylsilyliertem Kieselgel *R* **10.4**-7626
- mit octadecylsilyliertem Kieselgel F$_{254}$ *R* ... **10.4**-7626
- mit octadecylsilyliertem Kieselgel zur Trennung chiraler Komponenten *R* **10.4**-7626
- mit silanisiertem Kieselgel *R* **10.4**-7626
- mit silanisiertem Kieselgel F$_{254}$ *R* **10.4**-7626

o, p'-DDD *R* **10.4**-7626
p, p'-DDD *R* **10.4**-7627
o, p'-DDE *R* **10.4**-7627
p, p'-DDE *R* **10.4**-7627
o, p'-DDT *R* **10.4**-7627
p, p'-DDT *R* **10.4**-7627
Decan *R* **10.4**-7627
Decanal *R* **10.4**-7627
Decanol *R* **10.4**-7628
Decansäure *R* **10.4**-7628
Decylalkohol *R* **10.4**-7628
Decylis oleas 3484
Decyloleat 3484
Deferasirox **10.3**-7214
Deferasiroxum **10.3**-7214
Deferipron 3484
Deferiproni compressi **10.3**-7218
Deferiproni solutio peroralis **10.3**-7217
Deferipron-Lösung zum Einnehmen **10.3**-7217
Deferipron-Tabletten **10.3**-7218
Deferipronum 3484
Deferoxamini mesilas 3489
Deferoxaminmesilat 3489
Dehydrocostuslacton *R* **10.4**-7628
Delphinium staphisagria ad praeparationes homoeopathicas 2599
Deltamethrin *R* **10.4**-7628
Dembrexinhydrochlorid-Monohydrat für Tiere 3493
Dembrexini hydrochloridum monohydricum ad usum veterinarium 3493
Demeclocyclinhydrochlorid **10.1**-6343
Demeclocyclinhydrochlorid *R* **10.4**-7628
Demeclocyclini hydrochloridum **10.1**-6343
Demethylflumazenil *R* **10.4**-7628
Demethylmisonidazol *R* **10.4**-7628
Deptropincitrat 3497
Deptropini citras 3497
Depyrogenisierung von Gegenständen in der Herstellung parenteraler Zubereitungen (5.1.12) **10.3**-7020
Dequalinii chloridum 3498
Dequaliniumchlorid 3498
3-*O*-Desacyl-4'-monophosphoryl-lipid A 3500
Desfluran 3503
Desfluranum 3503
Desipraminhydrochlorid 3505
Desipramini hydrochloridum 3505
Deslanosid 3506
Deslanosidum 3506
Desloratadin 3508

Desloratadinum 3508
Desmopressin 3509
Desmopressinum 3509
Desogestrel 3511
Desogestrelum 3511
14-Desoxy-11,12-didehydroandrographolid *R* **10.4**-7629
4-Desoxypyridoxinhydrochlorid *R* **10.4**-7629
Desoxyribonukleinsäure, Natriumsalz *R* **10.4**-7629
2-Desoxy-D-ribose *R* **10.4**-7629
Desoxyuridin *R* **10.4**-7629
Destillationsbereich (2.2.11) 39
Detektion und Messung von Radioaktivität (2.2.66) 166
Detomidinhydrochlorid für Tiere 3513
Detomidini hydrochloridum ad usum veterinarium 3513
Deuterierte Natriumphosphat-Pufferlösung pH 5,0 (0,2 mol · l^{-1}) *R* **10.4**-7850
Dexamethason **10.3**-7220
Dexamethasonacetat **10.3**-7223
Dexamethasondihydrogenphosphat-Dinatrium 3521
Dexamethasoni acetas **10.3**-7223
Dexamethasoni isonicotinas **10.4**-7987
Dexamethasonisonicotinat **10.4**-7987
Dexamethasoni natrii phosphas 3521
Dexamethasonum **10.3**-7220
Dexamfetamini sulfas 3526
Dexamfetaminsulfat 3526
Dexchlorpheniramini maleas 3528
Dexchlorpheniraminmaleat 3528
Dexpanthenol **10.4**-7988
Dexpanthenolum **10.4**-7988
Dextran zur Chromatographie
- quer vernetztes *R* 2 .... **10.4**-7629
- quer vernetztes *R* 3 .... **10.4**-7629

Dextran 1 zur Herstellung von Parenteralia 3531
Dextran 40 zur Herstellung von Parenteralia 3533
Dextran 60 zur Herstellung von Parenteralia 3534
Dextran 70 zur Herstellung von Parenteralia 3535
Dextranblau 2000 *R* **10.4**-7630
Dextrane, Molekülmassenverteilung (2.2.39) 93
Dextranomer 3537
Dextranomerum 3537
Dextranum 1 ad iniectabile 3531
Dextranum 40 ad iniectabile 3533
Dextranum 60 ad iniectabile 3534
Dextranum 70 ad iniectabile 3535
Dextrin 3538
Dextrinum 3538
Dextromethorphanhydrobromid 3539
Dextromethorphani hydrobromidum 3539
Dextromoramidhydrogentartrat 3541
Dextromoramidi tartras 3541
Dextropropoxyphenhydrochlorid 3542
Dextropropoxypheni hydrochloridum 3542
Diacerein 3544
Diacereinum 3544
3,3'-Diaminobenzidin-tetrahydrochlorid *R* **10.4**-7630
1,2-Diamino-4,5-methylendioxybenzol-dihydrochlorid *R* **10.4**-7630
Diammonium-2,2'-azinobis(3-ethylbenzothiazolin-6-sulfonat) *R* **10.4**-7630
Diazepam 3547
Diazepamum 3547
Diazinon *R* **10.4**-7630
Diazobenzolsulfonsäure-Lösung *R* 1 .... **10.4**-7630
Diazoxid 3548
Diazoxidum 3548
Dibrommethan *R* **10.4**-7630
Dibrompropamidindiisetionat 3550
Dibrompropamidini diisetionas 3550
Dibutylamin *R* **10.4**-7630

Gesamtregister 8187

Dibutylammoniumphosphat-Lösung zur
    Ionenpaarbildung *R* **10.4**-7631
Dibutylether *R* **10.4**-7631
Dibutylis phthalas 3551
Dibutylphthalat 3551
Dibutylphthalat *R* **10.4**-7631
Dicarboxidindihydrochlorid *R* **10.4**-7631
Dichlofenthion *R* **10.4**-7631
3,5-Dichloranilin *R* **10.4**-7631
2,4-Dichlorbenzoesäure *R* **10.4**-7631
Dichlorbenzol *R* **10.4**-7631
2,4-Dichlorbenzylalkohol 3553
5,7-Dichlorchinolin-8-ol *R* **10.4**-7632
Dichlorchinonchlorimid *R* **10.4**-7632
2,3-Dichlor-5,6-dicyanbenzochinon *R* **10.4**-7632
(*S*)-3,5-Dichlor-2,6-dihydroxy-*N*-[(1-ethylpyrro-
    lidin-2-yl)methyl]benzamidhydrobromid *R* **10.4**-7632
Dichloressigsäure *R* **10.4**-7632
Dichloressigsäure-Reagenz *R* **10.4**-7632
Dichlorethan *R* **10.4**-7632
Dichlorfluorescein *R* **10.4**-7633
Dichlormethan 3554
Dichlormethan *R* **10.4**-7633
Dichlormethan *R* 1 ....**10.4**-7633
Dichlormethan, angesäuertes *R* **10.4**-7633
2,6-Dichlorphenol *R* **10.4**-7633
Dichlorphenolindophenol *R* **10.4**-7633
Dichlorphenolindophenol-Lösung,
    eingestellte *R* **10.4**-7633
Dichlorvos *R* **10.4**-7633
Dichte
    – relative (2.2.5) 33
    – von Feststoffen (2.2.42) 104
    – von Feststoffen, Bestimmung mit Hilfe von
      Gaspyknometern (2.9.23) 498
Dickextrakte (*siehe* Extrakte aus pflanzlichen Dro-
    gen) 1321
Diclazuril für Tiere 3556
Diclazurilum ad usum veterinarium 3556
Diclofenac-Kalium 3558
Diclofenac-Natrium 3560
Diclofenacum kalicum 3558
Diclofenacum natricum 3560
Dicloxacillin-Natrium 3562
Dicloxacillinum natricum 3562
Dicyclohexyl *R* **10.4**-7634
Dicyclohexylamin *R* **10.4**-7634
Dicyclohexylharnstoff *R* **10.4**-7634
Dicycloverinhydrochlorid 3564
Dicycloverini hydrochloridum 3564
Didanosin 3566
Didanosinum 3566
Didocosahexaenoin *R* **10.4**-7634
Didodecyl(3,3′-thiodipropionat) *R* **10.4**-7634
Dieldrin *R* **10.4**-7634
Dienogest 3568
Dienogestum 3568
Diethanolamin *R* **10.4**-7634
Diethanolamin-Pufferlösung pH 10,0 *R* **10.4**-7858
1,1-Diethoxyethan *R* **10.4**-7635
Diethoxytetrahydrofuran *R* **10.4**-7635
Diethylamin *R* **10.4**-7635
Diethylamin *R* 1 ....**10.4**-7635
Diethylaminoethyldextran *R* **10.4**-7635
Diethylammoniumphosphat-Pufferlösung
    pH 6,0 *R* **10.4**-7851
N,*N*-Diethylanilin *R* **10.4**-7635
Diethylcarbamazindihydrogencitrat 3571
Diethylcarbamazini citras 3571
Diethylenglycol *R* **10.4**-7635

Diethylenglycol in ethoxylierten Substanzen (2.4.30) ...223
Diethylenglycoli aether monoethylicus 3572
Diethylenglycoli palmitostearas 3574
Diethylenglycolmonoethylether 3572
Diethylenglycolpalmitostearat 3574
Diethylethylendiamin *R* **10.4**-7635
Diethylhexylphthalat *R* **10.4**-7636
Diethylis phthalas 3575
Diethylphenylendiaminsulfat *R* **10.4**-7636
Diethylphenylendiaminsulfat-Lösung *R* **10.4**-7636
Diethylphthalat 3575
Diethylstilbestrol 3577
Diethylstilbestrolum 3577
Diethylsulfon *R* **10.4**-7636
Differenzkalorimetrie (*siehe* 2.2.34) 83
Difloxacinhydrochlorid-Trihydrat für Tiere 3578
*Difloxacini hydrochloridum trihydricum ad usum
    veterinarium* 3578
Diflubenzuron *R* **10.4**-7636
Digitalis für homöopathische Zubereitungen 2579
*Digitalis purpurea ad praeparationes homoeo-
    pathicas* 2579
Digitalis purpureae folium 2123
Digitalis-purpurea-Blätter 2123
Digitonin *R* **10.4**-7636
Digitoxin 3581
Digitoxin *R* **10.4**-7636
Digitoxinum 3581
Diglycin *R* **10.4**-7637
Digoxin 3582
Digoxin *R* **10.4**-7637
Digoxinum 3582
Dihydralazini sulfas hydricus **10.4**-7990
Dihydralazinsulfat, wasserhaltiges **10.4**-7990
Dihydrocapsaicin *R* **10.4**-7637
10,11-Dihydrocarbamazepin *R* **10.4**-7637
Dihydrocarvon *R* **10.4**-7637
Dihydrocodein[(*R*,*R*)-tartrat] 3588
Dihydrocodeini hydrogenotartras 3588
Dihydroergocristini mesilas 3590
Dihydroergocristinmesilat 3590
Dihydroergotamini mesilas 3594
Dihydroergotaminmesilat 3594
*Dihydrostreptomycini sulfas ad usum
    veterinarium* 3597
Dihydrostreptomycinsulfat für Tiere 3597
Dihydrotachysterol 3600
Dihydrotachysterolum 3600
2,4-Dihydroxybenzaldehyd *R* **10.4**-7637
2,5-Dihydroxybenzoesäure *R* **10.4**-7637
5,7-Dihydroxy-4-methylcumarin *R* **10.4**-7637
1,3-Dihydroxynaphthalin *R* **10.4**-7638
2,7-Dihydroxynaphthalin *R* **10.4**-7638
2,7-Dihydroxynaphthalin-Lösung *R* **10.4**-7638
5,7-Diiodchinolin-8-ol *R* **10.4**-7638
Diisobutylketon *R* **10.4**-7638
Diisopropylether *R* **10.4**-7638
N,*N*-Diisopropylethylamin *R* **10.4**-7638
N,*N*′-Diisopropylethylendiamin *R* **10.4**-7639
Dikalii clorazepas monohydricus 3601
Dikalii phosphas **10.3**-7279
Dikaliumclorazepat-
    Monohydrat 3601
Diltiazemhydrochlorid 3604
Diltiazemi hydrochloridum 3604
Dimenhydrinat 3606
Dimenhydrinatum 3606
Dimercaprol 3608
Dimercaprolum 3608
4,4′-Dimethoxybenzophenon *R* **10.4**-7639

Die „Allgemeinen Vorschriften" gelten für alle Monographien und sonstigen Texte

Ph. Eur. 10. Ausgabe, 4. Nachtrag

3,4-Dimethoxy-L-phenylalanin R **10.4**-7639
Dimethoxypropan R **10.4**-7639
Dimethylacetamid 3609
Dimethylacetamid R **10.4**-7639
Dimethylacetamidum 3609
Dimethylamin R **10.4**-7639
Dimethylamin-Lösung R **10.4**-7639
Dimethylaminobenzaldehyd R **10.4**-7639
Dimethylaminobenzaldehyd-Lösung R 1 .... **10.4**-7640
Dimethylaminobenzaldehyd-Lösung R 2 .... **10.4**-7640
Dimethylaminobenzaldehyd-Lösung R 6 .... **10.4**-7640
Dimethylaminobenzaldehyd-Lösung R 7 .... **10.4**-7640
Dimethylaminobenzaldehyd-Lösung R 8 .... **10.4**-7640
Dimethylaminobenzaldehyd-Lösung R 9 .... **10.4**-7640
Dimethylaminoethanol R **10.4**-7640
(2-Dimethylaminoethyl)methacrylat R **10.4**-7640
3-Dimethylaminophenol R **10.4**-7640
2-(Dimethylamino)thioacetamidhydrochlorid R ... **10.4**-7640
Dimethylaminozimtaldehyd R **10.4**-7641
Dimethylaminozimtaldehyd-Lösung R **10.4**-7641
N,N-Dimethylanilin R **10.4**-7641
2,3-Dimethylanilin R **10.4**-7641
2,6-Dimethylanilin R **10.4**-7641
N, N-Dimethylanilin, Grenzprüfung (2.4.26) **10.1**-6255
2,6-Dimethylanilinhydrochlorid R **10.4**-7641
2,4-Dimethyl-6-*tert*-butylphenol R **10.4**-7641
Dimethylcarbonat R **10.4**-7641
Dimethyl-β-cyclodextrin R **10.4**-7642
Dimethyldecylamin R **10.4**-7642
1,1-Dimethylethylamin R **10.4**-7642
Dimethylformamid R **10.4**-7642
Dimethylformamiddiethylacetal R **10.4**-7642
N,N-Dimethylformamiddimethylacetal R **10.4**-7642
Dimethylglyoxim R **10.4**-7642
1,3-Dimethyl-2-imidazolidinon R **10.4**-7642
Dimethylis sulfoxidum **10.1**-6345
Dimethyloctylamin R **10.4**-7643
2,5-Dimethylphenol R **10.4**-7643
2,6-Dimethylphenol R **10.4**-7643
3,4-Dimethylphenol R **10.4**-7643
N,N-Dimethyl-L-phenylalanin R **10.4**-7643
Dimethylpiperazin R **10.4**-7643
Dimethylstearamid R **10.4**-7643
Dimethylsulfon R **10.4**-7643
Dimethylsulfoxid **10.1**-6345
Dimethylsulfoxid R **10.4**-7643
Dimethylsulfoxid R 1 .... **10.4**-7644
Dimethylsulfoxid R 2 .... **10.4**-7644
(D_6)Dimethylsulfoxid R **10.4**-7644
Dimeticon 3612
Dimeticon R **10.4**-7644
Dimeticonum 3612
Dimetindeni maleas 3613
Dimetindenmaleat 3613
Dimidiumbromid R **10.4**-7644
Dimidiumbromid-Sulfanblau-Reagenz R **10.4**-7644
Dinatrii clodronas tetrahydricus 3371
Dinatrii edetas **10.4**-8074
Dinatrii etidronas 3850
Dinatrii pamidronas pentahydricus 5188
Dinatrii phosphas **10.3**-7352
Dinatrii phosphas dihydricus **10.3**-7353
Dinatrii phosphas dodecahydricus **10.3**-7354
Dinatriumbicinchoninat R **10.4**-7644
Dinitrobenzoesäure R **10.4**-7644
Dinitrobenzoesäure-Lösung R **10.4**-7644
Dinitrobenzol R **10.4**-7645
Dinitrobenzol-Lösung R **10.4**-7645
Dinitrobenzoylchlorid R **10.4**-7645
Dinitrogenii oxidum 3635

Dinitrophenylhydrazin R **10.4**-7645
Dinitrophenylhydrazinhydrochlorid-Lösung R **10.4**-7645
Dinitrophenylhydrazin-Reagenz R **10.4**-7645
Dinitrophenylhydrazin-Schwefelsäure R **10.4**-7645
Dinonylphthalat R **10.4**-7645
Dinoproston 3615
Dinoprostonum 3615
Dinoprost-Trometamol 3617
Dinoprostum trometamolum 3617
Dioctadecyldisulfid R **10.4**-7645
Dioctadecyl(3,3′-thiodipropionat) R **10.4**-7646
Di-*n*-octylphthalat R **10.4**-7646
*Dioscoreae nipponicae rhizoma** 2515
*Dioscoreae oppositifoliae rhizoma** 2514
Diosgenin R **10.4**-7646
Diosmin 3618
Diosminum 3618
Dioxan R **10.4**-7646
Dioxan und Ethylenoxid (2.4.25) 214
Dioxan-Lösung R **10.4**-7646
Dioxan-Lösung R 1 .... **10.4**-7646
Dioxan-Lösung R 2 .... **10.4**-7646
Dioxaphosphan R **10.4**-7646
Diphenhydraminhydrochlorid 3621
Diphenhydramini hydrochloridum 3621
Diphenoxylathydrochlorid 3623
Diphenoxylati hydrochloridum 3623
Diphenylamin R **10.4**-7646
Diphenylamin-Lösung R **10.4**-7647
Diphenylamin-Lösung R 1 .... **10.4**-7647
Diphenylamin-Lösung R 2 .... **10.4**-7647
Diphenylanthracen R **10.4**-7647
Diphenylbenzidin R **10.4**-7647
Diphenylboryloxyethylamin R **10.4**-7647
Diphenylcarbazid R **10.4**-7647
Diphenylcarbazid-Lösung R **10.4**-7647
Diphenylcarbazon R **10.4**-7647
Diphenylcarbazon-Quecksilber(II)-chlorid-
  Reagenz R **10.4**-7648
2,2-Diphenylglycin R **10.4**-7648
1,2-Diphenylhydrazin R **10.4**-7648
Diphenylmethanol R **10.4**-7648
Diphenyloxazol R **10.4**-7648
Diphenylphenylenoxid-Polymer R **10.4**-7648
Diphtherie-Adsorbat-Impfstoff 1448
  – Bestimmung der Wirksamkeit (2.7.6) 371
  – (reduzierter Antigengehalt) 1450
Diphtherie-Antitoxin 1806
Diphtherie-Tetanus-Adsorbat-Impfstoff **10.3**-7057
  – (reduzierter Antigengehalt) **10.3**-7058
Diphtherie-Tetanus-Hepatitis-
  B(rDNA)-Adsorbat-Impfstoff **10.3**-7060
Diphtherie-Tetanus-Pertussis(azellulär,
  aus Komponenten)-Adsorbat-Impfstoff **10.3**-7062
  – (reduzierter Antigengehalt) **10.3**-7064
Diphtherie-Tetanus-Pertussis(azellulär, aus
  Komponenten)-Haemophilus-Typ-b(konjugiert)-
  Adsorbat-Impfstoff **10.3**-7066
Diphtherie-Tetanus-
  Pertussis(azellulär, aus Komponenten)-Hepatitis-
  B(rDNA)-
  Adsorbat-Impfstoff **10.3**-7069
Diphtherie-Tetanus-Pertussis(azellulär,
  aus Komponenten)-Hepatitis-B(rDNA)-
  Poliomyelitis(inaktiviert)-Haemophilus-
  Typ-b(konjugiert)-Adsorbat-Impfstoff **10.3**-7072
Diphtherie-Tetanus-Pertussis(azellulär,
  aus Komponenten)-Poliomyelitis(inaktiviert)-
  Adsorbat-Impfstoff **10.3**-7076

Diphtherie-Tetanus-Pertussis(azellulär, aus Komponenten)-Poliomyelitis(inaktiviert)-Haemophilus-Typ-b(konjugiert)-Adsorbat-Impfstoff **10.3**-7082
Diphtherie-Tetanus-Pertussis(Ganzzell)-Adsorbat-Impfstoff **10.3**-7086
Diphtherie-Tetanus-Pertussis(Ganzzell)-Poliomyelitis(inaktiviert)-Adsorbat-Impfstoff **10.3**-7088
Diphtherie-Tetanus-Pertussis(Ganzzell)-Poliomyelitis(inaktiviert)-Haemophilus-Typ-b(konjugiert)-Adsorbat-Impfstoff **10.3**-7091
Diphtherie-Tetanus-Poliomyelitis(inaktiviert)-Adsorbat-Impfstoff (reduzierter Antigengehalt) **10.3**-7095
Diphtherie-Toxin und -Toxoid, Flockungswert (Lf) (2.7.27) 412
Dipivefrinhydrochlorid 3624
Dipivefrini hydrochloridum 3624
Diprophyllin **10.1**-6346
Diprophyllinum **10.1**-6346
Dipyridamol 3628
Dipyridamolum 3628
2,2′-Dipyridylamin *R* **10.4**-7648
Direkte amperometrische und gepulste elektrochemische Detektion (2.2.63) 163
Dirithromycin 3630
Dirithromycinum 3630
Disopyramid **10.4**-7992
Disopyramidi phosphas 3634
Disopyramidphosphat 3634
Disopyramidum **10.4**-7992
Distickstoffmonoxid 3635
Distickstoffmonoxid *R* **10.4**-7648
Distickstoffmonoxid in Gasen (2.5.35) 250
Disulfiram 3637
Disulfiramum 3637
Ditalimphos *R* **10.4**-7649
5,5′-Dithiobis(2-nitrobenzoesäure) *R* **10.4**-7649
Dithioerythritol *R* **10.4**-7649
Dithiol *R* **10.4**-7649
Dithiol-Reagenz *R* **10.4**-7649
Dithiothreitol *R* **10.4**-7649
Dithizon *R* **10.4**-7649
Dithizon *R* 1 ....**10.4**-7649
Dithizon-Lösung *R* **10.4**-7649
Dithizon-Lösung *R* 2 ....**10.4**-7650
Dithranol 3638
Dithranolum 3638
DNA-rekombinationstechnisch hergestellte Produkte 1313
DNA-Rückstände (Wirtszell-), Quantifizierung und Charakterisierung (*siehe* 2.6.35) 344
Dobutaminhydrochlorid 3640
Dobutamini hydrochloridum 3640
Docetaxel 3642
Docetaxel-Trihydrat 3645
Docetaxelum 3642
Docetaxelum trihydricum 3645
Docosahexaensäuremethylester *R* **10.4**-7650
Docusat-Natrium 3647
Docusat-Natrium *R* **10.4**-7650
Dodecylgallat 3648
Dodecylis gallas 3648
Dodecyltrimethylammoniumbromid *R* **10.4**-7650
Domperidon 3649
Domperidoni maleas 3651
Domperidonmaleat 3651
Domperidonum 3649
Donepezilhydrochlorid **10.1**-6348
Donepezilhydrochlorid-Monohydrat **10.1**-6350
Donepezili hydrochloridum **10.1**-6348
Donepezili hydrochloridum monohydricum **10.1**-6350

D-Dopa *R* **10.4**-7650
Dopaminhydrochlorid 3654
Dopamini hydrochloridum 3654
Dopexamindihydrochlorid 3655
Dopexamini dihydrochloridum 3655
Dorzolamidhydrochlorid 3658
Dorzolamidi hydrochloridum 3658
Dostenkraut 2125
Dosulepinhydrochlorid **10.4**-7994
Dosulepini hydrochloridum **10.4**-7994
Dotriacontan *R* **10.4**-7650
Doxapramhydrochlorid 3662
Doxaprami hydrochloridum 3662
Doxazosini mesilas 3664
Doxazosinmesilat 3664
Doxepinhydrochlorid 3666
Doxepini hydrochloridum 3666
Doxorubicinhydrochlorid 3668
Doxorubicini hydrochloridum 3668
Doxycyclin *R* **10.4**-7650
Doxycyclinhyclat 3670
Doxycyclini hyclas 3670
Doxycyclin-Monohydrat 3672
Doxycyclinum monohydricum 3672
Doxylaminhydrogensuccinat 3674
Doxylamini hydrogenosuccinas 3674
Dragendorffs Reagenz *R* **10.4**-7650
Dragendorffs Reagenz *R* 1 ....**10.4**-7650
Dragendorffs Reagenz *R* 2 ....**10.4**-7650
Dragendorffs Reagenz *R* 3 ....**10.4**-7651
Dragendorffs Reagenz *R* 4 ....**10.4**-7651
Dragendorffs Reagenz *R* 5 ....**10.4**-7651
Dragendorffs Reagenz, verdünntes *R* **10.4**-7651
Drehung
 – optische (2.2.7) 34
 – spezifische (*siehe* 2.2.7) 34
Dreilappiger Salbei 2396
Dronedaronhydrochlorid 3676
Dronedaroni compressi **10.3**-7225
Dronedaroni hydrochloridum 3676
Dronedaron-Tabletten **10.3**-7225
Droperidol 3678
Droperidolum 3678
Drospirenon 3680
Drospirenonum 3680
Druckbehältnisse, Zubereitungen in 1407
*Drynariae rhizoma** 2127
Drynariawurzelstock* 2127
Dünnschichtchromatographie
 – *siehe* (2.2.27) 62
 – *siehe* (2.2.46) 111
 – Identifizierung fetter Öle (2.3.2) 183
 – Identifizierung von Phenothiazinen (2.3.3) 185
Duloxetinhydrochlorid 3682
Duloxetini hydrochloridum 3682
Durchflusszytometrie
 – *siehe* (2.7.24) 409
 – *siehe* (5.1.6) 1013
Dutasterid 3685
Dutasteridum 3685
Dydrogesteron 3687
Dydrogesteronum 3687

E

Ebastin 3693
Ebastinum 3693
β-Ecdysteron *R* **10.4**-7651
Echinaceae angustifoliae radix 2437

Echinaceae pallidae radix 2432
Echinaceae purpureae herba 2430
Echinaceae purpureae radix 2435
Echinacosid *R* **10.4**-7651
Echtblausalz B *R* **10.4**-7651
Echtblausalz-B-Lösung *R* **10.4**-7651
Echtes Goldrutenkraut 2194
Echtrotsalz B *R* **10.4**-7651
Ecliptae herba* 2129
Ecliptakraut* 2129
Econazol 3694
Econazoli nitras 3696
Econazolnitrat 3696
Econazolum 3694
Edetinsäure **10.4**-7999
Edotreotid *R* **10.4**-7652
Edrophonii chloridum 3699
Edrophoniumchlorid 3699
Efeublätter 2131
Egg-Drop-Syndrom-'76-Impfstoff (inaktiviert) ...**10.2**-6709
Eibischblätter 2132
Eibischwurzel 2134
Eichenrinde 2135
Eigenschaften
 – in Monographien (5.11) 1185
 – physikalische, der im Arzneibuch erwähnten
   Radionuklide, Tabelle (5.7) 1161
 – von Hilfsstoffen, funktionalitätsbezogene
   (5.15) 1219
 – von Substanzen, Erläuterung (*siehe* 1.4) 10
Eingestellter Cayennepfefferdickextrakt 2094
Eingestellter, gereinigter Trockenextrakt aus frischen
 Heidelbeeren 2212
Einheitensystem, Internationales, und andere
 Einheiten (1.6) 14
Einmalspritzen aus Kunststoff, sterile (3.3.8) **10.3**-6995
Einzeldosierte Arzneiformen
 – Gleichförmigkeit (2.9.40) 545
 – Gleichförmigkeit der Masse (2.9.5) 464
 – Gleichförmigkeit des Gehalts (2.9.6) 465
 – Überprüfung der Gleichförmigkeit bei großem
   Stichprobenumfang (2.9.47) 561
Eisen
 – Grenzprüfung (2.4.9) 195
 – Identitätsreaktion (*siehe* 2.3.1) 181
Eisen *R* **10.4**-7652
Eisen(III)-chlorid *R* **10.4**-7652
Eisen(III)-chlorid-Hexacyanoferrat(III)-Arsenit-
 Reagenz *R* **10.4**-7652
Eisen(III)-chlorid-Hexahydrat 3706
Eisen(III)-chlorid-Kaliumperiodat-Lösung *R* **10.4**-7652
Eisen(III)-chlorid-Lösung *R* 1 ....**10.4**-7652
Eisen(III)-chlorid-Lösung *R* 2 ....**10.4**-7652
Eisen(III)-chlorid-Lösung *R* 3 ....**10.4**-7652
Eisen(III)-chlorid-Sulfaminsäure-Reagenz *R* **10.4**-7652
Eisen(II)-ethylendiammoniumsulfat *RV* **10.4**-7859
Eisen(II)-fumarat 3700
Eisen(II)-gluconat 3702
Eisenkraut 2136
Eisen-Lösung (1 g · l^{-1} Fe) *R* **10.4**-7842
Eisen-Lösung (1 ppm Fe) *R* **10.4**-7842
Eisen-Lösung (2 ppm Fe) *R* **10.4**-7842
Eisen-Lösung (8 ppm Fe) *R* **10.4**-7842
Eisen-Lösung (10 ppm Fe) *R* **10.4**-7842
Eisen-Lösung (20 ppm Fe) *R* **10.4**-7842
Eisen-Lösung (250 ppm Fe) *R* **10.4**-7842
Eisen(III)-nitrat *R* **10.4**-7652
Eisen(III)-salicylat-Lösung *R* **10.4**-7652
Eisen(II)-sulfat *R* **10.4**-7653
Eisen(III)-sulfat *R* **10.4**-7653

Eisen(II)-sulfat, getrocknetes 3703
Eisen(II)-sulfat-Heptahydrat 3705
Eisen(II)-sulfat-Lösung *R* 2 ....**10.4**-7653
Eisen(III)-sulfat-Lösung *R* **10.4**-7653
Eisen(II)-sulfat-Lösung (0,1 mol · l^{-1}) **10.4**-7861
Eisen(III)-sulfat-Pentahydrat *R* **10.4**-7653
Elektrochemische Detektion, direkte amperometri-
 sche und gepulste (2.2.63) 163
Elektroimmunassay (*siehe* 2.7.1) 362
Elektrolyt-Reagenz zur Mikrobestimmung von
 Wasser *R* **10.4**-7653
Elektrophorese (2.2.31) 69
Element-Lösung zur Atomspektrometrie
 (1,000 g · l^{-1}) *R* **10.4**-7843
Eleutherococci radix 2468
Emedastindifumarat 3707
Emedastini difumaras 3707
Emodin *R* **10.4**-7653
Empfehlungen
 – zur Bestimmung der Wirkstofffreisetzung
   (5.17.1) 1231
 – zur Durchführung der Prüfung auf Bakterien-
   Endotoxine (5.1.10) **10.3**-7015
 – zur Prüfung auf Partikelkontamination – sicht-
   bare Partikeln (5.17.2) **10.3**-7025
Emplastra transcutanea 1406
Emulsionen
 – zum Einnehmen 1377
 – zur intrauterinen Anwendung für Tiere 1427
Enalaprilat-Dihydrat 3709
Enalaprilatum dihydricum 3709
Enalaprili maleas 3711
Enalaprilmaleat 3711
Endoprotease LysC *R* **10.4**-7653
α-Endosulfan *R* **10.4**-7653
β-Endosulfan *R* **10.4**-7653
Endrin *R* **10.4**-7653
Enilconazol für Tiere 3714
Enilconazolum ad usum veterinarium 3714
Enoxaparin-Natrium 3716
Enoxaparinum natricum 3716
Enoxolon 3719
Enoxolonum 3719
Enrofloxacin für Tiere 3720
Enrofloxacinum ad usum veterinarium 3720
Entacapon 3722
Entacaponum 3722
Entecavir-Monohydrat 3724
Entecavirum monohydricum 3724
Entenpest-Lebend-Impfstoff **10.2**-6711
Entfärberlösung *R* **10.4**-7654
Entwicklerlösung *R* **10.4**-7654
Enziantinktur 2138
Enzianwurzel 2139
Enzootische-Pneumonie-Impfstoff (inaktiviert) für
 Schweine 1681
Ephedrae herba* 2141
Ephedrakraut* 2141
Ephedrin 3727
Ephedrin-Hemihydrat 3728
Ephedrinhydrochlorid 3729
Ephedrinhydrochlorid, racemisches 3731
Ephedrini hydrochloridum 3729
Ephedrini racemici hydrochloridum 3731
Ephedrinum 3727
Ephedrinum hemihydricum 3728
(–)-Epicatechin *R* **10.4**-7654
(–)-Epigallocatechin-3-*O*-gallat *R* **10.4**-7654
Epilactose *R* **10.4**-7654
Epinastinhydrochlorid **10.3**-7231

Epinastini hydrochloridum	**10.3**-7231
Epinephrin *R*	**10.4**-7654
Epinephrin/Adrenalin	**10.3**-7232
Epinephrinhydrogentartrat/Adrenalinhydrogentartrat	3736
Epirubicinhydrochlorid	**10.3**-7234
Epirubicini hydrochloridum	**10.3**-7234
Eplerenon	3740
Eplerenonum	3740
Equiseti herba	2401
Erbsenstärke	3742
Erdalkalimetalle, Magnesium, Grenzprüfung (2.4.7)	191
Erdnussöl	
– hydriertes	3743
– raffiniertes	3744
Erdrauchkraut	2143
Ergocalciferol	3745
Ergocalciferolum	3745
Ergometrini maleas	**10.1**-6355
Ergometrinmaleat	**10.1**-6355
Ergotamini tartras	**10.3**-7237
Ergotamintartrat	**10.3**-7237
Eriochromschwarz T *R*	**10.4**-7654
Eriochromschwarz-T-Verreibung *R*	**10.4**-7654
Eriochromschwarz-T-Verreibung *R* 1	**10.4**-7655
Ersatz von Methoden in vivo durch Methoden in vitro zur Qualitätskontrolle von Impfstoffen (5.2.14)	1085
Erstarrungstemperatur (2.2.18)	45
Erucamid *R*	**10.4**-7655
Erweichungszeit von lipophilen Suppositorien (2.9.22)	497
Erythritol	3752
Erythritol *R*	**10.4**-7655
Erythritolum	3752
Erythromycin	**10.4**-8000
Erythromycinestolat	3759
Erythromycinethylsuccinat	3764
Erythromycini estolas	3759
Erythromycini ethylsuccinas	3764
Erythromycini lactobionas	3767
Erythromycini stearas	3772
Erythromycinlactobionat	3767
Erythromycinstearat	3772
Erythromycinum	**10.4**-8000
Erythropoetin-Lösung, konzentrierte	3776
Erythropoietini solutio concentrata	3776
Erythrozyten-Suspension vom Kaninchen *R*	**10.4**-7655
Eschenblätter	2144
Escherichia coli, Nachweis	
– in lebenden biotherapeutischen Produkten (*siehe* 2.6.38)	357
– in nicht sterilen Produkten (*siehe* 2.6.13)	**10.3**-6945
– in pflanzlichen Arzneimitteln zum Einnehmen (*siehe* 2.6.31)	333
Escitalopram	3782
Escitaloprami oxalas	3785
Escitalopramoxalat	3785
Escitalopramum	3782
Esketaminhydrochlorid	3788
Esketamini hydrochloridum	3788
Esomeprazol-Magnesium-Dihydrat	3790
Esomeprazol-Magnesium-Trihydrat	3793
Esomeprazolum magnesicum dihydricum	3790
Esomeprazolum magnesicum trihydricum	3793
Esomeprazolum natricum	3795
Esomperazol-Natrium	3795
Essigsäure	
– in synthetischen Peptiden (2.5.34)	249
– verdünnte *R*	**10.4**-7655
– verdünnte *R* 1	**10.4**-7655
– wasserfreie *R*	**10.4**-7655
Essigsäure *R*	**10.4**-7655
(D_4)Essigsäure *R*	**10.4**-7655
Essigsäure 99 %	3798
Essigsäure 99 % *R*	**10.4**-7655
Ester, Identitätsreaktion (*siehe* 2.3.1)	181
Esterase-Inhibitor vom Menschen, C1-,	3799
– Wertbestimmung (2.7.34)	421
C1-esterasi inhibitor humanus	3799
Esterzahl (2.5.2)	229
Estradiol *R*	**10.4**-7656
17α-Estradiol *R*	**10.4**-7656
Estradiolbenzoat	3802
Estradiol-Hemihydrat	3800
Estradioli benzoas	3802
Estradioli valeras	3804
Estradiolum hemihydricum	3800
Estradiolvalerat	3804
Estragol *R*	**10.4**-7656
Estriol	3807
Estriolum	3807
Estrogene, konjugierte	3809
Estrogeni coniuncti	3809
Etacrynsäure	3813
Etamsylat	3815
Etamsylatum	3815
Etanercept	**10.3**-7240
Etanerceptum	**10.3**-7240
Ethacridini lactas monohydricus	3823
Ethacridinlactat-Monohydrat	3823
Ethambutoldihydrochlorid	3825
Ethambutoli hydrochloridum	3825
Ethan *R*	**10.4**-7656
Ethanol	
– wasserfreies	3827
– wasserfreies *R*	**10.4**-7656
– wasserfreies *R* 1	**10.4**-7656
Ethanol 96 %	3829
Ethanol 96 % *R*	**10.4**-7656
Ethanol 96 %, aldehydfreies *R*	**10.4**-7656
Ethanol x % *R*	**10.4**-7656
Ethanolgehalt (2.9.10)	469
Ethanoltabelle (5.5)	1143
Ethanolum (96 per centum)	3829
Ethanolum anhydricum	3827
Ether	3832
– peroxidfreier *R*	**10.4**-7657
– zur Narkose	3833
Ether *R*	**10.4**-7657
Ethinylestradiol	3834
Ethinylestradiolum	3834
Ethion *R*	**10.4**-7657
Ethionamid	3836
Ethionamidum	3836
Ethosuximid	3838
Ethosuximidum	3838
Ethoxychrysoidinhydrochlorid *R*	**10.4**-7657
Ethoxychrysoidinhydrochlorid-Lösung *R*	**10.4**-7657
Ethylacetat	3840
Ethylacetat *R*	**10.4**-7657
Ethylacetat-Sulfaminsäure-Reagenz *R*	**10.4**-7657
Ethylacrylat *R*	**10.4**-7658
4-[(Ethylamino)methyl]pyridin *R*	**10.4**-7658
Ethylbenzoat *R*	**10.4**-7658
Ethylbenzol *R*	**10.4**-7658
Ethylbenzolsulfonat *R*	**10.4**-7658
Ethyl-5-bromvalerat *R*	**10.4**-7658
Ethylcellulose	3841
Ethylcellulosum	3841
Ethylclorazepat *R*	**10.4**-7658
Ethylendiamin	3844

Die „Allgemeinen Vorschriften" gelten für alle Monographien und sonstigen Texte

Ethylendiamin R **10.4**-7658
Ethylendiaminum 3844
(Ethylendinitrilo)tetraessigsäure R **10.4**-7659
Ethylenglycol R **10.4**-7659
Ethylenglycol und Diethylenglycol in ethoxylierten
 Substanzen (2.4.30) 223
Ethylenglycoli monopalmitostearas 3845
Ethylenglycolmonododecylether R **10.4**-7659
Ethylenglycolmonoethylether R **10.4**-7659
Ethylenglycolmonomethylether R **10.4**-7659
Ethylenglycolmonopalmitostearat 3845
Ethylenoxid R **10.4**-7659
Ethylenoxid und Dioxan (2.4.25) 214
Ethylenoxid-Lösung R **10.4**-7659
Ethylenoxid-Lösung R 1 .... **10.4**-7659
Ethylenoxid-Lösung R 2 .... **10.4**-7660
Ethylenoxid-Lösung R 3 .... **10.4**-7660
Ethylenoxid-Lösung R 4 .... **10.4**-7660
Ethylenoxid-Stammlösung R **10.4**-7660
Ethylenoxid-Stammlösung R 1 .... **10.4**-7660
Ethylenoxid-Stammlösung R 2 .... **10.4**-7660
Ethylformiat R **10.4**-7660
Ethylhexandiol R **10.4**-7661
2-Ethylhexansäure R **10.4**-7661
2-Ethylhexansäure, Grenzprüfung (2.4.28) 220
Ethyl-4-hydroxybenzoat 3846
Ethyl-4-hydroxybenzoat R **10.4**-7661
Ethylis acetas 3840
Ethylis oleas 3849
Ethylis parahydroxybenzoas 3846
Ethylis parahydroxybenzoas natricus 4954
Ethylmaleinimid R **10.4**-7661
Ethylmethansulfonat R **10.4**-7661
2-Ethyl-2-methylbernsteinsäure R **10.4**-7661
Ethylmethylketon R **10.4**-7661
Ethylmorphinhydrochlorid 3848
Ethylmorphini hydrochloridum 3848
Ethyloleat 3849
2-Ethylpyridin R **10.4**-7661
Ethyltoluolsulfonat R **10.4**-7662
Ethylvinylbenzol-Divinylbenzol-Copolymer R **10.4**-7662
Etidronat-Dinatrium 3850
Etilefrinhydrochlorid 3851
Etilefrini hydrochloridum 3851
Etodolac 3853
Etodolacum 3853
Etofenamat 3856
Etofenamatum 3856
Etomidat 3858
Etomidatum 3858
Etoposid 3860
Etoposidum 3860
Eucalypti aetheroleum 2147
Eucalypti folium 2146
Eucalyptusblätter 2146
Eucalyptusöl 2147
Eucommiae cortex* 2149
Eucommiarinde* 2149
Eugenol 3865
Eugenol R **10.4**-7662
Eugenolum 3865
Euglobulin vom Menschen R **10.4**-7662
Euglobulin vom Rind R **10.4**-7663
Euterwaschmittel 1382
Everolimus **10.3**-7246
Everolimusum **10.3**-7246
Evodiae fructus* 2454
Evodiamin R **10.4**-7663
Exemestan **10.1**-6357
Exemestanum **10.1**-6357

Extracta fluida 1318
Extracta sicca 1318
Extracta spissa 1318
Extrakte
 – aus pflanzlichen Drogen 1318
 – aus pflanzlichen Drogen, Informationskapitel
   (5.23) 1283
 – Trockenrückstand (2.8.16) 435
 – Trocknungsverlust (2.8.17) 435
Extraktionsharz R **10.4**-7663
EZ, Esterzahl (2.5.2) 229

F

Factor VII coagulationis humanus 2971
Factor VIII coagulationis humanus 2980
Factor IX coagulationis humanus 2983
Factor XI coagulationis humanus 2996
Factor VIII coagulationis humanus (ADNr) 2982
Factor humanus von Willebrandi 6148
*Factoris VIIa coagulationis humani (ADNr) solutio
 concentrata* 2973
*Factoris IX coagulationis humani (ADNr) pulvis ad
 solutionem iniectabilem* **10.3**-7179
*Factoris IX coagulationis humani (ADNr) solutio
 concentrata* **10.3**-7172
Fäden, sterile
 – Catgut 1961
 – Catgut resorbierbares, im Fadenspender, für
   Tiere 1975
 – Leinen, im Fadenspender, für Tiere 1978
 – nicht resorbierbare 1963
 – nicht resorbierbare, im Fadenspender, für Tiere ..1976
 – Polyamid, im Fadenspender, für Tiere 1978
 – Polyester, im Fadenspender, für Tiere 1979
 – resorbierbare, synthetische, geflochtene 1967
 – resorbierbare, synthetische, monofile 1969
 – Seide, geflochten, im Fadenspender, für Tiere ...1980
Fälschung, potentielle (*siehe* 1.4) 9
Färberdistelblüten* 2151
Färberdistelöl, raffiniertes 3875
Färberknöterichblätter* 2153
Färberwaidwurzel* 2155
Färbung von Flüssigkeiten (2.2.2) **10.3**-6915
Fagopyri herba 2083
Faktor-V-Mangelplasmasubstrat R **10.4**-7663
Faktor-VII-Mangelplasma R **10.4**-7663
Famotidin 3876
Famotidinum 3876
Farbreferenzlösungen (*siehe* 2.2.2) **10.3**-6915
Farbvergleichslösungen (*siehe* 2.2.2) **10.3**-6916
Fargesin R **10.4**-7663
(E,E)-Farnesol R **10.4**-7664
Faulbaumrinde 2157
Faulbaumrindentrockenextrakt, eingestellter 2159
Fc-Funktion von Immunglobulin (2.7.9) 386
Febantel für Tiere 3878
Febantelum ad usum veterinarium 3878
Fehling'sche Lösung R **10.4**-7664
Fehling'sche Lösung R 2 .... **10.4**-7664
Fehling'sche Lösung R 3 .... **10.4**-7664
Fehling'sche Lösung R 4 .... **10.4**-7664
Feinheit von Pulvern (2.9.35) 529
Felbinac 3880
Felbinacum 3880
Felodipin 3881
Felodipinum 3881
Felypressin 3883
Felypressinum 3883

Fenbendazol für Tiere 3885
Fenbendazolum ad usum veterinarium 3885
Fenbufen 3886
Fenbufenum 3886
Fenchel
 – Bitterer 2160
 – Süßer 2161
Fenchlorphos *R* **10.4**-7664
Fenchon *R* **10.4**-7664
Fenofibrat 3888
Fenofibratum 3888
Fenoterolhydrobromid 3890
Fenoteroli hydrobromidum 3890
Fentanyl 3891
Fentanylcitrat 3894
Fentanyli citras 3894
Fentanylum 3891
Fenticonazoli nitras 3896
Fenticonazolnitrat 3896
Fenvalerat *R* **10.4**-7664
Fermentationsprodukte **10.4**-7897
Ferri chloridum hexahydricum 3706
Ferrocyphen *R* **10.4**-7664
Ferroin-Lösung *R* **10.4**-7665
Ferrosi fumaras 3700
Ferrosi gluconas 3702
Ferrosi sulfas desiccatus 3703
Ferrosi sulfas heptahydricus 3705
Ferrum ad praeparationes homoeopathicas 2581
Ferrum metallicum für homöopathische
 Zubereitungen 2581
Ferulasäure *R* **10.4**-7665
Festkörper-NMR (*siehe* 2.2.33) 82
Feststoffe
 – Bestimmung der Porosität und Porengrößen-
   verteilung durch Quecksilberporosimetrie
   (2.9.32) 516
 – Dichte (2.2.42) 104
 – kristalline, Charakterisierung durch Mikroka-
   lorimetrie und Lösungskalorimetrie (2.2.61) 159
 – kristalline und teilweise kristalline, Charakte-
   risierung durch Röntgenpulverdiffraktometrie
   (2.9.33) 519
 – poröse, Benetzbarkeit (2.9.45) 557
Fette Öle
 – Baumwollsamenöl, hydriertes 2879
 – Borretschöl, raffiniertes 2999
 – Erdnussöl, hydriertes 3743
 – Färberdistelöl, raffiniertes 3875
 – Fischöl, Omega-3-Säuren-reiches 5118
 – Kakaobutter **10.2**-6793
 – Kokosfett, raffiniertes 4466
 – Lachsöl vom Zuchtlachs **10.3**-7289
 – Lebertran (Typ A) 4509
 – Lebertran (Typ B) 4514
 – Lebertran vom Zuchtkabeljau **10.3**-7304
 – Leinöl, natives 4527
 – Maisöl, raffiniertes **10.1**-6421
 – Mandelöl, natives 4685
 – Nachtkerzenöl, raffiniertes 4892
 – Olivenöl, natives 5104
 – Olivenöl, raffiniertes 5105
 – Raffiniertes Erdnussöl 3744
 – Raffiniertes Mandelöl 4686
 – Rapsöl, raffiniertes 5516
 – Rizinusöl, hydriertes **10.1**-6481
 – Rizinusöl, natives 5562
 – Rizinusöl, raffiniertes 5564
 – Sesamöl, raffiniertes 5640
 – Sojaöl, hydriertes 5662

 – Sojaöl, raffiniertes 5663
 – Sonnenblumenöl, raffiniertes 5680
 – Weizenkeimöl, natives 6175
 – Weizenkeimöl, raffiniertes 6176
Fette Öle
 – alkalisch reagierende Substanzen (2.4.19) 198
 – Identifizierung durch DC (2.3.2) 183
 – in ätherischen Ölen (2.8.7) 429
 – Prüfung auf fremde Öle durch DC (2.4.21) 203
 – Schwermetalle in (2.4.27) 217
 – Sterole (2.4.23) 206
Fettsäurenzusammensetzung
 – Prüfung durch Gaschromatographie (2.4.22) 203
 – von Omega-3-Säuren-reichen Ölen (2.4.29) 220
Fexofenadinhydrochlorid 3898
Fexofenadini hydrochloridum 3898
Fibrinblau *R* **10.4**-7665
Fibrini glutinum 3901
Fibrin-Kleber 3901
Fibrinogen *R* **10.4**-7665
Fibrinogen vom Menschen 3903
Fibrinogenum humanum 3903
Fila non resorbilia sterilia 1963
*Fila non resorbilia sterilia in fuso ad usum veterina-
 rium* 1976
Fila resorbilia synthetica monofilamenta sterilia 1969
Fila resorbilia synthetica torta sterilia 1967
Filgrastimi solutio concentrata 3904
Filgrastimi solutio iniectabilis 3908
Filgrastim-Lösung
 – konzentrierte 3904
 – zur Injektion 3908
Filipendulae ulmariae herba 2289
Filter
 – Porengröße (*siehe* 2.1.2) 21
 – zur Herstellung steriler Zubereitungen
   (*siehe* 5.1.1) 999
*Filum bombycis tortum sterile in fuso ad usum vete-
 rinarium* 1980
*Filum ethyleni polyterephthalici sterile in fuso ad
 usum veterinarium* 1979
Filum lini sterile in fuso ad usum veterinarium 1978
Filum polyamidi sterile in fuso ad usum veterinarium ..1978
Finasterid 3911
Finasteridum 3911
Fingolimodhydrochlorid 3913
Fingolimodi hydrochloridum 3913
Fipronil für Tiere 3915
Fipronilum ad usum veterinarium 3915
Fixierlösung *R* **10.4**-7665
Fixierlösung zur IEF auf Polyacrylamidgel *R* **10.4**-7665
Flavoxathydrochlorid 3916
Flavoxati hydrochloridum 3916
Flecainidacetat 3918
Flecainidi acetas 3918
Fließeigenschaften von Pulvern, Bestimmung mittels
 Scherzellen (*siehe* 2.9.49) 564
Fließen von Pulvern durch eine Düse (*siehe* 2.9.36) 533
Fließverhalten
 – siehe (2.9.16) 476
 – von Pulvern (2.9.36) 530
Flockungswert (Lf) von Diphtherie- und Tetanus-
 Toxin und -Toxoid (Ramon-Bestimmung) (2.7.27) ...412
Flohsamen 2163
 – Indische 2164
Flohsamenschalen, Indische 2165
Flubendazol 3920
Flubendazolum 3920
Flucloxacillin-Magnesium-Octahydrat 3922
Flucloxacillin-Natrium 3924

Flucloxacillinum magnesicum octahydricum 3922
Flucloxacillinum natricum 3924
Fluconazol 3927
Fluconazolum 3927
Flucytosin 3929
Flucytosinum 3929
Fludarabini phosphas 3931
Fludarabinphosphat 3931
Fludeoxyglucosi(^{18}F) solutio iniectabilis 1832
(^{18}F)Fludesoxyglucose-Injektionslösung 1832
Fludrocortisonacetat 3934
Fludrocortisoni acetas 3934
Flüssigchromatographie
 – siehe (2.2.46) 111
 – mit superkritischen Phasen (2.2.45) 110
 – mit superkritischen Phasen (*siehe* 2.2.46) 111
Flüssigchromatographie (2.2.29) **10.3**-6923
Flüssige Verdünnungen (*siehe* Vorschriften zur Herstellung homöopathischer konzentrierter Zubereitungen und zur Potenzierung) 2549
Flüssige Zubereitungen
 – zum Einnehmen 1377
 – zur kutanen Anwendung 1380
 – zur kutanen Anwendung am Tier 1382
 – zur Vernebelung 1419
Flüssigkeiten
 – Färbung (2.2.2) **10.3**-6915
 – Klarheit und Opaleszenz (2.2.1) 27
Flufenaminsäure *R* **10.4**-7665
Flumazenil 3936
Flumazenil *R* **10.4**-7665
Flumazenili (N-[^{11}C]methyl) solutio iniectabilis 1882
Flumazenilum 3936
Flumequin 3938
Flumequinum 3938
Flumetasoni pivalas 3939
Flumetasonpivalat 3939
Flunarizindihydrochlorid 3942
Flunarizini dihydrochloridum 3942
Flunitrazepam 3943
Flunitrazepam *R* **10.4**-7665
Flunitrazepamum 3943
Flunixini megluminum ad usum veterinarium 3945
Flunixinmeglumin für Tiere 3945
Fluocinolonacetonid 3946
Fluocinoloni acetonidum 3946
Fluocortoloni pivalas **10.1**-6363
Fluocortolonpivalat **10.1**-6363
Fluorcholinchlorid *R* **10.4**-7665
(^{18}F)Fluorcholin-Injektionslösung 1836
2-Fluor-2-desoxy-D-glucose *R* **10.4**-7666
2-Fluor-2-desoxy-D-mannose *R* **10.4**-7666
Fluordinitrobenzol *R* **10.4**-7666
1-Fluor-2,4-dinitrophenyl-5-L-alaninamid *R* **10.4**-7666
Fluoren *R* **10.4**-7666
(9-Fluorenyl)methylchlorformiat *R* **10.4**-7666
Fluorescamin *R* **10.4**-7666
Fluorescein **10.4**-8009
Fluorescein *R* **10.4**-7666
Fluorescein-Natrium 3953
Fluorescein-Natrium *R* **10.4**-7667
Fluoresceinum **10.4**-8009
Fluoresceinum natricum 3953
Fluorethyl(2-hydroxyethyl)dimethylammoniumchlorid *R* **10.4**-7667
Fluorethyl-D-tyrosinhydrochlorid *R* **10.4**-7667
Fluorethyl-L-tyrosinhydrochlorid *R* **10.4**-7667
(^{18}F)Fluorethyl-L-tyrosin-Injektionslösung 1839
Fluorid, Grenzprüfung (2.4.5) 190
Fluoridi(^{18}F) solutio ad radio-signandum 1842

Fluorid-Lösung (1 ppm F) *R* **10.4**-7843
Fluorid-Lösung (10 ppm F) *R* **10.4**-7843
(^{18}F)Fluorid-Lösung zur Radiomarkierung 1842
Fluorimetrie (2.2.21) 46
Fluormisonidazol *R* **10.4**-7667
(^{18}F)Fluormisonidazol-Injektionslösung 1843
1-Fluor-2-nitro-4-(trifluormethyl)benzol *R* **10.4**-7667
Fluorocholini(^{18}F) solutio iniectabilis 1836
Fluorodopae(^{18}F) ab electrophila substitutione solutio iniectabilis 1847
Fluorodopae(^{18}F) ab nucleophila substitutione solutio iniectabilis 1849
DL-6-Fluorodopahydrochlorid *R* **10.4**-7667
(^{18}F)Fluorodopa-Injektionslösung ((^{18}F)Fluorodopa hergestellt durch nukleophile Substitution) 1849
(^{18}F)Fluorodopa-Injektionslösung (hergestellt durch elektrophile Substitution) 1847
Fluoroethyl-L-tyrosini(^{18}F) solutio iniectabilis 1839
6-Fluorolevodopahydrochlorid *R* **10.4**-7667
Fluoromisonidazoli(^{18}F) solutio iniectabilis 1843
Fluorouracil 3955
Fluorouracilum 3955
Fluoxetinhydrochlorid **10.3**-7253
Fluoxetini hydrochloridum **10.3**-7253
Flupentixoldihydrochlorid 3960
Flupentixoli dihydrochloridum 3960
Fluphenazindecanoat **10.1**-6365
Fluphenazindihydrochlorid 3965
Fluphenazinenantat **10.1**-6367
Fluphenazini decanoas **10.1**-6365
Fluphenazini dihydrochloridum 3965
Fluphenazini enantas **10.1**-6367
Flurazepamhydrochlorid 3969
Flurazepami monohydrochloridum 3969
Flurbiprofen 3971
Flurbiprofenum 3971
Fluspirilen 3972
Fluspirilenum 3972
Flusssäure *R* **10.4**-7668
Flutamid 3974
Flutamidum 3974
Fluticasoni propionas **10.4**-8011
Fluticasonpropionat **10.4**-8011
Flutrimazol 3979
Flutrimazolum 3979
Fluvastatin-Natrium 3981
Fluvastatinum natricum 3981
Fluvoxamini maleas 3983
Fluvoxaminmaleat 3983
Foeniculi amari fructus 2160
Foeniculi amari fructus aetheroleum 2063
Foeniculi amari herbae aetheroleum 2060
Foeniculi dulcis fructus 2161
Fokussierung, isoelektrische (2.2.54) 130
Follitropin 3985
Follitropini solutio concentrata 3993
Follitropin-Lösung, konzentrierte 3993
Follitropinum 3985
Folsäure *R* **10.4**-7668
Folsäure-Hydrat 4001
Formaldehyd, freier, Grenzprüfung (2.4.18) 198
Formaldehydi solutio (35 per centum) 4004
Formaldehyd-Lösung *R* **10.4**-7668
Formaldehyd-Lösung *R* 1 ....**10.4**-7668
Formaldehyd-Lösung 35 % 4004
Formaldehyd-Lösung (5 ppm CH$_2$O) *R* **10.4**-7843
Formaldehyd-Schwefelsäure *R* **10.4**-7668
Formamid *R* **10.4**-7668
Formamid *R* 1 ....**10.4**-7668

Formamid-Sulfaminsäure-Reagenz R **10.4**-7668
Formoterolfumarat-Dihydrat 4005
Formoteroli fumaras dihydricus 4005
Forsythiae fructus* **10.4**-7919
Forsythienfrüchte* **10.4**-7919
Forsythosid A R **10.4**-7668
Foscarnet-Natrium-Hexahydrat 4008
Foscarnetum natricum hexahydricum 4008
Fosfomycin-Calcium 4010
Fosfomycin-Natrium 4011
Fosfomycin-Trometamol 4013
Fosfomycinum calcicum 4010
Fosfomycinum natricum 4011
Fosfomycinum trometamolum 4013
Fosinopril-Natrium 4015
Fosinoprilum natricum 4015
Fourier-Transformation-NMR (*siehe* 2.2.33) 82
Fragmenta epithelii phaneraeque bestiarium ad producta allergenica 5925
Framycetini sulfas 4019
Framycetinsulfat 4019
Frangulae cortex 2157
Frangulae corticis extractum siccum normatum 2159
Frauenmantelkraut 2165
Fraxini folium 2144
Fraxini rhynchophyllae cortex* **10.1**-6277
Freier Formaldehyd, Grenzprüfung (2.4.18) 198
Fremde Bestandteile (2.8.2) 427
Fremde Ester in ätherischen Ölen (2.8.6) 428
Fremde Öle in fetten Ölen, Prüfung durch DC (2.4.21) ..203
Friabilität
 – von Granulaten und Pellets (2.9.41) 549
 – von nicht überzogenen Tabletten (2.9.7) 466
Fructose 4021
Fructose R **10.4**-7668
Fructosum 4021
FSME-Impfstoff (inaktiviert) 1492
Fuchsin R **10.4**-7669
Fucose R **10.4**-7669
Fucus vel Ascophyllum 2471
Fulvestrant 4022
Fulvestrantum 4022
Fumariae herba 2143
Fumarsäure R **10.4**-7669
Funktionalitätsbezogene Eigenschaften von Hilfsstoffen (5.15) 1219
Funktionelle Gruppen, Identitätsreaktionen (2.3.1) 179
Furfural R **10.4**-7669
Furosemid 4025
Furosemidum 4025
Furunkulose-Impfstoff (inaktiviert, injizierbar, mit öligem Adjuvans) für Salmoniden 1684
Fusidinsäure 4027

G

Gabapentin 4035
Gabapentinum 4035
Gadobutrol-Monohydrat **10.4**-8017
Gadobutrolum monohydricum **10.4**-8017
Gadodiamid-Hydrat 4039
Gadodiamidum hydricum 4039
Gadoliniumchlorid-Hexahydrat R **10.4**-7669
Gadoliniumsulfat-Octahydrat R **10.4**-7669
Galactose 4042
Galactose R **10.4**-7669
Galactosum 4042
1,6-Galactosylgalactose R **10.4**-7670

Galacturonsäure R **10.4**-7670
Galantaminhydrobromid **10.1**-6373
Galantamini hydrobromidum **10.1**-6373
Gallensalze tolerierende, gramnegative Bakterien, Nachweis
 – in lebenden biotherapeutischen Produkten (*siehe* 2.6.38) 355
 – in nicht sterilen Produkten (*siehe* 2.6.13) ...**10.3**-6945
 – in pflanzlichen Arzneimitteln zum Einnehmen (*siehe* 2.6.31) 332
Gallii(^{68}Ga) chloridi acceleratore formati solutio ad radio-signandum **10.3**-7108
Gallii(^{68}Ga) chloridi solutio ad radio-signandum 1854
Gallii(^{67}Ga) citratis solutio iniectabilis 1856
Gallii(^{68}Ga) edotreotidi solutio iniectabilis 1857
Gallii(^{68}Ga) PSMA-11 solutio iniectabilis **10.4**-7911
[^{68}Ga]Galliumchlorid-Lösung R **10.4**-7670
(^{68}Ga)Galliumchlorid-Lösung zur Radiomarkierung ...1854
(^{68}Ga)Galliumchlorid-Lösung zur Radiomarkierung(hergestellt in einem Beschleuniger) **10.3**-7108
(^{67}Ga)Galliumcitrat-Injektionslösung 1856
(^{68}Ga)Galliumedotreotid-Injektionslösung 1857
Gallium-PSMA-11 R **10.4**-7670
(^{68}Ga)Gallium-PSMA-11-Injektionslösung **10.4**-7911
Gallussäure R **10.4**-7670
Gammadex 4048
Gammadexum 4048
Ganciclovir 4050
Ganciclovirum 4050
Ganoderinsäure A R **10.4**-7670
Ganoderma lucidum* **10.3**-7115
Ganoderma* **10.3**-7115
Gardeniae fructus* 2167
Gardenienfrüchte* 2167
Gasbrand-Antitoxin
 – (*Clostridium novyi*) 1807
 – (*Clostridium perfringens*) 1808
 – (*Clostridium septicum*) 1810
 – (polyvalent) 1811
Gaschromatographie (2.2.28) 64
 – *siehe* 2.2.46 111
 – *siehe* 2.4.22 203
Gasgemisch
 – aus Acetylen (1 Prozent) in Stickstoff 4053
 – aus Kohlenmonoxid (5 Prozent) in Stickstoff 4054
 – aus Methan (2 Prozent) in Stickstoff 4055
Gasprüfröhrchen (2.1.6) 23
Gaspyknometer, Bestimmung der Dichte von Feststoffen (2.9.23) 498
Gassterilisation (*siehe* 5.1.1) 998
Gastrodiae rhizoma* 2170
Gastrodienwurzelstock* 2170
Gastrodin R **10.4**-7670
GC, Gaschromatographie (2.2.28) 64
Gefitinib 4056
Gefitinibum 4056
Geflügelpocken-Lebend-Impfstoff **10.2**-6713
Gehaltsbestimmung
 – ätherischer Öle in pflanzlichen Drogen (2.8.12) **10.4**-7529
 – Erläuterung (*siehe* 1.4) 10
 – von 1,8-Cineol in ätherischen Ölen (2.8.11) 430
Gekreuzte Immunelektrophorese (*siehe* 2.7.1) 362
Gekrönte-Scharte-Kraut 2171
Gelatina **10.4**-8019
Gelatine **10.4**-8019
Gelatine R **10.4**-7671
Gelatine, hydrolysierte R **10.4**-7671

Gelbfieber-Lebend-Impfstoff **10.2**-6665
Gelbwurz
- Javanische 2174
- Kanadische 2176
Gele
- hydrophile 1388
- lipophile 1388
- zur Injektion 1394
Gemcitabinhydrochlorid 4060
Gemcitabini hydrochloridum 4060
Gemfibrozil 4062
Gemfibrozilum 4062
Geniposid *R* **10.4**-7671
Gentamicini sulfas **10.1**-6376
Gentamicinsulfat **10.1**-6376
Gentianae radix 2139
Gentianae tinctura 2138
Gentransfer-Arzneimittel zur Anwendung am Menschen (5.14) 1197
Geräte, Anforderungen (*siehe* 1.2) 7
Geraniol *R* **10.4**-7671
Geranylacetat *R* **10.4**-7671
Gerbstoffe in pflanzlichen Drogen (2.8.14) 434
Gereinigtes Tuberkulin aus *Mycobacterium avium* 6040
Gereinigtes Tuberkulin aus *Mycobacterium bovis* 6041
Germanium-Lösung (100 ppm Ge) *R* **10.4**-7843
Geruch (2.3.4) 185
Geruch und Geschmack von ätherischen Ölen (2.8.8) ...429
Gesamtcholesterol in Omega-3-Säuren-reichen Ölen (2.4.32) 224
Gesamter organischer Kohlenstoff in Wasser zum pharmazeutischen Gebrauch (2.2.44) 109
Gesamtprotein (2.5.33) 245
Gestoden 4067
Gestodenum 4067
Gesunde Hühnerherden für die Herstellung von inaktivierten Impfstoffen für Tiere (5.2.13) **10.2**-6644
Gewebefaktor-vom-Menschen-Lösung *R* **10.4**-7671
Gewürznelken **10.3**-7117
Ginkgo extractum siccum raffinatum et quantificatum ..2181
Ginkgo folium 2179
Ginkgoblätter 2179
Ginkgotrockenextrakt, quantifizierter, raffinierter 2181
Ginseng extractum siccum 2184
Ginseng radix 2186
Ginsengtrockenextrakt 2184
Ginsengwurzel 2186
Ginsenosid Rb1 *R* **10.4**-7671
Ginsenosid Re *R* **10.4**-7672
Ginsenosid Rf *R* **10.4**-7672
Ginsenosid Rg1 *R* **10.4**-7672
Ginsenosid Rg2 *R* **10.4**-7672
Ginsenosid Ro *R* **10.4**-7673
Gitoxin *R* **10.4**-7673
Glasbehältnisse zur pharmazeutischen Verwendung (3.2.1) 621
Glassintertiegel, Porosität, Vergleichstabelle (2.1.2) 21
Gleichförmigkeit
- der Masse der abgegebenen Dosen aus Mehrdosenbehältnissen (2.9.27) 508
- der Masse einzeldosierter Arzneiformen (2.9.5) ...464
- des Gehalts einzeldosierter Arzneiformen (2.9.6) 465
- einzeldosierter Arzneiformen (2.9.40) 545
- einzeldosierter Arzneiformen bei großem Stichprobenumfang (2.9.47) 561
Glibenclamid 4070
Glibenclamidum 4070
Gliclazid 4072
Gliclazidum 4072

Glimepirid 4074
Glimepiridum 4074
Glipizid 4077
Glipizidum 4077
Globuli (Imprägnierte homöopathische Kügelchen) 2529
Globuli velati (umhüllte homöopathische Kügelchen) ..2531
Glockenwindenwurzel* 2189
Glossa 1375
Glossar (Darreichungsformen) 1375
Glucagon human 4080
Glucagonum humanum 4080
Glucosaminhydrochlorid 4081
D-Glucosaminhydrochlorid *R* **10.4**-7673
Glucosamini hydrochloridum 4081
Glucosamini sulfas kalii chloridum 4083
Glucosamini sulfas natrii chloridum 4085
Glucosaminsulfat-Kaliumchlorid 4083
Glucosaminsulfat-Natriumchlorid 4085
Glucose 4087
Glucose *R* **10.4**-7673
Glucose-Monohydrat 4089
Glucose-Sirup 4092
Glucose-Sirup, sprühgetrockneter 4093
Glucosum 4087
Glucosum liquidum 4092
Glucosum liquidum dispersione desiccatum 4093
Glucosum monohydricum 4089
D-Glucuronsäure *R* **10.4**-7673
L-Glutamin *R* **10.4**-7674
Glutaminsäure 4094
Glutaminsäure *R* **10.4**-7674
L-γ-Glutamyl-L-cystein *R* **10.4**-7674
Glutamyl-Endopeptidase zur Peptidmustercharakterisierung *R* **10.4**-7674
Glutaraldehyd *R* **10.4**-7674
Glutarsäure *R* **10.4**-7674
Glutathion 4095
L-Glutathion, oxidiertes *R* **10.4**-7674
Glutathionum 4095
Glycan-Analyse von Glycoproteinen (2.2.59) 152
Glycerol 4098
Glycerol *R* **10.4**-7674
Glycerol *R* 1 ....**10.4**-7674
Glycerol 85 % 4100
Glycerol 85 % *R* **10.4**-7674
Glycerol 85 % *R* 1 ....**10.4**-7674
Glycerol-1-decanoat *R* **10.4**-7674
Glyceroldibehenat 4102
Glyceroldistearat 4103
Glycerol-Formal 4105
Glycerol-formalum 4105
Glyceroli dibehenas 4102
Glyceroli distearas 4103
Glyceroli monocaprylas 4105
Glyceroli monocaprylocapras 4107
Glyceroli monolinoleas 4108
Glyceroli mono-oleas 4110
Glyceroli monostearas 40–55 4111
Glyceroli trinitratis solutio 4114
Glycerolmazerate
- (*siehe* Homöopathische Zubereitungen) **10.3**-7143
- *siehe* Vorschriften zur Herstellung homöopathischer konzentrierter Zubereitungen und zur Potenzierung 2547
Glycerolmonocaprylat 4105
Glycerolmonocaprylocaprat 4107
Glycerolmonolinoleat 4108
Glycerolmonooleat 4110
Glycerolmonostearat 40–55 4111

Glycerol-1-octanoat *R*	**10.4**-7675
Glyceroltrinitrat-Lösung	4114
Glycerolum	4098
Glycerolum (85 per centum)	4100
Glycidol *R*	**10.4**-7675
Glycin	**10.1**-6379
Glycin *R*	**10.4**-7675
Glycinanhydrid *R*	**10.4**-7675
Glycinum	**10.1**-6379
Glycolsäure *R*	**10.4**-7675
Glycoproteine, Glycan-Analyse von (2.2.59)	152
Glycopyrronii bromidum	4119
Glycopyrroniumbromid	4119
Glycyrrhetinsäure *R*	**10.4**-7675
18α-Glycyrrhetinsäure *R*	**10.4**-7675
Glyoxalbishydroxyanil *R*	**10.4**-7676
Glyoxal-Lösung *R*	**10.4**-7676
Glyoxal-Lösung (2 ppm $C_2H_2O_2$) *R*	**10.4**-7843
Glyoxal-Lösung (20 ppm $C_2H_2O_2$) *R*	**10.4**-7843
Goldfadenwurzelstock*	2190
Goldrutenkraut	2192
Goldrutenkraut, Echtes	2194
Gonadorelinacetat	4121
Gonadorelini acetas	4121
Gonadotrophinum chorionicum	3298
Gonadotropinum sericum equinum ad usum veterinarium	5253
Goserelin	4123
Goserelinum	4123
Gossypii oleum hydrogenatum	2879
Gramicidin	4126
Gramicidinum	4126
Gramin *R*	**10.4**-7676
Graminis rhizoma	2370
Granisetronhydrochlorid	4128
Granisetroni hydrochloridum	4128
Granula ad praeparationes homoeopathicas	**10.3**-7145
Granula homoeopathica imbuta	2529
Granula homoeopathica velata	2531
Granulata	1383
Granulate	1383
– Brause-	1383
– magensaftresistente	1383
– mit veränderter Wirkstofffreisetzung	1383
– überzogene	1383
– zur Herstellung von Lösungen und Suspensionen zum Einnehmen	1377
– zur Herstellung von Sirupen	1377
Granulate, Friabilität (2.9.41)	549
Grenzflächenelektrophorese (*siehe* 2.2.31)	69
Grenzwerte für Lösungsmittel-Rückstände in Wirkstoffen, Hilfsstoffen und Arzneimitteln (5.4)	1131
Griseofulvin	4131
Griseofulvinum	4131
Großer-Wiesenknopf-Wurzel*	**10.4**-7925
Grüner Tee	2197
Guaiacolum	4134
Guaifenesin	4132
Guaifenesinum	4132
Guajacol	4134
Guajacol *R*	**10.4**-7676
Guajakharz *R*	**10.4**-7676
Guajazulen *R*	**10.4**-7676
Guanethidini monosulfas	4137
Guanethidinmonosulfat	4137
Guanidinhydrochlorid *R*	**10.4**-7676
Guanidin-Trometamol-Natriumedetat-Pufferlösung pH 8,5 *R*	**10.4**-7857
Guanidin-Trometamol-Natriumedetat-Pufferlösung pH 8,6 *R*	**10.4**-7857
Guanidin-Trometamol-Pufferlösung pH 8,3 *R*	**10.4**-7856
Guanin *R*	**10.4**-7676
Guar	2199
Guar galactomannanum	4138
Guarana	2200
Guaranae semen	2200
Guargalactomannan	4138
Gürtelrose(Herpes-Zoster)-Lebend-Impfstoff	1500
Gummi	
– Arabisches	2202
– Arabisches *R*	**10.4**-7677
– Arabisches, getrocknete Dispersion	4139
Gummi-Lösung, Arabisches- *R*	**10.4**-7677
Gummistopfen für Behältnisse zur Aufnahme von wässrigen Zubereitungen zur parenteralen Anwendung, von Pulvern und gefriergetrockneten Pulvern (3.2.9)	631
Gurgellösungen	**10.3**-7045

H

Hämagglutinine, Anti-A- und Anti-B- (2.6.20)	299
Hämatopoetische Produkte, Zählung der CD34/CD45+-Zellen (2.7.23)	407
Hämatopoetische Stammzellen vom Menschen	5718
Hämatopoetische Vorläuferzellen vom Menschen, koloniebildende, Bestimmung (2.7.28)	413
Hämodialyselösungen	4145
Hämofiltrations- und Hämodiafiltrationslösungen	4151
– konzentrierte	4151
Hämoglobin *R*	**10.4**-7677
Hämoglobin-Lösung *R*	**10.4**-7677
Haemophilus-Typ-b-Impfstoff (konjugiert)	1502
Haemophilus-Typ-b-und-Meningokokken-Gruppe-C-Impfstoff (konjugiert)	1505
Hämorrhagische-Krankheit-Impfstoff (inaktiviert) für Kaninchen	**10.2**-6715
Hagebuttenschalen	2205
Halbfeste Zubereitungen	
– zur Anwendung am Auge	1409
– zur Anwendung am Ohr	1412
– zur Anwendung in der Mundhöhle	**10.3**-7045
– zur intrauterinen Anwendung für Tiere	1427
– zur kutanen Anwendung	1385
– zur nasalen Anwendung	**10.3**-7050
– zur oralen Anwendung am Tier	1389
– zur rektalen Anwendung	1433
– zur vaginalen Anwendung	1436
Halbmikrobestimmung von Wasser – Karl-Fischer-Methode (2.5.12)	234
Halbmikro-Methode zur Stickstoff-Bestimmung (2.5.9)	232
Halofantrinhydrochlorid	4154
Halofantrini hydrochloridum	4154
Haloperidol	4156
Haloperidoldecanoat	4158
Haloperidoli decanoas	4158
Haloperidolum	4156
Halothan	4160
Halothanum	4160
Hamamelidis cortex	2208
Hamamelidis folium	2206
Hamamelisblätter	2206
Hamamelisrinde	2208
Hamamelitannin *R*	**10.4**-7677
Harmonisierung der Arzneibücher (5.8)	1169
Harnstoff	4162
Harnstoff *R*	**10.4**-7677
Harpagophyti extractum siccum	2478

Harpagophyti radix 2476
Harpagosid *R* **10.4**-7677
Hartfett 4163
– mit Zusatzstoffen 4165
Hartkapseln 1390
Hartparaffin 4167
Hauhechelwurzel 2209
Hausner-Faktor (*siehe* 2.9.36) 532
HCP, Host-Cell Protein, Bestimmung (2.6.34) 337
Hedera helix ad praeparationes homoeopathicas 2582
Hedera helix für homöopathische Zubereitungen 2582
Hederacosid C *R* **10.4**-7677
Hederae folium 2131
Hederagenin *R* **10.4**-7678
α-Hederin *R* **10.4**-7678
Heidelbeeren
– eingestellter, gereinigter Trockenextrakt aus frischen 2212
– frische 2211
– getrocknete 2215
Helianthi annui oleum raffinatum 5680
Helium 4168
Helium zur Chromatographie *R* **10.4**-7678
Heparin
– in Blutgerinnungsfaktoren, Wertbestimmung (2.7.12) 390
– Wertbestimmung (2.7.5) 370
Heparin *R* **10.4**-7678
Heparina massae molecularis minoris 4176
Heparinase I *R* **10.4**-7678
Heparinase II *R* **10.4**-7678
Heparinase III *R* **10.4**-7678
Heparin-Calcium 4169
Heparine, niedermolekulare 4176
Heparin-Natrium 4172
Heparinum calcicum 4169
Heparinum natricum 4172
Hepatitis-A-Adsorbat-Impfstoff (inaktiviert) 1507
Hepatitis-A-Adsorbat(inaktiviert)-Typhus-Polysaccharid-Impfstoff 1510
Hepatitis-A-Immunglobulin vom Menschen 4180
Hepatitis-A-Impfstoff
– Bestimmung der Wirksamkeit (2.7.14) **10.3**-6961
– (inaktiviert, Virosom) 1512
Hepatitis-A(inaktiviert)-Hepatitis-B(rDNA)-Adsorbat-Impfstoff 1516
Hepatitis-B-Immunglobulin vom Menschen 4180
– zur intravenösen Anwendung 4181
Hepatitis-B-Impfstoff (rDNA) 1517
– Bestimmung der Wirksamkeit (2.7.15) 396
Hepatitis-C-Virus(HCV)-DNA, Nachweis in Plasmapools (*siehe* 2.6.21) 301
Hepatitis-Typ-I-Lebend-Impfstoff für Enten **10.2**-6717
HEPES *R* **10.4**-7678
HEPES-Pufferlösung pH 7,5 *R* **10.4**-7855
Heptachlor *R* **10.4**-7679
Heptachlorepoxid *R* **10.4**-7679
Heptafluorbuttersäure *R* **10.4**-7679
Heptafluor-*N*-methyl-*N*-(trimethylsilyl)-butanamid *R* **10.4**-7679
Heptaminolhydrochlorid 4182
Heptaminoli hydrochloridum 4182
Heptan *R* **10.4**-7679
Herpesvirus-Impfstoff (inaktiviert) für Pferde 1692
Herstellung
– Erläuterung (*siehe* 1.4) 9
– unter aseptischen Bedingungen (*siehe* 5.1.1) 995
Herzgespannkraut 2216
Hesperidin *R* **10.4**-7679
Hexachlorbenzol *R* **10.4**-7680

α-Hexachlorcyclohexan *R* **10.4**-7680
β-Hexachlorcyclohexan *R* **10.4**-7680
δ-Hexachlorcyclohexan *R* **10.4**-7680
Hexachloroplatin(IV)-säure *R* **10.4**-7680
Hexacosan *R* **10.4**-7680
Hexadimethrinbromid *R* **10.4**-7680
1,1,1,3,3,3-Hexafluorpropan-2-ol *R* **10.4**-7680
Hexamethyldisilazan *R* **10.4**-7681
Hexamidindiisetionat 4183
Hexamidini diisetionas 4183
Hexan *R* **10.4**-7681
Hexansäure *R* **10.4**-7681
Hexetidin 4185
Hexetidinum 4185
Hexosamine in Polysaccharid-Impfstoffen (2.5.20) 237
Hexylamin *R* **10.4**-7681
Hexylresorcin 4186
Hexylresorcinolum 4186
Hibifolin *R* **10.4**-7681
Hibisci sabdariffae flos 2218
Hibiscusblüten 2218
Hilfsstoffe, funktionalitätsbezogene Eigenschaften (5.15) 1219
Himalayaschartenwurzel* 2219
Himbeerblätter **10.1**-6279
Hinweise zur Anwendung der Prüfung auf Sterilität (5.1.9) 1025
Hiobstränensamen* 2222
Hippocastani semen 2384
Hippocastani seminis extractum siccum normatum ... 2386
Histamin, Prüfung (2.6.10) 272
Histamindihydrochlorid 4188
Histamindihydrochlorid *R* **10.4**-7681
Histamini dihydrochloridum 4188
Histamin-Lösung *R* **10.4**-7681
Histaminum ad praeparationes homoeopathicas 2584
Histaminum für homöopathische Zubereitungen 2584
Histidin 4189
Histidin *R* **10.4**-7681
Histidinhydrochlorid-Monohydrat 4191
Histidini hydrochloridum monohydricum 4191
Histidinmonohydrochlorid *R* **10.4**-7682
Histidinum 4189
Hitzesterilisationsverfahren, Anwendung des F-Konzepts (5.1.5) **10.3**-7015
Hochdisperses Siliciumdioxid *R* **10.4**-7804
Hochleistungsdünnschichtchromatographie von pflanzlichen Drogen und Zubereitungen aus pflanzlichen Drogen (2.8.25) 446
Hochmolekulare Macrogole 4620
Holmiumoxid *R* **10.4**-7682
Holmiumperchlorat-Lösung *R* **10.4**-7682
Holunderblüten 2224
Homatropinhydrobromid 4193
Homatropini hydrobromidum 4193
Homatropini methylbromidum 4195
Homatropinmethylbromid 4195
DL-Homocystein *R* **10.4**-7682
L-Homocysteinthiolactonhydrochlorid *R* **10.4**-7682
Homöopathische Zubereitungen **10.3**-7143
– Pflanzliche Drogen für 2530
– Vorschriften zur Herstellung und zur Potenzierung 2534
Homöopathische Zubereitungen, Stoffe für homöopathische Zubereitungen
– Acidum picrinicum 2556
– Acidum succinium 2556
– Agaricus phalloides 2557
– Allium sativum 2560
– Ammonium carbonicum 2562

- Anacardium 2562
- Apis 2564
- Arsenicum album 2565
- Aurum chloratum natronatum 2566
- Barium chloratum 2567
- Belladonna 2568
- Cadmium sulfuricum 2570
- Calcium fluoratum 2571
- Calcium iodatum 2572
- Cocculus 2573
- Crocus 2575
- Cuprum aceticum 2577
- Cuprum metallicum 2578
- Digitalis für homöopathische
  Zubereitungen 2579
- Ferrum metallicum 2581
- Hedera helix 2582
- Histaminum 2584
- Hydrastis canadensis 2585
- Hyoscyamus 2586
- Hypericum 2588
- Ignatia 2589
- Imprägnierte homöopathische Kügelchen
  (Streukügelchen/Globuli) 2529
- Kalium bichromicum 2592
- Magnesium fluoratum **10.1**-6297
- Magnesium phosphoricum 2594
- Nux vomica 2595
- Petroleum rectificatum 2597
- Selenium 2598
- Staphysagria 2599
- Sulfur 2602
- Umhüllte homöopathische Kügelchen (Globuli
  velati) 2531
- Urtica dioica 2603
- Urtinkturen 2532
- Wirkstofffreie Kügelchen **10.3**-7145

Homoorientin *R* **10.4**-7682
Honig 4197
Honokiol *R* **10.4**-7682
Hopfenzapfen 2226
Houttuyniae herba* 2227
Houttuyniakraut* 2227
HRS, Erläuterung (*siehe* 5.12) 1189
Hühnerherden für die Herstellung von inaktivierten
  Impfstoffen für Tiere, gesunde (5.2.13) **10.2**-6644
Humanes-Papillomavirus-Impfstoff (rDNA) 1520
Hyaluronidase 4199
Hyaluronidasum 4199
Hydralazinhydrochlorid 4200
Hydralazini hydrochloridum 4200
Hydrargyri dichloridum **10.4**-8113
Hydrastidis rhizoma 2176
Hydrastinhydrochlorid *R* **10.4**-7682
Hydrastis canadensis ad praeparationes homoeopathicas 2585
Hydrastis canadensis für homöopathische
  Zubereitungen 2585
Hydrazin *R* **10.4**-7683
Hydrazinsulfat *R* **10.4**-7683
Hydrochinon *R* **10.4**-7683
Hydrochinon-Lösung *R* **10.4**-7683
Hydrochlorothiazid 4202
Hydrochlorothiazidum 4202
Hydrocodonhydrogentartrat-2,5-Hydrat 4204
Hydrocodoni hydrogenotartras 2.5-hydricus 4204
Hydrocortison 4207
Hydrocortisonacetat 4211
Hydrocortisonacetat *R* **10.4**-7683
Hydrocortisonhydrogensuccinat 4214

Hydrocortisoni acetas 4211
Hydrocortisoni hydrogenosuccinas 4214
Hydrocortisonum 4207
Hydrogencarbonat, Identitätsreaktion (*siehe* 2.3.1) ...181
Hydrogenii peroxidum 3 per centum 6174
Hydrogenii peroxidum 30 per centum 6173
Hydromorphonhydrochlorid 4216
Hydromorphoni hydrochloridum 4216
Hydrophile
- Cremes 1387
- Gele 1388
- Salben 1387

Hydrophobe Salben 1385
Hydroxocobalaminacetat 4218
Hydroxocobalaminhydrochlorid 4219
Hydroxocobalamini acetas 4218
Hydroxocobalamini chloridum 4219
Hydroxocobalamini sulfas 4221
Hydroxocobalaminsulfat 4221
4'-Hydroxyacetophenon *R* **10.4**-7683
4-Hydroxybenzhydrazid *R* **10.4**-7683
2-Hydroxybenzimidazol *R* **10.4**-7683
4-Hydroxybenzoesäure *R* **10.4**-7683
Hydroxycarbamid 4222
Hydroxycarbamidum 4222
Hydroxychinolin *R* **10.4**-7683
Hydroxychloroquini sulfas 4224
Hydroxychloroquinsulfat 4224
4-Hydroxycumarin *R* **10.4**-7684
6-Hydroxydopa *R* **10.4**-7684
Hydroxyethylcellulose 4226
Hydroxyethylcellulosum 4226
Hydroxyethylis salicylas 4229
Hydroxyethylsalicylat 4229
Hydroxyethylstärken **10.4**-8025
4-Hydroxyisophthalsäure *R* **10.4**-7684
Hydroxylaminhydrochlorid *R* **10.4**-7684
Hydroxylaminhydrochlorid-Lösung *R* 2 .....**10.4**-7684
Hydroxylaminhydrochlorid-Lösung,
  ethanolische *R* **10.4**-7684
Hydroxylamin-Lösung
- alkalische *R* **10.4**-7684
- alkalische *R* 1 ....**10.4**-7684

Hydroxylzahl (2.5.3) 229
Hydroxymethylfurfural *R* **10.4**-7684
Hydroxynaphtholblau *R* **10.4**-7685
Hydroxypropylbetadex 4236
2-Hydroxypropylbetadex zur Chromatographie *R* **10.4**-7685
Hydroxypropylbetadexum 4236
Hydroxypropylcellulose 4239
- niedrig substituierte 4242

Hydroxypropylcellulosum 4239
Hydroxypropylcellulosum substitutum humile 4242
Hydroxypropyl-β-cyclodextrin *R* **10.4**-7685
Hydroxypropylstärke 4244
- vorverkleisterte 4246

12-Hydroxystearinsäure *R* **10.4**-7685
Hydroxyuracil *R* **10.4**-7685
Hydroxyzindihydrochlorid 4248
Hydroxyzini hydrochloridum 4248
Hygroskopizität, empfohlene Prüfmethode
  (5.11) 1185
Hymecromon 4250
Hymecromonum 4250
Hymenopterengifte für Allergenzubereitungen 4251
Hymenopteri venena ad producta allergenica 4251
Hyoscini butylbromidum Scopolamini butylbromidum 3051
Hyoscyamini sulfas 4253

Hyoscyaminsulfat 4253
Hyoscyaminsulfat *R* **10.4**-7685
Hyoscyamus für homöopathische Zubereitungen 2586
Hyoscyamus niger ad praeparationes homoeopathicas 2586
Hyperici herba 2242
Hyperici herbae extractum siccum quantificatum 2244
Hypericin *R* **10.4**-7685
Hypericum für homöopathische Zubereitungen 2588
Hypericum perforatum ad praeparationes homoeopathicas 2588
Hyperosid *R* **10.4**-7685
Hypophosphit-Reagenz *R* **10.4**-7685
Hypromellose 4255
Hypromellosephthalat **10.4**-8030
Hypromellosi phthalas **10.4**-8030
Hypromellosum 4255

I

Ibuprofen 4263
Ibuprofen *R* **10.4**-7686
Ibuprofenum 4263
Ichthammolum 2747
ICP-MS, Massenspektrometrie mit induktiv gekoppeltem Plasma (2.2.58) 150
Identifizierung
 – fetter Öle durch Dünnschichtchromatographie (2.3.2) 183
 – und Bestimmung von Restlösungsmitteln (Lösungsmittel-Rückstände) (2.4.24) **10.1**-6249
 – von Phenothiazinen durch Dünnschichtchromatographie (2.3.3) 185
Identitätsreaktionen auf Ionen und funktionelle Gruppen (2.3.1) 179
Idoxuridin 4266
Idoxuridinum 4266
Iecoris aselli domestici oleum **10.3**-7304
Iecoris aselli oleum A 4509
Iecoris aselli oleum B 4514
IEF, isoelektrische Fokussierung (2.2.54) 130
Ifosfamid 4267
Ifosfamidum 4267
Ignatia für homöopathische Zubereitungen 2589
Imatinibi mesilas 4270
Imatinibmesilat 4270
Imidacloprid für Tiere 4273
Imidaclopridum ad usum veterinarium 4273
Imidazol *R* **10.4**-7686
Imidazol-Pufferlösung pH 6,5 *R* **10.4**-7851
Imidazol-Pufferlösung pH 7,3 *R* **10.4**-7854
Iminobibenzyl *R* **10.4**-7686
Iminodiessigsäure *R* **10.4**-7686
Imipenem-Monohydrat 4275
Imipenemum monohydricum 4275
Imipraminhydrochlorid 4277
Imipraminhydrochlorid *R* **10.4**-7686
Imipramini hydrochloridum 4277
Immunchemische Methoden (2.7.1) 361
Immunglobulin
 – Anti-D, vom Menschen, Bestimmung der Wirksamkeit (2.7.13) 390
 – Bestimmung der antikomplementären Aktivität (2.6.17) 296
 – Fc-Funktion (2.7.9) 386
 – vom Menschen, Prüfung auf Anti-D-Antikörper (2.6.26) 317
Immunglobuline
 – Anti-D-Immunglobulin vom Menschen 2784
 – Anti-D-Immunglobulin vom Menschen zur intravenösen Anwendung 2785
 – Anti-T-Lymphozyten-Immunglobulin vom Tier zur Anwendung am Menschen 2789
 – Hepatitis-A-Immunglobulin vom Menschen 4180
 – Hepatitis-B-Immunglobulin vom Menschen 4180
 – Hepatitis-B-Immunglobulin vom Menschen zur intravenösen Anwendung 4181
 – Masern-Immunglobulin vom Menschen 4697
 – Normales Immunglobulin vom Menschen zur intramuskulären Anwendung 4278
 – Normales Immunglobulin vom Menschen zur intravenösen Anwendung 4281
 – Normales Immunglobulin vom Menschen zur subkutanen Anwendung 4284
 – Röteln-Immunglobulin vom Menschen 5568
 – Tetanus-Immunglobulin vom Menschen 5855
 – Tollwut-Immunglobulin vom Menschen 5964
 – Varizellen-Immunglobulin vom Menschen 6110
 – Varizellen-Immunglobulin vom Menschen zur intravenösen Anwendung 6111
Immunnephelometrische Bestimmung von Impfstoffkomponenten (2.7.35) 421
Immunoglobulinum anti-T lymphocytorum ex animali ad usum humanum 2789
Immunoglobulinum humanum anti-D 2784
Immunoglobulinum humanum anti-D ad usum intravenosum 2785
Immunoglobulinum humanum hepatitidis A 4180
Immunoglobulinum humanum hepatitidis B 4180
Immunoglobulinum humanum hepatitidis B ad usum intravenosum 4181
Immunoglobulinum humanum morbillicum 4697
Immunoglobulinum humanum normale ad usum intramusculum 4278
Immunoglobulinum humanum normale ad usum intravenosum 4281
Immunoglobulinum humanum normale ad usum subdermicum 4284
Immunoglobulinum humanum rabicum 5964
Immunoglobulinum humanum rubellae 5568
Immunoglobulinum humanum tetanicum 5855
Immunoglobulinum humanum varicellae 6110
Immunoglobulinum humanum varicellae ad usum intravenosum 6111
Immunologische Arzneimitteln für Tiere, Management von fremden Agenzien (5.2.5) **10.2**-6635
Immunosera ad usum veterinarium **10.2**-6649
Immunosera ex animale ad usum humanum **10.4**-7898
Immunoserum botulinicum 1805
Immunoserum contra venena viperarum europaearum 1811
Immunoserum diphthericum 1806
Immunoserum gangraenicum (Clostridium novyi) 1807
Immunoserum gangraenicum (Clostridium perfringens) 1808
Immunoserum gangraenicum (Clostridium septicum) ..1810
Immunoserum gangraenicum mixtum 1811
Immunoserum tetanicum ad usum humanum 1812
Immunoserum tetanicum ad usum veterinarium 1817
Immunpräzipitationsmethoden (*siehe* 2.7.1) 361
Immunsera für Menschen
 – Botulismus-Antitoxin 1805
 – Diphtherie-Antitoxin 1806
 – Gasbrand-Antitoxin (*Clostridium novyi*) 1807
 – Gasbrand-Antitoxin (*Clostridium perfringens*) 1808

- Gasbrand-Antitoxin
  (*Clostridium septicum*) 1810
- Gasbrand-Antitoxin (polyvalent) 1811
- Schlangengift-Immunserum (Europa) 1811
- Tetanus-Antitoxin 1812

Immunsera für Tiere
- Tetanus-Antitoxin für Tiere 1817

Immunsera für Tiere **10.2**-6649
- Bewertung der Unschädlichkeit (5.2.6) 1053
- Bewertung der Unschädlichkeit jeder Charge
  (5.2.9) 1076
- Bewertung der Wirksamkeit (5.2.7) 1057

Immunsera von Tieren zur Anwendung am Menschen **10.4**-7898

Imperatorin *R* **10.4**-7686

Impfstoffe
- Freier Formaldehyd (2.4.18) 198
- für Menschen 1333
- für Menschen, Zellkulturen zur Herstellung
  (5.2.3) 1041
- für Tiere **10.2**-6653
- für Tiere, Bewertung der Unschädlichkeit
  (5.2.6) 1053
- für Tiere, Bewertung der Unschädlichkeit
  jeder Charge (5.2.9) 1076
- für Tiere, Bewertung der Wirksamkeit (5.2.7) ... 1057
- für Tiere, inaktivierte, gesunde Hühnerherden
  zur Herstellung (5.2.13) **10.2**-6644
- für Tiere, Zellkulturen für die Herstellung
  (5.2.4) **10.2**-6633
- immunnephelometrische Bestimmung von
  Komponenten (2.7.35) 421
- Phenolkonzentration (2.5.15) 236
- SPF-Hühnerherden zur Herstellung und Qualitätskontrolle (5.2.2) 1038

Impfstoffe für Menschen
- BCG zur Immuntherapie 1443
- BCG-Impfstoff (gefriergetrocknet) 1441
- Cholera-Impfstoff (inaktiviert, oral) 1445
- Diphtherie-Adsorbat-Impfstoff 1448
  - (reduzierter Antigengehalt) 1450
- Diphtherie-Tetanus-Adsorbat-Impfstoff **10.3**-7057
  - (reduzierter Antigengehalt) **10.3**-7058
- Diphtherie-Tetanus-Hepatitis-B(rDNA)-Adsorbat-Impfstoff **10.3**-7060
- Diphtherie-Tetanus-Pertussis(azellulär, aus
  Komponenten)-Adsorbat-Impfstoff **10.3**-7062
  - (reduzierter Antigengehalt) **10.3**-7064
- Diphtherie-Tetanus-Pertussis(azellulär, aus
  Komponenten)-Haemophilus-Typ-b(konjugiert)-
  Adsorbat-Impfstoff **10.3**-7066
- Diphtherie-Tetanus-Pertussis(azellulär,
  aus Komponenten)-Hepatitis-B(rDNA)-
  Adsorbat-Impfstoff **10.3**-7069
- Diphtherie-Tetanus-Pertussis(azellulär,
  aus Komponenten)-Poliomyelitis(inaktiviert)-
  Haemophilus-Typ-b(konjugiert)-Adsorbat-
  Impfstoff **10.3**-7082
- Diphtherie-Tetanus-Pertussis(Ganzzell)-Adsorbat-
  Impfstoff **10.3**-7086
- Diphtherie-Tetanus-Pertussis(azellulär, aus
  Komponenten)-Hepatitis-B(rDNA)-Polio-
  myelitis(inaktiviert)-Haemophilus-Typ-
  b(konjugiert)-Adsorbat-Impfstoff **10.3**-7072
- Diphtherie-Tetanus-Pertussis(azellulär,
  aus Komponenten)-Poliomyelitis(inaktiviert)-
  Adsorbat-Impfstoff
  - (reduzierter Antigengehalt) **10.3**-7076
- Diphtherie-Tetanus-Pertussis(azellulär, aus
  Komponenten)-Poliomyelitis(inaktiviert)-
  Haemophilus-Typ-b(konjugiert)-Adsorbat-
  Impfstoff 1477
- Diphtherie-Tetanus-Pertussis(Ganzzell)-Adsorbat-Impfstoff 1481
- Diphtherie-Tetanus-Pertussis(Ganzzell)-Poliomyelitis(inaktiviert)-Adsorbat-Impfstoff **10.3**-7088
- Diphtherie-Tetanus-Pertussis(Ganzzell)-Poliomyelitis(inaktiviert)-Haemophilus-Typ-
  b(konjugiert)-Adsorbat-Impfstoff **10.3**-7091
- Diphtherie-Tetanus-Poliomyelitis(inaktiviert)-
  Adsorbat-Impfstoff (reduzierter Antigengehalt) **10.3**-7095
- FSME-Impfstoff (inaktiviert) 1492
- Gelbfieber-Lebend-Impfstoff **10.2**-6665
- Gürtelrose(Herpes-Zoster)-Lebend-Impfstoff 1500
- Haemophilus-Typ-b-Impfstoff (konjugiert) 1502
- Haemophilus-Typ-b-und-Meningokokken
  -Gruppe-C-Impfstoff (konjugiert) 1505
- Hepatitis-A-Adsorbat-Impfstoff (inaktiviert) 1507
- Hepatitis-A-Adsorbat(inaktiviert)-Typhus-
  Polysaccharid-Impfstoff 1510
- Hepatitis-A-Impfstoff (inaktiviert, Virosom) 1512
- Hepatitis-A(inaktiviert)-Hepatitis-B(rDNA)-
  Adsorbat-Impfstoff 1516
- Hepatitis-B-Impfstoff (rDNA) 1517
- Humanes-Papillomavirus-Impfstoff (rDNA) 1520
- Influenza-Impfstoff (inaktiviert) 1525
- Influenza-Impfstoff (inaktiviert, aus Zellkulturen) 1527
- Influenza-Lebend-Impfstoff (nasal) **10.2**-6670
- Influenza-Spaltimpfstoff aus Oberflächenantigen (inaktiviert) 1536
- Influenza-Spaltimpfstoff aus Oberflächenantigen (inaktiviert, aus Zellkulturen) 1539
- Influenza-Spaltimpfstoff aus Oberflächenantigen (inaktiviert, Virosom) 1542
- Influenza-Spaltimpfstoff (inaktiviert) 1534
- Masern-Lebend-Impfstoff 1545
- Masern-Mumps-Röteln-Lebend-Impfstoff 1547
- Masern-Mumps-Röteln-Varizellen-
  Lebend-Impfstoff 1549
- Meningokokken-Gruppe-A-C-W135-Y-Impfstoff
  (konjugiert) 1551
- Meningokokken-Gruppe-C-Impfstoff
  (konjugiert) 1553
- Meningokokken-Polysaccharid-Impfstoff 1556
- Milzbrand-Adsorbat-Impfstoff (aus Zellkulturfiltraten) für Menschen 1559
- Mumps-Lebend-Impfstoff 1561
- Pertussis-Adsorbat-Impfstoff (azellulär, aus
  Komponenten) 1563
- Pertussis-Adsorbat-Impfstoff (azellulär, co-
  gereinigt) 1566
- Pertussis(Ganzzell)-Adsorbat-Impfstoff 1568
- Pneumokokken-Polysaccharid-Adsorbat-
  Impfstoff (konjugiert) 1571
- Pneumokokken-Polysaccharid-Impfstoff 1574
- Pocken-Lebend-Impfstoff 1576
- Poliomyelitis-Impfstoff (inaktiviert) 1583
- Poliomyelitis-Impfstoff (oral) 1587
- Röteln-Lebend-Impfstoff 1594
- Rotavirus-Lebend-Impfstoff (oral) 1596
- Tetanus-Adsorbat-Impfstoff **10.3**-7097
- Tollwut-Impfstoff aus Zellkulturen für Menschen 1602
- Typhus-Impfstoff 1606
- Typhus-Lebend-Impfstoff (Stamm Ty 21a)
  (oral) 1606
- Typhus-Polysaccharid-Impfstoff 1609

– Varizellen-Lebend-Impfstoff 1611

Impfstoffe für Tiere
– Adenovirose-Impfstoff (inaktiviert) für Hunde ... 1617
– Adenovirose-Lebend-Impfstoff für Hunde .. **10.2**-6677
– Aktinobazillose-Impfstoff (inaktiviert) für Schweine 1620
– Aujeszky'sche-Krankheit-Impfstoff (inaktiviert) für Schweine **10.2**-6681
– Aujeszky'sche-Krankheit-Lebend-Impfstoff zur parenteralen Anwendung für Schweine **10.2**-6684
– Aviäres-Paramyxovirus-3-Impfstoff (inaktiviert) für Truthühner **10.2**-6691
– Bordetella-bronchiseptica-Lebend-Impfstoff für Hunde 1638
– Botulismus-Impfstoff für Tiere 1640
– Brucellose-Lebend-Impfstoff (*Brucella melitensis* Stamm Rev. 1) für Tiere 1648
– Calicivirose-Impfstoff (inaktiviert) für Katzen ... 1655
– Calicivirose-Lebend-Impfstoff für Katzen .. **10.2**-6705
– Chlamydien-Impfstoff (inaktiviert) für Katzen ... 1658
– Cholera-Impfstoff (inaktiviert) für Geflügel 1660
– Clostridium-chauvoei-Impfstoff für Tiere 1662
– Clostridium-novyi-(Typ B)-Impfstoff für Tiere .. 1663
– Clostridium-perfringens-Impfstoff für Tiere 1665
– Clostridium-septicum-Impfstoff für Tiere 1668
– Colibacillose-Impfstoff (inaktiviert) für neugeborene Ferkel 1671
– Colibacillose-Impfstoff (inaktiviert) für neugeborene Wiederkäuer 1673
– Coronavirusdiarrhoe-Impfstoff (inaktiviert) für Kälber **10.2**-6707
– Egg-Drop-Syndrom-'76-Impfstoff (inaktiviert) **10.2**-6709
– Entenpest-Lebend-Impfstoff **10.2**-6711
– Enzootische-Pneumonie-Impfstoff (inaktiviert) für Schweine 1681
– Furunkulose-Impfstoff (inaktiviert, injizierbar, mit öligem Adjuvans) für Salmoniden 1684
– Geflügelpocken-Lebend-Impfstoff **10.2**-6713
– Hämorrhagische-Krankheit-Impfstoff (inaktiviert) für Kaninchen **10.2**-6715
– Hepatitis-Typ-I-Lebend-Impfstoff für Enten **10.2**-6717
– Herpesvirus-Impfstoff (inaktiviert) für Pferde ... 1692
– Infektiöse-Anämie-Lebend-Impfstoff für Hühner **10.2**-6678
– Infektiöse-Aviäre-Encephalomyelitis-Lebend-Impfstoff **10.2**-6687
– Infektiöse-Aviäre-Laryngotracheitis-Lebend-Impfstoff **10.2**-6689
– Infektiöse-Bovine-Rhinotracheitis-Lebend-Impfstoff für Rinder **10.2**-6693
– Infektiöse-Bronchitis-Impfstoff (inaktiviert) für Geflügel **10.2**-6695
– Infektiöse-Bronchitis-Lebend-Impfstoff für Geflügel **10.2**-6697
– Infektiöse-Bursitis-Impfstoff (inaktiviert) für Geflügel **10.2**-6700
– Infektiöse-Bursitis-Lebend-Impfstoff für Geflügel **10.2**-6702
– Infektiöse-Pankreasnekrose-Impfstoff (inaktiviert, injizierbar, mit öligem Adjuvans) für Salmoniden 1732
– Infektiöse-Panleukopenie-Impfstoff (inaktiviert) für Katzen 1734
– Infektiöse-Panleukopenie-Lebend-Impfstoff für Katzen **10.2**-6734
– Infektiöse-Rhinotracheitis-Impfstoff (inaktiviert) für Rinder 1755
– Infektiöse-Rhinotracheitis-Lebend-Impfstoff für Truthühner **10.2**-6745
– Influenza-Impfstoff (inaktiviert) für Pferde 1694
– Influenza-Impfstoff (inaktiviert) für Schweine ... 1697
– Kaltwasser-Vibriose-Impfstoff (inaktiviert) für Salmoniden 1797
– Klassische-Schweinepest-Lebend-Impfstoff (aus Zellkulturen) **10.2**-6751
– Kokzidiose-Lebend-Impfstoff für Hühner .. **10.2**-6720
– Leptospirose-Impfstoff (inaktiviert) für Hunde ... 1704
– Leptospirose-Impfstoff (inaktiviert) für Rinder ... 1707
– Leukose-Impfstoff (inaktiviert) für Katzen 1709
– Mannheimia-Impfstoff (inaktiviert) für Rinder ... 1711
– Mannheimia-Impfstoff (inaktiviert) für Schafe ... 1713
– Marek'sche-Krankheit-Lebend-Impfstoff ... **10.2**-6724
– Maul-und-Klauenseuche-Impfstoff (inaktiviert) für Wiederkäuer 1718
– Milzbrandsporen-Lebend-Impfstoff für Tiere 1721
– Mycoplasma-gallisepticum-Impfstoff (inaktiviert) 1722
– Myxomatose-Lebend-Impfstoff für Kaninchen **10.2**-6727
– Newcastle-Krankheit-Impfstoff (inaktiviert) **10.2**-6729
– Newcastle-Krankheit-Lebend-Impfstoff **10.2**-6731
– Parainfluenza-Virus-Lebend-Impfstoff für Hunde **10.2**-6736
– Parainfluenza-Virus-Lebend-Impfstoff für Rinder **10.2**-6738
– Parvovirose-Impfstoff (inaktiviert) für Hunde ... 1742
– Parvovirose-Impfstoff (inaktiviert) für Schweine **10.2**-6740
– Parvovirose-Lebend-Impfstoff für Hunde ... **10.2**-6742
– Pasteurella-Impfstoff (inaktiviert) für Schafe 1748
– Progressive-Rhinitis-atrophicans-Impfstoff (inaktiviert) für Schweine 1752
– Respiratorisches-Syncytial-Virus-Lebend-Impfstoff für Rinder **10.2**-6744
– Rhinotracheitis-Virus-Impfstoff (inaktiviert) für Katzen 1759
– Rhinotracheitis-Virus-Lebend-Impfstoff für Katzen **10.2**-6747
– Rotavirusdiarrhoe-Impfstoff (inaktiviert) für Kälber **10.2**-6749
– Rotmaul-Seuche-Impfstoff (inaktiviert) für Regenbogenforelle 1765
– Salmonella-Enteritidis-Impfstoff (inaktiviert) für Hühner 1767
– Salmonella-Enteritidis-Lebend-Impfstoff (oral) für Hühner 1768
– Salmonella-Typhimurium-Impfstoff (inaktiviert) für Hühner 1772
– Salmonella-Typhimurium-Lebend-Impfstoff (oral) für Hühner 1774
– Schweinerotlauf-Impfstoff (inaktiviert) 1780
– Staupe-Lebend-Impfstoff für Frettchen und Nerze **10.2**-6754
– Staupe-Lebend-Impfstoff für Hunde **10.2**-6755
– Tenosynovitis-Virus-Lebend-Impfstoff für Geflügel **10.2**-6757
– Tetanus-Impfstoff für Tiere **10.3**-7103
– Tollwut-Impfstoff (inaktiviert) für Tiere .. **10.4**-7905
– Tollwut-Lebend-Impfstoff (oral) für Füchse und Marderhunde **10.2**-6759
– Vibriose-Impfstoff (inaktiviert) für Salmoniden .. 1795
– Vibriose-Impfstoff (inaktiviert) für Salmoniden, Kaltwasser 1797
– Virusdiarrhoe-Impfstoff (inaktiviert) für Rinder .. 1799

Impfstoffe für Tiere (5.2.7)	1057
Implementierung von Arzneibuch-Methoden (*siehe* 1.1)	6
Imprägnierte homöopathische Kügelchen (Streukügelchen/Globuli)	2529
Imprägnierte Tabletten (*siehe* Homöopathische Zubereitungen)	**10.3**-7143
2-Indanaminhydrochlorid *R*	**10.4**-7686
Indapamid	**10.1**-6385
Indapamidum	**10.1**-6385
Indigo *R*	**10.4**-7686
Indigocarmin *R*	**10.4**-7686
Indigocarmin-Lösung *R*	**10.4**-7687
Indigocarmin-Lösung *R* 1	**10.4**-7687
Indii(^{111}In) chloridi solutio	1860
Indii(^{111}In) oxini solutio	1861
Indii(^{111}In) pentetatis solutio iniectabilis	1863
Indikatormethode, ph-Wert (2.2.4)	33
Indinaviri sulfas	4290
Indinavirsulfat	4290
Indirubin *R*	**10.4**-7687
Indische Flohsamen	2164
Indische Flohsamenschalen	2165
Indischer Weihrauch	2501
(^{111}In)Indium(III)-chlorid-Lösung	1860
(^{111}In)Indiumoxinat-Lösung	1861
(^{111}In)Indium-Pentetat-Injektionslösung	1863
Indometacin	4292
Indometacin *R*	**10.4**-7687
Indometacinum	4292
Infektiöse-Anämie-Lebend-Impfstoff für Hühner	**10.2**-6678
Infektiöse-Aviäre-Encephalomyelitis-Lebend-Impfstoff	**10.2**-6687
Infektiöse-Aviäre-Laryngotracheitis-Lebend-Impfstoff	**10.2**-6689
Infektiöse-Bovine-Rhinotracheitis-Lebend-Impfstoff für Rinder	**10.2**-6693
Infektiöse-Bronchitis-Impfstoff (inaktiviert) für Geflügel	**10.2**-6695
Infektiöse-Bronchitis-Lebend-Impfstoff für Geflügel	**10.2**-6697
Infektiöse-Bursitis-Impfstoff (inaktiviert) für Geflügel	**10.2**-6700
Infektiöse-Bursitis-Lebend-Impfstoff für Geflügel	**10.2**-6702
Infektiöse-Pankreasnekrose-Impfstoff (inaktiviert, injizierbar, mit öligem Adjuvans) für Salmoniden	1732
Infektiöse-Panleukopenie-Impfstoff (inaktiviert) für Katzen	1734
Infektiöse-Panleukopenie-Lebend-Impfstoff für Katzen	**10.2**-6734
Infektiöse-Rhinotracheitis-Impfstoff (inaktiviert) für Rinder	1755
Infektiöse-Rhinotracheitis-Lebend-Impfstoff für Truthühner	**10.2**-6745
Infliximabum solutio concentrata	**10.3**-7257
Infliximab-Lösung, konzentrierte	**10.3**-7257
Influenza-Impfstoff	
– (inaktiviert)	1525
– (inaktiviert, aus Zellkulturen)	1527
– (inaktiviert) für Pferde	1694
– (inaktiviert) für Schweine	1697
Influenza-Lebend-Impfstoff (nasal)	**10.2**-6670
Influenza-Spaltimpfstoff	
– aus Oberflächenantigen (inaktiviert)	1536
– aus Oberflächenantigen (inaktiviert, aus Zellkulturen)	1539
– aus Oberflächenantigen (inaktiviert, Virosom)	1542
– (inaktiviert)	1534
Infusionszubereitungen	1394
Ingwerwurzelstock	2229
Inhalanda	1419
Inhalation, Zubereitungen zur	1419
Inhalation, Zubereitungen zur: Aerodynamische Beurteilung feiner Teilchen (2.9.18)	478
Injektionszubereitungen	1394
Inosin *R*	**10.4**-7687
Inositol, myo	**10.4**-8035
Instantteezubereitungen aus pflanzlichen Drogen	1346
Insulin	
– als Injektionslösung, lösliches	**10.4**-8036
– aspart	4304
– glargin	4307
– human	4309
– lispro	4313
– vom Rind	4316
– vom Schwein	4320
Insulini isophani biphasici iniectabile	4386
Insulini zinci amorphi suspensio iniectabilis	**10.4**-8038
Insulini zinci cristallini suspensio iniectabilis	**10.4**-8036
Insulini zinci suspensio iniectabilis	**10.4**-8037
Insulinum aspartum	4304
Insulinum bovinum	4316
Insulinum glarginum	4307
Insulinum humanum	4309
Insulinum isophanum iniectabile	**10.4**-8042
Insulinum lisprum	4313
Insulinum porcinum	4320
Insulinum solubile iniectabile	**10.4**-8036
Insulin-Zink-Kristallsuspension zur Injektion	**10.4**-8036
Insulin-Zink-Suspension zur Injektion	**10.4**-8037
– amorphe	**10.4**-8038
Insulinzubereitungen zur Injektion	**10.4**-8039
Interferon-alfa-2-Lösung, konzentrierte	4330
Interferon-beta-1a-Lösung, konzentrierte	4334
Interferone, Bestimmung der Aktivität (5.6)	1155
Interferon-gamma-1b-Lösung, konzentrierte	4338
Interferoni alfa-2 solutio concentrata	4330
Interferoni beta-1a solutio concentrata	4334
Interferoni gamma-1b solutio concentrata	4338
Internationaler Standard, Erläuterung (*siehe* 5.12)	1189
Internationales Einheitensystem und andere Einheiten (1.6)	14
int-rac-α-Tocopherolum	5947
int-rac-α-Tocopherylis acetas	5950
Intramammärer Anwendung am Tier, Zubeeitungen	1426
Intraruminale Wirkstofffreisetzungssysteme	1389
Intrauterine Anwendung am Tier, Zubereitungen	1427
Intrinsische Lösungsgeschwindigkeit (2.9.29)	509
In-vivo-Bestimmung der Wirksamkeit von Poliomyelitis-Impfstoff (inaktiviert) (2.7.20)	402
In-vivo-Methoden zur Qualitätskontrolle, Ersatz durch In-vitro-Methoden (5.2.14)	1085
Iobenguani sulfas ad radiopharmaceutica	1868
(^{123}I)Iobenguan-Injektionslösung	1864
(^{131}I)Iobenguan-Injektionslösung	
– für diagnostische Zwecke	1865
– für therapeutische Zwecke	1867
Iobenguani(^{123}I) solutio iniectabilis	1864
Iobenguani(^{131}I) solutio iniectabilis ad usum diagnosticum	1865
Iobenguani(^{131}I) solutio iniectabilis ad usum therapeuticum	1867

Iobenguansulfat zur Herstellung von radioaktiven
　　Arzneimitteln 1868
Iod 4343
Iod *R* **10.4**-7687
Iod-123- und Ruthenium-106-Spikelösung *R* **10.4**-7689
Iodacetamid *R* **10.4**-7688
2-Iodbenzoesäure *R* **10.4**-7688
3-Iodbenzylammoniumchlorid *R* **10.4**-7688
Iod-Chloroform *R* **10.4**-7687
Iodessigsäure *R* **10.4**-7688
Iodethan *R* **10.4**-7688
2-Iodhippursäure *R* **10.4**-7688
Iodid, Identitätsreaktion (*siehe* 2.3.1) 181
Iodid-Lösung (10 ppm I) *R* **10.4**-7843
*Iodinati(^{125}I) humani albumini solutio
　　iniectabilis* 1821
Iodixanol 4343
Iodixanolum 4343
Iod-Lösung *R* **10.4**-7687
Iod-Lösung *R* 1 ....**10.4**-7687
Iod-Lösung *R* 2 ....**10.4**-7687
Iod-Lösung *R* 3 ....**10.4**-7687
Iod-Lösung *R* 4 ....**10.4**-7687
Iod-Lösung *R* 5 ....**10.4**-7688
Iod-Lösung (0,01 mol · l^{-1}) **10.4**-7862
Iod-Lösung (0,05 mol · l^{-1}) **10.4**-7861
Iod-Lösung (0,5 mol · l^{-1}) **10.4**-7861
Iod-Lösung, ethanolische *R* **10.4**-7688
(^{131}I)Iodmethylnorcholesterol-Injektionslösung 1869
Iodmonobromid *R* **10.4**-7689
Iodmonobromid-Lösung *R* **10.4**-7689
Iodmonochlorid *R* **10.4**-7689
Iodmonochlorid-Lösung *R* **10.4**-7689
Iodomethylnorcholesteroli(^{131}I) solutio iniectabilis 1869
Iod(V)-oxid, gekörntes *R* **10.4**-7689
Iodplatin-Reagenz *R* **10.4**-7689
Iodplatin-Reagenz *R* 1 ....**10.4**-7689
Iodum 4343
Ioduracil *R* **10.4**-7689
Iodwasserstoffsäure *R* **10.4**-7689
Iodzahl (2.5.4) 230
Iohexol 4347
Iohexolum 4347
Ionen und funktionelle Gruppen,
　　Identitätsreaktionen (2.3.1) 179
Ionenaustauscher
　　– zur Chromatographie *R* **10.4**-7690
　　– zur hydrophoben Interaktionschromato-
　　　graphie *R* **10.4**-7690
　　– zur Umkehrphasen-Chromatographie *R* **10.4**-7690
Ionenkonzentration, Potentiometrische Bestimmung
　　mit ionenselektiven Elektroden (2.2.36) 87
Iopamidol 4352
Iopamidolum 4352
Iopansäure 4355
Iopromid 4356
Iopromidum 4356
Iotrolan 4360
Iotrolanum 4360
Ioxaglinsäure 4363
Ipecacuanhae extractum fluidum normatum 2231
Ipecacuanhae pulvis normatus 2232
Ipecacuanhae radix 2235
Ipecacuanhae tinctura normata 2234
Ipecacuanhafluidextrakt, eingestellter 2231
Ipecacuanhapulver, eingestelltes 2232
Ipecacuanhatinktur, eingestellte 2234
Ipecacuanhawurzel 2235
Ipratropii bromidum 4366
Ipratropiumbromid 4366

Irbesartan **10.3**-7264
Irbesartanum **10.3**-7264
Irinotecanhydrochlorid-Trihydrat **10.1**-6391
Irinotecani hydrochloridum trihydricum **10.1**-6391
Irisflorentin *R* **10.4**-7690
IR-Spektroskopie (2.2.24) **10.3**-6919
Isatin *R* **10.4**-7690
Isatin-Reagenz *R* **10.4**-7690
Isländisches Moos/Isländische Flechte 2237
Isoamylalkohol *R* **10.4**-7690
Isoamylbenzoat *R* **10.4**-7690
Isoandrosteron *R* **10.4**-7690
N-Isobutyldodecatetraenamid *R* **10.4**-7691
N-Isobutyldodecatetraenamid-Lösung *R* **10.4**-7691
Isobutylmethylketon *R* **10.4**-7691
Isobutylmethylketon *R* 1 ....**10.4**-7691
Isobutylmethylketon *R* 3 ....**10.4**-7691
Isobutylmethylketon, wassergesättigtes *R* **10.4**-7691
Isoconazol **10.3**-7266
Isoconazoli nitras **10.3**-7268
Isoconazolnitrat **10.3**-7268
Isoconazolum **10.3**-7266
Isodrin *R* **10.4**-7691
Isoelektrische Fokussierung (2.2.54) 130
　　– in Kapillaren (*siehe* 2.2.47) 123
Isoeugenol *R* **10.4**-7691
Isofluran 4377
Isofluranum 4377
Isoleucin 4378
Isoleucin *R* **10.4**-7691
Isoleucinum 4378
Isomalt 4381
Isomalt *R* **10.4**-7691
Isomaltitol *R* **10.4**-7692
Isomaltum 4381
Isomenthol *R* **10.4**-7692
(+)-Isomenthon *R* **10.4**-7692
Isomethyleugenol *R* **10.4**-7692
Isoniazid 4383
Isoniazidum 4383
Isonicotinamid *R* **10.4**-7692
Isonicotinsäure *R* **10.4**-7692
Isophan-Insulin-Suspension zur Injektion **10.4**-8042
　　– biphasische 4386
Isoprenalinhydrochlorid **10.1**-6394
Isoprenalini hydrochloridum **10.1**-6394
Isoprenalini sulfas 4388
Isoprenalinsulfat 4388
Isopropylamin *R* **10.4**-7693
Isopropyliodid *R* **10.4**-7693
Isopropylis isostearas 4389
Isopropylis myristas 4390
Isopropylis palmitas 4391
Isopropylisostearat 4389
Isopropylmethansulfonat *R* **10.4**-7693
Isopropylmyristat 4390
Isopropylmyristat *R* **10.4**-7693
Isopropylpalmitat 4391
4-Isopropylphenol *R* **10.4**-7693
Isopropyltoluolsulfonat *R* **10.4**-7693
Isopulegol *R* **10.4**-7693
Isoquercitrin *R* **10.4**-7694
Isoquercitrosid *R* **10.4**-7694
Isorhamnetin-3-*O*-neohesperidosid *R* **10.4**-7694
Isorhamnetin3-*O*-rutinosid *R* **10.4**-7694
Isorhynchophyllin *R* **10.4**-7694
Isosilibinin *R* **10.4**-7694
Isosorbiddinitrat, verdünntes 4392
Isosorbidi dinitras dilutus 4392
Isosorbidi mononitras dilutus 4394

Isosorbidmononitrat, verdünntes 4394
Isotretinoin 4396
Isotretinoinum 4396
Isovitexin R 10.4-7695
Isoxsuprinhydrochlorid 4398
Isoxsuprini hydrochloridum 4398
Isradipin 4400
Isradipinum 4400
Itraconazol 4402
Itraconazolum 4402
Ivermectin 4405
Ivermectinum 4405
IZ, Iodzahl (2.5.4) 230

J

Japanische Yamswurzelknollen* 2515
Japanischer-Pagodenbaum-Blüten* 2238
Japanischer-Pagodenbaum-Blütenknospen* 2240
Javanische Gelbwurz 2174
Johannisbrotkernmehl *R* 10.4-7695
Johanniskraut 2242
Johanniskrauttrockenextrakt, quantifizierter 2244
Josamycin 10.1-6399
Josamycini propionas 10.1-6402
Josamycinpropionat 10.1-6402
Josamycinum 10.1-6399
Juniperi aetheroleum 2494
Juniperi galbulus 2493

K

Kämpferol *R* 10.4-7695
Kaffeesäure *R* 10.4-7695
Kakaobutter 10.2-6793
Kalii acetas 4420
Kalii bichromas ad praeparationes homoeopathicas ... 2592
Kalii bromidum 10.2-6794
Kalii carbonas 4422
Kalii chloridum 10.4-8047
Kalii citras 4424
Kalii clavulanas 10.3-7274
Kalii clavulanas dilutus 10.3-7277
Kalii dihydrogenophosphas 4430
Kalii hydrogenoaspartas hemihydricus 4431
Kalii hydrogenocarbonas 4432
Kalii hydrogenotartras 10.4-8048
Kalii hydroxidum 4434
Kalii iodidum 4435
Kalii metabisulfis 4436
Kalii natrii tartras tetrahydricus 4438
Kalii nitras 4439
Kalii perchloras 4440
Kalii permanganas 4441
Kalii sorbas 4442
Kalii sulfas 4443
Kalium
 – Grenzprüfung (2.4.12) 196
 – Identitätsreaktion (*siehe* 2.3.1) 182
Kalium bichromicum für homöopathische
  Zubereitungen 2592
Kaliumacetat 4420
Kaliumacetat *R* 10.4-7695
Kaliumantimonoxidtartrat *R* 10.4-7695
Kaliumbromat *R* 10.4-7695
Kaliumbromat *RV* 10.4-7859
Kaliumbromat-Lösung (0,033 mol · l^{-1}) .. 10.4-7862
Kaliumbromid 10.2-6794
Kaliumbromid *R* 10.4-7695
Kaliumcarbonat 4422
Kaliumcarbonat *R* 10.4-7695
Kaliumchlorat *R* 10.4-7696
Kaliumchlorid 10.4-8047
Kaliumchlorid *R* 10.4-7696
Kaliumchlorid-Lösung (0,1 mol · l^{-1}) *R* . 10.4-7696
Kaliumchromat *R* 10.4-7696
Kaliumchromat-Lösung *R* 10.4-7696
Kaliumcitrat 4424
Kaliumcitrat *R* 10.4-7696
Kaliumclavulanat 10.3-7274
Kaliumclavulanat, verdünntes 10.3-7277
Kaliumcyanid *R* 10.4-7696
Kaliumcyanid-Lösung *R* 10.4-7696
Kaliumcyanid-Lösung, bleifreie *R* 10.4-7696
Kaliumdichromat *R* 10.4-7696
Kaliumdichromat-Lösung *R* 10.4-7696
Kaliumdichromat-Lösung *R* 1 .... 10.4-7696
Kaliumdihydrogenphosphat 4430
Kaliumdihydrogenphosphat *R* 10.4-7696
Kaliumdihydrogenphosphat-Lösung
  (0,2 mol · l^{-1}) *R* 10.4-7697
Kaliumfluorid *R* 10.4-7697
Kaliumhexacyanoferrat(II) *R* 10.4-7697
Kaliumhexacyanoferrat(III) *R* 10.4-7697
Kaliumhexacyanoferrat(II)-Lösung *R* 10.4-7697
Kaliumhexacyanoferrat(III)-Lösung *R* 10.4-7697
Kaliumhexahydroxoantimonat(V) *R* 10.4-7697
Kaliumhexahydroxoantimonat(V)-Lösung *R* 10.4-7697
Kaliumhexahydroxoantimonat(V)-Lösung *R* 1 .. 10.4-7697
Kaliumhydrogenaspartat-Hemihydrat 4431
Kaliumhydrogencarbonat 4432
Kaliumhydrogencarbonat *R* 10.4-7697
Kaliumhydrogencarbonat-Lösung,
  methanolische, gesättigte *R* 10.4-7697
Kaliumhydrogenphthalat *R* 10.4-7697
Kaliumhydrogenphthalat *RV* 10.4-7859
Kaliumhydrogenphthalat-Lösung (0,2 mol ·
  l^{-1}) *R* 10.4-7697
Kaliumhydrogenphthalat-Lösung (0,1 mol · l^{-1}) . 10.4-7862
Kaliumhydrogensulfat *R* 10.4-7697
Kaliumhydrogentartrat 10.4-8048
Kaliumhydrogentartrat *R* 10.4-7698
Kaliumhydroxid 4434
Kaliumhydroxid *R* 10.4-7698
Kaliumhydroxid-Lösung
  – ethanolische *R* 10.4-7698
  – ethanolische *R* 1 .... 10.4-7698
Kaliumhydroxid-Lösung (0,1 mol · l^{-1}) .. 10.4-7862
Kaliumhydroxid-Lösung (0,5 mol · l^{-1}),
  ethanolische 10.4-7862
Kaliumhydroxid-Lösung (2 mol · l^{-1}),
  ethanolische *R* 10.4-7698
Kaliumhydroxid-Lösung (0,5 mol · l^{-1})
  in Ethanol 10 % *R* 10.4-7698
Kaliumhydroxid-Lösung (0,5 mol · l^{-1})
  in Ethanol 60 % 10.4-7862
Kaliumiodat *R* 10.4-7698
Kaliumiodat-Lösung (0,05 mol · l^{-1}) 10.4-7862
Kaliumiodid 4435
Kaliumiodid *R* 10.4-7698
Kaliumiodid-Lösung
  – gesättigte *R* 10.4-7698
  – iodierte *R* 1 .... 10.4-7698
Kaliumiodid-Lösung *R* 10.4-7698
Kaliumiodid-Lösung (0,001 mol · l^{-1}) ... 10.4-7862
Kaliumiodid-Stärke-Lösung *R* 10.4-7698
Kalium-Lösung (20 ppm K) *R* 10.4-7843

Kalium-Lösung (100 ppm K) *R* **10.4**-7843
Kalium-Lösung (600 ppm K) *R* **10.4**-7843
Kalium-Lösung (0,2 % K) *R* **10.4**-7843
Kaliummetabisulfit 4436
Kaliummonohydrogenphosphat **10.3**-7279
Kaliummonohydrogenphosphat *R* **10.4**-7698
Kaliummonohydrogenphosphat-Trihydrat *R* **10.4**-7699
Kaliumnatriumtartrat *R* **10.4**-7699
Kaliumnatriumtartrat-Tetrahydrat 4438
Kaliumnitrat 4439
Kaliumnitrat *R* **10.4**-7699
Kaliumperchlorat 4440
Kaliumperiodat *R* **10.4**-7699
Kaliumpermanganat 4441
Kaliumpermanganat *R* **10.4**-7699
Kaliumpermanganat-Lösung *R* **10.4**-7699
Kaliumpermanganat-Lösung (0,02 mol · l^{-1}) **10.4**-7862
Kaliumpermanganat-Phosphorsäure *R* **10.4**-7699
Kaliumperrhenat *R* **10.4**-7699
Kaliumpersulfat *R* **10.4**-7699
Kaliumphosphat-Pufferlösung pH 7,0 *R* **10.4**-7852
Kaliumphosphat-Trihydrat *R* **10.4**-7699
Kaliumplumbit-Lösung *R* **10.4**-7699
Kaliumsorbat 4442
Kaliumsulfat 4443
Kaliumsulfat *R* **10.4**-7699
Kalium-4-sulfobenzoat *R* **10.4**-7699
Kaliumtartrat *R* **10.4**-7700
Kaliumtetraoxalat *R* **10.4**-7700
Kaliumthiocyanat *R* **10.4**-7700
Kaliumthiocyanat-Lösung *R* **10.4**-7700
Kaltwasser-Vibriose-Impfstoff (inaktiviert) für Salmoniden 1797
Kamille, Römische 2247
Kamillenblüten 2249
Kamillenfluidextrakt 2251
Kamillenöl 2252
Kanadische Gelbwurz 2176
Kanamycini monosulfas 4444
Kanamycini sulfas acidus 4446
Kanamycinmonosulfat 4444
Kanamycinsulfat, saures 4446
Kaolin, leichtes *R* **10.4**-7700
Kaolinum ponderosum 5970
Kap-Aloe 1994
Kapillarelektrophorese (2.2.47) 119
Kapillarviskosimeter (2.2.9) 35
Kapseln **10.3**-7389
Kapseln, Zerfallszeit (2.9.1) 451
Karl-Fischer-Lösung *R* **10.4**-7700
Karl-Fischer-Methode, Halbmikrobestimmung von Wasser (2.5.12) 234
Kartoffelstärke 4447
Kationenaustauscher
  – Calciumsalz, stark saurer *R* **10.4**-7701
  – Natriumsalz, stark saurer *R* **10.4**-7701
  – schwach saurer *R* **10.4**-7701
  – schwacher *R* **10.4**-7701
  – stark saurer *R* **10.4**-7701
  – starker *R* **10.4**-7701
Kationenaustauscher *R* **10.4**-7701
Kationenaustauscher *R* 1 ....**10.4**-7701
Kationenaustauscher *R* 2 ....**10.4**-7701
Kaugummis, wirkstoffhaltige 1393
Keimzählmethode, Anwendbarkeit (*siehe* 2.6.12) ..**10.3**-6939
Keimzahlbestimmung mikrobieller Kontaminanten in lebenden biotherapeutischen Produkten (2.6.36) ...346
Kernresonanzspektroskopie
  – siehe (2.2.33) 78
  – Peptid-Identifizierung (2.2.64) 164

Ketaminhydrochlorid 4448
Ketamini hydrochloridum 4448
Ketobemidonhydrochlorid 4450
11-Keto-β-boswelliasäure *R* **10.4**-7701
Ketoconazol **10.3**-7280
Ketoconazolum **10.3**-7280
Ketoprofen 4454
Ketoprofenum 4454
Ketorolac-Trometamol 4456
Ketorolacum trometamolum 4456
Ketotifenhydrogenfumarat 4458
Ketotifeni hydrogenofumaras 4458
Kiefernnadelöl 2255
Kieselgel
  – AGP zur Trennung chiraler Komponenten *R* **10.4**-7702
  – BC zur Trennung chiraler Komponenten *R* **10.4**-7702
  – CR+ zur Trennung chiraler Komponenten *R* **10.4**-7703
  – G *R* **10.4**-7702
  – GF$_{254}$ *R* **10.4**-7702
  – H *R* **10.4**-7702
  – H, silanisiertes *R* **10.4**-7702
  – HF$_{254}$ *R* **10.4**-7702
  – HF$_{254}$, silanisiertes *R* **10.4**-7702
  – (Kronenether) zur Trennung chiraler Komponenten **10.4**-7703
  – mit saurem α1-Glycoprotein zur Trennung chiraler Komponenten *R* **10.4**-7703
  – mit π-Akzeptor/π-Donator-Komplex zur Trennung chiraler Komponenten *R* **10.4**-7703
  – vom Harnstoff-Typ zur Trennung chiraler Komponenten *R* **10.4**-7703
  – zur Ausschlusschromatographie *R* **10.4**-7703
  – zur Chromatographie *R* **10.4**-7704
  – zur Trennung chiraler Komponenten, belegt mit L-Penicillamin *R* **10.4**-7711
Kieselgel zur Chromatographie
  – amidoalkylsilyliertes *R* **10.4**-7704
  – amidohexadecylsilyliertes *R* **10.4**-7704
  – amidohexadecylsilyliertes, nachsilanisiertes *R* **10.4**-7704
  – aminopropylmethylsilyliertes *R* **10.4**-7704
  – aminopropylsilyliertes *R* **10.4**-7704
  – aminopropylsilyliertes *R* 1 ....**10.4**-7704
  – belegt mit Albumin vom Menschen *R* **10.4**-7704
  – butylsilyliertes *R* **10.4**-7704
  – butylsilyliertes, nachsilanisiertes *R* **10.4**-7704
  – carbamoylsilyliertes *R* **10.4**-7704
  – cyanopropylsilyliertes *R* **10.4**-7704
  – cyanopropylsilyliertes *R* 1 ....**10.4**-7704
  – cyanopropylsilyliertes, nachsilanisiertes, desaktiviertes *R* **10.4**-7704
  – cyanosilyliertes *R* **10.4**-7704
  – cyanosilyliertes, nachsilanisiertes *R* **10.4**-7705
  – cyanosilyliertes, nachsilanisiertes, desaktiviertes *R* **10.4**-7705
  – dihydroxypropylsilyliertes *R* **10.4**-7705
  – diisobutyloctadecylsilyliertes *R* **10.4**-7705
  – diisopropylcyanopropylsilyliertes *R* **10.4**-7705
  – 4-dimethylaminobenzylcarbamidsilyliertes *R* **10.4**-7705
  – dimethyloctadecylsilyliertes *R* **10.4**-7705
  – Diol, mit stark wässrigen mobilen Phasen kompatibles, octadecylsilyliertes, nachsilanisiertes *R* **10.4**-7705
  – dodecylsilyliertes, nachsilanisiertes *R* **10.4**-7705
  – hexadecanoylamidopropylsilyliertes, nachsilanisiertes *R* **10.4**-7705

- hexadecylamidylsilyliertes *R* 10.4-7705
- hexadecylamidylsilyliertes, nachsilanisiertes *R* 10.4-7705
- hexylsilyliertes *R* 10.4-7705
- hexylsilyliertes, nachsilanisiertes *R* 10.4-7706
- (Hybridmaterial) mit eingebetteten polaren Gruppen, octadecylsilyliertes, ethanverbrücktes, nachsilanisiertes *R* 10.4-7706
- (Hybridmaterial) mit geladener Oberfläche, octadecylsilyliertes, ethanverbrücktes, nachsilanisiertes *R* 10.4-7706
- (Hybridmaterial), mit geladener Oberfläche, phenylhexylsilyliertes, ethanverbrücktes, nachsilanisiertes *R* 10.4-7706
- (Hybridmaterial), octadecylsilyliertes, ethanverbrücktes *R* 10.4-7706
- (Hybridmaterial), octylsilyliertes, ethanverbrücktes, nachsilanisiertes *R* 10.4-7706
- (Hybridmaterial), phenylsilyliertes, ethanverbrücktes, nachsilanisiertes *R* 10.4-7706
- hydrophiles *R* 10.4-7706
- hydroxypropylsilyliertes *R* 10.4-7706
- mit eingebetteten polaren Gruppen, octadecylsilyliertes, nachsilanisiertes *R* 10.4-7706
- mit eingebetteten polaren Gruppen, octadecylsilyliertes, verkapseltes *R* 10.4-7707
- mit eingebetteten polaren Gruppen, octylsilyliertes, nachsilanisiertes *R* 10.4-7707
- mit erweitertem pH-Bereich, octadecylsilyliertes, nachsilanisiertes *R* 10.4-7707
- mit festem Kern, alkylsilyliertes, nachsilanisiertes *R* 10.4-7707
- mit festem Kern, octadecylsilyliertes *R* 10.4-7707
- mit festem Kern, octylsilyliertes *R* 10.4-7707
- mit festem Kern, octylsilyliertes, nachsilanisiertes *R* 10.4-7707
- mit festem Kern, pentafluorphenylpropylsilyliertes, nachsilanisiertes *R* 10.4-7707
- mit festem Kern, phenylhexylsilyliertes, nachsilanisiertes *R* 10.4-7707
- mit zu 100 Prozent wässrigen mobilen Phasen kompatibles, octadecylsilyliertes *R* 10.4-7708
- mit zu 100 Prozent wässrigen mobilen Phasen kompatibles, octadecylsilyliertes, nachsilanisiertes *R* 10.4-7708
- 4-nitrophenylcarbamidsilyliertes *R* 10.4-7708
- octadecanoylamidopropylsilyliertes *R* 10.4-7708
- octadecylphenylsilyliertes, nachsilanisiertes *R* 10.4-7708
- octadecylsilyliertes *R* 10.4-7708
- octadecylsilyliertes *R* 1 ....10.4-7708
- octadecylsilyliertes *R* 2 ....10.4-7708
- octadecylsilyliertes, desaktiviertes *R* 10.4-7708
- octadecylsilyliertes, extra dichtes, nachsilanisiertes *R* 10.4-7708
- octadecylsilyliertes, monolithisches *R* 10.4-7708
- octadecylsilyliertes, nachsilanisiertes *R* 10.4-7708
- octadecylsilyliertes, nachsilanisiertes *R* 1 ...10.4-7709
- octadecylsilyliertes, nachsilanisiertes, desaktiviertes *R* 10.4-7709
- octadecylsilyliertes, nachsilanisiertes, desaktiviertes *R* 1 ....10.4-7709
- octadecylsilyliertes, polar nachsilanisiertes *R* 10.4-7709
- octadecylsilyliertes, quer vernetztes, nachsilanisiertes *R* 10.4-7709
- octadecylsilyliertes, zur Trennung von polycyclischen aromatischen Kohlenwasserstoffen *R* 10.4-7709
- octylsilyliertes *R* 10.4-7709
- octylsilyliertes *R* 1 ....10.4-7709
- octylsilyliertes *R* 2 ....10.4-7709
- octylsilyliertes *R* 3 ....10.4-7709
- octylsilyliertes, desaktiviertes *R* 10.4-7709
- octylsilyliertes, extra dichtes, nachsilanisiertes *R* 10.4-7709
- octylsilyliertes, nachsilanisiertes *R* 10.4-7710
- octylsilyliertes, nachsilanisiertes, desaktiviertes *R* 10.4-7710
- oxypropionitrilsilyliertes *R* 10.4-7710
- phenylhexylsilyliertes *R* 10.4-7710
- phenylhexylsilyliertes, nachsilanisiertes *R* ..10.4-7710
- phenylsilyliertes *R* 10.4-7710
- phenylsilyliertes, extra dichtes, nachsilanisiertes *R* 10.4-7710
- phenylsilyliertes, nachsilanisiertes *R* 10.4-7710
- phenylsilyliertes, nachsilanisiertes, desaktiviertes *R* 10.4-7710
- poröses *R* 10.4-7710
- propoxyphenyliertes, nachsilanisiertes *R* ...10.4-7710
- propylsilyliertes *R* 10.4-7710
- trimethylsilyliertes *R* 10.4-7710
- zur Trennung chiraler Komponenten, vancomycingebundenes *R* 10.4-7711
- zur Verwendung mit stark wässrigen mobilen Phasen, alkyliertes *R* 10.4-7710
- zur Verwendung mit stark wässrigen mobilen Phasen, alkyliertes, nachsilanisiertes *R* 10.4-7711

Kieselgel-Amylosederivat
- zur Chromatographie *R* 10.4-7703
- zur Trennung chiraler Komponenten *R* 10.4-7703

Kieselgel-Anionenaustauscher zur Chromatographie *R* 10.4-7703

Kieselgel-Cellulosederivat zur Trennung chiraler Komponenten *R* 10.4-7703

Kieselgel-Kationenaustauscher zur Chromatographie, stark saurer *R* 10.4-7703

Kieselgel-Proteinderivat zur Trennung chiraler Komponenten *R* 10.4-7703

Kieselgur *R* 10.4-7711
- G *R* 10.4-7711
- zur Gaschromatographie *R* 10.4-7711
- zur Gaschromatographie, silanisierte *R* 10.4-7712

Kieselgur-Filtrierhilfsmittel *R* 10.4-7711

Klarheit und Opaleszenz von Flüssigkeiten (2.2.1) 27

Klassische-Schweinepest-Lebend-Impfstoff (aus Zellkulturen) 10.2-6751

Klatschmohnblüten 2257

Knoblauchpulver 2258

Königskerzenblüten/Wollblumen 2259

Kohle, medizinische 4460

Kohlendioxid 4462
- in Gasen (2.5.24) 239

Kohlendioxid *R* 10.4-7712

Kohlendioxid *R* 1 ....10.4-7712

Kohlendioxid *R* 2 ....10.4-7712

Kohlenmonoxid 4464
- in Gasen (2.5.25) 240

Kohlenmonoxid *R* 10.4-7712

Kohlenmonoxid *R* 1 ....10.4-7712

(^{15}O)Kohlenmonoxid 1871

Kohlenwasserstoffe zur Gaschromatographie *R* ...10.4-7712

Kokzidiose-Lebend-Impfstoff für Hühner 10.2-6720

Kolasamen 2261

Koloniebildende hämatopoetische Vorläuferzellen vom Menschen, Bestimmung (2.7.28) 413

Kolophonium 2262

Komplexometrische Titrationen (2.5.11) 233

Kompressibilität von Pulvern (*siehe* 2.9.34) 529

Kompressibilitätsindex (*siehe* 2.9.36) 532

Kongorot *R* **10.4**-7712
Kongorot-Fibrin *R* **10.4**-7712
Kongorot-Lösung *R* **10.4**-7712
Kongorot-Papier *R* **10.4**-7712
Konservierung, Prüfung auf ausreichende
 antimikrobielle (5.1.3) 1005
Konsistenz, Prüfung durch Penetrometrie (2.9.9) 467
Kontrolle von Verunreinigungen in Substanzen zur
 pharmazeutischen Verwendung (5.10) 1177
Konzentrate
 – zum Herstellen eines Tauchbads für Tiere 1382
 – zur Herstellung von Infusionszubereitungen 1394
 – zur Herstellung von Injektionszubereitungen 1394
 – zur Herstellung von Lösungen zur intra-
  uterinen Anwendung für Tiere 1427
Konzentrationsangaben, Definition (*siehe* 1.2) 8
Konzentrierte Follitropin-Lösung 3993
Konzentrierte Hämofiltrations- und Hämodiafiltra-
 tionslösungen 4151
Konzentrierte Infliximab-Lösung **10.3**-7257
Konzentrische Säule für die Gaschromatogra-
 phie *R* **10.4**-7712
Kopoubohnenwurzel, Mehlige* 2265
Kopoubohnenwurzel* 2263
Koriander 2267
Korianderöl 2268
Kristalline Feststoffe, Charakterisierung durch
 Mikrokalorimetrie und Lösungskalorimetrie
 (2.2.61) 159
Kristalline und teilweise kristalline Feststoffe, Cha-
 rakterisierung durch Röntgenpulverdiffraktome-
 trie (2.9.33) 519
Kristallinität (5.16) 1225
 – empfohlene Prüfmethode (*siehe* 5.11) 1185
 – Erläuterung (*siehe* 2.2.61) 159
Kristallviolett *R* **10.4**-7713
Kristallviolett-Lösung *R* **10.4**-7713
(^{81m}Kr)Krypton zur Inhalation 1872
Kryptonum(^{81m}Kr) ad inhalationem 1872
Kügelchen
 – imprägnierte homöopathische
  (Streukügelchen/Globuli) 2529
 – umhüllte homöopathische (Globuli velati) 2531
 – wirkstofffreie, für homöopathische
  Zubereitungen **10.3**-7145
Kümmel **10.3**-7119
Kümmelöl 2271
Kugelfall- und automatisierte Kugelrollviskosimeter-
 Methoden (2.2.49) **10.3**-6928
Kunststoffadditive (3.1.13) 606
Kunststoffbehältnisse
 – für Blut und Blutprodukte vom Menschen,
  sterile (3.3.4) **10.3**-6993
 – und -verschlüsse zur pharmazeutischen Verwendung (3.2.2) 629
 – zur Aufnahme wässriger Infusionszubereitungen (3.2.2.1) 630
Kunststoffe auf Polyvinylchlorid-Basis
 (weichmacherfrei)
 – für Behältnisse zur Aufnahme fester Darreichungsformen zur oralen Anwendung (3.1.11) 603
 – für Behältnisse zur Aufnahme nicht injizierbarer, wässriger Lösungen (3.1.10) 600
Kunststoffe auf Polyvinylchlorid-Basis
 (weichmacherhaltig)
 – für Behältnisse zur Aufnahme von Blut und
  Blutprodukten vom Menschen (3.3.2) 637
 – für Behältnisse zur Aufnahme wässriger
  Lösungen zur intravenösen Infusion
  (3.1.14) 611
– für Schläuche in Transfusionsbestecken für
 Blut und Blutprodukte (3.3.3) 642
Kupfer *R* **10.4**-7713
Kupfer(II)-acetat *R* **10.4**-7713
Kupfer(II)-chlorid *R* **10.4**-7713
Kupfer(II)-citrat-Lösung *R* **10.4**-7713
Kupfer(II)-citrat-Lösung *R* 1 .... **10.4**-7713
Kupferedetat-Lösung *R* **10.4**-7713
Kupfer(II)-Ethylendiaminhydroxid-Lösung *R* **10.4**-7713
Kupfer-Lösung (0,1 ppm Cu) *R* **10.4**-7844
Kupfer-Lösung (10 ppm Cu) *R* **10.4**-7843
Kupfer-Lösung (0,1 % Cu) *R* **10.4**-7843
Kupfer-Lösung (1000 ppm Cu), ölige *R* **10.4**-7844
Kupfer(II)-nitrat *R* **10.4**-7714
Kupfer-Standardlösung (0,1 % Cu) für ICP *R* **10.4**-7844
Kupfer(II)-sulfat 4467
Kupfer(II)-sulfat, wasserfreies *R* **10.4**-7714
Kupfer(II)-sulfat-Lösung *R* **10.4**-7714
Kupfer(II)-sulfat-Lösung *R* 1 .... **10.4**-7714
Kupfer(II)-sulfat-Lösung (0,02 mol · l^{-1}) **10.4**-7862
Kupfer(II)-sulfat-Pentahydrat 4468
Kupfer(II)-sulfat-Pentahydrat *R* **10.4**-7714
Kupfersulfat-Pufferlösung pH 4,0 *R* **10.4**-7849
Kupfertetramibitetrafluoroborat zur Herstellung von
 radioaktiven Arzneimitteln 1873
Kupfer(II)-tetrammin-Reagenz *R* **10.4**-7714

L

Labetalolhydrochlorid **10.3**-7287
Labetaloli hydrochloridum **10.3**-7287
Lacca 5620
Lachsöl vom Zuchtlachs **10.3**-7289
Lackmus *R* **10.4**-7714
Lackmuspapier
 – blaues *R* **10.4**-7714
 – rotes *R* **10.4**-7714
Lacosamid 4478
Lacosamidi compressi **10.3**-7295
Lacosamidi praeparatio ad infusionem **10.3**-7292
Lacosamidi solutio peroralis **10.3**-7294
Lacosamid-Infusionszubereitung **10.3**-7292
Lacosamid-Lösung zum Einnehmen **10.3**-7294
Lacosamid-Tabletten **10.3**-7295
Lacosamidum 4478
Lactat, Identitätsreaktion (*siehe* 2.3.1) 182
Lactitol-Monohydrat **10.1**-6407
Lactitolum monohydricum **10.1**-6407
Lactobionsäure **10.2**-6799
Lactobionsäure *R* **10.4**-7714
Lactose **10.3**-7297
β-Lactose *R* **10.4**-7715
Lactose-Monohydrat **10.3**-7299
Lactose-Monohydrat *R* **10.4**-7715
α-Lactose-Monohydrat *R* **10.4**-7715
Lactosum **10.3**-7297
Lactosum monohydricum **10.3**-7299
Lactulose 4493
Lactulose *R* **10.4**-7715
Lactulose-Sirup 4496
Lactulosum 4493
Lactulosum liquidum 4496
Lagerung, Erläuterung (*siehe* 1.4) 11
Lamivudin 4499
Lamivudinum 4499
Lamotrigin 4502
Lamotriginum 4502
Lanatosid C *R* **10.4**-7715
Langer Pfeffer 2355

Lansoprazol	4504
Lansoprazolum	4504
Lanthan(III)-chlorid-Heptahydrat *R*	**10.4**-7716
Lanthan(III)-chlorid-Lösung *R*	**10.4**-7716
Lanthannitrat *R*	**10.4**-7716
Lanthannitrat-Lösung *R*	**10.4**-7716
Lanthannitrat-Lösung (0,1 mol · l^{-1})	**10.4**-7863
Lanthan(III)-oxid *R*	**10.4**-7716
Lanugo cellulosi absorbens	6124
Lanugo gossypii absorbens	6123
Laserdiffraktometrie, Bestimmung der Partikelgröße (2.9.31)	511
Latanoprost	**10.3**-7301
Latanoprostum	**10.3**-7301
Latschenkiefernöl	2272
Laurinsäure *R*	**10.4**-7716
Lauromacrogol 400	4506
Lauromacrogolum 400	4506
Laurylalkohol *R*	**10.4**-7716
Lavandulae aetheroleum	2276
Lavandulae flos	2274
Lavandulol *R*	**10.4**-7716
Lavandulylacetat *R*	**10.4**-7716
Lavendelblüten	2274
Lavendelöl	2276
LC, Liquid chromatography (2.2.29)	**10.3**-6923
Lebende biotherapeutische Produkte zur Anwendung am Menschen	1347
Lebertran (Typ A)	4509
Lebertran (Typ B)	4514
Lebertran vom Zuchtkabeljau	**10.3**-7304
Leflunomid	4525
Leflunomidum	4525
Leinenfaden im Fadenspender für Tiere, steriler	1978
Leinöl, natives	4527
Leinsamen	2277
Leiocarposid *R*	**10.4**-7717
Leitfähigkeit (2.2.38)	**10.3**-6925
Leonuri cardiacae herba	2216
Leopardenblumenwurzelstock*	**10.3**-7120
Leptospirose-Impfstoff (inaktiviert)	
– für Hunde	1704
– für Rinder	1707
Lerchenspornwurzelstock*	2281
Letrozol	**10.3**-7309
Letrozolum	**10.3**-7309
Leucin	4529
Leucin *R*	**10.4**-7717
Leucinum	4529
Leukose-Impfstoff (inaktiviert) für Katzen	1709
Leuprorelin	4531
Leuprorelinum	4531
Levamisol für Tiere	4534
Levamisolhydrochlorid	4536
Levamisoli hydrochloridum	4536
Levamisolum ad usum veterinarium	4534
Levetiracetam	4537
Levetiracetamum	4537
Levistici radix	**10.3**-7122
Levocabastinhydrochlorid	**10.1**-6409
Levocabastini hydrochloridum	**10.1**-6409
Levocarnitin	4543
Levocarnitinum	4543
Levodopa	4545
Levodopa *R*	**10.4**-7717
Levodopum	4545
Levodropropizin	4547
Levodropropizinum	4547
Levofloxacin-Hemihydrat	4549
Levofloxacinum hemihydricum	4549
Levomenol *R*	**10.4**-7717
Levomentholum	4722
Levomepromazinhydrochlorid	**10.4**-8053
Levomepromazini hydrochloridum	**10.4**-8053
Levomepromazini maleas	4553
Levomepromazinmaleat	4553
Levomethadonhydrochlorid	4554
Levomethadoni hydrochloridum	4554
Levonorgestrel	**10.1**-6412
Levonorgestrelum	**10.1**-6412
Levothyroxin-Natrium	4560
Levothyroxinum natricum	4560
Lichen islandicus	2237
Lidocain	4563
Lidocainhydrochlorid-Monohydrat	4565
Lidocaini hydrochloridum monohydricum	4565
Lidocainum	4563
Liebstöckelwurzel	**10.3**-7122
*Ligustici chuanxiong rhizoma**	2104
*Ligustici radix et rhizoma**	2106
(Z)-Ligustilid *R*	**10.4**-7717
Limonen *R*	**10.4**-7717
Limonis aetheroleum	2118
Linalool *R*	**10.4**-7717
Linalylacetat *R*	**10.4**-7718
Lincomycinhydrochlorid-Monohydrat	4567
Lincomycini hydrochloridum	4567
Lindan *R*	**10.4**-7718
Lindenblüten	**10.3**-7124
Lini oleum virginale	4527
Lini semen	2277
Linolensäure *R*	**10.4**-7718
Linolenylalkohol *R*	**10.4**-7718
Linoleylalkohol *R*	**10.4**-7718
Linolsäure *R*	**10.4**-7718
Linsidominhydrochlorid *R*	**10.4**-7719
Liothyronin-Natrium	4569
Liothyroninum natricum	4569
Lipophile	
– Cremes	1387
– Gele	1388
– Suppositorien, Erweichungszeit (2.9.22)	497
Liquiritiae extractum siccum ad saporandum	2465
Liquiritiae radix	2463
Lisinopril-Dihydrat	**10.1**-6416
Lisinoprilum dihydricum	**10.1**-6416
Lithii carbonas	4574
Lithii citras	4575
Lithium *R*	**10.4**-7719
Lithiumcarbonat	4574
Lithiumcarbonat *R*	**10.4**-7719
Lithiumchlorid *R*	**10.4**-7719
Lithiumcitrat	4575
Lithiumhydroxid *R*	**10.4**-7719
Lithiummetaborat, wasserfreies *R*	**10.4**-7719
Lithiummethanolat-Lösung (0,1 mol · l^{-1})	**10.4**-7863
Lithiumsulfat *R*	**10.4**-7719
Lithiumtrifluormethansulfonat *R*	**10.4**-7719
Lobelinhydrochlorid	4576
Lobelini hydrochloridum	4576
Lösliches Insulin als Injektionslösung	**10.4**-8036
Löslichkeit	
– empfohlene Prüfmethode (*siehe* 5.11)	1185
– von ätherischen Ölen in Ethanol (2.8.10)	429
Lösung zur DC-Eignungsprüfung *R*	**10.4**-7719
Lösungen	
– zum Einnehmen	1377
– zur Anwendung am Zahnfleisch	**10.3**-7045
– zur Anwendung in der Mundhöhle	**10.3**-7045
– zur Aufbewahrung von Organen	**10.3**-7311

- zur intrauterinen Anwendung 1427
Lösungen zur Papierchromatographie-
    Eignungsprüfung *R* **10.4**-7719
Lösungsgeschwindigkeit
    – intrinsische (2.9.29) 509
    – scheinbare (2.9.43) 552
Lösungskalorimetrie (*siehe* 2.2.61) 161
Lösungsmittel, Definition (*siehe* 1.2) 8
Lösungsmittel-Rückstände
    – Identifizierung und Bestimmung (2.4.24) ... **10.1**-6249
    – siehe (5.4) 1131
Löwenzahnkraut mit Wurzel 2286
Löwenzahnwurzel 2287
Loganin *R* **10.4**-7720
Lomustin 4579
Lomustinum 4579
Longifolen *R* **10.4**-7720
Loperamidhydrochlorid 4580
Loperamidi hydrochloridum 4580
Loperamidi oxidum monohydricum 4582
Loperamidoxid-Monohydrat 4582
Lopinavir 4584
Lopinavirum 4584
Loratadin 4588
Loratadinum 4588
Lorazepam **10.4**-8054
Lorazepamum **10.4**-8054
Losartan-Kalium **10.3**-7312
Losartanum kalicum **10.3**-7312
Lovastatin **10.4**-8056
Lovastatinum **10.4**-8056
Lowry-Methode (*siehe* 2.5.33) 245
Lufenuron für Tiere 4598
Lufenuronum ad usum veterinarium 4598
Luft, kohlenwasserstofffreie *R* **10.4**-7720
Luft zur medizinischen Anwendung 4600
    – künstliche 4603
Lumiflavin *R* **10.4**-7720
Lupuli flos 2226
Luteolin *R* **10.4**-7720
Luteolin-7-glucosid *R* **10.4**-7720
Lutetii(177Lu) solutio ad radio-signandum 1874
Lutetiumchlorid-Hexahydrat *R* **10.4**-7720
Lutetium-Lösung (20 ppm Lu) *R* **10.4**-7844
(177Lu)Lutetium-Lösung zur Radiomarkierung 1874
Lutschtabletten, gepresste **10.3**-7045
Lycii fructus* 2071
Lycopi herba* 2511
Lymecyclin 4604
Lymecyclinum 4604
Lynestrenol 4607
Lynestrenolum 4607
Lysinacetat 4609
DL-Lysinacetylsalicylat **10.3**-7315
Lysinhydrochlorid 4611
Lysinhydrochlorid *R* **10.4**-7721
Lysini acetas 4609
DL-*Lysini acetylsalicylas* **10.3**-7315
Lysini hydrochloridum 4611
Lysyl-Endopeptidase *R* **10.4**-7721
Lythri herba 2070

M

Macrogol
    – desaktiviertes *R* **10.4**-7722
    – polar desaktiviertes *R* **10.4**-7722
Macrogol 200 *R* **10.4**-7721
Macrogol 200 *R* 1 .... **10.4**-7721
Macrogol 300 *R* **10.4**-7721
Macrogol 400 *R* **10.4**-7721
Macrogol 600 *R* **10.4**-7721
Macrogol 1000 *R* **10.4**-7721
Macrogol 1500 *R* **10.4**-7721
Macrogol 4000 *R* **10.4**-7721
Macrogol 6000 *R* **10.4**-7721
Macrogol 20 000 *R* **10.4**-7721
Macrogol 6 glyceroli caprylocapras 4621
Macrogol 20 glyceroli monostearas 4629
Macrogol 40 sorbitoli heptaoleas 4643
Macrogol-20 000-nitrotere-
    phthalat *R* **10.4**-7722
Macrogola **10.3**-7321
Macrogola massae molecularis magnae 4620
Macrogoladipat *R* **10.4**-7722
Macrogolcetylstearylether 4615
Macrogolcetylstearylether *R* **10.4**-7722
Macrogol-30-dipolyhydroxystearat 4616
Macrogole **10.3**-7321
    – hochmolekulare 4620
Macrogolglyceridorum caprylocaprates 4622
Macrogolglyceridorum laurates 4625
Macrogolglyceridorum linoleates 4627
Macrogolglyceridorum oleates 4630
Macrogolglyceridorum stearates 4632
Macrogol-6-glycerolcaprylocaprat 4621
Macrogolglycerolcaprylocaprate 4622
Macrogolglycerolcocoate 4623
Macrogolglycerolhydroxystearat 4624
Macrogolglyceroli cocoates 4623
Macrogolglyceroli hydroxystearas 4624
Macrogolglyceroli ricinoleas 4631
Macrogolglycerollaurate 4625
Macrogolglycerollinoleate 4627
Macrogol-20-glycerolmonostearat 4629
Macrogolglyceroloeate 4630
Macrogolglycerolricinoleat 4631
Macrogolglycerolstearate 4632
Macrogol-15-hydroxystearat 4634
Macrogoli 30 dipolyhydroxystearas 4616
Macrogoli 15 hydroxystearas 4634
Macrogoli aether cetostearylicus 4615
Macrogoli aether isotridecylicus 4635
Macrogoli aether laurilicus 4636
Macrogoli aether oleicus 4640
Macrogoli aether stearylicus 4645
Macrogoli oleas 4639
Macrogoli stearas 4644
Macrogolisotridecylether 4635
Macrogollaurylether 4636
Macrogol-23-laurylether *R* **10.4**-7722
Macrogololeat 4639
Macrogololeylether 4640
Macrogol-Poly(vinylalkohol)-Pfropfcopolymer 4641
Macrogol-40-sorbitolheptaoleat 4643
Macrogolstearate 4644
Macrogolstearylether 4645
Macrogolsuccinat *R* **10.4**-7722
Mädesüßkraut 2289
Mäusedornwurzelstock 2290
Magaldrat 4646
Magaldratum 4646
Magensaft, künstlicher *R* **10.4**-7722
Magensaftresistente
    – Granulate 1383
    – Kapseln 1390
    – Tabletten 1401
Magnesii acetas tetrahydricus 4648
Magnesii aluminometasilicas **10.4**-8061

Magnesii aspartas dihydricus	4650
Magnesii chloridum hexahydricum	**10.3**-7323
Magnesii chloridum 4.5-hydricum	4656
Magnesii citras	4658
Magnesii citras dodecahydricus	4660
Magnesii citras nonahydricus	4659
Magnesii gluconas	4661
Magnesii glycerophosphas	4662
Magnesii hydrogenophosphas trihydricus ad praeparationes homoeopathicas	2594
Magnesii hydroxidum	**10.3**-7324
Magnesii lactas dihydricus	4664
Magnesii oxidum leve	**10.3**-7325
Magnesii oxidum ponderosum	**10.3**-7327
Magnesii peroxidum	4667
Magnesii pidolas	4668
Magnesii stearas	4670
Magnesii subcarbonas levis	4654
Magnesii subcarbonas ponderosus	4655
Magnesii sulfas heptahydricus	**10.3**-7328
Magnesii trisilicas	4674
Magnesium	
– Erdalkalimetalle, Grenzprüfung (2.4.7)	191
– Grenzprüfung (2.4.6)	191
– Identitätsreaktion (siehe 2.3.1)	182
– komplexometrische Titration (siehe 2.5.11)	234
Magnesium *R*	**10.4**-7722
Magnesium fluoratum ad praeparationes homoeopathicas	**10.1**-6297
Magnesium fluoratum für homöopathische Zubereitungen	**10.1**-6297
Magnesium hydrogenophosphas ad praeparationes homoeopathicas	2594
Magnesium phosphoricum für homöopathische Zubereitungen	2594
Magnesiumacetat *R*	**10.4**-7722
Magnesiumacetat-Tetrahydrat	4648
Magnesiumaluminometasilicat	**10.4**-8061
Magnesiumaspartat-Dihydrat	4650
Magnesiumcarbonat	
– leichtes basisches	4654
– schweres basisches	4655
Magnesiumchlorid *R*	**10.4**-7722
Magnesiumchlorid-Hexahydrat	**10.3**-7323
Magnesiumchlorid-4,5-Hydrat	4656
Magnesiumchlorid-Lösung (0,1 mol · l^{-1})	**10.4**-7863
Magnesiumcitrat	4658
Magnesiumcitrat-Dodecahydrat	4660
Magnesiumcitrat-Nonahydrat	4659
Magnesiumgluconat	4661
Magnesiumglycerophosphat	4662
Magnesiumhydroxid	**10.3**-7324
Magnesiumlactat-Dihydrat	4664
Magnesium-Lösung (10 ppm Mg) *R*	**10.4**-7844
Magnesium-Lösung (10 ppm Mg) *R* 1	**10.4**-7844
Magnesium-Lösung (100 ppm Mg) *R*	**10.4**-7844
Magnesium-Lösung (1000 ppm Mg) *R*	**10.4**-7844
Magnesium-Lösung (0,1 % Mg) *R*	**10.4**-7722
Magnesiumnitrat *R*	**10.4**-7722
Magnesiumnitrat-Lösung *R*	**10.4**-7722
Magnesiumoxid	
– leichtes	**10.3**-7325
– schweres	**10.3**-7327
– schweres *R*	**10.4**-7723
Magnesiumoxid *R*	**10.4**-7722
Magnesiumoxid *R* 1	**10.4**-7722
Magnesiumperoxid	4667
Magnesiumpidolat	4668
Magnesiumsilicat zur Pestizid-Rückstandsanalyse *R*	**10.4**-7723
Magnesiumstearat	4670
Magnesiumsulfat *R*	**10.4**-7723
Magnesiumsulfat-Heptahydrat	**10.3**-7328
Magnesiumtrisilicat	4674
Magnolia-biondii-Blütenknospen*	2292
*Magnoliae biondii flos immaturus**	2292
*Magnoliae officinalis cortex**	2297
*Magnoliae officinalis flos**	2295
Magnolia-officinalis-Blüten*	2295
Magnolienrinde*	2297
Magnolin *R*	**10.4**-7723
Magnolol *R*	**10.4**-7723
Maisöl *R*	**10.4**-7723
Maisöl, raffiniertes	**10.1**-6421
Maisstärke	4677
Makisteron A *R*	**10.4**-7723
Malachitgrün *R*	**10.4**-7723
Malachitgrün-Lösung *R*	**10.4**-7724
Malathion	4678
Malathion *R*	**10.4**-7724
Malathionum	4678
Maleat-Pufferlösung pH 7,0 *R*	**10.4**-7852
Maleinsäure	4679
Maleinsäure *R*	**10.4**-7724
Maleinsäureanhydrid *R*	**10.4**-7724
Maleinsäureanhydrid-Lösung *R*	**10.4**-7724
Maltitol	4680
Maltitol *R*	**10.4**-7724
Maltitol-Lösung	4682
Maltitolum	4680
Maltitolum liquidum	4682
Maltodextrin	4684
Maltodextrinum	4684
Maltol *R*	**10.4**-7724
Maltose-Monohydrat *R*	**10.4**-7724
Maltotriose *R*	**10.4**-7724
Malvae folium	2299
Malvae sylvestris flos	2301
Malvenblätter	2299
Malvenblüten	2301
Management von fremden Agenzien in immunologischen Arzneimitteln für Tiere (5.2.5)	**10.2**-6635
Mandarinenschale*	2302
Mandarinenschalenöl	2304
Mandelöl	
– natives	4685
– raffiniertes	4686
Mandelsäure *R*	**10.4**-7724
Mangangluconat	4687
Manganglycerophosphat, wasserhaltiges	4688
Mangani gluconas	4687
Mangani glycerophosphas hydricus	4688
Mangani sulfas monohydricus	4689
Mangan-Lösung (100 ppm Mn) *R*	**10.4**-7844
Mangan-Lösung (1000 ppm Mn) *R*	**10.4**-7844
Mangan-Silber-Papier *R*	**10.4**-7725
Mangan(II)-sulfat *R*	**10.4**-7725
Mangansulfat-Monohydrat	4689
Mannheimia-Impfstoff (inaktiviert)	
– für Rinder	1711
– für Schafe	1713
Mannitol	4690
Mannitol *R*	**10.4**-7725
Mannitolum	4690
Mannose *R*	**10.4**-7725
Maprotilinhydrochlorid	4693
Maprotilini hydrochloridum	4693
Marbofloxacin für Tiere	4695
Marbofloxacinum ad usum veterinarium	4695
Marek'sche-Krankheit-Lebend-Impfstoff	**10.2**-6724

Mariendistelfrüchte 2305
Mariendistelfrüchtetrockenextrakt, eingestellter,
   gereinigter 2307
Marrubii herba 2002
Marrubiin *R* **10.4**-7725
Masern-Immunglobulin vom Menschen 4697
Masern-Lebend-Impfstoff 1545
Masern-Mumps-Röteln-Lebend-Impfstoff 1547
Masern-Mumps-Röteln-Varizellen-Lebend-
   Impfstoff 1549
Massekonstanz, Trocknen und Glühen bis zur, Erläu-
   terung (*siehe* 1.2) 7
Massenspektrometrie (2.2.43) 105
Massenspektrometrie mit induktiv gekoppeltem
   Plasma (2.2.58) 150
Maßlösungen (4.2.2) **10.4**-7859
Masticabilia gummis medicata 1393
Mastix 2309
Mate folium 2310
Mateblätter 2310
Material
   – für Behältnisse zur Aufnahme von Blut und
     Blutprodukten vom Menschen (3.3.1) 637
   – zur Herstellung von Behältnissen (3.1) 579
Matricariae aetheroleum 2252
Matricariae extractum fluidum 2251
Matricariae flos 2249
Maul-und-Klauenseuche-Impfstoff (inaktiviert) für
   Wiederkäuer 1718
Maydis amylum 4677
Maydis oleum raffinatum **10.1**-6421
Mayers Reagenz *R* **10.4**-7725
Mebendazol 4698
Mebendazolum 4698
Mebeverinhydrochlorid 4699
Mebeverini hydrochloridum 4699
Meclozindihydrochlorid 4702
Meclozindihydrochlorid *R* **10.4**-7725
Meclozini dihydrochloridum 4702
Medizinische Kohle 4460
Medronsäure *R* **10.4**-7725
Medronsäure zur Herstellung von radioaktiven Arz-
   neimitteln 1876
Medroxyprogesteronacetat 4704
Medroxyprogesteroni acetas 4704
Mefenaminsäure 4707
Mefloquinhydrochlorid 4709
Mefloquini hydrochloridum 4709
Megestrolacetat 4711
Megestroli acetas 4711
Meglumin 4714
Megluminum 4714
Mehlige Kopoubohnenwurzel* 2265
Mehrdosenbehältnisse, Gleichförmigkeit der Masse
   der abgegebenen Dosen (2.9.27) 508
MEKC, mizellare elektrokinetische Chromatogra-
   phie (*siehe* 2.2.47) 124
Mel 4197
Melaleucae aetheroleum 2473
Melamin *R* **10.4**-7725
Meldonium dihydricum 4715
Meldonium-Dihydrat 4715
Meliloti herba 2444
Melissae folii extractum siccum 2314
Melissae folium 2312
Melissenblätter 2312
Melissenblättertrockenextrakt 2314
Meloxicam 4717
Meloxicamum 4717
Melphalan 4719

Melphalanum 4719
Menadion 4721
Menadion *R* **10.4**-7725
Menadionum 4721
Mengenangaben, Definition (1.2) 7
Meningokokken-Gruppe-A-C-
   W135-Y-Impfstoff (konjugiert) 1551
Meningokokken-Gruppe-C-Impfstoff (konjugiert) .. 1553
Meningokokken-Polysaccharid-Impfstoff 1556
*Menthae arvensis aetheroleum partim mentholum
   depletum* 2315
Menthae piperitae aetheroleum 2361
Menthae piperitae folii extractum siccum 2359
Menthae piperitae folium 2358
Menthofuran *R* **10.4**-7726
Menthol 4722
Menthol *R* **10.4**-7726
Menthol, racemisches 4724
Mentholum racemicum 4724
Menthon *R* **10.4**-7726
Menthylacetat *R* **10.4**-7726
Menyanthidis trifoliatae folium 2065
Mepivacainhydrochlorid 4725
Mepivacaini hydrochloridum 4725
Mepyramini maleas 4728
Mepyraminmaleat 4728
2-Mercaptobenzimidazol *R* **10.4**-7726
2-Mercaptoethanol *R* **10.4**-7726
Mercaptopurin 4730
Mercaptopurin-Monohydrat **10.1**-6422
Mercaptopurin-Monohydrat *R* **10.4**-7727
Mercaptopurinum 4730
Mercaptopurinum monohydricum **10.1**-6422
Meropenem-Trihydrat 4731
Meropenemum trihydricum 4731
Mesalazin 4733
Mesalazin *R* **10.4**-7727
Mesalazinum 4733
Mesityloxid *R* **10.4**-7727
Mesna 4737
Mesnum 4737
Mesterolon 4739
Mesterolonum 4739
Mestranol 4741
Mestranolum 4741
Metacresol 4742
Metacresolum 4742
Metamizol-Natrium-Monohydrat 4744
Metamizolum natricum monohydricum 4744
Metanilgelb *R* **10.4**-7727
Metanilgelb-Lösung *R* **10.4**-7727
Metforminhydrochlorid **10.1**-6423
Metformini hydrochloridum **10.1**-6423
Methacrylsäure *R* **10.4**-7727
Methacrylsäure-Ethylacrylat-Copolymer
   – (1:1) 4748
   – (1:1)-Dispersion 30 % 4750
Methacrylsäure-Methylmethacrylat-Copolymer
   – (1:1) 4752
   – (1:2) 4753
Methadonhydrochlorid 4755
Methadoni hydrochloridum 4755
Methan 4757
Methan *R* **10.4**-7727
Methan *R* 1 .... **10.4**-7727
Methanol 4758
   – aldehydfreies *R* **10.4**-7728
   – Prüfung auf (2.9.11) 472
   – wasserfreies *R* **10.4**-7728
Methanol *R* **10.4**-7727

Methanol *R* 1	**10.4**-7727
Methanol *R* 2	**10.4**-7727
Methanol *R* 3	**10.4**-7728
(D₄)Methanol *R*	**10.4**-7728
Methanolum	4758
Methansulfonat in Wirkstoffen, Methyl-, Ethyl- und Isopropyl- (2.5.38)	251
Methansulfonsäure	
– Methansulfonylchlorid in (2.5.39)	253
– Methyl-, Ethyl- und Isopropylmethan in (2.5.37)	250
Methansulfonsäure *R*	**10.4**-7728
Methansulfonylchlorid *R*	**10.4**-7728
Methansulfonylchlorid in Methansulfonsäure (2.5.39)	253
Methanum	4757
Methanum (2 per centum) in nitrogenio intermixtum	4055
Methenamin	4760
Methenamin *R*	**10.4**-7728
Methenaminum	4760
Methionin	4761
– racemisches	4763
– racemisches *R*	**10.4**-7728
L-Methionin *R*	**10.4**-7728
L-*Methionini ([¹¹C]methyl) solutio iniectabilis*	1884
L-Methioninsulfoxid *R*	**10.4**-7728
DL-*Methioninum*	4763
Methioninum	4761
Methoden	
– austauschbare (*siehe* 1.1)	6
– chemometrische zur Auswertung analytischer Daten (*siehe* 5.2.1)	1037
– immunchemische (2.7.1)	361
– Implementierung (*siehe* 1.1)	6
– Validierung (*siehe* 1.1)	6
– zur Herstellung steriler Zubereitungen (5.1.1)	995
– zur Kontrolle der mikrobiologischen Qualität, alternative (*siehe* 5.1.6)	1009
– zur Qualitätskontrolle, Ersatz von *in vivo* durch *in vitro* (5.2.14)	1085
Methotrexat	4764
(*RS*)-Methotrexat *R*	**10.4**-7729
Methotrexatum	4764
Methoxychlor *R*	**10.4**-7729
(1*RS*)-1-(6-Methoxynaphthalin-2-yl)ethanol *R*	**10.4**-7729
1-(6-Methoxynaphthalin-2-yl)ethanon *R*	**10.4**-7729
6-Methoxy-2-naphthoesäure *R*	**10.4**-7729
Methoxyphenylessigsäure *R*	**10.4**-7729
Methoxyphenylessigsäure-Reagenz *R*	**10.4**-7729
([¹¹C]Methoxy)Raclopril-Injektionslösung	1878
3-Methoxy-L-tyrosin *R*	**10.4**-7729
trans-2-Methoxyzimtaldehyd *R*	**10.4**-7730
Methyl-, Ethyl- und Isopropylbenzolsulfonat in Wirkstoffen (2.5.41)	255
Methyl-, Ethyl- und Isopropylmethansulfonat	
– in Methansulfonsäure (2.5.37)	250
– in Wirkstoffen (2.5.38)	251
Methyl-, Ethyl- und Isopropyltoluolsulfonat in Wirkstoffen (2.5.40)	254
Methylacetat *R*	**10.4**-7730
Methyl(4-acetylbenzoat) *R*	**10.4**-7730
Methyl(4-acetylbenzoat)-Reagenz *R*	**10.4**-7730
Methylacrylat *R*	**10.4**-7730
Methylal *R*	**10.4**-7730
Methylaminhydrochlorid *R*	**10.4**-7730
Methyl(4-aminobenzoat) *R*	**10.4**-7730
4-(Methylamino)phenolsulfat *R*	**10.4**-7731
3-(Methylamino)-1-phenylpropan-1-ol *R*	**10.4**-7731
Methylanthranilat *R*	**10.4**-7731
Methylarachidat *R*	**10.4**-7731
Methylbehenat *R*	**10.4**-7731
Methylbenzoat *R*	**10.4**-7731
Methyl(benzolsulfonat) *R*	**10.4**-7731
Methylbenzothiazolonhydrazonhydrochlorid *R*	**10.4**-7731
(*R*)-(+)-α-Methylbenzylisocyanat *R*	**10.4**-7732
(*S*)-(−)-α-Methylbenzylisocyanat *R*	**10.4**-7732
2-Methylbutan *R*	**10.4**-7732
2-Methylbut-2-en *R*	**10.4**-7732
Methyl-4-(butylamino)-benzoat *R*	**10.4**-7732
Methylcaprat *R*	**10.4**-7732
Methylcaproat *R*	**10.4**-7732
Methylcaprylat *R*	**10.4**-7733
Methylcellulose	4767
Methylcellulose 450 *R*	**10.4**-7733
Methylcellulosum	4767
([¹¹C]Methyl)Cholin-Injektionslösung	1880
Methylcinnamat *R*	**10.4**-7733
Methylcyclohexan *R*	**10.4**-7733
Methyldecanoat *R*	**10.4**-7733
Methyldopa	4770
Methyldopa, racemisches *R*	**10.4**-7733
3-*O*-Methyldopaminhydrochlorid *R*	**10.4**-7733
4-*O*-Methyldopaminhydrochlorid *R*	**10.4**-7733
Methyldopum	4770
Methyleicosenoat *R*	**10.4**-7733
Methylenbisacrylamid *R*	**10.4**-7734
Methylenblau *R*	**10.4**-7734
Methylenblau-Lösung *R*	**10.4**-7734
Methyleni chloridum	3554
Methylergometrini maleas	4772
Methylergometrinmaleat	4772
Methylerucat *R*	**10.4**-7734
3-*O*-Methylestron *R*	**10.4**-7734
Methyleugenol *R*	**10.4**-7734
(5-[¹¹C]Methyl)Flumazenil-Injektionslösung	1882
Methyl-4-hydroxybenzoat	4774
Methyl-4-hydroxybenzoat *R*	**10.4**-7734
Methylhydroxyethylcellulose	4776
Methylhydroxyethylcellulosum	4776
1-Methylimidazol *R*	**10.4**-7734
1-Methylimidazol *R* 1	**10.4**-7735
2-Methylimidazol *R*	**10.4**-7735
Methyliodid *R*	**10.4**-7735
Methylis nicotinas	4777
Methylis parahydroxybenzoas	4774
Methylis parahydroxybenzoas natricus	4974
Methylis salicylas	4794
Methyllaurat *R*	**10.4**-7735
Methyllignocerat *R*	**10.4**-7735
Methyllinoleat *R*	**10.4**-7735
Methyllinolenat *R*	**10.4**-7735
Methyl-γ-linolenat *R*	**10.4**-7735
Methylmargarat *R*	**10.4**-7735
Methylmethacrylat *R*	**10.4**-7736
Methylmethansulfonat *R*	**10.4**-7736
L-([¹¹C]Methyl)Methionin-Injektionslösung	1884
Methyl-2-methoxybenzoat *R*	**10.4**-7736
Methyl-4-methoxybenzoat *R*	**10.4**-7736
Methyl(*N*-methylanthranilat) *R*	**10.4**-7736
Methylmyristat *R*	**10.4**-7736
Methylnervonat *R*	**10.4**-7736
Methylnicotinat	4777
Methyloleat *R*	**10.4**-7736
Methylophiopogonanon A *R*	**10.4**-7737
Methylorange *R*	**10.4**-7737
Methylorange-Lösung *R*	**10.4**-7737
Methylorange-Mischindikator-Lösung *R*	**10.4**-7737
Methylpalmitat *R*	**10.4**-7737
Methylpalmitoleat *R*	**10.4**-7737

Methylpelargonat *R* **10.4**-7737
2-Methylpentan *R* **10.4**-7737
4-Methylpentan-2-ol *R* **10.4**-7738
3-Methylpentan-2-on *R* **10.4**-7738
Methylpentosen in Polysaccharid-Impfstoffen (2.5.21) ..238
Methylphenidathydrochlorid 4779
Methylphenidati hydrochloridum 4779
Methylphenobarbital 4781
Methylphenobarbitalum 4781
Methylphenyloxazolylbenzol *R* **10.4**-7738
1-Methyl-4-phenyl-1,2,3,6-tetrahydropyridin *R* ...**10.4**-7738
Methylpiperazin *R* **10.4**-7738
4-(4-Methylpiperidin-1-yl)pyridin *R* **10.4**-7738
Methylpolysiloxan *R* **10.4**-7738
Methylprednisolon 4782
Methylprednisolon *R* **10.4**-7739
Methylprednisolonacetat 4786
Methylprednisolonhydrogensuccinat 4788
Methylprednisoloni acetas 4786
Methylprednisoloni hydrogenosuccinas 4788
Methylprednisolonum 4782
2-Methyl-1-propanol *R* **10.4**-7739
(15*R*)-15-Methylprostaglandin F$_{2\alpha}$ *R* **10.4**-7739
2-Methylpyridin *R* **10.4**-7739
5-Methylpyridin-2-amin *R* **10.4**-7739
5-Methylpyridin-2(1*H*)-on *R* **10.4**-7739
N-Methylpyrrolidin *R* **10.4**-7739
N-Methylpyrrolidon 4791
N-Methylpyrrolidon *R* **10.4**-7739
N-Methylpyrrolidonum 4791
Methylrosanilinii chloridum 4792
Methylrosaniliniumchlorid 4792
Methylrot *R* **10.4**-7740
Methylrot-Lösung *R* **10.4**-7740
Methylrot-Mischindikator-Lösung *R* **10.4**-7740
Methylsalicylat 4794
Methylsalicylat *R* **10.4**-7740
Methylstearat *R* **10.4**-7740
Methyltestosteron 4796
Methyltestosteronum 4796
Methylthioninii chloridum hydricum 4797
Methylthioniniumchlorid-Hydrat 4797
Methylthymolblau *R* **10.4**-7740
Methylthymolblau-Mischung *R* **10.4**-7740
N-Methyl-*m*-toluidin *R* **10.4**-7740
Methyltoluolsulfonat *R* **10.4**-7740
Methyltricosanoat *R* **10.4**-7741
Methyltridecanoat *R* **10.4**-7741
Methyl-3,4,5-trimethoxybenzoat *R* **10.4**-7741
N-Methyltrimethylsilyltrifluoracetamid *R* **10.4**-7741
Metixenhydrochlorid 4799
Metixeni hydrochloridum 4799
Metoclopramid 4800
Metoclopramidhydrochlorid-Monohydrat 4803
Metoclopramidi hydrochloridum monohydricum 4803
Metoclopramidum 4800
Metolazon 4805
Metolazonum 4805
Metoprololi succinas 4807
Metoprololi tartras 4809
Metoprololsuccinat 4807
Metoprololtartrat 4809
Metronidazol 4814
Metronidazolbenzoat 4815
Metronidazoli benzoas 4815
Metronidazolum 4814
Mexiletinhydrochlorid **10.3**-7329
Mexiletini hydrochloridum **10.3**-7329
Mianserinhydrochlorid 4819
Mianserini hydrochloridum 4819

Miconazol 4821
Miconazoli nitras 4824
Miconazolnitrat 4824
Miconazolum 4821
Midazolam 4826
Midazolamum 4826
Mikrobestimmung von Wasser – Coulometrische
  Titration (2.5.32) 244
Mikrobiologische Prüfung
 – lebender biotherapeutischer Produkte, Keimzahlbestimmung mikrobieller Kontaminanten
   (2.6.36) 346
 – lebender biotherapeutischer Produkte, Nachweis spezifizierter Mikroorganismen (2.6.38) 353
 – nicht steriler Produkte: Bestimmung der
   vermehrungsfähigen Mikroorganismen
   (2.6.12) **10.3**-6939
 – nicht steriler Produkte: Nachweis spezifizierter
   Mikroorganismen (2.6.13) **10.3**-6945
 – pflanzlicher Drogen (2.8.23) 443
 – von pflanzlichen Arzneimitteln zum Einnehmen und von Extrakten zu deren Herstellung
   (2.6.31) 330
 – zellbasierter Zubereitungen (2.6.27) **10.3**-6951
Mikrobiologische Qualität
 – alternative Methoden zur Kontrolle
   (*siehe* 5.1.6) 1009
 – von nicht sterilen pharmazeutischen Zubereitungen und Substanzen zur pharmazeutischen
   Verwendung (5.1.4) **10.3**-7013
 – von pflanzlichen Arzneimitteln zum Einnehmen und von Extrakten zu deren Herstellung
   (5.1.8) 1023
Mikrobiologische Wertbestimmung von Antibiotika
  (2.7.2) 363
Mikrokalorimetrie (*siehe* 2.2.61) 160
Mikrokristalline Cellulose und Carmellose-Natrium ...3217
Mikroorganismen
 – Adressen von Sammlungen (*siehe* 1.5) 14
 – spezifizierte, Nachweis in lebenden biotherapeutischen Produkten (2.6.38) 353
 – spezifizierte, Nachweis in nicht sterilen Pro-
   dukten (2.6.13) **10.3**-6945
 – vermehrungsfähige, Bestimmung in nicht ste-
   rilen Produkten (2.6.12) **10.3**-6939
Mikroskopie
 – optische (2.9.37) 534
 – Rasterelektronen- (REM) (2.9.52) 568
Mikroskopische Prüfung pflanzlicher Drogen (2.8.23) ...443
Milbemycinoxim für Tiere 4829
Milbemycinum oximum ad usum veterinarium 4829
Milben für Allergenzubereitungen 4832
Milchsäure 4834
(*S*)-Milchsäure 4835
Milchsäure *R* **10.4**-7741
Milchsäure-Reagenz *R* **10.4**-7741
Millefolii herba 2403
Milzbrand-Adsorbat-Impfstoff (aus Zellkulturfiltra-
  ten) für Menschen 1559
Milzbrandsporen-Lebend-Impfstoff für Tiere 1721
Minimierung des Risikos der Übertragung von Er-
  regern der spongiformen Enzephalopathie tieri-
  schen Ursprungs durch Human- und Tierarznei-
  mittel (5.2.8) 1058
Minocyclinhydrochlorid *R* **10.4**-7741
Minocyclinhydrochlorid-Dihydrat **10.3**-7331
Minocyclini hydrochloridum dihydricum **10.3**-7331
Minoxidil 4839
Minoxidilum 4839
Minzöl 2315

Mirtazapin	4840
Mirtazapinum	4840
Misoprostol	4842
Misoprostolum	4842
Mitomycin	4845
Mitomycinum	4845
Mitoxantronhydrochlorid	4847
Mitoxantroni hydrochloridum	4847
Mizellare elektrokinetische Chromatographie (MEKC) (*siehe* 2.2.47)	124
Modafinil	4849
Modafinilum	4849
Mönchspfefferfrüchte	2317
Mönchspfefferfrüchtetrockenextrakt	2318
Molekülmasse, relative, Angabe (*siehe* 1.4)	9
Molekülmassenverteilung in Dextranen (2.2.39)	93
Molekularsieb R	10.4-7741
Molekularsieb zur Chromatographie R	10.4-7741
Molgramostimi solutio concentrata	4850
Molgramostim-Lösung, konzentrierte	4850
Molsidomin	4854
Molsidominum	4854
Molybdänschwefelsäure R 2	10.4-7741
Molybdänschwefelsäure R 3	10.4-7741
Molybdatophosphorsäure R	10.4-7742
Molybdatophosphorsäure-Lösung R	10.4-7742
Molybdat-Vanadat-Reagenz R	10.4-7742
Molybdat-Vanadat-Reagenz R 2	10.4-7742
Molybdat-Wolframat-Reagenz R	10.4-7742
Molybdat-Wolframat-Reagenz, verdünntes R	10.4-7742
Mometasonfuroat	10.1-6426
Mometasonfuroat-Monohydrat	4860
Mometasoni furoas	10.1-6426
Mometasoni furoas monohydricus	4860
Monodocosahexaenoin R	10.4-7742
Monographien	
– Abschnitt „Eigenschaften" (5.11)	1185
– Allgemeine, Erläuterung (*siehe* 1.1)	6
– zu Darreichungsformen, Glossar	1375
– zu Extrakten aus pflanzlichen Drogen, Text zur Information (5.23)	1283
Monographien (1.4)	9
Monographietitel, Erläuterung (*siehe* 1.4)	9
Monoklonale Antikörper für Menschen	1349
Monozytenaktivierung, Prüfung (2.6.30)	321
Montelukast-Natrium	4863
Montelukastum natricum	4863
Morantelhydrogentartrat für Tiere	4867
Moranteli hydrogenotartras ad usum veterinarium	4867
Morindae officinalis radix*	10.4-7921
Morindawurzel*	10.4-7921
Morphinhydrochlorid	4868
Morphinhydrochlorid R	10.4-7742
Morphini hydrochloridum	4868
Morphini sulfas	4871
Morphinsulfat	4871
Morpholin R	10.4-7742
Morpholin zur Chromatographie R	10.4-7742
Morpholinethansulfonat-Pufferlösung (1 mol · l^{-1}) pH 6,0 R	10.4-7851
2-(Morpholin-4-yl)ethansulfonsäure R	10.4-7742
Moutan cortex*	2460
Moxidectin für Tiere	10.4-8063
Moxidectinum ad usum veterinarium	10.4-8063
Moxifloxacinhydrochlorid	10.3-7334
Moxifloxacini hydrochloridum	10.3-7334
Moxonidin	4880
Moxonidinum	4880
Mucoadhäsive Zubereitungen	10.3-7045
Mucores ad producta allergenica	5621
Multivariate statistische Prozesskontrolle (5.28)	10.4-7885
Mumps-Lebend-Impfstoff	1561
Mundhöhle, Zubereitungen zur Anwendung in der	10.3-7045
Mupirocin	10.3-7337
Mupirocin-Calcium	10.3-7339
Mupirocinum	10.3-7337
Mupirocinum calcicum	10.3-7339
Murexid R	10.4-7743
Musci medicati	1399
Muskatellersalbeiöl	2319
Muskatöl	2321
Mutterkraut	10.4-7923
Mycophenolas mofetil	4886
Mycophenolatmofetil	4886
Mycophenolatum natricum	10.3-7355
Mycoplasma-gallisepticum-Impfstoff (inaktiviert)	1722
Mykobakterien, Prüfung (2.6.2)	264
Mykoplasmen, Prüfung (2.6.7)	264
Mykoplasmen-DNA in Zellkulturen, Nachweis mit Fluoreszenzfarbstoff (*siehe* 2.6.7)	267
myo-Inositol	10.4-8035
myo-Inositol R	10.4-7687
myo-Inositolum	10.4-8035
Myosmin R	10.4-7743
β-Myrcen R	10.4-7743
Myristicae fragrantis aetheroleum	2321
Myristicin R	10.4-7743
Myristinsäure R	10.4-7743
Myristylalkohol R	10.4-7744
Myrrha	2323
Myrrhae tinctura	2324
Myrrhe	2323
Myrrhentinktur	2324
Myrtilli fructus recens	2211
Myrtilli fructus recentis extractum siccum raffinatum et normatum	2212
Myrtilli fructus siccus	2215
Myrtillin R	10.4-7744
Myxomatose-Lebend-Impfstoff für Kaninchen	10.2-6727

N

Nabumeton	4891
Nabumetonum	4891
Nachtkerzenöl, raffiniertes	4892
Nadolol	4893
Nadololum	4893
Nadroparin-Calcium	4895
Nadroparinum calcicum	4895
Nährmedien	
– für die mikrobiologische Wertbestimmung von Antibiotika (2.7.2)	363
– für die Prüfung auf Sterilität (2.6.1)	259
– Kaighn's modifiziertes Ham's F-12K-Medium (*siehe* 2.6.33)	334
– Pepton-Pufferlösung (*siehe* 2.6.31)	334
– zum Nachweis spezifizierter Mikroorganismen, empfohlene (*siehe* 2.6.13)	10.3-6949
– zum Nachweis von Mykoplasmen, empfohlene (*siehe* 2.6.7)	266
– zur Aufbewahrung von Erythrozyten (*siehe* 2.6.20)	300
Naftidrofurylhydrogenoxalat	4898
Naftidrofuryli hydrogenooxalas	4898
Nahtmaterial für Menschen	
– Sterile, nicht resorbierbare Fäden	1963
– Sterile, resorbierbare, synthetische, geflochtene Fäden	1967

- Sterile, resorbierbare, synthetische, monofile Fäden 1969
- Steriles Catgut 1961

Nahtmaterial für Tiere
- Sterile, nicht resorbierbare Fäden im Fadenspender für Tiere 1976
- Steriler, geflochtener Seidenfaden im Fadenspender für Tiere 1980
- Steriler Leinenfaden im Fadenspender für Tiere ..1978
- Steriler Polyamidfaden im Fadenspender für Tiere 1978
- Steriler Polyesterfaden im Fadenspender für Tiere 1979
- Steriles, resorbierbares Catgut im Fadenspender für Tiere 1975

Naloxonhydrochlorid-Dihydrat 4902
Naloxoni hydrochloridum dihydricum 4902
Naltrexonhydrochlorid 4905
Naltrexoni hydrochloridum 4905
Nandrolondecanoat 4908
Nandroloni decanoas 4908
Naphazolinhydrochlorid 4910
Naphazolini hydrochloridum 4910
Naphazolini nitras 4912
Naphazolinnitrat 4912
Naphthalin *R* **10.4**-7744
Naphthalin-2,3-diamin *R* **10.4**-7744
Naphtharson *R* **10.4**-7744
Naphtharson-Lösung *R* **10.4**-7744
Naphtharson-Lösung *R* 1 ....**10.4**-7744
1-Naphthol *R* **10.4**-7744
2-Naphthol *R* **10.4**-7745
Naphtholbenzein *R* **10.4**-7745
Naphtholbenzein-Lösung *R* **10.4**-7745
Naphtholgelb *R* **10.4**-7745
Naphtholgelb S *R* **10.4**-7745
1-Naphthol-Lösung *R* **10.4**-7745
2-Naphthol-Lösung *R* **10.4**-7745
2-Naphthol-Lösung *R* 1 ....**10.4**-7745
1-Naphthylamin *R* **10.4**-7745
1-Naphthylessigsäure *R* **10.4**-7746
Naphthylethylendiamindihydrochlorid *R* **10.4**-7746
Naphthylethylendiamindihydrochlorid-Lösung *R* **10.4**-7746
Naproxen 4914
Naproxen-Natrium 4917
Naproxenum 4914
Naproxenum natricum 4917
Naringin *R* **10.4**-7746
Nasale Anwendung, Zubereitungen zur **10.3**-7050
Nasalia **10.3**-7050
NAT, Verfahren zur Amplifikation von Nukleinsäuren
- siehe 2.6.21 301
- siehe 2.6.7 264
- siehe 5.1.6 1009

Nateglinid 4919
Nateglinidum 4919
Natrii acetas trihydricus **10.3**-7345
Natrii acetatis ([1-^{11}C]) solutio iniectabilis 1887
Natrii alendronas trihydricus 4923
Natrii alginas 4925
Natrii amidotrizoas 4927
Natrii aminosalicylas dihydricus **10.4**-8069
Natrii ascorbas 4930
Natrii aurothiomalas 4932
Natrii benzoas 4934
Natrii bromidum 4935
Natrii calcii edetas 4937
Natrii calcii pentetas ad radiopharmaceutica 1889

Natrii caprylas 4938
Natrii carbonas **10.3**-7346
Natrii carbonas decahydricus **10.3**-7347
Natrii carbonas monohydricus **10.3**-7347
Natrii cetylo- et stearylosulfas 4942
Natrii chloridum **10.4**-8070
Natrii chromatis(^{51}Cr) solutio sterilis 1890
Natrii citras 4946
Natrii cromoglicas **10.4**-8072
Natrii cyclamas 4949
Natrii dihydrogenophosphas dihydricus **10.3**-7348
Natrii docusas 3647
Natrii fluoridi(^{18}F) solutio iniectabilis 1892
Natrii fluoridum 4956
Natrii fusidas 4957
Natrii glycerophosphas hydricus 4961
Natrii hyaluronas 4962
Natrii hydrogenocarbonas **10.3**-7350
Natrii hydroxidum 4966
Natrii iodidi(^{131}I) capsulae ad usum diagnosticum 1899
Natrii iodidi(^{131}I) capsulae ad usum therapeuticum ...1901
Natrii iodidi(^{131}I) solutio **10.4**-7913
Natrii iodidi(^{123}I) solutio ad radio-signandum 1904
Natrii iodidi(^{131}I) solutio ad radio-signandum 1905
Natrii iodidi(^{123}I) solutio iniectabilis 1898
Natrii iodidum 4967
Natrii iodohippuras dihydricus ad radiopharmaceutica 1894
Natrii iodohippurati(^{123}I) solutio iniectabilis 1895
Natrii iodohippurati(^{131}I) solutio iniectabilis 1896
Natrii lactatis solutio **10.4**-8075
Natrii (S)-lactatis solutio **10.4**-8076
Natrii laurilsulfas **10.3**-7349
Natrii lauroylsarcosinas ad usum externum 4971
Natrii metabisulfis **10.3**-7351
Natrii molybdas dihydricus 4976
Natrii molybdatis(^{99}Mo) fissione formati solutio 1906
Natrii nitris 4981
Natrii nitroprussias 5056
Natrii perboras hydricus 4982
Natrii pertechnetatis (^{99m}Tc) acceleratore formati solutio iniectabilis 1909
Natrii pertechnetatis(^{99m}Tc) fissione formati solutio iniectabilis 1911
Natrii pertechnetatis(^{99m}Tc) sine fissione formati solutio iniectabilis 1913
Natrii phenylbutyras 4982
Natrii phosphatis(^{32}P) solutio iniectabilis 1915
Natrii picosulfas 4984
Natrii polystyrenesulfonas 4986
Natrii propionas 4988
Natrii pyrophosphas decahydricus ad radiopharmaceutica 1891
Natrii risedronas 2.5-hydricus 5546
Natrii salicylas 4991
Natrii selenis 4992
Natrii selenis pentahydricus 4993
Natrii stearas 4993
Natrii stearylis fumaras 4995
Natrii sulfas anhydricus 4996
Natrii sulfas decahydricus 4997
Natrii sulfis 4998
Natrii sulfis heptahydricus 4999
Natrii tetrachloroauras dihydricus ad praeparationes homoeopathicas 2566
Natrii thiosulfas 5001
Natrii valproas 5002
Natrium *R* **10.4**-7746
Natrium, Identitätsreaktion (*siehe* 2.3.1) 182
Natriumacetat *R* **10.4**-7746

Gesamtregister

Natriumacetat, wasserfreies *R* **10.4**-7746
Natriumacetat-Pufferlösung pH 4,0
  (0,1 mol · l⁻¹) *R* **10.4**-7849
Natriumacetat-Pufferlösung pH 4,5 *R* **10.4**-7849
Natriumacetat-Pufferlösung pH 5,0 *R* **10.4**-7850
Natriumacetat-Trihydrat **10.3**-7345
Natriumalendronat-Trihydrat 4923
Natriumalginat 4925
Natriumamidotrizoat 4927
Natriumaminosalicylat-Dihydrat **10.4**-8069
Natriumarsenit *R* **10.4**-7746
Natriumarsenit-Lösung *R* **10.4**-7746
Natriumarsenit-Lösung (0,1 mol · l⁻¹) **10.4**-7863
Natriumascorbat 4930
Natriumascorbat-Lösung *R* **10.4**-7747
Natriumaurothiomalat 4932
Natriumazid *R* **10.4**-7747
Natriumbenzoat 4934
Natriumbenzolsulfonat *R* **10.4**-7747
Natriumbismutat *R* **10.4**-7747
Natriumbromid 4935
Natriumbromid *R* **10.4**-7747
Natriumbutansulfonat *R* **10.4**-7747
Natrium([1-¹¹C])acetat-Injektionslösung 1887
Natriumcalciumacetat-Pufferlösung pH 7,0 *R* ..**10.4**-7852
Natriumcalciumedetat 4937
Natriumcalciumedetat *R* **10.4**-7747
Natriumcalcium-Pentetat zur Herstellung von radio-
  aktiven Arzneimitteln 1889
Natriumcaprylat 4938
Natriumcarbonat **10.3**-7346
  – wasserfreies *R* **10.4**-7747
Natriumcarbonat *R* **10.4**-7747
Natriumcarbonat-Decahydrat **10.3**-7347
Natriumcarbonat-Lösung *R* **10.4**-7747
Natriumcarbonat-Lösung *R* 1 ....**10.4**-7747
Natriumcarbonat-Lösung *R* 2 ....**10.4**-7747
Natriumcarbonat-Monohydrat **10.3**-7347
Natriumcarbonat-Monohydrat *R* **10.4**-7747
Natriumcetylstearylsulfat 4942
Natriumcetylstearylsulfat *R* **10.4**-7747
Natriumchlorid **10.4**-8070
Natriumchlorid *R* **10.4**-7748
Natriumchlorid *RV* **10.4**-7859
Natriumchlorid-Lösung *R* **10.4**-7748
Natriumchlorid-Lösung, gesättigte *R* **10.4**-7748
Natriumcitrat 4946
Natriumcitrat *R* **10.4**-7748
Natriumcitrat-Pufferlösung pH 7,8 (Natriumcitrat
  (0,034 mol · l⁻¹), Natriumchlorid
  (0,101 mol · l⁻¹)) *R* **10.4**-7855
Natriumcromoglicat **10.4**-8072
Natriumcyclamat 4949
Natriumdecansulfonat *R* **10.4**-7748
Natriumdecylsulfat *R* **10.4**-7748
Natriumdesoxycholat *R* **10.4**-7748
Natriumdiethyldithiocarbamat *R* **10.4**-7748
Natriumdihydrogenphosphat *R* **10.4**-7748
Natriumdihydrogenphosphat, wasserfreies *R* ...**10.4**-7748
Natriumdihydrogenphosphat-Dihydrat **10.3**-7348
Natriumdihydrogenphosphat-Monohydrat *R* **10.4**-7748
Natriumdioctylsulfosuccinat *R* **10.4**-7749
Natriumdiphosphat *R* **10.4**-7749
Natriumdiphosphat-Decahydrat zur Herstellung von
  radioaktiven Arzneimitteln 1891
Natriumdisulfit *R* **10.4**-7749
Natriumdithionit *R* **10.4**-7749
Natriumdodecylsulfat **10.3**-7349
Natriumdodecylsulfat *R* **10.4**-7749
Natriumedetat **10.4**-8074

Natriumedetat *R* **10.4**-7749
Natriumedetat-Lösung (0,1 mol · l⁻¹) **10.4**-7863
Natriumethyl-4-hydroxybenzoat 4954
Natriumfluorid 4956
Natriumfluorid *R* **10.4**-7749
Natrium(¹⁸F)fluorid-Injektionslösung 1892
Natriumformiat *R* **10.4**-7749
Natriumfusidat 4957
Natriumglucuronat *R* **10.4**-7749
Natriumglycerophosphat, wasserhaltiges 4961
Natriumglycocholat-Dihydrat *R* **10.4**-7749
Natriumheptansulfonat *R* **10.4**-7749
Natriumheptansulfonat-Monohydrat *R* **10.4**-7750
Natriumhexanitrocobaltat(III) *R* **10.4**-7750
Natriumhexanitrocobaltat(III)-Lösung *R* **10.4**-7750
Natriumhexansulfonat *R* **10.4**-7750
Natriumhexansulfonat-Monohydrat *R* **10.4**-7750
Natriumhexansulfonat-Monohydrat zur
  Ionenpaar-Chromatographie *R* **10.4**-7750
Natriumhyaluronat 4962
Natriumhydrogencarbonat **10.3**-7350
Natriumhydrogencarbonat *R* **10.4**-7750
Natriumhydrogencarbonat-Lösung *R* **10.4**-7750
Natriumhydrogensulfat *R* **10.4**-7750
Natriumhydrogensulfit *R* **10.4**-7750
Natriumhydroxid 4966
Natriumhydroxid *R* **10.4**-7750
Natriumhydroxid-Lösung
  – carbonatfreie *R* **10.4**-7751
  – konzentrierte *R* **10.4**-7751
  – methanolische *R* **10.4**-7751
  – methanolische *R* 1 ....**10.4**-7751
  – verdünnte *R* **10.4**-7751
Natriumhydroxid-Lösung *R* **10.4**-7750
Natriumhydroxid-Lösung (2 mol · l⁻¹) *R* **10.4**-7751
Natriumhydroxid-Lösung (4 mol · l⁻¹) *R* **10.4**-7751
Natriumhydroxid-Lösung (0,1 mol · l⁻¹) **10.4**-7863
Natriumhydroxid-Lösung (1 mol · l⁻¹) **10.4**-7863
Natriumhydroxid-Lösung (0,1 mol · l⁻¹), ethanoli-
  sche **10.4**-7864
Natrium(2-hydroxybutyrat) *R* **10.4**-7751
Natriumhypobromit-Lösung *R* **10.4**-7751
Natriumhypochlorit-Lösung *R* **10.4**-7751
Natriumhypophosphit *R* **10.4**-7751
Natriumiodhippurat-Dihydrat zur Herstellung von
  radioaktiven Arzneimitteln 1894
Natrium(¹²³I)iodhippurat-Injektionslösung 1895
Natrium(¹³¹I)iodhippurat-Injektionslösung 1896
Natriumiodid 4967
Natriumiodid *R* **10.4**-7751
Natrium(¹²³I)iodid-Injektionslösung 1898
Natriumiodid-Kapseln für diagnostische Zwecke 1899
Natrium(¹³¹I)iodid-Kapseln für diagnostische Zwe-
  cke 1899
Natrium(¹³¹I)iodid-Kapseln für therapeutische Zwe-
  cke 1901
Natrium(¹³¹I)iodid-Lösung **10.4**-7913
Natrium(¹²³I)iodid-Lösung zur Radiomarkierung 1904
Natrium(¹³¹I)iodid-Lösung zur Radiomarkierung 1905
Natrium-(*S*)-lactat-Lösung **10.4**-8076
Natriumlactat-Lösung **10.4**-8075
Natriumlauroylsarcosinat zur äußeren Anwendung 4971
Natriumlaurylsulfat *R* **10.4**-7751
Natriumlaurylsulfat *R* 1 ....**10.4**-7751
Natriumlaurylsulfonat zur Chromatographie *R* .**10.4**-7752
Natrium-Lösung (50 ppm Na) *R* **10.4**-7844
Natrium-Lösung (200 ppm Na) *R* **10.4**-7844
Natrium-Lösung (1000 ppm Na) *R* **10.4**-7844
Natriummetabisulfit **10.3**-7351
Natriummethanolat-Lösung (0,1 mol · l⁻¹) **10.4**-7864

Die „Allgemeinen Vorschriften" gelten für alle Monographien und sonstigen Texte

Natriummethansulfonat R **10.4**-7752
Natriummethyl-4-hydroxybenzoat 4974
Natrium-2-methyl-2-thiazolin-4-carboxylat R **10.4**-7752
Natriummolybdat R **10.4**-7752
Natriummolybdat-Dihydrat 4976
Natrium(^{99}Mo)molybdat-Lösung aus Kernspalt-
produkten 1906
Natriummonohydrogenarsenat R **10.4**-7752
Natriummonohydrogencitrat R **10.4**-7752
Natriummonohydrogenphosphat **10.3**-7352
– wasserfreies R **10.4**-7752
Natriummonohydrogenphosphat-Dihydrat **10.3**-7353
Natriummonohydrogenphosphat-Dihydrat R **10.4**-7752
Natriummonohydrogenphosphat-Dodecahydrat ...**10.3**-7354
Natriummonohydrogenphosphat-
Dodecahydrat R **10.4**-7752
Natriummonohydrogenphosphat-
Heptahydrat R **10.4**-7752
Natriummonohydrogenphosphat-Lösung R **10.4**-7753
Natriummycophenolat **10.3**-7355
Natriumnaphthochinonsulfonat R **10.4**-7753
Natriumnitrat R **10.4**-7753
Natriumnitrit 4981
Natriumnitrit R **10.4**-7753
Natriumnitrit-Lösung R **10.4**-7753
Natriumnitrit-Lösung (0,1 mol · l^{-1}) **10.4**-7864
Natriumoctansulfonat R **10.4**-7753
Natriumoctansulfonat-Monohydrat R **10.4**-7753
Natriumoctylsulfat R **10.4**-7753
Natriumoxalat R **10.4**-7753
Natriumoxidronat R **10.4**-7753
Natriumpentansulfonat R **10.4**-7754
Natriumpentansulfonat-Monohydrat R **10.4**-7754
Natriumpentansulfonat-Monohydrat R 1 .... **10.4**-7754
Natriumperborat, wasserhaltiges 4982
Natriumperchlorat R **10.4**-7754
Natriumperiodat R **10.4**-7754
Natriumperiodat-Lösung R **10.4**-7754
Natriumperiodat-Lösung (0,1 mol · l^{-1}) **10.4**-7864
Natrium(^{99m}Tc)pertechnetat-
Injektionslösung aus Kernspaltprodukten 1911
Natrium(^{99m}Tc)pertechnetat-Injektionslösung (her-
gestellt in einem Beschleuniger) 1909
Natrium(^{99m}Tc)pertechnetat-
Injektionslösung nicht aus Kernspaltprodukten 1913
Natriumphenylbutyrat 4982
Natriumphosphat R **10.4**-7754
Natrium(^{32}P)phosphat-Injektionslösung 1915
Natriumphosphat-Pufferlösung pH 7,5
(0,25 mol · l^{-1}) R **10.4**-7855
Natriumphosphat-Pufferlösung pH 8,0
(0,02 mol · l^{-1}) R **10.4**-7856
Natriumphosphat-Pufferlösung pH 5,0
(0,2 mol · l^{-1}), deuterierte R **10.4**-7850
Natriumphosphit-Pentahydrat R **10.4**-7754
Natriumpicosulfat 4984
Natriumpikrat-Lösung, alkalische R **10.4**-7754
Natriumpolystyrolsulfonat 4986
Natrium-1-propansulfonat R **10.4**-7754
Natriumpropionat 4988
Natriumpropyl-4-hydroxybenzoat 4989
Natriumpyruvat R **10.4**-7754
Natriumrhodizonat R **10.4**-7755
Natriumsalicylat 4991
Natriumsalicylat R **10.4**-7755
Natriumselenit 4992
Natriumselenit-Pentahydrat 4993
Natriumstearat 4993
Natriumstearylfumarat 4995
Natriumstearylfumarat R **10.4**-7755

Natriumsulfat
– wasserfreies 4996
– wasserfreies R **10.4**-7755
– wasserfreies R 1 .... **10.4**-7755
Natriumsulfat-Decahydrat 4997
Natriumsulfat-Decahydrat R **10.4**-7755
Natriumsulfid R **10.4**-7755
Natriumsulfid-Lösung R **10.4**-7755
Natriumsulfid-Lösung R 1 .... **10.4**-7755
Natriumsulfit 4998
– wasserfreies R **10.4**-7755
Natriumsulfit-Heptahydrat 4999
Natriumsulfit-Heptahydrat R **10.4**-7755
Natriumtartrat R **10.4**-7756
Natriumtaurodesoxycholat-Monohydrat R **10.4**-7756
Natriumtetraborat **10.3**-7356
Natriumtetraborat R **10.4**-7756
Natriumtetraborat-Lösung R **10.4**-7756
Natriumtetrahydroborat R **10.4**-7756
Natriumtetrahydroborat-Reduktionslösung R **10.4**-7756
Natriumtetraphenylborat R **10.4**-7756
Natriumtetraphenylborat-Lösung R **10.4**-7756
Natriumthioglycolat R **10.4**-7756
Natriumthiosulfat 5001
Natriumthiosulfat R **10.4**-7756
Natriumthiosulfat, wasserfreies R **10.4**-7756
Natriumthiosulfat-Lösung (0,1 mol · l^{-1}) **10.4**-7864
Natriumtrimethylsilyl-(D$_4$)propionat R **10.4**-7757
Natriumtrimethylsilyl-(D$_4$)propionat R 1 .... **10.4**-7757
Natriumvalproat 5002
Natriumwolframat R **10.4**-7757
Nelkenöl 2325
Neohesperidin R **10.4**-7757
Neohesperidindihydrochalcon 5004
Neohesperidindihydrochalconum 5004
Neomycini sulfas **10.1**-6433
Neomycinsulfat **10.1**-6433
Neostigminbromid **10.2**-6803
Neostigmini bromidum **10.2**-6803
Neostigmini metilsulfas **10.2**-6804
Neostigminmetilsulfat **10.2**-6804
Nephelometrie
– Bestimmung von Impfstoffkomponenten
 (2.7.35) 421
– Bestimmung von Klarheit und Opaleszenz (2.2.1) .. 27
Neroli aetheroleum 2326
trans-Nerolidol R **10.4**-7757
Neroliöl/Bitterorangenblütenöl 2326
Nerylacetat R **10.4**-7757
Neßlers Reagenz R **10.4**-7757
Neßler-Zylinder (2.1.5) 23
Netilmicini sulfas 5012
Netilmicinsulfat 5012
Nevirapin 5014
Nevirapin-Hemihydrat **10.1**-6435
Nevirapinum 5014
Nevirapinum hemihydricum **10.1**-6435
Newcastle-Krankheit-Impfstoff (inaktiviert) **10.2**-6729
Newcastle-Krankheit-Lebend-Impfstoff **10.2**-6731
Niaouli typo cineolo aetheroleum 2329
Niaouliöl vom Cineol-Typ 2329
Nicardipinhydrochlorid 5018
Nicardipini hydrochloridum 5018
Nicergolin 5019
Nicergolinum 5019
Nicethamid 5022
Nicethamidum 5022
Nicht am Stickstoff substituierte Barbiturate, Identi-
tätsreaktion (*siehe* 2.3.1) 180
Nicht überzogene Tabletten, Friabilität (2.9.7) 466

Beachten Sie den Hinweis auf „Allgemeine Monographien" zu Anfang des Bands auf Seite B

Ph. Eur. 10. Ausgabe, 4. Nachtrag

Nickel
- in hydrierten pflanzlichen Ölen (2.4.31) 223
- in Polyolen (2.4.15) 197
Nickel(II)-chlorid R **10.4**-7758
Nickel-Lösung (0,1 ppm Ni) R **10.4**-7845
Nickel-Lösung (0,2 ppm Ni) R **10.4**-7845
Nickel-Lösung (5 ppm Ni) R **10.4**-7845
Nickel-Lösung (10 ppm Ni) R **10.4**-7844
Nickel-Lösung (1000 ppm Ni), ölige R **10.4**-7845
Nickelnitrat-Hexahydrat R **10.4**-7758
Nickel(II)-sulfat R **10.4**-7758
Niclosamid 5023
Niclosamid-Monohydrat 5024
Niclosamidum 5023
Niclosamidum monohydricum 5024
Nicorandil 5026
Nicorandilum 5026
Nicotin 5027
Nicotinamid 5029
Nicotinamid-Adenin-Dinukleotid R **10.4**-7758
Nicotinamid-Adenin-Dinukleotid-Lösung R **10.4**-7758
Nicotinamidum 5029
Nicotinditartrat-Dihydrat 5031
Nicotini ditartras dihydricus 5031
Nicotini resinas 5032
Nicotinoylhydrazid R **10.4**-7758
Nicotinresinat 5032
Nicotinsäure 5034
Nicotinsäure R **10.4**-7758
Nicotinum 5027
Nifedipin 5036
Nifedipinum 5036
Nifluminsäure 5038
Nifuroxazid 5040
Nifuroxazidum 5040
Nilblau A R **10.4**-7758
Nilblau-A-Lösung R **10.4**-7758
Nilotinibhydrochlorid-Monohydrat 5042
Nilotinibi hydrochloridum monohydricum 5042
Nilutamid 5045
Nilutamidum 5045
Nimesulid 5047
Nimesulidum 5047
Nimodipin 5049
Nimodipinum 5049
Ninhydrin R **10.4**-7759
Ninhydrin-Lösung R **10.4**-7759
Ninhydrin-Lösung R 1 ....**10.4**-7759
Ninhydrin-Lösung R 2 ....**10.4**-7759
Ninhydrin-Lösung R 3 ....**10.4**-7759
Ninhydrin-Lösung R 4 ....**10.4**-7759
Ninhydrin-Reagenz R **10.4**-7759
NIR-Spektroskopie (2.2.40) 95
Nitranilin R **10.4**-7759
Nitrat, Identitätsreaktion (*siehe* 2.3.1) 182
Nitrat-Lösung (10 ppm NO_3) R **10.4**-7845
Nitrat-Lösung (100 ppm NO_3) R **10.4**-7845
Nitrat-Lösung (2 ppm NO_3) R **10.4**-7845
Nitrazepam 5051
Nitrazepam R **10.4**-7759
Nitrazepamum 5051
Nitrendipin 5052
Nitrendipinum 5052
Nitrilotriessigsäure R **10.4**-7759
Nitrobenzaldehyd R **10.4**-7759
4-Nitrobenzaldehyd R **10.4**-7759
Nitrobenzaldehyd-Lösung R **10.4**-7760
Nitrobenzaldehyd-Papier R **10.4**-7760
4-Nitrobenzoesäure R **10.4**-7760
Nitrobenzol R **10.4**-7760

Nitrobenzoylchlorid R **10.4**-7760
Nitrobenzylchlorid R **10.4**-7760
4-(4-Nitrobenzyl)pyridin R **10.4**-7760
Nitroethan R **10.4**-7760
Nitrofural 5054
Nitrofuralum 5054
Nitrofurantoin 5055
Nitrofurantoin R **10.4**-7760
Nitrofurantoinum 5055
Nitrogenii oxidum 5730
Nitrogenium 5727
Nitrogenium oxygenio depletum 5728
Nitromethan R **10.4**-7760
4-Nitrophenol R **10.4**-7761
Nitroprussidnatrium 5056
Nitroprussidnatrium R **10.4**-7761
3-Nitrosalicylsäure R **10.4**-7761
N-Nitrosamine in Wirkstoffen (2.5.42) **10.3**-6931
N-Nitrosodiethanolamin R **10.4**-7761
N-Nitrosodiethylamin, deuteriertes R **10.4**-7761
N-Nitrosodiisopropanolamin R **10.4**-7761
Nitrosodipropylamin R **10.4**-7761
Nitrosodipropylamin-Lösung R **10.4**-7761
N-Nitrosoethylmethylamin R **10.4**-7761
Nitrotetrazolblau R **10.4**-7762
Nizatidin 5058
Nizatidinum 5058
NMR-Spektroskopie (*siehe* 2.2.33) 78
Nomegestrolacetat **10.1**-6437
Nomegestroli acetas **10.1**-6437
Nonivamid R **10.4**-7762
Nonoxinol 9 5062
Nonoxinolum 9 5062
Nonylamin R **10.4**-7762
Noradrenalini hydrochloridum 5062
Noradrenalini tartras 5065
Nordazepam R **10.4**-7762
Norepinephrinhydrochlorid/Noradrenalin-
    hydrochlorid 5062
Norepinephrintartrat/Noradrenalintartrat 5065
Norethisteron 5067
Norethisteronacetat 5069
Norethisteroni acetas 5069
Norethisteronum 5067
Norfloxacin **10.4**-8078
Norfloxacinum **10.4**-8078
Norfluran 5074
Norfluranum 5074
Norgestimat 5080
Norgestimatum 5080
Norgestrel 5082
Norgestrelum 5082
DL-Norleucin R **10.4**-7762
Normales Immunglobulin vom Menschen
- zur intramuskulären Anwendung 4278
- zur intravenösen Anwendung 4281
- zur subkutanen Anwendung 4284
Normaltropfenzähler (2.1.1) 21
Nortriptylinhydrochlorid 5083
Nortriptylini hydrochloridum 5083
Noscapin **10.2**-6806
Noscapinhydrochlorid R **10.4**-7762
Noscapinhydrochlorid-Monohydrat 5087
Noscapini hydrochloridum hydricum 5087
Noscapinum **10.2**-6806
*Notoginseng radix** 2330
Notoginsengwurzel* 2330
Nukleinsäuren
- in Polysaccharid-Impfstoffen (2.5.17) 236
- Verfahren zur Amplifikation (2.6.21) 301

Die „Allgemeinen Vorschriften" gelten für alle Monographien und sonstigen Texte

Nux vomica für homöopathische Zubereitungen 2595
Nystatin 5088
Nystatinum 5088
Nystose *R* **10.4**-7762

O

Oblatenkapseln 1390
Ochratoxin A in pflanzlichen Drogen,
  Bestimmung (2.8.22) 442
Ochratoxin-A-Lösung *R* **10.4**-7763
Octan *R* **10.4**-7763
Octanal *R* **10.4**-7763
Octanol *R* **10.4**-7763
3-Octanon *R* **10.4**-7763
Octansäure *R* **10.4**-7763
Octoxinol 10 5093
Octoxinol 10 *R* **10.4**-7763
Octoxinolum 10 5093
Octreotid 5093
Octreotidacetat *R* **10.4**-7764
Octreotidum 5093
Octylamin *R* **10.4**-7764
Octyldodecanol 5096
Octyldodecanolum 5096
Octylgallat 5097
Octylis gallas 5097
Odermennigkraut 2332
Ölbaumblätter 2334
Ölbaumblättertrockenextrakt 2335
Ölharze 1318
Ölige Lösungen von Colecalciferol 3426
Ölsäure 5098
Ölsäure *R* **10.4**-7764
Oenotherae oleum raffinatum 4892
Ofloxacin **10.3**-7361
Ofloxacinum **10.3**-7361
Ohr, Zubereitungen zur Anwendung am 1412
OHZ, Hydroxylzahl (2.5.3) 229
Olanzapin 5101
Olanzapinembonat-Monohydrat **10.2**-6811
Olanzapini embonas monohydricus **10.2**-6811
Olanzapinum 5101
Olea herbaria 1357
Olea pinguia 4419
  – *Amygdalae oleum raffinatum* 4686
  – *Amygdalae oleum virginale* 4685
  – *Arachidis oleum hydrogenatum* 3743
  – *Arachidis oleum raffinatum* 3744
  – *Boraginis officinalis oleum raffinatum* 2999
  – *Carthami oleum raffinatum* 3875
  – *Cocois oleum raffinatum* 4466
  – *Gossypii oleum hydrogenatum* 2879
  – *Helianthi annui oleum raffinatum* 5680
  – *Iecoris aselli domestici oleum* **10.3**-7304
  – *Iecoris aselli oleum A* 4509
  – *Iecoris aselli oleum B* 4514
  – *Lini oleum virginale* 4527
  – *Maydis oleum raffinatum* **10.1**-6421
  – *Oenotherae oleum raffinatum* 4892
  – *Olivae oleum raffinatum* 5105
  – *Olivae oleum virginale* 5104
  – *Piscis oleum omega-3 acidis abundans* 5118
  – *Rapae oleum raffinatum* 5516
  – *Ricini oleum hydrogenatum* **10.1**-6481
  – *Ricini oleum raffinatum* 5564
  – *Ricini oleum virginale* 5562
  – *Salmonis domestici oleum* **10.3**-7289
  – *Sesami oleum raffinatum* 5640
  – *Soiae oleum hydrogenatum* 5662
  – *Soiae oleum raffinatum* 5663
  – *Theobromatis oleum* **10.2**-6793
  – *Tritici aestivi oleum raffinatum* 6176
  – *Tritici aestivi oleum virginale* 6175
Oleae folii extractum siccum 2335
Oleae folium 2334
Oleamid *R* **10.4**-7764
Oleanolsäure *R* **10.4**-7764
Oleoresina (*siehe* Extrakte aus pflanzlichen Drogen) ...1318
Oleosa (*siehe* Extrakte aus pflanzlichen Drogen) 1318
Oleuropein *R* **10.4**-7764
Oleylalkohol 5103
Oleylalkohol *R* **10.4**-7765
Olibanum indicum 2501
Olivae oleum raffinatum 5105
Olivae oleum virginale 5104
Olivenöl
  – natives 5104
  – raffiniertes 5105
Olivenöl *R* **10.4**-7765
Olmesartanmedoxomil **10.3**-7363
Olmesartanum medoxomilum **10.3**-7363
Olsalazin-Natrium 5109
Olsalazinum natricum 5109
Omega-3 acidorum esteri ethylici 60 5112
Omega-3 acidorum esteri ethylici 90 5115
Omega-3 acidorum triglycerida **10.3**-7365
Omega-3-Säurenethylester 60 5112
Omega-3-Säurenethylester 90 5115
Omega-3-Säuren-reiche Öle
  – Bestimmung der Fettsäurenzusammensetzung
    (2.4.29) 220
  – Gesamtcholesterol (2.4.32) 224
Omega-3-Säuren-reiches Fischöl 5118
Omega-3-Säuren-Triglyceride **10.3**-7365
Omeprazol 5123
Omeprazol-Magnesium 5125
Omeprazol-Natrium 5128
Omeprazolum 5123
Omeprazolum magnesicum 5125
Omeprazolum natricum 5128
Ondansetronhydrochlorid-Dihydrat **10.2**-6813
Ondansetroni hydrochloridum dihydricum **10.2**-6813
Ononidis radix 2209
Opaleszenz von Flüssigkeiten (2.2.1) 27
Ophiopogonis radix* 2407
Ophthalmica 1409
Opii extractum siccum normatum **10.3**-7126
Opii pulvis normatus 2339
Opii tinctura normata 2341
Opium 2337
Opium crudum 2337
Opiumpulver, eingestelltes 2339
Opiumtinktur, eingestellte 2341
Opiumtrockenextrakt, eingestellter **10.3**-7126
Optische Drehung (*siehe* 2.2.7) 34
Optische Mikroskopie (2.9.37) 534
Orbifloxacin für Tiere 5132
Orbifloxacinum ad usum veterinarium 5132
Orcin *R* **10.4**-7765
Ociprenalini sulfas 5134
Orciprenalinsulfat 5134
Orientalischer-Knöterich-Früchte* 2344
Orientin *R* **10.4**-7765
Origani herba 2125
Orodispersible Tabletten 1401
Orphenadrincitrat 5137
Orphenadrinhydrochlorid 5138
Orphenadrini citras 5137

Orphenadrini hydrochloridum 5138
Orthophosphat, Identitätsreaktion (*siehe* 2.3.1) 182
Orthosiphonblätter 2346
Orthosiphonis folium 2346
Oryzae amylum 5519
Oseltamiviri phosphas 5140
Oseltamivirphosphat 5140
Osmolalität (2.2.35) 85
Osthol *R* **10.4**-7765
Ouabain 5143
Ouabainum 5143
Oxacillin-Natrium-Monohydrat 5145
Oxacillinum natricum monohydricum 5145
Oxaliplatin 5148
Oxaliplatinum 5148
Oxalsäure *R* **10.4**-7765
Oxalsäure-Schwefelsäure-Lösung *R* **10.4**-7765
Oxazepam 5151
Oxazepam *R* **10.4**-7765
Oxazepamum 5151
Oxcarbazepin 5153
Oxcarbazepinum 5153
Oxeladinhydrogencitrat 5155
Oxeladini hydrogenocitras 5155
Oxfendazol für Tiere **10.1**-6441
Oxfendazolum ad usum veterinarium **10.1**-6441
Oxidierende Substanzen (2.5.30) 243
Oxitropii bromidum 5158
Oxitropiumbromid 5158
Oxolinsäure 5160
2,2′-Oxybis(*N,N*-dimethylethylamin) *R* **10.4**-7765
Oxybuprocainhydrochlorid 5162
Oxybuprocaini hydrochloridum 5162
Oxybutyninhydrochlorid 5164
Oxybutynini hydrochloridum 5164
Oxycodonhydrochlorid 5166
Oxycodoni hydrochloridum 5166
Oxygenium 5617
Oxygenium(^{15}O) 1916
Oxygenium 93 per centum 5618
Oxymetazolinhydrochlorid **10.1**-6442
Oxymetazolini hydrochloridum **10.1**-6442
Oxytetracyclin-Dihydrat **10.2**-6815
Oxytetracyclinhydrochlorid 5172
Oxytetracyclinhydrochlorid *R* **10.4**-7765
Oxytetracyclini hydrochloridum 5172
Oxytetracyclinum dihydricum **10.2**-6815
Oxytocin 5175
Oxytocini solutio concentrata 5176
Oxytocin-Lösung, konzentrierte 5176
Oxytocinum 5175

P

Paclitaxel **10.1**-6447
Paclitaxelum **10.1**-6447
Paeoniae radix alba* 2365
Paeoniae radix rubra* 2363
Paeoniflorin *R* **10.4**-7766
Paeonol *R* **10.4**-7766
Palladium *R* **10.4**-7766
Palladium(II)-chlorid *R* **10.4**-7766
Palladium(II)-chlorid-Lösung *R* **10.4**-7766
Palladium-Lösung (0,5 ppm Pd) *R* **10.4**-7845
Palladium-Lösung (20 ppm Pd) *R* **10.4**-7845
Palladium-Lösung (500 ppm Pd) *R* **10.4**-7845
Palmatin *R* **10.4**-7766
Palmitinsäure 5186
Palmitinsäure *R* **10.4**-7766
Palmitoleinsäure *R* **10.4**-7766
Palmitoylascorbinsäure **10.3**-7371
Palmitylalkohol *R* **10.4**-7767
Pamidronat-Dinatrium-Pentahydrat 5188
Pancreatis pulvis 5191
Pancuronii bromidum 5189
Pancuroniumbromid 5189
Pankreasnekrose-Impfstoff (inaktiviert, injizierbar, mit öligem Adjuvans) für Salmoniden (Infektiöse-) 1732
Pankreas-Pulver 5191
Pankreas-Pulver *R* **10.4**-7767
Panleukopenie-Impfstoff (inaktiviert) für Katzen, (infektiöse) 1734
Panleukopenie-Lebend-Impfstoff für Katzen, (Infektiöse-) **10.2**-6734
Pantoprazol-Natrium-Sesquihydrat 5195
Pantoprazolum natricum sesquihydricum 5195
Papain *R* **10.4**-7767
Papaverinhydrochlorid 5197
Papaverinhydrochlorid *R* **10.4**-7767
Papaverini hydrochloridum 5197
Papaveris rhoeados flos 2257
Papier zur Chromatographie *R* **10.4**-7767
Papierchromatographie
 – siehe (2.2.26) 61
 – siehe (2.2.46) 111
Paracetamol 5199
Paracetamol *R* **10.4**-7767
Paracetamol, 4-aminophenolfreies *R* **10.4**-7767
Paracetamolum 5199
Paraffin
 – dickflüssiges 5201
 – dünnflüssiges 5203
 – flüssiges *R* **10.4**-7767
Paraffinum liquidum 5201
Paraffinum perliquidum 5203
Paraffinum solidum 4167
Parainfluenza-Virus-Lebend-Impfstoff
 – für Hunde **10.2**-6736
 – für Rinder **10.2**-6738
Paraldehyd 5204
Paraldehyd *R* **10.4**-7767
Paraldehydum 5204
Pararosaniliniumchlorid *R* **10.4**-7767
Pararosaniliniumchlorid-Reagenz *R* **10.4**-7767
Parenterale Zubereitungen, Depyrogenisierung von Gegenständen in der Herstellung (5.1.12) **10.3**-7020
Parenteralia 1394
 – Gele zur Injektion 1394
 – Implantate 1394
 – Infusionszubereitungen 1394
 – Injektionszubereitungen 1394
 – Konzentrate zur Herstellung von Infusionszubereitungen 1394
 – Konzentrate zur Herstellung von Injektionszubereitungen 1394
 – Pulver zur Herstellung von Infusionszubereitungen 1394
 – Pulver zur Herstellung von Injektionszubereitungen 1394
Parenteralia, Bestimmung des entnehmbaren Volumens (2.9.17) 477
Parnaparin-Natrium 5205
Parnaparinum natricum 5205
Paroxetinhydrochlorid **10.4**-8083
Paroxetinhydrochlorid-Hemihydrat **10.4**-8086
Paroxetini hydrochloridum **10.4**-8083
Paroxetini hydrochloridum hemihydricum **10.4**-8086
Parthenolid *R* **10.4**-7768

Partikeldichte (*siehe* 2.2.42) 105
Partikelgröße, Bestimmung durch Laserdiffraktometrie (2.9.31) 511
Partikelgrößenverteilung, Bestimmung durch analytisches Sieben (2.9.38) 537
Partikelkontamination
— Nicht sichtbare Partikeln (2.9.19) **10.3**-6965
— sichtbare Partikeln (2.9.20) 496
— sichtbare Partikeln, Empfehlungen zur Prüfung (5.17.2) **10.3**-7025
Parvovirose-Impfstoff (inaktiviert)
— für Hunde 1742
— für Schweine **10.2**-6740
Parvovirose-Lebend-Impfstoff für Hunde **10.2**-6742
Passiflorae herba **10.3**-7128
Passiflorae herbae extractum siccum **10.3**-7130
Passionsblumenkraut **10.3**-7128
Passionsblumenkrauttrockenextrakt **10.3**-7130
Pasteurella-Impfstoff (inaktiviert) für Schafe 1748
Pastillen **10.3**-7045
PCR, Polymerase-Kettenreaktion (*siehe* 2.6.21) 301
Pefloxacini mesilas dihydricus 5212
Pefloxacinmesilat-Dihydrat 5212
Pelargonii radix 2351
Pelargoniumwurzel 2351
Pellets, Friabilität (2.9.41) 549
Pemetrexed-Dinatrium-Heptahydrat 5214
Pemetrexedum dinatricum heptahydricum 5214
Penbutololi sulfas 5217
Penbutololsulfat 5217
Penicillamin 5219
Penicillaminum 5219
Penicillinase-Lösung *R* **10.4**-7768
Pentaerythrityli tetranitras dilutus 5221
Pentaerythrityltetranitrat-Verreibung 5221
Pentafluorpropansäure *R* **10.4**-7768
Pentafluorpropansäureanhydrid *R* **10.4**-7768
Pentamidindiisetionat 5224
Pentamidini diisetionas 5224
Pentan *R* **10.4**-7768
1,2-Pentandiol *R* **10.4**-7769
Pentanol *R* **10.4**-7769
3-Pentanon *R* **10.4**-7769
Pentazocin 5225
Pentazocinhydrochlorid 5226
Pentazocini hydrochloridum 5226
Pentazocini lactas 5227
Pentazocinlactat 5227
Pentazocinum 5225
Pentetsäure *R* **10.4**-7769
Pentobarbital **10.3**-7371
Pentobarbitalum **10.3**-7371
Pentobarbitalum natricum **10.3**-7373
Pentobarbital-Natrium **10.3**-7373
Pentoxifyllin **10.1**-6452
Pentoxifyllinum **10.1**-6452
Pentoxyverincitrat 5235
Pentoxyverini hydrogenocitras 5235
tert-Pentylalkohol *R* **10.4**-7769
Pepsin 5236
Pepsin *R* **10.4**-7769
Pepsini pulvis 5236
Peptid-*N*-glycosidase F *R* **10.4**-7769
Peptid-Identifizierung durch Kernresonanzspektroskopie (2.2.64) 164
Peptidmustercharakterisierung (2.2.55) 133
Perchlorsäure *R* **10.4**-7769
Perchlorsäure (0,1 mol · l^{-1}) **10.4**-7864
Perchlorsäure-Lösung *R* **10.4**-7769
Perfluorheptansäure *R* **10.4**-7769

Pergolidi mesilas 5238
Pergolidmesilat 5238
Perindopril-*tert*-butylamin **10.1**-6455
Periodat-Essigsäure-Reagenz *R* **10.4**-7769
Periodsäure *R* **10.4**-7769
Peritonealdialyselösungen 5244
Permethrin *R* **10.4**-7770
Permethrin (25:75) 5247
Permethrinum 25:75 5247
Peroxid-Teststreifen *R* **10.4**-7770
Peroxidzahl (2.5.5) 231
Perphenazin 5249
Perphenazinum 5249
Persicariae tinctoriae folium* 2153
Pertussis-Adsorbat-Impfstoff
— (azellulär, aus Komponenten) 1563
— (azellulär, co-gereinigt) 1566
Pertussis(Ganzzell)-Adsorbat-Impfstoff 1568
Pertussis(Ganzzell)-Impfstoff, Bestimmung der Wirksamkeit (2.7.7) 378
Pertussis-Impfstoff (azellulär), Bestimmung der Wirksamkeit (2.7.16) 396
Pertussis-Toxin, restliches (2.6.33) 334
Perubalsam 2352
Perylen *R* **10.4**-7770
Pestizid-Rückstände (2.8.13) 432
Pethidinhydrochlorid 5251
Pethidini hydrochloridum 5251
Petrolether *R* **10.4**-7770
Petrolether *R* 1 ....**10.4**-7770
Petrolether *R* 2 ....**10.4**-7770
Petrolether *R* 3 ....**10.4**-7770
Petrolether *R* 4 ....**10.4**-7770
Petroleum ad praeparationes homoeopathicas 2597
Petroleum rectificatum für homöopathische Zubereitungen 2597
Pfeffer, Langer* 2355
Pfeffer* 2353
Pfefferminzblätter 2358
Pfefferminzblättertrockenextrakt 2359
Pfefferminzöl 2361
Pferdeserum-Gonadotropin für Tiere 5253
Pfingstrosenwurzel
— rote* 2363
— weiße* 2365
Pflanzliche Arzneimittel zum Einnehmen und Extrakte zu deren Herstellung
— mikrobiologische Qualität (5.1.8) 1023
— mikroskopische Prüfung (2.6.31) 330
Pflanzliche Drogen 1353
— ätherische Öle in (2.8.12) **10.4**-7529
— Bestimmung des Gerbstoffgehalts (2.8.14) 434
— Bestimmung von Aflatoxin B$_1$ (2.8.18) 435
— Bestimmung von Ochratoxin A (2.8.22) 442
— Fremde Bestandteile (2.8.2) 427
— für homöopathische Zubereitungen 2530
— Gerbstoffgehalt (2.8.14) 434
— Instantteezubereitungen 1346
— mikroskopische Prüfung (2.8.23) 443
— Monographien zu Extrakten, Informationskapitel (5.23) 1283
— Pestizid-Rückstände (2.8.13) 432
— Probennahme und Probenvorbereitung (2.8.20) ...438
— Prüfung auf Aristolochiasäuren (2.8.21) 440
— Schwermetalle, Grenzprüfung (2.4.27) 217
— TCM, Bezeichnungen (5.22) **10.4**-7873
— und Zubereitungen aus pflanzlichen Drogen, Hochleistungsdünnschichtchromatographie (2.8.25) 446
— Zubereitungen aus 1356

– zur Teebereitung 1356	

Pflanzliche Drogen und Zubereitungen aus pflanzlichen Drogen
- Ätherische Öle
  - Anisöl 2019
  - Bitterfenchelkrautöl 2060
  - Bitterfenchelöl 2063
  - Cassiaöl 2091
  - Citronellöl 2117
  - Citronenöl 2118
  - Eucalyptusöl 2147
  - Kamillenöl 2252
  - Kiefernnadelöl 2255
  - Korianderöl 2268
  - Kümmelöl 2271
  - Latschenkiefernöl 2272
  - Lavendelöl 2276
  - Mandarinenschalenöl 2304
  - Minzöl 2315
  - Muskatellersalbeiöl 2319
  - Muskatöl 2321
  - Nelkenöl 2325
  - Neroliöl/Bitterorangenblütenöl 2326
  - Niaouliöl vom Cineol-Typ 2329
  - Pfefferminzöl 2361
  - Rosmarinöl 2382
  - Spanisches Salbeiöl 2399
  - Speiköl 2440
  - Sternanisöl 2450
  - Süßorangenschalenöl 2466
  - Teebaumöl 2473
  - Terpentinöl 2474
  - Thymianöl vom Thymol-Typ 2481
  - Wacholderöl 2494
  - Zimtblätteröl 2518
  - Zimtöl 2519
- Blattdrogen
  - Artischockenblätter 2026
  - Bärentraubenblätter 2032
  - Belladonnablätter 2046
  - Belladonnapulver, Eingestelltes 2050
  - Birkenblätter 2058
  - Bitterkleeblätter 2065
  - Boldoblätter 2074
  - Brennnesselblätter 2080
  - Digitalis-purpurea-Blätter 2123
  - Dreilappiger Salbei 2396
  - Efeublätter 2131
  - Eibischblätter 2132
  - Eschenblätter 2144
  - Eucalyptusblätter 2146
  - Färberknöterichblätter 2153
  - Ginkgoblätter 2179
  - Grüner Tee 2197
  - Hamamelisblätter 2206
  - Malvenblätter 2299
  - Mateblätter 2310
  - Melissenblätter 2312
  - Ölbaumblätter 2334
  - Orthosiphonblätter 2346
  - Pfefferminzblätter 2358
  - Rosmarinblätter 2380
  - Salbeiblätter 2397
  - Schwarze-Johannisbeere-Blätter 2414
  - Sennesblätter 2421
  - Sennesfiederblättchen **10.1**-6285
  - Spitzwegerichblätter 2441
  - Stramoniumblätter 2456
  - Stramoniumpulver, Eingestelltes 2459
  - Weißdornblätter mit Blüten **10.3**-7132
  - Zitronenverbenenblätter 2521
- Blütendrogen
  - Abelmoschus-Blütenkrone* 1985
  - Arnikablüten 2022
  - Bitterorangenblüten 2066
  - Färberdistelblüten* 2151
  - Gewürznelken **10.3**-7117
  - Hibiscusblüten 2218
  - Holunderblüten 2224
  - Hopfenzapfen 2226
  - Japanischer-Pagodenbaum-Blüten* 2238
  - Japanischer-Pagodenbaum-Blütenknospen* ..2240
  - Kamillenblüten 2249
  - Klatschmohnblüten 2257
  - Königskerzenblüten/Wollblumen 2259
  - Lavendelblüten 2274
  - Lindenblüten **10.3**-7124
  - Magnolia-biondii-Blütenknospen* 2292
  - Magnolia-officinalis-Blüten* 2295
  - Malvenblüten 2301
  - Ringelblumenblüten **10.1**-6283
  - Römische Kamille 2247
  - Rohrkolbenpollen* 2378
- Fluidextrakte
  - Chinarindenfluidextrakt, Eingestellter 2101
  - Ipecacuanhafluidextrakt, Eingestellter 2231
  - Kamillenfluidextrakt 2251
  - Sägepalmenfrüchteextrakt 2393
  - Weißdornblätter-mit-Blüten-Fluidextrakt **10.3**-7136
- Fruchtdrogen
  - Amomum-Früchte* 1997
  - Anis 2018
  - Bitterorangenschale 2067
  - Bocksdornfrüchte* 2071
  - Braunellenähren* 2077
  - Cayennepfeffer 2092
  - Fenchel, Bitterer 2160
  - Fenchel, Süßer 2161
  - Forsythienfrüchte* **10.4**-7919
  - Gardenienfrüchte* 2167
  - Hagebuttenschalen 2205
  - Heidelbeeren, Frische 2211
  - Heidelbeeren, Getrocknete 2215
  - Koriander 2267
  - Kümmel **10.3**-7119
  - Langer Pfeffer* 2355
  - Mandarinenschale* 2302
  - Mariendistelfrüchte 2305
  - Mönchspfefferfrüchte 2317
  - Orientalischer-Knöterich-Früchte* 2344
  - Pfeffer* 2353
  - Runde Amomum-Früchte* 2000
  - Sägepalmenfrüchte 2390
  - Schisandrafrüchte* 2405
  - Sennesfrüchte, Alexandriner **10.1**-6287
  - Sternanis 2448
  - Stinkeschenfrüchte* 2454
  - Tinnevelly-Sennesfrüchte 2426
  - Wacholderbeeren 2493
  - Weißdornfrüchte **10.1**-6290
  - Zanthoxylum-bungeanum-Schale* ..**10.4**-7927
- Krautdrogen, Sprossdrogen
  - Akebiaspross* 1991
  - Andornkraut 2002
  - Andrographiskraut* 2004
  - Asiatisches Wassernabelkraut 2496
  - Blutweiderichkraut 2070
  - Buchweizenkraut 2083
  - Clematis-armandii-Spross* 2120

Die „Allgemeinen Vorschriften" gelten für alle Monographien und sonstigen Texte

- Dostenkraut ... 2125
- Echtes Goldrutenkraut ... 2194
- Ecliptakraut* ... 2129
- Eisenkraut ... 2136
- Ephedrakraut* ... 2141
- Erdrauchkraut ... 2143
- Frauenmantelkraut ... 2165
- Gekrönte-Scharte-Kraut ... 2171
- Goldrutenkraut ... 2192
- Herzgespannkraut ... 2216
- Houttuyniakraut* ... 2227
- Johanniskraut ... 2242
- Löwenzahnkraut mit Wurzel ... 2286
- Mädesüßkraut ... 2289
- Mutterkraut ... **10.4**-7923
- Odermennigkraut ... 2332
- Passionsblumenkraut ... **10.3**-7128
- Purpur-Sonnenhut-Kraut ... 2430
- Quendelkraut ... 2371
- Schachtelhalmkraut ... 2401
- Schafgarbenkraut ... 2403
- Schöllkraut ... 2412
- Schwarznesselkraut ... 2416
- Sinomenium-acutum-Spross* ... 2428
- Steinkleekraut ... 2444
- Stiefmütterchen mit Blüten, Wildes ... 2452
- Tausendgüldenkraut ... 2472
- Thymian ... 2479
- Uncariazweige mit Dornen* ... 2487
- Vogelknöterichkraut ... 2491
- Wermutkraut ... 2509
- Wolfstrappkraut* ... 2511
- Pflanzensäfte und -harze, Harzextrakte
  - Agar ... 1990
  - Aloe, Curaçao- ... 1993
  - Aloe, Kap- ... 1994
  - Benzoe, Siam- ... 2053
  - Benzoe, Sumatra- ... 2056
  - Cayennepfefferdickextrakt, Eingestellter ... 2094
  - Cayennepfefferölharz, Eingestelltes, raffiniertes ... 2096
  - Gummi, Arabisches ... 2202
  - Kolophonium ... 2262
  - Mastix ... 2309
  - Myrrhe ... 2323
  - Opium ... 2337
  - Opiumpulver, Eingestelltes ... 2339
  - Perubalsam ... 2352
  - Tolubalsam ... 2483
  - Tragant ... 2486
  - Weihrauch, Indischer ... 2501
- Rindendrogen
  - Cascararinde ... 2087
  - Chinarinde ... 2099
  - Chinesische-Esche-Rinde* ... **10.1**-6277
  - Eichenrinde ... 2135
  - Eucommiarinde* ... 2149
  - Faulbaumrinde ... 2157
  - Hamamelisrinde ... 2208
  - Magnolienrinde* ... 2297
  - Pflaumenbaumrinde, Afrikanische ... 2367
  - Seifenrinde ... 2417
  - Strauchpäonienwurzelrinde* ... 2460
  - Weidenrinde ... 2498
  - Zimtrinde ... 2520
- Samendrogen
  - Bockshornsamen ... 2072
  - Flohsamen ... 2163
  - Flohsamen, Indische ... 2164
  - Flohsamenschalen, Indische ... 2165
  - Guar ... 2199
  - Guarana ... 2200
  - Hiobstränensamen* ... 2222
  - Kolasamen ... 2261
  - Leinsamen ... 2277
  - Rosskastaniensamen ... 2384
- Thallusdrogen
  - Ganoderma* ... **10.3**-7115
  - Isländisches Moos/Isländische Flechte ... 2237
  - Poria-cocos-Fruchtkörper* ... 2368
  - Tang ... 2471
- Tinkturen
  - Arnikatinktur ... 2024
  - Baldriantinktur ... 2036
  - Belladonnatinktur, Eingestellte ... 2052
  - Bitterorangenschalentinktur ... 2069
  - Cayennepfeffertinktur, Eingestellte ... 2097
  - Enziantinktur ... 2138
  - Ipecacuanhatinktur, Eingestellte ... 2234
  - Myrrhentinktur ... 2324
  - Opiumtinktur, Eingestellte ... 2341
  - Ratanhiatinktur ... 2373
  - Salbeitinktur ... 2400
  - Siam-Benzoe-Tinktur ... 2055
  - Sumatra-Benzoe-Tinktur ... 2057
  - Tormentilltinktur ... 2484
- Trockenextrakte
  - Aloetrockenextrakt, Eingestellter ... 1996
  - Artischockenblättertrockenextrakt ... 2028
  - Baldriantrockenextrakt, mit wässrig-alkoholischen Mischungen hergestellter ... 2038
  - Baldriantrockenextrakt, mit Wasser hergestellter ... 2037
  - Belladonnablättertrockenextrakt, Eingestellter ... 2048
  - Boldoblättertrockenextrakt ... 2076
  - Cascaratrockenextrakt, Eingestellter ... 2089
  - Faulbaumrindentrockenextrakt, Eingestellter ... 2159
  - frische Heidelbeeren, Eingestellter, gereinigter Trockenextrakt ... 2212
  - Ginkgotrockenextrakt, Quantifizierter, raffinierter ... 2181
  - Ginsengtrockenextrakt ... 2184
  - Johanniskrauttrockenextrakt, Quantifizierter ... 2244
  - Mariendistelfrüchtetrockenextrakt, Eingestellter, gereinigter ... 2307
  - Melissenblättertrockenextrakt ... 2314
  - Mönchspfefferfrüchtetrockenextrakt ... 2318
  - Ölbaumblättertrockenextrakt ... 2335
  - Opiumtrockenextrakt, Eingestellter ... **10.3**-7126
  - Passionsblumenkrauttrockenextrakt ... **10.3**-7130
  - Pfefferminzblättertrockenextrakt ... 2359
  - Rosskastaniensamentrockenextrakt, Eingestellter ... 2386
  - Sennesblättertrockenextrakt, Eingestellter ... 2423
  - Süßholzwurzeltrockenextrakt als Geschmackskorrigens ... 2465
  - Teufelskrallenwurzeltrockenextrakt ... 2478
  - Weidenrindentrockenextrakt ... 2500
  - Weißdornblätter-mit-Blüten-Trockenextrakt ... **10.3**-7138
- Wurzeldrogen
  - Achyranthiswurzel* ... 1987
  - Anemarrhena-asphodeloides-Wurzelstock* ... 2007
  - Angelica-dahurica-Wurzel* ... 2009
  - Angelica-pubescens-Wurzel* ... 2011
  - Angelica-sinensis-Wurzel* ... 2014
  - Angelikawurzel ... 2016
  - Atractylodes-lancea-Wurzelstock* ... 2029

Beachten Sie den Hinweis auf „Allgemeine Monographien" zu Anfang des Bands auf Seite B

Ph. Eur. 10. Ausgabe, 4. Nachtrag

- Atractylodes-macrocephala-Wurzelstock 2031
- Baikal-Helmkraut-Wurzel* **10.4**-7917
- Baldrianwurzel 2040
- Baldrianwurzel, Geschnittene 2042
- Ballonblumenwurzel* 2044
- Blasser-Sonnenhut-Wurzel 2432
- Brennnesselwurzel 2082
- Buschknöterichwurzelstock mit Wurzel* 2085
- Chinesischer-Liebstöckel-Wurzelstock mit Wurzel* 2106
- Chinesischer-Tragant-Wurzel* 2108
- Chinesisches-Hasenohr-Wurzel 2110
- Cimicifugawurzelstock 2112
- Curcumawurzelstock 2122
- Cyathulawurzel* **10.3**-7113
- Drynariawurzelstock* 2127
- Eibischwurzel 2134
- Enzianwurzel 2139
- Färberwaidwurzel* 2155
- Gastrodienwurzelstock* 2170
- Gelbwurz, Javanische 2174
- Gelbwurz, Kanadische 2176
- Ginsengwurzel 2186
- Glockenwindenwurzel* 2189
- Goldfadenwurzelstock* 2190
- Großer-Wiesenknopf-Wurzel* **10.4**-7925
- Hauhechelwurzel 2209
- Himalayaschartenwurzel* 2219
- Ingwerwurzelstock 2229
- Ipecacuanhapulver, Eingestelltes 2232
- Ipecacuanhawurzel 2235
- Knoblauchpulver 2258
- Kopoubohnenwurzel* 2263
- Kopoubohnenwurzel*, Mehlige 2265
- Leopardenblumenwurzelstock* **10.3**-7120
- Lerchenspornwurzelstock* 2281
- Liebstöckelwurzel **10.3**-7122
- Löwenzahnwurzel 2287
- Mäusedornwurzelstock 2290
- Morindawurzel* **10.4**-7921
- Notoginsengwurzel* 2330
- Pelargoniumwurzel 2351
- Pfingstrosenwurzel, Rote* 2363
- Pfingstrosenwurzel, Weiße* 2365
- Primelwurzel 2369
- Purpur-Sonnenhut-Wurzel 2435
- Queckenwurzelstock 2370
- Ratanhiawurzel 2374
- Rhabarberwurzel 2375
- Rotwurzsalbei-Wurzelstock mit Wurzel* 2388
- Schlangenbartwurzel* 2407
- Schlangenwiesenknöterichwurzelstock* 2409
- Schmalblättriger-Sonnenhut-Wurzel 2437
- Schnurbaumwurzel* 2410
- Senegawurzel 2419
- Stachelpanaxwurzelrinde* 2443
- Stephania-tetrandra-Wurzel* 2446
- Süßholzwurzel 2463
- Taigawurzel 2468
- Teufelskrallenwurzel 2476
- Tormentillwurzelstock 2485
- Vielblütiger-Knöterich-Wurzel* 2489
- Yamswurzelknollen, japanische* 2515
- Yamswurzelknollen* 2514

Pflanzliche Öle
- fette 1357
- hydrierte, Nickel in (2.4.31) 223

Pflaster
- kutane 1385
- Transdermale 1406

- wirkstoffhaltige 1385
Pharmaceutica 1359
Pharmazeutische Zubereitungen 1359
- nicht sterile, mikrobiologische Qualität (5.1.4) **10.3**-7013
α-Phellandren *R* **10.4**-7770
Phenanthren *R* **10.4**-7771
Phenanthrolinhydrochlorid *R* **10.4**-7771
Phenazon 5254
Phenazon *R* **10.4**-7771
Phenazonum 5254
Pheniramini maleas 5256
Pheniraminmaleat 5256
Phenobarbital 5258
Phenobarbital-Natrium 5260
Phenobarbitalum 5258
Phenobarbitalum natricum 5260
Phenol 5262
Phenol *R* **10.4**-7771
Phenol in Sera und Impfstoffen (2.5.15) 236
Phenolphthalein 5263
Phenolphthalein *R* **10.4**-7771
Phenolphthalein-Lösung *R* **10.4**-7771
Phenolphthalein-Lösung *R* 1 ....**10.4**-7771
Phenolphthalein-Papier *R* **10.4**-7771
Phenolphthaleinum 5263
Phenolrot *R* **10.4**-7771
Phenolrot-Lösung *R* **10.4**-7771
Phenolrot-Lösung *R* 2 ....**10.4**-7771
Phenolrot-Lösung *R* 3 ....**10.4**-7772
Phenolsulfonphthalein 5264
Phenolsulfonphthaleinum 5264
Phenolum 5262
Phenothiazine, Identifizierung durch Dünnschichtchromatographie (2.3.3) 185
2-Phenoxyanilin *R* **10.4**-7772
Phenoxyessigsäure *R* **10.4**-7772
Phenoxyethanol 5265
Phenoxyethanol *R* **10.4**-7772
Phenoxyethanolum 5265
Phenoxymethylpenicillin **10.2**-6821
Phenoxymethylpenicillin-Benzathin-Tetrahydrat 5269
Phenoxymethylpenicillin-Kalium **10.2**-6823
Phenoxymethylpenicillinum **10.2**-6821
Phenoxymethylpenicillinum kalicum **10.2**-6823
Phentolamini mesilas 5274
Phentolaminmesilat 5274
Phenylalanin 5276
Phenylalanin *R* **10.4**-7772
Phenylalaninum 5276
Phenylbutazon 5278
Phenylbutazonum 5278
p-Phenylendiamindihydrochlorid *R* **10.4**-7772
Phenylephrin **10.1**-6459
Phenylephrinhydrochlorid **10.1**-6461
Phenylephrini hydrochloridum **10.1**-6461
Phenylephrinum **10.1**-6459
Phenylessigsäure *R* **10.4**-7772
Phenylglycin *R* **10.4**-7772
D-Phenylglycin *R* **10.4**-7772
Phenylhydrargyri acetas 5288
Phenylhydrargyri boras 5284
Phenylhydrargyri nitras 5285
Phenylhydrazin *R* **10.4**-7773
Phenylhydrazinhydrochlorid *R* **10.4**-7773
Phenylhydrazinhydrochlorid-Lösung *R* **10.4**-7773
Phenylhydrazin-Schwefelsäure *R* **10.4**-7773
Phenylisothiocyanat *R* **10.4**-7773
Phenylmercuriborat 5284
Phenylmercurinitrat 5285

Phenyl(50)methyl(50)polysiloxan R **10.4**-7773
Phenyl(5)methyl(95)polysiloxan R **10.4**-7773
Phenyl(50)methyl(50)polysiloxan-
  polysiloxan R 896
1-Phenylpiperazin R **10.4**-7773
1-Phenylpropan-2-ol R **10.4**-7774
Phenylpropanolaminhydrochlorid 5286
Phenylpropanolamini hydrochloridum 5286
Phenylquecksilber(II)-acetat 5288
1-Phenyl-1,2,3,4-tetrahydroisochinolin R **10.4**-7774
Phenytoin 5289
Phenytoin-Natrium 5291
Phenytoinum 5289
Phenytoinum natricum 5291
pH-Indikatorstreifen R **10.4**-7774
Phloroglucid R **10.4**-7774
Phloroglucin 5293
Phloroglucin R **10.4**-7774
Phloroglucin-Dihydrat 5295
Phloroglucin-Lösung R **10.4**-7774
Phloroglucinolum 5293
Phloroglucinolum dihydricum 5295
Pholcodin-Monohydrat 5298
Pholcodinum monohydricum 5298
Phosalon R **10.4**-7774
Phosphat
  – Grenzprüfung (2.4.11) 196
  – Identitätsreaktion (*siehe* 2.3.1) 182
Phosphat-Citrat-Pufferlösung pH 5,5 R **10.4**-7850
Phosphat-Lösung (200 ppm PO$_4$) R **10.4**-7845
Phosphat-Lösung (5 ppm PO$_4$) R **10.4**-7845
Phosphat-Pufferlösung pH 2,0 R **10.4**-7848
Phosphat-Pufferlösung pH 2,0 (0,125 mol ·
  l^{-1}) R **10.4**-7848
Phosphat-Pufferlösung pH 2,5 (0,2 mol · l^{-1}) R ... **10.4**-7848
Phosphat-Pufferlösung pH 2,8 R **10.4**-7848
Phosphat-Pufferlösung pH 3,0 R **10.4**-7848
Phosphat-Pufferlösung pH 3,0 R 1 .... **10.4**-7848
Phosphat-Pufferlösung pH 3,0 (0,1 mol · l^{-1}) R ... **10.4**-7848
Phosphat-Pufferlösung pH 3,2 R **10.4**-7848
Phosphat-Pufferlösung pH 3,2 R 1 .... **10.4**-7848
Phosphat-Pufferlösung pH 3,25 R **10.4**-7849
Phosphat-Pufferlösung pH 3,4 R **10.4**-7849
Phosphat-Pufferlösung pH 3,5 R **10.4**-7849
Phosphat-Pufferlösung pH 4,5 (0,05 mol · l^{-1}) R .. **10.4**-7849
Phosphat-Pufferlösung pH 5,0 R **10.4**-7850
Phosphat-Pufferlösung pH 5,4 (0,067 mol ·
  l^{-1}) R **10.4**-7850
Phosphat-Pufferlösung pH 5,5 R **10.4**-7850
Phosphat-Pufferlösung pH 5,6 R **10.4**-7851
Phosphat-Pufferlösung pH 5,8 R **10.4**-7851
Phosphat-Pufferlösung pH 6,0 R **10.4**-7851
Phosphat-Pufferlösung pH 6,0 R 1 .... **10.4**-7851
Phosphat-Pufferlösung pH 6,0 R 2 .... **10.4**-7851
Phosphat-Pufferlösung pH 6,4 R **10.4**-7851
Phosphat-Pufferlösung pH 6,5 R **10.4**-7852
Phosphat-Pufferlösung pH 6,5 (0,1 mol · l^{-1}) R ... **10.4**-7852
Phosphat-Pufferlösung pH 6,7 (0,1 mol · l^{-1}) R ... **10.4**-7852
Phosphat-Pufferlösung pH 6,8 R **10.4**-7852
Phosphat-Pufferlösung pH 6,8 R 1 .... **10.4**-7852
Phosphat-Pufferlösung pH 7,0 R **10.4**-7852
Phosphat-Pufferlösung pH 7,0 R 1 .... **10.4**-7852
Phosphat-Pufferlösung pH 7,0 R 2 .... **10.4**-7853
Phosphat-Pufferlösung pH 7,0 R 3 .... **10.4**-7853
Phosphat-Pufferlösung pH 7,0 R 4 .... **10.4**-7853
Phosphat-Pufferlösung pH 7,0 R 5 .... **10.4**-7853
Phosphat-Pufferlösung pH 7,0 R 6 .... **10.4**-7853
Phosphat-Pufferlösung pH 7,0 R 7 .... **10.4**-7853
Phosphat-Pufferlösung pH 7,0 (0,025 mol ·
  l^{-1}) R **10.4**-7853

Phosphat-Pufferlösung pH 7,0 (0,03 mol · l^{-1}) R .. **10.4**-7853
Phosphat-Pufferlösung pH 7,0 (0,05 mol · l^{-1}) R .. **10.4**-7853
Phosphat-Pufferlösung pH 7,0 (0,063 mol ·
  l^{-1}) R **10.4**-7853
Phosphat-Pufferlösung pH 7,0 (0,067 mol ·
  l^{-1}) R **10.4**-7853
Phosphat-Pufferlösung pH 7,0 (0,1 mol · l^{-1}) R ... **10.4**-7853
Phosphat-Pufferlösung pH 7,2 R **10.4**-7854
Phosphat-Pufferlösung pH 7,4 R **10.4**-7854
Phosphat-Pufferlösung pH 7,5 (0,05 mol · l^{-1}) R . **10.4**-7855
Phosphat-Pufferlösung pH 7,5 (0,2 mol · l^{-1}) R ... **10.4**-7855
Phosphat-Pufferlösung pH 7,5 (0,33 mol · l^{-1}) R . **10.4**-7855
Phosphat-Pufferlösung pH 8,0 (0,02 mol · l^{-1}) R . **10.4**-7856
Phosphat-Pufferlösung pH 8,0 (0,1 mol · l^{-1}) R ... **10.4**-7856
Phosphat-Pufferlösung pH 8,0 (1 mol · l^{-1}) R **10.4**-7856
Phosphat-Pufferlösung pH 8,5 R **10.4**-7857
Phosphat-Pufferlösung pH 9,0 R **10.4**-7857
Phosphat-Pufferlösung pH 11,3 (0,1 mol · l^{-1}) R .. **10.4**-7858
Phosphat-Pufferlösung pH 7,2, albuminhaltige R .. **10.4**-7854
Phosphat-Pufferlösung pH 7,2, albuminhaltige R
  1 .... **10.4**-7854
Phosphat-Pufferlösung pH 6,4, gelatinehaltige R .. **10.4**-7851
Phosphat-Pufferlösung pH 6,8, natriumchlorid-
  haltige R **10.4**-7852
Phosphat-Pufferlösung pH 7,4, natriumchlorid-
  haltige R **10.4**-7854
Phosphat-Pufferlösung pH 7,4, natriumchlorid-
  haltige R 1 .... **10.4**-7854
Phospholipida ex ovo ad iniectabile 5300
Phospholipida ex soia ad iniectabile 5303
Phospholipide aus Eiern zur Injektion 5300
Phospholipide aus Soja zur Injektion 5303
Phosphor in Polysaccharid-Impfstoffen (2.5.18) 237
Phosphorige Säure R **10.4**-7774
Phosphor(V)-oxid R **10.4**-7774
Phosphorsäure 10 % 5306
Phosphorsäure 10 % R **10.4**-7774
Phosphorsäure 85 % 5305
Phosphorsäure 85 % R **10.4**-7774
Phosphorsäure, verdünnte R 1 .... **10.4**-7775
Phthalaldehyd R **10.4**-7775
Phthalaldehyd-Reagenz R **10.4**-7775
Phthalat-Pufferlösung pH 4,4 R **10.4**-7849
Phthalat-Pufferlösung pH 6,4 (0,5 mol · l^{-1}) R **10.4**-7851
Phthalazin R **10.4**-7775
Phthaleinpurpur R **10.4**-7775
Phthalsäure R **10.4**-7775
Phthalsäureanhydrid R **10.4**-7775
Phthalsäureanhydrid-Lösung R **10.4**-7776
Phthalylsulfathiazol 5307
Phthalylsulfathiazolum 5307
Physostigmini salicylas (Eserini salicylas) 5308
Physostigmini salicylas (Eserini salicylas) 5308
Phytomenadion, racemisches 5309
Phytomenadionum racemicum 5309
Phytosterol 5312
Phytosterolum 5312
pH-Wert
  – Indikatoren (2.2.4) 33
  – Potentiometrische Methode (2.2.3) 31
  – von Lösungen, ungefährer (2.2.4) 33
Picein R **10.4**-7776
Picotamid-Monohydrat 5313
Picotamidum monohydricum 5313
Picrotin R **10.4**-7776
Picrotoxinin R **10.4**-7776
Pikrinsäure R **10.4**-7776
Pikrinsäure-Lösung R **10.4**-7776
Pikrinsäure-Lösung R 1 .... **10.4**-7776
Pilocarpinhydrochlorid 5314

Pilocarpini hydrochloridum	5314
Pilocarpini nitras	5316
Pilocarpinnitrat	5316
Pimobendan für Tiere	**10.1**-6463
Pimobendanum ad usum veterinarium	**10.1**-6463
Pimozid	5320
Pimozidum	5320
Pindolol	5322
Pindololum	5322
α-Pinen *R*	**10.4**-7776
β-Pinen *R*	**10.4**-7777
Pini pumilionis aetheroleum	2272
Pini silvestris aetheroleum	2255
Pioglitazonhydrochlorid	5324
Pioglitazoni hydrochloridum	5324
Pipemidinsäure-Trihydrat	5326
Piperacillin-Monohydrat	**10.4**-8089
Piperacillin-Natrium	**10.4**-8093
Piperacillinum monohydricum	**10.4**-8089
Piperacillinum natricum	**10.4**-8093
Piperazinadipat	5333
Piperazincitrat	5335
1,4-Piperazindiethansulfonsäure *R*	**10.4**-7777
Piperazin-Hexahydrat	5332
Piperazin-Hexahydrat *R*	**10.4**-7777
Piperazini adipas	5333
Piperazini citras	5335
Piperazinum hydricum	5332
Piperidin *R*	**10.4**-7777
Piperin *R*	**10.4**-7777
Piperis fructus*	2353
Piperis longi fructus*	2355
Piperiton *R*	**10.4**-7777
Piracetam	**10.4**-8098
Piracetamum	**10.4**-8098
Pirenzepindihydrochlorid-Monohydrat	5337
Pirenzepini dihydrochloridum monohydricum	5337
Piretanid	5339
Piretanidum	5339
Pirfenidon	5341
Pirfenidonum	5341
Pirimiphos-ethyl *R*	**10.4**-7777
Piroxicam	5342
Piroxicamum	5342
Piscis oleum omega-3 acidis abundans	5118
Pisi amylum	3742
Pivampicillin	5344
Pivampicillinum	5344
Pivmecillinamhydrochlorid	5347
Pivmecillinami hydrochloridum	5347
PKA, Präkallikrein-Aktivator (2.6.15)	292
Plantae ad ptisanam	1356
Plantae medicinales	1353
Plantae medicinales ad praeparationes homoeopathicas	2530

Plantae medicinales et plantae medicinales praeparatae

– *Abelmoschi corolla**	1985
– *Absinthii herba*	2509
– *Acaciae gummi*	2202
– *Acanthopanacis gracilistyli cortex**	2443
– *Agar*	1990
– *Agni casti fructus*	2317
– *Agni casti fructus extractum siccum*	2318
– *Agrimoniae herba*	2332
– *Akebiae caulis**	1991
– *Alchemillae herba*	2165
– *Allii sativi bulbi pulvis*	2258
– *Aloe barbadensis*	1993
– *Aloe capensis*	1994
– *Aloes extractum siccum normatum*	1996
– *Althaeae folium*	2132
– *Althaeae radix*	2134
– *Amomi fructus rotundus**	2000
– *Amomi fructus**	1997
– *Andrographidis herba**	2004
– *Anemarrhenae asphodeloides rhizoma**	2007
– *Angelicae archangelicae radix*	2016
– *Angelicae dahuricae radix**	2009
– *Angelicae pubescentis radix**	2011
– *Angelicae sinensis radix**	2014
– *Anisi aetheroleum*	2019
– *Anisi fructus*	2018
– *Anisi stellati aetheroleum*	2450
– *Anisi stellati fructus*	2448
– *Arnicae flos*	2022
– *Arnicae tinctura*	2024
– *Astragali mongholici radix**	2108
– *Atractylodis lanceae rhizoma**	2029
– *Atractylodis macrocephalae rhizoma**	2031
– *Aucklandiae radix**	2219
– *Aurantii amari epicarpii et mesocarpii tinctura*	2069
– *Aurantii amari epicarpium et mesocarpium*	2067
– *Aurantii amari flos*	2066
– *Aurantii dulcis aetheroleum*	2466
– *Ballotae nigrae herba*	2416
– *Balsamum peruvianum*	2352
– *Balsamum tolutanum*	2483
– *Belamcandae chinensis rhizoma**	**10.3**-7120
– *Belladonnae folii extractum siccum normatum*	2048
– *Belladonnae folii tinctura normata*	2052
– *Belladonnae folium*	2046
– *Belladonnae pulvis normatus*	2050
– *Benzoe sumatranus*	2056
– *Benzoe tonkinensis*	2053
– *Benzois sumatrani tinctura*	2057
– *Benzois tonkinensis tinctura*	2055
– *Betulae folium*	2058
– *Bistortae rhizoma**	2409
– *Boldi folium*	2074
– *Boldo folii extractum siccum*	2076
– *Bupleuri radix**	2110
– *Calendulae flos*	**10.1**-6283
– *Camelliae sinensis non fermentata folia*	2197
– *Capsici extractum spissum normatum*	2094
– *Capsici fructus*	2092
– *Capsici oleoresina raffinata et normata*	2096
– *Capsici tinctura normata*	2097
– *Carthami flos**	2151
– *Carvi aetheroleum*	2271
– *Carvi fructus*	**10.3**-7119
– *Caryophylli floris aetheroleum*	2325
– *Caryophylli flos*	**10.3**-7117
– *Centaurii herba*	2472
– *Centellae asiaticae herba*	2496
– *Chamomillae romanae flos*	2247
– *Chelidonii herba*	2412
– *Cimicifugae rhizoma*	2112
– *Cinchonae cortex*	2099
– *Cinchonae extractum fluidum normatum*	2101
– *Cinnamomi cassiae aetheroleum*	2091
– *Cinnamomi cortex*	2520
– *Cinnamomi zeylanici corticis aetheroleum*	2519
– *Cinnamomi zeylanici folii aetheroleum*	2518
– *Citri reticulatae aetheroleum*	2304
– *Citri reticulatae epicarpium et mesocarpium**	2302
– *Citronellae aetheroleum*	2117
– *Clematidis armandii caulis**	2120

- Codonopsidis radix* 2189
- Coicis semen* 2222
- Colae semen 2261
- Colophonium 2262
- Coptidis rhizoma* 2190
- Coriandri aetheroleum 2268
- Coriandri fructus 2267
- Crataegi folii cum flore extractum fluidum ..**10.3**-7136
- Crataegi folii cum flore extractum siccum ..**10.3**-7138
- Crataegi folium cum flore **10.3**-7132
- Crataegi fructus **10.1**-6290
- Curcumae longae rhizoma 2122
- Curcumae zanthorrhizae rhizoma 2174
- Cyamopsidis seminis pulvis 2199
- Cyathulae radix* **10.3**-7113
- Cynarae folii extractum siccum 2028
- Cynarae folium 2026
- Digitalis purpureae folium 2123
- Dioscoreae nipponicae rhizoma* 2515
- Dioscoreae oppositifoliae rhizoma* 2514
- Drynariae rhizoma* 2127
- Echinaceae angustifoliae radix 2437
- Echinaceae pallidae radix 2432
- Echinaceae purpureae herba 2430
- Echinaceae purpureae radix 2435
- Ecliptae herba* 2129
- Eleutherococci radix 2468
- Ephedrae herba* 2141
- Equiseti herba 2401
- Eucalypti aetheroleum 2147
- Eucalypti folium 2146
- Eucommiae cortex* 2149
- Evodiae fructus* 2454
- Fagopyri herba 2083
- Filipendulae ulmariae herba 2289
- Foeniculi amari fructus 2160
- Foeniculi amari fructus aetheroleum 2063
- Foeniculi amari herbae aetheroleum 2060
- Foeniculi dulcis fructus 2161
- Forsythiae fructus* **10.4**-7919
- Frangulae cortex 2157
- Frangulae corticis extractum siccum normatum 2159
- Fraxini chinensis cortex* **10.1**-6277
- Fraxini folium 2144
- Fraxini rhynchophyllae cortex* 2102
- Fucus vel Ascophyllum 2471
- Fumariae herba 2143
- Ganoderma lucidum* **10.3**-7115
- Gardeniae fructus* 2167
- Gastrodiae rhizoma* 2170
- Gentianae radix 2139
- Gentianae tinctura 2138
- Ginkgo extractum siccum raffinatum et quantificatum 2181
- Ginkgo folium 2179
- Ginseng extractum siccum 2184
- Ginseng radix 2186
- Graminis rhizoma 2370
- Guarana semen 2200
- Hamamelidis cortex 2208
- Hamamelidis folium 2206
- Harpagophyti extractum siccum 2478
- Harpagophyti radix* 2476
- Hederae folium 2131
- Hibisci sabdariffae flos 2218
- Hippocastani semen 2384
- Hippocastani seminis extractum siccum normatum 2386
- Houttuyniae herba* 2227
- Hydrastidis rhizoma 2176
- Hyperici herba 2242
- Hyperici herbae extractum siccum quantificatum 2244
- Ipecacuanhae extractum fluidum normatum 2231
- Ipecacuanhae pulvis normatus 2232
- Ipecacuanhae radix 2235
- Ipecacuanhae tinctura normata 2234
- Isatidis radix* 2155
- Juniperi aetheroleum 2494
- Juniperi galbulus 2493
- Lavandulae aetheroleum 2276
- Lavandulae flos 2274
- Leonuri cardiacae herba 2216
- Levistici radix **10.3**-7122
- Lichen islandicus 2237
- Ligustici chuanxiong rhizoma* 2104
- Ligustici radix et rhizoma* 2106
- Limonis aetheroleum 2118
- Lini semen 2277
- Liquiritiae extractum siccum ad saporandum ..2465
- Liquiritiae radix 2463
- Lupuli flos 2226
- Lycii fructus* 2071
- Lycopi herba* 2511
- Lythri herba 2070
- Magnoliae biondii flos immaturus* 2292
- Magnoliae officinalis cortex* 2297
- Magnoliae officinalis flos* 2295
- Malvae folium 2299
- Malvae sylvestris flos 2301
- Marrubii herba 2002
- Mastix 2309
- Mate folium 2310
- Matricariae aetheroleum 2252
- Matricariae extractum fluidum 2251
- Matricariae flos 2249
- Melaleucae aetheroleum 2473
- Meliloti herba 2444
- Melissae folii extractum siccum 2314
- Melissae folium 2312
- Menthae arvensis aetheroleum partim mentholum depletum 2315
- Menthae piperitae aetheroleum 2361
- Menthae piperitae folii extractum siccum 2359
- Menthae piperitae folium 2358
- Menyanthidis trifoliatae folium 2065
- Millefolii herba 2403
- Morindae officinalis radix* **10.4**-7921
- Moutan cortex* 2460
- Myristicae fragrantis aetheroleum 2321
- Myrrha 2323
- Myrrhae tinctura 2324
- Myrtilli fructus recens 2211
- Myrtilli fructus recentis extractum siccum raffinatum et normatum 2212
- Myrtilli fructus siccus 2215
- Neroli aetheroleum 2326
- Niaouli typo cineolo aetheroleum 2329
- Notoginseng radix* 2330
- Oleae folii extractum siccum 2335
- Oleae folium 2334
- Olibanum indicum 2501
- Ononidis radix 2209
- Ophiopogonis radix* 2407
- Opii extractum siccum normatum **10.3**-7126
- Opii pulvis normatus 2339
- Opii tinctura normata 2341
- Opium crudum 2337
- Origani herba 2125

Beachten Sie den Hinweis auf „Allgemeine Monographien" zu Anfang des Bands auf Seite B

Ph. Eur. 10. Ausgabe, 4. Nachtrag

- *Orthosiphonis folium* 2346
- *Paeoniae radix alba** 2365
- *Paeoniae radix rubra** 2363
- *Papaveris rhoeados flos* 2257
- *Passiflorae herba* **10.3**-7128
- *Passiflorae herbae extractum siccum* **10.3**-7130
- *Pelargonii radix* 2351
- *Persicariae tinctoriae folium** 2153
- *Pini pumilionis aetheroleum* 2272
- *Pini silvestris aetheroleum* 2255
- *Piperis fructus** 2353
- *Piperis longi fructus** 2355
- *Plantaginis lanceolatae folium* 2441
- *Plantaginis ovatae semen* 2164
- *Plantaginis ovatae seminis tegumentum* 2165
- *Platycodonis radix** 2044
- *Polygalae radix* 2419
- *Polygoni avicularis herba* 2491
- *Polygoni cuspidati rhizoma et radix** 2085
- *Polygoni multiflori radix** 2489
- *Polygoni orientalis fructus** 2344
- *Poria** 2368
- *Primulae radix* 2369
- *Prunellae spica** 2077
- *Pruni africanae cortex* 2367
- *Psyllii semen* 2163
- *Puerariae lobatae radix** 2263
- *Puerariae thomsonii radix** 2265
- *Quercus cortex* 2135
- *Quillajae cortex* 2417
- *Ratanhiae radix* 2374
- *Ratanhiae tinctura* 2373
- *Rhamni purshianae cortex* 2087
- *Rhamni purshianae extractum siccum normatum* 2089
- *Rhei radix* 2375
- *Ribis nigri folium* 2414
- *Rosae pseudo-fructus* 2205
- *Rosmarini aetheroleum* 2382
- *Rosmarini folium* 2380
- *Rusci rhizoma* 2290
- *Sabalis serrulatae extractum* 2393
- *Sabalis serrulatae fructus* 2390
- *Salicis cortex* 2498
- *Salicis corticis extractum siccum* 2500
- *Salviae lavandulifoliae aetheroleum* 2399
- *Salviae miltiorrhizae radix et rhizoma** 2388
- *Salviae officinalis folium* 2397
- *Salviae sclareae aetheroleum* 2319
- *Salviae tinctura* 2400
- *Salviae trilobae folium* 2396
- *Sambuci flos* 2224
- *Sanguisorbae radix** **10.4**-7925
- *Schisandrae chinensis fructus** 2405
- *Scutellariae baicalensis radix** **10.4**-7917
- *Sennae folii extractum siccum normatum* 2423
- *Sennae folium* **10.1**-6285
- *Sennae fructus acutifoliae* **10.1**-6287
- *Sennae fructus angustifoliae* 2426
- *Serpylli herba* 2371
- *Serratulae coronatae herba* 2171
- *Silybi mariani extractum siccum raffinatum et normatum* 2307
- *Silybi mariani fructus* 2305
- *Sinomenii caulis** 2428
- *Solidaginis herba* 2192
- *Solidaginis virgaureae herba* 2194
- *Sophorae flavescentis radix** 2410
- *Sophorae japonicae flos immaturus** 2240
- *Sophorae japonicae flos** 2238
- *Spicae aetheroleum* 2440
- *Stephaniae tetrandrae radix** 2446
- *Stramonii folium* 2456
- *Stramonii pulvis normatus* 2459
- *Tanaceti parthenii herba* **10.4**-7923
- *Taraxaci officinalis herba cum radice* 2286
- *Taraxaci officinalis radix* 2287
- *Terebinthinae aetheroleum* 2474
- *Thymi herba* 2479
- *Thymi typo thymolo aetheroleum* 2481
- *Tiliae flos* **10.3**-7124
- *Tormentillae rhizoma* 2485
- *Tormentillae tinctura* 2484
- *Tragacantha* 2486
- *Trigonellae foenugraeci semen* 2072
- *Typhae pollis* 2378
- *Uncariae rhynchophyllae ramulus cum uncis** 2487
- *Urticae folium* 2080
- *Urticae radix* 2082
- *Uvae ursi folium* 2032
- *Valerianae extractum aquosum siccum* 2037
- *Valerianae extractum hydroalcoholicum siccum* 2038
- *Valerianae radix* 2040
- *Valerianae radix minutata* 2042
- *Valerianae tinctura* 2036
- *Verbasci flos* 2259
- *Verbenae citriodorae folium* 2521
- *Verbenae herba* 2136
- *Violae herba cum flore* 2452
- *Zanthoxyli bungeani pericarpium** **10.4**-7927
- *Zingiberis rhizoma* 2229

Plantae medicinales praeparatae 1356
Plantarum medicinalium extracta 1318
Plasma, blutplättchenarmes *R* **10.4**-7777
Plasma humanum ad separationem 5352
Plasma humanum coagmentatum conditumque ad exstinguendum virum 5349
Plasma vom Kaninchen *R* **10.4**-7778
Plasma vom Menschen
   – (gepoolt, virusinaktiviert) 5349
   – (Humanplasma) zur Fraktionierung 5352
Plasmasubstrat *R* **10.4**-7778
Plasmasubstrat *R* 1 ....**10.4**-7778
Plasmasubstrat *R* 2 ....**10.4**-7778
Plasmasubstrat *R* 3 ....**10.4**-7778
Plasmid-Vektoren zur Anwendung am Menschen (siehe 5.14) 1201
Plasmin-Inhibitor vom Menschen, Wertbestimmung (2.7.25) 411
Plasminogen vom Menschen *R* **10.4**-7779
Platin-Lösung (30 ppm Pt) *R* **10.4**-7845
Platycodonis radix* 2044
Plutonium-242-Spikelösung *R* **10.4**-7779
Pneumokokken-Polysaccharid-Adsorbat-Impfstoff (konjugiert) 1571
Pneumokokken-Polysaccharid-Impfstoff 1574
Pocken-Lebend-Impfstoff 1576
Pockenvirus-Vektoren zur Anwendung am Menschen (siehe 5.14) 1205
Podophyllotoxin 5354
Poliomyelitis-Impfstoff
   – (inaktiviert) 1583
   – (inaktiviert), In-vivo-Bestimmung der Wirksamkeit (2.7.20) 402
   – (oral) 1587
Pollen für Allergenzubereitungen 5356
Pollines ad producta allergenica 5356
Poloxamer 188 *R* **10.4**-7779

Poloxamera 5358
Poloxamere 5358
Polyacrylamid-Gelelektrophorese
– in zylindrischen Gelen (*siehe* 2.2.31) 70
– mit Natriumdodecylsulfat (*siehe* 2.2.31) 71
Polyacrylat-Dispersion 30 % 5360
Polyacrylatis dispersio 30 per centum 5360
Poly(alcohol vinylicus) 5375
Polyamidfaden im Fadenspender für Tiere, steriler 1978
Polyamin-Poly(vinylalkohol)-Pfropfcopolymer *R* ..**10.4**-7779
Poly[(cyanopropyl)methylphenylmethyl]-
 siloxan *R* **10.4**-7779
Poly[(cyanopropyl)(phenyl)][dimethyl]siloxan *R* ..**10.4**-7779
Poly[cyanopropyl(7)phenyl(7)methyl(86)]-
 siloxan *R* **10.4**-7779
Poly(cyanopropyl)siloxan *R* **10.4**-7779
Polydatin *R* **10.4**-7779
Poly(*O*-2-diethylaminoethyl)agarose zur Ionenaus-
 tauschchromatographie *R* **10.4**-7779
Poly(dimethyl)(diphenyl)(divinyl)siloxan *R* **10.4**-7779
Poly(dimethyl)(diphenyl)siloxan *R* **10.4**-7779
Poly(dimethyl)(diphenyl)siloxan, desaktivier-
 tes *R* **10.4**-7779
Polydimethylsiloxan *R* **10.4**-7779
Polyesterfaden im Fadenspender für Tiere,
 steriler 1979
Polyetherhydroxidgel zur Chromatographie *R* **10.4**-7779
Polyethylen
– mit Zusatzstoffen für Behältnisse zur Aufnah-
 me parenteraler und ophthalmologischer Zu-
 bereitungen (3.1.5) **10.3**-6978
– ohne Zusatzstoffe für Behältnisse zur Auf-
 nahme parenteraler und ophthalmologischer
 Zubereitungen (3.1.4) 584
Polyethylenterephthalat für Behältnisse zur Aufnah-
 me von Zubereitungen, die nicht zur parenteralen
 Anwendung bestimmt sind (3.1.15) 616
Poly(ethylen-vinylacetat) für Behältnisse und
 Schläuche für Infusionslösungen zur totalen
 parenteralen Ernährung (3.1.7) 595
Poly(ethylen-vinylacetat) für Behältnisse und
 Schläuche für Infusionslösungen zur totalen
 parenteralen Ernährung (3.1.7) **10.3**-6987
Polygalae radix 2419
Polygoni avicularis herba 2491
Polygoni cuspidati rhizoma et radix * 2085
Polygoni multiflori radix * 2489
Polygoni orientalis fructus * 2344
Polymer
– mit eingebetteten polaren Gruppen, siliciumorganisches, amorphes, octadecylsilyliertes,
 nachsilanisiertes *R* **10.4**-7779
– mit festem Kern, siliciumorganisches, mit zu
 100 Prozent wässrigen mobilen Phasen kompatibles, octadecylsilyliertes, nachsilanisiertes *R* **10.4**-7780
– siliciumorganisches, amorphes, octadecylsilyliertes *R* **10.4**-7780
– siliciumorganisches, amorphes, propyl-2-
 phenylsilyliertes, nachsilanisiertes *R* **10.4**-7780
– zur Chromatographie, siliciumorganisches,
 amorphes, octadecylsilyliertes, nachsilanisiertes *R* **10.4**-7780
– zur Chromatographie, siliciumorganisches,
 mehrschichtiges, octadecylsilyliertes, nachsilanisiertes *R* **10.4**-7780
Polymethacrylatgel *R* **10.4**-7780
Polymethacrylatgel, butyliertes *R* **10.4**-7780
Polymethacrylatgel, hydroxyliertes *R* **10.4**-7780
Poly[methyl(50)phenyl(50)]siloxan *R* **10.4**-7780

Poly[methyl(trifluorpropylmethyl)siloxan] *R* **10.4**-7827
Polymorphie (5.9) 1173
Polymyxin-B-sulfat **10.1**-6465
Polymyxini B sulfas **10.1**-6465
Polyolefine (3.1.3) **10.3**-6973
Polyorganosiloxan für sauerstoffhaltige Verbindun-
 gen *R* **10.4**-7780
Polyoxypropyleni aether stearylicus 5364
Polyoxypropylenstearylether 5364
Polyphosphorsäure *R* **10.4**-7780
Polypropylen für Behältnisse und Verschlüsse zur
 Aufnahme parenteraler und ophthalmologischer
 Zubereitungen (3.1.6) **10.3**-6982
Polysaccharid-Impfstoffe, Gehaltsbestimmung
– von *O*-Acetyl-Gruppen (2.5.19) 237
– von Hexosaminen (2.5.20) 237
– von Methylpentosen (2.5.21) 238
– von Nukleinsäuren (2.5.17) 236
– von Phosphor (2.5.18) 237
– von Protein (2.5.16) 236
– von Ribose (2.5.31) 243
– von Sialinsäure (2.5.23) 239
– von Uronsäuren (2.5.22) 238
Polysaccharid-Impfstoffe (konjugiert) für Menschen,
 Trägerproteine für die Herstellung (5.2.11) 1077
Polysorbat 20 5365
Polysorbat 20 *R* **10.4**-7781
Polysorbat 40 5367
Polysorbat 60 5368
Polysorbat 65 *R* **10.4**-7781
Polysorbat 80 5369
Polysorbat 80 *R* **10.4**-7781
Polysorbatum 20 5365
Polysorbatum 40 5367
Polysorbatum 60 5368
Polysorbatum 80 5369
Polystyrol 900–1000 *R* **10.4**-7781
Poly(vinylacetat) 5371
Poly(vinylacetat)-Dispersion 30 % 5373
Poly(vinylalkohol) 5375
Poly(vinylis acetas) 5371
Poly(vinylis acetas) dispersio 30 per centum 5373
*Poria** 2368
Poria-cocos-Fruchtkörper* 2368
Porosität und Porengrößenverteilung von Feststoffen,
 bestimmt durch Quecksilberporosimetrie (2.9.32) ...516
Porosität von Glassintertiegeln, Vergleichstabelle
 (2.1.2) 21
Potentiometrie (Potentiometrische Titration) (2.2.20) 46
Potentiometrische Bestimmung
– der Ionenkonzentration mit ionen-
 selektiven Elektroden (2.2.36) 87
– pH-Wert (2.2.3) 31
Potenzierung
– Erläuterung (*siehe* Homöopathische Zuberei-
 tungen) **10.3**-7143
– Vorschriften zur Herstellung homöopathischer
 Zubereitungen 2534
Povidon 5377
Povidon *R* **10.4**-7781
Povidon-Iod 5381
Povidonum 5377
Povidonum iodinatum 5381
POZ, Peroxidzahl (2.5.5) 231
*Praeadmixta ad alimenta medicata ad usum
 veterinarium* 1376
Praecursores chimici ad radiopharmaceutica 1312
Präkallikrein-Aktivator (2.6.15) 292
Praeparationes ad irrigationem 1408
Praeparationes buccales **10.3**-7045

Praeparationes celeres ad ptisanam	1346
Praeparationes homoeopathicae	**10.3**-7143
Praeparationes insulini iniectabiles	**10.4**-8039
Praeparationes intramammariae ad usum veterinarium	1426
Praeparationes intraruminales	1389
Praeparationes intra-uterinae ad usum veterinarium	1427
Praeparationes liquidae ad usum dermicum	1380
Praeparationes liquidae peroraliae	1377
Praeparationes liquidae veterinariae ad usum dermicum	1382
Praeparationes molles ad usum dermicum	1385
Praeparationes molles veterinariae peroraliae	1389
Praeparationes pharmaceuticae in vasis cum pressu	1407
Pramipexoldihydrochlorid-Monohydrat	5382
Pramipexoli dihydrochloridum monohydricum	5382
Prasugrelhydrochlorid	5384
Prasugreli hydrochloridum	5384
Pravastatin-Natrium	5386
Pravastatinum natricum	5386
Prazepam	5388
Prazepamum	5388
Praziquantel	5390
Praziquantelum	5390
Prazosinhydrochlorid	**10.1**-6467
Prazosini hydrochloridum	**10.1**-6467
Prednicarbat	**10.4**-8099
Prednicarbatum	**10.4**-8099
Prednisolon	**10.4**-8102
Prednisolonacetat	**10.3**-7375
Prednisolondihydrogenphosphat-Dinatrium	5400
Prednisoloni acetas	**10.3**-7375
Prednisoloni natrii phosphas	5400
Prednisoloni pivalas	5402
Prednisolonpivalat	5402
Prednisolonum	**10.4**-8102
Prednison	**10.3**-7377
Prednisonum	**10.3**-7377
Pregabalin	5407
Pregabalinum	5407
Prilocain	5409
Prilocainhydrochlorid	5411
Prilocaini hydrochloridum	5411
Prilocainum	5409
Primäre aromatische Amine, Identitätsreaktion (*siehe* 2.3.1)	179
Primaquinbisdihydrogenphosphat	**10.1**-6471
Primaquini diphosphas	**10.1**-6471
Primelwurzel	2369
Primidon	**10.3**-7380
Primidonum	**10.3**-7380
Primulae radix	2369
Probenecid	5417
Probenecidum	5417
Procainamidhydrochlorid	5419
Procainamidi hydrochloridum	5419
Procainhydrochlorid	5420
Procainhydrochlorid R	**10.4**-7781
Procaini hydrochloridum	5420
Prochlorperazinhydrogenmaleat	5421
Prochlorperazini maleas	5421
Producta ab arte ADN recombinandorum	1313
Producta ab fermentatione	**10.4**-7897
Producta allergenica	1309
Producta biotherapeutica viva ad usum humanum	1347
Producta cum possibili transmissione vectorium enkephalopathiarum spongiformium animalium	1363
Produkte mit dem Risiko der Übertragung von Erregern der spongiformen Enzephalopathie tierischen Ursprungs	1363
Progesteron	5423
Progesteronum	5423
Progressive-Rhinitis-atrophicans-Impfstoff (inaktiviert) für Schweine	1752
Proguanilhydrochlorid	5425
Proguanili hydrochloridum	5425
Prolin	5427
Prolin R	**10.4**-7781
Prolinum	5427
D-Prolyl-L-phenylalanyl-L-arginin(4-nitroanilid)-dihydrochlorid R	**10.4**-7781
Promazinhydrochlorid	**10.4**-8105
Promazini hydrochloridum	**10.4**-8105
Promethazinhydrochlorid	**10.4**-8106
Promethazini hydrochloridum	**10.4**-8106
Propacetamolhydrochlorid	5432
Propacetamoli hydrochloridum	5432
Propafenonhydrochlorid	5435
Propafenoni hydrochloridum	5435
Propan R	**10.4**-7781
Propan-1,3-diol R	**10.4**-7781
1-Propanol	5437
1-Propanol R	**10.4**-7781
1-Propanol R 1	**10.4**-7781
2-Propanol	5439
2-Propanol R	**10.4**-7781
2-Propanol R 1	**10.4**-7782
2-Propanol R 2	**10.4**-7782
2-Propanol, Prüfung auf (2.9.11)	472
Propanolum	5437
Propanthelinbromid	5440
Propantheleni bromidum	5440
Propetamphos R	**10.4**-7782
Propidiumiodid R	**10.4**-7782
Propionaldehyd R	**10.4**-7782
Propionsäure R	**10.4**-7782
Propionsäureanhydrid R	**10.4**-7782
Propionsäureanhydrid-Reagenz R	**10.4**-7782
Propofol	5442
Propofolum	5442
Propranololhydrochlorid	5444
Propranololi hydrochloridum	5444
Propylacetat R	**10.4**-7782
Propylenglycol	5446
Propylenglycol R	**10.4**-7783
Propylenglycoldicaprylocaprat	5447
Propylenglycoldilaurat	5448
Propylenglycoli dicaprylocapras	5447
Propylenglycoli dilauras	5448
Propylenglycoli monolauras	5449
Propylenglycoli monopalmitostearas	5451
Propylenglycolmonolaurat	5449
Propylenglycolmonopalmitostearat	5451
Propylenglycolum	5446
Propylenoxid R	**10.4**-7783
Propylgallat	5452
Propyl-4-hydroxybenzoat	5454
Propyl-4-hydroxybenzoat R	**10.4**-7783
Propylis gallas	5452
Propylis parahydroxybenzoas	5454
Propylis parahydroxybenzoas natricus	4989
Propylthiouracil	5456
Propylthiouracilum	5456
Propyphenazon	**10.4**-8108
Propyphenazonum	**10.4**-8108
Protamini sulfas	5459
Protaminsulfat	5459

Protaminsulfat *R* **10.4**-7783
Protein C vom Menschen, Wertbestimmung (2.7.30) 417
Protein in Polysaccharid-Impfstoffen (2.5.16) 236
Protein S vom Menschen, Wertbestimmung (2.7.31) 419
α-1-Proteinase-Inhibitor vom Menschen 5461
 – Wertbestimmung (2.7.32) 420
α-1-Proteinasi inhibitor humanum 5461
Proteinbestimmung, Gesamtprotein (2.5.33) 245
Proteine in Gelen, Nachweis (*siehe* 2.2.31) 75
Prothrombinkomplex vom Menschen 5463
Prothrombinum multiplex humanum 5463
Protirelin 5465
Protirelinum 5465
Protopinhydrochlorid *R* **10.4**-7783
Proxyphyllin 5467
Proxyphyllinum 5467
Prozessanalytische Technologie (5.25) **10.4**-7879
Prozesskontrolle
 – multivariante statistische (5.28) **10.4**-7885
 – statistische (*siehe* 5.25) **10.4**-7879
Prüfung
 – auf Anti-D-Antikörper in Immunglobulin vom
   Menschen (2.6.26) 317
 – auf Aristolochiasäuren in pflanzlichen Drogen
   (2.8.21) 440
 – auf ausreichende antimikrobielle Konservierung (5.1.3) 1005
 – auf Bakterien-Endotoxine (2.6.14) 286
 – auf Bakterien-Endotoxine, Empfehlungen zur
   Durchführung (5.1.10) **10.3**-7015
 – auf Bakterien-Endotoxine unter Verwendung
   des rekombinanten Faktors C (2.6.32) ...**10.3**-6955
 – auf blutdrucksenkende Substanzen (2.6.11) 273
 – auf fremde Agenzien in Virus-Lebend-Impf-
   stoffen für Menschen (2.6.16) **10.2**-6619
 – auf Histamin (2.6.10) 272
 – auf Identität, Erläuterung (*siehe* 1.4) 10
 – auf Methanol und 2-Propanol (2.9.11) 472
 – auf Monozytenaktivierung (2.6.30) 321
 – auf Mykobakterien (2.6.2) 264
 – auf Mykoplasmen (2.6.7) 264
 – auf Neurovirulenz von Virus-Lebend-Impf-
   stoffen (2.6.18) 299
 – auf Partikelkontamination – sichtbare Partikeln, Empfehlungen (5.17.2) **10.3**-7025
 – auf Pestizid-Rückstände (2.8.13) 432
 – auf Pyrogene (2.6.8) 271
 – auf Reinheit, biologische, statistische Auswertung (5.3) 1091
 – auf Reinheit, Erläuterung (*siehe* 1.4) 10
 – auf Reinheit, statistische Auswertung (5.3) 1091
 – auf restliches Pertussis-Toxin (2.6.33) 334
 – auf Sterilität (2.6.1) 259
 – auf Sterilität, Hinweise zur Anwendung (5.1.9) ..1025
 – aviärer Lebend-Impfstoffe auf fremde Agenzien in Chargen von Fertigprodukten (2.6.25) 312
 – aviärer Virusimpfstoffe auf fremde Agenzien
   im Saatgut (2.6.24) 308
 – der Fettsäurenzusammensetzung durch
   Gaschromatographie (2.4.22) 203
 – der Gleichförmigkeit einzeldosierter Arzneiformen bei großem Stichprobenumfang (2.9.47) ..561
 – der Konsistenz durch Penetrometrie (2.9.9) 467
 – der Sterilisationsmethoden, Bioindikatoren
   (5.1.2) 1000
 – des Fließverhaltens (2.9.16) 476
 – fetter Öle auf fremde Öle durch Dünnschichtchromatographie (2.4.21) 203
 – nicht steriler Produkte, Nachweis spezifizierter
   Mikroorganismen (2.6.13) **10.3**-6945
 – nicht steriler Produkte, quantitative Bestimmung der vermehrungsfähigen Mikroorganismen (2.6.12) **10.3**-6939
 – pflanzlicher Arzneimittel zum Einnehmen,
   mikrobiologische (2.6.31) 330
 – pflanzlicher Drogen, mikroskopische (2.8.23) 443
 – von Sterilisationsmethoden, Bioindikatoren
   (5.1.2) 1000
 – zellbasierter Zubereitungen, mikrobiologische
   (2.6.27) **10.3**-6951
*Prunellae spica** 2077
Pruni africanae cortex 2367
Pseudoephedrinhydrochlorid 5468
Pseudoephedrini hydrochloridum 5468
Pseudomonas aeruginosa, Nachweis
 – in lebenden biotherapeutischen Produkten
   (*siehe* 2.6.38) 357
 – in nicht sterilen Produkten (*siehe* 2.6.13) ...**10.3**-6945
PSMA-11 *R* **10.4**-7783
Psyllii semen 2163
Pteroinsäure *R* **10.4**-7783
*Puerariae lobatae radix** 2263
*Puerariae thomsonii radix** 2265
Puerarin *R* **10.4**-7783
Pufferlösung
 – zur Einstellung der Gesamtionenstärke *R* ...**10.4**-7847
 – zur Einstellung der Gesamtionenstärke *R*
   1 ....**10.4**-7847
Pufferlösung pH 2,0 *R* **10.4**-7847
Pufferlösung pH 2,2 *R* **10.4**-7848
Pufferlösung pH 2,5 *R* **10.4**-7848
Pufferlösung pH 2,5 *R* 1 ....**10.4**-7848
Pufferlösung pH 3,0 *R* **10.4**-7848
Pufferlösung pH 3,5 *R* **10.4**-7849
Pufferlösung pH 3,6 *R* **10.4**-7849
Pufferlösung pH 3,7 *R* **10.4**-7849
Pufferlösung pH 5,2 *R* **10.4**-7850
Pufferlösung pH 5,5 *R* **10.4**-7850
Pufferlösung pH 6,5 *R* **10.4**-7851
Pufferlösung pH 6,6 *R* **10.4**-7852
Pufferlösung pH 7,0 *R* **10.4**-7852
Pufferlösung pH 7,2 *R* **10.4**-7853
Pufferlösung pH 8,0 *R* **10.4**-7855
Pufferlösung pH 8,0 *R* 1 ....**10.4**-7856
Pufferlösung pH 9,0 *R* **10.4**-7857
Pufferlösung pH 9,0 *R* 1 ....**10.4**-7857
Pufferlösung pH 10,9 *R* **10.4**-7858
Pufferlösung pH 11 *R* **10.4**-7858
Pufferlösung pH 7,2, physiologische *R* **10.4**-7854
Pulegon *R* **10.4**-7784
Pullulan 5469
Pullulanase *R* **10.4**-7784
Pullulanum 5469
Pulver
 – Benetzbarkeit (2.9.45) 557
 – Bestimmung der Fließeigenschaften mittels
   Scherzellen (2.9.49) 564
 – Brausepulver 1397
 – Feinheit (2.9.35) 529
 – Fließverhalten (2.9.36) 530
 – für Augenbäder 1409
 – für Augentropfen 1409
 – Kompressibilität (2.9.34) 526
 – Pulver zur Herstellung einer Injektionslösung
   von Blutgerinnungsfaktor IX (rDNA) human 2992
 – Schütt- und Stampfdichte (2.9.34) 526
 – zum Einnehmen 1397
 – zur Herstellung einer Injektionslösung von
   Blutgerinnungsfaktor IX (rDNA) human ...**10.3**-7179
 – zur Herstellung von Infusionszubereitungen 1394

- zur Herstellung von Injektionszubereitungen 1394
- zur Herstellung von Lösungen und Suspensionen zum Einnehmen 1377
- zur Herstellung von Rektallösungen oder Rektalsuspensionen 1433
- zur Herstellung von Sirupen 1377
- zur Herstellung von Tropfen zum Einnehmen 1377
- zur Inhalation 1419
- zur kutanen Anwendung 1398

Pulveres ad usum dermicum 1398
Pulveres perorales 1397
Purpur-Sonnenhut-Kraut 2430
Purpur-Sonnenhut-Wurzel 2435
Putrescin *R* **10.4**-7785
PVC-Behältnisse (weichmacherhaltig)
- leere, für Blut und Blutprodukte vom Menschen, sterile (*siehe* 3.3.5) 648
- mit Stabilisatorlösung für Blut vom Menschen, sterile (3.3.6) 650

PVC-Kunststoffe (weichmacherfrei)
- für Behältnisse zur Aufnahme fester Darreichungsformen zur oralen Anwendung (3.1.11) 603
- für Behältnisse zur Aufnahme nicht injizierbarer, wässriger Lösungen (3.1.10) 600

PVC-Kunststoffe (weichmacherhaltig)
- für Behältnisse zur Aufnahme von Blut und Blutprodukten vom Menschen (3.3.2) 637
- für Behältnisse zur Aufnahme wässriger Lösungen zur intravenösen Infusion (3.1.14) 611
- für Schläuche in Transfusionsbestecken für Blut und Blutprodukte (3.3.3) 642

Pyrantelembonat **10.1**-6473
Pyranteli embonas **10.1**-6473
Pyrazinamid 5472
Pyrazinamidum 5472
Pyrazin-2-carbonitril *R* **10.4**-7785
Pyridin *R* **10.4**-7785
Pyridin, wasserfreies *R* **10.4**-7786
Pyridin-2-amin *R* **10.4**-7786
Pyridin-4-carbonitril *R* **10.4**-7786
Pyridiniumbromidperbromid *R* **10.4**-7786
Pyridostigminbromid 5474
Pyridostigmini bromidum 5474
Pyridoxinhydrochlorid 5476
Pyridoxini hydrochloridum 5476
Pyridylazonaphthol *R* **10.4**-7786
Pyridylazonaphthol-Lösung *R* **10.4**-7786
4-(2-Pyridylazo)resorcin-Mononatriumsalz *R* **10.4**-7786
Pyrimethamin **10.1**-6475
Pyrimethaminum **10.1**-6475
Pyrogallol *R* **10.4**-7786
Pyrogallol-Lösung, alkalische *R* **10.4**-7786
Pyrogene, Prüfung auf (2.6.8) 271
Pyrrolidin *R* **10.4**-7787
Pyrrolidon 5480
2-Pyrrolidon *R* **10.4**-7787
Pyrrolidonum 5480

Q

Qualitätssysteme, Allgemeines (*siehe* 1.1) 5
Quantifizierung und Charakterisierung von Wirtszell-DNA-Rückständen (2.6.35) 344
Queckenwurzelstock 2370
Quecksilber, Identitätsreaktion (*siehe* 2.3.1) 182
Quecksilber(II)-acetat *R* **10.4**-7787
Quecksilber(II)-acetat-Lösung *R* **10.4**-7787
Quecksilber(II)-chlorid **10.4**-8113

Quecksilber(II)-chlorid *R* **10.4**-7787
Quecksilber(II)-chlorid-Lösung *R* **10.4**-7787
Quecksilber(II)-iodid *R* **10.4**-7787
Quecksilber-Lösung (10 ppm Hg) *R* **10.4**-7845
Quecksilber-Lösung (1000 ppm Hg) *R* **10.4**-7845
Quecksilber(II)-nitrat *R* **10.4**-7787
Quecksilber(II)-oxid *R* **10.4**-7787
Quecksilberporosimetrie, Bestimmung der Porosität und Porengrößenverteilung von Feststoffen (2.9.32) ..516
Quecksilber(II)-sulfat-Lösung *R* **10.4**-7788
Quecksilber(II)-thiocyanat *R* **10.4**-7788
Quecksilber(II)-thiocyanat-Lösung *R* **10.4**-7788
Quellungszahl (2.8.4) 428
Quendelkraut 2371
Quercetin-Dihydrat *R* **10.4**-7788
Quercitrin *R* **10.4**-7788
Quercus cortex 2135
Quetiapinfumarat 5485
Quetiapini fumaras 5485
Quillajae cortex 2417
Quillaja-Saponine, gereinigte *R* **10.4**-7788
Quinaprilhydrochlorid 5489
Quinaprili hydrochloridum 5489

R

Rabeprazol-Natrium 5495
Rabeprazol-Natrium-Hydrat 5497
Rabeprazolum natricum 5495
Rabeprazolum natricum hydricum 5497
Racecadotril 5499
Racecadotrilum 5499
Racemisches Phytomenadion 5309
Raclopridi($[^{11}C$]methoxy) solutio iniectabilis 1878
Raclopridtartrat *R* **10.4**-7788
Radioaktive Arzneimittel 1363
- unmittelbar vor Abgabe/Anwendung hergestellte (5.19) 1237
- Vorläufersubstanzen 1312

Radioaktive Arzneimittel und Ausgangsmaterialien für radioaktive Arzneimittel **10.4**-7911
- (^{125}I)Albumin-Injektionslösung vom Menschen ..1821
- (^{18}F)Alovudin-Injektionslösung 1822
- (^{13}N)Ammoniak-Injektionslösung 1825
- Betiatid zur Herstellung von radioaktiven Arzneimitteln **10.3**-7107
- (^{51}Cr)Chromedetat-Injektionslösung 1827
- (^{57}Co)Cyanocobalamin-Kapseln 1828
- (^{58}Co)Cyanocobalamin-Kapseln 1829
- (^{57}Co)Cyanocobalamin-Lösung 1830
- (^{58}Co)Cyanocobalamin-Lösung 1831
- (^{18}F)Fludesoxyglucose-Injektionslösung 1832
- (^{18}F)Fluorcholin-Injektionslösung 1836
- (^{18}F)Fluorethyl-L-tyrosin-Injektionslösung 1839
- (^{18}F)Fluorid-Lösung zur Radiomarkierung 1842
- (^{18}F)Fluormisonidazol-Injektionslösung 1843
- (^{18}F)Fluorodopa-Injektionslösung ((^{18}F)Fluorodopa hergestellt durch nukleophile Substitution) 1849
- (^{18}F)Fluorodopa-Injektionslösung (hergestellt durch elektrophile Substitution) 1847
- (^{68}Ga)Galliumchlorid-Lösung zur Radiomarkierung 1854
- (^{68}Ga)Galliumchlorid-Lösung zur Radiomarkierung (hergestellt in einem Beschleuniger) **10.3**-7108
- (^{67}Ga)Galliumcitrat-Injektionslösung 1856
- (^{68}Ga)Galliumedotreotid-Injektionslösung 1857
- (^{68}Ga)Gallium-PSMA-11-Injektionslösung ..**10.4**-7911

- (^{111}In)Indium(III)-chlorid-Lösung 1860
- (^{111}In)Indiumoxinat-Lösung 1861
- (^{111}In)Indium-Pentetat-Injektionslösung 1863
- (^{123}I)Iobenguan-Injektionslösung 1864
- (^{131}I)Iobenguan-Injektionslösung für diagnostische Zwecke 1865
- (^{131}I)Iobenguan-Injektionslösung für therapeutische Zwecke 1867
- Iobenguansulfat zur Herstellung von radioaktiven Arzneimitteln 1868
- (^{131}I)Iodmethylnorcholesterol-Injektionslösung 1869
- (^{15}O)Kohlenmonoxid 1871
- (^{81m}Kr)Krypton zur Inhalation 1872
- Kupfertetramibitetrafluoroborat zur Herstellung von radioaktiven Arzneimitteln 1873
- (^{177}Lu)Lutetium-Lösung zur Radiomarkierung ..1874
- Medronsäure zur Herstellung von radioaktiven Arzneimitteln 1876
- ([^{11}C]Methoxy)Raclorid-Injektionslösung 1878
- ([^{11}C]Methyl)Cholin-Injektionslösung 1880
- (5-[^{11}C]Methyl)Flumazenil-Injektionslösung 1882
- L-([^{11}C]Methyl)Methionin-Injektionslösung 1884
- Natrium([1-^{11}C]acetat-Injektionslösung 1887
- Natriumcalcium-Pentetat zur Herstellung von radioaktiven Arzneimitteln 1889
- Natriumdiphosphat-Decahydrat zur Herstellung von radioaktiven Arzneimitteln 1891
- Natrium(^{18}F)fluorid-Injektionslösung 1892
- Natriumiodhippurat-Dihydrat zur Herstellung von radioaktiven Arzneimitteln 1894
- Natrium(^{123}I)iodhippurat-Injektionslösung 1895
- Natrium(^{131}I)iodhippurat-Injektionslösung 1896
- Natrium(^{123}I)iodid-Injektionslösung 1898
- Natriumiodid-Kapseln für diagnostische Zwecke 1899
- Natrium(^{131}I)iodid-Kapseln für diagnostische Zwecke 1899
- Natrium(^{131}I)iodid-Kapseln für therapeutische Zwecke 1901
- Natrium(^{131}I)iodid-Lösung **10.4**-7913
- Natrium(^{123}I)iodid-Lösung zur Radiomarkierung 1904
- Natrium(^{131}I)iodid-Lösung zur Radiomarkierung 1905
- Natrium(^{99}Mo)molybdat-Lösung aus Kernspaltprodukten 1906
- Natrium(^{99m}Tc)pertechnetat-Injektionslösung aus Kernspaltprodukten 1911
- Natrium(^{99m}Tc)pertechnetat-Injektionslösung (hergestellt in einem Beschleuniger) 1909
- Natrium(^{99m}Tc)pertechnetat-Injektionslösung nicht aus Kernspaltprodukten ..1913
- Natrium(^{32}P)phosphat-Injektionslösung 1915
- (^{15}O)Sauerstoff 1916
- Sterile Natrium(^{51}Cr)chromat-Lösung 1890
- (^{89}Sr)Strontiumchlorid-Injektionslösung 1917
- (^{99m}Tc)Technetium-Albumin-Injektionslösung ..1919
- (^{99m}Tc)Technetium-Bicisat-Injektionslösung 1921
- (^{99m}Tc)Technetium-Etifenin-Injektionslösung 1922
- (^{99m}Tc)Technetium-Exametazim-Injektionslösung 1924
- (^{99m}Tc)Technetium-Gluconat-Injektionslösung ..1926
- (^{99m}Tc)Technetium-Macrosalb-Injektionslösung 1928
- (^{99m}Tc)Technetium-Mebrofenin-Injektionslösung 1930
- (^{99m}Tc)Technetium-Medronat-Injektionslösung ..1931
- (^{99m}Tc)Technetium-Mertiatid-Injektionslösung ..1933
- (^{99m}Tc)Technetium-Mikrosphären-Injektionslösung 1935
- (^{99m}Tc)Technetium-Oxidronat-Injektionslösung 1936
- (^{99m}Tc)Technetium-Pentetat-Injektionslösung ...1938
- (^{99m}Tc)Technetium-Rheniumsulfid-Kolloid-Injektionslösung 1940
- (^{99m}Tc)Technetium-Schwefel-Kolloid-Injektionslösung 1941
- (^{99m}Tc)Technetium-Sestamibi-Injektionslösung 1943
- (^{99m}Tc)Technetium-Succimer-Injektionslösung 1945
- (^{99m}Tc)Technetium-Zinndiphosphat-Injektionslösung 1946
- (^{99m}Tc)Technetium-Zinn-Kolloid-Injektionslösung 1948
- Tetra-*O*-acetylmannosetriflat zur Herstellung von radioaktiven Arzneimitteln 1949
- (^{201}Tl)Thalliumchlorid-Injektionslösung 1951
- Tritiiertes-(^{3}H)Wasser-Injektionslösung 1953
- (^{15}O)Wasser-Injektionslösung 1952
- (^{133}Xe)Xenon-Injektionslösung 1954
- (^{90}Y)Yttriumchlorid-Lösung zur Radiomarkierung 1955

Radioaktivität, Detektion und Messung (2.2.66) 166
Radionuklide, Tabelle mit physikalischen Eigenschaften (5.7) 1161
Radiopharmaceutica **10.4**-7911
Raffinose R **10.4**-7789
Raffinose-Pentahydrat R **10.4**-7789
Raloxifenhydrochlorid 5501
Raloxifeni hydrochloridum 5501
Raltegraviri compressi **10.3**-7387
Raltegraviri compressi masticabiles **10.3**-7385
Raltegravir-Kalium 5503
Raltegravir-Kalium *R* **10.4**-7789
Raltegravir-Kautabletten **10.3**-7385
Raltegravir-Tabletten **10.3**-7387
Raltegravirum kalicum 5503
Raman-Spektroskopie (2.2.48) 126
Ramipril 5510
Ramiprilum 5510
Ramon-Bestimmung (2.7.27) 412
Raney-Nickel *R* **10.4**-7789
Raney-Nickel, halogenfreies *R* **10.4**-7789
Ranitidinhydrochlorid 5513
Ranitidini hydrochloridum 5513
Rapae oleum raffinatum 5516
Rapsöl *R* **10.4**-7789
Rapsöl, raffiniertes 5516
Rasterelektronenmikroskopie (2.9.52) 568
Ratanhiae radix 2374
Ratanhiae tinctura 2373
Ratanhiatinktur 2373
Ratanhiawurzel 2374
Reagenzien (4) **10.4**-7560
Rectalia 1433
Reduktionsgemisch *R* **10.4**-7789
Referenzlösung zur Mikrobestimmung von Wasser *R* **10.4**-7845
Referenzstandards (5.12) 1189
Referenzstandards, Erläuterung (*siehe* 1.4) 12
Referenzsubstanzen, -zubereitungen, -standards (*CRS, BRP, HRS*), Referenzspektren, Bezug (4.3) **10.4**-7867

Regorafenibi compressi	**10.4**-8117
Regorafenib-Monohydrat	5516
Regorafenib-Tabletten	**10.4**-8117
Regorafenibum monohydricum	5516
Rehmanniae radix*	**10.1**-6281
Rehmanniawurzel*	**10.1**-6281
Reichstein-Substanz S *R*	**10.4**-7789
Reineckesalz *R*	**10.4**-7789
Reineckesalz-Lösung *R*	**10.4**-7789
Reisstärke	5519
Rektale Anwendung, Zubereitungen zur	1433
Relative Dichte (2.2.5)	33
Remifentanilhydrochlorid	5520
Remifentanili hydrochloridum	5520
Repaglinid	5523
Repaglinidum	5523
Reserpin	5525
Reserpinum	5525
Resonanz-Raman-Spektroskopie (2.2.48)	126
Resorcin	5526
Resorcin *R*	**10.4**-7790
Resorcinolum	5526
Resorcin-Reagenz *R*	**10.4**-7790
Respiratorisches-Syncytial-Virus-Lebend-Impfstoff für Rinder	**10.2**-6744
Restliches Pertussis-Toxin (2.6.33)	334
Restlösungsmittel (Lösungsmittel-Rückstände), Identifizierung und Bestimmung (2.4.24)	**10.1**-6249
Resveratrol *R*	**10.4**-7790
Retroviridae abgeleitete Vektoren zur Anwendung am Menschen (*siehe* 5.14)	1208
Rhabarberwurzel	2375
Rhamni purshianae cortex	2087
Rhamni purshianae extractum siccum normatum	2089
Rhamnose *R*	**10.4**-7790
Rhaponticin *R*	**10.4**-7790
Rhei radix	2375
Rhein *R*	**10.4**-7790
Rhenii sulfidi colloidalis et technetii(^{99m}Tc) solutio iniectabilis	1940
Rhinitis-atrophicans-Impfstoff (inaktiviert) für Schweine (Progressive-)	1752
Rhinotracheitis-Impfstoff (inaktiviert) für Rinder (Infektiöse)	1755
Rhinotracheitis-Lebend-Impfstoff für Truthühner (Infektiöse-)	**10.2**-6745
Rhinotracheitis-Virus-Impfstoff (inaktiviert) für Katzen	1759
Rhinotracheitis-Virus-Lebend-Impfstoff für Katzen	**10.2**-6747
Rhodamin 6 G *R*	**10.4**-7791
Rhodamin B *R*	**10.4**-7790
Rhynchophyllin *R*	**10.4**-7791
Ribavirin	5527
Ribavirinum	5527
Ribis nigri folium	2414
Riboflavin	5529
Riboflavini natrii phosphas	5531
Riboflavinphosphat-Natrium	5531
Riboflavinum	5529
Ribose *R*	**10.4**-7791
Ribose in Polysaccharid-Impfstoffen (2.5.31)	243
Ricini oleum hydrogenatum	**10.1**-6481
Ricini oleum raffinatum	5564
Ricini oleum virginale	5562
Ricinolsäure *R*	**10.4**-7791
Rifabutin	5534
Rifabutinum	5534
Rifampicin	5536
Rifampicinum	5536
Rifamycin-Natrium	5537
Rifamycinum natricum	5537
Rifaximin	5540
Rifaximinum	5540
Rilmenidindihydrogenphosphat	5542
Rilmenidini dihydrogenophosphas	5542
Rinderalbumin *R*	**10.4**-7791
Rinderalbumin *R* 1	**10.4**-7791
Rinderhirn, getrocknetes *R*	**10.4**-7791
Rinderserum	5543
Rinderthrombin *R*	**10.4**-7791
Ringelblumenblüten	**10.1**-6283
Riociguat	**10.4**-8120
Riociguati compressi	**10.4**-8122
Riociguat-Tabletten	**10.4**-8122
Riociguatum	**10.4**-8120
Risedronat-Natrium-2,5-Hydrat	5546
Risperidon	5548
Risperidonum	5548
Ritonavir	5551
Ritonavirum	5551
Rivaroxaban	**10.3**-7389
Rivaroxabani compressi	**10.4**-8124
Rivaroxaban-Tabletten	**10.4**-8124
Rivaroxabanum	**10.3**-7389
Rivastigmin	5555
Rivastigminhydrogentartrat	5557
Rivastigmini hydrogenotartras	5557
Rivastigminum	5555
Rizatriptanbenzoat	5559
Rizatriptani benzoas	5559
Rizinusöl	
– hydriertes	**10.1**-6481
– natives	5562
– polyethoxyliertes *R*	**10.4**-7791
– raffiniertes	5564
Rocuronii bromidum	5565
Rocuroniumbromid	5565
Römische Kamille	2247
Röntgenpulverdiffraktometrie, Charakterisierung kristalliner und teilweise kristalliner Feststoffe (2.9.33)	519
Röteln-Immunglobulin vom Menschen	5568
Röteln-Lebend-Impfstoff	1594
Rohcresol	5568
Rohrkolbenpollen*	2378
Ropinirolhydrochlorid	5569
Ropiniroli hydrochloridum	5569
Ropivacainhydrochlorid-Monohydrat	5571
Ropivacaini hydro-chloridum monohydricum	5571
Rosae pseudo-fructus	2205
Rosmarinblätter	2380
Rosmarini aetheroleum	2382
Rosmarini folium	2380
Rosmarinöl	2382
Rosmarinsäure *R*	**10.4**-7792
Rosskastaniensamen	2384
Rosskastaniensamentrockenextrakt, Eingestellter	2386
Rosuvastatin-Calcium	**10.1**-6482
Rosuvastatinethylester *R*	**10.4**-7792
Rosuvastatini compressi	**10.3**-7392
Rosuvastatin-Tabletten	**10.3**-7392
Rosuvastatinum calcicum	**10.1**-6482
Rotationsviskosimeter (2.2.10)	37
Rotavirusdiarrhoe-Impfstoff (inaktiviert) für Kälber	**10.2**-6749
Rotavirus-Lebend-Impfstoff (oral)	1596
Rote Pfingstrosenwurzel	2363
Rotigotin	5577

Rotigotinum 5577
Rotmauiseuche-Impfstoff (inaktiviert) für Regenbogenforellen 1765
Rotwurzsalbei-Wurzelstock mit Wurzel* 2388
Roxithromycin 5580
Roxithromycinum 5580
Rubi idaei folium **10.1**-6279
Rupatadinfumarat 5583
Rupatadini fumaras 5583
Rusci rhizoma 2290
Ruß zur Gaschromatographie
 – graphitierter *R* **10.4**-7792
 – graphitierter *R* 1 ....**10.4**-7792
Rutecarpin *R* **10.4**-7792
Rutheniumrot *R* **10.4**-7792
Rutheniumrot-Lösung *R* **10.4**-7792
Rutosid *R* **10.4**-7792
Rutosid-Trihydrat 5585
Rutosid-Trihydrat *R* **10.4**-7792
Rutosidum trihydricum 5585

S

Sabalis serrulatae extractum 2393
Sabalis serrulatae fructus 2390
Sabinen *R* **10.4**-7792
Sacchari monopalmitas 5598
Sacchari sphaerae 6239
Sacchari stearas 5600
Saccharin 5591
Saccharin-Natrium 5592
Saccharin-Natrium *R* **10.4**-7793
Saccharinum 5591
Saccharinum natricum 5592
Saccharose 5594
Saccharose *R* **10.4**-7793
Saccharosemonopalmitat 5598
Saccharose-Sirup 5596
Saccharosestearat 5600
Saccharum 5594
Saccharum liquidum 5596
Sägepalmenfrüchte 2390
Sägepalmenfrüchteextrakt 2393
Säureblau 83 *R* **10.4**-7793
Säureblau 90 *R* **10.4**-7793
Säureblau 92 *R* **10.4**-7793
Säureblau 93 *R* **10.4**-7794
Säureblau-92-Lösung *R* **10.4**-7793
Säureblau-93-Lösung *R* **10.4**-7794
Säurezahl (2.5.1) 229
Safrol *R* **10.4**-7794
Saikosaponin A *R* **10.4**-7794
Saikosaponin D *R* **10.4**-7794
SAL, Sterility Assurance Level (*siehe* 5.1.1) 995
Salbei, Dreilappiger 2396
Salbeiblätter 2397
Salbeiöl, Spanisches 2399
Salbeitinktur 2400
Salben
 – hydrophile 1387
 – hydrophobe 1387
 – Wasser aufnehmende 1387
Salbutamol **10.4**-8129
Salbutamoli sulfas 5604
Salbutamolsulfat 5604
Salbutamolum **10.4**-8129
Salicin *R* **10.4**-7794
Salicis cortex 2498
Salicis corticis extractum siccum 2500

Salicylaldazin *R* **10.4**-7795
Salicylaldehyd *R* **10.4**-7795
Salicylat, Identitätsreaktion (*siehe* 2.3.1) 182
Salicylsäure 5608
Salicylsäure *R* **10.4**-7795
Salmeteroli xinafoas 5610
Salmeterolxinafoat 5610
Salmonella-Enteritidis-Impfstoff (inaktiviert) für Hühner 1767
Salmonella-Enteritidis-Lebend-Impfstoff (oral) für Hühner 1768
Salmonella-Typhimurium-Impfstoff (inaktiviert) für Hühner 1772
Salmonella-Typhimurium-Lebend-Impfstoff (oral) für Hühner 1774
Salmonellen, Nachweis
 – in lebenden biotherapeutischen Produkten (*siehe* 2.6.38) 357
 – in nicht sterilen Produkten (*siehe* 2.6.13) ...**10.3**-6945
 – in pflanzlichen Arzneimitteln zum Einnehmen (*siehe* 2.6.31) 333
Salmonis domestici oleum **10.3**-7289
Salpetersäure 5612
 – blei- und cadmiumfreie *R* **10.4**-7796
 – bleifreie *R* **10.4**-7796
 – bleifreie *R* 1 ....**10.4**-7796
 – bleifreie, verdünnte *R* **10.4**-7796
 – nickelfreie *R* **10.4**-7796
 – rauchende *R* **10.4**-7796
 – schwermetallfreie *R* **10.4**-7796
 – schwermetallfreie, verdünnte *R* **10.4**-7796
 – verdünnte *R* **10.4**-7796
 – verdünnte *R* 1 ....**10.4**-7796
 – verdünnte *R* 2 ....**10.4**-7796
Salpetersäure *R* **10.4**-7795
Salpetersäure (1 mol · l^{-1}) **10.4**-7865
Salviae lavandulifoliae aetheroleum 2399
*Salviae miltiorrhizae radix et rhizoma** 2388
Salviae officinalis folium 2397
Salviae sclareae aetheroleum 2319
Salviae tinctura 2400
Salviae trilobae folium 2396
Salvianolsäure B *R* **10.4**-7797
Salze flüchtiger Basen und Ammoniumsalze, Identitätsreaktion (*siehe* 2.3.1) 179
Salzsäure
 – bleifreie *R* **10.4**-7797
 – bromhaltige *R* **10.4**-7797
 – ethanolische *R* **10.4**-7797
 – methanolische *R* **10.4**-7797
 – methanolische *R* 1 ....**10.4**-7797
 – schwermetallfreie *R* **10.4**-7797
 – verdünnte *R* **10.4**-7797
 – verdünnte *R* 1 ....**10.4**-7798
 – verdünnte *R* 2 ....**10.4**-7798
 – verdünnte, schwermetallfreie *R* **10.4**-7798
Salzsäure *R* **10.4**-7797
(D)Salzsäure *R* **10.4**-7798
Salzsäure *R* 1 ....**10.4**-7797
Salzsäure (2 mol · l^{-1}) *R* **10.4**-7797
Salzsäure (3 mol · l^{-1}) *R* **10.4**-7797
Salzsäure (6 mol · l^{-1}) *R* **10.4**-7797
Salzsäure (0,1 mol · l^{-1}) **10.4**-7865
Salzsäure (1 mol · l^{-1}) **10.4**-7865
Salzsäure 10 % 5613
Salzsäure 36 % 5613
Salzsäure (0,1 mol · l^{-1}), ethanolische *R* ...**10.4**-7797
Salzsäure, verdünnte *R* 3 ....**10.4**-7798
(D)Salzsäure-Lösung *R* **10.4**-7798
Salzsäureunlösliche Asche (2.8.1) 427

Sambuci flos	2224
Sand *R*	**10.4**-7798
Sanguisorbae radix*	**10.4**-7925
Saquinaviri mesilas	5614
Saquinavirmesilat	5614
Sarafloxacinhydrochlorid *R*	**10.4**-7798
Sauerstoff	5617
– in Gasen (2.5.27)	242
Sauerstoff *R*	**10.4**-7798
Sauerstoff *R* 1	**10.4**-7798
(^{15}O)Sauerstoff	1916
Sauerstoff 93 %	5618
Scandium-Standardlösung (0,1 % Sc) für ICP *R*	**10.4**-7846
Schachtelhalmkraut	2401
Schäume	
– wirkstoffhaltige	1399
– zur intrauterinen Anwendung für Tiere	1427
– zur kutanen Anwendung	1380
Schafgarbenkraut	2403
Schaumindex (2.8.24)	**10.2**-6627
Scheinbare Lösungsgeschwindigkeit (2.9.43)	552
Schellack	5620
Scherzellmethoden	
– *siehe* (2.9.36)	534
– *siehe* (2.9.49)	564
Schiffs Reagenz *R*	**10.4**-7798
Schiffs Reagenz *R* 1	**10.4**-7798
Schimmelpilze für Allergenzubereitungen	5621
Schisandrae chinensis fructus*	2405
Schisandrafrüchte*	2405
Schisandrin *R*	**10.4**-7799
γ-Schisandrin *R*	**10.4**-7799
Schlangenbartwurzel*	2407
Schlangengift-Immunserum (Europa)	1811
Schlangenwiesenknöterichwurzelstock*	2409
Schmalblättriger-Sonnenhut-Wurzel	2437
Schmelzfilme	**10.3**-7045
Schmelzpunkt	
– Sofortschmelzpunkt (2.2.16)	42
– Steigschmelzpunkt (2.2.15)	42
Schmelztemperatur, Kapillarmethode (2.2.14)	41
Schnurbaumwurzel*	2410
Schöllkraut	2412
Schöniger-Methode (2.5.10)	233
Schütt- und Stampfdichte von Pulvern (2.9.34)	526
Schüttdichte (*siehe* 2.2.42)	105
Schüttwinkel (*siehe* 2.9.36)	531
Schwarze-Johannisbeere-Blätter	2414
Schwarznesselkraut	2416
Schwefel	**10.3**-7399
Schwefel *R*	**10.4**-7799
Schwefeldioxid *R*	**10.4**-7799
Schwefeldioxid *R* 1	**10.4**-7799
Schwefeldioxid (2.5.29)	**10.4**-7525
Schwefelkohlenstoff *R*	**10.4**-7799
Schwefelsäure	**10.3**-7400
– ethanolische *R*	**10.4**-7800
– nitratfreie *R*	**10.4**-7800
– nitratfreie *R* 1	**10.4**-7800
– schwermetallfreie *R*	**10.4**-7800
– verdünnte *R*	**10.4**-7801
Schwefelsäure *R*	**10.4**-7799
Schwefelsäure *R* 1	**10.4**-7800
Schwefelsäure (5 mol · l^{-1}) *R*	**10.4**-7800
Schwefelsäure (0,5 mol · l^{-1})	**10.4**-7865
Schwefelsäure (0,25 mol · l^{-1}), ethanolische *R*	**10.4**-7800
Schwefelsäure (2,5 mol · l^{-1}), ethanolische *R*	**10.4**-7800
Schwefelsäure, verdünnte *R* 1	**10.4**-7801
Schwefelwasserstoff *R*	**10.4**-7801
Schwefelwasserstoff *R* 1	**10.4**-7801
Schwefelwasserstoff-Lösung *R*	**10.4**-7801
Schweinepest-Lebend-Impfstoff, (aus Zellkulturen), Klassische-	**10.2**-6751
Schweinerotlauf-Impfstoff (inaktiviert)	1780
Schwermetalle	
– Grenzprüfung (2.4.8)	191
– in pflanzlichen Drogen und Zubereitungen aus pflanzlichen Drogen (2.4.27)	217
Sclareol *R*	**10.4**-7801
Scopolamin	5624
Scopolaminhydrobromid	5626
Scopolaminhydrobromid *R*	**10.4**-7801
Scopolamini hydrobromidum/Hyoscini hydrobromidum	5626
Scopolaminum/Hyoscinum	5624
Scopolaminum/Hyoscinum	5624
Scopoletin *R*	**10.4**-7801
Scutellariae baicalensis radix*	**10.4**-7917
SDS-PAGE (*siehe* 2.2.31)	71
SDS-PAGE-Lösung, gepufferte *R*	**10.4**-7801
SDS-PAGE-Proben-Pufferlösung	
– für reduzierende Bedingungen, konzentrierte *R*	**10.4**-7802
– konzentrierte *R*	**10.4**-7801
Seidenfaden im Fadenspender für Tiere, steriler, geflochtener	1980
Seifenrinde	2417
Sekundärstandard, Erläuterung (*siehe* 5.12)	1189
Selamectin für Tiere	5628
Selamectinum ad usum veterinarium	5628
Selegilinhydrochlorid	5630
Selegilini hydrochloridum	5630
Selen *R*	**10.4**-7802
Selendisulfid	5632
Selenige Säure *R*	**10.4**-7802
Selenii disulfidum	5632
Selenium ad praeparationes homoeopathicas	2598
Selenium für homöopathische Zubereitungen	2598
Selen-Lösung (1 ppm Se) *R*	**10.4**-7846
Selen-Lösung (100 ppm Se) *R*	**10.4**-7846
Semecarpus anacardium ad praeparationes homoeopathicas	2562
Senegawurzel	2419
Sennae folii extractum siccum normatum	2423
Sennae folium	**10.1**-6285
Sennae fructus acutifoliae	**10.1**-6287
Sennae fructus angustifoliae	2426
Sennesblätter	2421
Sennesblättertrockenextrakt, eingestellter	2423
Sennesfiederblättchen	**10.1**-6285
Sennesfrüchte, Alexandriner-	**10.1**-6287
Sennesfrüchte, Tinnevelly-	2426
Sennosid A *R*	**10.4**-7802
Sennosid B *R*	**10.4**-7802
Sera, Phenolkonzentration (2.5.15)	236
Serin	5633
Serin *R*	**10.4**-7802
Serinum	5633
Serpylli herba	2371
Serratulae coronatae herba	2171
Sertaconazoli nitras	5635
Sertaconazolnitrat	5635
Sertralinhydrochlorid	5637
Sertralini hydrochloridum	5637
Serum bovinum	5543
Serumgonadotropin *R*	**10.4**-7802
Sesami oleum raffinatum	5640
Sesamöl, raffiniertes	5640
Sevofluran	5642
Sevofluranum	5642

Shampoos 1380
SI, Internationales Einheitensystem (1.6) 14
Sialinsäure *R* **10.4**-7802
Sialinsäure in Polysaccharid-Impfstoffen (2.5.23) 239
Siam-Benzoe 2053
Siam-Benzoe-Tinktur 2055
Siebanalyse (2.9.12) 474
Siebe (2.1.4) 22
Siebmethoden (*siehe* 2.9.38) 538
Siedetemperatur (2.2.12) 40
Silber, Identitätsreaktion (*siehe* 2.3.1) 183
Silber, kolloidales **10.3**-7400
Silberdiethyldithiocarbamat *R* **10.4**-7802
Silberdiethyldithiocarbamat-Lö-
  sung *R* **10.4**-7803
Silber-Lösung (5 ppm Ag) *R* **10.4**-7846
Silbernitrat 5646
Silbernitrat *R* **10.4**-7803
Silbernitrat-Lösung *R* 1 .... **10.4**-7803
Silbernitrat-Lösung *R* 2 .... **10.4**-7803
Silbernitrat-Lösung (0,1 mol · l⁻¹) **10.4**-7865
Silbernitrat-Lösung, ammoniakalische *R* **10.4**-7803
Silbernitrat-Pyridin *R* **10.4**-7803
Silbernitrat-Reagenz *R* **10.4**-7803
Silberoxid *R* **10.4**-7803
Silbersulfat *R* **10.4**-7803
Sildenafilcitrat 5646
Sildenafili citras 5646
Silibinin *R* **10.4**-7803
Silica ad usum dentalem 5651
Silica colloidalis anhydrica 5649
Silica colloidalis hydrica 5652
Silica hydrophobica colloidalis 5650
Silicagel *R* **10.4**-7803
Silicat, Identitätsreaktion (*siehe* 2.3.1) 183
Siliciumdioxid
  – hochdisperses 5649
  – hochdisperses *R* **10.4**-7804
  – hochdisperses, hydrophobes 5650
  – zur dentalen Anwendung 5651
Siliciumdioxid-Hydrat 5652
Silicon-Elastomer für Verschlüsse und Schläuche
  (3.1.9) 598
Siliconöl zur Verwendung als Gleitmittel (3.1.8) 597
Silicristin *R* **10.4**-7804
Silidianin *R* **10.4**-7804
Silybi mariani extractum siccum raffinatum et nor-
  matum 2307
Silybi mariani fructus 2305
Simeticon 5653
Simeticonum 5653
Simvastatin 5655
Simvastatinum 5655
Sinensetin *R* **10.4**-7804
Sinomenii caulis* 2428
Sinomenin *R* **10.4**-7804
Sinomenium-acutum-Spross* 2428
Sirolimus *R* **10.4**-7804
Sirupe 1377
Sitagliptini compressi **10.3**-7401
Sitagliptini phosphas monohydricus 5658
Sitagliptinphosphat-Monohydrat 5658
Sitagliptin-Tabletten **10.3**-7401
Sitostanol *R* **10.4**-7805
β-Sitosterol *R* **10.4**-7805
Sofortschmelzpunkt (2.2.16) 42
Soiae oleum hydrogenatum 5662
Soiae oleum raffinatum 5663
Sojalecithin *R* **10.4**-7805

Sojaöl
  – hydriertes 5662
  – raffiniertes 5663
  – raffiniertes *R* **10.4**-7805
Solani amylum 4447
Solidaginis herba 2192
Solidaginis virgaureae herba 2194
Solifenacini succinas 5664
Solifenacinsuccinat 5664
Solutiones ad conservationem partium corporis .. **10.3**-7311
Solutiones ad haemocolaturam haemodi-
  acolaturamque 4148
Solutiones ad haemodialysem 4145
Solutiones ad peritonealem dialysem 5244
Solutiones anticoagulantes et sanguinem humanum
  conservantes 5713
Solutiones concentratae ad haemocolaturam haemo-
  diacolaturamque 4151
Somatostatin 5667
Somatostatinum 5667
Somatropin 5668
Somatropin zur Injektion 5671
Somatropini solutio concentrata 5677
Somatropini solutio iniectabilis 5674
Somatropin-Lösung, konzentrierte 5677
Somatropin-Lösung zur Injektion 5674
Somatropinum 5668
Somatropinum ad iniectabile 5671
Sonnenblumenöl *R* **10.4**-7805
Sonnenblumenöl, raffiniertes 5680
Sonnenhut-Kraut, Purpur- 2430
Sonnenhut-Wurzel
  – Blasser- 2432
  – Purpur- 2435
  – Schmalblättriger- 2437
Sophorae flavescentis radix* 2410
Sophorae japonicae flos immaturus* 2240
Sophorae japonicae flos* 2238
Sorafenibi compressi **10.4**-8134
Sorafenibi tosilas **10.4**-8132
Sorafenib-Tabletten **10.4**-8134
Sorafenibtosilat **10.4**-8132
Sorbinsäure 5680
Sorbitani lauras 5681
Sorbitani oleas 5682
Sorbitani palmitas 5683
Sorbitani sesquioleas 5685
Sorbitani stearas 5684
Sorbitani trioleas 5686
Sorbitanmonolaurat 5681
Sorbitanmonooleat 5682
Sorbitanmonopalmitat 5683
Sorbitanmonostearat 5684
Sorbitansesquioleat 5685
Sorbitantrioleat 5686
Sorbitol 5687
Sorbitol *R* **10.4**-7805
Sorbitol, Lösung von partiell dehydratisiertem 5690
Sorbitol-Lösung 70 % (kristallisierend) 5691
Sorbitol-Lösung 70 % (nicht kristallisierend) 5692
Sorbitolum 5687
Sorbitolum liquidum cristallisabile 5691
Sorbitolum liquidum non cristallisabile 5692
Sorbitolum liquidum partim deshydricum 5690
Sotalolhydrochlorid **10.3**-7403
Sotaloli hydrochloridum **10.3**-7403
Spaltöffnungen und Spaltöffnungsindex (2.8.3) 427
Spanisches Salbeiöl 2399
Spectinomycindihydrochlorid-Pentahydrat 5695
Spectinomycini dihydrochloridum pentahydricum 5695

Spectinomycini sulfas tetrahydricus ad usum veterinarium 5698
Spectinomycinsulfat-Tetrahydrat für Tiere 5698
Speiköl 2440
Spektroskopie
- IR- (2.2.24) **10.3**-6919
- Kernresonanz- (2.2.33) 78
- NIR- (2.2.40) 95
- Raman (2.2.48) 126
- Röntgenfluoreszenz- (2.2.37) 88
- UV-Vis (2.2.25) 56
Spezifische Drehung (*siehe* 2.2.7) 34
Spezifische Oberfläche
- Bestimmung durch Gasabsorption (2.9.26) 505
- Bestimmung durch Luftpermeabilität (2.9.14) 474
SPF-Herden, Definition (*siehe* 5.2.2) 1038
SPF-Hühnerherden für die Herstellung und Qualitätskontrolle von Impfstoffen (5.2.2) 1038
Sphingomyelin aus Eigelb *R* **10.4**-7805
Spicae aetheroleum 2440
Spiramycin **10.1**-6493
Spiramycinum **10.1**-6493
Spiraprilhydrochlorid-Monohydrat 5704
Spiraprili hydrochloridum monohydricum 5704
Spironolacton 5706
Spironolactonum 5706
Spitzwegerichblätter 2441
Spongiforme Enzephalopathie, Erreger tierischen Ursprungs
- Minimierung des Risikos der Übertragung durch Human- und Tierarzneimittel (5.2.8) 1058
- Produkte mit dem Risiko der Übertragung 1363
Sprays
- zur Anwendung an Tieren 1382
- zur Anwendung in der Mundhöhle **10.3**-7045
Squalan **10.1**-6496
Squalan *R* **10.4**-7805
Squalanum **10.1**-6496
Squalen 5712
Squalenum 5712
Stabilisatorlösungen für Blutkonserven 5713
Stachelpanaxwurzelrinde* 2443
Stärke
- lösliche *R* **10.4**-7805
- vorverkleisterte 5717
Stärkearten
- Erbsenstärke 3742
- Hydroxyethylstärken **10.4**-8025
- Hydroxypropylstärke 4244
- Hydroxypropylstärke, Vorverkleisterte 4246
- Kartoffelstärke 4447
- Maisstärke 4677
- Reisstärke 5519
- Vorverkleisterte Stärke 5717
- Weizenstärke **10.3**-7429
Stärke-Lösung *R* **10.4**-7805
Stärke-Lösung *R* 1 ....**10.4**-7806
Stärke-Lösung *R* 2 ....**10.4**-7806
Stärke-Lösung, iodidfreie *R* **10.4**-7806
Stärke-Papier
- iodathaltiges *R* **10.4**-7806
- iodidhaltiges *R* **10.4**-7806
Stammzellen vom Menschen, hämatopoetische 5718
Stampfdichte (*siehe* 2.2.42) 105
Stanni colloidalis et technetii(^{99m}Tc) solutio iniectabilis 1948
Stanni pyrophosphatis et technetii(^{99m}Tc) solutio iniectabilis 1946
Stannosi chloridum dihydricum 6223
Stanolon *R* **10.4**-7806

Stanozolol **10.1**-6497
Stanozololum **10.1**-6497
Staphylococcus aureus, Nachweis
- in lebenden biotherapeutischen Produkten (*siehe* 2.6.38) 357
- in nicht sterilen Produkten (*siehe* 2.6.13) ...**10.3**-6945
Staphylococcus-aureus-Stamm-V8-Protease *R* **10.4**-7806
Staphysagria für homöopathische Zubereitungen 2599
Statische Head-Space-Gaschromatographie (*siehe* 2.2.28) 65
Statistische Auswertung der Ergebnisse biologischer Wertbestimmungen und Reinheitsprüfungen (5.3) ..1091
Staupe-Lebend-Impfstoff
- für Frettchen und Nerze **10.2**-6754
- für Hunde **10.2**-6755
Stavudin 5721
Stavudin *R* **10.4**-7806
Stavudinum 5721
Stearinsäure **10.4**-8136
Stearinsäure *R* **10.4**-7806
Stearylalkohol 5726
Stearylalkohol *R* **10.4**-7807
Steigschmelzpunkt – Methode mit offener Kapillare (2.2.15) 42
Steinkleekraut 2444
*Stephaniae tetrandrae radix** 2446
Stephania-tetrandra-Wurzel* 2446
Sterile Einmalspritzen aus Kunststoff (3.3.8) **10.3**-6995
Sterile Kunststoffbehältnisse für Blut und Blutprodukte vom Menschen (3.3.4) **10.3**-6993
Sterile, leere PVC-Behältnisse (weichmacherhaltig) für Blut und Blutprodukte vom Menschen (3.3.5) 648
Sterile, nicht resorbierbare Fäden 1963
- im Fadenspender für Tiere 1976
Sterile Produkte, Bioindikatoren bei der Herstellung (5.1.2) 1000
Sterile PVC-Behältnisse (weichmacherhaltig)
- leere, für Blut und Blutprodukte vom Menschen (3.3.5) 648
- mit Stabilisatorlösung für Blut vom Menschen (3.3.6) 650
Sterile, resorbierbare, synthetische, geflochtene Fäden 1967
Sterile, resorbierbare, synthetische, monofile Fäden 1969
Sterile Zubereitungen, Methoden zur Herstellung (5.1.1) 995
Steriler, geflochtener Seidenfaden im Fadenspender für Tiere 1980
Steriler Leinenfaden im Fadenspender für Tiere 1978
Steriler Polyamidfaden im Fadenspender für Tiere 1978
Steriler Polyesterfaden im Fadenspender für Tiere 1979
Steriles Catgut 1961
Steriles, resorbierbares Catgut im Fadenspender für Tiere 1975
Sterilisationsmethoden
- Bioindikatoren (*siehe* 5.1.2) 1000
- Bioindikatoren zur Überprüfung (5.1.2) 1000
- Dampfsterilisation (Erhitzen im Autoklav) (*siehe* 5.1.1) 995
- Filtration durch Bakterien zurückhaltende Filter (*siehe* 5.1.1) 995
- Gassterilisation (*siehe* 5.1.1) 995
- Hitzesterilisation, Anwendung des F-Konzepts (5.1.5) **10.3**-7015
- Sterilisation durch trockene Hitze (*siehe* 5.1.1) 995
- Sterilisation im Endbehältnis (*siehe* 5.1.1) 995
- Strahlensterilisation (*siehe* 5.1.1) 995

Sterilität
- Prüfung (2.6.1) 259
- Prüfung auf, Hinweise zur Anwendung (5.1.9) ..1025

Sterilitätssicherheitswert (siehe 5.1.1) 995
Sterility Assurance Level, SAL (siehe 5.1.1) 995
Sternanis 2448
Sternanisöl 2450
Sterole in fetten Ölen (2.4.23) 206
Stickstoff 5727
- Kjeldal-Bestimmung, Halbmikro-Methode (2.5.9) 232
- sauerstoffarmer 5728
- sauerstofffreier R 10.4-7807
- zur Chromatographie R 10.4-7807

Stickstoff R 10.4-7807
Stickstoff R 1 ....10.4-7807
Stickstoffdioxid R 10.4-7807
Stickstoffdioxid in Gasen (2.5.26) 241
Stickstoff-Gas-Mischung R 10.4-7807
Stickstoffmonoxid 5730
- und Stickstoffdioxid in Gasen (2.5.26) 241

Stickstoffmonoxid R 10.4-7807
Stiefmütterchen mit Blüten, Wildes 2452
Stifte und Stäbchen 1401
- zur intrauterinen Anwendung für Tiere 1427

Stigmasterol R 10.4-7807
Stinkeschenfrüchte* 2454
Stramonii folium 2456
Stramonii pulvis normatus 2459
Stramoniumblätter 2456
Stramoniumpulver, eingestelltes 2459
Strauchpäonienwurzelrinde* 2460
Streptokinase-Lösung, konzentrierte 5731
Streptokinasi solutio concentrata 5731
Streptomycini sulfas 10.3-7405
Streptomycinsulfat 10.3-7405
Streptomycinsulfat R 10.4-7807
Streukügelchen
- siehe Homöopathische Zubereitungen 10.3-7144
- (Imprägnierte homöopathische Kügelchen) 2529

Strontii(^{89}Sr) chloridi solutio iniectabilis 1917
Strontiumcarbonat R 10.4-7807
Strontiumchlorid-Hexahydrat R 10.4-7807
(^{89}Sr)Strontiumchlorid-Injektionslösung 1917
Strontium-Lösung (1,0 % Sr) R 10.4-7846
Strontiumselektives Extraktionsharz R 10.4-7808
Strontium-85-Spikelösung R 10.4-7807
Strontium-85-Standardlösung R 10.4-7807
Strychnin R 10.4-7808
Strychnos ignatii ad praeparationes homoeopathicas 2589
Strychnos nux-vomica ad praeparationes homoeopathicas 2595
Styli 1401
Styrol R 10.4-7808
Styrol-Divinylbenzol-Copolymer R 10.4-7808
Sublingualsprays 10.3-7045
Sublingualtabletten 10.3-7045
Substanzen zur pharmazeutischen Verwendung ...10.3-7039
- Kontrolle von Verunreinigungen (5.10) 1177
- nicht sterile, mikrobiologische Qualität (5.1.4) 10.3-7013

Succinat-Pufferlösung pH 4,6 R 10.4-7849
Sucralfat 5736
Sucralfatum 5736
Sucralose 5737
Sucralosum 5737
Sudanorange R 10.4-7808
Sudanrot G R 10.4-7808
Süßer Fenchel 2161

Süßholzwurzel 2463
Süßholzwurzeltrockenextrakt als Geschmackskorrigens 2465
Süßorangenschalenöl 2466
Sufentanil 5739
Sufentanilcitrat 5741
Sufentanili citras 5741
Sufentanilum 5739
Sulbactam-Natrium 5743
Sulbactamum natricum 5743
Sulfacetamid-Natrium 5745
Sulfacetamidum natricum 5745
Sulfadiazin 5747
Sulfadiazinum 5747
Sulfadimethoxin 10.4-8137
Sulfadimethoxin-Natrium für Tiere 10.4-8139
Sulfadimethoxinum 10.4-8137
Sulfadimethoxinum natricum ad usum veterinarium 10.4-8139
Sulfadimidin 5753
Sulfadimidinum 5753
Sulfadoxin 5756
Sulfadoxinum 5756
Sulfafurazol 5757
Sulfafurazolum 5757
Sulfaguanidin 5758
Sulfaguanidinum 5758
Sulfamerazin 5760
Sulfamerazinum 5760
Sulfamethizol 10.1-6499
Sulfamethizolum 10.1-6499
Sulfamethoxazol 5762
Sulfamethoxazolum 5762
Sulfamethoxypyridazin für Tiere 5764
Sulfamethoxypyridazinum ad usum veterinarium 5764
Sulfaminsäure R 10.4-7808
Sulfanblau R 10.4-7809
Sulfanilamid 5765
Sulfanilamid R 10.4-7809
Sulfanilamidum 5765
Sulfanilsäure R 10.4-7809
Sulfanilsäure RV 10.4-7859
Sulfanilsäure-Lösung R 10.4-7809
Sulfanilsäure-Lösung R 1 ....10.4-7809
Sulfanilsäure-Lösung, diazotierte R 10.4-7809
Sulfasalazin 5766
Sulfasalazinum 5766
Sulfat
- Grenzprüfung (2.4.13) 196
- Identitätsreaktion (siehe 2.3.1) 183

Sulfatasche (2.4.14) 196
Sulfathiazol 5769
Sulfathiazol R 10.4-7809
Sulfathiazolum 5769
Sulfat-Lösung (10 ppm SO_4) R 10.4-7846
Sulfat-Lösung (10 ppm SO_4) R 1 ....10.4-7846
Sulfat-Lösung (100 ppm SO_4) R 10.4-7846
Sulfat-Pufferlösung pH 2,0 R 10.4-7848
Sulfinpyrazon 5770
Sulfinpyrazonum 5770
Sulfit-Lösung (1,5 ppm SO_2) R 10.4-7846
Sulfit-Lösung (80 ppm SO_2) R 10.4-7846
Sulfobutylbetadex-Natrium 10.3-7407
Sulfobutylbetadexum natricum 10.3-7407
Sulfosalicylsäure R 10.4-7809
Sulfur 10.3-7399
Sulfur ad praeparationes homoeopathicas 2602
Sulfur ad usum externum 5623
Sulfur für homöopathische Zubereitungen 2602

Sulfuris colloidalis et technetii(^{99m}Tc) solutio iniectabilis 1941
Sulindac 5776
Sulindacum 5776
Sulpirid 5778
Sulpiridum 5778
Sultamicillin 5780
Sultamicillini tosilas dihydricus 5783
Sultamicillintosilat-Dihydrat 5783
Sultamicillinum 5780
Sumatra-Benzoe 2056
Sumatra-Benzoe-Tinktur 2057
Sumatriptani succinas 5786
Sumatriptansuccinat 5786
Suppositorien
 – lipophile, Erweichungszeit (2.9.22) 497
 – Zerfallszeit (2.9.2) 453
Suspensionen
 – zum Einnehmen 1377
 – zur Anwendung in der Mundhöhle **10.3**-7045
 – zur intrauterinen Anwendung für Tiere 1427
 – zur rektalen Anwendung 1433
 – zur vaginalen Anwendung (Vaginalzäpfchen) 1436
Suxamethonii chloridum 5789
Suxamethoniumchlorid 5789
Suxibuzon 5790
Suxibuzonum 5790
Swertiamarin *R* **10.4**-7810
Symbole, allgemeine (1.5) 12
Synthetischen Peptide, Gehaltsbestimmung von Essigsäure (2.5.34) 249
SZ, Säurezahl (2.5.1) 229
Szintillationslösung *R* **10.4**-7810
Szintillationslösung *R* 1 ....**10.4**-7810

T

Tabelle mit physikalischen Eigenschaften der im Arzneibuch erwähnten Radionuklide (5.7) 1161
Tabletten 1401
 – Bruchfestigkeit (2.9.8) 467
 – nicht überzogene, Friabilität (2.9.7) 466
 – Zerfallszeit (2.9.1) 451
 – zur Anwendung in der Mundhöhle **10.3**-7045
 – zur homöopathischen Anwendung **10.3**-7144
 – zur intrauterinen Anwendung für Tiere 1427
 – zur rektalen Anwendung 1433
 – zur vaginalen Anwendung 1436
Tacalcitol-Monohydrat 5795
Tacalcitolum monohydricum 5795
Tacrolimus-Monohydrat 5797
Tacrolimusum monohydricum 5797
Tadalafil 5800
Tadalafilum 5800
Tagatose *R* **10.4**-7810
Taigawurzel 2468
Talcum 5803
Talkum 5803
Talkum *R* **10.4**-7810
Tamoxifencitrat 5806
Tamoxifeni citras 5806
Tamponae medicatae 1405
Tampons, wirkstoffhaltige 1405
Tamsulosinhydrochlorid 5808
Tamsulosini hydrochloridum 5808
Tanaceti parthenii herba **10.4**-7923
Tang 2471
Tannin 5811
Tannin *R* **10.4**-7810
Tanninum 5811
Tanshinon II$_A$ *R* **10.4**-7810
Tapentadolhydrochlorid 5811
Tapentadoli hydrochloridum 5811
Taraxaci officinalis herba cum radice 2286
Taraxaci officinalis radix 2287
Tartrat, Identitätsreaktion (*siehe* 2.3.1) 183
Tausendgüldenkraut 2472
Taxifolin *R* **10.4**-7810
TCM-Drogen, Bezeichnungen (5.22) **10.4**-7873
Technetii(^{99m}Tc) bicisati solutio iniectabilis 1921
Technetii(^{99m}Tc) et etifenini solutio iniectabilis 1922
Technetii(^{99m}Tc) exametazimi solutio iniectabilis 1924
Technetii(^{99m}Tc) gluconatis solutio iniectabilis 1926
Technetii(^{99m}Tc) humani albumini solutio iniectabilis 1919
Technetii(^{99m}Tc) macrosalbi suspensio iniectabilis 1928
Technetii(^{99m}Tc) mebrofenini solutio iniectabilis 1930
Technetii(^{99m}Tc) medronati solutio iniectabilis 1931
Technetii(^{99m}Tc) mertiatidi solutio iniectabilis 1933
Technetii(^{99m}Tc) microsphaerarum suspensio iniectabilis 1935
Technetii(^{99m}Tc) oxidronati solutio iniectabilis 1936
Technetii(^{99m}Tc) pentetatis solutio iniectabilis 1938
Technetii(^{99m}Tc) sestamibi solutio iniectabilis 1943
Technetii(^{99m}Tc) succimeri solutio iniectabilis 1945
(^{99m}Tc)Technetium-Albumin-Injektionslösung 1919
(^{99m}Tc)Technetium-Bicisat-Injektionslösung 1921
(^{99m}Tc)Technetium-Etifenin-Injektionslösung 1922
(^{99m}Tc)Technetium-Exametazim-Injektionslösung 1924
(^{99m}Tc)Technetium-Gluconat-Injektionslösung 1926
(^{99m}Tc)Technetium-Macrosalb-Injektionslösung 1928
(^{99m}Tc)Technetium-Mebrofenin-Injektionslösung 1930
(^{99m}Tc)Technetium-Medronat-Injektionslösung 1931
(^{99m}Tc)Technetium-Mertiatid-Injektionslösung 1933
(^{99m}Tc)Technetium-Mikrosphären-Injektionslösung 1935
(^{99m}Tc)Technetium-Oxidronat-Injektionslösung 1936
(^{99m}Tc)Technetium-Pentetat-Injektionslösung 1938
(^{99m}Tc)Technetium-Rheniumsulfid-Kolloid-Injektionslösung 1940
(^{99m}Tc)Technetium-Schwefel-Kolloid-Injektionslösung 1941
(^{99m}Tc)Technetium-Sestamibi-Injektionslösung 1943
(^{99m}Tc)Technetium-Succimer-Injektionslösung 1945
(^{99m}Tc)Technetium-Zinndiphosphat-Injektionslösung 1946
(^{99m}Tc)Technetium-Zinn-Kolloid-Injektionslösung 1948
Tecnazen *R* **10.4**-7810
Teebaumöl 2473
Teicoplanin 5814
Teicoplaninum 5814
Telmisartan 5817
Telmisartanum 5817
Temazepam 5819
Temazepamum 5819
Temozolomid 5821
Temozolomidum 5821
Temperaturangaben, Definition (*siehe* 1.2) 8
Tenosynovitis-Virus-Lebend-Impfstoff für Geflügel **10.2**-6757
Tenoxicam 5823
Tenoxicamum 5823
Terazosinhydrochlorid-Dihydrat 5825

Terazosini hydrochloridum dihydricum	5825
Terbinafinhydrochlorid	5829
Terbinafini hydrochloridum	5829
Terbutalini sulfas	5831
Terbutalinsulfat	5831
Terconazol	5832
Terconazolum	5832
Terebinthinae aetheroleum	2474
Terfenadin	5834
Terfenadinum	5834
Teriparatid	5837
Teriparatidum	5837
Terlipressin	5840
Terlipressinum	5840
Terminologie in Monographien zu Impfstoffen und anderen biologischen Produkten (5.2.1)	1037
Terpentinöl	2474
trans-Terpin R	**10.4**-7811
α-Terpinen R	**10.4**-7811
γ-Terpinen R	**10.4**-7811
Terpinen-4-ol R	**10.4**-7811
α-Terpineol R	**10.4**-7811
Terpin-Monohydrat	5843
Terpinolen R	**10.4**-7812
Terpinum monohydricum	5843
Testosteron	**10.1**-6505
Testosteron R	**10.4**-7812
Testosterondecanoat	5847
Testosteronenantat	5849
Testosteroni decanoas	5847
Testosteroni enantas	5849
Testosteroni isocaproas	5852
Testosteroni propionas	5854
Testosteronisocaproat	5852
Testosteronpropionat	5854
Testosteronpropionat R	**10.4**-7812
Testosteronum	**10.1**-6505
Tetanus-Adsorbat-Impfstoff	**10.3**-7097
– Bestimmung der Wirksamkeit (2.7.8)	379
Tetanus-Antitoxin	1812
Tetanus-Immunglobulin vom Menschen	5855
Tetanus-Impfstoff für Tiere	**10.3**-7103
Tetanus-Toxin und -Toxoid, Flockungswert (Lf) (2.7.27)	412
1,2,3,4-Tetra-*O*-acetyl-β-D-glucopyranose R	**10.4**-7812
1,3,4,6-Tetra-*O*-acetyl-β-D-mannopyranose R	**10.4**-7812
Tetra-*O*-acetylmannosetriflat zur Herstellung von radioaktiven Arzneimitteln	1949
Tetrabutylammoniumbromid R	**10.4**-7812
Tetrabutylammoniumdihydrogenphosphat R	**10.4**-7812
Tetrabutylammoniumdihydrogenphosphat-Lösung R	**10.4**-7812
Tetrabutylammoniumhydrogensulfat R	**10.4**-7813
Tetrabutylammoniumhydrogensulfat R 1	**10.4**-7813
Tetrabutylammoniumhydroxid R	**10.4**-7813
Tetrabutylammoniumhydroxid-Lösung R	**10.4**-7813
Tetrabutylammoniumhydroxid-Lösung R 1	**10.4**-7813
Tetrabutylammoniumhydroxid-Lösung (0,1 mol · l^{-1})	**10.4**-7865
Tetrabutylammoniumhydroxid-Lösung (0,1 mol · l^{-1}), 2-propanolische	**10.4**-7866
Tetrabutylammoniumiodid R	**10.4**-7813
Tetrabutylammonium-Pufferlösung pH 7,0 R	**10.4**-7853
Tetracain	5858
Tetracainhydrochlorid	5860
Tetracaini hydrochloridum	5860
Tetracainum	5858
Tetrachlorethan R	**10.4**-7813
Tetrachlorkohlenstoff R	**10.4**-7813
Tetrachlorvinphos R	**10.4**-7814
Tetracosactid	5861
Tetracosactidum	5861
Tetracos-15-ensäuremethylester R	**10.4**-7814
Tetracyclin	5863
Tetracyclinhydrochlorid	5865
Tetracyclinhydrochlorid R	**10.4**-7814
Tetracyclini hydrochloridum	5865
Tetracyclinum	5863
Tetradecan R	**10.4**-7814
Tetraethylammoniumhydrogensulfat R	**10.4**-7814
Tetraethylammoniumhydroxid-Lösung R	**10.4**-7814
Tetraethylenpentamin R	**10.4**-7814
Tetraheptylammoniumbromid R	**10.4**-7814
Tetrahexylammoniumbromid R	**10.4**-7814
Tetrahexylammoniumhydrogensulfat R	**10.4**-7815
Tetrahydrofuran R	**10.4**-7815
Tetrahydrofuran zur Chromatographie R	**10.4**-7815
Tetrahydropalmatin R	**10.4**-7815
Tetrakis(decyl)ammoniumbromid R	**10.4**-7815
α-Tetralon R	**10.4**-7815
Tetramethylammoniumbromid R	**10.4**-7815
Tetramethylammoniumchlorid R	**10.4**-7816
Tetramethylammoniumhydrogensulfat R	**10.4**-7816
Tetramethylammoniumhydroxid R	**10.4**-7816
Tetramethylammoniumhydroxid-Lösung R	**10.4**-7816
Tetramethylammoniumhydroxid-Lösung, verdünnte R	**10.4**-7816
Tetramethylbenzidin R	**10.4**-7816
1,1,3,3-Tetramethylbutylamin R	**10.4**-7816
Tetramethyldiaminodiphenylmethan R	**10.4**-7816
Tetramethyldiaminodiphenylmethan-Reagenz R	**10.4**-7816
Tetramethylethylendiamin R	**10.4**-7817
Tetramethylsilan R	**10.4**-7817
Tetrandrin R	**10.4**-7817
Tetra-O-acetylmannosi triflas ad radiopharmaceutica	1949
Tetrapropylammoniumchlorid R	**10.4**-7817
Tetrapropylammoniumhydrogensulfat R	**10.4**-7817
Tetrazepam	5867
Tetrazepamum	5867
Tetrazolblau R	**10.4**-7817
Tetrazoliumbromid R	**10.4**-7817
Tetrazoliumsalz R	**10.4**-7818
Tetryzolinhydrochlorid	5869
Tetryzolini hydrochloridum	5869
Teufelskrallenwurzel	2476
Teufelskrallenwurzeltrockenextrakt	2478
(^{201}Tl)Thalliumchlorid-Injektionslösung	1951
Thallium-Lösung (10 ppm Tl) R	**10.4**-7846
Thallium(I)-sulfat R	**10.4**-7818
Thallosi(^{201}Tl) chloridi solutio iniectabilis	1951
Thebain R	**10.4**-7818
Theobromatis oleum	**10.2**-6793
Theobromin	5870
Theobromin R	**10.4**-7818
Theobrominum	5870
Theophyllin	5871
Theophyllin R	**10.4**-7818
Theophyllin-Ethylendiamin	5873
Theophyllin-Ethylendiamin-Hydrat	5875
Theophyllin-Monohydrat	5877
Theophyllinum	5871
Theophyllinum et ethylendiaminum	5873
Theophyllinum et ethylendiaminum hydricum	5875
Theophyllinum monohydricum	5877
Thermoanalyse (2.2.34)	83
Thermogravimetrie (*siehe* 2.2.34)	83
Thiamazol	5879
Thiamazol R	**10.4**-7818
Thiamazolum	5879

Thiaminchloridhydrochlorid 5881
Thiamini hydrochloridum 5881
Thiamini nitras 5883
Thiaminnitrat 5883
Thiamphenicol 5885
Thiamphenicolum 5885
(2-Thienyl)essigsäure *R* **10.4**-7818
Thioacetamid *R* **10.4**-7818
Thioacetamid-Lösung *R* **10.4**-7818
Thioacetamid-Reagenz *R* **10.4**-7818
Thioäpfelsäure *R* **10.4**-7819
Thiobarbitursäure *R* **10.4**-7819
Thiocolchicosid (aus Ethanol kristallisiert) 5887
Thiocolchicosid-Hydrat 5889
Thiocolchicosidum ex ethanolo cristallisatum 5887
Thiocolchicosidum hydricum 5889
Thioctsäure 5892
Thiodiethylenglycol *R* **10.4**-7819
Thioglycolsäure *R* **10.4**-7819
Thioharnstoff *R* **10.4**-7819
Thiomersal 5894
Thiomersal *R* **10.4**-7819
Thiomersalum 5894
Thiopental-Natrium und Natriumcarbonat 5895
Thiopentalum natricum et natrii carbonas 5895
Thioridazin 5897
Thioridazinhydrochlorid 5900
Thioridazini hydrochloridum 5900
Thioridazinum 5897
Threonin 5902
Threonin *R* **10.4**-7819
Threoninum 5902
Thrombin vom Menschen *R* **10.4**-7819
Thrombin-vom-Menschen-Lösung *R* **10.4**-7819
Thrombin-vom-Menschen-Lösung *R* 1 ....**10.4**-7819
Thrombin-vom-Menschen-Lösung *R* 2 ....**10.4**-7819
Thromboplastin-Reagenz *R* **10.4**-7820
Thujon *R* **10.4**-7820
Thymi herba 2479
Thymi typo thymolo aetheroleum 2481
Thymian 2479
Thymianöl vom Thymol-Typ 2481
Thymidin *R* **10.4**-7820
Thymin *R* **10.4**-7820
Thymol 5904
Thymol *R* **10.4**-7820
Thymolblau *R* **10.4**-7820
Thymolblau-Lösung *R* **10.4**-7820
Thymolphthalein *R* **10.4**-7821
Thymolphthalein-Lösung *R* **10.4**-7821
Thymolum 5904
Tiabendazol 5905
Tiabendazolum 5905
Tiamulin für Tiere 5906
Tiamulinhydrogenfumarat für Tiere 5909
Tiamulini hydrogenofumaras ad usum
 veterinarium 5909
Tiamulinum ad usum veterinarium 5906
Tianeptin-Natrium 5913
Tianeptinum natricum 5913
Tiapridhydrochlorid 5915
Tiapridi hydrochloridum 5915
Tiaprofensäure **10.1**-6507
Tibolon 5919
Tibolonum 5919
Ticagrelor **10.4**-8145
Ticagrelorum **10.4**-8145
Ticarcillin-Natrium 5921
Ticarcillinum natricum 5921
Ticlopidinhydrochlorid 5923

Ticlopidini hydrochloridum 5923
Tierische Epithelien und Hautanhangsgebilde für
 Allergenzubereitungen 5925
Tigecyclin **10.4**-8147
Tigecyclinum **10.4**-8147
Tiliae flos **10.3**-7124
Tilidinhydrochlorid-Hemihydrat **10.1**-6509
Tilidini hydrochloridum hemihydricum **10.1**-6509
Timololi maleas 5931
Timololmaleat 5931
Tincturae 1318
Tincturae maternae ad praeparationes homoeo-
 pathicas 2532
Tinidazol 5934
Tinidazolum 5934
Tinkturen 1318
 – Urtinkturen für homöopathische Zubereitungen ..2532
Tinnevelly-Sennesfrüchte 2426
Tinzaparin-Natrium 5936
Tinzaparinum natricum 5936
Tioconazol 5937
Tioconazolum 5937
Tiotropii bromidum monohydricum 5939
Tiotropiumbromid-Monohydrat 5939
Titan *R* **10.4**-7821
Titan(III)-chlorid *R* **10.4**-7821
Titan(III)-chlorid-Lösung *R* **10.4**-7821
Titan(III)-chlorid-Schwefelsäure-Reagenz *R* **10.4**-7821
Titandioxid 5941
Titangelb *R* **10.4**-7821
Titangelb-Lösung *R* **10.4**-7821
Titangelb-Papier *R* **10.4**-7821
Titanii dioxidum 5941
Titan-Lösung (100 ppm Ti) *R* **10.4**-7846
Titan(IV)-oxid *R* **10.4**-7821
Titration
 – amperometrische (2.2.19) 45
 – coulometrische, von Wasser (2.5.32) 244
 – potentiometrische (2.2.20) 46
Titrationen, komplexometrische (2.5.11) 233
Tizanidinhydrochlorid 5943
Tizanidini hydrochloridum 5943
Tobramycin 5945
Tobramycinum 5945
TOC, total organic carbon (2.2.44) 109
Tocopherol
 – *RRR*-α 5949
 – all-*rac*-α 5947
Tocopherol *R* **10.4**-7821
Tocopherolacetat
 – *RRR*-α 5952
 – all-*rac*-α 5950
Tocopherolacetat *R* **10.4**-7822
Tocopherolacetat-Trockenkonzentrat 5954
Tocopherolhydrogensuccinat
 – *RRR*-α 5958
 – DL-α 5955
RRR-α-*Tocopherolum* 5949
RRR-α-*Tocopherylis acetas* 5952
α-*Tocopherylis acetatis pulvis* 5954
RRR-α-*Tocopherylis hydrogenosuccinas* 5958
DL-α-*Tocopherylis hydrogenosuccinas* 5955
Tolbutamid 5960
Tolbutamidum 5960
Tolfenaminsäure 5962
o-Tolidin *R* **10.4**-7822
o-Tolidin-Lösung *R* **10.4**-7822
Tollwut-Antiserum, fluoresceinkonjugiertes *R* **10.4**-7822
Tollwut-Immunglobulin vom Menschen 5964

Tollwut-Impfstoff
- aus Zellkulturen für Menschen 1602
- (inaktiviert) für Tiere **10.4**-7905
Tollwut-Lebend-Impfstoff (oral) für Füchse und
    Marderhunde **10.2**-6759
Tolnaftat 5966
Tolnaftatum 5966
Tolterodini tartras 5968
Tolterodintartrat 5968
Tolubalsam 2483
o-Toluidin *R* **10.4**-7822
p-Toluidin *R* **10.4**-7822
Toluidinblau *R* **10.4**-7822
o-Toluidinhydrochlorid *R* **10.4**-7822
Toluol *R* **10.4**-7822
Toluol, schwefelfreies *R* **10.4**-7823
2-Toluolsulfonamid *R* **10.4**-7823
4-Toluolsulfonamid *R* **10.4**-7823
Toluolsulfonat in Wirkstoffen, Methyl-, Ethyl- und
    Isopropyl- (2.5.40) 254
4-Toluolsulfonsäure *R* **10.4**-7823
Toluolsulfonylharnstoff *R* **10.4**-7823
Ton, weißer 5970
Topiramat 5971
Topiramatum 5971
Torasemid 5973
Torasemidum 5973
Tormentillae rhizoma 2485
Tormentillae tinctura 2484
Tormentilltinktur 2484
Tormentillwurzelstock 2485
Tosylargininmethylesterhydrochlorid *R* **10.4**-7823
Tosylargininmethylesterhydrochlorid-Lösung *R* ..**10.4**-7823
Tosylchloramid-Natrium 5975
Tosylchloramidum natricum 5975
Tosyllysinchlormethanhydrochlorid *R* **10.4**-7823
Tosylphenylalanylchlormethan *R* **10.4**-7824
Toxaphen *R* **10.4**-7824
Toxinum botulinicum A ad iniectabile 3001
Toxinum botulinicum B ad iniectabile 3003
Trägerproteine für die Herstellung von
    Polysaccharid-Impfstoffen (konjugiert) für Men-
    schen (5.2.11) 1077
Tragacantha 2486
Tragant 2486
Tragant *R* **10.4**-7824
Tramadolhydrochlorid **10.3**-7415
Tramadoli hydrochloridum **10.3**-7415
Tramazolinhydrochlorid-Monohydrat **10.3**-7417
Tramazolini hydrochloridum monohydricum **10.3**-7417
Trandolapril 5979
Trandolaprilum 5979
Tranexamsäure **10.1**-6511
Transdermale Pflaster 1406
- Wirkstofffreisetzung (2.9.4) 462
Transfusionsbestecke für Blut und Blutprodukte
    (3.3.7) 651
Trapidil 5983
Trapidilum 5983
Trehalose-Dihydrat 5985
Trehalosum dihydricum 5985
Trennmethoden, chromatographische (2.2.46) 111
Tretinoin 5987
Tretinoinum 5987
Triacetin 5989
Triacetin *R* **10.4**-7824
Triacetinum 5989
Triamcinolon 5989
Triamcinolon *R* **10.4**-7824
Triamcinolonacetonid 5991

Triamcinolonacetonid *R* **10.4**-7824
Triamcinolonhexacetonid 5993
Triamcinoloni acetonidum 5991
Triamcinoloni hexacetonidum 5993
Triamcinolonum 5989
Triamteren 5995
Triamterenum 5995
Tribenosid 5997
Tribenosidum 5997
Tribromphenol *R* **10.4**-7824
Tributylacetylcitrat 5999
Tributylcitrat *R* **10.4**-7824
Tributylis acetylcitras 5999
Tri-*n*-butylphosphat 6001
Tributylphosphat *R* **10.4**-7825
Tributylphosphin *R* **10.4**-7825
Tricalcii phosphas 6002
Tricalciumphosphat 6002
Trichloressigsäure 6003
Trichloressigsäure *R* **10.4**-7825
Trichloressigsäure-Lösung *R* **10.4**-7825
Trichlorethan *R* **10.4**-7825
Trichlorethen *R* **10.4**-7825
Trichlortrifluorethan *R* **10.4**-7825
Tricin *R* **10.4**-7825
Triclabendazol für Tiere 6004
Triclabendazolum ad usum veterinarium 6004
Tricosan *R* **10.4**-7825
Tridecylalkohol *R* **10.4**-7826
Tridocosahexaenoin *R* **10.4**-7826
Triethanolamin *R* **10.4**-7826
Triethylamin *R* **10.4**-7826
Triethylamin *R* 1 ....**10.4**-7826
Triethylamin *R* 2 ....**10.4**-7826
Triethylcitrat 6005
Triethylendiamin *R* **10.4**-7826
Triethylis citras 6005
Triethylphosphonoformiat *R* **10.4**-7826
Triflumuron *R* **10.4**-7826
Trifluoperazindihydrochlorid 6007
Trifluoperazini hydrochloridum 6007
Trifluoressigsäure *R* **10.4**-7827
Trifluoressigsäureanhydrid *R* **10.4**-7827
3-Trifluormethylanilin *R* **10.4**-7827
4-Trifluormethylphenol *R* **10.4**-7827
Trifluridin **10.3**-7418
Trifluridinum **10.3**-7418
Triflusal 6008
Triflusalum 6008
Triglycerida media 6009
Triglyceride, mittelkettige 6009
Triglyceroldiisostearat 6010
Triglyceroli diisostearas 6010
Triglycin *R* **10.4**-7827
Trigonellae foenugraeci semen 2072
Trigonellinhydrochlorid *R* **10.4**-7827
Trihexyphenidylhydrochlorid 6011
Trihexyphenidyli hydrochloridum 6011
Trimebutini maleas 6013
Trimebutinmaleat 6013
Trimetazidindihydrochlorid 6015
Trimetazidini dihydrochloridum 6015
Trimethadion 6017
Trimethadionum 6017
Trimethoprim 6018
Trimethoprimum 6018
1,2,4-Trimethylbenzol *R* **10.4**-7827
Trimethylpentan *R* **10.4**-7827
Trimethylpentan *R* 1 ....**10.4**-7828
Trimethylpentan zur Chromatographie *R* **10.4**-7828

1-(Trimethylsilyl)imidazol *R* **10.4**-7828
Trimethylsulfoniumhydroxid *R* **10.4**-7828
Trimethylzinn(IV)-chlorid *R* **10.4**-7828
Trimipramini maleas 6021
Trimipraminmaleat 6021
Tri-n-butylis phosphas 6001
2,4,6-Trinitrobenzolsulfonsäure *R* **10.4**-7828
Triolein *R* **10.4**-7828
Triphenylmethanol *R* **10.4**-7828
Triphenyltetrazoliumchlorid *R* **10.4**-7828
Triscyanoethoxypropan *R* **10.4**-7829
Tritici aestivi oleum raffinatum 6176
Tritici aestivi oleum virginale 6175
Tritici amylum **10.3**-7429
Tritiiertes-(^{3}H)Wasser-
   Injektionslösung 1953
Trockenextrakte 1318
Trockenrückstand von Extrakten (2.8.16) 435
Trocknungsverlust
   – siehe (2.2.32) 77
   – von Extrakten (2.8.17) 435
Trolamin 6023
Trolaminum 6023
Trometamol 6025
Trometamol *R* **10.4**-7859
Trometamol-Acetat-Pufferlösung pH 7,4 *R* **10.4**-7854
Trometamol-Acetat-Pufferlösung pH 8,0 *R* **10.4**-7856
Trometamol-Acetat-Pufferlösung pH 8,5 *R* **10.4**-7857
Trometamol-Acetat-Pufferlösung pH 7,4,
   natriumchloridhaltige *R* **10.4**-7854
Trometamol-Acetat-Pufferlösung pH 8,0,
   natriumchloridhaltige *R* **10.4**-7856
Trometamol-Aminoessigsäure-Pufferlösung pH
   8,3 *R* **10.4**-7856
Trometamol-Lösung *R* **10.4**-7829
Trometamol-Lösung *R* 1 .... **10.4**-7829
Trometamol-Natriumedetat-BSA-Pufferlösung
   pH 8,4, albuminhaltige *R* **10.4**-7857
Trometamol-Natriumedetat-Pufferlösung pH
   8,4 *R* **10.4**-7857
Trometamol-Natriumedetat-Pufferlösung pH 8,4 *R*
   1 .... **10.4**-7857
Trometamol-Pufferlösung pH 6,8 (1 mol · l^{-1}) *R* .. **10.4**-7852
Trometamol-Pufferlösung pH 7,4 *R* **10.4**-7854
Trometamol-Pufferlösung pH 7,5 *R* **10.4**-7855
Trometamol-Pufferlösung pH 7,5 *R* 1 .... **10.4**-7855
Trometamol-Pufferlösung pH 7,5 (0,05 mol ·
   l^{-1}) *R* **10.4**-7855
Trometamol-Pufferlösung pH 7,5 (0,1 mol ·
   l^{-1}) *R* **10.4**-7855
Trometamol-Pufferlösung pH 7,5 (1 mol · l^{-1}) *R* .. **10.4**-7855
Trometamol-Pufferlösung pH 8,0 *R* **10.4**-7856
Trometamol-Pufferlösung pH 8,0 (1 mol · l^{-1}) *R* .. **10.4**-7856
Trometamol-Pufferlösung pH 8,1 *R* **10.4**-7856
Trometamol-Pufferlösung pH 8,3 *R* **10.4**-7856
Trometamol-Pufferlösung pH 8,8 (1,5 mol ·
   l^{-1}) *R* **10.4**-7857
Trometamol-Pufferlösung pH 8,8 (3 mol · l^{-1}) *R* .. **10.4**-7857
Trometamol-Pufferlösung pH 9,0 *R* **10.4**-7857
Trometamol-Pufferlösung pH 9,0 *R* 1 .... **10.4**-7857
Trometamol-Pufferlösung pH 9,0 (0,05 mol ·
   l^{-1}) *R* **10.4**-7858
Trometamol-Pufferlösung pH 7,4, natriumchlorid-
   haltige *R* **10.4**-7854
Trometamol-Pufferlösung pH 7,4, natriumchlorid-
   haltige *R* 1 .... **10.4**-7854
Trometamolum 6025
Tropasäure *R* **10.4**-7829
Tropfen
   – zum Einnehmen 1377
   – zur Anwendung in der Mundhöhle .... 10.
Tropfpunkt (2.2.17) ....
Tropicamid ....
Tropicamidum 6
Tropisetronhydrochlorid .... 60.
Tropisetroni hydrochloridum 602
Trospii chloridum 6031
Trospiumchlorid 6031
Troxerutin 6032
Troxerutin *R* **10.4**-7829
Troxerutinum 6032
Trypsin **10.4**-8149
Trypsin *R* **10.4**-7829
Trypsin zur Peptidmustercharakterisierung *R* **10.4**-7829
Trypsinum **10.4**-8149
Tryptophan 6036
Tryptophan *R* **10.4**-7829
Tryptophanum 6036
TSE, Risikominimierung der Übertragung durch
   Human- und Tierarzneimittel (5.2.8) 1058
Tuberculini aviarii derivatum proteinosum
   purificatum 6040
Tuberculini bovini derivatum proteinosum
   purificatum 6041
Tuberculini derivatum proteinosum purificatum ad
   usum humanum 6043
Tuberculinum pristinum ad usum humanum 2694
Tuberkulin
   – aus *Mycobacterium avium*, gereinigtes 6040
   – aus *Mycobacterium bovis*, gereinigtes 6041
   – zur Anwendung am Menschen, gereinigtes 6043
Tumorigenität (*siehe* 5.2.3) 1044
Turbidimetrie
   – siehe (2.2.1) 27
   – siehe (5.1.6) 1009
Tylosin für Tiere 6046
Tylosini phosphas ad usum veterinarium 6051
Tylosini phosphatis solutio ad usum veterinarium ... 6057
Tylosini tartras ad usum veterinarium 6062
Tylosinphosphat für Tiere 6051
Tylosinphosphat-Lösung als Bulk für Tiere 6057
Tylosintartrat für Tiere 6062
Tylosinum ad usum veterinarium 6046
Typhae pollis* 2378
Typhaneosid *R* **10.4**-7830
Typhus-Impfstoff 1606
Typhus-Lebend-Impfstoff (Stamm Ty 21a) (oral) ... 1606
Typhus-Polysaccharid-Impfstoff 1609
Tyramin *R* **10.4**-7830
Tyrosin 6068
Tyrosin *R* **10.4**-7830
Tyrosinum 6068
Tyrothricin 6070
Tyrothricinum 6070

U

Ubidecarenon 6075
Ubidecarenonum 6075
Überprüfung der Gleichförmigkeit einzeldosierter
   Arzneiformen bei großem Stichprobenumfang
   (2.9.47) 561
Umbelliferon *R* **10.4**-7830
Umhüllte homöopathische Kügelchen 2531
Uncariae rhynchophyllae ramulus cum uncis* ... 2487
Uncariazweige mit Dornen* 2487
Undecansäure *R* **10.4**-7830
Undecylensäure 6077
Ungefährer pH-Wert von Lösungen (2.2.4) 33

Gesamtregister

nmittelbar vor Abgabe/Anwendung hergestellte
  radioaktive Arzneimittel (5.19) 1237
Unverseifbare Anteile (2.5.7) 232
Uracil R **10.4**-7830
Ureum 4162
Uridin R **10.4**-7830
Urofollitropin 6078
Urofollitropinum 6078
Urokinase 6080
Urokinasum 6080
Uronsäuren in Polysaccharid-Impfstoffen (2.5.22) 238
Ursodesoxycholsäure 6082
Ursolsäure R **10.4**-7831
Urtica dioica ad praeparationes homoeopathicas 2603
Urtica dioica für homöopathische Zubereitungen 2603
Urticae folium 2080
Urticae radix 2082
Urtinkturen
  – für homöopathische Zubereitungen 2532
  – siehe Vorschriften zur Herstellung homöopathischer konzentrierter Zubereitungen und zur Potenzierung 2534
Uvae ursi folium 2032
UV-Analysenlampen (2.1.3) 22
UV-Vis-Spektroskopie (2.2.25) 56

V

Vaccina ad usum humanum 1333
Vaccina ad usum veterinarium **10.2**-6653
Vaccinum actinobacillosidis inactivatum ad suem 1620
Vaccinum adenovirosidis caninae vivum **10.2**-6677
Vaccinum adenovirosis caninae inactivatum 1617
Vaccinum anaemiae infectivae pulli vivum **10.2**-6678
Vaccinum anthracis adsorbatum ab colato culturarum ad usum humanum 1559
Vaccinum anthracis vivum ad usum veterinarium 1721
Vaccinum aphtharum epizooticarum inactivatum ad ruminantes 1718
Vaccinum Bordetellae bronchisepticae vivum ad canem 1638
Vaccinum bronchitidis infectivae aviariae inactivatum **10.2**-6695
Vaccinum bronchitidis infectivae aviariae vivum ..**10.2**-6697
Vaccinum brucellosis (Brucella melitensis stirps Rev. 1) vivum ad usum veterinarium 1648
Vaccinum bursitidis infectivae aviariae inactivatum **10.2**-6700
Vaccinum bursitidis infectivae aviariae vivum **10.2**-6702
Vaccinum calicivirosis felinae inactivatum 1655
Vaccinum calicivirosis felinae vivum **10.2**-6705
Vaccinum chlamydiosidis felinae inactivatum 1658
Vaccinum cholerae aviariae inactivatum 1660
Vaccinum cholerae perorale inactivatum 1445
Vaccinum Clostridii botulini ad usum veterinarium 1640
Vaccinum Clostridii chauvoei ad usum veterinarium ...1662
Vaccinum Clostridii novyi B ad usum veterinarium 1663
Vaccinum Clostridii perfringentis ad usum veterinarium 1665
Vaccinum Clostridii septici ad usum veterinarium 1668
Vaccinum coccidiosidis vivum ad pullum **10.2**-6720
Vaccinum colibacillosis fetus a partu recentis inactivatum ad ruminantes 1673
Vaccinum colibacillosis fetus a partu recentis inactivatum ad suem 1671
Vaccinum diarrhoeae viralis bovinae inactivatum 1799
Vaccinum diphtheriae adsorbatum 1448
Vaccinum diphtheriae, antigeniis minutum, adsorbatum 1450

Vaccinum diphtheriae et tetani adsorbatum **10.3**-7057
Vaccinum diphtheriae et tetani, antigeni-o(-is) minutum, adsorbatum **10.3**-7058
Vaccinum diphtheriae, tetani et hepatitidis B (ADNr) adsorbatum **10.3**-7060
Vaccinum diphtheriae, tetani et pertussis ex cellulis integris adsorbatum **10.3**-7086
Vaccinum diphtheriae, tetani et pertussis sine cellulis ex elementis praeparatum adsorbatum **10.3**-7062
Vaccinum diphtheriae, tetani et pertussis sine cellulis ex elementis praeparatum, antigeni-o(-is) minutum, adsorbatum **10.3**-7064
Vaccinum diphtheriae, tetani et poliomyelitidis inactivatum, antigeni-o(-is) minutum, adsorbatum **10.3**-7095
Vaccinum diphtheriae, tetani, pertussis ex cellulis integris et poliomyelitidis inactivatum adsorbatum **10.3**-7088
Vaccinum diphtheriae, tetani, pertussis ex cellulis integris, poliomyelitidis inactivatum et haemophili stirpis b coniugatum adsorbatum **10.3**-7091
Vaccinum diphtheriae, tetani, pertussis sine cellulis ex elementis praeparatum et haemophili stirpis b coniugatum adsorbatum **10.3**-7066
Vaccinum diphtheriae, tetani, pertussis sine cellulis ex elementis praeparatum et hepatitidis B (ADNr) adsorbatum **10.3**-7069
Vaccinum diphtheriae, tetani, pertussis sine cellulis ex elementis praeparatum et poliomyelitidis inactivatum adsorbatum **10.3**-7076
Vaccinum diphtheriae, tetani, pertussis sine cellulis ex elementis praeparatum et poliomyelitidis inactivatum, antigeni-o(-is) minutum, adsorbatum **10.3**-7079
Vaccinum diphtheriae, tetani, pertussis sine cellulis ex elementis praeparatum, hepatitidis B (ADNr), poliomyelitidis inactivatum et haemophili stirpis b coniugatum adsorbatum **10.3**-7072
Vaccinum diphtheriae, tetani, pertussis sine cellulis ex elementis praeparatum, poliomyelitidis inactivatum et haemophili stirpis b coniugatum adsorbatum **10.3**-7082
Vaccinum encephalitidis ixodibus advectae inactivatum 1492
Vaccinum encephalomyelitidis infectivae aviariae vivum **10.2**-6687
Vaccinum erysipelatis suillae inactivatum 1780
Vaccinum febris flavae vivum **10.2**-6665
Vaccinum febris typhoidis 1606
Vaccinum febris typhoidis polysaccharidicum 1609
Vaccinum febris typhoidis vivum perorale (stirpis Ty 21a) 1606
Vaccinum furunculosidis inactivatum ad salmonidas cum adiuvatione oleosa ad iniectionem 1684
Vaccinum haemophili stirpis b coniugatum 1502
Vaccinum haemophili stirpis b et meningococcale classis C coniugatum 1505
Vaccinum hepatitidis A inactivatum adsorbatum 1507
Vaccinum hepatitidis A inactivatum adsorbatum et febris typhoidis polysaccharidicum 1510
Vaccinum hepatitidis A inactivatum et hepatitidis B (ADNr) adsorbatum 1516
Vaccinum hepatitidis A inactivatum virosomale 1512
Vaccinum hepatitidis B (ADNr) 1517
Vaccinum hepatitidis viralis anatis stirpis I vivum **10.2**-6717
Vaccinum herpesviris equini inactivatum 1692
Vaccinum inactivatum diarrhoeae vituli coronaviro illatae **10.2**-6707

*Vaccinum inactivatum diarrhoeae vituli rotaviro
  illatae* **10.2**-6749
Vaccinum influenzae equinae inactivatum 1694
Vaccinum influenzae inactivatum ad suem 1697
*Vaccinum influenzae inactivatum ex cellulis corticis-
  que antigeniis praeparatum* 1539
*Vaccinum influenzae inactivatum ex cellulis virisque
  integris praeparatum* 1527
*Vaccinum influenzae inactivatum ex corticis antige-
  niis praeparatum* 1536
*Vaccinum influenzae inactivatum ex corticis antige-
  niis praeparatum virosomale* 1542
*Vaccinum influenzae inactivatum ex viris integris
  praeparatum* 1525
*Vaccinum influenzae inactivatum ex virorum frag-
  mentis praeparatum* 1534
Vaccinum influenzae vivum pernasale **10.2**-6670
*Vaccinum laryngotracheitidis infectivae aviariae
  vivum* **10.2**-6689
Vaccinum leptospirosis bovinae inactivatum 1707
Vaccinum leptospirosis caninae inactivatum 1704
Vaccinum leucosis felinae inactivatum 1709
Vaccinum mannheimiae bovinae inactivatum 1711
Vaccinum mannheimiae inactivatum ad ovem 1713
Vaccinum meningococcale classis C coniugatum 1553
*Vaccinum meningococcale classium A, C, W135 et Y
  coniugatum* 1551
Vaccinum meningococcale polysaccharidicum 1556
Vaccinum morbi Aujeszkyi inactivatum ad suem ..**10.2**-6681
*Vaccinum morbi Aujeszkyi vivum ad suem ad usum
  parenteralem* **10.2**-6684
Vaccinum morbi Carrei vivum ad canem **10.2**-6755
Vaccinum morbi Carrei vivum ad mustelidas **10.2**-6754
*Vaccinum morbi haemorrhagici cuniculi inactiva-
  tum* **10.2**-6715
Vaccinum morbi Marek vivum **10.2**-6724
*Vaccinum morbi oris rubri inactivatum ad
  Oncorhynchum mykissem* 1765
*Vaccinum morbi partus diminutionis MCMLXXVI
  inactivatum ad pullum* **10.2**-6709
*Vaccinum morbillorum, parotitidis et rubellae
  vivum* 1547
*Vaccinum morbillorum, parotitidis, rubellae et vari-
  cellae vivum* 1549
Vaccinum morbillorum vivum 1545
Vaccinum Mycoplasmatis gallisepticii inactivatum 1722
Vaccinum myxomatosidis vivum ad cuniculum **10.2**-6727
*Vaccinum necrosis pancreaticae infectivae inacti-
  vatum ad salmonidas cum adiuvatione oleosa ad
  iniectionem* 1732
*Vaccinum panleucopeniae felinae infectivae inacti-
  vatum* 1734
*Vaccinum panleucopeniae felinae infectivae vi-
  vum* **10.2**-6734
Vaccinum papillomaviri humani (ADNr) 1520
Vaccinum parainfluenzae viri canini vivum **10.2**-6736
*Vaccinum paramyxoviris 3 aviarii inactivatum ad
  meleagrem* **10.2**-6691
Vaccinum parotitidis vivum 1561
Vaccinum parvovirosis caninae inactivatum 1742
Vaccinum parvovirosis caninae vivum **10.2**-6742
Vaccinum parvovirosis inactivatum ad suem **10.2**-6740
Vaccinum pasteurellae inactivatum ad ovem 1748
Vaccinum pertussis ex cellulis integris adsorbatum 1568
*Vaccinum pertussis sine cellulis copurificatum adsor-
  batum* 1566
*Vaccinum pertussis sine cellulis ex elementis praepa-
  ratum adsorbatum* 1563
Vaccinum pestis anatis vivum **10.2**-6711

*Vaccinum pestis classicae suillae vivum ex cellu-
  lis* **10.2**-6751
Vaccinum pneumococcale polysaccharidicum 1574
*Vaccinum pneumococcale polysaccharidicum coniu-
  gatum adsorbatum* 1571
Vaccinum pneumoniae enzooticae suillae inactivatum ..1681
Vaccinum poliomyelitidis inactivatum 1583
Vaccinum poliomyelitidis perorale 1587
Vaccinum pseudopestis aviariae inactivatum **10.2**-6729
Vaccinum pseudopestis aviariae vivum **10.2**-6731
Vaccinum rabiei ex cellulis ad usum humanum 1602
*Vaccinum rabiei inactivatum ad usum veterina-
  rium* **10.4**-7905
*Vaccinum rabiei perorale vivum ad vulpem et nycte-
  reutem* **10.2**-6759
*Vaccinum rhinitidis atrophicantis ingravescentis
  suillae inactivatum* 1752
*Vaccinum rhinotracheitidis infectivae bovinae inacti-
  vatum* 1755
*Vaccinum rhinotracheitidis infectivae bovinae vi-
  vum* **10.2**-6693
*Vaccinum rhinotracheitidis infectivae vivum ad me-
  leagrem* **10.2**-6745
*Vaccinum rhinotracheitidis viralis felinae inactiva-
  tum* 1759
Vaccinum rhinotracheitidis viralis felinae vivum ..**10.2**-6747
Vaccinum rotaviri vivum perorale 1596
Vaccinum rubellae vivum 1594
*Vaccinum Salmonellae Enteritidis inactivatum ad
  pullum* 1767
*Vaccinum Salmonellae Enteritidis vivum perorale ad
  pullum* 1768
*Vaccinum Salmonellae Typhimurium inactivatum ad
  pullum* 1772
*Vaccinum Salmonellae Typhimurium vivum perorale
  ad pullum* 1774
Vaccinum tenosynovitidis viralis aviariae vivum ..**10.2**-6757
Vaccinum tetani ad usum veterinarium **10.3**-7103
Vaccinum tetani adsorbatum **10.3**-7097
Vaccinum tuberculosis (BCG) cryodesiccatum 1441
Vaccinum varicellae vivum 1611
Vaccinum variolae gallinaceae vivum **10.2**-6713
Vaccinum variolae vivum 1576
*Vaccinum vibriosidis aquae frigidae inactivatum ad
  salmonidas* 1797
Vaccinum vibriosidis inactivatum ad salmonidas 1795
Vaccinum viri parainfluenzae bovini vivum **10.2**-6738
*Vaccinum viri syncytialis meatus spiritus bovini
  vivum* **10.2**-6744
Vaccinum zonae vivum 1500
Vaginale Anwendung, Zubereitungen zur 1436
Vaginalia 1436
Vaginalzäpfchen, Zerfallszeit (2.9.2) 453
Valaciclovir 6087
Valaciclovirhydrochlorid-Hydrat 6091
Valacicloviri hydrochloridum 6087
Valacicloviri hydrochloridum hydricum 6091
Valencen *R* **10.4**-7831
Valerensäure *R* **10.4**-7831
Valerianae extractum aquosum siccum 2037
Valerianae extractum hydroalcoholicum siccum 2038
Valerianae radix 2040
Valerianae radix minutata 2042
Valerianae tinctura 2036
Valeriansäure *R* **10.4**-7831
Validierung
  – alternativer mikrobiologischer Methoden
    (siehe 5.1.6) 1017
  – von Arzneibuch-Methoden (siehe 1.1) 6
Valin 6094

Valin R **10.4**-7831
Valinum 6094
Valnemulinhydrochlorid für Tiere 6097
Valnemulini hydrochloridum ad usum veterinarium 6097
Valproinsäure 6099
Valsartan **10.3**-7423
Valsartanum **10.3**-7423
Vanadium-Lösung (1 g · l⁻¹ V) R **10.4**-7846
Vanadium(V)-oxid R **10.4**-7831
Vanadium-Schwefelsäure R **10.4**-7832
Vancomycinhydrochlorid **10.4**-8155
Vancomycini hydrochloridum **10.4**-8155
Vanillin 6107
Vanillin R **10.4**-7832
Vanillin-Phosphorsäure-Lösung R **10.4**-7832
Vanillin-Reagenz R **10.4**-7832
Vanillinum 6107
Vardenafilhydrochlorid-Trihydrat 6108
Vardenafili hydrochloridum trihydricum 6108
Varizellen-Immunglobulin vom Menschen 6110
 – zur intravenösen Anwendung 6111
Varizellen-Lebend-Impfstoff 1611
Vaselin
 – gelbes 6111
 – weißes 6112
 – weißes R **10.4**-7832
Vaselinum album 6112
Vaselinum flavum 6111
Vecuronii bromidum 6114
Vecuroniumbromid 6114
Vedaprofen für Tiere 6116
Vedaprofenum ad usum veterinarium 6116
Vektoren für Gentransfer-Arzneimittel (5.14) 1197
Vektorimpfstoffe (*siehe* Impfstoffe für Tiere) **10.2**-6654
Venlafaxinhydrochlorid 6118
Venlafaxini hydrochloridum 6118
Verapamilhydrochlorid 6120
Verapamili hydrochloridum 6120
Veratrol R **10.4**-7832
Verbandwatte
 – aus Baumwolle 6123
 – aus Viskose 6124
Verbasci flos 2259
Verbenae citriodorae folium 2521
Verbenae herba 2136
Verbenon R **10.4**-7832
Verdampfungsrückstand von ätherischen Ölen (2.8.9) ...429
Verdünntes Isosorbidmononitrat 4394
Verdünnungen, flüssige (*siehe* Vorschriften zur Herstellung homöopathischer konzentrierter Zubereitungen und zur Potenzierung) 2549
Verfahren
 – Anforderungen (*siehe* 1.2) 7
 – zur Amplifikation von Nukleinsäuren (2.6.21) 301
 – zur Amplifikation von Nukleinsäuren, Nachweis von Mykoplasmen (*siehe* 2.6.7) 268
Vernebelung, Charakterisierung von Zubereitungen (2.9.44) 553
Verreibungen (*siehe* Vorschriften zur Herstellung homöopathischer konzentrierter Zubereitungen und zur Potenzierung) 2551
Verseifungszahl (2.5.6) 231
Verunreinigungen
 – durch Elemente (2.4.20) 199
 – durch Elemente (5.20) 1249
 – Erläuterung (*siehe* 1.4) 11
 – in Substanzen zur pharmazeutischen Verwendung, Kontrolle (5.10) 1177
Via praeparandi stirpes homoeopathicas et potentificandi 2534

Vibriose-Impfstoff (inaktiviert)
 – für Salmoniden 1795
 – (Kaltwasser-) für Salmoniden 1797
Vielblütiger-Knöterich-Wurzel* 2489
Vigabatrin 6126
Vigabatrinum 6126
Vinblastini sulfas 6128
Vinblastinsulfat 6128
Vincamin **10.4**-8159
Vincaminum **10.4**-8159
Vincristini sulfas 6131
Vincristinsulfat 6131
Vindesini sulfas 6133
Vindesinsulfat 6133
Vinorelbini tartras 6136
Vinorelbintartrat 6136
Vinpocetin 6139
Vinpocetinum 6139
Vinylacetat R **10.4**-7832
Vinylchlorid R **10.4**-7833
Vinyl(1)phenyl(5)methyl(94)polysiloxan R **10.4**-7833
Vinylpolymer zur Chromatographie
 – aminoalkyliertes R **10.4**-7833
 – octadecyliertes R **10.4**-7833
 – octadecylsilyliertes R **10.4**-7833
2-Vinylpyridin R **10.4**-7833
4-Vinylpyridin R **10.4**-7833
1-Vinylpyrrolidin-2-on R **10.4**-7833
Violae herba cum flore 2452
Virusdiarrhoe-Impfstoff (inaktiviert) für Rinder 1799
Virusimpfstoffe (*siehe* Impfstoffe für Tiere) **10.2**-6654
Virus-Lebend-Impfstoffe
 – für Menschen, Prüfung auf fremde Agenzien (2.6.16) **10.2**-6619
 – Prüfung auf Neurovirulenz (2.6.18) 299
Virussicherheit (5.1.7) 1023
Viskosimeter
 – Kapillarviskosimeter (2.2.9) 35
 – Kegel-Platte-Viskosimeter, konzentrische (*siehe* 2.2.10) 38
 – Kugelfall-Viskosimeter (2.2.49) **10.3**-6928
 – Kugelrollviskosimeter (2.2.49) **10.3**-6928
 – Rotationsviskosimeter (2.2.10) 37
 – Spindelviskosimeter (*siehe* 2.2.10) 38
 – Zylinder-Viskosimeter, konzentrische (*siehe* 2.2.10) 37
Viskosität (2.2.8) 35
Vitalität von kernhaltigen Zellen (*siehe* 2.7.29) 416
Vitamin A 6141
 – ölige Lösung von synthetischem **10.3**-7425
 – (synthetisch)-Pulver 6146
 – wasserdispergierbares, synthetisches 6145
Vitamini A synthetici densati pulvis 6146
Vitaminum A 6141
Vitaminum A syntheticum densatum oleosum **10.3**-7425
Vitaminum A syntheticum, solubilisatum densatum in aqua dispergibile 6145
Vitexin R **10.4**-7834
Vitexin-2″-O-rhamnosid R **10.4**-7834
Vogelknöterichkraut 2491
Voltametrie (2.2.65) 165
Von-Willebrand-Faktor vom Menschen 6148
 – Wertbestimmung (2.7.21) 404
Voriconazol 6150
Voriconazolum 6150
Vorschriften zur Herstellung homöopathischer konzentrierter Zubereitungen und zur Potenzierung 2534
Vorverkleisterte Hydroxypropylstärke 4246
VZ, Verseifungszahl (2.5.6) 231

Beachten Sie den Hinweis auf „Allgemeine Monographien" zu Anfang des Bands auf Seite B

W

Wacholderbeeren 2493
Wacholderöl 2494
Wachs
 – gebleichtes 6157
 – gebleichtes R **10.4**-7834
 – gelbes 6158
Wahre Dichte (*siehe* 2.2.42) 104
Warfarin-Natrium 6159
Warfarin-Natrium-Clathrat 6160
Warfarinum natricum 6159
Warfarinum natricum clathratum 6160
Warnhinweise, Erläuterung (*siehe* 1.4) 11
Wasser
 – Aktivität, Bestimmung (*siehe* 2.9.39) 545
 – ammoniumfreies R **10.4**-7834
 – Bestimmung der Sorptions-Desorptions-
   Isothermen und der Wasseraktivität (2.9.39) 541
 – Bestimmung durch Destillation (2.2.13) 40
 – coulometrische Titration (2.5.32) 244
 – destilliertes R **10.4**-7834
 – destilliertes, deionisiertes R **10.4**-7834
 – für Injektionszwecke 6165
 – für Injektionszwecke R **10.4**-7834
 – gereinigtes 6162
 – Halbmikrobestimmung (2.5.12) 234
 – in ätherischen Ölen (2.8.5) 428
 – in Gasen (2.5.28) 242
 – kohlendioxidfreies R **10.4**-7834
 – Mikrobestimmung (2.5.32) 244
 – nitratfreies R **10.4**-7834
 – partikelfreies R **10.4**-7835
 – Wechselwirkung mit Feststoffen (2.9.39) 541
 – zum pharmazeutischen Gebrauch, gesamter
   organischer Kohlenstoff (2.2.44) 109
 – zum Verdünnen konzentrierter Hämodialyselösungen 6169
 – zur Chromatographie R **10.4**-7835
 – zur Herstellung von Extrakten aus pflanzlichen
   Drogen 6171
Wasser R **10.4**-7834
Wasser R 1 ....**10.4**-7834
(D_2)Wasser R **10.4**-7835
(D_2)Wasser R 1 ....**10.4**-7835
Wasser aufnehmende Salben (*siehe* Halbfeste Zube-
 reitungen zur kutanen Anwendung) 1387
Wasserbad, Definition (*siehe* 1.2) 7
Wasserhaltiges Zanamivir **10.1**-6523
(^{15}O)Wasser-Injektionslösung 1952
(^{3}H)Wasser-Injektionslösung, Tritiiertes- 1953
Wassernabelkraut, Asiatisches 2496
Wasserstoff zur Chromatographie R **10.4**-7835
Wasserstoffperoxid-Lösung (2 ppm H_2O_2) R **10.4**-7847
Wasserstoffperoxid-Lösung 3 % 6174
Wasserstoffperoxid-Lösung 3 % R **10.4**-7835
Wasserstoffperoxid-Lösung 30 % 6173
Wasserstoffperoxid-Lösung 30 % R **10.4**-7835
Wechselwirkung von Wasser mit Feststoffen:
 Bestimmung der Sorptions-Desorptions-
 Isothermen und der Wasseraktivität (2.9.39) 541
Wedelolacton R **10.4**-7835
Weichkapseln 1390
Weidenrinde 2498
Weidenrindentrockenextrakt 2500
Weihrauch, Indischer 2501
Weinsäure 6174
Weinsäure R **10.4**-7835
Weißdornblätter mit Blüten **10.3**-7132
Weißdornblätter-mit-Blüten-Fluidextrakt **10.3**-7136
Weißdornblätter-mit-Blüten-Trockenextrakt **10.3**-7138
Weißdornfrüchte **10.1**-6290
Weiße Pfingstrosenwurzel 2365
Weißer Ton 5970
Weizenkeimöl
 – natives 6175
 – raffiniertes 6176
Weizenstärke **10.3**-7429
Wermutkraut 2509
Wertbestimmung
 – statistische Auswertung der Ergebnisse (5.3) 1091
 – vom Protein S vom Menschen (2.7.31) 419
 – von Antibiotika, mikrobiologische (2.7.2) 363
 – von Antithrombin III vom Menschen (2.7.17) 400
 – von Blutgerinnungsfaktor II vom Menschen
   (2.7.18) 400
 – von Blutgerinnungsfaktor VII vom Menschen
   (2.7.10) 388
 – von Blutgerinnungsfaktor VIII vom Menschen
   (2.7.4) 368
 – von Blutgerinnungsfaktor IX vom Menschen
   (2.7.11) 389
 – von Blutgerinnungsfaktor X vom Menschen
   (2.7.19) 401
 – von Blutgerinnungsfaktor XI vom Menschen
   (2.7.22) 406
 – von C1-Esterase-Inhibitor vom Menschen
   (2.7.34) 421
 – von Heparin (2.7.5) 370
 – von Heparin in Blutgerinnungsfaktoren (2.7.12) ..390
 – von Von-Willebrand-Faktor vom Menschen
   (2.7.21) 404
 – von Plasmin-Inhibitor vom Menschen (2.7.25) 411
 – von Protein C vom Menschen (2.7.30) 417
 – von α-1-Proteinase-Inhibitor vom Menschen
   (2.7.32) 420
Wildes Stiefmütterchen mit Blüten 2452
Wirkstofffreie Kügelchen für homöopathische Zubereitungen **10.3**-7145
Wirkstofffreisetzung
 – aus festen Arzneiformen (2.9.3) 454
 – aus lipophilen festen Arzneiformen (2.9.42) 551
 – aus Transdermalen Pflastern (2.9.4) 462
 – aus wirkstoffhaltigen Kaugummis (2.9.25) 500
 – Empfehlungen zur Bestimmung (5.17.1) 1231
Wirkstoffhaltige
 – Kaugummis 1393
 – Pflaster 1385
 – Schäume 1399
 – Tampons 1405
Wirkstoffhaltige Kaugummis, Wirkstofffreisetzung
 (2.9.25) 500
Wirtszell-DNA-Rückstände, Quantifizierung und
 Charakterisierung (2.6.35) (2.6.35) 344
Wolframatokieselsäure R **10.4**-7835
Wolframatophosphorsäure-Lösung R **10.4**-7835
Wolfstrappkraut* 2511
Wollblumen/Königskerzenblüten 2259
Wollwachs 6179
 – hydriertes 6183
 – wasserhaltiges 6185
Wollwachsalkohole **10.3**-7430

X

Xanthangummi 6191
Xanthani gummi 6191
Xanthine, Identitätsreaktion (*siehe* 2.3.1) 183
Xanthydrol R **10.4**-7836

Xanthydrol R 1 .... **10.4**-7836
Xanthydrol-Lösung R **10.4**-7836
(^{133}Xe)Xenon-Injektionslösung 1954
Xenoni(^{133}Xe) solutio iniectabilis 1954
Xylazinhydrochlorid für Tiere **10.4**-8163
Xylazini hydrochloridum ad usum veterinarium ... **10.4**-8163
Xylenolorange R **10.4**-7836
Xylenolorange-Lösung R **10.4**-7836
Xylenolorange-Verreibung R **10.4**-7836
Xylitol 6194
Xylitol R **10.4**-7836
Xylitolum 6194
Xylol R **10.4**-7836
m-Xylol R **10.4**-7837
o-Xylol R **10.4**-7837
Xylometazolinhydrochlorid **10.1**-6517
Xylometazolini hydrochloridum **10.1**-6517
Xylose 6199
Xylose R **10.4**-7837
Xylosum 6199

Y

Yamswurzelknollen, japanische* 2515
Yamswurzelknollen* 2514
Yohimbinhydrochlorid 6203
Yohimbini hydrochloridum 6203
Yttrii(^{90}Y) chloridi solutio ad radio-signandum 1955
(^{90}Y)Yttriumchlorid-Lösung zur Radiomarkierung 1955

Z

Zähflüssige Extrakte (siehe Extrakte aus pflanzlichen
  Drogen) 1321
Zählung
  – der CD34/CD45+-Zellen in hämatopoetischen
    Produkten (2.7.23) 407
  – kernhaltiger Zellen (2.7.29) 415
  – von Einzelzellen, Durchflusszytometrie (2.7.24) .. 409
Zanamivir, wasserhaltiges **10.1**-6523
Zanamivirum hydricum **10.1**-6523
Zanthoxyli bungeani pericarpium* **10.4**-7927
Zanthoxylum-bungeanum-Schale* **10.4**-7927
Zellbanksystem (siehe 5.2.3) 1042
Zellbasierte Zubereitungen, mikrobiologische Kon-
  trolle (2.6.27) **10.3**-6951
Zellen, genetisch modifizierte (siehe 5.14) 1198
Zellkulturen
  – für die Herstellung von Impfstoffen für Men-
    schen (5.2.3) 1041
  – für die Herstellung von Impfstoffen für Tiere
    (5.2.4) **10.2**-6633
Zellzählung und Vitalität von kernhaltigen Zellen
  (2.7.29) 415
Zerfallszeit
  – von Suppositorien und Vaginalzäpfchen (2.9.2) ... 453
  – von Tabletten und Kapseln (2.9.1) 451
Zidovudin 6209
Zidovudinum 6209
Zimtaldehyd R **10.4**-7837
trans-Zimtaldehyd R **10.4**-7837
Zimtblätteröl 2518
Zimtöl 2519
Zimtrinde 2520
trans-Zimtsäure R **10.4**-7837
Zinci acetas dihydricus 6212
Zinci acexamas **10.3**-7435

Zinci chloridum 6215
Zinci gluconas 6216
Zinci oxidum 6217
Zinci stearas 6218
Zinci sulfas heptahydricus 6221
Zinci sulfas hexahydricus 6220
Zinci sulfas monohydricus 6220
Zinci undecylenas 6222
Zingiberis rhizoma 2229
Zink
  – aktiviertes R **10.4**-7837
  – Identitätsreaktion (siehe 2.3.1) 183
  – komplexometrische Titration (siehe 2.5.11) 234
Zink R **10.4**-7837
Zink RV **10.4**-7859
Zinkacetat R **10.4**-7838
Zinkacetat-Dihydrat 6212
Zinkacetat-Lösung R **10.4**-7838
Zinkacexamat **10.3**-7435
Zinkchlorid 6215
Zinkchlorid R **10.4**-7838
Zinkchlorid-Ameisensäure R **10.4**-7838
Zinkchlorid-Lösung (0,05 mol · l^{-1}) **10.4**-7866
Zinkchlorid-Lösung, iodhaltige R **10.4**-7838
Zinkgluconat 6216
Zinkiodid-Stärke-Lösung R **10.4**-7838
Zink-Lösung (5 mg · ml^{-1} Zn) R **10.4**-7847
Zink-Lösung (5 ppm Zn) R **10.4**-7847
Zink-Lösung (10 ppm Zn) R **10.4**-7847
Zink-Lösung (100 ppm Zn) R **10.4**-7847
Zinkoxid 6217
Zinkoxid R **10.4**-7838
Zinkstaub R **10.4**-7838
Zinkstearat 6218
Zinksulfat R **10.4**-7838
Zinksulfat-Heptahydrat 6221
Zinksulfat-Hexahydrat 6220
Zinksulfat-Lösung (0,1 mol · l^{-1}) **10.4**-7866
Zinksulfat-Monohydrat 6220
Zinkundecylenat 6222
Zinn R **10.4**-7838
Zinn(II)-chlorid R **10.4**-7838
Zinn(II)-chlorid-Dihydrat 6223
Zinn(II)-chlorid-Lösung R **10.4**-7839
Zinn(II)-chlorid-Lösung R 1 .... **10.4**-7839
Zinn(II)-chlorid-Lösung R 2 .... **10.4**-7839
Zinn-Lösung (0,1 ppm Sn) R **10.4**-7847
Zinn-Lösung (5 ppm Sn) R **10.4**-7847
Zinn-Lösung (1000 ppm Sn), ölige R **10.4**-7847
Zinn-Prüfset zur halbquantitativen Bestim-
  mung R **10.4**-7839
Ziprasidonhydrochlorid-Monohydrat 6224
Ziprasidoni hydrochloridum monohydricum 6224
Ziprasidoni mesilas trihydricus 6227
Ziprasidonmesilat-Trihydrat 6227
Zirconium-Lösung (1 g · l^{-1} Zr) R **10.4**-7847
Zirconiumnitrat R **10.4**-7839
Zirconiumnitrat-Lösung R **10.4**-7839
Zirkulardichroismus (2.2.41) 103
Zitronenverbenenblätter 2521
Zitzensprays 1382
Zitzentauchmittel 1382
Zoledronsäure-Monohydrat **10.1**-6525
Zolmitriptan 6232
Zolmitriptanum 6232
Zolpidemi tartras **10.1**-6527
Zolpidemtartrat **10.1**-6527
Zonenelektrophorese (siehe 2.2.31) 69
Zopiclon 6236
Zopiclonum 6236

Zubereitungen
- aus pflanzlichen Drogen 1356
- in Druckbehältnissen 1407
- konzentrierte (*siehe* Homöopathische Zubereitungen) **10.3**-7143
- mucoadhäsive **10.3**-7045
- Pharmazeutische 1359
- zum Auftropfen 1382
- zum Einnehmen, flüssige 1377
- zum Spülen 1408
- zum Übergießen 1382
- zur Anwendung am Auge 1409
- zur Anwendung am Ohr 1412
- zur Anwendung in der Mundhöhle **10.3**-7045
- zur Inhalation 1419
- zur Inhalation: Aerodynamische Beurteilung feiner Teilchen (2.9.18) 478
- zur intramammären Anwendung für Tiere 1426
- zur intrauterinen Anwendung für Tiere 1427
- zur kutanen Anwendung am Tier, flüssige 1382
- zur kutanen Anwendung, flüssige 1380
- zur kutanen Anwendung, halbfeste 1385
- zur nasalen Anwendung **10.3**-7050
- zur oralen Anwendung am Tier, halbfeste 1389
- zur rektalen Anwendung 1433
- zur vaginalen Anwendung 1436
- zur Vernebelung: Charakterisierung (2.9.44) 553

Zubereitungen zur Anwendung am Tier
- Arzneimittel-Vormischungen 1376
- flüssige Zubereitungen zur kutanen Anwendung 1382
- halbfeste Zubereitungen zur oralen Anwendung 1389
- intraruminale Wirkstofffreisetzungssysteme 1389
- *siehe* Parenteralia 1394
- Zubereitungen zur intramammären Anwendung 1426
- Zubereitungen zur intrauterinen Anwendung 1427

Zucker-Stärke-Pellets 6239
Zuclopenthixoldecanoat **10.4**-8167
Zuclopenthixoli decanoas **10.4**-8167
Zulassungsdokumente, Verweis auf (*siehe* 1.1) 7